中医临床病证大典

总主编

陈仁寿

外科病卷

主编

衣兰杰

上海科学技术出版社

图书在版编目（CIP）数据

中医临床病证大典. 外科病卷 / 陈仁寿总主编；衣
兰杰主编. -- 上海 ：上海科学技术出版社，2024.1
ISBN 978-7-5478-6465-4

Ⅰ. ①中… Ⅱ. ①陈… ②衣… Ⅲ. ①中医临床②中
医外科学－临床医学 Ⅳ. ①R24②R26

中国国家版本馆CIP数据核字(2023)第227922号

中医临床病证大典·外科病卷

总主编　陈仁寿

主　编　衣兰杰

上海世纪出版(集团)有限公司
上海科学技术出版社　出版、发行
(上海市闵行区号景路 159 弄 A 座 9F－10F)
邮政编码 201101　　www.sstp.cn
上海新华印刷有限公司印刷
开本 889×1194　1/16　印张 64
字数 1 400 千字
2024 年 1 月第 1 版　2024 年 1 月第 1 次印刷
ISBN 978－7－5478－6465－4/R·2923
定价：580.00 元

内容提要

《中医临床病证大典·外科病卷》以中医外科常见的疮疡、乳房疾病、瘿、瘤、肛肠疾病、皮肤病等为纲,全面汇集外科病证的历代文献,摘录辑要历代文献中关于外科病证的病名、病因、病机、辨证、治法、用方、用药、医论医案等论述并进行类编,归纳总结历代医家辨治外科疾病的理论和经验,系统反映外科病证的发展源流和认识轨迹。

本书融理、法、方、药与实践为一体,是一部为中医外科临床、教学、科研提供学习和参考的工具书,可供中医、中西医结合的外科临床及科研工作者参考使用。同时为现代临床诊治提供丰富的文献资料和理论依据,既可以提高临床对外科病的诊疗水平,也可为中医药科研和新药开发提供有效信息和思路借鉴,具有重要的学术价值、文献价值和临床价值。

编委名单

主 编

衣兰杰

副主编

薛文轩　王家豪

编 委

（以姓氏笔画为序）

马东瑞　王一竹　王心愉　王以洲

卞雅莉　刘师言　刘昊辉　关 洁

李 煜　李崇超　杨 萌　杨蕙菡

吴纪东　吴承艳　沈 劼　陈志强

范崇峰　金 锴　赵君谊　娄峰杭

晏婷婷　倪圣懿　高加欣　常 城

序　言

历代医书以传承为旨,记述中医精粹,启悟后人,可谓功德无量。

对病证之认识,是中医发展过程的一大升华,以病证为目标,则治病可以做到有的放矢。自《黄帝内经》始,可散见有病名或病证的记载,而到了唐代《备急千金要方》,已形成较为系统的五脏分科,对病证及病证系统的认识逐渐深入并丰富,此后更加日益发展。

古人著书立说,擅长总结自己的临床经验,还有一部分熟悉前贤医著的医家,喜欢集解历代医学前贤对病证的认识与治病的思想与经验,并考源与阐释,使分散于众多医书中的内容精华集于同一本医著之中而流传下来。书如明代徐春甫的《古今医统大全》,"撰取历代医源与圣贤立法制方,足为天下准绳者;取诸名医家书与文集,其学本《内经》而方法醇正者。医道以脉为先,分类病证首论病源,病机祖述《内经》与《诸病源候论》"。这种记录中医药文献的范式成了传承中医精华的一种较好的模式,它不仅可以反映历代中医对临床病证的源流与沿革认识,而且较好地将历代对病证认识的精华记述并流传下来。在历史演变过程中,有的著作原书虽已散佚,而正因为有了这一类文献,原书中的全部或部分内容被保存下来,而今天可以从中辑佚原文,以恢复原貌,并且使后人能够十分便捷地查阅到众多古籍中自己所需要的知识。以这种形式所编纂的文献被称为"类书",它较"丛书"的编纂工作难度要大得多。编纂者不仅需要有校勘古医书的能力,而且知识面要求更广,且要熟悉更多的中医药古籍,还需要将众多文献中的资料进行分门别类、编辑排序、归纳点评,使之成为一种全新的文献著作。

在类书的编纂上,南京中医药大学中医药文献所与中医文献学科团队的《中药大辞典》《中医方剂大辞典》和《中华本草》做出了很好的榜样,这几本书倾注了一大批专家多年的心血和汗水,它们以记录古代方药认识源流为主,并夹有今人的认识与总结,做到了古今交融,均具有划时代的学术价值。今天这个团队的新一代中医药文献学者,鉴于目前对中医临床病证的系统整理工作尚属空缺,为此以所长陈仁寿教授为首精心策划、带领中青年老师共同编纂《中医临床病证大典》,将成为一部反映历代发展源流的中医病证类临床实用性文献。

与前面三部方药类著作相比,关于临床病证的论述在古代文献中更为繁杂,收集与整理起来更加困难。从我已经看到的部分书稿看,这部书前期准备工作十分仔细,编纂中作者们付出了很多的心血。据了解参考古籍文献超过 1 000 部,稿件中将内容分为病名、病因、病机、病证以及用方、用药,还有医论医案,各项内容分门别类,层次清晰;归纳点评,层层递进。在每一项目中的引用文献,大多数按出处年代排列,这样既避免了重复,又能体现中医知识的发展进程。各个小标题与简要概述起到了点睛的作用,能够帮助读者理解古代文献的原意与内涵,省去中医临床工作查阅古籍的时间,随时可以收集到临床常见病证的文献资料,为诊疗提供思路。

从古代病证到现代疾病,其间经过了中医本身对疾病认识的不断演变,又到现代西方医学疾病的明确诊断,故古今"疾病观"存在明显的差异和区别。可以说,古今疾病名称既有相关性,又有明显的区别,如消渴与糖尿病、头痛与高血压,它们既有关联又有区别,如何利用中医传统理论与疾病认识观来辨治现代疾病常常会造成困惑。因此本书的价值还在于,通过对古代病证进行重新考证与辨别,能引起我们进行古今疾病比较,寻找他们之间的异同点。书中的内容大大超出了我们的现有视野,通过这部书可以让我们对中医古代病证有更加深入和充分的认识,或许通过此,能让新一代中医人,充分利用好中医传统的"病证思维"来辨治现代疾病,真正做到古今融合,守正创新。

书中的每一种病证均具有研究的现实价值与意义,尽管中医临床类教材或参考书籍对一些常见病证都有总结,但从古代大量的文献来看,已有总结都不够全面和系统,如从病证的数量来说,内科疾病只有数十种,但是在古代文献中的病证数量远远超过这些。而且现在的内容一般都不全面,古籍中相关的病证内容要比现在一些教材中丰富得多。所以说《中医临床病证大典》为后人研究病证开辟了一道门径,这或许本就是该书的编纂目的所在。

我还希望通过这部对中医病证进行系统整理的著作,能够对重新构建中医病证体系,让今天的中医人能够真正从中医的角度认识病证,构建既符合古代中医传统病证理论,又能为现代医学思维所接受的"中医病证体系"有所启发。

总之,对历代中医病证的整理总结是一项十分艰巨又有价值的研究工作,《中医临床病证大典》

做了很好的尝试工作,希望陈仁寿教授团队在整理总结的基础上,今后能够进一步挖掘中医病证的学术精华,总结古人留下的中医临证学术思想与经验,充分发挥中医古籍中的丰富内涵在诊疗当代疑难病和重大疾病方面的指导作用,真正做到古为今用。

故乐而为序!

周仲瑛

2020.11 于南京

前　言

　　从不同学科角度对中医药文献进行阶段性分类整理研究,一直是历代中医药文献研究领域的重要工作之一,无论是古代的《备急千金要方》《外台秘要》《证类本草》《普济方》《本草纲目》,还是当代的《中药大辞典》《中华本草》《中医方剂大辞典》,均成为划时代的著作,为中医药学术的发展起到了促进作用。《中药大辞典》《中华本草》《中医方剂大辞典》等大型著作的出版,表明现代对中医方药的研究成果已有了全面的系统整理,而对于临床中医病证的系统整理工作一直属于空白,因此有必要对中医病证进行系统整理研究,这是编纂本书的初衷之一。

　　历史上的医家均十分重视对中医病证的理论和诊治研究,并积累了丰富的文献资料,目前中医临床的分科就是在对古代中医病证研究的基础上产生的,古代医家对病证的认识与研究,对现代中医临床产生了极大的影响。然而通过查阅古代文献可以发现,在古代文献中所记载的病证比我们现在所认识的病证种类要多得多。在临床上也可以发现,有许多病证从现在的教科书上找不出对应的病证,但是从古代文献中可以找到比较相应的认识和治疗方法。所以对于一些疑难杂证,应不忘从古文献中查找治疗方法。即使是一些古今均属常见病证,也需在中医传统思维下进行辨治,方能起到最佳疗效。

　　近年来,对中医病证的研究越来越受到重视,许多专家提出应加强对中医临床文献的研究,倡导对中医病证的全面认识。有专家提出"中医临床离不开中医文献的研究"的观点,并举例说明一些疑难杂证在古代文献中可以找到相应的病证,对如何进行治疗具有指导意义,认为对病、证、治的研究是中医临床文献研究的重点,提出要深入挖掘中医文献中有关病证的认识,做到"古为今用"。虽然研究中医病证的相关论文近年来也屡有发表,如水肿、消渴、咳嗽、胃痛等,从认识源流到诊治演变均有归纳和阐释。但大多以单个疾病为主题展开,尚不够系统和全面。部分以古代病证为专题的图书出版物也仅仅以一个或几个疾病为主题进行历代文献的介绍,对内容的分析与分类皆不够深入和细致。

　　鉴于目前中医临床文献研究的不足及临床需求,我们认为应对历代中医病证文献进行全面而系统的整理和归纳,以病证为纲,从病证名称出处、概念、鉴别、病因病机到治法、方药、病案等进行逐项介绍,从而反映古今中医文献有关各病证的学术发展源流,阐述历代医家对中医病证病因病机、诊断治疗的认识与发展沿革,总结他们诊治各科病证的学术理论和临证经验,编撰完成一部为中医临床、教学、科研提供学习和参考的工具书,既为现代临床诊治提供丰富资料,以提高中医临床诊疗水平,也为中医药科研、新药开发提供有效信息。此外,系统整理研究中医病证及其内容和体系,对中医临床教材与教学方式的改革也将有重要的参考价值。为此,我们一直在计划并实施编纂这样一部大型的中医临床病证文献著作《中医临床病证大典》。经过多年的努力,本书被列入"十三五"国家重点图书出版规划项目,并得到了很多专家与上海科学技术出版社的大力支持。

收载病证的中医古籍浩如烟海,各种病证分散在不同的书籍之中,为此在编纂过程中,我们首先对中医古籍进行目录编排、版本考证,并参考有关病证辞书,制定了文献目标,涉及中医古籍逾1 000种,从中采集各种病证,确定了总目录与各科分目录。接下来以病证为纲,对历代文献进行考证、梳理、分类、简评,对病证正本清源、梳理源流、整理治法、古今对照,从而系统介绍历代文献对临床病证从病名、病因、病机、病证到治法、方剂、药物、医论与医案等内容的论述,尽可能为现代临床提供丰富的古代文献资料。

从古代病证到现代疾病,其间经过了中医本身对疾病认识的不断演变,又到现代西方医学疾病的明确诊断,故古今"疾病观"存在明显的差异和区别。可以说,古今疾病名称既有相关性,又有明显的区别,如消渴与糖尿病、头痛与高血压,它们既有关联又有区别,可以说古代文献中的中医病名与现代某一病名绝对一致者,这样的病证十分稀少。因此本书主要以中医病名为纲,但在分类与分科上,书中或多或少蕴含我们对古今病证(病名)相关性的探索。当然,中医病证(病名)认识下的文献摘录与编排,对于利用好中医传统的"病证思维"来辨治现代疾病,具有很大的指导意义。

中医对病证的认识与现代医学对疾病的认识完全是两条不同的思路,不仅古今病名无法一一对应,而且从现代疾病观的角度看,古代疾病本身也存在混杂的现象,如泄泻与痢疾、胃痛与腹痛、痃病与积病等。对于疾病的认识,今天的中医已经无法完全脱离现代医学的知识,因此我们将一些古代资料尽可能按照不同病证进行分开摘录与表述,但一些无法分开的病证资料只能并存共载,如泄泻与痢疾,宋之前资料混杂较为严重,宋以后尽量做到分开。从现代医学的角度,古代病证的"混杂",或许正是中医病证体系和架构的特征,所以必须予以保留,为中医临床提供"守正"思路与方法。

历代中医药文献对于病证的记载,资料重复甚至抄袭的现象十分严重,我们在编纂过程中,对于重复者尽量予以删除,但有些资料为了保持文献的完整性,部分重复的内容有所保留。按病名、病因、病机到医案分类后的引用资料,均按年代排列。本书的编纂风格,以收载历代医家论述为主,通过建立小标题与撰写概述的方式,对古代文献进行归纳评述,给现代中医临床给予指导。

全书按内、外、妇、儿、眼、耳鼻喉科分类编纂,内科下又分脾胃病、肺系病、肾系病、心系病、肝系病、气血津液与肢体经络病卷等,分不同卷册分批出版。各册之间的内容亦是尽量避免重复,但由于病名的重合以及资料的不可分割,因此少量的重复也在所难免。

本书的编写难度超出预期,不仅涉及资料多、年代跨越长,而且历代文献存在相互摘抄的情况,因此内容重复现象也十分严重,加上很多资料的流传过程中,错漏亦不时存在。为此编纂中尽管允许借助电子图书或现代网络寻找资料线索,但要求认真核对原文,出处也尽量选择最佳版本,以保证原文的正确性。然而,由于工作量巨大,时间有限,加上作者水平的原因,书中错漏难免存在,敬请读者与同行批评指正,以便再版时修正!

编　者

2023.5

凡　例

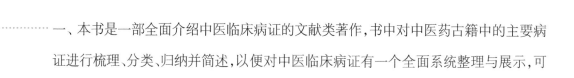

一、本书是一部全面介绍中医临床病证的文献类著作,书中对中医药古籍中的主要病证进行梳理、分类、归纳并简述,以便对中医临床病证有一个全面系统整理与展示,可供现代中医临床工作者查阅与参考。

二、全书按脾胃病卷、肾系病卷、肺系病卷、肝系病卷、心系病卷、气血津液与肢体经络病卷、妇科病卷、儿科病卷、眼科病卷、外科病卷、耳鼻喉科病卷编排,原则上是1卷1册,少数2卷1册。每卷下设若干临床常见病证。

三、内科五脏病及气血津液与肢体经络病每卷下所列病证从常见病到非常见病排序,妇科病、儿科病、眼科病、外科病、耳鼻喉科病基本按照现代中医教材上的疾病分类系统编排。

四、每个病证记录历代有关病名、病因、病机、证候、治法、方剂、药物、医论、医案的文献论述,并对文献进行分类与归纳,通过列出标题或撰写概述,对所摘录的文献进行必要的小结。

　　1. 辨病名:主要收录历代文献有关该病的名称论述,包括病名的命名方式、分类及其他名称,反映历代对该病病名认识的历史演变。

　　2. 辨病因:主要收录历代文献对该病有关病因的论述,包括内因、外因、不内外因等各种致病原因。

　　3. 辨病机:主要收录历代文献对该病有关疾病产生机理的论述。病因与病机的内容常常在一起论述,根据主要论述的角度会将内容收录于辨病因或辨病机项中。

　　4. 辨病证:主要收录历代文献中关于该病的症候属性(外感内伤、脏腑、寒热、阴阳、缓急)、色脉、吉凶等内容。

5. 论治法：主要收录历代文献中有关该病的治疗大法、原则、禁忌等内容。

6. 论用方：主要收录历代文献中有关该病的治疗处方，包括通用方、某病方，主要是有名方为主，收载少量的无名方。

7. 论用药：主要收录历代文献有关某药治疗该病的论述，药物依照笔画排序。

8. 医论医案：主要收录文献中有关该病治疗思路的论述和/或典型病案。

五、书中引文力求正确，发现有问题者根据校勘原则予以迳改，不出注。原文按照成书年代排列。本书根据编写要求，对古籍原文进行了分割摘录，为了保持句子的完整性，部分原文段落会有少量重复。

目 录

第六章
男性前阴疾病 · 783

第一章

疮　疡

疮疡指各种致病因素侵袭人体后,影响气血运行,引起局部气血凝滞,营卫不和,经络阻塞,继而产生肿痛症状的一类外科疾病。

疮疡的致病因素不外乎外感和内因两大类。外因常见于外感六淫邪毒、感受特殊之毒、外来伤害等,而内因则多见情志内伤、饮食不节和房事损伤等。外感引起的疮疡常起病急,发展快,多属阳证,如疔、痈、发等;内伤因素引起的疮疡大多是因虚致病,起病缓,发展慢,多属阴证,如流痰、瘰疬等。

疮疡症状往往随着病情发展有所不同。初期,若正能胜邪,则邪热不能鸱张,肿势局限,最终疮疡消散;若正不胜邪,热毒壅滞,肉腐成脓,导致脓肿形成,即为疮疡中期(成脓期)。疮疡发生以后,正邪交争的结果决定着疮疡的发展和转归。在疾病发展过程中,若因失治误治导致邪毒炽盛,或人体素体虚弱,不能托毒外达,可使邪毒走散,内攻脏腑,形成走黄与内陷,以致危及生命。其中红、肿、热、痛、溃脓及功能障碍,这是疮疡共同的局部症状。但这些症状的出现及轻重,受感邪性质、病程长短、病变范围和病位深浅等因素的影响。

此外,在疮疡的治疗中,还要重视患者的精神调摄、饮食宜忌、日常起居、护理换药等,加强医患配合,争取早日康复。

本章主要论述疔、疖、痈、疽、流注、丹毒、瘰疬、发颐、流痰和走黄等外科常见疾病。

第一节

疔

疔是指疮毒至甚,根深如丁或突起疮头硬如钉,害人甚速的疔疮。其名首见于《黄帝内经素问·生气通天论》:"高粱之变,足生大丁,受如持虚。"丁,即疔,病创之意。疔肿发生时,因病情轻重不同,可伴有发寒热发麻木、呕吐烦躁、头晕眼花、舌硬口干、手足青黑、心腹胀闷、精神沉困、言语颠倒等兼症。若处理不当,发于颜面部的疔肿会引起走黄危证而危及生命,发于手足者损筋伤骨而影响功能。

【辨病名】

疔的形态、大小、颜色各异,历代医籍中命名方式多样。根据发病部位命名,如耳疔、唇疔、舌疔等;根据发生形态命名,如红丝疔、火焰疔、鱼脐疔等;根据发生性质命名,如内疔、暗疔、烂疔等。后世逐渐根据病位和病因的不同分为手足部疔疮、颜面部疔疮和疫疔等。如生于人中的叫人中疔,生于口角的叫锁口疔。总之,疾病名称虽异,但辨证施治基本相同。

一、疔疮的不同称谓

疔疮以"丁"之名首见于《黄帝内经》。此后,以"疔""疔肿""疔疮"之名作为疔疮的总称出现于古代文献。

1. 丁

《黄帝内经素问·生气通天论》:"高粱之变,足生大丁,受如持虚。"

《〈内经〉难字音义·〈素问·生气通天论第三〉》:"足生大丁:丁,本作'疔'。《集韵》:疔,当经切,音丁,病创也。[按]足生大丁,谓高粱厚味足以致疔毒之大。王注谓:丁生于足;林校谓:饶生大丁。皆失之。"

2. 疔疮

《诸病源候论·疔疮病诸候·疔疮候》:"疔疮者,风邪毒气搏于肌肉所生也。凡有十种:一者,疮头乌而强凹;二者,疮头白而肿实;三者,疮头如豆䜴色;四者,疮头似葩红色;五者,疮头内有黑脉;六者,疮头赤红而浮虚;七者,疮头葩而黄;八者,疮头如金薄;九者,疮头如茱萸;十得,疮头如石榴子。亦有初如风轸气,搔破青黄汁出,里有赤黑脉而小肿;亦有全不令人知,忽以衣物触及摸著则痛,若故取,便不知处;亦有肉突起如鱼眼之状,赤黑惨痛彻骨。久结皆变至粕成疮,疮下深孔,如大针穿之状。初作时,突起如丁盖,故谓之疔疮。令人恶寒,四肢强痛,兼切切然牵痛,一二日疮便变焦黑色,肿大光起,根硬强,全不得近,酸痛,皆其候也。在手足、头面、骨节间者最急,其余处则可也。毒入腹,则烦闷,恍惚不佳,或如醉,患此者,三二日便死。"

《诸病源候论·疔疮病诸候·犯疔疮候》:"犯疔疮,谓疔疮欲瘥,更犯触之,若大嗔,及食猪、鱼、麻子,并狐臭人气熏之,皆能触犯之,则更极,乃甚于初。更令疮热焮肿,先寒后热,四肢沉重,头痛心惊,呕逆烦闷,则不可治。"

《诸病源候论·疔疮病诸候·犯疔疮肿候》:"犯疔疮肿,谓疮肿欲瘥,更犯触之,疮势转剧,乃甚于初。或肿热疼掣,或心闷恍惚,或四肢沉重,或呕逆烦心。此皆犯疮之候,多能杀人。"

《诸病源候论·疔疮病诸候·疔肿候》:"此由是疔疮而带焮肿,而无根者也。"

《诸病源候论·疔疮病诸候·疔疮久不瘥候》:"疮久不瘥,谓此疔疮脓汁不止,亦平陷不满,皆由过冷所作也。"

《仁斋直指方论·卷之二十二·疔疮·疔疮方论》:"疔疮含蓄毒气,突出两寸,痛痒异常,一二日间害人甚速,是尤在痈疽之上也。《内经》以白疔发于右鼻,赤疔发于舌根,黄疔发于口唇,黑疔发于耳前,青疔发于目下,盖取五色之应五脏,各有所属部位而已,然或肩或腰或足,发无定处,在手足头面骨节间者最急,其余尚庶几焉。疔曰五疔,类分数种,如白、如豆、如葩、如箔金、如茱萸、如石榴子,或发疹搔破而青黄汁出,或衣物触着而疼痛忽生,或白而肿实,或赤而浮虚,其状不一,大抵疮头黑硬如钉,四畔带赤如火,盘根突起,随变焦黑,未几肿大而光,转为湿烂,深孔透肌,如大针穿之状,外证心惊头痛,拘急恶寒,四肢痛强,或寒热交作,颊舌间赤黑,点点如珠。若毒入腹心,则烦闷呕逆,恍惚痴眠,其毙可立待也。"

《医学纲目·卷之十九心小肠部·痈疽所发部分名状不同·疔疮》:"疔疮皆生四肢,发黄疱,中或紫黑,必先痒后痛,先寒后热也。"

《证治准绳·疡医卷之二·疔疮》:"大抵起紫疱者多,起堆核者少,发于手上者多,发于别处者少。""若毒入心腹,眼黑如见火光,烦闷呕逆,恍惚痴眠,瞳人不动,赤脉贯睛,胸胁赤肿,疮陷不起发,皆死候也。"

《简明医彀·卷之八·疔疮》:"初生虽肿,而形小头凹,赤黄紫黑,常无定色。或如黄泡,中有黑水,但如小疮,按之内硬,或麻或痒,先寒后热,心胸烦闷,头疼拘急,呕吐眩运,神思昏愦,遍身麻木,四肢沉重,甚则心悸眼花等证,是其候也。急取生豆嚼之不腥,生矾嚼之不涩,为的是无疑。速宜调治。疮毒致害,莫此为甚。慢疗七日,急疗三日而死。人不早觉者,因形小而无大痛,故常忽之。"

《验方新编·卷十一·痈毒诸症·疔疮》:"疔疮发之最速,有朝发夕死,随发随死,有三日五日而不死,至一月半月而终死者,其毒最烈。或发寒热,或发麻木,或呕吐,或烦躁,或头晕眼花,或舌硬口干,或手足青黑,或心腹胀闷,或精神沉困,或言语颠倒,此皆生疔之症。其形或大或小,或长或圆;其色或白或黄,或红或紫,或有红丝。名色甚多,治法则一。"

《古方汇精·卷二·疔毒类》:"按疔疮,乃外科迅速之病。有朝发夕死,或随发随死,或三五日不死。至一月半月而终死者,其疮最恶,其毒最烈。治之方虽多,而应手奏效者实少。所辑诸方,实有起死回生之功,真可谓之神授。诸疔皆治,但疔有数种,部位既殊,形色亦别,其发甚微,人多疏忽,若不指明,贻误非浅。"

《验方新编·卷十一·痈毒诸症·疔疮走黄》:"凡疔毒肿痛、神昏、甚至不省人事,谓之走黄。"

3. 疔肿

《备急千金要方·卷二十二·痈肿毒方·疔肿第一》:"上十三种疮,初起必先痒后痛,先寒后热,热定则寒,多四肢沉重、头痛、心惊、眼花,若大重者则呕逆,呕逆者难治。其麻子疔一种始末惟痒。所忌者不得犯触,犯触者即难疗。其浮沤疔、牛拘疔二种,无所禁忌,纵不疗亦不能杀人,其状寒热与诸疗同,皆以此方疗之,万不失一。欲知犯触之状,但脊强,疮痛极甚不可忍者是也。"

《岭南卫生方·校刻岭南卫生方下卷附录·八证标类·疮毒》:"发热而洒淅恶寒,与伤寒相似,但饮食如常。其脉大而浮数。《方脉举要》云:平人脉大,尤当审详。若有痛处,恐发疮疡,验其遍身,或有红肿,或如粟米,此乃疗肿之兆也。"

4. 疗

《秘传外科方·疗疮治法》:"夫疗疮之初生也,人多不觉。生于头面手足肚胁腰腿间,亦无定处,一二日必作寒热如疟,头疼体痛不可忍,其痛稍异于寻常之证,须去遍身寻认其疮,如有小疮与常患之疮稍异,即是疗也。此疮得患,各有所因,而其形状亦各不同。猪疗形圆而小,疮口内有油;羊疗形长色白;牛疗形圆而小,疮口内无油;狗疗形长或带尖,色赤;驴、马疗其状三角,顶上有黑点,根赤。要知此疮非特猪、牛、狗、羊、驴、马之毒所致。宿水不洁,饮子亦生水疗。豆腐中有人汗,食之亦生豆腐疗。又有气疗、鬼疗,形状虽不一,然其治之之法则一也。"

《外科启玄·卷之一·明痈疽疗疖瘤疮疡痘疹结核不同论》:"疗者,丁也,定也。其形虽小,一起即有顶如泡丁之形,痒痛不一者是也。"

《丹台玉案·卷之六·疮疡科》:"疮疡之中,痈疽为甚,而大疗之毒,尤甚于痈疽。故治大疗者,十活其一二;治疽者,十活其五六;治痈者,十活其八九。惟毒有浅深,故治有难易耳,然何以辨其痈疽、大疗哉。亦视其肿之高下,地之广狭,脉之浮沉而已。""疗者,丁之似也犹钉之在木,拔之不能出,摇之不能动。其根至深,其毒至甚,其头至硬。其初发之时,反不知痛痒,但不觉麻木。外虽如麻,里则如瓜。及其势甚,则痛苦异常。应心入胆,而不可忍乃五脏六腑所发之火。煅炼已久,并合于一处,而生疗者,多见于面部骨节之间。"

《秘方集验·卷之下·疮霉诸症》:"复有暑疗、火疗、气疗、冷疗者,皆以其时候缓急浮实之异。"

《洞天奥旨·卷三·疗疮形症论》:"疗疮之症,其形多端,近人有分三十四种者,亦象形而名之也。其实,分五色以配五脏,庶足以包,不必多立名色也。如疗生于心经,其色赤,其形生于心脏之俞、募、经、井之端,或手之小指,身热心烦,睡卧不安,口干燥,其痛应心,小便短赤,面红紫,舌上有裂纹,或有珠子。如疗生于肝经,其色青,其形生于肝脏之部位,或在胁肋,或在足之大趾之端,其症寒热,头项痛,眼中发火光,口苦胁痛,小便难而清。如疗生于脾经,其色黄,其形多生脾脏之部位,其症不食,多呕吐。如疗生于肺经,其色白,其形多生肺脏之部位经络,或生于手之大指,其症发热咳嗽。如疗生于肾经,其色黑,其形多生于肾脏经络部位,足之小趾、涌泉等穴,其症寒热,面色黯,此五脏之疗也。"

《外科十法·外科症治方药·疗疮》:"疗疮初起如芥,形如粉刺,或小泡坚硬如疗,故名曰疗。大抵肉色红肿,根脚不散者吉。若平塌浸肿,四围灰白者凶。其状不一,其色不同。有红、紫、黄、白、黑之五种,以应五脏。"

《吴氏医方汇编·第五册·疗毒》:"其症虽小,其毒甚大,数日之间,生死攸关……但部位不同,故形名各异。有如粉刺小泡、痞结肿不散者;有似疗非疗,漫肿平塌者;有如鱼脐顶洼者;有如樱桃茱萸之形者;有小如粟米、大如李者、色白色紫者;有顶黑边赤者;有外黄内黑、疮口有油者。"

《华佗神方·论五疗状候》:"其名有五,一曰白疗,二曰赤疗,三曰黄疗,四曰黑疗,五曰青疗。白疗起于右鼻下,初如粟米,根赤头白,麻木或痛痒,使人憎寒头重,状若伤寒,不欲食,胸膈闷,喘促昏冒者死,未者可治,此疾不过五日,祸必至矣,宜速治之。赤疗在舌下,根头俱赤,发痛,舌本硬不能多言,惊烦闷恍惚,多渴引水不休,小便不通,狂者死也,未者可治,此不出七日,祸必至矣,大人小儿皆能患也。黄疗起于唇齿龈边,其色黄,中有黄水,发则令人多食而还出,手足麻木,涎出不止,腹胀而烦,多睡不寐者死也,未者可治。黑疗起于耳前,状如瘢痕,其色黑,长减不定,使人牙关急,腰脊脚膝不仁,不然则病,亦不出三岁死。皆由肾渐绝也,宜慎欲事。青疗起于目下,始如瘤瘢,其身青硬如石,使人目昏昏然无所见,多恐悸,睡不安宁,久不愈,令目盲,或脱精,不出一年,祸必至矣。白疗其根肺,赤疗其根心,黄疗其根脾,黑疗其根肾,青疗其根肝。五疗之候,最为巨疾,不可不察也。"

二、疗疮的分类命名

中医文献通常依据不同发病部位、发生形态、发生性质对疔疮进行命名。其中按照不同发病部位，可以大体分为颜面部疔疮和手足部疔疮。其中颜面部疔疮的特点是疮形如粟，坚硬根深，如钉丁之状，全身热毒症状明显，病情变化迅速，易成走黄之变。由于发病部位不同，名称各异。如生在眉心的，叫眉心疔；生在两眉棱的，叫眉棱疔；生在眼胞的，叫目疔；生在人中穴的，叫人中疔；生在鼻部的，叫鼻疔；生在唇部的，叫唇疔；生在颊部的，叫颊疔。手足部疔疮的特点是手部发病多于足部，若治疗不当容易损筋伤骨，影响手的功能。如生在足面的，叫足面疔；生在涌泉穴的，叫涌泉疔；生在虎口穴的，叫虎口疔等。按照不同发生形态，可以分为红丝疔、疫疔、紫色火赤疔、火焰疔等。按照不同发生性质，可以分为暗疔、内疔、雄疔、雌疔等。

（一）按发病部位命名

1. 眉疔

《证治准绳·疡医卷之二·疔疮》："眉疔生于眉。"

《外科心法要诀·卷三面部·眉心疽》："眉心疽生在印堂，硬肿为疽浮肿疡，督经风热气凝滞，根坚木痛当疔防。[注]此证生于两眉中间，疽名曰印堂疽。毒初起色暗根平，肿硬疼痛，至二十一日，腐溃出稠脓者顺，无脓黑陷者逆。疡名曰面风毒。疡毒初起，色赤浮肿，焮痛易治，七日溃脓。若色黑木痛，麻痒太过，根硬如铁钉之状，寒热并作，即眉心疔也。"

2. 目疔

《诸病源候论·目病诸候·目内有疔候》："目，肝之外候也。脏腑热盛，热乘于肝，气冲于目，热气结聚，而目内变生状如疔也。"

3. 鱼尾疔

《证治准绳·疡医卷之二·疔疮》："鱼尾疔生于眼角外。"

4. 耳疔（黑疔）

《证治准绳·疡医卷之二·疔疮》："耳疔生于耳中，亦名黑疔，连腮赤肿。"

《外科心法要诀·卷五耳部·黑疔》："黑疔暗藏耳窍生，色黑根深椒目形，痛如锥刺引腮脑，破流血水火毒攻。[注]此证生于耳窍暗藏之处，由肾经火毒所发，亦有因服丹石热药，积毒而成者。色黑根深，形如椒目，疼如锥刺，痛引腮脑，破流

血水。"

《验方新编·卷一耳部·耳内生疔》："耳内生疔，痛如锥刺，牵引腮脑亦痛，破流血水，人多作耳痛治之，不知乃耳疔也。"

5. 鼻疔

《证治准绳·疡医卷之二·疔疮》："鼻疔生于鼻内，痛引脑门，不能运气，鼻如大瓶，黑色者不治。"

《外科心法要诀·卷五鼻部·鼻疔》："鼻疔生在鼻孔中，鼻窍肿引脑门疼，甚则唇腮俱浮肿，肺经火毒蟠离宫。[注]此证生于鼻孔内，鼻窍肿塞，胀痛引脑门，甚则唇腮俱作浮肿，由肺经火毒，凝结而成。"

6. 颧疔（赤面疔）

《证治准绳·疡医卷之二·疔疮》："颧骨疔生于颧骨上，亦名赤面疔，其状色白，顶陷如钱孔，鼻有紫色者大凶。"

《外科大成·卷二分治部上（痈疽）·面部》："颧疔，初起如粟，麻痒坚痛，色白而顶陷，寒热交作。"

《外科心法要诀·卷三面部·颧疔》："颧疔初起粟米形，证由阳明火毒生，坚硬顶凹根深固，寒热交作麻痒疼。[注]此证生在颧骨之间，属阳明胃经，不论左右，初如粟米黄色小疱，次如赤豆，顶凹坚硬，按似疔头，麻痒疼痛。多因过食炙爆、药酒，以致胃经积火成毒而生。"

7. 颊疔

《证治准绳·疡医卷之二·疔疮》："颊疔生于面颊骨尖高处。"

8. 人中疔

《外科心法要诀·卷三面部·龙泉疽》："龙泉疽起在人中，麻痒坚疼赤豆形，上焦风热攻督脉，憎寒壮热治同疔。[注]此证生于水沟穴，即人中是也，属督经。形如赤豆，势小根深，坚硬木痛，色紫顶焦，寒热交作，不时麻痒，由上焦风热，攻于督脉而成。"

《验方新编·卷一·唇部》："（人中及唇边口角生红白颗粒）此即疔疮。有头痛、寒热、痛痒等症，亦有麻木不知痛痒者，须查疔疮门赶紧治之。"

9. 唇疔（龙泉疔、虎须疔、反唇疔、锁口疔）

《证治准绳·疡医卷之二·疔疮》："龙泉疔生于唇上，虎须疔生于唇下。"

《辨证录·卷之十三·唇疔门》："人之唇上生疔疮者，或在口角之旁，或在上下唇之际，不必论其大小，大约皆脾胃之火毒也。"

《外科心法要诀·卷五唇部·反唇疔锁口疔》："反唇疔发唇里棱，锁口疔在嘴角生，粟米坚肿麻痒痛，脾胃心经火毒成。[注]此二证俱由火毒而成。反唇疔生于唇棱偏里，上唇属脾，下唇属胃；锁口疔生于嘴角，系心、脾二经所属。二证初起形如粟米，色紫坚硬如铁，肿甚麻痒木通，寒热交作，烦闷作呕。反唇甚则令唇外翻，锁口甚则口不能开，俱属迅速之证，须当速治，迟则毒气攻里，令人昏愦、恶心，即名走黄。"

10. 舌疔

《辨舌指南·卷三·辨舌证治·舌病证治之鉴别·》："《心法》云：舌疔者，乃心脾火毒，舌生紫疱，其形似豆坚硬，寒热疼痛，应心而起。"

《外科心法要诀·卷六舌部·重舌痰核重腭舌疔》："舌证发于心脾经，其证皆由积热成。重舌舌下血脉胀，痰核舌上一核生。重腭生于口上腭，时觉心烦梅子形。舌疔舌上生紫疱，其形如豆寒热增。[注]舌疔者，心脾火毒，舌生紫疱，其形如豆，坚硬寒热，疼痛应心。"

11. 牙疔

《外科心法要诀·卷五齿部·牙疔》："牙疔牙缝胃火成，大肠湿热亦可生，肿如粟米连腮痛，若兼麻痒即黑疔。[注]此证由胃经火毒，或大肠经湿热，皆可致之。每生于两旁牙缝，肿起一粒，形如粟米，痛连腮项。"

《外科证治全书·卷二齿部证治·筋脉·牙疔》："先一二日牙痛，寒热交作后，痛更甚，牙缝龈上发一红粒，龈肉皆紫黑色是也。"

12. 喉疔

《医学心悟·卷四·咽喉·喉疔》："形似靴钉，但差长耳。"

13. 髭疔

《证治准绳·疡医卷之二·疔疮》："髭疔生于髭中。"

《外科心法要诀·卷三面部·虎髭毒》："虎髭毒在颏下生，胃肾积热入任经，痈焮肿痛速溃易，疽坚硬痛麻痒疔。[注]此毒一名颏痈，肿痛焮赤，速溃易治；一名承浆疽，坚硬痛肿，迟溃难治。若根深，形小似豆，麻痒痛甚，恶寒发热，心烦作呕者

疔也，当从疔治。皆由过食炙爆，以致胃肾二经积热上攻任脉而成。"

14. 寸疔

《证治准绳·疡医卷之二·疔疮》："寸疔生手指骨节间。"

15. 虎口疔（虎口疽）

《证治准绳·疡医卷之二·疔疮》："虎口疔生合谷穴。"

《外科大成·卷二分治部上（痈疽）·手部》："合谷疔，生于虎口，又名虎口疽。"

《外科心法要诀·卷八手部·虎口疽》："虎口疽生合谷穴，经属大肠热湿凝，根深为疔大为疽，坚硬木痛汗针明。[注]此证生于合谷穴，在手大指、次指岐骨间，属大肠经湿热凝结而成。一名丫叉毒，一名掰蟹毒。初起如豆，漫大色青，木痛坚硬，名虎口疽；若初起黄粟小疱，痒热焮痛，根深有红线上攻腋内，即名合谷疔。"

16. 脐疔

《证治准绳·疡医卷之二·疔疮》："脐疔生于脐。"

17. 胁疔

《证治准绳·疡医卷之二·疔疮》："胁疔生于胁。"

18. 足面疔

《证治准绳·疡医卷之二·疔疮》："足面疔，状如粟米，痒极入骨，急隔蒜灸之。大抵如豆，如臼，如箔金，如茱萸，如石榴子。或发疹搔破，而青黄赤色汁出；或衣物触着而疼痛，忽生或白而肿实；或赤而浮虚，其状不一。"

（二）按发生形态命名

1. 红丝疔（血箭疔、赤疔、红演疔）

《普济方·卷二百七十三·诸疮肿门·诸疔疮》："十四曰红丝疔，其状如红线，初起手足，渐渐引长，入腹则死。"

《证治准绳·疡医卷之二·疔疮》："红丝疔一名血箭疔，一名赤疔，一名红演疔。生于舌根下，或生头面，或生手足骨节间。其证最急，宜迎其经刺出恶血则愈，稍迟毒气攻心，呕哕迷闷者死。"

《医方选要·卷之九·痈疽疮疖门》："至于疔疮，其名甚多，必发于手足之间，初生黄疱，其中或紫黑色，有一条如红丝直上，仓卒之际，急宜以针于红丝所经之处刺出毒血，然后以蟾酥等药于正

疮上涂之。针时以病者知痛出血为好,否则红丝入腹,必致危殆。"

《古方汇精·卷二·疔毒类》:"红丝疔,起于手掌节间,初起形如小疮,渐发红丝,上攻手膊,令人多生寒热,甚则恶心呕吐。迟治,红丝至心,常能害人。"

《验方新编·卷十一·痈毒诸症·红丝疔》:"此疔流走最快。生于足者,其红丝渐长至脐;生于手者,红丝渐长至心;生于唇面者,红丝渐长至喉,至则不可救矣。"

《医学入门·外集卷五·外科·痈疽总论·遍身部》:"如生两足,多有红丝至脐;生两手,多有红丝至心;生唇、面、口内,多有红丝入喉者,俱难治。"

《华佗神方·卷五·华佗治红线疔神方》:"红线疔属心疔类,其形缕缕如丝线,周身缠绕,如在手足上,则入心即死。宜用松针刺去其血,忌食热物。"

2. 紫色火赤疔

《诸病源候论·疔疮病诸候·紫色火赤疔疮候》:"此疮色紫赤,如火之色,即谓紫色火赤疔疮也。"

3. 火焰疔

《备急千金要方·卷二十二·痈肿毒方·疔肿第一》:"五曰火疔,其状如汤火烧灼,疮头黑黡,四边有疱浆起,如赤粟米。忌火炙烁。"

《证治准绳·疡医卷之二·疔疮》:"火疔发于顶门,或发于面,身热如火,状如汤火烧灼,疮头有黑黡,四边烟焰,又如赤粟米。忌火炙烧针烙。"

《古方汇精·卷二·疔毒类》:"火焰疔,多生唇口手掌指节间,其发初生一点红黄小泡,抓动痒痛非常,左右肢体麻木,重则寒热交作,头晕眼花,心烦发燥,言语昏愦。此等出于心经之病也。"

4. 紫燕疔

《古方汇精·卷二·疔毒类》:"紫燕疔,多生手足腰胁筋骨之间。初生便作紫泡,次日破流血水,三日后串筋烂骨,疼痛苦楚,重则眼红目眜,指甲纯青,舌强神昏,睡语惊惕,此等出于肝经之病也。"

5. 黄鼓疔

《古方汇精·卷二·疔毒类》:"黄鼓疔,其发初生黄泡,光亮明润,四边红色缠绕,患多生口角

腮颊、眼泡上下及太阳正面之处。发之便作麻痒、绷急、硬强;重者,恶心呕吐、肢体木痛、寒热交作、烦渴干哕。此等出于脾经之病也。"

6. 白刃疔

《古方汇精·卷二·疔毒类》:"白刃疔,其发初生白泡,顶硬梗突,破流脂水,时痛时痒,易腐易陷。重则腮损咽焦,毛耸肌热,咳吐脓痰,鼻掀气急。此等出于肺经之病也。"

《验方新编·卷二十四·疔疮部·五疔分治》:"白刃疔,多生鼻孔及两手臂膊之处。初生白泡,顶硬根突,麻痒兼痛,破流脂水,易腐易陷,重则腮损咽焦,咳吐痰涎,鼻掀气急等症,此属肺经之毒火面成也。"

7. 黑靥疔

《古方汇精·卷二·疔毒类》:"黑靥疔,多生耳窍、胸腹腰肾、偏僻软肉之间。其发初生黑斑紫泡,毒串皮肤,渐攻肌肉,顽硬如钉,痛彻骨髓;重则手足青紫,惊悸沉困,软陷孔深,目睛透露。此等出于肾经之病也。"

8. 麻子疔

《备急千金要方·卷二十二·痈肿毒方·疔肿第一》:"一曰麻子疔,其状肉上起头,大如黍米,色稍黑,四边微赤多痒。忌食麻子及衣麻,勿入麻田中行。"

9. 刀镰疔

《备急千金要方·卷二十二·痈肿毒方·疔肿第一》:"十一曰刀镰疔,其状疮阔狭如蒮叶大,长一寸,左侧肉黑如烧烁。忌刺及镰刀切割铁刀所伤,可以药治。"

《验方新编·卷十一·痈毒诸症·刀镰疔》:"疔形如韭叶宽,长一二寸,肉色紫黑者是。忌用针刺。"

10. 蛇头疔

《证治准绳·疡医卷之二·疔疮》:"蛇头疔生手指头两旁,状如蛇头,甚腥秽紫黑色,痛引心,有溃烂脱落者。"

《外科心法要诀·卷八手部·蛇头疔天蛇毒》:"蛇头疔疮紫硬疼,天蛇毒疼闷肿红,二证俱兼脾经火,看生何指辨专经。[注]此二证俱生于手指顶尖。夫手指虽各有专经,然俱兼脾经火毒而成。蛇头疔自筋骨发出,根深毒重,初起小疱,色紫疼痛,坚硬如钉。"

《验方新编·卷二手部·蛇头恶毒》:"生各指头,又足趾头生者亦是。"

《吴氏医方汇编·第五册·疔毒》:"蛇头疔,生于指头,状如蛇首,味腥秽色紫,治之稍迟,其指难保不脱。"

11. 蛇眼疔

《备急千金要方·卷二十二·痈肿毒方·疔肿第一》:"八曰蛇眼疔,其状疮头黑皮上浮,生形如小豆,状似蛇眼,大体硬。忌恶眼看,并嫉妒人见之及毒药。"

《外科大成·卷二分治部上(痈疽)·手部》:"蛇眼疔,生于指甲两旁。"

12. 羊毛疔(羊疔)

《验方新编·卷十一·痈毒诸症·羊毛疔瘤》:"此症忽起一泡,其形如瘤,内有羊毛,亦名羊疔。初起或头痛,或发寒热即是。"

《验方新编·卷二十四疔疮部·五疔分治》:"羊毛疔,初起恶寒发热,状类伤寒,当先验其前心后心起有紫黑斑点,或如疹子者,急用针挑破刮出如羊毛方是疔苗。"

13. 鱼脐疔

《诸病源候论·疔疮病诸候·鱼脐疔疮候》:"此疮头,破之黄水出,四畔浮浆起,狭长似鱼脐,故谓之鱼脐疔疮。"

《外科启玄·卷之七·鱼脐疮》:"生于肘肚者,是手少阴心经,多气少血,少海、灵道上是也;生于小腿肚者,是足太阳膀胱经,多血少气,承山、飞扬二穴上下是也。又名鱼脐疔,最痛,宜托表加引经药,亦先灸妙。"

14. 赤根疔

《诸病源候论·疔疮病诸候·赤根疔疮候》:"疮形状如赤豆,或生掖下,如鸭子大者,世人不识,但见其赤,即谓之赤根疔疮。"

15. 石疔

《备急千金要方·卷二十二·痈肿毒方·疔肿第一》:"二曰石疔,其状皮肉相连,色乌黑如黑豆,甚硬,刺之不入肉内隐隐微疼。忌瓦砾砖石之属。"

16. 浮沤疔

《备急千金要方·卷二十二·痈肿毒方·疔肿第一》:"十二曰浮沤疔,其状疮体曲圆少许不合,长而狭如𦾔叶大,内黄外黑,黑处刺不痛,内黄

处刺之则痛。"

17. 牛疔疮

《诸病源候论·疔疮病诸候·牛疔疮候》:"牛疔疮,皮色不异,但肿而头黑,挑之黄水出,四边赤似茱萸房者,名为牛疔疮。"

18. 牛拘疔

《备急千金要方·卷二十二·痈肿毒方·疔肿第一》:"十三曰牛拘疔,其状肉疱起,掐不破。"

19. 气疔

《证治准绳·疡医卷之二·疔疮》:"气疔形如气泡,感怒而生。"

20. 樱桃疔

《证治准绳·疡医卷之二·疔疮》:"樱桃疔状如樱桃。"

21. 蒲桃疔

《外科启玄·卷之二·明疔疮三十四种形症禁忌论》:"三十曰蒲桃疔,其形黑兼紫,如水晶,故名之。疱内黑血毒水宜去之。"

22. 杨梅疔

《外科启玄·卷之二·明疔疮三十四种形症禁忌论》:"三十一曰杨梅疔,其形黑紫如熏梅状,如遍一有梅疮,内有一二个疔疮,则令遍身疮不发。"

23. 蜈蚣疔

《外科启玄·卷之二·明疔疮三十四种形症禁忌论》:"三十四曰蜈蚣疔,其形长如蜈蚣,亦有头足,发寒热,因食物被蜈蚣所游之毒而生。"

24. 瓜藤疔

《证治准绳·疡医卷之二·疔疮》:"瓜藤疔延蔓无数,忌瓜田中行。"

《洞天奥旨·卷八·疔疮》:"瓜藤疔,不计其数,其形圆长如瓜形,因食瓜毒而生,忌食瓜,亦肾疔也。"

(三)按发生性质命名

1. 暗疔(黯疔)

《证治准绳·疡医卷之二·疔疮》:"暗疔生两腋下而无头,但腋下坚硬,四肢拘急,寒热大作。阴囊肿痛,睾丸附生突兀如疔,寒热并作,亦名暗疔。"

《外科心法要诀·卷七腋部·黯疔》:"黯疔藏于腋下生,肝脾火毒痒而疼,寒热拘急色紫黑,急按疔门治即宁。[注]此证生于腋下,由肝、脾二经

火毒而成。坚硬势若钉头,痒而且痛,寒热往来,四肢拘急,其色紫黑,烦躁作呕,痛引半身。"

《验方新编·卷二十四疔疮部·五疔分治》:"暗疔,未发之先,腋下忽然坚肿,散漫无头,次肿阴囊睾丸突兀,状如筋头,身发寒热,筋脉拘急,肿处掀痛。"

2. 内疔

《外科启玄·卷之二·明疔疮三十四种形症禁忌论》:"二十九曰内疔者,言其疔生于内,脏腑上、腔里面、喉内、口内,与外疔更不同,甚利害。"

《验方新编·卷二十四疔疮部·五疔分治》:"内疔,先发寒热,渐次腹痛,数日间,忽然肿起一块如积聚是也。"

3. 雄疔

《诸病源候论·疔疮病诸候·雄疔疮候》:"雄疔疮者,大如钱孔,乌黶似灸疮,四畔泡浆色赤,又有赤粟。乃言疮而不肿,刺之不痛,而兼热者,名为雄疔疮。"

《备急千金要方·卷二十二·痈肿毒方·疔肿第一》:"三曰雄疔,其状疱头黑黶,四畔仰疮疱浆起,有水出,色黄大如钱孔形高。忌房室。"

4. 雌疔

《诸病源候论·疔疮病诸候·雌疔疮候》:"雌疔疮者,头小黄,向里黶,亦似灸疮,四畔泡浆外赤,大如钱孔而多汁,肿而不痛,疮内有十字画而兼冷者,谓之雌疔疮。"

《备急千金要方·卷二十二·痈肿毒方·疔肿第一》:"四曰雌疔,其状疮头稍黄,向里黶亦如灸疮,四畔疱浆起,心凹色赤,大如钱孔,忌房室。"

5. 烂疔

《备急千金要方·卷二十二·痈肿毒方·疔肿第一》:"六曰烂疔,其状色稍黑有白斑,疮中溃溃则有脓水流出,疮形大小如匙面,忌沸热食烂臭物。"

6. 三十六疔

《备急千金要方·卷二十二·痈肿毒方·疔肿第一》:"七曰三十六疔,其状头黑浮起,形如黑豆,四畔起大赤色,今日生一,明日生二,后日生三,乃至十,若满三十六,药所不能治,如未满三十六者可治,俗名黑疱。忌嗔怒蓄积愁恨。"

7. 盐肤疔

《备急千金要方·卷二十二·痈肿毒方·疔肿第一》:"九曰盐肤疔,其状大如匙面,四畔皆赤,有黑粟粒起。忌食咸物。"

8. 水洗疔

《备急千金要方·卷二十二·痈肿毒方·疔肿第一》:"十曰水洗疔,其状大如钱形或如钱孔大,疮头白里黑黶,汁出中硬。忌饮浆水,水洗渡河。"

9. 驿马疔

《吴氏医方汇编·第五册·疔毒》:"驿马疔,走注不定,皮里周身串行,游至何处,则疼痛难忍,不能转侧。"

10. 腐疔

《证治准绳·疡医卷之二·疔疮》:"腐疔色白有疱,三日内顶陷,状如初灸疮,因夏月造豆腐时,人汗滴于内食之而生。忌食豆腐。"

11. 鬼疔

《证治准绳·疡医卷之二·疔疮》:"鬼疔因中阴邪之毒而生。"

12. 冷疔

《外科心法要诀·卷十一足部·冷疔》:"冷疔湿寒足跟生,疼痛彻骨紫疱形,黑烂深孔流血水,气秽神灯照法灵。[注]此证生在足跟,由湿寒凝结而成。形如枣栗,起紫白疱,疼痛彻骨,渐生黑气,腐烂孔深,时流血水。"

【辨病因病机】

本病多因火热之毒为患。其毒或从内发,如恣食膏粱厚味,醇酒辛辣炙煿之品,脏腑蕴热内生;或从外受,如感受风热火毒,或皮肤破损染毒。

一、饮食不节,蕴热成毒

恣食肥甘厚味,易蕴为内热。热侵阳分,浸溃脏腑,阳中之阳不能走空窍先行,逆于肉理,感发为疔。

《诸病源候论·疔疮病诸候·犯疔肿候》:"犯疔肿,谓病疔肿,而或饮食,或居处,触犯之,令肿增极也。"

《脉因证治·卷三·疮疡》:"(因)火之属。湿热相搏,肌肉败坏而为脓。营气不从,逆于肉里,乃生痈肿。营气,运气也,逆而不行,其源在经。湿气外伤,害人皮肉,皆营气之不行也。其源在外,盛则内行。膏粱之变,足生大疔,皆营气逆行,凝于经络。其源在里,发于表也。"

《医学纲目·卷之十八心小肠部·痈疽·肿疡》:"(垣)膏粱之变,亦是滋味过度,荣气不从,逆于肉理,乃生痈肿。荣气者胃气也,饮食入于胃中,先输于脾,而朝于肺。肺朝百脉,次及皮毛,先行阳道,下归五脏六腑,而气口成寸矣。今富贵之人,不知其节,法酒肥羊,杂以厚味,积久太过,其气味俱厚之物乃阳中之阳,不能走于空窍而先行阳道,今反行阴道,则湿气大胜,子令母实,火乃大旺。热湿既盛,必来克肾,若不慎房事,损其真水,则水乏而湿热之化上行,其疮必出背上及脑,此为大疔之最重者。若毒气出肺,或脾胃之部分,毒之次也。若出于他经,又其次也。湿热之毒,所止处无不溃烂,故《经》言膏粱之变,足生大疔,受如持虚者,如持虚器以受物,则无不受矣。"

《奇效良方·卷之五十四·疮疡门·疮疡当分脏腑》:"今富贵之人,不知其节,以饮食炙爆,高粱厚味,醇酒辛辣之物,日久太过,其气味俱厚,乃阳中之阳不能走空窍先行,阳道反行,阴阳逆于肉理,则湿气大胜,则令子母实,火乃大旺,相火一盛,必克肾水,肾既受邪,积久水乏,水乏则从湿热之化而上行,其疮多出背出脑,此为大疔之最重者也。若毒气见于肺部之分或脾胃之分,次也;或见于他经,又其次也;或患湿毒流注,止处无不溃烂。故《经》曰:高粱之变,足生大疔,受如持虚。如持虚器以受物,物无不受。"

《赤水玄珠·第二十九卷·外科·疔疮》:"夫疔疮者,皆脏腑积受热毒,邪气相搏于经络之间,以致血凝滞,注于毛孔,手足、头面,各随五脏部分而发也。"

《素问吴注·黄帝内经素问第一卷·生气通天论三》:"膏粱之人,内多滞热,故其变病能生大疔。受病之初,不觉其重,有如持虚器然。毒发则不可为矣。"

《证治准绳·疡医卷之一·痈疽之源》:"不内外因者,《经》所谓膏粱之变,足生大疔,更如持虚。又东方之域,鱼盐之地,其民食鱼嗜咸,安其处,美其食,鱼热中,咸胜血,故其民黑色疏理,其病为痈疽。又有服丹石、法酒而致者,亦膏粱之类也。"

《外科启玄·卷之二·明膏粱之人生恶疮论》:"夫膏粱者,是富贵之家,穿着绫锦,吃的百味珍馐,受用过度,或服金石等药,房劳过多,肾水有亏。阴虚火盛,津液稠黏,经络壅滞,多生恶疮。《内经》云:膏粱之变,足生大疔,受苦持虚是也。"

《类经·十三卷疾病类·生气邪气皆本于阴阳》:"高粱之变,足生大丁,受如持虚。(高粱,即膏粱,肥甘也。足,多也。厚味太过,蓄为内热,其变多生大疔。热侵阳分,感发最易,如持空虚之器以受物,故曰受如持虚)"

《简明医彀·卷之八·疔疮》:"《经》曰:膏粱之变,足生大疔。此证因于肥甘厚味,煎爆热毒,醇酒房室,以致邪秽蕴蓄而成此患。亦有误食死牛、马肉,及夏月烹调肉食,疱人汗滴肉中;或造豆腐者汗滴;或人家水缸中饭糁堕于缸底,数日泛起,水煮饮食,人偶食此糁(水缸置有须、贯众,免此患),多发头面、额眉、唇吻、四肢臂膝。"

《丹台玉案·卷之六·疮疡科》:"而究其毒之所从来,多由于饮食服饵之中。《经》曰:膏粱之变,足生大疔。凡肥甘厚味,炙爆煎熬之物,最能助火。嗜味之人,恣供口腹,醉之以酒,劳之以色。脾土于是乎燥烈,肾水于是乎枯竭。积之既久,留于五脏,布于六腑,火郁而不散,乘其气血所虚之处,而发之根抵于内,而烦炽于外,其毒甚于鸩鸟。试割其肉,以饲鸡犬,立见其毙,此大疔之所以多死也。若夫似疔而非疔者,则俱以肿毒治之,而无大害。"

《黄帝内经素问集注·卷一·生气通天论篇第三》:"高粱之变,足生大丁,受如持虚……高粱,厚味也,味厚伤形。气伤于味,形气伤则肌腠虚矣。高粱所变之热毒,逆于肉理而多生大疔,盖肤腠虚而热毒乘之,有如持虚之器而受之也……高粱之变,足生大疔者,言阳气之通会于腠理也。朱济公曰:《经》云,微者冲气疏,疏则其肤空;又曰:腠理者,三焦通会元真之处,夫形食味,形气虚,则高粱之味毒乘之,故曰受如持虚。莫子晋曰:高粱之变,逆于肉理,乃生大疔;外淫之邪,逆于肉理,乃生痈肿;皮毛肉理,皆阳气之所主。故曰:清净则肉腠闭拒,邪弗能害。如肌腠固密,即邪伤皮毛,止不过痤痱之轻疾耳。"

《内经博议·卷之三·述病部上·阴阳第一》:"或膏粱肥甘,刚而伤阴,与阳为亢,则变生大疔。"

《洞天奥旨·卷八·疔疮》:"疔疮之生,膏粱人居其半,皆因营卫过滞,火毒外发也,非独节候寒温之失令,肃杀瞬息之违和得之,故所生之处,无一定之部位。"

《华佗神方·卷一·论五疔状候》:"五疔者,皆由喜怒忧思,冲寒冒热,恣饮醇酒,多嗜甘肥毒鱼酢酱,色欲过度之所为也。蓄其毒邪,浸溃脏腑,久不撼散,始变为疔。"

《华佗神方·卷五·华佗治五疔神方》:"疔疮之生,膏粱人居其半,皆因营养过度,火毒外发所致。"

二、外感邪毒,壅隔腠理

摄养失度,外感风邪毒气,入于肌肉,壅隔腠理,阴阳之气,不得宣泄,形成疔毒。

《诸病源候论·疔疮病诸候·疔疮肿候》:"疔疮肿,谓此疮热气乘之,与寒毒相搏而成肿。"

《外台秘要·卷第三十·十三种疔肿方一十二首》:"《千金》论曰:夫禀形之类,须存摄养,将息失度,百病萌生,故四时代谢,阴阳递兴,比之二气,更相击怒。当其时也,必有暴气,夫暴气者,每月必有,猝然大风大雾大寒大热,若不将避,人忽遇之,此皆人人四体,顿折皮肤、经脉,遂使腠理壅隔,营卫结滞,阴阳之气不得宣泻,变成痈疽疔毒恶疮诸肿。至于疔肿若不预识,令人死不旋踵。若着讫乃欲求方,其人已入木矣。所以养生之士,须早识此方,凡是疮痍,无所逃矣。"

《圣济总录·卷第一百三十六·疔肿》:"论曰:疔肿者,由风邪毒气,入于肌肉所生也。"

《医方集宜·卷之十·外科·形证》:"疔疮者,皆由脏腑积受热毒邪风,相搏于经络之间,以致血气凝滞,注于毛孔,手足头面各随五脏部分而发也。"

《类经·二十四卷·运气类》:"凡岁气之流行,即安危之关系。或疫气遍行,而一方皆病风温;或清寒伤脏,则一时皆犯泻痢;或痘疹盛行,而多凶多吉,期各不同;或疔毒遍生,而是阴是阳,每从其类。"

《脉诀汇辨·卷一·运气论》:"读运气者,当知天道有是应,不当曰应尽于是也。今姑举其大略。或疫气遍行,而一方皆病风温。或清寒伤脏,则一时皆犯泻利。或痘疹盛行,而多凶多吉,期各不同。或疔毒遍生,而是阴是阳,每从其类。"

【辨病证】

疔的范围很广,名称繁多,证因各异。辨病证当先辨发病部位与阴阳虚实,疮肿特点,尤须明辨吉凶,以预防毒邪走散。

一、辨病位

《奇病续抄·足底长疔》:"有患两足心肿破凸起如疔,胫骨有碎孔流髓,身发寒战,唯思饮酒,此肝肾二气冷热相吞。用川乌炮为末敷之,内煎韭菜汤服之愈。"

《奇病续抄·耳内生紫疔》:"一人耳内生疔,如枣核大,痛不可动,用火酒滴耳内,令仰上半时,以箸取出绝根。(此名耳痔)"

《古今医鉴·卷之十五·疔疮》:"夫疔疮者,皆由脏腑积受热毒邪气,相搏于经络之间,以致血气凝滞,注于毛孔手足头面,各随五脏部分而发也。盖疔肿初发热,突起如钉盖,故谓之疔。疔疮含蓄毒气,突出寸许,痛痒异常,一二日间,害人甚速。《内经》以白疔发于颈鼻,赤疔发于舌根,黄疔发于口唇,黑疔发于耳前,青疔发于目下。一曰麻子疔,始末极痒,忌麻子油,犯之多不救;二曰石疔;三曰雄疔;四曰雌疔;五曰火疔;五曰烂疔;七曰三十六疔;八曰蛇眼疔;九曰盐肤疔;十曰水洗疔;十一曰刃镰疔;十二曰浮鸥疔;十三曰牛狗疔。惟三十六疔最为可畏,其状头黑浮起,形如黑豆,四畔大,赤色,今日生一,明日生二,后日生三,乃至十数,犹为可治。又有所谓红丝疔,鱼脐疔之类,其名甚多。其红丝疔者,或生手足间,有红丝一条,急宜用针刺断。鱼脐疔者,状如鱼脐也。"

《洞天奥旨·卷三·疔疮形症论》:"疔疮之症,其形多端,近人有分三十四种者,亦象形而名之也。如疔生于心经,其色赤,其形生于心脏之俞、募、经、井之端,或手之小指,身热心烦,睡卧不安,口干燥,其痛应心,小便短赤,面红紫,舌上有裂纹,或有珠子。如疔生于肝经,其色青,其形生于肝脏之部位,或在胁肋,或在足之大趾之端,其症寒热,头项痛,眼中发火光,口苦胁痛,小便难而清。如疔生于脾经,其色黄,其形多生脾脏之部位,其症不食,多呕吐。如疔生于肺经,其色白,其形多生肺脏之部位经络,或生于手之大指,其症发热咳嗽。如疔生于肾经,其色黑,其形多生于肾脏经络部位,足之小趾、涌泉等穴,其症寒热,面色夢。此五脏之疗也。而佐之解毒托里之药,何疗之不尽愈乎?况因其形色,而察其经络,尤百不失一也。此古人所以止言五疗,而不多其名目者,诚得其要也。一见诸般疗毒,除头项之上,开手即用艾火灸之,痛者灸至不痛,不痛者灸至痛而止,随用金银花三两、紫花地丁一两、白矾三钱、生甘草三钱、当归一两,水煎服之,则各疗无不尽愈。"

《证治准绳·疡医卷之二·疔疮》:"疔疮者,以其疮形如丁盖之状而得名。皆生头面、四肢,发黄疱中或紫黑,必先痒后痛,先寒后热,凡人一二日间恶寒发热,四肢沉重,心悸眼花,头疼体痛,稍异如常之证,须宜遍身寻认,如有小疮,与尝患之疮稍异,即是疗也。《经》云:膏粱之变,足生大疗。大抵多由恣食厚味,卒中饮食之毒,或感四时不正之气,或感蛇虫之毒,或感疫死牛马、猪羊之毒,或人汗入肉而食之,皆生疗疮,各宜审而治之。若呕逆直视,谵语如醉者,不可治矣。又有内疗一证与外疗之证大同,但疮形不现,过数日间有一处肿起者,即是内疗所发之处,但腹痛甚者,便须作内疗治之。华元化云:疗有五色属五脏,红属心发于舌根,青属肝发于目下,黄属脾发于口唇,白属肺发于右鼻,黑属肾发于耳前。麻子疗,状如麻子而稍黑,四边微赤,多痒少痛,忌食麻子油、衣麻衣,并入麻田中行,穿麻布人。火疗发于顶门,或发于面,身热如火,状如汤火烧灼,疮头有黑黡,四边烟焰,又如赤粟米,忌火灸烧针烙。脾疗生于唇四白。眉疗生于眉。髭疗生于髭中。龙泉疗生于唇上。虎须疗生于唇下。鱼尾疗生于眼角外。颧骨疗生于颧骨上,亦名赤面疗,其状色白,顶陷如钱孔,鼻有紫色者大凶。耳疗生于耳中,亦名黑疗,连腮赤肿。鼻疗生于鼻内,痛引脑门,不能运气,鼻如大瓶,黑色者不治。颊疗生于面频骨尖高处。气疗形如气泡,感怒而生。腐疗色白有疱,三日内顶陷,状如初灸疮,因夏月造豆腐时,人汗滴于内食之而生,忌食豆腐。鬼疗因中阴邪之毒而生,瓜藤疗延蔓无数,忌瓜田中行。石疗皮肉相连,坚硬如石,刺之不入,肉微痛,忌砂砾。盐肤疗大如匙面,四边皆赤,有黑点如粟粒起,忌食咸物。水洗疗状如钱形,或如钱孔疮,头白里黑黡,汁出而中硬,极痒透骨,搔则快然,忌水洗、渡河及饮浆水。浮沤疗其状圆曲少许不合,长而狭如薤叶大,

内黄外黑,黑处刺不痛,黄处刺则痛。三十六疗,其状头黑浮起,形如黑豆,四畔起大赤色,今日生一明日二,后日三乃至十。猪疗形圆而小,疮口内有油。羊疗形长而白色。牛疗形圆而小,疮内无油,疱起掐不破,有寒热。狗疗色赤而长,或带尖,与牛疗同,无忌,不杀人。驴马疗其状三角,顶上有黑点,根脚有赤色,或突起。水疗状如水泡,因饮隔宿水而生,忌饮水。脐疗生于脐。胁疗生于胁,刀镰疗状如薤叶。暗疗生两腋下而无头,但腋下坚硬,四肢拘急,寒热大作。阴囊肿痛,睾丸附生突兀如疗,寒热并作,亦名暗疗。寸疗生手指骨节间。虎口疗生合谷穴。鱼脐疗状如鱼脐。茱萸疗中凹边突。蛇眼疗头黑皮浮,形如小豆,状似蛇眼,忌恶眼看,并嫉妒人之见之,及触毒药。红丝疗一名血箭疗,一名赤疗,一名红演疗。芝麻疗走注不定,遍身疼痛,不能转侧。烂疗溃出脓水,大如匙面,色稍黑,有白斑,忌沸汤、热食、烂物。雌疗疮头稍黄向里黡,亦似灸疮,四面蚀浆起,心凹色赤大如钱孔,又有一枚在他处,以水噀之,则见大,忌房事。雄疗其状头黑黡突起;四畔仰,疱浆起有水出,色黄,大如钱孔,忌房事。黄疗有眼在皮,发如齿龈之色,手足麻木,涎出不语者死。黑疗状如黑疮。樱桃疗状如樱桃。蛇头疗生手指头两旁,状如蛇头,甚腥秽紫黑色,痛引心,有溃烂脱落者。足面疗,状如粟米,痒极入骨,急隔蒜灸之。

凡生疗疮,身热头疼,手足温和,饮食如常,疗之四围赤肿,名曰护场可治。凡生疗疮,眼白睛痴不转,渴欲饮水,内热疮盛,唇舌青,卧床不能起,五心肿,头晕眼花,气粗食不进,脉伏谵语恶心,腹痛冷汗出,手足冷,滑泄无度,疗之四围无赤肿,名曰不护场,不可治。疮证急者有应,如生一疗之外,别处肉上再生一小疮,即是有应,可用针挑破,护场疮四围有赤肿。疮证凶者无应,别处肉上无疮不护场,疗四围无赤肿。腹痛甚者,有内疗。

凡疗疮必有红丝路,急用针于红丝所至之处出血及刺疮头四畔出血。若灸之而不痛者,宜明灸之,及针疗四畔出去恶血,却以棱针深刺破疗头,疮口用海马拔毒散敷之,或雄矾丹敷之,待疗四围发黄疱,浮肿知痛为佳。若疗未发,用火针四畔乱刺,如有红丝脉尽处,亦以火针三向刺断,如此样刺了,即敷药。若疗不痛不发者,用艾火于疗疮上灸之三壮,候疮边起黄疱,发后方可贴膏药。

凡疗肿皆刺中心至痛，又刺四畔令出恶血，去血敷药，药气入针孔佳。疗毒宜灸疮处，候苏更服败毒药，并追疗夺命汤。若内疗之证，用化毒丸置舌上，含化出涎，或只用蟾酥一粒，重者二粒，置病人舌上含化，化后良久，用井水漱去毒涎为妙。或初生一个，次生二个，逐渐流注者，急将初生者，用铁筒拔毒膏点破，消蚀恶肉，即不流注，却以油发、蛇蜕、土蜂房、皂角刺，各另烧存性等分，白芨减半为末掺之，以平疮口，此即前所谓三十六疗者也。其鱼脐疗疮，头深黑，破之黄水渗出，四畔浮浆，其毒尤甚，通用前法，及服万病解毒丸，以清心行血。治法：表实者宜解表，以荆防败毒散、追疗夺命汤；疗毒拔出，用金银白芷散、十宣散调理；未溃者，不须此药。疗疮四畔红赤渐散，开阔走胤不止，此名疗疮走黄，宜以通圣消毒散，通利两三行，次去大黄、朴硝，调理而愈，或解毒消瘅散，亦可用之有效，此宜作瘅气治之无误。疗疮肿硬脉数，烦躁喜冷，口渴便秘，宜以连翘攻里散一服，次用蟾酥丸。若因剥割疫死牛马猪羊，瞀闷身冷，遍体俱有紫泡，此疗毒也，急灸泡处，良久遂苏，即以人参败毒散加防风、荆芥，投之。若忽然恶寒干呕，肩臂麻木，手心瘙痒，遂瞀闷不自觉知，但有一泡，此疗毒也，急灸五十壮而苏，又五十壮知痛，投以荆防败毒散而愈。古人谓：暴死多是疗毒。若因开割瘅死牛马猪羊之毒，或食其肉致发疗毒，或在手足，或在头面，或在胸腹，或在胁肋，或在背脊，或在阴胯，或起紫泡，或起堆核肿痛，创人发热烦闷，头疼身痛，骨节烦疼，先用天马夺命丹，次用四神丸、解毒消瘅散，次以七神散，又以万病解毒丸、劫瘅消毒散，兼服朱墨丸，并用祛瘅散，多用毛屎梯根磨水服，或仙人薯根磨水服。

若患疗疮，始初不觉，不曾用前法出汗，过数日外证皆罢。若疗疮在两胁间，毒气欲奔心，乃危急之证也。若疗在虚软不便处，不可用针，只可用松针法，针断红丝路。内疗之证与外疗并同，亦发寒热，头疼身痛，但疮形不现，不过数日，胸背、腹胁、头面、手足间，或有一处肿起，即内疗所发之处，急用霹雳火如前，不护场，汗法于肿处出汗。若身体寒热，虽未有肿起，但腹痛甚者，便须作内疗证，用后法治之，不可缓也。治内疗蟾酥须于取时，用桑叶小钱大，入蟾酥捣和得所，丸如珍珠大，阴干用。云此名钉疽也。"

《证治准绳·疡医卷之三·耳部·耳内疮》："若寒热大作，痛楚难禁者疗也，作疗治之。"

《外科心法要诀·卷三面部·颧疗》："颧疗初起粟米形，证由阳明火毒生，坚硬顶凹根深固，寒热交作麻痒疼。[注]此证生在颧骨之间，属阳明胃经，不论左右，初如粟米黄色小疱，次如赤豆，顶凹坚硬，按似疗头，麻痒疼痛。外治法同疗门，凡疗皆属迅速之证，初觉即当急治，迟则毒火攻心，令人昏愦谵语，恶证悉添，多致不救。"

《外科心法要诀·卷五鼻部·鼻疗》："鼻疗生在鼻孔中，鼻窍肿引脑门疼，甚则唇腮俱浮肿，肺经火毒蟾离宫。"

《外科心法要诀·卷五耳部·黑疗》："黑疗暗藏耳窍生，色黑根深椒目形，痛如锥刺引腮脑，破流血水火毒攻。"

《外科心法要诀·卷五唇部·反唇疗锁口疗》："反唇疗发唇里棱，锁口疗在嘴角生，粟米坚肿麻痒痛，脾胃心经火毒成。反唇疗生于唇棱偏里，上唇属脾，下唇属胃；锁口疗生于嘴角，系心、脾二经所属。治法俱按疗门，禁用灸法。"

《外科心法要诀·卷十一足部·冷疗》："冷疗湿寒足跟生，疼痛彻骨紫疱形，黑烂深孔流血水，气秒神灯照法灵。"

《彤园医书（外科）·卷之二外科病症·鼻部》："疗生鼻窍内，肿塞胀痛，上引脑门，甚连腮肿，由肺经毒火蕴结而成。鼻疗治迟，毒气内攻，神昏呕哕，鼻肿如瓶者，难救。"

《彤园医书（外科）·卷之四发无定处·疗疮门·疗证总括》："疗者，如丁钉之状，其形小，其根深，随处可生，由恣食厚味，积热酿成。或中蛇虫及疫死牲畜之毒，或受四时疫疠之气，或触飞物传度之毒，皆令成疗。且部位形色亦有缓急，如生头项胸背者最急，生手足骨节间者稍缓，一疗之外别生一小疮者名曰应候；四围赤肿而不散漫者名曰护场；四旁多生小疮者名曰满天星，有此者缓，无此者急。又看初起至三五日间，由白色至青紫色，疗头溃脓，形似蜂窝者顺；若初起似疗非疗，灰色顶陷，如鱼脐如蚕斑，色陷青紫，黑泡无脓，软如烂棉者逆。此辨疗之大略也，余法详后证治。"

二、辨虚实

《古今医统大全·卷之八十外科理例上·外

科引·虚实条论》："发背、脑疽、大疔、悬痈、脱疽、脚发之类，皆由膏粱厚味，尽力房劳，七情六淫，或丹石毒药，精虚气耗所致，非独因荣卫凝滞而生也。必灸之以拔其毒，更辨其因，及察邪在脏腑之异、虚实之殊而治之，庶无误也。"

《古今医统大全·卷之八十外科理例上·外科引·明疮疡本末》："肾既受邪，积久水泛，水泛则从湿热之化而上行，其疮多出背、出脑，此为大疔之最重也。若毒气行于肺或脾胃之部分，毒之次也。若出于他经，又其次也。湿热之毒所止处，无不溃烂，故《经》曰：膏粱之变，足生大疔，受如持虚。如持遽器以授物，物无不受，故治大疔之法，必当泻其荣气。以标本言之，先受病为本，非苦寒之剂为主为君，不能除其苦楚疼痛也。"

三、辨肿

《诸病源候论·疔疮病诸候·疔疮候》："初作时，突起如丁盖，故谓之疔疮。令人恶寒，四肢强痛，兼切切然牵痛，一二日疮便变焦黑色，肿大光起，根硬强，全不得近，酸痛，皆其候也。在手足、头面、骨节间者最急，其余处则可也。毒入腹，则烦闷，恍惚不佳，或如醉，患此者，三二日便死。"

《诸病源候论·疔疮病诸候·犯疔疮肿候》："犯疔疮肿，谓疮肿欲瘥，更犯触之，疮势转剧，乃甚于初。或肿热疼掣，或心闷恍惚，或四肢沉重，或呕逆烦心。此皆犯疮之候，多能杀人。"

《诸病源候论·疔疮病诸候·疔肿候》："此由是疔疮而带燋肿，而无根者也。"

《诸病源候论·疔疮病诸候·疔疮久不瘥候》："疮久不瘥，谓此疔疮脓汁不止，亦平陷不满，皆由过冷所作也。"

《诸病源候论·疔疮病诸候·犯疔肿候》："犯疔肿，谓病疔肿，而或饮食，或居处，触犯之，令肿增极也。"

《片玉痘疹·卷之一·痘疹碎金赋》："肿忽消，毒归于里；色反黑，疔起于疮。"

《简明医彀·卷之八·外科总论》："曰：膏粱之变，足生大疔，受如持虚。膏粱厚味，热毒内积，其变多生大疽。其受毒部分，则毒从虚处受之，大疔、大疽也，以其根深在内也。又曰：荣气不从，逆于肉理，乃生痈肿。夫疮疡之证，初成之时，当察经之传变，病之表里，人之虚实，受之浅深而攻补

之。如肿病热渴，大便闭结，邪在里也，疏通之。肿焮赤痛，寒热头疼，邪在表也，发散之。焮肿痛甚者，邪在经络也，和解之。微肿微痛而不作脓者，气血虚也，补托之。漫肿不痛，或不作脓，或脓成不溃者，气血虚甚也，峻补之。色黯而微觉肿痛，或脓成不出，或腐肉不溃者，阳气虚寒也，温补之。若泥于未溃，而概用败毒之药，复损脾胃，不惟肿者亦不能成脓，而溃者也难收敛。七恶之候蜂起，多致不救，此其大略而已。"

《丹台玉案·卷之六·疔疮门》："夫疔疮之初生也，人多不觉。生于头面手足，肚胁腰腿间，亦无定处。一二日必作寒热似疟，头疼体痛不可忍。其痛法异于寻常之症，须遍身觅之。有小疮头肿黑，根赤色，而其形壮者，即外疔也。又有内疔与外疔，同亦发寒热，但疮形不见，过数日一处肿起，即内疔也。"

《外科心法要诀》："凡看初起之毒，看其颜色有晕无晕，如有晕，分几色者，重症也。有头高起，根脚不过一寸者也。阳毒之小者，易治溃脓，则愈矣。如夜间痛甚，不可小视。其来虽小，其患则大。"

《痘科辨要·卷九附录异证治验十一条·记靥后结痘疔一治验》："此痘素属血热，家人不和，恃其稀朗，不服药之所致也。盖血热不尽解，而后成此枭乎。且夫痘疔与黑痘相类，盖黑痘捏之如痘，疔者其形似螺盖，捏之肉中有核，割之不知痛痒，四围红肿掀发，其顶陷入肉中，而如墨黑、如石硬，腐肉突出，则其根寸许。抑人之五脏，皆著背骨，独肠胃者，自著肚腹。故疔根为楚，则彻透肠胃，腐坏则与肠痈等。若荏苒经日，遂至危笃，是可不畏乎。"

《医述·卷十五·痘疹精华·证治要略》："痒塌是内攻事；臭烂是外出事；痈肿螺疔，是欲攻不得攻，欲出不得出事。痒塌是毒未化事；鬼肿是毒化一半事；臭烂是毒化已后事；痈肿螺疔，是毒化未尽事。会得此等境界，便识得用药。盖气血交则毒化。痒塌是气血不曾交会，故不救，鬼肿螺疔，是既交会而中阻，故为可治；臭烂是既交会之后，火盛毒化，气血不能约束，只须扶其气血，火退自平，若能于浆足之时，早加白芍以制之，则无臭烂之患。"

《医门补要·卷中·多骨症》："骨槽风与牙

疔，初起食荤腥，必助火闭毒，坚肿串溃，连及面颈，牙关紧闭，最为延迁，每成多骨，待多骨结聚拔去之。凡外疡不戒荤鲜，患口难敛，则脓凝结于内，日久坚硬，遂为多骨。"

《疡科纲要·卷上·外疡总论·论肿》："延至三日五日，而根围渐大，肿坚且深，其后腐化，必不甚小，此脑疽、背疽、腹皮痈及疔毒等诸大疡之肿势也。若头面额颅、颐颊口唇间见此黍粒，而或为麻木，或为痒痛者，则尤为疔毒之重候。"

四、辨表里

《古今医统大全·卷之八十外科理例上·外科引·论飞龙夺命丹》："飞龙夺命丹治疗疮恶肿初发，或发而黑陷，毒气内陷者。丹溪曰：世多用之，香窜燥毒之剂无经不至，故能宣泄，备汗、吐、下三法，病因食一切禽畜，毒发及疮，脉沉紧细数，蕴毒在里，并湿毒，用之神效。若大热大渴，毒气燉发，而脉浮洪在表，及膏粱积热之人，未宜轻举。"

《黄帝内经素问集注·卷一·生气通天论篇第三》："逆于肉理而多生大疔。盖肤腠虚而热毒乘之，有如持虚之器而受之也。劳汗当风，寒湿薄于皮肤之间，则为皶为痤矣。夫皶与痤痱，乃血滞于肤表之轻证。盖言阳气外卫于皮肤之间，为邪所薄，则淡渗于皮毛之血而为病矣。"

五、辨雌雄

《诸病源候论·疔疮病诸候·雄疔疮候》："雄疔疮者，大如钱孔，乌黡似灸疮，四畔泡浆色赤，又有赤粟。乃言疮而不肿，刺之不痛，而兼热者，名为雄疔疮。"

《诸病源候论·疔疮病诸候·雌疔疮候》："雌疔疮者，头小黄，向里黡，亦似灸疮，四畔泡浆外赤，大如钱孔而多汁。肿而不痛，疮内有十字画而兼冷者，谓之雌疔疮。"

六、辨吉凶

《丹溪手镜·卷之下·疮疡》："疔：状初发先痒后痛，先寒后热，热定则寒，四肢沉重，头痛心惊，眼花，呕则危。"

《类经·二十四卷运气类·五运太过不及下应民病上应五星德化政令灾变异候》："或疫气遍行，而一方皆病风温；或清寒伤脏，则一时皆犯泻

痢；或痘疹盛行，而多凶多吉，期各不同；或疔毒遍生，而是阴是阳，每从其类；或气急咳嗽，一乡并与；或筋骨疼痛，人皆道苦；或时下多有中风，或前此盛行痰火。"

《景岳全书·卷之四十六圣集·外科钤（上）·论灸法》："又曰：凡治疽痈、发背、疔疮，若初灸即痛者，由毒气轻浅；灸而不痛者，乃毒气深重，悉宜内服追毒排脓，外敷消毒之药。疔毒甚者，尤宜灸。"

《洞天奥旨·卷四·疮疡调护论》："大痈恶疔，至危至险，出生入死，多在呼吸之际，必宜谨慎。"

《续名医类案·卷十四·喘》："魏玉横曰：朱武章年三十八，客姚江，仲冬左额患疔，七八日微喘，疔溃后大喘，疔愈喘甚，坐不能卧。舁负至家，一月间更七医，其宽胸者重投厚朴，泻肺者峻用葶苈，有谓表邪未清者，有谓脚气上攻者，有谓水肿入腹者，有谓疔毒入肺者，杂治肿渐及囊。初时之疔亦肝火炽盛而作，治得其宜，数剂可愈。"

《痘疹精详·卷一·天元赋》："忽肿消而毒入内攻，色变黑而疔起将亡。"

《痘疹精详·卷五·灌浆调治总论》："疔在舌上最难当，人在其魂已往，抓破并无脓血，十儿九个必亡。"

《痘疹精详·卷五·灌浆逆症》："起灌之时，忽舌上有黑点，此疔生舌上也，不治。"

《疡科心得集·例言》："然亦有不愈者，如脑疽、发背、疔毒，正虚邪实，毒甚营枯，津液耗伤，正不敌邪，火毒内陷，致有神昏闭脱，及阴证之肾俞虚痰、阴寒附骨，脓出清稀，日久不敛，精神疲乏，胃衰脾败，谷食渐减，形神俱夺，气血不能来复，或潮热自汗，或昼夜热不退，致成损怯而毙，其论俱详叙集中，细心求之，临证自有把握。"

《疡科心得集·卷上·辨龙泉疔虎须疔颧骨疔论》："此三处生疔，俱有轻有重，医者但分轻重治之，不必分彼此之异也。《经》曰：膏粱厚味发疔疽。初起形如粟粒，或如水泡，按之根深，如钉着骨，痛不可忍，根盘漫肿不透，面目浮肿，或坚肿燉红，恶寒身烙热，恶心呕吐，肢体拘急；三四日后，或口噤如痉，神识模糊，此以火毒陷入心包，即名走黄疔，十有九死之证。"

《痘科辨要·卷五·辨灌浆三日清火治例》："初发热毒拥遏，则宜验唇舌，以清凉解毒。若失

而不治,则结疔毒。最忌五处疔疮,此处结毒必死(五处:耳前后、心胸、心背、结喉、两太阳是也)。慎勿认黑痘作疔,使父母惊惶。盖七八日,行浆将足,而发疔须认黑疔。疔或黑而硬,或有红丝,发大紫泡,未曾解毒者。"

《医门补要·卷中·疔症复肿》:"疔疮方愈,遂食荤腥,患处新肉,薄嫩未坚,每复焮肿,溃穿脓水,否则患顶生胬肉,如钉硬,治难除根。"

《外科备要·卷二 证治·发无定处·疔证总括》:"疔者,如丁钉之状。由恣食厚味,积热酿成或中蛇虫及疫死牲畜之毒;或受四时疫疠之气;或触飞物传度之毒,皆令成疔。此系藏府之乖逆,性情之激变,节候之寒温肃杀,且中毒有浅深也,况部位形色亦有缓急,如生头顶胸背者最急,生手足骨节间稍缓;一疔之外,别生一小疮者,名曰应候;四围赤肿而不散漫者,名曰护场;四旁多生小疮者,名曰满天星。又看初起至三五日间,由白色而至青紫色,疔头溃脓,形蜂窝,内无七恶等证者为顺;若初起似疔非疔,灰色,顶陷如鱼脐、如虫斑,青紫黑疱软陷无脓,内见七恶等证者逆,此辨疔之大略也。"

《疡科纲要·卷上·外疡总论·论痒》:"帷疔疮大肿之时毒势未达,脓犹未成,颇有肌里作痒,淫溢四散者。此则疔毒之走散,最为危候。"

《疡科纲要·卷上·外疡总论·论溃疡之水》:"此证湿火若盛,化腐最易,即是阳发大毒,俗名水疔。若夫疔毒不聚,有水无脓,及脑疽、背疽、化脓不成,仅有黄水隐隐,则肿必大坚,毒易内陷,是为险证。"

《疡科纲要·卷上·治疡药剂·论外疡清热之剂》:"惟有毒火之证,发为疔疮,来势迅疾,易散难聚,热毒不仅直入血分,且必与心肝二脏有直接关系。以患疔毒死者,或有全体发黄如金色者,实即毒入经络,不能自化,郁蒸以成此变,'走黄'之名,盖由于此。必有神志昏迷,肝火横逆见证。疔毒之易于走黄者,头面诸疔为甚。所以头面之疔,易成危候也。又手指亦多疔疮,用药亦同此理,但其势较缓,可治者多。惟红丝疔一种,自发肿之处生出红晕一条,现于肌肉之表,从臂上行,渐以及腋,相传谓此红晕过腋入胸即为不治。足部亦有所谓水疔者,初则红肿蔓延,大热大痛,不一二日而腐化甚巨。苟非阳发水疔(水疔亦称阳发毒),绝少大凉之法。"

《疡科纲要·卷上·治疡药剂·论外疡提脓托毒之剂》:"又疔毒为疡家大证,毒聚脓流,虽困无害;毒败无脓,虽小必险。"

《专治麻痧初编·卷四·许氏橡村〈痘疹诀〉·麻后余义》:"有面部胸背发紫疔数十,其晕大如棋子,中黑而陷,发热不食,用凉血解毒不应,七日而死者。"

七、辨色脉

《外科精义·卷上·论疔疮肿》:"夫疔疮者,以其疮形如丁盖之状者是也。古方论之,凡有十种,华元化载之五色疔,《千金方》说疔疮有十三种,以至《外台秘要》神巧万全,其论颇同,然皆不离于气客于经络五脏,内蕴毒热,初生一头凹肿痛,青、黄、赤、黑无复定色,便令烦躁闷乱,或憎寒头痛,或呕吐心逆,以针刺疮,不痛无血,是其候也。其候本因甘肥过度,不慎房酒,以致邪毒蓄结,遂生疔疮。《内经》曰:膏粱之实,足生疔疮,此之谓也。"

《古今医统大全·卷之九十一 痘疹泄秘·病机·痘疔》:"痘疮最毒者名痘疔。其疔独黑而或陷或大,独紫或痛或胀。法用银簪挑破其疔,将四圣散点入疔内,即变红蜡色而获安。"

《外科启玄·卷之一·明疮疡当分三因论》:"天地有六淫之气,乃风寒暑湿燥火,人感受之则营气不从,逆于肉理,变生痈肿疔疖,其脉现于人迎,必浮大洪数,其疮肿焮于外,恐邪气极而行。"

《外科启玄·卷之二·明疔疮治法论》:"凡疔疮取治,其法不一,当先看其缓急,如缓者一日疮疱白色而小,二日色白微大,三日色微紫,四日色真紫,此候之缓也;急者五日色青紧小,六日色深青大紧,七日色黑如火灸疮之状,此最急之候。"

《张氏医通·卷十二·婴儿门下·见点》:"若报点青色,箸头大一块不起凸者,此冷疔也,若根窠分,色红润,或一盘三四顶中有黑疔者,当以银针挑破,口含清水,吸去秽血,用紫草膏、油胭脂,加血余灰,真珠末填入疮内,或珍珠散并与三仙散,或犀角消毒饮加紫花地丁,以解其毒,挑后痛不止者,隔蒜灸之。若无根窠,色紫黑疔多,小弱者不治。"

《痘科辨要·卷二·辨血热血实血毒治例》:"或发疔斑,身热蒸蒸烦渴,二便秘涩,唇舌赤紫干燥者,阴血为毒火所煎熬,而失其荣润,锢著肌肉,而蚀正气也。"

《痘科辨要·卷二·辨广东人参》:"或作疔斑,或干枯焦黑,乍发瘙痒,外剥内攻之患立至焉,虽偶有所生者,而余毒迁变引日,至危笃者多,是皆不详其证,而妄用之,令气血凝结之失也。业医者,不可不知。若见虚寒之症候者,只宜将国产之官拣参,浓煎用之,胜夫假韩参之名,而误生者矣。"

【论治法】

疔肿或因肥甘厚味蕴为内热,或因外感风邪毒气,热侵阳分。热毒入于肌肉,壅隔腠理,以致营卫不和,经络阻隔,气血凝滞,形成疔毒。故治疔应清热解毒,疏利经络,调和荣卫,托里拔毒。

一、概论

《证治准绳·疡医卷之二·疔疮》:"初发之时,必发热身疼,此乃毒气在表,故发表则毒从毛腠而出。里实者宜攻里,以救命追黄汤、连翘攻里散。表证皆罢,毒气入里,口渴便秘,毒在内也,故攻里则毒从脏腑而出。表里俱实者,宜解表和里,以化毒消肿和里散,加紫河车、独脚莲、紫金藤、苦花子。其证发热身疼,口渴便秘,乃表里俱见,故攻发并用也。肿势盛,脉浮数者,宜散之,蟾酥丸、返魂丹。毒势盛,脉沉实者,宜下之,夺命丹、万病解毒丸。无表里证,服散毒消毒药,后以复元通气散,加麝香少许。虚弱人,以五香连翘汤合十宣散,稍虚者,只以人参败毒散。([按]五香连翘汤,乃温热走窜之药,即是虚人,岂其所宜!当用薛氏法为长)疔毒拔出,用金银白芷散、十宣散调理,未溃者,不须此药。初发恶寒发热,或拘急,或头疼,或寒热交作,或肢体重痛,或大便秘结,宜以败毒散加防风、荆芥、连翘、黄芩、青木香、金银花、天花粉、大黄、生地黄。若无恶寒,但发热者,可服劫瘴消毒散、十神散、万全散。若表证皆罢,毒气入里者,可用雄黄丸。怯弱之人不可用峻利药攻之,宜隔蒜灸五十壮,以人参败毒散数剂。若生道远位僻之处,非峻利则药力不到;若以峻利,则胃气先伤,虚虚之祸有所不免,不若灸之为宜。"

《外科启玄·卷之二·明膏粱之人生恶疮论》:"其形症不同,禁忌不宜,误犯若不急治,惟恐

伤于生命。俗云:走马看疔疮是也,故知疔与痈疽由急也。当诊其脉浮数,在表也,宜散之;沉实者在里也,宜下之;半表半里用解表攻里之剂和之。"

《验方新编·卷二十四疔疮部·疔疮内治要诀》:"五疔虽属五脏,要皆纯火之症,内治之法,惟在审其轻重,汗之、泻之、清之、解之、消之、散之而已。"

《医学衷中参西录·医论·论治疔宜重用大黄》:"疮疡以疔毒为最紧要,因其毒发于脏腑,非仅在于经络。其脉多见沉紧。紧者毒也,紧在沉部,其毒在内可知也。至其重者,发于鸠尾穴处,名为半日疔,言半日之间即有关于人性命也。若系此种疔毒,当于未发现之前,其人或心中怔忡,或鸠尾处隐隐作疼,或其处若发炎热,似有漫肿形迹,其脉象见沉紧者,即宜预防鸠尾穴处生疔,而投以大剂解毒清血之品。其大便实者,用大黄杂于解毒药中下之,其疔即可暗消于无形。此等疔毒,若待其发出始为疔治,恒有不及治者矣。至若他处生疔,原不必如此预防,而用他药治之不效者,亦宜重用大黄降下其毒。"

二、清心和营

《仁斋直指方论·卷之二十二·疔疮·疔疮方论》:"治法以调平心气为上,盖疔疮蓄毒,壅结于心,如茯苓、茯神、远志、益智、莲子、石菖蒲之类,佐以川芎、当归,皆舒豁心经之剂也,心气一清,毒自消散。"

《世医得效方·卷第十九·疮肿科·总说》:"丁疮,含蓄毒气……治之当清心行血,破毒拔疔,则或愈矣。"

《奇效良方·卷之五十四疮疡门·疮疡当分脏腑》:"治大疔之法,必当泻其营气。以标本言之,先受病为本,非苦寒之剂为多,则不能除其苦楚疼痛也。诸疮疡往往多以乳香、没药,加以热剂治之,此理未为稳当,若使经络流通,去其脏腑之壅滞,佐以寒凉之剂,其疮自愈。是以河间论疮疡者火之属,须分内外以治其本,若其脉沉实,当先疏其内,以截其源也;其脉浮大,当先托里,恐邪气入内也。有内外之中者,邪气至盛,遏截经络,故发痈肿,此因失于托里,及失疏通,又失和其荣卫。治疮之要,须以疏利为先,次以托里,和其荣卫,此三法乃内外之攻也。若脉沉实,发热烦躁,外无肿

赤疼痛，其邪在内，气以深矣。作疏其脏腑，以绝其源。又谓呕恶心烦，脉沉而实，肿硬木闷，而皮肉不变，根深而病大，邪亦在内。若脏腑秘涩，急当疏利，宜以黄连内疏汤加大黄，服后以次序调理。若脉浮数，疔肿在外，形证外显，恐邪气极而内行，故先托里，宜以复煎散，此为治法。"

三、理汗清毒

《杂病治例·诸疮》："初起者，疔疽发背，便蒸之。或毒下陷，亦可用别内托。发汗：在背羌活为主，在面白芷，在肩胁柴胡，在胸腹白芷、升麻。东垣最妙，脉数滑浮大者，宜东垣消毒散。沉细者，十补散。滑数疮在下，宜当归拈痛汤。蒸：蒜片或白芷、木鳖为末，蜜和作饼用。多年冷疮，用附子片。下：脉实，疮肿焮，便闭，宜内疏黄连汤。汗多脉大，谵语，破棺丹。"

《简明医彀·卷之八·疔疮》："内服加减败毒散及漏芦汤取微汗，随服追疔夺命汤，兼真人活命饮，万病紫金锭及诸方法急治。药力少缓，毒攻心，患人眼黑，如见火光，必不可救矣。"

《吴氏医方汇编·第五册·疔毒》："有云：凡疔不可触犯，触之则脊强气冲，疼痛应心，是其验也。初见其症发于三阳者，以三棱针刺出恶血，外用千斤坠拔毒，内服解毒之剂。发于三阴者，以火针点破疮顶，外用追毒，内服理汗之剂。"

《验方新编·卷二十四疔疮部·疔疮内治要诀》："凡疔疮初起，先宜汗之，若误用他方发汗，非徒无益，反令走黄，故必用蟾酥丸。如法取汗，汗未透者，再以葱酒催之，毒甚者，可再进一服。如取汗后，毒势不尽，憎寒壮热仍作者，宜服五味消毒饮，用银花三钱，野菊花、蒲公英、紫花地丁、紫背天葵子各钱半，酒、水煎服，再为取汗。如发热、口渴、便秘，脉沉实者，服黄连解毒汤加生大黄钱半、葱头五个清之，如症轻者，照各简便方服之取汗，再服化疔内消散，以消散之。凡疔溃后，余毒未解，致五心烦热者，宜服人参清神汤清解之。"

四、走黄失治救逆

《证治准绳·疡医卷之二·疔疮》："疔疮四畔红赤渐散，开阔走胤不止，此名疔疮走黄，宜以通圣消毒散，通利两三行，次去大黄、朴硝，调理而愈，或解毒消疮散，亦可用之有效，此宜作瘴气治之无误。疔疮肿硬脉数，烦躁喜冷，口渴便秘，宜以连翘攻里散一服，次用蟾酥丸。若兼有表邪者，以荆防败毒散加金银花、天花粉、大黄、连翘。脉实有热更加黄连、黄芩或只加苦花子退热，治瘴之妙药也。"

"若手足厥冷，六脉俱绝者，此毒气已深，气血为毒气所并，不能通流，故体冷而脉不见，宜木香流气饮连进数服，气血通流，脉自回矣，然后依法治之，万不失一。"

《景岳全书·卷之四十七贤集·外科钤（下）·疔疮》："若不省人事，或牙关紧急者，以夺命丹为末，葱酒调灌之。候醒更服败毒散，或夺命丹，甚效。"

《吴氏医方汇编·第五册·疔毒》："凡疔未愈之时，忽尔谵语神迷，或头顶发肿，谓之走黄，急服蟾酥丸、点舌丹、化坐丸。得汗则生，无汗难疗。"

《类证治裁·卷之八·疔毒论治》："然明疔易治，暗疔难疗。如生耳鼻内，及腋际隐处，迟延失治，毒必走黄，切忌风燥辛热等剂。如辛、芷、椒、姜之类。盖诸疮毒宜散，疔疮毒宜聚，聚则毒在原处，拔其根自愈。若见患者怯寒，误用风燥，岂知疔由火毒，热极生冷，风燥助火，逼毒内攻矣。"

《外科备要·卷二 证治·发无定处·失治救逆》："凡疔失治，将欲走黄者急服疔毒复生汤余，以救逆；若已走黄，心烦闷愦者，急服七星剑汤余，覆被取汗以救之。若疔已走黄，手足冷六脉暴绝者，系毒气闭塞，元气不能宣通也，先宜蟾酥丸黄以取汗，随服木香流气饮余行气，其脉自见。凡疔生头项属三阳经，宜针忌灸。若误灸之，逼毒内攻，致烦躁谵语者，急服解毒大青汤余以救逆；凡火日生疔，误灸变逆，及误服辛热，误敷寒凉，触犯诸禁，致倒陷或走黄或攻里，皆服解毒大青汤随症加减余；凡针后出脓之时，气虚惊悸者，宜服安神散余。治疗法宜泻毒亦贵得中，若攻利太过，致阳虚发渴，虚大无力者，宜服补中益气汤生，加元参、麦冬；若发汗太过，致汗不止、热不退、疮不痛，便不通利，六脉虚浮者，此属里虚，宜服八珍汤水加蜜芪、麦冬；凡疔溃后，不宜补早，虽见真虚，只可平补，忌用温热之剂。"

五、外治法

《备急千金要方·卷二十二·痈肿毒方·疔

肿第一》："凡疗疗肿，皆刺中心至痛。又刺四边十余下，令血出，去血敷药，药气得入针孔中。若不达疮内，疗不得力。又其肿好着口中颊边舌上，见赤黑如珠子，碜痛应心是也。是秋冬寒毒久结皮中，变作此疾，不即疗之，日夜根长，流入诸脉数道，如箭入身捉人不得动摇。若不慎口味房室，死不旋踵。经五六日不瘥，眼中见火，神昏口干心烦，即死也。"

《圣济总录·卷第四·治法·砭石》："扁鹊有云，病在血脉者，治以砭石。是故一切肿疾，悉宜镰割足小指下横文间。肿在左则割左，在右则割右，血少出则瘥，以至疗肿、痈疽、丹毒、瘭疽代指、稆病、气痛流肿之类，皆须出血者，急以石砭之……治石疗疮，则忌瓦砾砖石之类；治刀镰疗疮，则忌铁刃伤割。"

《仁斋直指方论·卷之二十二·疗疮·疗疮方论》："外所敷者，用销蚀恶肉辈，如胆矾、绿矾、铅霜、斑蝥等类，以饼药调和而笔敷之。烂其肉而后剪，随敷随烂，次第剪平。却以生发、蛇皮、土蜂窠、皂荚刺，各烧，留性，白芨减半，并为细末，以平疮口，或销蚀恶肉辈敷。作痛，则以排脓内补散，多用酒调以醉之矣。"

《外科精义·卷上·论疗疮肿》："其治之法，急于艾炷灸之，若不觉痛者，针疗四边，皆令血出，以回疮锭子，从针孔纴之，上用膏药贴之，仍服五香连翘汤、漏芦汤等疏下之为效；若或针之不痛无血者，以猛火烧钱针通赤，于疮上烙之，令如焦炭，取痛为效，亦纴前锭子，用膏药贴之，经一二日脓溃根出，服托里汤散，依常疗之，以取平复。如针不痛，其人眼黑，或见火光者，不可治也，此邪毒之气，入脏腑故也。"

《仙传外科集验方·增添别本经验诸方·治诸疗疮方法》："如疗疮初出，以不变色及不知疼痛，按摇不动，嵌顶，身发寒热，便是此疮。气疗、水火疗、蛇眼、石疗、雄雌疗、烂疗、血疗、刀斧疗、红丝、鱼睛、紫砚、麻子诸般疗，急用圈黄药，用腊月间雄猪胆一个，入雄黄、京墨、姜汁末，入为于胆内，用此药涂在疮上圈之，便不走黄。元疗发之上，便打一针，直到痛处便住，血出无妨，便入仙蟾拔毒，取黄药入于疮口内，即用水沉膏贴之，神应膏亦可。取黄回时，以疮红肿为度。四围肿，可以放针出血毒黄水。如是走黄，看血筋到何处，以用

火针刺断其血筋立住，便不走黄。看先黄走入何处，结成一块，便是黄者，可以黄上便放三五十针，等出血及毒气，即用敷黄药敷出毒矣。如是黄走者，左过右、右过左者，难治之，必死也。疮上黄上放针无血出，如血紫黑者，难治，亦死也。用针取黄不用铁针，只用金、银、铜针者，初发急服追疗夺命汤，即能内消立效，以服飞龙夺命丹亦可，后服化毒消毒托里散。以服诸药，皆要大汗出为度。"

《普济方·卷二百七十三诸疮肿门·诸疗疮》："大凡治疗疮先以披头针当头刺之，直至患者知痛处，才引针而出。血随之流，则以蟾酥追毒丹纳之针孔中，仍以纸捻送下。使近痛处，其上封以乳香膏；四旁肿处，敷之乌龙膏；或有赤晕，敷以解毒散。三两日疮溃拔去，仍覆以乳香膏。脓尽生肌，并如治痈之法。治鱼眼疗之法，先以针刺之，不痛，则疮根已走矣；用疗漏疮之法，以榆皮随俞穴所往探之，榆皮所不及之处，则针破。引榆皮而出，再自针穴寻之；若针破处，病人知痛血出，则是活肌肉矣，即于针疮纳蟾酥丹，覆以乳香膏，再于正疮上针孔中，纳蟾酥丹三两粒，仍覆以乳香膏。则其疗疮之根，即回元所溃而愈。有丝疮症，乃疗疮之类，医若不识，无治法，害人最速。其疮生手足间，有黄泡，其中或紫黑色。即有一条红丝，迤逦向上而生。若至心腹，则使昏乱不救。其丝或有生三两条者，治法以针横截红丝所至之处，刺之，止使血出。以膏敷之，更不发动即愈矣。"

《外科枢要·卷四·治疮疡各症附方》："砭法：治丹毒疗疮，红丝走散，或时毒瘀血壅盛。用细瓷器击碎，取有锋芒者一块，以箸一根劈开头尖夹之，用线缚定，两手指轻撮箸，稍令磁芒正对患处悬寸许，再用箸一根，频击箸头，令毒血遇刺皆出毒。入腹膨胀者难治。"

《赤水玄珠·第二十九卷·外科·疗疮》："诸疗名目虽多，其治法略同。初起宜以针刺出毒血，将蟾酥丸或回疗锭子之类，从针孔纴入之，上用膏药贴之，乃服飞龙夺命丹发汗，及五香连翘漏芦汤之类，并清心之剂。盖诸疮皆属心火，心清则毒气消散，而易愈矣。"

《证治准绳·疡医卷之二·疗疮》："疮内不得力也，若起紫疱初然，切不可针破，服药赶出，疮自破出血水为妙。若服药疱又不破，方以针挑破无妨。若起紫疱肿痛者，以万病解毒丸外涂、内服。

若成脓不干者，以米醋调铁锈涂之，自然凸出，脓水即干。"

《外科正宗·卷之二上部疽毒门·疔疮论第十七》："用针于红丝尽处挑断出血，寻至初起疮上挑破，俱用蟾酥条插入，膏盖，内服汗药散之自愈。凡治此症，贵在乎早。初起即治者十全十活，稍迟者十全五六，失治者十全一二。初起项以上者，三阳受毒，必用披针刺入疮心四五分，挑断疔根，令出恶血，随用回疔丹或蟾酥条插入孔内膏盖之。如项之以下者，三阴受毒，即当艾灸，灸之不痛，亦须针刺、插药方效；随后俱用蟾酥丸，冬月万灵丹发其大汗，毒方得解，庶不稽留毒气，致生变症。"

《景岳全书·卷之四十七贤集·外科钤（下）疔疮》："急宜用针于血丝尽处挑破，使出恶血。若红丝近心腹者，更挑破疮头去恶水，以泄其毒，亦以膏药贴之，多有生者。""其治之法，急以艾炷灸之。若不觉痛者，针疔四边，皆令血出，以夺命丹或回生丹从针孔纤之，上用膏药贴之，仍服五香连翘汤、漏芦汤等剂，疏下之为效。"

《医宗说约·卷之五·疔疮》："疮在项以上者，三阳受毒，先用披针刺入疮心四五分，挑断疔根，令出恶血，随用回疔丹插入孔内，膏药盖之，令其自腐。项以下者，三阴受毒，即当隔蒜灸，灸之不痛，亦须针刺，插药方效，随后用飞龙夺命丹、神化丹、万灵丹发汗疏通。如兼见表里证候，照前方中用药，庶无误也。"

《外科心法要诀·卷十二·发无定处（上）·疔疮》："外治用药、针灸亦当循其次第。书云：疔疮先刺血，内毒宜汗泻，禁灸不禁针，怕绵不怕铁，初觉贵乎早治，十证十全；稍迟者，十全五六；失治者，十坏八九……如旁肿顽硬，推之不动，用针乱刺顽硬之处，令多出恶血，否则必致走黄。挑法：先用针干将毒顶焦皮刮开，针入疔根，坚硬如针者为顺；若针刺入绵软如瓜穰，而不知痛者为逆，百无一生。凡挑疔根，先出紫黑血，再挑刺至鲜血出，以知痛为止；随填拔疔散令满，以万应膏盖之，过三四时，拨去旧药，易以新药；若药干无水不痛者，此挑法未断疔根也，再深挑之，必以上药知痛，药入水流为率；三四日后，疮顶干燥，以琥珀膏贴之，令疔根托出，换九一丹撒之，黄连膏抹之，外盖白膏药生肌敛口。若初起失治，或房劳、梦遗损气，以致毒气内攻，走黄不住者，其疮必塌陷，急当

随走黄处，按经找寻，有一芒刺直竖，即是疔苗，急当用铁针刺出恶血，即在刺处用艾壮灸三壮，以宣余毒。若身面漫肿，神昏闷乱，干呕心烦作渴，遍身起疱抽搐者，俱为逆证。"

《文堂集验方·卷四·外科》："若红丝已近心者，即挑破疮头，用铁锈三钱（生铁上衣也）、牡蛎二钱、青盐一钱为末，以灯盏内油调搽，其丝自回。凡疔初起，急用针刺中心至痛处出毒血，并刺疔四畔十余针出恶血，即以蟾酥丸一粒，研碎掺入，上以巴膏（无则拔毒膏）贴之。"

《针灸逢源·卷五·证治参详·痈疽门》："疔疮初发，必用铍针刺入疮心四五分，挑断疔根，令出恶血。针入疔根坚硬如铁者为顺，绵软而不知痛者为逆。生项以上者属三阳经，不宜灸，火日生疔亦禁灸。若初起失治，或房劳遗精，及食椒、酒、鸡、鱼、猪首等发物，以致毒气内攻，走黄不住，疮必塌陷按经寻之。有一芒刺直竖，乃是疔苗，急用针刺出恶血，即在刺处用艾灸三壮，以宣余毒。"

《验方新编·卷二十四·疔疮部·挑疔法》："凡挑疔疮，须用铍针，取其尖锋平正也。要先当顶刺开十字口，搽上提疔膏，少顷疔必发长，再将铍针当顶刺入，以到根知痛为度，针入肾硬如铁者顺。"

《验方新编·卷二十四·外科要诀》："口内生疔，仍有痒有头起得暴。治法，先针疔头，用降丹点之，俟脓头拑，用柳花散收功。"

《鸡鸣录·外科第十五》："诸疔，先寻脊骨上，有紫黄色瘰点，用银针挑破出血，其毒即泄。"

《经验良方全集·卷三外科枢要》："若系疔疮，急宜刺破，或艾灸肿处，搽上蟾酥饼，贴以万全膏，内服菊花甘草汤随即平复。菊花、连翘根带叶皆治疔疮之圣药也。其中亦有挟风寒而发者，宜先用芎芷香苏散，以散之，随服菊花银花等药，即可内消，务早下手，不可迟滞。"

《医学入门·外集卷五·外科·痈疽总论》："外治：轻者，单蟾酥为末，以白面和黄丹搜作丸，如麦米大。用针挑破疔头，以一粒纳入，效；重者，赛金丹；危笃者，提疔锭子。暴死灸法可回阳。凡暴死者，多是疔毒，急用灯照遍身，若有小疮，宜急灸之，并服赛命丹，亦有复醒者。如偏僻之处，药难导达，惟灸有回生之功。若专疏利、表散者，危。"

《外科备要·卷二证治·发无定处·挑疔

法》："凡患疔疮，忌服辛热之药，恐反助邪也。忌敷寒凉药，恐逼毒攻里也。膏药不宜早贴，惟在将溃已溃时贴之，呼脓长肉，以御风寒；初溃时，忌用生肌药，恐毒未尽，反增溃烂也；溃后亦不宜补早，生项以上者属三阳，忌艾灸，火日生疔亦忌，恐疮倒陷或走黄也。忌食椒、酒鸡、鱼、海味、鹅肉、猪首、辛辣煎炒、生冷、发物，戒气怒、房劳、诸香臭秽，病孝服，经妇僧道等项犯之必至反覆，慎之。"

《万氏秘传外科心法·卷之一·总论大法》："又有疔毒种类不同，其害则一，惟满三十六种疔毒耳，先当以拔毒散用之，或以铁箍散围之，内服败毒散、雄黄散之类，若有变症，亦同前治。"

《傅氏杂方·附刺疔捷法·治疗要言》："治法先看疔之发于何处，翻阅歌诀，用小镰刀或三三棱针按穴轻刺，略为出血，随以麻油和食盐点穴上，以透泄其毒，切勿将疔头刺破为要，即以疔膏药隔水温软捏扁贴于患处，初起二三日立见消化，无须服药矣。如疔头焮肿者，膏药外用鲜菊叶捣烂涂之，即能消肿，再用菊叶捣汁服之神效。菊花种类甚多，惟深秋开花者方可入药。若迟误至六七日，未食发物尚可见效，若疔头破烂，或食发物者须防毒陷，难治。更或寒热交加，务须延医审脉定方，外内兼治矣。毒甚者先服蜡矾丸以护心包，庶免内陷之虑。大凡病症用药以清凉解毒为主，勿用散药及羚羊角之属。旧本虽有成方，未免杂出。"

六、灸法

《备急千金要方·卷二十二·痈肿毒方·疔肿第一》："灸掌后横纹后五指，男左女右，七壮即瘥，已用得效。疔肿灸法虽多，然此一法甚验，出于意表也。"

《千金翼方·卷第二十八针灸下·痈疽第五》："疔肿在左，灸左臂曲肘纹前，取病人三指外手于臂上处中灸之。两筋间从不痛至痛，肿在右从右灸，不过三四日，瘥。又，灸掌后横纹从五指，男左女右，七壮即验，已用得效。"

《扁鹊心书·卷上·附窦材灸法》："一脑疽发背，诸般疔疮恶毒须灸关元三百壮以保肾气。"

《宋本备急灸法·诸发等证·疔疮》："黄帝、岐伯、孙真人治疔疮法：疔疮者，其种甚多，初起皆一点突如丁盖子，故名之。发于手足头面者，其死更速，惟宜早灸。"

《外科精要·卷上·痈疽灼艾痛痒论第九》："伍氏曰：凡治痈疽发背疔疮，不痛者，必灸使痛；痛者，必灸使不痛。若初灸即痛者，由毒气轻浅；灸而不痛者，乃毒气深重，悉宜内服追毒排脓，外敷消毒之药。大抵痈疽不可不痛，又不可大痛，闷乱不知痛者，难治。"

《神应经·疮毒部》："疔疮：生面上口角，灸合谷；生手上，灸曲池；生背上，灸肩井、三里、委中、行间、通里、小海、太冲、临泣。"

《外科心法·卷六·灸法总论》："疔毒甚者，尤宜灸。痛则灸至不痛，不痛则灸至痛，亦无不愈。若中虚者，不灸而服败毒药，则疮毒未除，中气先伤，未有不败者也。李氏云：治疽之法，著艾胜于用药。缘热毒中隔，外内不通，不发泄则不解散。不幸患此者，适处贫居僻，一时无药，用灸尤便。其法用大独蒜切片，如三钱厚，贴于疽顶上，以艾炷安于蒜片上灸之，每三壮一易蒜片。若灸时作痛，要灸至不痛；不痛要灸至痛方止。大概以百壮为度，用大蒜取其毒。有力多用艾炷，取其火力透。如法灸之，疮一发脓溃，继以神异膏贴之，不日而安。一能使疮不开大，二内肉不坏，三疮口易合，见效甚神。丹溪云：惟头为诸阳所在，聚艾壮宜小而宜少。"

《扶寿精方·疮疡门》："凡疮发背疽疮，瘰疬疔疮一切恶，除头面外，余处觉起时，即以蒜切两钱，厚贴患处，豆大艾壮，灸至百十余壮。痛至觉痒，痒至觉痛，灸三五壮，觉蒜大热，更换新者。百试百验。"

《证治准绳·疡医卷之二·疔疮》："初觉顶不起者，急隔蒜灸之。灸而有疱者吉，无疱者凶；服汗剂得汗则生，无汗则死。""若疔疮在两胁间，毒气欲奔心，乃危急之证也。可急于疮尖上，用艾柱灸三五壮，仍于灸穴前后左右，针出少血，灸疮四围有疱起吉，无疱凶。""若忽然恶寒作呕，肩臂麻木，手心瘙痒，遂瞀闷不自觉知，但有一泡，此疔毒也，急灸五十壮而苏，又五十壮知痛，投以荆防败毒散而愈。"

《景岳全书·卷之四十七贤集·外科钤（下）·疔疮》："若患于偏僻下部之处，药力所难到者，若专假药力，则缓不及事，惟灸之，则大有回生之功。"

《文堂集验方·卷四·外科》："凡疔初起……

或用大蒜片贴疮口,用艾丸不拘壮数灸之。若灸而不痛,去蒜贴疔灸之。"

《经验良方全集·卷三外科枢要》:"书云:不痛,灸至痛,痛灸不痛时,凡治痈疽、疔肿、流注及一切无名肿毒,以大蒜切片,安疮头上,用陈艾炷安蒜上,香点灸之,其艾炷大小看疮毒大小为取裁。若痈疽之大者,以蒜捣饼敷上灸之。不痛者,灸至痛而止;痛者,灸至不痛而止。若内已有脓,即将乌金膏涂,灸其外,用普救万全膏贴之。烂开其口,卸却瘀脓,易收功也。若口不收,或腐肉不脱,洗用防风汤,敷用海浮散,外贴万全膏。腐自去,新自生,计日可愈,真神药也。"

七、其他疗法

1. 霹雳火法

《秘传外科方·李世安治疗法·当归散》:"霹雳火法:鹅卵石炭火煅通赤,淀桶一只,先置竹椅一只于桶内。又用一杓置竹椅下,令病人裸体坐于椅上,用荆芥为末,调下酸米醋一器,却置煅石于杓内,即用荆芥醋淋沃石上,火力不可大,煅灼人恐病人难禁。若火力已微,汗尚未透,可再加火力再沃之。沃时桶口用衾覆盖,别用一衾盖病人头上,只留口鼻在外,令遍身汗出,须要头面皆有汗,病即出矣,此法绝妙。老人、虚人、孕妇不宜汗下,可针破疮口,用海马拔毒散点疮,酒煎苍耳服。至如毒入里,用霹雳火时,病人不须入桶,止用一小水桶,依前法以杓盛煅石在桶中,用醋淋沃,令病人侧卧身,以肿处覆在桶上,四围用衾被遮护,勿令气泄,良久肿处出汗。如汗未透,可再加火力,再沃之,须令肿处汗透,却不必遍身汗也。"

《证治准绳·疡医卷之二·疔疮》:"若患疔疮,始初不觉,不曾用前法出汗,过数日外证皆罢。或在胸腹之间,或在胸之下肿起,此乃毒气入里所致,用霹雳火治之;若服当归散,外证不解者,亦急用霹雳火发散。"

《证治准绳·疡医卷之二·疔疮·内疔》:"霹雳火:治内疔之证,发汗之妙方也。凡疔疮始觉,不曾服出汗之药,过数日间,外证皆罢,或在胸腹,或在胁肋,赤嫩肿起,此乃毒气入里,内疔之所发也,宜用此法出汗,毒气方能出也。先置水桶一个,铁铫一个,令病人侧卧于桶上,四围以衣衾盖护,勿令泄气。却以鹅卵石,火烧极红,放铫内,以

铫安桶内,以醋投于铫内淬之,熏蒸出汗。未透,再加火力再淬之,须令肿处汗透,不必遍身出汗也。"

2. 松针法

《证治准绳·疡医卷之二·疔疮》:"若疔在虚软不便处,不可用针,只可用松针法,针断红丝路。若生两胯间,毒气欲奔肾者,用松针法于两胯红丝路尽处,针断出血。若生头面上者,可于项间红丝路尽处,针断出血。若各处红丝路,亦有不现者,亦可以消,详用松针法针之。凡用松针者,盖因红丝路不现,无可下针故用此法,于项下、胁下、腋胯,虚软之处针断红丝路,不使毒气攻心、攻肾而已。"

《证治准绳·疡医卷之二·疔疮·外治》:"松针法:取向北松枝上叶极硬者,顿齐作一束,扎令极紧。缓缓以意消详,毒气所经,行虚软处针之,须令出血。时先用酒润,下针处必小痛,令病人稍忍,仍用雄黄末入麝香少许,以温酒调下,一二服与之。服后方下松针针之。"

3. 观音火针

《外科备要·卷四方药·误灸救逆·始字号》:"观音火针:治一切疔毒。用硫黄三钱,朱砂二钱,各研末,先将硫黄溶化次投朱砂末,微退火,加入麝香五分搅匀,倾于地上,俟冷,取起收贮。凡遇疔毒,用药芝麻大,放疮顶上,线香点火,连烧三五壮,其疔自易拔出,较艾灸为更速更效。"

【论用方】

历代疗疔方繁多,种类丰富。疔肿多为热蕴腠理,营卫滞而不行,气血瘀结而成。故疔肿用方常清散活血,疏利营卫,或急开窍凉血清心以疗入血走黄急症。剂型丸散多见,外涂膏药为主。亦有温散治寒疔者。

一、治疗疮通用方

1. 生苈蒡膏(《刘涓子鬼遗方·卷五》)

治疔肿。

生苈蒡汁(一升) 丹砂(二两) 生地黄(二斤) 白芷(三两) 大黄(三两) 麝香末(三两) 甘草(三两,炙) 当归(二两) 升麻(二两) 薤白(八两)

上十味咬咀。以苦酒渍一夜,猪脂五升,微火

煎三上下，膏成摩于肿上。

2. 耆婆万病丸（《备急千金要方·卷十二·胆腑方·万病丸散第七》）

治痈肿、疔肿。

牛黄　麝香　犀角　桑白皮　茯苓　干姜　桂心　当归　川芎　芍药　甘遂　黄芩　蜀椒　细辛　桔梗　巴豆　前胡　紫菀　蒲黄　葶苈　防风　人参　朱砂　雄黄　黄连　大戟　禹余粮　芫花（各二分）　蜈蚣（六节）　石蜥蜴（一寸）　芫青（十四枚）

上三十一味（崔氏无黄芩、桑白皮、桔梗、防风，为二十七味），并令精细，牛黄、麝香、犀角、朱砂、雄黄、禹余粮、巴豆别研，余者合捣，重绢下筛，以白蜜和，更捣三千杵，密封之。破除日，平旦空腹酒服三丸，如梧子大，取微下三升恶水为良。痈肿、疔肿，破肿，纳一丸如麻子大，日一敷，其根自出，瘥。凡疔肿血出，以猪脂和敷。有孔，纳孔中，瘥止。

3. 治十三种疔方（《备急千金要方·卷二十二·痈肿毒方·疔肿第一》）

枸杞（其药有四名：春名天精，夏名枸杞，秋名却老，冬名地骨）

春三月上建日采叶，夏三月上建日采枝，秋三月上建日采子，冬三月上建日采根。凡四时初逢建日，取叶、子、枝、根等四种并曝干。若得五月五日午时合和大良，如不得依法采者，但得一种亦得，用绯缯一片以裹药，取匝为限，乱发鸡子大，牛黄梧子大，反钩棘针二十七枚为末，赤小豆七枚末，先于绯上薄布乱发，以牛黄末等布上曝，即卷绯缯作团，以发作绳，十字缚之，熨斗中急火熬令沸，沸定后自干，即刮取捣为末，绢筛以一方寸匕，取枸杞四味合捣，绢筛取二匕和合前一匕，共为三匕令相得，又分为二份，早晨空腹酒服一份，日二。

4. 齐州荣姥丸（《备急千金要方·卷二十二·痈肿毒方·疔肿第一》）

凡是疔肿皆用治之方。

牡蛎（九两，烂者）　钟乳　枸杞根皮（各二两）　白石英（一两）　桔梗（一两半）　白姜石（一斤，软黄者）

上六味各捣，绢筛合和令调，先取伏龙肝九升为末，以清酒一斗二升搅令浑，澄清取二升和药捻作饼子，大六分，厚二分，其浊滓仍置盆中，布饼于笼上，以一幅纸藉盆上，以泥酒气蒸之，仍数搅令

气散发，经半日，药饼子干，纳瓦垪中，一重纸，一重药遍布，勿令相着，以泥密封三七日，干以纸袋贮置干处举之。用法以针刺疮中心深至疮根，并刺四畔令血出，以刀刮取药如大豆许纳疮上。若病重困日夜三四度，轻者一二度着，重者二日，根烂始出。轻者一日半日烂出，当看疮浮起，是根出之候。若根出已烂者，勿停药仍着之，药甚安稳，令生肌易。其病在口咽及胸腹中者，必外有肿异相也。寒热不快，疑是此病，即以饮或清水和药如二杏仁许服之，日夜三四服，自然消烂或以物剔露根出，即瘥。当看精神，自觉醒悟。合药以五月五日为上，七月七日为次，九月九日，腊日腊日皆可。若急须药，他日亦得。修合须清净烧香，不得触秽，无令孝子、不具足人、产妇、六畜鸡犬等见之。凡有此病者，忌房室、猪牛鸡鱼、生韭葱蒜、芸苔胡荽葵、酒醋、面等。若犯诸忌而发动者，取枸杞根汤和药服并如后方，其二方本是一家，智者评论以后方最是真本。

5. 赵娆方（《备急千金要方·卷二十二·痈肿毒方·疔肿第一》）

凡是疔肿皆用治之方。

姜石（二十五两）　牡蛎（十两，崔氏作七两）　茯苓（三两）　枸杞根皮（四两）

上四味各捣筛合和，先取新枸杞根合皮切六升，水一斗半煎取五升，去滓，纳狗屎（崔氏云尿）二升，搅令调，澄取清和前药熟捣，捻作饼子阴干。病者以两根刃针当头直刺疮，痛彻拔针出，刮取药末急纳疮孔中，勿令歇气，并遍封疮。头上即胀起，针挑根即出。重者，半日以上即出，或已消烂。根挑不出亦自瘥，勿忧。其病在内者，外当有肿相应，并皆恶寒发热，以水半盏，刮取药如梧子大五枚和服之，日夜三服，即自消也。若须根出，服药经一日，以鸡羽剔吐，即随吐根出。若不出，根亦自消烂。在外者，亦日夜三度敷药，根出后常敷勿住，即生肉易瘥。若犯诸忌而发动者，取枸杞根合皮骨切三升，以水五升，煮取二升，去滓，研药末一钱匕，和枸杞汁一盏服之，日二三服。并单饮枸杞汁弥佳。又以枸杞汁搅白狗屎，取汁服之更良。合讫即可用，不待干。

6. 玉山韩光方（《备急千金要方·卷二十二·痈肿毒方·疔肿第一》）

治疔疮。

艾蒿(一担)

烧作灰,于竹筒中淋取汁,以一二合和石灰如面浆,以针刺疮中至痛,即点之,点三遍,其根自拔,亦大神良。

7. 乌麻膏(《备急千金要方·卷二十二·痈肿毒方·痈疽第二》)

治诸漏恶疮,一十三般疔肿,五色游肿,痈疖毒热,狐刺蛇毒,狂犬虫狼六畜所伤不可识者,二十年漏金疮,中风,皆以此膏贴之,恶脓尽即瘥。止痛生肌,一贴不换药,惟一日一度拭去膏上脓再贴之,至瘥止。

生乌麻油(一斤)　黄丹(四两)　蜡(四分)

上三味,以腊日前一日从午,纳油铜器中微火煎至明旦,看油减一分,下黄丹消尽,下蜡令沫消,药成,至午时出。惟男子合之。毋令小儿、女子、六畜等见。

8. 五香丸并汤(《千金翼方·卷第五·妇人一·熏衣浥衣香第六》)

主一切肿下气,散毒心痛。

丁香　藿香　零陵香　青木香　甘松香(各三两)　桂心　白芷　当归　香附子　槟榔(各一两)　麝香(一铢)

上一十一味,捣筛为末,炼蜜和捣千杵,丸如梧子大。含咽令浸尽,日三夜一,一日一夜用十二丸,当即觉香,五日身香,十日衣被香。忌食五辛,其汤法,取槟榔以前随多少皆等分,以水微微火上煮一炊久,大沸定,纳麝香末一铢,勿去滓,澄清,服一升。凡疔肿口中、喉中、脚底背、甲下、痈疽痔漏皆服之,其汤不瘥作丸含之,数以汤洗之。一方有豆蔻,无麝香。

9. 阿伽陀药(《千金翼方·卷第二十一万病·阿伽陀丸主万病第二》)

治诸患疔肿。

玄参,以水一升煮玄参取汁研药,服三服止。又以水半合研玄参根取汁,和药涂上三遍,不须隔日,唯食白粥饭,自外盐以上皆不食。

10. 内令消神验方(《外台秘要·卷第三十·十三种疔肿方一十二首》)

治疔肿。

反勾棘针(三十二枚,一年以上陈者)　生大豆黄(四十枚,全者)　绯头(三条,条阔一寸)　乱发(三鸡子许)

上四味作三分,先将绯一片裹棘针、豆黄各三十枚,用发一块缠绯,令周匝牢固,又取两段绯各如法裹之讫,各于炭火上烧令烟尽,且以两段于瓷器中熟研之,和酒半盏,空腹服之。半日疮四边软,内舒适,即瘥;半日不觉,可更服一段,必瘥。若后犯之,有三五豆赤黑脓出,不经犯者,十八日即瘥,此方甚效,勿犯之。

11. 乞力伽丸(《太平圣惠方·卷第三十一·治传尸复连殗殜诸方》)

治传尸殗殜,肺痿,疰忤,鬼气卒心痛,霍乱吐利,时气鬼魅,瘴疟,瘀血月闭,痃癖疔肿惊痫等。

白术(半两)　光明朱砂(三分,细研)　麝香〔一两(分),细研〕　诃黎勒(半两,煨,用皮)　香附子(半两)　沉香(半两)　木香(半两)　丁香(半两)　安息香(半两)　白檀香(半两)　荜茇(半两)　生犀角屑(三分)　薰陆香(半两,细研)　苏合香(半两)　龙脑(一分,细研)

上件药,捣罗为末,入研了药令匀,炼蜜和捣三二百杵,丸如梧桐子大。每于食前,以清粥饮,下十丸。

12. 地骨皮散

1)《苏沈良方·卷第九》

治疔疮。

地骨皮一物,先刮取浮皮,别收之;次取浮皮下腻白粉,为细散,其白粉下坚赤皮,细锉,与浮皮处为粗末,粗末细散各贮。每用粗皮一合许,煎浓汁,乘热洗疮,直候药汤冷,以软帛干,乃用细散敷之。每日洗贴一次,以瘥为期。小疔疮肿疼痛,只以枸杞根生锉,煎浓汁热淋,亦效。

2)《圣济总录·卷第一百三十六·疔肿》

治疔肿。

地骨皮(捣末,半两)　小麦　麻子(各十粒,烧灰)　绯帛(方五寸,烧灰)　曲头棘刺(二七枚,烧灰)　半夏(七枚,炒黄,捣末)　乱发(一团如鸡子,烧灰)

上七味,研和令匀。每服二钱匕,空心温酒调下,至晚再服。

13. 苍耳散

1)《圣济总录·卷第一百三十六·疔肿》

治疔肿涂敷诸药后,如犯触者服。

苍耳子(二七粒)　露蜂房(一两)　曲头棘刺(二七枚)　绯帛(方五寸)　乱发(一团如鸡子

大）　青蒿（二七茎）　丹砂（一分，研别入）

上七味，将六味锉碎，于熨斗内烧灰，细研为散，入丹砂末和匀。每服二钱匕，空心温酒调下，日晚再服。

2）《三因极一病证方论·卷之十五·疔肿证治》

治一切疔肿神良方。

苍耳（根茎苗子，但取一色便可用）

上烧为灰。醋淋淀和如泥涂上，干即易之，不过十度，即拔根出。

14. 牛黄散（《圣济总录·卷第一百三十六·疔肿》）

治疔肿。

牛黄（一粒如大豆）　绯帛（方一尺）　乱发（二团如鸡子大）　曲头棘刺（二十枚）　赤小豆（二七枚）　地骨皮（二两末）

上六味，将四味以绯帛裹，于熨斗内烧灰，细研为散，入地骨皮末和匀。每服二钱匕，空心温酒调下，日晚再服。

15. 丁香散（《圣济总录·卷第一百三十六·疔肿》）

治疔肿痛疽等。

丁香（七枚）　绯帛（方一尺）　曲头棘刺腊月大豆黄（各一两）　母猪屎（三块如鸡子大）　盐（一分）　乱发（一团如鸡子大）　苍耳子（半两）

上八味，将七味以绯帛裹，于熨斗内火烧令烟尽，细研为散。每服二钱匕，空心温酒调下，盖复取汗，若汗不出，任意饮酒，以汗为度。

16. 蛇蜕散（《圣济总录·卷第一百三十六·疔肿》）

治疔肿。

蛇蜕皮（一两半，白者）　露蜂房（半两）　乱发（一团如鸡子大，童子者，妙）

上三味锉碎，于熨斗内烧灰，细研为散。每服二钱匕，空心米饮调下，盖复出汗，更服。

17. 日本国敷巴豆涂方（《圣济总录·卷第一百三十六·疔肿》）

治疔疮。

巴豆（十粒）　半夏（一枚）　附子（半枚）蜘蝻（一枚）

上四味，各为末，以人粪相和，看疮大小，作纸

圈子围疮口，以药泥疮上，绢贴之，一日三易。

18. 露蜂房散（《圣济总录·卷第一百三十六·疔肿》）

治疔肿。

露蜂房　乱发　蛇蜕　棘针（各三两）

上四味，以绯帛裹，于熨斗内烧灰，细研为散。空心温酒调下一钱匕，晚再服，根自出。

19. 白牙涂敷方（《圣济总录·卷第一百三十六·疔肿》）

治疔肿毒气。

白马牙（烧，研）　附子（捣为末）　雄黄（研）　半夏（捣为末，各半两）　猪脂（四两，熬去滓）

上五味，将四味捣研为末，以猪脂调如糊。先以针刺疮头，即涂敷，日三五上，疮根烂再涂，以瘥为度。

20. 苍耳膏（《圣济总录·卷第一百三十六·疔肿》）

治一切疔肿。

苍耳根茎叶（不拘多少）

上一味，烧灰研细，以醋淋淀调如糊，涂敷，干即再涂，以瘥为度。

21. 大黄散敷方（《圣济总录·卷第一百三十六·疔肿》）

治疔肿。

大黄（锉，炒）　秦艽（去苗、土）　藜芦（去芦头）　石硫黄（研）　硇砂（研，各一两）

上五味，将前三味捣罗为散，与后二味研者和匀，水调涂敷，日三五次，以瘥为度。

22. 斑蝥敷方（《圣济总录·卷第一百三十六·疔肿》）

治疔肿。

斑蝥（一枚，捻破）　蒜皮（一片）

上二味，取针拨破疮头，纳斑蝥于疮口中，以蒜皮盖定，日一度，根出瘥。

23. 白僵蚕散敷方（《圣济总录·卷第一百三十六·疔肿》）

治疔肿。

白僵蚕（半两，炒为末）

上一味，刮开，疮头上敷之，日三，根烂即出。

24. 胡麻涂敷方（《圣济总录·卷第一百三十六·疔肿》）

治疔肿。

胡麻(烧灰) 针砂(各半两)

上二味,和研令细。用醋调如糊,涂敷肿上,日三易瘥。

25. 棘针散(《圣济总录·卷第一百三十六·疔肿》)

治疔肿,内消。

棘针(倒勾多年者,三十二枚) 大豆黄(生用,四十枚) 绯帛巾(三条,每条阔一寸) 乱发(如鸡子大三团)

上四味,分作三分,各将绯帛一片,裹棘针、豆子,用发一团缠裹,令周匝牢固,各于炭火上,烧令烟尽,先研两团令细。温酒半盏调下,候觉疮四边软即瘥,过半日未效,更服一团必瘥,瘥后犯之当有三五头赤黑脓出,不经犯者,十八日瘥,慎勿忽。

26. 二灰散(《圣济总录·卷第一百三十六·疔肿》)

治疔肿毒气。

棘针(倒勾烂者,三枚) 丁香(七枚)

上二味,同于瓶内烧令烟断研细。以未满月孩子粪和,涂肿上,日三两度。

27. 碧金散(《鸡峰普济方·卷第十八·疮肿》)

治疔疮及发背、脑疽、脚气下注、一切恶疮。

蜈蚣(一对全者,一雌一雄,其雌者小,雄者大) 麝香(半钱) 铜绿(二钱) 绿矾(一钱)

上为末。先将铜绿、蜈蚣同研七分细,续入麝香、绿矾同研极细。每用时,先以大针拨去疮口内死肉,至有血出,急捻一纸条抄药少许,在上觉药微行,急点少油,在疮上揸匀,次以沉水膏花子贴盖疮口,量疮势大小用之。

28. 救生汤(《扁鹊心书·神方》)

治一切痈疽发背,三十六种疔,二十种肿毒。若初起憎寒壮热,一服即热退身凉,重者减半,轻者全愈。女人乳痈、乳岩初起,姜葱发汗立愈。又治手足痰块红肿疼痛,一服即消。久年阴寒冷漏病,一切疮毒,服之神效。

芍药(酒炒) 当归(酒洗) 木香(忌火) 丁香(各五钱) 川附(炮,二两)

共为细末。每服五钱,加生姜十片,水二盏煎半,和渣服。随病上下,食前后服。

29. 苏合香丸(《三因极一病证方论·卷之九·三因心痛总治》)

治传尸骨蒸殗磲,肺痿痃忤鬼气,卒心痛,霍乱吐利时气,鬼魅瘴疟,赤白暴利,瘀血月闭,痃癖疔肿,惊痫,鬼忤中人,小儿吐乳,大人狐狸等病方。

苏合香油(入安息香内) 薰陆香(别研) 龙脑(各一两) 白术 丁香 朱砂(研,水飞) 青木香 白檀香 沉香 乌犀(镑) 安息香(别为末,用无灰酒一升熬膏) 香附子(去毛) 诃子(煨去核) 麝香 荜茇(各二两)

上为末,用安息香等膏同炼蜜旋丸如梧子大。早朝井花水温冷任意化下四丸;老人小儿一丸,温酒化服亦得。辟邪用蜡纸裹一丸,如弹子大,缝袋盛带之。

30. 拔毒散

1)《杨氏家藏方·卷第十二·疮肿方七十二道》

治十种疔疮,毒气结硬如石,疼不可忍。

铅白霜 胆矾 粉霜 硇砂 朱砂(别研,五味各一钱) 蜈蚣(一条,炙)

上件研为细末,先用针挑令血出,入药一字在内,上用醋煮面糊贴之,一日其根溃,立愈。

2)《验方新编·卷二十一·痘症慈航·医方汤头》

治疔疮。

雄黄(二钱)

胭脂浸水调,点疔头上。

31. 硇砂散(《黄帝素问宣明论方·卷十五·杂病门·疮疹总论》)

治一切疔疮。

硇砂 雄黄 天南星 砒霜(各等分) 麝香(少许)

上研为末。用竹针针开,用药,到黄水出,疮已。

32. 圣力散(《黄帝素问宣明论方·卷十五·杂病门·疮疹总论》)

治诸疔疮肿。

草乌头 白芨 白蔹 木鳖子(去皮) 地龙 金毛狗脊(各二钱半) 麝香(三钱) 黄丹(少许)

上为细末。用针针到生肉痛者,用药,黄水出为度。

33. 夺命散(《素问病机气宜保命集·卷下·

疮疡论第二十六》)

治疔疮。

乌头尖　附子底　蝎梢　雄黄(各一钱)　蜈蚣(一对)　硇砂　粉霜　轻粉　麝香　乳香(各半钱)　信(二钱半)　脑子(少许)

上为细末。先破疮出恶血毕,以草杖头用纸带入于内,以深为妙。

34. 三圣散(《儒门事亲·卷十五·疮疡痈肿第一》)

治臁疮疔疮,搭手背疽等疮。

葱白(一斤)　马苋(一斤)　石灰(一斤)

上三味,湿捣为团,阴干为细末。贴疮。如有死肉者,宜先用溃死肉药。

35. 紫金丹

1)《儒门事亲·卷十五·疮疡痈肿第一》

治疔疮。

白矾(四两)　黄丹(二两)

上用银石器内熔矾作汁,下丹,使银钗子搅之,令紫色成也,用文武火,无令太过不及。如有疮,先以周围挑破,上药,用唾津涂上数度,着无令疮干,其疮溃动,取疔出也,兼疮颜色红赤为效。如药未成就,再杵碎,炒令紫色。

2)《普济方·卷二百七十三·诸疮肿门·诸疔疮》

治诸般疔疮。

人言　朱砂　雄黄(各一钱)　巴豆(四枚)　硇砂(一钱半)

上为细末。棋子面相和锭子,纴在疮内,立效。

36. 千金托里散

1)《儒门事亲·卷十五·疮疡痈肿第一》

治一切发背疔疮。

连翘(一两二钱)　黄芪(一两半)　厚朴(二两)　川芎(一两)　防风(一两)　桔梗(一两)　白芷(一两)　芍药(一两)　官桂(一两)　木香(三钱)　乳香(三钱半)　当归(半两)　没药(三钱)　甘草(一两)　人参(半两)

上为细末。每服三钱,用酒一碗,盛煎三沸,和滓温服。膏子贴之。

2)《古方汇精·卷二·疯痰疮毒类》

治一切痈疽疔毒,乳岩乳疖,日久不起发,或脓出不快,内因寒郁等症。

党参(四钱)　生黄芪　熟黄芪　白芷　当归(各一钱五分)　上官桂(五分)　川芎　桔梗(各一钱)　厚朴(炒)　甘草节　防风(各八分)　远志肉(三钱)　菊叶　蒲公英(引加,各一钱五分)

37. 土鬼丹(《仁斋直指方论·卷之二十二·疔疮·疔疮证治》)

疔疮方。

金头蜈蚣(一条)　胆矾　铜绿　乌贼骨(各一钱)　麝(一字)

上细末。以纸捻蘸麻油粘药,引入疮中,如疮头硬,即灸破或针刺破,然后入药。

38. 立马回疔丹(《仁斋直指方论·卷之二十二·疔疮·附诸方》)

治疔疮走彻不止。

金脚信　蟾酥　血竭　朱砂　没药(各五分)　轻粉　片脑　麝香(各一字)

上为细末,生草、乌头汁为锭如麦子长大。用时将疮头刺破,纳入一锭,第二日疮肿为效,以膏药贴之。

39. 二仙散(《卫生宝鉴·卷十三·疮肿门》)

治疔肿恶疮。

白矾(生用)　黄丹(各等分,一方加雄黄少许,更捷)

上各另研,临用时各抄少许和匀。三棱针刺疮见血,待血尽,上药,膏药盖之,不过三易,决愈。

40. 赤芍药散(《卫生宝鉴·卷十三·疮肿门》)

治一切恶疔疮痈疽,肿初觉不消,憎寒疼痛。

金银花(半两)　大黄(七钱半)　赤芍药(半两)　当归　枳实　甘草(各三钱)

上件,入栝蒌大者一个,同为粗末,作四服。每服水、酒各一盏煎至一盏,去渣,温服,不拘时。

41. 藿香托里散

1)《活幼心书·卷下信效方·金饼门·拾遗》

治诸肿毒痈疽,已溃未溃者,及疔疮流注遍身,并内外一切黄证,恶心呕逆,憎寒壮热,昼夜疼痛,不拘老少,悉宜服之。此药非特解毒,大能正气理虚,祛风去烦,排脓活血,定痛消肿。

藿香　连翘　山栀仁　川当归(酒洗)　木通(去节)　芍药　僵蚕(去丝)　甘草(八味各二钱半)　大黄(生用)　茵陈　黄芪(生用)　贝母

（四味各五钱）

上件㕮咀。每服二钱，酒、水各大半盏煎八分，病在上食后温服，病在下食前温服。

2）《普济方·卷二百八十四·痈疽门·诸痈疽》

治痈疽、恶疮、疔肿有热。

当归　升麻　葛根　白僵蚕　藿香　连翘　山栀子　甘草　木通　牛蒡子（各三钱）　大黄　黄耆　茵陈　瞿麦（各五钱）

上件㕮咀。每服一两重，酒水煎，去滓温服。疮在下空心服，疮在上食后服。

42. 金砂散

1）《瑞竹堂经验方·十三·疮肿门》

治疔疮。

硇砂（好者）　雄黄（好者）

上等分，研细，将生蜜就于角盒子内收贮。遇患先用银篦儿挑破疮口，挤出恶血，然后用药一豆大，安入疮口内，用纸花贴即效。

2）《医学纲目·卷之十九心小肠部·痈疽所发部分名状不同·疔疮》

取疔疮。

道人头（微炒存性，一两，即苍耳子）　硇砂（三钱半）　雄黄（三钱）　蟾酥（以多为妙）

上将疮四围刺破，以少油调药末，置于疮内，绯帛封之，数日疔自出。如疮入腹呕逆者，将苍耳捣汁饮之。

43. 二乌散（《瑞竹堂经验方·十三·疮肿门》）

治发背蜂窝、疔疮便毒等证。

川乌头（一个）　草乌头（一个）

上将新瓦一个，汲新水一桶，将川乌头、草乌头，并瓦俱浸于水桶内，如无新瓦，于房上取净瓦亦可，候透瓦，将川乌、草乌于瓦涩面，磨药成膏，就磨药手挑药贴于疮口周围，如未有疮口，一漫涂药如三四重纸厚，上用纸条透孔贴盖，如药干，用鸡翎蘸水扫糁，如此不过三。

44. 返魂丹

1）《瑞竹堂经验方·十三·疮肿门》

治十三种疔疮。

朱砂　胆矾（各一两半）　血竭　铜绿　蜗牛（各一两，生用）　雄黄　白矾（枯，各二两）　轻粉　没药　蟾酥（各半两）　麝香（少许）

上将七味为末，和捣蜗牛、蟾酥极烂，和药时旋入药为丸如鸡头大。每服一丸，令病人先嚼葱白三寸，吐在手心内，将药丸裹在葱白内，用热酒一盏吞下，如重车行五里许，有汗出即瘥。如不能嚼葱，研烂，裹药下。

2）《仙传外科集验方·增添别本经验诸方·治诸疔疮方法》

治诸疔疮。

麝香（少许）　雄黄（二钱）　蟾酥（一字）　江子（七粒，去壳，灯上烧存性）

上为末。和酥点舌上三次，含化咽之，其疔自爆。勿用铁器，忌之。

45. 破棺丹

1）《瑞竹堂经验方·十三·疮肿门》

治消疔黄走胤不止。

赤芍药（二两）　当归（二两）　山栀子（二两半）　甘草　牵牛（头末，一两半）　大黄（三两半）　牡蛎（炮，一两半）　金银花（一两半）　京三棱（一两，切片，焙干）

上为细末，炼蜜为丸如弹子大。每服一丸，食前，用童子小便化开服之，病重者服一丸半。忌酒、生硬物。

2）《医学纲目·卷之十九心小肠部·痈疽所发部分名状不同·疔疮》

治疮肿，一切风热。

大黄（二两，半生半熟）　甘草　芒硝（各一两）

上为细末，炼蜜丸如弹子。每服半丸，食后温酒化下，或童溺半盏研化之。忌冷水。

46. 保生锭子（《瑞竹堂经验方·十三·疮肿门》）

治疔疮。

金脚信（二钱）　好雄黄（二钱）　硇砂（三钱）　轻粉（半厘）　麝香（一钱）　巴豆（四十九个，用文武火炮热，去皮壳）

上为细末，用黄蜡一两溶开，和药成锭子，水浸少时取出。用药时旋捏饼子如钱眼大，将疔疮用羊骨针拨开，安药在疮口内，以膏药贴之，无膏药，面糊贴。

47. 漏芦汤

1）《外科精义·卷下》

治一切恶疮，毒肿丹瘤，瘰疬疔肿，鱼睛五发，癗疽。初觉一二日，便如伤寒，头痛烦渴，拘急恶寒，肢体疼痛，四肢沉重，恍惚闷乱，坐卧不宁，皮肤壮热，大便秘涩，小便赤黄，并宜服之。妊身莫服。

漏芦　白蔹　黄芩(去黑心)　麻黄(去节)　枳实(麸炒，去瓤)　升麻　芍药　甘草(炙)　朴硝(以上各一两)　大黄(二两)

上除硝外，余㕮咀，与硝同和匀。每服三钱，气实人五钱，水一盏半，文武火煎七沸，去渣，空心热服。

2)《济世神验良方·外科附录》

治诸痈疽疔肿，无论是阴是阳，未破之毒，兼初溃红肿尚未尽消，及湿烂疥疮等症。

漏芦(二钱五分)　紫花地丁　荆芥　当归(酒洗)　连翘　薄荷　白芷　升麻(各一钱)　麻黄(三钱)　大黄(二钱)　生甘草(四分)

水二钟煎八分，食远服，盖衣取汗，渣再煎温服。第二日，诸药同前，麻黄一钱，大黄二钱五分，甘草六分，照前煎温服。第三日，诸药同前，麻黄、大黄、甘草各一钱，照前煎温服。凡患大毒，腠理秘固，此宜于三味加减缓缓而疏表之，其红肿未尽，照第三日之方再服一二帖无碍。如不欲表，麻黄少用或不用亦可；如大便不实，大黄少用或不用亦可。此药欲汗则盖衣热服，不欲汗不盖温服。如上部加桔梗，头上加川芎，面上加蔓荆子，酒水各半煎，临睡服。中部照本方不加。下部加牛膝，空心服。北方人生便毒，服利药正气受伤，皮厚不穿不念，人已狼狈，服此药救之，一汗后不砭自穿，贴白黑二膏而瘥。

48. 回疮锭子(《外科精义·卷下》)

治疔疮大效。

草乌头(一两)　蟾酥(七钱)　巴豆(七分，去皮)　麝香(一字)

上为细末，面糊和捻作锭子。如有恶疮透疔，不痛无血者，用针深刺到痛处有血，用此锭子纴之，上用膏贴之。疔疮四畔纴之，其疔三二日自然拔出。此药最当紧用。

49. 回疮蟾酥锭子(《外科精义·卷下·刘守真疮论》)

治疔疮毒气攻心欲死，以针刺其疮向心行处，但觉痛有血处下锭子；若累刺至心侧近，皆不痛无血者，急针百会穴，痛有血者下锭子；若无血，以亲人热血代之，犹活三四。况疮初发，无有不效。大抵疔疮生于四肢及胸背、头项、骨节间，唯胸背、头项最急。初生痛痒不常，中陷如疔盖，撼之有根，壮热恶心是也。

天南星　疑冬花　巴豆仁　黄丹　白信(以上各一钱)　独活(五分)　斑蝥(去头足，十个)

上为极细末，用新蟾酥和药如黍米大，捻作锭子。每遇疔疮，先以针刺其疮，必不知痛，有血出者，下锭子；如觉痛不须再用，若更不知痛，再随疮所行处，迎夺刺之，至有血知痛即止。其元疮亦觉疼痛，以膏药敷之，脓出自瘥。用锭子法度：以银作细筒子一个，约长三寸许，随针下至疮痛处，复以细银丝子内药于筒内，推至痛处。

50. 四圣旋丁散(《外科精义·卷下·刘守真疮论》)

治疔疮生于四肢，其势微者，先以好醋调药涂上，以纸封之，次服内托里之药，其疔自旋出根。

巴豆仁(五分)　白僵蚕　轻粉　硇砂(以上各二钱五分)

上为细末，醋调用之。

51. 天丁散(《外科精义·卷下·刘守真疮论》)

治一切疔疮及诸恶疮初生，以药涂之，急服托里内消。

山丹花蕊　香白芷(以上各二钱)　牛蒡子根(春采去皮)　天丁(乃皂角刺)　苍耳芽　大力子(以上各五钱)　雄黄(一两)

上五月五日，受气修合，为细末。每用好醋涂纸，封之疔疮上；有黑甲者，必须胡桃油浸，次涂之自可。

52. 万应膏

1)《外科精义·卷下·刘守真疮论》

治一切疮疡，初生肿焮甚者，无问大小，以膏可肿痕贴之，煎葱白水热淋两焮时，良久再淋，肿消为度。如疮老不能瘥者，亦收敛聚脓，决然早瘥。

黄柏　芍药　白芷　黄芪　木鳖仁　杏仁　当归　白蔹　生地黄　官桂　玄参(去皮，锉碎)　没药　乳香(以上各五钱，研)　白蔹　黄蜡(以上各一两)　黄芩　大黄(以上各二两)　黄丹(一斤)　芝麻油(二斤八两)

上件十四味，入油内浸一宿，绝早入砂锅慢火熬,用生柳条搅至申时,以焦褐色出火,去粗渣,又以重绵滤过,入丹再熬,旋滴水中成珠子不散者,出火毒绝烟,入乳香、没药、黄蜡搅匀,用瓷器收贮,于土内埋七日,取出摊用。

2)《喻选古方试验·卷四·痈疽疮疡》

治一切痈疽发背,无头恶疮,肿毒疔疖,一切风痒,臁疮,杖疮,牙疼,喉痹。

五月五日,采苍耳根叶数担,洗净,晒萎,细锉,以大锅五口,入水煮烂,以筛滤去粗滓,布绢再滤,复入净锅,武火煎滚,文火熬稠搅成膏,以新罐贮封。每以敷贴,即愈。牙疼敷牙上,喉痹敷舌上,或噙化二三次效,每日用酒服一匙,极效。

53. 止痛拔毒膏(《世医得效方·卷第十九疮肿科·秘传十方》)

治一切疮发,臭烂不可近,未破则贴破,已破则生肉,杖疮、疔疮皆用之。

斑蝥(四十九个) 柳根(四十九条) 木鳖子(七个) 乳香 没药 麝香(少许) 松脂(三钱)

上用真清油十四两,煎黑柳条焦枯,滤去滓,入黄丹五两,滴入水中成珠为度,却入诸药搅及匀,入瓷器中收了后用。神妙。

54. 玄武膏(《世医得效方·卷第十九疮肿科·通治》)

治痈疽,发背,疔肿,内外胻疮,阴疸下诸恶疮,及头项痈肿,不问已溃未溃,皆可用。大能排脓散毒,止疼生肌,累有神验。若丁肿,先用银篦或鹿角,针于疔疮中间及四畔针破,令恶血出,以追毒饼如小麦大,擦入孔中,却以此膏贴之。如疮坏烂至甚,难以药贴,则将皂角二三片煎油,调匀此膏如稠糊,薄敷之。脓水或转多,不数次敷之干愈妙。

大巴豆(去壳膜) 木鳖子(去壳,各二两净) 黄丹(四两,研细) 真清油(十两) 槐柳嫩枝(各七寸长七条,锉细)

上依前法煎熬成膏,贴用。

55. 酒煎散(《世医得效方·卷第十九疮肿科·诸疮·疔疮》)

治疔疮。

赤乌柏根 水柳根 水杨梅根 葱头根 红内消 香白芷(各等分)

上各为锉散,酒煎,旋入通明雄黄,研烂同服。

如泻时,疮势略退时,只吃此药。

56. 蝉蜕散(《世医得效方·卷第十九疮肿科·诸疮·疔疮》)

治疔疮最有功效。

蝉蜕 僵蚕

为末。酸醋调涂四畔,留疮口,俟根出稍长,然后拔去,再用药涂疮。

57. 蟾酥膏(《世医得效方·卷第十九疮肿科·诸疮·疔疮》)

治疔疮。

蟾酥

以白面、黄丹搜作剂丸,如麦颗状。用指甲爬动疮上插入,重者针破患处,以一粒内之,仍以水沉膏贴之。取蟾酥法,用癞蛤蟆于眉棱上,以手拔出酥,于油纸上或桑叶上,用新瓦盛下,然后插在背阴处,经宿则自干白。于鹅翎筒内盛之。

58. 追毒丹

1)《世医得效方·卷第十九疮肿科·通治》

治疮疽黑陷者。用针刀开疮,内追毒丹,使之溃,然后去败肉排脓,随证治之。痈疽、疔疮、附骨疽,并皆治之。

巴豆(七粒,去皮心,不去油,研似泥) 白丁香 轻粉(各一钱) 雄黄 黄丹(各二钱)

上件研和,加白面三钱,滴水为丸如麦状。针破疮内之,覆以乳香膏,追出脓血毒物。漏疮四壁死肌不去,不可治,亦以此追毒去死肌,乃养肉令愈。疾小者用一粒,大者加粒数用之。

2)《仙传外科集验方·增添别本经验诸方·治诸疔疮方法》

取黄去疔头,追脓毒立效。

蟾酥(一钱,干用老酒化) 蜈蚣(酒浸炙干黄) 硇砂(一钱) 白丁香(一钱,无此味加巴豆) 巴豆(七粒,去壳不去油) 雄黄(二钱) 轻粉(一钱) 朱砂(二钱,为衣,如无,黄丹亦可)

总为细末,面调水为丸。如丸不就,用酒打面糊为丸如麦大,两头尖,入于针破口内,用水沉膏贴之,后用膏药及生肌药追出脓血毒物。又如有黑陷漏疮者,四围死败肉不去,不生肌者,不可治也,亦用此药追毒,去死肌败肉,生新肉愈矣。小者用一粒,大者加之。病轻者不必用针,只以手指甲爬动于疮顶上,安此药水沉膏贴之,其疮即时红肿为度,去其败肉为妙,用之神效立验。

中医临床病证大典

外科病卷

59. 水沉膏(《世医得效方·卷第十九疮肿科·诸疮·疔疮》)

白及末(半钱)

水盏内沉下,澄去水,却于皮纸上摊开,贴疮上。

60. 乳香散(《仙传外科集验方·增添别本经验诸方·治痈疽发背》)

治发背内溃,及毒气攻冲,呕逆恶心,内攻危证。凡恶疽、疔疮疖,宜日进一二服便毒出外,不攻脏腑之证。

乳香(别研)　真绿豆粉(以绿豆去皮亦可用)

上研为极细末。每服一钱重,新汲井水少许调服,细细呷之要。经络发背、大疽,自肩下连腰胁肿盛,其坚如石,极紫黑,医以陈药敷之,中夜大呕,乃连进此药三四服,呕遂止,既而疮溃,出赤水淋漓四十日而愈。

61. 百二散(一名**护心散**)(《仙传外科集验方·增添别本经验诸方·治诸疔疮方法》)

治发疔疮烦躁,手足不住发狂者,急宜服之。

甘草节　绿豆粉　朱砂(各等分)

上为细末。甚者水调服之,大效。

62. 飞龙夺命丹

1)《仙传外科集验方·增添别本经验诸方·治诸疔疮方法》

专治疔疮发背,脑疽,乳痈疽,附骨疽,一切无头肿毒恶疮,服之便有头,不痛者服之便痛,已成者服之立愈。此乃恶证药中至宝,病危者服之立可矣,万无失一。

蟾酥(二钱,干者老酒化)　血竭(一钱)　乳香(二钱)　没药(二钱)　雄黄(三钱)　轻粉(半钱)　胆矾(一钱)　麝香(半钱)　铜绿(二钱)　寒水石(一钱)　朱砂(一钱,为衣)　海羊(二十个,蜗牛即是,连壳用之)　脑子(半钱,无亦可)　天龙(一条,酒浸炙黄,去头足)

上为细末,先将海羊研为泥,和前药为丸如绿豆大。如丸不就,入酒打面糊为丸。每服二丸,先用葱白三寸,令病人嚼烂,吐于手心,男左女右,将药丸裹在葱白内,用无灰热酒三四盏送下。于避风处,以衣盖覆,约人行五里之久,再用热酒数杯,以助药力,发热大汗出为度矣。初觉二丸即消,如汗不出,重者再服二丸,汗出即效。三五日

病重者,再进二丸即愈。如疔疮走黄过心者,难治之。汗出冷者,亦死矣。如病人不能嚼葱,擂碎裹药丸在内,热酒送下。疮在上食后服,疮在下食前服。服此药后,忌冷水、黄瓜、茄子、油、猪、杂鱼肉、湿面,一切发风发疮毒类之物,不可食之。又忌妇人。洗换狐臭,百发百中,此药活人多矣。

2)《医灯续焰·卷十三痈疽脉证·第七十四附方》

专治疔疮发背,胸疽,吹乳,痈疽,一切无名肿毒。恶疮无头者,服之有头。不痛者,服之知痛。已成形者,服之立愈。危急者,服之无失。

蟾酥(干者,酒化)　雄黄(各二钱)　胆矾　寒水石(各一钱)　乳香　没药　铜绿(各二钱)　轻粉　麝香(各五分)　海洋(即蜗牛连壳,二十一个)　朱砂(一钱,作衣)

为末。先将海洋研为泥,和末,丸绿豆大;丸不就,加好酒多杵。每服三丸,用葱白三寸,令病者嚼烂,吐于男左女右手心,将烂葱裹药,无灰酒三四盏,温热送下。避风盖暖卧,约人行五里许,饮热酒助药力,发热大汗为度。重不过三服。

3)《灵药秘方·灵药秘方卷之上》

治痰核、马疔、结核等症。

胆星　半夏　贝母(各一钱五分)　麝香(二分)

本药三钱,糊丸桐子大。每服一丸,日三次。滑破加乳香、没药(去油)各一钱。

4)《太医院秘藏膏丹丸散方剂·卷三》

此药治一切痈疽发背,疔毒恶疮等无名肿毒,初发急症,或黑陷走黄,毒气内闷,变生七恶坏症,并能治之。

南星(一钱)　雄黄(一钱)　巴霜(一钱)　黄丹(五分)　乳香(一钱)　硇砂(五分)　信石(五分)　斑蝥(炒,十六个,去足头)　麝香(一分)

共研细末,酒合蟾酥为丸黍米大。每服十丸或十四五丸,量入虚实,用老酒送下。疮在上者食后服,疮在下者食前服。忌油腻、腥膻、发物。此乃厉剂,孕妇忌服。

63. 化毒消肿托里散(《秘传外科方·总论十八条》)

专治痈疽、发背、发乳、骨痈、疔疮、肿毒及一应诸般恶疮疖,咽喉肿痛。

人参(无亦可)　赤茯苓　白术(各六钱)
滑石　桔梗　金银花(各二两)　荆芥穗　山栀子
(各五钱)当归(一两)　川芎　黄芪　赤芍　苍
术　麻黄　大黄　黄芩　防风　甘草　薄荷　连
翘　石膏　芒硝(加宿砂,不用此)

上为咬咀。每服五钱重,水一碗,葱白一根,煎热服,汗出为度。服后若利三五行为妙。大病不过三五服,即内消,化毒尽矣。疗疮,加脚莲、河车。

64. 桃红散(《秘传外科方·疗疮治法》)

治诸疗疮,虽有凶证迭见,六脉俱绝死者,此药悉能主之。

蟾酥(少许)　信石(少许)　蝉蜕(三个,去足翅)　蜈蚣头(一个)　斑蝥(三个,去足翅)国丹(五钱)　风化石灰(一两,砂锅盛,瓦片盖,炭火煅二时久取出)

上各制,同研为末,令极细,指爪甲刮葱白皮内涎调药。先以禾叶针针破疮口,可深半寸。凡疗疮必有红丝路,可随红丝斜下针。如疮在胸以上,可斜向下;如在胸下,可针斜向上。盖疮毒喜趋心,故下针亦随毒气行也。出针后,疮口有恶血,须令出尽,别将蟾酥一粒如麦粒大,入在疮口中,用针送令深入,却以前葱涎所调药敷疮口,莫敷在好肉上,用冷水浸湿二三十重,贴在药上,封固疮上。如清早封固,至晚觉疮口热,即去纸,水洗去令净,用玉红散掺疮口,疮口必有数日臀作疼痛,只用玉红散掺疮,仍日用葱汤洗。然疗疮之证虽危恶,但能用针破疮口,入蟾酥在内,以桃红散封固疮后,即可保其回生也。至如疮口臀作疼痛不可忍,可不必忧,此非疗毒为害,乃是蟾酥在臀作腐烂疗毒,故尔痛也。可采芙蓉叶,桑叶亦可,擂敷疮四围,散其血勿令血潮,日夜各换一药,须洗疮后上药,其疮安好不日也。若疗疮初发之时,必发寒热身疼,此乃毒气在表,当汗而解,自沸汤主之。老人、虚人、孕妇,不宜汗下,只用桃红散拔其毒。

65. 当归散

1)《秘传外科方·李世安治疗法》
治疗疮。

当归尾(二两)　川芎　荆芥穗　干葛　乌药　川独活　赤芍药　白芷　升麻(各一两)　羌活　甘草　防风(去芦)　枳壳(各半两)　红

花　苏木(各二钱半)

如疮疼痛者,加乳香、没药、白芷各五钱。疮热不退,加芩竹青、山栀仁各少许;大便闭,加枳壳一两;躁烦,加灯心十茎,竹茹一块;渴者,加天花粉一两;肿者,加甘草节、降香节各半两;眼晕者,倍加川芎、白芷、荆芥、防风;渴而小便闭者,加滑石一两。

上件咬咀。每服五钱,灯草十数茎,乌豆十粒,水一钟半,煎至八分,病在上食后服,病在下食前服,连进取效。若患疗疮,始初不觉,不曾用前法出汗,过数日,外证皆罢,或在腹胁之间,或在胸之下肿起,此乃毒气入里所致,宜用霹雳火治之。若服当归散,外证不解者,亦急用霹雳火发散。

2)《仁术便览·卷四·诸疮》
治疗疮。

乳香　没药(各三钱)　茴香(四钱)　当归(一两)　自然铜(火煅,醋淬七次)

气虚者加参、芪、芍、芎、生地黄。为细末,每服五钱,温酒调。

66. 海马拔毒散(《秘传外科方·李世安治疗法》)

治疗疮大效,兼治诸般恶疮发背。

海马(一双,炙)　穿山甲(黄土炒)　水银朱砂(各二钱)　雄黄(三钱)　轻粉(一钱)　脑子(少许)　麝香(少许)

上件除水银外,各研为末,打合入水银,再研至无星。针破疮口,点药入内,一日一点,有大神效。

67. 万应针头丸(《医学纲目·卷之十八心小肠部·痈疽·肿疡》)

治一切脑背疽,恶毒大疮欲死者,一粒即愈。

麝香(二钱)　血竭(三钱,如蜡者用,散者不用,非真)　轻粉(三钱)　蟾酥(三钱,舌试辣者)　硇砂(三钱)　片脑(一钱)　蜈蚣(一对,全用)

上为极细末,炼蜜和丸,为剂。如疮有头者,用针头挑破,微有血出。将药一黍米大,放挑开疮内,上用纸花周围唾津湿,贴疮上,不过时刻,即愈。如两腋见无头疮,即是暗疗,即将两手虎口内白土纹,用针挑破,如前法用药封盖。忌鸡鹅、酒、湿面一切发热之物。

68. 神圣膏药(《医学纲目·卷之十九心小肠

部·痈疽所发部分名状不同·疔疮》）

治一切恶疮。

当归　藁本（各半两）　没药　乳香（各二钱）　白芨　琥珀（各二钱半）　黄丹（二两）　白胶香（三两）　黄蜡（二两）　粉霜（一钱）　木鳖子（五十个，去皮）　巴豆（十五粒，去油）　清油　槐柳枝（各一百二十支）　胆矾（一钱）

上件一处，先将槐柳枝下在油内，熬焦取出，复下余药熬，勿至焦，滤出，却将油澄清，下黄丹，再熬成膏。用绯帛摊之，立有神效。

69. 内托连翘散（《普济方·卷二百七十三·诸疮肿门·诸疔疮》）

疔疮出时，皮色不变及不疼痛，按摇不动，身发寒热，便是此疮。有鱼睛疔、紫砚疔诸般疔疮。如疮黄上用针刺，仍服内托散，自然消散。

连翘（一两）　甘草（一两半）　大黄（七钱）　薄荷（七钱）　黄芩（半两）　朴硝（二两）　白芷　赤芍　生地（各一两）　黄栀（七钱）

上为粗末。每服一两，水一碗，灯心、竹叶煎七分。如其人喘，加人参少许，大病只三四服，如服了心烦呕，用不二散止（甘草半两，豆粉一两，分作二服，酸醋水下）。

70. 神效回疔膏（《普济方·卷二百七十三·诸疮肿门·诸疔疮》）

治诸般疔疮、恶疮、瘤痔。

桑柴　枣　柳柴　谷杆草　施风草　荞麦秸（各一斤）　鸡粪　石灰（各四两五钱）

上除石灰外，俱烧灰。用滚水淋汁一二碗，熬至半盏，用锅底煤相调成膏。如疮不破，将疮拨破搽之，不过三度全可。如熬药，忌妇人鸡犬见之，并忌诸般恶物。

71. 走马赴筵丹（《普济方·卷二百七十三·诸疮肿门·诸疔疮》）

治疔疮。

没药　乳香　硼砂　硇砂　雄黄　轻粉（各三钱）　片脑（一分）　麝香（少许）

上为细末，蟾酥汁为丸如黄米大，每服一丸，用酒送下。

72. 夺命返魂散（《普济方·卷二百七十三·诸疮肿门·诸疔疮》）

治一切疔疮发寒热，昏闷不语，不思饮食，并治之。

大黄　连翘　山栀（各二钱半）　巴豆　杏仁（加牵牛头末二钱）　人言（五钱，用大蒜五个去心填入人言，同烧过性为末）　苦丁香（一钱）

上为细末。每服重者一钱，轻者半钱，用新汲水调下见效。如病重无脉，吃下药一顿饭时吐了药，便医不得。

73. 青金散（《普济方·卷二百七十三·诸疮肿门·诸疔疮》）

治疔疮。

寒水石（二钱）　枯矾　铜绿　轻粉　人中白（各二钱，炒）　麝　蟾酥

上为细末，不以多少。先用竹针刺破四边贴药，其疔疮自破，立效。

74. 消毒丸（《普济方·卷二百七十三·诸疮肿门·诸疔疮》）

治疔疮。

白丁香（二钱）　黄丹（一钱）　巴豆（一钱）

上为细末，水打面糊为丸如萝白子大。每三四丸，入赴筵丹二三丸，冷水送下。

75. 透骨散（《普济方·卷二百七十三·诸疮肿门·诸疔疮》）

治一切疔肿恶疮，其效不可尽述。

蟾酥（半钱）　八角儿（五个，去壳）　硇砂　轻粉　麝（少许）　巴豆（一钱，去皮）

上先将巴豆研如泥，次下余药，同研极细，以油纸裹定。如有疮并诸般恶，用针微拨破，贴药少许，其疮自消散。如不散者，亦追疮毒，即得溃塌。又如成脓无头痈疽肿，微拨破，用药二次，便得自破。凡疔恶疮可用。

76. 牛黄丹（一名枸杞散）（《普济方·卷二百七十三·诸疮肿门·诸疔疮》）

专治十三种疔。

乱发（鸡子大一团）　牛黄（梧子大）　反钩棘（二十七枚）　赤小豆（七粒）　绯帛（方一尺）　地骨皮（二两，末）

上枸杞其药有四名，春名天精，夏名枸杞，秋名却老，冬名地骨。春三月上建日采叶，夏三月上建日采枝，秋三月上建日采子，冬三月上建日采根。凡四时初逢建日，取叶枝子根等四味，并炮干，若得五月五日午时各和太良。如不得依法采者，但一种亦得。用绯缯一片以裹药，取匝为限，乱发、牛黄、反钩棘针末、赤小豆末，先于绯上薄布

乱发,以牛黄末等布上曝,即卷绯缯作团。以发作绳,十字缚之,熨斗火熬令沸,后间即捣作末。取枸杞四味,合捣绢筛。取二匕和合前一匕,共为三匕,令相得。又分为二分,早朝空心温酒服一分,日二为之也。

77. 连翘散(《普济方·卷二百七十三·诸疮肿门·诸疔疮》)

治疔疮。

连翘 当归尾 羌活 独活 防风 赤芍 赤小豆(各五钱) 大黄(二钱) 木香 辛夷 慈菇 薄荷 红内消 杜白芷 升麻 甘草 忍冬草(各三四钱不拘)

若潮不退,加黄芩 栀子仁(各三钱) 朴硝(四钱)

上为末。酒调服,不拘时候,薄荷汤亦可。喘加人参,大病三四服愈。

78. 滴滴金(《普济方·卷二百七十三·诸疮肿门·诸疔疮》)

治疔。

硇砂 轻粉 人言 雄黄 朱砂(各一钱) 麝香(少许)

上为细末。疮头上针刺开贴药,黄水出效。

79. 麝香丸(《普济方·卷二百七十三·诸疮肿门·诸疔疮》)

治疔疮,又治诸气发背。

木香(一分) 胡椒 巴豆(二十四粒) 全蝎(七个) 麝香(少许)

上为末,泡蒸饼,丸如绿豆大,朱砂为衣。温汤下,量人虚实,三丸、七丸、十丸服之。

80. 疔疮锭子(《普济方·卷二百七十三·诸疮肿门·诸疔疮》)

治疔疮。

苍耳 白芷 甘草 雄黄(各半钱) 硇砂(一钱)

上研细末。用活虾蟆挤出脑髓,和五味酥为锭子,五月五日午时修合。

81. 铁粉散

1)《普济方·卷二百七十三·诸疮肿门·诸疔疮》

专治冷疔疮经年不效,用此药大妙。

多年生铁(三两,炒) 黄丹(半两) 麝(少许) 轻粉(少许) 松脂(一钱) 道人头(微炒

存性,一两) 硇砂(三钱半) 雄黄(三钱) 蟾酥(不以多少尤妙)

上将疮四围刺破,以小油调药末,置于疮内,绯帛封之,数日疗自出。

2)《验方新编·卷二十四·外科敷贴汇方》

治足跟冷疗溃烂。

针砂(三钱) 黄丹 轻粉 松香(各一钱) 麝香(一分)

共研极细。葱汤先洗净,麻油调成膏涂之,上贴油纸,软帛缚住。

82. 五香汤(《普济方·卷二百七十三·诸疮肿门·诸疔疮》)

治疔肿破毒气。

沉香 藿香 鸡舌香 青木香 薰陆香(各二两) 射干(三两) 升麻(四两) 鳖甲(二具,炙去黑皮) 蓝实(五合) 大黄 犀角(各二两) 鹿齿(六枚,炙) 乌梅(十四枚)

上以水九升煮取三升,分为三服。

83. 夺命轻粉散(《普济方·卷二百七十三·诸疮肿门·诸疔疮》)

治疗疮不出疔。

铁渣(一两) 轻粉(二钱) 麝香(少许)

上研为细末。每疮用针开十字口,将药放入疮内,用醋调面糊敷贴,神效。

84. 青金散(《普济方·卷二百七十三·诸疮肿门·诸疔疮》)

治疗。

黄柏 人言 黄丹

上为细末,各等分。针开破贴上,黄水出,立效。

85. 消毒散(《普济方·卷二百七十三·诸疮肿门·诸疔疮》)

治疗疮毒气入腹,昏闷不食。

丁香 乳香(各一钱) 蝉壳 贯众 紫地丁(各半两)

上为细末,温酒调下二钱。

86. 神仙金丸(《普济方·卷二百七十三·诸疮肿门·诸疔疮》)

治疗黄入发,痈疽诸般恶疮。

乳香 没药(各二钱) 巴豆(四十粒) 海浮石(半两) 草乌头(一两,炒)

上为末,醋面糊丸如绿豆大,三二日疮服十

丸,五六日疮服十五丸。疮在上食后,疮在下食前服,如呕吐再服三四丸。凡服先以冷酒一盏送下。服药后,忌食热物一时。如泻多,用冷白粥补之。

87. 苍金砂散(《普济方·卷二百七十三·诸疮肿门·诸疔疮》)

取疔疮。

芜菁根 铁生衣(各等分)

上和捣,以大针刺作孔,复削芜菁根如针大。前铁生衣涂上刺孔中,又涂所捣者封上,仍以方寸匕绯帛涂贴之。有脓出即易,须臾拔根出,立瘥。忌油腻生冷等物。

88. 二黄散(《普济方·卷二百七十三·诸疮肿门·诸疔疮》)

治疔疮。

雄黄 雌黄

上等分为末。先用针刺四围及中心。醋和涂之。一方加麝。

89. 回疔散(《普济方·卷二百七十三·诸疮肿门·诸疔疮》)

治疔疮危笃者,二服即愈,轻者一服立效方。

土蜂房 蛇蜕(各一具)

上作一处,器皿中盛,用黄泥封固,火煅存性,研为细末。每服一钱,空心酒服。少顷,腹中大痛,痛止,其疮已化为黄水,仍服五圣散。

90. 耆老丹(《普济方·卷二百七十三·诸疮肿门·诸疔疮》)

治一切疔疮、发背、恶疮等疾。

白浮石(半两) 没药(二钱)

上为细末,醋糊为丸如桐子大。每服六丸,冷酒送下。

91. 白膏药(《普济方·卷二百七十三·诸疮肿门·诸疔疮》)

治疔疮及一切恶疮。

官粉(四两) 芝麻油(九两)

上为砂铫内,文武火慢煎,不宜大火,火大色黄,火小透油也。

92. 一捻散(《普济方·卷二百七十三·诸疮肿门·诸疔疮》)

治疔子。

全蝎 蝉蜕 人粪下土(各等分)

上研末,蜜调为饼子,拇指面大,当三钱。若遇患,每一饼入香油一盏中,大顿滚三四沸,停温

服,油淬敷疮上,用圈子扎定对周,疔自拱出。

93. 一捻金散(《普济方·卷二百七十三·诸疮肿门·诸疔疮》)

治疔疽恶疮不出,疔内消。

蒲公英(取汁) 盐泥 生人脑(耳塞是也,后二味各等分)

上为末,用蒲公英掘折取白汁,和二味为小饼。儿有疮,用竹刀割破上一饼,用膏药封贴,大有神效,此药定疼内消。

94. 夺命丹

1)《普济方·卷二百七十四·诸疮肿门·诸疔疮》

治疔疮。

朱砂(半钱) 干胭脂(一分) 蟾酥

上为末。每服一钱,用带根葱一根,破开将药放入,用火烧软,须嚼碎好酒下,汗出为妙。

治一切疔肿。

血竭(一钱) 蟾酥 铜绿 明矾 朱砂 轻粉 大黄(各半钱) 麻黄(半两,去根节) 麝香(三字) 海羊(十五个,去蜗牛)

上研为细末,将海羊研细烂为丸如鸡头大。每服先嚼葱白三寸,然后用好酒送下一丸,如重车行七里,汗出为效。一方用龙脑二字。

2)《鲁府禁方·卷四宁集·疗疮》

治无名肿毒,疔疮发背,小儿急慢惊风,及疽疮、伤寒阴症。

朱砂(五钱) 雄黄(五钱)

上为末,以蟾酥为丸如菜籽大。每服三丸,葱酒下,取汗为效。

3)一名**蟾酥丸**《吴氏医方汇编·第五册·疔毒》

治一切疔毒、恶疮走黄。

蟾酥(酒泡化,二钱) 蜗牛(廿一个) 轻粉(五分) 乳香 没药 铜绿(煅) 胆矾 麝(各一钱) 雄黄(二钱) 朱砂(二钱,飞)

各为细末,称准。于端午日,或天月二德日,在净室中,先将蜗牛研烂,再加蟾酥同研数次,方入群药,捣极匀,为丸如黄豆大。每服一丸,用葱白一寸,令患者嚼烂,吐于手心,包丸于内,热酒送下,微汗即愈。

4)《验方新编·卷二十四·疔疮部·夺命丹》

治疗疮发背诸大恶症。

蟾酥（酒化）　轻粉　麝香（各五分）　枯矾　寒水石（煅）　铜绿　乳香　没药（各一钱）　朱砂（三钱）　蜗牛（二十个，或少亦可）

共研，或蜗牛或酒糊捣为丸绿豆大。每服二三十丸，温酒、葱汤送下。无论麻木、呕吐、昏愦病重者，此药服之立可起死回生，不痛者能痛，痛甚者即减，昏愦者即苏，呕吐者即止，未成者即散，已成者即溃，实有夺命之功，诚疮科之至宝也。

95. 立马回疔夺命散（《普济方·卷二百七十四·诸疮肿门·诸疔疮》）

治疗疮、咽喉乳鹅肿痛、喉痹大效。

牡蛎　当归　牛蒡子　白僵蚕（各五钱）　大黄（一两）

上每五钱，用青石磨刀水酒各一盏，煎去滓，连进二服。疗疮有汗者生，无汗者死。

96. 圣授夺命丹（《普济方·卷二百七十四·诸疮肿门·诸疔疮》）

治疗疮。

五倍子（槌碎洗净，三两重）　山慈菇（去皮，焙干，二两重，即红金橙花根）　川墨（烧存性，一两）　续随子（去壳不去油，一两，一名千金子）　五灵脂（洗净，一两）　板蓝根（洗净焙干，一两，即大靛子）　红牙大戟（去芦洗净，一两）

上用续随子加麝香四钱，二味另研，外六味另研细令匀；却用公鸭血为丸，无鸭糯米粥亦可；分作四十九丸，阴干勿令见日。量病人虚实，或半丸，或一丸，生姜、薄荷、井花熟水磨化，细细服之，三五行为度，温粥补之。

97. 救生丹（《普济方·卷二百七十四·诸疮肿门·诸疔疮》）

专治诸肿疔疮，眼内火光出，昏迷不醒。

生桑黄荆叶　虾蟆

用一丸研细，放舌中汗出效。三月辰日采生桑黄荆叶，用竹针穿成孔，用纸裹，风内阴干。至末端午前多收虾蟆，至端午日五更，将二味药为细末，用虾蟆酥滴在药末上就为丸。如用时，再用雄黄同药一般大，同为细末，依前服之。

98. 救生散（《普济方·卷二百七十四·诸疮肿门·诸疔疮》）

服前救生丹，却用此药外敷疮上。

荆叶　桑叶（同为细末，一钱）　胡桃肉（一个）　生人脑（半钱）　雄黄（半钱）　大黄（半钱）　硇砂（半钱）

同为细末。用竹针拨开疮口，唾津调药末，如麦大一锭贴疮上，封固为妙。

99. 乳香黄芪散（《普济方·卷二百八十三·痈疽门·诸痈疽》）

治一切恶疮、痈疽、发背、疔疮，疼痛不可忍者；或疮气入腹，神昏不醒呕吐者。或未成者速散之，已成者溃败，脓不出则以刀砭，其恶肉自下，打扑伤损，筋骨疼痛，或妇人产后腹痛，恶物不下。

黄芪　当归（去芦）　川芎　陈皮　麻黄（去根节）　甘草　芍药（各一两）　人参（五钱）　米壳（二两，去根蒂，蜜炒）　乳香　没药（各五钱，另研）

上为末。每服三钱，水一盏煎至七分，去滓温服。如疮在上食后，如疮在下食前服。

100. 麝香蟾酥丸（《普济方·卷二百八十三·痈疽门·诸痈疽》）

治一切痈疽发背、疔疮内毒。如未破用针刺破，捻药在内，膏药贴之，其疮即溃。

麝香（三钱）　蟾酥（三钱，舌试辣者用之）　血竭（三钱，嚼如蜡者用，散者非真不可用）　轻粉（三钱）　硼砂（三钱）　片脑（一钱）　蜈蚣（一对，全用）

上为极细末，炼蜜和为剂。如疮有头，用针挑破，微有血出，将药一黍米大，放于挑破疮口内，上用纸花，周围唾津湿沾疮上，其药不过时刻即效。如两腋见无头疮者，即是暗疗，俗云要胡是也，即将两手虎口内白土纹用针挑破，如前药封盖。忌鸡鹅、酒、湿面一切发热之物。

101. 方覆煎散（《普济方·卷二百八十七·痈疽门·追蚀一切疮肿》）

治诸般痈疽、肿毒、疖毒。

归梢（一钱）　归身（二钱）　防风梢（一钱）　风身（一钱）　苏木（半钱）　黄柏（二钱）　甘草（二钱半）　全蝎（一钱）　陈皮（一钱）　羌活（一钱）　人参（五分）　黄芩（一钱）　防己（五分）　连翘（三分）　藁本（一钱）　黄芪（一钱）　桔梗（二钱）　泽泻（五分）　知母（五分）　生地黄（五分）　芍药（一钱）

上为粗散，只作一服。煎先用井水浸药一个时辰，再用长流水一大碗，煎七分，又用好酒数十滴入药内,作一服,温饮。看病上下食前后,治发背、脑疽、疔疮、恶肿。

102. 全宝赴筵膏（《普济方·卷三百十三·膏药门·总论》）

治诸恶毒疮,并一切疔疮等证。

大黄 黄芪 地龙（去土） 当归 龙骨 海藻（各半两） 乳香 没药（各二钱） 脑子（一钱） 江子（十一枚,去皮） 麝香（少许） 粉霜 硇砂 穿山甲 轻粉（各三钱）

上用荞麦灰一斗煎淋灰,三复淋之,汁煎三分之下;用云里雁粪五钱,煎十来沸,提起放冷澄清;再熬入大黄末煎三沸,次入朴硝、花碱各三两,每药一两加入石灰三两、黄丹半两,逐旋搅之。待煎滴水中直到底不散,方可提起,用瓶盛。如用入麝香、脑子。

103. 保安膏（《普济方·卷三百十三·膏药门·总论》）

治男子妇人痈疽发背,疔肿瘰疬疮疖、诸般肿毒异证。

乳香（一钱） 木鳖子（四个,去皮） 当归（半两） 黄丹（四两） 桃枝 槐枝（各四寸） 清芝麻油（半斤）

上入油内慢火熬,不住手搅匀,变色为度;入黄丹熬,滴水中不散,入乳香搅匀收用。

104. 千金锭子（《普济方·卷三百十三·膏药门·总论》）

治一切疮发腐烂不可近,未破贴则破,已破则生肉,亦治杖疮疔疮。

蟾酥（不以多少） 粉霜（少许） 雄黄（少许） 麝香（少许） 巴豆（一枚,去壳） 八角儿（四个,柳树上者） 乳香

上将八角儿先研如泥,化开黄蜡少许,入前药末,和成膏子如麦粒大。如有患疮者,先用铍针针破,疼时用槐条儿送下药,随后用雀儿粪疮口内放粘粘。如疮疼者回也,不须再下药。如针破无血,系是着骨疔。

105. 水晶膏（《普济方·卷三百十四·膏药门》）

治疔疮、背痈、瘤疽、乳痈、丹毒、杖疮等疾。

好白油草纸（十张,每作八片） 鹰爪黄连（一两,去须,细锉）

用水两碗许,入砂锅内,同黄连煎至一碗半;先下油草纸五张,又续下五张,同煎五七百沸;汤耗旋添,不得犯铁器;漉去黄连淬屑焙干。如疮破有脓,将药化松旋贴;如杖疮约度大小,恰好煎贴,不可太大。先将前同煎下油草纸烧灰,热酒调嚼生姜送下,次贴药。不得犯女人手。

106. 十香膏（《普济方·卷三百十四·膏药门》）

治风毒疮肿、痈疽、疔赘、瘤瘿。

沉香（锉） 檀香（锉） 丁香（末） 郁金香（锉,半两） 甘松香（锉,半两） 麝香（一分,细研） 薰陆香（半两,细研） 白胶香（半两,细研） 龙齿（半两,细研） 黄丹（六两） 麻油（一斤） 苏合油（半两） 木香（半两,末）

上药先取沉、檀、郁金、丁、甘松香五味,于麻油一斤浸七日,却入铛中,以少炭火温养五日,后用武火煎三二十沸漉出;香绵滤过,净拭铛,却下油于内,下丹以柳木篦不住手于火上搅,候色黑,滴水中如珠,软硬得所去火,将前丁香等六味入膏中,搅三五百遍膏成,安瓷盒内。软帛上摊贴,日二换之。

107. 夺命膏（《普济方·卷三百十四·膏药门》）

治疔疮石痈,始终皆大寒证。

当归尾（一两） 乳香（三钱） 藁本（半两） 杏仁（七十个） 柳枝（寸许六十茎） 白芷（一钱半） 木鳖子（去皮,五个） 巴豆（去壳,肥者,二十三枚） 桃柳枝（寸许一百二十茎） 芝麻油（一斤）

上件一处,先将桃柳枝下在油内,煎焦取出不用,次下其余药物,熬至焦黑,漉去淬,却将油澄清,上火令沸,旋入黄丹熬成膏药。绯绢上贴之,立有神效。如寒证去,其疮不住作痛,换柳枝膏贴。大抵膏药止可卫护皮肤,行疮口上气血而已,使气血周流而无凝滞乃上法也,既经络行于气血,必无疼痛,易为痊瘳矣。

108. 黑虎膏（《普济方·卷三百十五·膏药门》）

治一切痈疖疽毒、发背、脑疽、肠痈、痔瘘、疔疮、乳痈、虎狼刀箭所伤。一应无名肿毒,及攧扑损伤、车马搕伤、杖伤、悬痈并贴之。如痔瘘,丸如枣核,扑纤入;肠痈,丸如鸡实大,甘草汤送下三丸。

当归 防风（各一两） 大黄 赤芍药 黄芩 黄柏 生地黄 黄连 玄参 桔梗 官桂 白芷 木鳖子仁 杏仁 血竭 猪牙皂荚 没药 乳香（各半两，别研） 香油（二斤） 黄丹（一斤，别研）

上㕮咀。药入油浸三日，铫内同煎油药，候白芷焦色为度，每用槐柳枝各数十条搅动其油，文武火熬，却用布帛滤去滓，再入铫下丹，并乳没末，不住手搅，熬至紫色，及有青烟起，急去火，紧搅，滴水中成珠为度，看时候冷热，加减油并丹，临时通变，倾于净器盛之。修合时，于净室勿令鸡犬妇人见。

109. 韶粉膏（《普济方·卷三百十五·膏药门》）

治男妇恶疽疮毒、痔漏、发背、脑疽、瘰疬、疔疮。

韶粉（一两） 银朱 樟脑（各半两） 青盐（四钱） 松香（一两） 龙骨 虎骨（油炙，各半两） 白丁香 地龙（瓦焙，去土，各二钱） 穿山甲（二钱半） 全蝎（五枚，瓦煅，去稍） 乳香 没药（各一两） 血竭（六钱） 脑子（半钱） 轻粉（六钱） 麝香（半钱） 蛤粉（二钱）

上诸药锉如豆大，入油内浸三宿。文武火熬药色焦黄，滤去滓，再上火煎沸；先下黄丹，次下银朱，用柳枝三两根不住手搅，候药色略变，抬下，不住手搅成膏，滴水中成珠不散，轻重得所；温冷却次下药末，第一松、乳、没、血竭，第二龙骨、虎骨、韶粉、蛤粉，第三白丁、蝎、山甲、地龙，第四轻粉、脑、麝、樟脑。加狗脑骨烧灰末，搅匀入瓷罐内，掘坑埋三宿去火毒。摊贴。

110. 一善膏（《普济方·卷三百十五·膏药门》）

治小儿脾证，大人一切风气、气积、食冷积、气块，但有形之痈疽、疖毒、疔肿、杖疮之类。

木通 绵黄芪 羌活 川芎 生地黄 桃仁 白芷 连翘 元参 防风 木鳖子仁 当归（末） 乳香（另研） 没药（另研，各二两）

上除乳、没、当归外，余并锉用。真麻油四斤半，炒黄丹二十四两，续挑入油内，以柳枝三五条不住手搅之。丹不可老，火不可猛，直候丹变黑色，滴水不散为度，取出稍冷；却下乳没、当归末，再搅匀，慢火养一时许，露地毒一宿，蛤粉养之，旋

摊用。凡贴之，数日不可揭去，速则坐痛。

111. 长肉膏（《普济方·卷三百十五·膏药门》）

治疗疮长肉。

桑枝 柳枝 桃枝 槐枝 榆枝 枸杞枝

上各四十九寸，先以真麻油一斤熬滚，下枝在内，煎黄赤色去枝，入黄丹十两，柳枝不住手搅匀，滴试水中不散为度。倾入水盆内，候冷瓷器盛贮。凡用摊纸上，慢焦贴，长肌肉无痕。

112. 万宝代针膏（《奇效良方·卷之五十四·疮疡门·疮科通治方》）

治诸恶疮，肿核赤晕已成脓，不肯用针刺脓，此药代之。但用小针点破疮头，却贴上膏药，脓即自溃。

硼砂 血竭 轻粉（各一钱半） 金头蜈蚣（一个） 蟾酥（半钱） 雄黄（一钱） 片脑（少许） 麝香（一字）

上为细末，用蜜和为膏。看疮有头处，用小针挑破，以药些小在纸花上封贴，次早其脓自出。如腋下有栗核儿，名暗疔疮，或有走核，可于肿处，用针挑破，如前用之。忌鸡、羊、鱼、酒面等物，吃白粥三日为妙。

113. 神效乌金散（一名**首功玄黑散**）（《奇效良方·卷之五十四·疮疡门·疮科通治方》）

治痈疽、疔肿、时毒、附骨疽及诸恶疮。若疮黑陷，如石坚，烦渴危笃者，服此发汗疮起。

火麻头（火日采） 木贼（去节） 蛤蟆草头 小草乌头 桦皮节（酥炙） 麻黄（去根节） 苍耳头（五月五日午时收）

上晒干，各等分，同入银器内，盐泥固济，炭火内从早煅至申分，如黑煤色为度，碾为末。每服二钱，病重者三钱，用热酒调下。

114. 托里荣卫汤（《奇效良方·卷之五十四·疮疡门·疮科通治方》）

治痈疽疔肿及无名肿毒。

桂枝（七分） 人参 黄芪 红花 苍术 柴胡 连翘 当归身 羌活 黄芩 防风 甘草（炙，各一钱）

上作一服，水一盅，酒一盅，煎至一盅，食前服。

115. 托里散（《奇效良方·卷之五十四·疮疡门·疮科通治方》）

治一切恶疮发背,疔疽便毒,始发脉洪弦实数,肿甚欲作脓者。

大黄(三钱) 当归(二钱) 栝蒌根 皂角刺 牡蛎 朴硝 连翘(各一钱半) 金银花 赤芍药 黄芩(各一钱)

上作一服,水、酒各一盏煎至一盏,食远服。

116. 竹叶黄芪汤(《奇效良方·卷之五十四·疮疡门·疮科通治方》)

治疗肿诸疮,发热而渴。

淡竹叶 黄芪 人参 麦门冬 川芎 当归 芍药 黄芩 石膏 半夏 甘草(各一钱)

上作一服,水二盏煎至一盏,食远服。

117. 五圣散(《奇效良方·卷之五十四·疮疡门·疮科通治方》)

治疔疮。

皂角针(二两) 栝蒌(一个) 大黄 金银花 生姜 甘草(各一两)

上咬咀,用好酒二升同煎至八分,去滓,不拘时温服。

118. 神功散(《医方选要·卷之九·痈疽疮疖门》)

专治发背、痈疽,一切疔毒,并瘰疬等疮已、未成患者。效验不可备述。

川乌(火内炮,裂纹为度) 川黄柏(火炙,去粗皮)

上二味为细末后,各等分用。小儿或大人唾津调成膏,如唾少,漱口水亦可。发背、痈疽等疮才起者,敷于患处留头,候药干,用淘米水时常润湿,每日换药敷一次。如疮已成重患,将溃烂者先将槐枝、艾叶煎汤顿温,将疮洗净,用绢帛展去脓血,以香油润患处,用绵纸仍照患处剪成圆钱留头贴上,后用药涂于纸。如干,依前用淘米水润,日换一次,听其自然。流脓不可手挤。如敷药后,病人疮觉住疼减热即愈。如生肌则腐肉自落,腐而不落者,剪割亦可,最不宜用针。发背不宜贴膏药。凡医疮,屏去别医,止饮别药可治。忌气怒、房事、劳复,并孝服、体气、饮酒之人;饮食忌酒并羊、鸡、鱼、肉、瓜、茄、姜辣之物。若因气怒反复发肿者,依前治之。如治对口并脑疽,不必洗去旧药,逐次添药,恐动疮口惹风也。

119. 荣卫返魂汤(《医方选要·卷之九·痈疽疮疖门》)

治流注、痈疽、发背、伤折,非此不能效。至于救坏病,活死肌,弭患于未萌之前,拔根于既愈之后,中间全君臣佐使,如四时五行更相迭旺,真神仙妙剂,随证加减,其效无穷。何则?此药大能顺气匀血故也。

何首乌(不犯铁) 当归(酒洗) 木通 赤芍药(炒) 白芷(不见火) 茴香(炒) 乌药(炒) 枳壳(麸炒,恶心姜汁炒) 甘草(各等分)

上方止此九味,各等分咬咀。每服五六钱,或酒或水随证煎服;或为末,每服三钱,酒汤任下。病在上食后服,病在下食前服。若流注加独活,其他痈疽、疔肿,随证虚实寒热,斟酌加减,无不愈矣。

120. 赤芍药汤(《医方选要·卷之九·痈疽疮疖门》)

治一切疔疮痈疽,初觉憎寒疼痛。

金银花 赤芍药(各二钱) 大黄(二钱半) 栝蒌(半个) 当归 甘草 枳壳(炒,各一钱)

上咬咀,作一服,用水一盏,酒一盏,煎至一盏,不拘时服。

121. 追疔夺命汤

1)《外科集验方·卷上·疔疮论》

秘方速效,能内消肿。

羌活 独活 青皮(多用) 防风(多用) 黄连 赤芍药 细辛 甘草 蝉蜕 僵蚕 脚连(即鸡爪黄连,各等分)

加河车、泽兰、金银花。有脓加何首乌、白芷,要利加青木香、大黄、栀子、牵牛,在脚加木瓜各等分。

上咬咀。每服五钱,先将一服加泽兰(少用叶)、金银花各一两,生姜十片,同药擂烂,好酒旋之热服。不吃酒者水煎为妙,然后用酒水各一盏半,生姜十片煎,至热服,汗出为度。病退减后,再加大黄二钱,煎,至热服,再以利一二次,去余毒为妙。若心烦呕吐,加甘草节一钱,豆粉(酸浆水下);呕逆恶心,加乳香、豆粉(甘草汤下)。

2)《验方新编·卷二十四·疔疮部》

治疗疮。

蝉蜕(一钱) 青皮(一钱) 泽兰叶(一钱) 防风(一钱半) 黄连(二钱) 细辛(三分) 羌活(一钱) 僵蚕(二钱) 鲜首乌(两

钱）　草河车　藕节（各一钱半）　葱　姜

用水煎，入酒一杯服之，服后盖被取汗。如大便闭结，加生大黄二钱。

122. 紫金锭（《外科心法·卷七》）

治一切痈疽。

五倍子（焙，三两）　山慈姑（焙，二两）　麝香（三钱，别研入）　红牙大戟（焙，一两半）　随续子（去壳，去油，一两，研入）

上除续子、麝香外，三味为细末，却入研药令匀，用糯米煮浓饮为丸，分为四十锭。每服半锭，各依后项汤使服。如治一切药毒、蛊毒、瘴气，吃死牛、马、驼、骡等肉毒，发恶疮、痈疽、发背、无名疔肿，及蛇犬恶虫所伤，汤荡火烧，急喉闭、缠喉风，诸般头风、牙疼，用凉水磨搽。

123. 蟾酥丸

1）《医方集宜·卷之十·外科·治方》

治疗疮初起痒痛异常，速用此发汗。

朱砂　乳香　没药　雄黄

上为末，用蟾酥和作丸如绿豆大。每服三丸。用葱白二寸，当中分口将丸纳在内，以纸包酒，湿火炮，将熟去纸，乘热嚼碎，用热酒送下，取汗为度。

2）《证治准绳·疡医卷之一·肿疡·发表》

治疗黄，一切恶疮。

川乌　莲花蕊　朱砂（各一钱半）　乳香　没药（各二钱）　轻粉　蟾酥（各一钱）　麝香（五分）

上为细末，糊为丸豌豆大。每服一丸，病重者二丸，依前法服，取汗。

3）《奇方类编·卷下·疮毒门》

治一切疔疮发背，脑疽乳痈，附骨等疽，诸恶症歹疮，成麻木不痛，或呕吐心慌，或心神昏愦，急服此药。不起发者即发，不痛者即痛，昏愦者即苏，呕吐者即解，未成者即消，已成者即溃，真有回生之功，乃恶症中之至宝也。

蟾酥（三钱）　轻粉（五分）　枯矾　寒水石（煅）　铜绿　乳香（去油）　没药（去油）　胆矾　麝香（以上各一钱）　蜗牛（五个）　朱砂（三钱）

以上各为细末，称准。于端午日午时在净室中，先将蜗牛研烂，再同蟾酥和匀，方入群药捣极匀，丸如绿豆大。每服三丸，先用葱白五寸，患者自嚼烂吐手中（男左女右）包药在内，用无灰热酒送下，盖被出汗立效。

124. 地丁散（《医方集宜·卷之十·外科·治方》）

治疗疮初起发汗。

地丁草　独脚将军散　夏枯草（等分）

上捣饼，酒煎去渣，热服取汗。

125. 神仙救苦丹（《医方集宜·卷之十·外科·治方》）

治疗初起作痒。

蟾酥（五分）　巴豆（七个）　麝香（二分半）　五倍子（一钱）　密陀僧（一钱）

上为末，面糊调和，捏作饼子，贴患处。或用针刺出血，贴之更好。

126. 保生锭子（《医学纲目·卷之十九心小肠部·痈疽所发部分名状不同·疔疮》）

治疗疮，背疽，瘰疬，一切恶疮。

金脚信（二钱）　雄黄（三钱）　轻粉（二钱）　硇砂（三钱）　麝香（一钱半）　巴豆（四十九粒，另研，文武火炮，生用尤妙）　蟾酥（一钱）

上为细末，用黄蜡五钱溶开，将药和成锭子，冷水浸少时，取出旋丸，捏作饼子，如钱眼大。将疮头拨开，每用一饼，次用神圣膏，后用托里散。若疮气入腹危者，服破棺丹。

127. 阴阳黄（《医便·卷三·冬月诸症治例》）

治发背痈疽，疔疮恶节，一切无名肿毒，恶疮异症，焮热疼痛。初起未溃者服之妙。

锦纹川大黄（二两，一半炭火煨熟，不可过性了，一半生）　大甘草节（二两）

上为细末。每服一匙，空心温酒调下一二服，以利为度，立效。如无甘草节，终效不速。

128. 忍冬花酒（《医便·卷三·冬月诸症治例》）

治一切痈疽，发背疔疮，乳痈便毒，喉闭乳蛾等症，不问已溃未溃。

金银花，连茎叶捣烂取汁半钟，和热酒半钟热服，甚者不过三五服即愈。如无鲜者，用干的一二两，水一钟煎半钟，冲上热酒半钟和服。

129. 加味托里散（《脉症治方·卷之三·火门·疮疡》）

治发背痈疽。无分脑乳附骨等处，及诸疔瘰

病,一应肿毒。肿未成即散,已成即溃,败脓自出,腐肉自去,痛苦自减,大有神效,非常功也。

人参　黄芪　桔梗　防风(并去芦)　川芎　当归　官桂　厚朴　白芷(各一钱)　甘草(五分)　白芍药　木香　大腹子　乌药　枳壳　紫苏(各一钱)

上作一服,水一钟半,生姜二片,葱白一根,煎至七分,加酒一呷。病在上食后服,病在下食前服。

130. 仙方活命饮(《脉症治方·卷之三·火门·疮疡》)

治外科一切病症。已成即溃,未成即散,二三服立效,轻者一服即效。予用此方治乳痈瘰疬,大有奇效。

滴乳(另研,药熟化下)　防风　白芷　贝母　赤芍药　当归尾　明没药(研)　皂角刺　天花粉　甘草节　穿山甲(炮,以上各一钱)　陈皮　金银花(各三钱)

疗疮,加紫河车、草根三钱。

131. 追疗夺命丹(《赤水玄珠·第二十九卷·外科·疗疮》)

治疗肿。

羌活　独活　青皮(君)　防风(君)　黄连　赤芍　细辛　甘草节　蝉蜕　僵蚕　金线重楼　泽兰　金银花(各等分)

有脓加何首乌、白芷;要通利加青木香、大黄、栀子、牵牛;毒在下加木瓜。各等分。上每服五钱,先将一贴,加泽兰、金银花各一两,生姜十片,同药擂烂,好酒镟之,热服。不善酒者,水煎,仍以酒水各一盏半,生姜十片,煎至热服之,汗出为度。病退再加大黄二钱,煎热取利一两次,去余毒为妙。若心烦、呕吐,加甘草节一钱,绿豆粉一钱,酸浆水下。呕逆恶心,加乳香、豆粉,甘草汤下。

132. 化生丸(《古今医鉴·卷之十五·疗疮》)

治一切发背痈疽,无名肿毒,诸般恶毒疗疮,及治破伤风,阴证伤寒,并杨梅疮毒,筋骨疼痛等证,并皆一服奏效。

蟾酥(二钱)　血竭(二钱)　蜗牛(二十个,瓦上焙干,肉壳俱用)　铜绿(二分半,与上三味同研)　枯白矾(一钱)　轻粉(二钱,二味同研)　朱砂(三钱,研细,留一钱为衣)

上为细末,用人乳汁为丸如绿豆大,朱砂为衣。令病人嚼葱二根,令烂吐出,裹药三丸在内吞下,热酒送之。

133. 赵府小灵丹(《古今医鉴·卷之十五·疗疮》)

治一切恶毒疗疮,诸般无名肿毒及四时伤风伤寒,憎寒壮热,无汗初觉者。

乳香　没药　轻粉　血竭　朱砂　川乌尖　草乌尖　巴豆霜　细辛　蟾酥(等分)　麝香(减半)

上为末,糯糊丸黄米大,雄黄为衣。每服十五丸,小儿五七丸,用葱白三根劈开,入丸在内,细嚼好酒下。被盖汗出,避风,妇人有孕不可服。

134. 金蟾丸(《古今医鉴·卷之十五·疗疮》)

治疗疮。

朱砂　雄黄　轻粉　草乌　海金沙(各一钱)

上为末,用蟾酥为丸如绿豆大。每服三丸,以葱白一根,劈破夹药在内,线缚住,灰火煨令香,取去线,连须带药嚼下,以温水送之。被盖出汗,忌生醋、冷水。

135. 神仙解毒丸(《古今医鉴·卷之十五·疗疮》)

治疗疮、发背、鱼口诸般恶疮、肿毒初发,一服立消。

白矾　朱砂　连须葱

不拘多少,溶化作丸如绿豆大,为衣。每服十丸,用七八根,水煎一碗送下,立愈。已成者不伤生,未成者即消。

136. 老军散(《古今医鉴·卷之十五·疗疮》)

治发背、痈疽、疗疮、恶毒,一切无名肿痛、焮热初起未溃者。

大黄(半生半煨)　甘草节(等分)

上为细末,和匀。每用一匙,空心温酒调服一二服,疏利为度。

137. 还魂散(《古今医鉴·卷之十五·疗疮》)

凡患疗疮、痈疽、疖毒,此药能令内消去毒,化为黑水,从小便出,万无一失。

知母　贝母　白芨　半夏　天花粉　皂角刺　金银花　穿山甲　乳香(各一钱)

上锉一剂,无灰酒一碗,煎至半碗,去渣,只作一服温服,不得加减。再将渣捣烂,加秋过芙蓉叶一两,用蜜调井花水,和敷疮口上,如干再用蜜水润湿,过一宿,自然消。不必别用峻利之药,以伐元气也。

138. 类圣散(《古今医鉴·卷之十五·疔疮》)

治一切疔疮恶毒肿痛。

川乌　草乌　苍术　细辛　白芷　薄荷　防风　甘草(各五钱)

上为末,鸡子清调涂,留顶。

139. 点点金丹(《古今医鉴·卷之十五·疔疮》)

治一切疔疮发背,无名肿毒。

虾蟆(一罐)　雄黄(一两)　朱砂(一两)

三月清明,研细末,入罐内晒之,至端午日取出听用。如搽疮,用药磨水,点上立消。

140. 陶潜膏(《古今医鉴·卷之十五·疔疮》)

治疔疮肿痛,危急欲死者。

菊花叶,捣烂,敷上即苏。冬月光花,用菊根亦可。

141. 槐花酒(《仁术便览·卷四·诸疮》)

治发背及一切疔疮肿毒,不问已成未成,但焮痛者并治之。

槐花,微炒黄,乘热入好酒二钟,煎十余沸,连服二三服即愈。乳痈尤好。

142. 荆黄汤(《仁术便览·卷四·诸疮》)

治风热结滞,生疔疮。

荆芥穗(五钱)　大黄(二钱五分)

上水一盏半,煎服。

143. 国老散(《仁术便览·卷四·小儿诸病》)

治瘫疮、痘疹、疔肿、痈疽,诸般恶疮及中砒毒、菌毒、伤寒发狂言。

大甘草　大竹

五月初三四日,预选大甘草,不拘多少,研为细末,却入大竹一段,两头留节,一头钻小孔,入甘草末于内,其孔用木塞固,勿令泄气,用绳缚竹,候端五日时置粪缸中,以砖坠竹至底。四十九日取出,长流水洗净,候干,取药晒燥,再研贮磁器内。如遇小儿出痘见苗,每用一钱,淡砂糖水调服。并治诸般恶疮,又治天行瘟疫毒,加药内服。

144. 荆芥败毒散(《万病回春·卷之八·痈疽》)

治痈疽疔肿、发背乳痈等症,憎寒壮热,甚者头痛拘急,状似伤寒,一二日至四五日者,一二剂散其毒。轻者,内自消散。

防风　荆芥　羌活　独活　柴胡　前胡　薄荷　连翘　桔梗　枳壳　川芎　茯苓　金银花　甘草

大便不通加大黄、芒硝,热甚痛急加黄芩、黄连。上锉,生姜煎服。疮在上食后服,在下食前服。

145. 千金漏芦汤(《万病回春·卷之八·痈疽》)

治一切恶疮肿毒、丹瘤瘰疬、疔肿鱼睛、五发瘰疬。初起一二日,便如伤寒,头痛烦渴、拘急恶寒、肢体疼痛、四肢沉重、恍惚闷乱、坐卧不宁、皮肤壮热、大便闭结、小便赤黄并治。妊妇勿用。

漏芦　白蔹　黄芩　麻黄　枳实(麸炒)　升麻　芍药　甘草(炙)　大黄　芒硝　连翘

上锉作剂,水煎服。

146. 真人夺命饮(《万病回春·卷之八·痈疽》)

治一切痈疽疔肿,不问阴阳虚实善恶,肿溃大痛或不痛,然当服于未溃之先与初溃之际,如毒已失溃不可服,仍用一剂,大势已退,然后随症调治。

穿山甲(三大片,切,蛤粉炒成珠)　天花粉　甘草节　乳香(明透者)　赤芍　白芷(各一钱)　防风　贝母(各七分)　没药　皂角刺(各五分,炒)　陈皮(一钱半)　归尾(一钱半)　金银花(二钱)

上锉一剂,好酒煎,空心热服。能饮者,服后再饮酒三五杯,滓再煎服。在背俞,倍皂角刺;在腹膜,倍白芷;在胸胁,加栝蒌仁二钱;在四肢,倍金银花。

147. 神仙排脓散(《万病回春·卷之八·痈疽》)

治恶疮毒、风毒、疔疮、背花疮、小儿恶疮,脓血俱从大便中出。亦治气滞腹胀及妇人经闭不通。此方,壮实之人可用,虚弱者当忌之矣。

大黄(十二两,酒浸一宿晒干)　白芷　沉香　木香　乳香　没药　穿山甲(陈壁土炒,各

五钱)

上各为细末。量人虚实用之,实者不过三钱,虚者二钱半。临卧,用好生酒调服。服后,禁饮食汤水半日。五更觉腹内疼痛,动三五次,以稀米粥补之。服此药内有穿山甲,恐令人作呕,须慎之,即嚼生葱可止。

148. 龙芽一醉饮(《万病回春·卷之八·疔疮》)

治疔疮。

乳香　没药　绿豆粉

龙芽草,五月五日端午采收阴干,将好酒浸,捣取汁,入汁内同饮,将渣敷疮上。此日不许吃一些茶水,只可饮酒就洗,亦不可用水。

149. 神效丹(一名黑舌丹)(《万病回春·卷之八·疔疮》)

治伤寒初起,诸般恶毒、疔疮、发背,一切肿毒、遍身痒痛;又治伤寒咳嗽、鼻涕劳嗽久咳、小儿痘疮黑陷不起、喉痹肿痛;又治蛊毒并破伤风。

朱砂　雄黄　片脑(各五分)　乳香　没药　轻粉(各三分)　血竭(三钱)　真蟾酥(一钱)　麝香(当门子者,二分)

上共为末,用酥油或乳汁为丸如扁豆大。每一丸,嚼化,用好酒嗽咽下。

150. 小夺命丹(《万病回春·卷之八·疔疮》)

治脑疽及疔疮恶毒、无名肿毒。

千头子(即扫帚子)　槐花子　地丁

上三味各等分,水煎,通口温服。加蟾酥尤妙。

151. 千金消毒散(《万病回春·卷之八·疔疮》)

治一切恶疮、无名肿毒、发背疔疮、便毒初发,脉洪数弦实、肿甚欲作脓者。

连翘　黄连　赤芍(各一钱)　归尾(一两)　金银花(一两)　皂角刺　牡蛎　大黄　天花粉　芒硝(各三钱)

上锉,酒水各半,煎服。

152. 万病无忧膏(《万病回春·卷之八·膏药》)

治风寒湿气所致,跌扑闪挫伤损,一切疼痛,皆贴患处。心腹痛,俱贴患处,哮吼喘嗽,贴背心;泻痢,贴脐上;头痛、眼痛,贴太阳穴。及治一切无

名肿毒、痈疽发背、疔疮疖毒、流注湿毒、臁疮,初觉痛痒便贴患处即消;已成,亦能止痛箍脓、长肉生肌。

川乌　草乌　大黄(各六钱)　当归　赤芍　白芷　连翘　白蔹　白芨　乌药　官桂　木鳖子(各八钱)　槐枝　桃枝　柳枝　桑枝　枣枝(各四钱)　苦参　皂角(各五钱)

上锉剂,用真香油二斤浸药一宿,用火熬至药焦色,以生绢滤去渣不用,将油再熬一滚,入飞过黄丹十二两炒过,陆续下,槐柳棍搅不住手,滴水成珠为度;离火,吹入乳香、没药末各四钱,搅匀收贮,退火毒听用。一方加苏合香二钱尤妙。

153. 三白散(《云林神彀·卷四·诸疮》)

治诸疮恶毒,风毒疔疮,无名肿毒,百无一伤。

白及　白蔹(二两)　枯矾(五钱)

入水中,绵纸蘸水频搽处,搽后将药敷其中,消毒止痛加神速。

154. 追毒五香丸(《鲁府禁方·卷四宁集·痈疽》)

治发背疔疮。

丁香　木香　沉香　乳香　没药　血竭(各二钱)　巴豆(去皮净仁,三钱)

上为末,然后入巴豆,同研极细,重罗过,以磁器盛之,黄蜡塞口。临用时以生蜜调一丸,如小黄豆大,新汲井水送下,行三次疮即愈。又看疮势大小,药之多寡,若疮日久势大,药丸不过大黄豆大;若疮势新起,则丸药但如小豆大即可;若病势已急,口噤不能开,但得药下无不愈,乃用一大丸作二三五小丸灌之。此药旋用旋丸,不可预丸,积久而无用矣,神效。

155. 雄黄解毒丸(《鲁府禁方·卷四宁集·通治》)

治疔疮神效。

雄黄　郁金(各一两)　巴豆(去油,炒焦,八钱)　乳香　没药(各二钱)

上为细末,醋糊丸如绿豆大,朱砂为衣。每服五七丸,随引下。疔疮数日,毒气入内,服之即效。

156. 秘传阿魏万灵膏(《松崖医径·卷下·疮疡》)

治发背瘰疬疔肿,一切恶疮瘫痪、痛风脚气等证。

防风　荆芥　白芷　当归　黄连　黄柏　连

翘 蛇蜕 蜂房 白蔹 苍耳草 接骨草 羌活 山栀 大枫子 金银花 甘草 细辛 紫河车 何首乌 黑丑 桔梗 牡丹皮 车前子 苦参 白芨 草麻子 大黄（各二两） 穿山甲（四十片） 江子肉（八钱） 望见消（二钱） 木鳖子（四十个） 虾蟆（只） 柴胡 全蝎 半夏 升麻 南星 玄参 天花粉 川乌 牛膝 黄芪 两头尖 独活 斑蝥 地榆 五灵脂 槐角 苍术 藁本 赤茯苓 桃仁 三棱 莪术 小茴香 青木香 嫩松节（各一两） 威灵仙 天麻 藕节 薄荷 贝母 丹参 生地黄 乌药（各一两半） 血余（三钱，后入） 八角枫 叶下红（各四两） 槐枝（六两） 柳枝（六两） 黄丹（八两，水飞过，炒紫色）

上细切，用水八碗浸一日，煎稍干；下真麻油十六斤，同煎至穿山甲等药如炭黑滤去滓，入血余煎无形影，滴水中不散，再入黄丹。徐徐顺搅，煎至滴水成珠，再入后项药：蜈蚣两条，乌蛇肉四两，川乌、草乌、附子、白附子各一两，五加皮、紫荆皮各二两。上为细末，入膏药内，频频顺搅匀，退火入后项药：沉香、雄黄各一两，南木香、血竭、轻粉、赤石脂、龙骨各二两，乳香、没药各四两，麝香五钱，阿魏一两（用水另溶化，再入膏药内）。上为细末，入膏药内，顺搅匀，出火毒。瓷器收贮。

157. 保生锭子（《万氏家抄济世良方·卷四·疔疮》）

治发背、疔疮，救苦。

取真蟾酥三钱，青桑皮二两，同捣如泥，入雄黄二钱再捣掐作锭，每锭重六分，朱砂为衣，阴干。如发背用冷葱汤磨下八分，仍用冷葱汤漱口，亦咽下。再磨二分，用鸡翎扫患处，被盖出汗。疔疮用披针于疮头上刺一孔，用一分填孔内，二日烂出，亦用冷葱汤磨服，汗出力度。

158. 针头万应膏（《万氏家抄济世良方·卷四·疔疮》）

治诸般疔疮疽疖、恶毒歹疮。

乳香 麝香 雄黄（各一钱） 轻粉 硇砂 蟾酥 血竭（各三钱） 蜈蚣（一条，炒） 冰片（一分）

为末，研捣成丸黍米大。如疮有头，用针破出血捻一丸在内，用纸封或膏药贴之。

159. 乌金散（《证治准绳·疡医卷之一·肿疡·发表》）

治疗毒肿痛。

牙皂（四分） 人言（制） 蟾酥 麝香（各五分） 血余（煅过） 蛇蜕（煅过） 蜂房（煅，各一钱） 蝉蜕（酒洗） 血竭 乳香（炙） 僵蚕（炒去丝，各二钱） 辰砂（研，水飞） 雄黄 穿山甲（炙黄，各二钱五分） 全蝎（三钱，汤泡七次） 天龙（四钱，酒炙去头足） 川乌尖 没药（炙）

上各为细末，称准分两，和匀。每服三分，赤砂糖调葱头酒送下，取汗为度。

160. 万灵夺命丹（一名延寿济世膏）

1)《证治准绳·疡医卷之一·肿疡·攻里》

治一切疮肿疔疽，初起脉沉实，及服汗药后，毒气在里不尽者，宜此下之。

朱砂 盐花（各二钱半） 雄黄 明矾（生用） 枫香（各二钱） 赤石脂 黄丹 琥珀 轻粉（各一钱半） 麝香 片脑（各一钱） 巴豆（去壳，水煮十沸） 蓖麻子（另研，各四十九个）

上为末，用巴豆、蓖麻子膏，和药为丸；如和不就，加炼蜜就成膏，收瓷器内，如用时旋丸芡实大。每服一丸，井花水下，或汤亦得。忌热物半日，大人、小儿以意加减，与服。

2)《救急选方·下卷·疗疮急证门》

疗一切疔毒入腹，烦闷恶心，并痈疽发背恶疮。

朱砂（水飞） 蟾酥（人乳泡） 轻粉 胆矾（各五钱） 铜绿 血竭（各一两） 雄黄 枯矾（各二两）

共为细末，面糊丸芡实大。每服一丸，令病人先将葱白三寸嚼烂，吐在手心，将丸包在葱内，热汤吞下，出汗。

161. 如神托里散（《证治准绳·疡医卷之一·肿疡·内消》）

治发背等疮初起，又治疔疮，并一切肿毒及发散伤寒。

苍耳根 兔耳草根（又名一枝箭） 金银藤（用花亦可） 五味子根（各等分）

上㕮咀。每服五钱，用生白酒二盏煎至七分，去渣，服卧，盖取微汗，渣再煎。

162. 六灰膏（《证治准绳·疡医卷之一·肿疡·点药》）

治发背、疗疮、疖子、肿毒、疬疮、痔疮、痣子、肬子,其功用与硇砂膏同也。

灰苋　桑木　枣木　荞麦料　茄科(各烧为灰)　石矿灰(研细)

上件多少不妨,和匀,汤泡水淋,淋下之水,煎成膏如糊,装瓷器中。一应毒物,以膏点之。若点疡疮、痔疮,待烂去少许,再点之,再烂去,如是渐渐点去。

163. 二活散(《证治准绳·疡医卷之二·疔疮·发表》)

治疔疮。

羌活　独活　当归　乌药　赤芍药　金银花　连翘　天花粉　甘草节　白芷(各四钱半)　红花　苏木　荆芥　蝉蜕　干葛(各三钱)　檀香(二钱)

上为细末。每服三钱,煎苍耳汤调下。

164. 雄黄丸(《证治准绳·疡医卷之二·疔疮·发表》)

巴豆(十四粒)　麝香(少许)　全蝎　牙皂　雄黄　大黄　郁金(各一钱)

上末米糊丸,如绿豆大,朱砂为衣。每服五七丸,茶清送下,以利为度。

165. 御史散(《证治准绳·疡医卷之二·疔疮·发表》)

治疔疮。

生铁锈(三钱)

为末。木香磨酒调下,分病上下,食前食后服之,得微汗而愈。

166. 加减通圣散(《证治准绳·疡医卷之二·疔疮·表里》)

治疔疮、瘴气、紫游风等证。

防风　荆芥　连翘　赤芍药　当归　川芎　桔梗　黄芩　栀子　甘草　青木香　玄参　牛蒡子　大黄　芒硝　紫金皮　鸡屎子　诈死子　谷藤根　芙蓉根　嫩柏根　青玉义

上,薄荷、生地黄煎服。

167. 加减追疔夺命汤(《证治准绳·疡医卷之二·疔疮·表里》)

治疔疮及痈疽发背恶疮,焮赤肿痛;刨人或紫游风、赤游风并大效。

防风　赤芍药　连翘　羌活　独活　细辛　青皮　僵蚕　蝉蜕　青木香　甘草节　金银花　紫河车　独脚莲

上,生姜、泽兰、生地黄煎服。病势退减,加大黄取利下三五行,去大黄。

168. 防风当归汤(《证治准绳·疡医卷之二·疔疮·表里》)

治疔疮发热,大便实者。

金银花　山茨菇　青木香　当归　赤芍药　白芷　防风　荆芥　连翘　升麻　羌活　独活　甘草　大黄

上,薄荷、生地黄煎服。

169. 雄麝汤(《证治准绳·疡医卷之二·疔疮·表里》)

解疔毒如神。

雄黄　朱砂　麝香(各另研)　乳香(另研,各一钱)　白芷　茜草根　真绿豆粉　地丁草(各二钱)　牡蛎　僵蚕　牛蒡子(炒)　大黄　金银花　青木香　栀子　荆芥穗　朴硝　甘草(各一钱)　胡桃(二个,去壳膜)

上以白芷以后十四味细切,用无灰酒一碗,浸少时擂细;又加水一碗,同煎至一碗,去粗及浊脚,入前雄黄等五味,调匀作一服。更审患处经络分野,依东垣引经泻火药,加之尤妙。欲利倍加大黄、朴硝二味,临后下。

170. 解毒消瘴散(《证治准绳·疡医卷之二·疔疮·消瘴解毒》)

治疔疮、瘴气发热者。

柴胡　黄芩　黄柏　栀子　木通　赤芍药　当归　防风　连翘　大黄　甘草　青木香　紫金皮　鸡屎子　诈死子　青玉义　嫩柏根　苦花子

上,薄荷、生地黄煎服。

171. 青黄消毒散(《证治准绳·疡医卷之二·疔疮·消瘴解毒》)

治疔疮、瘴气,服凉药过剂,沉而不发不退者。

雄黄(研)　大小青(各一两)　八角茴香(五钱)

上末,陈酒调服。又以醋和米泔涂患处,一日服三次。

172. 四神丹(《证治准绳·疡医卷之二·疔疮·消瘴解毒》)

治因剥割瘴死牛马猪羊,不避其气,以中其毒,或因食瘴死牛马猪羊之肉者,或手足各处发疔毒,或起紫泡,或起堆核,初则刨人,次渐肿大疼痛不可忍,瞀闷发热,口渴心烦,四肢强痛,头目昏花，一切瘴毒并皆治之。先服此药，次服劫瘴消毒散。

苦花子（又名毛连子，又名小叶金鸡舌，梗叶俱用）　土木香（根名青木香，梗名天仙藤，花名马兜铃）　仙人薯（用根，新鲜生者为妙，干者次之，各二两）　晚蚕沙（一两）

上铡碎，擂水和煮粽汁，冷服。热极，加芭蕉心；小便不利，加琉璃草，又名耳环尻，擂和前药服之。

173. 万全散（《证治准绳·疡医卷之二·疔疮·消瘴解毒》）

治瘴气、时毒、疔疮、蛇犬咬等证。

嫩柏根　水圹根　狸咬柴　乌苞根　青玉义　生蓝叶　溪枫根　穿山蜈蚣

上，薄荷煎服，及调雄黄末服，或合七神散更妙。

174. 七圣紫金锭（《证治准绳·疡医卷之二·疔疮·消瘴解毒》）

治疔疮、瘴气、时毒等证。

土木香　苦花子　仙人薯　晚蚕沙　柏花（各一两）　朱砂　雄黄（各三钱）

上末，秫米糊为丸。以毛屎梯根，磨水化下。

175. 朱墨丸（《证治准绳·疡医卷之二·疔疮·消瘴解毒》）

治疔疮，瘴毒。

朱砂　京墨（各等分）

上末，以蟾酥汁为丸如梧桐子大。每服二丸，以葱白煎汤吞下，日服一二次。

176. 祛瘴散（《证治准绳·疡医卷之二·疔疮·消瘴解毒》）

治疔疮、瘴毒、蛇伤、热腹痛、热喉风，并效验如神。

苦花子（又名，苦花椒）

上，擂水服，夏月冷服，冬月温服。

177. 天马夺命丹（《证治准绳·疡医卷之二·疔疮·消瘴解毒》）

治疔疮、蛇伤、犬咬、鼠咬。

青木香（土者，根梗俱可用）

上末。每服一钱，蜜水调下。凡治瘴气、蛇伤，不可缺此药也。

178. 万病解毒丸（《证治准绳·疡医卷之二·疔疮·消瘴解毒》）

治疔疮、痈疽、发背、肿疡、时毒、狐狸毒、鼠莽毒、丹毒、惊毒、瘴、毒、风毒、热毒、虫毒、河豚、疫死牛马猪羊毒、蛇犬、蜈蚣、蜂蝎、百虫螫咬毒、汤火所伤、中恶邪气无名肿毒、菰毒、砒毒、药毒、疮毒、光粉毒、轻粉丸，一切邪热之毒，悉皆治之。

麝香（二钱）　朱砂（五钱）　山豆根　雄黄　续随子（取仁）　紫河车　独脚莲（各一两）　红牙　大戟（一两五钱）　山茨菰（二两）　五倍子（三两）

上末，秫米糊和匀，杵捣一千余下，印作锭子，随意大小。每服一锭，井水磨化，冬月用薄荷汤磨服，日可进二三服。

179. 刷瘴散（《证治准绳·疡医卷之二·疔疮·消瘴解毒》）

治疔疮、瘴毒。服药后，可用此药刷涂。

生蓝叶　地薄荷　紫金藤

上擂米泔水，暖刷患处，次加蚕沙、凌霄花、鸡冠花，二花如无，以叶代之。

180. 揿瘴散（《证治准绳·疡医卷之二·疔疮·消瘴解毒》）

治疔疮、瘴毒，溃烂成疮。

柏树皮（去外面粗皮）　侧柏叶（各等分）

上细末。以柏油先刷，次揿末。

181. 郭氏寸金锭子（《证治准绳·疡医卷之二·疔疮·外治》）

治疔毒恶疮。

朱砂（三钱）　黄丹　明矾（枯）　砒霜　轻粉　花碱　白芨（各一钱半）　蟾酥　脑子　麝香（各少许）

上研极细末，稠糊和为锭子，用之。

182. 郭氏提疔锭子（一名**透肉锭子**）（《证治准绳·疡医卷之二·疔疮·外治》）

治疔疮危笃，发昏，兼治瘰疬。

雄黄　朱砂（各二钱）　青盐　砒霜（生）　白丁香　斑蝥（支翅足）　轻粉（各一钱五分）　蟾酥　麝香（各一钱）　黄蜡　蓖麻子（三七粒）

上为细末，于银器内或瓷器，先将蜡溶开，和前药丸，如桐子大，捻作饼子。用针刺破疔疮，放一饼子于疮头上，又刺四边五七下，恶血出为妙，却用软膏药贴之，立验。

183. 郭氏守效散（《证治准绳·疡医卷之二·疔疮·外治》）

点疔疮恶肉。

砒霜(生) 白丁香 松香 轻粉 川乌 生矾(各二钱) 蜈蚣(一条,焙干)

上为极细末。铍针刺破疮口,令血出,唾津调药贴之疮上,其根自溃。

184. 拔疔方

1)《证治准绳·疡医卷之二·疔疮·外治》

治疔疮不出者,用此药以拔出之。

巴豆(半粒,去壳) 磁石

上为末。用葱涎同蜜为膏,以敷疮上,疔疮自出。

2)《绛囊撮要·外科》

治疔疮。

地鳖虫(一个)

以湿草纸包数重,瓦上炙,俟草纸成灰,剥出研末。黑糖油调敷,依根盘围起,围至疔边,空出疔头,两个时辰,其疔自出。

185. 麻虫膏(《证治准绳·疡医卷之二·疔疮·外治》)

治疔疮。

上将麻虫一条捣烂,入好江茶,和作饼子如钱眼大。以羊角骨针挑疮头,按药在上,醋糊纸贴之,膏药亦可,其毒出为效。

186. 蛴螬膏(《证治准绳·疡医卷之二·疔疮·外治》)

治疔毒。

蛴螬(三个,肚白者,佳) 黄麻虫(十个)

上二味捣匀,拨破患处贴之。如患在手足间,有红丝上臂,丝尽处将针挑断出血,仍用前药。

187. 敷疔膏(《证治准绳·疡医卷之二·疔疮·外治》)

治疔疮及无名肿毒、瘴气等证。

生蓝叶(不拘多少,洗净)

上叶以捣烂敷贴患处,以梗煎酒服。

188. 蟾酥走黄丸(《证治准绳·疡医卷之二·疔疮·走黄》)

治疔疮走黄。

朱砂(研) 黄丹(飞) 白面(各等分)

上末,取蟾酥搜作剂,丸如麦粒大。先刺疮口,次安一粒在疮口内,仍以水沉膏贴之。又以五七丸,葱汤吞下,发汗即愈。

189. 五疔五发奇效丸(《万氏家抄济世良方·卷四·痈疽》)

治疔疮发背。

乳香 没药 血竭 木香 巴豆(不去油,各一两)

为末,炼蜜丸龙眼核大。每服一丸,时酒嚼葱烂送下。

190. 大黑虎膏(《万氏家抄济世良方·卷四·痈疽》)

痈疽发背、跌扑损伤、折骨、疔疮并皆治之。

白芷 大黄 黄连 白及 白蔹 黄芩 木鳖子 黄柏 羌活 独活 金毛狗脊 杏仁 当归 芍药 川芎 肉苁蓉 生地 前胡 肉桂 柴胡 荆芥穗 黄芪 连翘 防风 草麻子(各一两) 乳香 没药 血竭(各一两) 樟脑 血余(各四两) 香油(三斤) 飞丹(一斤) 麝香(五钱) 槐柳枝(各二两)

上乳香等细药另研听用,余药入油熬黑枯色,滤去渣再熬滴水不散,入飞丹,以槐枝不住手搅,入水和软,不断不粘住火,入乳香、没药、血竭三味,次入樟脑、麝香搅匀,收用摊贴。

191. 呼脓长肉膏(《万氏家抄济世良方·卷四·痈疽》)

痈疽、发背、疔疖等毒已破出脓者,用油摊贴。如脓多,以绢揩净,火边略烘再贴,第三次不可用矣。另换一个再贴,俟疮势将收口,量疮大小贴之。

麻油(三斤) 发一团(入油熬化,次入后药) 当归 黄芪 黄连(各一两半) 黄柏 大黄 黄芩 白芷 杏仁 防风 荆芥 羌活 独活 连翘 山栀(各一两) 赤芍 地黄 白及 金银花 青藤(各八钱) 桃柳槐枝(各七寸)

煎法通以前药。入油内熬枯黑色为度,住火去渣,用飞过黄丹八两,黄蜡五两,沥青二两同煎至油滚,渐渐加之滴水软硬得所不粘乎为度,加乳香、没药各六钱,轻粉五钱,血竭三钱,收用摊贴。

192. 龙牙一醉饮(《万氏家抄济世良方·卷四·疔疮》)

治疔疮。

龙牙草,五月五日午时采取阴干,用好酒浸捣绞汁,量加乳香、没药、绿豆粉和饮,将渣敷疮上。不许吃茶水,只可饮酒,即洗面亦用酒。

193. 神授卫生汤(《外科正宗·卷之一痈疽

门·杂忌须知第十四·肿疡主治方》）

治痈疽、发背、脑疽、对口、丹瘤、瘰疬、恶毒疔疮、湿痰流注及外科一切疮症，但未成者即消，已成者即溃。能宣热散风，行瘀活血，解毒消肿，疏通脏腑。且药性平和，功效甚速，诚外科首用方也。

羌活（八分）　防风　白芷　穿山甲（土炒，研）　沉香　红花　连翘　石决明（煅，各六分）　金银花　皂角刺　归尾　甘草节　花粉（各一钱）　乳香（五分）　大黄（酒拌炒，二钱，脉虚、便利者不用）

水二碗煎八分，病在上部先服药，随后饮酒一杯；病在下部先饮酒一杯，随后服药以行药势。

194. 保安万灵丹（《外科正宗·卷之一痈疽门·杂忌须知第十四·肿疡主治方》）

治痈疽、疔毒、对口、发颐、风湿、风温、湿痰流注、附骨阴疽、鹤膝风症，左瘫右痪，口眼㖞斜，半身不遂，气血凝滞，偏身走痛，步履艰辛，偏坠疝气，偏正头痛，破伤风牙关紧闭，截解风寒，无不应效。

茅术（八两）　全蝎　石斛　明天麻　当归　甘草（炙）　川芎　羌活　荆芥　防风　麻黄　北细辛　川乌（汤泡去皮）　草乌（汤泡去皮尖）　何首乌（各一两）　明雄黄（六钱）

上为细末，炼蜜丸弹子大。每药一两分作四丸，一两作六丸，一两作九丸三等做下，以备年岁老壮、病势缓急取用。预用朱砂六钱，研细为衣，瓷罐收贮。如恶疮初起二三日之间，或痈疽已成至十朝前后但未出脓者，状若伤寒，头疼烦渴，拘急恶寒，肢体疼痛，恶心呕吐，四肢沉重，恍惚闷乱，坐卧不宁，皮肤壮热。

195. 内固清心散（《外科正宗·卷之一痈疽门·杂忌须知第十四·肿疡主治方》）

治痈疽、发背、对口、疔疮，热甚焮痛，烦躁饮冷，有此症者可预防毒气内攻，当服此药，庶不变症。

茯苓　辰砂　人参　玄明粉　白豆蔻　甘草　乳香　明雄黄　冰片（一钱）　真豆粉（二两）

上为细末。每服一钱五分，蜜汤调下，不拘时候。

196. 如意金黄散（《外科正宗·卷之一痈疽

门·杂忌须知第十四·肿疡主治方》）

治痈疽、发背、诸般疔肿、跌扑损伤、湿痰流毒、大头时肿、漆疮、火丹、风热天泡、肌肤赤肿、干湿脚气、妇女乳痈、小儿丹毒，凡外科一切诸般顽恶肿毒，随手用之，无不应效，诚为疮家良便方也。

天花粉（上白，十斤）　黄柏（色重者）　大黄　姜黄（各五斤）　白芷（五斤）　紫厚朴　陈皮　甘草　苍术　天南星（各二斤）

以上共为㕮咀片，晒极干燥，用大驴磨连磨三次，方用密绢罗厨筛出，瓷器收贮，勿令泄气。凡遇红赤肿痛，发热未成脓者，及夏月火令时，俱用茶汤同蜜调敷；如微热微肿及大疮已成，欲作脓者，俱用葱汤同蜜调敷；如漫肿无头，皮色不变，湿痰流毒、附骨痈疽、鹤膝风症等病，俱用葱酒煎调；如风热恶毒所生，患必皮肤亢热，红色光亮，形状游走不定者，俱用蜜水调敷；如天泡、火丹、赤游丹、黄水漆疮、恶血攻注等症，俱用大蓝根叶捣汁调敷，加蜜亦可；汤泼火烧，皮肤破烂，麻油调敷。具此诸引理取寒热温凉制之。又在临用之际，顺合天时，洞窥病势，使引为当也。

197. 黄连解毒汤（《外科正宗·卷之二上部疽毒门·疔疮论第十七·疔疮主治方》）

治疔毒入心，内热口干，烦闷恍惚，脉实者宜用。

黄连　黄芩　黄柏　山栀　连翘　甘草　牛蒡子（各等分）

水二钟，灯心二十根，煎八分，不拘时服。

198. 回生丹（《景岳全书·卷之六十四春集·外科钤古方·外科》）

专治一切疔毒。

金脚信　明硇砂　明乳香　半夏　上红丹（各五分）　巴豆肉（不去油）　明雄黄　大南星　南硼砂（各一钱）　大斑蝥（十五个，去头足翅）

上为细末，旋取蟾酥和丸麻子大，朱砂为衣。每服十五丸，好酒下，看疮生上下，食前后服，能饮者至醉为佳。凡肿毒失治，毒气入腹，用此药能起死回生，服药后吐泻俱作乃苏。

199. 三品锭子（《景岳全书·卷之六十四春集·外科钤古方·外科》）

治瘰疬，气核，疔疮，发背，脑疽诸恶证。

白明矾（二两）　白砒（一两半）　乳香　没

药(各二钱半) 牛黄(三分)

上将砒末入紫泥罐内,次用矾末盖之,以炭火煅令烟尽取出,并各药俱研极细末,用糯米糊和为挺子,状如线香,阴干。纴疮内三四次,年深者五六次,其根自腐。如疮露在外,更用蜜水调搽,干上亦可。

200. 托里十宣散(《简明医彀·卷之八·诸方法》)

治痈疽、疔疮、发背。未成脓犹可散,已成速溃,脓出切勿手挤,恶肉自去,不必用针,此药用于前药之后八九日间。

人参 黄芪(蜜炒) 当归(酒,各一钱) 川芎 防风 桔梗 白芷 厚朴 薄桂 甘草(生,各一钱)

上为细末。每服三钱,黄酒调下,不饮酒,木香汤调下,煎亦可。痈疽肿毒,倍白芷;不肿痛,倍官桂;不食加砂仁、香附;痛甚加乳香、没药;水不干,知母、贝母;不破,皂刺;咳,陈皮、杏仁、生姜;大便秘,大黄、枳壳;小便涩,麦冬、车前、木通、灯心。

201. 麻油酒(《简明医彀·卷之八·诸方法》)

治疔疮、发背诸毒。

真芝麻油(一斤)

熬滚,取起,陆续和好酒饮。

202. 神奇无敌膏(《简明医彀·卷之八·诸方法》)

一切痈疽危毒,兼服紫金锭,诸解毒,煎丸药。

桑柴灰(五升,绵纸衬淘箩内,滚水淋汁,钵盛,味淡则止,入碗重汤熻浓如稀糊) 茄秆灰 石灰(各五升,依前法取汁)

三汁熬成膏(亦可点轻毒),每膏一两调细,药取极真好者:

朱砂 雄黄 珍珠(绵裹打细,俱水飞,晒,重研万下) 冰片 硼砂 轻粉 乳香 没药(俱人乳研化,各四分) 蟾酥(酒研,五分) 铜青(三分) 明矾 火硝(各六分) 牛黄 麝香(各二分) 卤砂(五厘)

和研万下,膏搅极匀,小口瓶塞紧,黄蜡厚封。每用少许,涂毒正顶(勿着好肉),药干,醋蜜润化,其毒爆出黑血、毒水,即时松解。疔疮加铁锈黄(细研)涂顶,经宿,根出。

203. 圣功丸(《简明医彀·卷之八·疔疮》)

一切痈疽、疔毒、发背初起,小儿痘疮黑陷、喉闭、蛊毒、破伤风等证。

血竭(二钱) 蟾酥(真者,一钱) 雄黄 朱砂 冰片 乳香 没药(各五分) 轻粉(三分) 真麝香(二分)

上为末,用人乳研化,蟾酥为丸如黄豆大。每服一丸,嚼化,好酒咽下。

204. 八宝散(《简明医彀·卷之八·疔疮》)

疔如白泡轻、黄黑根紫,胀痛,头疼,寒热烦呕,指冷,狂躁,胸满,危急将死,服。戒谷味。

牛黄 珍珠 琥珀 朱砂 雄黄 犀角 金箔 麝香 冰片(研极细)

金与银煎汤调下。

205. 围毒散(《简明医彀·卷之八·疔疮》)

治疗痈诸毒。

川乌 草乌 苍术 细辛 白芷 薄荷 防风 甘草

各等分,为末,鸡子清调,留头。

206. 简便方(《简明医彀·卷之八·疔疮》)

治疔毒。

莴苣,捣汁敷,冬用苗为末,水调。

207. 太乙神应膏(《丹台玉案·卷之六·痈疽门·立方》)

治发背痈疽,疔疮肿毒,跌打损伤,心疼腿痛,一切外科百病,无不效验。

川乌 草乌 黄连 黄柏 赤芍 白芍 玄胡索 当归尾(各二钱) 良姜 木鳖子 僵蚕 乱发(各五钱) 紫荆皮 地龙 石南藤 穿山甲 白芷 川芎 白牵牛 槐花 五倍子 地骨皮 杏仁 花椒 大茴香 茅香 玄参 苍耳子 桂皮 南星 栝蒌仁 苦参 苍术 五加皮 防风 熟地 密陀僧 丁香 内消 生地 薰本(各一钱) 何首乌 细辛(各二钱五分) 江子(三十粒,去壳) 蓖麻子(三十粒,去壳) 旱莲草 人参 百药煎 黄芪 甘草节 羌活 五灵脂 独活 地蜈蚣根(各一两)

前药各为㕮咀片,用麻油一斤半,浸二宿。入铫内文武火,熬至黑色,滤去渣,却将后药为末,次第加入:

广木香 安息香 琥珀 芸香(各二钱) 乳香 没药 血竭 降香 韶粉 自然铜(各一钱

五分,醋淬三次) 桑白皮 白芷 白蔹 雄黄(各五钱) 黄丹(六两,夏月加三两,炒黑色)

上各为末,入油,次下黄丹,以槐柳条不住手搅,滴水成珠为度。

208. 拔毒丹(《丹台玉案·卷之六·疔疮门·立方》)

治一切疔疮。

蜣螂(一个,去翅足) 硇砂(五分) 白矾(三分)

上为末,以葱汁为丸如绿豆大。先以三棱针刺破疮,将此丸以镊簪脚捺入,须臾大痛,变作黄水而出。

209. 红玉散(《丹台玉案·卷之六·疔疮门·立方》)

治疔疮不收口。

轻粉 血竭(各三钱) 珍珠 甘草 黄连 铅粉(各二钱)

上为细末,掺上即愈。

210. 比天膏(《医灯续焰·卷十三痈疽脉证·第七十四附方》)

治疔疮。

麻黄 川芎 白芷 薄荷 草乌 全蝎(各二两) 防风 连翘 黄芩 黄连 大黄 知母 贝母 当归 苍术 羌活 桔梗 柴胡 荆芥 五倍子 海螵蛸 白蔹 穿山甲 木鳖子 大风子 蛇蜕 栀子 血余(各三两) 椿皮 桑枝 槐枝 柳枝(二寸许者,各二十段) 片脑(一钱) 麝香(二钱) 乳香 没药(各五钱) 龙骨 血竭(各三钱) 轻粉(二两) 赤石脂(三钱)

上麻黄等粗药,入麻油内浸一宿,文武火熬至药枯黑色,去滓再熬,滴水成珠。每油二斤,入密陀僧一斤,收成膏。下片脑细药,柳枝不住手搅,入水中,出火毒收用。

211. 许真君七宝如意仙丹(《秘方集验·诸虫兽伤·余方补遗》)

服之者,百疾悉瘳。

川乌(炮,刮去皮尖) 川黄连(去芦须) 人参(去芦) 茯苓(去皮) 干姜(慢火煨) 桔梗(去芦) 肉桂(去皮,日晒) 石菖蒲(洗净) 厚朴(去皮,姜汁浸) 吴茱萸(去梗,盐汤浸一宿,炒) 柴胡(去芦) 紫菀(去须洗净) 川椒(去子,炒去汗) 猪牙皂角(去皮,日晒) 当归(酒洗净) 木香 大附子(一个,童便泡,去皮脐) 巴豆(去壳,用纸压去油务尽,南人去,五钱)

以上十八味,各一两,加槟榔一两,选用道地,拣净称明。五月五日午时,或每月上七日,遇庚申、甲子、福生天德吉日,预择鸡犬不闻处为丹室,屏除人事,先安奉真君神位具供,叩陈合药救人情旨,如法炮制。共为极细末,入柏中,杵三千下,炼蜜或面糊为丸梧桐子大,上好辰砂为衣,洁诚收贮。遇病,照引五更时吞服立效。禁荤腥、生冷一二日。药引丸则:温疫热病,三丸、五丸,俱井水下。阴阳二毒、伤寒、伤风,三丸、五丸,俱薄荷汤下。阴症伤寒,九丸,姜汤下。鬼紫邪气,七丸;岚障,不服水土、时灾、伏尸、五痫、怔忡,三丸;癫狂,五丸、九丸,俱黑枣煎汤下。大麻风成块,遍身麻木,面如虫行,口眼歪斜,脱眉烂肉,左瘫右痪,偏正头风,五丸、七丸;鹤膝、紫白癜、风痰、风癣,三丸、五丸,俱荆芥煎生酒下。误吞毒药,九丸;消渴、泄泻,三丸;诸痢、大小便闭,七丸;酒毒、便红,三丸、五丸;喉闭,七丸、九丸;腮肿、丹瘤、痈疽、疔疬,五丸、七丸,俱温酒下。赤痢,黄连煎汤下。

212. 神化丹(《医宗说约·卷之五·补遗神效方》)

治痈疽疔毒,一切无名痈肿初起,服之立消。双解表里,疏通经络,以毒攻毒,削坚导滞。

乳香(去油) 没药(去油,各二钱) 槟榔 黑丑(头末) 母丁香 山棱(醋炒) 蓬术(醋炒) 巴豆 荆芥 桔梗 大黄 赤芍 川芎 草乌 熟地 何首乌 五灵脂 桂枝 当归 小茴 白蔻(去壳) 斑蝥 连翘 朱砂 全蝎(去足) 雄黄 杏仁(炒) 麻黄(各三钱) 穿山甲(三钱) 麝香(五分) 甘草(三钱) 蜈蚣(大者,去拑,一条)

共有三十二味,各为极细末,称准和匀,水滴为丸,丸如卜子大,朱砂为衣。每服三分,煮酒送下,尽醉为度,被盖出汗。孕妇忌服。

213. 神效千捶膏(《医宗说约·卷之五·补遗神效方》)

治疮疡、疔毒初起,贴之即消,及治瘰疬连根拔出,小儿蟮攻头,大小臁疮,久不收口用之。

白嫩松香(抹净,四两) 蓖麻子仁(去壳净,七钱) 土木鳖(去壳,五个) 杏仁(去皮,一

钱）　铜绿（研细，一钱）　巴豆肉（五粒）　乳香　没药（各二钱）

上合一处，石臼内捣二千余下，即成膏矣。取起浸清水中，用时随疮大小，用手捻成薄片贴疮上，用绢盖之。

214. 立应绀珠丹（《外科大成·卷一·主治方·肿疡主治方》）

治痈疽疔毒、对口发颐、风湿风温、湿痰流注、附骨阴疽、鹤膝风症、左瘫右痪、口眼㖞斜、半身不遂、气血凝滞、遍身走痛、步履艰辛、偏坠疝气、偏正头痛、破伤风牙关紧闭。截解风寒，无不应效。

茅术（八两）　全蝎　石斛　明天麻　当归　甘草（炙）　川芎　羌活　荆芥　防风　麻黄　北细辛　川乌（汤泡去皮）　草乌（汤泡去皮尖）　何首乌（各一两）　明雄黄（六钱）

上为细末，炼蜜丸弹子大。每药一两分作四丸，一两作六丸，一两作九丸三等，做下以备年老壮病势缓急取用。预用朱砂六钱，研细为衣，瓷罐收贮。如恶疮初起，二三日之间，或痈疽已成至十朝前后。但未出脓者，状若伤寒，头痛烦渴，拘急恶寒，肢体疼痛，恶心呕吐，四肢沉重，恍惚闷乱，坐卧不宁，皮肤壮热。

215. 乳香定痛散（《外科大成·卷一·主治方·肿疡主治方》）

治痈疽发背诸毒、疔疮疼痛不可忍者。或未成者速散，已成者速溃，败腐脓毒，不假刀砭，其恶毒自然脱下；及治打扑伤损，筋骨疼痛，并宜服之。

乳香　没药（各五分）　黄芪　人参　甘草　归身　川芎　白芍　陈皮　熟地黄　粟壳（去筋膜，蜜炒，各一钱）

水二钟煎八分，随病上下服之。

216. 离宫锭子（《外科大成·卷一·主治方·肿疡敷贴类方》）

治一切皮肉不变，漫肿无头，肿毒疔毒。

京墨（一两）　蟾酥　胆矾　血竭（各三钱）　朱砂（二钱）　麝香（一钱五分）

上为末，用凉水调成锭。凉水磨如墨，照前法涂之。

217. 三品一条枪〔《外科大成·卷二分治部上（痈疽）·颈项部·瘰疬主治方》〕

治瘰疬疔毒、发背脑疽等症。

明矾（二两）　白砒（一两五钱）

共为末，入小罐内，炭火煅红，青烟尽，白烟起片时，约上下通红，住火置地上，一宿取出，约有净末一两。加明雄黄二钱四分、乳香一钱二分，共为细末。厚糊调稠，搓条如线，阴干。凡遇前症，有孔者纴入孔内，无孔者先用针放孔，早晚插药二次，插至三四日后，孔大者每插十余条，至七日，患孔药满足方住。以后患处四边裂开大缝，共至十四日前后，其疗核、瘰疬、痔漏诸管，自然落下。随用对症药敷，绛珠膏生肌。

218. 连翘败毒散（《济世神验良方·外科附录》）

治痈疽发背、疔疮，一切无名肿毒，憎寒壮热二日至四五日者。

连翘　金银花　柴胡　防风　羌活　独活　前胡　荆芥　枳壳　桔梗　茯苓　川芎　薄荷　甘草　姜

煎热服。如热甚痛甚，加芩连；如大便闭，加黄硝。

219. 仙菊饮（《洞天奥旨·卷八·疔疮》）

治疗疮痛甚，无论各疗，治之皆验。

菊花根叶（共用二两）　生甘草（为末，三钱）

将菊花根叶捣汁，取白布绞汁，再用滚水冲在菊花根内，仍用布沥出汁，调生甘草末饮之，入口即愈。

220. 散疔汤（《洞天奥旨·卷八·疔疮》）

治诸样疔疮。

紫花地丁（一两）　连翘（三钱）　夏枯草（一两）

水煎服，一剂即消，二剂全愈。

221. 慈姑汤（《洞天奥旨·卷八·疔疮》）

统治诸疗，神效。

山慈姑（二钱）　苍耳子（三钱）　当归（一两）　白芷（二钱）　王不留行（三钱）　天花粉（三钱）

水二碗，煎水一碗，加酒一杯再煎，共一杯服之，必出汗而愈。

222. 桑花饮（《洞天奥旨·卷八·疔疮》）

治各疗神效。

干桑叶（五钱）　生甘草（三钱）　瓜蒌（二钱）　当归（五钱）　榆树皮（二钱）　荆芥（二钱）　紫花地丁（五钱）

水煎汁一碗，饥服，服后饮酒，微醉即散。

223. 山海丹（《洞天奥旨·卷八·疗疮》）

专治疗疮恶疮。

海马（一对，酒炙黄） 穿山甲（土炒，三钱） 水银（一钱） 雄黄（三钱） 儿茶（三钱） 麝香（一分） 黄柏（五钱）

为末，同水银再研，不见水银星为度。遇疮生处，将药井水调涂，即出毒，神效。

224. 秋叶散（《洞天奥旨·卷八·疗疮》）

治疗毒初起。

丝瓜叶（十片） 明矾（二钱） 雄黄（二钱）

先将丝瓜叶捣极烂，取汁调二味药末，以鹅翎敷疗疮上，随干随润，一日即消。

225. 掖回散（《洞天奥旨·卷八·疗疮》）

专治疗毒，起死回生。

乳香（一钱，生研） 胆矾（一钱，生研） 儿茶（一钱） 冰片（一钱） 麝香（一钱） 龙骨（一钱）

共为细末，瓷器盛之。遇疗疮初起，挑破头，将末入些须，即解。

226. 防丁散（《洞天奥旨·卷八·疗疮》）

治疗疮势不甚横者，即消。

防风（一钱） 生甘草（八分） 金银花（一钱五分） 连翘（一钱） 紫花地丁（一钱五分） 天花粉（一钱） 生地（二钱） 玄参（一钱） 赤芍（五分）

水二碗煎八分，温服。

227. 托里神奇散（《洞天奥旨·卷十四·奇方上·疮疡肿溃诸方》）

治诸疮发背疗疮。

黄芪（五钱） 厚朴（一钱） 防风（一钱） 桔梗（二钱） 连翘（二钱） 木香（五分） 没药（去油，一钱） 乳香（去油，一钱） 当归（五钱） 川芎（八分） 白芷（一钱） 金银花（一两） 芍药（一钱） 官桂（五分） 人参（二钱） 甘草（三钱）

水、酒煎服。

228. 香蟾膏（《洞天奥旨·卷十四·奇方上·疮疡肿溃诸方》）

治发背疗毒。

活虾蟆（一个，去骨） 麝香（五厘）

共捣如膏，敷在患处，留头。如无头，都敷上，一二日揭去。倘未痊愈，再捣敷。

229. 碧落神膏（《洞天奥旨·卷十五·奇方中》）

治各疡痈疽，疗疮肿毒，神效。

吸铁石（一两） 金银花（一斤） 生甘草（三两） 蒲公英（八两） 当归（四两） 炙黄芪（八两） 香油（五斤）

熬至滴水成珠，去渣，入黄丹二斤，再熬，软硬得中，即成膏矣。再加细药末，掺于膏上：

轻粉（三钱） 麝香（一钱） 冰片（三钱） 赤石脂（一两） 儿茶（五钱） 黄柏（三钱） 乳香（三钱） 没药（三钱）

各研细末，临时酌疮之轻重用之。大约初起不必用细药，出毒后必须加之。

230. 塌肿汤（《惠直堂经验方·卷三·痈疽门》）

治一切恶疮、发背、痈疽、疗疮，痛不可忍者，或疮毒入内，神思昏倦呕吐者。未成即消，已成即溃，不假砭蚀，恶毒自下。又治跌打损伤、筋骨疼痛、妇人产后肚痛、恶路不快、赤白带下等症。

黄芪 白芍 川芎 当归 陈皮 甘草 麻黄（去节，各二两） 人参 乳香（炙） 没药（炙，各五钱） 婴粟壳（去顶蒂及筋，蜜炙，二两）

上锉为片。每服一两五钱或二两，水煎温服。

231. 神烟（《惠直堂经验方·卷三·痈疽门》）

治一切无名肿毒，背疽，疗疮立效。

桑树嫩枝，铜刀切碎，香炉贮，微火烧熏患处。再用桑枝煎浓汁，绢帕蘸拭患处，屡拭。熏至一二时后，或脓丁跃出，或流紫血而愈。

232. 蟾酥解毒丸（《惠直堂经验方·卷三·疗疮门》）

治疗疮恶毒，走黄疗，舌下嚼之即黄出。耳疗神效。

蟾酥（一两） 雄黄（一两五钱） 乳香（一两）

研末和葱汁为丸绿豆大，朱砂为衣。每服五丸，酒下。用银针刺疮顶出血，津化药半粒，点入疮内立愈。凡治疗疮，宜银针刺疮中至痛处，又刺四边十余下，令去恶血，敷药，药力得针穴则易入。看口中颊边舌上有黑赤珠，是疗疮也。刺出毒血，将蟾酥丸捏成细条如针大，插入，用水澄膏贴之，仍用夺命丹发汗。

233. 仙传化毒汤(《惠直堂经验方·卷三·疔疮门》)

治疔疮走黄发狂将死者。

牡蛎 大黄 山栀 金银花 木通 连翘 乳香 没药 牛蒡子 地骨皮 皂角刺 栝蒌仁(各九分)

气壮者,加朴硝一二钱。水酒各一碗,煎七分服。痛定自愈。

234. 蒲公英膏(《惠直堂经验方·卷四·膏药门》)

贴诸毒瘰疬,痘疮疔疮等症。

蒲公英(十数斤)

熬成膏,用香油半钟收成。

235. 内庭秘制白玉膏(《惠直堂经验方·卷四·膏药门》)

治一切痈疽,疮疡疔肿。未成贴之消,已成贴之呼脓生肌。

大鲫鱼(二尾,十两重者佳,不去鳞肠) 大虾蟆(一只,重半斤以上者佳) 巴豆仁(三两) 蓖麻仁(二两) 用真麻油(一斤四两)

铜锅熬油滚入巴豆、蓖麻,待枯捞出,后入鲫鱼、虾蟆,仍候枯捞出,滤净再熬,至滴水不散,去火待油冷;入铅粉二十两再熬,至滴水成珠离火;入乳香末五钱,番木鳖雄雌二个,面裹煨熟,为末搅匀,倾入水盆内去火毒,用时重汤炖摊。

236. 段门子膏(《惠直堂经验方·卷四·膏药门》)

治疔疮痈毒疯痛、痞块积聚立效。

木通 威灵仙 川乌 羌活 防己(各五钱) 归尾 白芷 赤芍 生地 穿山甲 玄参 黄芪 乌药 草乌 首乌 川芎 官桂 金银花 防风 丹皮 红花 郁金 蜂房 全蝎 连翘 栀子 枳壳 青皮 南星 半夏 青木香 秦艽(各三钱) 头发(一团) 乌梢蛇(一条) 蛤蚾(一只)

上药细锉。麻油六斤浸,春五、夏三、秋七、冬九;入锅熬至发化药枯,去渣,又熬至滴水成珠;将飞丹三斤搅入油内成膏,半冷下蟾酥二钱、乳香(炙)、没药(炙)、血竭各七钱、儿茶五钱、阿魏二两、芦荟一两、樟脑二两、麝香三钱,各末搅匀,候凝盛瓷器内,埋土中二十一日,去火毒用。兼治扑跌伤损,须另加阿魏、麝香、少许,大妙。

237. 蟾酥乳香膏(《经验丹方汇编·疔疮》引《秘方集验》)

治疔疮。

蟾酥(酒化) 硇砂 白丁香 轻粉(各一钱) 蜈蚣(炙,一条) 朱砂(二钱) 乳香(六分) 麝香(一分) 金顶砒(五分,制法:川铅一斤,小罐内炭火煨化,投白砒二两,干化烊铅上,烟尽为度,取起候冷打开,金顶砒结在铅面上,取下听用)

共为末,糊成麦子大。凡遇疔疮,针破,用一粒插入孔内,以膏药盖之,追出疔毒为效。

238. 小夺命散(《经验丹方汇编·疔疮》引《万病回春》)

治疔疮及脑疽恶毒,其效如神。

槐花子 蒂丁 千头子(即扫帚子)

各等分,水煎,通口温服。加蟾酥少许尤妙。

239. 白粉霜(《灵药秘方·灵药秘方卷之上》)

治发背疔疮、双蛾对口。

蟾酥(一钱) 雄黄 朱砂各(四分) 血竭 轻粉各(六分) 粉霜(五分) 冰片(五分) 乳香 没药 麝香各(三分)

共为细末,丸如菜籽大,朱砂为衣,每服三丸。喉蛾舌上噙化,发寒用葱白,好酒送下。

240. 万应灵丹(《灵药秘方·灵药秘方卷之下·神仙一剪梅·阴丹法》)

初起拔毒甚妙。

青盐 水银各(五钱) 皂矾(一两) 铅(二钱五分) 火硝(一两二钱五分) 白矾(一两五钱) 硼砂 白砒 雄黄(各一钱五分)

上先将铅化开,入水银和匀待冷,同各味研细末;用磁罐一个,将生姜遍擦罐外,火烘,又擦八九次为度;将药三分之一入罐,火上顿热滚候,干枯些又加上。照此顿法,去候干枯色红为度,将罐口覆在磁盆内,盐泥封固罐口,周围用灰堆齐罐底,于罐底上放炭火四五块,待一炷香尽,又去灰火,随移下些,三炷香尽,去些灰,将炭火移下些,候一炷香为止,取灵药收用,其药雪白者佳。炼时罐盆外须放砒搁水浸著,药方下降。

241. 梅花点舌丹

1)《奇方类编·卷下·疮毒门》

治一切疔毒及一切恶疮初起,天行瘟毒,咽喉等肿痛诸症。

乳香(去油,三钱) 珍珠(八分) 没药(去油,二钱) 京牛黄(二钱) 朱砂(二钱) 熊胆(六分) 硼砂(二钱) 苦葶苈(二钱) 片脑(一钱) 血竭(二钱) 沉香(一两) 麝香(六分) 雄黄(二钱) 蟾酥(二钱)

人乳拌,共为细末,用人参汁丸如黍米大,金箔为衣。轻者二粒,重者四粒,先用无根水送下,次以一粒噙于舌下化之。

2)《绛囊撮要·外科》

治一切疔毒,恶疮初起,天行瘟毒,咽喉肿痛等症。

梅花冰片(五分) 明雄黄(七分) 当门子(五分) 乳香(去油) 没药(去油) 飞净朱砂 硼砂(各一钱) 真西黄 血竭 沉香末 蟾酥(火酒化开和药) 葶苈(各七分) 熊胆(五分) 珍珠净末(四分)

上药各研极细无声,并用无病人乳汁和捣,再入蟾酥捣至极匀,丸如麻子大,外用金箔为衣。凡用一丸,含于舌底,不住运动,否则舌下起泡。待药化完,临卧再以温酒送下一丸,被盖暖俟汗出即愈。

3)《临证一得方·附录外科应用经验要方·丸药类》

治疔疮、发背、对口及咽喉等。

西黄(三钱) 熊胆(一钱) 冰片(一钱) 葶苈子(二钱,炒) 珍珠(三钱) 麝香(一钱) 沉香(一钱) 梅花范(二钱) 腰黄(一钱) 血竭(一钱) 蟾酥(二钱,人乳化) 明月石(二钱)

以上各味共为细末,然后将人乳化蟾酥,倾入和匀,手捏为丸如梧桐子大,用金箔为衣,日中晒干,瓷瓶收贮。每服一丸,口中含化。

242. 治疔疮神效方(《奇方类编·卷下·疮毒门》)

治疔疮。

雄黄(四钱) 生川大黄(三钱) 巴豆(三钱,去油)

三味捣为末,取飞罗面、陈醋打糊为丸如凤仙子大。疗重者用二十三丸,轻者用二十一丸,再轻用十九丸,放在舌上,热水送下,呕泻而愈。忌发物。

243. 蟾酥饼(《外科十法·外科症治方药·发背》)

治疗毒脑疽、乳痈、附骨疽、臀痈,一切患症,或不痛而大痛,或麻木,用此敷贴疮头。

蟾蜍(一钱,酒化) 轻粉(五分) 乳香 没药 雄黄 巴豆(各二钱) 麝香(三分) 朱砂(一钱) 朝脑(一钱)

以上各为细末,于五月五日午时,在净室中用蟾蜍酒和药丸如绿豆大。每用一丸,口涎调涂,贴疗疮上以膏盖之。

244. 观音大士救苦神膏(《绛囊撮要·通治》)

治外科疔疮。

大黄(一两) 香附(七钱) 三棱(一两) 羌活(八钱) 白芷(八钱) 芫花(七钱) 蜈蚣(十条) 桃仁(七钱研) 生地(一两) 厚朴(七钱) 槟榔(七钱) 黄柏(八钱) 大戟(八钱) 蛇蜕(五钱) 巴豆(八钱) 皂角(八钱) 杏仁(七两,研) 细辛(七钱) 肉桂(八钱) 麻黄(八钱) 黄连(五钱) 甘遂(二两) 川乌(一两) 莪术(一两) 枳实(八钱) 独活(七钱) 防风(七钱) 全蝎(七钱) 草乌(七钱) 元参(七钱) 蓖麻子(二两,研) 木鳖子(一两,研) 穿山甲(七钱) 天花粉(七钱) 五倍子(七钱) 当归(一两五钱) 密陀僧(四两) 飞过黄丹(二斤四两)

内服外贴。

245. 散疔膏(《绛囊撮要·外科》)

专敷一切疔毒,红丝疔,蛇头疔及诸疽毒,其效如神。

乳香 没药 真血竭 人言 儿茶(各二钱) 飞净青黛 蟾酥 象皮(瓦焙,各一钱) 当门子(六分) 梅花冰片(四分)

上药各秤准,为细末,用大枣十余枚(去皮核)和药入乳钵内,石捶打极匀,为丸如芡实大,另研极细飞过朱砂二钱为衣。瓷罐收贮,勿令泄气。每用一丸,加白蜜少许,调和极匀,涂于毒顶,以绵纸盖之。一宿全消,如毒盛未尽,明日再涂一次。如有因寒热口渴便秘等症,再服梅花点舌丹一丸,盖暖取汗,无不应手而愈。

246. 生生膏(《绛囊撮要·通治》)

治一切疮疡。

生大黄(六两) 当归 丹皮 白芍 元参

白芷　地黄　升麻（各四两）　肉桂（二两）

用大麻油八斤煎成膏，东丹收，或纸或布摊贴。治一切外患，奇疡初起，加上好冰片少许于膏上，贴之立消。已溃加天花粉，可拔老脓。将愈加真川贝，可生肌。治劳伤内症，加真沉香末少许立效。治三阴疟疾，加胡椒七粒研细，贴颈脊第三骨即愈。忌食一切发物。

247. 朱砂膏（《绛囊撮要·通治》）

专贴一切无名肿毒，横痃乳疬，恶疽疔毒。未成者即消，已成者即溃。

葱（五六十斤，捣极烂绞汁）　嫩松香（五斤）

微火熬至葱汁滚、松香化，取下俟稍冷，即以手在汁中揉松香几百揉，然后再放火上再烊再揉，如此五六次，揉至松香色白无油为度。配入后药：

当门子（五钱即顶高麝香）　樟脑（十二两）　梅花冰片（一两）　蓖麻子（一斤去壳研如泥另贮）

上除蓖麻子，余皆为极细末。将制好松香放于瓷钵内，隔水烊化取出，即以前药末并蓖麻子泥一并搅和，摊贴，如干，可酌加蓖麻子油，以好摊为度。摊用柿漆单张桑皮纸，不可着火。

248. 麦灵丹（《外科心法要诀·卷二·肿疡主治类方》）

治痈疽恶毒，无名诸疡及疔疮回里，令人烦闷神昏；或妇人初发乳证，小儿痘疹余毒，或腰腿暴痛等证。

鲜蟾酥（二钱）　活蜘蛛（黑色大者佳，二十一个）　定心草（即两头尖，鼠粪，一钱）　飞罗面（六两）

上四味共研一处，用菊花熬成稀膏，和好捻为麦子形，如麦子大。每服七丸，重大者九丸，小儿轻证五丸，在上俱用滚白水服，在下用淡黄酒送服。每一料加麦子一合，收瓷罐内。

249. 白锭子（《外科心法要诀·卷二·肿疡敷贴类方》）

此锭专敷初起诸毒，痈疽疔肿，流注痰包恶毒及耳痔、耳挺等证。

白降丹（即白灵药，四钱）　银黝（二钱）　寒水石（二钱）　人中白（二钱）

上四味，共为细末，以白芨面打糊为锭，大小由人，不可入口。每用以陈醋研敷患处，如干再上，自能消毒。

250. 白降丹（《外科心法要诀·卷二·去腐类方》）

治痈疽发背，一切疔毒。用少许，疮大者用五六厘，疮小者用一二厘，水调敷疮头上。初起者立刻起疱消散，成脓者即溃，腐者即脱消肿，诚夺命之灵丹也。

朱砂　雄黄（各二钱）　水银（一两）　硼砂（五钱）　火硝　食盐　白矾　皂矾（各一两五钱）

先将朱、雄、硼三味研细，入盐、矾、硝、皂、水银共研匀，以水银不见星为度。用阳城罐一个，放微炭火上，徐徐起药入罐化尽，微火逼令干取起。如火大太干则汞走，如不干则药倒下无用，其难处在此。再用一阳城罐合上，用棉纸截半寸宽，将罐子泥、草鞋灰、光粉三样研细，以盐滴卤汁调极湿，一层泥一层纸，糊合口四五重，及糊有药罐上二三重。地下挖一小潭，用饭碗盛水放潭底。将无药罐放于碗内，以瓦挨潭口四边齐地，恐炭灰落碗内也。有药罐上以生炭火盖之，不可有空处。约三炷香，去火冷定开看，约有一两外药矣。炼时罐上如有绿烟起，急用笔蘸罐子盐泥固之。

251. 五味消毒饮〔《外科心法要诀·卷十二·发无定处（上）·疔疮》〕

治疔疮。

金银花（三钱）　野菊花　蒲公英　紫花地丁　紫背天葵子（各一钱二分）

水二盅煎八分，加无灰酒半盅，再滚二三沸时，热服。渣如法再煎服，被盖出汗为度。

252. 疔毒复生汤〔《外科心法要诀·卷十二·发无定处（上）·疔疮》〕

治疔疮。

金银花　栀子（生，研）　地骨皮　牛蒡子（炒，研）　连翘（去心）　木通　牡蛎（煅）　生军　皂刺　天花粉　没药　乳香（各八分）

酒、水各一盅，煎一盅，食远服。不能饮者，只用水煎，临服入酒一杯，和服亦效。脉实便秘者，加朴硝。

253. 七星剑〔《外科心法要诀·卷十二·发无定处（上）·疔疮》〕

治疔疮。

苍耳头　野菊花　豨莶草　地丁香　半枝莲（各三钱）　蚤休（二钱）　麻黄（一钱）

用好酒一斤煎至一碗,澄去渣热服,被盖出汗为度。

254. 木香流气饮〔《外科心法要诀·卷十二·发无定处(上)·疔疮》〕

治疔疮。

当归 白芍(酒炒) 川芎 紫苏 桔梗 枳实(麸炒) 乌药 陈皮 半夏(制) 白茯苓 黄芪 防风 青皮(各一钱) 大腹皮 槟榔 枳壳(麸炒) 泽泻 甘草节 木香(末,各五分)

生姜三片,红枣肉二枚,水煎服,下部加牛膝。

255. 解毒大青汤〔《外科心法要诀·卷十二·发无定处(上)·疔疮》〕

治疔疮。

大青叶 木通 麦门冬(去心) 人中黄 栀子(生,研) 桔梗 元参 知母 升麻 淡竹叶 石膏(煅,各一钱)

水二盅,灯心二十根,煎八分,食远服。大便秘加大黄,闷乱加烧人粪。

256. 人参清神汤〔《外科心法要诀·卷十二·发无定处(上)·疔疮》〕

治疔疮。

人参 陈皮 白茯苓 地骨皮 麦门冬(去心) 当归 白术(土炒) 黄芪 远志(去心,各一钱) 柴胡 黄连 甘草(炙,各五分)

水二盅,粳米一撮,煎八分,食远服。

257. 九一丹〔《外科心法要诀·卷十二·发无定处(上)·疔疮》〕

治疔疮。

石膏(煅,九钱) 黄灵药(一钱)

共研极细,撒于患处。

258. 三妙膏(《吴氏医方汇编·第三册·炮制法则》)

专治痈疽、发背、对口、疔疮、无名肿毒、湿痰流注、杨梅结毒、瘰疬、马刀、妇人乳痈、小儿丹毒、汤火烧灼、蜂叮蝎螫;金刃所伤、出血不止;跌扑打损、瘀痛难禁;或风寒湿痹,袭入经络,以致骨痛筋挛;或湿热横入脉络,闪腰挫气,举动难伸;并大人小儿之五积六聚、男妇之痞块癥瘕,并宜用之。此膏贴未成,即消;已成,即溃而敛,故名三妙。

紫荆皮 独活 白芷 赤芍 石菖蒲(各二两) 川大黄 川黄柏 黄芩 千金子 当归川连 桃仁 红花 苏木 肉桂 防风 花粉 荆

芥 羌活 麻黄 细辛 半夏 银花 牙皂 乌药 川贝 黄芪 连翘 牛子 柴胡 苦参 僵蚕 鳖甲 全蝎 猬皮 草乌 大戟 天麻 巴豆 蓖麻 山甲 牛膝 防己 良姜 白及 白蔹 白附子 海风藤 甘草 血余(以上各五钱) 蜈蚣(三条) 蛇蜕(一条)

上药共五十二味,用香油二百两,大盆内浸药七日七夜,取起;再入桃、柳、桑枝各二十一段,每段寸许,慢火熬至黑枯色,滤去渣;将锅拭净,再以密绢仍滤入锅内,务要洁为美。再用文武火熬至油滴水成珠,大约净油一百六十两为准。离火,入上好飞丹八十两,一手持槐木棍,一手下丹,不住手搅匀,其膏自成。隔夜视膏软硬得宜,再入预制研细药末:

木香 沉香 檀香 降香 枫香 丁香 藿香 麝(以上八味各五钱) 珍珠 冰片(各一钱)

以上十味徐徐添入,搅极匀,再入潮脑五钱成膏,收贮听用。神效。

259. 水火既济丹(《吴氏医方汇编·第四册·外敷通用方》)

治一切疔毒、恶疮已破,毒盛腐多。

火硝(七钱) 明矾(八钱) 水银(一两,用铅五钱制之) 朱砂(一钱)

各为细末。铁锅中杵一注,将药入内,以碗覆之,用新绵一块,以水湿透,入碗底内,以秤锤压住稳妥,用毛头纸拈筋贴碗,沿盘塞二遭,盐水和泥,加头发炭灰些,须护碗周围。和泥不要太湿,靳只合成而已。将碗塞多半,先文火,俟泥干,再武火,升三炷香勿动,俟火灭锅冷,去泥土,扫净,揭起碗,将底上霜用鸡翎扫下,研细末,以甘草煎汤飞过,晒干研用。如疮血热色紫,量加雄黄、黄连同研,兑前药,用灵丹,神效。

260. 渴龙奔江丹(一名千金坠)(《吴氏医方汇编·第四册·外敷通用方》)

治一切恶疮、疔毒,神效。

白矾(两半) 火硝(一两三钱五分) 黑矾(一两) 黑铅(二钱半) 水银(铅制,五钱) 青盐(五钱) 明雄(一钱五分) 硼砂(一钱五分) 白砒(一钱五分)

各为细末。用甘子土作罐如元宝罐样。先以文火,次下白矾,再次下青盐,次下火硝、硼砂、黑矾,以物搅之,俟结于罐底。先以大接白罐盛水令满,埋与地,平口内坐大白碗一个,将药覆碗内,靠罐边以毛头纸拈筋护住。炭灰三分,卤土七分,盐水和泥,填满碗,用瓦围好罐沿,上排山炭六斤,发火烧之,以炭尽为度。俟冷取起,将白碗底霜用鸡翎扫下,研细,江米和成条,朱砂为衣。点疮口用,愈陈愈效。

261. 回阳丹(《吴氏医方汇编·第四册·外敷通用方》)

治一切疮疡、疔毒。

汞(一两) 火硝(二钱) 硫黄(三钱)

先将硫汞炒青色,入硝为末,阳城罐升之五炷香。

262. 乌龙膏(《吴氏医方汇编·第四册·外敷通用方》)

治一切无名肿毒、疔疮初起;用按骨跌打损伤。

隔年陈粉子(炒黑,一斤) 五倍子(炒,四两) 归尾(二两)

上为细末,用高醋调围毒根上。

263. 平安饼(《吴氏医方汇编·第四册·外敷通用方》)

治一切坚硬疔肉。

乌枣肉(一钱) 轻粉(五分)

共为细末。以唾津调作薄饼贴毒根,外用药膏封之,俟毒根不痛落下方止。

264. 起疔散(《吴氏医方汇编·第四册·外敷通用方》)

治疔疮。

明矾 枯矾 松香 雄黄(各二钱)

共为细末。上疮新破处,毒即去净。起疔不用刀针:

蜗牛 血余灰 轻粉(各二分) 麝香(四厘)

先将蜗牛捣烂如泥,再入发灰、轻粉、麝香,研细末,加香油调成膏,贴之即起。

265. 内托神应塞鼻散(《吴氏医方汇编·第四册·外敷通用方》)

治一切黑疔疔肉,用之次日,即自脱出。

熟枣(去皮核,二个) 古月(七粒,病重者十粒,为细末)

先将枣肉揣匀团丸,丸上粘药末,外用新棉穰薄薄包之,再撮长塞满鼻孔,须按男左女右。盖被出汗,次日即愈。

266. 点药(《吴氏医方汇编·第四册·外敷通用方》)

治疔毒疮已成,脓不成者。

三棱白果(去皮心,一钱) 白砒(火煅,三分) 甘遂末(一钱) 甘草末(一钱) 锅锈(三钱) 硇砂(三分) 蜜 葱心

共合一处捣烂。外用膏药摊于纸上一圈,内将点药摊上贴于患处,立时破疔毒,起去。

267. 移疔膏(《吴氏医方汇编·第五册·疔毒》)

治一切疔毒、疥。

头发(二两) 鸡子(三个) 香油(六两) 黄蜡 官粉

先将鸡子熬枯,头发化尽,以棉纸隔去渣滓,称净油若干。每油一两,入蜡二钱五分。如夏月,用三钱入油内。俟化尽火毒,摊敷患处。一方加槐枝二十寸、蓖麻四十九粒、乳香、没药、儿茶各一钱,冰、射、珠子少许。

268. 松香起疔膏(《吴氏医方汇编·第五册·疔毒》)

治疔疮。

黄香,只此一味,熬化,倾新砖上去油,为细末。香油摊调油纸上,以针刺数孔贴患处,外面再用纸覆贮,以帛束之,一次即愈。

269. 百中方(《吴氏医方汇编·第五册·疔毒》)

治疔毒。

荔枝肉(一全块)

加银珠一钱,捣如泥,圈患处。

270. 元黄顶(《串雅补·卷一·顶方》)

此药醇而不霸,能治内外一切症,用冠诸方之首。

番木鳖(一斤)

泉水浸胀,刮去皮毛,劈作两片,日换山水两次,勿使移换地方。盛夏浸八九日,春秋十余日,严冬二十余日。尝之味淡不苦者,捞起晒干,掘向阳山上黄土斤余筛细,随掘随用,不可经宿。拌木鳖入锅炒燥,勿使焦黑,摊地去火,用筛格出,即为细末,收贮严密,随症施用。此药走而不守,有马前之名,能钻筋透骨,活络搜风。治风痹瘫痪,湿

痰走注,遍身骨节酸疼,类风不仁等症。每服二分,陈酒送下或随煎饮用,使调入四五厘或一二分,和服大效。治痈疽疔毒初起未成者,用一分,酒下即散;已溃者,能内托败毒,去腐生新,用分许,陈酒送下;顽疮瘰疬,管漏腐骨,内服外糁,虽年久难疗者亦愈。

271. 神惠小灵丹(《串雅补·卷一·顶方》)

治附骨痈疽,诸毒疔肿。

番木鳖(二两,水煮胀,去皮毛,用麻油二两炸黄色) 甲片(麻油炒,一两) 草乌(姜炒,六钱) 乳香 没药 雄黄(各五钱) 蟾酥(二钱) 麝香(二分)

上为细末,酒为丸萝卜子大。每服七分,陈酒送下。勿令见风,出汗为妙。如见风发吐,以黄泥水煎饮即解。

272. 一箭金丹(《串雅补·卷一·顶方》)

治一切疡毒痈疽、疔肿、内痈、痔漏等症。

番木鳖(四两,水煮透,去皮) 麻油(四两)

炸浮取起,为末。乳香 没药(去油)各一两,蟾酥二两,共为细末。将蟾酥火酒浸化为丸绿豆大,朱砂为衣。每服一丸,陈酒送下。

273. 八厘金(《串雅补·卷一·顶方》)

治一切痈疽发背、疔肿疮毒未成者,服之内消,甚效。上部饱服,下部饥服,每服八厘,陈酒送下。

番木鳖(水浸去皮,麻油炸枯,五钱) 蟾酥(三钱) 僵蚕(一钱) 乳香(二钱) 胆矾(一钱) 川蜈蚣(三钱) 甲片(一钱) 没药(二钱) 血竭(一钱) 朱砂(三钱) 蝉蜕(一钱) 全蝎(三钱) 原麝(五分) 牙皂(去弦,炙,五钱) 川乌(一钱) 雄黄(一钱)

上为细末。端阳修合,用水泛为丸如莱菔子大。每服八厘,小儿减半。

274. 五香追毒丸(《疡医大全·卷七·痈疽肿疡门主方》)

治一切无名肿毒,初起有余之证,疗疮去毒定痛,内消妙法。

乳香(去油) 血竭 巴豆霜 老君须 母丁香 连翘 没药(去油) 沉香 广木香 苦丁香(各一钱二分)

上为末,炼蜜为丸如芡实大,朱砂为衣。每服一丸或二丸,空心食前酒送下,行二三次后,用冷粥补之。

275. 小蟾酥丸(《疡医大全·卷七·痈疽肿疡门主方》)

治一切疔疮、肿毒、时毒,初起发汗。

蟾酥(一分) 明雄(三分) 蜈蚣(一条)

研细,酒糊丸桐子大。每服五丸,葱酒送下,热处发汗散之。

276. 舌化丹(《疡医大全·卷七·痈疽肿疡门主方》)

治疔疮、无名肿毒。

辰砂 血竭 硼砂 乳香(去油) 没药(去油) 雄黄 蟾酥(人乳浸化) 轻粉 冰片 麝香(各等分)

共乳细末。于净室中至诚修合,勿令妇人、鸡、犬见,用头生乳捣和丸如小麦大。每用三丸,含舌下嚼化,咽下,出汗自消,如无汗以热酒催之。

277. 五虎粉(《疡医大全·卷七·痈疽门丹散主方》)

治发背疔疮,恶疮如神,起钉拔箭,喉痹并效。

白矾(飞过) 焰硝(用雄猪胆三个取汁拌,晒干,同矾研合,各二两) 雄黄(八钱五分) 朱砂(一两,同雄黄研细,合一处) 水银(一两五钱)

用小铁锅安定,先将硝矾末堆锅底中心,用手指捺一窝,再将朱雄末倾放硝矾窝中,又以手指捺一窝,再将水银倾放朱雄窝中,上用瓷器平口碗一只盖定,外以盐泥周围封固,放炭火上,先文后武,升三炷香火,则药上升矣。离火冷定,去泥开看,如沉香色为佳,研细,瓷瓶密贮。每用时先将疮顶上以乳汁或米汤点湿,掺药于上,过一二时辰,再掺一次,即散。

278. 灵宝如意丹(《疡医大全·卷七·痈疽门丹散主方》)

治发背、疔疽大毒。

人参 乳香(去油) 没药(去油) 辰砂 甘草 儿茶(各一钱) 琥珀 珍珠(各二分) 阿胶 白芷 冰片(各一分) 犀牛黄 当门子(各五分)

上乳细,瓷瓶密贮,勿泄药味。如用,先将疮用金银花、甘草煎汤洗净,每日掺药四五次,用膏盖之,脓水自然拔尽。忌口味,戒烦恼,慎劳碌。

279. 代针散(《疡医大全·卷八·痈疽敷药门主方》)

凡恶疮肿毒,日久不出头,用此即穿。

木鳖子　川乌

水磨,以鹅翎扫刷疮上,留豆大一处出脓,如药水干,再刷上,不过一时即穿。

280. 托里十补散(《成方切用·卷十一下·痈疡门》)

治痈疮初发,或已发,邪高痛下,疮盛形羸,脉无力者。

当归　黄芪　人参(二钱)　川芎　桂心　白芷　防风　厚朴　桔梗　甘草(一钱)

每服二钱,加至六钱,热酒调下。《千金》加芍药、连翘、木香、乳香、没药,亦名托里散,治发背疔疮。

281. 四虫丹(《种福堂公选良方·卷四·公选良方·围药》)

治诸般疔疮发背,一应恶疮神效。

芙蓉叶　紫地丁(各一斤)　千金子(十两,去油壳)　桑虫(二两,炙干)　活桑(一两,晒干或炙干)　姜汁　蒜汁(各半斤)　葱汁(五两)

上用阴阳水四斤,煎至半斤去渣,再用红蚰三两,麝香三钱,雄黄一两(研),蜈蚣一两(研),烧酒三两,盛倾银罐内,将铁油盏盖定,炭火升过,候酒尽即起。再用烧酒一斤,并后五味入药内,熬成膏子,用瓷器收贮。临用时将井水化开,围患处如火之热,其毒即时消退,可收下再治后人。如不煎膏,将前药晒干,洒烧酒,再晒再洒,酒尽为度,作末收藏,临用时筛细,以井水调围亦妙。

282. 黄提药方(《种福堂公选良方·卷四·公选良方·提药》)

治疔疮、一切恶毒,未成可消,已成用之化腐,疔毒更妙。

郁金　雄黄　藤黄(各二钱)　牛黄　蟾酥　硇砂　麝香　冰片(各五分)　巴豆肉(八钱)　蓖麻肉

上各研细捣磁,遇症放膏药上少许贴之。

283. 代针膏(《种福堂公选良方·卷四·公选良方·代针点头》)

治疮疡脓熟不溃。

乳香(二分)　白丁香　巴豆(炒焦)　碱(各五分)

上为末。热水调点疮头,干则常以碱水润之。

284. 立消疔疮外治神效方(《种福堂公选良方·卷四·公选良方·附录急救诸方》)

立消疔疮。

松香(二十两,制法附后)　没药(三两,研极细末)　白蜡(二两,切为粗末)　铜绿(五两,研细过绢筛,再研至无声为度)　黄蜡(十两,刮取粗片)　百草霜(五两,研细过绢筛,再研至无声为度)　明乳香(三两,研极细末)　麻油(六两)

用桑柴火先将麻油入锅煎滚,次下松香候稍滚,三下白蜡候稍滚,四下黄蜡候稍滚,五下乳香候稍滚,六下没药候稍滚,七下铜绿候稍滚,八下百草霜滚过数次,于锅内冷透,搓成条子,丸如桂圆核大,藏净瓷器内。临用时以一丸呵软捻扁贴患处,顷刻止痛,次日肿消即愈,已走黄者贴之,亦无不霍然,神速之效,百发百中,疔疮药之至宝也。贴后忌食荤腥、辛辣、沸汤、大热食、生冷发物、面食、豆腐、茄子、黄瓜、酒。忌水洗,忌恼怒忧闷,大忌房事。

285. 巴膏方(《文堂集验方·卷四·外科》)

治发背、对口、搭手、疔疮、肿毒仙方也。

象皮　穿山甲(各六钱)　人头发(一两二钱)　山栀子(红者,八十个,去壳)　血竭　儿茶(研,各二钱)　真番硇砂(一钱五分,研末)

桃、柳、榆、桑、槐五种树枝,每种七条,三寸长,麻油二斤,将树枝煎枯,取出树枝,再入头发、象皮、穿山甲煎化,再入山栀煎枯。用绢袋滤去渣,将前油复入锅内,熬沸去火,少定入炒过黄丹半斤搅匀,将锅取起,再入血竭、儿茶、硇砂,细细搅匀。用冷水一盆,将药倾入水内。用手扯药千余遍,换水数次,拔去火气,存贮瓷罐内。临用温水荡开摊贴,不用火烤。如存地下年余,不用水拔。每净油一斤,入黄丹四两,夏用五两炒枯加入。

286. 白英散(《名家方选·疮肿病·痈疔》)

治痈疔及诸热毒肿。

白英(一钱,根茎叶并烧为霜)　胡椒(烧为霜)　丁子(各三分,烧为霜)

上三味,各等分。温酒饮下,每服六分。

287. 清热拔毒饮(《名家方选·疮肿病·痈疔》)

疗痈疔热毒剂,脓血不出者。

黄芩　黄连　藿香　升麻　木通　连翘(各一钱)　沉香(一钱二分)　樱皮(二钱)

上八味,水煎服。

288. 吸烟散(《名家方选·疮肿病·杂疮》)

治霉疮结毒,淋疾痔疾,脱肛疮疮,风毒痈疔等之妙剂。

辰砂　硫黄　甘松　木香(各一钱)　石膏　沉香　朱砂　赤石脂　生地黄　当归(各二钱)　明矾　樟脑　杉梢叶灰(各三钱)　茶(一钱)

上十四味为末,盛纸袋。为七贴,渍麻油,点火吸油烟,日尽一袋。勿含口中,恐损齿舌也。

289. 护心散(《回生集·卷下·外症门·治疔疮方》)

见疔苗速用。凡患疡症,见食恶心,乃毒攻心也,急服此散。

绿豆粉(一两)　乳香(三钱,去油)

每服五钱,甘草水送下。如心慌,加朱砂三分,酒调亦可。

290. 仙传三妙膏(《经验奇方·卷上》)

统治痈疽发背,对口疔疮。

紫荆皮　石菖蒲　独活　赤芍　白芷(各二两)　千金子　川大黄　川黄连　川黄柏　片黄芩　全当归　天花粉　穿山甲　白附子　海风藤　金银花　大戟　鳖甲　牛膝　白芨　牛蒡子　桃仁　红花　荆芥　半夏　黄芪　牙皂　草乌　蓖麻　血余　连翘壳　细辛　防风　苦参　僵蚕　猬皮　巴豆　上瑶桂　良姜　苏木　羌活　麻黄　乌药　柴胡　天麻　全蝎　白蔹　生甘草　防己　贝母(各五钱)　蜈蚣(五条)　蛇蜕(二条)

上药统切片,用麻油二百两,入大铜锅内浸七日夜,再入桃、柳、桑、槐枝各二十一段,每段长寸许,如手指粗,以慢火熬至药黑枯色,用细夏布,滤去渣,将锅拭净,仍以夏布滤入锅内,再用文武火熬至油滴水成珠,大约得净油一百六十两为准。离火入燥飞黄丹八十两,以一人持槐木棍,一人下丹,不住手搅匀,再入后药:

乳香　没药(各去油,八钱)　血竭　雄黄(各五钱)

此四味各研细末,和匀再研,先入搅匀,再入后药:

真云麝　沉香　檀香　降香　木香　枫香　藿香　丁香(各五钱)　珍珠　冰片(各三钱)

此十味,各研极细末,和匀再研,徐徐添入,搅极匀,再入樟脑五钱,再搅匀成膏。收藏听用,效莫殚述也。

291. 万应十宝丹(《经验奇方·卷上》)

治痈疽疔毒,恶疮顽癣,发背对口。

茅苍术(米泔水浸软切片,焙干,三两)　大黄(切片,焙干,六两)　麻黄(去节,细锉)　明天麻(切片,焙干)　明雄黄(研细水飞,各三两六钱)　生甘草(去皮,炒,二两四钱)　蟾酥(一两)　丁香(六钱)　真云麝　肥皂荚(去筋,各三钱)

上药各研极细末,和匀再研,烧酒为丸如粟米粒大。外以朱砂三两六钱研细末,水飞晒干,研末为衣,以小瓷瓶收储,黄蜡封口,切勿泄气。用数十丸研细末,好绍酒陈米醋调敷,再酌轻重,服之。孕妇忌服。

292. 金液戊士丹〔《彤园医书(外科)·卷之五肿疡初起·润字号》〕

治脱疽及疔疮发背,渴饮液竭,又预解五金八石丹药毒。

人中黄　乌梅肉　五味子　胡连　茯神(各一两)　石菖蒲　远志肉　元明粉　朱砂　雄黄(各三钱)　牛黄　冰片(各一钱)

共研极细,择吉日炼蜜和匀为丸,重三钱,研碎金箔三十张,滚衣阴干。每用一丸,童便和人乳汤热送下。

293. 加味解毒汤〔《彤园医书(外科)·卷之五肿疡初起·润字号》〕

治疗毒入心,渴热便闭,烦闷脉实。

黄连　条芩　川柏　栀子　连翘　甘草　炒研牛子(等分)

葱白引,或加大黄。

294. 葱矾散(《救急选方·下卷·疔疮急证门》)

疔疮及诸恶毒初起,但未成脓者,服之神效。

白矾(研,三钱)　葱白(七茎)

上同捣极烂,分作七块。每块用热酒一杯送下,服毕,用厚被盖之,再进葱白汤一钟,少顷汗出如淋,从容去其覆物,其病如脱。此虽味涩难服,其效甚妙。

295. 金银花酒(《古方汇精·卷二·外科门》)

治痈疽、发背、疔疮等患。不论生在何处,初起服之,重者减轻,轻者消散。

鲜忍冬花(连藤一两,即金银花)　大甘草节
(五钱)

用白水二碗,文武火慢煎至一碗,入无灰酒一
大碗,再煎十数沸,去渣,分为三服,一日夜服尽。
病势重者,一日二剂,服至大小便通利,则药力到。
如无鲜者,即干亦可,然终不及鲜者之妙。外用
叶,入砂盆研烂,和葱汁,加酒少许,稀稠得宜,涂
于患处四围,中留一口泄气。内服外敷,三日
取效。

296. 拔疔秘方(《古方汇精·卷二·疔
毒类》)

治疔疮。

鲫鱼腷,用手拈下,不见水,阴干收贮。用时
以银针拨开疔头,将一片贴上,以清凉膏盖之。俟
一宿揭开,其疔连根拔出,后用乳没生肌散收功。

297. 六味汤(《古方汇精·卷二·外科门》)

治痈疽发背疔疮,并一切无名肿毒。未成者
消,已成者溃。最危之症,三服全愈。

生地黄　生黄芪　生甘草　白芷(炒)　当归
(炒)　穿山甲(炒,各三钱)

患在头面,加川芎五钱;手足,加桂枝五钱;中
部,加杜仲五钱;下部,加牛膝五钱。上连引七味,
依方称准,分量不可增减。善饮者,用黄酒二碗,
煎一碗。不善饮者,酒、水各一碗,煎服。

298. 金锁比天膏(《古方汇精·卷二·外
科门》)

治痈疽发背,无名肿毒,疔疮,鼠串,马刀,瘰
疬,紫疥,红丝,鸦焰漏睛等疮,两腿血气,内外臁
疮。鱼口便毒,杨梅结核,金疮杖疮;蛇蝎虫咬,虎
犬人伤,顽疮顽癣,久流脓血,万般烂疮;风寒痰
湿,四肢疼痛,乳癖乳岩。其未破者,用葱椒汤。
已破者,葱汤洗净,贴之。如初发势重,将膏剪去
中心,留头出气不必揭起。一膏可愈一毒,摊时不
可见火,必须重汤化开。

山甲(一具或净甲一斤)　刘寄奴(去根,切
丝)　野麻根　苍耳草(连根叶子)　紫花地丁
稀莶草(各一斤)　虾蟆皮(一百张,或干蟾一百只
更妙)

各草药鲜者为妙。用真麻油十二斤,将四斤
先煎穿山甲枯焦,余八斤浸各药,冬七日,春秋五
日,夏三日,加老酒葱汁各二碗,文武火煎,药枯去
渣,复煎至滴水成珠。每药油一斤,加飞丹八两,

看老嫩得宜,离火不住手搅,下牙皂五灵脂(去砂,
研)、大黄,各净末四两;待温,下芸香末四两。成
膏,水浸三四日用。

299. 神验疔毒丸(《古方汇精·卷二·疔
毒类》)

治一切疔毒。

大黄　巴豆(去心皮,生用)　雄黄(各三钱)

上三味,共合一处,用石臼杵,捣烂如泥,以飞
罗面、陈醋、煮糊,同药捣极细烂为丸如凤仙子大。
病重者二十三丸,轻者二十一丸,再轻者十九丸,
单数为度,放在舌上,热水送下,服后打嚏则愈。
如泄更好,俟泄三四次,即以新汲井水饮之则止。
如病重,不省人事,将二十三丸,用开水和开,从口
角边灌下,服后将病人扶起,端坐片刻,即醒。至
轻者可不服。初服药时,勿吃凉物冷水,恐不泄
泻。忌鸡、鱼、葱、蒜、牛、马、犬、肉,并炙爆辛热,
饮酒房事。至七日方好,不可疏忽。有金线巴豆
最妙。

300. 皂矾丸(《古方汇精·卷二·疔毒类》)

治一切五色疔疮,初起,或有小白头一粒,或
痒或麻木,憎寒发热,及疔毒走黄,黑陷昏愦呕恶
等症。

猪牙皂(切碎,研细末)　白矾(生,研极细,各
三钱)　真干蟾酥(一两,切片)

上将蟾酥,用滴花烧酒浸软,加入矾皂二末,
和匀捣为丸如绿豆大,晾干,收贮。每服一丸,将
葱白衣裹药,以好酒送下,势重者每日服二次。此
药每次止可服一粒,如服两粒,恐致呕吐,慎之慎
之。或加麝香三分,同捣为丸更妙。

301. 清里散(《古方汇精·卷二·疔毒类》)

治痈疽疔毒,内攻患处,麻木呕吐,昏愦,牙关
紧闭,有夺命之功。

熟石膏(五钱)　徽州上等松萝茶(一两)

为末。大人服三五钱,小儿服二钱,生蜜调
和,空心热酒送下,立效如神。日进二服,有回生
之功。

302. 太乙救苦全生丹(一名大道保命丹)
(《救生集·卷四·通治诸病门》)

治痈疽疔毒。

茅山苍术(要色黑而小,有朱砂点为佳,米泔
水浸软,晒干,为末,一钱)　丁香(不拘公母,二
钱)　锦纹大黄(切片,晒,为末,二钱)　雄黄(要

明透水飞,一钱二分) 明天麻(切片,焙干,为末,一钱二分) 麻黄(去节,为细末,一钱二分) 朱砂(要槐子水飞,为衣,一钱二分) 麝香(此味要真者,试验之法,放在火纸煤上焙香即真,一分) 蟾酥(好烧酒化,试验之法,将舌尖舐而即麻,是真,三分) 甘草(微炒,八分)

以上各药研极细末,称准分两合匀,将化蟾酥和药,倘不能成丸,再添好烧酒打丸如米粒大些,用朱砂为衣,晒干,收贮磁瓶内,勿令出气,随用随开。痈疽疔毒及蛇、蝎所伤,研细,好酒调涂即愈。

303. 许祖如意至宝丹(《救生集·卷四·通治诸病门》)

治腮肿丹瘤,痈疽疔疮。

茯苓(去皮) 桔梗(去芦) 肉桂(去皮) 川厚朴(去皮,姜汁炒) 石菖蒲(洗净) 当归(酒洗) 广木香 川椒(去目,炒干) 吴萸(去皮,盐水浸一宿,炒) 巴豆(去壳,用纸压去油净,各五钱) 大附子(童便泡去皮尖,一个) 柴胡(去芦) 紫菀(去须,洗净) 猪牙皂(去皮、筋、尖,泡) 槟榔(拣大、花白者)

以上之药,各一两。共为细末,入臼内杵三千下,或炼蜜或面麸为丸如梧子大,朱砂为衣,磁罐收贮。遇疾照引,五更时吞服,立效。忌荤腥生冷,七日引开于后。腮肿丹瘤,痈疽疔疮五七丸,俱温酒下。

304. 观音救苦感应灵膏(《救生集·卷四·通治诸病门》)

治疔疮、疽各痈疽毒。

大黄(一两) 香附(七钱) 三棱(一两) 羌活(八钱) 杏仁(七钱) 芫花(七钱) 蜈蚣(十条) 桃仁(七钱) 皂角(八钱) 厚朴(七钱) 槟榔(七钱) 黄柏(八钱) 香白芷(八钱) 淮生地(一两) 北细辛(七钱) 上肉桂(八钱) 麻黄(八钱) 巴豆(八钱) 蛇蜕(五钱) 黄连(五钱) 甘遂(二两) 川乌(一两) 莪术(一两) 枳实(八钱) 独活(七钱) 防风(七钱) 全蝎(七钱) 黄芩(七钱) 草乌(一两) 秦归(一两五钱) 蓖麻子(研,二两) 穿山甲(七钱) 木鳖子(研,一两) 五倍子(研,七钱) 天花粉(七钱) 红芽大戟(八钱)

上药三十六味,俱用生的,拣肥大者,切为厚片,其巴豆、桃、杏、五倍、甘遂、蓖麻、木鳖及体质坚实不能切片者,俱要捣细,用真正芝麻油六斤,泡药五日,以文武火熬炼,用柳枝搅药,熬至山甲色红黑为度,将药渣滤净,熬至滴水成珠,加研细、密陀僧四两,飞黄丹二斤四两,先用细罗筛筛好,临时筛入油内,杨枝搅油无停至不老不嫩,用铜铁器盛贮扑潮地,或露三四夜,除去火毒,用夹纸挞膏极好。外科疔疮,用针挑动,以真蟾酥安放疔头上,即用此膏盖贴上,勿饮甘草水;皆疽各痈疽毒,俱贴患处,日饮甘草水。肠痈,俱作丸服,兼贴肺俞穴,勿饮甘草水。

305. 竹叶黄芪汤(《验方新编·卷二十四·外科主治汇方》)

治痈疽、疔毒、诸疮,表里夹热,口大渴者。

人参 生芪 条芩 甘草 当归 川芎 法半夏 麦冬 白芍 竹叶(各一钱) 生地 石膏(煅,各二钱)

姜、灯心引。

306. 拔疔除根方(《验方新编·卷二十四·疔疮部》)

拔疔。

蓖麻子(一粒,去油) 滴乳香(一分,去油)

共研,或软饭或枣肉为小饼,贴疔上,外用膏药盖之,三四时即拔其根,甚妙。

307. 拔疔膏(《验方新编·卷二十四·疔疮部》)

治一切红丝蛇头疔及诸疽毒。

去油乳香 去油没药 血竭 人言(即砒石) 儿茶 飞净青黛 蟾酥 象皮(焙燥,各二钱) 麝香(六分) 冰片(四分)

共为极细末,用枣肉以石捶打极匀,为丸如芡实大,飞净朱砂为衣。每用一丸,加蜜少许调匀,涂于亲顶,以膏盖之,一宿即消。如毒盛,明日再涂一次。如有寒热、口渴等症,内服梅花点舌丹取汗,无不立效。

308. 拔疔红膏(《验方新编·卷二十四·疔疮部》)

治疔疮。

银朱(三钱,水飞,晒干) 蓖麻仁(二钱) 嫩松香(五钱) 黄丹(一钱,晒干) 轻粉(五分)

共捣成膏。以根针将疔头挑破,用红膏一小团,安膏药当中贴之,疔即拔出。或畏痛者不挑破亦可。并治无名肿毒,已成未成,已溃未溃,俱效。

309. 消疔散

1)《验方新编·卷二十四·疔疮部》

治疔毒,并一切恶疮肿痛。

细辛　牙皂　硼砂　洋茶

上片各等分,为末。初起者,用泉水调敷,未成可消,已成毒不走散。

2)《丁甘仁先生家传珍方·散部》

专治消疔,溃者禁用。

苍耳虫(三十条)　人指甲(一撮)　蜘蛛(五只)　耳内屑(一撮)　僵蚕(一钱)　杜蟾酥(二钱)　倒挂灰尘(一把)

研细末。

310. 地丁饮(《验方新编·卷十一·痈毒诸症·疔疮》)

治疔疮。

紫花地丁(一两)　白矾　甘草(各三钱)　银花(三两)

煎服。各疔俱效,有人生红丝疔,已走至乳旁,服之立愈,真神方也。

311. 烟油膏(《验方新编·卷十一·痈毒诸症·疔疮》)

治疔疮。

用烟杆中烟油,厚敷四围,留头不敷,少刻疔破,出水而愈,奇效。如有红丝者,用烟油离丝三分处敷之,丝即不走。

312. 内消丸(《验方新编·卷二十四·痈毒门》)

治一切肿毒,止痛神效。

雄黄(研细,一两)　滴乳香(研细,一两)　蟾酥(二分)

酒煎化,和饭研如泥,入前二味为丸如梧子大。每服八丸,葱白煎汤送下。

313. 清凉膏(《验方新编·卷二十四·痈毒门》)

治痈疽发背,一切无名疔肿恶疮皆效。

芙蓉花,不拘多少,看疮大小,捣烂敷患处周围,留一头出脓。如未成形并敷之,收小即消。如无花之时,干者亦可,或叶、根皮皆妙。加赤小豆少许为末,蜜、茶调敷极效。

314. 龟蜡丹(《验方新编·卷二十四·痈毒门》)

治一切无名肿毒、对口、疔疮、发背、流注,无

论初起、将溃、已溃,皆有效验。

血龟板(一大个)　白蜡(一两)

将龟板安置炉上烘热,将白蜡渐渐掺上,掺完板自炙枯,即移下退火气,研为细末。每服三钱,日服三次,黄酒调下,以醉为度,服后必卧得大汗一身,其病必愈。

315. 铁井阑(《验方新编·卷二十四·痈毒门》)

治疔疮。

九月九日收取木芙蓉叶阴干研末,五月五日收取苍耳草,烧灰存性,研末,二味等分。用时,以蜜、水调涂四围,无论恶毒、疔疮敷之,其毒自不走散。

316. 绿袍散(《验方新编·附录咽喉秘集·咽喉秘集上·吴氏丹药列方》)

治口疳,疔疮。

厚黄柏(二两)　青鱼胆(一两)

黄柏火上炙干取起,以鱼胆涂上,再炙再涂,以胆尽为度。切片研末,加入人中白三钱,青黛三钱,胆矾三钱,硼砂三钱,研末。

317. 川督普济丹(《春脚集·卷之三·内科随录》)

治痈疽疔毒,及蛇蝎毒虫所。

茅山苍术(三两,色黑而小而朱砂点者为佳,米泔水浸软,切片晒干,为末)　丁香(六两,不拘公母,为末)　明天麻(三两六钱,切片,焙干为末)　锦文大黄(六两,切片,晒干)　麻黄(三两六钱,去节,细锉,晒干)　蟾酥(九钱,好烧酒化,舌舐即麻者为真)　麝香(三钱,上好者)　甘草(二两四钱,去皮,微研)　雄黄(三两六钱,透明,细研,水飞)　朱砂(三两六钱,细研,水飞,为衣用)

上药十味,各研细末用,五月五日午时,或择天医吉日,于净室中虔制,以蟾酥烧酒化为丸,如药末不能胶粘,酌和以糯米浆丸如萝卜子大,用朱砂为衣,晒干磁瓶收贮。朱砂为衣,将两碗对合,用手抛掷,使药丸在内磨荡,自能坚实而光。痈疽疔毒,及蛇蝎毒虫所伤,捣末,好酒调敷立效。

318. 青龙丸(《春脚集·卷之四·外科随录》)

治一切疔疮肿毒,并跌仆闪肭,伤筋挛痛,贴骨痈疽,兼治男妇颈项瘰疬,及乳串结核,痰气滞

凝,硬块成毒,小儿痘发痈等症,真仙方也。

马前子(一名番木鳖,以米泔浸三日三夜,刮去皮毛,切片,晾燥,香油炒透,四两) 川甲片(炒黄色,用一两二钱) 白僵蚕(炒断丝,用一两二钱)

共为细末,以黄米饭捣匀为丸梧桐子大。每服五分,量人虚实酌减,临睡时按部位用引药煎汤送下。盖暖睡,勿冒风,如冒风,觉周身麻木抽掣,甚则发抖,不必惊慌,过片刻即安。毒初起者,一二服即消散。已成脓者,服此自能出毒,不必咬头开刀,诚外科家第一妙方也。各经引药,用水煎汤送。头面,川羌、川芎各五分。肩背,角刺五分。两臂,桂枝五分。胸腹,枳壳五分。两肋,柴胡五分。腰间,杜仲五分。两足膝,牛膝、木瓜各五分。咽头,桔梗、甘草各五分。若系人年老气血弱,及妇人新产半月以内者,止服四分。小儿周岁以内者服九粒,以外者十一粒,三岁者服十五粒,可岁长气壮,渐加两三粒。如不能吞送,以开水或甜酒调化服。又治男妇瘰疬痰毒,用夏枯草煎汤服,黄酒亦可。

319. 复生汤(《春脚集·卷之四·外科随录》)

治疗毒内攻,面肿欲死者。

蒡子 牡蛎 皂刺 银花 栀子 花粉 木通 骨皮 乳香 没药 僵蚕 川军(各等分)

便秘,加朴硝一钱,用磨刀锈浆水一钟,黄酒一钟煎服。大便行一二次即苏,出汗生,无汗危。

320. 解毒清火汤(《春脚集·卷之四·外科随录》)

治疗疮误灸,逼毒内攻,烦躁谵语者。

元参 桔梗 知母 石膏 升麻 栀子 麦冬 木通 大青叶 人中黄(各一钱)

便秘加川军,芒硝;闷乱加烧人粪。加淡竹叶五分、灯心三十寸,水煎服。

321. 立马回疗丹(《验方新编·卷二十四·外科敷贴汇方》)

治阳毒生疗。

干蟾酥 白丁香 硇砂 轻粉(各一钱) 乳香(六分) 雄黄 朱砂 麝香(各三分) 炙焦蜈蚣(一条) 金顶砒(五分)

共研细,煮面糊丸麦子大。先用银针当顶刺破出血,拭干,将丹插入孔内,疗自枯烂。

322. 狗宝丸(一名灵宝香红丸)(《鸡鸣录·外科第十五》)

治内外一切痈疽疔毒。

牛黄 狗宝 血竭 乳香(炙) 没药(炙) 飞辰砂 蓬砂 葶苈 飞雄黄(各二钱) 真珠 沉香 冰片(各一钱) 琥珀(六分)

十三味研细,以熊胆六分,人乳化为丸,每重一分,金箔为衣。每服一丸,陈酒调下,重者二三丸。治内外一切痈疽疔毒,能护心止痛,消毒化脓。在外者,可使表散;在内者,可使便泄,真外科之圣药也。汪曰:此定痛神方,每服一丸,可一周时不痛,亦称狗宝丸。

323. 黎洞丸(《鸡鸣录·外科第十五》)

治一切痈疽发背,疔毒肺痈,及血积虫蛊,恶蛇猘犬毒虫诸伤,并跌打筋断,骨折刀箭杖伤,瘀阻发晕,内服外涂皆妙。服后忌油腻发物。

生大黄 天竹黄 乳香(炙) 没药(炙) 阿魏(炒) 血竭 三七 儿茶(各二两) 雄黄 牛黄 冰片 麝香(各二钱五分)

十二味研细,用藤黄二两,乌羊血或子羊血不见水者,拌晒五次,再以山羊血拌,水干为度,化烊杵丸,如干加蜜。每重三分,陈酒化服一丸。

324. 疗围(《鸡鸣录·外科第十五》)

治疗疮初起,根脚不收,坚硬发麻。

生南星 生半夏 五倍子 慈石(煅) 陈小粉(炒,各一两) 明矾 生军(各二两) 东丹(六钱) 铁锈 瓷粉(各五钱) 雄黄 蟾酥(焙,各四钱) 熊胆(二钱) 山白煤(一两四钱)

共为末,猪胆汁打锭。专治疗疮初起,根脚不收,坚硬发麻,用醋磨涂四围。

325. 西域黄灵膏(《鸡鸣录·伤科第十六》)

治金刃伤,及痈疽疔毒,臁疮血风疮。

麻油(五两) 白蜡(六钱) 黄蜡(五钱)

同化烊离火,入藤黄末三钱搅匀冷定,下冰片一钱,再搅匀任用。如治杖夹伤,加银朱末一钱五分,青鱼胆五分。

326. 代刀膏(《串雅内外编·串雅内编·卷二·截药外治门》)

治疗疮。

桑木灰(七钱) 矿子灰(五钱) 荞麦秸灰(一两) 茄科灰(一两)

放锅内用水五碗,滚十数次,用布袋滤去渣,用铁勺熬成一小杯,存用。如肿毒不得破头,将此药在所患顶上画一十字,即出脓。诸般大疮有疔角腐肉不脱者,用此药水洗之。如点面上黑痣雀斑,尤神效。[庚生按]用此破疮虽效,然往往内溃太甚,沿烂好肉,不若待其脓足时,以刀针穿破为妙,至用此方,洗腐肉,痛不可当,切弗轻用。

327. 取疔膏(《外治寿世方·卷三·疔毒》)

取疔。

乳香(一粒)　麝香(米大一粒)　黄连(末)　连翘(末)　桃仁(二个,去皮)

同虾蟆肝、肠、肺三味,共一处入乳钵内,捣如泥,白皮纸一张,摊贴患处。三四日连疔揭去。

328. 五虎擒羊丹(《奇效简便良方·卷四·痈疽疮毒·担肩疮》)

一切疔疮恶毒痈疽,无论已成未成统治秘方。瓷锋刺出血,取老鸭口内沫搓搽。

巴豆(二粒,布包压去油)　百草霜(一钱)　牙皂(去皮核,二钱)　小红枣(三个,去皮核)　朱砂(二钱)

共捣为丸如桐子大。每八丸(小儿减半)黄酒送服,后盖暖静睡,发汗愈。忌一切响器震惊,孕妇忌服,有力者宜配施。

329. 拔疔散

1)《外科传薪集》

治一切疔疮。

月石(一钱)　雄精(二钱)　千金霜(一钱)　巴散(二钱)　铁锈(二钱)　活磁石(炒,五钱)　麝香(三分)　梅片(二分)　朱砂(五分)　蟾酥(三分)

研极细,以瓷瓶收贮。以膏盖之,未脓即散,或用荔枝肉打烂敷之亦效。

2)《太医院秘藏膏丹丸散方剂·卷四》

治疔疮,专治红线等疔,或恶心,疼痒掣骨,憎寒壮热,牵引麻木。

食盐　朱砂　枯矾　硇砂(各一钱)

上为细末。用竹刀刺破,将此药敷之,其肿痛更甚,少顷平复。

330. 金龙丸(《外科传薪集》)

治一切疔肿并跌仆损伤,筋挛,贴骨痈疽,兼治男妇大小头项瘰疬及乳串流核,痰气滞凝,痘后发痈。

番木鳖(四两,以米泔水浸三日,刮去毛皮,切晒,麻油炒透)　甲片(一两五钱,炒断丝)

共为末,以黄米饭捣匀为丸桐子大。每服五分,量人酌减,按部位用引经药,煎汤送下。宜暖睡,勿冒风。如冒风觉周身麻木,或发抖,不必惊慌,过片时即安。初起一二服即消;已成脓者,服此自能出毒,不必咬头开刀,诚外科家第一妙方也。引经头面(川芎五分,羌活五分),腰间(杜仲五分),足膝(牛膝五分,木瓜五分),肩背(角针五分),两臂(桂枝五分),两胁(柴胡五分),咽头(桔梗五分,甘草五分),跌仆(红花五分,归身五分)。年老气血衰,只服四分。新产半月内,只服四分;满月服五分。男妇瘰疬痰毒,夏枯草汤服,或酒送。小儿周岁以内服九粒,周岁以外服十一粒,三岁服十五粒,四五岁服十九粒,六七岁服二十一粒,八九岁服三十一粒,十岁服三分,十五岁服四分,二十岁照大人服法,小儿不能吞服,以开水送,或甜酒调化送下。

331. 五龙散(《外科传薪集》)

治痈疽,疔毒,瘰疬初起。

生南星(一两)　生半夏(五钱)　全当归(五钱)　生大黄(五钱)　陈小粉(一斤四两,炒黑)

共为细末,调涂。火盛以芙蓉汁调,寒重用姜汁调。

332. 赤灵丹(《外科传薪集》)

治疔毒腐毒,不透敷之立起。

血竭(一钱)　月石(一两)

上为末。

333. 八将丹(《外科传薪集》)

治疽毒不起,疔毒不透,腐肉不脱,用此提毒。

西黄(三分)　火泥(三分)　蝉衣(烘,一钱)　大蜈蚣(七条)　炙甲片(三钱)　麝香(三分)　大全蝎(炙,七条)　五倍子(焙,三钱)

共为细末,掺之,以膏盖贴。

334. 五宝丹(《外科传薪集》)

治诸疮腐烂,定痛。又治疔毒腐烂。

灵磁石(一两二钱)　飞朱砂(六钱)　上雄精(三钱)　梅片(三分)　麝香(三分)

共为细末。

335. 五虎丹(《外科备要·卷四方药·肿疡溃疡敷贴汇方·师字号》)

取结核,提疔根,拔疮脓。

水银　牙硝　明矾(各一两)　皂矾　青盐

（各三钱）

此丹炼法与白降同,炼时加砒霜少许,功力更大。

336. 太乙紫金锭(《太医院秘藏膏丹丸散方剂·卷二》)

治疔疮。

文蛤末(二斤) 大戟末(一斤) 山慈菇末(一斤六两) 麝香(三两) 千金子(十两) 朱砂末(六两,外加一两) 雄黄末(二斤半)

共为细末,糯米面打糊为丸,每料重五斤十五两五钱,入糯米面打糊为丸锭,共重三十斤,净得锭一千六百零三锭,每锭三钱,干得二钱四分。此药内可服,外可上,随症调引,起死回生,真为卫生至宝。治一切饮食、药毒、虫毒、瘴气、恶菌、河豚、吃死牛马驰羸等症。每服一锭,病重者连服,通利一二次无妨,并用凉水磨服。诸虫肿胀,大麦芽汤送下。痈疽对口、发背、天蛇头、无名肿毒、疔毒等诸恶疮、风疹、瘾疹,毒赤肿未破,及痔疮等,用无灰酒磨服,再用凉水调敷,日夜各数次。觉痒立消,已溃出脓血者,亦减分数。

337. 神应膏(《太医院秘藏膏丹丸散方剂·卷一》)

专贴一切痈疽、疮疡、疔毒等症,初起漫肿无头,暴肿疼痛,溃后或流脓血清汁,或瘀血腐肉不化,或疼痛难忍,遇此诸般之症,贴之无不神效。

穿山甲 川芎 木鳖子 大黄 生地 熟地 白蔹 赤芍 玄参 当归 白芷梢 天冬 麦冬(各三钱) 血余(一团) 香油(二斤)

以上药味入油内熬枯去渣,入飞过黄丹一斤,离火入油内,后下细药:

乳香 没药 儿茶(各三钱三分) 潮脑(五钱)

每料得膏二斤五两三钱九分。

338. 接骨化痞膏(《太医院秘藏膏丹丸散方剂·卷一》)

专治伤筋动骨,皮肉绽裂,甚至筋断骨碎,痈疽发背,对口疔毒,湿痰流注,瘰疬鼠疮,乳痈乳毒,臁疮外痔,癣疥顽疮,漆疮火丹,风热天泡,肌肤赤肿,干湿脚气,肚腹痞块,小儿丹毒,及绣球风、鹅掌风、虫伤蝎螫等症。用此膏贴在患处,筋骨自续,皮肉平复,实济困扶危救急之宝也。

红花 当归(各二钱) 木瓜 连翘 川椒

防风 赤芍 白芷 花粉 川芎 天麻 头发(各二钱) 乳香(五钱) 槐条(七段) 漳丹(一斤) 香油(二斤)

339. 红玉膏(《太医院秘藏膏丹丸散方剂·卷二》)

此膏专贴梅疮顽疮,结毒臁疮,不论大小,诸毒通用。此药能去腐生肌,定痛消疼,止痒化肿,化疔解毒。

香油(四两) 鸡蛋(四个) 黄腊(二两) 血余(三钱) 槐枝(十三寸,重五钱) 黄丹(二两)

共熬成膏。每用少许摊黑膏中心,或摊纸上,贴患处。有疔者一日一换,无疔者三日一换,其效异常。

340. 白玉膏(《太医院秘藏膏丹丸散方剂·卷二》)

此膏专贴诸般疮疡,结毒粉毒,痈疽顽疮,诸般疔毒,紫黑且腐,久而不收,臭烂不愈者,用之绝妙。

定儿粉(一两) 黄蜡(一两五钱) 香油(四两) 硼砂(二钱) 好冰片(五钱)

共熬成膏。

341. 蟾酥锭(《太医院秘藏膏丹丸散方剂·卷二》)

治一切痈疽发背,无名肿毒,对口疔疮。

雄黄(八两) 朱砂(一两) 蜗牛(二两) 冰片(一钱) 麝香(五分)

共为细末,蟾酥为锭,银朱为衣。俱用凉水磨化,重者用陈醋磨化,涂搽患处,立见奇效。

342. 千金独圣丸(《太医院秘藏膏丹丸散方剂·卷二·附杂方》)

专治疔毒。

马前子(以阴阳瓦焙干存性用,一两)

开水煮去皮,香油炸紫色为度。每两用甘草二钱,糯米面为丸,雄黄为衣,如粟米大。每服一二十丸皆可,忌葱、椒、醋。治一切疮毒,槐花送下;眼疾,白菊花送下;左瘫右痪,五加皮、牛膝汤送下;流火症,葡萄汤送下;小儿痞疾,君子汤送下;腿疼,杜仲、牛膝、破故纸为引;男女吐血,水磨京墨送下;红痢甘草,白痢姜汤送下;蛊积,山楂、石膏汤送下;吹乳,通、甘草送下;两胁膨胀,干酒送下;流痰火,遍身走痛,牛膝捣汁,元酒送下;大便下血，槐花、枯矾送下；疟疾，雄黄、甘草送下；解药毒，芥叶捣汁冷服，冬用甘草；上焦火，赤眼肿痛，喉闭口疮，噎食反胃，虚火劳疾，一切热症，俱用清茶送下。

343. 万应锭（《太医院秘藏膏丹丸散方剂·卷三》）

治疗毒攻心，疟疾牙疼。

胡黄连（一斤半） 黄连（一斤半） 牛黄（五钱） 儿茶（一斤半） 熊胆（一两） 冰片（五钱） 麝香（五钱） 徽墨（一斤） 牛乳（八两）

344. 拔毒锭（《太医院秘藏膏丹丸散方剂·卷三》）

专治一切痈疽疮疡、无名肿毒、疔疮、杖疮、发背、对口、顽疮坚硬、不溃正脓、腐肉不脱、新肉不生等症。此药能化毒活瘀，消肿溃坚，去腐生新。内服少许，可以护心，托此锭毒外透，大有奇效。

白芨（一两） 白蔹（一两） 南星（二两） 牙皂（一两五钱） 花粉（一两五钱） 射干（一两） 白芷（二两） 全蝎（二两） 雄黄（五两） 山甲（二两五钱） 蟾酥（一两） 血竭（二两） 冰片（五分） 麝香（三分） 细辛（一两） 生军（二两） 三宝花（二两） 木通（一两） 川连（二两） 山栀（二两，炒） 防风（一两） 泽泻（二两） 草梢（五分） 白梅花（三两） 乳香（二两） 没药（二两）

345. 三黄打丁汤洗药方（《太医院秘藏膏丹丸散方剂·卷三》）

疡科一切疔毒恶症，先煎此汤洗之，可保无虞。

当归（二钱） 白芷（二钱） 黄连（一钱） 黄芩（一钱） 黄柏（一钱） 地丁（二钱） 公英（二钱） 石膏（二钱，煅） 防风（一钱） 薄荷（一钱） 山甲（一钱） 皂刺（一钱） 甘草（一钱）

五大碗水，煎一盅。

346. 清鱼锭（《太医院秘藏膏丹丸散方剂·卷三》）

专治诸般毒疮恶疮，初起焮红，皮肉不变，漫肿无头，疔毒疥癣，蛇蝎恶虫所伤。

白芷（二两） 南星（一两） 牙皂（一两五钱） 射干（一两） 白蔹（一两） 全蝎（二两） 雄黄（四两） 山甲（二两五钱） 蟾酥（二两） 血竭（二两） 冰片（五分） 麝香（三分） 细辛（一两） 生军（二两） 银花（二两） 木通（二两） 防风（一两） 泽泻（一两） 草梢（五钱） 白梅花（三两） 川连（一两） 炒栀（二两）

好木瓜酒合锭。

347. 华佗治无名恶疮神方（《华佗神方·卷五》）

凡痈、疽、疔毒及中一切毒禽恶兽肉毒所致之疮俱可治之。

硼砂 黄丹 硇砂 巴豆（去油） 人言（各一钱） 朱砂（二钱） 斑蝥 蟾酥 乳香 血竭 没药（各三钱） 麝香 半夏（各五分）

共研细末，用第一次生小儿乳汁捣蜗牛为丸如绿豆大。每服五七丸，各随症饮送下，亦分上下前后服之。

348. 华佗治五疔神方（《华佗神方·卷五》）

1）紫花地丁（一两） 甘菊花（一两）

水煎服，六剂痊愈。

2）丝瓜叶（十片） 明矾 雄黄（末，各二钱）

捣丝瓜叶极烂，取汁调二味末，以鸟羽敷疔上，随干随润，数日即消。

白菊花叶连根，捣汁一杯，沸酒冲服，毒甚者须多服。渣敷患处，留头不敷。覆被令汗出，其毒自散。无时可用甘白菊花四两代之，少则不效。

349. 追管丸（《丁甘仁先生家传珍方·丸部》）

专治疔漏，不拘远年近日，有漏通肠，污从孔出者，先用此方追尽脓毒后，服消管丸，自然见效。

胡黄连（一两，姜汁炒） 刺猬皮（一两） 当门子（二分）

诸药共研细末，以软饭捣和为丸如麻子大。每服一钱，食前酒下。服药后，如脓水甚多，乃药力到处，不必惧也。

350. 神验疔毒泻丸（《丁甘仁先生家传珍方·丸部》）

治疔毒。

真雄黄（三钱） 生军（三钱） 巴豆（三钱，去心皮，生用）

上药共合一处，用石臼石杵，舂烂如泥，飞罗面陈醋打糊，同药捣极细烂为丸如凤仙子大。病重者七丸，轻者五丸，单数为度，放在舌上，热水送下，服后打嚏则愈，如泄更好。俟泻三四次，即以新汲井水饮之止。如病重不省人事，将二十三丸，用滚水和开，从口角边灌入。服后将病人扶起端坐，药入腹中，片刻即使苏醒。至轻者，可以不服。初服药时，不吃凉物凉水，恐不泄泻。忌鸡鱼、葱蒜、牛马大肉并炙煿辛热、饮酒行房。至七日方如，不可疏忽。

351. 疗发散（《丁甘仁先生家传珍方·散部》）

专治一切疔毒漫肿，麻木痛甚。

桑螵蛸（一百个，炙成灰） 益母草（炙成性，等分）

每重一两加麝香五分，按膏贴之。

352. 珠峰治疔散（《丁甘仁先生家传珍方·散部》）

治疔毒。

墙疔（四钱） 川贝（四钱） 银朱（一钱五分） 梅片（五分）

先将墙疔烤炼晒干，将药各研细末，掺之。

353. 黄连膏（《丁甘仁先生家传珍方·膏方》）

专治一切疔疮疡毒，破溃焮痛，及火烫等症，用之神效也。

川黄连（三钱） 当归尾（五钱） 细生地（一两） 黄柏（三钱） 姜黄（三钱）

用香油十二两，将前药煎枯去渣滤清，下净黄占四两烊化，收成膏药，摊用有神效。

354. 消疔斧墨膏（《丁甘仁先生家传珍方·膏方》）

能消肿止痛，走黄亦可回生。

松香（一斤）

以桑柴灰煎汁澄清，入松香煮燥取出，纳冷水中少待一二时，再入灰汁内煮，以色如白玉为度，再以白蜡二两，黄蜡十两，刮粗片；明乳香二两，没药三两，铜绿五两，各研极细末，无声为度；再加蟾酥一两五钱，百草霜五两。先将锡底锅刮净，专烧芳柴，取烟煤。如有别柴，则不灵矣。亦研极细末，节节无声为度。选择吉日，忌妇人鸡犬孝服人见闻。须净室焚香，前后须用桑柴煎真麻油一斤，滚下松香，待少滚下白蜡、黄蜡，二下乳香、没药，三下铜绿、百草霜。皆须候后时下，待冷捻成调，做丸如桂圆大，入瓷瓶清水浸。要用之时，取出一丸，放热茶壶上烘软，忌火。看肿处大小捻成膏

药，贴之痛痒即止，肿势即消。须忌荤腥辛辣，沸汤生冷，发物面食，豆腐茄子，黄并碱水；忌水洗，暴怒、房事。

355. 菊叶膏（《丁甘仁先生家传珍方·膏方》）

专治一切疔疮热毒，大小外症等，用之神效。

青防风 杜红花 羌活 独活（各五钱） 川黄柏 淡黄芩 全当归（各一两） 血余 木鳖子 金银花 生川军 京赤芍（各二两） 生甘草 皂角针（各三两） 鲜竹叶（四钱） 僵蚕（二钱）

用真麻油五斤，将药浸三日，煎枯去渣，用广丹收膏，再加五灵脂、乳香、没药各三钱，诸药共为细末，成膏时搅匀。摊用神效。

356. 酥科（《丁甘仁先生家传珍方·杂方》）

专治疮疡疔毒，顶不高突，根脚不收，焮肿走黄，精神不爽，时或昏闷，兼治痈疽大毒，麻木疼痛，用此内服外敷神效也。

杜蟾酥（四钱） 雄黄（四钱） 乳香（三钱） 没药（三钱） 枯矾（三钱） 铜绿（三钱） 寒水石（三钱） 胆矾（三钱） 麝香（三钱） 轻粉（五分） 蜗牛（三十个） 朱砂（三钱）

诸药共研细末，秤准，将蜗牛捣烂，入药候干，研细听用。

357. 神效疔药方（《丁甘仁先生家传珍方·杂方》）

专治疔疮，不论未溃已溃及走黄等症，均皆神效。

每鼋灰（一钱） 腰黄（一钱） 西黄（五分）

用败鼋一只倒挂在檐前朝风干，百日后，择天医日，阴阳瓦上炙灰。共研极细末，收瓶内。凡遇疔疮，先当刺去恶血，再上此药，和梅片末同菜油搽掺于疮口，外以纸盖之，神效无比。

358. 一笔消（《丁甘仁先生家传珍方·杂方》）

专治痈疽发背，诸疔恶疮，一切无名肿毒症。

立川军（一两） 蟾酥 明矾（各三钱） 原寸（二分） 乳香 没药（各二钱） 藤黄 雄黄（各五钱）

共研末，用蜗牛四十九只，打烂成锭。用米醋磨敷患处立消。

359. 太乙万灵膏（《万氏秘传外科心法·卷

之一·附方》)

治一切外症，无论大小男妇，痈疽发背，七十二种痛疮，三十六样疔毒，并诸般无名肿毒，及痰核瘰疬，内损骨节，外伤皮肉，手足麻木不仁，走注疼痛，俱贴之，大有神效也。

大蜂房(一个) 石菖蒲(五钱) 青木香(一两) 蜈蚣(三条) 败龟板(自死，四五个) 何首乌(一两) 穿山甲(三两) 乌梢蛇蜕(三条) 过山龙(一把，或以鬼见愁代) 蛇床子(五钱) 苍术禾(一把) 蚕蜕(酒洗，一钱) 皂角刺(五钱) 大风子(一两，去壳) 香附子(五钱，制) 蝉蜕(二两) 半边莲(一把，或以佛孔草代) 天花粉(一两) 龙胆草(二两) 女人头发(二两) 蒲公英(二两) 木鳖子(一两，去壳) 地骨皮(一两) 槐花(二两) 忍冬藤(二两) 鼠粘子(五钱) 蓖麻子(一百粒，去壳) 槐角(二两) 青蒿(一把) 细辛(五钱) 升麻(一两) 赤芍(五钱) 黑丑(一两) 艾叶(一把) 白芷(二两) 花椒(五钱) 甘草(二两) 柴胡(五钱) 防风(五钱) 玄参(一两) 雀茶(五钱) 大戟(二两) 白蔹(一两) 南星(生，一两) 白芨(一两) 桔根(二两) 草乌(生，一两) 羌活(一两) 独活(一两) 黄芪(五钱) 川乌(生，一两) 昆布(五钱) 肉桂(五钱) 漏芦(五钱) 巴豆(去壳，五钱) 荆芥(五钱) 斑蝥(一百个) 连翘(五钱) 黄柏(一两) 黄连(一两) 槐叶(一把)

上药为片，取槐、桃、柳枝各七根，香油五斤，春浸五日，夏、秋三日，冬七日，入锅煎，以烟尽为度，用皮纸滤过，再入锅以文武火煎，槐枝不住手搅，下黄丹十两，密陀僧(研末)一两五钱，以滴水成珠为度，入后药：麝香二钱，乳香、没药各二两(二味以笋衣盛着炙干为末)，海螵蛸一两，雄黄一两，朱砂一两，血蝎五钱，儿茶二两，青鱼胆(四斤重，要腊月的)一个，珍珠五钱，琥珀五钱，牛黄五钱，白芷一两，山奈一两，甘松一两，樟脑一两，赤石脂一两，白石脂一两，龙骨(煅)一两，枯矾五钱，槟榔(末)五钱，轻粉二钱，水银五钱，龙泉粉(磨刀石浆泥)一两，鸡内金(炮)五钱，猩红五钱，金箔五十片，百草霜五钱，熊胆一钱。各味用盂钵擂细入煎膏内，搅匀，瓷器内收贮，埋土内七日，取出任意听用。

二、治羊毛疔方

拔疔法(《验方新编·卷二十四·外科敷贴汇方》)

治羊毛疔初起。

明雄黄(研末，三钱)

青布包扎，蘸热烧酒，先擦前心，自外圈入内，揉擦片时，其疔毛即奔至后心，旋蘸热酒，再向后心如法尽搽，其羊毛俱拔出，粘在布上，连包埋之。忌茶一日。

三、治内疔方

化毒丸(《证治准绳·疡医卷之二·疔疮·内疔》)

治内疔。

朱砂 雄黄(各一钱) 蝉蜕(十枚) 硼砂(生) 轻粉(各五分) 麝香(一分) 片脑(半分)

上末，取蟾酥为丸，如绿豆大。每用一丸，放舌上含化取涎，化后以井水漱净。无此丸用单蟾酥代之亦可。

四、治红丝疔方

金花如圣散(《救生集·卷四·通治诸病门》)

治恶疮疔疮，鱼眼红丝疔疮。

苍术(米泔水浸宿去皮，六两) 川乌(火煨，四两) 草乌(生用，四两) 川芎(三两五钱) 细辛(二两五钱) 防风(去芦，生用，二两五钱) 白芷(二两五钱) 白术(二两五钱) 蝎稍(五钱) 雄黄(净，研，五钱)

上药十味，共为细末。每服二钱，或一钱半，量其人之大小，病之轻重，加减用之，好酒送下，汗出为度。忌热物，半日得汗时，切忌不可见风，此丸散能治男子、妇人、小儿一切诸般病症。调药，用鹅翅扫上患处。

五、治冷疔方

铅粉散(《经验良方全集·卷一·手足》)

治脚上冷疔，初起紫白泡，疼痛彻骨渐至腐烂，深孔紫黑，血水腥秽，日久不愈，用此大效。

黑铅(四钱，铁勺内化开，倾水中，取起再化，

如此百遍,以铅尽为度,去水,取澄者三钱) 松脂(一钱) 黄丹(水飞,炒,五分) 轻粉(五分) 麝香(一分)

共为细末。先用葱汤洗净,方用麻油调药搅匀,涂疮口,油纸盖之。

六、治疗毒针后方

1. 束疗金箍散(《验方新编·卷二十四·外科敷贴汇方》)

治疗疮针刺之后,八毒走散作肿。

郁金 白芨 白蔹 白芷 大黄(各五钱) 绿豆粉 黄柏(各三钱) 轻粉(五分)

共研末。生蜜调膏,厚涂疗肿周围,箍束余毒,顶插前丹。或填拔疗散。

2. 安神散(《验方新编·卷二十四·外科主治汇方》)

治疗毒针后,气虚惊悸。

人参 麦冬 茯神 生芪 焦术 元参 陈皮 石菖蒲 炒枣仁 远志肉 五味子 炙草(等分)

服时,加朱砂末五分调服。凡恶毒攻心,心神不定者,用地骨皮研末,滚蜜水调服即安。

七、治耳疗方

红棉散(《经验良方全集·卷一·耳鼻》)

治聤豆抵耳,耳内生疗。

白矾(二钱) 胭脂(一钱,烧灰存性)

研匀。先用棉杖子搅去脓水,更另用棉杖子蘸药,探入耳底即干,若聤豆抵耳,加麝香五厘。

八、治马疗方

贝母散(《普济方·卷二百七十四·诸疮肿门·诸疗疮》)

治马疗。

穿山甲(烧存性) 贝母(等分)

上为末,酒调下三四服。随用前药下恶物,用小刀子取出乌疗深者寸半,用薏茁花干小便浸干为末,麻油调敷。

【论用药】

治疗有专方,亦有专药。此类专药功效突出,常成为治疗之要药。方药既有内服者,也有外用者。

一、疗疮主治药

《本草纲目·主治第四卷·百病主治药·诸疮上·疗疮》

[草部]

苍耳根:汁,和童尿服,或葱酒服,取汗;灰,同醋涂,拔根。

山慈姑:同苍耳擂酒服,取汗。

石蒜:煎服,取汗。

豨莶:酒服取汗,极效。

大蓟:同乳香、枯矾末,酒服,取汗。

白芷:同姜,擂酒服,取汗。

王不留行:同蟾酥服,取汗。

草乌头:同葱白丸服,取汗。同巴豆,贴,拔根;同川乌头、杏仁、白面涂。

菊花叶:疗肿垂死,捣汁服,入口即活,神验方也。冬用根。

莃:擂酒服。

常春藤:和蜜服。

荠苊汁:服。

金沸草、益母草:捣汁服,渣涂。烧灰纫入,拔根。

荆芥:煮服,及醋捣涂。

紫花地丁:擂水服,同葱、蜜涂。

艾灰汁:和石灰点之,三遍拔根。

地菘:和糟。

附子:和醋。

蒺藜:和醋。

马兜苓:同蛛网捣。

龙葵、地黄、旱莲、水杨梅、木鳖子。

[谷菜]

麦面:和猪脂。

胡麻灰:和针砂。

小豆花、寒食饧:并涂疗。

白米粉:熬黑,蜜涂。

米醋:以面围,热淋之。

翻白草:煎酒服,取汗。

蒲公英:擂酒服,取汗。

丝瓜叶:同葱白、韭菜,研汁,和酒服,渣敷。

独蒜:蘸门白灰擦之,即散。又同小蓟、豨莶、五叶草,擂酒服。

马齿苋：和梳垢封;烧,和醋封之;和石灰封。

白苣汁：滴孔中。

土菌：同豨莶涂。

芜菁：同铁衣涂。

蕺菜、灰藋灰、山丹、百合、生姜。

[果木]

野葡萄根：先刺疔上,涂以蟾酥,乃擂汁,入酒,调绿豆粉,饮醉而愈。

银杏：油浸研,盦水疗。

荔枝：同白梅。

胡桃：嚼盦。

榴皮：灸疗。

槐花：四两,煎酒服。叶、皮、茎同。

柳叶：煮汁服。

枸杞：治十三种疔,四时采根茎,同诸药服。

棘钩：同陈橘皮,煎服。同丁香烧敷。

乌桕叶：食六畜牛马肉,生疔欲死,捣汁一二碗,取下利。根亦可。又主暗疔昏狂。

皂荚：灸研,同麝涂。子,敷。

巴豆：点。

木芙蓉：涂。

绯帛：同蜂房诸药烧服,并入膏贴。

旧油纸伞灰：同古石灰服,取汗。

箭笴茹：作炷,灸丁。

凉水：挑破去血,噙水频咂。

烛烬：同胡麻、针砂涂。

土蜂窠：同蛇皮煅,酒服一钱。

铁浆：日饮一升。

锈钉：调蔔水,冷服,煅,同人乳敷。

浮石：同没药,醋糊丸服。

银朱：水和丸服。

矾石：煨葱捣丸,酒服二钱;同寒食面涂。

鼠壤土：童尿调涂。

粪下土：同全蝎、蝉蜕涂。

铁粉：同蔓荆根,捣涂。

铁精：同轻粉、麝香,点敷。

雄黄：同蟾酥、葱、蜜,擦之。

石灰：同半夏敷。

硇砂：同雄黄贴。

姜石：鸡子白和涂。

磁石：醋和。

铜矿石。

[虫部]

斑蝥：并涂。

蟾酥：同雄黄、乳香丸,服三丸,外以白面、雄黄和,纳一粒,立效。

露蜂房：洗。

人虱：十枚,着疮中,箔绳灸之。

蝉蜕：疔疮不破,毒入肠胃,和蜜水服,并涂;同僵蚕,醋涂四围,拔根。

蜜：和葱。

独脚蜂：烧。

赤翅蜂：烧。

独脚蚁、蜘蛛：和醋。

草蜘蛛、螳。

[鳞介]

蝮蛇皮灰：并敷之。

蛇蜕：疔肿鱼脐,水煎服;烧,和鸡子涂。

鲍鱼头：同发灰烧。

穿山甲：烧研,同贝母末,敷马疔。

海马：同雄黄诸药涂。

田螺：入片脑,取水点。

蚬汁：洗。

海螵蛸。

[兽人]

腊猪头灰：并掺之。

狗宝：同蟾酥诸药服,治赤疔。

牝猪屎：疔毒入腹,绞汁服。

牡狗屎：绞汁服,并涂。

青羊屎：煮服。

马屎、驴屎：并炒熨疔疮中风。

獭屎：水和封,即脓出痛止。

鼠屎：头发灰烧,纳之。

猪胆：和葱涂。

白犬血、马齿：烧。

黑牛耳垢、人耳塞：同盐、蒲公英,贴。

发灰。

二、治疗专药

1. 人屎

《新修本草·卷第十五·兽上·人屎》:"破疔肿,开以新者封之一日,根烂。"

《本草纲目·人部第五十二卷·人之一·人屎》:"气味苦寒,无毒。主治新者,封疔肿,一日根烂。(苏颂)"

《本草述钩元·卷三十二·人部·人屎》:"气味苦寒,治时行大热狂走,解诸热毒,疗反胃(惟结热者)及痘疮黑陷,敷痈肿发背疮漏,新者封疔肿一日,根烂。"

2. 土茜草

《本草纲目拾遗·卷三·草部上·土茜草》:"疗疮,朱罗峰方:过山龙、仙桥草、苍耳草、豨莶草、紫花地丁、野苎麻根,六味等分,酒煎服取汗,须多服蟾酥丸,汗出咸者可治,若味淡,不可治。又方:地苏木阴干为末,重者八钱,轻者五钱,好酒煎服,如放黄者,冲酒服,渣罨疔上。"

3. 土蜂窠

《本草纲目·纲目第七卷(下)·土之一·土蜂窠》:"疗疮肿痛:土蜂窠(煅)、蛇皮(烧)等分,酒服一钱。(《直指方》)"

《本草纲目·虫部第三十九卷·虫之一·土蜂》:"房,主治疗疗肿疮毒(时珍)。附方新一。疗肿疮毒已笃者,二服即愈,轻者一服立效。用土蜂房一个,蛇蜕一条,黄泥固济,煅存性,为末。每服一钱,空心好酒下。少顷腹中大痛,痛止,其疮已化为黄水矣。(《普济方》)"

4. 大戟

《本草述钩元·卷十·毒草部·大戟》:"疤痏、疗肿及蛇虫诸毒,内服外敷,取利为度。"

5. 大蓟、小蓟

《本草纲目·草部第十五卷·草之四·大蓟小蓟》:"疗疮恶肿:千针草四两,乳香一两,明矾五钱,为末。酒服二钱,出汗为度。(《普济方》)"

6. 万年松

《滇南本草·第三卷·万年松》:"瓦松、佛指甲。味苦,性微寒。无毒。采之,治一切疗疮大毒、痈疽发背、无名肿毒,敷之神效。"

7. 小麦

《本草纲目·谷部第二十二卷·谷之一·小麦》:"一切疗肿:面和腊猪脂封之良。(《梅师方》)"

8. 小将军

《本草纲目拾遗·卷四·草部中·小将军》:"僧鉴平言:此草治疗肿如神,不论疗生何处及何种疗,皆可用。此捣极烂敷疮口留头,次日即干紧肉上,洗去再敷,至重者付二次即愈。轻者一涂即

好,真救疗垂死之圣药也。亲试神验。"

9. 山马兰

《本草纲目拾遗·卷四·草部中·山马兰》:"《百草镜》:山马兰治疗极效,故又名疗见怕。其蔓延到处节上生根,故又名鬼仙桥。皆俗见随义而呼也。治风痰喉闭惊风,敷疗定痛。"

10. 山丹

《本草纲目·菜部第二十七卷·菜之二·山丹》:"花,活血。其蕊,敷疗疮恶肿。(时珍)"

11. 山慈菇

《本草蒙筌·卷之三·草部下·山茨菇根》:"味辛、苦。有小毒。俗呼金灯笼,多生沙湿地。初春萌蘖,叶如韭叶长青;二月开花,状若灯笼色白。消痈疽、无名、疗肿,散瘰疬、有毒恶疮。"

《本草纲目·草部第十三卷·草之二·山慈菇》:"甘、微辛,有小毒。主疗肿,攻毒破皮,解诸毒蛊毒,蛇虫狂犬伤。(时珍)附方:痈疽疗肿,恶疮及黄疸:慈菇连根同苍耳草等分,捣烂,以好酒一钟,滤汁温服。或干之为末,每酒服三钱。(《乾坤生意》)"

《本草征要·第二卷·形体用药及专科用药·山慈菇》:"味甘、辛,性平,有小毒。入胃经。痈疽疗毒酒煎服,瘰疬疮痍醋拌涂。治毒蛇狂犬之伤,傅粉滓斑点之面。"

12. 马

《证类本草·卷第十七·白马茎》:"[臣禹锡等谨按]孟诜云:患疗肿,中风疼痛者,炒驴马粪,熨疮满五十遍,极效。马牙烧作灰,唾和,绯帛贴疗肿上根出。"

《滇南本草·第三卷·马肉》:"鬃,烧灰敷疮毒痈疽疗疮,神效。"

《本草纲目·兽部第五十卷·兽之一·马》:"牙齿以下并用白马者良。甘,平,有小毒。主治小儿马痫,水磨服。(《别录》)烧灰唾和,涂痈疽疗肿,出根效。(藏器)附方:旧一,新三。疗肿未破:白马齿烧灰,先以针刺破乃封之,用湿面围肿处,醋洗去之,根出大验。(《肘后》)赤根疗疮:马牙齿捣末,腊猪脂和敷,根即出也。烧灰亦可。(《千金方》)"

13. 马刀

《新修本草·卷第十六·虫鱼下·马刀》:"[谨案]蚬,冷,无毒。主时气开胃,压丹石药,及

疗疮,下湿气,下乳,糟煮服良。生浸取汁,洗疗疮。"

14. 马牙半支

《本草纲目拾遗·卷五·草部下·马牙半支》:"治蛇咬、疗疽,便毒、风痹,跌扑、黄疸,擦汗斑尤妙。"

15. 马齿苋

《证类本草·卷第二十九·马齿苋》:"和梳垢封疗肿。又烧为灰,和多年醋滓,先灸疗肿以封之,即根出。"

《神农本草经疏·卷二十九·菜部下品·马齿苋》:"捣傅则肿散疗根拔,绞汁服则恶物当下,内外施之皆得也。主治参互:崔元亮方,疗疮肿毒:马齿苋二分,石灰三分,为末,鸡子白和傅之。"

《得配本草·卷五·菜部·马齿苋》:"和石灰三分之二,捣敷疗疮。脾胃不实,血虚气浮者,禁用。"

16. 马蓝

《本草纲目·草部第十六卷·草之五·马蓝》:"吴蓝,苦、甘、冷,无毒。主治寒热头痛,赤眼,天行热狂,疗疮,游风热毒,肿毒风疹;除烦止渴,杀疳,解毒药毒箭,金疮血闷,毒刺虫蛇伤,鼻衄吐血,排脓,产后血晕,小儿壮热,解金石药毒、狼毒、射罔毒。(《大明》)"

17. 王不留行

《本草纲目·草部第十六卷·草之五·王不留行》:"疗肿初起:王不留行子为末,蟾酥丸黍米大。每服一丸,酒下,汗出即愈。(《集简方》)"

《本草征要·第二卷·形体用药及专科用药·王不留行》:"味苦,性平,无毒。入大肠经。水浸、焙。行血通乳,止衄消疗。"

18. 井华水

《本草纲目·水部第五卷·水之二·井华水》:"甘,平,无毒。疗毒疽疮:凡手指及诸处有疮起,发痒,身热恶寒,或麻木,此极毒之疮也。急用针刺破,挤去恶血,候血尽,口噙凉水吮之,水温再换,吮至痛痒皆住即愈,此妙法也。(《保寿堂方》)"

19. 天门精

《滇南本草·第三卷·天门精》:"疗伤折、金疮,拔肿毒疗痈,兼能下气,祛瘀血,除血癥,利小便,逐积水,除结热,止渴烦,追小虫,去湿痹,逐痰涎,止吐血,敷治蛇螫毒诸伤。"

20. 天天茄

《滇南本草·第一卷·天天茄》:"疗可攻,能散。"

21. 天牛

《本草纲目·虫部第四十一卷·虫之三·天牛》:"主治疟疾寒热,小儿急惊风,及疗肿箭镞入肉,去痣靥。(时珍)附方新三,疗肿恶毒,透骨膏:用八角儿(杨柳上者,阴干去壳)四个(如冬月无此,用其窠代之),蟾酥半钱,巴豆仁一个,粉霜、雄黄、麝香少许。先以八角儿研如泥,入熔化黄蜡少许,同众药末和作膏子,密收。每以针刺疮头破出血,用榆条送膏子(麦粒大)入疮中,以雀粪二个放疮口。疮回即止,不必再用也。忌冷水。如针破无血,系是着骨疗。即男左女右中指甲末,刺出血糊药。又无血,即刺足大拇血,糊药。如都无血,必难医也。"

22. 天名精

《新修本草·卷第七·天名精》:"主破血,生肌,止渴,利小便,杀三虫,除诸毒肿,疗疮,瘘痔,金疮内射,身痒瘾疹不止者,揩之立已。"

《本草蒙筌·卷之二·草部中·天名精》:"味甘、辛,气寒。无毒。各处江湖俱生,平原川泽尤盛。与薄荷同状,逢夏秋抽条。花开紫白相兼,叶似菘菜而小。拔肿毒恶疗,下瘀血血瘕。"

《本草纲目·草部第十五卷·草之四·天名精》:"破血生肌,止鼻衄,杀三虫,除诸毒肿,疗疮瘘痔,金疮内射,身痒瘾疹不止者,揩之立已。(《唐本》)"

《得配本草·卷三·草部·天名精》:"配酒糟,捣和敷疗疮。"

23. 无根草

《本草纲目拾遗·卷七·藤部·无根草》:"《药性考》:金丝草无根叶,用苗,此药功在凉血散血,故治痈疽肿毒诸症;味苦性寒,吐、衄、崩、便、咳、咯诸血,服之能止。解诸药毒、瘰疬、疗痈、恶疮。"

24. 木芙蓉

《本草纲目·木部第三十六卷·木之三·木芙蓉》:"疗疮恶肿:九月九日采芙蓉叶阴干为末,每以井水调贴。次日用蚰蜒螺一个,捣涂之。"

（《普济方》）"

水杨梅《本草纲目·草部第十六卷·草之五·水杨梅》："辛,温,无毒。主治疔疮肿毒。（时珍）"

25. 贝母

《本草述钩元·卷七·山草部·贝母》："凡疗肿瘤疡,可以托里护心、收敛解毒。（诸本草）"

26. 牛黄

《神农本草经疏·卷十六·兽部上品·牛黄》："入外科内服药,能解疔肿痈疽毒;并可入傅药,止痛散毒如神。"

27. 毛叶仙桥

《本草纲目拾遗·卷五·草部下·毛叶仙桥》："《李氏草秘》:仙桥草,形似桥,倒地生根,叶似柳,厚背紫色者多,秋开紫花一条。治疔疮诸毒痈肿,用此草捣汁加酒服。虽发狂垂死,入口即生。汪连仕云:细叶者紫背仙桥,背必须紫色,延蔓倒地如桥,土人名为疔疮草,能消疔肿拔根,合苍耳草酒煎服。"

28. 乌头

《本草纲目·草部第十七卷·草之六·乌头》："疔疮肿痛:醋和附子末涂之,干再上。（《千金翼》）"

《本草纲目·草部第十七卷·草之六·乌头》："治头风喉痹,痈肿疔毒。（时珍）疔毒初起:草乌头七个,川乌头三个,杏仁九个,飞罗面一两,为末。无根水调搽,留口以纸盖之,干则以水润之。（唐瑶《经验方》）疔毒恶肿:生乌头切片,醋熬成膏,摊贴,次日根出。又方:两头尖一两,巴豆四个捣贴。疔自拔出。（《普济方》）疔疮发背:草乌头（去皮）为末,用葱白连须和捣,丸豌豆大,以雄黄为衣。每服一丸,先将葱一根细嚼,以热酒送下。或有恶心呕三四口,用冷水一口止之。即卧,以被厚盖,汗出为度。亦治头风。（《乾坤秘韫》）恶毒诸疮,及发背、疔疮、便毒等证。"

29. 乌桕木

《本草纲目·木部第三十五卷·木之二·乌桕木》："根白皮,暗疔昏狂,疮头凸红:桕树根经行路者,取二尺许,去皮捣烂,并华水调一盏服。待泻过,以三角银杏仁浸油,捣盦患处。（《圣济总录》）叶,主治食牛马六畜肉,生疔肿欲死者。捣自然汁一二碗,顿服得大利,去毒即愈。未利再服。

冬用根。（时珍）"

《本草备要·木部·乌臼木》："苦凉、性沉而降。利水通肠,功胜大戟。疗疔肿,解砒毒。（极能泻下。凡患肿毒,中砒毒者,不拘根、皮、枝、叶,捣汁多饮,得大利即愈。虚人忌用）"

30. 巴豆

《证类本草·卷第十四·巴豆》："《日华子》云:通宣一切病,泄壅滞,除风补劳,健脾开胃,消痰破血,排脓消肿毒,杀腹脏虫,治恶疮息肉及疥癞疔肿。凡合丸散,炒不如去心膜煮五度,换水各煮一沸。"

31. 水青苔

《滇南本草·第三卷·水青苔》："采取煅之为末,可搽疔疮、黄水疮,痘症顶陷亦有效。"

32. 玉如意

《本草纲目拾遗·卷四·草部中·玉如意》："乳痈疔疮,《救生苦海》:白花如意草,一名银剪刀,生田野山间,较人家种者叶狭花小,捣汁服之,渣敷患处。"

33. 玉净瓶

《本草纲目拾遗·卷四·草部中·玉净瓶》："俗名猪屎草。《汪连仕草药方》:气杀郎中草,一名青背仙禽,又名疔见怕,山人呼疔头草。其性清凉降火,消痈毒,散肿,拔疔根。"

34. 艾

《本草纲目·草部第十五卷·草之四·艾》："疔疮肿毒:艾蒿一担烧灰,于竹筒中淋取汁,以一二合,和石灰如糊。先以针刺疮至痛,乃点药三遍,其根自拔。"

35. 石上螺蛳

《本草纲目拾遗·卷十·介部·石上螺蛳》："疔。《济世良方》:黄风膏治疔疮,及头面热毒疮。雄黄一两,钉锈、白梅肉各五钱,消风;散一两,夏月加鬼螺蛳二十个,共研细末,苦盐卤调匀,贮瓷罐内。凡患疔肿毒疮,用银针挑破毒顶,敷上此药,以绵纸盖定,其毒收敛不走,三日后即愈。黄氏《医抄》:取细长小鬼螺蛳捣烂,连壳敷患处,露头出脓,次日即可消。拔疔,《保合堂秘方》:鬼螺蛳一个,荔枝核三个,煅存性,白梅肉六个,共捣烂成膏,贴之。取出疔根后用八宝丹收功。鼻疔,《慈航活人书》:花盆中青螺二三个,同盐捣涂,立效。"

36. 石打穿

《本草纲目拾遗·卷五·草部下·石打穿》："崩痢食积,黄白疸,疔肿痈疽,肺痈,乳痈,痔肿。"

37. 石灰

《本草纲目·石部第九卷·金石之三·石灰》："疔疮恶肿:石灰、半夏等分,为末,敷之。(《普济方》)"

38. 石蛤蚆

《本草纲目拾遗·卷五·草部下·石蛤蚆》："疔肿诸毒。《李氏草秘》:石蛤蚆用酒磨服,少得入口,垂死可生。有此则不愁疔疮之患,诸肿毒,醋磨敷之。"

39. 石蒜

《本草纲目·草部第十三卷·草之二·石蒜》："气味:辛、甘、温,有小毒。主治:敷贴肿毒(苏颂)。疔疮恶核,可水煎服取汗,及捣敷之。"

40. 石蟹

《本草纲目·石部第十卷·金石之四·石蟹》:"主治青盲目淫,肤翳疔翳,漆疮。(《开宝》)"

41. 龙珠

《证类本草·卷第六·龙珠》:"味苦,寒,无毒。子主疔肿。"

42. 龙脑香

《本草述钩元·卷二十二·香木部·龙脑香》:"同乳香、没药、雄黄、红药子、白芨、白蔹、乌鸡骨、桑、硇碱、牛黄,敷一切疔肿痈疽,神效。"

43. 龙葵

《新修本草·卷第十八·菜上·龙葵》:"味苦,寒,微甘,滑,无毒。食之解劳少睡,去虚热肿。其子疗疔疮肿,所在有之。"

《证类本草·卷第二十七·龙葵》:"味苦,寒,无毒。食之解劳少睡,去虚热肿。其子,疗疔肿,所在有之。"

《本草纲目·草部第十六卷·草之五·龙葵》:"茎、叶、根气味同苗。捣烂和土,敷疔肿火丹疮,良。(孟诜)疔肿毒疮,黑色焮肿者,乃服丹石毒也;赤色者,肉面毒也:用龙葵根一握(洗切),乳香末、黄连三两,杏仁六十枚,和捣作饼,厚如三钱,依疮大小敷之,觉痒即换去。痒不可忍,切勿搔动。候炊久,疮中似石榴子赧赧然,乃去药。时时以甘草汤温洗,洗后以蜡贴之。终身不得食羊

血。如无龙葵,以蔓荆根代之。(《圣济总录》)主治疔肿(《唐本》)。"

44. 旧头绳

《本草纲目拾遗·卷九·器用部·旧头绳》:"《百草镜》:俗名扎根,乃妇人以之扎发。入药取油透,弃去者良。《纲目》有巾及缴脚布,而无此。治红丝疔、蛇伤,扎束肉上,能令毒气不透。"

45. 生地黄

《本草纲目·草部第十六卷·草之五·生地黄》:"疔肿乳痈:地黄捣敷之,热即易。性凉消肿,无不效。(《梅师方》)"

46. 白及

《神农本草经疏·卷十·草部下品之上·白及》:"《袖珍方》治疔疮肿毒:白及末半钱,以水澄之,去水,摊于厚纸上贴之。"

47. 白头翁

《得配本草·卷二·草部·白头翁》:"苦寒,入手足阳明经血分。治热毒血痢,疗吐血衄血,祛温疟阳狂,消瘿瘤瘰疬,涂疔疮疽痛,围毒气散漫。"

48. 白芷

《本草纲目·草部第十四卷·草之三·白芷》:"疔疮初起:白芷一钱,生姜一两。擂酒一盏,温服取汗,即散。此陈指挥方也。(《袖珍方》)"

49. 白油麻

《本草纲目·谷部第二十二卷·谷之一·白油麻》:"疔肿恶疮:胡麻(烧灰)、针砂等分,为末。醋和敷之,日三。(《普济方》)。"

50. 白棘

《本草纲目·木部第三十六卷·木之三·白棘》:"白棘,疔疮恶肿。棘针(倒钩烂者)三枚,丁香七枚,同入瓶烧存性,以月内孩子粪和涂,日三上之。"

《本草述钩元·卷二十四·枳·白棘》:"疔疮恶肿外治:棘针倒钩烂者三枚、丁香七枚,同入瓶烧存性,以月内孩子粪和涂,日三上之。又内服方:曲头棘刺三百枚,陈皮二两,水五升煎一升半,分服。"

51. 白蔹

《证类本草·卷第十·白蔹》:"《圣惠方》治疔疮:以水调白蔹末敷疮上。"

《本草蒙筌·卷之三·草部下·白蔹》:"味苦、甘,气平,微寒。无毒。治外科,敷背痈疔肿神丹。"

《本草纲目·草部第十八卷·草之七·白蔹》:"发背初起:水调白蔹末,涂之。(《肘后方》)疔疮初起:方同上。(《圣惠方》)"

52. 白僵蚕

《新修本草·卷第十六·虫鱼中·白僵蚕》:"《别录》云:末之,封疔肿,根当自出,极效。"

《本草蒙筌·卷之十一·虫鱼部·白僵蚕》:"味咸、辛,气平。升也,阴中阳也。属火,有土与木,得金气僵而不化。无毒。一说:性温,有小毒。拔疔毒极效,肿突几危者急敷(为末敷之)。"

《本草征要·第二卷形体用药及专科用药·头面七窍·僵蚕》:"味咸、辛,性温,无毒。入肺、脾二经。化风痰,消瘰疬,拔疔毒,灭瘢痕,男子阴痒,女人崩淋。"

53. 半枝莲

《本草征要·第二卷·形体用药及专科用药·半枝莲》:"味微苦,性凉。清解热毒,活血去瘀。治疗毒散黄,涂跌仆蛇伤。"

54. 丝瓜

《本草纲目·菜部二十八卷·菜之三·丝瓜》:"叶,主治癣疮,频挼掺之。疗痈疽疔肿卵㿗。(时珍)鱼脐疔疮:丝瓜叶(即虞刺叶也)、连须葱白、韭菜等分,同入石钵内,研烂取汁,以热酒和服。以渣贴腋下,病在左手贴左腋,右手贴右腋;病在左脚贴左胯,右脚贴右胯;在中贴心、脐。用帛缚住,候肉下红线处皆白则散矣。如有潮热,亦用此法。却令人抱住,恐其颠倒则难救矣。(危氏《得效方》)"

55. 地不容

《滇南本草·第一卷·地不容》:"专治一切痈疽、疔毒、发背,无名肿毒不出头者。用鸡蛋清调搽,留顶,一夜即出头。出头后,切勿妄敷。热毒只采叶贴患处即愈,若服即中其毒,慎之!"

56. 灰藋

《本草纲目·菜部第二十七卷·菜之二·灰藋》:"疔疮恶肿:野灰藋菜叶烧灰,拨破疮皮,唾调少许点之,血出为度。(《普济》)"

57. 羊耳朵

《滇南本草·第一卷·羊耳朵》:"采叶研末,治一切疮痈疔毒,溃烂生管,不能生肌,渗此神愈。"

58. 羊蹄根

《滇南本草·第一卷·羊蹄根》:"采根,晒干为末,敷马刀、石痈、疔毒、癣疮、疥癞、痈疽、瘰疬等症。用醋为使,破烂用油调搽,神验。"

59. 灯盏花

《滇南本草·第二卷·灯盏花》:"灯盏花,治手生疔、手足生管:扯灯盏花一百朵,摘背角地不容,用瓦钟,用石杵捣烂,加沙糖少许,入花捣烂,敷口,二三次即愈。"

60. 安石榴

《本草纲目·果部第三十卷·果之二·安石榴》:"酸榴皮,疔肿恶毒:以针刺四畔,用榴皮着疮上,以面围四畔,灸之,以痛为度。仍纳榴末敷上急裹,经宿连根自出也。(《肘后百一方》)"

61. 红花

《本草撮要·卷一草部·红花》:"味辛,入手少阴经。功专活血消肿,得去风药治六十二种风,得补益药生新血,作胭脂活血解毒。痘疔挑破,以油胭脂敷之良,过服血行不止。"

62. 芜菁

《本草纲目·菜部第二十六卷·菜之一·芜菁》:"疔肿有根:用大针刺作孔,削蔓荆根如针大,染铁生衣刺入孔中。再以蔓荆根、铁生衣等分,捣涂于上。有脓出即易,须臾根出立瘥。忌油腻、生冷、五辛、黏滑、陈臭。(《肘后》)"

63. 芡实

《本草蒙筌·卷之六·菜部·芡实》:"味甘,气寒。无毒。园圃多种,夏月才生。入剂拯疴,惟取其实。除邪利大便小水,明目退白翳青盲。杖疮敷散血,疔疮敷出根(和梳垢封患处。一方用烧灰和陈醋淬先灸后封,根即出)。"

64. 苍耳蠹虫

《本草纲目·虫部第四十一卷·虫之三·苍耳蠹虫》:"主治疔肿恶毒,烧存性研末,油调涂之,即效。或以麻油浸死收贮,每用一二枚捣敷,即时毒散,大有神效。(时珍)发明:时珍曰:苍耳治疔肿肿毒,故虫亦与之同功。古方不见用,近时方法每用之。附方新三,一切疔肿及无名肿毒恶疮,刘松石《经验方》:用苍耳草梗中虫一条,白梅肉三四分,同捣如泥,贴之立愈。《圣济总录》:用麻虫

（即苍耳草内虫,炒黄色）、白僵蚕、江茶,各等分为末,蜜调涂之。又用苍耳节内虫四十九条捶碎,入人言少许,捶成块,刺疮令破,敷之,少顷以手撮出根,即愈。"

65. 苏合香

《本草纲目·木部第三十四卷·木之一·苏合香》:"苏合香丸:治传尸骨蒸,殗殜肺痿,疰忤鬼气,猝心痛,霍乱吐利,时气鬼魅瘴疟,赤白暴痢,瘀血月闭,痃癖疔肿,小儿惊痫客忤,大人中风、中气、狐狸等病。用苏合油一两,安息香末二两,以无灰酒熬成膏,入苏合油内。白术、香附子、青木香、白檀香、沉香、丁香、麝香、荜茇、诃黎勒(煨,去核)、朱砂、乌犀角(镑)各二两,龙脑、薰陆香各一两,为末,以香膏加炼蜜和成剂,蜡纸包收。每服旋丸梧子大,早朝取井华水,温冷任意,化服四丸。老人、小儿一丸。(《惠民和剂局方》)"

66. 乱发

《新修本草·卷第十五·兽上·乱发》:"乱发灰,疗转胞,小便不通,赤白利,哽噎,鼻衄,狐尿刺,尸疰,疗肿,骨疽,杂疮,古方用之。"

《本草述钩元·卷三十二·人部·发》:"疔肿恶疮,乱发鼠屎等分,烧灰,针入疮内,大良。"

67. 皂荚

《神农本草经疏·卷十四·木部下品·皂荚》:"刺:功用与荚同。第其锐利,能直达疮所,为痈疽、妒乳、疔肿未溃之神药。"

《本草纲目·木部第三十五卷·木之二·皂荚》:"疔肿恶疮:皂角去皮,酥炙焦为末,入麝香少许、人粪少许,和涂,日后根出。(《普济方》)。一切疔肿:皂角子仁作末,敷之。五日愈。(《千金方》)"

68. 佛掌花

《本草纲目·草部第二十一卷·草之十一》:"佛掌花,时珍曰:《普济方》治疔疮如樱桃者,用根,同生姜、蜜,研汁服之。外以天茄叶贴之。"

69. 饭苍蝇

《本草纲目拾遗·卷十·虫部·饭苍蝇》:"谢天士云:虫中各种俱入药用,惟饭苍蝇无用,故本草不载其主治。予精思十年,求其主治不可得。嘉庆庚申,偶在东江晤柴又升先生云:昔在台州患面疔,初起即麻木,痒几入骨,不可忍。山中仓卒无药,有教以用饭蝇七个、冰片一二厘,同研烂敷

之,即不走黄。如言,果痒定,次日渐痊,旬日而愈。束疔根,不走黄;涂疮疤,即生发。"

70. 没药

《本草述钩元·卷二十二·香木部·没药》:"出波斯及海南,今广州亦有之。其木岁久脂溢,下地凝块,大小不等,色赤黑而香,透明者良。味苦气平,气薄味厚,阴也,降也。入足厥阴经,通滞血,散瘀壅,治一切痈疽疔肿。"

71. 附子

《证类本草·卷第十·附子》:"《圣惠方》治疗疮肿甚者:用附子末,醋和涂之,干即再涂。"

72. 忍冬

《本草纲目·草部第十八卷·草之七·忍冬》:"一切肿毒,不问已溃未溃,或初起发热:用金银花(俗名甜藤,采花连茎叶)自然汁半碗,煎八分,服之,以滓敷上。败毒托里,散气和血,其功独胜。(万表《积善堂方》)疗疮便毒:方同上。"

《本草征要·第二卷·形体用药及专科用药·忍冬藤》:"味辛、甘、苦,性微寒,无毒。入心、肺二经。散热解毒,除湿医疡。身肿发无定处,流火流注堪尝。风湿热痹,疗疮散黄。"

73. 驴屎

《本草纲目·兽部第五十卷·兽之一·驴》:"屎,疗疮中风肿痛。用驴屎炒,熨疮上五十遍,极效。(《普济方》)"

74. 青黛

《本草新编·卷之二商集·青黛》:"青黛,即靛之干者。《本草》辨其出波斯国者,始真转误矣。味苦,气寒,无毒。杀虫除热,能消赤肿疔毒,兼疗金疮,余无功效。"

75. 苦瓜

《滇南本草·第二卷·苦瓜》:"苦瓜,味苦,性寒平。治一切丹火毒气,疗恶疮结毒,或遍身已成芝麻疔、大疔疮,疼难忍者,取叶晒干为末,每服三钱,无灰酒下,神效。"

76. 苦苣

《证类本草·卷第二十七·苦苣》:"折取茎中白汁,敷疔肿,出根。《衍义》曰:苦苣,捣汁敷疔疮,殊验。青苗阴干,以备冬月,为末,水调敷。"

77. 苦花子

《本草纲目拾遗·卷五·草部下·苦花子》:"一名毛连子,又名小叶金鸡舌,又名苦花椒。入

药梗叶并用。治疗疮、瘴毒、蛇伤,热腹痛,热喉风,并效。捣汁擂水,夏冷服,冬温服。"

78. 苦荬

《证类本草·卷第二十九·苦荬》:"汁:敷疔肿,即根出。"

79. 苦菜

《神农本草经疏·卷二十七·菜部上品·苦菜》:"寇宗奭《衍义》治疗疮:以苦苣捣汁傅之,殊验。青苗叶阴干,以备冬月需用,为末,水调傅之。"

80. 茄子

《本草述钩元·卷十五·菜部·茄》:"根及枯茎叶,治诸痈肿疔疮有效。(仲淳)"

81. 刺儿菜

《本草纲目拾遗·卷八·诸蔬部·刺儿菜》:"清火疏风豁痰,解一切疔疮、痈疽、肿毒,如神。"

82. 雨韭

《本草纲目拾遗·卷七·花部·雨韭》:"《汪连仕草药方》云:雨韭生水泽旁,即青慈菇花,去湿之功同茵陈。散一切疔肿,消痔漏,明目。"

83. 矾石

《本草纲目·石部第十一卷·金石之五·矾石》:"吐下痰涎饮澼,燥湿解毒追涎,止血定痛,食恶肉,生好肉,治痈疽疔肿恶疮、癫痫疸疾,通大小便,口齿眼目诸病,虎犬蛇蝎百虫伤。(时珍)鱼睛疔疮:枯矾末,寒食面糊调贴,消肿无脓。(崔氏方)疔疮肿毒:雪白矾末五钱,葱白煨熟,捣和丸梧子大。每服二钱五分,以酒送下,未效再服。久病、孕妇不可服。(《卫生宝鉴》)疔肿恶疮,二仙散:用生矾、黄丹临时等分,以三棱针刺血,待尽敷之。不过三上,决愈。乃太医李管勾方。"

84. 厕上橼木

《本草纲目拾遗·卷九·器用部·厕上橼木》:"治红丝疔。《敬信录》:红丝疔先将针挑断其丝,将多年粪坑上碎木橼子,煅灰研细,用饴糖拌涂留头,疔即拔出。"

85. 虎牙半支

《本草纲目拾遗·卷五·草部下·虎牙半支》:"汪连仕《采药书》:虎牙半支性寒凉无毒,叶片大者,羊角半支,叶扁大者,马牙半支,俱生阴山谷中。治疗肿、火毒、痔漏,神效。"

86. 虎掌草

《滇南本草·第二卷·虎掌草》:"虎掌草,形

似天南星,昔东山老人在滇,滇万民个个染瘟疫,身上忽起一疔红线,线穿心则亡,速用此敷之,神效。若红疔破,内有一白刺,似毛形,用针挑去,周围用此药搽之,可救万民。滇中火地多染此症。"

87. 败琉璃

《本草纲目拾遗·卷九·器用部·败琉璃》:"败毒散,不问新久。肿毒、痈疽、发背、疔疮皆治。《家宝方》:琉璃陈年破损者一个,楝树子四两,旧发网巾一顶,凤凰衣四十九个,三七一钱,败龟板炙五个,共为末。每服五分,楝树子汤下。"

88. 金凤毛

《本草纲目拾遗·卷七·花部·金凤毛》:"汪连仕云:今人呼翠翎草,翠绕如翎,细叶塌地而生,与翠云草凤尾不同。[敏按]此种即茑萝,今人编竹为亭台,植之盆中,秋开大红小花者是也。治耳疔、痔漏。"

89. 金丝草

《本草纲目·草部第十三卷·草之二·金丝草》:"苦,寒,无毒。主治吐血咳血,衄血下血,血崩瘴气,解诸药毒,疗痈疽疔肿恶疮,凉血散热。(时珍)附方:痈疽疔肿,一切恶疮:金丝草、忍冬藤、五叶藤、天荞麦等分,煎汤温洗。黑色者,加醋。又铁箍散:用金丝草灰二两(醋拌晒干),贝母五两(去心),白芷二两,为末,以凉水调贴疮上,香油亦可。或加龙骨少许。天蛇头毒:落苏(即金丝草)、金银花藤、五叶紫葛、天荞麦,等分。切碎,用绝好醋浓煎,先熏后洗。(《救急方》)"

90. 金刚草

《本草纲目拾遗·卷四·草部中·金刚草》:"治肺痈,痔漏,疔肿。"

91. 金果榄

《本草纲目拾遗·卷四·草部中·金果榄》:"疽痈发背,焮赤疔瘰,蛇蝎虫伤,俱可磨涂。而疗喉等症,有起死回生之功,当广传之,以补本草之缺。磨涂疔疮肿毒,立消。(《柑园小识》)"

92. 金线钓虾蟆

《本草纲目拾遗·卷五·草部下·金线钓虾蟆》:"叶名天膏药,贴肿毒破烂,能拔毒收口,拍熟贴毒,能拔毒水外出,酒煎服。治心疼,磨水搽痔,煎膏贴百病。《汪连仕草药方》:天膏药治疗疮、恶毒流注,蛇毒鼠瘘,合生酒捣服,败毒功多,食之

令人吐泻。"

93. 金莲花

《本草征要·第二卷形体用药及专科用药·头面七窍·金莲花》："味微苦,质滑,性寒,无毒。入肺及心、肝、脾、肾诸经。治口疮喉肿,消浮热牙宣。耳疼目痛均治,疗疮大毒能痊。"

《本草纲目拾遗·卷七·花部·金莲花》："疗疮,大毒诸风。(《山海草函》)"

94. 金钱草

《本草纲目拾遗·卷三·草部上·金钱草》："疗疮走黄,毒归心。《慈航活人书》:铜钱草,即遍地香。采叶捣烂,童便煎服,服后再饮好菜油二三碗,令吐,如吐,即不必服矣。再加生猪脑一个,同白棕子捣匀敷。"

95. 金屑

《神农本草经疏·卷四·玉石部中品·金屑》："磨细屑,挑开疗疮头上没入,能拔疗根。作针,针疗疮,纳药拔疗。"

96. 金箔

《本草述钩元·卷四·五金部·金箔》："挑开疗头没入,能拔疗根。作针,针疗疮,纳药拔疗。"

《本草撮要·卷六金石部·金》："味辛平,有毒,入手少阴太阴足厥阴经。功专镇心肝,安魂魄,专治惊痫风热肝胆之病。磨细屑,挑开疗头抹入,能拔疗根。丸散用箔为衣,煎剂加入药煮。"

97. 乳香

《本草述钩元·卷二十二·香木部·乳香》："同紫地丁、白芨、白蔹、金银花、夏枯草、白芷、连翘、贝母、甘菊、甘草、穿山甲、没药,治一切痈疽疗肿。"

98. 鱼眼草

《滇南本草·第一卷·鱼眼草》："又治水疗,和砂糖捣烂,敷即愈。"

99. 狗牙半支

《本草纲目拾遗·卷五·草部下·狗牙半支》："治痈疗便毒,黄疸喉癣。天蛇头,疼不可忍。《医宗汇编》:用半支连同香糟捣烂,少加食盐,包住患处,疼即止。"

100. 狗尾半支

《本草纲目拾遗·卷五·草部下·狗尾半支》："治疗痈癣。面上生癣,取草数茎揉软,不时搓之,即愈。"

101. 狗宝

《神农本草经疏·卷三十·兽部·狗宝》："又能主痈疽疗肿,同蟾酥、脑、麝、雄黄、乳香、没药等用。"

《本草纲目·兽部第五十卷·兽之一·狗宝》："甘、咸,平,有小毒。附方,赤疗疮狗宝丸:用狗宝八分,蟾酥二钱,龙脑二钱,麝香一钱,为末,好酒和,丸麻子大。每服三丸,以生葱三寸同嚼细,用热葱酒送下,暖卧,汗出为度。后服流气追毒药,贴拔毒膏,取愈。(《通玄论》)"

102. 狗屎

《新修本草·卷第十五·兽中·牡狗阴茎》："白狗屎,主疗疮,水绞汁服,主诸毒不可入口者。"

《本草纲目·兽部第五十卷·兽之一·狗》："屎,白狗者良。气味热,有小毒。《丹房镜源》云:白狗粪煮铜,主治疗疮。水绞汁服治诸毒不可入口者(苏恭)。瘰疬彻骨痒者,烧灰涂疮,勿令病者知。又和腊猪脂,敷瘰疮肿毒,疗肿出根。(藏器)烧灰服,发痘疮倒靥,治霍乱癥积,止心腹痛,解一切毒。(时珍)疗疮恶肿:牡狗屎(五月五日取)烧灰涂敷,数易之。又治马鞍疮,神验。(《圣惠》)"

《得配本草·卷九·兽部·狗》："狗实,甘、咸,平。有小毒。治反胃噎食,疗痈疽疮疡。得龙脑、蟾酥、麝香,酒丸,用葱酒嚼下,治赤疗。治反胃噎食,以其端降冷痰积结。"

103. 饴糖

《本草纲目·谷部第二十五卷·谷之四·饴糖》："鱼脐疗疮:寒食饧涂之,良。干者烧灰。(《千金方》)"

104. 油胭脂

《本草纲目拾遗·卷九·器用部·油胭脂》："活血解毒,治痘疗,涂蜂咬。王氏《准绳》同珍珠末涂。治痘疮、燕窝疗,《救生苦海》:痘初起时,预免坏眼,用临清济宁好油胭脂点眼大眦。《普济方》有四圣丹,治小儿痘中疗,或紫黑而大,或黑坏而臭,或中有黑线,此痘十死八九,惟都御史得秘传此方,点之最妙:用豌豆四十九粒烧存性,头发灰三分,珍珠十四粒,炒研为末,以油胭脂同杵成膏,先以簪挑破,咂去恶血,以少许点之,即时变红活也。"

《得配本草·卷三·草部·胭脂》："即红花汁所造。甘,平。活血。痘将出时,以此涂眼四围,痘不入目。兼解疔毒。"

105. 虿

《证类本草·卷第二十二·下品·虿》："又主疔肿,以十枚置疮上,以荻箔绳作炷,灸虿上,即根出。"

《本草纲目拾遗·卷十·虫部·桃丝竹虿》："此桃丝竹上所生竹虿。李氏草秘云:罨疔疮痘疔最妙。"

106. 珍珠

《本草纲目·介部第四十六卷·介之二·真珠》："咸、甘,寒,无毒。安魂魄,止遗精白浊,解痘疔毒,主难产,下死胎胞衣。(时珍)"

《本草撮要·卷九虫鱼鳞介部·真珠》："味甘咸,入手太阴足厥阴经。功专镇心安魂,坠痰拔毒,收口生肌,治惊热痘疔。"

107. 荆芥

《本草蒙筌·卷之二·草部中·荆芥》："味辛、苦,气温。气味俱薄,浮而升,阳也。无毒。山谷生,在处有。作苏香气,又名假苏。夏末采收,阴干待用。须取花实成穗,能清头目上行。发表能解利诸邪,通血脉传送五脏。下瘀血除湿痹,破结聚散疮痍。捣和醋,敷风肿疔疮。"

《本草纲目·草部第十四卷·草之三·假苏》："主治:寒热鼠瘘,瘰疬生疮,破结聚气,下瘀血,除湿痹。(《本经》)去邪,除劳渴冷风,出汗,煮汁服之。捣烂醋和,敷疔肿肿毒。(藏器)疔肿诸毒:荆芥一握(切),以水五升,煮取二升,分二服冷饮。(《药性论》)"

108. 荞麦

《本草撮要·卷五五谷部·荞麦》："鸡眼疔即拔出,甚验。头风、风眼:荞麦粉作饼贴眼四角,以米大艾炷灸之神效。"

109. 荠苨

《证类本草·卷第九·荠苨》："《千金翼》封疔肿:取生荠苨根汁一合,去滓敷,不过三。"

《滇南本草·第一卷·荠苨》："荠苨,气味辛、甘,性寒。寒利肺,甘解毒。利中止嗽,消渴强中,并治疔痈疮毒。"

《本草述钩元·卷七·山草部·荠苨》："封疔肿窨毒箭,疗蛇虫咬(诸本草)。附方:疔疮肿毒,生荠苨根捣汁服一合,以滓敷之,不过三度。解诸蛊毒,荠苨根捣末,饮服方寸匕。"

110. 茺蔚子(益母草)

《新修本草·卷第六·茺蔚子》："捣茺蔚茎,敷疔肿,服汁使疔肿毒内消。"

《本草蒙筌·卷之一·草部上·益母草》："一名茺蔚。味辛、甘,气微温。无毒。治小儿疳痢,敷疔肿乳痈。"

《本草纲目·草部第十五卷·草之四·茺蔚》："急慢疔疮:《圣惠方》用益母草捣封之,仍绞五合服,即消。《医方大成》:用益母草四月连花采之,烧存性。先以小尖刀十字划开疔根,令血出,次绕根开破,捻出血,拭干。以稻草心蘸药捻入疮口,令到底。良久当有紫血出,捻令血净,再捻药入,见红血乃止。一日夜捻药三五度。重者二日根烂出,轻者一日出。有疮根胀起,即是根出,以针挑之。出后仍敷药生肌易愈。忌风寒、房室、酒肉、一切毒物。"

《本草述钩元·卷九·隰草部·茺蔚》："茎根花叶:消疔肿乳痈丹游等毒,其子补而能行。消一切疔肿发背及无名肿毒。"

111. 故绯帛

《证类本草·卷第二十二·下品·故绯帛》："主恶疮,疔肿,毒肿,诸疮有根者,作膏用。帛如手大,取露蜂房,弯头棘刺,烂草节二七,乱发,烧为末,空腹服,饮下方寸匕,大主毒肿。绯帛亦入诸膏,主疔肿用为上;又主儿初生脐未落时,肿痛水出,烧为末,细研敷之。"

《本草纲目·服器部第三十八卷·服器之一·帛》："绯帛:烧研,敷初生儿脐未落时肿痛,又疗恶疮疔肿,诸疮有根者,入膏用为上。"

112. 胡桃

《本草纲目·果部第三十卷·果之二·胡桃》："油胡桃,疗疮恶肿:胡桃一个,平破,取仁嚼烂,安壳内,合在疮上,频换,甚效。(《普济方》)"

113. 胡麻

《本草蒙筌·卷之五·谷部·胡麻》："一名巨胜。味甘,气平。无毒。原出胡地大宛,张骞始得种归。小儿头疮及浸淫恶疮立效,妇人阴肿并金疮疔肿殊功。"

《本草纲目·谷部第二十二卷·谷之一·胡麻油》："胡麻花主治人身上生肉疔者,擦之即愈。(时珍)"

114. 荔枝

《本草纲目·果部第三十一卷·果之三·荔枝》:"疔疮恶肿,《普济方》:用荔枝五个或三个,不用双数,以狗粪中米淘净为末,与糯米粥同研成膏,摊纸上贴之。留一孔出毒气。"

《得配本草·卷六·果部·荔枝》:"配白梅,贴疔肿。"

《本草述钩元·卷十八·夷果部·荔枝》:"肉,味甘气温,入手足少阴厥阴经。通神益智,健气驱寒,止渴,益颜色。治瘰疬瘤赘,赤肿疔肿,发小儿痘疮。疔疮恶肿:用荔枝肉白梅各三个,捣作饼子,贴于疮上,根即出。"

115. 南瓜蒂

《本草纲目拾遗·卷八·诸蔬部·南瓜蒂》:"疔疮,《行箧检秘》:用老南瓜蒂数个,焙研为末,麻油调涂,立效。"

116. 柳

《本草图经·木部下品卷第十二·柳华》:"韦宙《独行方》:主疔疮及反花疮,并煎柳枝叶作膏涂之。"

《证类本草·卷第十四·柳华》:"《日华子》云:叶治天行热病,疔疮,传尸骨蒸劳,汤火疮,毒入腹热闷,服金石药人发大热闷,并下水气。"

117. 柿皮

《滇南本草·第一卷·柿花》:"柿霜治气隔不通,柿蒂治气隔反胃,柿皮贴疔疮无名肿毒。"

118. 树包

《滇南本草·第三卷·树包》:"又取包烧灰,治恶疮疔毒,敷之即散。"

119. 虾蟆

《神农本草经疏·卷二十二·虫鱼部下品·虾蟆》:"观诸家所主,但言其有消积杀虫,温暖通行之功。然其味辛甘,气温,善能发散一切风火抑郁,大热痈肿之候,为拔疔散毒之神药,第性有毒,不宜多用。主治参互:同铁锈、桑硇、麝香、牛黄、冰片,用金针针入疔根,抹入前药,其疔根即烂出。治疔丸,同朱砂、冰片、牛黄、明矾、白僵蚕、麝香、黄蜡,溶化作丸麻子大,用葱头、白酒服下取汗,不过二三小丸。《青囊杂纂》拔取疔黄:蟾酥,以面丸梧子大,每用一丸,安舌下,即黄出也。危氏方,拔取疔黄:蟾酥,以白面、黄丹搜作剂,每丸麦粒大,挑破纳入,仍以水澄膏贴之。"

《本草征要·第四卷外治·动物药·蟾酥》:"味辛、性温,有毒。入胃、肾二经。发背疔疽,五疳羸弱,立止牙疼,善扶阳事。入外科方有夺命之功。然轻用能发泡,烂人肌肉。"

《本草备要·鳞介鱼虫部·蟾蜍》:"蟾酥,辛温大毒。助阳气,治疔肿发背,小儿疳疾脑疳(即蟾蜍眉间白汁,能烂人肌肉,惟疔疮或合他药服一二厘,取其以毒攻毒)。"

《本草纲目拾遗·卷十·虫部·蟾皮》:"舌拔疔,《外科全书》:夏月患疔,用虾蟆舌一个,研烂,蟾肚皮盖贴,其根自出。"

《本草撮要·卷九虫鱼鳞介部·蟾蜍》:"蟾酥辛温有毒,治发背疔肿。"

《得配本草·卷八·虫部·蟾蜍》:"蟾酥。辛、热,有毒。疔疮发背,外用能拔,内用能攻。配朱砂、白面,成锭,葱汤下,治恶疮(汗出即愈)。配朱砂、麝香、人乳,滴鼻中,治脑疳;配广胶、米醋,溶化围肿毒(以散为度)。疔毒甚者,合他药服二三厘,取以毒攻毒也。疮毒已溃,欲生肌肉,用之作痛异常。误服,头目张大而死。"

120. 独行根

《新修本草·卷第十一·独行根》:"生古堤城旁,山南名为土青木香,疗疔肿大效。(新附)"

《证类本草·卷第十一·独行根》:"《衍义》曰:独行根,苗蔓生,子则马兜铃也。根扁,其嗅稍似葛根。细捣,水调,敷疔肿。"

《本草纲目·草部第十八卷·草之七·马兜铃》:"气味辛、苦,冷,有毒。《大明》曰:无毒。《志》曰:有毒。不可多服,吐利不止。主治又捣末水调,涂疔肿,大效。(《唐本》)疔肿复发:马兜铃根捣烂,用蜘蛛网裹敷,少时根出。(《肘后方》)"

《得配本草·卷四·草部·独行根》:"即兜铃根,一名土青木香。用二三两捣烂,蛛网裹,敷疔,其根即出。阴于肿痛,其汁冲酒服立效。有毒,不可多服,吐利不止。"

121. 独脚一枝莲

《本草纲目拾遗·卷五·草部下·独脚一枝莲》:"《百草镜》:山间有之,二三月苗发生菅芋,俗名干苟。丛中独茎无叶,高尺许,茎细强,青白色,茎端有一疙瘩,至晚秋时,疙瘩生花类莲,其根与黄麻很相似。治疔肿、痈毒、流注。"

122. 独脚连

《本草纲目拾遗·卷五·草部下·独脚连》："治疔肿痈疽：以根或醋酒磨涂叶，贴痈肿能消。治蛇咬，祝氏效方：用独叶一枝花，生溪滩浮土上，根如鼠粪，用根，口嚼搽疮上。退疔夺命丹，《万病回春》云：此丹专治疔疮，防风八分、青皮七分、羌活、独活、黄连各一钱，赤芍六分、细辛八分，僵蚕一钱，蝉蜕四分，泽兰叶五分，金银花七分，甘草节一钱，独脚连七分，紫河车即金线重楼七分。右锉五钱，先服倍金银花一两、泽兰一两，少用叶，生姜十片，同捣烂，好酒镟热泡之，去渣热服，不饮酒者，水煎亦可。然后用酒水各一半煎生姜十片，热服出汗，病退减后，再加大黄五钱同煎，热服，以利二三次去余毒。如有脓，加何首乌、白芷梢；在脚，加槟榔、木瓜；要通利，加青皮、木香、大黄、栀子、牵牛。"

123. 独脚蚁

《本草纲目·虫部第四十卷·虫之二·独脚蚁》："主治疔肿疽毒，捣涂之。（藏器）"

124. 姜石

《证类本草·卷第五·姜石》："崔氏疗疔肿，单用白姜石末，和鸡子清敷之，疔自出。"

《本草衍义·卷六·姜石》："姜石，所在皆有。须不见日色旋取，微白者佳。治疔肿殊效。"

《本草纲目·石部第十卷·金石之四·姜石》："主治：热豌豆疮，疔毒等肿。（《唐本》）"

125. 枲耳

《本草纲目·草部第十五卷·草之四·枲耳》："烧灰和腊猪脂，封疔肿出根；煮酒服，主狂犬咬毒（藏器）。"

126. 蚤休

《本草征要·第二卷形体用药及专科用药·外科皮科骨伤科·蚤休》："味苦，性寒，有毒。入肝经。专理痈毒，兼疗惊痫。唇疔咽烂，蛇咬火丹。"

127. 莼

《本草纲目·草部第十九卷·草之八·莼》："数种疔疮：马蹄草（又名缺盆草）、大青叶、臭紫草各等分，擂烂，以酒一碗浸之，去滓温服，三服立愈。（《经验良方》）"

128. 桐油伞纸

《本草纲目·服器部第三十八卷·服器之一·桐油伞纸》："疔疮发汗：千年石灰（炒）十分，旧黑伞纸烧灰一分。每用一小匙，先以蓄水些少，次倾香油些少，入末搅匀。沸汤一盏，调下。厚被盖之，一时大汗出也。（《医方捷径》）"

《本草纲目拾遗·卷九·器用部·旧伞纸》："《纲目》有桐油伞纸，只言治蛀干阴疮及疔疮疗汗而已，无他治法，今补之。"

129. 桃丝竹二黄

《本草纲目拾遗·卷六·木部·桃丝竹二黄》："《李氏草秘》：诸痈疮痘疔烂久不愈，用桃丝竹刮取二黄为末，敷之。降痰火，煎服，功胜淡竹茹。"

130. 栗子叶

《滇南本草·第一卷·栗子栗子花》："叶，治喉疔火毒，煎服，神效。"

131. 鸬鹚屎

《证类本草·卷第十九·禽下·鸬鹚屎》："《日华子》云：冷，微毒。疗面瘢疵及汤火疮痕。和脂油调敷疔疮。"

132. 鸭脚青

《本草纲目·草部第二十一卷·草之十一》："鸭脚青，时珍曰：《普济方》治疔疮如连珠者，同鱼苏研烂，糖水拌，刷之。"

133. 鸭跖草

《证类本草·卷第十一·鸭跖草》："味苦，大寒，无毒。主寒热瘴疟，痰饮疔肿，肉症涩滞，小儿丹毒，发热狂痫，大腹痞满，身面气肿，热痢，蛇犬咬，痈疽等毒。"

《本草征要·第二卷形体用药及专科用药·头面七窍·鸭跖草》："味苦，性寒，无毒。入心、肝、脾、肺、肾、大小肠、膀胱诸经。退热去火、消肿利尿。咽喉红肿疼痛，高烧难咽，垂危，鲜者煎水，热退春回。若兼浮肿，或历节痹、小溲短少，口渴无苔，赤豆同煮，切勿徘徊，疔疮丹毒，亦可消灾。"

134. 蚬

《证类本草·卷第二十二·下品·蚬》："冷，无毒。治时气，开胃，压丹石药及疔疮，下湿气，下乳，糟煮服，良。生浸取汁，洗疔疮。"

《本草纲目拾遗·卷十·介部·蛤蜊肉》："治痈疔痘毒，《集听》载一捻金方，治一切痈疽肿毒初起最验，兼治疔疮喉风、蛇伤犬咬，及小儿痘毒。乳香一钱，雄黄三钱，血竭钱半，此三味不必制；没药一钱,明矾一钱,朱砂三钱,红信六钱,麝香六分,蟾酥一钱,蛤蜊肉二钱,蜈蚣三钱,甲片炒三钱,僵蚕一钱,川乌一钱,牙皂四钱,共为末,以瓷罐贮之。大人一分五厘,小人七厘,强者二分亦可,将葱白三寸捣烂,和药为丸,好酒服下,取汗;再服,不必汗。"

《得配本草·卷八·介部·蚬》:"甘、咸、冷。去热利便,除湿开胃。生捣汁,涂疔疮。多食发嗽,且使冷气消肾。"

135. 铁

《神农本草经疏·卷三·玉石部上品·铁锈》:"取露天入土者,研极细,同蟾酥、脑、麝,以金针刺入疔疮中,令至根,然后以药塞入,针能拔疔根,辄效。盖疔肿未有不因肝经风热所致,此药属金,善能平木,故有如是之功。《普济方》:疔肿初起。多年土内锈钉,火煅醋淬,刮下锈末,研细。每用少许,人乳和,挑破傅之。"

《本草纲目·金石部第八卷·金石之一·钢铁》:"雌雄疔疮:铁粉一两,蔓菁根三两,捣如泥封之,日二换。(《集玄方》)"

《本草纲目·金石部第八卷·金石之一·铁精》:"疔肿拔根:铁渣一两,轻粉一钱,麝香少许,为末。针画十字口,点药入内,醋调面糊敷之,神效。(《普济方》)"

《本草纲目·金石部第八卷·金石之一·铁浆》:"一切疔疮:铁浆,日饮一升。(《千金方》)"

《本草述钩元·卷四五金部·铁·铁锈》:"铁锈得金气之精华,善能平木,治疗肿,盖疔肿未有不因肝经风热所致者。(仲淳)秘法:取露天入土者,研极细,同蟾酥、冰、麝,以金针刺入疔中,令至根,然后以药塞入,能拔疔根。"

136. 臭牡丹

《本草纲目拾遗·卷六·木部·臭牡丹》:"洗痔疮,治疗。《赤水元珠》:苍耳、臭牡丹各一大握,捣烂,新汲水调服,泻下黑水即愈。"

137. 烛烬

《本草纲目·火部第六卷·火之一·烛烬》:"《集解》,时珍曰:烛有蜜蜡烛、虫蜡烛、柏油烛、牛脂烛,唯蜜蜡、柏油者,烬可入药。气味缺。主治疔肿,同胡麻、针砂等分,为末,和醋敷之。"

138. 海马

《本草纲目·鳞部第四十四卷·鳞之四·海马》:"甘,温、平,无毒。暖水脏,壮阳道,消瘕块,治疗疮肿毒。(时珍)附方,海马拔毒散:治疗疮发背恶疮有奇效。用海马(炙黄)一对,穿山甲(黄土炒)、朱砂、水银各一钱,雄黄三钱,龙脑、麝香各少许为末,入水银研不见星。每以少许点之,一日一点,毒自出也。(《秘传外科》)"

《本草撮要·卷九虫鱼鳞介部·海马》:"味甘温,入足少阴厥阴经。功专暖水脏,壮阳道,消瘕块。治疗疮肿毒,妇人难产及气血痛。"

139. 海螵蛸

《本草纲目·鳞部第四十四卷·鳞之四·乌贼鱼》:"疔疮恶肿:先刺出血,以海螵蛸末掺之,其疔即出。(《普济方》)"

140. 浮石

《本草纲目·石部第九卷·金石之三·浮石》:"疔疮发背:白浮石半两,没药二钱半。为末,醋糊丸梧子大。每服六七丸,临卧,冷酒下。(《普济方》)"

141. 桑

《神农本草经疏·卷十三·木部中品·附桑椹》:"桑霜:即灰汁,以桑皮绵纸衬淘箩底,用滚水淋下,瓷器盛之,重汤煮干,别名木硇。能钻筋透骨,为傅痛疽,拔疔,引诸散毒药攻毒之要品。得丹砂、雄黄、乳香、没药、牛黄、龙脑香、红白药子、白及、白蔹,傅一切肿毒,止痛追毒有奇效。得铁锈、蟾酥,可拔疔。"

《本草纲目拾遗·卷六·木部·桑叶滋》:"小石疖,今人呼为扎马疔。钱峻经验单方云:小石疖,采二蚕桑叶,滴下滋,水点上,愈。"

《得配本草·卷七·木部·桑》:"桑霜,即桑树炭。辛,寒。治噎食积块。外用能钻筋透骨,为抽疔拔毒之品。"

142. 黄芩

《证类本草·卷第八·黄芩》:"《日华子》云:下气,主天行热疾,疔疮,排脓,治乳痈、发背。"

《本草征要·第一卷通治部分·清热药·黄芩》:"中枯而大者,清肺部而止嗽化痰,并理目赤疔痈。"

《本草述钩元·卷七·山草部·黄芩》:"疔肿火疡,用之排脓,一切上部湿热,痰热积血,假此降散。"

143. 黄药子

《本草述钩元·卷十一·蔓草部·黄药子》："同忍冬、夏枯草、白芨、白蔹、紫地丁、甘菊、茜草、连翘、牛蒡、白芷、贝母、白药子之属,治一切疔肿痈疽。"

144. 黄麻梗虫

《本草纲目拾遗·卷十·虫部·黄麻梗虫》："治疔,《程林即得方》：用黄麻梗内虫,以葱叶包贮,挂风头令干,将疔疮挑破,以麻虫少许,入于所挑之处,疮即化为水而愈。陶节庵治疔蜣螂膏：用蜣螂三个(肚白者佳)、黄麻虫十个,二味捣匀,拨破患处贴之;如患在手足,有红丝上臂,丝尽处,将针挑断出血,仍用前药。毒重者更服败毒药。叶氏方：用黄麻梗中虫一条,焙干为末。酒调服下,疔化为水。"

145. 菊花

《证类本草·卷第六·菊花》："《肘后方》：治疔肿垂死。菊叶一握,捣绞汁一升,入口即活,此神验。"

《神农本草经疏·卷六·草部上品之上·菊花》："生捣最治疔疮,血线疔犹为要药。疔者,风火之毒也。三、六、九、十二月,采叶、茎、花、根四物,并阴干百日,等分捣末,酒调下钱许。与枸杞子相对蜜丸久服,则终身无目疾,兼不中风及生疔疽。连根生用为君,加紫花地丁、益母草、金银花、半枝莲、贝母、连翘、生地黄、栝楼根、白芷、白及、苍耳子、夏枯草,可治疔疮。甚者以蟾酥丸发汗。"

《本草纲目·草部第十五卷·草之四·野菊》："气味：苦、辛,温,有小毒。震亨曰：野菊花,服之大伤胃气。主治：调中止泄,破血,妇人腹内宿血宜之。(藏器)治痈肿疔毒,瘰疬眼息。(时珍)附方：新四。痈疽疔肿：一切无名肿毒。《孙氏集效方》：用野菊花连茎捣烂,酒煎热服取汗,以渣敷之即愈。《卫生易简方》：用野菊花茎叶、苍耳草各一握,共捣,入酒一碗,绞汁服,以渣敷之,取汗即愈。或六月六日采苍耳叶,九月九日采野菊花,为末,每酒服三钱,亦可。"

《本草纲目拾遗·卷七·花部·茶菊》："性平,专入阳分,治诸风头眩,解酒毒疔肿。红丝疔 立效验方：以白菊花叶无白者,别菊亦可,冬月无叶取根,加雄黄钱许,蜒蚰二条,共捣极烂,从头敷至丝尽处为止,用绢条裹紧,隔夜即清,真神方也。"

《本草纲目拾遗·卷七·花部·城头菊》："明目,去头风、喉痹、疔毒,凉血。其枝叶鲜者,生捣罨疔疮,并服其汁。"

《本草纲目拾遗·卷七·花部·菊米》："处州出一种山中野菊,土人采其蕊干之,如半粒绿豆大,甚香而轻圆黄亮。云败毒散疔、去风清火、明目为第一。"

《本草述钩元·卷九·隰草部·菊》："兼不中风及生疔疽、眼目昏花：用甘菊花一斤,红椒去目六两,为末,用新地黄汁和丸梧子大,每服五十丸,临卧茶清下。"

《得配本草·卷三·草部·苦薏》："即野菊。辛、苦,温。有小毒。能伤胃气,只宜捣敷痈毒瘰病(冬月用干者)。连根带叶捣汁,好酒冲服,散气破血,并治痈肿疔毒(再以渣敷之)。"

146. 硇砂

《本草纲目·石部第十一卷·金石之五·硇砂》："疗疮肿毒：好硇砂、雄黄等分研。以银篦刺破疮口,挤去恶血,安药一豆入内,纸花贴住即效。毒气入腹呕吐者,服护心散。(《瑞竹堂方》)"

147. 常春藤

《本草纲目·草部第十八卷·草之七·常春藤》："疔疮黑凹：用发绳扎住,将尖叶薜荔捣汁,和蜜一盏服之。外以葱、蜜捣敷四围。(《圣惠方》)"

148. 野苎麻

《本草纲目拾遗·卷三·草部上·野苎麻》："性凉,治诸毒,活血止血,功能发散止渴,安胎,涂小儿丹毒,通虫胀,崩淋哮喘,白浊滑精,牙痛,喉闭骨哽,疝气,火丹疖毒,胡蜂毒蛇咬,发背疔疮,跌打损伤。"

149. 蛇蜕

《新修本草·卷第十六·虫鱼下·蝮蛇胆》："皮灰,疗疔肿、恶疮、骨疽。"

《本草纲目·鳞部第四十三卷·鳞之二·蛇蜕》："气味咸、甘,平,无毒。火熬之良。权曰：有毒。畏磁石及酒。孕妇忌用。主治大人疔肿,漏疮肿毒。煮汤,洗诸恶虫伤。(时珍)"

《本草述钩元·卷二十八·鳞部·蛇蜕》："及痔漏疔肿,皆其病于阴血之风而患在表分者,用之为最切耳。"

150. 铜矿石

《新修本草·卷第五·铜矿石》:"味酸,寒,有小毒。主疗肿恶疮,马驴脊疮、臭腋、石上水磨取汁涂臭腋,其疗肿末之,敷疮上良。(新附)"

《本草纲目·金石部第八卷·金石之一·铜矿石》:"主治疗肿恶疮,为末敷之。"

151. 铜钱草

《滇南本草·第三卷·铜线草》:"烧灰存性为末,酒服,治疗疮毒。"

152. 银朱

《本草纲目·石部第九卷·金石之三·银朱》:"鱼脐疔疮,四面赤,中央黑:银朱,水和丸。每服一丸,温酒下,名走马丹。(《普济方》)"

153. 银杏

《本草纲目·果部第三十卷·果之二·银杏》:"核仁,水疔暗疔:水疔色黄,麻木不痛;暗疔疮凸色红,使人昏狂。并先刺四畔,后用银杏去壳,浸油中年久者,捣敷之。(《普济方》)"

154. 银铕

《本草纲目拾遗·卷二·金部·银铕》:"一作釉。内府万应膏:慈溪陈水东得来,用银铕一斤,黑芝麻油二斤,先将铕入油内浸十日,敲碎,同油煎至四五分熟,用绢袋滤去铕,入炒过飞净东丹一斤,熬成膏。治一切无名肿毒,癣疮痔漏,发背疗疮,一贴即愈。"

155. 梨皮

《滇南本草·第一卷·梨》:"皮,敷发背、疗疮。"

156. 梨松果

《本草纲目拾遗·卷三·草部上·梨松果》:"如肥皂,出台湾。治疗疮磨涂。"

157. 猫舌仙桥

《本草纲目拾遗·卷五·草部下·猫舌仙桥》:"汪氏草药方:猫舌仙桥叶面生刺,草本塌地,生花青紫,多产水泽旁。治疗疮,理黄胆一切湿火。(汪氏)"

158. 旋覆花

《本草纲目·草部第十五卷·草之四·旋覆花》:"叶,主治:敷金疮,止血(《大明》)。治疔疮肿毒(时珍)。"

159. 断罐草

《证类本草·卷第十·断罐草》:"主疗疮,合

白牙菫(耻六反)、羊啼菜也菜、青苔、半夏、地骨皮、蜂窠、小儿发、绯帛并等分作灰,五月五日和诸药末服一钱匕,疗根出也。"

160. 斑蝥

《证类本草·卷第二十二·下品·斑蝥》:"《外台秘要》救急治疗肿方:斑蝥一枚捻破,以针划疮上,作米字封之,即根乃出。"

《本草纲目·虫部第四十卷·虫之二·斑蝥》:"治疝瘕,解疔毒、猘犬毒、沙虱毒、蛊毒、轻粉毒。(时珍)"

《本草备要·鳞介鱼虫部·斑蝥》:"辛寒,有毒。外用蚀死肌,敷疥癣恶疮;内用破石淋,拔瘰疬疔肿。杨登甫云:瘰疬之毒,莫不有根。大抵治以斑蝥、地胆为主,制度如法,能令其根从小便出,如粉片血块烂肉,此其验也。"

《本草述钩元·卷二十七·虫部·斑蝥》:"气味辛寒,有大毒。主瘰疬,破石癃,并血疝便毒,拔疔毒。"

161. 葫

《本草纲目·菜部第二十六卷·菜之一·葫》:"疗肿恶毒:用门白灰一撮罗细,以独蒜或新蒜苔染灰擦疮口,候疮自然出少汁,再擦,少顷即消散也。虽发背痈肿,亦可擦之。"

162. 葱

《本草纲目·菜部第二十六卷·菜之一·葱》:"疗疮恶肿刺破:以老葱、生蜜杵贴。两时疗出,以醋汤洗之,神效。"

《得配本草·卷五·菜部·葱茎白》:"和蜜,捣敷疔疮恶肿。"

163. 落得打

《本草纲目拾遗·卷五·草部下·落得打》:"《李氏草秘》:七叶草,一名落得打,一名活血丹。虽名草实树,其树高一二尺、五七尺不等。捣汁和酒服,治打伤扑损,疗疮肿毒;煎洗痰咳瘰疬,久久自消。"

164. 菜耳

《证类本草·卷第八·菜耳实》:"今按陈藏器本草云:菜耳,叶挪安舌下,令涎出,去目黄,好睡。子炒令香,捣去刺,使腹破,浸酒,去风,补益。又烧作灰,和腊月猪脂,封疗肿,出根。又,疗肿困重,生捣苍耳根、叶和小儿尿,绞取汁,冷服一升,日三度,甚验。"

《得配本草·卷三·草部·苍耳子》："即菜耳。治诸风攻脑,头晕闷绝,疗毒恶疮,大风疬疾,及毒在骨髓,腰膝疼痛。解诸毒。采得去心,取黄精以竹刀细切拌蒸,从巳至亥时,去黄精,阴干用。夏令时采取熬膏,以新瓷罐贮封,贴一切疔疖无头肿毒。"

165. 雄黄

《神农本草经疏·卷四·玉石部中品·雄黄》："同红白药子、白及、白蔹、乳香、没药、冰片,傅一切肿毒痈疽。研细末,入猪胆内,套指头上,治天蛇疗毒发于中指。雄黄杀蛇虫咬毒,及傅疥癣、恶疮、疔肿,辟鬼魅邪气,在所必用。"

《本草纲目·石部第九卷·金石之三·雄黄》："疗疮恶毒,《千金方》:刺四边及中心,以雄黄末敷之,神验。《积德堂方》:用雄黄、蟾酥各五分。为末,葱、蜜捣丸小米大。以针刺破疮顶,插入,甚妙。"

《本草述钩元·卷五·石部·雄黄》："治天蛇疗毒发于中指,小儿痘疗:雄黄一钱、紫草三钱,为末,胭脂汁调,先以银簪挑破搽之,极妙。"

166. 紫花地丁

《滇南本草·第三卷·紫花地丁》："气味苦、辛,性寒。无毒。破血。主治一切痈疽发背,痔漏,疔肿瘰疬,无名肿毒恶疮,服之,点无灰酒下。"

《本草纲目·草部第十六卷·草之五·紫花地丁》："气味:苦、辛,寒,无毒。主治:一切痈疽发背,疔肿瘰疬,无名肿毒恶疮。(时珍)瘰疬疔疮,发背诸肿:紫花地丁根去粗皮,同白蒺藜为末,油和涂神效。(《乾坤秘韫》)疔疮肿毒,《千金方》:用紫花地丁草捣汁服,虽极者亦效。杨氏方:用紫花地丁草、葱头、生蜜,共捣贴之。"

《本草撮要·卷一草部·紫花地丁》："味辛苦,入足阳明经。功专治乳疖痘疗,与黄花地丁相同。"

167. 紫草

《神农本草经疏·卷八·草部中品之上·紫草》："同红花子、生地黄、甘草、贝母、牡丹皮,浓煎,加生犀角汁,量儿大小,以四十九匙至半盏为度,治痘疮深红色,或紫或黑陷干枯,便闭,神效。若在一朝及二朝内,稍有元气,虽危可生。痘疗痘毒咸治之。"

《本草纲目·草部第十二卷·草之一·紫草》:"痘毒黑疗:紫草三钱,雄黄一钱。为末,以胭脂汁调,银簪挑破,点之极妙。(《集简方》)"

168. 紫背天葵

《本草纲目拾遗·卷四·草部中·千年老鼠屎》："紫背天葵根也。性凉清热,治痈疽肿毒,疔疮瘰疬,跌扑疯犬伤,七种疝气,痔疮劳伤。(《百草镜》)"

169. 鹅毛

《本草纲目拾遗·卷九·禽部·鹅毛》:"发背疔疮,对口风毒。《医宗汇编》:穿山甲、蛇蜕、蝉蜕、蜈蚣俱为末,鹅毛全副烧灰存性,全蝎、血管鸡毛二翅烧灰,人指甲用十分之一,败龟板一个,僵蚕俱为末。每用一钱,酒下。"

170. 粪坑底泥

《神农本草经疏·卷三十·粪坑底泥》:"《圣济总录》治疗肿:粪下土、蝉蜕、全蝎等分,捣作钱大饼,香油煎滚,温服。以滓傅疮四围,疔自出也。今人以热粪盛核桃壳内,覆疗肿上,云疗根即烂出,即此意也。"

171. 鹈鹕

《本草纲目·禽部第四十七卷·禽之一·鹈鹕》:"舌,主治疗疮(时珍)。"

172. 强水

《本草纲目拾遗·卷一·水部·强水》:"治痈疽拔疔。谢天士云:凡痈疽已溃或未溃,用强水可蚀恶肉,胜于硇砂,只须置强水于玻璃瓶内,以瓶口对痈疽上,掩少时,其药气自升入患处,疽肉变白而腐,毒亦拔出,然后再敷他药治之。疔有根,亦以此治法,则根自烂出。"

173. 缅茄

《本草纲目拾遗·卷八·诸蔬部·缅茄》:"治疗疮走黄,《良朋汇集》:此方出宝坻张相公,百发百中,真神效方;凡疗疮走黄,毒攻入内,不知人事,但有气者可救。用缅茄一枚以瓷碗盛黄酒,将茄放碗内,磨得下磨不下,只管于酒内磨一钟,约熟茶时,将酒装入长颈锡壶内;再入连须葱两根(牙咬不令断),白豇豆七粒,如荞麦开花时,加荞麦七粒,别时不用;又用小麦,令众人口嚼成面筋,封固壶口,放水锅内,煮一炷香取出,热服,出汗即愈。"

174. 蒜

《证类本草·卷第二十九·蒜》:"孟诜云:小

蒜亦主诸虫毒,疗肿,甚良。"

《本草纲目·菜部第二十六卷·菜之一·蒜》:"蒜,小蒜根也。辛,温,有小毒。涂疗肿甚良。(孟诜)"

175. 蓝叶

《得配本草·卷三·草部·蓝叶》:"苦、甘,寒,入足厥阴经。降火解毒,能使败血分归经络。愈疗肿金疮,追鳖瘕胀痛,解百药诸毒,止瘟疫热狂,消赤眼暴发,退小儿壮热。"

176. 蓝实

《证类本草·卷第七·蓝实》:"其叶汁,杀百药毒,解狼毒、射罔毒。其茎叶,可以染青。生河内平泽。治天行热狂,疗疮游风,热毒肿毒,风疹,除烦止渴,杀疳,解毒药、毒箭,金疮,血闷,虫蛇伤,毒刺,鼻洪,吐血,排脓,寒热头痛,赤眼,产后血晕,解金石药毒,解狼毒、射罔毒,小儿壮热,热疳。又入诸膏药,疗疗肿、狐刺等恶疮,又浸汁和生姜煮服,止霍乱。"

《本草蒙筌·卷之一·草部上·蓝实》:"茎叶可作靛染青,生捣堪绞汁顿饮。散热风赤肿,愈疗毒金疮。"

177. 蒺藜子

《证类本草·卷第七·蒺藜子》:"治一切疗肿:蒺藜子一升,作灰,以酽醋和封头上,如破,涂之佳。"

178. 蒲公英

《滇南本草·第三卷·蒲公英》:"蒲公英,一名黄花绿叶草。得水之冲气,故味甘,平,无毒。入肝、胃二经,解毒。形似车前草之叶,微瘦小细长,独苗,开黄花,叶上微有白毛。主治小儿痘疹后感疗毒,痈疽锁喉,偏肿或杨梅等症,服之立效。"

《本草纲目·菜部第二十七卷·菜之二·蒲公英》:"解食毒,散滞气,化热毒,消恶肿、结核、疗肿。(震亨)掺牙,乌须发,壮筋骨。(时珍)疳疮疗毒:蒲公英捣烂覆之,即黄花地丁也。别更捣汁,和酒煎服,取汗。(唐氏方)"

《本草述钩元·卷九·隰草部·蒲公英》:"苗,味甘微苦,气平寒,入足阳明,并入足厥阴少阴经,化一切热毒,消恶肿、结核、疗肿。"

179. 槐

《证类本草·卷第十二·槐花》:"叶,平,无毒。煎汤治小儿惊痫,壮热,疥癣及疗肿。皮、茎同用。"

《神农本草经疏·卷十二·木部上品·槐实》:"《医方摘要》疗疗疮肿毒,一切痈疽,不问已成未成,但焮痛者:皆用槐花微炒,核桃仁二两,无灰酒一钟,煎十余沸,热服。未成者二三服,已成者一二服见效。"

《得配本草·卷七·木部·槐蕊》:"苦,凉。入手阳明、足厥阴经血分。除五内之邪火,祛皮肤之风热,除痢杀虫。得郁金,解热结溲血。配桃仁,治疗疮肿痛。配栀子,治酒毒下血。佐荆穗,除风热便血。"

180. 雷公藤

《本草纲目拾遗·卷七·藤部·雷公藤》:"治翻胃噎膈、疟疾、吐血便血、喉痹、食积心疼、虚饱腹胀、阴囊肿大、跌打闪肭、发背疗疮乳痈、产后遍身浮肿。(王安《采药方》)"

181. 蜂

《证类本草·卷第二十二·下品·赤翅蜂》:"主蜘蛛咬及疗肿,疽病疮,烧令黑,和油涂之。"

182. 蜂蜜

《本草述钩元·卷二十七·虫部·蜂蜜》:"疗肿恶毒:用生蜜与隔年葱研膏,先刺破,涂之。如人行五里许,则疗出,后以热醋汤洗去。"

183. 蛴螬

《证类本草·卷第二十二·下品·蛴螬》:"蛴螬心,主疗疮。而《本经》不著。唐刘禹锡纂《柳州救三死方》云:元和十一年得疗疮,凡十四日,日益笃,善药敷之皆莫能知,长乐贾方伯教用蛴螬心,一夕而百苦皆已。明年正月食羊肉又大作,再用亦如神验。其法:一味贴疮,半日许可再易,血尽根出遂愈。蛴螬心,腹下度取之,其肉稍白是也。所以云食羊肉又大作者,盖蛴螬畏羊肉故耳。用时须禁食羊肉。"

《神农本草经疏·卷二十二·虫鱼部下品·蛴螬》:"味咸,寒,有毒。主小儿惊痫瘛疭,腹胀寒热,大人癫疾狂易(音羊),手足端寒,支满,贲豚。古今方书以之治一切痔瘘,及疗肿疽疮,出箭镞之用。"

《本草纲目·虫部第四十一卷·虫之三·蛴螬》:"治大小便不通,下痢赤白,脱肛,一切痔瘘疗肿,附骨疽疮,疬疡风,灸疮,出血不止,鼻中息肉,小儿重舌。（时珍）"

《本草撮要·卷九虫鱼鳞介部·蜣螂》："味咸寒，入足厥阴经。功专治寒热惊痫，用其白心治疗疮垂毙。"

184. 锡铔

《本草纲目拾遗·卷二·金部·锡铔》："《药性考》：有毒，磨涂疗肿。"

185. 鼠牙半支

《本草纲目拾遗·卷五·草部下·鼠牙半支》："治诸毒及汤烙伤、疔痈等症，虫蛇螫咬。"

186. 鼠壤土

《本草纲目·第七卷（下）·土之一·鼠壤土》："小儿尿和，涂疗肿。（思邈）"

187. 鮎鱼须

《本草纲目拾遗·卷三·草部上·鮎鱼须》："治疗疮一切诸疮。汪连仕云：鮎鱼须沿藤如豆，叶二丫，内生二须，根白而粗，专治外科一切疔疮肿毒，罨之立消。"

188. 鲍鱼

《本草纲目·鳞部第四十四卷·鳞之四·鲍鱼》："头煮汁，治眯目。烧灰，疗疗肿瘟气。（时珍）附方新三，鱼脐疔疮：似新火针疮，四边赤，中央黑。可针刺之，若不大痛，即杀人也。用腊月鱼头灰、发灰等分，以鸡溏屎和，涂之。（《千金方》）"

189. 粳米

《本草纲目·谷部第二十二卷·谷之一·粳》："赤根疗肿：白粉熬黑，和蜜敷之。（《千金方》）"

190. 辟虺雷

《神农本草经疏·卷六·草部上品之上·辟虺雷》："疏：辟虺雷感天地阴寒之精，其味苦，气大寒无毒，故主解百毒，消痰，祛大热，疗头痛，辟瘟疫。豫章人专以此和诸草捣汁，治疔疮有神。"

191. 辟瘟草

《本草纲目拾遗·卷四·草部中·辟瘟草》："小泉验方：疗肿，用鸭脚金星草煎酒，一服即消。"

192. 磁石

《证类本草·卷第四·磁石》："《外台秘要》：疗疗肿。取磁石捣为粉，酽醋和，封之，根即立出，瘥。"

193. 豨莶草

《本草纲目·主治第四卷·百病主治药·痈疽》："豨莶：同乳香研、枯矾研，酒服，取汗；熬膏，贴一切痈疽，发背恶疮，疔肿喉痹。"

《本草纲目·草部第十五卷·草之四·豨莶》："发背疔疮：豨莶草、五叶草（即五爪龙）、野红花（即小蓟）、大蒜等分，擂烂，入热酒一碗，绞汁服，得汗立效。（《乾坤生意》）疔疮肿毒：端午采豨莶草，日干为末，每服半两，热酒调下，汗出即愈，极有效验。（《集简方》）"

194. 蜘蛛

《证类本草·卷第二十二·下品·蜘蛛》："〔臣禹锡等谨按〕《日华子》云：斑蜘蛛，冷，无毒。治疟疾，疗肿。"

《本草蒙筌·卷之十一·虫鱼部·蜘蛛》："气微寒。有毒。品类极多，在处俱有。疔肿作膏敷退，瘰核溃酒饮消。"

《本草纲目·虫部第四十卷·虫之二·蜘蛛》："疔肿拔根：取户边蜘蛛，杵烂，醋和，先挑四畔血出，根稍露，敷之，干即易。一日夜根拔出，大有神效。（《千金方》）"

195. 蝉蜕

《本草纲目·虫部第四十一卷·虫之三·蝉蜕》："治头风眩晕，皮肤风热，痘疹作痒，破伤风及疔肿毒疮，大人失音，小儿噤风天吊，惊哭夜啼，阴肿。（时珍）疔疮毒肿：不破则毒入腹。《青囊杂纂》：用蝉蜕，炒为末，蜜水调服一钱，外以津和涂之。《医方大成》：用蝉蜕、僵蚕等分，为末，醋调，涂疮四围。候根出，拔去再涂。"

196. 腐婢

《本草纲目·谷部第二十四卷·谷之三·腐婢》："疔疮恶肿：小豆花末，敷之。（《普济方》）"

197. 蕺

《本草纲目·菜部第二十七卷·菜之二·蕺》："疔疮作痛：鱼腥草捣烂敷之。痛一二时，不可去草，痛后一二日即愈。徽人所传方也。（陆氏《积德堂方》）"

198. 醋

《本草纲目·谷部第二十五卷·谷之四·醋》："疗肿初起：用面围住，以针乱刺疮上，铜器煎醋沸，倾入围中，令容一盏，冷即易，三度，根即出也。"

《本草述钩元·卷十四·谷部·醋》:"疔肿初起,用面围住,以针孔刺疮上,铜器煎醋沸,倾入围中,令容一盏,冷即易,三度即出。"

199. 箭笴及镞

《本草纲目·服器部第三十八卷·服器之一·箭笴及镞》:"又主疔疮恶肿,刮箭笴茹作炷,灸二七壮。(时珍)"

200. 鲥鱼鳞

《本草纲目拾遗·卷十·鳞部·鲥鱼鳞》:"治疗。《陈氏传方》:疔疮用鲥鱼鳞贴上,则咬紧,先须与酒饭吃饱,然后将鱼鳞边略略揭起些,须用力急揭去,疔根便带出也。但揭出疔根时,极痛无比,非醉饱,即晕倒也。傅氏方:水疔,用鲥鱼腮下近腹处有划水二瓣,瓣间有长鳞二瓣,最佳,但难得;今人以背上大鳞代之,贴上即消。毛世洪《经验集》:鲥鱼鬐用手剖下,不可见水,阴干收贮,此拔疔第一妙药也。用时以银针拨开疔头,将一片贴上,以清凉膏盖之,俟一宿揭开,其疔连根拔出,后用生肌散收功。"

201. 錾菜

《证类本草·卷第六·錾菜》:"味辛,平,无毒。主破血,产后腹痛。煮汁服之,亦捣碎敷疔疮。"

202. 鲮鲤甲

《本草述钩元·卷二十八·鳞部·鲮鲤甲》:"马疔肿毒:穿山甲(烧存性)、贝母等分为末,酒调服三四次,乃用下药利去恶物,即愈。"

203. 蟑螂

《本草纲目拾遗·卷十·虫部·灶马》:"今之灶马,俗呼赃郎,又作蟑螂,《纲目》所谓蜚蠊也。《纲目》虫部亦有灶马,形如蟋蟀,今人名灶壁鸡,又与蟑螂别。濒湖于蜚蠊条下无治疗疮诸法,今备录之。拔疔,《集听》:灶上蟑螂不拘多少,捣烂敷之,其疔根自出。卿子妙方:蟑螂虫其黄紫色甚臭者,取数个,用患者自吐唾沫几口,研烂敷疮四围,顶上露孔,使毒气从孔出,一日愈矣。邵仲达方:治疔疮,取蟑螂大者七个,去头足壳,将砂糖少许同捣烂,敷疔四围,露出头,昼夜即愈。《药性考》:灶马拔刺,捣涂有效。解诸疔毒,《传信方》:灶上红蟑螂五个,研烂,热酒冲服,取汗为度。红丝疔,《传信方》:蟑螂一个去头,和青糖捣烂搽上,即效。白火丹,叶氏方:用蟑螂瓦上焙干为末,

白滚汤服,一二个立效,兼治疔疮。"

204. 蝰蠡

《证类本草·卷第二十二·下品·蝰蠡》:"有毒。主一切疔肿,附骨疽蚀等疮,宿肉赘瘤,烧为末,和腊月猪脂敷之。亦可诸药为膏,主疔肿出根。似蜘蛛,穴土为窠。"

205. 藤黄

《本草纲目拾遗·卷七·藤部·藤黄》:"无回丹治一切疔痈、脑疽、疔疮,吴兴杨氏便易良方:银朱、蜒蚰、白甘菊、人中白、苎根内白心、雄黄、藤黄、大黄,共捣敷上,即退。"

206. 瞿麦

《本草纲目·草部第十六卷·草之五·瞿麦》:"鱼脐疔疮:瞿麦烧灰,和油敷之,甚佳。(崔氏方)"

207. 翻白草

《本草品汇精要·续集卷之八·菜部·翻白草》:"无毒。治无名肿毒疔毒初起,不拘、已成、未成。用翻白草十科,酒煎服,出汗即愈。"

208. 露蜂房

《新修本草·卷第十六·虫鱼中·露蜂房》:"《别录》:乱发、蛇皮三味,合烧灰,酒服方寸匕,日二,主诸恶疽,附骨痈,根在脏腑,历节肿出,疗肿恶脉诸毒皆瘥。"

《得配本草·卷八·虫部·露蜂房》:"得蛇蜕、发炭,酒下,消疔肿。"

209. 鳢肠

《本草纲目·草部第十六卷·草之五·鳢肠》:"疔疮恶肿:五月五日收旱莲草阴干,仍露一夜收。遇疾时嚼一叶贴上,外以消毒膏护之,二三日疔脱。(《圣济总录》)"

210. 麝香

《本草述钩元·卷三十一·兽部·麝香》:"同白芨、白蔹、红白药子、雄黄、乌骨鸡、煅乳香、没药、冰片为末,敷一切痈疽疔肿,有神。"

【医论医案】

疔肿的医论多见于综合性医著与医案之中,围绕疔肿的治、法、方药而论。医案则在各外科专著与名家医案之中,大多四诊完备,方药预后详尽,可供参考之处颇多。

一、医论

《卫生宝鉴·卷十三·疮肿门》

丙午岁，予居藁城，人多患疔疮。县尹董公谓予曰：今岁患疔疮者极多，贫民无力医治，近于史侯处得数方，用之无不效。官给药钱，君当舍手医之，遂诺其请。董公榜示通衢，有患疔疮者，来城中罗谦甫处取药。如此一年余，全活者甚众。保生锭子、千金托里散、神圣膏药、破棺丹，凡四方。至元戊寅岁，董公拜中书左丞兼枢密院事。

《续名医类案·卷三十四外科·疔》

罗谦甫云：丙午岁予居藁城，人多患疔疮。县尹董公谓予曰：今岁患疔疮者极多，贫民无力医治，近于史侯处得数方，用之者无不效，官给药钱，君当舍手治之。遂诺其语，董公榜示通衢，命予施药，如此一年，全活甚众。其用保生锭子、《千金》托里散、神圣膏药、破棺丹，凡四方。

保生锭：金脚信二钱，雄黄三钱，轻粉二钱，硇砂三钱，麝香一钱半，巴豆四十九粒，蟾酥一钱。为细末，用黄蜡五钱溶开，将药和成锭子，冷水浸少时，取出捏作饼子如钱眼大。将疮头拨开，每用一饼，次用神圣膏，后用托里散。若疮气入腹危者，服破棺丹。（世传疔疮必有一条红线，可针红线所至之处出毒血，乃敷药）

神圣膏药：当归、藁本各半两，乳香、没药各二钱，白芨、琥珀各二钱半，黄丹二两，白胶香三两，黄蜡二两，粉霜一钱，木鳖子五十个（去皮），巴豆十五粒（去油），清油、槐、柳枝各百二十枝，胆矾一钱。先将槐、柳枝下在油内熬焦取出，复下余药，熬勿至焦滤出。待油澄清，下黄丹再熬成膏，用绯帛摊之。（立有神效）

托里散：芪一两五钱，朴、芎、防各二两，芷、翘各二两二钱，芍、桂、草、参各一两，归、木香、乳香、没药各半两。细末，每服三钱，酒一大盏，煎二三沸，和渣温服。

破棺丹：大黄二两（半生半熟），甘草、芒硝各一两。细末，蜜丸弹子大。每服半丸，食后温酒化下，或童便半盏研化之，忌冷水。

一老妇足大趾患疔，甚痛，令灸之，彼不从，专服败毒药，致真气虚而邪气愈实，竟至不救。盖败毒散虽能表散疮毒，然而感有表里，所发有轻重，体段有上下，所禀有虚实，岂可一概而用之耶？且

至阴之下，药力之所难到，专假药力，则缓不及事，不若灸之为良，故下部患疮，皆宜隔蒜灸之，痛则灸至不痛，不痛则灸至痛。若灸之而不痛者，宜明灸之，及针疗四畔去恶血，以夺命丹一粒入疮头孔内，仍以膏药贴之。若针之不痛，或无血者，以针烧赤，频烙患处，以痛为度。或不痛，眼黑如见火光者，此毒气入脏腑也，不治。若患在手足，红丝攻心腹者，就于丝尽处刺去恶血，宜服荆防败毒散。若丝近心腹者，宜挑破疮头去恶水，亦以膏药贴之。如麻木者，服夺命丹。如牙关紧急，或喉内患者，并宜嚼一二丸。凡人暴死，多是疔毒，用灯照看遍身，若有小疮即是，宜急灸之。俟醒，更服败毒药，或夺命丹。人汗入肉食之，则生疔疮，不可不慎。

韩光治疗肿人也。贞观初，卫州徐使君访得此方，用艾蒿一担烧作灰，入竹筒中，淋取汁一二合，和石灰如面浆，以针刺疮中至痛即点之，点三遍其根自拔，亦大神验。贞观中用治三十余人得瘥，故录之。（《千金方》：绣坡公曰：疗疮全看部位，如部位不佳者，甚为难治。观其毒将走之症，用针破其四围，插入拔疗之药，其浮肿处用针刺之，出其恶血，此法甚妙）

《医学衷中参西录·医论·论治疗宜重用大黄》

忆愚少时，见同里患疗者二人，一起于脑后，二日死；一起于手三里穴，三日死。彼时愚已为人疏方治病，而声名未孚于乡里，病家以为年少无阅历，不相延也。后愚堂侄女于口角生疗，疼痛异常，心中忙乱。投以清热解毒药不效，脉象沉紧，大便三日未行。恍悟寒温之证，若脉象沉洪者，可用药下之，以其热在里也。今脉象沉紧，夫紧为有毒（非若伤寒之紧脉为寒也），紧而且沉，其毒在里可知。律以寒温脉之沉洪者可下其热，则疗毒脉之沉紧者当亦可下其毒也，况其大便三日未行乎。遂为疏方：大黄、天花粉各一两，皂刺四钱，穿山甲、乳香、没药（皆不去油）各三钱，薄荷叶一钱，全蜈蚣三大条。煎服一剂，大便通下，疼减心安。遂去大黄，又服一剂，全愈。方用大黄通其大便，不必其大便多日未行，凡脉象沉紧，其大便不滑泻者，皆可用。若身体弱者，大黄可以斟酌少用。愚用此方救人多矣，因用之屡建奇效，遂名之为大黄扫毒汤。友人朱钵文传一治疗方，大黄、甘草各一

两,生牡蛎六钱,栝蒌仁四十粒捣碎,疗在上者川芎三钱作引,在两臂者桂枝尖三钱作引,在下者怀牛膝三钱作引。煎服立愈。身壮实者,大黄可斟酌多用。此亦重用大黄,是以奏效甚捷也。

二、医案

1. 治一切疔疮

《外科精要·卷上·疔发背痈疽灸法用药第一》

上林陈静涵,面患疔,脉洪数有力,属邪气蕴结。余用清热消毒散二剂未应。或用黄芪、肉桂等药二剂,反益其势,致耳目唇口俱肿闭,头面如斗,由邪气外实也。前脉按之无力,由元气内虚也。连进托里消毒之药,及数砭患处,出黑血碗许,已而脓与腐肉并溃而出。复用托里之药,疮势渐愈。七日后,复因调护失宜,以致烦渴不食,两尺脉如丝欲绝,急用八味丸料煎服,其脉顿复,手足自温。使非砭以泄其外,托里散以补其内,八味丸以回其阳,则治之失宜,必致不救。慎之慎之!

《外科理例·卷四·疔疮》

一人脚面生疔,形虽如粟,其毒甚大,宜峻利之药攻之。因其怯弱,以隔蒜灸五十余壮,痒止再灸,片时知痛,更贴膏药,再以人参败毒散一服渐愈。至阴之下,道远位僻,药力难达,若用峻剂,则药力未到,胃气先伤,不如灸之为宜。(此据形症而治)

一妇六十,右耳下天容穴间一疔。其头黑黡,四边泡起,黄水时流,浑身麻木,发热谵语,时时昏沉,六脉浮洪。用乌金散汗之,就用铍针刺,疮心不痛,周遭再刺十余下,紫黑血出,方知疼痛。即将寸金锭子纴入疮内,外用提疔锭子放疮上,膏日贴护。次日汗后,精神微爽,却用破棺丹下之,病即定。其疔溃动后,用守效散贴涂,红玉锭子纴之,八日疔出,兹所谓审脉症汗下之间,外治次第如此殊胜。不察脉症,但见发热谵语,便投下药,或兼香窜之药,遂致误人远矣。

一夫人面生疔,肿焮痛甚,数日不溃,脉症俱实。治以荆防败毒散加芩连稍愈,彼以为缓,乃服托里散一剂。势盛痛极,始悟。再用凉膈散二剂,痛减肿溃。又与连翘消毒散十余剂而愈。(此凭脉症也)

一人唇生疔疮已五日,肿硬脉数,烦躁喜冷,此胃经积热所致。先以凉膈散一服,热去五六。

更与夺命丹二粒,肿退二三。再以荆防败毒散四剂而愈。

一人唇下生疔,脉症俱实,法宜下之,反用托里。故口鼻流脓而死,是谓实实之祸也。

《证治准绳·疡医卷之二·疔疮》

张嗣伯尝闻屋中呻吟声,曰:此劳甚重。乃往视之,见一老姥称体痛,而处处有黯黑无数。张还,煮斗余汤送令服之,服讫,痛势愈甚,跳投床者无数。须臾,所黯处皆拔出钉,长寸许,以膏涂疮口,三月而复。云此名钉疽也。

薛己治一妇,左手指患疔麻痒,寒热恶心,左半体皆麻,脉数不时见。曰:凡疮不宜不痛,不可大痛,烦闷者不治,今作麻痒,尤其恶也。用夺命丹二服,不应。又用解毒之剂,麻痒始去,乃作肿痛,薛曰:势虽危所喜作痛,但毒气无从而泄,乃针之,诸证顿退,又用解毒之剂而瘥。

苏痒,盛原博,掌后患疔,红丝至腕,恶寒发热,势属表证,与夺命丹一服,红丝顿消,又用和解之剂,大势已退。彼又服败毒药,发渴发热,红丝仍见,脉浮大而虚,此气血受伤而然,以补中益气汤主之而愈。盖夺命既服,疮邪已散。而复用败毒之剂,是诛伐无过,失《内经》之旨矣。

一儒者患疔,元气素弱。薛补其气血,出脓而愈。后因劳役疮痕作痒,乃别服败毒散一剂,以致口噤舌强,手足搐揉,痰涎上涌,自汗不止,此气血复伤而复痉也。用十全大补,加附子一钱,灌服而苏。

一男子患疔,服夺命汤汗不止,疮不痛,热不止,便不利,此汗多亡阳而真气伤矣。用参芪、归术、芍防、五味二剂,诸证悉退,惟以小便不利为忧。薛曰:汗出不利小便,汗止则阳气复而自利矣,仍用前药,去防风,加麦冬,倍用黄芩、当归,四剂而便行,疮溃而愈。

表甥居富,右手小指患疔色紫。或云:小疮针刺出血,敷以凉药,掌指肿三四倍,黯而不痛,神思昏愦,烦躁不宁,此真气夺而邪气实也。先以夺命丹一服,活命饮二剂稍可,薛因他往,或遍刺其手,出鲜血碗许,肿延臂腕,焮大如瓠,手指肿数倍,不能溃。薛用大剂参芪、归术之类,及频灸遍手而肿渐消,但大便不实,时当泄气,此元气下陷,以补中益气加骨脂、肉蔻、吴茱、五味,大便实而气不泄,又日以人参五钱,麦冬三钱,五味二钱,水煎代茶饮之,又用大补药五十余剂而渐愈。此证初若不用解毒之剂,后不用大补之药,欲生也难矣。

一人年二十,唇患疗四日矣,有紫脉自疮延至口内,将及于喉。薛曰:此真气虚而邪气实也。若紫脉过喉则难治矣,须针紫脉,并疮头出恶血,以泄其毒则可。乃别用解毒之剂,头面俱肿,求治甚笃。薛曰:先日之言不诬矣。诊其脉洪数,按之如无,口内肿胀,针不能入,为砭面与唇出黑血碗许,势虽少退,略进汤,终至不起。

都宪张恒山,左足指患之,痛不可忍,急隔蒜灸三十余壮,即能行步。欲速愈,或用凉药敷贴,遂致血凝肉死,毒气复炽。再灸百壮,服活命饮,出紫血毒,才得解,脚底通溃,腐筋烂肉甚多。将愈,误用生肌药,反助其毒,元气亏损而不能愈。薛治以托里药,喜其禀实,客处三月余方愈。大凡疗患于肢节,灸法有回生之功,设投以凉剂收敛,腠理隧道壅塞,邪气愈甚,多致不起。若毒未尽,骤用生肌,轻者反增溃烂,重者必致危亡。

一男子足指患疗,肿焮痛赤,用隔蒜灸、人参败毒散加金银花、白芷、大黄,二剂痛止。又用十宣散加天花粉、金银花,去桂,数剂而愈。

《续名医类案·卷十四·喘》

魏玉横曰:朱武章年三十八,客姚江,仲冬左额患疗,七八日微喘,疗溃后大喘,疗愈喘甚,坐不能卧。医与降气清金不效,已二旬。归而渡江,比到岸,两脚赤肿如灯笼,不能扱履矣。舁负至家,一月间更七医,其宽胸者重投厚朴,泻肺者峻用葶苈,有谓表邪未清者,有谓脚气上攻者,有谓水肿入腹者,有谓疗毒入肺者,杂治肿渐及囊。一医谓其虚也,与八味反增谵语。诊之,两关模糊,左尺不应,余部微数而洪。面有红光,倚息不寐,小便浓浊,掌心热炙,臀起映疮,以久坐也。其舌左边赤紫,四沿凸凹,而左为甚,鼻孔干燥,能俯不能仰,曰:此肝肾大伤之候。初时之疗亦肝火炽盛而作,治得其宜,数剂可愈。朴、苈既非,桂、附亦误。今兼治药,必三十剂乃可。与生熟地、天麦冬、沙参、枸杞子、蒌仁、米仁,四剂肿渐消,谵亦止。十剂便清肿退,可卧矣。惟仰卧及侧向右则喘嗽不宁,又三十剂已能应酬宾客。但卧仍宜向左,乃加熟地至一两,入五味三分,蛤蚧一具,一剂而安,四剂全愈。

上舍陈履学长子室,素怯弱,产后患疗疮,年余不愈,因执丧旬月,每欲眩仆。一日感气,忽患

心脾高肿作疼,手不可按,而呕吐不止,六脉微细。或见其形实,误诸痛不可补气,乃用青皮、木香、五味、吴茱萸等药愈甚。继复患疟,且堕胎。又投理气行血之药,病虽去,元气转脱,(病家无识,举世皆然)再投参、芪补剂不应矣。六脉如丝欲绝。迎薛至,诊之曰:形虽实而虚极,反用理气之剂,损其真气故也。连投参、芪、归、芍、术、附、姜、桂,二剂,间用八味丸,五日寝食渐甘,六脉全复。此症若心脾疼痛时,即服此等药,疟亦不作矣。

《续名医类案·卷二十七·疗》

徐仲光治一痘,清浆结疤,四肢发疗数处,能食便调,见其脾胃实强,以内托解毒散治之,溃出疗根,用生肌散敷愈。

一痘清浆结疤,便泄减食,疗发二十余处。因脾胃虚弱,正不胜邪,毒反内攻,解毒无效,十四日顶陷而死。[愚按]解毒中兼补托药,未必无效。

一痘浆足,发疗数处,壮热烦渴,便秘能食,此有余之毒未尽。以四顺清凉饮,治之而愈。

万密斋治朱大尹子痘,至起发时,项后手背,有二痘变黑者,摸之则痛,此痘也。急取胭脂数帖,水浸取汁涂之,尽汁而止,次日红润起发。

汪氏子痘起发时,有变黑者,以朱公子事语之,教取胭脂汁涂之。不听,后一身尽成黑痘而塌,复出一层又塌,如此者三而卒。

汪氏子八岁,痘起发时,有黑枯者,此痘疗也。用四圣散,胭脂汁调,银针拨开疮头涂之,即转红活,亦不蔓延。数日后,应收不收。问之,不便七日矣,知其肠内燥结,取猪肉烂煮,和汁与食,肠润便通,旋收靥。郑氏子症同,以前法治之而愈。此病皮肉不活,根脚不肿者死。若起发有水,顶平而黑,内服凉血解毒,加烧人矢,外用胭脂涂法。若便秘,得之里热,内服四物汤、三黄汤,外用胆导。若泄泻,此寒虚也,用保元汤加木香、桂。如尽干枯,烦躁闷乱者,不治。

《续名医类案·卷三十四外科·疗》

薛立斋治上林陈静涵,面患疗,脉洪数有力,属邪气蕴结,用清热消毒散二剂未应。或用黄芪、玉桂等药二剂,反益其势,致耳、目、唇、口俱肿闭,头面如斗,由邪气外实也。前脉按之无力,由元气内虚也。连进托里消毒之药,及数砭患处,出黑血碗许,已而脓与腐肉并溃而出。复用托里之药,疮势渐愈。七日后,复因调护失宜,以致烦渴不食,

两尺脉如丝欲绝，急用八味丸料煎服，其脉顿复，手足自温。使非砭以泄其外，托里散以补其内，八味丸以回其阳，则治之失宜，必致不救。慎之，慎之。

长洲庠苏子忠，鼻梁患疗，症属表邪，但气血俱虚，不胜发散，遂以补中益气为主，佐以防风、白芷而愈。

张所望治理安寺一僧，患水疗走黄，绝水谷者已三日，众莫能治。延所望，入视曰：毒已入内奈何，须下一针方可。因向疮顶刺入寸余，始闻痛声，曰：生矣。随以膏涂之，复投丹药数粒，拔其疗根寸许，坚黑如铁，遂愈。（《钱塘县志》）

立斋治一男子，足患疗，作痒，恶心呕吐，时发昏乱，脉浮数，明灸二十余壮，始痛。以夺命丹一服，肿起，更以荆防败毒散而愈。

一男子患疗，发热烦躁，脉实。以清凉饮下之而愈。

一男子胸患疗，遍身麻木，脉数而实。急针出恶血，更明灸数壮始痛。服防风通圣散，得利而愈。

一男子左手背患疗，是日一臂麻木，次日半体皆然，神思昏愦，遂明灸至二十余壮，尚不知痛，又三十余壮始不麻，至百壮始痛。以夺命丹一服，肿始起，更用神异膏及荆防败毒散而愈。

刘禹锡纂柳州救三死方云：元和十一年得疗疮，凡十四日益笃，善药敷之皆莫知。长乐贾方伯教用蜣螂肉，一夕而百苦皆已。明年正月，食羊肉，又大作，再用亦如神效。其法一味贴疮，半日许，可再易，血尽根出遂愈。蜣螂心腹下度取之，其肉稍白是也。所以云，食羊肉又大作者，盖蜣螂食羊肉故耳。用时便禁食羊肉，其法盖出葛洪《肘后方》也。（《本草》）

缪仲淳治顾博士伯钦内人，左耳患疗，时方孕，令先以白药子末，鸡子清调涂腹上，护胎，次以夏枯草、甘菊、贝母、忍冬、地丁之属，大剂饮之，一服痛止，疗立拔，胎亦无恙。白药子疗马病者。（《广笔记》）

马铭鞠治顾圣符幼弟，患髭疗。医者先用火针围肿，肿胀至目与鼻俱隐入肉，牙关紧急。用患者耳垢、齿垢，刮手指甲屑和匀如豆大，于茶匙内，灯火上灸少许。取作丸，令洗净围药，将银簪挑开疗头抹入，外用棉纸一层，津湿覆之，痛立止。半

日，肿半消，目可开。次日服仙方活命饮，二剂愈。此法兼可治红丝疗。长洲华承溪指节间患之，得此而痊。又云可治面白疗，未试也。此方传自道人。（《广笔记》）

松江诸大尹唇生一疗，已五日，肿硬，脉数，烦躁喜冷，此胃经积热所致。先以凉膈散一服，热去五六。更与夺命丹二粒，肿退二三。再与荆防败毒散，四剂而愈。

马氏室忽恶寒作呕，肩臂麻木，手心瘙痒，遂瞀闷，不自知其故，（与卒然暴厥者不同）但手有一泡，此乃患疗毒也。令急灸患处，至五十余壮知痛，投以荆防败毒散而愈。古人谓暴死多是疗毒，急用灯照遍身，若有小疮，即是此毒，宜急灸其疮。但是胸腹温者，可灸。先君云：有人因剥死牛瞀闷，令看遍身，俱有紫泡，便急灸泡处，良久遂苏，更以败毒药而愈。

张都宪夫人面生疗，肿焮痛甚，数日不溃，脉症俱实，以荆防败毒散加芩、连治之，稍愈。彼以为缓，乃服托里一剂，其势愈甚，痛极始悟。再用凉膈散二剂，痛减肿溃。又与连翘消毒散，十余剂而愈。

郑氏举家生疗在四肢，皆由食死牛肉所致。刺去黑血，更以紫金丹服之，悉愈。

王捡讨汝和感痘毒，面生疗十余枚，肿痛脉数，以荆防败毒散治之，虽小愈，尚可畏。更以夺命丹，一服而痊。

《验方新编·卷十一·痈毒诸症·葡萄毒》

一小儿年五六岁，额上忽起一颗，紫色光亮，形如葡萄，顷刻周身皆有。一老翁见之云：此乃葡萄疗毒，一见鼻血即死。因小儿饮食言笑如故，病家不信，至夜半忽鼻中血如涌泉而死。

又一男子手腕上忽起一粒如紫葡萄，半日亦见鼻血而死。俱无药救，附录于此，以候博识者立方施治。

又一女子年十四，手腕软处生物如豆，半在肉中，红紫色，痛甚，百方不效，后用水银四两，白纸二张，将水银揉擦之，三日自落。合而观之，前症似可照此施治。

再前症既名疗毒，又见鼻血，其为热毒内蕴无疑，水银擦之如不见效，应急照前痈毒诸方门内菊花饮、菜油饮二方治之，或可救也。并用吴茱末热醋调敷两脚心，一日一换，此引热下行，至妙法也。

《验方新编·卷十七·腮嘴部·嘴唇生疗》

昨有程姓妇，晚饭后嘴唇忽起疼痛，身发大寒大热，次早头面红肿，牙关紧闭，势甚险恶，即内服煎剂，外用蛔虫洗净加冰片捣烂涂敷嘴唇，服药后肚腹大泻，嘴唇流出毒水，渐渐肿消红退，数日全愈。惟鸡、鱼、羊肉、姜、椒辛热发物，煎炒厚味，概宜禁口。元参三钱，生军四钱，黄芩二钱，牛蒡子二钱，角刺尖二钱，忍冬花三钱，白芷二钱，木通三钱，麦冬（去心）三钱，酒洗全蝎尾八分，当归二钱，麻仁四钱，水煎服，肚腹泻后而愈。此近日经验方也。

《王氏医案绎注·卷四》

濮妪于酷热之秋，浑身生疖如疗，痛楚难堪。小溲或秘或频，大便登圊非努挣不下，卧则不能收摄，人皆谓其虚也。孟英诊：脉滑数，舌紫苔黄而渴。予白虎加花粉、竹叶、栀子、白薇、紫菀、石斛、黄柏，十余剂而瘥。（脉滑数苔黄而渴，为肺胃热实；舌紫为兼挟瘀血。白薇行瘀，知母泻肺热，黄柏泻肝热。生石膏先煎八钱，酒炒知母三钱，南花粉四钱，鲜竹叶二钱，酒炒栀皮三钱，酒炒白薇三钱，紫菀茸一钱五分，鲜石斛杵先一两，酒炒川黄柏一钱五分，脉数为阴虚挟热，花粉石斛顾阴）

《环溪草堂医案·卷四·流注》

某。水疗溃脓之后，复发流注，酸痛漫肿，乃寒与湿从足下而受，逗留入营，卫不通也。身发寒热，防其成脓。羌活、独活、防风、秦艽、当归、丹参、泽兰、苡米、牛膝、桑枝。

《陈莘田外科方案·卷二·牙疳》

马左，四旬外。七月初九日。湿温病后，余邪郁蒸阳明，发为走马牙疳，黑腐气秽，龈肿色紫，势有穿腮之象。右足前廉湿毒，烂皮疗起泡，色紫，腐溃迅速，旁围红肿，身热舌黄，脉息弦数。最虑昏陷之险。青荷梗、白茅根、香犀角、丹皮、黑山栀、枳壳、通草、益元散、桑叶、赤芍、连翘、土贝、银花、枇杷叶。

诊：大便泄泻。香犀角、黄防风、荷叶、赤芍、人中黄、生石膏、丹皮、枳壳、淡芩、广藿梗、白桔梗。

《张聿青医案·卷八·肝风》

左。偏枯三载，饮食如常。五六日前大拇指忽发疗疮，阳明湿热之盛，略见一斑。前晚恶热，欲去衣被，昨晨复食面包，胃气壅实，甲木之气，不

能下降，遂致肝风挟痰上升，清窍为之蒙闭，神昏不语，喉有痰声，脘腹饱满，头汗溱溱，而汗有秽气。脉象弦滑，舌红苔黄，中心霉黑。唇口蠕动。痰火蒙闭于内，湿热熏蒸于上。恐蒙闭不开，风阳震动，而致厥脱，勉拟清泄痰火，芳开蒙闭。请商。乌犀角五分（磨冲），天竺黄二钱，白蒺藜三钱，粉丹皮二钱。胆星八分，钩钩三钱。菖蒲根三钱。栝蒌皮三钱，竹半夏一钱五分，至宝丹一丸（菖蒲汤化服）。

《疡科指南医案·疗部》

周右。疗生鼻窍，名曰白刃。唇面肿胀连及左肋，心烦呕恶，六脉洪大。业已走黄，势难挽回。见远途而来，不得不勉为图治，以翼万一也。生矾三钱，葱头三个，和，研烂，以陈酒下之，取其澄清，无经不达。即用大剂清解，速速服之。

又方：银花四两，丹皮三钱，红花五钱，连翘五钱，角针五钱，当归一两，紫地丁一两，草节五钱，知母四钱，大贝五钱，甘菊一两，制半夏二钱，白芨三钱，甲片二钱，乳香一钱，郁金一钱，鲜菊叶一两。此两日半共服四贴。肿消势减，顶高根束，热退脉平，已有可生之机。

唐右。疗毒走黄，从足指上及于膝，臃肿可畏。倘火毒攻心入腹，药所难挽。兹以大剂日夜醋饮不辍。三日能得轻减，即有转机；如其加重，便成棘手。紫地丁一两，银花二两，连翘一两，黄柏一两，滑石三钱，川牛膝三钱，赤苓四钱，大贝三钱，甘菊一两，甘草二钱，生矾二钱。此方两日四剂，而见大效。

复诊：原方加归尾、苡米，共服八九剂而奏瘥。

疗生颧右，紫色板硬，面目浮肿连及颈项。毒散如此，势在难挽。但坐视不援，究非仁者之心，况为其子者，心甚恳切。焉有不用方之理？所开方味不合时宜，无怨则投，有疑勿服。川芎二钱，当归一两，黄芪一两，甘草二钱，川郁金一钱，乳香二钱，生矾三钱，银花二两，加鲜菊叶（打汁，一茶杯，冲服）。上药煎浓两碗，日夕饮之。初五一剂，初六一剂。

疮口流血而脓少，乃是气弱，肝脾失统失藏。用拟疗毒清神汤加减，以托毒外出，血去者益气。川芎二钱，当归一两，黄芪二两，甘草二钱，乳香一钱，洋参五钱，荆芥炭一钱，丹皮（炒）一钱半，银花二两五钱，生砂仁八分，连翘二钱，红花四分，花粉

三钱,木香六分,焦谷芽六钱,角刺三钱,地丁五钱,加鲜菊叶汁一茶杯(冲服)。

又:原方加重洋参三钱、红花一分、焦谷芽五钱,减当归四钱。

为昨日得解,恐其便溏毒陷也,再加重洋参、谷芽者益其气,醒其胃,健其脾也。加重红花者,活其血。血活则归经也。

又:数日邪毒幸未内陷,疔根已能渐去。但腐必脱尽无变,方可望有生机。目下全仗无亏,调理得宜。稍有不慎,极易生变。陈皮一钱,鲜菊叶五钱,生熟谷芽(煎汤代水)二两,乳香一钱,红花五分,地丁草四钱,当归五钱,花粉三钱,甘草一钱,连翘一钱半,砂仁一钱,黄芪二两,川芎一钱,洋参一两,银花二两,丹皮(炒)二钱,荆芥(炒)一钱半,木香八分,赤芍一钱半,郁金一钱,大生地八钱,扁豆二两。

薛右。疔发坤门,毒走四肢,关节作痛,屈伸不便。能不内攻脏腑为幸,饮食风寒小心为嘱。银花八钱,甘菊四钱,连翘三钱,防风一钱,归尾二钱,地丁草三钱,红花五分,角针一钱,荆芥一钱,甘草一钱。加桑枝一两、鲜菊梗二钱、青松毛二钱。

疔生足底,红丝上行,过膝入腹攻心,最为棘手。今砭去恶血,势可稍衰。急投清解以免加重,然须调养为宜。地丁草五钱,甘菊六钱,银花八钱,知母一钱半,草薢三钱,甲片一钱,川牛膝二钱,连翘二钱,角刺三钱,玉金一钱。

《马培之医案·疔毒》

1) 黄鼓疔,走黄疔毒,散温肿及胸颈内热,便闭,防其内陷,拟化疔解毒。地丁草、银花、赤芍、大贝、连翘、黄芩、花粉、人中白、元参、薄荷、桔梗、淡竹叶、野菊花头。

2) 疔红肿便闭,脉实者,必须用鲜生地、黄连、木通、生军之类。

3) 蛇头疔,破溃,指节须脱,急宜清解火毒。连翘、银花、甘草、黄芩、丹皮、花粉、赤芍、地丁、大贝、菊花。

4) 锁口疔,疮头不硬,致毒气走散,急为清散。牛蒡子、甘菊、银花、赤芍、连翘、地丁草、大贝、草河车、淡竹叶、野菊花头。

《竹亭医案·竹亭医案女科卷三》

海盐张铁珊乃室唇肿痛、寒热、发疔治验。

海盐张铁珊乃室,道光元年辛巳岁十月十九日。内唇肿硬畏寒,波及鼻傍漫肿,疼痛难忍,得热布熨之稍缓,见风则愈剧,脉象沉紧。荣气闭固,郁结不散,而成内唇疔。外宜疏解风寒,内以散肿拔疔为亟亟也。先用针刺唇口鼻下,泄其气并未见血。外用葱汁调家制霞城散敷肿上,如药干再以新绵蘸汁润之,则肿易消。内服苏叶、防风、蔓荆子、桔梗、柴胡、连翘、陈皮、甘草,加干浮萍草、葱白头同煎服。

二十日诊:服昨药并敷后,今出脓水甚多,唇内之疔根始见。此处膏药难贴,必须勤换为妥。肿自唇至颧及眼泡,俱带漫肿,非轻候也,最怕走黄,慎勿渺视。上唇里面中间近牙根处一粒,大如黄豆,色红,用针刺之稍见血,用家制"滴滴金"掺上,膏盖,不拘时换贴。内服苏叶、桂枝、银花、白芷、陈皮、象贝、连翘、甘、桔、元参、乳香等。煎服后寒热即退,夜间少有烦闷,七八日便秘始解,当日睡安食进。

二十一日诊:内唇疔根渐软小,自昨出脓血后今已大减,寒热罢,眼、鼻外、内唇之肿俱已渐退。外用拔毒膏贴之,次日疔根提出,掺上青云散即能生肌收口,仍用膏药护之。再以养胃清火之剂,以退余毒而收功矣。

《曹沧洲医案·外疡疔科》

沈左。烂皮疔,红肿紫滞起泡,阳明伏热与脾湿交炽,最为险重,最虑穿筋烂骨。上川连五分(水炒),地丁草三钱,银花藤七钱,上白术三钱五分,丹皮三钱,淡芩炭三钱,鲜生地七钱,车前子三钱(包),赤芍三钱(炒),土贝五钱(去心),丝瓜络三钱。

王右。阳明络热,右大指疔势方张,坚痛焮热,食指又痛,急急清化泄热为要。羚羊角三钱五分(另煎),大竹叶三钱五分,土贝四钱(去心),地丁草三钱,上川连七分(水炒),花粉三钱,忍冬藤四钱,桑枝一两(切),鲜生地一两,知母三钱,丝瓜络三钱五分。

扬。蛇背疔,拱入手背,正气大虚。法须内外两顾,以防毒陷。西洋参三钱五分,石决明一两(先煎),归须三钱五分,川石斛四钱,白蒺藜四钱(炒去刺),赤芍三钱五分,淮小麦五钱,朱茯神四钱,土贝五钱(去心),白茅根一两(去心)。

郑左。虎须疔,肿硬,防毒甚转剧,毋忽。鲜生地、大竹叶、蚤休、桑叶、花粉、地丁草、丹皮、知母、白蒺藜。

汪左。手丫疔，肿甚，脓泄不多，其势方张，未可忽。桑叶、忍冬藤、赤苓、鲜芦根、赤芍、丝瓜络、泽泻、荷蒂、土贝、连翘、白茅根。

顾左。虎须疔，肿坚根散，刺之僵木。此温毒心火为患也，防走黄勿忽。上川连七分（盐水炒），花粉三钱，丹皮三钱五分，甘中黄一钱（包），鲜生地一两，知母三钱，角针七分，银花四钱，大竹叶三钱，连翘三钱，蚤休三钱，浙菊三钱，地丁草四钱。

朱左。风热上亢，满鼻红肿热痛。形将结疔，未可忽。上川连五分，大竹叶三钱，连翘三钱，黑山栀三钱，鲜生地一两，花粉三钱，丹皮四钱，银花三钱，石决明一两（先煎），知母三钱，土贝五钱，蚤休三钱，地丁草三钱。

陆左。上唇肿胀，渐成反唇疔，势不可忽。桑叶、土贝、银花、地丁草、丹皮、马勃、浙菊、白茅根、连翘、甘中黄、大竹叶。

曹左。颧疔走黄已极，胸闷昏陷可危。上川连七分，花粉三钱，蚤休三钱，石决明一两（先煎），鲜生地二两，知母三钱，银花五钱，土贝五钱，大竹叶三钱，连翘三钱，浙菊三钱，角针一钱，地丁草四钱。

郁左。蛇头疔，一节已脱，收功尚不易也。桑叶三钱，土贝五钱（去心），赤芍三钱，地丁草三钱，丹皮三钱，忍冬藤四钱，浙菊三钱五分，白茅根一两，连翘三钱，丝瓜络三钱，伸筋草三钱。

《陈莲舫医案·卷下·鱼肚痈》

范，左，四十二。鱼肚痈恐变为烂疔腐化，有掌大之势。石决明、象贝、生草、地丁草、连翘、会皮、滑石、大力、花粉三钱、忍冬藤、芦根。

《王孟英医案·卷二·杂治》

濮妪于酷热之秋，浑身生疖如疔，痛楚难堪，小溲或秘或频，大便登圊则努挣不下，卧则不能收摄，人皆谓其虚也。（未闻虚而生疖者）孟英诊脉滑数，舌紫苔黄而渴，与白虎，加花粉、竹叶、栀子、白薇、紫菀、石斛、黄柏，十余剂而痊。

《丁甘仁医案·卷八·外科案·疔疮》

李右。掌心疔顶虽溃，未曾得脓，四围肿硬疼痛，湿火蕴结，血凝毒滞，症势非轻。急拟清解托毒。甘菊花五钱，地丁草三钱，京赤芍二钱，薄荷叶八分，生草节六分，大贝母三钱，炙僵蚕三钱，金

银花三钱，连翘壳三钱，草河车一钱五分，丝瓜络二钱，外科蟾酥丸（开水化服）二粒。

外用九黄丹、太乙膏，四周用玉露散、菊花露调敷。

《临诊医案·正文》

王瑞卿，周浦人，在上海思敬堂陈宅。疔毒势甚，慢疔已发三天，请莫自适香仕，为风火，已制酒散之，更肿未发，现余说慢疔甚毒，看则迟，恐其焮肿不退，即是走黄，毒入内攻，无药可治，惟听天命。延至三日，疔眼无脓，毒入脏腑，空恶神昏，毒入内攻，证属棘手，惟尽人事，实难疗治。拟清心化毒治之，候高明政用。山慈菇二钱，皂角刺（炙）一钱，川连四分，赤苓一钱，鲜首乌四钱，生石膏六钱，蒲公英三钱，加桔梗一钱，连翘二钱，地丁草三钱。

王世昌。风热唇疔，行走不定，畏寒身热，脉形浮滑，舌色滑腻。此系热毒成疔，症非轻渺，恐防走黄内攻之象，拟清凉化毒一法，候高明政用。茅蓟菇二钱，赤芍一钱，银花二钱，大力子（开）三钱，连翘二钱，甘草四分，鲜首乌四钱，黄芩（炒）一钱，土贝母二钱，加地丁草一钱五分。

县南叶向高伞店内官官。年逾二旬，忽患唇口疔疮，口角风热，疔毒行走不定，脉形细弦，舌滑，畏寒身热，呕恶。此系风热内阻，症非轻视，恐走黄之变，拟泄风化热主治。大力子（开）三钱，茅蓟菇二钱，赤芍一钱，连翘二钱，地丁草一钱五分，土贝母三钱，炒黄芩一钱五分，荆芥一钱五分，加甘草四分，鲜首乌四钱。

2. 治足疔

《外科心法·卷五·疔疮》

刘贯卿，脚面生疔，形虽如粟，其毒甚大，宜峻利之药攻之。因其怯，以隔蒜灸五十余壮，痒遂止。再灸片时，乃知痛。更用膏药封贴，再以人参败毒散，一服渐愈。夫至阴之下，道远位僻，且怯弱之人，用峻利之剂，则药力未到，胃气先伤，虚虚之祸，有所不免，不如灸之为宜。

《立斋外科发挥·卷三·疔疮》

一男子足患作痒，恶心呕吐，时发昏乱，脉浮数。明灸二十余壮，始痛。以夺命丹一服，肿始起。更用神异膏，及荆防败毒散而愈。

一老妇足大趾患之，甚痛。令灸之，彼不从，专服败毒药，致真气虚而邪气愈实，竟至不救。盖

败毒散虽能表散疮毒,然而感有表里,所发有轻重,体段有上下,所禀有虚实,岂可一概而用之耶。且至阴之下,药力在所难到,专假药力,则缓不及事,不若灸之为良。

《王旭高临证医案·卷之四·外疡门》

某。对口生疽,足根发疔,此二处皆属太阳膀胱之络。湿热内聚,风热外侵,勿得轻视。羌活、防风、连翘、归尾、萆薢、乳香、没药、土贝母、银花、甘草梢、桑枝。

《环溪草堂医案·卷四·脑疽对口玉枕疽》

某。对口生疽,足根发疔,此二处皆属太阳膀胱之络。湿热内聚,风热外侵,致生此证,勿得轻视。羌活钱半,防风钱半,连翘三钱,归尾二钱五分,萆薢三钱(盐水炒),土贝母三钱,乳香、没药各五分,银花三钱,甘草梢五分,桑枝五钱(酒炒)。

《陈莘田外科方案·卷五·足背烂皮疔》

沈左。湿温化毒,右足烂皮疔走黄,今交七日,肿势散蔓,腐延迅速,流水无脓,往来寒热,舌苔糙白,脉息濡数,胃谷减少,面色萎黄。热之邪留而不化,尚恐滋蔓,非细事也。拟清渗法。益元散、佩兰叶、冬桑叶、赤芍、广藿香、江枳壳、赤茯苓、牡丹皮、连翘、粉萆薢、土贝、川通草。

二诊:腐肉未脱。牡丹皮、粉萆薢、赤苓、猪苓、佩兰叶、赤芍、广陈皮、半曲、泽泻、人中黄、土贝。

三诊:流水腐脱,寒热已退。细生地、粉萆薢、赤苓、忍冬藤、泽泻、赤芍药、牡丹皮、土贝、人中黄、猪苓。

四诊:前方去猪苓、萆薢,加连翘、米仁、茯苓。

3. 治胁疔

《苏沈良方·卷第九·治恶疮·地骨皮散》

梓州路转运判官张君,曾当胸下锐骨端,隐隐微痛,后月余渐有小瘰子,如豆粒,久之愈大如粟,遂溃脓成疮,至痛楚不可卧。每夜倚物而坐至晓,如此三年不瘥。国医仇鼎沈遇明辈,治之都不验,后赴梓州,行次华阴,道中有旧相识。华山道士武元亨来迎,就客亭中见之。元亨首问胸疮如何,张答以未瘥。元亨曰:尝得一药,效验无比,久欲寄去,不值便人。闻当道华阴,特来此奉候已数日,今日方欲还山,而公适至,殆此疾当瘥矣。遂手授此方。张如法用之。始用药洗,极觉畅适异常,淋至夜深,方用散敷。疮遂不痛,是夜得睡至晓。自

此每夜一次洗贴,疮不复痛矣,然尚未敛。间或一夜不洗贴,便复发痛,自此用之更不阙,凡四个月。疮虽尚在,而起居饮食如常。一日疮忽痛,通夕不寐,淋之亦痛不止。使人视之,疮中生一肉颗如榴子,痛已渐定。数日间,疮口肉已合,自此遂瘥。

太学博士马君希孟之弟,亦常患疮于胸腹间,久不瘥,疮透腹见膜,医皆阁手,得此散用之即瘥。

4. 治红丝疔

《外科枢要·卷一·论疮疡轻症用重剂》

吴庠盛原博掌后患疔,红丝至腕,恶寒发热,势属表症,与夺命丹一服,红丝顿消;又用和解之剂,大势已退。彼别服败毒药,发热口干,红丝仍见,脉浮大而虚,此气血受伤而然,以补中益气汤主之而愈。盖夺命败毒,性尤猛烈,疮邪已散而复用之,是诛伐太过,失《内经》之旨矣。

《陈莘田外科方案·卷五·红丝疔》

林。暑风湿热,化毒蕴于手厥阴经,右手中指红丝疔,起经两日,最易入心,变险可虑也。拟清苦泄化法。羚羊角、小川连、赤芍、连翘、通节、霜桑叶、丹皮、黑栀、土贝、生草节。

徐左。湿热痹络,左之大指红丝疔,肿胀而痛,欲蒸脓象,虑其走散,毋忽视之。拟清泄化毒法。白芷、霜桑叶、丹皮、连翘、土贝母、赤苓、小川连、赤芍、江枳壳、生地、滑石。

《重订诊家直诀·医验随笔·沈鲐翁医验随笔》

先生邻家女仆阿梅手腕作痛、不能举物,先生细视其腕,见脉门有红丝一条长二三寸,蜿蜒游行半臂,此红丝疔也。若过肩胛,不可治矣。用旧头绳扎止,以银针刺红丝两端,挤出紫血,内服黄速解毒汤而愈。

又一妇生手指疔,曾闻业师马微君云:疔初起,背上有红点如蚊蝥状,其数均奇,非五即七,须银针刺破挑断其中之丝,则疔可以不成;若过三五日,其毒走散,红点隐去,疔必成矣。余依法寻得刺之,果未成。周源按此法,已刊入《周氏集验方》中甚详。

5. 治羊毛疔

《奇症汇·卷之六·身》

《濮阳传》云:万历丁亥,金台有妇人,以羊毛遍鬻于市,忽不见,继而都人身生泡瘤渐大,痛死者甚众,瘤内惟有羊毛。有道人传一方云:以黑

豆、荞麦为粉涂擦，毛落自愈，名羊毛疔。

此症近江南山东患者颇众，然所患与前症不同，初起发热，或似疟，或似伤寒，体重，遍身皮肉胀痛不可忍，满身发红点如疹，用针挑破，内有羊毛，或一鬃或数茎，其色或白或赤，或粗或细，形色不一，俗称羊毛疹子，死者颇多。或有不用针挑，内服葛根、升麻、柴胡、防风、荆芥、鼠粘子、蝉蜕、银花、连翘、黄芩、羚羊角、西河柳等味。外用前案药味涂擦，其毛多粘药内，擦后其痛渐平。但或一日，或二日，或半日许，仍然复作，作时仍用药擦，其毛复有，渐擦渐平。如是者，或患一二月，或三四五月，至身上起白泡，遍身痒作，方得痊愈。若不用前法治之，得生者少。又有一种只发热，体重而胀痛，并无红点如疹。亦用前治法，其用针挑去其毛，并出其血，病可立愈，此是疫毒，因泄其毒故耳。

6. 治眉心疔
《陈莘田外科方案·卷五·眉心疔》

颜右。伴花触毒，兼感风湿，眉心结疔，现窜两头，肿势散蔓，寒热往来，舌红脉数，恐有走黄之虑。治拟清泻提毒法。霜桑叶、淡芩、苦桔梗、江枳壳、土贝母、羚羊角、赤芍、生甘草、角刺、连翘。

7. 治凤眉疔
《陈莘田外科方案·卷五·凤眉疔》

朱左。暑风热化毒，左凤眉疔。起经六日，业已走黄，肿势散蔓，目已合凤缝，肉肿疮不肿，身热形寒，胸闷头胀，邪郁不达，虑其内传，神昏至险候也。羚羊角、丹皮、苦桔梗、赤芍、江枳壳、鲜生地、连翘、土贝母、淡芩、鲜荷梗、生甘草、霜桑叶。

8. 治眼角疔
《陈莘田外科方案·卷五·眼角疔》

吴。风温化毒，左眼角疔肿痛蒸脓，恐其毒散。亟以清化法。羚羊角、霜桑叶、丹皮、赤芍、枳壳、黄甘菊、细生地、地工草、连翘、淡芩、生草、苦桔梗。

9. 治鬓疔
《陈莘田外科方案·卷五·鬓疔》

叶。风温郁伏少阳阳明太阳，鬓疔起经五日，痒痛并作虑其走黄。拟清泄提毒法。羚羊角、淡芩、炒牛蒡、黑山栀、苦桔梗、连翘、江枳壳、土贝、小川连、地丁草、甘中黄、白茅根。

10. 治鼻疔
《陈莘田外科方案·卷五·鼻疔》

范右。暑邪郁踞肺胃，结为鼻疔，肿痛，身热形寒，舌白脉数。症势方张，慎防转重。羚羊角、白杏仁、淡芩、江枳壳、地丁草、甘中黄、牛蒡子、黑山栀、连翘、苦桔梗、土贝母、白茅根。

复诊：原方去黑栀、杏仁，加花粉、桑皮、知母、地骨。

11. 治穿腮疔
《陈莘田外科方案·卷五·穿腮疔》

徐左。暑风湿热，袭郁阳明，左穿腮疔，肿势散蔓，根坚木痛，势欲走黄。拟清泄提毒法。羚羊角、淡芩、地丁草、苦桔梗、甘菊、黑栀、炒牛蒡、连翘、赤芍、枳壳、银花、生草。

12. 治风毒疔
《陈莘田外科方案·卷五·风毒疔》

王。暑风湿热化毒，右太阳风毒疔肿，溃脓泄不爽，肿势散蔓，毒郁不化。拟清泄法。桑叶、黄芩、连翘、枳壳、桔梗、羚羊角、牛蒡、赤芍、土贝、甘菊、荷梗。

俞。暑风湿热化毒，右额风毒疔走黄，脓泄不爽，肿势散蔓，目已合缝，最防里陷。拟清泄提毒法。羚羊角、赤芍、甘菊、淡芩、桔梗、连翘、土贝、桑叶、枳壳、角针、荷梗。

13. 治虎须疔
《陈莘田外科方案·卷五·虎须疔》

沈。暑风湿毒，热郁蒸阳明，虎须疔毒，起经逾候，不得脓泄，根围散蔓，颇有走兆，不可泛视。拟清泄提毒法。川连、连翘、桔梗、角针、羚角、淡芩、赤芍、中黄、土贝、茅根。

陆。暑风湿热，蕴蒸阳明，虎须疔毒四日，肉肿疮不肿，痛在患旁，毒郁不化，尚虑走黄。拟清泄提毒法。羚羊角、黄芩、桔梗、赤芍、连翘、生甘草、枳壳、土贝、荷梗、地丁、角针。

14. 治龙泉疔
《陈莘田外科方案·卷五·龙泉疔》

周。湿邪袭伏太阴阳明，左偏龙泉疔走黄，起经四日，肉肿疮不肿，肿至鼻管，木痛无脓，惟流滋水，内唇糜腐气秽，身热不解，纳少腑闭，脉濡舌白。邪郁于里，势有昏陷变险，不可忽视也。疔方内加犀角。

15. 治锁口疔
《陈莘田外科方案·卷五·锁口疔》

左。风温化毒，郁蒸阳明，右锁口疔。起经六日，脓泄不爽，肿势散蔓作痛，寒热性来，舌黄脉濡数。邪未外达，虑其内传营分之险。拟清泄提毒法。羚羊角、黄芩、土贝、赤芍、花粉、黄连、连翘、角针、枳壳、桔梗、人中黄。

李。风温袭郁阳明，左锁口疔，起经三日，红肿而痛，舌黄脉数，虑其走散，毋忽视之。拟清泄法。羚羊角、桔梗、角针、黄芩、枳壳、桑叶、赤芍、甘菊、连翘、土贝。

丘。暑风湿热化毒，右偏锁口，疔起三日，肿势散蔓，脓未外泄。已有走黄之兆，变险可虑也。桑叶、黄芩、枳壳、赤芍、角针、茅根、羚角、连翘、桔梗、土贝、地丁、荷梗。

吴。风温袭于肺胃，右锁口疔，势欲走黄，今交三日，肿溃脓根脚散蔓不足，肿势极盛，引及腮颊，顶平木痛，身热不解，胸闷作恶，脉濡舌白，便闭溲少。邪郁不达，虑其毒陷之险，理之棘手。疔方加犀黄角。

16. 治翻唇疔

《陈莘田外科方案·卷五·翻唇疔》

徐。风温袭郁阳明，下翻唇疔，肿胀而痛，欲蒸脓象，虑其走黄。拟清泄提毒法。桑叶、淡芩、连翘、花粉、枳壳、羚角、土贝、桔梗、角针、赤苓。

尤。风温化毒，郁蒸阳明，下翻唇疔。经起五日，脓泄不爽，根脚散蔓。毒郁不化，当虑走黄，毋忽视之。拟清泄提毒。羚羊角、连翘、枳壳、赤芍、角针、人中黄、黄芩、花粉、桔梗、土贝、地丁、茅根。

徐。暑风湿热，蕴蒸阳明，上翻唇疔。起经三日，脓泄不爽，肿势散蔓，颇有走兆，未可忽视。黄连、赤芍、枳壳、丹皮、角针、羚羊角、黄芩、连翘、桔梗、土贝、中黄、茅根。

《曹沧洲医案·唇齿舌门》

陆。上唇肿胀，渐成反唇疔。桑叶、土贝、银花、地丁草、丹皮、马勃、浙菊、白茅根、连翘、甘中黄、大竹叶。

17. 治颧疔

《外科正宗·卷之二上部疽毒门·疔疮论第十七·疔疮治验》

一监生右颧下生疔，三日形如鱼目。询问起居，但今麻痒不常，此即肺经受毒之症也。用针刺入四五分，其硬如骨有声，随用蟾酥条，插至三日，犹不腐化，此坚顽结聚之病也。此药力不及其事，换用三品一条枪，插至七日外用糊纸封盖，至十一

日脱出疔根一块，约有指许，以长肉玉红膏渐搽渐长，先服托里消毒散加金银花二钱、白芷五分，脱后用八珍汤加天花粉、麦门冬、黄芪、陈皮各一钱，调理月余，候疮生肉已平，用珍珠散掺上结皮而愈。

一监生中年妻丧，继娶幼室，乃娇态人也。自服补肾助阳之药，以致肾水受伤，不能上制心火，左颧发生一泡，先紫后黑，麻木不知痛痒。凡黑者肾经之毒也，其毒岂浅？且喜疮之四边尚未走散，此犹可取。随用针刺疗上，量别药不济其事，用冰螄散厚糊作条插入患孔，用糊纸密封，勿令泄气。朝服加减八味丸以滋肾水，午服盖气养荣汤接补真气以滋不足，晚用琥珀蜡矾丸护心解毒。候至十一日外，疔根与药结成一块，依期脱落，次用生肌敛口、补助调理脾胃之剂，二十日而愈。后因此公不慎调理，失于保节，几及三年，复成虚损劳瘵而殁。

一妇人年近四旬，夫主不利，愁郁种种，抱怀不散。时值季夏，岁荒之极，腮发一疔，六日后方延予视，其时疔毒已经走散，头、目、唇、项俱肿，形色紫赤，予曰：肉肿疮不肿，乃疔毒走黄不治之症。彼妇流涕叹曰：一家皆绝也。予问曰：何其如此？妇又曰：吾夫乃不肖之人，妇有一女二子，俱未适配，设若妇死寄托于夫，子女日后必为流荡辈也。故妇在一家生，妇逝一家死。自然之理。予时闻之，沉吟不已。如此何以得生，不忍弃治，况此疮势大，又非药力可回……用火酒数杯，随用针刺肿上十余处，令……吸恶血数碗，将温汤洗净，用蟾酥锭磨浓涂之，四围敷金黄散早、晚二次，内以护心散、蜡矾丸清心护里，兼服降火化痰、开郁安神之药调治，庶保不变。吸血之后，余肿稍退。又至六日，夫又对言何其不死？彼妇相闻甚苦，暴怒之极，仍又复肿，比前尤甚也。复用针刺肿甚上约十余处，出血三四碗，针孔上小膏盖贴，余肿仍敷。其人出血多而其内必虚，以人参养荣汤加香附、贝母服数日后，针口渐脓，余肿渐消，原疮处复得高肿，仍用蟾酥条插化，亦渐腐溃；外用生肌敛口，内服开郁和中、养血健脾等剂调理百日外方愈。此病设若相论疮势形色者百无一生之理，此功出于强勉行之，亦得其生者。此妇愈后，二子一女俱以婚配，其夫亦守其终，见今已六旬半矣。

一妇人二十二岁，右耳垂向前一寸生疔二日，请予视之。形有豆大，顶陷灰色，此肺经感毒发为白刃疔也。又验其根脚绵软，毒不结聚，为陷伏阴症也。未及针刺，伊舅曰：何恙矣？予直告曰：疔疮症。彼听冷笑不信是言也。予因辞不用药，随其信否。彼复请客医治之。视曰：风热疙瘩，乃小恙也。彼家告以某医曾曰是疔疮，医者点头而笑曰：此真胡说。患家喜悦，天下事大相悬绝。医用消风散，药二服，毒气全收，随发昏愦、喘急而即死。后里中人询问何速之甚？彼初时因不信予言，自误其死，真可惜也！

一年少妇颏下生疔，疙瘩作痒，予欲针之，彼家不信，辞后自灸。次日，四边渐肿，疮渐软陷；又三日，头面大肿，复请治之。予观原疮灸上已结黑腐，干陷无脓，此毒气内陷，外肉已死；又面目浮肿光亮，发热形状不堪，此正气衰而邪气实也。虽治亦不效，后必终死。彼家方悔自误之说，后延半月，果然归寝。

《陈莘田外科方案·卷五·颧疔》

田。暑风湿热化毒，左颧疔，肿而痛，欲蒸脓象。拟清泄提毒法。羚羊角、黄芩、甘草、桔梗、枳壳、花粉、连翘、角针、赤芍、荷梗。

汤。暑风湿蒸，袭郁阳明，左颧疔，起经正候，脓泄不爽，旁围坚肿，毒郁不化，虑其更张。羚羊角、赤芍、川连、连翘、花粉、土贝、黄芩、地丁、桔梗。

张。风温时属，袭伏肺胃，右颧疔走黄，虽溃无脓，作痒木痛，肿势散蔓，引及眼胞，目将合缝，胸闷不舒，畏风寒热，舌白脉数。邪不外达，势有内传营分而致昏陷之险。香犀角、连翘、土贝、土芍、甘中黄、制蚕、羚羊角、丹皮、角针、地丁草、天花粉、茅根、芦根、菊叶。

18. 治竹节疔

《陈莘田外科方案·卷五·竹节疔》

孙。冬温化毒，右手小指竹节疔走黄，脓腐漫肿，势数欲窜头，毒郁不化，深虑损指。羚羊角、丹皮、花粉、连翘、赤芩、细生地、赤芍、土贝、草节、冬藤。

复诊：芪皮、土贝、丹皮、生草、生地、赤芍、花粉、冬藤、陈皮。

尤。冬温化毒，左手大指竹节疔，肿胀而痛，欲蒸脓象。拟清泄法。羚羊角、连翘、土贝、丹皮、赤芍、天花粉、桔梗、生草、枳壳、冬藤。

复诊：细地、赤芍、丹皮、桔梗、陈皮、川连、花粉、连翘、生草、土贝。

方。冬温化毒，郁于手少阳三焦，左手无名指竹节疔，走黄肿溃，脓泄不爽，肿势散蔓，毒郁不化。拟清泄法。细生地、连翘、冬藤、丹皮、土贝、天花粉、桔梗、川断、赤芍、草节。

二诊：前方去桔梗，加羚羊角、陈皮。

三诊：羚羊角、甘菊、连翘、丹皮、赤芍、土贝、细生地、花粉、桔梗、生草、冬藤。

高。冬温化毒，左手无名指竹节疔，走黄，肿势散蔓，指节作腐，痛甚则厥，舌黄脉细数。邪郁不化，弥虑内传昏陷之险。犀角地黄汤加花粉、连翘、桔梗、土贝、中黄、冬藤。

二诊：羚角、桔梗、丹皮、生草、连翘、细地、花粉、赤芍、土贝、冬藤。

三诊：去羚、桔、翘，加芪皮、陈皮、赤苓。

四诊：去花粉、赤苓、冬藤，加川斛、茯神、瓜络。

顾。右手大指节竹疔，收敛之后络脉损伤，屈而不伸，已来痼疾，难许全功也。小地、当归、秦艽、白蒺藜、瓜络、川芎、赤芍、木瓜、茯苓、生草、桑枝。

钱。暑风湿热，郁蒸化毒，左手中指竹节疔肿胀，已有蒸脓之象。拟清苦泄化法。桑叶、丹皮、连翘、桔梗、土贝、川连、山栀、赤芍、枳壳、菊叶、益元散。

葛。暑风湿热痹络，左手中指肿胀痛痒，按之板实，虑其结聚成疔，症机未定也。拟传世化毒法。桑叶、淡芩、连翘、枳壳、菊、川连、羚角、土贝、桔梗、六一散。

王右。暑风湿热化毒，右手大拇指竹节疔，肿胀而痛，蒸脓之象已著，虑其转重。冬桑叶、甘菊花、六一散、枳壳、土贝母、淡黄芩、白杏仁、桔梗、赤芍、青荷梗。

二诊：前方去叶桑、黄芩、六一散、杏仁、桔梗，加甘中黄、连翘。

三诊：竹节疔已溃。羚羊角、天花粉、白知母、甘菊花、甘中黄、赤芍、大连翘、白桔梗、土贝母、白茅根、陈皮。

四诊：前方，去知母、陈皮，加细生地、青荷梗。

五诊：攻溃合谷。细生地、牡丹皮、知母、茯神、茅根、羚羊角、花粉、甘草、赤苓、土贝、忍冬藤。

六诊：前方去知母、茅根，加鲜稻叶、草节。

七诊：腹痛便溏七八次，手肿渐退。甜冬术、茯苓、制米曲、佛手皮、江枳壳、木香、广陈皮、建曲、丹皮、泽泻。

19. 治蟹钳疔

《陈莘田外科方案·卷五·蟹钳疔》

王。风温化毒，右手蟹钳疔，肿胀而痛，蒸脓欲溃。拟清泄提托法。羚羊角、连翘、甘草、赤芍、角针、花粉、土贝、桔梗、枳壳、茅根。

顾。湿邪邪化毒，左手芝麻疔，溃脓不爽，毒留于络；右手合谷蟹钳疔，肿胀作通，欲蒸脓象，不可泛视。羚羊角、黄芩、连翘、枳壳、土贝、角针、桑叶、花粉、桔梗、甘草、赤芍、荷叶。

20. 治蛇眼疔

《陈莘田外科方案·卷五·蛇眼疔》

王。冬温化毒，右手大指蛇眼疔，肿痛溃脓，毒留未化。拟清托法。细生地、花粉、赤芍、甘草、桑叶、丹皮、陈皮、土贝、忍冬藤。

张。冬温化毒，右手大指蛇眼疔，肿胀而痛，势致蒸脓，虑其转重。桑叶、连翘、甘草、赤芍、地丁、丹皮、花粉、桔梗、土贝、茅根、羚羊角。

复诊：去桑叶、地丁、茅根，加细生地。

21. 治手丫疔

《陈莘田外科方案·卷五·手丫疔》

陈。风温化毒，右手丫疽疔，红肿而痛。欲蒸脓象，勿泛视之。拟清泄法。羚羊角、丹皮、甘草、土贝、赤芍、桑叶、连翘、桔梗、枳壳、花粉。

复：前方去桑、翘，加细地。

高。暑风湿热，袭郁阳明，左手丫疔，疽毒肿胀而痛，欲蒸脓象，身热不然，而属内外病情，理之棘手者。香薷、藿梗、米饭、枳壳、通草、川连、杏仁、陈皮、桔梗、荷梗、六一散。

胡。暑湿热化毒，右手丫疽疔，肿痛溃脓，毒走臂间，肿而且痛，势欲窜头，理之棘手。细生地、连翘、桔梗、丹皮、土贝、羚羊角、花粉、赤芍、中黄、忍藤、丝瓜络。

22. 治兑疔

《陈莘田外科方案·卷五·兑疔》

朱。暑湿热化毒，右手当脉兑疔，红肿而痛，蒸脓欲溃。拟清泄提毒法。羚羊角、花粉、甘草、赤芍、角针、丹皮、连翘、桔梗、土贝、茅根。

23. 治臂疔

《陈莘田外科方案·卷五·臂疔》

章。暑风湿热，蕴蒸阳明，右臂疔走黄，肿势散蔓，脓泄清稀。其毒尚郁，虑其更深。羚羊角、芩、地骨皮、知母、土贝、细生地、甘菊、赤芍药、制曲、甘草、荷梗。

胡。暑湿热化毒，右手臂烂皮疔，腐溃流水，不得脓泄，肿势散蔓，虑其走黄，毋忽视之。羚羊角、川通、茯苓、桔梗、连翘、土贝、山栀、赤芍、六一散。

李。暑风湿热化毒，左臂疔走黄，不得脓泄，肿势散蔓。毒郁于里，虑有内陷之险。羚羊角、淡芩、桔梗、土贝、角针、六一散、桑叶、枳壳、赤芍、连翘、甘菊、荷梗。

朱。湿邪化毒，蕴蒸阳明，左臂烂皮疔走黄，腐溃流水，蔓延迅速，舌红无苔，息细数，惟恐毒陷至险候也。犀角地黄汤加花粉、土贝、人中黄、知母、连翘、茅柴根、忍藤。

24. 治罗疔

《陈莘田外科方案·卷五·罗疔》

褚。暑风湿热，袭郁太阴，右手大指罗疔，肿胀而痛，已经二候，欲蒸脓象，防其走黄，毋忽。羚羊角、地丁草、丹皮、枳壳、赤芍、黄芩、连翘、桔梗、土贝、荷梗、益元散。

邱。温邪化毒，蕴蒸阳明，左手次指罗疔，肿胀而痛，已经半月，欲蒸脓象。拟清泄提毒法。羚羊角、川连、花粉、角针、桔梗、赤芍药、土贝、丹皮、茅根、连翘、生甘草。

俞。温邪化毒，右手中指罗疔，溃而不敛，脉络损伤，不得屈伸，旁围坚肿。湿热留顿，不易即痊者。细生地、桑皮、赤芍、陈皮、土贝、丹皮、骨皮、甘草、茯苓、瓜络。

方左。冬温化毒，左手中指罗疔走黄，脓泄不爽，肿势散蔓，脉细弦数。其毒深踞，变险可虑也。细生地、香犀角、天花粉、白桔梗、白茅梗、牡丹皮、大连翘、云茯苓、人中黄、土贝母、赤芍。

二诊：去天花粉，加忍冬藤。

三诊：前方去白桔梗，加白芦梗、天花粉。

四诊：细生地、赤芍、忍冬藤、赤茯苓、土贝、牡丹皮、天花粉、赤小豆、甘草节、陈皮。

五诊：前方去赤小豆、天花粉，加大连翘。

六诊：筋络损伤，曾有寒热。细生地、天花粉、赤芍、甘草节、土贝母、金石斛、陈皮、丹皮、忍冬藤、云茯苓。

七诊：前方去石斛、草节、茯苓，加夜交藤、茯神、人中黄。

八诊：细生地、忍冬藤、赤芍药、陈皮、人中黄、天花粉、牡丹皮、丝瓜络、云苓、土贝母。

九诊：罗疔已出多骨，肿退痛缓。细生地、赤芍、忍冬藤、云苓、鲜桑枝、白归身、丹皮、丝瓜络、川贝、广陈皮、草节。

25. 治腿部烂皮疔

《陈莘田外科方案·卷五·腿部烂皮疔》

章右。暑湿热化毒，右足外廉烂皮疔，作腐流水，旁围红肿，尚在滋蔓，症机险重。细生地、赤芍、黑山栀、川通草、丹皮、连翘、土贝母、益元散、赤芍。

二诊：形寒身热。粉萆薢、泽泻、连翘、陈皮、荷梗、佩兰叶、赤苓、赤芍、枳壳、丹皮、土贝、六一散。

三诊：前方去枳壳、萆薢、荷梗、陈皮，加桑白皮、橘红、黑山栀、地骨皮。

四诊：产后咳嗽不止，作痛，腐肉未尽去。桑白皮、真川贝、米仁、云苓、生蛤壳、地骨皮、橘红、丹皮、甘草、福泽泻、枇杷叶。

五诊：疔腐未去尽，产后咳嗽。前方去地骨皮、生蛤壳、泽泻，加整玉竹、甜杏仁、赤芍。

26. 治穿骨疔

《陈莘田外科方案·卷五·穿骨疔》

杭左。湿热化毒，痹于络中，右足穿骨疔，起经半月，肿胀而痛，欲蒸脓象也。细生地、连翘、赤芍、土贝母、忍冬藤、丹皮、赤苓、陈皮、天花粉、生草节。

27. 治水疔

《陈莘田外科方案·卷五·水疔》

胡左。湿热化毒，右足前臁水疔，腐溃流水，肿势散蔓。毒郁不化，虑其滋大。拟清渗法。细生地、淡芩、黑山栀、细木通、车前子、小川连、赤芍、土贝母、泽泻、生甘草。

杨。湿热下注，足外踝水疔，腐溃流水，旁围肿胀，拟清化法。细生地、细木通、川连、黑山栀、淡竹叶、连翘、车前子、赤芍、泽泻、生草节。

沈左。湿热化毒，左腿烂皮水疔，流水无脓，肿势散蔓。毒郁未化，毋忽视之。细生地、丹皮、天花粉、赤苓、丝瓜络、赤芍、连翘、土贝、川通草、忍冬藤。

28. 治烂皮疔

《陈莘田外科方案·卷五·烂皮疔》

俞右。风温化毒，眉心疔，流水作痒，滋蔓之势未定。拟清泻法。羚羊角、炒牛蒡、淡芩、黄甘菊、赤苓皮、霜桑叶、丹皮、赤芍、连翘、通草。

殷左。湿热化毒，左足委中之上烂皮疔，糜腐流水，旁围滋蔓作痒，最淹缠也。拟清渗法。细生地、黑山栀、生云术、川黄柏、茵陈、泽泻、连翘、茯苓皮、江枳壳、飞滑石、竹叶、生草。

陆右。暑风湿热化毒，右手烂皮疔走黄，不得脓泄，根围起泡，肿势散蔓。毒郁于里，理之棘手。羚羊角、淡芩、连翘、苦桔梗、小川连、赤芍、土贝、江枳壳、六一散、通草。

张左。湿热下注，左足背烂皮疔走黄，腐溃如岩，气秽色黑。蔓延之势未定，慎之。细生地、赤芍、黑山栀、土贝母、泽泻、小川连、淡芩、连翘、木通、甘中黄。

陆左。暑湿热化毒，右手烂皮疔，腐溃流水。毒郁未化，虑其滋蔓。羚羊角、淡芩、黑山栀、苦桔梗、桑白皮、赤芍、连翘。

宋左。温邪挟湿，蕴蒸阳明，右手背烂皮疔走黄，腐溃流水，不得脓泄，肿势散蔓，舌红苔糙，脉息小数，胸闷纳减。毒郁不化，最虑内传昏陷之险。犀角汁、赤芍、黑山栀、苦桔梗、土贝母、鲜生地、连翘、天花粉、江枳壳、甘中黄、枇杷叶、白茅根。

《爱月庐医案·烂皮疔》

性本操劳，阳气先衰于平素，端由火毒，阴津复损于当时。夫人之气血周流不息，兹为毒邪所害，难免腐烂之虞，是以有烂皮疔之患也。症起未经旬日，而疮形已有尺余，此处属阳明之脉，阳邪攻于阳经，即所谓两阳相灼矣。故其烂可立而待也。脉浮洪而且数，邪势方张；舌焦黑而尖红，营阴几劫。身热口渴、谵语神昏皆由是而蜂起，势已重极危险无疑，而图治之法最难恰当，况用药如用兵，得则其兵也，不得则其寇也。若投轻清解毒，无殊杯水车薪；妄用辛热驱邪，不啻抱薪救火，必得大剂清营解毒，以为背城借一之计。暹犀尖二两，西黄五分，京元参六钱，鲜生地二两，净银花八钱，安宫牛黄丸二粒。

29. 治白刃疗

《归砚录·卷三》

余视疾以之至先后为序，一日于众中瞥见一人，额端已起白色，急呼前，问所患。曰：臂有微肿。视之，仅一小疱。因潜谓同来者曰：此白刃疗，色已见额，速归矣，危在顷刻。其人方出门，面部色渐趋口角，未至家死。

余在海门，见沈氏司炊者患唇疗，自辰至午，口不能开，医投葱矾不能吞，用活命饮亦无济。易医屡进寒凉，遂硬肿至项，色白不变。最后一医砭肿处，出血筋一条，流血不止，知饥不能食，至三十一日而死。夫唇疗急证也，色白无红阴证也，发于手足阳明交会之所，误投寒凉克伐之药，内热为外寒所束可知。若初起时刺委中及阳明诸穴出黑血，进点舌丹汗之，外涂蟾酥，或有可效。惜诸医皆不知之。不然急证安能延至一月余之久？人不知死于药也，哀哉！

屠甸镇王某，先患疗毒，旋生背疽，高肿不红，医巫术尽，家破而病日剧。延余往视，肌肉全消，面无人色，脉至断续如丝，按其疮，虚软漫肿无红，证已七十六日矣。流泪被面，声言救命，音细如蜂，深堪悯恻，殊难措手。合家痛哭，而求设法。余索其方视之，先则犀角、牛黄，继则参、芪、归、术之类，皆谓内有瘀血，虚不化脓也。余静坐筹思，七十余日之瘀血，既不化脓，亦不消散，乃脾胃被伐，气弱难溃，内肌尽腐，皮厚难穿，日久力穷，势濒于殆。若不决则必死，设决之而斯须毙命，又当如何？乃谓其父曰：此证内肉尽腐，外皮甚厚，脓无出路，以致背重如山，肌肉日消，而脓日多，势必消尽而后已。吾今筹一死里求生之法，汝可导我复视，其父从之。因细按其皮，略无薄隙可乘，不得已久按以乱之，卒然一刺，得大脓四大碗，幸不毙命，随以粥食调之。越五日复视，已能披衣起坐矣。以上数证，皆所谓养痈为患也。古人原有刀针不可轻用之戒，盖为手法不精，或轻浅之证，及脓未成时而言也。以决之之法，诚不易易，即辨脓亦甚难，《脉诀》洪滑为脓成，而此证脉至如丝，刺脓至四大碗，脉岂可凭乎？然此证若诊于三十内外，未始非洪滑也。惟医家误信补托可使自溃，孰知欲托其脓者，反能化肌肉以为脓，脓日多则气血日少，尚欲寻其洪滑之脉，安可得乎？昧者犹訾刀针为蛮法。呜呼，此与谈性命而废武备，寇至不

战，委而去之者，何以异耶？须知此脓不刺，必与此身同就木而已。余见如此毙命者，指不胜屈，故愤而为之，岂好为疡医哉！至腿上附骨疽，迁延补托，而脓随身敛者，则尤多也。

30. 治环唇疗

《景景医话·医谈录旧·环唇疗》

《谭瀛》载杭城某富翁，好行善，一子七岁，环唇生七疗，痛彻心髓，症甚危殆，凡精岐黄者，皆罗致家中，商榷立方，卒无效。创且日甚，水浆不入，医谢无能，相率辞去。翁愁思无策，坐待其毙而已。忽有妪丐于门，聒求无厌，阍者呵之，翁闻，出责阍者，如言给妪。妪见翁泪承睫，诘知儿疾，曰：此名七星攒月，危症也。惟十二岁内小儿所下蛔虫百条，捣饼，叠敷之可治。翁闻妪言，入谕于众，比出延妪，不知所往。而所给之物固在，惊以为神。如妪言，悬格征求，凡有小儿者，咸以药下蛔虫，争献求尝，敷之果愈。〔燧按〕唇为脾胃之应，如无蛔虫，以鸡内金、知母为末，加五谷虫共捣涂之亦可。

31. 治指疗

《外科精要·卷中·辨痈疽阴阳浅深缓急治法第二十五》

邻人苏子遇之内，左手指患疗，麻痒，寒热恶心，左半体皆麻，脉数不时见。余曰：凡疮不宜不痛，不可大痛，烦闷者不治，今作麻痒，尤其恶也。用夺命丹二服，不应，又用解毒之剂，麻痒始去，乃作肿痛。余曰：势虽危，所喜作痛，但毒气无从而泄。欲针之，适值望日，其家俱言尻神，不从，势愈肿甚。余强针之，诸症顿退，又用解毒之剂，其疮全愈。

《外科枢要·卷一·论疮疡出血》

一老妇手大指患疗，为人针破出鲜血，手背俱肿，半体皆痛，神思昏愦五日矣，用活命饮，始知痛在手，疮势虽恶，不宜大攻；再用大补剂，又各一剂；外用隔蒜灸，喜此手背赤肿而出毒水；又各一剂，赤肿渐溃；又用托里药而瘥。

《外科枢要·卷二·论疗疮》

一男子小指患之，或为针刺出血，敷以凉药，掌指皆肿三四倍，色黯神昏，此邪气郁遏。余先以夺命丹一服，活命饮二剂，稍可。余因他往，或为遍刺其手，出鲜血碗许，臂肿如瓠，指大数倍，用大剂参、芪、归、术之类，及频灸遍身而肿消。但大便

不实,时常泄气,此元气下陷,以补中益气加骨脂、肉蔻、吴萸、五味;又日以人参五钱,麦门三钱,五味二钱,水煎代茶饮;又用大补药,五十余帖而愈。设此症初不用解毒之剂,后不用大补之药,死无疑矣。

《曹沧洲医案·外疡总门科》

童。阳明络热,右大指疔势方张,坚痛焮热,食指又痛。急急清化,泄热为要。羚羊角三钱五分(另煎),大竹叶三钱五分,土贝四钱(去心),地丁草三钱,上川连七分,花粉三钱五分,忍冬藤四钱,桑枝一两(切),鲜生地一两,知母三钱,丝瓜络三钱五分。

宋。蛇背疔,入手背。正气大虚,法须内外两治。西洋参三钱五分,石决明一两(先煎),归须三钱五分,忍冬藤四钱,川石斛四钱,白蒺藜四钱,赤芍三钱五分,连翘三钱,淮小麦五钱(包),朱茯神四钱,土贝五钱,丹皮三钱五分,白茅根一两(去心)。

第二节
发

发是病变范围较痈大的急性化脓性疾病。初起形如芒刺,渐加疼痛,高肿红活焮热,溃速为痈;若漫肿坚硬,无红无热,溃迟为疽。此症无论形势大小,但溃深露筋骨者,难瘥。相当于西医学的蜂窝组织炎。发在中医文献中常和痈、有头疽共同命名。痈之大者属发,往往在临床上无法与痈截然分开,文献中也常常是发与痈混用。故本节仅整理收录文献中明确用发来命名的病证,其他混淆不清者,均归于痈或疽。

【辨病名】

根据发病部位不同,临床分为手发背和足发背。手发背是发于手背部的急性化脓性疾病,亦名手背毒、手背发、蜘蛛背,其临床特点是全手背漫肿,红热疼痛,手心不肿,若溃迟敛难,久则损筋伤骨。足发背是发于足背部的急性化脓性疾病,亦名足跗发、倒拔肿疡、蛇沿毒,其临床特点是全足背高肿焮红疼痛,足心不肿。

一、手发背

《疡医大全·卷十九腋臂指掌部·手发背门主论》:"王肯堂曰:手发背初生如水刺,无头脑,顽然满手背肿,满后聚毒成疮,深入至骨是也。(《准绳》)《鬼遗方》曰:俗名蜘蛛背。"

《杂病源流犀烛·卷二十六·肩臑肘臂腕手病源流》:"两手背生痈,名手发背,漫肿无头,三阳经风热郁滞也。"

《外科证治全书·卷一·痈疽部位名记》:"于手为手发背,为病虾,为掌心毒,为病疮,为鹅掌风,为虎口疽(丫叉毒),为合谷疔,为红丝疔,为手丫发。"

二、足发背

《疡医大全·卷二十七足踝部·足发背门主论》:"《鬼遗方》云:足跗发(跗一作趺,足面也),起足跗及足下,二十日不穴死,十日可刺,发赤白脓血不多,其疮上痒及赤黑者死。

《灵枢》云:发于足上下,名曰四淫。其状大痈,不急治之,百日死。王肯堂曰:病虾证患脚背手背,肿大有赤痕,如虾之状。(《准绳》)又曰:脚背或脚趾肿痛不可忍,以脚高悬起,其疼方止些。若以脚垂下,其疼不可当者,名倒拔肿疡。

申斗垣曰:脚发背一名蛇沿毒,因草木蛇游,人行草上,惹受蛇毒。初起坚硬红肿,光泽疼痛,作脓者可治;其状如汤泼,发大水泡,不久则变紫色而穿破者,或经年不愈,至骨成潭者,俱难治矣。(《启玄》)

汪省之曰:足发背发于足背冲阳、陷谷二穴,乃足阳明胃经多血多气。初发令人寒热作呕,痛痒麻木。(《理例》)

《心法》曰:足发背一名足跗发。足背虽属三阳,而偏主胆胃二经居多,证由七情内郁,或兼六经外伤而成。《经》云:三背不宜生疮,惟足背多筋少骨,肉少皮薄,又在至阴之下,发疮疽者升发迟慢,所以谓为险候也。宜别五善七恶而分顺逆。发背者,大疮之通名也,或痈或疽,均当细辨,顺逆既分,则生死可判矣。又曰:初宜隔蒜艾灸,令疮速溃。澄曰:脚发背生于脚背筋骨之间,乃足三阴三阳之所司也。比之手发背为尤重。皆缘湿热相搏,血滞于至阴之交,或赤足行走,沾染毒涎,抑或撞破,误触污秽而成,总之外染者轻,内邪流滞者重。"

【辨病因病机】

手、足发背多由风热相乘,七情内伤,以致湿热结聚于手背,或下注于足背,最终湿热凝聚,气血壅滞,热胜肉腐而成。

一、风热相乘,湿热结聚

《证治准绳·疡医卷之三·手部(八)·手发背》:"《鬼遗》云:两手背发痈疽,初生如水刺无头脑,顽然满手背,肿满后聚毒成疮,深入至骨而为发手背。此属五种,皆发毒之类也。手背肿毒乃三阳经风热郁滞而发。"

《简明医彀·卷之八·手疽·手发背》:"两手背发痈,无头漫肿,乃三阳风热郁滞。"

《简明医彀·卷之八·足疡·足发背》:"足面生疽,属足厥阴、阳明二经之会。由湿热乘虚下注。"

《疡医大全·卷十九腋臂指掌部·手发背门主论》:"王肯堂曰:手发背初生如水刺,无头脑,顽然满手背肿,满后聚毒成疮,深入至骨是也。(《准绳》)《鬼遗方》曰:俗名蜘蛛背。李氏曰:手背肿毒,乃三阳经风热郁滞而发。(《十书》)申斗垣曰:手发背即手背毒,乃心肝两经风热相乘,气血壅聚而成。初起憎寒恶热,昏闷疼痛,呕逆,先宜发表解毒。(《启玄》)胡公弼曰:大抵此证,多由恼怒七情,皆能动火。各经之火不同,当分别治之。(《青囊》)又曰:如溃后出血,发热谵语,宜清心流气饮;不应,乃热入血室,宜加减小柴胡汤,血止而热亦解矣。汪省之曰:手发背,发于手背中渚、液门二穴,乃手少阳三焦经,多气少血。初起寒热,或作呕,或作痒痛。(《理例》)朱丹溪曰:手发背,由风火与湿凝滞而成。初起形如芒刺,渐觉疼痛高肿,红活焮热溃速为脓者顺;若漫肿坚硬,无红无热,溃迟为疽。其证形势大小,但溃深露筋骨者难全。王杏庵曰:病虾生于手背,属手三阳经积热毒盛而成。形势如虾,高埂赤肿疼痛。初宜黄连消毒饮,外用食盐、酒糟、香油同炒令香,淬以滚汤,淋洗患处即消。"

《疡科心得集·卷上·辨手发背手心毒托盘疔论》:"手发背,发于手背中渚、液门二穴,属手少阳三焦经。若发于正中劳宫,属手厥阴心包络经,由风热相乘,气血壅滞而结。"

《外科备要·卷二证治·手部·手发背》:"生于手背,属手三阳经。由风火与湿凝滞而成。初起形如芒刺,渐加疼痛,高肿红活焮热,溃速为痈;若漫肿坚硬,无红无热,溃迟为疽。此症无论形势大小,但溃深露筋骨者,难痊。"

二、七情内伤,气血壅滞

《外科心法要诀·卷十一足部·足发背》:"足发背属胆胃经,七情六淫下注成,详别善恶分顺逆,细辨疽痈定死生。[注]此证一名足跌发。凡足背虽行三阳,而偏在胆胃二经居多。证由七情内郁,或兼六淫外伤而成。"

《疡医大全·卷二十七足踝部·足发背门主论》:"王肯堂曰:足跌结毒肿痛,名足发背,属足厥阴肝阳明胃经之会,多因湿热乘虚而下注。脓稠可治,脓清紫陷者死。(《准绳》)

又曰:脚发背,亦有肾经湿毒流滞而成。汪省之曰:足发背发于足背冲阳、陷谷二穴,乃足阳明胃经多血多气。初发令人寒热作呕,痛痒麻木。(《理例》)《心法》曰:足发背一名足跗发。足背虽属三阳,而偏主胆胃二经居多,证由七情内郁,或兼六经外伤而成。《经》云:三背不宜生疮,惟足背多筋少骨,肉少皮薄,又在至阴之下,发疮疽者升发迟慢,所以谓为险候也。宜别五善七恶而分顺逆。发背者,大疮之通名也,或痈或疽,均当细辨,顺逆既分,则生死可判矣。

澄曰:脚发背生于脚背筋骨之间,乃足三阴三阳之所司也。比之手发背为尤重。皆缘湿热相搏,血滞于至阴之交,或赤足行走,沾染毒涎,抑或撞破,误触污秽而成,总之外染者轻,内邪流滞者重。"

【辨病证】

发的病证特点为病变范围大,红肿焮热疼痛,溃速而深。本节主要辨手足病位不同。

一、手发背

《外科心法要诀·卷八手部·手发背》:"手发背,初芒刺形,三阳风火气湿凝,坚硬溃伤筋骨险,高肿速溃易收功。"

《疡科心得集·卷上·辨手发背手心毒托盘疔论》："手发背，发于手背中渚、液门二穴，属手少阳三焦经，若发于正中劳宫，属手厥阴心包络经，由风热相乘，气血壅滞而结。初起形如芒刺，憎寒恶热，昏闷作痒，疼痛呕逆，遂满手背高肿，后聚毒成疮，深入至骨。成脓溃速者顺；若漫肿坚硬，溃迟为疽；又有初起一粒高肿，隔日即烂，此属湿火。初宜俱用荆防败毒散，次用黄连解毒汤，或犀角地黄汤。(有将手背尽行烂去者，须掺珍珠散，贴白玉膏收功)手心毒，一名擎珠毒，又名瘰疽，属手少阴心、手厥阴心包络二经湿火之毒所结也。其疮如泡，色如血赤，外形虽小，内毒有余，疼痛非常，日夜无间，此证往往有不能收功，流血至死者。治法必用大补水之剂，佐以解毒之味，如地丁、银花、元参、生地、当归、丹皮、贝母之属。托盘疔，生于手掌中心，系手厥阴、少阴二经之所司也。由心火炽甚，逼血妄行，肝风鼓舞，毒散四肢，加以忧思过度，酒色不节，遂至毒流骨髓，侵于劳宫，劳宫系心经之脉络，故毒生焉。初起坚硬起泡，其泡明亮者即挑之。"

二、足发背

《外科心法要诀·卷十一足部·足发背》："足发背属胆胃经，七情六淫下注成，详别善恶分顺逆，细辨疽痈定死生。[注]此证一名足跗发。凡足背虽行三阳，而偏在胆胃二经居多。证由七情内郁，或兼六淫外侵而成。《经》云：三背不宜生疮。惟足背多筋多骨，肉少皮薄，又在至阴之下，发疮疽者，升发迟慢，所以谓为险候也，宜别五善、七恶而分顺逆。发背者，大疮之通名也。须当细辨，或疽或痈，顺逆既分，则生死定焉。初宜服仙方活命饮及隔蒜灸之，令疮速溃。"

《疡科纲要·卷上·外疡总论·论溃疡之水》："别有足部之疡，积湿蕴热，忽发红肿，形势坚巨，浮红光亮，按之随指陷下，一时不能即起。此证湿火若盛，化腐最易，即是阳发大毒，俗名水疔。宜于未腐之先，以铍针于光亮之处，刺八九针或十数针(针入一二分，不可太深，亦不可太浅，形巨肿盛者即二三十针，亦不为害)，必有淡黄水自针孔直流，甚者盈杯盈盆，则热毒湿邪俱泄，可免化脓大腐，最是避重就轻之捷诀。此湿盛热盛之证，臂臑手背，亦间有之，惟发于足跗两胫者最多，故俗

有手发背、脚发背之名。"

【论治法】

该病的治疗基本遵循初起清热解毒、利湿消肿，脓成宜透脓托毒，溃后则宜补益生肌的治疗原则。

《证治准绳·疡医卷之三·手部·手发背》："宜服活命饮加芩、连、山栀、桔梗、升麻。寒加桂枝，热加姜黄，水酒煎服。有表证者，紫金丹、乌金散、夺命丹汗之。有里证者，一粒金丹、八阵散下之。老弱者，宜大补之剂。"

《外科大成·卷二·分治部上(痈疽)·手部》："手发背生于手背，初如水刺，无头漫肿，破烂至骨。由二阳经风热所致，宜羌活散，热加姜黄，寒加桂枝。有表症者，绀珠丹汗之；里症者，内疏黄连汤下之；元气虚者，宜大补之。"

《外科心法要诀·卷八·手部·手发背》："手发背初芒刺形，三阳风火气湿凝，坚硬溃伤筋骨险，高肿速溃易收功。[注]此证生于手背，属手三阳经，由风火与湿凝滞而成。初起形如芒刺，渐觉疼痛，高肿红活，焮热溃速为痈；若漫肿坚硬，无红无热，溃迟为疽。其证无形论势大小，但溃深露筋骨者难痊。初俱宜服羌活散汗之，次服内疏黄连汤清之。其余内外治法，俱按痈疽肿疡溃疡门。"

《疡科心得集·卷上·辨手发背手心毒托盘疔论》："手发背，发于手背中渚、液门二穴，属手少阳三焦经，若发于正中劳宫，属手厥阴心包络经，由风热相乘，气血壅滞而结。初起形如芒刺，憎寒恶热，昏闷作痒，疼痛呕逆，遂满手背高肿，后聚毒成疮，深入至骨。成脓溃速者顺；若漫肿坚硬，溃迟为疽；又有初起一粒高肿，隔日即烂，此属湿火。初宜俱用荆防败毒散，次用黄连解毒汤或犀角地黄汤。"

《新刻图形枕藏外科·枕藏外科诸症·第三十三形图》："十指连心，痛不可忍，色黑而臭者，毒攻心矣，必死；红者可治。先用葱椒汤洗去烂黑肉，敷乳香定痛散，贴乳香拔毒膏，再敷生肌定痛散，服乳香化毒汤三四帖，又用千金托里散排脓生肌。"

《外科证治秘要·手发背擎珠毒托盘疔手丫发合谷疔疽》："手发背发于手背，属三阳经络，而

手少阳三焦之经为多。有急慢二种：急者初起一粒，高肿痛痒，隔日即烂，此属湿火。慢者初起形如芒刺，寒热昏闷，遂满手背高肿，后聚毒成疮，深入至骨。成脓速溃者顺，若漫肿坚硬溃迟者，收功必迟。治法：荆防败毒散、黄连解毒汤、真人活命饮去山甲、角刺，犀角地黄汤等可选用。此证有手背尽行烂去者，须掺珍珠散，贴白玉膏收功。切不可贴黑膏药及用升药。曾见贴黑膏药几许大，即烂几许大者，不可不知。"

《外科备要·卷二证治·手部·手发背》："初俱宜服羌活散秋汗之，次服内疏黄连汤天清之，痈敷金黄散、拔毒散。巨疽敷玉龙膏、冲和膏；巨脓势将成，服千金内托汤；脓熟胀痛，卧针开之；溃后治法按大法。手背肿痛，草麻捣膏贴之，一日即愈。"

【论用方】

治发多用去腐生新、活血通经之外敷方，入清热解毒之品以消热毒。亦有内服驱风散邪之剂。

一、治发背常用方

1. 柿根膏（《证治准绳·疡医卷之三·手部·手发背》）

治蜘蛛背。

紫背草　狐柿子根皮

上砍烂，糟炒缚之。又方，加岩松子，或单用亦可。

2. 定疼散（《秘方集验·卷之下·疮霉诸症》）

治一切肿毒，疼极敷药。

山药（一两）　白糖霜　大黄（各四钱）

打烂敷上，即止疼。或搭手发背破烂者，只用糖霜、山药打烂，塞入毒肉，不臭，烂肉去，新肉自生。初时日换二次，三日后，日换一次，煎甘草汤，或猪蹄汤洗，用软鹅毛数根扎之，洗去药再敷，待肉长满方止。

3. 紫桐散（《疡医大全·卷十九腋臂指掌部·手发背门主方》）

专敷手足发背，止痛消肿。

梧桐叶（鲜的捣烂，或初秋采取阴干）　紫花地丁（各等分）

研细，砂糖调敷。

4. 羌活散（《外科心法要诀·卷八手部·手发背》）

治手发背。除湿发汗追风。

羌活　当归（各二钱）　独活　乌药　威灵仙（各一钱五分）　升麻　前胡　荆芥　桔梗（各一钱）　甘草（生，五分）　肉桂（三分）

酒、水各一盏，煎一盏，食远服。

二、治发背验方

1）《急救良方·卷之二·诸疮第三十六》

治臁疮，并搭手、发背等疮。

用葱白一斤，石灰二斤，马齿苋一斤，三味湿捣同团，阴干为末，贴疮上，效。

2）《秘方集验·卷之下·疮霉诸症》

治一切肿毒，疼极敷药。

乳香、没药、寒水石（煅）、滑石各四钱，冰片五厘，研末，搽患处。赤练蛇末（不可犯铁）加姜黄、藤黄，米醋调敷，痛即止。

3）《疡医大全·卷十九腋臂指掌部·手发背门主方》

治手发背。

生甘草　炙甘草　大贝母（各五钱）　皂角刺（土炒）　穿山甲（炒黑）　知母（各二钱五分）　半夏（一钱五分）

姜引，酒水同煎，二剂全愈。

4）《春脚集·卷之二·肩手部》

治手发背。

烂柿饼（一个）　蜈蚣（一条）　雄黄（少许）

共捣烂，涂患处。

5）《验方新编·卷二十四·痈毒门·治搭手发背臁疮方》

治手发背。

葱白（一斤）　石灰（二斤）　马齿苋（一斤）

三味湿捣如泥作饼，阴干，研细末，调贴疮上。

【医案】

治疗发的医案散见于外科著作、名家医案之中，病因、病症、用药、预后具可详视之。

一、治手发背

《疡科指南医案·臂部》

高，右。手发背。川芎、秦艽、红花、木香、归尾、赤苓、苡仁、桑枝。

《竹亭医案·竹亭医案女科卷一·妇女经产杂症》

黄万程媳，丙寅四月初六日。新嫁月余，小溲涓滴，溺时甚痛，又兼尿血，经水迟速无定。医用龙胆泻肝汤，尿血虽止，而小便之难、溺时之痛则更甚于前。忽又于六日前，夜间手腕郁筋，疼痛难忍，仍邀前医。伊以为手发背，内服煎方如前出入，外用敷药，肿势更增，尤加疼痛。程梅溪翁荐治于余，余细阅外象，漫肿无头，自手背至腕后俱热。即用白棉料纸一小方，以水浸湿贴于手背上，亦不见有即干之象。如其是疮，漫肿无头，一时难辨，即以湿绵纸敷上，先干者即是疮头。此则非是，实缘郁筋而起，他医误指"手发"，再治之，弄假成真。予按脉象，左关尺弦细小数，下焦湿热为患。小溲涓滴，溺时痛甚，此淋症也。服以分清却湿之剂，敷以活血疏筋之法，则外之疼肿，内之淋痛，皆可从斯而缓矣。何必节外生枝，草菅人命耶。

煎服方：生苡仁八钱，二原地三钱，木通八分，甘草梢五分，元胡索一钱五分（盐水炒），海金沙一钱，乌药一钱半（盐水炒），加葱须一钱五分。

敷药方：用冲和仙膏，加葱白头数枚，拍碎炒热同捣和匀，敷手背腕处，自然肿消疼止。

据述服此并敷，手背之肿渐消，热势及手腕骱之疼疼俱大减，此敷药之功也。至小便之涓滴、溺时之热痛亦十去其三，此又服药之建绩也。

又，细生地五钱，川草薢三钱，川黄柏八分（盐水炒），甘草梢五分，元胡索一钱半（盐水炒），块滑石三钱，川木通八分，石韦一钱。加人中白三分（冲）。

服后，溺时痛去七八。

淋洗手腕方：用红花五钱，桑枝一两，葱二两，香附三钱。四味用水四碗，入滴醋一茶杯同煎浓，候稍温淋洗，洗后避风。据云淋洗三次，手腕骱之疼疼十减六七。

又，经行蹑前亦阴虚而相火旺也，幸溲出疼痛之势大缓，不致从中阻碍。议以和肝养胃，兼之清泄下焦之余波，亦一举而两得之矣。大生地三钱，赤芍药一钱五分（炒），白扁豆三钱（炒），麦冬一钱半，赤茯苓一钱半，元胡索一钱五分（炒），川草薢一钱半，滑石三钱，白通草八分，加人中白三分（冲）。

外用淋洗手腕方（照前法）。服此并淋洗后，内之淋症除，外之腕痛止。竟称仙丹，予何愧哉。

二、治足发背

《陈莘田外科方案·卷五·足发背》

徐，左。始因疯犬咬伤，挟受湿热，郁蒸不化，右足脚发背，起经四月，溃而不敛，舌红脉细。阴虚，余毒留恋，殊属棘手。细生地、赤芍药、陈皮、土贝、丹皮、黑山栀、赤苓、泽泻。

二诊：前方，加白归身一味。

三诊：前方，去山栀、土贝，加米仁、生草、冬术、草薢。

四诊：小生地、赤芍、夜交藤、甘草、丹皮、白归身、川贝、忍冬藤、茯苓。

五诊：潞党参、夜交藤、赤芍、云苓、米仁、大生地、归身、川贝、草梢、木瓜。

六诊：前方去夜交藤、草梢、川贝，加茯神、草薢、白芍。

七诊：前方去草薢、川贝、交藤，加首乌、象牙屑、杜仲、桑椹子。

陈，左。湿热痹络，左足背肿胀色紫，曾有寒热，渐成脚发背。拟疏通法。老苏梗、赤芍、晚蚕沙、枳壳、汉防己、防风、陈皮、草薢。

第三节

疖

疖是因风寒外客皮肤，体内湿热蕴蒸，以致气血壅结，经脉凝滞于皮下所成的一种外科疾病。初起突起于皮肤，径一二寸，肿结如梅李。该病与痈相类似，小者为疖，大者为痈。反复发作，缠绵难愈。疖之名，首见于《肘后备急方》。

【辨病名】

临床多见暑疖、蝼蛄疖。暑疖好发于暑热之季，蝼蛄疖又名"鳝拱头"，多因头部疖肿处理不当，疮口过小引起脓毒留滞，或搔抓染毒，导致脓毒旁窜于在头顶皮肉较薄处，蔓延而成。根据发病部位，本病则可见于眼部、喉部、脑后、腮下等。发于眼部为眼疖，俗称"挑针眼"；见于咽喉为喉疖;两腮下生疖称为"穿领风";脑后生疖则称"乘枕风";颈项上生疖名"挎颈风"。

《诸病源候论·小儿杂病诸候·疖候》:"肿结长一寸至二寸,名之为疖。亦如痈热痛,久则脓溃,捻脓血尽便瘥。"

1. 暑疖

《洞天奥旨·卷九·时毒暑疖》:"身生疖毒,乃夏天感暑热之气,而又多饮凉水冷汤,或好食生果寒物,以致气不流通,血不疏泄,乃生毒疖矣。""半发于头上,间发于身体、手足,不若痈疽之症,有七恶之险。"

《外科通论·外科启玄·卷之七·时毒暑疖》:"大者为毒,小者为疖。令人发热作脓而痛,别无七恶之症。"

2. 蝼蛄疖

《彤园医书(外科)·卷之二外科病症·头部》:"蝼蛄疖多生小儿头上,未破如曲蟮拱头,破后似蝼蛄串穴。有因胎中受毒者,其疮肿势虽小,而根则坚硬,溃后虽出脓水而坚硬不退,疮口收敛,越时复发。本毒未罢,他处又生,其属缠绵。"

《疡科捷径·卷上头部·蝼蛄疖》:"蝼蛄疖是鳝拱头,大小须分各有由,胎毒膜多坚且小,大而焮肿暑邪留。"

3. 眼疖(偷针、挑针)

《银海精微·卷上·睑生偷针》:"问曰:人之患目睑生小疖,俗名偷针者何也?答曰:阳明胃经之热毒也,或因食壅热之物,或饮食太过,使胃经上充于眼目,故睑眦之间时发疮毒,俗名偷针。此症番转睑皮,剌洗瘀血,点用清凉散,先宜服退赤散,后用通精散、泻脾饮。"

《明目至宝·卷一·明堂问答七十二证之因》:"七十问曰:挑针眼者,何也?答曰:此脾经受热毒传于肝,肝受脾毒也,令胞睑上生疖,名曰挑针。宜服消毒饮子、洗心散、当归丸。"

4. 喉疖

《集喉症诸方·喉风三十六症·双蛾风》:"无论男妇,喉间生两枚疖毒,生在两边不可用刀,先要用角药入摩风膏少许,井水调匀,用鹅羽挑入喉间疖毒上,令病人闭口噙良久,满口痰来,吐痰后如疖毒似莲子样,用消芦散加江子七粒,去壳打碎,熏患处,如熏破后,只用二味散。如疖毒似纸面,仍吐痰后只用三味散药吹之,不必用江子;次

开风路针,后用紫地散,自然效验。"

《集喉症诸方·喉风三十六症·单蛾风》:"无论男妇,喉头一边生疖毒者是即,如莲子样,治与双蛾法同,如未起尖,只用三味散,吹痰后用紫地散,自效。此症生在帝中一边,左属心。右属肺,依法治之,不可用刀。"

《包氏喉证家宝·咽喉七十二证考》:"喉疖生雄尾中,初如梅核在喉膈间,吐咽不下,至三日,渐上喉间,刀刺后,吹冰硼,病由七情,服四七气汤。"

5. 穿领风

《集喉症诸方·喉风三十六症·穿领风》:"无论男妇,两腮下生疖毒,日久透入口内,多致不治,其初起时,逐时生多,若至八九枚,亦为难治。"

6. 挎颈风

《集喉症诸方·喉风三十六症·挎颈风》:"无论男妇,颈项上生痈疖浮肿,有两边生者,有或左或右一边生者,用角药搽敷,并服紫地散。此症或肿上有形,但浮大赤肿甚者,可用破皮针针肿处,效。"

【辨病因病机】

本病常因内郁湿火,外感风邪,两相搏结,蕴阻肌肤所致;或夏秋季节感受暑湿热毒而生;或因天气闷热,汗出不畅,暑湿蕴蒸肌肤,引起痱子,复经搔抓,破伤染毒而成。有阴阳二证之分。此外,罹患消渴或习惯性便秘等慢性疾病者,素有阴虚内热或脾虚不健,更易染毒发病。该病常反复发作,缠绵难愈。

《医方集宜·卷之十·外科·疮科总论》:"夫痈疽、疮疖者皆缘气血不和,喜怒不时,饮食不节,寒暑不调,使五脏六腑之气怫郁于内,以致阴阳乖错,气血凝滞而发也。"

《吴氏医方汇编·总论》:"疖无二种,发非一症,而皆分乎阴阳。寒湿搏而气血凝,阴滞乎阳也;火热盛而气血沸,阳滞乎阴也。"

《推拿抉微·第四集治疗法·诸疮》:"《经》曰:诸痛痒疮疡,皆属心火。陈飞霞曰:世界疮痒疖疥,惟小儿最多,岂其稚阳纯气,易为岁运火攻相乘耶。抑或不识不知,而寒温动定之乖其道耶。复有父母之遗毒,为儿终身之害者,可不有以治之乎?"

一、风邪侵袭,湿热蕴蒸

《医心方·卷第十五·治痤疖方第七》:"《病源论》云:痤疖者,由风湿冷气搏于血,结聚所成也。肿结如梅李也。《养生方》云:人汗入诸食中,食之作痈疖。又云:五月勿食不成核果及桃、枣,发痤疖之。《太素经》云:汗出见湿,乃生痤疖。注云:痤疖之类,然小也,俗谓之疖子。"

《太平圣惠方·卷第三十五·治咽喉生痈诸方》:"夫六腑不和,血气不调,风邪客于喉间,为寒所折,气壅而不散,故结而痈成也。凡结肿,一寸为疖。"

《太平圣惠方·卷第六十一·治热毒疖诸方》:"夫疖者,由风湿冷气搏于血,结聚所生也。人运役劳动,则阳气发泄,因而汗出,遇冷湿气搏于经络,血得冷折,则结涩不通而生疖,肿结如梅李也。又云:肿一寸二分为疖也。"

《博济方·卷五·疮科》:"《经》曰:一寸二寸为疖,三寸四寸为痈,五寸至一尺为疽,一尺至二尺、三尺曰竟体疽,疽成圆窍,皆出诸气。人有愤郁不遂志欲者,血气蓄积,亦多发此疾。凡痤疖者是六腑受邪,经络壅滞而发,热毒浮浅,不能为害,但出脓血时,令尽不尔,则再攻为疮,愈盛矣。"

《外科理例·卷二·汗之则疮已七十四》:"东垣曰:其疮外有六经之形症,内无便溺之阻隔,饮食如故,清便自调,知不在里,非疽疮也。小则为疖,大则为痈。其邪所受于下,风湿之地气,自外而来,侵于身也。"

《外科通论·外科证治全书·卷四 发无定处证·疖》:"湿热怫郁,亦如痈热痛,久则脓溃,捏脓血尽便瘥,亦是风热之气,客于皮肤,血气壅结所成。凡痈疖捏脓不尽。"

《灵素节注类编·卷五外感内伤总论·经解·诸病源流》:"如或汗出腠开之时,而受湿邪,逆闭营气,乃生痤痱、疮疖之类也。"

二、热毒蕴结,气血凝滞

《幼幼新书·卷第四·黄连法第十四》:"《小儿集验方》云:凡小儿初生,必有恶汁留于胸。次若不消去,即胸膈壅塞,易生蕴热,惊痫、疮疖,皆由此也。"

《普济方·卷四百五·婴孩诸疮肿毒门·痈疽》:"夫痈疽、疮疖、瘰疬、结核、疥癫、毒肿、赤瘾疹并火瘴等症,皆由风邪客搏,经络涩滞。《经》曰:五脏不和,则九窍不通;六腑不和,则流结为痈,或积毒热气不得宣行,入于皮肤间,或发头面,或发虚处。无故身热,微觉憎寒,或有痛楚处,按之必热。乃痈疖欲发也。"

《普济方·卷三百八十四·婴孩诸热疮肿门·诸热》:"初生乳幼者患之,三焦蕴毒热上攻咽喉之外,名痄腮。热气血凝滞经络不行,热毒攻注,故生痈疖。"

《折肱漫录·卷之四·养形篇上》:"凡人患脓颗疖子,虽曰湿、曰热、曰气血不和,毕竟还是气血有余,故少年人多患此。予弱冠前亦然,及病以后永无此患,想气血不旺之故也。至若痈疽之毒,则有所以致之,有因心怀郁结者,有因好饮火酒,喜炙爆者,有因阴火涸者,不可不慎其因。"

《洞天奥旨·卷九·时毒暑疖》:"身生疖毒,乃夏天感暑热之气,而又多饮凉水冷汤,或好食生果寒物,以致气不流通,血不疏泄,乃生毒疖矣。虽痈疽疮疖多是相同,而感生疮疖则少轻也。小儿多生此疮,然重者身必发寒发热,作脓而痛,尽是阳疮。半发于头上,间发于身体、手足,不若痈疽之症,有七恶之险。内用清暑解火,外用活血生肌膏药、末药,审而治之,何难速效哉?"

《吴氏医方汇编·第二册·外科摘要》:"薛立斋云:夫痈疽疮疖,皆由气血壅滞而生也。当推其虚实表里而早治,可以内化,此即托里之意也。若毒气已结者,勿泥此内消之法,当辨之有无浅深。若按之复起者,有脓也;不复起者,无脓也。大按方痛者,脓深也;小按便脓者,脓浅也。按之不甚痛者,未成脓也。若气结微肿,久而不溃,后亦成脓,此寒热所谓也留积经久,极阴生阳,寒化为热,亦能成脓,急酌量刺之,缓则穿痛脏腑,腐烂筋骨,可不慎哉!"

【辨病证】

本病初生突起于皮肤,色赤红肿,径一二寸,有小痛,为痈之小者。临床当与痤疮、热疮等证辨别。

《小品方·卷第十·治痈疖瘘诸方》:"赤色肿有尖头者,根广一寸以还,名为疖;其广一寸以上者,便为小痈也;其如豆粒大为疱。"

《黄帝内经太素·卷第三·阴阳·调阴阳》："痤,痈之类,然小也,俗谓之疖子。"

《类编朱氏集验医方·卷之十二痈疽门·痈肿脉证出林氏类次脉经》："《经》云:脉浮而数,其人发热而恶寒,或有痛处,是欲为痈疖。"

《世医得效方·卷第十九·疮肿科·总说》："人之一身,血气周流则平。若冷热不调,喜怒不常,饮食不节,稍有壅聚,则随所发现。痈疖属表易治,疽、癌、瘭、瘤、发属脏腑,发于脑、背、颐上,最为难治。径一寸二寸为疖,三寸五寸肿圆赤为痈,八寸为疽、癌、瘤、瘭,名各不同,其色亦异,有图见之。凡初觉簪聚结热,疼痛肿赤,痕瘢阔硬,或见或不见,治之如拯溺救焚,不可缓也。"

《玉机微义·卷十五·疮疡门·疮辨五善七恶》："《外科精要》云:热发于皮肤之间,浮肿根小,至大不过三二寸者为疖;六腑积热,腾出于外肌肉之间,其发暴盛肿皮光软,侵展广大为痈;五脏风毒积热攻㰷肉骨,风毒猛暴,初生一如蓓蕾,形自焦枯,触之应者乃疽也。"

《医方选要·卷之九·痈疽疮疖门》："夫痈疽疮疖,其名甚多,然各有形。痈者,大而高起,属乎阳,六腑之气所生也;疽者,平而内发,属乎阴,五脏之气所成也。疮者,其总名也。疖者,有头小疮也。《经》云:诸痛痒疮,皆属心火。盖心主血而行气,气血凝滞,挟心火之热而生痈疽之类也。然所感有浅深,故所发有阴阳、轻重、大小之不同耳。六腑积热,腾出于外,肌肉之间,其发暴甚,肿皮光软,侵袤广大者,痈也。五脏风积热攻㰷于肌骨,风毒猛暴,初生一头如痦瘰,白色焦枯,触之应心者,疽也。发热于皮肤之间,是以浮肿根小,至大不过二三寸者,疖也。"

《外科理例上·外科引·疮名有三曰疖曰痈曰疽》："疖者初生突起,浮赤无根脚,肿见于皮肤,止阔一二寸,有小痛,疼数日后微软,薄皮剥起始出清水,后白破脓出,如不破,用替针丸。"

《医学纲目·卷之二十心小肠部·丹熛痤疹·痤》："痤,小疖,世谓之热疖是也。王注云:大如酸枣,或如豆,色赤而内有脓血也。汗出见湿,乃生痤痱,痱为疮疖也。"

《普济方·卷二百八十八·痈疽门·诸发》："夫五发者,谓痈疽生于脑、背、肩、鬓、髯是也。大概论之分为三等,一者疽也,二者痈也,三者疖也。

大小一二寸者,疖也。"

《普济方·卷四百五·婴孩诸疮肿毒门·疖》："夫小儿肿结长一寸至二寸,名之为疖。"

《圣济总录·卷第一百二十三·咽喉生痈》："论曰:肺气上通于喉咙,胃经外连于咽嗌,其气和平,则呼吸咽纳,无所妨碍。若脾肺壅热,熏发上焦,攻于咽喉,结聚肿痛,不得消散,热气炽盛,致结成痈,妨害吐纳,古方论一寸为疖,二寸至五寸为痈,其候使人寒战咳唾稠浊。善用针者,辨其可刺,宜速破之,仍施以点饵之剂。"

《医宗说约·卷之五·外科赋》："看病之深浅,分毒之脏腑。大而高起属乎阳,痈也,六腑所发;平而内发属乎阴,疽也,五脏所生。疽重而痈轻。最轻者,初起无寒无热,是热疖之浮于肤上。"

《洞天奥旨·卷九·时毒暑疖》："虽痈疽疮疖多是相同,而感生疮疖则少轻也。小儿多生此疮,然重者身必发寒发热,作脓而痛,尽是阳疮。"

《黄帝素问直解·卷之一·生气通天论第三篇》："痤,小疖也。此言阳气加阴乃为汗,从中土而外出于皮肤也。"

《吴氏医方汇编·总论》："若夫奇疼怪痒,最迅最速,是为恶疔;不着部位,不关经络,为无名肿毒;赤肿头尖而为疖;平塌多孔而为发,皆痈之别名。症分轻重,疗有难易,不可一例论。"

《杂病源流犀烛·卷二十六·肩臑肘臂腕手病源流》："陈文治曰:凡初发壅肿,未见脓者,其名有三,曰疖,曰痈,曰疽。疖初起,浮赤无根脚,微软皮薄,先出清水,后破脓。"

《医论医话·回春录·外科·疖》："孟英诊脉滑数,舌紫苔黄而渴。"

《华佗神方·卷五·华佗治石疖神方》："疡之小者,曰疖;其根硬者,曰之石疖。"

《华佗神方·卷十八·华佗治热毒攻心神方》："患者头角忽生疮疖,第一日头重如山,越日即变青紫,再越日青紫及于全身即死。"

【论治法】

本病的治疗以清热解毒为主。疖病多虚实夹杂,治宜扶正固本与清热解毒并施。夏秋发病者,则须兼清暑化湿;症状轻微者,可以凭外治法收功。本病时有反复的特点,治疗中应根据病情适当扶正,以减少该病的复发。

1. 内治法

《备急千金要方·卷二十二·痈肿毒方·痈疽第二》:"凡肿,根广一寸以下名疖,一寸以上名小痈,如豆粒大者名疱子,皆始作。急服五香连翘汤下之,数剂取瘥乃止。"

《古今医统大全·卷之九十一痘疹泄秘·病机·痘后痈疖》:"痘后发痈疖者,乃痘毒之气留于经络未尽去,故壅于肢筋间而发者也。亦有既平之后失于解利而生。惟小柴胡汤加生地黄最妙,或清凉欲子、大连翘饮、消毒饮、犀角地黄汤皆可。"

《圣济总录·卷第一百一·面齇·灭瘢痕》:"论曰:风热诸毒,留于腑脏,发于肌肉,而为疮疖。病折疮愈,余毒未殄,故疮痂虽落而瘢痕不灭。治法既有涂泽膏润之剂,亦须赖营卫平均,肌温气应,外宜慎风冷也。"

《彤园医书(外科)·卷之四发无定处·杂证门·瘰瘤总括》:"暑疖乃因暑令受热,初发背膊,肌肤红晕,焮肿热痛无时,兼头晕目眩,口苦舌干,心烦尿赤,肢体发热。初起服荆防败毒散,次服清热消风散;初涂二味拔毒散,溃肿敷金黄散。"

《验方新编·卷十一·痈毒·痈毒治法》:"如根盘不满一寸,亦红肿者,名疖,用蟾酥丸、梅花点舌丹即愈。"

2. 外治法

《外科理例·卷一·论脓四十》:"夫痈、疽、疮、疖皆由气血壅滞而生,当推虚、实、表、里而早治之。可以内消,此内托里之意也。若毒气已结者,勿泥此内消之法,当辨脓之有无浅深,急酌量刺之。缓则穿通脏腑,腐烂筋骨,可不慎哉。"

《外科理例·卷一·针法总论五十一》:"小儿疮疖,先当温衣覆盖,令其凝泣壅滞,血脉温和,则出血立已。不如此,血脉凝便针,则邪毒不泄,反伤良肉,又益其疮势也。"

《彤园医书(外科)·卷之二外科病症·头部》:"蝼蛄疖多生小儿头上,未破如曲蟮拱头,破后似蝼蛄串穴。有因胎中受毒者,其疮肿势虽小,而根则坚硬,溃后虽出脓水而坚硬不退,疮口收敛,越时复发。本毒未罢,他处又生,其属缠绵。宜用三品一条枪。疮有孔者插入孔内,无孔用针刺孔,如法插入,化尽坚硬衣膜方撒生肌散,上贴膏药。亦有暑热成毒者,大如李,三五相联,溃破脓出,其口不敛,日久头皮串空,如蝼蛄串穴状,宜贴元珠膏吸出脓毒,将所串之空皮剪通,米泔日洗一次,干撒生肌散,贴万应膏。有因疮口开张日久,风邪袭入,疮口周围作痒,抓破津水,相连成弓形,似黄水疮者,宜用溶铜旧罐子研细,筛,水麻油调涂,自能渗湿敛口。"

《重楼玉钥·卷上·喉风三十六症·乘枕风》:"是症脑后生疖毒,红浮肿痛,可用破皮针,服紫地汤合开关散,取效如神。"

《集喉症诸方·喉风三十六症·穿领风》:"先用角药敷,次用消芦散熏,如肿甚用破皮针,再用紫地汤。此症两颊红肿生核,或只一边,初生一二枚者可治,日久生多自穿者难治。如肿甚者可用破皮针,不离药。穿领风生不可当,欲求医治仗奇方,但将角药频频敷,病者安心勿恐惶。"

《推拿抉微·第四集·治疗法·诸疮》:"小儿生痈毒肿疖,皆气血凝滞,而火热乘之,内服大补汤,外以紫金锭涂之。"

【论用方】

疖病有虚实之分,故内服方治疖有清热解毒散邪者、有扶正固本托毒者;外用常清热活血,散结拔毒。

一、治疖内服方

1. 黄芪汤(《刘涓子鬼遗方·卷四·相痈知有脓可破法》)

治客热郁积在内,或生疖。

黄芪(二两) 人参(一两) 芎䓖 当归 甘草(炙,各一两) 远志(去心) 干地黄(各二两) 大枣(二十枚) 生姜(五两) 麦门冬(去心,五两)

上十味切,以水一斗二升煮取三升,分温三服。

2. 大黄散(《太平圣惠方·卷第六十一·治热毒疖诸方》)

治热毒生疖,五脏壅滞。

川大黄(一两,锉碎,微炒) 栀子仁(半两) 黄芩(一两) 川升麻(一两) 甘草(半两,炙微赤,锉)

上件药,捣筛为散。每服四钱,以水一中盏煎取六分,去滓,不计时候温服,得快利为度。

3. 漏芦散

1)《太平圣惠方·卷第六十一·治热毒疖诸方》

治热毒痈疖。

漏芦(一两) 木通(三分,锉) 川升麻(一两半) 赤芍药(一两) 桑根白皮(三分,锉) 黄芩(一两半) 枳壳(一两,麸炒微黄去瓤) 甘草(三分,炙微赤,锉)

上件药,捣筛为散。每服四钱,以水一中盏煎至六分,去滓,温服,日三四服。

2)《太平圣惠方·卷第九十·治小儿痈疮诸方》

治小儿痈疮,及丹毒疮疖。

漏芦(一分) 麻黄(一分,去根节) 连翘(一分) 川升麻(一分) 黄芩(一分) 白蔹(三分) 甘草(一分) 川芒硝(一分) 川大黄(一两,锉,微炒)

上件药,捣粗罗为散。每服一钱,以水一小盏煎至五分,去滓,量儿大小,不计时候。分减温服。

3)《太平圣惠方·卷第九十·治小儿疽诸方》

治小儿热毒生疽,肿硬疼痛,及赤白诸丹毒、疮疖。

漏芦(半两) 麻黄(半两,去根节) 连翘(半两) 川芒硝(半两) 川升麻(三分) 枳实(三分,麸炒微黄) 黄芩(三分) 白蔹(三分) 甘草(三分) 川大黄(二两,锉碎,微炒) 赤芍药〔二(三)分〕

上件药,捣粗罗为散。每服一钱,以水一小盏煎至五分,去滓,量儿大小,不计时候,分减服之。

4. 生干地黄丸(《太平圣惠方·卷第六十一·治热毒疖诸方》)

治热毒疮疖肿硬。

生干地黄〔一(二)两〕 川大黄(三两,锉碎,微炒) 赤芍药 赤茯苓 甘草(生,锉) 王不留行子 远志(去心) 桂心 川升麻 黄芩 麦门冬(去心,焙) 人参(去芦头,以上各一两)

上件药,捣罗为末,炼蜜和捣三二百杵,丸如梧桐子大。不计时候,以温水下三十丸。

5. 犀角散(《太平圣惠方·卷第六十二·治发背诸方》)

治初觉皮肤及项背有疮疖,恐成痈疽,兼脏腑壅涩,或寒热口干心烦。

犀角屑(一两) 知母(三分) 木通(一两,锉) 赤芍药(三分) 川升麻(三分) 荠苨(三分) 葳蕤(三分) 黄芩(三分) 甘草(二分,生,锉) 麦门冬(一两,去心) 马牙硝(一两) 川大黄(一两,锉碎,微炒)

上件药,捣粗罗为散。每服四钱,以水一中盏煎至六分,去滓,入竹沥半合,不计时候温服,以利一两行为度。

6. 芦根散(《太平圣惠方·卷第六十二·治发背热渴诸方》)

治发背,一切痈疖,身体烦躁,热渴疼痛。

芦根(一两,锉) 连翘(一两) 玄参(一两) 射干(一两) 川升麻(一两) 栀子仁(一两) 赤芍药(一两) 羚羊角屑(一两) 寒水石(二两) 甘草(三分,生,锉) 生干地黄(二两)

上件药,捣筛为散。每服四钱,以水一中盏煎至六分,去滓,不计时候温服。

7. 地黄丸(《太平圣惠方·卷第九十·治小儿疽诸方》)

治小儿虚热,消疮疖。

生干地黄(一两) 桂心(半两) 川大黄(一两,锉碎,微炒) 赤芍药(半两) 赤茯苓(半两) 王不留行(半两) 甘草(一分,生用)

上件药,捣罗为末,炼蜜和丸,如绿豆大。每服以熟水下七丸。量儿大小,加减服之。

8. 木香散(《太平圣惠方·卷第九十·治小儿疽诸方》)

治小儿热毒疽肿,及赤白诸丹毒肿,或生瘰疬疮疖,身中风疹瘙痒。

木香(一分) 薰陆香(一分) 沉香(一分) 鸡骨香(一分) 黄芩(一分) 麻黄(一分,去根节) 连翘(半两) 海藻(半两,洗去咸味) 射干(半两) 川升麻(半两) 枳实(半两,麸炒微黄) 牛蒡子(半两,微炒) 川大黄(二两,锉碎,微炒)

上件药,捣粗罗为散。每服一钱,以水一小盏煎至五分,去滓,入竹沥半合,更煎三两沸,放温。量儿大小,不计时候,分减温服。

9. 黄芪散(《太平圣惠方·卷第九十·治小儿疽诸方》)

治小儿疽肿及疮疖，身体壮热，口干心躁。

黄芪（半两，锉）　连翘（半两）　川升麻（半两）　玄参（一分）　丹参（一分）　露蜂房（一分，微炙）　枳壳（半两，麸炒微黄去瓤）　甘草（一分，炙微赤，锉）

上件药，捣粗罗为散。每服一钱，以水一小盏，煎至五分，去滓，放温。量儿大小，分减服之。

10. 犀角丸（《太平圣惠方·卷第九十·治小儿疽诸方》）

治小儿热毒气壅，外攻皮肤生疖，赤肿焮痛，或时烦热，少得睡卧。

犀角屑（三分）　川升麻（半两）　黄芩（半两）　玄参（半两）　黄芪（半两，锉）　人参（半两，去芦头）　皂荚（一两，去皮，涂酥炙令黄焦，去子用）　坐拏（半两）　川大黄（一分，锉碎，微炒）

上件药，捣罗为末，炼蜜和捣三百杵，丸如麻子大。每服以生甘草汤下七丸，量儿大小，加减服之。

11. 小还丹（《苏沈良方·卷第九·小还丹》）

治背疽痈疖，一切脓肿。

腻粉　水银　硫黄（各一分，同研）　大巴豆肉（十四个）

上将巴豆单覆排铫底，以三物按上巴豆令平，以瓮器盏盖之，四面湿纸，勿令气泄，炭火四面缓缓烧，时于冷水中蘸铫底；少时又烧频蘸为善，其盏上底内，滴水一点如大豆，干则再滴，以三滴干为度；候冷，研陈米饮，丸作二十三丸。每服一丸，熟水吞下，疏下恶物，以白粥补之。

12. 内补十宣散（《太平惠民和剂局方·卷之八·绍兴续添方》）

治一切痈疽疮疖。未成者速散，已成者速溃，败脓自出，无用手挤，恶肉自去，不犯刀杖，服药后疼痛顿减，其效如神。

黄芪（以绵上来者为胜，半如箭竿，长二三尺，头不叉者，洗净，寸截，槌破丝擘，以盐汤润透，用盏盛，盖汤缾上一炊久，焙燥，随众药入碾成细末，一两）　人参（以新罗者为上，择团结重实滋润者，洗净，去芦，薄切，焙干，捣用）　当归（取川中来者，择大片如马尾状，滋润甜辣芬香者，温水洗，薄切，焙干，各二两）　厚朴（用梓间者，肉厚而色紫，掐之油出，去粗皮，切，姜汁罨一宿，爁熟，焙燥，勿用桂朴）　桔梗（以有心味苦者为真，无心味甘者荠苨也，主解药毒，切勿误用。洗净，去头尾，薄切，焙燥）　桂心（用卷薄者，古法带皮桂每两只取二钱半，合用一两者，当买四两，候众药罢，别研方入，不得见火）　芎䓖（以川中来者为上，今多用抚芎大块者，净洗，切，焙）　防风（择新香者净洗，切，焙）　甘草（生用）　白芷（各一两）

上十味，选药贵精，皆取净、晒、焙极燥方秤，除桂心外，一处捣，罗为细末，入桂令匀。每服自三钱加至五六钱，热酒调下，日夜各数服，以多为妙。服至疮口合，更服尤佳，所以补前损，杜后患也。不饮酒人，浓煎木香汤下，然不若酒力之胜也。或饮酒不多，能勉强间用酒调，并以木香汤解酒，功效当不减于酒也。

13. 四生丸（《圣济总录·卷第一十一·风瘙痒》）

治皮肤风痒，疮癣瘰麻，冷痹热毒痈疖。

草乌头（半两）　白僵蚕　苦参　黑牵牛（各一两，并生用）

上四味，捣罗为细末，酒煮面糊丸如梧桐子大。每服十五丸，温酒下，日三。

14. 凝冰散（《圣济总录·卷第一百二十六·瘰疬门·瘰疬结核》）

治风热毒气，项下结核，及欲作痈疽、疮疖、发背等。

绿豆粉　乳香（研，各一两）

上二味，合研为散。实人分作四服，虚人分作八服，食后米饮调下。就有核处一边卧，尽剂必瘥，大消肿痛。

15. 恶实丸（《圣济总录·卷第一百二十六·瘰疬门·瘰疬有脓》）

治诸种瘰疬，不限年久日近，或已破，或未脓，及诸痈肿疮疖皆治。

恶实（四两，炒）　麝香（半两）　牵牛子（一两半，一半生一半炒）　漏芦（去芦头，锉，二两）　大黄（煨）　薄荷叶（各二两）

上六味，捣罗为末，用羊胫骨髓打破，煎浓汁，作大麦面糊为丸如梧桐子大。每服十五丸，日午临卧嚼，以薄荷汤下。

16. 山栀子汤（《圣济总录·卷第一百三十·痈疽大小便不通》）

治表里俱热，三焦不通，发背、疽疮及痈疖，大小便不利。

山栀子仁（十五枚）　大黄（锉，微炒，二两）　黄芩（去黑心，一两半）　知母（焙）　甘草（炙，锉，各一两）

上五味，粗捣筛。每服五钱匕，用水一盏半煎至一盏，去滓，下芒硝一钱匕，空心温服，日再。

17. 连翘饮（《圣济总录·卷第一百三十·诸痈疽托里法》）

治痈肿疮疖，排脓。

连翘　防风（去叉）　玄参　白芍药　荠苨　黄芩（去黑心，各二两）　桑根白皮（锉，炒，二两半）　前胡（去芦头）　人参　甘草（炙，锉）　桔梗（锉，炒）　白茯苓（去黑皮，各一两）　黄芪（锉，四两）

上十三味，粗捣筛。每服五钱匕，以水一盏半煎取八分，去滓，温服，日二。

18. 漏芦煮散（《圣济总录·卷第一百三十·痈疽等疮内消法》）

治疮疖痈肿，内消。

漏芦（去绵）　白蔹　黄芩（去黑心）　麻黄（去根节）　白薇（洗）　枳实（麸炒）　升麻　芍药　大黄（锉，炒）　甘草（炙，各一两）

上十味，捣罗为散。每服二钱匕，水一盏煎至七分，温服。

19. 当归丸（《圣济总录·卷第一百三十二·疮肿门·诸疮》）

治一切风刺，面上生无名疮疖，因饮酒食炙爆物得之。

当归（四两）　青盐（二两）

上二味，先以水洗当归，乘润用青盐渗遍，阁在高处，三日取下，去盐，以当归曝干为末，滴水丸如绿豆大。每服二十丸，空心温酒下。

20. 知母芒硝汤（《圣济总录·卷第一百八十三·乳石发动门·乳石发身体生疮》）

治乳石发动，表里俱热，身体生疮，或发痈疖，大小便不利。

知母（焙）　甘草（炙，锉，各一两）　栀子仁（二七枚）　大黄（锉，炒，四两）　黄芩（去黑心，二两）

上五味，粗捣筛。每服五钱匕，水三盏煎至一盏半，去滓，入芒硝末一钱匕，更煎三两沸，分温二服。

21. 龙骨饮子（《幼幼新书·卷第二十九·纯血痢第七》引《吉氏家传》）

治小儿血痢及身上生痛疖，面赤壮热方。

龙骨根草（半两，一名鬼箭根，又名茅枳根）　甘草节　当归　芍药　大黄（蒸）　连翘　栝蒌根　山慈菇（以上各一分）

上为细末，不用罗。每服三大钱，水二盏煎取一小盏，去滓，作饮子服。

22. 槟榔散（《太平惠民和剂局方·卷之八·吴直阁增诸家名方》）

治痈疽疮疖脓溃之后，外触风寒，肿焮结硬，脓水清稀，出而不绝，内腠空虚，恶汁臭败，疮边干急，好肌不生，及疔疮瘘恶疮，连滞不瘥，下注臁疮，浸溃不敛。

槟榔　黄连（去须，切）　木香（各等分）

上为细末。每用，干贴疮上。

23. 复元通气散（《太平惠民和剂局方·卷之八·续添诸局经验秘方》）

治疮疖痈疽，方作焮赤，初发疼痛，及脓已溃、未溃，小肠气、肾痈、便毒，腰痛气刺，腿膝生疮，及妇人吹奶。

舶上茴香（炒）　穿山甲（锉，蛤粉炒去粉，各二两）　南木香（不见火，一两半）　延胡索（擦去皮）　白牵牛（炒，取末）　陈皮（去白）　甘草（炒，各一两）

上为细末。每服一大钱，热酒调，病在上食后服，病在下食前服。不饮酒人，煎南木香汤调下。

24. 排脓托里散（《太平惠民和剂局方·卷之八·续添诸局经验秘方》）

治一切疮疖痈毒，及肠痈、背疽，或赤肿而未破，或已破而脓血不散，浑身发热，疼痛不可堪忍者。并治妇人奶痈，一切毒肿，并宜服之。

地蜈蚣　赤芍药　当归　甘草（各等分）

上为细末。每服二钱，温酒调下，不拘时候。

25. 五福化毒丹（《太平惠民和剂局方·卷之十·治小儿诸疾》）

治小儿蕴积毒热，惊惕狂躁，颊赤咽干，口舌生疮，夜卧不宁，谵语烦渴，头面身体多生疮疖。

桔梗（微炒）　玄参（洗，焙，各六两）　青黛（研）　牙硝（枯）　人参（去芦，各二两）　茯苓（去皮，五两）　甘草（炒，一两半）　银箔（八片，为衣）　麝香（研，半钱）　金箔（八片，为衣）

上为细末，入研药匀，炼蜜为丸，每两作十

二丸。每一岁儿,一丸分四服,用薄荷水化下。及疮疹后,余毒上攻口齿,涎血臭气,以生地黄自然汁化一丸,用鸡翎扫在口内。热疳肌肉黄瘦,雀目夜不见物,陈粟米泔水化下。食后、临卧服。

26. 除湿丹(《黄帝素问宣明论方·卷七·积聚门·积聚总论》)

治诸湿客抟,腰膝重痛,足胫浮肿,筋脉紧急,津液凝涩,便溺不利,及瘾疹,痈疽发背,疥癣走注,脚气无首尾,疮疖。功效不可尽述。

槟榔　甘遂　威灵仙　赤芍药　泽泻　葶苈(以上各二两)　乳香　没药(各一两,别研)　黑牵牛(半两)　大戟(二两,炒)　陈皮(四两,去白)

上为末,面糊为丸如桐子大。每服五十丸至七八十丸,温水下,后食。如服药前后忌酒一日,药后忌湿面,食温粥补暖。

27. 白花散(《杨氏家藏方·卷第十二·疮肿方七十二道》)

治小儿软疖尤妙。

黄蜀葵花(七枚,干者)　黄柏(半两,厚者,去粗皮)　黄连(去须,二钱)　山栀子(三枚,去壳)　郁金(一枚)

上件为细末,每用药末五钱许,即入白芨末一钱和匀,并花水调。如肿未成头,即用篦子敷药于肿处,以薄连纸盖之,肿消纸落,或未消,即再用药。如已有头,以纸条子敷药,放宽围之,渐次围近,使毒气不外侵。生肉如欲溃,别用药蚀头,亦周回用药条围之。撮脓尽以真麻油调,不入白芨,以鸡毛扫疮口。如大,即入白芨,更别抄桃奴一钱(正名桃枭,乃是桃实,着枝不落,经冬不凋者。正月采),用麻油调,量疮口大小,剪新熟青绢,早晚蘸药贴疮上,候疮平即止。

28. 内补散(《杨氏家藏方·卷第十二·疮肿方七十二道》)

治痈疽、疮疖未成者,服之则散;已结干者,服之速溃。败脓自出,恶肉自去,疼痛顿减,饮食如常,不生呕吐诸般恶候。

防风(去芦头)　白茯苓(去皮)　桔梗(去芦头)　远志(去心)　香白芷　甘草(炙)　人参(去芦头)　川芎　当归(洗,焙)　黄芪(以上十味各一两半)　肉桂(去粗皮,半两)　厚朴(二

两,姜汁制)　附子(七钱重,二双,炮,去皮脐)　赤小豆(半斤,酒浸一宿,煮令干)

上件为细末。每服三钱,温酒调下,不拘时候。气实并少壮人去附子。

29. 乳香散(《杨氏家藏方·卷第十二·疮肿方七十二道》)

治发背内溃,及毒气攻冲,呕逆恶心危证。凡患疮疖宜日进一二服,内托使毒气出外,不攻脏腑。

真绿豆粉(四两,如无,只用绿豆去皮,研细如粉)　乳香(一两,别研)

上件再同研极细。每服一钱,用新汲水少许调药,细细呷之,要留药在胸膈间。

30. 清凉饮子(《太平惠民和剂局方·卷之十·治小儿诸疾》)

治风热结核,头面疮疖,目赤咽痛,疮疹余毒,一切壅滞,并宜服之。

当归(去芦,酒浸)　甘草(炙)　大黄(蒸,焙)　赤芍药

上等分,为粗末。每服一钱,水一中盏煎至七分,去滓,温服,量儿大小,虚实加减,微溏利为度,食后、临卧服。

31. 五福化毒丹(《医灯续焰·卷十六·小儿脉证第七十八·附方》)

治积热、惊惕、狂谵、烦渴、颊赤、咽干、唇口生疮、夜卧不宁、头面遍身疮疖,及小儿惊风痰热、潮搐等证。如大人口臭,及小儿疮疹,上攻口齿,涎血臭气,用生地自然汁化一丸,以鸡翎刷口内。热疳黄瘦雀目者,陈粟米泔下。食后临卧服。

玄参　桔梗(各二两)　人参　牙硝　青黛(各一两)　甘草(七钱五分)　麝香(一分)

蜜丸芡实大,金、银箔各四十片为衣。每一丸作四服,薄荷汤下。

32. 真人活命饮(《仁斋直指方论·卷之二十二·痈疽·附诸方》)

治痈疽发背、发脑、发髭、发胁、疔毒、骑毒肿、肚痈、腿痈、附骨痈疽、恶疮、恶漏疮、血块气块、面目手足浮肿,随病加减,并宜治之。

天花粉(一钱)　甘草节　乳香(透明,各一钱)　穿山甲(三大片,蛤粉炒,去粉)　赤芍药　白芷　贝母(各一钱)　防风(去芦,七分)　没药　皂角刺(各五分)　当归尾(酒洗)　陈皮(各

一钱半)　金银花(三钱)

或加大黄一钱、木鳖子(去壳)八分;体虚加黄芪一钱。在背俞,皂角刺为君;在腹,白芷为君;在胸次,加栝蒌二钱;在四肢,金银花为君;如疔疮,加紫河车草根三钱。

上作一贴,用金华好酒一钟半煎至一钟,温服。煎时次用大瓦瓶,以纸密封口,勿令泄气。能饮酒,服药后再饮数钟,浩大不可忆度。

33. 四顺饮(《活幼心书·卷下信效方·丹饮门·饮类》)

治血脉壅实,脏腑生热,颊赤烦躁,四肢惊掣,及因乳哺过伤,寒暄失理,令儿肠胃不调,蕴蓄积滞,并风热结核,头面多生疮疖,目赤咽痛。

当归(酒洗,二两)　大黄(一两半)　赤芍药(三两)　甘草(一两)

上件锉,焙,为末。每服一钱,汤调温服,不拘时。

34. 五黄汤(《活幼心书·卷下信效方·汤散门·汤类》)

主解利遍身痈疖,恶核发热,及丁黄肿毒、丹瘤。

黄芪(一两,生用)　黄连　黄芩　黄柏　大黄(四味各二钱半)

上件㕮咀。每服二钱,水一盏,蜜一大匙,煎七分,无时温服。

35. 防风当归散(《瑞竹堂经验方·疮肿门》)

治诸般疮疖等毒热疮。

防风(半两)　甘草节(半两)　赤芍药(半两)　绵黄芪(半两)　当归(半两)　白芷(半两)　左缠藤　皂角刺　肉桂(阴证用半两,阳证用一钱)　大黄(阳证用半两,阴证用一钱)

上为㕮咀。水四碗,砂瓶内煎至二碗,入好酒一碗,再煎至二碗,放温,作数起服。内皂角刺、左缠藤加众药五倍。

36. 荆黄汤(《世医得效方·卷第八大方脉杂医科·诸淋·积热》)

治风热结滞,或生疮疖。

荆芥(四两)　大黄(一两)

上锉散。每服三钱,水一盏半煎,空心服。

37. 三物散(《世医得效方·卷第十二小方科·滞颐·疮毒》)

治鬓旁生软疖,名发鬓,有数年不愈者,此

极妙。

猪颈上毛　猫颈上毛(各一撮,烧灰)　鼠屎(一粒)

上为末。清油调敷,或轻粉尤妙。

38. 黄芩汤(《普济方·卷二百七十四·诸疮肿门·热疮》)

治表热实,身体生疮,或发疮疖,大小便不利。

栀子仁(半两)　知母(焙)　甘草(炙,锉)黄芩(去黑心,各一两)　大黄(锉,炒,二两)

上粗捣筛。每服五钱,水一盏半煎至一盏,去滓,入芒硝一钱,空心温服,以利为度,未利再服。

39. 救苦黄芪散(《普济方·卷二百七十五·诸疮肿门·一切恶疮》引《济生拔粹方》)

治诸恶疮痈疖。

黄芪　甘草　栝蒌根　芍药(各一两五钱)当归(一两五钱)　悬蒌(一对)　熟地黄(不拘多少)　金银花(三钱)　皂角刺为引

上㕮咀。每服五钱,无灰好酒一升,同引子装于瓷瓶内,将瓶用箬叶封,坐锅内,上以大盆覆锅口,盆外用黄土封之,毋令出气,煮之外闻药香为度。取出瓶,澄定清饮,将药滓再添酒一升,依前煮服。若酒少者,酒水各半煮服。疮在上,食后临卧;在下,空服之。

40. 前胡饮子(《普济方·卷三百六十一·婴儿初生门·变蒸》)

治变蒸潮热,烦渴,头痛,疮疖热伏,或疹痘未匀。

升麻　白芍药　干葛　前胡　川芎　甘草知母　麻黄　苦梗　黄芩(各等分)

上为末。每服一钱,葱白、薄荷同煎。

41. 复原通气散(《奇效良方·卷之十五·气门·气通治方》)

治气不宣流,或成疮疖,并闪挫腰胁,气滞疼痛,并皆治之。

舶上茴香(炒)　穿山甲(用蛤粉炒,去粉,各二两)　延胡索(炒)　白牵牛(炒)　陈皮(去白)　甘草(炙,各一两)　南木香(不见火,一两半)

上为细末。每服二钱,用热酒调,病在上食后服,病在下食前服,不饮酒者,煎南木香汤调下。

42. 消毒犀角饮(《奇效良方·卷之四十八·积热门·积热通治方》)

治大人小儿内蕴邪热,痰涎壅滞,或腮项结核,遍生疮疖,已溃未溃并宜服之。

防风(去苗,一钱) 鼠粘子(炒,三钱) 荆芥穗(二钱) 甘草(炙,一钱半)

上作一服,用水二盅煎至一盅,食后温服。

43. 升麻和气饮(《奇效良方·卷之五十四·疮疡门·疮科通治方》)

治疮肿,疳疥痒痛。

升麻 桔梗 苍术 干葛 甘草 大黄(煨,各一钱) 陈皮(一钱) 当归 半夏 茯苓 白芷 干姜 枳壳(各五分) 芍药(一钱半)

上作一服,水二盅煎至一盅,食远服。

44. 麝香朱砂丸(《奇效良方·卷之六十一·咽喉门·咽喉通治方》)

治咽喉肿疼,闭塞不通,或生疮疖,舌根胀痛。

麝香(二钱) 朱砂(一两半) 硼砂(三两) 寒水石(煅,净,四两) 马牙硝(生用) 铅白霜 片脑(各三钱) 甘草(二十两,熬膏)

上为细末,用甘草膏和丸如梧桐子大,以朱砂为衣。每服一二丸,不拘时嚼化咽下。

45. 乌金散(《本草单方·卷十六外科·诸肿》引《外科精义》)

治痈疖肿硬无头,不变色者。

米粉(四两) 葱白(一两)

同炒黑,研末,醋调,贴一伏时,又换,以消为度。

46. 连翘漏芦汤(《婴童百问·卷之四·喉痹腮肿第四十问》)

治小儿痈疖,丹毒,疮疖,咽喉肿痛,腮肿。

漏芦 麻黄(去根节) 连翘 升麻 黄芩 白敛(各一钱) 甘草 枳壳(各半钱)

上为粗末。每服一钱,以水一小盏煎至五分,去滓,量儿大小,不拘时温服。热甚,加大黄、朴硝。

47. 玄参剂(《婴童百问·卷之十·痈毒肿疖第九十三问》)

解诸般热,消疮疖。

生地黄 玄参(各一两) 大黄(煨,半两)

上为末,炼蜜丸桐子大。每服一丸,煎灯心竹叶汤化下,入沙糖少许,亦可加羌活、川芎、赤芍药、连翘、防风。

48. 牛黄解毒丸(《保婴撮要·卷十一·胎毒疮疖》)

治胎毒疮疖,及一切疮疡。

牛黄(三钱) 甘草 金银花(一两) 草紫河车(五钱)

上为末,炼蜜丸,量儿服。

49. 消风散(《仁术便览·卷一·火门》)

治丹毒属血风血热,亦治头面赤肿,或成疮疖。

荆芥穗 甘草(炙) 陈皮 厚朴(各五钱) 白僵蚕 蝉蜕 人参 茯苓 防风 川芎 藿香 羌活 白芷

上为末,荆芥茶清汤调服。

50. 真人活命饮(《仁术便览·卷四·诸疮》)

治一切痈疽,恶疮,恶候,发背,发脑,发髭,发鬓,发胁,发乳,疖毒,骑马肚痈,腿痈,气块、血块,面、目、手、足浮肿,俱治。

穿山甲(三片,蛤粉炒) 天花粉(一钱) 甘草节 乳香 白芷 赤芍 贝母(各一钱) 防风(七分) 没药 皂角刺(各五分) 归尾(酒洗) 陈皮(各钱半) 金银花(三钱)

上用金华酒钟半,煎服,连进二三服。初觉肿毒加大黄、木鳖子,溃后及虚老之人,去大黄、木鳖子,加生黄芪,水煎服。

51. 阴阳黄(《万氏家抄济世良方·卷四·痈疽》)

治发背痈疽、疔疮恶疖,一切无名恶疮肿毒焮热疼痛,初起未溃者。

锦纹大黄(不拘多少,一半火煨熟,一半生用) 甘草节(等分)

为细末。每服一匙,空心温酒调下一二服,疏利为度。

52. 茄蒂汤

1)《证治准绳·疡医卷之一·肿疡·内消》
治一切无名肿毒,疮疖。

贝母一味,去心切细,一半生晒,一半微炒,和匀为末。病在上食后服,病在下食前服,酒调一二钱。

2)《绛雪园古方选注·下卷·外科》
治口颈疖收口。

鲜茄蒂七个 鲜何首乌(量疖轻重等分)

水二钟煎八分,一服出脓,再服收口。

53. 琥珀散(《证治准绳·疡医卷之二·痈疽

所兼诸证·小便淋闷频数》)

治诸般疮疖,表里有热,小便赤涩。

白茯苓 黄芩 茵陈 紫草 瞿麦 茅根 石韦 乌药 琥珀 连翘 车前子(各等分)

上为极细末。每服二三钱,用灯心汤调下,不拘时候。

54. 七液丹(《济生集·卷三·七液丹医治各症》)

治痈疖初起。

上滑石(十九两) 鲜佩兰叶汁 鲜白萝卜汁 鲜藿香叶汁 鲜紫苏叶汁 鲜薄荷叶汁 鲜侧柏叶(各五两) 锦纹大黄(三两,生)

研细末,用好陈酒三两拌入。上将滑石研极细去脚,用粉甘草三两泡汤,倾漂飞净,以甘汤尽力度,摊晒瓦盆,七汁不分先后,随时浸入。唯柏叶难于取汁,须和生藕中一同捣烂,方绞得汁出,待诸药俱已拌入滑石粉中,晒干研细收贮。最好称准,每服四钱,做一大丸,晒干封固,易于携带。每服四钱用姜汁调服。

55. 远志酒(《医灯续焰·卷十三·痈疽脉证第七十四·附方》)

治一切痈疽发背,疔毒恶候。有死血阴毒在中则不痛,傅之即痛。有忧怒等气内攻则痛,傅之即不痛。或蕴热在内,手不可近,傅之清凉。或气血虚而不敛,傅之自敛。

远志(不以多少,泔浸捶去心,干为末)

酒一盏,调末三钱,澄清饮之,以滓敷于患处。

56. 解暑败毒饮(《洞天奥旨·卷九·时毒暑疖》)

治暑疖。

香薷(二钱) 蒲公英(二钱) 青蒿(二钱) 茯苓(二钱) 甘草(一钱) 归尾(一钱) 黄芩(五分) 黄连(五分) 大黄(八分) 天花粉(一钱五分)

水煎服。

57. 黄芪散阴汤(《洞天奥旨·卷九·阴包毒疮》)

治腿内外股疮毒疽疖。

生黄芪(五钱) 柴胡(一钱五分) 白芍(五钱) 炒栀子(一钱五分) 大力子(一钱) 甘草(二钱) 连翘(一钱) 金银花(一两) 肉桂(三分) 薏仁(五钱) 半夏(一钱)

水煎服。

58. 十味托里散(《洞天奥旨·卷十四·奇方上·疮疡肿溃诸方》)

治发背,痈疽疖毒,乳痈脚痛,未成即散,已成即溃,败脓自出,恶毒自消,痛疼顿减,非常之验。

人参(二钱) 当归(五钱) 官桂(一钱) 川芎(八分) 防风(一钱) 白芷(一钱) 桔梗(二钱) 黄芪(五钱) 甘草(一钱) 厚朴(一钱)

水煎服。

59. 三黄丸(《幼科释谜·卷六·诸病应用方》)

治三焦积热,眼目赤肿,头顶肿痛,心膈烦躁,口疮,二便秘涩,五脏实热。或下鲜血,或疮疖。

黄连 黄芩 煨大黄(等分)

炼蜜丸。每三十丸汤下,量大小加减。

60. 清上防风汤(《杂病源流犀烛·卷二十二面部门·面部病源流·治面部病方十二》)

治头面生疮,疖风热毒。

防风(一钱) 连翘 白芷 桔梗(各八分) 酒黄芩 川芎(各七分) 酒黄连 荆芥 山栀 枳壳 薄荷(各五分) 甘草(三分)

竹沥五匙冲服。

61. 黄芪六一汤(《杂病广要·内因类·消渴》)

治或先渴而欲发疮疖,或病痈疽而后渴者,宜服此。常服平补血气,安和五脏。

甘草(一两,炙) 黄芪(六两,去芦,蜜涂炙)

上咬咀。每服二钱,水一盏,枣一枚,煎至七分,去滓温服,不拘时候。(《和剂》)《外科精要》为细末,每服二钱,早晨日午,以白汤点,当汤水服,若饮时初杯用酒调服尤妙。

62. 洞天鲜草膏(《验方新编·卷一头部·头面红疖》)

治头面红疖,贴一日全消,溃者贴之亦愈。

连翘 花粉 赤芍 银花 甘草 车前 滑石 泽泻(各一钱)

煎,温服,即无热毒之患,男妇大小,暑天宜服。

63. 黄荆丸(《济阳纲目·卷二十五·火热·治风热方》)

治风热结滞,或生疮疖。

大黄(二两) 荆芥(四两)

上㕮咀。每服五钱,水一钟煎六分,空心服。

64. 旋覆花丸《济阳纲目·卷八十四·瘢疹风痒·治丹毒方》

治身生小疖,大如酸枣或如豆色,赤而内有脓血,此名痛痤,世谓之热疖。

旋覆花(三两) 防风 白芷 甘菊花 南星 半夏 石膏 川芎 陈皮 白附子(各半两) 蝎梢 僵蚕(炒,各三钱)

上为细末,姜汁糊丸如桐子大。每三五十丸,食后白汤下。

二、治疖外用方

1. 硝石散《太平圣惠方·卷第六十一·治热毒疖诸方》

治疮疖初生,热毒始结,疼痛妨闷。

川硝石(三分) 紫檀香(半两) 甜葶苈(一分) 莽草(一分) 白芍药(一分) 川大黄(半两,生用) 白蔹(半两)

上件药,捣细罗为散。以浆水旋调,稀稠得所,涂于肿上,干则易之。以热退肿消为度。

2. 胡粉散

1)《太平圣惠方·卷第六十一·治热毒疖诸方》

治热毒恶疖及诸疮肿。

胡粉(一两) 黄连(一两,去须) 水银(一两,与胡粉同研令星尽) 糯米(二十粒) 赤小豆(十四粒)

上件药,捣罗为末。以麻油和诸药,并水银调令匀,薄薄涂之。

2)《太平圣惠方·卷第九十·治小儿头疮诸方》

治小儿头上生恶疮及痦疮,软疖。

胡粉(一分) 黄连(一两,去须) 糯米(二十一粒) 赤小豆(十四粒) 吴茱萸(半分) 水银(一两,点少水入胡粉,研令星尽)

上件药,捣罗为末,即以麻油和诸药,调匀涂之。

3. 乳香膏(《太平圣惠方·卷第六十一·治热毒疖诸方》)

治软疖。

乳香(半两,细研) 腻粉(一分) 油(一

两) 黄蜡(半两) 松脂(一分) 密陀僧(一分,细研)

上件药,先取油煎蜡松脂、乳香,烊后,下粉密陀僧调和成膏。看患大小,用帛上摊贴,日二换之。

4. 黄丹膏(《太平圣惠方·卷第六十二·治发背热渴诸方》)

治痈疽发背,痈肿风毒,一切疮疖。内消止痛。

黄丹(二十四两,微炒,细罗) 麻油(二斤半) 猪脂(八两,腊月者) 松脂(四两) 紫菀(一两,去土) 当归(一两) 防风(一两,去芦头) 黄芩(一两) 莨菪子〔二(一)两〕 棘针(四十九枚,头曲者) 青绯帛(各二尺,烧灰) 人粪灰(一两) 青柏叶(一两) 蜥蜴(七枚) 乱发(如鸡子大) 蜡(三两) 葱并根(二十茎)

上件药,锉碎,先下油脂于锅中,煎令熔,次下药,以文火煎半日,次下松脂、蜡,候香熟,以绵滤去滓,都入药油于锅中,纳黄丹,不住手搅令匀,候色变紫色,收得油方尽,软硬得所,用瓷盒盛。摊在故帛上,贴之。

5. 走马膏(《太平圣惠方·卷第九十·治小儿恶疮诸方》)

治小儿诸般恶疮及软疖,未穴,作脓,攻刺疼痛不可忍。

坐拏(一两) 黄柏(一两,锉) 甘草(半两,炙,锉) 木鳖子仁(半两) 白狗粪(半两) 绿豆(一两) 石榴皮(一两)

上件药,捣罗为末。每使,取牛蒡根捣取自然汁,调药末。涂于疮疖上,日三换之。如已破,即不用贴此药。

6. 追脓散(《圣济总录·卷第一百三十八·追蚀一切疮肿》)

治痈肿疖毒,出脓疼痛。

湿生虫(五十枚,瓦上爆干) 小麦(五十粒) 麝香(研,半钱匕)

上三味,捣研为末。每用一字,纤在疮内。

7. 拔毒散(《圣济总录·卷第一百三十五·热肿》)

治一切热肿欲结疮疖,焮疼痛。

草乌头(去皮脐,生捣为细末,一两) 蚌粉(半两)

上二味拌匀,每看多少,临时用新汲水,调摊纸上贴之。

8. 百花散(《扁鹊心书·神方》)

治腿肚血风臁疮,小儿蝼蛄疖,或耳底出脓,瘰疬痔漏。

川乌(五两)

捣为末。凡一切疮毒,以麻油调涂,湿者干糁,耳中出水吹入,牛马六畜疮皆可治。人家合酱入此末五钱,不生虫蛆。

9. 云母膏(《太平惠民和剂局方·卷之八·治疮肿伤折》)

一切肿疖,外贴立瘥。

蜀椒(去目及闭口者,微炒出汗甘) 白芷 没药(研) 赤芍药 肉桂(去粗皮) 当归(各半两) 盐花(研,十四两) 麒麟竭(研) 菖蒲 白芨 芎䓖 草龙胆 木香 白蔹 防风(去芦、叉) 厚朴(去粗皮,姜汁制) 麝香(研) 桔梗 柴胡(去芦头) 松脂 人参 苍术(泔浸一宿) 黄芩 夜合(用皮) 乳香 附子(去皮、脐) 茯苓(去皮) 高良姜(各半两) 硝石(研如粉) 甘草 云母(光明白薄者,研粉,各四两) 桑白皮 水银(候膏凝如人体热,以生绢袋盛水银,以手弹如针头大,铺在膏上,谓之养药母) 柏叶(不用近道者) 槐叶 柳枝(各二两) 陈皮(一两) 清油(四十两) 黄丹(细研,一十四两) 黄芪(去芦,半两)

上除云母、硝石、麒麟竭、没药、麝香、乳香、黄丹、盐花八味别研外,并锉如豆大,用上件清油,于瓷器中浸所锉药七日,以物封闭后,用文火煎,不住手搅,三上火,三下火。每上,候匝匝沸,乃下火,候沸定再上,如此三次,候白芷、附子之类黄色为度,勿令焦黑,以绵或新布绞去滓,却入铛中,再上火熬。后下黄丹与别研药八味,以柳篦不住手搅,直至膏凝,良久色变,再上熬,仍滴少许水中,凝结不粘手为度。先炙一瓷器,热即倾药在内,候如人体温热,弹水银在上,每用膏药,即先刮去水银。

10. 万金膏

1)《太平惠民和剂局方·卷之八·淳祐新添方》

治痈疽发背,诸般疮疖,从高坠堕,打扑伤损,脚膝生疮,远年臁疮,五般痔漏,一切恶疮,并皆治之。

龙骨 鳖甲 苦参 乌贼鱼骨 黄柏 草乌头 黄连 猪牙皂角 黄芩 白蔹 白芨 木鳖子仁 当归(洗,焙) 厚朴(去粗皮) 川芎 香白芷 没药(别研) 槐枝 柳枝(并同锉,研,各一分) 乳香(别研,一钱) 黄丹(一两半) 清麻油(四两,冬月用半斤)

上除黄丹外,银、石器中将诸药并油内用慢火煎紫赤色,去药不用,却入黄丹一半放油内,不住手搅,令微黑,更入余黄丹,不住手搅,须是慢火熬令紫黑,滴在水上不散,及不粘手,然后更别入黄丹少许,再熬数沸,如硬时却更入油些少,以不粘手为度。用时量疮大小摊纸上贴之。

2)《普济方·卷三百十四·膏药门》

治一切痈疖毒。

大甘草节(四两,锉,去皮) 真麻油(八两) 黄丹(四两)

上将甘草节锉成段槌破,内留一条长者搅药用,银石器中入油甘草同煎黄取出,用绵滤去滓,再入黄丹,以前所留长甘草,不住手搅,候黑色。取少许入水试候成膏不散,入瓶封令密,坎地上埋二寸许,二十日取出,腊月合妙。发背可服如梧桐子大五十丸,甘草汤下。敷贴如常法。

11. 神仙太一膏(《太平惠民和剂局方·卷之八·吴直阁增诸家名方》)

治八发痈疽,一切恶疮软疖,不问年月深远,已成脓未成脓,贴之即效。

玄参 白芷 川当归(去芦) 肉桂(去粗皮) 大黄 赤芍药 生干地黄(各一两)

上锉,用麻油二斤浸,春五日、夏三日、秋七日、冬十日,滤去滓,油熬得所,次下黄丹一斤,以滴油在水中不散为度。

12. 五叶汤(《杨氏家藏方·卷第十二·疮肿方七十二道》)

治遍身热疖及疮疡等。

五叶草(不以多少)

上用水煎三五沸,作浴汤洗之。

13. 通灵黄金膏(《杨氏家藏方·卷第十二·疮肿方七十二道》)

治打扑伤损、驴伤马坠;痈疽、瘰疬、鬼箭、骨疽、漏疮、软疖、眉疽、发背、脑疽;脚膝生疮、远年恶疮、臁疮;缠喉风、五般痔、漏耳、鼻内生疮、牙疼等疾。

木香　当归(洗,焙)　金毛狗脊(去毛)　防风(去芦头)　白芨　白蔹　香白芷　白术　乳香(别研)　松脂(别研)　枫香(别研)　杏仁(去皮尖,别研,以上十二味各一两)

上件除乳香、枫香、松脂外,各焙干细锉,用清油三斤,炼熟放冷,浸药于银、石器内,文武火养三日,勿令大沸,恐损药力,常似鱼眼,候香白芷黄为度。滤过,别入净锅内,入黄蜡八两、细罗黄丹二两,次入已研者枫香、乳香,用槐、柳枝子不住手搅,再上慢火熬少时,候凝即成。每先用膏药半分,蛤粉为衣,温酒送下,次用药摩病处。如损折者,以竹夹夹直,用药摩之。患缠喉风服药不下者,先用药于喉外摩之,候喉宽,然后服之。牙疼、齿浮出血者,以药填齿缝,如有清水吐之。耳内停风气,疼痛作声,纸捻纤药在耳内。须是腊前七日浸药,于腊日合。

14. 神效血竭膏(《杨氏家藏方·卷第十二·疮肿方七十二道》)

治痈疽、发背,一切恶疮,不问年月深浅,及软疖成脓,贴之即效。蛇、虎、犬、蝎、汤火、刀斧损伤,并可内服、外贴。

香白芷　白蔹　川芎　黄蜡(熔去滓,净者)　甘草(炙,以上五味各四两)　当归(洗,焙)　丁香　干蟾(三味各半两)　木鳖子(二十八枚,去壳)　鼠头(二枚,腊月者佳)　绯绢(一尺,烧灰)　黄丹(十两)　室女发(一两)　杏仁(九十八枚,研,不去皮尖)　没药(一两半,研)　乳香(二两半,别研)　血竭(一两半,别研)

上件除黄蜡、黄丹、乳香、没药、血竭外,其余药并细锉,用好酒拌湿,淹一宿。倾在铛内,入清油二斤,慢火煎,候药黑色滤去滓;别入净铛内,慢火煎少时即入黄蜡,候熔,次以黄丹作两次下,以柳枝不住手搅,滴入水中成珠子为度,方下乳香、没药、血竭,搅匀候冷,以净瓷器收之。如患发背未结脓者,取旧艾一小把,水三斗,煮十沸,放温洗疮。后用膏子一钱,分作三服,温酒化下,仍外贴之,脓即随药出。如患肠、肺痈疽恶疖,用半两分五服,甘草汤化下。

15. 灵宝膏(《杨氏家藏方·卷第十二·疮肿方七十二道》)

治阴阳二证。发背、脑疽、痈疖,一切毒疮,奶痈,疼痛不可忍者。

陈栝蒌(十枚,取穰并子,新瓦上炒香,不得犯铁器,细研)　胡桃(十五枚,取肉同栝蒌研细)　乳香(一两,研)　白沙蜜(一斤)

上件以银、石器内慢火熬成膏。每服两大匙,温酒调下,不拘时候。

16. 锦鳞膏(《杨氏家藏方·卷第十九·小儿下·疮疡方七道》)

治小儿软疖不瘥。

鲫鱼去鳞取皮,贴软疖上,极妙。

17. 鹿角膏(《类编朱氏集验医方·卷之十二痈疽门·治痈疽发背三法》)

治一切痈疖方。治未成不可用膏药贴,宜此药涂。

鹿角尖(用砂钵内同老米醋浓磨)

上时以鹅翎涂拂四围,当中留一口,遇干再涂,一二日即内消。

18. 国丹膏(《类编朱氏集验医方·卷之十二痈疽门·疮疖》)

治一切疮疖。

国丹(五两)　巴豆(十粒)　麻黄(八两)　方竹　柳条(各五十寸)

上件,油焦下竹、柳、巴三味,煎焦黑色,却入国丹打匀,黑为度,令自然成膏。如疮未破用巴豆,如已破则去巴豆。

19. 清凉膏

1)《活幼心书·卷下信效方·丸膏门》

治暴赤火眼肿痛,及血疖作疼发热。

大黄　净黄连　黄柏　赤葛　细辛(和叶)　薄荷叶　风化朴硝(七味各一两)

上前六味,或晒或焙为末,临入朴硝,乳钵内同杵匀。每用一钱至二钱,冷水加姜汁调涂太阳,或新汲井水调妙。热疖以凉米汤水调,搽患处。

2)《奇效良方·卷之五十四疮疡门·疮科通治方》

治初患痈肿疮疖,热焮疼痛,消肿毒。

大黄(不拘多少)

上为细末,用浆水调摊贴之,醋摩亦得。

20. 善应膏(《瑞竹堂经验方·疮肿门》)

治恶疮,痈疽肿疖,发背瘰疬,寒湿气冷刺痛,皮肤顽麻,手肿,打扑腰骨,闪肭血气,毒气,铁器所伤,杖疮,小儿头疮,蜂、蝎、猪、狗、蛇、虫所伤,汤火漆疮,下注臁疮,妇人吹奶。

黄丹(五斤,水飞) 乳香(二两) 没药(二两) 木鳖子(一两) 白芷(一两) 白芨(一两) 白蔹(一两) 当归(一两) 官桂(一两) 杏仁(一两) 血竭(一两) 清油(五斤) 柳枝(一斤,三寸长截断) 槐条

上件除乳香、没药、血竭、黄丹外,其余药油内浸三日,炭火上成锅内熬令黄色,滤去药滓不用,次下黄丹,以新柳条子小钱粗,长五六寸,匀搅令黄丹褐色,掇下锅子在地,只管用柳条匀捹,候药烟尽,下乳香、没药、血竭在锅,再捹候冷,倾在瓷器内收顿。修合宜春三月、七月。丸桐子大,新水送下二十丸。产前、产后腹刺痛,温酒送三十丸,此药并不得犯荤手,火上熔开,用好纸摊成膏药贴之立效

21. 太乙膏(《世医得效方·卷第十八·正骨兼金镞科·合疮口》)

治金疮箭镞,不问轻重用此敷之。并治痈疽疔毒。

白芷 乳香(火制) 没药 苍术 白胶香 石膏(醋炒) 黄丹(各五钱)

上为末。用真清油四两,桐油真者亦可,以黄蜡一两,先煎油,柳枝搅,次入白芷等四味,煎少顷,却入胶香、石膏等同煎;试欲成珠,却入蜡同煎片时;用生布滤过,瓦器盛藏。用油单摊之,损伤敷疮口,自然肉不痛,速愈。

22. 撮毒散(《普济方·卷二百七十二·诸疮肿门·诸疮肿》)

治一切硬肿疖,并恶物咬伤,汤火烧;车辗马踏等伤之证。

槟榔 山栀子 白龙 白芨 白蔹 白芥子 五灵脂 木鳖子

上各等分,为末。如疮破撮干贴;如肿硬水调,扫于疮上,立效。

23. 乳香拔毒散(《普济方·卷二百八十七·痈疽门·追蚀一切疮肿》)

治一切痈肿疮疖,消毒止痛。

黄柏(去粗皮) 黄芩(去肉,各二两) 地骨皮(一两) 乳香(另研,三钱) 没药(另研,三钱)

上为末。井水调作膏子,摊在纸花上,贴于疮处。

24. 至圣膏(《普济方·卷三百十三·膏药门·总论》)

治一切疮疖肿毒。

蒴藋 大黄 当归 夜合花 桑白皮 白蔹 槐白皮 白芷 细辛(去苗叶) 天麻 芎 劳 槐枝 柳枝 败龟 虎骨 附子(去皮脐,各半个) 乳香(研细,二钱) 麝香(细研,二钱) 砒霜(细研,半两) 自然铜(细研,一分) 腻粉(研,半分) 生黄芪(研,半两) 铅丹(十二两) 定粉(研,半两) 清油(二斤半)

上除研药丹粉外,细锉,先熬油令沸,次下诸药,煎候白芷赤黑,以绵绞去滓,再煎下丹,柳篦搅,候变色黑,滴水中成珠,软硬得所;次下乳香等研药,更搅匀,瓷盒盛。发背、鱼脐、瘰疬并贴之,日二上。

25. 神妙膏(《普济方·卷三百十五·膏药门》)

治诸般疮疖痈疽,攧伤损及折伤。

乳香 没药 头发 大黄 肉桂 当归 玄参 续断 莪术 生地黄 赤芍药 白芷 射干 巴豆 明矾 黄芩 柳枝(各半两) 香油(一斤) 黄丹(八两) 麝香(一钱)

上锉如豆大,油浸一宿,煎柳枝搅令色黑,滤去滓,油再入,铫微冷下丹煎,不住手搅。黑色滴水中不散,不粘手为度。下乳、没、麝香搅匀,取出每用油纸安刀上,摊以药,量大小贴患处。治杖疮宜中间贴。此膏药用大黄、黄柏皮、黄芩三味焙干为末,鸡子清调涂四边,用皮纸条封。第三日葱椒盐汤熏洗疮,一日一次换膏药。忌醋、面、肉。

26. 红膏(《普济方·卷三百十四·膏药门》)

治软疖痈肿,风湿疼痛恶疮。

沥青 白胶香(各二两) 黄蜡(三钱)

上同于铫内煎化,量用麻油三钱许煎,滤于水盆中,揉成剂收之。每用于水内捻作饼子,随疮大小贴之,上敷以纸。加当归一两于内,煎令黄色去滓,于水盆内取出揉成剂。

27. 天南星膏(《奇效良方·卷之五十四疮疡门·疮科通治方》)

治风毒痈疖。

大天南星(一两) 厚黄柏(半两) 赤小豆(一分) 皂角(一挺,不蛀者,烧灰存性)

上为细末,以新汲水调成膏。皮纸贴之,已结

即破,未结即散之,立效。

28. 神异膏(《奇效良方·卷之五十四疮疡门·疮科通治方》)

治发背痈疽,诸般恶毒疮疖,其效如神。治疽疾,先以麦饭石膏涂付,俟其疮根脚渐收,止于径寸大,却用神异膏贴之收口。此药随其人病深浅取效,合时不可与妇人、鸡犬、猫厌秽物见之。

玄参(半两) 绵黄芪(三分) 杏仁(去皮尖,切,一两) 全蛇蜕(盐水洗,焙,半两) 男子乱发(洗净,焙干,半两) 露蜂房(净锉,一两,用有蜂儿者为妙) 黄丹(飞罗细,五两) 真麻油(一斤)

上将麻油同发,入银铫中文武火熬,候发焦熔尽,以杏仁投入,候变黑色,用好绵滤去滓,再将所熬清油入铫内,然后入玄参、黄芪,慢火熬一二时,取出铫子,安冷炉上半时久;火力稍息,旋入露蜂房、蛇蜕二味,将柳枝急搅,却移铫于火上,不住手搅,慢火熬至紫黄色,用绵滤过,复入清油在铫内,乘冷投黄丹,急搅片时;又移铫于火上,以文武慢火熬,不住手柳枝搅千余转,候药油变黑色,滴于水中凝结成珠,则是膏成就。若珠子稀,再熬少时,必候其得所,然后瓷器内收封待用,或恐偶然熬火太过稍硬,难于用,却少将蜡熬麻油在内,以瓷器盛封,盖于甑上蒸,乘热搅调收用。膏药熬成了,须连所乘瓷器置净水中,出火毒一昼夜,歇三日方可用,日换两次,夜换一次。

29. 骐麟膏(《奇效良方·卷之五十四疮疡门·疮科通治方》)

治八发痈疽,一切恶疮软疖,不问年月深浅,已未成脓者,贴之即效;及汤火伤,皆可内服外贴,神效。

白芷 白蔹 川芎 甘草(以上各四两) 当归(二两) 丁香 干蟾(各半两) 木鳖子(二十八个) 没药(一两半,别研) 乳香(二钱半,别研) 片脑(一钱,研) 杏仁(九十八个) 鼠头(二个,腊月者) 骐麟竭(一两,研) 真绯绢(一尺,烧灰) 黄丹(十两) 清麻油(二斤) 室女油头发(如拳大)

上锉细,以好酒拌湿一宿,入铛内,用油煎,候药深赤黑色,滤去滓,别入净铛,慢火煎,少顷即入别研者及黄丹蜡,以柳枝不住手搅,时时滴入水,试看软硬得所,即是成膏。发背未脓者,半入银石

器慢火熬及半盏许,去滓,次入乳香,碾碎先入又熬之,候如一茶脚许,先将蜜熬去滓放冷,却入煎熬者膏子及众药搅匀,再熬,候金漆状乃成。入不犯水,瓷器内收之。每用少许点,大效。

30. 神效回生膏(《奇效良方·卷之五十四疮疡门·疮科通治方》)

治痈疽疮毒,远近臁疮,打扑攧伤,肿毒发背,刀斧所伤,箭头在内,蛇犬所伤,并皆治之。

槐枝 柳枝 桃枝 榆枝 桑枝 枸杞枝(以上各锉,长二寸者,各二十条,嫩者剥取皮)白芷 白芨 白蔹 当归 大黄 黄柏 杏仁 赤芍药 蓖麻子(去壳,以上各一两半) 血竭(半两) 轻粉(三钱) 黄丹(十二两) 没药(半两) 乳香(半两) 雄黄(半两)

上先将六枝皮,用清油三斤于砂锅内,文武火煎,令津液尽为度;滤过,却将白芷等九味锉碎,下油内浸透,又用慢火煎焦,去滓,再滤过;却将黄丹分作三次下,熬令黑色,滴水中不散为度;却将血竭等末,待油微温,下于油内,瓷罐盛之,盖口埋土内,三日出火毒。任意摊贴。

31. 敷药铁箍散(《保婴撮要·卷十一·胎毒疮疡》)

治一切疮疖痈疽。

芙蓉叶 黄柏 大黄 五倍子 白芨
上为末,用水调搽四围。

32. 寸金黄(《古今医鉴·卷之十五·诸疮》)

治一切红肿热毒疮疖。

黄连 黄芩 黄柏 大黄 皮硝 青黛 白矾 五倍子
上各等分,为末,鸡清调搽。

33. 翠玉膏(《本草纲目·木部第三十四卷·木之一·松》)

治软疖频发。

通明沥青(八两) 铜绿(二两) 麻油(三钱) 雄猪胆汁(三个)

先溶沥青,乃下油、胆,倾入水中扯拔,器盛。每用,绯帛摊贴,不须再换。

34. 小金丝膏(《本草纲目·木部第三十四卷·木之一·松》)

治一切疮疖肿毒。

沥青 白胶香(各二两) 乳香(二钱) 没药(一两) 黄蜡(三钱)

又以香油三钱,同熬至滴下不散,倾入水中,扯千遍收贮。每捻作饼,贴之。

35. 东华解毒膏(《万氏家抄济世良方·卷五·伤风咳嗽》)

治大人、小儿无名肿毒,诸般恶毒、疮疖、痈疽、发背、痘毒、风毒,用红绢,津唾摊贴,不见火,极为神效。

桃枝 柳枝 槐枝 榆皮 桑枝(俱用嫩枝) 地骨皮(挫碎,各五升,以长流水一担熬至五分去渣,加当归末四两,慢火熬成膏,滴水成珠,名五枝膏。听用) 沥青(净,一斤) 松香(净,半斤) 乳香(一两,研) 没药(一两,研) 轻粉(二钱,研) 黄蜡 铜青(各二两,研) 血竭(二钱,研) 麝香(一钱,研) 安息香(五钱) 黄丹(一两,水飞研细)

用川芎、大黄、白芷各二两入芝麻油熬黑焦色去渣,春夏用油四两,秋冬用油六两,如法煎滴水不散;次下沥青、松香、黄蜡化开,下五枝膏二两,以槐枝搅百余遍;下乳香、没药、血竭、轻粉、安息香、黄丹,再搅百余遍;下麝香、铜青,再搅百余遍,滴水内浮似青荷叶为度,拔扯二百余遍浸一宿,取起收贮。如贴疮毒,用槐枝、葱白煎汤,洗过贴之,三五日一换。

36. 六灰膏(《证治准绳·疡医卷之一·肿疡·点药》)

治发背,疔疮,疖子,肿毒,瘰疬,痔疮,痣子,肬子。

灰苋 桑木 枣木 荞麦秆 茄秆(各烧为灰) 石矿灰(研细)

上件多少不妨,和匀,汤泡水淋,淋下之水,煎成膏如糊,装瓷器中。一应毒物,以膏点之。若点疡疮、痔疮,待烂去少许,再点之,再烂去,如是渐渐点去。

37. 神效方(《证治准绳·疡医卷之三·面部·发颐》)

治痄腮,及痈疽发背,疮疖等证。

赤小豆(为细末)

以新汲水调敷疮上,及四边赤肿处,干则再敷之。

38. 铁筒拔毒膏(《证治准绳·疡医卷之三·项部·瘰疬马刀》)

治痈疽、疖毒、瘰疬、六瘤、疔疮、顽癣、痔漏、痣、恶疮、肿疡,一切恶肉恶核等毒。已成者,贴破脓腐即去;未成者,自然消散。其毒虽不能全消,亦得以杀其毒也。

荞麦秸灰 桑柴灰 矿石灰(各三碗) 真炭灰(一盏)

上将四灰和匀,用酒漏一个,将棕帕塞住窍;用水三十碗,熬滚淋灰汁;将汁复熬滚,复淋过,取净药力慢火入瓷罐煎熬,以纸数重固口,熬至一碗为度;乘滚入矿石灰末搅匀,如糊之样,入黄丹取如微红之色,密封固罐口候冷;次日将厚实瓷罐收贮,密塞其口。每用少许,涂毒顶之上,即时咬破,不黑又贴,以黑为度。如药干以唾调涂。如要急用,只将烧大柴灰九碗,石灰三碗,淋灰汁熬浓汁如前,制用。

39. 扫疥散(《证治准绳·疡医卷之五·疥》)

治诸疥疮,热疮,遍身疮疖,神效。

大黄 蛇床子 黄连 金毛狗脊 黄柏 苦参(以上六味,各五钱,同为极细末,入后药) 硫黄 水银(茶末杀之,各四钱) 雄黄 黄丹(各二钱五分) 轻粉(一钱) 大枫子(去壳) 木鳖子(去壳,各五钱,同前六味细末杵擂匀)

上用生猪脂调,洗浴后搽疮上。此药宜晒合之不见火。

40. 惊毒掩子(《婴童百问·卷之十·痈毒肿疖第九十三问》)

治疮疖初发,掩上即退,已成速破。

葱根(七个) 木鳖(七个) 白芷(三个) 巴豆(十四个) 黄丹(二两) 油(四两)

上先用油入前四味,武火熬,用柳木篦搅,以白芷焦黑为度,用绵滤去滓;再入铫,用文火熬,却入黄丹,熬令紫黑色,成膏为度。治诸般疮疖,去脓收疮口。

41. 紫灵丹(《上池杂说·正文·附经目屡验良方》)

专治疮疖肿毒。

冰片 麝香 乳香(去油) 没药(去油,各四钱八分) 血竭(一两二钱) 朱砂(一钱) 前胡 元参(各一钱二分) 母丁香(八分) 斑蝥(一两六钱,净,去头足翅,用糯米炒)

上共为细末,收固。每用少许,放膏上贴患处。

42. 水沉膏(《洞天奥旨·卷十五·奇方中》)

治时毒暑疖。

白及不拘多少,为细末。用水沉底,去水,将药敷在疮周围,纸盖。如干,再水润之。

43. 一见消(《惠直堂经验方·卷四·膏药门》)

治风气折伤,并痈毒等症。其初起疖毒,须留头摊贴。

川乌(三两)　草乌(三两)　川倍子(四两)　闹羊花(三两)　大黄(六两)　血余(四两)　生南星(三两)　生半夏(三两)　白芨(五两)　白蔹(五两)　当归(六两)　土贝母(四两)　金银花(三两)　白芷(四两)

上药用麻油五斤,浸三日,煎枯去渣滤净,入红丹四十两收成膏。水浸去火毒,任意摊贴。

44. 鲫鱼仙方(《经验丹方汇编·单方》)

治对口疮,一切白色阴毒初起。

活鲫鱼一个,生山药一段样长,用白洋糖二钱,同捣极烂,敷上神消即去。

45. 消毒散(《串雅内外编·串雅内编·卷二·截药外治门》)

治痈疽疖毒及初生多骨疽。

大黄(一两)　芙蓉叶(一两,晒干为末)　麝香　冰片(各三分)　五倍子(一两)　藤黄(三钱)　生矾(三钱)

上药为末,米醋调成如厚糊,涂于多骨疽之四周,中留一穴如豆大,以醋用鹅翎不时扫之,一日夜即内消。若不扫,虽涂亦无益。其余痈疖亦以此药敷之,极神效。

46. 一笔销(《回生集·卷下·外症门》)

治疖毒。

闹羊花五十斤,拣极净煎膏。将川乌、草乌各一两,收之。凡遇疖毒,用笔蘸药涂之。

47. 二味拔毒散〔《彤园医书(外科)·卷之六肿疡·肿疡溃疡敷贴汇方·巨字号》〕

治风湿热毒,红肿痛痒,疥痱疮疖初起。

明雄黄(一两)　白矾(八钱)

共研极细。清茶调涂,频蘸茶润湿;猪油或蜜调敷则不燥裂。

48. 水调膏(《是斋百一选方·卷之十六·第二十四门》)

治软疖及一切肿毒。

黄皮　白蔹　甘草

上等分,为细末。井水和,少蜜调贴之。

49. 三色膏(《是斋百一选方·卷之十六·第二十四门》)

治痈疖未成,拔毒、止痛、消肿。

蚌粉(半两)　黄丹(一分)　草乌(一两,生,为末)

上和匀,水调涂,干即再上。

50. 黎洞膏(《绛囊撮要·外科》)

治痈疽初起及热疖瘰疬,俱效。并治痄腮发颐,一切风毒之症。

象贝(一两)　穿山甲(二两五钱)　川贝(一两,去心)　紫花地丁(一两)　蒲公英(二两)　生甘草(一两五钱)　赤苓(一两)　川草薢(二两)　豨莶草(一两五钱)　苦参(三两)　陈橘核(五钱)

用大麻油浸煎熬成膏,以东丹酌收。油纸照症,摊贴神效。

51. 松脂膏(《鸡峰普济方·卷第十八·疮肿》)

治诸般肿疼疮疖。

熨金　黄柏　黄连(各半两)　巴豆(十五个)　沥青(六两)　清油(一两)

上四味为粗末,后炼油香熟,细细入沥青,散尽细细,入前件药末熬,以杨柳枝搅不住手,候滴在水中成珠子方成膏,用棕片滤药。灸疮不宜用此般膏。

52. 真宝膏(《跌打损伤回生集·卷一·效方开后》)

治一切伤损,诸般疖毒。

大黄　黄连　黄芩　黄柏　栀子　白芷　当归　蓖麻子　升麻　元参　山甲　白芨　赤芍　苏木　红花　木鳖子　松节　柴胡　前胡　甘草(各钱半)　羌活　独活　桐皮　南星　桑皮(各一钱)　地榆　血余两　蜂巢一个　阿魏(五钱)　苍术　蟾酥　千金子

53. 御制平安丹(《太医院秘藏膏丹丸散方剂·卷四)》

治痈疽发背,对口疔毒,无名肿毒,疥疮顽癣,瘰疬鼠疮,乳痈结核,臁疮痔漏,脏毒肠风,小儿丹毒,暑令毒疖,厥痞胎毒,脐疮浸水。

麝香(四两)　灯草灰(十六两)　猪牙皂(十二两)　闹羊花(八两)　冰片(四两)　细辛(四

两）　西牛黄（二两四钱）　明雄黄（四两）　朱砂（四两）　草霜（四两）　大腹子（十两）　炒苍术（十两）　藿香（十二两）　陈皮（八两）　制厚朴（八两）　五加皮（八两）　茯苓（十六两）

共研极细面，用此丹调涂患处。大人三五分，小儿二三分，灯心汤调服。

54. 重定儿科万应锭（《疡科纲要·卷下·膏丹丸散各方·退毒丸药方》）

治小儿停痰积热，发热不退，大便不爽。亦治温热病胃肠实热、斑疹丹痧，及暑湿痰热、赤白滞下、实热便闭、妇女血热瘀垢、月事不调、疡科瘰疬痰核、时毒发颐、痄腮温毒、实热咽喉肿烂、乳蛾喉痹、喉痹喉癣、牙疳、舌疳、口糜、重舌、暑天热疖诸证。

真陈上好胆南星　生锦纹　老色天竺黄　红芽大戟　千金子霜（去净油）　生玄胡索　象贝母　川古勇黄连　仙露半夏　明天麻　建神曲（各三两）　毛慈菇　陈京墨（各四两）　胡黄连（二两）　麒麟竭　明净腰黄　真熊胆（各一两五钱）　当门麝香　大梅片（各三钱）

以上各为极细末，糯米饮杵为锭。不拘大小，临用磨服，大人四五分至一钱，小儿减之，随证酌量。妊身弗服。肿疡亦可磨敷。

55. 碘酒（《疡科纲要·卷下·膏丹丸散各方·退毒膏丹》）

治暑疡热疖，小证初起，能消坚块止痛。此酒色如酱油，耳食者皆谓西法酱油药水可以消毒，即此。

碘片（一钱五分）　火酒（四两）

此药入酒即化，用时以毛笔蘸酒涂患处，一抹即干。不可频搽，须隔五六小时再搽一次，肌肤小疖自能消散。如搽之太过，即令外皮腐烂，滋水侵淫，反以贻害。

56. 大红膏（《丁甘仁先生家传珍方·膏方》）

专治一切痈疽疮疖，未成能消，已成能溃，已溃能拔毒提脓。

蓖麻肉（五两）　嫩松香（十两）

先将蓖麻肉打烂，再入后药：

杏仁霜（二两）　银朱（二两）　广丹（二两）　扫盆（即轻粉，二两）　茶油（夏用一两五钱，冬用二两）

各药捣透，干槌成膏，不可太老。

三、治疖验方

1)《小品方·卷第十·治痈疖瘘诸方》

治痈及疖始结肿赤热。

水摩半夏涂之，燥更涂，得耗便消也。山草中自可掘取半夏乃佳，神验。

2)《外台秘要·卷第二十四·痈疽发背杂疗方二十六首》

治诸痈肿发背，及痈疖已溃烂疼痛。

蒸蘼谷更递熨之，当即愈。一云，蔷薇谷更炙，熨之。

3)《医心方·卷第十五·治痤疖方第七》

《千金方》治疖子方：凡疖无头者，吞葵子一枚，多服头多。

又方：牛矢封之。

《徐伯方》治痈疖方：捣商陆根和糟，敷之。

又方：捣百合根，敷之，食之亦得蒸。

又方：捣苦苣叶，敷上。又生仓食苦苣。

《刘涓子方》治痈疖虚肿方。

当归（二两）　莔草（二两）　赤石脂（二两）　升麻（四两）　白蔹（四两）　芎藭（四两）　大节（黄）（四两）　干玄参（三两）

上八物，下筛，鸡子白和如泥涂故布上，随肿所大小作帖贴，燥复易之。

4)《太平圣惠方·卷第六十一·治热毒疖诸方》

治痈疖无头：以狗头骨灰、芸苔子末各等分，醋和封之。

治软疖，赤肿疼痛不可忍。

天灵盖（一枚，涂酥炙令微黄）　麻鞋底（一只，多年故者烧灰）

上件药，捣细罗为散，以油和涂之。

治软疖虽出脓水，热痛不止。

赤小豆（四十九粒）　乳香（半分）　腻粉（半两）

上件药，捣细罗为散。先去脓水，后贴药末，三两上效。

治软疖热毒不散，疼痛不止。

食草猪粪　冬瓜皮（等分，烧灰）

上件药，都研为末。先用盐浆水洗了，以生油调涂，以瘥为度。

鲫鱼，上取蒿柴火烧令焦，捣罗为末。入生油调,贴于疖上。

5)《太平圣惠方·卷第九十·治小儿疖诸方》

治小儿软疖,有脓不穴。

巴豆(一粒) 豆豉(五十粒) 葱白(一寸)

上件药,同研令烂,涂在疖上,别以醋面糊封之。

治小儿软疖。

石灰(半两) 干姜(半两,生用)

上件药,捣细罗为散,以生油和,捏作碗子,罨在疖上,立瘥。

甘草霜(半两) 盐花(半两) 黄柏(一分锉) 乳香(一分) 寒食面(半两)

上件药,捣细罗为散。每次醋和涂于故帛上,贴之。

豆豉(半两) 盐(半两) 葱白(七茎,细切)

上件药,都捣作饼子,量疮贴。如疮大,即以大艾炷灸之,效。

生椒末 面 伏龙肝(以上各等分)

上件药,细研为散。以醋和封之,干即易之效。

治小儿疮疖焮热:取半夏末,以水调涂之,干即更涂。

又方:以葛蔓,烧灰细研,封之。

治小儿疖无头:取鼠粘叶,烂捣敷之。

又方:雀粪细研,水调敷之。

又方:以葵子一枚,以水下之,即有头。

6)《证类本草·卷第五·东壁土》

治背痈,疖:以多年烟熏壁土并黄柏二件等捣罗末,用生姜汁拌成膏,摊贴之,更以茅香汤调下一钱匕,服,妙也。

7)《证类本草·卷第六·茺蔚子》

治疔子已破:用益母捣敷疮,妙。

8)《证类本草·卷第七·营实》

诸痈肿发背及痈疖已溃烂,疼痛:蔷薇壳更炙熨之,即愈。

9)《证类本草·卷第十七·兔头骨》

治发脑、发背及痈疽,热疖,恶疮等:腊月兔头,细锉,入瓶内密封,唯久愈佳。涂帛上厚封之,热痛敷之如冰,频换瘥。

10)《证类本草·卷第二十四·白油麻》

治小儿软疖:焦炒油麻,从銚子中取,乘热嚼

吐,敷之止。

11)《证类本草·卷第二十七·冬葵子》

治痈疖毒热内攻,未出脓者:水吞三五枚,遂作窍,脓出。

12)《圣济总录·卷第一百二十八·痈疽门·石痈》

治诸瘘疮疖。

生商陆根(半片)

上烂捣,摊故帛上贴之,干即易,并治诸瘘疮疖。

13)《扁鹊心书·卷下·蝼蛄疖》

治蝼蛄疖,风寒凝于发际,或冷水沐头,小儿头上生疖:麻油调百花散,涂之。

14)《幼幼新书·卷第三十六·软疖第六》

安师传小儿软疖经年不破方。

南行猪粪(一块) 盐艗褊黄鱼头(一个,浙江鲞鱼中自有呼黄鱼者,边海处亦多有之)

上二物于荒僻处,先生炭火少许,烧二物成炭,取研细末。凡此末二钱入轻粉一钱,生油调涂疖上,少顷脓汁自出。项上先以故帛缠定等待,再以药涂疖,使汁尽平复,疖须再出,只用此药涂,方痊可。

茅先生治小儿软疖不生发及不穿破方:地骨皮不以多少烧灰,入轻粉,用生麻油调涂之。

《庄氏家传》小儿软疖方:用海螵蛸生碾为末,鸡子白调敷。

15)《洪氏集验方·卷第二(痈疽)·治痈疽立效方》

小儿暑月头额生疖,亦可用。

生水蛭(一名马蟥蜞,取数枚,置碗水中,用讫纵之。冬月蛰于积水边,或田塍水道边,掘土取之)

上用薄纸一片,剪丸如疮大;仍看疮脓头有几个,其纸对脓头作小眼,搭在疮上。将水蛭着在纸眼处,每一脓头用一水蛭,要得先咂去脓,其痛立止。如无脓头,即以手指按之,觉最热处是也。或用茶末,以水调涂疮上,看先干处点记,如不能辨,即着在中间。如脓头只一个,而赤晕稍大,即近中处加用水蛭。如脓血咂尽,痛定肿退,可用膏药贴之。

16)《山居四要·卷之三·卫生之要》

疖毒,初起一二日内,用好米醋煮肥皂,烂研

厚涂之,纸花盖,干则换。

治小儿软疖:小儿软疖忽生来,夏热秋初湿气灾,蛇蜕烧灰为细末,酒调贴敷即安哉。

治赤肿无名疮疖,恶毒无名肿痛攻,无脓无血又无踪:旋覆花根为细末,酒调敷遍有神功。

17)《脉因证治·卷三·痈疽》

治初生一切疮、疖、痈、疽、发背,服之殊效。亦能下死血。

大黄　甘草　辰砂　血竭

酒下。

18)《卫生易简方·卷之八·头面》

治大小人头上软疖:用桃树上霜打不落干桃子名桃奴,为末,油调敷。

治软疖,流脓不愈:用烂船底油灰为末,油调敷极效。

19)《卫生易简方·卷之九·疮疖》

治一切风热疮癣,痈疽疖肿,咽颊不利,舌肿喉闭,鼻衄,咳嗽痰实,肠胃燥涩,大小便结滞。

连翘　当归　大黄　栀子　芍药　鹭鸶藤(各等分)

为粗末。每服五七钱,水一大盏,生姜五七片,煎七分,去滓,温服。量力加减,热甚者,加以利之。

治疮疖痈疽,脓未得尽。

黄丹(半钱)　飞罗面(一两)

研匀,滴水为剂,捻如麦粒,一头大一头小,纳疮中,用膏药封之,脓自出净。

20)《滇南本草·第二卷·土牛膝》

治痈疽疮疖,七天后服之,消肿溃破:红牛膝不拘多少,水煎,点水酒服。

21)《本草品汇精要·续集卷之十·木部·黄杨木》

主暑月生疖:捣烂涂之。

22)《外科理例·补遗·痈疖》

治小痈疖,方结未成,不可贴膏药:取生鹿角尖于砂盆内,同老米醋浓磨,以鹅翎涂拂疖之四围,当中留一口。遇干再涂,一二日即内消。

又方:用吴茱萸微炒为细末,鸡子清调涂病处,神效。

治痈疖疼痛发热时:用生粉草节,不炙不焙,只日晒干,无日于焙笼盖上微火焙干,研为细末。热酒调服一二钱。连追数服,痛热皆止。

23)《本草纲目·纲目第七卷(下)·土之一》

治小儿热疖:井底泥敷其四围。(《谈野翁方》)

治小儿热疖:釜下土、生椒末等分,醋和涂之。(《千金方》)

24)《本草纲目·石部第九卷·金石之三》

治脑上痈疖:石灰入饭内捣烂,合之。(李楼《奇方》)

25)《本草纲目·石部第十卷·金石之四》

治一切疮疖。

土朱　铅丹　牛皮胶(等分)

为末。好酒一碗冲之,澄清服。以渣敷之,干再上。(《朱氏集验方》)

26)《本草纲目·草部第十二卷·草之一》

治小痈疖:发热时,即用粉草节,晒干为末,热酒服一二钱,连进数服,痛热皆止。(《外科精要方》)

治一切痈疽、发背、疖毒,恶候侵大:远志酒。

27)《本草纲目·草部第十四卷·草之三》

治疮疖、痔瘘恶疮、下疰臁疮溃后,外伤风寒,恶汁臭败不敛。

木香　黄连　槟榔(等分)

为末油调频涂之,取效。(《和剂局方》)

28)《本草纲目·草部第十五卷·草之四》

治疖毒已破:益母草捣敷,甚妙。

治疖子肿毒:鼠粘子叶贴之。(《千金方》)

29)《本草纲目·草部第十六卷·草之五》

治痈疖已溃:用牛膝根略刮去皮,插入疮口中,留半寸在外,以嫩橘叶及地锦草各一握,捣其上。牛膝能去恶血,二草温凉止痛,随干随换,有十全之功也。

30)《本草纲目·草部第十七卷·草之六》

治瘰疬恶疮及软疖:用白胶香一两,瓦器溶化,去滓;以蓖麻子六十四个,去壳研膏,溶胶投之,搅匀,入油半匙头,柱点水中试软硬,添减胶油得所,以绯帛量疮大小摊贴,一膏可治三五疖也。(《儒门事亲》)

治疖已溃:芫花根皮搓作捻,插入,则不生合,令脓易竭也。(《集简方》)

31)《本草纲目·草部第十八卷·草之七》

治痈肿疖毒,溃烂疼痛:用蔷薇皮更炙,熨之。

（《千金方》）

治疖子初起：葛蔓烧灰，水调敷之即消。（《千金方》）

32）《本草纲目·草部第十九卷·草之八》

治一切痈疽及疮疖：用荇丝菜或根、马蹄草茎或子（即莼也），各取半碗，同苎麻根五寸去皮，以石器捣烂，敷毒四围。春夏秋日换四五次，冬换二三次，换时以茅水洗之，甚效。（《保生余录》）

33）《本草纲目·谷部第二十二卷·谷之一》

治小儿软疖：油麻炒焦，乘热嚼烂敷之。（谭氏《小儿方》）

34）《本草纲目·菜部第二十六卷·菜之一》

治热疖肿毒：芸苔子、狗头骨等分，为末，醋和敷之。（《千金方》）

35）《本草纲目·菜部第二十七卷·菜之二》

治头上软疖：用大芋捣敷之，即干。（《简便方》）

36）《本草纲目·木部第三十五卷·木之二》

预免疮疖。凡小儿每年六月六日，照年岁吞皂荚子，可免疮疖之患。大人亦可吞七枚，或二十一枚。（吴旻《扶寿方》）

37）《本草纲目·木部第三十六卷·木之三》

治小儿软疖：枳壳一个，去白，磨口平，以面糊抹边合疖上。自出脓血尽，更无痕也。（危氏《得效方》）

38）《本草纲目·虫部第三十九卷·虫之一》

治软疖频作：露蜂房二枚，烧存性；以巴豆二十一粒，煎清油二三沸，去豆。用油调敷，甚效。（《唐氏得效方》）

治癞头软疖及诸热疮：用五倍子七个，研末，香油四两，熬至一半，布绞去渣，搽之三四遍即可。勿以水洗之。（《普济方》）

治小儿软疖：桑螵蛸烧存性，研末，油调敷之。（《危氏方》）

39）《本草纲目·虫部第四十二卷·虫之四》

治头上软疖：蛤蟆剥皮，贴之，收毒即愈。（《活幼全书》）

40）《本草纲目·兽部第五十一卷·兽之二》

治鬓边生疖：猫颈上毛、猪颈上毛各一把，鼠屎一粒，烧研，油调敷之。（《寿域》）

治发脑发背及痈疽热疖恶疮：用腊月兔头捣烂，入瓶内密封，惟久愈佳。每用涂帛上厚封之，热痛即如冰也。频换取瘥乃止。（《胜金》）

41）《鲁府禁方·卷四宁集·诸疮》

治诸般肿毒疮疖。

凡大人小儿妇女，偶生肿毒，于未成脓之先，锉鹿角末一钱，用滚白酒调服，量疮上下服之，经宿即成脓，无脓则肿自消，毒自解，神效。

42）《证治准绳·疡医卷之一·肿疡·敷贴凉药》

治背痈与疖：久年烟壁土、黄柏，等分为细末，生姜汁捏成膏敷之，夏月以茅香汤下、一二钱妙。（《经验》）

43）《神农本草经疏·卷十七·兽部中品》

治痈疖肿痛毒：鹿角尖，磨浓汁涂之。

44）《医学研悦·治杂症验方研阅卷之七·疮》

治疮疖：贝母末、葱白、生蜜，取汁调敷。

45）《秘方集验·卷之下·疮霉诸症》

治诸疖毒不收口。

白槿花（煅过存性）

上为末掺上，神效。

治疮疖诸毒新愈，努肉胀出：取乌梅肉捣烂，入蜜少许，摊纸贴之，恶肉即收，永无后患。

46）《菉竹堂集验方·卷五·罗浮山人集·肿毒门》

治小儿生热疖：用上辣茱萸为末，香油调敷患处，毒即消。

47）《经验丹方汇编·诸疖》

治对口疖初起：桃叶尖九个，捣烂掺入愈。

又，母鸡屎（抱小鸡热屎）取涂。

又，鲜茄蒂七个，鲜何首乌、轻粉各等分，水二盅煎八分，一服出脓，再服收口。

又，猪苦胆剖开，碗盛涂完即愈。男用雄猪胆，女用母猪胆。（《单方全集》）

又，天茄（即白牵牛）叶带茎子采来，同生姜三片捣敷，早晚一换，三日全愈。

治热疖：五月五日午时取独郎大蒜切片贴眉心，至夏不发。一用菊花根捣汁，无灰酒冲服。疖在上身空心服；疖在下身饱服，自消。（《秘方总集》）

治小面疖：采二蚕桑叶，滴下支水点上愈。

治诸疖孔内凸出胬肉：取乌梅肉捣烂，量大小摊贴即消，神妙无比。（《本草》）

48)《奇方类编·卷下小儿门·治小儿头上热疖》

治小儿头上热疖：用发面一块，调稀贴疖上，中留一孔神效。

49)《种福堂公选良方·卷三·公选良方》

治一切热疖：用芙蓉叶菊花叶同煎水频洗，或捣烂敷之甚效。

治一切阴症，毒疮恶疖初起，白色不甚肿，附骨极痛，敷药提出阳分。

生半夏　生山栀　生白芥子

上各等分。飞面葱汁白蜜调，围顶上，留一小孔，干则以葱蜜汁润之，一日两换，自然红肿高起。

50)《幼科发挥·卷之二·心所生病·诸疮》

治软疖不愈：只用紫金丹水磨搽之，脓尽干而自效也。

又，苦参研末，敷之。

51)《古方汇精·卷二外科门·肿毒热疖方》

治一切痈疖红肿，疼痛难忍者。

陈京墨（醋磨汁）

每墨汁半小杯，和入猪胆汁一小匙，生姜蘸，频涂患处。定痛消肿神验。

52)《古方汇精·卷二外科门·附血疖方》

治血疖，初起形如赤豆大，色极红，若皮一穿破，血向外射，必致殒命：急觅大蟾一只，剥皮贴疖上，其血即止。四五日后，自然褪下而愈。若未褪下，切忌揭开。

53)《古方汇精·卷二耳目类·眼睁成漏方》

治眼疖，凡眼下空处生疖出脓，流水不干，日久成漏，诸药不应者：以柿饼去皮取肉，捣烂涂之，十日全愈。

54)《救生集·卷四·疮毒门》

治小儿头上热疖：用酽鱼尾贴上，即不痛而愈，奇方屡验。

55)《验方新编·卷一头部·头面红疖》

治头面红疖：紫薇花半茶钟，煮精猪肉食之，可保一年不生。

又方：苦荬菜梗折断有白汁出，取汁搽之，即消。初起者最为神效。

又方：大黄、远志等分，为末，猪胆汁调搽，极效。

又方：黄柏、真川连、黄芩各等分，研末，醋调服，效。

又方：菊花叶捣汁，调白蜜敷之，用渣敷四围，留头不敷，俟毒水流尽，即消。

56)《验方新编·卷二十四痈毒门·治疮疖方》

治疮疖初起：用明矾、雄黄各半，研极细末，掺膏药上贴之，即愈。

治一切热疖：用芙蓉叶、菊花叶各半，捣烂敷之，极效。

57)《验方新编·卷二十四疔疮部·黑末子》

治疔毒：用羊角连肉骨烧存性为末，酒调三钱，分上下服之，疮可散。

58)《经验良方全集·卷三·诸疮》

治热疖头破烂，久不愈者神效方：用乌龟胆一枚，将胆汁搽敷患处，二次全愈。经验。

59)《集验背疽方·痈久疮口不合论》

治一切疖毒痈疽，将结则散，已聚则破，已破痛不可忍者，贴之则宽，止痛神效，不可具述。

无盐桃末　皂角末　白芷末　荆芥末　草乌头末

上等分。用米醋调，贴四围，留中；蜜调亦得。

60)《费绳甫先生医案·费绳甫先生女科要略·女子杂症》

治便溏热疖。

川石斛（三钱）　六一散（三钱）　赤茯苓（三钱）　冬桑叶（一钱半）　鲜荷叶（一角）　冬瓜子（四钱）　川通草（五分）　大腹皮（一钱半）　甘菊花（二钱）　生熟谷芽（各四钱）

61)《鲟溪秘传简验方·卷上·面门》

治夏日面患疖：生地三钱，元参，煨猪蹄腿肉一斤，食之，并用汤洗。

62)《鲟溪秘传简验方·溪外治方选卷上·头门》

治头面热疖：经霜芙蓉叶为末，或鲜花亦可，捣烂，用蜜涂患处，留头，渐愈。

治小儿头上软疖：炒脂麻，就锅中乘热取起，嚼烂，敷。

又方：虾蟆剥皮，贴。

又方：枳壳去瓤，周围用糊合疖上。去脓生肌，效。

63)《儿科萃精·卷三身体诸病门·头面红疖及软疖》

治红疖：用大黄、远志，各等分为末，以猪胆汁调涂之。或用黄柏、黄连、黄芩，各等分，研末，调醋敷之即愈。

治软疖：用鲜枳壳，又名臭橘子，无鲜用干蒸融，贴亦可，刳去瓤。以面糊涂抹四围，合盖疖子，旁安一灯芯，以通脓水，数日自愈，并无疤痕。或用猪头上毛、猫颈上毛各一撮，烧灰，雄鼠粪（两头尖者是）一粒，共研末，香油调敷即愈。

治红疖热毒：土茯苓、连翘、银花、甘草，煎汤。外用菊花叶捣汁，调净白蜜敷之，甚效。

治软疖愈而复发，最难除根：苦丝瓜连筋带子烧存性，为末。每服二钱，白蜜汤送下，日二服，夜一服。外用生大黄磨浓汁，调冰片粉涂效。

64）《家用良方·卷一·治身体各症》

治头上软疖：石灰入饭内，捣烂敷之。

65）《家用良方·卷五·治外科各症并跌打损伤》

治软疖：抱退鸡蛋壳（烧灰），清油调搽愈。

治时行暑疖。

桐油　麻油（各半斤）

同熬，滴水成珠，再入黄丹半斤，收贮，摊贴立效。

66）《华佗神方·卷五·华佗治软疖神方》

治软疖。

代赭石　虢丹　牛皮胶（等分）

为末，陈酒一碗冲之，俟澄清后服下。

【论用药】

治疖之药多为清热解毒活血之品，亦有专治疖肿者。

1. 大黄

《证类本草·卷第十·大黄》："《日华子》云：通宣一切气，调血脉，利关节，泄壅滞水气，四肢冷热不调，温瘴热疾，利大小便，并敷一切疮疖痈毒。"

2. 马齿苋

《本草征要·第一卷通治部分·清热药·马齿苋》："味酸，性寒，无毒。入心、大肠二经。清利湿热，解毒散血。内服治痢，又疗疮疖，禳解疫疠，通利关节。外敷消肿，疗痈流火，蜂螫剧疼，涂之缓和。"

3. 天仙莲

《本草纲目·草部第二十一卷·草之十一·

本草纲目》："天仙莲，时珍曰：《卫生易简方》治恶毒、疮疖，捣叶敷之。"

4. 天花粉

《本草纲目·草部第十八卷·草之七·栝蒌》："治热狂时疾，通小肠，消肿毒，乳痈发背，痔瘘疮疖，排脓生肌长肉，消扑损瘀血。（《大明》）"

5. 木芙蓉

《本草征要·第二卷形体用药及专科用药·头面七窍·木芙蓉花及叶》："痈疖疔疮，痄腮时毒，用作外敷，能于平复。"

6. 车螯

《证类本草·卷第二十二·下品·车螯》："冷，无毒。治酒毒，消渴，酒渴并壅肿。壳，治疮疖肿毒。"

《是斋百一选方·卷之十六·第二十四门·治风毒痈疖》："车螯壳，频蘸米醋炙令赤色，碾为细末，温酒调下。"

7. 乌药

《证类本草·卷第十三·乌药》："治一切气，除一切冷，霍乱及反胃吐食泻痢，痈疖疥癞，并解冷热，其功不可悉载。"

8. 乌蔹莓

《本草纲目·草部第十八卷·草之七·乌蔹莓》："主治痈疖疮肿、虫咬，捣根敷之。（弘景）风毒热肿游丹，捣敷并饮汁。（恭）凉血解毒，利小便。根擂酒服，消疖肿，神效。（时珍）"

9. 甘蔗根

《本草经集注·草木下品·甘蔗根》："大寒。主治痈肿结热。本出广州，今都下、东间并有。根叶无异，惟子不堪食尔，根捣敷热肿，甚良，又有五叶莓。生人篱援间，作藤，世人呼为笼草。取其根捣敷痈疖，亦效。"

10. 石龙芮

《证类本草·卷第八·石龙芮》："《别录》水堇云：主毒肿，痈疖疮，蛔虫，齿龋。"

11. 田麻

《本草图经·本经外草类卷第十九·田麻》："冬三月采叶，疗痈疖肿毒。"

12. 冬葵子

《本草约言·食物本草卷之三·菜部·葵菜》："冬葵子，秋种经冬至春作子者……痈疖未溃者,水吞三五粒,便作头脓出。"

13. 地茄子

《本草图经·本经外草类卷第十九·地茄子》:"破坚积,利膈,消痈肿疮疖,散血堕胎。三月开花结实,五月、六月采,阴干用。"

14. 地黄

《本草纲目·主治第四卷·百病主治药·痈疽》:"熬膏,贴痈疖恶血。"

15. 赤芍

《本草征要·第一卷通治部分·理血药·赤芍》:"味苦,性寒,入肝经。凉血清营,散瘀通结,止痛消肿,用于痈疖。"

16. 连翘

《证类本草·卷第十一·连翘》:"《日华子》云:通小肠,排脓,治疮疖,止痛,通月经。"

17. 皂子

《本草纲目·主治第四卷·百病主治药·痈疽》:"六月六日,吞七枚,可免疮疖。"

18. 苦参

《证类本草·卷第二·序例下》:"寒。主诸恶疮、软疖。"

19. 茅根

《证类本草·卷第八·茅根》:"《日华子》云:茅针,凉。通小肠,痈毒、软疖不作头,浓煎和酒服。"

20. 虎杖根

《证类本草·卷第十三·虎杖根》:"《日华子》云:治产后恶血不下,心腹胀满,排脓,主疮疖痈毒,妇人血运,扑损瘀血,破风毒结气。"

21. 虎掌草

《滇南本草·第二卷·虎掌草》:"消痈疖诸疮红肿,血风疥癞癣疮。"

22. 败酱

《本草纲目·草部第十六卷·草之五·败酱》:"治血气心腹痛,破癥结,催生落胞,血晕鼻衄吐血,赤白带下,赤眼障膜胬肉,聤耳,疮疖疥癣丹毒,排脓补瘘。(《大明》)"

23. 金银花

《本草征要·第一卷通治部分·清热药·金银花》:"味甘,性平,无毒。入脾经。清热除瘟,消痈解毒。净咽喉,治龈舌。风温温毒,火丹疮疖。"

24. 茜根

《证类本草·卷第七·茜根》:"《日华子》云:味酸。止鼻洪,带下,产后血晕,乳结,月经不止,肠风,痔瘘,排脓,治疮疖,泄精,尿血,扑损,瘀血,酒煎服。杀蛊毒,入药锉、炒用。"

25. 胡堇草

《本草图经·本经外草类卷第十九·胡堇草》:"如有打扑损筋骨折伤,及恶疮疖肿破,以热酒摩一弹丸服之,其疼痛立止。"

26. 鸠鸟威

《本草图经·本经外草类卷第十九·鸠鸟威》:"黄色,不结实。疗痈疖肿毒。采无时。"

27. 栝楼

《证类本草·卷第八·栝蒌》:"又栝蒌根,通小肠,排脓,消肿毒,生肌长肉,消扑损瘀血,治热狂时疾,乳痈,发背,痔瘘,疮疖。"

28. 通草

《证类本草·卷第八·通草》:"《日华子》云:木通,安心除烦,止渴退热,治健忘,明耳目,治鼻寒,通小肠,下水,破积聚血块,排脓,治疮疖,止痛,催生下胞,女人血闭,月候不匀,天行时疾,头痛目眩,羸劣,乳结及下乳。"

29. 黄杨

《本草纲目·主治第四卷·百病主治药·痈疽》:"(黄杨)捣涂疖子。"

30. 菊花

《本草征要·第一卷通治部分·发散药退热药·菊花》:"疗疮痈疖,用之咸安。"

31. 鹿角

《本草纲目·兽部第五十一卷·兽之二·鹿》:"治疖毒肿毒。鹿角尖磨浓汁涂之,甚妙。(濒湖方)"

32. 斑雏

《证类本草·卷第十九·禽下·斑雏》:"安五脏,助气虚损,排脓,治血,并一切疮疖痈瘘。"

33. 雄雀屎

《本草经集注·虫兽三品·中品·雀卵》:"主治目痛,决痈疖,女子带下,溺不利,除疝瘕。五月取之良。"

34. 紫花地丁

《本草征要·第二卷形体用药及专科用药·外科皮科骨伤科·紫花地丁》:"味苦、辛,性寒。

入心、肺、肝三经。疗疮痈疖，无名肿毒。咽喉谷贼，嚼咽清肃。"

35. 紫草

《本草易读·卷三·紫草》："小儿头上疖毒，同当归、黄蜡、香油熬膏敷。"

36. 黑石脂

《证类本草·卷第三·黑石脂》："《日华子》云：五色石脂，并温，无毒。畏黄芩、大黄。治泻痢，血崩带下，吐血、衄血，并涩精、淋病，安心，镇五脏，除烦，疗惊悸，排脓，治疮疖痔瘘。养脾气，壮筋骨，补虚损，久服悦色。纹理腻，缀唇者为上也。"

37. 蒲黄

《证类本草·卷第七·蒲黄》："《日华子》云：蒲黄，治扑打血闷，排脓，疮疖，妇人带下，月候不匀，血气心腹痛，妊孕人下血坠胎，血晕，血症，儿枕急痛，小便不通，肠风泻血，游风肿毒，鼻洪，吐血，下乳，止泄精、血痢。"

38. 蜗螺

《本草纲目·介部第四十六卷·介之二·蜗螺》："主治痰饮积及胃脘痛（震亨）。反胃膈气，痰嗽鼻渊，脱肛痔疾，疮疖下疳，汤火伤。（时珍）"

39. 鹜肪

《证类本草·卷第十九·禽上·鹜肪》："野鸭，凉，无毒。补虚助力，和胃气，消食，治热毒风及恶疮疖，杀腹脏一切虫。"

40. 鳜鱼

《本草纲目·鳞部第四十四卷·鳞之三·鳜鱼》："主治小儿软疖，贴之良。（时珍）"

41. 露蜂房

《本草纲目·主治第四卷·百病主治药·痈疽》："恶疽、附骨疽，根在脏腑，烧灰；同巴豆煎油，涂软疖。"

42. 蠡实

《证类本草·卷第八·蠡实》："《日华子》云：马蔺，治妇人血气烦闷，产后血运并经脉不止，崩中，带下，消一切疮疖肿毒，止鼻洪吐血，通小肠，消酒毒，治黄病，敷蛇虫咬，杀蕈毒。亦可蔬菜食，茎、叶同用。"

【医案】

治疗疖病的医案散见于各外科专著、方书、名家医案之中，有详有略，可供参阅。

《外科理例·卷三·囊痈》

一儿生三月。病热，左右胁下节次生疖。用四物汤败毒散倍人参，香附为佐，犀角为使，大料饮乳母两月而愈。逾三月，腹胀生丹疹，又半月移胀入囊为肿，黄莹裂开，两丸显露水出，以紫苏叶盛麸炭末托之。旬余而合。此因父病疟遗热于胎也。（此凭症也）

《外科理例·补遗·痈疖欲愈必痒又治肾脏湿痒》

一人髀上生疖数日，疮口欲合，四边痒甚。以绵帛蘸汤熨洗，甚快。再痒再熨，觉倦。医云：洗熨最损人气血或至眩绝。于是取盐于四缘遍擦，觉疮内外清凉，更不复痒。如或痒甚则重擦，随其轻重，盐入疮内亦无害。

《孙文垣医案·卷五·宜兴治验》

宜兴令君胡镜阳公，上焦浮热，胃中食积痰饮，又因劳心动火，头面疮疖作疼。

宜兴令君镜阳先生。上焦有浮热，胃中有食积痰饮，平常好食热物，稍凉即腹痛泄泻，大便后，间有红，又因劳心动火，头面生疮疖作疼，脉左数，右滑数。以玄参、石斛、白芍药各二钱，甘草一钱，天花粉、连翘、贝母各一钱，茯苓八分，薄荷五分，四帖，疮疖皆愈。再以保和丸加姜连、滑石、红曲、白术丸与服，半月全安。

《证治准绳·疡医卷之二·溃疡·作痛》

权小娘。疟后，右腿股生疖。破后筋吊疼，脉虚而涩。询之小便时疼处亦相应，宜与生血导热。川芎、当归头、条芩、生地黄、赤芍药、牛膝、黄柏、甘草（炙）二分，青皮（炒）、槟榔五分，通草三分，桂皮一钱。上煎，食前热饮之。

《先醒斋医学广笔记·卷之三·肿毒·秘传治痈疽诀》

梁溪一妇人生疖臂上，服此半日，立出血脓愈。连翘二钱，白芷二钱，甘菊一两，紫花地丁五钱，白芨二钱，粉甘草三钱，金银花五钱，生地三钱，地榆四钱，皂角刺一钱，栝蒌根二钱，茜草三钱，鼠粘子一钱。

《素圃医案·卷二·暑证治效》

金尔立仲子。七月间暑途奔走，头面生小疖甚多，不数日，遍身发大红斑如云片，卧则色赤，坐则色紫，幸而作痒。前疡科用凉血清风之药，三四剂后,渐变壮热烦躁口渴,卧则斑紫,起则紫黑。迎余往治,切其脉弦长有力,乃风暑中于阳明,未用辛凉解散故也。盖阳明多气多血之府,血为热郁而成斑,卧则气下,坐则气上,所以卧则红,坐则紫矣。温热病发斑自内而出,皮外不痒,若如此大斑而且紫,万无生理。此风暑瘾疹,虽非热病,必须仿伤寒治法。以葛根、赤芍解阳明之风,香薷饮解阳明之暑,白虎汤化胃热之斑,三汤合剂,四剂后斑色渐淡,十剂斑散痒止,惟热渴未除。六日后以小承气汤一剂,微利而愈,计断饮食八日。

《临证指南医案·卷八·疮疡》

金。头巅热疖,未能泄邪,此身热皆成脓之象,辛凉兼理气血可愈。连翘、犀角、银花、丹皮、元参、生甘草、青菊叶。

《续名医类案·卷十一·虚损》

庶吉士黄伯邻。发热吐痰,口干体倦,自服补中益气汤不应。薛谓:此金水俱虚之症,兼服地黄丸而愈。后背患一疖,烦痛寒热,彼尝偕视郭主政背疽,郭不经意,决其殒于金旺之日。果然,已而郭氏妻孥感其毒,皆患恶疮,黄所患与郭同,心甚恐。曰:此小疮也,憎寒等症,皆阴虚旧症,果是疮毒,亦当补气血。乃以地黄丸料煎与服之,即睡良久,各症顿退。自后常有头面、耳目、口舌作痛,或吐痰眩晕,服四物、黄连、黄柏愈。

《续名医类案·卷三十三(外科)·痔》

朱丹溪治一人,肛门生疖,后不收口,针穷三孔穴边血脓,用黄芪、条芩、连翘、秦艽。右末之,神曲丸服。

《续名医类案·卷三十五(外科)·疮疖》

陆肖愚治徐邑宰。秋末冬初遍身生疖,大小不一,红痛焮痒,黄水淋漓。或谓风热,用防风通圣,数剂不减。或谓诸痛疮疡,皆属心火,用芩、连、山栀、生地等,十剂益甚,且饮食渐减。脉之,浮按微数,沉按中按皆缓而弱。曰:凡风热,大都为瘾疹,未必为疮疖,至疮疡之为心火,《经》固言之,第脉微弱为多,此元气不足也。缓者,湿也。数虽为热,而微数不可纯责之火。据今日之症,火为标,湿为本。原得病之由,又湿为标,元气不足为本。此必乘虚汗出澡浴,湿渍肉腠,久而热蚀为脓水,发为痛痒也。用苍术、薏仁、茯苓燥湿为君,人参、白术、黄芪、甘草补气为臣,连翘、蝉蜕清热为佐,葛根、白芷入阳明肌肉为使。二剂,痛痒顿

减,胃少开,十剂全愈。

薛立斋治春元沈霓川之内。暑月面生痤疖,乘凉入风,面目浮肿。越二日,左臂肿痛,瘾疹如丹,背胁髀股等处,发肿块三四,肉色不红,痛甚,昼夜号呼,寒热往来,饮食不思。服活命饮及行气败毒之剂,其势愈炽。肝脉浮涩,脾脉弦弱,此属二经荣气不从,风邪乘虚流注经络为患。先以八珍加黄芪、柴胡、青皮,数处渐渐红焮。又以十全大补加银花、白芷、龙胆草、贝母,十余剂,胁腿二处溃脓碗许,余块渐平。仍服十全大补汤,调理月余而安。

《古今医案按选·卷四·咽喉》

李昆阳治许某。初起外感发热,继则左耳门生小疖溃腐,认为聤耳,敷以药,溃腐不退,通耳肿赤,延及头面皆肿赤痛极,汗大出,身热反得凉,颇能进食,似觉稍安。越三日,忽又发热,左耳前后连头面肿痛更甚,渐神昏谵语,盖因连日出门登厕,复受风邪所致。内外科皆以脉小而数,按之无力,虑其虚陷。李曰:此耳游风也,非致命之疮,重复冒风,故现险象。外敷以药,内用大剂风药散之,而肿痛身热俱退。惟神昏谵语不减,两日后昏谵更甚,汤粥入口即吐,手足厥冷,呃逆不止,势又危极。李以箸拔其口视之,则咽喉腐烂,悬雍赤紫,肿大如茄子下坠,脉仍细数,右手尤软。乃曰:连日不食,胃气大虚,故呕且呃,命以白米三升淘净,大锅煮粥,取锅面团结之粥油与食([雄按]赵恕轩云:粥油能补人精),遂纳而不吐;复用药搅洗喉间之腐秽([雄按]以锡类散糁入更妙。若未腐者,诸葛行军散亦佳),随以石膏四五两,竹叶一大把煎汤与漱且服,服之竟夜,神昏始醒,呃止厥回。又进大剂芩、连、白虎、栀、翘等药,数日而全愈矣。

《医略十三篇·卷九·痦疬第九》

余长孙端甫,六岁时,左目之下,患暑疖大如覆杯。捣马齿苋敷之,疖虽消而疬作,经月不已,服药不应。忽于鼻孔内涌出花红脓盈碗,疬不复作。盖暑伏于营,凝结而为疖,散布而为疬。凡遇有疖不化脓,而疬不已,诸药不应者,宜参入排脓治疖之法,书此以识一异。

《得心集医案·卷六霍乱门·风热内蕴》

许先廷之孙。暑月吐泻发热,肢冷、躁扰,口渴,诸医以藿砂陈半乌梅扁豆之属,不知辛温之

药,已为扬汤止沸,再加乌梅扁豆,固涩郁火,迨至反张直视,已无生机。余细视面色,既非虚寒,亦非实热,无从逆挽,只得辞治。其家坚留,察其满头疖毒,概已瘪陷,惟左脑后大疖,尚隐隐若红,且脑侧及项漫肿颇阔(主脑在此),余谓此子生机或在于此。盖风热内蕴,未得外达,势必内陷,扰乱肠胃,以致吐泻交作,而为霍乱之症也。医者不知风为阳邪,寒为阴邪之理,概以风寒称之;更不究辛凉辛温之别,风火之病,误以辛温治寒之药,邪火内迫,筋膜干急,则反张抽掣。近世不察者多,更治以抱龙牛黄等丸,势不竭绝不止,疏方与连翘、干葛、防风、薄荷、知母、丹皮、木通、山栀、灯芯、甘草、灶土与服。乃孙不知药苦(口渴之故),立时服毕,顷刻安睡,吐泻渐稀,风痉亦息。

次早复视,两疖悉皆高耸,仍与前药二剂,小水甚长,吐泻顿止。其家见头项愈肿为虑,余曰:两疖必俟透脓,其肿方消。前方除栀子,加参、芪、贝母,二服果得大脓,头项肿处皆消。后以清养胃阴之药,洋参、石斛、苓薏、桑叶、麦冬、甘枣之属而痊。

《得心集医案·卷六霍乱门·消渴》

萧占春乃郎。自恃体质坚强,日食桃李,因患疖毒,头项及身大如卵者十数枚,及疖毒大溃,脓血交迸,理宜身凉安静,反加身热躁扰。医者不以清金润燥,日与柴、葛、知、芩,胃气益削,口渴饮水,小溲无度,用尽滋水制火之法,消渴愈炽,形羸骨立,始延余治。余曰:痈疽溃后,气血耗泄,非补气养血,渴不能止。处黄芪六钱,甘草一钱,银花三钱。盖黄芪补气,忍痛养血,气血充溢,渴何由作?服之半月,果获全愈。

《邵氏方案·卷之乐·目痛》

病后肝经血分积热未清,遍生热疖,两目起星。姑与清泄。羚角、桑叶、黄菊、谷精草三钱,鲜地、丹皮、蒺藜、木贼草、连翘。

《邵氏方案·卷之书·便血》

便血不止,而暑疖遍生。血分伏热颇重也。鲜地、川连、银花三钱,草节一钱,侧柏、黄柏、淡芩、枯草三钱,地榆、槐米。

《邵氏方案·卷之书·疖》

便血全止,但疖生颇多。羚角、金银花、夏枯、山栀、赤芍、鲜地、三妙丸、生草节、丹皮。

《陈莘田外科方案·卷一·头面火疖》

袁,幼,莲花兜。七月二日。九月婴孩,暑风湿热,郁蒸化毒,头面火疖,腐溃流水,脾败无脓,大便泄泻,身热不解,目光上窜,口如鱼口,舌苔黑糙。其邪深入厥少,势有面厥闭之危,风波莫测也。广藿梗、丹皮、茯神、甘中黄、冬桑叶、连翘、土贝、荷叶、羚羊角、钩钩、炒淡芩。

《陈莘田外科方案·卷三·牵藤流注》

蒋,右。暑风湿热痰滞痹络,发为牵藤流注,现结三枚,肿胀作痛,形势颇大,寒热往来。起逾二旬,头面火疖,大小不一。内脓已成,最虑溃后虚波增喘。拟托里提脓法。托里消毒饮去参、芩,加土贝。

《陈莘田外科方案·卷三·暑毒流注》

王左,幼。暑湿热三气化毒,头面火疖丛生,复发暑毒流注,腐肉如岩,流水无脓,气秒异常,耳痛流水,兼之作疟,神疲烦躁。质小任重,变险可虑也。羚羊角、牡丹皮、陈皮、土贝母、青蒿梗、淡芩、生草、江枳壳、鲜荷叶。

《陈莘田外科方案·卷五·天疱疮》

薛,幼。暑湿热上乘,头面火疖、天疱疮起,泡流水蔓延,痛痒并作,最为淹缠也者。霜桑叶、黑山栀、土贝、丝瓜络、炒牛蒡、防风、赤苓、通草、淡芩、连翘、六一散。

《陈莘田外科方案·卷五·火疖疮》

张,幼。九月婴儿,暑风湿热,郁蒸化毒,头面火疖,腐溃流水,脾败无脓,大便泻泄,身热不解,目光上窜,口如鱼口,舌苔干糙。其邪深入厥少,势为厥闭之危,风波莫测也。广藿梗、羚羊角、连翘仁、茯神、钩钩、冬霜桑、牡丹皮、炒淡芩、土贝、荷叶、甘中黄。

袁左,幼。暑风湿热,郁蒸化毒,头面火疖,业发不已,溃者溃,肿者肿,其邪留恋。拟清化法。羚羊角、赤芍、土贝母、天花粉、细生地、连翘、苦桔梗、通草、盖元散。

陈右,幼。暑湿热化毒,满头火疖,攻窜已有数十枚,溃者溃,肿者肿,质小任重,虑其不克胜任之险。泻白散去米仁,加桔梗、丹皮、陈皮、赤芍、土贝、冬藤。

《陈莘田外科方案·卷五·暑毒火疖》

俞右,幼。暑湿热化毒,火疖业生,遍体皆有,正在秋暑,尚恐滋窜。拟清暑化毒法。羚羊角、淡芩、六一散、香青蒿、鲜荷叶、连翘、炒牛蒡、通草、细生地、苦桔梗、小川连。

《陈莘田外科方案·卷五·火丹》

王左，幼。暑湿热化毒，头额火丹，势欲结疬，曾有寒热。治拟清泄肺胃。羚羊角、牛蒡子、淡芩、赤芍、通草、霜桑叶、黑山栀、丹皮、连翘、六一散。

《曹沧洲医案·耳目鼻部》

杜。耳热疖不一而起，耳门痛肿硬，表热伏暑，蒸郁阳明，急当清泄宣络。桑叶、象贝、忍冬藤、扁豆衣、丹皮、花粉、丝瓜络、茯苓、连翘、鲜芦根、淡芩炭、甘中黄。

《曹沧洲医案·外疡总门科》

幼。热疖。蕴热上亢，热疖不一，当清化分利。鲜生地、银花、钩勾、玉泉散（包）、白蒺藜、桑叶、大竹叶、鲜芦根。

《丛桂草堂医案·卷二》

金平卿君令堂。年逾五旬，体素胖。今年六月，疽发背，先由西医刘某医治多日，溃烂甚深，而不能生长肌肉，遍身发生小疖，形如豆大，其痛异常。手臂动摇，腿亦颤动，不能起坐，彻夜不寐。西医见之却走，称为不治之症，并断其死期不能出一星期之外。金君闻之大恐，适予为其公子治喉症。乃邀以诊治。并云：聊尽人子之职分而已。其意盖深以病势之危，恐终不能愈耳。

予诊其脉洪大不柔，左手寸部尤觉大硬，舌光赤无苔，亦无津液。盖高年阴液大亏，孤阳独炽，外症出脓后，津血益伤。加以西医治法，只知消毒防腐，而不知培养气血为根本之图，宜乎愈治愈坏，变症百出也。其时亦有夏君子雨同诊，遂共商治法。

用复脉汤去桂枝、姜、酒，加枣仁、茯神、黄芪、熟地、枸杞子、鸡子黄等药，加重其剂。黄芪、熟地、干地黄、党参、枣仁、茯神等均用五钱，余药亦均用三四钱，鸡子黄一枚。生冲和服，接服三剂，夜间稍稍能睡。背部患处亦稍见新肉，而脉息亦较敛矣。接服至十剂，患处新肉日见增高。遍身小疖亦均出脓而消，舌色亦淡，饮食亦稍能进，手臂两腿亦均不动摇矣。惟精神疲弱，时欲睡眠，脉息转虚滑。

仍以原方减轻其剂，又服十剂。患处肌肉渐平，而腰以下又发一痈，出脓碗许。仍以前方培养

气血。越数日，病人忽不能安寐，自欲奔走，几类发狂，舌仍光赤。盖脓出后阴液复亏，虚火复炽也。乃以原方去参、芪，重用干地黄、柏子仁、枣仁、麦冬，加莲子心，两剂而安。复以培补气血之药，服至一月始瘥。

《丛桂草堂医案·卷四》

龚姓女七岁。夏间头顶生疖如贯珠，出脓后久不生肌，每三日必出脓一次，否则肿胀疼痛。乃以绿云膏贴之。每日洗换，不十日瘥。

《王氏医案绎注·卷四》

濮妪。于酷热之秋，浑身生疖如疔，痛楚难堪，小溲或秘或频，大便登圊非努挣不下，卧则不能收摄，人皆谓其虚也。孟英诊，脉滑数，舌紫苔黄而渴。予白虎加花粉、竹叶、栀子、白薇、紫菀、石斛、黄柏。十余剂而痊。

《类编朱氏集验医方·卷之十四中毒门·治方》

兴化人陈可大，知肇庆府。肋下忽肿起，如生痈疖状，顷刻间，其大如碗，识者云：此中挑生毒也。俟五更以绿豆细嚼，试若香甜则是。已而果然。凡捣川升麻为细末，上取冷熟水，调二大钱，连服之。遂洞泻出生葱数茎，根须皆具，肿即消缩。煎平胃散调补，且食白粥，后亦无他。

第四节

痈 疽

痈疽，为中医外科疮疡类常见疾病。局部高凸，红肿疼痛，发病迅速，皮薄易肿，易脓、易溃、易敛者为痈；局部平塌，不红不肿，皮厚难溃难敛者为疽。相当于西医的体表急性化脓性感染。我国自《黄帝内经》起即有了痈疽之分，诸多医家亦多分而述之。但命名具体病症与组方用药时常痈疽混用，并不严格区分，故合二为一节。

古代根据痈疽发生的不同位置将痈疽分为颈痈、腋痈、委中毒、肘痈、腕痈等类，多达百种。另有根据病因病机、病症特点来命名的附骨疽、石痈、石疽等。

"痈疽多由火毒生"，火毒为痈疽之主因。火毒蕴结，局部的气血凝滞，经络阻塞而引起血败肉腐，溃烂成脓，故生痈疽，亦多见痰湿血瘀掺杂其

中。故清热是痈疽治疗之要。根据脓成脓溃与否,痈疽又有四候之别:一候成形;二候化脓;三候脱腐;四候生新,依次以"消、托、补"为治则。

【辨病名】

痈疽,作为病名,最早出现于《五十二病方》。《黄帝内经》中以痈发浅而轻、疽发深而重,并以痈为阳证、疽为阴证来区分。如《黄帝内经灵枢·痈疽》中说:"疽者,上之皮夭以坚,上如牛领之皮;痈者,其皮上薄以泽,此其候也。"并依据病位、病因病机、病症特点等,列出了猛疽、夭疽、疵痈等多种详细命名。晋代龚庆宣《刘涓子鬼遗方》论述了痈和疽的鉴别。随着对痈疽认识的不断深入,后世医家根据病因、病状等因素更进一步细化出附骨疽、石痈、便痈、悬痈、脱疽等更为具体的名称。

一、按发病部位命名

1. 背疽、上鼠疽、真发背、搭手

《外台秘要·卷第二十四·痈疽方一十四首》:"又发于胸者,名曰背疽,状如大豆,三四日起不早疗,下入腹,入腹不疗,十日死。"

《证治准绳·疡医卷之三·肩部·肩后疽》:"或问:肩膊后骨上生疽何如? 曰:此名上鼠疽,即上搭也。"

《外科大成·卷二分治部上(痈疽)·背部·论背疽》:"夫疽之发于背也,在脊之正中者为真发背,在脊之两旁者为搭手。其名虽多,惟辨其阴阳为诀耳,原委症治,已载首卷。"

2. 气脚

《华氏中藏经·卷中·论脚弱状候不同第四十二》:"痈肿之证,但入于脚膝,则谓之气脚也。"

3. 改訾

《诸病源候论·妇人杂病诸候四·改訾候》:"此为内痈发于胁,名为改訾。由邪气聚在下管,与经络血气相搏所生也。至其变败,状如痈疽。"

4. 瘑疽

《诸病源候论·疮病诸候·疽疮候》:"此疽疮,是瘑之类也,非痈疽之疽。世云瘑疽,即是此也。"

5. 肘疽

《诸病源候论·痈疽病诸候·肘疽候》:"肘疽,是疽发于肘,谓之肘疽。凡诸疽发节解,并皆断筋节,而发肘者,尤为重也。此亦是寒湿之气客于肌肉,折于血气所生也。"

6. 杼疽

《刘涓子鬼遗方·卷一·序论》:"杼疽发顶若两耳下,不写十六日死,六日可刺。"

《诸病源候论·痈疽病诸候·二十四、杼疽候》:"杼疽者,发项及两耳下。"

《证治准绳·疡医卷之三·项部·杼疽》:"或问:颈上、两耳后生疽何如? 曰:此名杼疽。"

《外科启玄·卷之六·杼疽》:"是手少阳三焦经,多气少血,生于天牖、翳风二穴之旁两耳下,六七日可刺。"

7. 血疝(便痈、脏毒、悬痈、痔痈)

《儒门事亲·卷二·疝本肝经宜通勿塞状十九》:"血疝,其状如黄瓜,在少腹两旁,横骨两端约中,俗云便痈。"

《儒门事亲·卷四·便痈四十八》:"夫便痈者,乃男子之疝也,俗呼为便痈。言于大便处害一痈,故名便痈也。"

《医方集宜·卷之四诸疝门·形证》:"血疝,其状如黄瓜,在小腹两旁,横骨两端约中,俗云便痈,得之春夏重感大燠,劳于使内,气血流溢,渗入胕囊,留而不去,结成痈肿,脓少血多,宜以和血之剂下之。"

《医方集宜·卷之十外科·形证》:"便痈是血疝也,俗呼为便毒。言于不便处肿痛,故为便痈也。"

《医学纲目·卷之十四肝胆部·诸疝》:"上疝图虽七,然寒疝即疝之总名,水疝即癫疝之属,气疝即狐疝之属,血疝即痈疖之属,惟筋疝罕见之,盖下疳疮之属也。"

《证治准绳·疡医卷之四·下部·便毒》:"《鬼遗》云:腿脘两处起为便毒。胯下两臀尖下,大道前(谷道),小道后(水道),成悬痈,皆是虚极人患此痈;近谷道左右,亦名痔痈。"

《外科启玄·卷之五·左右便痈》:"此疮发于两腿丫内横骨穴阴廉穴,肝肾二经,多血少气,令人寒热,掀肿作痛有单左单右,及双作者,宜散肝经湿热,解毒,初则灸妙。"

《外科启玄·卷之七·脏毒痔疮漏疮》:"谷道生疽曰脏毒,最痛。初则内疏,次则内托,排脓溃后,慎房事,戒厚味气怒,若不谨守,恐生漏毒,亦有丧生者。黑者难治。"

8. 瘰疬痈

《仙传外科集验方·服药通变方第二·荣卫返魂汤》:"有痈肿在项、腋、两乳旁,两胯软肉处,名为瘰疬痈。"

《证治准绳·疡医卷之三·肩部·瘰疬痈》:"或问:项腋、两乳旁结核,或两胯软肉处,生肿块何如?曰:是名瘰疬痈,属手少阳三焦经,其发缓慢,是冷证非热证也。"

《景岳全书·卷之四十七贤集·外科钤(下)·流注》:"又有结核在项腋,或两乳旁,或两胯软肉处,名曰瘰疬痈,属冷证也。"

9. 顶门痈(佛顶疽)

《证治准绳·疡医卷之三·头部·顶门痈》:"或问:顶门生痈何如?曰:此属太阳经风热所至,一名佛顶疽,穴名上星。"

10. 百会疽(玉顶发)

《证治准绳·疡医卷之三·头部·百会疽》:"或问:百会穴生疽何如?曰:此名玉顶发,初如麦米,顿增痛楚,寒热大作,由虚阳浮泛,宜以盐汤下八味丸,引火归源,甚则黑锡丹。"

11. 太阳疽(勇疽、脑发)

《刘涓子鬼遗方·卷一·序论》:"勇疽发股起太阴,若伏鼠,二十五日不写死。其十日可刺。"

《诸病源候论·痈疽病诸候上·疽候》:"勇疽发股,起太阴若伏兔,二十五日不泻,死。"

《证治准绳·疡医卷之三·头部·太阳疽》:"《鬼遗》云:左右太阳穴,或发疽疖及痈,五七日不溃,毒气流入眼眶攻眼,眼合不开,用药贴破,破后慎外风水,所入即损其睛,疮损眼睑而成大疾。或问:两太阳生疽何如?曰:此名勇疽,亦名脑发。"

《外科启玄·卷之四·脑发》:"此痈发于巅顶之上泥丸宫穴,系足太阳膀胱经,兼与督脉相并而作,其经多血少气,状如火燎,浆炮大如钱,形色似葡萄,头若有蜂儿米粒大,四围坚硬,色赤者可治,血闷乱神不定者死,如八日有脓可刺者生。"

《外科启玄·卷之六·勇疽》:"是足太阴脾经,多气少血,生于冲门穴,赤肿作硬,八日得溃可刺,如脓黄白色者可治;其疮孔如鸡子大者,俗称鱼口是也,有单有双口者,年久而不收口,是沾阴也,宜蒸之补托之。"

12. 额疽

《证治准绳·疡医卷之三·头部·额疽》:"《鬼遗方》云:左额、右额发赤疽。不拘大小,状如桃李,急宜药贴破,见脓无害。右额角一处发毒疽及恶疮,为近太阳穴,如肿满太阳,即成虚损。"

13. 鬓疽、鬓漏、耳门痈

《证治准绳·疡医卷之三·头部·鬓疽》:"鬓疽属手少阳三焦相火,是经少血多气,尤忌见脓,若妄加针灸,必至不起,余见之屡矣。"

《外科启玄·卷之六·鬓疽》:"是足阳明胃经,多气多血,生于头维穴,初如疖子,后渐大,硬如石,皮似猪皮,棕眼睡中谵语恍惚,吐逆鲜血,流入四肢者万死一生。"

《外科十三方考·下编·十八问答》:"五问曰:鬓疽、鬓漏、耳门痈,三者何辨?答曰:疽者生于鬓毛间,状如疖子;平头起者为痈,疼痛非常,或远年不收口为鬓漏。初起者,先以太岁墨涂之,继服金蚣丸,再服中九丸自愈。耳门痈者,生于耳门之间。三者虽然不同,而治法则一,相症施治,不可拘泥。"

《外科十三方考·下编·鬓疽》:"鬓疽者生在鬓毛之间,形同疖子,其痒非常,大者为痈,小者为疽,远年不收口者为漏。"

14. 眉疽、眉心疽(面风毒)

《证治准绳·疡医卷之三·面部·发眉》:"或问:眉发疽毒何如?曰:此疽从眉至头生疮黑色,渐渐肿漫满面,疮头坚硬如石,刺之无脓,惟出黄水,痛不可忍,闷乱呕逆是也。由脏腑积热,风毒上攻而然……或问:眉心生疽何如?曰:是名眉心疽,一名面风毒。"

《外科启玄·卷之六·眉疽》:"是足少阳胆经,多气少血,其疽生于阳白二穴之分,从眉至额,赤肿煅高,坚硬如石,刺之无脓,黄水自出,痛甚,闷乱吐逆。治之渐减者生,甚者死,女子七日死,男子二十四日死,慎之。"

《外科正宗·卷之四·杂疮毒门·拾遗症第一百三十八》:"凤眉疽发在两目之间,形长皮赤,痛引脑户,二目合缝,光肿发热。"

15. 发际疽

《证治准绳·疡医卷之三·头部·发际疮》:"或问:发际生疮何如?曰:此名发际疮也。状如芡实,漫肿寒热,或痛或痒者,发际疽也,此由风热上壅所致。宜服防风通圣散、紫金丹、夺命丹汗之。"

16. 髭毒

《证治准绳·疡医卷之三·面部·发髭》："或问：地角上生痈何如？曰：是名髭毒。属足阳明经风热所致。用活命饮加芩连、玄参、栀子、桔梗以清热。壮实者，一粒金丹下之。"

17. 颧骨肉疽、颧疽

《证治准绳·疡医卷之三·面部·颧疡》："或问：颧骨内卒然而痛，经宿而痛甚，寒热大作何如？曰：此颧骨肉疽也……或问：一人年五十，忽颧骨上初觉如松子，渐大如胡桃，不甚肿，微赤微痒，或云痰核，或云结毒，或作瘤治何如？曰：皆非也，是名颧疽。"

18. 颐发

《证治准绳·疡医卷之三·面部·发颐（疰腮）》："或问：颧骨之下，腮颔之上，耳前一寸三分发疽何如？曰：此名颐发。"

19. 颏痈

《证治准绳·疡医卷之三·面部·承浆痈》："或问：地角下生疽何如？曰：是名颏痈，属阳明胃经积热所致。用白芷升麻汤、活命饮，加升麻、桔梗，更服紫金丹汗之。壮实者，一粒金丹下之。"

20. 耳后疽（耳后毒、锐疽）

《证治准绳·疡医卷之三·耳部·耳后疽》："或问：耳后一寸三分生疽，古云不治之证。今有一人，年二十四岁，耳后结块如拳，肉色不变，亦不甚痛，七日不食何如？曰：此名耳后毒，非瘰也，隔蒜灸之；活命饮加柴胡、桔梗、升麻，八阵散下之愈……一人耳后寸余发一毒，名曰锐疽。焮痛寒热，烦躁喜冷，此胆经蕴热而然。先用神仙活命饮一剂，势减二三，时值仲冬，彼惑于用寒远寒之禁。自用十宣、托里之药，势渐炽，耳内脓溃，喉肿闭，药不能下而殁。"

21. 兑疽

《外科正宗·卷之四·杂疮毒门·拾遗症第一百三十八》："兑疽生在当手动脉之处，肿痛寒热，痛彻手膊，举动不便。"

《疡医大全·卷十九腋臂指掌部·兑疽门主论》："朱丹溪曰：兑疽生手腕里面横纹后，前稍动脉之间，左右同，乃肺经门户。若发疽或溃深，则肺气大泄，最为险候。"

22. 百脉疽（脉疽）

《刘涓子鬼遗方·卷一·序论》："脉疽发颈项，如痛身随而热，不欲动悄悄，或不能食，此有所大畏恐骇而不精，上气嗽，其发引耳不可以肿，二十日可刺，不刺八十日死。"

《证治准绳·疡医卷之三·项部·百脉疽》："《鬼遗》云：百脉疽，肿起环颈项疼痛，身体大热，不敢动止，悄悄不能食，此有大畏恐骇，上气咳嗽，其发引耳，不可以肿，十五日可刺导引，不刺导引见血，八十日必死。"

23. 项痈（夭疽）

《黄帝内经太素·卷第二十六·寒热·痈疽》："发于颈，名曰夭疽，其痈大以赤黑，不急治，则热气下入泉液，前伤任脉，内熏肝肺，熏肝肺十余日而死矣。"

《证治准绳·疡医卷之三·项部·项痈》："《灵枢》云：发于颈者，名曰夭疽。其痈大而赤黑，不急治，则热气下入渊腋，前伤任脉，内熏肝肺，熏肝肺十余日而死矣。"

24. 项中疽（对口疮）

《证治准绳·疡医卷之三·项部·项中疽》："或问：颈后脑下发疽何如？曰：此即对口疮也，属督脉。阳独盛，气有余，火炎上而发疽也，急服乌金散、胜金丹汗之，壮实者，一粒金丹下之。"

25. 天柱疽

《证治准绳·疡医卷之三·项部·天柱疽》："或问：天柱骨上，极痒入骨，恶心吐逆，肩背拘急何如？曰：此名天柱疽，急隔蒜灸之，痒止为度，无蒜明灸可治。"

26. 肩疽（疵痈）、肩胛疽（太阴疽、莲子发）

《黄帝内经太素·卷第二十六·寒热·痈疽》："发于肩及臑，名曰疵痈，其状赤黑，急治之，此令人汗出至足，不害五脏，痈发四五日，逆焫之。"

《证治准绳·疡医卷之三·肩部·肩疽》："《灵枢》云：发于肩及臑，名曰疵痈。其状赤黑，急治之。此令人汗出至足，不害五脏，痈发四五日，逆焫之。《鬼遗》云：疔疽发两肩，恶血留结内外，荣卫不通，发成疔疽。五日肿大，令人口噤寒战，十二日可刺。不治，二十日死。"

《证治准绳·疡医卷之三·肩部·肩胛疽》："或问：肩肿内痛渐至溃烂成疮何如？曰：此名太

阴疽,即莲子发。属手太阴肺经,积热所致。"

《证治准绳·疡医卷之三·肩部·左右串》:"或问:左右搭串何如?曰:左肩骨上生疽,串于右者,可治;右肩骨,上生疽,串于左者难治。"

27. 夹肢痈

《证治准绳·疡医卷之三·肩部·夹肢痈》:"或问:肩膊下隙内,生疽何如?曰:是名夹肢痈。属手少阴心经、手厥阴心包络,风热所致。"

28. 缺盆疽(锁骨疽)

《证治准绳·疡医卷之三·肩部·缺盆疽》:"或问:一人年六十,肩前陷中生疽,寒热大作,饮食少进,肩背拘急,小水不利,胸腹膨胀何如?曰:是名缺盆,又名锁骨疽。"

29. 内疚疽

《证治准绳·疡医卷之三·肩部·腋发》:"《鬼遗》云:内疚疽,发两腋下及臂,并两手掌中,振寒热而嗌干,饮多即呕,烦心悄悄,脉盛,六七八日诊,如此可汗,不汗死。"

30. 手发背

《证治准绳·疡医卷之三·手部·手发背》:"《鬼遗》云:两手背发痈疽,初生如水刺无头脑,顽然满手背,肿满后聚毒成疮,深入至骨而为发手背。"

31. 虎口疽(合谷疽)

《证治准绳·疡医卷之三·手部·虎口疽》:"虎口结毒,焮赤肿痛,名合谷疽。"

32. 调疽

《证治准绳·疡医卷之三·手部·手大指疽》:"手大指头发,小点如粟,渐大如豆,或如桃李;或青,或紫,乍黄,乍黑,乍白;或痒,或麻木不痛,或大痛彻心,此名调疽。"

33. 小腹疽

《证治准绳·疡医卷之四·腹部·小腹疽》:"或问:脐下发疽何如?曰:此即小腹痈,脐下一寸五分为气海,二寸为丹田,三寸为关元,皆属任脉,由七情不和所致。"

34. 腹痈

《证治准绳·疡医卷之四·腹部·总论》:"腹痈谓疮,生于肚腹,或生于皮里膜外,属膏粱厚味,七情郁火。"

35. 臀痈、臀疽

《证治准绳·疡医卷之四·下部·臀痈》:"或问:臀上生痈何如?曰:肿高根浅为痈,肿平根深为疽,俱属足太阳经,湿热所致。宜服内托羌活汤、内托复煎散加羌活主之。"

《外科启玄·卷之五·臀痈》:"臀上乃足太阳经,多血少气,盖精肉气血罕来,最痛。因见虚弱即当内托补其血气,如疮少向胯骨环跳穴者,兼足少阳经,少血多气,更加引经药更妙,左右相同,承扶穴是也。"

《景岳全书·卷之四十七贤集·外科钤(下)·臀痈》:"马益卿曰:臀痈证,臀居小腹之下,此阴中之阴也,道远位僻,虽曰多血,然气运不到,血亦罕来,中年之后,尤虑患此。才有肿痛,参之脉证,但见虚弱,便与滋补。"

《外科启玄·卷之六·臀疽》:"是足太阳膀胱经,多血少气,生于承扶二穴者名曰臀疽,最痛,宜托之,三五日脓出瘥,如近大小便处难治,生于实处易治。"

36. 三里发

《证治准绳·疡医卷之四·胫部·三里发》:"《鬼遗》云:三里两处起痈疽,初发如牛眼睛青黑,便五七日破穴,出黑血汁,脓肿攻膀肚连腿里,拘急冷疼,此因伤筋气劳力所成。宜用汤药注射其外,毒自平息矣。"

37. 骗马坠

《医学纲目·卷之十九心小肠部·痈疽所发部分名状不同》:"垂珠左右两处起痈,为骗马坠。"

38. 内踝疽(走缓、鞋带痈)、外踝疽(脚拐毒)

《证治准绳·疡医卷之四·胫部·内踝疽》:"《灵枢》云:发于内踝,名曰走缓。其状痈色不变,数石其输而止其寒热,不死。或问:足内生疽,何如?曰:此名鞋带痈,由寒湿滞足于阳明,与足厥阴肝经,血涩气阻所致。"

《证治准绳·疡医卷之四·胫部·外踝疽》:"或问:足外踝生疽何如?曰:此名脚拐毒。属少阳胆经、足太阳膀胱经,湿热下注,宜服内托羌活汤、黄连消毒散、内托复煎散选用;胜金丹、乌金散、紫金丹,皆可用。"

39. 臁疮

《证治准绳·疡医卷之四·胫部·臁疮》:"《鬼遗》云:两曲瞅,膀肚下内外两踝前,有廉刃两边,为里外廉。上结痈肿,此处近骨难瘥。"

40. 膻中疽

《证治准绳·疡医卷之三·胸部·膻中疽》："或问：心窝上两乳间，生疽何如？曰：此膻中发疽也。"

41. 胁疽（痈）、窬胁痈

《证治准绳·疡医卷之四·胁部·胁疽》："或问：胁上生疽何如？曰：是名胁疽，属手厥阴心包络、足厥阴肝，火热毒怒气相并而作，活命饮加柴胡、紫金丹、乌金散选用。壮实者，八阵散、一粒金丹下之。此证宜速治，不然溃烂不敛，多致危困。"

《外科十三方考·下编·十八问答》："七问曰：何为项下桃、担肩瘤、窬胁痈？答曰：毒生于颌下者名项下桃；生于肩井上者名担肩瘤；生于胁下者为窬胁痈。"

42. 冲疽（中发疽、雍肾疮）

《诸病源候论·痈疽病诸候上·疽候》："冲疽发在小腹，痛而战寒热冒，五日悄悄，六日而变。可刺之；不刺之，五十日死。"

《证治准绳·疡医卷之四·腹部·脐上疽》："或问：脐上寸许，发疽何如？曰：此名冲疽，又名中发疽，一名雍肾疮。"

43. 筋疽、过肩疽

《刘涓子鬼遗方·卷一·序论》："筋疽皆发脊两边大筋，其色苍，八日可刺。若有脓在肌腹中，十日死。"

《诸病源候论·痈疽病诸候上·疽候》："筋疽发背，侠脊两边大筋，其色苍，八日可刺也。如刺之无血，三四日病已。"

《证治准绳·疡医卷之三·肩部·过肩疽》："或问：肩后夹脊，两边肿硬疼痛何如？曰：此名筋疽，亦名过肩疽。"

《证治准绳·疡医卷之四·背部·发背》："筋疽，发夹脊两边大筋上，其色苍，八日可刺，有痈在肥肠中，九十日死。"

《外科启玄·卷之六·筋疽》："是足太阳膀胱经，多血少气，生于两足外后跟昆仑二穴，初起三五日，皮如虫蚀，过一年有虫为瘘，脂肿骨粗，脓多时节落虫似筋头，黄赤色内食其骨，经年不瘥，名曰瘘漏，一名曲疽，流脓水不止，名冷疽，多死。"

44. 腰疽、腰痈（连肾发）、石疽

《证治准绳·疡医卷之四·腰部·腰疽》："或问：十四椎旁，腰肾之间，发疽何如？曰：此名连肾发，即下搭也……或问：一人患疽于腰胯之间，肉色不变，坚硬如石，经月不溃者何如？曰：此名石疽。"

《外科启玄·卷之五·腰痈》："此疮发于软胁下近腰带脉五枢维道穴，是足少阳经，多气少血，寒热焮肿痛，余治一人脓出一桶余，内托大补而愈，左右相同。"

《外科启玄·卷之六·腰疽》："是足太阳膀胱经，多血少气，其疮生于胃俞胃仓二穴，托之得溃则安，若上赤下黑，二十日不溃即死，如青黑色无脓出血水者亦死。"

45. 穿裆发

《证治准绳·疡医卷之四·下部·穿裆发锐疽涌泉疽》："或问：背之下极发疽何如？曰：此名穿裆发，属督脉及太阳经，由劳伤忧思积郁所致。"

46. 腓腨发疽

《证治准绳·疡医卷之四·胫部·腓腨发》："或问：足小肚生疽，寒热烦躁何如？曰：此名腓腨发疽，属足少阴肾经，由肾水不足，积热所致。"

47. 甲疽

《证治准绳·疡医卷之四·足部·甲疽（嵌甲）》："足三阴经皆起于足指，气血沮而不行，结于指甲之间能成甲疽。凡以经络之所流注，非特肌肉之病也。或得于剪甲伤肌，或得于甲长侵肉，或得于履绚之不适，使气血沮遏而不通，腐溃为疽，久则烂指，上引于胫膝之间，而疮疱者是已。然病在四末，不必治其内，惟涂敷涤濯，去恶而除秽，及适其行覆则论矣。"

《外科正宗·卷之四杂疮毒门·甲疽第六十二》："甲疽者，或因甲长侵肌，又因修甲损伤良肉，靴鞋窄小，俱易生之。其患胬肉裹上，指甲肿痛异常，难于步履。"

《圣济总录·卷第一百二十九·甲疽》："论曰：足三阴经，皆起于足，气血沮而不行，溃于指甲之间，能成甲疽，凡以经络之所流注，非特肌肉之病也。故或得于剪甲伤肌，或得于甲长侵肉，或得于屦兔之不适，使血气沮遏不通，故腐溃为疽，久则浸淫烂指，上引于腕膝之间而疮疱者是已。"

48. 足心痈（涌泉疽、病穿板、穿窟尺蛇）

《证治准绳·疡医卷之四·足部·足心痈》："《鬼遗》云：两脚心发，彻骨者不治。如脚心微皮

破,不至深发,脓不多者可治。足心发毒肿痛,亦名涌泉疽,俗名病穿板,又名穿窟尺蛇。"

49. 脑后发

《外科启玄·卷之四·脑后发》:"此痈亦是足太阳膀胱经,兼督脉阳维脉所作,多血少气,在玉枕二穴风府穴端,痛痒不一,善恶兼现,在表者汗之,里者疏之,当详前法治之。"

50. 瘿瘤发

《外科启玄·卷之四·瘿瘤发》:"此疮发于脊之正中,近于大椎、陶道、身柱三穴之端,俱督脉之所络处,甚利害,急早托之,是阳脉之海,督领百脉。《经》云:营气不从,逆于肉理,乃生痈肿,督脉不能统督之意,可见之凶症也。"

51. 环项发(落头痈)

《外科启玄·卷之四·环项发》:"此疮发于项一周围,名曰环项发,又名落头痈。先看何处肿起,如从后天柱穴起即足太阳兼督脉哑门下,作寒热拘倦,闷乱恐怖,不食,如连前项俱肿,乃毒流入足少阳阳明,连耳肿分经势治之,不瘥者死。"

52. 尾闾痈

《外科启玄·卷之五·尾闾痈》:"此痈发于尾闾穴,是督脉之经,最痛难忍,难得脓,宜大托里加乳香没药,排脓止痛,外用敷贴,戒气怒房事,不然则漏而难痊。"

53. 膝痈、箕门痈、疵疽

《医方集宜·卷之十·外科·形证》:"膝痈是湿热之毒结而不散,其症膝肿红痛,恶寒发热。当祛散其湿热,否则脓溃,必为残疾矣。"

《外科启玄·卷之五·膝痈》:"膝外有痈,是足少阳经毒,多气少血,膝内有痈,是足太阴经,多气少血,此膝间乃枢纽骨节行动之处,宜仔细治之,不然,令人废矣,慎之。"

《外科启玄·卷之五·箕门痈》:"此疮是足太阴脾经湿热之毒所生,其经多气少血,在股内近膝上,宜内托黄芪柴胡汤加苍术防己等药治之,外宜敷贴,随症施治妙。"

《黄帝内经太素·卷第二十六·寒热·痈疽》:"发于膝,名曰疵疽,其状大痈,色不变,寒热而坚,勿石,石之死,须其柔乃石之者,生。"

54. 箕痈

《外科启玄·卷之五·箕痈》:"此疮发于阴囊后谷道前,乃任督脉所起之处也,亦有湿热而生,

或劳逸及妒精所有。宜内疏内托,随症施治则安,戒怒气房事,不然成漏矣。有一人生此及茎中三处,漏尿溺,余为治好,二月后因房事复发。"

55. 挟痈

《外科启玄·卷之五·挟痈》:"此疮发于腋内,乃手厥阴经,多血少气,天池穴边者令人寒热大痛,掌热臂急面赤。初则内疏之,次则散毒托之。"

56. 癧疽发

《外科启玄·卷之四·癧疽发》:"此疮发于背后两旁,是足太阳经等穴,其经多血少气,脊中穴是督脉之经,初发如豆,小者如梅李大,黑白色不定,疹痛应心,四畔如牛唇,四十岁以前可治,以后者恐衰弱难痊,其在左右亦相同也。"

57. 体疽发

《外科启玄·卷之四·体疽发》:"此疮发于足太阳经,多血少气,上至肺俞,下至肝俞等五穴,左右相同,八日可刺,如不溃,二十日死,或初发时肿上如椒子者死。"

58. 首疽

《刘涓子鬼遗方·卷一·序论》:"首疽发热八十日。一方云:八九日大热汗头,引血尽如嗽,身热同同如沸者,皮颇肿,浅刺之;不刺,二十日死。"

《诸病源候论·痈疽病诸候上·疽候》:"首疽发背,发热八十二日,大热汗头,引身尽。"

《外科启玄·卷之六·首疽》:"是手少阳三焦经,多气少血,其疽生于瘈脉、翳风二穴,此疮多憎寒壮热,发渴,七八日可刺,脓水黄白色者可治,如黑色稀水者太恶,若发渴者即死,左右相同,双疽者亦死,大抵毒之甚也。"

59. 腕疽

《外科启玄·卷之六·腕疽》:"是手厥阴心胞络经,多血少气,其疮生于天池之穴,及足三阴三阳之所发。起初胁肋下及两腿足生,赤肿痒,二十五日不溃者死,九日刺脓赤者可治,内罨周围赤干,疮口内见脂膜黑者不治,多因打扑而生。"

60. 敦疽

《刘涓子鬼遗方·卷一·序论》:"敦疽发两指头,若五指头七八日不写死。其四日可刺。其发而黑拥者不堪,未过节可治。(一方不呼为敦疽,恐是刺写明堂引为败疽)"

《诸病源候论·痈疽病诸候上·疽候》:"敦疽

发两手五指头,若足五指头,十八日不泻,死。"

《证治准绳·疡医卷之三·手部·天蛇头》:"五指头生疽,名为敦疽。系脏腑积热,治不可缓。宜内疏黄连汤、紫金丹、乌金散,及一粒金丹下之。"

《外科启玄·卷之六·敦疽》:"是手三阴三阳之经,亦有血气多少不同,生于手之十指,名疽疮,生此四五日即溃,有脓可刺者生也,如不溃无脓,黑色过节者死,不可治也。"

61. 啮疽(足疽)

《外科启玄·卷之六·啮疽》:"是足太阳膀胱经,多血少气,生于足跟申脉穴,又名足疽,如初起赤肿有头可刺,有脓黄白色者可治;如初起便破,黑烂大恶,久则令人足落,若不早治,此人不能生也。"

62. 中庭疽

《外科启玄·卷之六·中庭疽》:"此疮乃任脉之经,是奇经脉也,在乳之中央,宜内托千金汤治之,外宜敷贴,随症加减为妙。"

63. 龙泉疽、虎须毒

《外科正宗·卷之四·杂疮毒门·龙泉疽虎须毒》:"此二毒乃肾、督二脉分合行布,骤被外邪所搏而成。龙泉疽发在人中之间,虎须毒生于地角之上。"

64. 穿踝疽

《外科正宗·卷之四·杂疮毒门·穿踝疽》:"穿踝疽,乃足三阴湿热下流停滞而成。"

65. 刾疽

《刘涓子鬼遗方·卷一·序论》:"刾疽发起肺腧,不写二十日死。其八日可刺;发面赤,其上肉如椒子者死,不可治。"

66. 摽叔疽

《刘涓子鬼遗方·卷一·序论》:"摽叔疽发背热,同同耳聋,后六十日肿如聚水,其状若如此者可刺之。"

《诸病源候论·痈疽病诸候上·疽候》:"标叔疽发背,热同同,耳聋,后六十肿如裹水状,如此可刺之。"

67. 叔疽

《刘涓子鬼遗方·卷一·序论》:"叔疽发身肿牵核而身热不可以行,不可以屈申,成脓刺之以除。"

68. 旁疽

《刘涓子鬼遗方·卷一·序论》:"旁疽发足跌若足下,三十日不写死。"

69. 陈干疽

《刘涓子鬼遗方·卷一·序论》:"陈干疽发两臂,三四日痛不可动,五十日身热面赤,六十日可刺。"

《诸病源候论·痈疽病诸候上·疽候》:"陈干疽发臂,三四日痛不可动,五十日身热而赤,六十日可刺之。"

70. 臑疽

《外科正宗·卷之四·杂疮毒门·拾遗症》:"臑疽生在膊上,连肩通肿,长坚而硬。"

71. 透脑疽

《外科正宗·卷之四·杂疮毒门·拾遗症》:"透脑疽发在额上发际之间,多发寒热,头疼如斫,不可忍耐,先用万灵丹发汗、解散风邪,次宜清托。"

72. 附阴疽

《外科正宗·卷之四·杂疮毒门·拾遗症》:"附阴疽生在内踝上三寸,初生小泡,渐生赤肿,破流血水,痛亦彻骨,不能步履。"

73. 咬骨疽

《外科正宗·卷之四·杂疮毒门·拾遗症》:"咬骨疽发在大腿内股,不肿不红,痛彻骨髓,初宜雷火针针之,内服万灵丹酒调服效。"

74. 渊疽

《外科正宗·卷之四·杂疮毒门·拾遗症》:"渊疽发在胁下,初起不红坚硬,久则破溃,有声如婴儿啼状,膏盖,无声去膏,仍有异哉难治,哂不能也。"

75. 玉枕疽

《外科正宗·卷之四·杂疮毒门·拾遗症》:"玉枕疽生在脑后枕骨中,坚而难溃,痛引肩项,鼻塞气粗,此太阳膀胱湿热凝滞而成。"

二、按脏腑经络命名

1. 脾发疽、脾痈、脾肚痈

《证治准绳·疡医卷之三·胸部·脾发疽》:"或问:心窝下旁,生疽何如?曰:此名脾发疽。"

《外科启玄·卷之五·脾痈》:"此痈生肩真膈俞二穴,乃手太阳小肠经,多血少气,乃脾受厚味所生也,宜汗之,《经》云汗之则疮止是也,毒从汗出而散,宜仙方活命饮加减,及引脾经药治之,托出其毒外以敷着上之效。"

《外科正宗·卷之一痈疽门·痈疽图形第十五》:"脾肚痈乃饮食炙爆厚味酿成。红赤高肿溃烂者生;紫黑平塌阴陷者死。"

2. 肺痈(天火疮)

《外科启玄·卷之六·肺痈》:"是任脉之经,紫宫玉堂之穴,一名天火疮,当胸而生,肿十日可刺,脓水黄白色者可治,无脓水渐大旁攻,上硬下虚,脓不出,精神短少,自破流水不绝,咳唾引痛者死"

3. 合阳痈

《外科启玄·卷之六·合阳痈》:"是足太阳膀胱经,湿热之毒所生,初宜托里除湿清热之药,内以羌活汤汗之则愈,如已成形,再加排脓止痛则溃,外宜敷贴之则已。"

三、按病因病机命名

1. 虫痈、柠痈

《黄帝内经太素·卷第二十六·寒热·虫痈》:"其痈在管内者,则沉而痛深;其痈在外者,则痛外而痛浮,痈上皮热。"

《诸病源候论·疮病诸候·柠痈候》:"柠痈,是诸杂疮带风湿,苦痒,数以手抓搔柠触,便侵食,阔,久不瘥,乃变生虫,故名柠痈。"

2. 风痈、瘰痈、拓着毒、蛇瘴

《诸病源候论·痈疽病诸候·风痈候》:"肿起,流之血脉,而挛曲疾痛,所以发疮历年,谓之风痈。此由风湿之气,客于经络,与气相搏所成也。《养生方》云:大解汗,当以粉粉身,若令自干者,成风痈也。"

《圣济总录·卷第一百二十九·风痈》:"论曰:风痈者,本由风湿之气,入于腠理,流注血脉,凝涩不利,挛曲肿起,发作疮痈,所以疼痛,经久不瘥者是也。盖风胜则动,故其痈留止无常,得之醉卧,汗出当风,风入肤腠,客于经络,与营卫相搏而成。"

《证治准绳·疡医卷之四·胫部·风痈》:"凡脚䯊及曲䐐中痒,搔则黄汁出,名风痈。"

《证治准绳·疡医卷之五·瘰痈(风痈)》:"瘰痈者,肉中忽生点子如豆粒,小者如黍粟,极者

如梅李,或赤,或黑,或青,或白,其状不定。有根不浮肿痛,伤之应心,根深至肌,经久便四面悉肿,疱黯熟紫黑色,能烂坏筋骨,若毒散逐脉入脏杀人。南人名为拓着毒。"

《外科正宗·卷之四·杂疮毒门·瘰痈第四十二》:"瘰痈一名蛇瘴,川、广烟瘴地面有之。初出先作红点,次变黑色,腐烂筋骨,小者如粟如豆,大者如梅如李,发无定处,初用蟾酥饼膏贴患上;寒热交作者,黍米寸金丹或飞龙夺命丹亦可。"

3. 痰痈

《外科十三方考·下编·十八问答》:"又有牙眶骨上生痰痈,坚硬如石,发作时牙眶肿胀,歪在一边,可用披针开眼,上入药线,此为恶症,十中难愈一二,此症前未详及,故重言之。"

4. 水痈

《诸病源候论·痈疽病诸候·水痈候》:"此由寒湿之气,客于皮肤,搏于津液,使血气痞涩,湿气偏多,则发水痈。"

四、按病症特点命名

1. 飚痈(熛痈)

《小品方·卷第十·治瘰痈诸方》:"飚痈者,肉中忽生一黯子,小如豆粒,小者如米粒粟,剧者如梅李大,或赤或黑,或青或白,其黯状实脉,脉有根而不浮肿也。"

《诸病源候论·痈疽病诸候·熛痈候》:"熛痈之状,肉生小黯点,小者如粟豆,大者如梅李,或赤或黑,乍青乍白,有实核,燥痛应心。"

2. 石痈

《诸病源候论·卷之三十二·痈疽病诸候上·石痈候》:"石痈者,亦是寒气客于肌肉,折于血气,结聚所成。其肿结确实,至牢有根,核皮相亲,不甚热,微痛,热时自歇。此寒多热少,坚如石,故谓之石痈也。久久热气乘之,乃有脓也。"

《外台秘要·卷第二十四·痈疽方一十四首》:"又发痈坚如石,走皮中无根,瘰疬也,久不消,因得他热之疾时,有发为痈也。又发痈至坚而有根者,名为石痈,疗之法,当服酒,非酒即药势不宣。但当稍饮,取令相得和散便止。"

《圣济总录·卷第一百二十八·痈疽门·石痈》:"论曰:人之气血,得热则淖泽,得寒则凝结。石痈者,寒气凝结,致热气不得散,故其肿毒硬实,

如石之状,而谓之石痈,治宜温调营卫,散其寒邪,使气得阳而外发,则脓血出而肿硬自消。"

《针灸资生经·针灸资生经第七·发背》:"凡发肿至坚有根者,名曰石痈。"

3. 石疽、发历疽、历疮

《诸病源候论·痈疽病诸候·石疽候》:"此由寒气客于经络,与血气相搏,血涩结而成疽也。其寒毒偏多,则气结聚而皮厚,状如痤疖,坚如石,故谓之石疽也。"

《圣济总录·卷第一百二十九·石疽》:"论曰:石疽与石痈之证同,比石痈为深,以寒客经络,气血结聚而不得散,隐于皮肤之内,重按如石,故谓之石疽。痈疽皆热气所作,今寒气为梗,故凝结不化,其毒内著,结硬如石,治宜温其经络,使热气得通,其毒外泄,故能腐熟而发散,化脓血而出也。"

《外科启玄·卷之六·蠹疽》:"是足阳明胃经,多气多血,生于缺盆二穴之分,一名发历疽,十日可刺;如无脓者名曰石疽;如他再生四五头,子母大小者,又名历疮,甚恶,毒入心者死;有白脓赤肿,饮食知味者生。"

4. 痈瘘

《诸病源候论·瘘病诸候·痈瘘候》:"痈瘘者,是痈溃疮后其不瘥,脓汁不尽,因变生虫成瘘,故为痈瘘也。"

5. 行疽

《刘涓子鬼遗方·卷一·序论》:"行疽发如肿,或后合相从,往来不可,要其所在刺之即愈。"

《诸病源候论·痈疽病诸候·行疽候》:"行疽候者,发疮小者如豆,大者如钱,往来匝身,及生面上,谓之行疽。此亦寒热客于腠理,与血气相搏所生也。"

6. 禽疽

《刘涓子鬼遗方·卷一·序论》:"禽疽,发如轸者数十,数其四日,肿合牵核痛,其状若挛,十日可刺。其肉发身核寒,齿如噤,欲痉,如是者十五日死。"

《诸病源候论·痈疽病诸候·禽疽候》:"禽疽,发如胗者数十处。其得四日,肿合牢核痛,其状若变。十日可刺。"

7. 顽疽

《诸病源候论·疮病诸候·顽疽候》:"此由风湿客于皮肤,血气所变,隐胗生疮,痒而不痛,故名顽疽。"

8. 浮疽瘘

《外台秘要·卷第二十三·九瘘方三十一首》:"七曰浮疽瘘,始发于颈,如两指,使人寒热欲卧,此得之。因思虑忧忆,其根在胆,地胆主之,甘草为佐。"

9. 脱疽、蛀节疔、脱痈、猋敦疽

《黄帝内经太素·卷第二十六·寒热·痈疽》:"发于股胻,名脱疽,其状不甚变而痈脓搏骨,不急治,三十日死……发于足趾,名曰脱疽,其状赤黑,死不治,不赤黑,不死,治之不衰,急斩去之活,不然则死矣。"

《诸病源候论·痈疽病诸候上·疽候》:"发于足趾,名曰脱疽。其状赤黑,死;不赤黑,不死。"

《医方集宜·卷之十·外科·形证》:"脱疽是疔生于足指,溃而自脱,故名脱疽。生于手指者名为蛀节疔,重者腐去本节,轻者筋挛。"

《证治准绳·疡医卷之四·足部·脱疽》:"《灵枢》云:发于足指,名脱疽。其状赤黑者死,不治。不赤黑者,不死,治之不衰,急斩之,否则死矣。《鬼遗》云:猋敦疽,发两足指,五日不穴死,四日可刺,其色发黑痈者,不堪,未过节者,可治。"

《外科启玄·卷之六·脱疽》:"是足之大指次指或足溃而脱,故名脱疽,是脾经积毒下注而然。赤色,先肿痛及不痛,俱以蒜灸之,人参败毒托里之剂治之,若色紫黑者急斩去之,如黑上至踝骨不治。"

《外科正宗·卷之一·痈疽门·痈疽原委论第一》:"又有脱疽生手足,丹房补术孽根因。脱疽之发,脱者,落也;疽者,黑腐也。"

10. 井疽(穿心冷瘘)

《黄帝内经太素·卷第二十六·寒热·痈疽》:"发于胸,名曰井疽,其状如大豆,三四日起,不早治,下入腹不治,七日死。"

《证治准绳·疡医卷之三·胸部·井疽》:"《灵枢》云:发于胸,名曰井疽。其状如大豆,三四日起,不早治,下入腹不治,七日死矣。或问:心窝生疽何如?曰:此证初起如黄痘,肉色不变,名曰井疽,又名穿心冷瘘。"

《外科启玄·卷之六·井疽》:"是任脉之经,在于鸠尾穴所生者名曰井疽,状如大豆,三四日

间,若不早治,十日必死,外发出者易痊,内发伤膜主死,无疑也。"

11. 甘疽

《证治准绳·疡医卷之三·胸部·甘疽》:"《灵枢》云:发于膺,(膺胸两旁高处,亦谓之臆)名曰甘疽。色青,其状如谷实栝蒌,常苦寒热,急治之,去其寒热,不急治,十日死,死后出脓。"

12. 多骨疽(剩骨、朽骨)、骨痈

《证治准绳·疡医卷之四·胫部·多骨疽》:"或问:足胫生疽,既溃甚,久而不愈,腐烂出骨者何如?曰:此名多骨疽,亦名剩骨,又名朽骨。"

《证治准绳·疡医卷之五·多骨疽》:"多骨疽者,由疮疡久溃,气血不能营于患处,邪气陷袭,久则烂筋腐骨而脱出,属足三阴亏损之症也。"

《外科启玄·卷之五·骨痈》:"此疮发作一二年不愈,常落出骨一片或一细骨,或有蛀蚀眼,或三五个月落一片,名曰多骨疮,非营气不从所生,乃母受孕后,复感精气故也,用飞过陀僧桐油调膏摊帛贴之效。"

13. 琉璃疽

《证治准绳·疡医卷之四·足部·足跟疽》:"或问:足跟之旁生疽如何?曰:此名琉璃疽,属足太阳经,其色黄肿如琉璃,多由行路崎岖,胕伤筋、骨、脉而成。"

14. 伏鼠疽

《外科启玄·卷之六·伏鼠疽》:"是手足指丫间,在背外历历三五疽如球,在于皮中,痛相应者,名伏鼠疽,若不早治,恐毒气攻心即死,如肿硬急服内托散治之,外用敷点药则安。"

15. 冷疽、瘘漏、曲疽

《外科启玄·卷之六·筋疽》:"是足太阳膀胱经,多血少气,生于两足外后跟昆仑二穴,初起三五日,皮如虫蚀,过一年有虫为瘘,脂肿骨粗,脓多时节落虫似筋头,黄赤色内食其骨,经年不瘥,名曰瘘漏,一名曲疽,流脓水不止,名冷疽,多死。"

16. 传心疽

《外科启玄·卷之六·传心疽》:"是足少阳胆经,多气少血,生于胁下京门、带脉二穴之次,痛痒彻心,如针刺之痛渐溃至脐者死,初肿胁痛不能转动,面垢,百节骨痛,痛则连心,故名传心疽是也。"

17. 蚤疽

《刘涓子鬼遗方·卷一·序论》:"搔疽发手足五指头起节,其色不变,十日之内可刺。"

《诸病源候论·痈疽病诸候上·疽候》:"蚤疽发手足五指头,起节色不变,十日之内可刺也。过时不刺,后为食。"

《外科启玄·卷之六·陈肝疮》:"是手少阳三焦经,多气少血,生于左右臂上三五处,如疖肿痛不可忍,不可擦挨,如有头二七可刺,无脓身热虚硬面赤者二八日死。又名蚤疽,彻手生疮,变生于手三阴三阳经,三年而死,痒甚者一月而死。"

18. 夭疽、锐毒

《外科正宗·卷之一·痈疽门·痈疽原委论第一》:"何期耳后多生发,夭疽锐毒不非轻。发生于耳后一寸三分致命之处,诚为险恶之候。又左为夭疽,右为锐毒,夭者妖变之物也,故属肝木;锐者锋利之器也,是属肺金。二者皆起于积想在心,谋虑不决,致火旺而又郁,郁而又旺以成此疾也。"

19. 疽瘤

《外科正宗·卷之二·上部疽毒门·瘿瘤论第二十三》:"又一种疽瘤,连生肩膊,详在后治验中。"

20. 鹳口疽

《外科正宗·卷之四·杂疮毒门·鹳口疽》:"鹳口疽,乃三阴亏损督脉之经浊气、湿痰流结而成。"

21. 石榴疽

《外科正宗·卷之四·杂疮毒门·石榴疽》:"石榴疽者,乃少阳相火与外湿煎搏而成,其患生在肘尖上一寸是也。"

22. 鹤膝痈

《外科十三方考·下编·十八问答》:"十四问曰:鹤膝风、鹤膝痈、人面疮、臁疮,何以别之?"

23. 米疽

《黄帝内经太素·卷第二十六·寒热·痈疽》:"发于腋下赤坚,名曰米疽。治之砭石,欲细而长,数砭之,涂以豕膏,六日已,勿裹之。"

24. 厉(疠)疽

《黄帝内经太素·卷第二十六·寒热·痈疽》:"发于足旁,名曰厉疽。其状不大,初如小指发,急治之,去其黑者,不消辄益;不治,百日死。"

《诸病源候论·痈疽病诸候上·疽候》:"发于足傍,名曰疠疽。"

25. 赤疽

《刘涓子鬼遗方·卷一·序论》："赤疽发额，不写十余日死。其五日可刺也。其脓赤多血死，未有脓可治。"

26. 丁(钉)疽

《刘涓子鬼遗方·卷一·序论》："丁疽发两肩，比起有所逐恶结，血流内外，荣卫不通，发为丁疽。"

《诸病源候论·痈疽病诸候上·疽候》："疽起于肉上，如丁盖，下有脚至骨，名钉疽也。钉疽发两膊，此起有所逐，恶血结留内外，荣卫不通，发为钉疽。"

27. 蜂(锋)疽

《刘涓子鬼遗方·卷一·序论》："蜂疽发髀背，起心腧，若连肩骨，二十日不治死。八日可刺。其色赤黑，脓见青者死，不可治。"

《诸病源候论·痈疽病诸候上·疽候》："锋疽发背，起心俞，若膊髆。二十日不泻，死。"

28. 龙疽

《刘涓子鬼遗方·卷一·序论》："龙疽发背，起胃俞若肾俞，二十日不写死。九日可刺，不刺其上赤下黑，若青脓黑死，发血脓者不死。"

《诸病源候论·痈疽病诸候上·疽候》："龙疽发背，起胃俞若肾俞，二十日不泻，死。九日可刺。其上赤下黑，若青黑者死，发血脓者不死。"

29. 荣疽

《刘涓子鬼遗方·卷一·序论》："荣疽发胁起，若两肘头二十五日，不写死，九日可刺。脓多赤白而可治也。"

《诸病源候论·痈疽病诸候上·疽候》："侠荣疽发胁，若起两肘头，二十五日不泻，死。"

30. 白疽

《刘涓子鬼遗方·卷一·序论》："白疽发脾，若肘后痒自痛伤，乃身热多汗，五六处有者死。"

31. 黑疽(文疽、伏痈)

《刘涓子鬼遗方·卷一·序论》："黑疽发肿，居背大骨上，八日可刺，过时不刺为骨疽。"

《诸病源候论·痈疽病诸候上·疽候》："黑疽发耳中，如米，此名文疽，死。黑疽发膊，死。黑疽发缺盆中，名曰伏痈，死。"

32. 玄疽

《外科正宗·卷之四·杂疮毒门·拾遗症》："玄疽生于左腿夹缝之下三寸，漫肿连阴，疼及大腿。"

33. 兔啮疽(足跟疽)

《诸病源候论·痈疽病诸候上·疽候》："发于胫，名曰兔啮疽。其状赤至骨，急治之；不治，害人也。"

《证治准绳·疡医卷之四·足部·足跟疽》："或问：足跟生疽何如？曰：是名兔啮，以其状若兔啮，故以为名。"

34. 仓疽

《诸病源候论·痈疽病诸候上·疽候》："仓疽发身，先痒后痛。此故伤寒，寒气入脏笃，发为仓疽。"

35. 刺疽

《诸病源候论·痈疽病诸候上·疽候》："刺疽发，起肺俞若肝俞，不泻，一十日死。"

36. 舌疽

《外台秘要·卷第二十四·痈疽方一十四首》："又发于肤者，名曰舌疽。其状如谷实瓜蒌，常苦寒热，急疗之，去其寒热；不疗，十岁死，死后出脓。"

37. 丹疽

《医学纲目·卷之十九心小肠部·痈疽所发部分名状不同》："两脚接骨近上膕肚下一处，起丹疽如胡桃大，硬如物打搕之状，不苦疼，但肿急胀。虑其损筋，亦须早出脓毒，可保平安矣。"

38. 兑(锐)疽

《黄帝内经太素·卷第二十六·寒热·痈疽》："发于尻，名曰兑疽，其状赤坚大，急治之，不治，三十日死矣。"

《洞天奥旨·卷六·尻发》："尻发者，《灵枢》名曰锐疽。其状赤坚，发于尾闾之间也，此穴乃督脉之经穴……此处生疽，虽是太阳膀胱之火毒起发于外，亦缘少阴水气虚耗，不能制之于内也……锐者，言其火毒之甚猛也，痛最难忍，艰于得脓，正无水之验也。"

五、按起病缓急命名

1. 缓疽、内痈、肉色疽

《诸病源候论·痈疽病诸候·缓疽候》："缓疽者，由寒气客于经络，致荣卫凝涩，气血壅结所成……以其结肿积久，而肉腐坏迟，故名缓疽。亦名肉色疽也。缓疽急者，一年杀人；缓者，数年乃死。"

《圣济总录·卷第一百二十九·缓疽》："论曰：缓疽者，以寒气客于经络，营卫凝涩，其寒气盛，则肿痛深伏，其状无头尾，大如拳，小如桃李，与皮肉相附著。其肿与肉色相似，亦不甚赤，积日不溃，久乃变紫黯色，皮肉俱烂，如牛领疮，以其初势缓慢，故名缓疽，以其肿色与肉色相似，故亦名肉色疽。"

《医方集宜·卷之十·外科·形证》："又有石疽、缓疽与附骨疽亦相类，但形症少异耳。"

《外台秘要·卷第二十四·缓疽方四首》："《集验》论有缓疽者，初结肿形似痈，回回无头尾，其色不异，但痛深有根核，又与皮肉相亲着外耳，一名内疽，其有大者如拳，小者如桃李状，积日不消，喜变紫色黯黑。"

《外科启玄·卷之二·明附骨疽论》："夫附骨疽者，以其毒气深附于骨间，疼痛不已，亦有三种之分，一曰缓疽，二曰石疽，三曰附骨疽，皆因气体衰弱，感受贼风，而有经久不治，延缓而成也。《经》曰：百病乘虚而入是也。初感之贼风痛，皮肤不甚热，而脉沉缓，微恶风，自汗，喜热熨，痛则少减是也，宜服引越婢汤治之剂。然附骨疽但痛无休，或寒热而无汗，经久不治，阴极生阳，寒化为热，方能腐溃是也。盖缓疽其热缓慢，数月半载不溃，延捱日久，色变紫黑，皮肉俱烂，故名曰缓疽。石疽者，亦寒热相袭，深伏骨髓，但肿痛坚硬如石，故名曰石疽，其治法皆宜补托之剂，加附子等药，以其性温热而消骨内寒痛，临症相得，妙在斯矣。"

2. 四淫、厉痈

《证治准绳·疡医卷之四·足部·脚发》："《灵枢》云，发于足上下，名曰四淫。其状大痈，不急治之，百日死。发于足傍，名曰厉痈。"

六、按毒发深浅命名

1. 骨疽、肉疽、附骨痈、胻疮

《黄帝内经太素·卷第二十九·气论》："有所结，深中骨，气因于骨，骨与气并，日以益大，则为骨疽。无热则为肉疽。"

《诸病源候论·痈疽病诸候·附骨疽候》："附骨疽者，由当风入骨解，风与热相搏，复遇冷湿；或

秋夏露卧，为冷所折，风热伏结，壅遏附骨成疽。"

《诸病源候论·痈疽病诸候上·附骨痈肿候》："附骨痈，亦由体痈热而当风取凉，风冷入于肌肉，与热气相搏，伏结近骨成痈。其状无头，但肿痛而阔，其皮薄泽，谓之附骨痈也。"

《诸病源候论·妇人杂病诸候三·耳后附骨痈候》："附骨痈，是风寒搏血脉入深，近附于骨也。十二经之筋脉，有络耳后完骨者，虚则风寒客之，寒气折血，血瘀涩不通，深附于骨而成痈也。其状，无头但肿痛。"

2. 附骨疽、白虎、飞尸

《备急千金要方·卷二十二·痈肿毒方·瘭疽第六》："生疮中水恶露寒冻不瘥，经年成骨疽，亦名胻疮。深烂青黑，四边坚强，中央脓血汁出，百药不瘥，汁溃好肉处皆虚肿，亦有碎骨出者，可温赤龙皮汤渍……凡附骨疽者，以其无破（《外台》作故）附骨成脓，故名附骨疽。"

《外台秘要·卷第二十四·附骨疽方八首》："《千金》诊附骨疽法，凡附骨疽者，无故附骨成脓，故名附骨疽。"

《圣济总录·卷第一百二十九·附骨疽》："论曰：骨疽者，由风入骨解，与热相搏，复为冷湿所折，风热伏结，不得发散，蕴积成毒，故附骨而为疽，喜发于大节解间，按之应骨，皮肉微急，洪洪如肌，而不外见是也。"

《医方集宜·卷之十·外科·形证》："骨疽，乃是肢上伏肉间痛不能转侧，按之应骨，作寒作热，皮色如常，但微急如肥者是也。此症多因夏秋之月，卧露受寒，使气不能发散，以致伏结附骨，久为痈疽之患也。又有石疽、缓疽与附骨疽亦相类，但形症少异耳。"

《证治准绳·疡医卷之一·肿疡·内消》："骨而成痈，非药所治，故名附骨疽，又名白虎、飞尸。"

《外科启玄·卷之六·九疽》："此九疽一生即有九处，初肿势甚重，当看人之虚实，毒之浅深，脓之稀稠，溃之迟早，验之五善七恶，或又二三处者亦轻也。"

《类经·十三卷·疾病类·邪变无穷》："又有按之而坚者，其深中骨，是气因于骨而然。骨与气并，其结日大，名为附骨疽也……又有结于肉中者，则宗气归之。宗，大也，以阳明之气为言。邪留为热，则溃腐肌肉，故为脓。无热则结为粉浆之

属，聚而不散，是为肉疽。”

《外科十三方考·下编·十八问答》：“十三问曰：附骨疱、附骨痈、附骨疽、附骨漏，何以分别？答曰……附骨疱、附骨痈，则必先潮热，或乍寒乍热，先则骨肉作疼，继则皮上红肿而硬；亦有因伤寒后而成此毒者，名为汗后脱遗，痛不可忍。”

七、按治法命名

托疽

《外科启玄·卷之六·托疽》：“是足少阳胆经，多气少血，生于阳关、阳陵泉二穴，肿焮作痛，半月有脓，黄白色者可治，不痛或出鲜血者死，出脓青黑及长出头渐多者，或无定处者不治。”

八、与其他病证合名

1. 疥疽

《刘涓子鬼遗方·卷一·序论》：“疥疽发腋下、若两臂、两掌中，振寒热而嗌干者，饮多即呕，心烦，悁悁六十日而渐合者，如此可有汗，如无汗者死。”

《诸病源候论·痈疽病诸候上·疽候》：“疥疽发腋下若两臂、两掌中，振寒，热而嗌干者，饮多即呕，烦心悁悁，或卒胗者，如此可汗，不汗者死。”

2. 痨疽

《诸病源候论·痈疽病诸候上·疽候》：“痨疽发赤白脓而不大多，其上痒，赤黑，死不可治……痨疽发足趺若足下，三十日不泻，死。”

《外科启玄·卷之六·痨疽》：“是足太阳膀胱经，多气少血，生于足小指后趺京骨等穴，五七日得溃，有脓黄白色不多者安，如黑色不溃痒甚者不可治也。”

《外科证治全书·卷一·痈疽部位名记》：“至若发无定处者，为时毒，为黄水疮，为恶核……其于婴孩也：为遗毒烂斑，为胎瘤，为痘痈、痘疽，为痘烂，为痘风，为奶癣、胎疮。”

【辨病因】

痈疽病因包括外因、内因、不内外因三个方面。其外因有外感六淫、运气变化，以风、寒为主，常与热、湿兼夹为患。内因多为愤怒抑郁、焦虑纠结等情志内伤。不内外因则包括饮食不节、房劳虚损、金疮火灸外伤或寄生虫。以上病因，都会影响脏腑阴阳气血的正常运行，导致经络阻塞，并常于阻滞之处形成痈疽。

一、概论

《备急千金要方·卷二十二·痈肿毒方·疔肿第一》：“夫暴气者，每月之中，卒然大风大雾，大寒大热，若不时避，人忽遇之，此皆入人四体，顿折皮肤，流注经脉，遂使腠理壅隔，营卫结滞，阴阳之气不得宣泄，变成痈疽疔毒，恶疮诸肿。”

《外台秘要·卷第三十七·痈疽发背证候等论并法五十四首》：“凡痈发生，皆系自召，一呼吸失度，二喜怒不调，三饮食愆时，四阴阳乖候，犯此四者，则六腑不和，营卫不利，营者血也，卫者气也，血伤寒则涩，气伤热则益，气则为火，血则为水，水火相搏，遂形痈疽。”

《集验背疽方·背疽方总论·背疽其源有五》：“天行一，瘦弱气滞二，怒气三，肾气虚四，饮冷酒、食炙煿物、服药热毒五。盖治背疽，不可一概将为热毒，其治之法难易，当自一而至五。”

《外科精要·卷上·痈疽叙论第十三》：“痈疽之症，若七情亏损，气血经络壅结而成者，属内因。若六淫外侵，气血受伤，寒化而为痈者，属外因。若服丹石补药、膏粱酒面、房劳所致者，属内外因也。”

《外科精要·卷上·论痈疽之源第二十》：“夫痈疽之源，因于气，或因于热。以仆之管见，亦有因于膏粱房劳、金石等药。”

《外科集验方·卷上·疮科总论》：“夫痈疽疮疖者，皆由气血不和，喜怒不时，饮食不节，寒暑不调，使五脏六腑之气怫郁于内，以致阴阳乖错，气血凝滞而发也。亦有久服丹石燥热之药，热毒结深而发为痈疽也。”

《医方集宜·卷之十·外科·疮科总论》：“夫痈疽之疾，多生于膏粱富贵之人，以其平昔所食肥腻炙爆，安坐不劳，嗜欲无节，以致虚邪热毒内攻，煎熬气血而成也。”

《古今医统大全·卷之八十外科理例上·外科引·痈疽叙论》：“虽痈疽有虚实寒热，皆由气郁而成。其因有三：内因，外因，不内外因……其源有五：一天行时气，二七情内郁，三体虚外感，四身热搏于风冷，五食炙爆、饮酒、服丹石等热毒。以此五者为邪气，郁于胃中，胃气盛而体实，则邪气相搏而流注于经络,涩于所滞血脉,会聚壅结而成痈。"

《证治准绳·疡医卷之一·痈疽之源》:"有只言热化为脓者,有言湿气生疮,寒化为热而为脓者,此皆疮疽之源也。方书叙痈疽之源有五。一天行时气,二七情内郁,三体虚外感,四身热搏于风冷,五食炙爆、饮法酒、服丹石等热毒。总之不出于三因也。外因者,运气痈疽有四:一曰火热助心为疮……二曰寒邪伤心为疮疡……三曰燥邪伤肝为疮疡……四曰湿邪疮疡……不内外因者,《经》所谓膏粱之变,足生大疔,更如持虚。又东方之域,鱼盐之地,其民食鱼嗜咸,安其处,美其食,鱼热中,咸胜血,故其民黑色疏理,其病为痈疽。又有服丹石、法酒而致者,亦膏粱之类也。"

《外科启玄·卷之一·明疮疡当分三因论》:"天地有六淫之气,乃风寒暑湿燥火。人感受之则营气不从,逆于肉理,变生痈肿疔疖。"

《类经·十八卷疾病类·痈疽五逆》:"喜怒不测,则气有所逆;饮食不节,则脏有所伤;阴气不足,故营有不行;阳气有余,故热从而聚,皆足以致痈疽也。"

《外科十三方考·上编·痈疽总论》:"夫痈疽之症,本由心经而发,何以发自心经,因实火动而成痈疽,虽有各症,亦当分内因、外因、不内外因。内因者,乃心、肝、脾、肺、肾及心包络等处,或因寒热而血凝气滞,或膏粱厚味而遗诸毒。外因者,乃肩挑背负,劳苦奔趋,而迎暑湿风邪,扰动气血不和,此外因也。不内外因者,乃五脏受伤而邪毒透入也。痈疽之发,分筋、骨、韧、皮、肤五类。痈发于血脉之间,属阳,为顺症;疽发于筋骨之内,属阴,为逆症。"

《外科十三方考·上编·痈疽总论歌》:"痈疽原是火毒生,经络阻隔气血凝,外因六淫八风感,内因六欲并七情,饮食起居多失慎,肩挑背负损其身,膏粱之变营卫过,藜藿之躯气血贫。"

《外科十三方考·上编·痈疽总论歌解》:"故曰:痈疽原是火毒生也。痈疽皆因营卫不和,气血凝结,经络阻隔而生,故曰经络阻隔气血凝也。其因有三,内因、外因、不内外因是也。外因者,由于春之风,夏之暑湿,秋之燥,冬之寒也,当其时而至,则为正气,非其时而至,或过盛,则为淫邪。凡此六淫为病,皆属外因。亦有因八风相感,如冬至

日正北大刚风,春分日正东婴儿风,秋分日正西罡风,立夏日东南弱风,立冬日西北折风,应时而至,则生养万物,不应时而至,则杀害生灵万物,若人感受,则内生重病,外发痈疽。凡此八风为病,皆属于外,故亦曰外因六淫、八风感也。内因者,耳听淫声,目视邪色,鼻闻过臭,舌食滋味,心思过度,意念妄生,皆损人神,凡此六淫为病,皆属内因,故曰内因六欲并七情也。不内外因者,饮食不节,起居不慎,过饮醇酒则生火,消烁阴液,过饮茶水则生湿,过食五辛则损气血,过饥过饱则伤脾胃,凡此种种,皆饮食之致病;昼夜过劳,担轻负重,跌扑损坠等类,损其身形,夜不静息,强力入房,劳伤精气,此起居之病也。其起于膏粱厚味者,多令人营卫不和,火毒内结,起于藜藿薄食者,多令人胃气不充,气血亏少,凡此种种,皆不内外因也。"

《外科大成·卷一·总论部·痈疽之源》:"人身之气血,与天地同流,人身之经络,与昼夜同度,苟或六淫之感,七情之伤,饮食不时,房劳不节,致使阴阳乖错,荣卫蕴结而成痈者,总不出于三因,故以三因首例。"

《洞天奥旨·卷一·疮疡内外论》:"夫外伤者,伤于风、寒、暑、湿、燥、火之六气;内伤者,伤于喜、怒、忧、思、惊、恐、悲之七情也。一有所伤,则脏腑之气血不从,逆于肉理,变生痈肿矣。"

《外科心法要诀·卷一·痈疽总论歌》:"痈疽原是火毒生,经络阻隔气血凝。外因六淫八风感,内因六欲共七情,饮食起居不内外,负挑跌扑损身形,膏粱之变营卫过,藜藿之亏气血穷。疽由筋骨阴分发,肉脉阳分发曰痈,疡起皮里肉之外,疮发皮肤疖通名……其因有三:外因、内因、不内外因也。外因者,由于春之风、夏之热暑、长夏之湿、秋之燥、冬之寒也。当其时而至,则为正气;非其时而至,或过盛,则为淫邪。凡此六淫为病,皆属外因。亦有因于八风相感,如冬至日,正北大刚风;立春日,东北凶风;春分日,正东婴儿风;立夏日,东南弱风;夏至日,正南大弱风;立秋日,西南谋风;秋分日,正西刚风;立冬日,西北折风。应时而至,主生养万物;不应时而至,主杀害万物。若人感受,内生重病,外生痈肿。凡此八风为病,亦属外因。故曰外因六淫八风感也。内因者,起于耳听淫声,眼观邪色,鼻闻过臭,舌贪滋味,心思过

度，意念妄生，损人神气，凡此六欲为病，皆属内因。又有喜过伤心，怒过伤肝，思过伤脾，悲过伤肺，恐过伤肾，忧久则气结，卒惊则气缩，凡此七情为病，亦属内因。故曰内因六欲共七情也。不内外因者，由于饮食不节，起居不慎。过饮醇酒，则生火，消灼阴液；过饮茶水，则生湿停饮；过食五辛，则损气血；伤饥失饱，则伤脾胃，凡此皆饮食之致病也。昼日过劳，挑轻负重，跌扑堕坠等类，损其身形；夜不静息，强力入房，劳伤精气，凡此皆起居之致病也。其起于膏粱厚味者，多令人荣卫不从，火毒内结；起于藜藿薄食者，多令人胃气不充，气血亏少，凡此亦属不内外因也。"

《彤园医书（外科）·卷之一外科图形·痈疽辨论》："辨外因：外因者，由于春之风、夏之暑热、长夏之湿、秋之燥、冬之寒也。当其时而至则为正气，非其时而至或过盛则为淫邪。凡此六淫病，皆属外因。亦有因于八风相感，如冬至日正北大刚风，立春日东北凶风，春分日正东婴儿风，立夏日东南弱风，夏至日正南大弱风，立秋日西南谋风，秋分日正西刚风，立冬日西北折风，应时而至主生养万物；不应时而至主杀害万物。人若感受内生重病，外发痈疽。凡此八风为病，亦属外因也。辨内因：内因者，起于耳听淫声，眼观邪色，鼻闻过臭，舌贪滋味，心思过度，意念妄生，致损神气。凡此六者为病皆属内因。又有喜过伤心、怒过伤肝、思过伤脾、悲过伤肺、恐过伤肾、忧久则气结、卒惊则气缩，凡此七情为病，亦属内因也。不内外因：不内外因者，由于饮食不节，起居不慎，如过饮醇酒则生火，消铄阴液；过饮茶水则生湿停饮；过食五辛则损血气；过饥过饱则伤脾胃，凡此皆因饮食致病也。如昼夜过劳、远行负重、跌打闪坠等项，损其身形，夜不静息，强力入房，劳伤精气，凡此皆起居致病也。其起于膏粱厚味者，多令人荣卫不从，火毒内结；起于藜藿薄食者，多令人胃气不充，气血亏少，致生诸症，凡此亦属不内外因也。"

二、外感六淫

1. 风邪侵袭

《黄帝内经素问·风论》云："风气藏于皮肤之间……腠理开则洒然寒，闭则热而闷。"风性轻扬开泄，易袭肌表，并常与寒、热、湿兼夹为患，客于经络，寒性收引、热致肿疡、湿性黏滞，诸邪交杂，

阻滞气血，形成痈疽。

《诸病源候论·风病诸候贼风候》："贼风者……久不去……遇风热气相搏，乃变附骨疽也。"

《诸病源候论·痈疽病诸候上·附骨痈肿候》："附骨痈，亦由体痈热而当风取凉，风冷入于肌肉，与热气相搏，伏结近骨成痈。"

《诸病源候论·痈疽病诸候·风疽候》："此由风湿之气，客于经络，与气相搏所成也。"

《诸病源候论·痈疽病诸候·附骨疽候》："附骨疽者，由当风入骨解，风与热相搏，复遇冷湿；或秋夏露卧，为冷所折，风热伏结，壅遏附骨成疽。"

《诸病源候论·疮病诸候·甲疽候》："其初皆是风邪折于血气所生，而疮里亦有虫。"

《诸病源候论·疮病诸候·查疽候》："亦是风邪客于皮肤，血气之所变生也。其疮内有虫，亦痒痛，时炴肿汁出。"

《诸病源候论·疮病诸候·杸疽候》："杸疽，是诸杂疮带风湿，苦痒，数以手抓搔杸触，便侵食，阔，久不瘥，乃变生虫，故名杸疽。"

《诸病源候论·疮病诸候·顽疽候》："此由风湿客于皮肤，血气所变，隐胗生疮，痒而不痛，故名顽疽。"

《诸病源候论·妇人杂病诸候三·耳后附骨痈候》："附骨痈，是风寒搏血脉入深，近附于骨也。"

《备急千金要方·卷二十二·痈肿毒方·瘭疽第六》："凡附骨疽者……由其血盛肌嫩为风折之，即使凝结故也。"

《圣济总录·卷第七·贼风》："风热相搏，则变附骨疽。"

《圣济总录·卷第一百二十八·痈疽门·附骨痈》："凡身体盛热，不可当风，盖风冷之气，入于肌肉，则热气搏伏不得出，故附著于骨而成痈也。"

《圣济总录·卷第一百二十九·风疽》："论曰：风疽者，本由风湿之气，入于腠理，流注血脉，凝涩不利，牵曲肿起，发作疮疽，所以疼痛，经久不瘥者是也。盖风胜则动，故其疽留止无常，得之醉卧，汗出当风，风入肤腠，客于经络，与营卫相搏而成。"

《圣济总录·卷第一百二十九·附骨疽》："论曰：骨疽者，由风入骨解，与热相搏，复为冷湿所

折,风热伏结,不得发散,蕴积成毒,故附骨而为疽。"

《三因极一病证方论·卷之十四·痈疽叙论》:"又论云:身有热,被风冷搏之,血脉凝泣不行,热气壅结而成。"

《证治准绳·疡医卷之四·股部·附骨疽》:"风湿折热,热结而附骨成疽。"

《外科大成·卷二分治部上(痈疽)·臂部》:"腕痈,生手屈处,由手三阳风热所致。"

《外科备要·卷二证治·臂腕部》:"臂痈、臂疽……俱由荣卫不周感受风邪,逆于肉里而成。"

2. 寒气客入

寒邪常随风邪进入腠理,因寒性质收引,且常与湿邪兼夹,缠绵难去,故易阻塞经络,导致气血凝滞,形成痈疽。

《诸病源候论·痈疽病诸候上·石痈候》:"石痈者,亦是寒气客于肌肉,折于血气,结聚所成。"

《诸病源候论·痈疽病诸候·缓疽候》:"缓疽者,由寒气客于经络,致荣卫凝涩,气血壅结所成。"

《诸病源候论·痈疽病诸候·行疽候》:"此亦寒热客于腠理,与血气相搏所生也。"

《诸病源候论·痈疽病诸候·石疽候》:"此由寒气客于经络,与血气相搏,血涩结而成疽也。"

《诸病源候论·痈疽病诸候·禽疽候》:"此是寒湿之气,客于肌肉所生也。"

《诸病源候论·痈疽病诸候·杼疽候》:"此是寒湿之气客于肌肉,折于血气之所生也。"

《诸病源候论·痈疽病诸候·水疽候》:"此由寒湿之气,客于皮肤,搏于津液,使血气瘀涩,湿气偏多,则发水疽。"

《诸病源候论·痈疽病诸候·肘疽候》:"此亦是寒湿之气客于肌肉,折于血气所生也。"

《诸病源候论·痈疽病诸候·久疽候》:"此由寒气客于经络,折于气血,血涩不通,乃结成疽。"

《诸病源候论·痈疽病诸候·疽发背溃后候》:"此由寒气客于经络,折于气血,血涩不通,乃结成疽发背。"

《圣济总录·卷第一百二十八·痈疽门·石痈》:"石痈者,寒气凝结,致热气不得散,故其肿毒硬实,如石之状,而谓之石痈。"

《圣济总录·卷第一百二十九·石疽》:"论

曰:石疽与石痈之证同,比石痈为深,以寒客经络,气血结聚而不得散,隐于皮肤之内,重按如石,故谓之石疽,痈疽皆热气所作,今寒气为梗,故凝结不化,其毒内著,结硬如石。"

《证治准绳·疡医卷之四·股部·附骨疽》:"久得厚味及醉后涉水;或履冰霜雪,寒入髀枢,积痰瘀血相搏而成疽。"

三、情志内伤

人之七情为五脏所主,情志不畅或过度宣泄都会导致脏腑阴阳失和,从而阻碍气血运行。如抑郁伤肝,怒火得不到宣泄则肝木疏泄不畅,血气壅结不流通,最终发为痈疽。

《诸病源候论·痈疽病诸候上·痈候》:"诸气愤郁,不遂志欲者,血气蓄积,多发此疾。"

《太平圣惠方·卷第六十六·治浮疽瘘诸方》:"夫浮疽瘘者,因恚结驰思,往反变化所生也。"

《三因极一病证方论·卷之十四·痈疽叙论》:"发背痈疽者,该三因而有之。论云:痈疽瘰疬,不问虚实寒热,皆由气郁而成。《经》亦云:气宿于经络,与血俱涩而不行,壅结为痈疽。不言热之所作而后成痈者,此乃因喜怒忧思有所郁而成也。"

《外科精要·卷上·马益卿先生痈疽论第十二》:"至其失也……怒则结痈。"

《仙传外科集验方·叙论痈疽发背第一》:"虽痈疽有虚实寒热,皆由气郁而成。"

《古今医统大全·卷之九十九养生余录(上)·喜乐》:"书云:喜乐无极,极则伤魄。魄伤则狂,狂者意不存,皮革焦。喜怒不节,生乃不固。和喜怒以安居处,邪僻不至,长生久视。喜怒不测,阴气不足,阳气有余。荣卫不行,发为痈疽。"

《济阴纲目·卷之一·调经门·论经主冲任二脉》:"若怒气伤肝,则头晕胁痛呕血,瘰疬痈疡。"

《张氏医通·卷三·诸气门上·气》:"如怒气所至为呕血……发于外为痈疽。"

《彤园医书(外科)·卷之三外科病症·腋部》:"腋痈,痈由肝脾血热兼忿怒而成。"

《彤园医书(外科)·卷之三外科病症·胁部》:"胁痈、胁疽……此痈疽二证皆由肝胆怒火凝结而成。"

《疡科心得集·卷中·辨幽痈赫痈冲疽论》："幽痈……由过食膏粱厚味,忧思气结,肠胃不通,火郁而成斯毒,自内发外者也。"

《疡科心得集·卷中·辨幽痈赫痈冲疽论》："赫痈……由七情郁火凝结而成。"

《疡科心得集·卷中·辨捧心痈痰论》："捧心痈……有因抑郁伤肝,肝邪乘脾,脾气不能运行,致气血留滞而发。"

《疡科心得集·卷中·辨胁痈肋痈论》："胁痈……此证多因郁怒肝火而发,或因肝胆之气不平,而风火内搏,营逆血热结聚而发。惟虚怯人生之;肋痈生于肋条骨间,又名侠荧痈,亦由肝火郁怒结聚而成。"

《疡科心得集·卷中·辨小腹痈缓疽论》："小腹痈,生于小腹皮里膜外。或因膏粱厚味,或因七情火郁,以致脾虚气滞而成,小儿乃惊积亏损所致。"

四、饮食不节

嗜食膏粱肥甘,过服丹药,误食不洁食物如人汗、生果、死牛马等均可引发痈疽。无节制食用膏粱厚味、五石丸散皆会导致热毒蕴积脏腑,阻滞气血;而不洁食物中亦有秽毒之物,逆于肉里,也可致痈。

《黄帝内经素问·异法方宜论》："鱼者使人热中,盐者胜血,故其民皆黑色疏理,故其病皆为痈疡。"

《小品方·卷第三·治渴利诸方》："少时服五石诸丸散者,积经年岁,人转虚耗,石热结于肾中,使人下焦虚热……亦作痈疽之病。"

《诸病源候论·肿病诸候·肿溃后候》："《养生方》云:五月勿食不成核果及桃、枣,发痈疖。又云:人汗入诸食中,食之则作疔疮、痈、疖等。"

《诸病源候论·痈疽病诸候上·疽候》："鲫鱼脍合猪肝肺,食之发疽。又云:乌鸡肉合鲤鱼肉食,发疽。又云:鱼腹内有白如膏,合乌鸡肉食之,亦发疽也。又云:鱼金鳏,食发疽也。又云:已醉,强饱食,不幸发疽。"

《备急千金要方·卷二十六·食治方·鸟兽第五》："黄帝云:凡猪肝肺共鱼鲙,食之作痈疽;乌鸡肉合鲤鱼肉食,生痈疽。"

《备急千金要方·卷二十七·养性·道林养性第二》："醉不可强食,或发痈疽,或发喑,或生疮。"

《三因极一病证方论·卷之十四·痈疽叙论》："又服丹石,及炙爆、酒面,温床厚被所致。"

《古今医统大全·卷之三翼医通考(下)·病证·直指病机赋》："膏粱无厌发痈疽,燥热所致。"

《古今医统大全·卷之八十外科理例上·外科引·生痈所感不同》："膏粱之变,足生大疔,受如持虚。膏粱厚味,热毒内积,其变多生大疽。东方之域,鱼盐之地,其民食鱼嗜咸,安其处,美其食。鱼热中,盐胜血,故其民黑色疏理,其病为痈疽。"

《证治准绳·疡医卷之四·股部·附骨疽》："久得厚味及醉后涉水;或履冰霜雪,寒入髀枢,积痰瘀血相搏而成疽。"

《证治准绳·疡医卷之四·足部·脱疽》："脱疽,因醇酒炙爆,膏粱伤脾,或房劳损肾,故有先渴而后患者,有先患而后渴者。"

《景岳全书·卷之四十七贤集·外科钤(下)·脱疽》："立斋曰:脱疽……此证固膏粱厚味,酒面炙爆,积毒所致;或不慎房劳,肾水枯竭;或服丹石补药,致有先渴而后患者,有先患而后渴者,皆肾水亏涸,不能制火也。"

《疡医大全·卷十二颧脸部·疔疮门主论》："澄曰:疔疮者,乃醇酒炙煿,膏粱厚味,或误食自死牛马、宿茶陈菜,食中汗毒而成。"

《疡医大全·卷十二颧脸部·托腮痈门主论》："奎光曰:托腮痈,生腮下,乃饮食厚味,醇酒热毒所结而成。"

《疡医大全·卷二十八诸风部·痛风门主论》："一切痛风肢节痛者,痛属火,肿属湿,不可食肉,肉属阳火,能助火,食则下遗、遗溺,内生痞块,虽油炒炙,热物鱼面,切宜戒之。所以膏粱之人,多食煎炒炙煿,酒肉热物蒸脏腑,故患痛风、恶毒痈疽者最多,肥人多是湿痰,瘦人多是痰火。"

《彤园医书(外科)·卷之三外科病症·腹部》："腹皮痈……由膏粱火郁而成。"

《疡科心得集·卷中·辨幽痈赫痈冲疽论》："幽痈……由过食膏粱厚味,忧思气结,肠胃不通,火郁而成斯毒,自内发外者也。"

《疡科心得集·卷中·辨小腹痈缓疽论》："小

腹痛,生于小腹皮里膜外。或因膏粱厚味,或因七情火郁,以致脾虚气滞而成,小儿乃惊积亏损所致。"

五、房劳虚损

房劳致痈包括抑忍不泄和愤怒中尽房事。忍精强战,水涸火炎,化生火毒,终成脓血;忍怒行房,精虚气节,郁积不泄,化为痈疽。

《备急千金要方·卷二十七·养性·房中补益第八》:"凡人气力自有强盛过人者,亦不可抑忍,久而不泄,致生痈疽。黄帝杂禁忌法曰:人有所怒,血气未定,因以交合,令发痈疽。"

《三因极一病证方论·卷之十四·痈疽叙论》:"又尽力房室,精虚气节所致者,此乃因不内外所伤而成也,故知三因备矣。"

《古今医统大全·卷之九十八通用诸方·起居类第七·警身之要》:"忿怒中尽力房事,精虚气节,发为痈疽。"

《古今医统大全·卷之九十九养生余录(上)·欲不可绝》:"《素女》曰:人年十六者,当闭精勿泄。若气力尚壮盛者,亦不可强忍,久而不泄,致生痈疾。"

《古今医统大全·卷之九十九养生余录(上)·忿怒》:"人有所怒,气血未定,因以交合,令人生痈疽。"

《证治准绳·疡医卷之四·足部·脱疽》:"脱疽,因醇酒炙爆,膏粱伤脾,或房劳损肾,故有先渴而后患者,有先患而后渴者。"

《景岳全书·卷之四十七贤集·外科钤(下)·脱疽》:"立斋曰:脱疽……此证固膏粱厚味,酒面炙爆,积毒所致;或不慎房劳,肾水枯竭;或服丹石补药,致有先渴而后患者,有先患而后渴者,皆肾水亏涸,不能制火也。"

《洞天奥旨·卷三·疮疡生于富贵论》:"火胜则外势坚举而不肯倒,自必多入房以快欲,愈战愈酣,火益炽而水益干,水干则难以伏火,而热乃化毒,结于肠胃矣。久之水涸火炎,阳易举而亦易泄,心甚贪欢,或有忍精强战之时,火毒乃变为脓血,每于不可思虑之处,而生痈生疽也。"

六、外来伤害

金疮、火伤和虫毒等也可致痈疽,如刀伤、针伤、火焰炙烤、蛲虫寄生肠腑等,肉腐之处气血不通,阻遏经络,形成痈疽。

1. 金疮

《诸病源候论·金疮病诸候·金疮成痈肿候》:"夫金疮,冬月之时,衣厚絮温,故裹欲薄;夏月之时,衣单日凉,故裹欲厚。重寒伤荣,重热伤卫。筋劳结急,肉劳惊肿,骨劳折沸,难可屈伸;血脉劳者,变化作脓;荣卫不通,留结成痈。"

《圣济总录·卷第一百二十九·甲疽》:"故或得于剪甲伤肌,或得于甲长侵肉,或得于屦舄之不适,使血气沮遏不通,故腐溃为疽。"

《类经·二十二卷·针刺类·刺厥痹》:"如'终始篇'曰:病浅针深,内伤良肉,皮肤为痈。"

2. 火伤

《外台秘要·卷第二·伤寒狐惑病方四首》:"凡病形不可灸,因火为邪,散走血脉,伤脉尚可,伤脏则剧,并输穴肿,黄汁自出,经络外烂,肉腐为痈脓,此为火疽,医所伤也。凡微数之脉,慎不可灸,因火为邪,即致烦逆,追虚逐实,血散脉中,火气虽微,内攻有力,焦骨伤筋,血难复也。"

《古今医统大全·卷之九十九养生余录(上)·坐卧》:"卧处头边勿安火炉,日久火气头重目赤鼻乾,发脑痈疮疖。"

3. 虫毒侵蚀

《诸病源候论·九虫病诸候·九虫候》:"蛲虫,居胴肠,多则为痔,极则为癞,因人疮处以生诸痈、疽、癣、瘘、疥、龋虫。"

《圣济总录·卷第九十九·九虫门·蛲虫》:"论曰:蛲虫甚微细,若不足虑者,然其生化众多,攻心刺痛,时吐清水,在胃中侵蚀不已,日加赢瘦,甚则成痔瘘疥癣痈疽诸癞,害人若此,绝其本根,勿使能殖,则毒而治之,所不可忽。"

《圣济总录·卷第九十九·九虫门·三虫》:"论曰:三虫亦九虫之数,曰蛔曰赤曰蛲是也……蛲虫至细微,形如菜虫,居胴肠间,多则为痔,极则为癞,或生诸痈疽癣瘘疥。"

《三因极一病证方论·卷之十二·九虫例》:"九虫者……八曰蛲虫,至微细,状如菜虫,居洞肠间,多则为痔漏、痈疽诸疮,无所不为。"

【辨病机】

痈疽的病机符合"三因致病"学说,多由风寒热湿邪气外感入里，或抑郁恼怒、饮食不节或不洁、房劳不慎等内伤引起。外感则邪盛正衰，内伤则脏腑失和，二者皆会阻滞气血运行，蕴生脓血，壅遏经络，发为痈疽。故在痈疽一病中，气血阻滞为病机关键。

一、概论

《外科精要·卷中·痈疽分表里证论第二十三》："痈疽皆因喜怒不测，饮食不节，阴阳不调，脏腑不和，腠理不密，寒气客于经络；或荣血受寒，则涩而不行，卫气从之，与寒相搏，壅遏不通；或阳气蕴积，则生寒热，寒热不散，皆致前证。"

《外科十三方考·上编·痈疽总论歌》："疽由筋骨阴分发，痈从阳分肉脉生。"

《证治准绳·疡医卷之一·痈疽之源（一）》："《经》云：五脏菀热，痈发六腑。又云：六腑不和，留结为痈。又云：诸痛痒疮，皆属于心，肺乘肝则为痈，肾移寒于肝，痈肿少气，脾移寒于肝，痈肿筋挛，此皆脏腑之变，亦属内因者也。东垣曰：'生气通天论'云：荣气不从，逆于肉理，乃生痈肿。又云：膏粱之变，足生大疔，受如持虚。'阴阳应象论'云：地之湿气，感则害人皮肉筋脉。是言湿气外伤则荣气不行，营卫者，皆营气之所经营也，营气者胃气也、运气也。荣气为本，本逆不行，为湿气所坏而为疮疡也。膏粱之变亦是，言厚滋味过度，而使荣气逆行，凝于经络为疮疡也。此邪不在表亦不在里，唯在其经中道病也。以上《内经》所说，俱言因营气逆而作也。遍看诸疮疡论中，多言二热相搏，热化为脓者。有只言热化为脓者，有言湿气生疮，寒化为热而为脓者，此皆疮疽之源也。"

二、邪盛正衰论

《黄帝内经灵枢·背腧》："刺之害，中不去则精泄；不中而去则致气。精泄则病甚而恇，致气则生为痈疡。"

《黄帝内经灵枢·痈疽》："岐伯曰：热气淳盛，下陷肌肤，筋髓骨枯，内连五脏，血气竭，当其痈下筋骨、良肉皆毋余，故命曰疽。"

《伤寒论·卷一·平脉法第二》："肺主皮毛，数则为热，热客皮肤，留而不去，则为痈疡。"

《华氏中藏经·卷上·人法于天地论第一》："天地之同也，失其守，则蒸而热发，痞而寒生，结作瘿瘤，陷作痈疽。"

《刘涓子鬼遗方·卷一·序论》："热气浮盛，当其筋骨良肉无余，故曰疽。"

《刘涓子鬼遗方·卷四·黄父一疽论》："夫血脉荣卫周流不休，上应星宿，下应经数，寒客于经络之中则血泣，泣则不通，不通则归之不得复，及故痈肿与寒气化为热，热胜则肉腐，肉腐则为脓，脓不泻则烂筋，筋烂则伤骨，骨伤则水髓消不当骨肉不泻，筋枯空虚，筋骨肌肉不得相亲，经脉败漏，熏于五脏，五脏伤故死矣。"

《太平圣惠方·卷第五十三·治消渴后成水病诸方》："夫五脏六腑皆有津液，若腑脏因虚，而生热气……其病变成痈疽。"

《三因极一病证方论·卷之十四·痈疽叙论》："亦有阴虚阳气凑袭，寒化为热，热成则肉腐为脓者，此乃外因寒热风湿所伤而成也。"

《仙传外科集验方·叙论痈疽发背第一》："胃气弱而体虚，则邪气盛而宿于经络，凝涩流积，血脉不潮，内腐而成疽。"

《医方集宜·卷之十外科·治法·治流注法》："凡人久有悒郁成怒，气不调或脾虚而湿气逆于肉里，或腠理不密，寒邪湿气客于经络成肉闪扑，或产后血凝气滞流于关节，或伤寒病后饮邪流患。此因真气不足，邪气乘之。"

《类经·七卷·经络类·孙络溪谷之应》："若邪气溢壅于溪谷，郁而成热，则荣卫不行，必为痈脓破溃等疾"

《类经·二十七卷·运气·天地淫胜病治》："寒水胜则邪乘心，故为血变于中，发为痈疡等证。"

三、气血凝滞论

《黄帝内经素问·阴阳别论》："三阳为病，发寒热，下为痈肿。"

《黄帝内经灵枢·九针论》："五者，音也；音者，冬夏分分于子午，阴与阳别，寒与热争，两气相薄，合为痈脓者也。"

《黄帝内经灵枢·玉版》："黄帝曰：病生之时，有喜怒不测，饮食不节，阴气不足，阳气有余，营气不行，乃发为痈疽……夫痈疽之生也，脓血之成也，不从天下，不从地出，积微之所生也。"

《黄帝内经灵枢·痈疽》:"寒气客于经络之中则血泣,血泣则不通,不通则卫气归之,不得复反,故痈肿……营卫稽留于经脉之中,则血泣而不行,不行则卫气从之,从之而不通,壅遏而不得行,故曰大热不止,热胜则肉腐,肉腐则为脓,然不能陷于骨髓,骨髓不为焦枯,五脏不为伤,故命曰痈。"

《伤寒论·卷一·辨脉法第一》:"若虽发热,恶寒而痛,偏着一处,饮食如常者,即非伤寒,是邪气郁结于经络之间,血气壅遏不通,欲蓄聚而成痈脓也。若卫气前通者,小便赤黄,与热相搏,因热作使,游于经络,出入脏腑,热气所过,则为痈脓。热气与胃气相搏而行,出入脏腑,游于经络,经络客热,则血凝肉腐,而为痈脓,此见其热气得行。"

《华氏中藏经·卷上·阴阳痞格论第六》:"阳奔于上则燔,脾肺生其疽也,其色黄赤,皆起于阳极也。阴走于下则冰,肾肝生其厥也,其色青黑,皆发于阴极也,疽为黄疽也,厥为寒厥也,由阴阳痞格不通而生焉。"

《小品方·卷第十·治附骨疽与贼风相似诸方》:"其附骨疽者,由人体盛有热,久当风冷入骨解中,风与热相搏,其始候,为欲眠、沉重、惚惚耳。急者热多风少,缓者风多热少也。"

《小品方·卷第十·治痈疖瘘诸方》:"由人体中有热,被寒冷搏之,血脉凝涩不行,热气拥结则为痈疽也。"

《刘涓子鬼遗方·卷一·序论》:"荣卫稽留于经脉之中,久则血涩不行。血涩不行则卫气从之不通,壅遏不得行,火不止,热胜,热胜则肉腐为脓。"

《诸病源候论·痈疽病诸候上·痈候》:"少苦消渴,年四十以外,多发痈疽。所以然者,体虚热而荣卫痞涩故也。有膈痰而渴者,年盛必作黄疽。此由脾胃虚热故也,年衰亦发痈疽,腑脏虚热,血气痞涩故也。"

《诸病源候论·痈疽病诸候·行痈候》:"此亦寒热客于腠理,与血气相搏所生也。"

《太平圣惠方·卷第八·辨伤寒脉候》:"荣卫不通,血凝不流。若卫气不通者,小便赤黄,与热相搏,因热作使游于经络,出入脏腑,热气所过,则为痈脓也。"

《圣济总录·卷第一百二十八·痈疽门·痈疽统论》:"人之气血与天地同流,经络常数,与昼夜同度。一或壅而不通,沮而不行,则血老不作汗,肉陈不脱垢,蒸气不达痈疽,内热甚于焚溺之患,治之不可缓。是以喜怒忧乐之不时,饮食居处之不节,芳草石药之发动,内使阴阳不平而蕴结,外使营卫凝涩而腐化。轻者起于六腑,浮达而为痈,外溃肤肉,《经》所谓营卫稽留于经脉之中,血涩不行,卫气壅遏不通,热盛则肉腐为脓,然不陷肌肤于骨髓,骨髓不为焦枯,五脏不为伤损,其皮薄以泽是也。重者发于五脏,蕴蓄而为疽,内消骨髓,《经》所谓热毒炽盛,下陷肌肤,骨髓焦枯,五脏涸竭,当其病下,良肉无余,其皮夭以坚,如牛领然是也。"

《扁鹊心书·卷中·疽疮》:"若真气不甚虚,邪气不得内陷,则成痈。盖痈者,壅也。血气壅滞,故大而高起,属阳易治。若真气虚甚,则毒邪内攻,附贴筋骨,则成疽。盖疽者,阻也。邪气深而内烂,阻人筋骨,属阴难治。"

《三因极一病证方论·卷之十四·痈疽叙论》:"又论云:疖者,节也;痈者,壅也;疽者,沮也。如是但阴阳不平,有所壅节,皆成痈疽。又曰:阴滞于阳,则发痈;阳滞于阴,则发疽。"

《外科精要·卷上·痈疽叙论第十三》:"阴滞于阳则发痈,阳滞于阴则发疽。"

《外科精义·卷上·论痈疽》:"荣卫稽留于经脉之中则涩不行,血脉不行则阳气郁遏而不通,故生寒热,秽毒之气腾出于外,蓄结为痈。"

《医学正传·卷之六·疮疡》:"故湿热之气,聚于下集,阴火炽盛,蓄于八脉,八脉沸腾,逆于经隧,气凝血滞,故其滋养精微之气,不能如常荣于肉理,是以结聚而成痈肿矣,《经》曰热胜则肉腐是也。"

《外科理例·卷一·生痈所感不同十》:"营气不从逆于肉理,乃生痈肿。营生血,营气流行失宜,不从其道阻逆于肉理,则血郁热,聚而为痈肿。"

《古今医统大全·卷之八十外科理例上·外科引·痈疽叙论》:"虽痈疽有虚实寒热,皆由气郁而成……其源有五:一天行时气,二七情内郁,三体虚外感,四身热搏于风冷,五食炙爆、饮酒、服丹石等热毒。以此五者为邪气,郁于胃中,胃气盛而体实,则邪气相搏而流注于经络,涩于所滞血脉,会聚壅结而成痈。"

《古今医统大全·卷之八十外科理例上·外科引·阴滞于阳为疽阳滞于阴为痈》:"痈疽因阴阳相滞而生。盖气,阳也;血,阴也。血行脉内,气行脉外,相并周流。寒与湿搏之,则凝泣行迟为不及,热与火搏之,则沸腾行速为太过。气得邪而郁,则津液稠黏,为痰为饮,积久,渗入脉中,血为之浊,此阴滞于阳也。血得邪而郁,隧道阻隔,或溢或结,积久,渗出脉外,气为之乱,此阳滞于阴也。病皆由此,不特痈疽也。"

《古今医统大全·卷之九十幼幼汇集(下)·痈毒肿疖·病机》:"小儿痈毒肿疖四证者,皆因血气凝滞,而有热毒之气乘之,故结聚成痈疖肿毒也。"

《类经·二十六卷·运气类·二六气正纪十二变》:"疮疡痈肿,火之病也。"

《类经·二十六卷·运气类·五郁之发之治》:"火能腐物,故疮痈。"

《医门法律·卷一·先哲格言》:"若火盛则炽热为痈,心之实也。"

《外科大成·卷一·总论部·痈疽之源·内因》:"《经》云:气宿于经络,与血俱涩而不行,壅结为痈疽,不言热之所作而后成痈者,为由七情内郁而成;或兼竭力房劳,阴虚所致。"

《外科大成·卷一总论部·痈疽之源·不内外因》:"《经》云:膏粱之变,足生大疔。又曰:荣气不从,逆于肉理,乃生痈肿。荣气,胃气也,盖饮食入胃,先输于脾而朝于肺腑百脉,次及于皮毛,先行阳道,下归脏腑,而气口成寸矣。夫膏粱之变者,则荣气太过,不能走空窍而行皮毛,反行阴道,逆于腠理而生痈肿,此肌肉实滞而然也,饮食之亏者,则荣气不及,不能走空窍而充皮毛,短而不盈,凝于腠理,而生痈肿,此肌肉虚涩而然也。或兼房劳不节者,则肾水亏损,肾水亏损则反从湿化而上行,其疮多生于胸背。书言:大疔者,痈之最重者也。"

《外科心法要诀·卷一·痈疽总论歌》:"《经》云:诸痛痒疮疡,皆属心火。故曰痈疽原是火毒生也。痈疽皆因荣卫不足,气血凝结,经络阻隔而生。故曰经络阻隔气血凝也。"

《成方切用·卷十一下·痈疡门》:"《内经》曰:营气不从,逆于肉理,乃生痈肿。又曰:诸痛痒疮,皆属心火。丹溪曰:痈疽皆因阴阳相滞而生,盖营行脉中,卫行脉外,相并周流。寒与湿搏之,则凝滞而行迟为不及。热与火搏之,则沸腾而行速为太过。气得邪而郁,津液稠黏,为痰为饮。积久渗入脉中,血为之浊,此阴滞于阳也。血得邪而郁,隧道阻滞,或溢或结。积久渗出脉外,气为之乱,此阳滞于阴也。百病皆由于此,不止痈疽为然。"

《疡科心得集·卷中·辨膝盖痈疵疽论》:"膝盖痈,生于膝盖,色红焮肿疼痛,属湿火,为气血实。疵疽亦生在膝盖,肿大如痈,其色不变,寒热往来,属寒凝湿滞,为气血虚。"

四、经络阻塞论

《诸病源候论·消渴病诸候·消渴候》:"夫消渴者……其病变多发痈疽,此坐热气,留于经络不引,血气壅涩,故成痈脓。"

《诸病源候论·消渴病诸候·渴利候》:"渴利者……以其内热,小便利故也,小便利则津液竭,津液竭则经络涩,经络涩则荣卫不行,荣卫不行,则热气留滞,故成痈疽脓。"

《诸病源候论·痈疽病诸候·痈发背候》:"夫痈发于背者,多发于诸腑俞也。六腑不和则生痈,诸腑俞皆在背,其血气经络周于身,腑气不和,腠理虚者,经络为寒所客,寒折于血,则壅不通,故结成痈,发其俞也。热气加于血,则肉血败化,故为脓。"

《诸病源候论·痈疽病诸候·疽发背候》:"疽发背者,多发于诸脏俞也。五脏不调则发疽,五脏俞皆在背,其血气经络周于身。腑脏不调,腠理虚者,经脉为寒所客,寒折于血,血壅不通,故用结成疽,其发脏俞也。热气施于血,则肉血败腐为脓也。"

《外台秘要·卷第十一·消渴方一十七首》:"病源夫消渴者,渴而不小便是也……其病变者,多发痈疽。此坐热气留于经络,经络不利,血气壅涩,故成痈脓也。"

《圣济总录·卷第五十九·消渴后成痈疽》:"论曰:消渴则随饮而出,皆作小便,由少服乳石所致,久则营卫损伤,精血不足,肌肤减耗,石气增炽,随附经络,津液内竭,经络凝涩,营卫不行,热气留滞,故变痈疽。"

《圣济总录·卷第一百三十一·发背》："论曰：发背者，热毒之气，发于背俞为痈疽是也。此内本于五脏，外传诸腑，故热气攻发，必生于腑俞之间，得之乳石发动，及肥甘滋味之过，脏腑壅热，经络为之不通，毒气凝滞，必因俞穴而出，是以服石之人，于居处衣食，嗜欲喜怒，尤宜节慎，一有过举，则毒气乘隙而发，初如芥粟，治之稍缓，则盈尺寸而难图，故始觉热搏于分肉，痛伤于经络，宜速治之，盖其脉不通，则肿毒增甚，《经》所谓营气不从，逆于肉理，乃生痈肿是也。"

《注解伤寒论·卷一·辨脉法第一》："若卫气前通者，小便赤黄，与热相搏，因热作使，游于经络，出入脏腑，热气所过，则为痈脓。气相搏而行，出入脏腑，游于经络，经络客热，则血凝肉腐，而为痈脓，此见其热气得行。"

《外科精要·卷下·论痈疽发热属肾虚第五十》："盖发背脑疽，皆由肾经湿热，虚火上炎，中传恶症。"

《证治准绳·疡医卷之三·臂部·肘痈》："肘之内生痈，属三阴经，乃心、肺、胞络郁火……肘之外生痈，属三阳经，乃胃、大、小肠积毒。"

《景岳全书·卷之三十贯集·杂证谟·血证》："血本阴精，不宜动也……故妄行于上，则见于七窍，流注于下，则出乎二阴，或壅瘀于经络，则发为痈疽脓血。"

《外科大成·卷二分治部上（痈疽）·肋部》："经络：腋直下髀骨，属足少阳足厥阴二经相火之司也。二经之气不平则风火内搏，荣逆血郁，热聚为肿，痈之所由而生也。"

《外科大成·卷二分治部上（痈疽）·下部后》："臀痈：生于臀之中，居小腹之后，为阴中之阴，其道远，其位僻，虽属足太阳膀胱经多血。奈气运不到，血亦罕来，最难收敛，由湿痰凝结而成。"

《洞天奥旨·卷一·疮疡标本论》："胃气逆于前，而经络不通，脏腑壅塞，以致结成痈疽。"

《张氏医通·卷四·诸气门下·痰饮（唾）》："随其痰饮之或留或伏……其浊者，无可出矣。必有伏匿肌肤，而不胜驱者，若由胸膈而深藏于背，背为胸之府，更无出路，且有挟背间之狂阳壮火，发为痈毒者。"

《疡医大全·卷二十胸膺脐腹部·胁疽门主论》："冯鲁瞻曰：胁痛者，乃足厥阴、少阳之经，相火之司也。苟或肝胆之气不平，则风火内搏，荣逆血热而郁聚为脓矣。"

《疡医大全·卷二十二脑背部·肩痈门主论》："胡公弼曰：发肩乃肾与膀胱受证，气血凝滞，不得流行，结成痈疽，得脓为吉。"

《外科选要·卷上·痈疽原委论》："凡发痈疽者，未有不先伤五脏而后发之，且背乃太阳膀胱督脉所主，太阳者，六经之首领也；督脉者，十二经络之统脉也。况心乃君主之位，岂容毒相犯之。"

《彤园医书（外科）·卷之二外科病症·口部》："上腭痈，又名悬痈……此属心肾与三焦积热。"

《彤园医书（外科）·卷之二外科病症·颈项部》："结喉痈生正中结喉之上，属任脉兼肝肺二经忧愤积热所致。夹喉痈生于结喉之两旁，属足厥阴肝、足阳明胃经火毒上攻。"

《彤园医书（外科）·卷之三外科病症·胸部·治法总括》："疬痈，胸之两旁第三行穴道属胃经，痈生乳旁软肉处，由胃经寒痰，脾气郁结而成。"

《彤园医书（外科）·卷之三外科病症·腹部》："赫痈，生脐上三寸建里穴内，属任脉经，由七情郁火凝结而成。脐痈，生脐心内神阙穴上，此穴禁针，属任脉经。由心经火毒流入大小肠而成。"

《彤园医书（外科）·卷之三外科病症·背部》："黄瓜痈……由脾火积毒而成。"

《彤园医书（外科）·卷之三外科病症·下阴部》："悬痈，一名骑马痈……由三阴亏损，兼忧思气结，湿热壅滞而成。跨马痈……由肝肾湿火结滞而成。肾囊痈……由肝肾湿热下注而成。"

《彤园医书（外科）·卷之三外科病症·后臀部》："坐马痈……属督脉经。由湿热相搏而成。上马、下马痈……属膀胱湿热，兼七情不和，忧愤凝结而成。臀痈……属膀胱经湿热凝结而成。"

《彤园医书（外科）·卷之三外科病症·臂腕部》："肘痈……由心肺风火之邪，稽留凝滞而成。臂痈、臂疽……皆由荣卫不周，感受风邪，逆于肉里而成。腕痈……属手三阳经，风火凝结而成。"

《彤园医书（外科）·卷之三外科病症·胫部》："黄鳅痈……由肝脾二经湿热凝结而成。"

《疡科心得集·卷上·辨颈痈锁喉痈论》："颈

痈生于颈之两旁，多因风温痰热而发。盖风温外袭，必鼓动其肝木，而相火亦因之俱动。相火上逆，脾中痰热随之，颈为少阳络脉循行之地，其循经之邪至此而结，故发痈也。锁喉痈，生于结喉之外，红肿绕喉。以时邪风热，客于肺胃，循经上逆壅滞而发；又或因心经毒气，兼挟邪风结聚而发。"

《疡科心得集·卷上·辨缺盆疽膊痈胛痈论》："膊痈在肩下膊上……属手三阳经，外感风温风火而成。胛痈生肩膊后下……同属手太阳小肠经，由风火凝结而成。"

《疡科心得集·卷上·辨夹痈米疽论》："夹痈者，又名腋痈……此由肝经血滞，脾经气凝所发。"

《疡科心得集·卷上·辨臂痈鱼肚发论》："在臂外为臂痈，在臂内垂肉处为鱼肚发。总缘经络热极，风邪外干，气血有乖而生也。"

《疡科心得集·卷上·辨蝼蛄串肘痈肘后毒论》："肘痈生于肘之围绕，由心肺风火凝结而成……肘后痈，亦风火郁结，气血凝滞而成。二证初起，俱宜疏散调营。"

《疡科心得集·卷上·辨手腕痈兑疽论》："丹溪曰：手腕痈，生手腕外面，属手三阳经，由风火湿毒凝结而成。"

《疡科心得集·卷中·辨腹痈脐痈脐漏论》："腹痈者，亦名腹皮痈，生于腹之皮里膜外。乃脾经之毒，因食煎煿油腻，酒醉太过入房，以致毒不流通而结。脐痈生于脐中，由心经积热流于小肠经，毒聚而成（心与小肠为表里，心移热于小肠，故发是毒）。"

《疡科心得集·卷中·辨大腿痈阴包毒论》："大腿痈之证，发于内侧者，属肝脾二经；发于外侧者，属胆胃二经。或由于湿热不化，留滞经络，阻其气血而成；或由于风寒湿外邪侵袭，壅遏不行而结。"

《疡科心得集·卷中·辨委中毒膝眼毒论》："委中毒，生于膝湾内委中穴（穴在膝后腘中央褶纹陷中），属膀胱经。《经》曰：腘中毒，由胆经积热流入膀胱，壅遏不行而成。夫膀胱为聚湿之所，热入混淆，注于络脉生痈，则莫非湿热凝结为患。"

《疡科心得集·卷中·辨鱼肚毒腓腨疽黄鳅痈论》："黄鳅痈，生于小腿肚里侧，又名胫阴疽，由肝脾二经湿热凝结而成。"

《疡科心得集·卷中·辨足跟疽厉痈论》："厉痈，发于足旁小指之侧，由足三阴经亏损为疽者重，若兼足三阳经湿热下注而成痈者轻。"

《外科证治秘要·手腕痈手腕疽兑疽》："手腕痈，生于腕外面，属手少阳经。乃风火温毒凝结而成。"

《外科备要·卷一证治·下部·肾囊痈》："生于肾囊……由肝肾湿热下注而成。"

《外科备要·卷二证治·膊部肘部》："肘痈……由心肺风火之邪，稽留凝滞而成。"

五、脏腑失和论

《黄帝内经灵枢·脉度》："五脏不和则七窍不通，六腑不和则留为痈疽。"

《华氏中藏经·卷中·论痈疽疮肿第四十一》："夫痈疽疮肿之所作也，皆五脏六腑蓄毒不流则生矣，非独因荣卫壅塞而发者也。其行也有处，其主也有归。假令发于喉舌者，心之毒也；发于皮毛者，发于肌肉者，脾之毒也；发于骨髓者，肾之毒也；发于下者，阴中之毒也；发于上者，阳中之毒也。"

《诸病源候论·解散病诸候·解散痈肿候》："六腑不和而成痈。夫服散之人，若将适失宜，散动热气，内乘六腑，六腑血气行于经脉，经脉为热所搏，而外有风邪乘之，则石热痈结，血气痞涩，而成痈肿。"

《诸病源候论·痈疽病诸候上·痈候》："痈者，由六腑不和所生也。六腑主表，气行经络而浮，若喜怒不测，饮食不节，阴阳不调，则六腑不和。荣卫虚者，腠理则开，寒客于经络之间，累络为寒所折，则荣卫矧留于脉。荣者，血也；卫者，气也。荣血得寒，则涩而不行，卫气从之，与寒相搏，亦壅遏不通。气者，阳孔，阳气蕴积，则生于热，寒热不散，故聚积成痈。腑气浮行，主表，故痈浮浅，皮薄以泽。久则热胜于寒，热气蕴积，伤肉而败肌，故血肉腐坏，化而为脓。其患在表浮浅，则骨髓不焦枯，腑脏不伤败，故可治而愈也。"

《诸病源候论·痈疽病诸候上·疽候》："疽者，五脏不调所生也。五脏主里，气行经络而沉。若喜怒不测，饮食不节，阴阳不和，则五脏不调。荣卫虚者，腠理则开，寒客经络之间，经络为寒所折，则荣卫稽留于脉。荣者，血也；卫者，气也。荣血得寒，则涩而不行，卫气从之，与寒相搏，亦壅遏不通。气者，阳也，阳气蕴积，则生于热，寒热不散，故积聚成疽。脏气沉行，主里，故疽肿深厚，其上皮强如牛领之皮。久则热胜于寒，热气淳盛，蕴结伤肉也。血肉腐坏，化而为脓，乃至伤骨烂筋，不可治而死也。"

《难经·卷之三·脏腑配像第五》："六腑不和，则留结为痈。丁曰：不和者，为腑与脏不和者。邪气不得外泄，则害其九窍；六腑不得内通，则留结为痈。凡人脏腑阴阳和，即如水之流不得息也，如环之无端，莫知其纪周而复始也。杨曰：六腑，阳气也。阳气不和，则结痈肿之属，故云为痈也。邪乘气来，先游于腑也。"

《外台秘要·卷第三十七·痈疽发背证候等论并法五十四首》："夫二仪含象，三才贯形，五体以类于五行，六腑乃同于六日。人之肉也，则脾之所主；人之皮肤，则肺之所管，肤肉受病，皆系滋味而与衣服，衣服厚暖则表之呼寒，滋味失度则腑脏皆热，腑脏既拥则血脉不流，血脉不流则毒气偏注凑于俞穴，俞穴之所，阴阳会津承虚伏守，必煮其血，血败即溃肉，肉腐而成脓，实则为痈，浮则为肿也。"

《圣济总录·卷第一百八十二·小儿疽疮》："论曰：小儿因五脏不和，寒邪壅滞，营卫闭塞，逆于肤肉，遂生疽肿。"

《外科精要·卷上·马益卿先生痈疽论第十二》："又五脏不和，则九窍不通；六气不和，则流结为痈。"

《证治准绳·疡医卷之一·痈疽之源》："其气味俱厚之物，乃阳中之阳，不能走空窍而先行阳道，乃反行阴道则湿气大胜，子令母实，火乃大旺。热湿既盛，必来克肾，若不慎房事，损其真水，水乏则从湿气之化而上行，其疮多出背上及脑，此为大疔之最重者。若毒气出肺或脾胃之部分，毒之次也，若出于他经，又其次也。湿热之毒所止处，无不溃烂，故《经》言膏粱之变，足生大疔。更加持虚者，如持虚器以更物，则无不更矣。"

《类经·八卷·经络类·五脏之气上通七窍阴阳不和乃成关格》："六腑属阳主表，故其不利，则肌腠留为痈疡。"

《类经·十五卷·疾病类·移热移寒》："肾中寒气移于脾者，乃为痈肿。凡痈毒之病，寒热皆能为之，热者为阳毒，寒者为阴毒。盖脾主肌肉，得

寒则气聚而坚，坚而不散，则为肿为痈也。一曰痈者壅也，肾以寒水之气，反传所胜，侵侮脾土，故壅为浮肿。其义尤通……脾中寒胜，则反传于肝。脾寒则肉寒，故为痈肿。"

《类经·二十七卷·运气·六气之复病治》："痱胗疮疡，痈疽痤痔，火克肺金而皮毛受病也。"

《外科大成·卷一总论部·痈疽之源·内因》："《经》云：肺乘肝则为痈。又云：肾移寒于肝，痈肿少气下，脾移寒于肝，痈肿筋挛，此脏腑之变，亦属内因也。"

《外科选要·卷上·痈疽原委论》："故成痈者，壅也，为阳属六腑，毒腾于外，其发暴而所患浮浅。故易肿易脓，易腐易敛，诚为不伤筋骨，易治之症也。疽者，沮也，为阴属五脏，毒攻于内，其发缓而所患深沉，故为伤筋蚀骨，难治之症也。"

【辨病证】

痈疽当先别阴阳，阳者为痈，阴者为疽。再辨其肿平塌或高起，痛或不痛，有脓无脓，溃或未溃，疮口收敛与否，痈疽发生的位置与深浅等。痈疽的预后转归受多种因素影响，需一一明辨。造成痈疽的病因病机多为火毒蕴结，亦有痰湿、湿热、虫毒等。

一、辨阴阳

《外科集验方·卷上·疮科总论》："痈者，壅也，大而高起，属乎阳，六腑之气所生也，其脉浮数。"

《证治准绳·疡医卷之四·背部·发背》："《精要》云：凡痈疽初发肿硬高者，而毒气却浅，此乃六腑不和为痈，其证属阳，势虽急而易治。若初发如粟粒，甚则如豆许，与肉俱平，或作赤色，时觉痒痛，痒时慎勿抓破，此乃五脏不调为疽，其证属阴。盖毒气内蓄已深，势虽缓而难治。""大抵发背之患，其名虽多，唯阴阳二证为要，若发一头或二头，其形焮赤肿高，头起疼痛，发热为痈，属阳易治。"

《外科正宗·卷之一·痈疽门·痈疽治法总论第二》："疮本发于阳者，为痈、为热、为实、为疼。"

《外科正宗·卷之一·痈疽门·痈疽阳症歌第三》："痈疽不论上中下，惟在阴阳二症推，发背

虽有正与偏，要取高低两样看。纯阳初起必焮肿，更兼身热有微寒，顶如尖字高突起，肿似弯弓根有盘。七日之间多焮痛，二七之间脓渐漫，动息自宁食知味，二便调匀无泻干。肿消脓溃精神爽，脱腐生新气血完，五善自然臻并至，七恶全无半点干。痛便随脓减，肿退自肌宽；新肉已生红艳艳，腐皮自敛白漫漫，一身多爽快，五脏尽和欢。此属纯阳俱易治，百人百可保全安。”

《景岳全书·卷之四十六圣集·外科钤（上）·论证》：“所以凡察疮疡者，当识痈疽之辨：痈者热壅于外，阳毒之气也，其肿高，其色赤，其痛甚，其皮薄而泽，其脓易化，其口易敛，其来速，者其愈亦速。此与脏腑无涉，故易治而易愈也。”

《外科十三方考·上编·痈疽总论歌》：“阳盛焮肿赤痛易，阴盛色暗陷不疼，半阴半阳不高肿，微痛微热红亦轻，五善为顺七恶逆，见三见四可分明，临症色脉须详察，温凉补汗攻应分，善治伤寒杂症易，能察痈疽肿毒精。”

《外科十三方考·上编·痈疽总论歌解》：“人之身体，计有五层，皮、脉、肉、筋、骨也。发于筋骨间者曰疽，属阴；发于血脉间者曰痈，属阳；发于皮里肉外者曰疡毒，只发于皮肤上者名曰疮疖。凡痈疽阳盛者，初起焮肿，色赤，疼痛，则易溃易敛，顺而易治，以其为阳症也。阴盛者，初起色黯，不红，塌陷，不肿，木硬不疼，则难溃难敛，逆而难治，以其为阴症也。半阴半阳者，漫肿不高，微痛不甚，色不甚红，此症属险，若能随症施治，不失其时，则亦可转险为顺，否则逆矣。”

《外科大成·卷一·总论部·痈疽之别》：“痈发于六腑，为表为阳，为热为实，其发迅暴，如燎原之火，故热痛高肿，侵长广大，皮薄光软以泽，多有椒眼，或作便闭，发渴发逆以拒之，由正气内固，不能下陷，是以五脏终不伤也。疽之发于五脏，为里为阴，为冷为虚，其发停蓄，如陶室之火，内消骨髓，故无热、无肿、无痛。”

《洞天奥旨·卷一·疮疡阴阳论》：“苟以气血分阴阳，或以痈为阳，疽为阴，未为通论。盖痈疽各有阴阳，必气血兼补而佐之消毒，始能奏功甚速。”

《洞天奥旨·卷一·疮疡火毒论》：“夫阳毒尚有养痈之患，而阴毒尤禁养痈者，以其溃坏决裂，有百倍于阳毒也。可见阴阳疮疡，俱宜急早治之。”

《洞天奥旨·卷三·疔疮形症论》：“痈疡疽疔，但有阴阳、内外、虚实之分，无大小之别。”

《洞天奥旨·卷三·疮疡阴阳真假论》：“似乎疮疡痈疽，无非阳火也。谁知阳能变阴，阴难济阳，无有一定之规乎。”

《洞天奥旨·卷五·背发》：“诸痈疡发于背者，无非危症，不可谓背属阳，信是阳症而轻视之也，然背之穴道甚多，苟不分言之，则经络舛错，未必能直中病情也。”

《洞天奥旨·卷七·手足指疮》：“大约高肿而痛，乃阳症；平肿而痒，乃阴症也。阳症必有脓，阴症必无脓也。有脓者，刺之而愈；无脓者，刺之而转重也。无脓而色红者生，无脓而色黑者死，正不必黑过节也。”

《青囊秘诀·上卷·背痈论》：“人有背心间先发红瘰，后渐红肿，此发背之兆也，最为可畏。古人云：外大如豆，内大如拳；外大如拳，内大如盘，其外小而内实大也。然而痈疽等毒，必先辨其阴阳，有先阴而后阳者，有先阳而后阴者，有先后俱阴者，有先后俱阳者。阳症虽重而实轻，阴症虽轻而实重。先阴而变阳者生，先阳而变阴者死。”“人有背心发瘰痒甚，已而背肿如山者，隐隐发红晕如盘之大者，此阴痈初起之形象也，最为可畏，非前症阳痈可比。”

《青囊秘诀·上卷·臂痈论》：“人有两臂之间，忽然生疮而变成痈疽者，亦阴痈也……大约阳症必红肿而疼痛则易治，阴症必漫肿麻痒则难疗。阳症宜用三星汤，一二剂则消；阴症则不可用，必须大补气血，而佐以消痰化毒之剂，始能奏功，岂可谓手足非心腹之疾，不必补虚乎？夫阴主静，而手足乃至动者也。动而生阴痈，则动变为静，亦非常之道也，可不畏哉！况动变为静，又趋阴之道也。阳趋于阴，则生近于死矣。欲阳返阴易，欲阴返阳难，谁谓手足之痈，而可小视之哉？”

《外科全生集·卷一·阴症门·阴疽论》：“阴毒之症，皮色皆同，然有肿有不肿，有痛有不痛，有坚硬难移，有柔软如绵，不可不为之辨。夫肿而不坚，痛而难忍，流注也。肿而坚硬微痛，贴骨、鹤膝、横痃、骨槽等类是也。不肿而痛，骨骱麻木，手足不仁，风湿也。坚硬如核，初起不痛，乳岩瘰疬也。不痛而坚，形大如拳，恶核失荣也。不痛不坚,软而渐大,瘿瘤也。不痛而坚如金石,形如升斗,石疽也。此等症候,尽属阴虚,无论平塌大小,毒发五脏,皆曰阴疽。如其初起疼痛者易消,重按不痛而坚者,毒根深固,消之难速,治之之法,方有一定,学者览之了然。"

《外科全生集·卷一·有阴有阳症门·发背》:"此乃痈疽中大患,缘其患位,对心、对肺、对脐耳。偏曰搭手,因手可搭而名。红肿痛甚者,应称背痈。治法详于阳症门痈疽内。如色白肿痛者,当以流注法治。如平塌不痛者,当以阴疽法治。此皆阴发背也。如误服寒剂,误敷凉药,误贴凉膏,定然毒攻内腑不救。马曰:平塌不痛之症颇多,不得均谓之阴疽。凡疽初起,必有头。"

《彤园医书(外科)·卷之三外科病症·背部》:"阴阳二气疽:生脊背之旁,乍肿乍消,时软时硬,由七情内乖,荣卫不和而生。初起寒热往来,若大渴,神清,脉洪,高肿,二七溃脓者顺;若神昏不渴,脉细漫肿,应期无脓,不思饮食者逆。"

二、辨虚实

《证治准绳·疡医卷之三·臂部·臂痈》:"丹溪曰:疽溃深而不痛者,胃气大虚,不知痛也。"

《景岳全书·卷之四十六圣集·外科钤(上)·虚实》:"齐氏曰:疮疽之证,有脏腑气血上下,真邪虚实不同也,不可不辨:如肿起坚硬,脓稠者,疮疽之实也;肿下软慢,脓稀者,疮疽之虚也……凡疮疽,肿起色赤,寒热疼痛,皮肤壮热,脓水稠黏,头目昏重者,血气之实也。凡脓水清稀,疮口不合,聚肿不赤,不堪热痛,肌寒肉冷,自汗色夭者,气血之虚也。头痛鼻塞,目赤心惊,咽喉不利,口舌生疮,烦渴引冷,睡语咬牙者,上实也。精滑不禁,大便自利,腰脚沉重,睡卧不宁者,下虚也。肿焮尤甚,痛不可近,寒热往来,大便秘涩,小便如淋,心神烦闷,恍惚不宁者,邪气之实也。肩项不便,四肢沉重,目视不正,睛不了了,食不知味,音嘶色败,四肢浮肿,多日不溃者,真气之虚也。又曰:邪气胜则实,真气夺则虚。又曰:诸痛为实,诸痒为虚也。"

《青囊秘诀·上卷·背痈论》:"人有背生痈疽,溃烂之后,或发热,或恶寒,或作痛,或脓多,或流清水,自汗盗汗,脓成而不溃,口烂而不收,人以为毒气之未尽也,谁知是五脏亏损,气血太虚之故

乎?凡人气血旺盛,阴阳和平,何能生毒?惟其脏腑内损,而后毒气得以内藏,久之外泄,及至疮痈发出,其毒自不留内。然而脏腑原虚,又加流脓流血,则已虚而益虚矣。"

《外科心法要诀·卷十四·发无定处(下)·产后痈疽》:"产后痈疽最属险,七情之伤六淫感,瘀血稽留成痈疽,势溃托里不宜缓。"

三、辨肿

《黄帝内经太素·卷第二十六·寒热·痈疽》:"疽者,上之皮夭以坚,上如牛领之皮;痈者,其皮上薄以泽,此其候也。黄帝曰:善。"

《小品方·卷第十·治瘭疽诸方》:"飚疽者,肉中忽生一黯子,小如豆粒,小者如米粒粟,剧者如梅李大,或赤或黑,或青或白,其黯状实脉,脉有根而不浮肿也。"

《诸病源候论·痈疽病诸候上·附骨痈肿候》:"附骨痈,亦由体痈热而当风取凉,风冷入于肌肉,与热气相搏,伏结近骨成痈。其状无头,但肿痛而阔,其皮薄泽,谓之附骨痈也。"

《诸病源候论·痈疽病诸候·痈发背候》:"又云:背上忽有赤肿而头白,摇之连根,入应胸里动,是痈也。"

《诸病源候论·妇人杂病诸候四·发背候》:"五脏不调则致疽,疽者,肿结皮强,如牛领之皮。六腑不和则致痈,痈者,肿结薄以泽是也。"

《诸病源候论·小儿杂病诸候六·痈疮候》:"六腑不和,寒气客于皮肤,寒搏于血,则壅遏不通,稽留于经络之间,结肿头成痈。其状,肿上皮薄而泽是也。热气乘之,热胜于寒,则肉血腐败,化为脓。脓溃之后,其疮不瘥,故曰痈疮。"

《备急千金要方·卷二十二·痈肿毒方·瘭疽第六》:"生疮中水恶露寒冻不瘥,经年成骨疽,亦名胕疮。深烂青黑,四边坚强,中央脓血汁出,百药不瘥,汁溃好肉处皆虚肿,亦有碎骨出者,可温赤龙皮汤渍。""凡附骨疽者,以其无破(《外台》作故)附骨成脓,故名附骨疽。"

《外台秘要·卷第二十四·痈疽方一十四首》:"又发痈坚如石,走皮中无根,瘰疬也,久不消,因得他热之疾时,有发为痈也。又发痈至坚而有根者,名为石痈。"

《外台秘要·卷第二十四·缓疽方四首》:

"《集验》论有缓疽者,初结肿形似痈,回回无头尾,其色不异,但痛深有根核,又与皮肉相亲着外耳,一名内痈,其有大者如拳,小者如桃李状,积日不消,喜变紫色黯黑。久即皮内俱烂,如牛领疮状,便通体遍青黯色,而不作头穿溃出脓。"

《外台秘要·卷第二十九·甲疽方五首》:"崔氏夫甲疽之为病,或因割甲伤肌,或因甲长侵肉成疮肿痛,复缘靴窄研损四边,肿焮,黄水出,侵淫相染,五指俱烂,渐渐引上脚跌,泡浆四边起如火烧疮,日夜倍增,万医所不能疗之方。"

《世医得效方·卷第十九·疮肿科·总说》:"初发痈时,一粒如麻豆大,身体便发热,生痈处肉亦热,肿大而高,多生疼痛,破后肉色红紫,此为外发,虽大若盆碗,如用药有理,则全活必矣。"

《外科理例·卷一》:"(疮名有三曰疖曰痈曰疽十九)痈者,初生红肿,突起阔三四寸,发热恶寒,烦渴,或不热,抽掣疼痛,四五日后按之微软。"

《医方集宜·卷之十·外科·形证》:"夫痈之形,其发暴甚,皮肤光软肿痛而高大者,痈也。疽者,其发猛恶,出自肌骨,初生一头形如痞瘰,白色焦枯,触之而痛应心者,疽也。"

《古今医统大全·卷之八十外科理例上·外科引·痈疽条论》:"凡疗痈疽,如救火拯溺、追奔逐贼之类,若不速疗,必为大祸。然痈疽所发有三等:肿高而软者,发于血脉;肿低而坚者,发于骨肉;皮色不变者,发于骨髓。疮浅者欲在薄处,疮深者欲在厚处也。"

《医学纲目·卷之十八心小肠部·痈疽·肿疡》:"又云:痈发如火焚茅。初如黍米大,三两日如掌面大,五七日如碗面大,即易治。如肿冷发渴发逆,治之难愈……刘涓子云:疽发,或如小疖,触则彻心痛,四边微起如橘皮孔,色红赤不全变,脓水不甚出,至七八日,疼闷喘急不止。又云:始发肿高,五指忽平陷者,此内攻之候也。《精要》云:生疽处,不热不痛,低陷者,此为内发,难治必死。疽者,上之皮夭以坚,上如牛领之皮。痈者,其皮上薄以泽,此其候也。"

《证治准绳·疡医卷之一·肿疡》:"《集验》论疮疡之法,其名有三:曰疖,曰痈,曰疽……又一等皮色不变,但略微肿,肌肉内痛,夜间痛甚,发热恶寒,烦渴,此热毒深,亦名为疽,谓其能伤筋脉骨髓也,日久按之,心中微软,脓成后用火烙烙开,以决大脓,外用拔毒乳香膏贴之,宜服内托之药。初发,急用大针于肿硬处针之则散。疽者,初生白粒如粟米大,便觉痒痛,触著其痛应心,此疽始发之兆也。急用火针于白粒上针开,或误触破,或入汤,便觉微赤肿痛,三四日后不散,根脚赤晕展开,须详看之,方见其晕阔狭,如阔四五寸左右,浑身发壮热,微渴,疮上亦热,此疽也……一证初生白粒,误触后,便觉情怀不舒畅,背上沉重,如负五七斤米样,身体烦疼,胸膈痞闷而躁,饮食无味,怕闻食气,所谓外如麻,里如瓜者,疽毒深恶,内连腑脏也。"

《证治准绳·疡医卷之四·背部·发背》:"有发背疽,如毒气勇猛而发,如火焚茅,易于败坏。初发即可如黍米粒大,三两日渐赤引种,如手掌面大,五七日如碗面大,即易为攻。焮热赤引如火烧之状,浮面渐溃烂阔开,内发肿如炊之状,外烂皮肉如削去,紫瘀脓汁多而肿不退,疼亦不止,发渴发逆,饮食不下,呕吐气急,浮浅开阔者,尤宜发脓,托毒汤药用之必愈。(阳证实也)"

《外科启玄·卷之四·总论》:"疽也,肿浮根小,至大不过二三寸者。"

《类经·十八卷疾病类·痈疽》:"膺者,胸旁之高肉处也。谷实,兼五谷而言,谓痈所结聚,形如谷实之累累也……股胫,大股也。状不甚变,言外形不显也。痈脓搏骨,言脓着于骨,即今人之所谓贴骨痈也。毒盛而深,能下蚀三阴阳明之大经,故不为急治则死矣……诸节者,神气之所游行出入也,皆不宜有痈毒之患。若其相应,则发于上而应于下,发于左而应于右,其害尤甚,为不可治。然发于三阳之分者,毒浅在腑,其死稍缓。发于三阴之分者,毒深在脏,不能出一月也……此下辨痈疽之轻重也。痈毒浮浅在表,不能陷骨,则髓不为枯,五脏不为伤,故病痈者可无虑也。"

《景岳全书·卷之四十六圣集·外科钤(上)·论证》:"疽者结陷于内,阴毒之气也,其肿不高,其痛不甚,其色沉黑,或如牛领之皮,其来不骤,其愈最难。或全不知痛痒,甚有疮毒未形,而精神先困,七恶叠见者,此其毒将发而内先败,大危之候也。"

《青囊秘诀·上卷·恶疽论》:"人有四肢之间,或头面之上,忽然生疽,头黑皮紫,痛楚异常,此阳症之毒也。治不得法,亦能杀人。盖阳症之毒,其毒甚骤,即用败毒之药治之,可随手而愈。然而疽与痈,实有不同。痈溃于内,而疽肿于外也。溃于内者,难于外治;肿于外者,易于内消。虽痈疽之毒,尽由内而发外,无不可内治而外愈也。而疽尤宜内治。"

《外科全生集·卷一·阳症门·痈疖》:"凡患色红肿疼痛,盘寸余者是痈。"

《疡医大全·卷十九腋臂指掌部·瘭疽门主论》:"冯鲁瞻曰:瘭疽者,其发有数种,小者如粟如豆,大者如梅如李,青黑赤白,变易不常,或臂或肾,或口齿,或肚脐,发无定处,然大概多见于手指之间,根深入肌,走臂游肿,毒血流注,贯串筋脉,烂肉见骨,出血极多。若至狂言烦躁闷乱者,皆毒气攻心之候也,不治。(《锦囊》)澄曰:瘭疽随处可生,川广烟瘴地方多有之,疼痛澈心不止,腐烂筋骨,溃破脓如豆汁,今日拭干,次日脓汁复满,愈而复发。"

《外科十三方考·下编·十八问答》:"十四问曰:鹤膝风、鹤膝痈、人面疮、臁疮,何以别之?……鹤膝痈以红肿痛者为佳,若不红、不肿、不痛,且不作脓者,便不可治;若现出头来,终成绝症。"

《彤园医书(外科)·卷之一外科图形·痈疽治法·总括》:"辨肿:人之气血,周流不息,稍有壅滞即作肿矣。然形势各异,如:虚者漫肿,实者高肿。火甚者,色红皮光,焮热僵硬;寒甚者,形势木硬,色紫黯青;湿甚者,皮肉重坠,深则按之如烂棉,浅则外起光亮水泡,破流黄水;风甚者,皮肤拘皱,宣浮不红,微热微疼;痰甚者软如绵硬如馒,不红不热,郁结伤肝而作者,不红不热,坚硬如石,状如岩凸;气郁而作者,以手按之皮紧而内软,遇喜则消,遇怒则长,皮色如常而不焮热;跌仆瘀血而作者,暴肿胖胀,大热不红;产后与闪挫瘀血而作者,瘀久滞于经络,忽发于外,形势木硬不热,微红,若脓已成而将溃者,其色必紫,此辨诸肿之要诀也……辨晕:俗以肿痕为晕,非真晕也。真晕者,生于疮口之旁,状若红筋,皆由藏府蕴受锐毒而成,二三晕者可治,若见五晕者难医,此辨真晕之要诀也。"

《彤园医书(外科)·卷之三外科病症·背部》:"禽疽:生于背间,形如拳打,红紫斑色,由时气风热而成。始发数块其色紫红,起点如疹,麻木

拘急,不热不痛。神清脉和服药得汗者顺;若神昏脉躁,或微或代,发寒齿噤者逆。"

《彤园医书(外科)·卷之三外科病症·手部》:"虎口疽:生合谷之下,初起如豆,渐肿色青,木闷硬痛。内外治法,同手发背。"

四、辨脓

《医方集宜·卷之十·外科·形证》:"辨有脓无脓色:凡痈疽之处,大按乃痛者,脓深也。小按之便痛者,脓浅也。按之不甚痛者,未成脓也。按之即复起者,有脓也。按之不复起者,无脓也。若肿高而软者,发于血脉。肿下而硬者,发于筋骨。肉色不相变者,发于骨髓也"

《古今医统大全·卷之八十外科理例上·外科引·痈疽条论》:"痈疽肿大,按乃痛者,脓深;小,按便痛者,脓浅。所按之处不复者,无脓,必清水也;按之即复者,有脓也。"

《医学纲目·卷之十八心小肠部·痈疽·溃疡》:"痈疽已溃,脓出者也。(仲)诸痈疽欲知有脓无脓,以手掩肿上,热者为有脓,不热为无脓。"

《景岳全书·卷之四十六圣集·外科钤(上)·脓针辨》:"又凡察痈疽,以手掩其上,大热者,脓成自软也。若其上薄皮剥起者,脓浅也。其肿不甚热者,脓未成也。若患瘰疬结核,寒热发渴,经久不消,其人面色痿黄者,被热上蒸,已成脓也……凡痈疽以手按之,若牢硬未有脓也,若半软半硬已有脓也。又按肿上不热者,为无脓。热甚者,为有脓,宜急破之。"

《洞天奥旨·卷二·疮疡辨脓血论》:"每有无脓之痈,一开疮口,鲜血逆流,立时厥去,皆不审其脓之有无耳。夫疮痈有阴阳之异,阳症可以刀刺,阴症切戒轻易动刀。"

《彤园医书(外科)·卷之一外科图形·痈疽治法·总括》:"辨脓:凡治痈疽疮疡,形势未成者即用内消之法,已成者即用内托之法。溃时先宜出黄白稠脓,次宜出桃花色脓,再次宜流淡红水,此辨脓之要诀也。辨脓条例凡以手按之疮内坚硬,无脓之象也。按之不热者无脓,按之内热者有脓。轻按热甚则痛者,有脓且浅且稠也。重按微热方痛者,有脓且深且稀也。按之大而软,指起即复者,脓熟也。按之半软半硬,陷不即起,脓未全熟。按之软凹久不起者,无脓,气血虚也。深按软

陷而速起者，内是稀黄水也。深按成坑而缓起者，内是坏污脓也。按之板实而痛甚者，停血未成脓也。按之空虚而不痛者，积气未成脓也。胖人宜脓多，胖人脓少是肉不腐也。瘦人宜脓少，瘦人脓多是肉败坏也。皮色不变、不起高阜者，脓必稠黏也。皮色光嫩，剥起而不苍老，脓必浅也。皮色苍蜡，肿高而软，痛减者，熟透也。脓出如粉浆，或如污水者，谓之败浆。气实之人多黄色稠脓，气虚之人多白色稀脓，半虚半实者多稠白脓。凡疮溃后，脓有腌气而无滃气者最吉，若出败浆、腥臭血水主凶。惟汗后脓秽者可愈；如溃久脓秽而身犹大热不止者，治亦无功。《金鉴》曰：痈疽之得脓如伤寒之得汗，汗出而身反大热者坏伤寒也，脓出而身犹大热者坏痈疽也。"

五、辨溃出物

《洞天奥旨·卷七·骨痈》："痈生之后，其口不收，腐烂之中，忽长一骨，疼痛难熬，俗以为多骨痈也，谁知乃湿热之毒所化乎。"

六、辨痛痒

《诸病源候论·痈疽病诸候·熛疽候》："熛疽之状，肉生小黯点，小者如粟豆，大者如梅李，或赤或黑，乍青乍白，有实核，燥痛应心。或著身体。其著手指者，似代指，人不别者，呼为代指。不急治，毒逐脉上，入脏则杀人。南方人得此疾，皆截去指，恐其毒上攻脏故也。又云：十指端忽策策痛，入心不可忍。向明望之，晃晃黄赤，或黯黯青黑，是熛疽。直截后节，十有一冀。又云：风胗痛不可忍者，熛疽。发五脏俞，节解相应通洞，熛疽也。诸是熛疽皆死。又齿间臭热，血出不止，熛疽也，七日死。治所不瘥，以灰掩覆其血，不尔著人。又云：诸是熛疽皆死，唯痛取利，十有一活耳。此皆毒气客于经络，气血痞涩，毒变所生也。"

《备急千金要方·卷二十二·痈肿毒方·瘭疽第六》："凡附骨疽者，以其无破(《外台》作故)附骨成脓，故名附骨疽。喜着大节解中，丈夫、产妇喜着髀中，小儿多着脊背。大人急着者，先觉痛不得动摇，按之应骨痛，经日便觉皮肉渐急，洪肿如肥状是也。小儿才手近便大呼，即是肢节有痛候也。大人缓着者，先觉肌烘烘然，经日便觉痛痹不随。小儿四肢不能动摇，亦如不随状。看肢节解中，若有肌烘烘处，不知是附骨疽。令遍身成肿不至溃，体皆有青黯，大人亦有不别，呼为贼风风肿，不知是疽也。凡人身体患热，当风取凉，风入骨解中，风热相搏，便成附骨疽。其候嗜眠沉重，忽忽耳鸣，又夏秋露卧，为冷所折，风热伏结而作此疾。急者热多风少，缓者风多热少。"

《千金翼方·卷第二十三·疮痈上·诊知是痈疽法第四》："痈疽之发，未辨是非饥渴为始，始发之时，或发自疽，或似小疖，或复大痛，或复小痛，或发米粒大白脓子，皆是微候，宜善察之。"

《外科精要·卷上·痈疽脉症第十七》："痈疽脉数，身无热，反洒淅恶寒，若有痛处，乃发为痈。"

《外科理例·卷一》："(疮名有三曰疖曰痈曰疽十九)疽者，初生白粒如粟米，便觉痒痛，触着其痛应心，此疽始发之兆。或误触者，便觉微赤肿痛，三四日后，根脚赤晕展开，浑身壮热微渴，疮上亦热，此疽也。""痈者，初生红肿，突起阔三四寸，发热恶寒，烦渴，或不热，抽掣疼痛，四五日后按之微软。"

《医方集宜·卷之十·外科·形证》："夫痈之形，其发暴甚，皮肤光软肿痛而高大者，痈也。疽者，其发猛恶，出自肌骨，初生一头形如痞瘭，白色焦枯，触之而痛应心者，疽也。"

《医学纲目·卷之十八心小肠部·痈疽·肿疡》："刘涓子云：痈之痛，只在皮肤之上……刘涓子云：疽发，或如小疖，触则彻心痛，四边微起如橘皮孔，色红赤不全变，脓水不甚出，至七八日，疼闷喘急不止……《精要》云：生疽处，不热不痛，低陷者，此为内发，难治必死。"

七、辨寒热

《小品方·卷第十·治附骨疽与贼风相似诸方》："附骨急疽者，其痛处壮热，体中乍寒乍热，索索恶寒不用热，小便或赤，大便或难，无汗也。"

《仁斋直指方论·卷之二十二·痈疽·痈疽方论》："凡发热憎寒，头痛恶心，筋节拘牵，气急闷闷，或病渴经年，是皆欲发痈疽之证。"

《外科精义·卷上·论脉证名状二十六种所主病证》："浮数之脉应发热，其不发热而反恶寒者，疮疽之谓也。"

《医学纲目·卷之十八心小肠部·痈疽·肿疡》："(仲)诸浮数脉，应当发热，而反洒淅恶寒，若有痛处,当发其痈。"

《景岳全书·卷之四十谟集·小儿则(上)·总论》:"热者必有热证,如热渴、躁烦、秘结、痈疡之类是也。"

《疡医大全·卷六·论疮疡发热恶寒烦躁头痛》:"戴院使曰:未溃之际,憎寒壮热,狂言妄语,如见鬼神,脓去已多,而大热不休者,似为难治。盖毒之得脓,犹伤寒表证之得汗,汗已而反大热,则为坏伤寒矣。又云:患痈毒人,脓血已溃,所去过多,津液枯竭,多病于渴,纵有发热躁扰等证,不可妄治。宜用益荣生津之剂,若大热不止者,难治。"

八、辨渴饮口味

《外科精要·卷下》:"(论痈疽口干作渴症不同第四十九)痈疽已安之后,或未安之际,口舌燥黄如鸡内金者,乃肾水枯竭,心火上炎,此症最恶。"

《古今医统大全·卷之六十三口病门·病机·口病叙论》:"凡口甘及干燥,患痈疽之后者多有之。"

《医学纲目·卷之二十一脾胃门·消瘅门》:"消渴之人,愈与未愈,尝须虑患大痈,必于骨节间忽发痈疽而卒。"

《外科启玄·卷之一·明疮疡作渴论》:"如无有疮疡而肺脉洪数甚作渴者,必发痈疽,此其候也。"

九、辨证候

(一)辨外感内伤

1. 六淫痈疽

《诸病源候论·小儿杂病诸候六·痈疮候》:"其状,肿上皮薄而泽是也。热气乘之,热胜于寒,则肉血腐败,化为脓。脓溃之后,其疮不瘥,故曰痈疮。"

《诸病源候论·小儿杂病诸候六·疽候》:"五脏不调则生疽,亦是寒客于皮肤,折于血气,血气痞涩不通,结聚所成。大体与痈相似,所可为异,其上如牛领之皮而硬是也。痈则浮浅,疽则深也。至于变败脓溃,重于痈也,伤骨烂筋,遂至于死。"

《诸病源候论·痈疽病诸候上·附骨痈肿候》:"附骨痈,亦由体痈热而当风取凉,风冷入于肌肉,与热气相搏,伏结近骨成痈。其状无头,但肿痛而阔,其皮薄泽,谓之附骨痈也。"

《诸病源候论·痈疽病诸候上·石痈候》:"石痈者,亦是寒气客于肌肉,折于血气,结聚所成。其肿结确实,至牢有根,核皮相亲,不甚热,微痛,热时自歇。此寒多热少,坚如石,故谓之石痈也。久久热气乘之,乃有脓也。"

《诸病源候论·痈疽病诸候·行痈候》:"行痈候者,发疮小者如豆,大者如钱,往来匝身,及生面上,谓之行痈。此亦寒热客于腠理,与血气相搏所生也。"

《诸病源候论·痈疽病诸候·疽虚热候》:"此由寒搏于热,结壅血涩,乃成疽。疽脓虽溃,瘥之后,余热未尽,而血已虚,其人吸吸苦热惙惙虚乏,故谓虚热也。"

《诸病源候论·痈疽病诸候·石疽候》:"此由寒气客于经络,与血气相搏,血涩结而成疽也。其寒毒偏多,则气结聚而皮厚,状如痤疖,坚如石,故谓之石疽也。"

《诸病源候论·痈疽病诸候·缓疽候》:"缓疽者,由寒气客于经络,致荣卫凝涩,气血壅结所成。其寒盛者,则肿结痛深,而回回无头尾,大者如拳,小者如桃李,冰冰与皮肉相亲著。热气少,其肿与肉相似,不甚赤,积日不溃,久乃变紫黯色,皮肉俱烂,如牛领疮,渐至通体青黯,不作头,而穿溃脓出是也。以其结肿积久,而肉腐坏迟,故名缓疽。亦名肉色疽也。缓疽急者,一年杀人;缓者,数年乃死。"

《诸病源候论·痈疽病诸候·久疽候》:"此由寒气客于经络,折于气血,血涩不通,乃结成疽。凡疽发诸节及腑脏之俞,则卒急也。其久疽者,发于身体闲处,故经久积年,致脓汁不尽,则疮内生虫,而变成瘘也。"

《诸病源候论·痈疽病诸候·三疽大小便不通候》:"此由寒气客于经络,寒搏于血,血涩不通,壅结成疽。腑脏热不泄,热入大小肠,故大小便不通也。"

《诸病源候论·痈疽病诸候·风疽候》:"肿起,流之血脉,而挛曲疾痛,所以发疮历年,谓之风疽。此由风湿之气,客于经络,与气相搏所成也。《养生方》云:大解汗,当以粉粉身,若令自干者,成风疽也。"

《诸病源候论·痈疽病诸候·附骨疽候》:"附骨疽者,由当风入骨解,风与热相搏……其大人、老人著急者,则先觉痛,不得转动,挪之应骨痛,经日便觉皮肉生急,洪洪如肥状,则是也。其小儿不知字名,抱之才近,其便啼唤,则是支节有痛处,便是其候也。大人、老人著缓者,则先觉如肥洪洪耳,经日便觉痹痛不随也。其小儿则觉四肢偏有不动摇者,如不随状,看支节解中,则有肥洪洪处,其名不知是附骨疽;乃至合身成脓,不溃至死,皆觉身体变青黯也。其大人、老人,皆不悟是疽,乃至于死也。亦有不别是附骨疽,呼急者为贼风,其缓者谓风肿而已。"

《诸病源候论·痈疽病诸候·水疽候》:"此由寒湿之气,客于皮肤,搏于津液,使血气痞涩,湿气偏多,则发水疽。其肿状如物裹水,多发于手足,此是随肌肤虚处而发也。亦有发身体数处而壮热,遂至死。"

《诸病源候论·痈疽病诸候·肘疽候》:"肘疽,是疽发于肘,谓之肘疽。凡诸疽发节解,并皆断筋节,而发肘者,尤为重也。此亦是寒湿之气客于肌肉,折于血气所生也。"

《诸病源候论·疮病诸候·顽疮候》:"此由风湿客于皮肤,血气所变,隐胗生疮,痒而不痛,故名顽疮。"

《诸病源候论·疮病诸候·枨疮候》:"枨疮,是诸杂疮带风湿,苦痒,数以手抓搔枨触,便侵食,阔,久不瘥,乃变生虫,故名枨疮。"

《圣济总录·卷第一百二十八·痈疽门·石痈》:"石痈者,寒气凝结,致热气不得散,故其肿毒硬实,如石之状,而谓之石痈。"

《外科精要·卷中·痈疽分表里证论第二十三》:"脏血沉寒主里,故疮肿内陷为难治。"

《医方集宜·卷之十·外科·形证》:"囊痈者,是阴囊上红肿,连小腹痛,多因肝经湿热渗入膀胱以致气凝滞,或受寒邪,结而不散,气不能上升,郁而为热。"

《医方集宜·卷之十·外科·形证》:"膝痈是湿热之毒结而不散,其症膝肿红痛,恶寒发热。"

《医学纲目·卷之十二肝胆部·诸痹·挛》:"挛皆属肝,《经》云:肝主身之筋故也。又云:阳明之复,甚则入肝,惊骇筋挛。又云:脾移寒于肝,痛肿筋挛。"

《外科全生集·卷一·阳症门·牙痈》:"牙根肉红肿痛甚者是。"

《疡医大全·卷十六龈齿部·牙关紧急门主论》:"又曰:骨槽风、颊车疽,风热太甚,痰涎滞膈。风喜伤肝,复能燥物,是以筋燥劲迫而牙关拘紧,此实邪耳。"

《疡医大全·卷十九腋臂指掌部·虎丫毒门主论》:"朱丹溪曰:虎口疽生(合谷穴)在手大指次指岐骨间,属大肠经湿热凝结而成。一名丫叉毒。初起如豆,漫肿色青,木痛坚硬。若初起黄粟小泡,痒热焮痛,根深有红线上攻腋内,即名合谷疔。"

《疡医大全·卷二十四前阴部·囊痈门主论》:"冯鲁瞻曰:书曰痈疽入囊者死,是属肝经湿热,初起肿痛,小便赤涩,治宜清利解毒为主。"

《彤园医书(外科)·卷之三外科病症·腰部》:"中石疽:生于腰胯之间,由寒气瘀血凝结,缠绵难以收功。其疽皮色不变,坚硬如石,时觉木痛。"

《彤园医书(外科)·卷之三外科病症·膝部》:"下石疽:生在膝之左右,上下形如鸡卵,坚硬不红,肿坠如石,痛引筋骨,难消难溃,溃后难敛。此由体虚寒邪深入,致血瘀凝结而成。"

《彤园医书(外科)·卷之四发无定处·杂证门·瘰瘤总括》:"多骨疽:本证一名朽骨,多生手足腿膊及腮腭、牙床、眼胞、颏下等处,皆生有因肾虚人,生疮久溃,肿硬不退,口不收敛,失于保护,外被寒邪侵入与脓毒凝结,借人之气血化成多骨,宜循序施治。"

《彤园医书(外科)·卷之三外科病症·后臀部》:"涌泉疽:生在尻骨之前,肛门之后长强穴上,属督脉经。由湿热凝结而成。初肿坚硬疼痛,状如伏鼠,十日可刺得白脓者顺,溃迟脓清者险,紫黑水者逆。"

《彤园医书(外科)·卷之三外科病症·胫部》:"附阴疽:生于内踝骨之上三寸阴交穴上,系三阴交会,湿热积聚而成。初如红粟,疼痛日增,坚硬赤肿,渐大如卵,此穴纯阴,收敛迟缓,调养不可不慎。"

《彤园医书(外科)·卷之三外科病症·胫部》:"风疽:生胫骨下足弯曲凹之处,初起红肿焮痒,搔破皮损、流津黄汁极其稠黏,由风邪留于血脉搏结而成。因其根深故名曰疽,甚者身体烦热而肌内透红,更增肿痛,痛则彻心。"

《疡科心得集·卷中·辨涌泉疽足底疔论》:"涌泉疽,生于足心,又名井泉疽,俗名病穿板,又名穿窟天蛇。属少阴肾经虚损、湿热下注而成。若高突焮肿,过候即溃脓者,毒浅易愈;若或麻或痒,黑陷不痛,二十一日之内不溃脓者,属阴败之证,毒深难救。"

《疡科心得集·卷中·辨小腹痈缓疽论》:"缓疽,生于少腹之旁,乃脾经气滞寒积而成。坚硬,不红不热,痛引腰腿,有数月不溃者。若寒热间作,饮食减少,渐致羸瘦,此属败证。"

《疡科心得集·卷中·辨跗阴疽接骨发论》:"跗阴疽,生内踝上三寸,初生小泡,疼痛日增,坚硬赤肿,渐如鸡卵,破流血水。系三阴交会、湿热积聚而成。"

《疡科心得集·卷中·辨外踝疽内踝疽论》:"外踝疽,即脚拐毒,俗名穿拐毒,属足三阳经脉络也。由湿热下注、血凝气滞而成。初起外踝焮肿,疼痛彻骨,举动艰难,寒热往来……内踝疽,生两足内踝近腕之处,足三阴经脉络也。有由湿热下注而成者,亦有由寒湿凝聚而成者。证形同前,治法亦可通用。其有肿甚,串及外踝,后俱穿溃腐烂如臁疮,四围紫黑,时流毒水,或淌臭脓,名曰驴眼毒,俗名夹棍疮也。"

2. 内伤痈疽

《诸病源候论·疮病诸候·疽疮候》:"此疽疮,是病之类也,非痈疽之疽。世云病疽,即是此也。多发于指节脚胫间,相对生,币币作细孔,如针头,其里有虫,痒痛,搔之黄汁出,随瘥随发。"

《诸病源候论·疮病诸候·甲疽候》:"甲疽之状,疮皮厚,甲错剥起是也。其疮亦痒痛,常欲抓搔之,汁出。其初皆是风邪折于血气所生,而疮里亦有虫。"

《诸病源候论·疮病诸候·查疽候》:"查疽之状,隐胗赤起,如今查树子形是也。亦是风邪客于皮肤,血气之所变生也。其疮内有虫,亦痒痛,时焮肿汁出。"

《诸病源候论·疮病诸候·枨疽候》:"枨疽,是诸杂疮带风湿,苦痒,数以手抓搔枨触,便侵食,阔,久不瘥,乃变生虫,故名枨疽。"

《外台秘要·卷第二十三·九瘘方三十一首》:"七曰浮疽瘘,始发于颈,如两指,使人寒热欲卧,此得之。因思虑忧忆,其根在胆,地胆主之,甘草为佐。"

《医方集宜·卷之十·外科·形证》:"便痈是血疝也,俗呼为便毒。言于不便处肿痛,故为便痈也。乃是肝经积热气滞而然。"

《医学纲目·卷之十八心小肠部·痈疽·肿疡》:"四曰人有患酒食毒发背者……初起痈头如小弹子,后大如拳,坚如石,痛遍四肢,加之拘急,口苦舌干,腹急,大小便涩。十数日后,头面手足虚肿,及脏腑通泄如利,内急痛者,是其症也。"

《外科大成·卷二·分治部上(痈疽)·腰部》:"凡恶血停滞,治之缓则为流注,及为骨疽。"

《本草纲目·主治第三卷·百病主治药·强中》:"有肝火盛强,有金石性发。其证茎盛不衰,精出不止,多发消渴痈疽"

《外科正宗·卷之一痈疽门·痈疽图形第十五·痈疽等症三十图》:"井疽,心火妄动发之。焮赤高肿者生,坚硬紫黑者死。""胃口疽,发在心胸之傍,阳者有头,阴者无头,乃饮食炙爆所致……唇疽,生唇上,有头脑起,寒热交作,胃经积毒所致。"

《青囊秘诀·上卷·背痈论》:"人有背痈长肉,疮口平满,忽然开裂流水者,人以为疮口之肉未坚也,谁知是色欲恼怒之不谨乎?"

《疡医大全·卷十四唇口部·茧唇门主论》:"奎光曰:茧唇痈属阳明胃经,痰火流注于唇而成。结如豆大,若蚕茧然。突起坚硬,甚者作痛,饮食妨碍,或破流血,久则难治。"

《外科选要·卷上·痈疽原委论》:"又有脱疽生手足,丹房补术孽根因。"

《彤园医书(外科)·卷之三外科病症·背部》:"串疽:生左右背上,下串至胁,初发一处,次串数处,溃后多相串通,又名老鼠攒。由积愤郁火而成。初起漫肿无头,皮色不变,渐渐红肿,色亮多疼,牵引胁上累累瘰痛。"

《彤园医书(外科)·卷之三外科病症·后臀部》:"鹳口疽:生于尻尾之高骨尖上,属督脉经。由湿痰流结所致。初起形如鱼肫,色赤坚硬,肿痛渐增,溃破之后口若鹳嘴。溃出稀脓者为不足,流稠脓鲜血者为有余,少壮可愈,老弱难痊,易于成漏。"

《彤园医书（外科）·卷之三外科病症·足部》："甲疽：生足趾甲旁，左右十趾同。其色红亮，胬肉高突，因剔甲与甲长侵伤好肉，或穿窄鞋，强行努瘀，以致甲旁焮痛，渐破流津黄水，痛楚难堪。""脱疽：生足诸趾节骨之间，初起如粟，皮色紫暗，旁有红晕一点黄泡，犹如煮熟红枣，黑气侵漫，腐烂延开，五指相传，甚则攻于脚面，痛如汤泼火燎。其臭气虽异香难解……脱疽亦有生于手指者，盖手足十指乃脏腑枝干，未发之先必现烦躁发躁发热，颇类消渴，日久始发此疽。"

《彤园医书（外科）·卷之四发无定处·杂证门·瘿瘤总括》："瘴疽：生在筋骨上，先黑后变青色，如拳打之状。因受山岚瘴气，伏藏筋骨之间，年月久远筋骨闷痛，始发色黑，顽如木石，其毒着附筋骨，重按方知痛处，五七日后毒势漏出，疮形浮肿，次变青色，如拳打伤，寒战似疟，头颤口偏，手足厥逆。"

《疡科心得集·卷中·辨井疽心漏论》："井疽生于心窝，乃任脉经鸠尾穴，又名穿心毒，最为难治。此因心火妄动而发。若初起状如黄豆，即焮赤高肿，心躁烦而肌热如焚，唇干舌燥黄色，渴饮冷水，斯时或以凉膈散通腑泻热，或用犀角地黄汤清营解毒。"

《疡科心得集·卷中·辨幽痈赫痈冲疽论》："冲疽，一名中发疽，生于脐上二寸，系任脉经下脘穴。由心火炽甚，流入肾经所致。肿高色赤，脓稠者，易愈；若平塌黑色，膨胀恶心，脓水清稀，内肾疼痛，泻利无度，谵语直视者，死；溃久不敛者，死。凡此皆属虚耳。法宜用大补之剂。如能受补，即不死也。"

《疡科心得集·卷中·辨足跟疽厉痈论》："足跟疽……初起赤肿疼痛，脓成有头可刺，出黄白色脓者易治；若初起便破，黑色而烂者难治。"

（二）辨经络

《证治准绳·疡医卷之四·下部·便毒》："夫便痈血疝也，属厥阴肝经之络脉，冲任督脉之隧道。故妇人患此，多在两挎肿痛，或腹中结块，小便涩滞，苟治者得法，患者又能调摄，何难敛之有。"

《外科大成·卷二分治部上（痈疽）·背部》："上发背生天柱骨之下，一名脾肚痈。其形横广如肚，属足太阴脾经，由膏粱积热所致。视其高肿鲜明，根脚不过两肩者顺，肿平坚硬，渐大渐开，攻注两肩胸项者危，柴黑平塌下陷者死。"

《外科大成·卷二·分治部上（痈疽）·腰部》："石疽生腰胯之间，肿而无头，皮色不变，坚硬如石，属少阴阳明二经积热所致，治同湿流注，亦由元气虚而邪气固结也，若黑陷麻木，呕哕不食，神昏脉散而代者死。"

《外科大成·卷二·分治部上（痈疽）·胸部》："缺盆疽生于缺盆陷中，一名锁骨疽，由胃与三焦二经积热所致，其症寒热食少腹胀，必小水不利。"

《洞天奥旨·卷五·耳后耳下发》："又有发于耳下者，乃翳风、瘈脉之穴也，名曰首疽，亦系三焦之经，实系致命之所，尤宜早治……凡生此疽，多憎寒壮热，七八日可刺，脓水黄白色可治，以其属阳也。如黑色稀水，乃阴症也，大恶。若发渴者即死。"

《洞天奥旨·卷五·鬓发》："鬓发者，发于左右之两鬓，乃头维、下关之穴也。鬓疽属手少阳三焦相火……属足阳明胃经之穴。初起之时，大如疖子，次后渐大，四围高突，头面、眼、鼻俱浮，此阳症也。"

《洞天奥旨·卷六·环项发》："环项发者，发于颈也，环颈围项，无一空隙地完肤，甚则痈大赤黑，俗名落头痈，《灵枢》所言夭疽也。"

《洞天奥旨·卷六·臀痈》："臀之上乃足太阳膀胱之所属也。本经多血少气，而臀上尤气之难周到者也，故不生痈则已，一生痈则肉必大疼，以气少不及运动耳。"

《洞天奥旨·卷六·尻发》："尻发者，《灵枢》名曰锐疽。其状赤坚，发于尾闾之间也，此穴乃督脉之经穴……此处生疽，虽是太阳膀胱之火毒起发于外，亦缘少阴水气虚耗，不能制之于内也……锐者，言其火毒之甚猛也，痛最难忍，艰于得脓，正无水之验也。"

《洞天奥旨·卷六·手背发》："至发于手心者，乃发于劳宫之间也，其经属包络。初发时，红肿高突，变成一疽，疼痛非常，昼夜无间，俗名擎疽也。"

《洞天奥旨·卷六·足背发》："足背发者，发于冲阳、陷谷、内庭之间，乃足阳明胃经之穴也。论胃经乃多气多血之府，疽生胃经，似乎少轻……

初发之时,令人发热作呕,痛痒麻木,俱宜照前论治之。"

《洞天奥旨·卷六·肺痈肺痿》:"外有生疽于胸之上者,乃紫宫、玉堂之穴也,属于任脉,不比生于肺内。"

《洞天奥旨·卷六·胸发》:"又有发于胸者,名曰井疽。此症初起如豆,肉色不变,必须早治,若不早治,下入于腹,必至死矣。属任脉之经络,四穴在心之外郭。"

《洞天奥旨·卷七·腰痈》:"腰痈者,发于软肋下近腰带脉,乃玉枢、维道之穴也,属足少阳之经。初长之时,疼痛呼号,似乎阳症,然而腰肾乃至阴之地,未可作阳症治之。"

《洞天奥旨·卷七·臂痈》:"两臂生痈,乃肩贞、臑俞之穴也。其经属手太阳小肠,似非阴之部位,较颈、对口、背上少轻。"

《洞天奥旨·卷七·膝痈》:"膝之上不能生痈,膝痈者,生于膝之内外也。膝之内外,经穴各别。膝外生痈者,乃阳关、阳陵泉之穴也,是足少阳胆经之部位,名曰托疽。膝内生痈者,乃血海、阴陵泉之穴也,是足太阴脾经之部位也……大约肿焮作痛,半月有脓黄白者可治,不痛或出鲜血者死,出脓青黑及长出头渐多者,或无定处者不治。"

《洞天奥旨·卷七·腋痈》:"腋痈者,发于腋下天池之穴也。天池属手厥阴心包络,是经多血少气。此处发生痈疽,令人寒热大痛,掌热臂急,面赤,俗名挟痈,以手臂挟痈毒而称之也。"

《洞天奥旨·卷七·箕门痈》:"箕门痈生在大腿股内冲门穴之下、血海穴之上也。此处属足太阴脾经,乃湿热之毒所生……若生于箕门穴之上,乃冲门穴也,名曰勇疽,赤肿作硬,八日得溃,可刺。如脓黄白色者,乃阳疽也,可治。其疮孔如鸡子大者,俗称鱼口,有单有双,年久不收口,是阳变阴矣,非大补不可。"

《洞天奥旨·卷七·筋疽痨疽喵疽》:"筋疽生于两足后跟,乃昆仑之穴也。痨疽生于足小趾后,乃京骨、金门之穴也。生于昆仑之后,又名足疽。皆属足太阳膀胱之经,是经多血少气。痨疽五六日得溃,有脓黄白色不多者安,如黑色痒甚者难治,以其变阴也。筋疽初起三五日,如虫蚀过,久则生虫,经年不瘥,一名曲疽,又名冷疽,皆阴疮也……足疽又名喵疽,如初起赤肿有头可刺,乃阳

症也,刺之有脓黄白者易瘥;如初起便破,黑烂,即是阴症,最重,久则足堕落,急宜治之,否则不能生也。"

《洞天奥旨·卷七·中庭疽井疽》:"中庭疽生于乳之中央,在膻中之下也。井疽生于鸠尾之穴,又在中庭之下也。二穴皆属任脉之经……状如大豆,亟宜内托,三四日间若不早治,十日必死,外发出者易痊,内发入者伤膜,主死。"

《洞天奥旨·卷七·合阳疽》:"合阳疽生于腨内委中之下、承筋之上,乃合阳之穴也。合阳属足太阳膀胱之经,因感湿热,蕴结成毒,久而生疽也。初宜托里、除湿、清热,以发其汗,使毒从汗出也。若已成形,发汗又非所宜,当排脓止痛,以生新肉也。"

《洞天奥旨·卷七·眉疽》:"眉疽生于眉间,在阳白二穴之分,从眉至额,赤肿焮高。阳白本属胆经,然胆与肝为表里,胆病而肝亦病,未有胆藏火毒而不遗害于肝者也……坚硬如石者可刺,刺之无脓,黄水自出,痛甚,闷乱吐逆者,阳毒兼阴也,治之渐减者生,甚者死。女子七日即死,男子二十四日死。又曰:眉疽或生于两眉左右,或生于眉心,即攻入眼,或下入太阳,属足太阳膀胱之经,然专属肝胆为是,最忌无脓吐逆也。"

《洞天奥旨·卷七·蠹疽》:"蠹疽者,疽生于缺盆之穴也。缺盆属足阳明胃经也,胃乃多血多气之腑。"

《外科心法要诀·卷四项部·脑疽偏脑疽》:"脑疽项正属督脉,左右偏脑太阳经,阳正阴偏分难易,治与痈疽大法同……正脑疽系阳亢热极而生,其证多焮赤肿痛,色鲜红活,根束顶尖,时痛时止。督脉纯阳,起于尾闾,上贯颠顶,挟毒上升,故易脓、易腐、易敛,多属顺证;若偏脑疽,系寒热错杂所生,其证漫肿,色暗,平塌,坚硬。然足太阳经外阳内阴,从头走足,阳降阴凝,难脓、难腐、难敛,多属逆证。更有兼风湿者,其疮根又易于散大旁流。故顺逆二证,治法当辨别是痈是疽。脑痈者,皮薄易破;脑疽者,皮厚难破。初起有表证,令人寒热往来,宜服荆防败毒散;有里证,令人口唇焦紫,大渴,大便结燥,宜服内疏黄连汤。"

《疡医大全·卷十九腋臂指掌部·兑疽门主论》:"朱丹溪曰:兑疽生手腕里面横纹后,前稍动脉之间,左右同,乃肺经门户。若发疽或溃深,则

肺气大泄，最为险候。”

《彤园医书(外科)·卷之二外科病症·脑后部·玉枕疽》：“生玉枕骨尖微上，脑户穴内。由督脉经积热，外受风邪凝结而成。初起如粟，麻痒相兼，往来寒热，口渴便稀，渐增硬痛，大如茄，小如卵，红活高肿，速溃脓稠者吉；紫暗塌陷，溃流血水者凶……夭疽锐毒：生压枕旁耳后一寸三分高骨之后，左为夭，右为锐，皆言毒甚也。属足少阳胆经……初如黍粒，渐肿如瓜，坚硬平塌，紫暗不泽，较诸疮痈甚。”

《彤园医书(外科)·卷之二外科病症·面部》：“颧疡颧疽：二证发于左右颧骨尖处，属小肠经。发阳分者，风热而生，初小渐大，红肿焮痛，七日即溃，名为颧疡，根浅而易愈；发阴分者，由积热而生，色紫漫肿，坚硬不痛，三七方溃，名曰颧疽，毒甚根深，每难医治。”

《彤园医书(外科)·卷之二外科病症·目部》：“眉心疽：生两眉中间，一名印堂发。初起色暗，根平肿硬闷痛，至二十一日腐溃，出稠脓者顺；黑陷无脓者凶。一曰面风疡毒，初起色赤，浮肿焮痛，七日溃脓，毒浅易治，二症治同百会疽。若眉心疔色黑木痛，麻痒太过，坚硬如钉，寒热交作，当按四卷疔毒门治之，不可迟缓……凤眉疽：生于眉棱，属足太阳膀胱、手太阳小肠、足厥阴肝、足少阳胆四经积热所致。初起形长如瓜，疼痛引脑，两目合肿，色赤坚硬，按之有根，六日内刺之得脓者吉；若半月不溃，烦闷呕逆不食者凶。”

《彤园医书(外科)·卷之二外科病症·耳部》：“耳后疽：生耳上梢之后，角孙穴上，属三焦风毒兼胆经怒火而成。初起如粟，渐增肿痛，小则如李，大则如桃，若红肿有头，焮热易溃，脓稠者吉；黑暗坚硬，痛引脑顶，不热不溃，溃出紫血者险。”

《彤园医书(外科)·卷之二外科病症·鼻部》：“鼻疽：生鼻梁中，属督脉与肺经，由肺蕴郁火，结聚而成。初起坚硬色紫，时觉木痛。”

《彤园医书(外科)·卷之二外科病症·唇部》：“龙泉疽：生上唇人中水沟穴上，属督脉经。由上焦风热攻冲而成。初起形如赤豆，势小根深，坚硬木痛，寒热交作，色紫顶焦，渐增麻痒，当速按四卷疔毒门内外治法治之。”

《彤园医书(外科)·卷之二外科病症·颈项部》：“百脉疽：初起漫肿大小数块，环绕颈顶，其色紫红，焮热不痛，气逆咳嗽，不思饮食，其发引耳……上石疽：生颈项两旁，形如桃李，皮色不变，坚硬如石，臖痛不热，由肝经郁结，致气血凝滞经络而成。初小渐大，难消难溃，既溃难敛，疲顽之症也……偏对口：古名偏脑疽，属太阳膀胱经寒热错杂而生。初起色暗漫肿，平塌坚硬。然太阳经外阳内阴，从头走足，阳降阴凝，难脓、难腐、难溃、难敛。更有兼风湿者，疮根易于散大旁流而难……天柱疽：生在项后天柱骨高尖处，即大椎骨上也，属督脉经。初起形如卧蚕，由上焦郁热蓄于督脉，以致肩背拘急，极痒入骨，宜于痈上用艾灸之。”

《彤园医书(外科)·卷之三外科病症·乳部》：“甘疽：乳在两旁第三行，属胃脉穴，甘疽生乳上窝高耸处，肺经中府穴下，由忧思气结而成。初如谷粒色青，渐若栝蒌不褪，色紫，坚硬疼痛，憎寒壮热，速溃脓稠者顺；若十余日寒热不退，信脓不生，脉见浮数，防毒内攻致生恶证……蜂窝疽：生乳房之上，形如蜂房。亦有生于诸处者，由胃与心经火毒太盛而成。初起漫肿，色紫闷痛，次穿数孔，渐渐延开，形似蜂房，即有数十窍出黄白脓，其身先发寒热，当急表里施治，延至宣肿窍成，疮面全腐，但当托里排脓，追毒出外。”

《彤园医书(外科)·卷之三外科病症·腹部》：“幽疽：生脐上七寸鸠尾穴下，属任脉经。初如粟粒，渐增肿痛，形如鸡卵，甚则坚硬，痛牵胸肋，由过食膏粱厚味，忧思气结，肠胃不通，火郁成毒，自内而外发也……中脘疽：中脘疽生脐上四寸中脘穴内，属任脉经，一名胃疽。脘中隐痛日久，后发于外，漫肿坚硬，皮无红热，由过食炙煿，胃蕴火毒而成。如人迎脉盛，是毒攻里；作呕不食，嗽咳脓痰者逆……冲疽：生脐上二寸下脘穴内，一名中发疽。由心火炽盛，流入肾经而成，属任脉。色赤高肿应在二十一日溃破，脓稠受补者顺。……少腹疽：生于脐下一寸五分气海穴，脐下二寸丹田穴，脐下三寸关元穴，此三穴或一穴发肿，即为少腹疽，皆属任脉，由七情火郁而生。初若高肿红活，疼痛牵背，易溃脓稠者，易治；若漫肿坚硬，绵溃腐烂，脓稀如水者，难治……缓疽：由太阴脾经气滞寒积而成，生于少腹之旁，坚硬如石，不热不红，痛引腰腿，数月不溃，若兼食少、削瘦则难治矣。"

《彤园医书（外科）·卷之三外科病症·腋部》："腋疽：疽由肝脾二经忧思恚怒，气血结滞而成，生胳肢窝内，初如梅核，漫肿坚硬，皮色如常，日久将溃，色红微热，痛连肩肋。"

《彤园医书（外科）·卷之三外科病症·肩部》："肩中疽干疽过肩疽：肩中疽生中廉正中左右，同属三焦与胆经。干疽生肩之前廉，属大肠经；过肩疽生肩之后廉，属小肠经……又以高肿、红活、焮热、速溃者为痈，平塌坚硬，无红无热，溃迟者为疽，若痛连臂胂，口噤寒战，肿痛不食，或更绵溃，便泻者属逆……髎疽：髎疽生肩后腋外微上，岐骨缝间天宗穴上，属小肠经，由风火凝结而成。初起如粟，坚硬肿痛，肩臑拘急不能升举，初服荆防败毒散汗之……乐疽：生于肩前腋上骨缝开合之空凹陷中，属包络经血热气郁而成。廿一日溃出稠脓者顺，月余不溃，溃出清水，肿硬不退者逆。"

《彤园医书（外科）·卷之三外科病症·臑肘部》："石榴疽：生肘尖之上寸余天井穴内，属三焦经，由相火与外湿相搏而成。初起黄粟小泡，根脚渐次宽大，色红焮肿，坚硬疼痛，肿如覆盆，溃破之后翻吐如榴，寒热似疟。"

《彤园医书（外科）·卷之三外科病症·臂腕部》："骨蝼疽：生于手臂外侧，前廉大骨之后，属大肠经。由忧郁暴怒凝结而成。初起如粟如豆，旬日大如桃李，疮根收束，肿硬疼痛。多见五善之症者顺；若紫晕开大，腐烂斑点，串通肌肉，抽搐拘急，多见七恶之症者逆……穿骨疽：生于掌后横纹上三寸、两筋陷中间使穴上，属包络经蕴热凝结而成。初起如粟，渐增坚硬，漫肿微红，掀热作痛。应期速溃者顺，若溃迟脓穿骨缝，从臂外溃出者逆……兑疽：生手里面腕上横纹前梢、动脉之间，太渊穴上，属肺经。由忧思气滞，风火结聚而成。动脉处乃肺金门户，发此疽若溃深，大泄肺气，最为险候。初起坚硬漫肿，疼痛彻骨，手膊不能转动。"

《彤园医书（外科）·卷之三外科病症·手部》："调疽：生手大指由肺经积热而成。初如粟豆，渐肿如李，青紫麻木，疼痛彻心。六日刺破出稠脓鲜血者吉，黑血者险。"

《彤园医书（外科）·卷之三外科病症·股

部》："附骨疽咬骨疽：附骨疽生两足大腿外面，足三阳经部位；咬骨疽生大腿内面，足三阴经部位。详分在后，左右足同……初起寒热往来，似乎感冒，随后筋骨疼痛，不热不红，甚则痛如锥刺，不能屈伸转动。日久阴极生阳，寒郁为热，热甚腐肉为脓。外形胖肿，散漫无头，皮色如常，渐渐透亮一点红色，内脓成也……三阳附骨疽证治：发于腿外后面，殷门、承扶上下者，属太阳膀胱经部位。必腿足挛痹，关节重痛，憎寒壮热，无汗恶风，或兼头痛……三阴咬骨疽证治：发于腿内上行，血海、箕门上下者，属足太阴脾经部位。必四肢拘急，骨节牵疼，自汗食少，小水不利，手足浮肿……股阴疽：生于股内合缝之下，近阴囊侧边，偏属肝经，故名大股……横痃阴疽：左为横痃，右为阴疽，俱生腿内夹缝折纹之中，形如长蛤，属三阴经……漫肿坚硬，木闷疼痛，甚牵睾丸上引少腹，形如长蛤，月余方溃。其脓最深，溃出稠脓者易治，出败浆者难敛，恐或成漏。……伏兔疽：生大腿正面，用力肉则高起伏兔穴上。此穴属胃经，在膝盖之上六寸正中，凡用力时肉大如掌，一堆高突处忌用针灸。始发寒热交作，疼痛彻心，由胃火毒滞而成……股阳疽环跳疽：股阳疽生于两股外侧胯上尖骨之后，其毒内抟骨节，脓深至骨，故漫肿而形色不变。环跳疽生胯骨节缝间环跳穴上，故初起腰难屈伸漫肿而多隐痛也。二疽俱属胆经，皆由风湿寒邪凝结而成……肚门痈箕门痈：肚门痈生大腿肚子上，属膀胱经。箕门痈生股内腿里侧边，近膝之软空处，属脾经。"

《彤园医书（外科）·卷之三外科病症·踝部》："内外踝疽：内踝疽生内踝近腕之处，属三阴经脉络。外踝疽生外踝近腕之处，属三阳经脉络……初起坚硬漫肿，皮色不变，时时隐痛，难于行立者……若脓势将成，不时跳痛……穿踝疽：先从内踝发起，串通外踝骨，内外通肿，由脾经湿寒下注，血涩气阻而成。但以有头者为阳，易消易溃；若漫肿无头者为阴，难溃难敛。"

《彤园医书（外科）·卷之三外科病症·足部》："涌泉疽：生足心中涌泉穴上，属肾经虚损兼湿热下注而成。若十四日内溃破，脓稠者为痈，尚易调治。"

《疡科心得集·卷上·辨百会疽玉枕疽论》："百会疽者，一名玉顶疽。起于前顶后一寸五分，顶中央旋毛中,督脉、足太阳之交会处。初起寒热大作,形如粟米,根盘坚硬,疼痛彻脑,头如顶石,色赤者,可治。"

《疡科心得集·卷上·辨夭疽锐毒虚实论》:"夫夭疽锐毒者,发于耳后一寸三分,属少阳胆络,左名夭疽,右名锐毒,俗谓之耳后发。此证有虚有实,初起根盘散漫,顶不高突,平塌色白,形神俱静,微恶寒,微身热,渐减谷食。"

《疡科心得集·卷上·辨鬓疽额疽论》:"夫鬓疽者,乃少阳三焦、胆相火妄动,又兼肾水不能生木,或感风热而发。盖鬓发之际,肌肉相薄,最难腐溃。初起寒热交作,头眩,痛彻太阳,甚则耳目连鬓通肿……额疽,生额上发际之间曲差穴,属足太阳膀胱经。起则多发寒热,头疼如斫,不可忍耐,项似拔,腰如折。"

《疡科心得集·卷上·辨风眉疽眉心疔眉发论》:"风眉疽者,生于眉心,一名印堂疽。属足太阳膀胱经风热壅结,阴阳相滞而生。初起色黯根平,硬肿疼痛。如初起色赤浮肿焮痛,此名眉心毒;若色黑不痛,麻痒太过,根硬如铁钉之状,寒热并作,即眉心疔也。"

《疡科心得集·卷上·辨缺盆疽臑痈胛痈论》:"缺盆疽者,生肩前陷中。初起肩背拘急,寒热大作,饮食少进,小水不利,即焮红肿痛,有头如水泡,后遂旁生数头,根盘坚硬。此足阳明、手足少阳经积热聚湿所发……臑痈在肩下膊上,结核如桃,如鹅鸭卵,色赤痛甚,臑臂表里俱肿,惟肘节处差小,有似藕形,故又名藕包毒。属手三阳经,外感风温风火而成。红肿之外无晕者,顺;有晕者,逆……胛痈生肩膊后下,胁后外层岐骨缝间,或在左臂,或在右臂。同属手太阳小肠经,由风火凝结而成。如生在肩前下、胁前外之上骨缝开合空凹陷中,或在左,或在右,同属心包络经,名曰乐疽,乃血热气郁而成。初起有核,渐肿坚硬,大如鹅卵,疼痛入骨,头疼寒热。"

《疡科心得集·卷上·辨手丫发合谷疽论》:"合谷疽,又名虎丫毒。此手阳明大肠经湿热之毒结聚之所致也。初起黄粟小泡,热痒焮痛根深。有红线上攻腋内者,即名合谷疔。若初起如豆,渐至漫肿,坚硬焮痛而不可忍者,名合谷疽。"

《疡科心得集·卷中·辨大腿痈阴包毒论》:"阴包毒,生于大腿内阴包穴,是足厥阴肝经风热

之毒,兼挟湿浊而成。肿高而硬,又名肶疽。俗言此疽坚硬无脓,殊不知内脓已成,一时不能透出皮肤,须用内托方溃脓,急即针之。"

《疡科心得集·卷中·辨委中毒膝眼毒论》:"膝眼毒,生于膝盖骨下两旁膝眼中,又名托疽。外侧者属足少阳胆经,内侧者属足太阴脾经。初起必先膝眼酸痛,后乃焮肿作痛成脓……其寒湿、湿火之别,一则形高肿而色赤,一则形微肿而色白。"

(三)辨脏腑

1. 肺(兑疽)

《疡科心得集·卷上·辨手腕痈兑疽论》:"兑疽,生手腕里面,横纹后前梢动脉之间,又名脉疽。初起寒热肿痛,痛彻手膊,举动不便。此乃肺金门户,若溃深则肺气大泄,最为危候。"

2. 脾胃(唇疽)

《彤园医书(外科)·卷之二外科病症·鼻部》:"唇疽:生唇弦边上下左右,由脾胃积热而成。初起色紫焮肿有头,小者如枣,大者如李,肿硬不移,时常木痛,或寒热交作。"

3. 肝胆(夭疽、渊疽、肋疽)

《外科选要·卷上·痈疽原委论》:"何期耳后多生发,夭疽锐毒本非轻。发生于耳后一寸三分,致命之处,诚为险恶之候。左为夭疽属肝木,右为锐毒属肺金。"

《彤园医书(外科)·卷之三外科病症·腋部》:"渊疽:生在腋下三寸乳旁肋骨上,由忧恚太过,肝胆两伤,初起坚硬,肿而不红,日久方溃,得稠白脓者顺,如豆浆水者险。"

《彤园医书(外科)·卷之三外科病症·胁部》:"肋疽:生于肋条骨间,由肝经火毒,郁怒结聚而成。初如梅李,渐大如碗,色紫焮痛,连及肩背。患在左,痛牵右肋;患在右,痛牵左肋,廿一日之内,脓溃稠黏者顺,届期不溃,溃出清水逆。"

4. 肾(脑疽、背痈、腰疽)

《外科大成·卷二分治部上(痈疽)·腰部》:"发背,若咳嗽呕哕,厥逆不食,及脓清腰骨似折者逆,先有渴症,后患疽者,肾水竭也;脓秽色黯不痛,疮口张大者,脾气败也;小便如淋,痰壅喘促,口干舌裂者,脾肺败也;左尺脉洪数者,肾无所生也,左关脉浮涩者,金克木也,秋令尤难,俱为

不治。"

《疡医大全·卷二十二脑背部·对口门主论》:"冯鲁瞻曰:肾消亦有脑疽背痛者。盖肾主骨,脑者髓之海,背者,太阳经寒水所过之地,水涸海竭,阴火上炎,安得不发而为痛疽也。其疮甚而不溃,或赤水者,甚则或黑或紫,火极似水之象,乃肾水已竭不治。若峻补其阴,能食便调,神安无别恶证,或可救也。"

《疡科心得集·卷中·辨肾俞发鹳口疽论》:"肾俞发者,即腰疽,生于两腰内肾陷肉之间,或生两腰中间,最为险候。"

5. 膀胱

《张氏医通·卷六痿痹门·痿(痿厥)》:"三阳为病发寒热,下为痈肿,及为痿厥腨,是膀胱在下发病也,五苓散,一属脾湿伤肾。"

(四)他病间杂痈疽

1. 厥利

《伤寒来苏集·卷四·厥阴脉证》:"发热而厥七日下利,为难治。发于阳者,当七日愈。今厥不止而反下利,恐为除中,故难治。若躁烦而能食,尚为热厥利耳。便脓血发痈脓者,是不足而往,有余从之也;发热而厥除中者,是有余而往,不足随之也。"

2. 黄汗

《医学纲目·卷之二十四脾胃部·水胀通论》:"黄汗,其脉沉迟,身发热,胸满,四肢、头面肿,久不愈,必致痈脓。"

《医门法律·卷六·水肿门·水肿论》:"黄汗汗如柏汁,其脉沉迟,身发热胸满,四肢头面肿,久不愈,必致痈脓。"

《张氏医通·卷三诸气门上·水肿》:"黄汗者,病水身黄,汗出如柏汁,由阳明胃热,故见色于外,今之发热胸满,四肢头面肿者,正属足阳明经脉之证也,热久在肌肉,故化痈脓。"

《症因脉治·卷三肿胀总论·外感肿症·黄汗身肿》:"身热胸满,四肢黄肿而渴,状如风水,汗出沾衣,色如柏汁,久不愈,必致痈脓。"

《金匮要略心典·卷中·水气病脉证并治第十四》:"黄汗,汗出沾衣如柏汁,得之湿热交病,而湿居热外,其盛于上而阳不行,则身热胸满,四肢头面肿,久则侵及于里营不通,则逆于肉理而为痈脓也。"

3. 痘疹

《景岳全书·卷之四十四烈集·痘疹诠·痘疮(中)》:"若毒有未透,亦恐关节之处,靥后致生痈毒……若痘不作脓,空处或发痈毒者次也。"

《疡医大全·卷三十二痘疹部(中)·七日五传》:"一日、二日,胎毒自肾而发,至骨髓之分……七日、八日,脓厚渐干而愈,否则为倒靥,或成痈肿矣。"

《疡医大全·卷三十三痘疹部(下)·痘痈门主论》:"喜泰顺曰:痘疮发毒,多见于外靥之证。脓浆溃烂,何由而足,虽云变臭,生意已成,必发痈毒,方为稳兆……邵慈庵曰:凡有迟延日久而起,不圆润而靥,既平之际,又发痈肿,人固知其余毒,而不知为何经,当辨之。"

4. 虚劳

《张氏医通·卷二诸伤门·虚损》:"大抵虚劳起于斫丧者,肝肾过劳,多致亡血失精,强中阴竭而死。起于郁结者,内火烁津,多致血结干咳,嗜食发痈而死。"

5. 风毒

《景岳全书·卷之二十八必集·杂证谟·声喑》:"凡患风毒,或病喉痈,病既愈而声则喑者。此其悬雍已损,虽喑无害也,不必治之。"

6. 消渴

《张氏医通·卷九杂门·消瘅》:"孙真人云:消渴之人,愈与未愈,常须思虑有大痈。何者?消渴之人,必于大骨间发痈疽而卒,所以专虑发大痈也。"

十、辨色脉

(一)形色辨证

《景岳全书·卷之四十谟集·小儿则(上)·总论》:"赤主火,主痰热,主伤寒热证,主烦渴,主急惊躁扰,主闭桔,主阳邪喘促,主痈疡痘疹。"

《类经·十二卷·论治类·五方病治不同》:"血弱故黑色疏理,热多故为痈疡。"

《外科全生集·卷一·有阴有阳症门·驴眼》:"患生脚骨,俗呼夹棍疽。未溃色白以疽治,红肿以痈治。如溃烂日久,形如驴眼者,莫以臁疮治。当问初起红白,以疽痈别治。"

《疡医大全·卷三十一痘疹部(上)》:"(见标之时一看预定吉凶)鼻心红,主心中热,疽疖之毒或夜啼。鼻干燥，主死。"

（二）寸口脉诊

《古今医统大全·卷之八十外科理例上·外科引·痈疽脉状》："浮脉主表证，浮数之脉应发热不发热，反恶寒，痈疽也。脉洪主血实，积热肿疡。洪大则疮势进，脓未成，宜下。溃脓后洪大，难治，若自利者，不救。滑脉主热、主虚，脓未溃者主内消，脓溃后宜托里，所谓始为热，终为虚也。数脉主热。仲景曰：数脉不时见，主生恶疮。又曰：肺脉俱数则生疮，诸疮脉洪数，里欲有脓结也。散脉，脓溃后烦满，尚未全退，其脉洪、滑、粗、散难治，以正气虚，邪气实也。又曰：肢体沉重，肺脉大则毙，谓浮散也。芤脉主血气虚，脓溃后见之，易治。牢脉按之实，大而弦，且浮且沉，而有坚实之意，瘰疬、结核得之，不可内消。实脉，久病虚人得此最忌，疮疽得此，宜急下之，以邪气与脏腑俱实故也。弦脉、浮弦不时见，为饮、为痛，主寒、主虚，弦洪相搏，外紧内热，欲发疮疽。紧脉主痛，疮肿得之，气血沉涩。涩主气涩血虚，脓溃后得之，妨。短脉，诸病脉短难治，疮肿脉短，真气短也。细脉主亡阳，阳气衰也。疮肿脉来细而沉、时直者，里虚，欲变证也。微脉主虚，真气复者生，邪气胜者危。凡疮肿溃后脉微而至匀者，当自差。迟脉，痼疾得之则善，若新病得之，主气血虚惫，溃后得迟脉，必自痊。缓脉见于疮肿溃后，皆易愈。沉脉，水气得之为逆，疮疡后得之，邪气深。虚脉为血气不足也，肿疡得之，宜托里、和气、养血是也。濡脉主气血俱虚，疮肿得之，宜补虚、托里、排脓。弱脉主虚，形气不足。"

《医学纲目·卷之三十五妇人部·胎前症·受胎》："又如痈疖发上则血气从上而寸脉盛，发下则血气从下而尺脉盛，发左则血气从左而左脉盛，发右则血气从右而右脉盛也。"

《外科枢要·卷一·论疮疡二十六脉所主》："浮而数者，热也。而反恶寒者，疮疽之谓也……论曰：脉洪大者，疮疽之病进也。如疮疽结脓未成者，宜下之。脓溃之后，脉见洪大则难治。若自利者，不可救也……疮疽之病，脓未溃者，宜内消也。脓溃之后，宜托里也。所谓始为热，终为虚也。"

《证治准绳·疡医卷之一·脉法》："脉数，应当发热而反恶寒，若有痛处，当发痈……弦肿疡为痛，为欲脓，弦、洪相搏，外紧内热，为疽发也。溃

疡为血虚，为痛。紧肿疡浮而紧，发热、恶寒，或有痛处，是为痛疽。"

《景岳全书·卷之五道集·脉神章（中）·通一子脉义·》："数脉五至六至以上，凡急疾紧促之属，皆其类也。为寒热，为虚劳，为外邪，为痈疡……一痈疡有数脉。凡脉数身无热而反恶寒，饮食如常者，或身有热而得汗不解者，即痈疽之候也。然疮疡之发，有阴有阳，可攻可补，亦不得尽以脉数者为热证……浮洪为表热，沉洪为里热。为胀满，为烦渴，为狂躁，为斑疹，为头疼面热，为咽干喉痛，为口疮痈肿，为大小便不通，为动血，此阳实阴虚，气实血虚之候……然实热者，必缓大有力，多为烦热，为口表邪实者，浮大有力，以风寒暑湿外感于经，为伤寒瘴疟，为发热头痛、鼻塞头肿，为筋骨肢体酸疼、痈毒等证。"

《景岳全书·卷之四十六圣集·外科钤（上）·脉候》："浮数之脉，应发热，其不发热而反恶寒者，若有痛处，痈疽之谓也。洪大之脉，其主血实，积热疮肿。凡洪大者，痈疽之病进也。脓未成者，宜下之。脓溃之后，脉见洪大，则难治。若兼自利，尤有凶候。数脉主热，浮而数者，为表热。沉而数者，为里热。诸紧数之脉，应发热而反恶寒者，痈疽也。仲景曰：数脉不时见，则生恶疮也。又曰，肺脉数者，生疮也。凡诸疮，脉至洪数，其内必有脓也。实脉，主邪盛，邪气盛则实也。痈疽得此，可下之。若久病虚人，则最忌之，以正不胜邪也……右痈疽脉二十二种，大都微弱虚细迟缓短涩者，必气血皆虚，形精不足，俱当用补用托，不可妄攻，无待言也。即如浮滑弦洪结促等脉，此中最有疑似，亦不得以全实论治，必须详审形证，或攻或补，庶无误也。立斋曰：痈疽未溃，而脉先弱者，何以收敛。"

《外科大成·卷一总论部·痈疽之脉·脉歌》："肿疡脉浮紧，发热恶寒，或有痛处，是为痈疽，溃疡主气沉滞，为有外寒……脉数不时见，当生恶疮，脉数身无热，内有痈脓，脉数应当发热而反恶寒，若有痛处，当发痈……痈脉宜洪大而数。若沉紧者死。疽脉宜沉而实。若浮洪而散者死……疽脉宜沉而实。若浮洪而散者死……痈疽无脉者气闭也。宜行气。其脉自见。"

《张氏医通·卷九疮疡门·痈疽》："凡痈疽初起，焮肿赤硬，脉浮数者易涩，洪大急疾者难治，弦

紧沉细者危,脓成脉洪滑者易治,虚大涩滞者难治,弦小沉涩者不治,已溃脓水未尽,脉缓滑者易治,数盛弦硬者难治,涩数不调,及虚大者危,脓尽后,脉小弱缓滑者易治,迟涩虚细者难治,反洪盛或弦急者不治,溃久不敛,有歹肉干脓,脉缓滑流利者易治,弦细小弱者难治,反数盛急疾,或虚大涩者不治。"

《四诊抉微·卷之八·切诊·病脉宜忌》:"痈疽之脉,浮数为阳,迟则属阴,药宜酌量。痈疽未溃,洪大为祥,若其已溃,仍旧则殃。"

《疡医大全·卷二·论脉证名状二十六种所主病证》:"浮数之脉应发热,其不发热而反恶寒者,疮疽之谓也。洪脉之诊,似浮而大,按举之则泛泛然满三部,其状如水之洪流,波之涌起,其主血实积热疮肿。论曰:脉洪大者,疮疽之病进也。如疮疽结脓未成者,宜下之;脓溃之后,脉见洪大,则难治;若自利者,不可救治也。滑脉之诊,实大相兼,往来流利如珠,按之则累累然滑也,其主或为热,或为虚,此阳脉也。疮疽之病,脓未溃者,宜内消也;脓溃之后,宜托里也;所谓始为热,而继为虚也……实脉之诊,按举有力而类结曰实。《经》曰:邪气甚则实,久病则虚,人得此最忌。疮疽之人得此,宜急下之,以其邪气与脏腑俱实故也。弦脉之诊,按之则紧而弦,其似紧者为弦,如按弦而不移,紧如内绳而转动,以此为异。春脉浮弦而平,不时见则为饮为痛,主寒主虚。疮疽论曰:弦洪相搏,外紧内热,欲发疮疽也……《脉诀》曰:气血沉涩脉来紧,身有痛处,即发疮疽之兆。身应发热,脉浮数,人反恶寒,即为疮疽之萌……弦,肿疡为痛,为欲脓;弦洪相搏,外紧内热,为疽发也;溃疡为血虚、为痛。紧,肿疡浮而紧,发热恶寒,或有痛处,是为痈疽;溃疡主气血沉涩,为痛,为有外寒。"

《彤园医书(外科)·卷之一外科图形·脉证·脉诀注解》:"痈疽脉症四十五条:一痈为阳毒,应见阳脉。若洪大疾散,则毒易溃;如见牢短脉则为阴凝气少,却难化脓。二疽为阴毒,应见沉与弱脉。若浮大而散,则为阳脱气败,多属不治,脉静兼五善者吉。三痈疽二证有见伏脉者,乃因毒气闭塞经络,致六脉停止,伏而不见也,脉宜疏通经络,宣发荣卫,气道通,脉自行矣。四十二痈疽见代脉,则为真藏之脉见,主凶。"

《验方新编·卷二十四·外科脉候》:"浮数之脉应发热,其不发热而反恶寒者,若有痛处,痈疽之证也。洪大之脉,其主血实、积热、疮肿。凡洪大者,痈疽之病进也;脓未成者宜下之,脓溃之后,脉见洪大则难治,若兼自利,尤为凶矣。数脉主热,浮而数者为表热,沉而数者为里热,诸紧数之脉应发热,而反恶寒者痈疽也。仲景曰:数脉不时见,则生恶疮也。"

(三) 痈疽主脉

1. 实脉

《古今医统大全·卷之八十外科理例上·外科引·痈疽脉状》:"实脉,久病虚人得此最忌,疮疽得此,宜急下之,以邪气与脏腑俱实故也。"

《古今医统大全·卷之四内经脉候·二十六脉主病》:"疮疽人脉实者急下之,以邪气在里故也。"

2. 数脉

《外科精要·卷上·痈疽脉症第十七》:"痈疽脉数,身无热,反洒淅恶寒,若有痛处,乃发为痈。"

《古今医统大全·卷之四内经脉候·二十六脉主病》:"数主热,为火,为疮疽,为烦渴,为燥结。浮数为表热。"

《伤寒来苏集·卷四·厥阴脉证》:"若续热三日而脉数,可知热之不止,是阳气有余,必有痈脓之患。"

《四诊抉微·卷之六·切诊二十九道脉析脉体象主病·数(阳)》:"若无故脉数,必生痈疽。"

《疡医大全·卷二·论脉证名状二十六种所主病证》:"脉数,身无热,内有痈脓。脉数,应当发热,而反恶寒,若有痛处,当发痈。"

3. 促脉、代脉

《濒湖脉学·促(阳)》:"促脉惟将火病医,其因有五细推之。时时喘咳皆痰积,或发狂斑与毒疽。"

《医宗必读·卷之二·新著四言脉诀》:"阳盛则促,肺痈热毒;阴盛则结,疝瘕积郁。代则气衰,或泄脓血,伤寒霍乱,跌打闷绝,疮疽痛甚,女胎三月。数而有止为促,岂非阳盛乎?……惟伤寒心悸,或霍乱昏烦,或跌打损伤,或疮疽痛极,或怀胎三月,此五者见之,弗作死脉也。"

《四诊抉微·卷之七·切诊·促(阳)》:"促脉惟将火病医,其因有五细推之。时时喘咳皆痰积,或发狂斑与毒疽……促为阳独盛,而阴不能和也,为气怒上逆、为胸满烦躁、为汗郁作喘、为血瘀发斑、为狂妄、为痈肿。"

4. 浮实

《察病指南·卷中·辨七表八里九道七死脉·七表脉》:"右手寸口脉……浮而实,主咽门干燥,伤损有疮痛。"

5. 浮数

《外科精要·卷中·辨痈疽阴阳浅深缓急治法第二十五》:"凡痈疽其脉浮数洪紧,肿焮作痛,身热烦渴,饮食如常,此六腑不和,毒发于外而为痈。"

《外科集验方·卷上·疮科总论》:"痈者,壅也,大而高起,属乎阳,六腑之气所生也,其脉浮数。"

《医学正传·卷之六·疮疡》:"诸浮数脉,应当发热,而反洒淅恶寒,苦有痛处,当发痈肿。脉微而迟,反发热,弱而数,反振寒,当发痈肿。脉浮而数,身体无热,形嘿嘿,胸中微躁,不知痛之所在,此人当发痈肿。脉滑而数,数则为热,滑则为实,滑则主荣,数则主卫,荣卫相逢,则结为痈,热之所过,则为脓也。"

《外科理例·卷一·痈疽脉一》:"浮,主表症浮数之脉,应发热不发热,反恶寒,痈疽也。"

《古今医统大全·卷之四内经脉候·统属诊法候病·统候》:"浮数振寒,或脉时数,身有痛处,皆主痈作。"

《濒湖脉学·四言举要》:"痈疽浮散,恶寒发热,若有痛处,痈疽所发;脉数发热,而痛者阳,不数不热,不疼阴疮;未溃痈疽,不怕洪大,已溃痈疽,洪大可怕。"

《证治准绳·疡医卷之四·腹部·总论》:"薛曰:浮数之脉而反恶寒,疮疽之证也。"

《景岳全书·卷之六道集·脉神章(下)·仲景脉义》:"诸脉浮数,当发热而反洒淅恶寒,若有痛处,饮食如常者,当发其痈。"

《景岳全书·卷之四十六圣集·外科钤(上)·浅深辨》:"曾氏曰:凡痈疽,其脉浮数洪紧,肿焮作痛,身热烦渴,饮食如常,此六腑不和,毒发于外而为痈。"

《伤寒来苏集·卷二·麻黄汤证上》:"浮数之脉,而见发热恶寒之症,不独风寒相同,而痈疡亦

有然者。"

《四诊抉微·卷之六·切诊二十九道脉析脉体象主病·浮(阳)》:"浮数不热,疮疽之征。"

6. 滑数

《外科理例·卷一·痈疽脉一·治疮脉诀》:"滑则为荣,数则为卫,荣卫相逢,则结为痈,热之所过,则为痈脓。"

《古今医统大全·卷之四内经脉候·脉分三部主病》:"若疮疽之人脓血大泻,脉滑数者,难治也。"

7. 洪实

《古今医统大全·卷之四内经脉候·脉证相反》:"产后溃痈,俱嫌洪实。"

8. 洪紧

《医学纲目·卷之二阴阳脏腑部·诸脉诊病杂法》:"洪为胀,为满,为痛,为热,为烦。洪实为癫。洪紧为痈疽,为喘急,亦为胀。洪浮为阳邪,大为祟。"

《古今医统大全·卷之八十外科理例上·外科引·痈疽脉状》:"弦脉、浮弦不时见,为饮、为痛,主寒、主虚,弦洪相搏,外紧内热,欲发疮疽。"

9. 洪疾

《景岳全书·卷之五道集·脉神章(中)·通一子脉义》:"脉洪而疾兮,因热结以成痈。"

10. 洪大

《医宗必读·卷之二·新著四言脉诀》:"痈疽未溃,脉宜洪大;及其已溃,洪大始戒。"

《古今医统大全·卷之四内经脉候·脉病逆顺》:"疮疽脉洪大者生,沉细者危;既溃脉静者安,溃后洪大者危。"

11. 弦紧

《证治准绳·疡医卷之一·脉法》:"弦,肿疡为痛,为欲脓;弦、洪相搏,外紧内热,为疽发也。溃疡为血虚,为痛。"

《景岳全书·卷之五道集·脉神章(中)·通一子脉义》:"《疮疽论》曰:弦洪相搏,外紧内热,欲发疮疽也。弦从木化,气通乎肝,可以阴,亦可以阳。"

《景岳全书·卷之四十六圣集·外科钤(上)·脉候》:"弦脉,主肝邪。《疮疽论》曰:弦洪相搏,内寒外热,欲发疮疽也。紧脉,主切痛积癖。凡疮疽得此,则气血留滞,邪结不散,多为

痛也。"

12. 结脉

《濒湖脉学·结（阴）》："结脉皆因气血凝，老痰结滞苦沉吟。内生积聚外痈肿，疝瘕（假）为殃病属阴。"

13. 涩脉

《类经·六卷·脉色类·脏脉六变病刺不同》："肾脉涩者为精伤，为血少，为气滞，故甚则为大痈，微则为不月、为沉痔。"

《四诊抉微·卷之七·切诊·结（阴）》："结脉皆因气血凝，老痰积滞苦沉吟，内生积聚外痈肿，疝瘕为殃病属阴。"

14. 牢脉

《四诊抉微·卷之七·切诊·牢》："牢为气结、为痈疽、为劳伤痿极、为痰实气促。"

十一、辨部位

（一）毒发深浅辨

《黄帝内经太素·卷第二十六·寒热·虫痈》："其痈在管内者，则沉而痛深；其痈在外者，则痈外而痛浮，痈上皮热。"

《黄帝内经太素·卷第二十九·气论》："有所结，深中骨，气因于骨，骨与气并，日以益大，则为骨疽。无热则为肉疽。"

《外科理例·卷一·疮肿分浅深十七》："疮疽有三种，高而软者发于血脉，肿下而坚者发于筋骨皮肉，色不辨者发于骨髓。"

《医方集宜·卷之十外科·形证》："骨疽，乃是肢上伏肉间痛不能转侧，按之应骨，作寒作热，皮色如常，但微急如肥者是也。此症多因夏秋之月，卧露受寒，使气不能发散，以致伏结附骨，久为痈疽之患也。又有石疽、缓疽与附骨疽亦相类，但形症少异耳。"

《古今医统大全·卷之八十外科理例上·外科引·疮肿分浅深》："验初生疮时，便觉壮热恶寒，拘急头痛，精神不宁，烦躁饮冷，疮疽必深也；若起居平和，饮食如故，其疮浮浅也；恶疮初生，其头如粟，微似有痛痒，误触破之，即焮展有深意。酌其深浅，浮则表之，深则疏之。"

《类经·三十一卷会通类·疾病（上）·皮毛筋骨病》："虚邪之中人也，洒淅动形，起毫毛而发腠理。其入深，内搏于骨，则为骨痹。搏于筋，则为筋挛。虚邪之入于身也深，寒胜其热，则骨疼肉枯，热胜其寒，则烂肉腐肌为脓，内伤骨，为骨蚀。有所疾前筋，发为筋溜。以手按之坚，骨与气并，日以益大，则为骨疽。有所结，中于肉，无热则为肉疽。"

《外科十三方考·上编·痈疽总论歌解》："人之身体，计有五层，皮、脉、肉、筋、骨也。发于筋骨间者曰疽，属阴；发于血脉间者曰痈，属阳；发于皮里肉外者曰疡毒，只发于皮肤上者名曰疮疖。"

《外科大成·卷一·总论部·经络大略》："陀云：痈疽之作，其行也有处，其主也有归。如心之发于喉舌，肺之发于皮肤，脾之发于肌肉，肝之发于筋肋，肾之发于骨髓是也。阴毒发于下，阳毒发于上，腑之发于外，脏之发于内。"

（二）肢体部位辨

《诸病源候论·妇人杂病诸候四·改訾候》："此为内痈发于胁，名为改訾。由邪气聚在下管，与经络血气相搏所生也。至其变败，状如痈疽。"

《外科理例·卷一·发背治之难易七》："疽发背上，以两手上搭着者，谓之左右搭，头多如蜂窠者，易治；以两手下搭着者，谓之腰疽，亦易治。"

《医方集宜·卷之十外科·形证》："脱疽是疗生于足指，溃而自脱，故名脱疽。生于手指者名为蛀节疗，重者腐去本节，轻者筋挛。"

《古今医统大全·卷之八十外科理例上·外科引·发背治之难易》："疽发背上，以两手上搭着者，谓之左右搭，头多如蜂窠者，易治。以两手下搭着者，谓之腰疽，亦易治。以两手上下俱搭不着者，谓之发背，此证最重。"

《景岳全书·卷之二十八必集·杂证谟·咽喉》："盖肿于咽之两旁者为双蛾，肿于一边者为单蛾，此其形必圆突如珠，乃痈节之类结于喉间，故多致出毒，或宜刺出其血而愈者。"

《景岳全书·卷之三十三贯集·杂证谟·疝气》："血疝：其状如黄瓜，在少腹两旁，横骨两端约中，俗云便痈。"

《医宗必读·卷之八·心腹诸痛·子和七疝》："血疝，小腹两旁状如黄瓜，血渗胕囊，结成痈肿，脓少血多。"

《外科大成·卷二分治部上（痈疽）·胸部》："甘疽生于胸傍高处，《灵枢》云：发于膺，形如谷实栝蒌,苦寒热,急宜去其寒热,不则十日死,死后方出脓。膻中疽生心窝之上,两乳之间,膻为气海,主分部阴阳,膻处生疽,由气郁所致也,灸阴谷穴三七壮,艾如绿豆大。井疽生于心窝,初起如豆,皮色不变,必先肌热盗汗,心烦饮冷,舌燥唇焦,乃其候也。”

《外科大成·卷二分治部上(痈疽)·腋部》:“米疽,《灵枢》云:发于腋下赤而坚者为米疽,砭之勿裹。”

《外科大成·卷二分治部上(痈疽)·下部后》:“鹳口疽生于尻尾高骨尖处,一名锐疽。”

《外科大成·卷二分治部上(痈疽)·下部后·附风疽》:“涌泉疽生于尻前,书云:肿发太阴,状如伏鼠,十日可刺,得白脓者顺,青脓者险,赤黑者逆,不穴者死。”

《外科大成·卷二·分治部上(痈疽)·臂部》:“兑疽生手腕动脉之间,筋寄之上,痛彻手膊。穿骨疽生兑疽之上三寸,两筋之间。骨蝼疽生于手臂阳明分野,初起如粟如豆,旬日内大如核桃色紫枯而痛甚,由积忧郁怒所致,善于游走,发搐拘急,见恶症者不治。亦由阴虚之极,火独光之,故发暴而死速也。”

《外科大成·卷二分治部上(痈疽)·下部后·臀痈应用方》:“上马痈生于臀,近肛门之右。下马痈生于臀,近肛门之左。”

《外科大成·卷二分治部上(痈疽)·下部后·二十四痔》:“脏痈痔肛门肿如馒头,两边合紧,外坚而内溃,脓水常流,此终身之疾,治之无益。”

《外科大成·卷二分治部上(痈疽)·肩部》:“肩痈生肩外垂骨两接骨处,恐脓深彻骨,虑伤筋脉拘挛,宜缓筋之药饵之,会之所由,风袭热郁所致,十日可刺,无血者死。”

《外科大成·卷二分治部上(痈疽)·股部》:“肚门痈生于大腿肚,箕门痈生股内近膝。”

《青囊秘诀·上卷·脑疽论》:“人有生痈疽于头顶者,初名脑疽,又名偏正对口,而非真正痈疽也。”

《青囊秘诀·上卷·囊痈论》:“人有阴囊左右而生痈毒者,名曰便毒。生于肾囊之下,谷道之前,名曰囊痈。”

《外科全生集·卷一·有阴有阳症门·发背》:“此乃痈疽中大患,缘其患位,对心对肺对脐耳。偏曰搭手,因手可搭而名。红肿痛甚者,应称背痈。”

《外科全生集·卷一·部位论名》:“但论部位而名痈疽,虽未分辨虚实,然诸名色,后学亦应知之,即如毒生头顶,而有……发疽之名,颈项有落头、对口、脑疽之号。鸭蜒因毒夹于腋中,鱼肚缘患生于腿肚,失荣独在于项间,夹疽双生喉侧,脚骨号夹棍之疮,溃烂肌肤,则为驴眼……腹痈指正,箭袋云偏。臭田螺,大拇指之烂名。扁担怪,肩穴中之疖毒。鬓前疽,耳后发。腿曰腿痈,下称跨马,白谓冬瓜。手发背,脚丫疽;偷粪老鼠,又号悬痈。漏称海底,指说蛇头,甲谓甲疽。膝盖肿云鹤膝,肾子疼曰子痈。马刀痈生于脸上,骨槽风患于牙床,井泉疽患登心口,贴骨疽毒踞环跳。臀积毒则曰臀痈,臂上痈乃云臂毒。诸名由部位以推,治法凭白红而别。初起未溃,当观现在之形;已溃烂久,须问始生之色。初发色红,仍施痈药;初生色白,当用疽丹。各症治法,逐列于后,使学者辨症而精治焉。”

《疡医大全·卷十三正面耳颏部·颏痈门主论》:“窦汉卿曰:颏上痈,不为风。颏下痈,要成漏,不可轻视。(《全书》)”

《疡医大全·卷三十一痘疹部(上)·经穴部位诸痘所主》:“肩俞:痈毒结于此者可治……曲池:在手肘曲处宛中,痘痈不宜患此,最宜速治,否则易成痼疾。三里:在膝傍牛犊下二寸,痘痈结此,命虽无妨,但防溃筋之处。臀阜:肝之轴,痘痈结此可治。”

《疡医大全·卷十九腋臂指掌部·筋疽门主论》:“窦汉卿曰:筋疽生臂之动脉间,筋寄之上,臂膊不能屈伸,若不速治,溃烂筋脉,必成废疾。”

《疡医大全·卷二十二脑背部·对脐发疽门主论》:“窦汉卿曰:对脐毒即冲疽,又名历肾,生于腰肾间也。”

《疡科心得集·卷中·辨胸发疽膻中疽甘疽论》:“胸发疽生于正胸堂,去结喉三寸,与心窝不远,乃手足六经交会之所,其患最凶,丧人性命,宜速治之……膻中疽生心窝上、两乳中间,属任脉膻中穴……甘疽,生于乳上肉高耸处,属肺经中府穴之下。”

十二、辨吉凶

(一)辨逆顺

《医方集宜·卷之十外科·形证》:"凡痈疽有五善七恶。五善者:动息自宁、饮食知味一善也,大小便调匀二善也,脓溃肿消、色鲜不臭三善也,神气精明、语言清朗四善也,体气和平五善也。七恶者:烦躁腹痛、渴甚泻利、小便如淋一恶也,脓血大泄、焮痛尤甚、臭恶难近二恶也,喘粗短气、恍惚嗜卧三恶也,未溃先黑、久陷面青唇黯便污者四恶也,肩项不便、四肢沉重五恶也,不能下食、服药而呕、食不知味六恶也,声嘶色脱、唇鼻青黑、面目四肢浮肿七恶也。更有气噎痞塞,咳逆身冷,自汗无时,目瞪耳聋,恍惚惊悸,语言错乱,皆是恶证也。五善见三则吉,七恶见四必危。若五善并至则吉而安,七恶全见则危而死。"

《古今医统大全·卷之八十外科理例上·外科引·疮疡五善七恶》:"医疮,概举五善七恶,此特谓肠胃之内,脏腑疮疽之证也,发背、脑疽,别有善恶,载之于后。五善者:动息自宁,饮食知味,为一善;大小便调,为二善;脓溃肿消,水鲜不臭,为三善;神彩精明,语声清亮,为四善;体气平和,为五善。七恶:烦躁时嗽,腹痛渴甚,或泄利无度,或小便如淋,一恶也;脓血既溃,肿焮尤甚,脓色败臭,痛不可近,二恶也;目视不正,黑睛紧小,白睛青赤,瞳子上看,三恶也;喘粗短气,恍惚嗜卧,四恶也;肩背不便,四肢沉重,五恶也;不能服药,食不下,不知味,六恶也;声嘶色败,唇鼻青赤,面目四肢浮肿,七恶也。五善之中,乍见一二善证,疮亦回也。七恶之内,忽见一二恶证,宜深惧之。又有证合七恶,皮急紧而知善,又或证合五善,皮缓虚而知恶,此又在人详审。大抵虚中见恶证者,不可救,实证无恶候者,当自痊。疮疡脓溃后尚烦痛,脉洪大滑数者,难治,微弱迟缓者,易痊。"

《医学纲目·卷之十八心小肠部·痈疽·溃疡》:"痈疽破溃之后,其形候有逆有顺。眼白青黑而紧小,一恶也。不能下食,纳药而呕,食不知味,二恶也。腹痛渴甚,三恶也。肩背不便,四肢沉重,四恶也。声嘶色脱,唇鼻青黑,面目四肢浮肿,五恶也。烦躁时嗽,腹痛渴甚,泄利无度,小便如淋,六恶也。脓血大泄,焮痛尤甚,脓色败臭,气不可近,七恶也。喘粗短气,恍惚嗜卧,八恶也。未溃先黑久陷,面青唇黯便污者,九恶也。更有气噎痞塞,咳嗽身冷,自汗无时,瞪目耳聋,恍惚惊悸,语言颠错,皆是恶证。动息自宁,饮食知味,一善也。便利调匀,二善也。神彩精明,语声清朗,三善也。脓清肿消,色鲜不臭,四善也。体气和平,五善也。五善见三则吉,诸恶见四必危。"

《外科启玄·卷之一·明疮疡浅深论》:"七恶少见者疽之深也,五善迭见者痈之浅也,大抵浮而浅者易治,深而坚者难治。"

《先醒斋医学广笔记·卷之三肿毒·秘传治痈疽诀》:"凡未发疽,大热作渴及愈后作渴,大小便秘,神昏,作呕,不食,不知痛,全犯者不治,腰痛者不治。清便自调,神思清爽,能食,知痛,不呕,夜能睡,微发热者,易治。"

《景岳全书·卷之四十六圣集·外科钤(上)·善恶顺逆》:"痈疽有五善七恶,不可不辨:凡饮食如常,动息自宁,一善也;便利调匀,成微见干涩,二善也;脓溃肿消,水浆不臭,内外相应,三善也;神彩精明,语声清亮,肌肉好恶分明,四善也;体气和平,病药相应,五善也。七恶者:烦躁时嗽,腹痛渴甚,眼角向鼻,泻利无度,小便如淋,一恶也;气息绵绵,脉病相反,脓血既泄,肿焮尤甚,脓色臭败,痛不可近,二恶也;目视不正,黑睛紧小,白睛青赤,瞳子上视,睛明内陷,三恶也;喘粗短气,恍惚嗜卧,面青唇黑,便污未溃,肉黑而陷,四恶也;肩背不便,四肢沉重,已溃青黑,筋腐骨黑,五恶也;不能下食,服药而呕,食不知味,发痰呕吐,气噎痞塞,身冷自汗,耳聋惊悸,语言颠倒,六恶也;声嘶色败,唇鼻青赤,面目四肢浮肿,七恶也。五善者,病在腑,在腑者轻。七恶者,病在脏,在脏者危也。"

《类经·十八卷·病类·痈疽五逆》:"又'寒热病篇'曰:五脏身有五部:伏兔一,腓二,背三,五脏之腧四,项五。此五部有痈疽者死。"

《外科十三方考·上编·痈疽阳症歌》:"凡痈疽初起,焮热赤痛,根束者,晕不散也;盘清者,不漫肿也;如弓者,高肿也,易溃易敛,此为顺症。"

《外科十三方考·上编·痈疽阴症歌》:"凡痈疽初起,不红不肿,不焮热,状似粟米疙瘩,木硬不痛,七朝之后,不溃不敛,疮上生衣,如脱壳样,口如花结子,此属逆症。倘见七恶,必定死亡;如现五善一二者,尚可勉强救治,否则徒劳。"

《外科十三方考·上编·痈疽善恶歌》:"欲治外症,无他妙法,当先辨其阴阳,次当详其五善、七恶。五善者,一声音洪亮,二精神舒展,三疮形阳症红紫,阴症赤白,四饮食无减,五静睡不烦,此善症也,若得一二善者,所患虽重,亦自无虞。七恶者,一声音沉滞,二坐卧难安,三头多眩闷,四阳带黑赤,阴带红紫,五瘀血时流,六周身寒冷,七人多恍惚,此七恶见其一二者,皆不可救药。业此者审察宜详,不可疏忽大意。"

《青囊秘诀·上卷·对口疮论》:"人有对口之后,忽生小疮,先痒后痛,随至溃烂,人以为至凶之痛也。然而痛生正对口者犹轻,生于偏对口者乃重。"

《彤园医书(外科)·卷之一外科图形·痈疽治法·总括》:"辨逆证:初起形如黍米,不知疼痛,漫肿不热,顶见平塌,未溃先白头,按之坚硬,舌干烦躁,此等逆证决不化脓。肉肿疮不肿而反凹陷,其色如猪肝之紫者,是毒邪已深也,若更遗尿直视,神短神露,撮空循衣,唇吻青黑,面若涂脂,皮肤枯槁,唇白腹胀皆为死候。凡溃后肉坚皮烂,腐后心烦,脓水清稀,臭秽难闻,溃腐日久,新肉不生,头低项软,形容憔悴,阳证指甲色青,阴证两颧红赤及眼眶迷漫、黑气笼罩,毋论疮之肿溃,但逢此等皆为逆证。"

(二)辨转归

《诸病源候论·小儿杂病诸候六·疖候》:"凡痈疖,捻脓血不尽,而疮口便合,其恶汁在里,虽瘥,终能更发,变成漏也。"

《千金翼方·卷第二十三·疮痈上·相五色疽死生法第七》:"禽疽发如轸者数十处,一云四日肿,食饮疼痛,其状若变,十日可刺,其内发方根寒齿如噤俞若坐,如是十五日死。(俞若生未详)钉疽发两肩,此起有所逐恶血,结流内外,荣卫不通,发为钉疽,三日身肿痛甚,七日噤如痓状,十日可刺,不治,二十日死。阴疽发髀,若阴股,始发腰缰内不能自止,数饮不能多,五日坚痛,如此不治,三岁死。脉疽发环项(一云颈,始痛,身随而热,不欲动惘惘)或不能食,此有所大畏,恐怖而不精上气颏,其发引耳,不可以肿,二十日可刺,不刺八十日死。龙疽发背,起胃俞若肾俞,二十日不泻死,其九日可刺,其上赤下黑,若青黑者死。发血脓者不死。首疽发背,发热八十日,大热汗颈,引身尽如

咳,身热同同如沸者,皮泽颇肿处浅刺之,不刺,入腹中,二十日死。行疽发如肿,或复相往来,可要其所在刺之,即愈。冲疽发,小腹痛而振,寒热,冒五日恫恫,六日而变,十日死。敦疽发,两指头若五指头,十八日不泻,死。其四月可刺,其发而黑,痛不甚赤过节,可治。疥疽发,腋下若臂两掌中,振寒热而咽干者,饮多则呕,烦心恫恫,或卒胗反有合者,此则可汗,不汗当死。筋疽发背,侠脊两边大筋,其色苍,八日可刺,其痛在肌腹中,九十日死。陈干疽,发两臂,三四日痛不可动,五十日方身热而赤,六十日可刺,如刺脉无血,三四日死(一云病已)。蚤疽发,手足五指头,起即色不变,十日之内可刺,过时不刺后为食痈,在腋,三岁死。仓疽发,身痒后痛,此故伤寒气入脏,笃发为仓疽,九日可刺,九十日死。赤疽发,身肿坚核而身热,不可以坐,不可以行,不可以屈伸,成脓刺之,即愈。"

《景岳全书·卷之四十三烈集·痘疹诠·痘疮(上)》:"痂痂虽落,而痘瘢雪白,略无血色者,气血脱尽也,若不急培元气,则过后必死。"

《洞天奥旨·卷八·陈肝疮》:"陈肝疮,即蚤疽也。生于左右臂上三五处,如疔毒肿痛,痛不可忍,擦挨难忍。如有头,二七可刺,刺之有脓者生;刺而无脓,身热虚硬,面赤者,二八日便有归阴者;痒甚者,一月后死。然大补气血,亦有变死为生者矣,未可信是死症,而听其必死也。"

《疡医大全·卷十三正面耳颏部·颊车痈门主论》:"窦汉卿曰:颊疽皆出于附骨,亦名附骨疽。若不速治,渐锉其骨,久则成漏。难愈。(《全书》)"

《疡医大全·卷二十三后阴部·鹳口疽门主论》:"澄曰:鹳口疽老弱难敛,易于成漏。"

《彤园医书(外科)·卷之四发无定处·杂证门·瘿瘤总括》:"瘰疽:一名蛇瘴,川广烟瘴地面多有之。随处可生,初起红点,次变黑色,小者如粟,大者如李,疼痛应心。及至溃破脓如豆汁,拭净复满,愈而复发,日久应烂筋骨。"

(三)辨缓急

《千金翼方·卷第二十三·疮痈上·候痈疽色法第三》:"论曰:夫痈疽初发如微,人多不以为急,此实奇患,唯宜速治之,治之不速,病成难救,以此致祸能不痛哉。且述所怀以悟后贤,[谨按]黄父痈疽论,论痈所著缓急之处,死生之期如下:

发皮肉浅肿高而赤,贴即消,不治亦愈。发筋肉深肿下而坚,其色或青黄或白黑,或脱复微热而赤,宜急治之。成消中半发附骨者,或未觉肉色已殃,已殃者痈疽之甚也。发背外皮薄为痈,皮厚为疽,如此者多见先兆,宜急治之。皮坚甚大者多致祸也。夫痈坏后有恶肉者,当以猪蹄汤洗去秽,次敷食肉膏散,恶肉尽,乃敷生肉膏散,及摩四边,令善肉速生。当绝房室,慎风冷,勿自劳动,须筋脉平复乃可任意耳,不尔,新肉易伤,伤则重溃,发则祸至,慎之慎之。"

(四)辨痈疽死症

《千金翼方·卷第二十三·疮痈上·诊痈疽发起处第二》:"帝曰:有疽死者奈何?岐伯曰:身有五部,伏兔一;腓二,一云腨;背三;五脏之输四;项五,五部有疽,死也。"

《针灸资生经·针灸资生经第七·乳痈》:"女人患乳痈,四十以下,治之多瘥;四十以上,治之多死;不治,自终天年。"

《外科精要·卷下·论痈疽将安发热作渴第四十八》:"凡疽愈后忽发渴,而不救者十有八九。或先渴而后患疽者,尤为难治。"

《外科精义·卷上·论三部所主脏腑病证》:"若疮疽之人,脓血大泄,脉滑数者,难治也。"

《世医得效方·卷第十九疮肿科·总说》:"初发疽时,不拘大小,身体无热,自觉倦怠,生疽处亦不热,数日之间,渐渐开大,不肿不高,不疼不痛,低陷而坏烂,破后肉紫色黑,此为内发,未作之先,脏腑已溃烂,则不治矣。"

《古今医统大全·卷之八十外科理例上·外科引·痈发有不可治》:"脑上诸阳所会,穴则髓出。颈项近咽喉,一有所碍,药食莫进。肾俞与肾相抵,命之所关,穴则透空。此三处有疽,并难治。发背透膜者不治(此言肝俞以上),未溃、肉陷、面青唇黑、便瘀者,死。(此言脏坏便血)右颐后一寸三分毒锐者,不治。溃喉者,不治。阴入腹者不治,入囊者死。鬓深及寸余者,不治。疮疡,腰背强急、瘛疭,皆不治。"

《医学纲目·卷之十九心小肠部·痈疽所发部分名状不同》:"(《灵》)五脏,身有五部,伏兔一;腓二,腓者,腨也;背三;五脏之腧四;项五。此五部有痈疽者死。(寒热病篇王海藏云:脑、须、鬓、颐四处亦为痈疽必死之处)(涓)不可患痈疽者

七处:眼后虚处,颐接骨处,阴根根上毛间胯与尻骨接处,耳门前后车骨接处,诸因小腹风水所成痈疽,颔骨下近耳后虚处,鼻骨中,并能害人。但以诸法疗之,或有得瘥,唯眼后虚处最险。正脑上一处起,为脑痈及脑疽、脑铄,并在大椎骨上。入发际生脑痈,皮起易得破穴,急破急出脓,不害。脑疽皮厚难得破穴,须急发内毒,使破穴方可。"

《医学纲目·卷之三十七小儿部·心主热·痘疮治法通论》:"痘疮不治症有七……四痘痈壅肿,痘毒变疳,口臭,龈烂牙落。"

《证治准绳·疡医卷之四·背部·发背》:"初患肿,三日内灸者生;八日内脓成,针烙导引者生;未瘥,慎劳力者生;慎忌食者生;慎喜怒者生。催肿,猛疗者生;急疗者生;不讳发背者生。待脓自出,不导引者死。未内攻,而针烙用药导引者生;内攻后,导引针烙者死。肿焮热痛方盛,已前疗者生;如过此后,已内攻者死。脓成后,不出不导引,但敷药者死。如赤白痢气急者,是已内攻,医疗无益必死,痈不救十得五生,疽不疗十全死,轻肿,怕痛者必死。不遇良方者死。节候不依法者,必死。愚执恣意用性,逸情者死。"

《明医指掌·卷七·虚损劳瘵证七》:"劳瘵忽患下部痈肿者,死。"

《外科启玄·卷之二·明痈疽生于九死部位论》:"夫痈疽之生,原无定位,生死之辨,不可不知,生于不系经络所会关节之处,脏腑俞募之所针治之法,在于疮医甚详,验于脉,审于症,察于部位,观之虚实,按法治之虽在九死部位,亦有生矣。如患者隐而不言,设不早治,再遇庸俗,治不对症,特犯禁忌,调护失宜,虽发于不死之部位,犹恐难生矣。一伏菟、二腓腨、三背、四五脏俞、六脑、七髭、八鬓、九颐,此九处系紧关节要,出于此事难知,宜当熟玩知之矣。"

《外科正宗·卷之一·痈疽门·论病生死法第十》:"眼眶黑气浓,痈疽怕此逢,房中香馥馥,是病终为福。疮热身微热,轻病何须说,生死此中求,片言一可决。"

《外科正宗·卷之一痈疽门·痈疽图形第十五·痈疽等症三十图》:"井疽:心火妄动发之,焮赤高肿者生,坚硬紫黑者死……玉枕疽:膀胱湿热凝滞而成,红肿者生,紫陷者死……附骨疽:初起大腿筋骨作痛,久则漫肿出脓黄稠者生,气败者

死……脱疽：形如粟米，色如红枣者是也，生此百人百不救……高肿为痈，沉溃为疽。有脓者生，无脓者死……胃口疽：发在心胸之傍，阳者有头，阴者无头，乃饮食炙爆所致……唇疽：生唇上，有头脑起，寒热交作，胃经积毒所致。"

《济阴纲目·卷之七前阴诸疾门·论阴痒生虫》："如下疳生虫，所下如柿汁臭秽，及心中绞痛，闷绝虚烦，甚者不治。"

《类经·二十二卷针刺类·刺痈疽》："项中为督脉阳维之会，统诸阳之纲领也。凡上五部，皆要会之所，忌生痈疽，生者多死"

《外科大成·卷二分治部上（痈疽）·背部》："上发背生天柱骨之下，一名脾肚痈。其形横广如肚，属足太阴脾经，由膏粱积热所致。视其高肿鲜明，根脚不过两肩者顺；肿平坚硬，渐大渐开，攻注两肩胸项者危；紫黑平塌下陷者死。初起宜解脾经之积热，间服蜡矾丸、护心散，以防内攻。已成者必用托里为主，何则，所为托里则生，败毒则死也。黄瓜痈形似黄瓜，高寸许，长尺许，一名肉龟，皮色不变，疼痛引心，四肢麻木，上二症多不可治。"

《外科十三方考·下编·十八问答》："鹤膝痈以红肿痛者为佳，若不红、不肿、不痛，且不作脓者，便不可治；若现出头来，终成绝症。"

《洞天奥旨·卷二·疮疡死生论》："又曰：痈疽别死有数症，其一在伏兔；其二在腓腨，即足肚也；其三在五脏之俞穴；其四在顶；其五在脑；其六在阴；其七在耳之虚处：其八在玉枕；其九在舌本；其十在垂膺，即喉管也。此十处最忌，其余或生或死，未可必也。"

《洞天奥旨·卷二·疮疡险地论》："《经》言：五脏不调致生疽，六腑不和致生痈。有二三日即杀人者，有十余日杀人者，有一月杀人者，有数月杀人者。盖火毒轻则杀人缓，火毒重则杀人急也。大约杀人之疮疡，皆生于险地。夫痈疽之生，原无定位，生于平地，虽大而无危；生于险地，虽小而必死。险地者，一在脑户，一在舌本，一在悬雍，一在喉节，一在胡脉，一在五脏俞穴，一在五脏系脉，一在两乳，一在心鸠尾，一在两手鱼，一在肠屈之间，一在小道之后，一在九孔，一在两腨肠，一在神主之舍，一在伏兔，一在两鬓，一在两颐，一在股腨，一在两胁，一在于尻，一在两腋，此皆至险之处也。

生此部位，十人九死。然初发之时，急用补气补血之味，而佐之散火消毒之品，亦可立时而愈，转祸为祥。无如世人初发之时，皆不以为急，往往养成大患，卒至于不可救也。夫天下何人不以性命为重，安于因循而失治者，亦有其故。盖痈疽发于险地者，每小痛而不甚大痛，每大痒而不甚小痒，或发如米粒之泡，或起如疥疮之头，其状似微小而不足介意，讵知乃至凶至恶之兆乎！"

《洞天奥旨·卷五·泥丸发》："泥丸宫在头顶之上，痈疮发于此外，九死一生，其状如火燎浆泡，大如钱形，色似葡萄之紫，其疮口不一，或如碎粟，倘四围坚硬，疮顶色红赤不黑，尚可医疗，乃阳痈而非阴也；倘色紫而黑黯无光，神情闷乱，不知人事者，乃阴痈而必死也。"

《外科大成·卷二分治部上（痈疽）·胸部》："甘疽生于胸傍高处，《灵枢》云：发于膺，形如谷实栝蒌，苦寒热，急宜去其寒热，不则十日死，死后方出脓……井疽生于心窝，初起如豆，皮色不变，必先肌热盗汗，心烦饮冷，舌燥唇焦，乃其候也，红肿易治，黑陷难疗，再神昏呕吐肚胀者，七日死，灸郄门穴三七壮，艾如绿豆大，如久溃而不敛，亦无痛痒者，名穿心冷漏。蜂窠疽生胸乳之间，由心火热盛所致，宜急导心经之火，迟则热毒攻心，难疗。胃疽（生心胸之傍）、脾发（生心窝之下亦傍些）二症由炙爆太过所致，必人迎脉盛，宜清本经之积热，若服药作呕，饮食不进者，不治。"

《外科大成·卷二分治部上（痈疽）·下部后·附风疽》："涌泉疽生于尻前，书云：肿发太阴，状如伏鼠，十日可刺，得白脓者顺，青脓者险，赤黑者逆，不穴者死。"

《外科大成·卷二分治部上（痈疽）·臂部》："骨蝼疽生于手臂阳明分野，初起如粟如豆，旬日内大如核桃色紫枯而痛甚，由积忧郁怒所致，善于游走，发搐拘急，见恶症者不治。亦由阴虚之极，火独光之，故发暴而死速也。"

《疡医大全·卷十四唇口部·唇口疽门主论》："蒋示吉曰：又有脱疽生手足或生口面，命难存。（《说约》）胡公弼曰：唇口疽即脱疽，初起如粟，其色如褐，或如枣皮渐黑渐开渐大，不知痛痒，臭秽难闻。小儿多从积热之毒，大人多因过服辛温燥剂。古人虽有割法，大约六七日多死。"

《疡医大全·卷十九腋臂指掌部·天蛇毒门

主论》："胡公弼曰：天蛇头患久有出骨者,如初起紫黑者,必死。须割去其指,方可医治。"

《疡医大全·卷二十二脑背部·脑疽门主论》："窦汉卿曰：脑疽若色黯不溃,或溃而不敛,乃阴精消涸,名曰脑烁,为不治。(《全书》)"

《疡医大全·卷二十二脑背部·对脐发疽门主论》："窦汉卿曰：对脐毒即冲疽,又名历肾,生于腰肾间也。若内肾疼变为渴者,万无一生。(《全书》)"

《竹林女科证治·卷四·求嗣下·悬痈》："婴儿初生不啼、不乳、奄奄如死者,急看儿口中前腭上,有泡如石榴子,名曰悬痈。宜以指抓破出血,勿令咽下,急以绢拭净恶血,更用乱发烧灰存性,掺之,即能通声吞乳。若恶血入喉,必死。"

【论治法】

痈疽的治疗多采用内治和外治相结合的方式。内治多以"消、托、补"为大体原则,外治多以针、灸、热烘等疗法为主。临床上要细诊其寒热阴阳,并结合发病部位辨证用药。

一、概论

《太平圣惠方·卷第六十一·痈疽叙疗诸法》："凡痈疽疖初生,皆只如粟黍粒许大,微似有痛痒,或触破之即焮展,初觉有之,即须速服犀角汤丸及诸冷等药,取通利,疏畅腑脏,兼以汤水淋射之,涤其壅滞；疮头涂石药,四畔贴焮药,折其毒势；如此将理,觉不退,是热毒较坚,即停用汤水淋射,精意辨之,定是痈疖,便当上灸之。若是疽,则审按候其浅深,烧针烙之,于维上涂,止痛引脓,膏维之兼帛贴之,常令开润,勿令燥也；四畔贴焮药,夫血脉喜温而恶寒,若着冷气过埋迫之,即血滞难瘥；若已成大脓者,兼疮中有恶肉,即须用猪蹄汤洗之,敷蔄茹散等,蚀其恶肉；候烂肉欲尽,即贴生肌膏药,及饮食慎忌,寝御居处,触事抑情,克意将理,若用心有误,犹草从风,既辨识匪瘥,如汤沃雪也。"

《太平惠民和剂局方·卷下·论痈疽诸证》："论痈疽发背、诸赤肿毒,不问四肢、手、足、头面,初发便可与漏芦汤、三仙散、托里散、保安膏、乳香内消膏、导赤丸,四顺饮、通气散。痈疽发,大便不通,可与麻仁丸、三黄丸；壮实者,与神功丸,须用

通利三五行,方得毒气退也。已破,脓血出不快者,可与三仙散、漏芦汤、托里散、保安膏、乳香内消膏贴之。疮口久不合者,可与桃仁散、麒麟散。"

《外科精要·卷上·疗发背痈疽灸法用药第一》："故痈疽未溃,脏腑蓄毒,一毫热药,断不可用。痈疽已溃,脏腑既亏,一毫冷药,亦不可用,犹宜忌用敷贴之药闭其毫孔。"

《外科精要·卷上·痈疽备论第二》："痈疽因积毒在脏腑,当先助胃壮气,使根本坚固,次以行经活血药佐之,参以经络时令,使毒气外泄。"

《外科精要·卷上·痈疽既灸服药护脏腑论第十一》："凡痈疽,不可用生肌敛口之药,合用麦饭石膏,疮口自敛。或因毒药,或为刀割,重者,兼服沉麝汤。"

《外科精要·卷上·治痈疽用药大纲第十八》："初患痈疽,便服内托散,以免后来口舌生疮,仍用骑竹马或隔蒜灸；服五香连翘汤,如大便疏快即止,仍量人虚实；痈疽溃后,宜服排脓内补散,若呕逆,用木香汤下；痈疽初作,便宜灼艾,及麦饭石膏涂四围,中留口出毒,如疮小,通敷之；既溃,用神异膏贴之；痈疽已溃,日用猪蹄汤淋洗,将愈之际,三日一次；痈疽将敛,宜用神异膏,如毒未尽,不可遽用生肌之剂；痈疽将安,宜用加味十全汤补其气血,庶肌肉易生；背疽多先渴而后发,或先疽而后渴,不救多矣。若服加减八味丸,非特杜绝渴疾,抑且大滋气血,生长肌肉。"

《外科精义·卷上·论脉证名状二十六种所主病证》："疮疽之病,脓未溃者,宜内消也；脓溃之后,宜托里也。"

《外科理例·卷二·溃疡发热八十四》："凡痈大溃发热恶寒,皆属气血虚甚,若左手脉不足者,补血药当多于补气药；右手脉不足者,补气药当多于补血药,切不可发表。"

《外科枢要·卷一·论疮疡去腐肉》："疮疡之症,脓成者,当辨其生熟浅深。肉死者,当验其腐溃连脱……余尝治脉症虚弱者,用托里之药,则气血壮而肉不死。脉证实热者,用清热之剂,则毒气退而肉自生。凡疮聚于筋骨之间,肌肉之内,皆因血气虚弱,用十全大补汤,壮其脾胃,则未成自散,已成自溃,又何死肉之有。若不大痛,或不痛,或不赤,或内脓不溃,或外肉不腐,乃气血虚弱,宜用桑枝灸及十全大补加姜、桂,壮其阳气,则四畔即

消,疮头即腐,其毒自解,又何待于针割!若脾胃虚弱,饮食少思,用六君倍加白术,壮其荣气,则肌肉受毒者自活,已死者自溃,已溃者自敛。若初起,或因克伐,或犯房事,以致色黯而不痛者,乃阳气脱陷,变为阴症,急用参附汤,温补回阳,亦有可生。"

《外科启玄·卷之二·明阴阳发背痈疽论》:"大凡痈疽等毒,虽属君火,而经络壅滞,感受亦有阴有阳。阳痈则赤肿焮痛,脉浮数,发热而渴,或大便秘,小便赤,疮亦紫赤,皆热之过极,宜服内疏黄连汤,外以洪宝膏贴自愈。如阴毒初起,肿痛肉不变色而少热,其脉沉实,恶寒喜饮暖,五七日则疮面凹而阴黑,腐烂溃而不速,久则开而不敛,宜服补中益气加温暖药,外敷玉龙膏。待阴气散而阳气回,则疮赤而肌肉渐长,痛减如失,人亦得生矣。若不知此,而误以败毒等剂,多致不救,学者参之。"

《外科十法·总论服药法八》:"凡痈疽服药,宜照顾脾胃为主,不得已而用清凉;但期中病,切勿过剂。大法初起时,设有挟风寒者,宜先用芎芷香苏散一剂以散之。"

二、针法

针法多用铍针、锋针刺去脓血,以期去腐生新;或借火势烧针以拔毒去脓。

1. 概述

《外科启玄·卷之三·明疮疡宜针论》:"凡痈疽之有脓,须急以铍针去其脓,血毒从此泻而不复有也,好肉则不腐,令人精神回而气血复生,其肌肉不致败损也;如治疗毒先以针刺其四边及中心,去其恶毒之血,再灸之立愈,内服追疗托里之药,不数日而安已矣。"

《类经·十八卷·疾病类·痈疽五逆》:"针小者功小,无济于事;针大者多害,恐有所伤。故惟砭石及铍针锋针,皆可以取痈疽之脓血。"

《类经·二十二卷·针刺类·刺痈疽》:"刺痈疽者法当取汗,则邪从汗散而痈自息;然必察其始病之经,而刺有先后也……针已中病,即当去针;若中而不去,则精气反泄,故病必益甚而恇羸也。针未中病,自当留针;若不中而去,则病未除而气已致,故结聚而为痈疽。皆刺之害也……痈大患浅,但多泄其血则毒可去。痈小患深,必端内其针

而深取之也。为故止,言以此为则,而刺痈之法尽矣。"

《类经·二十二卷·针刺类·冬月少针非痈疽之谓》:"冬月气脉闭塞,宜少针石者,乃指他病而言,非谓痈疽亦然也。盖痈疽毒盛,不泄于外,必攻于内,故虽冬月,亦急宜针石泻之……痈疽已生,未知的所,故按之不应手也;乍来乍已,痛无定处。刺手太阴旁者,太阴之脉,自腋下出中府,中府之旁,乃足阳明气户、库房之次。刺瘿曰痏,三痏,三刺也。缨脉,结缨两旁之脉,亦足阳明颈中水突、气舍等穴……治在经俞,随痈所在,以治各经之俞穴,如手太阴之俞,太渊之类是也。"

《类经·三十卷·会通类·针灸》:"夫痈气之息者,宜以针开除去之;夫气盛血聚者,宜石而泻之。"

《外科证治全书·卷五通用法·针法》:"外科用针,因痈疽脓成不得外泄,毒气壅遏,疮肿,肌肤内溃,故用针决之,俾脓泄气通而愈。《经》云:铍针末如锋锐,以取大脓。此之谓也。用针之际,虽云量其患之浅深,尤当随其肉之厚薄,如皮薄针深则反伤好肉,转增其溃。肉厚针浅,则毒脓不出,反益其痛,用针可不慎哉。大抵用针以斜锋偏锋为善。其法从旁刺入,以防透膜。欲大开口,则将针斜出;欲小开口,则将针直出,所谓顺而导之也。然用针自有其时,果其脓熟不能自溃则用之;若未成脓,不必用针。在膏粱怯弱之人,及肚脐骨节近筋之处,自有代刀散、咬头膏等药备用,不必用针也。"

2. 打针法

《卫济宝书·卷上·论治·痈疽五发》:"打针法:用马衔铁于甲子日,一日炼打阳针一枚如韭叶,长三寸六分;丁酉日打阴针一枚,长二寸四分;惊蛰日打雷锋针一枚,长二寸四分;又打取脓针一枚,如韭叶,长三寸六分;打炼刀一枚,小钓一个。上用桑白皮,紫藤香煮一周时,以紫藤香末藏之。阳针,针独痈。阴针,针痈。雷锋针,针怪形,非怪形者,必须辨认仔细,乃可针;或以尾为头,误人不浅。中脊膊贴,大痛不止。先后失序,疗之难愈。假如只一个疮而四面无头,其头在中,仍不许于中点之,大逆,只于四旁厚涂,依常法。假如一个至数个,须察其至甚、先甚后轻、先轻后甚,法当先其轻者,后其甚者。反此者即与本方,服药不能应,

虽不害其命,而留之日久。病形虽多,针敷则一,收外攻内,候其聚合。内毒盛者,急攻其内;外毒盛者,速泻其热。日夜收攻,庶几无失。"

3. 蜞针法

《外科精要·卷下·洪丞相方用蜞针法第五十五》:"治痈疽初作,先以笔管一个,入蚂蜞一条,以管口对疮头,使蜞吮疮脓血,其毒即散,加疮大须换三四条,若吮正穴,蜞必死矣,累试累效。若血不止,以藕节上泥涂之。若疮头未明,以井边泥涂上,先干处即是。"

4. 雷火神针法

《本草纲目·火部第六卷·火之一·神针火》:"心腹冷痛,风寒湿痹,附骨阴疽,凡在筋骨隐痛者,针之,火气直达病所,甚效……又有雷火神针法,用熟蕲艾末一两,乳香、没药、穿山甲、硫黄、雄黄、草乌头、川乌头、桃树皮末各一钱,麝香五分,为末,拌艾,以厚纸裁成条,铺药艾于内,紧卷如指大,长三四寸,收贮瓶内,埋地中七七日,取出。用时,于灯上点着,吹灭,隔纸十层,乘热针于患处,热气直入病处,其效更速。并忌冷水。"

5. 火针烙法

《外科精要·卷中·发背治贵在早论第二十九》:"疽成脓则宜烙,用银篦大寸许,长六寸,烧赤频烙患处,以脓出为效。"

《外科启玄·卷之三·明疮疡宜火针论》:"火针之用最宜得法,取效陡然。凡痈疽之深,火针用则不可浅;痈疽之浅,针亦不可深。要乎得中,中病而已,所谓肉厚肿丰脓深,恐疮口小而易合,脓水不快,故取之大针,如火筋尖而圆秃,裹之以纸,灯熖烧赤,看疮头准酌纳入,如不透,再纳之,令的当,须令脓水易出,而毒易消矣。如疖毒阳疮浅小不用之,专治附骨痈疽,不能外出,故用此火针开其疮口,即以纸捻子油蘸纤之,外以膏药贴之。似此之毒,若不用之,火针畏而延迟日久,使毒内攻,腐坏筋骨,毒从何解,脓从何泄,妙在不可太早,亦不可太迟,贵乎在于医之神矣。"

《外科启玄·卷之四·总论》:"疽则难医,易得痉,宜烙不宜灸。"

《外科心法要诀·卷一·痈疽总论歌·痈疽烙法歌》:"痈疽流注,经久不消,内溃不痛,宜用火针烙之。二枚一样,形如箸粗,头圆,长七寸。捻时蘸香油炭火上烧红,于疮头近下斜入,向软处烙

之。一烙不透再烙,必得脓水不假手按流出,方用绵纸撮捻如绳状,随深浅捻入烙口,余纸分开,外贴膏药,此古法也,今罕用之。盖恐患者惊惧,故以阳燧锭代之。阳燧锭:蟾酥(末)、朱砂(末)、川乌(末)、草乌(末)各五分,直僵蚕(末)一条。以上共和匀,用硫黄一两五钱,置杓内,微火炖化;次入前蟾酥等末,搅匀;再入当门子麝香二分、冰片一分,搅匀;即倾入湿瓷盘内,速荡转成片,俟冷取收瓷罐内。用时取甜瓜子大一块,要上尖下平,先用红枣肉擦灸处,粘药于上,用灯草蘸油,捻火焠药锭上,灸五壮或七壮、九壮毕,即饮米醋半酒盅。候起小疱,用线针串破,出黄水些须,贴万应膏,其毒即消。如风气痛,用箸子于骨缝中按之,酸痛处以墨点记,灸之。再诸疮初起,于肿处各灸三五壮,立瘥。"

6. 针法禁忌

《外科枢要·卷一·论疮疡用针勿忌尻神》:"针灸之法:有太乙人神,周身血忌,逐年尻神,逐日人神。而其穴有禁针禁灸之论,犯之者,其病难瘥,理固然也。但疮疡气血已伤,肌肉已坏,宜迎而夺之,顺而取之,非平人针灸之比,何忌之有。"

三、灸法

灸法借火性,药性温阳祛寒、活血散瘀,外排脓毒,截断发展。

1. 概述

《千金翼方·卷第二十八·针灸下·痈疽第五》:"卒疽着五指,急不得屈伸,灸踝尖上数壮,亦可至百壮。凡卒患腰肿、附骨肿、痈疽疖肿风、游毒热肿此等诸疾,但初觉有异,即急灸之,立愈。遇之肿成,不须灸,从手掌后第一横纹后两筋间当度头,灸五壮立愈。患左灸右,患右灸左,当心胸中者灸两手,俱下之。"

《卫济宝书·卷上·论治·第三法》:"治痈疽、发背、疖毒一切恶疮,并妇人乳痈。灸法以麻皮一条,从手臂大曲横纹中度起,牵至中指第二节横纹处为定,引而倍之截断,遂将此准从结喉处按定,双引两头,垂于背脊直下,取准头尽处点定,此是定高下也。又以小竹篾一条比大拇指上节一寸为准,却将此准就于背中点定处,旁去一寸,点一穴灸五壮或七壮。若已破,灸后三二日间疮口合,再就前穴又引一寸,点一穴五壮或七壮十壮。凡

此点穴亦皆男左女右灸,不可丝毫失也。此灸法活人甚多,立有神效,故锓本附于宝书之中,以救疾苦,不可忽之。灸法曰:诸阳热而为痈疽,故灸手左右曲池,手七里,肩峰骨后缝,足风市,足腿骨上缝骨,足三里,炷如麦粒,各三壮,立此止痛也。"

《外科精要·卷上·痈疽灼艾痛痒论第九》:"凡治痈疽发背疔疮,不痛者,必灸使痛,痛者,必灸使不痛。若初灸即痛者,由毒气轻浅;灸而不痛者,乃毒气深重,悉宜内服追毒排脓,外敷消毒之药。大抵痈疽不可不痛,又不可大痛,闷乱不知痛者,难治。"

《外科精要·卷上·论隔蒜灸得效第五》:"治疽之法,灼艾之功胜于用药,盖使毒气外泄。"

《外科精要·卷上·背疽肿漫寻头灸法第六》:"凡患背疽,漫肿无头者,用湿纸贴肿处,但一点先干处,乃是疮头。可用大蒜十颗,淡豉半合,乳香钱许,研烂置疮上,铺艾灸之,痛否皆以前法为度。"

2. 骑竹马灸法

《卫济宝书·卷上·论治·痈疽五发》:"骑竹马量灸法:发背脑疽、肠痈、下部痈、乳痈、喉痈、牙痈、手足一切痈疽,或胸腹不测丹痈、紧硬之属。先令病人以肘凭几竖臂腕,要直,用篾一条,自臂腕中曲处横纹,男左女右,贴肉量起,直至中指尖尽处截断为准,不量指爪。却用竹杠一条,使病人脱衣骑定,令身直。前后用两人杠起,令脚不着地。又令一人左右扶定,勿令僵仆。却将前所量臂腕篾,从竹杠坐处尾闾穴直贴脊骨,量至篾尽处为准,用墨点定。此穴是取中,非灸穴也。却用稻秆子量病人中指中节,相去两横纹为准,男左女右剪断,将稻秆准子从篾点定处,两边各横量一寸,准子尽处取两穴各五壮或七壮,不可多灸。不问痈生何处,并用此法灸之,无不愈也。此二穴心脉所起,凡痈皆心火留滞而生,灸此二穴则心火即时流通,不三日而愈,可以起死救危,有非常之功也。屡试而屡验矣。《素问》云:诸痛痒疮皆属于心。又云:荣气不和,逆于肉理,则生痈肿。荣气者,血也。心能行血,血即滞则脉不行,故逆于肉理,则生痈肿。灸此二穴,心火调畅,血脉自流通,愈于服药多矣。"

3. 神仙隔蒜灸法

《三因极一病证方论·卷之十四·痈疽灸法》:"治初生痈疽发背,神效灸法,累试有验。江宁府紫极观,因掘得石碑载之。凡人初觉发背,欲结未结,赤热肿痛,先以湿纸覆其上,立视候之,其纸先干处,即是结痈头也。取大蒜切成片,如当三钱厚薄,安其头上,用大艾炷灸之,三壮即换一蒜片,痛者灸至不痛,不痛灸至痛时方住。最要早觉早灸为上,一日二日,十灸十活;三日四日,六七活;五六日,三四活;过七日,则不可灸矣。若有十数头作一处生者,即用大蒜研成膏,作薄饼铺头上,聚艾于蒜饼上烧之,亦能活也。若背上初发赤肿,一片中间,有一片黄粟米头子,便用独头蒜切去两头,取中间半寸厚薄,正安于疮上,却用艾于蒜上灸十四壮,多至四十九壮。"

《外科枢要·卷四·治疮疡各症附方》:"神仙隔蒜灸法:治一切痈疽肿毒,前论言之详矣。凡大痛或不痛,或麻木痛者,灸至不痛,不痛灸至痛,其毒随火而散,此拔引郁毒从治之法也,信有回生之功。其法:用大蒜头切三分厚,安疮头上,用艾炷于蒜上灸之,五炷换蒜再灸,未成即消,已成杀其大势;疮患大,以蒜杵烂摊患处,将艾铺蒜上灸之,蒜败再换。疮色紫或白而不起发,不作脓,不大痛,不问日期,最宜多灸。"

4. 神效葱熨法

《景岳全书·卷之六十四春集·外科钤古方·外科》:"神效葱熨法,治流注结核,骨痛鹤膝,肢体肿块,或痛或不痛;或风寒袭于经络,流注肢体,筋挛骨痛;或跌扑损伤,止痛散血消肿之良法;或先用隔蒜灸法而余肿未消,最宜用熨,以助气血而行壅滞,其功甚大。用葱头细切,杵烂炒热敷患处,冷即易之,再或热熨数次,肿痛即止,其效如神;或用葱煎汤,熏洗伤处亦妙;或用葱一大把,束其数节,切为薄饼置患处,用热物熨之,或铺艾灸之亦可,必易饼多熨为妙。"

5. 附子饼灸法

《外科心法要诀·卷一·痈疽总论歌·黄蜡灸法》:"附子饼灸法:生川附子为末,黄酒合作饼如三钱厚,安疮上以艾壮灸之,每日灸数壮,但令微热,勿令疼痛。如饼干,再易饼灸之,务以疮口红活为度。治溃疡气血俱虚,不能收敛,或风寒袭之,以致血气不能运行者,实有奇验。"

6. 豆豉饼灸法

《外科心法要诀·卷一·痈疽总论歌·黄蜡

灸法》:"豆豉饼灸法:痈疽发背,已溃未溃,用江西淡豆豉为末,量疮大小,黄酒合作饼,厚三分,置患处灸之,饼干再易饼。如已有疮孔,勿覆孔上,四布豉饼,列艾其上灸之,使微热,勿令肉破,如热痛急易之,日灸三度,令疮孔出汗即瘥。"

7. 荞麦面灸法

《先醒斋医学广笔记·卷之三·肿毒·秘传治痈疽诀》:"荞麦面拌匀做薄饼,放疽头上,加大炷艾火灸之。先令病者吃些米饮,及托里等汤药。每灸至百壮,痛者灸至不痛,不痛者灸至痛,但得一爆,其疮立愈。元气弱者停一会再灸,镇日夜灸方好。"

8. 黄蜡灸法

《外科大成·卷一总论部·针砭灸烙烘照蒸拔等法·黄蜡灸法》:"凡痈疽发背,诸毒恶疮,先以湿面随肿根作圈,高寸余,实贴皮上,勿令渗漏,圈外围布数重,防火气烘肤,圈内铺蜡屑三四分厚,次以铜漏杓盛炭火,悬蜡上烘之,令蜡化至滚,再添蜡屑,随化随添,以井满为度。皮不痛者毒浅,灸至知痛为度;皮痛者毒深,灸至不知痛为度。去火杓,即喷冷水少许于蜡上,俟冷起蜡,蜡底之色青黑,此毒出之征也。如漫肿无头者,以湿纸试之,于先干处灸之,初起者一二次即消。已成者三二次速溃,久溃顽硬者即于疮口上灸之,蜡从孔入,愈深愈妙,其顽腐瘀脓尽化,收敛甚速。"

9. 郭氏灸法

《景岳全书·卷之四十六圣集·外科钤(上)·外科钤(上)·生肌收口(附成漏证二十一)》:"郭氏灸法,疮疽久不收敛,及有脓水恶物,渐溃根深者,用白面、硫黄、大蒜三物,一处捣烂,看疮大小捻作饼子,厚约三分,安于疮上,用艾炷灸二十一壮,一灸一易。后隔四五日,用药锭针头散等药,纴入疮内,歹肉尽去,好肉长平,然后贴收敛之药,内服应病之剂,调理即瘥矣。"

四、外治法

除针灸汤药以外,痈疽还有其他的治疗方法,包括水角法、牛角蒸法等。

1. 水角法

《太平圣惠方·卷第六十一·辨痈疽宜水角不宜水角法》:"凡疗痈疽发背,肿高坚硬,脓稠嫩盛色赤者,宜水角;陷下肉色不变,软慢稀者,不用水角。角法:于宽静室中,不当风处,平实地掘一小坑,口稍阔于疮,重深一尺以下,去此坑二尺外,又为一坑子,口阔三四寸,旁穿两坑令相通灌水,并令去坑面二寸,于地上腰背下,先铺油单三两重,辟地气,即以席荐东西铺坑口两畔,令患者以疮合坑上,无令偏侧,腰间布毡褥,务令安稳,则得久角,角口两畔,以缯帛遮拥,兼盖复,水坑口勿令通泄,热被水引,下渗地中,卧一炊久为度。瘀滞脓血,并泄角中,热盛者,日夜三四遍,肿气不侵,每日或两度亦得,候其毒解热退,水角方止,中间以药熠之,热毒及痛,托命在医,宜用意恻怛,心机百变,如爱己身,始可济人。凡看疾之人,尤须安静,或有言中旁触,遂使患者惊疑,至于庸医昧于深理,就施针艾,尤不能精,用水角则太早,以火攻则稍迟,何者疽之萌生,而用水角,则内热毒畏冷,逼之却入腠理,皮肉坚厚,毒气内坚,肉变为脓,以致内溃,深可哀也。疽之已成,而乃火攻,则火毒相击,令人烦闷,加其虚惫,可不慎乎,或富贵之人,遭遇此疾,多贮水银以为水角,尤妙。用水银角法:上拣稳实地,穿一坑,口稍阔于疮肿处,深可四五寸,先于坑中,布纸五六重,衬水银,诸余铺设,一依前方,其水银多至一升以来,如无只三五合亦得。"

2. 牛胶蒸法

《外科大成·卷一总论部·针砭灸烙烘照蒸拔等法·牛胶蒸法》:"痈疽、发背、痔漏、恶疮、顽臁、跌扑等症。用牛皮胶熬至稀稠得所,摊毛头纸上,每用一块,贴疮肿上,次用酽醋煮软布二块,乘热罨胶纸上蒸之,稍温再易,直至疮痒脓出将尽,即浓煎贯众汤洗去胶纸贴膏。次日照前,直至脓尽疮干为度,随用生肌散贴膏,次日换膏,仍前蒸洗。"

3. 神灯照法

《外科心法要诀·卷一·痈疽总论歌·神灯照法歌》:"凡痈疽轻证,初起七日前后,神灯照法最宜。能使未成者自消,已成者自溃,不起发者即起发,不腐者即腐,实有奇验。将神灯照麻油浸透,用火点着,离疮半寸许,自外而内,周围徐徐照之,火头向上,药气入内,毒气随火解散,自不致内侵脏腑。初用三根,渐加至四五根,候疮势渐消时,仍照之。但照后即用敷药,围敷疮根,比疮晕大二三分为率。疮口用万应膏贴之。如干及有脓，用猪蹄汤润洗之。如已溃，大脓泻时，不必用此照法。神灯照方法：朱砂、雄黄、血竭、没药各二钱，麝香四分。共为细末，每用三分，红绵纸裹药搓捻，长七寸，麻油浸透听用。"

4. 药筒拔法

《外科心法要诀·卷一·痈疽总论歌·药筒拔法歌》："痈疽阴证，十五日前后，疮不起发，脓至深不能外溃，疮势坚硬，重如负石，毒脓内溃好肉，致生烦躁。宜用药筒拔法为先，令毒脓得门路而出。预将竹筒药水煮热；次用铍针置疮顶一寸之内，品字样放开三孔，深一寸或半寸，量疮之高下，取竹筒乘热合于疮孔上，拔出脓血，红黄鲜明者，为顺证，易治；若脓血紫黑者，为败证，难治。煮竹筒方：羌活、独活、紫苏、蕲艾、菖蒲、白芷、甘草各五钱，连须葱二两，水十碗，熬数滚听用；次用鲜嫩竹一段，长七寸，径口一寸半，一头留节，刮去青皮，厚约分许，靠节钻一小孔，以杉木条塞之，放前药水内，煮数十滚，将药水锅置患人榻前，取筒倾去药水，乘热急合疮顶针孔上，按紧自然吸住。待片时药筒已温，拔去杉木塞子，其筒易落，外用膏药盖贴，勿令受风。脓血不尽，次日再煮，仍按旧孔再拔，治阴疮挤脓不受疼之良法也，勿忽之。如阳疮，则不必用此法，恐伤气血，慎之。"

5. 麦饭石膏法

《集验背疽方·麦饭石膏论》："痈疽初作之时，便合用麦饭石膏四围涂敷，以护其根脚，不可使开，中心却要留痈口如钱大，使毒气出。如痈渐小，随其大小敷之。直候疮破脓溃之后，口收止犹径寸许，用神异膏点敷收住，却用麦饭石膏。"

6. 桑柴火烘法

《外科心法要诀·卷一·痈疽总论歌·桑柴火烘法歌》："凡痈疽初起肿痛，重若负石，坚而不溃者，桑柴烘之，能解毒止痛，消肿散瘀，毒水一出，即能内消。若溃而不腐，新肉不生，疼痛不止者，用之助阳气，散瘀毒，生肌肉，移深居浅，实有奇验。法用新桑树根，劈成条，或桑木枝，长九寸，劈如指粗，一头燃着吹灭，用火向患处烘片时，火尽再换。每次烘三四枝，每日烘二三次，以知热、肿溃、肉腐为度，此古法也。但桑柴火力甚猛，宜用于未溃之先，可以生发阳气，速溃速腐。若已溃之后，或疮口寒，或天气寒，或肌肉生迟者，亦须烘之，使肌肉常暖。法以桑木烧作红炭，以漏杓盛之，悬患上，自四围烘至疮口，或高或低，总以疮知热为度。每日烘后，再换敷贴之药。盖肌肉遇暖则生，溃后烘法，亦疡科所不可缺也。"

7. 海马崩毒法

《疡医大全·卷十正面头面部·发眉疽门主方》："海马崩毒法：凡三阳发背、对口、手搭、眉疽、乳发初起时，用热水自肘后洗至手六经起端处止，日洗数十遍，以泄热毒，务洗至指甲皮穰，不可住手，直洗至疮势已衰，方可住洗。盖三阳经俱属督脉所领，洗至指甲皮穰者，俾热从根本而解也。此系秘传，慎勿轻忽。"

8. 神妙拔根法

《外科正宗·卷之二上部疽毒门·脑疽论第十六·脑疽主治方》："神妙拔根方：治脑疽、发背阴症，初起不肿高、不焮热，灸不痛，其病将来难果，必致坏人。十日以前用披针当顶插入知痛处方止，随用蟾酥条插至孔底，每日二条膏盖。三日后，加添插药，其根高肿作疼，外用神灯照法，助阴为阳。插、照七日，其疮裂缝流脓，至十三日，其根自脱。如日多根深蒂固不能脱者，披针取之，内用玉红膏。不脱者自脱，不敛者自敛，此法百人百活，再无不愈者。"

9. 开口除脓法

《外科十法·刀针砭石法四》："更有伏骨之疽，脓腐于肉，皮色不变者，宜以刀刺入深处，放出瘀脓；或灸开大口放出之，不得姑息因循，俾毒气越烂越深也。"

《外科十法·开口除脓法六》："凡治痈疽，口小脓多则脓不出，或出而不尽，或薄脓可出，硬脓难出，以致瘀不去而新不生，延绵难愈。法当烂开大口，俾瘀脓尽出为善。其烂药，乌金散最佳。祛瘀肉不伤新肉，且不甚焮痛，为至妙也。若有脓管，以棉纸捻裹药纳入，频换数条，即化去耳。亦有顽硬之极，非乌金散所能去者，则用化腐紫霞膏搽之。然终不若乌金散为至稳。"

10. 洗涤法

《外科证治全书·卷五·通用法·洗涤法》："凡痈疽溃后，脓水腥臭，不洗涤之则毒遏延肤，或秽积生蛆，气血不能融舒，安望其生新肌肤，故洗涤亦为要事。其洗也或用解毒散，或用集芳散，或用蛇椒神效散，洗药不一，惟在临证措宜。重者一日一洗，轻者间日一洗。每次用淘米第二次泔水糯米者尤妙,六七碗投药于内,入锅煎至汤醇,沥去渣,以新绵蘸汤淋洗患处,汤冷再易。并轻手捺患旁,令宿脓随汤而出,以净为度。洗讫,用软绵纸挹干,随敷贴以应用之药。盖洗之以药汤者,疏畅荣卫,一举两得也;煎之以米泔水者,以泔之逐秽生新,惠而不费也。人之气血得香则行,得臭则逆,故洗药中又当以集芳散为最。"

【论用方】

古代所治痈疽之方众多,除治疗痈疽通用方外,此处根据痈疽病位、病性不同分为痈疽发背、痈疽内热、痈疽虚热等类,并根据痈疽病程分为痈疽未溃、痈疽溃破、痈疽收疮等类,以便临床运用参看。

一、常用治痈疽方论

1. 论十宣散

《外科理例·卷二·论十宣散》:"若用于痈疽,初发或已发,或内托,或身倦恶寒热少,或脉缓涩,或弦,或紧细,宜用之散风寒以助阳,乃始热终寒之变也。"

2. 论加味十全汤

《外科理例·卷二·论加味十全汤》:"凡治痈疽后,补血气,进饮食,实为切要,盖脓血出多,阴阳两虚,此药可以回生起死,惜其不分经络时令,须在识者触而长之。"

3. 论大活血丹

《古今医统大全·卷之七十九伤损门·药方》:"坏烂,诸般风疾,左瘫右痪,手足顽麻;妇人血风诸疾,产后败血不行,流入四肢,头面浮肿,血气凝滞,浑身疼痛,经脉欲来作痛、不来并宜服之,每服半丸,无灰酒磨化,微煎三五沸,不拘时温服,不限多少。此药将纱葛袋收持净处,经久不坏,可备急用。孕妇勿服。损在上食后服,损在下食前服,伤重不拘。"

4. 论内托散

《古今医统大全·卷之八十外科理例上·外科引·论内托散》:"《精要》谓:一日至三日进十数服,防毒气攻脏腑,名护心散。切详绿豆解丹毒,又言治石毒,味甘,入阳明,性寒能补,为君;以乳香去恶毒,入少阴,性温善窜,为佐;甘草性缓,解五金八石及百药毒,为使。想此方专为服丹石

发疽者设,不因丹石而发疽,恐非必用之剂。丹溪曰:痈疽因积在脏腑,非一朝一夕,治当先助气壮胃,是根本坚固,而以行经活血为佐,参以经络时令,是毒外发,施治之早,可以内消,此乃内托之本意。又云:内托散性冷治呕,有降火之理。若夫老年者、病深诸证备者、体虚者,绿豆虽补,将有不胜重任之患矣。"

5. 论神仙追毒丸

《古今医统大全·卷之八十外科理例上·外科引·论神仙追毒丸》:"《精要》曰:初成脓,宜烙,得脓利为效,亦服追毒丸。丹溪曰:追毒丸下积取毒之药,决无取脓之效。今用烙而得脓,若在里而血气实,则脓自出,以托不出,何不以和气活血药,佐以参芪补剂,使脓托出?其方用五倍子消毒、杀虫、解风,为君;山茨菇、千金子、大戟,皆驱逐走泄,为臣佐;以麝香升散,用之以治痈疽,实非所宜。果见脏腑有积毒或异虫,缠滞深固,而体气不虚者,亦快药,但戒勿轻用耳。"

6. 论五香汤

《古今医统大全·卷之八十一外科理例(下)·诸方论·论五香汤》:"《精要》云:大法痈疽不可舍五香汤。丹溪曰:吾不知良甫之时有许多大府秘坚,病气郁塞,若是之顽厚,可以骤散而大下者耶?亦当开陈时之先后,证之可否,庶乎后人不敢猛浪杀人。殊不知些小寒热,或者由其气血不和而然,便以为外感而行表散,害人最速。"

二、治痈疽通用方

1. 蛇衔膏(《肘后备急方·卷八·治百病备急丸散膏诸要方第七十二》)

疗痈肿,金疮,瘀血,产后血积,耳目诸病,牛领马鞍疮。

蛇衔 大黄 附子 当归 芍药 细辛 黄芩 椒 莽草 独活(各一两) 薤白(十四茎)

十一物苦酒淹渍一宿,猪脂三斤,合煎于七星火上,各沸,绞去滓。温酒服如弹丸一枚,日再。

2. 神明白膏(《肘后备急方·卷八·治百病备急丸散膏诸要方第七十二》)

疗百病,中风恶气,头面诸病,青盲,风烂眦鼻,耳聋,寒齿痛,痈肿,疽痔,金疮,癣疥,悉主之。

当归 细辛(各三两) 吴茱萸 芎䓖 蜀椒术 前胡 白芷(各一两) 附子(三十枚)

九物切。煎猪脂十斤,炭火煎一沸,即下,三上三下,白芷黄,膏成,去滓,密贮。看病在内,酒服如弹丸一枚,日三,在外皆摩敷之。

3. 漏芦连翘汤(《小品方·卷第六·治冬月伤寒诸方》)

治伤寒热毒,变作赤色痈疽、丹疹、肿毒,及眼赤痛生障翳,悉主之方;兼治天行。

漏芦(二两)　连翘(二两)　黄芩(二两)　麻黄(去节,二两)　白蔹(二两)　升麻(二两)　甘草(二两,炙)　大黄(二两,切)　枳实(三两,炙)

上九味切。以水九升煮取三升,去滓,温分三服。相去二食顷更服。热盛者,可加芒硝二两。忌海藻、菘菜等物。

4. 续断生肌膏(《刘涓子鬼遗方·卷二》)

治痈疽金疮。

续断　干地黄　细辛　当归　芎䓖　黄芪　通草　芍药　白芷　牛膝　附子(炮)　人参　甘草(炙,各十二两)　腊月猪脂(四升)

上十四味㕮咀。诸药纳膏中渍半日,微火煎三上,候白芷色黄,膏即成。敷疮上,日四。正膏中是猪脂煎。

5. 柑橘膏(《刘涓子鬼遗方·卷二》)

治金疮疮痈疽,止痛生肌。

蔄草　芎䓖　甘草(炙)　防风　黄芩　大戟(以上各一两)　生地黄　芍药(一两半)　细辛　大黄　蜀椒(去目、闭口,汗)　杜仲　黄芪　白芷(各一两)

上十四味㕮咀。以腊月猪脂四升微火煎五上下,白芷候黄成膏。一方添甘菊二两,以敷疮上,日易两次。

6. 生肌膏(《刘涓子鬼遗方·卷二》)

治痈疽、金疮。

大黄　芎䓖　芍药　黄芪　独活　当归　白芷(以上各一两)　薤白(二两,别方一两)　生地黄(一两,别方二两)

上九味合薤㕮咀。以猪脂三升煎三上下,白芷黄膏成,绞去滓。用磨之,多少随其意。

7. 生肉膏

1)《刘涓子鬼遗方·卷二》

治金疮、痈疽。

黄芪　细辛　生地黄　蜀椒(去目汗、闭口)　当归　芍药　薤白　芎䓖　独活　苁蓉　白芷　丹参　黄芩　甘草(以上各一两)　腊月猪脂(二斤半)

上十五味㕮咀。以苦酒一升合渍诸药,夏一夜,冬二夜,浸以微火,煎三上,候苦酒气成膏用之。

2)《千金翼方·卷第二十三·疮痈上·敷贴第八》

主痈疽、金疮。

大黄　黄芪　芍药　独活　当归　白芷(各一两)　薤白(二两)　生地黄(三两,取汁)

上八味,捣筛为散。切薤白以地黄汁成煎猪膏三升煎之,二上三下,以绵布绞去滓,以敷疮,多少随人意。

8. 五味竹叶汤(《刘涓子鬼遗方·卷三》)

治痈疽。

竹叶(切,二升)　五味子　前胡　当归　干地黄　人参(各二两)　小麦(二升)　黄芪　黄芩　麦门冬(去心)　生姜(各三两)　甘草(一两半,炙)　升麻(一两)　大枣(十四枚)　桂心(半两)

上十五味先以水二斗煮竹叶、小麦,取一斗,去滓纳诸药,煮取三升,分温四服,日三夜一。

9. 升麻薄极冷方(《刘涓子鬼遗方·卷四·相痈知有脓可破法》)

治痈疽。

升麻(一两)　大黄(一两)　白蔹(六分)　黄芪(一两)　黄芩(六分)　白芨(一分,干者)　牡蛎(二分,粉)　龙骨(一两)　甘草(二分,炙)　芎䓖(一两)

上十味筛,和以猪胆,调涂布敷之痈上,燥易之。

10. 白蔹薄方(《刘涓子鬼遗方·卷四·相痈知有脓可破法》)

治痈。

白蔹　大黄　黄芩(各等分)

上三味捣筛,和鸡子白涂布上,敷痈上,一燥辄易之,亦可治。又以三指撮置三升水中,煮三沸,绵注汁拭肿上数十过,以寒水石沫涂肿上,纸覆,燥复易,一易辄以煮汁拭之,昼夜二十易之。

11. 猪胆薄方(《刘涓子鬼遗方·卷四·相痈知有脓可破法》)

治痈疽始一二日,痛微,内薄令消。

黄芪 龙骨 青木香 栀子仁 羚羊角 干地黄 升麻 白蔹 大黄 黄柏 黄芩 芎䓖 赤小豆 麻黄(去节) 黄连 犀角(一两)

上十六味各等分捣筛,以猪胆调令如泥,以故布开口如小豆大,以泄热气。

12. 内补竹叶黄芪汤(《刘涓子鬼遗方·卷四·相痈知有脓可破法》)

治痈。

竹叶(切,一升) 黄芪(四两) 甘草(二两) 芍药(四两) 黄芩(一两) 人参(二两) 桂心(一两,如冷用半两) 大枣(十二枚) 干地黄(二两) 升麻(三两) 茯苓 生姜(各一两)

上十二味以水二斗,煮竹叶澄清,取九升,内诸药,更煮取三升,分温三服。

13. 兑膏方(《刘涓子鬼遗方·卷四·相痈知有脓可破法》)

治痈疽。

当归 芎䓖 白芷 松脂(各二两) 乌头(一两) 猪脂(二升) 巴豆(十枚,去心皮)

上七味㕮咀,纳膏中,微火合煎三沸,已纳松脂搅合相得,以绵布绞之去滓,以膏著绵絮兑头丈作兑,兑之疮虽深浅,兑之脓就,兑尽即善。肉疮浅者不起,兑著疮中日三,恶肉尽则止。

14. 鸥脂膏(《刘涓子鬼遗方·卷五》)

治痈疽,止痛生肌。

松脂(七两) 芍药 当归 芎䓖 黄芩(各一两) 鸥脂(七两) 白蜡(五两)

上七味㕮咀。以腊月猪脂二升二合,微火煎一沸一下,三十过成,以摩于疮上。

15. 甜竹叶膏(《刘涓子鬼遗方·卷五》)

治痈疽疮,止痛生肉。

甜竹叶(五两) 生地黄(四两) 大戟(二两) 腊月脂(四升) 当归 续断 白芷 莽草 芎䓖 防风(各二两) 甘草(一两半,炙) 芍药(一两半) 蜀椒(半两,去目汗、闭口) 细辛 大黄 杜仲(各半两) 黄芪(半两)

上十七味㕮咀。以猪脂微火煎五上下,候白芷黄膏成,敷疮上甚良。

16. 松脂膏(《备急千金要方·卷十三·心脏方·头面风第八》)

治白秃及痈疽百疮。

松脂(六两) 矾石 杜蘅(一作牡荆) 雄黄 真珠 水银 苦参 大黄 木兰 石南 秦艽 附子(各一两)

上十二味㕮咀。以醋渍一宿,猪膏一斤半煎之,以附子色黄去滓,矾石、雄黄、水银更着火三沸,安湿地待凝敷上,日三。

17. 五香连翘汤(《备急千金要方·卷二十二·痈肿毒方·痈疽第二》)

治一切恶核瘰疬、痈疽、恶肿患。

青木香 沉香 丁香 薰陆香 麝香 连翘 射干 升麻 独活 寄生 通草(各二两) 大黄(三两)

上十二味㕮咀。以水九升煮取四升,纳竹沥三升煮,更取三升,分三服,取快利。《肘后》有紫葛、甘草,无通草。治恶肉恶脉、恶核风结肿气痛。《要籍喻义》有黄芪、甘草、芒硝各六分。

18. 瞿麦散(《备急千金要方·卷二十二·痈肿毒方·痈疽第二》)

治痈排脓止痛,利小便。

瞿麦(一两) 芍药 桂心 赤小豆(酒浸熬) 麦门冬 川芎 黄芪 当归 白蔹(各二两)

上九味为末。先食,酒下方寸匕,日三。

19. 内消散(《备急千金要方·卷二十二·痈肿毒方·痈疽第二》)

治凡是痈疽,皆宜服之。

赤小豆(醋浸一升,熬) 人参 甘草 瞿麦 当归 猪苓 黄芩(各二两) 白蔹 薏仁 黄芪(各三两) 防风(一两) 升麻(四两)

上十二味治下筛,以酒服方寸匕,日三夜二。长服取瘥。

20. 灭瘢膏(《备急千金要方·卷二十二·痈肿毒方·痈疽第二》)

治诸色痈肿、恶疮瘥后有瘢痕。

安息香(一作女菱) 矾石 狼毒 羊踯躅 乌头 附子 野葛 白芷 乌贼骨 皂荚 天雄 芍药 川芎 赤石脂 大黄 当归 莽草 石膏 干地黄 地榆 白术 续断 鬼臼 蜀椒 巴豆 细辛(各一两)

上二十六味捣末。用成煎猪脂四斤,和煎,三上三下,以好盐一大匙下之,膏成须服者,与服。

21. 清水膏(《太平圣惠方·卷第六十一·治

痈肿贴熁诸方》）

治痈疽及一切毒肿，坚硬疼痛，攻冲四畔焮肿，抽热毒，散肿气。

羊桃根（一两，锉）　川大黄（一两生，锉）　黄芩（一两）　赤小豆（一合）　黄柏（一两，锉）　绿豆粉（一两）

上件药，捣细罗为散。用芸苔菜，捣取自然汁，以蜜少许相和，调药令稀稠得所，看四畔肿赤处大小，剪生绢上匀摊，可厚一钱，贴之，干即易。

22. 托里排脓散（《太平圣惠方·卷第六十一·治痈有脓诸方》）

治痈疽一切疮肿。

木香（一分）　黄芪（三分，锉）　白蔹（一分）　占斯（一分）　芎藭（一分）　当归（一分，锉，微炒）　细辛（一分）　桔梗（一分，去芦头）　赤芍药（一分）　槟榔（一分）　败酱（一分）　甘草（一分，炙微赤，锉）　桂心（一分）　羌活（一分）　白芷（一分）

上件药，捣细罗为散，每于食前，甘草酒下一钱。

23. 消脓占斯散（《太平圣惠方·卷第六十一·治痈有脓诸方》）

治痈肿。

占斯（半两）　桂心（半两）　人参（半两，去芦头）　细辛（半两）　败酱（半两）　干姜（半两，炮裂，锉）　甘草（半两，炙微赤，锉）　防风（半两，去芦头）　桔梗（半两，去芦头）　厚朴（一两，去粗皮，涂生姜微炙令香熟）

上件药，捣细罗为散。每于食前，以温酒调下二钱。

24. 排脓黄芪散（《太平圣惠方·卷第六十一·治痈有脓诸方》）

治痈肿恶疮。

黄芪（一两半，锉）　白蔹（一两）　赤芍药（一两）　芎藭（一两）　赤小豆（一两）　附子（半两）　羊桃根（半两，锉）　汉茹（半两）　牡蒙（半两）

上件药，捣细罗为散。用鸡子白调贴之，干即易之。

25. 麒麟竭散（《太平圣惠方·卷第六十一·治痈有脓诸方》）

治痈肿恶疮，生肌后，用力劳动，努伤，出血不止。

麒麟竭（半两）　黄连（三分）　槟榔（半两）　黄柏（半两，锉）　白芨（半两）　诃黎勒皮（一分）

上件药，捣细罗为散。用鸡子白调涂疮口上，以白薄纸贴定，药干落即换，勿用力。忌着水。

26. 挺子膏（《太平圣惠方·卷第六十三·治一切恶毒疮膏药诸方》）

治一切痈疽恶毒疮痛。

附子（一两，去皮脐，生用）　赤芍药（一两）　当归（一两）　杏仁（二两，汤浸去皮尖、双仁）　黄连（一两）　赤柳皮（四两）　麒麟竭（一两）　没药　黄丹（三两）　清油〔二（一）斤〕

上件药，并细锉。先将清油及诸药，入于铛中，煎令焦黄色，待冷澄，滤过，后下黄丹、麒麟竭、没药同煎，以柳木篦子不住手搅，候黑色，取少许滴水中成珠子，即膏成，放冷剂作挺子。

27. 化脓排脓内补十宣散（《太平惠民和剂局方·卷之八·绍兴续添方》）

治一切痈疽疮疖。未成者速散，已成者速溃，败脓自出，无用手挤，恶肉自去，不犯刀杖，服药后疼痛顿减，其效如神。

黄芪（以绵上来者为胜，半如箭竿，长二三尺，头不叉者，洗净，寸截，槌破丝擘，以盐汤润透，用盏盛，盖汤饼上一炊久，焙燥，随众药入碾成细末，一两）　人参（以新罗者为上，择团结重实滋润者，洗净，去芦，薄切，焙干，捣用）　当归（取川中来者，择大片如马尾状，滋润甜辣芬香者，温水洗，薄切，焙干，各二两）　厚朴（用梓间者，肉厚而色紫，掐之油出，去粗皮，切，姜汁罨一宿，熁熟，焙燥，勿用桂朴）　桔梗（以有心味苦者为真，无心味甘者，荠苨也，主解药毒，切勿误用。洗净，去头尾，薄切，焙燥）　桂心（用卷薄者，古法带皮桂每两只取二钱半，合用一两者，当买四两，候众药罢，别研方入，不得见火）　芎藭（以川中来者为上，今多用抚芎大块者，净洗，切，焙）　防风（择新香者净洗，切，焙）　甘草（生用）　白芷（各一两）

上十味，选药贵精，皆取净、晒、焙、极燥方秤，除桂心外，一处捣，罗为细末，入桂令匀。每服自三钱加至五六钱，热酒调下，日夜各数服，以多为妙。服至疮口合，更服尤佳，所以补前损，杜后患也。不饮酒人，浓煎木香汤下，然不若酒力之胜也。或饮酒不多,能勉强间用酒调,并以木香汤解酒,功效当不减于酒也。大抵痈疽之作,皆血气凝滞,风毒壅结所致,治之不早,则外坏肌肉,内攻脏腑,其害甚大,才觉便服,倍加服数,服之醉,则其效尤速。发散风毒,流行经络,排脓止痛,生肌长肉,药性平和,老人、小儿、妇人、室女,皆可服之。

28. 忍冬酒(《三因极一病证方论·卷之十四·痈疽证治》)

治痈疽肿毒甚效。

忍冬草(取嫩苗,一握) 甘草(八钱,炙,锉)

上同研。入酒一升半,砂瓶塞口煮,去滓温服,仍以滓敷肿毒上。又木莲叶四十九片,揩去毛,研细酒解温服,功与忍冬草不相上下。又龙鳞薜荔一握,细研,以酒解汁温服,亦能泻下恶物,去其根本。

29. 槟连散(《三因极一病证方论·卷之十四·痈疽证治》)

治痈疽疮肿,未溃已溃皆可敷。

槟榔 黄连(各半两) 穿山甲(大者,十片,烧存性)

上为末。先点好茶,以翎毛刷过疮,仍以清茶调药敷疮上;如热甚,则以鸡子清调敷,脓已溃,则用长肌药;未快,则用替针丸。

30. 参苓顺气散(《集验背疽方·痈久疮口不合论》)

治病痈疽人,进饮食,降气,健脾。

乌药(一两半) 人参(一分) 茯苓(一分,白者) 青皮(去白,半两麸炒,半两蜜炙) 真紫苏子(二钱半,微炒)

上为细末。每服,末二钱,水一盏,姜、枣煎至八分,早晨空心温服。煎药不用紫姜,能发热、动气,当用老姜,连皮使。

31. 乌龙膏(《严氏济生方·痈疽疔肿门·痈疽论治》)

治一切痈疽肿毒,收赤晕。

木鳖子(去壳) 半夏(各一两) 小粉(四两) 草乌(半两)

上于铁铫内,慢火炒令转焦,为细末,出火毒,再研细,以冷水调敷,一日一换。

32. 阿胶饮子(《外科精要·卷上·痈疽既灸服药护脏腑论第十一》)

治一切痈疽、疖毒。

牛胶(锉,蛤粉炒如珠) 粉草(各一两) 橘红(五钱)

上作三剂,水煎服。

33. 柞木饮子(《外科精要·卷上·痈疽既灸服药护脏腑论第十一》)

治一切痈疽,未成自消,已成自溃,甚效。

干柞叶(四两) 萱草根 荷叶蒂 甘草节 地榆(各一两)

上每服五钱,水煎,一碗作二服,早晚进。

34. 牛胶饮(《外科精要·卷上·痈疽既灸服药护脏腑论第十一》)

截治痈疽,毒不内攻,不传恶症,有益无损。

牛皮胶(用明者,四两)

上用酒一碗,重汤煮化服,加酒至醉,不能饮,加白汤。

35. 万金散(《外科精要·卷上·痈疽既灸服药护脏腑论第十一》)

治一切痈疽已溃未溃者。

栝蒌(一个,杵细) 大甘草节(二钱) 没药(一钱,研末)

上用酒二碗煎一碗,去粗,入没药服。

36. 远志酒(《外科精要·卷上·痈疽既灸服药护脏腑论第十一》)

治一切痈疽,因忧怒气滞所致。

远志(米泔浸洗,去土、去心)

上为末。每服三钱,酒一盏调和澄清饮之,粗敷患处。

37. 转毒散(《外科精要·卷中·论医者更易良方第三十八》)

治一切痈疽,利去毒根,以免传变之症。

车螯(紫背光厚者,以盐泥固济煅赤,净末一两) 轻粉(五分) 甘草(一分)

上每服四钱,栝蒌一枚杵细煎酒,五更初调服,下恶物为度,未应,再服。功在五香连翘之上,缓用五香连翘汤,急用神仙截法。

38. 拔毒散(《仁斋直指方论·卷之二十二·痈疽·痈疽证治》)

痈疽肿结通用,能散能溃。

南星(上等大白者,一两) 草乌头 白芷(各半两) 木鳖子仁(一个,研)

上细末。分两次法醋入蜜调敷,纱贴之。

39. 蠲毒散(《仁斋直指方论·卷之二十二·

治痈疽肿毒,未结则散,已结则溃,去风排脓。

大南星(一两) 贝母(三分) 白芷 赤小豆 直僵蚕(焙,各半两) 雄黄(二钱,研)

上细末。初用醋调敷,后用蜜水调敷。

40. 痈疽宣毒方(《仁斋直指方论·卷之二十二·痈疽·痈疽证治》)

诸痈疽已破未破通用。

瓜蒌(一个,去皮,锉细) 紫车蛾壳(一个,黄泥和盐涂敷,煅通红,用三钱) 皂角刺 甘草(微炙,各二钱) 乳香 轻粉(各半钱)

上细末。先用老酒二碗煎栝蒌,滤清,取一大碗,五更暖栝蒌酒,调上项药末,空心服,大便自下恶物如鱼涎状。

41. 消肿散(《仁斋直指方论·卷之二十二·痈疽·痈疽证治》)

痈疽通用。

滑兰皮 大南星 赤小豆 白芷 姜黄(各一分) 白芨(半分)

上细末。酒调敷,或蜜水、醋同调敷。

42. 退毒散(《仁斋直指方论·卷之二十二·痈疽·痈疽证治》)

痈肿通用。

木鳖子(去油) 大南星 半夏(生) 赤小豆 白芷 草乌(连皮尖,等分)

上细末。硬则法醋调敷,热焮则蜜水调敷。

43. 退肿散(《仁斋直指方论·卷之二十二·痈疽·痈疽证治》)

痈疽肿毒通用。

大南星(圆白者) 半夏(生,各半两) 赤小豆 五倍子 白芷 贝母(各二钱半)

上细末。蜜醋调敷。

44. 乳香膏(《仁斋直指方论·卷之二十二·痈疽·痈疽证治》)

治痈疽肿毒恶疮,排脓止痛,收缩筋脚。

乳香(竹叶包煨,研) 没药(各一分) 轻粉(一钱) 麝(半钱) 黄蜡(二钱) 蓖麻子仁(一两)

上捣研极细成膏。以抚纸折薄摊药,留眼贴之,日二换;或纯用蓖麻子仁入没药研细,敷贴。

45. 炉峰散(《仁斋直指方论·卷之二十二·痈疽·痈疽证治》)

治痈疽肿毒等患。

炉甘石(绿者,十分细,一两) 大南星 半夏(生,各半两) 五倍子 赤小豆 片姜黄 直僵蚕 贝母 白芨(各四钱) 乳香(二钱半)

上细末。未破者酸醋调敷,已溃者清蜜调敷,半干湿只掺;若红肿多汁,生地黄研汁调敷,仍煎苦参、桑白皮汤淋。

46. 大全内消散(《仁斋直指方论·卷之二十二·痈疽·痈疽证治》)

内消痈疽恶毒,才觉便服。

穿山甲(截片,以谷芒糠炒脆,一两) 当归(半两) 甘草(二钱半,生)

上末。每服三钱,温酒调下。

47. 小车螯散(《仁斋直指方论·卷之二十二·痈疽·痈疽证治》)

内消痈疽,取下恶毒。首初便服。

紫贝大车螯(生取壳一合,盐泥塞满,相合,麻线缠,盐泥涂外,晒干,炭火煅通红,去泥,冷地出火毒一伏时)

上细末。每服三钱,入生甘草末一钱,轻粉一字,用栝蒌一枚,灯心三十茎,分两次煎,酒乘热调下,五更温服,天明又服,日中大便下黑苔恶物。或不用甘草,入蜜二匙。

48. 皂刺散(《仁斋直指方论·卷之二十二·痈疽·痈疽证治》)

治痈疽等患。宣毒排脓,首初便服。

皂角刺(紫黑色者) 连皮栝蒌(等分) 北五灵脂(减半)

上锉细。每服四钱,酒二大盏煎六分,入乳香少许,温服。皂刺亦能宣毒。

49. 加味不换金正气散(《仁斋直指方论·卷之二十二·痈疽·痈疽证治》)

治痈疽寒热往来,或内挟风邪,或内气虚馁,通用。最能发出风毒,可与排脓内补散并行。

苍术(麸炒) 橘红 半夏曲 藿香叶 厚朴(制,各一两) 甘草(炙,七钱半) 白茯苓 川芎(各半两) 木香(二钱半)

上为末。每服三钱,姜五片、枣二枚煎服。若疮陷不发,多加辣桂、当归。

50. 铁圈散(《仁斋直指方论·卷之二十二·痈疽·附诸方》)

治痈疽肿毒。

乳香 没药(半两) 大黄 黄柏 黄连 南星 半夏 防风 皂角刺 木鳖子 栝蒌 甘草节 草乌 阿胶

上为末。醋调成膏,砂石器内火熬黑色,鹅翎敷之。

51. 围药(《仁斋直指方论·卷之二十二·痈疽·附诸方》)

治诸般痈疽,敷上消散。

乳香 没药 大黄 连翘 黄芩 黄连 黄柏 南星 半夏 防风 羌活 栝蒌 阿胶 皂角刺(各等分)

上研细末。好醋煎黑色成膏,寒者热用,热者寒用。

52. 赤芍药散(《卫生宝鉴·卷十三·疮肿门》)

治一切恶疗疮痈疽,肿初觉不消,憎寒疼痛。

金银花(半两) 大黄(七钱半) 赤芍药(半两) 当归 枳实 甘草(各三钱)

上件,入栝蒌大者一个,同为粗末,作四服。每服水酒各一盏,煎至一盏,去渣,温服,不拘时。

53. 藿香托里散(《活幼心书·卷下信效方·金饼门·拾遗》)

治诸肿毒痈疽,已溃未溃者,及疗疮流注遍身,并内外一切黄证,恶心呕逆,憎寒壮热,昼夜疼痛,不拘老少,悉宜服之。此药非特解毒,大能正气理虚,祛风去烦,排脓活血,定痛消肿。

藿香 连翘 山栀仁 川当归(酒洗) 木通(去节) 芍药 僵蚕(去丝) 甘草(八味各二钱半) 大黄(生用) 茵陈 黄芪(生用) 贝母(四味各五钱)

上件㕮咀。每服二钱,酒水各大半盏煎八分,病在上食后温服,病在下食前温服。

54. 栝蒌散(《仙传外科集验方·合用诸方第六》)

治痈疽。

栝蒌(新旧皆可,和椒炒,碎) 川椒(二十粒) 甘草(三四寸,锉) 乳香(五粒,如皂角子大)

上用无灰酒三碗煮作一碗,去滓温服,其毒立散。未成即破,已成者脓自出,皆不用手。

55. 人参败毒散(《痈疽神秘验方·痈疽十段关》)

痈疽,遍身拘急,疼痛寒热,宜宣通经络。

人参 独活 柴胡 桔梗(炒) 羌活 枳壳(炒) 茯苓 川芎 前胡 甘草(各一钱)

作一剂,水二钟,姜三片,煎一钟。

56. 黄芪人参汤(《痈疽神秘验方·痈疽十段关》)

痈疽,脓血大泄,败臭痛甚。

人参 苍术(米泔浸炒) 白术(炒) 陈皮 麦门冬(去心) 当归(酒拌) 神曲(炒) 甘草(炙) 五味子(杵,炒,各一钱) 黄芪(炙,二钱) 黄柏(炒) 升麻(各四分)

作一剂,水二钟,姜三片,枣二枚,煎八分,食远服。

57. 人参平肺散(《痈疽神秘验方·痈疽十段关》)

治痈疽,喘急,恍惚嗜卧,此心火刑肺金。

桑白皮(炒) 知母(七分,炒) 杏仁(去皮尖,炒) 地骨皮 紫苏 橘红 半夏(姜制) 茯苓 青皮 人参(各一钱) 甘草(炙,五分) 五味子(米泔炒,杵)

作一剂,水二钟,姜三片,煎八分,食远服。

58. 泻青丸(《痈疽神秘验方·痈疽十段关》)

治痈疽,目斜视上,黑睛紧小,白睛青赤,肝挟火邪。

当归(酒拌) 川芎 山栀仁(炒) 羌活 草龙胆(酒拌炒) 防风 大黄(酒拌炒,各等分)

为细末,炼蜜丸鸡头实大。每服一丸,煎淡竹叶汤化下,日进二三服。如泻,去大黄加荆芥,或用黄连泻心汤一二剂亦可。

59. 胃苓散(《痈疽神秘验方·痈疽十段关》)

治痈疽,四肢沉重。

苍术(二钱,米泔浸炒) 厚朴(姜制) 陈皮 甘草(炙) 白术(炒,各一钱) 茯苓(一钱七分) 泽泻 木香 白芍药(炒,各一钱) 官桂(五分) 淡竹叶(二十片)

作一剂,水二钟,姜三片,枣二枚,煎八分,食前服。

60. 橘半胃苓汤(《痈疽神秘验方·痈疽十段关》)

治痈疽,呕吐不下,食不知味。

橘红 半夏(姜制,各一钱) 苍术(米泔浸炒) 白术(炒) 厚朴(姜制) 甘草(炙) 茯

苓　人参　泽泻　茅根(各二钱)　姜汁(数匙)

作一剂,水二钟煎一钟,入姜汁煎一二沸,作十余次饮之。

61. 调胃白术散(《痈疽神秘验方·痈疽十段关》)

治痈疽,声嘶色败,唇鼻青赤,面目浮肿。

白术(炒)　茯苓(各二钱)　陈皮　白芍药(炒)　槟榔　泽泻(各一钱)　木香

作一剂,水二钟,姜三片,煎八分,食后服。如肿不退,加白术(炒)、枳实(麸炒)各一钱。

62. 托里温中汤(《痈疽神秘验方·痈疽十段关》)

治痈疽,胸满腹痛泄泻,咳逆悁愦。

羌活　干姜(炮,各一钱)　附子(炮,四钱)　益智仁(捣碎)　丁香　沉香　木香　茴香(各一钱)　甘草(炙,一钱)　陈皮(一钱)

作一剂,水二钟,姜三片,煎八分,食前服。

63. 加味解毒汤(《痈疽神秘验方·痈疽十段关》)

治痈疽,大痛不止。

黄芪(盐水炒拌)　黄连(炒)　黄芩(炒)　黄柏(炒)　连翘　当归(酒拌,各七分)　甘草(炙)　白芍药　栀子仁(炒,各一钱)

作一剂,水二钟,煎八分服之,药下痛即止。

64. 十六味流气饮(《外科集验方·卷上五·发痈疽论·五发痈疽通治方》)

治无名恶疮、痈疽等证。

川芎　当归　芍药　防风　人参　木香　黄芪　官桂　桔梗　白芷　槟榔　厚朴　乌药　紫苏　枳壳　甘草(各一钱)

上作一服,水二盏煎至一盏,食远服。

65. 托里荣卫汤(《外科集验方·卷上五·发痈疽论·五发痈疽通治方》)

治痈疽疔肿及无名肿毒。

桂枝(七分)　人参　黄芪　红花　苍术　柴胡　连翘　当归身　羌活　黄芩　防风　甘草(炙,各一钱)

上作一服,水一盏,酒一盏,煎至一盏,食前服。

66. 通门散(《外科集验方·卷上·五发痈疽论·五发痈疽通治方》)

治一切痈疽疔,无头肿痛宣愈。

大黄(二两)　牡蛎(五钱,炒)　山栀子(三钱)　地龙(三钱,去土)　甘草(五钱,炒)

上为细末。每服五钱,水一盏煎至六分,去渣温服,以利为度。

67. 乳香拔毒散(《外科集验方·卷上·五发痈疽论·五发痈疽通治方》)

治一切疮肿痈疽,消毒。

黄柏(二两,去皮)　黄芩(二两,去腐)　地骨皮(二两)　乳香(二钱,另研)　没药(二钱)

上为细末。用井花凉水调作膏子,摊纸上贴肿处,效。

68. 圣愈汤(《正体类要·下卷·方药》)

治杖疮、金疮、痈疽,脓血出多,热躁不安,或晡热作渴等症。

熟地黄(酒洗)　生地黄(酒洗)　人参(各一钱)　川芎(一钱)　当归(酒洗)　黄芪(各五分)

用水煎服。

69. 万金膏(《正体类要·下卷·方药》)

治痈疽及坠扑伤损,或筋骨疼痛。

龙骨　鳖甲　苦参　乌贼鱼骨　黄柏　黄芩　黄连　白芨　白蔹　猪牙皂角　厚朴　草乌　川芎　当归　木鳖子仁　白芷(各一两)　没药(另研)　乳香(另研,各半两)　槐枝　柳枝(各四寸长,二十一条)　黄丹(一斤半,炒过净)　清油(四斤)

上除乳、没、黄丹外,诸药入油内,煎至黑色去之,称净油,每斤入丹半斤,不住手搅令黑色,滴水中不粘手,下乳、没再搅,如硬,入油些少,以不粘手为度。

70. 神异膏(《外科理例·附方》)

治痈疽疮毒甚效,此疮中第一药也。

露蜂房(蜂儿多者,一两)　蛇蜕(盐水洗焙,半两)　玄参(半两)　黄芪(三钱)　男发(洗如鸡子一丸)　杏仁(去皮尖,一两)　黄丹(十一两)　真麻油(二斤)

先以玄参、黄芪、杏仁入油煎至黑色,方入蜂房、蛇蜕、男发再煎至黑,滤去渣,徐徐入黄丹,慢火煎,以柳枝不住手搅,滴水捻,软硬得中,即成膏矣。

71. 蜡矾丸(《外科理例·附方》)

治一切痈疽,托里止痛,护脏腑,神效,不问老幼皆可服。

白矾(一两,明亮者,研末)　黄蜡(一两,黄色好者,溶开离火入矾末。一方用七钱)

众手急丸梧桐子大。每服十丸,渐加至二十丸,熟水或温酒送下,日进二服。一法将蜡水煮,用匙挑浮水上者,和矾末丸,则软而易丸。

72. 紫金锭(《外科理例·附方》)

治一切痈疽。

五味子(焙,三两)　山慈菇(焙,二两)　麝香(三钱,别研入)　红牙大戟(焙,一两半)　续随子(去壳、去油,一两)

上除续随子、麝香外,三味为细末,却入研药令匀,用糯米煮浓饮为丸,分为四十锭。每服半锭。

73. 铁围散(《丹溪心法·卷五·痈疽》)

治痈疽肿毒。

乳香　没药(半两)　大黄　黄柏　黄连　南星　半夏　防风　皂角刺　木鳖子　栝蒌　甘草节　草乌　阿胶

上为末,醋调成膏。砂石器内火熬黑色,鹅翎敷之。

74. 神仙活命饮(《外科心法·卷七》)

专治一切痈疽肿毒。

穿山甲(蛤粉炒黄色)　甘草节　防风　没药　赤芍药　白芷(各六分)　当归尾　皂角刺(各一钱)　乳香(一钱)　天花粉　贝母(各八钱)　金银花(三钱)　陈皮(三钱)

作一服,用酒一大碗,同入瓶内,纸糊瓶口,弗令泄气,慢火煎数沸,去粗。病在上食后服,病在下食前服。能饮酒者,服药后再饮三杯尤好。

75. 内托千金散(《医方集宜·卷之十外科·治方·痈疽肿疡》)

治诸痈疽并诸恶疮,如初起未成者,即消已成者即溃。

人参　当归　黄芪　芍药　川芎　防风　官桂　桔梗　白芷　甘草　栝蒌　金银花

痛甚加乳香、没药。水二钟,姜二片,煎八分,不拘时服。

76. 雄黄解毒散〔《古今医统大全·卷之八十一外科理例(下)·外科附方》〕

治一切痈疽肿毒,势甚者须用此药,二三次后,用猪蹄汤。

雄黄(一两)　明矾(四两)　寒水石(一两,煅)

用滚水二三碗,乘热入前药末五钱,洗患处,以太乙膏贴之。

77. 国老膏〔《古今医统大全·卷之八十一外科理例(下)·外科附方》〕

治一切痈疽肿毒如神,其功不可尽述。

甘草(大者,二斤)

捶碎,以河水浸一宿,令浆汁浓,出筋渣,再用绢滤过,银石器内慢火熬成膏,瓷罐收之。每服一二匙,无灰酒浸过,或煎汤亦可。曾服燥热丹剂者亦解之。

78. 托里当归汤〔《古今医统大全·卷之八十一外科理例(下)·外科附方》〕

治溃疡气血俱虚,发热,及瘰疬,诸痈。不问肿溃,皆宜服之。久服能收疮口。

当归　黄芪　人参　熟地黄(酒洗)　川芎　芍药(各一钱)　柴胡　炙甘草(各五分)

上水二盏煎八分,食后服。

79. 清热消毒散(《外科枢要·卷四·治疮疡各症附方》)

治一切痈疽,阳症肿痛,发热作渴。

黄连(炒)　山栀(炒)　连翘　当归(各一钱)　川芎　芍药　生地黄(各一钱半)　金银花(二钱)　甘草(一钱)

上水煎服。

80. 泻心汤(《证治准绳·疡医卷之一·肿疡·攻里》)

治疮毒痈肿,发躁烦渴,脉实洪数者。

大黄(四两)　黄连　山栀　漏芦　泽兰　连翘　黄芩　苏木(各二两)　犀角(一两)

上㕮咀。每服三五钱,水煎服。

81. 归芪汤(《证治准绳·疡医卷之一·肿疡·内消》)

治痈疽无头,但肿痛。

黄芪　当归　栝蒌　甘草　皂角刺　金银花(各一钱)

上㕮咀。水一盅半煎八分,去滓,入乳香酒,再煎服。

82. 清水膏(《证治准绳·疡医卷之一·肿疡·敷贴凉药》)

治痈疽,及一切毒肿,坚硬肿痛,攻冲四畔焮肿。抽热毒,散肿气。

羊桃根　川大黄　黄芩　绿豆粉　黄柏（各一两）　赤小豆

上为细末。用芸苔菜取自然汁，入蜜少许，相和调药，令稀稠得所，看四畔肿赤处大小，剪生绢上匀摊，可厚一钱许贴之，干即易。

83. 四虎散（《外科正宗·卷之一痈疽门·杂忌须知第十四·肿疡主治方》）

治痈疽肿硬，厚如牛领之皮，不作脓腐者宜用。

南星　草乌　半夏　狼毒（各等分）

上为细末。用猪脑同捣，遍敷疮上，留正顶出气。

84. 真君妙贴散（《外科正宗·卷之一痈疽门·杂忌须知第十四·肿疡主治方》）

治痈疽、诸毒，及异形异类，顽硬大恶歹疮，走散不作脓者，宜用此药。不痛者即痛，痛甚者即止。

明净硫黄（为末，十斤）　荞面　白面（各五斤）

共一处，用清水微拌，干湿得宜，木箱内晒成面片，单纸包裹，风中阴干收用。临时再研极细，用新汲水调敷；如皮破血流，湿烂疼苦等症，麻油调搽；天泡、火丹、肺风、酒刺，染布青汁调搽有效。

85. 连翘归尾煎（《景岳全书·卷之五十一德集·新方八阵·因阵》）

治一切无名痈毒，丹毒流注等毒，有火者最宜用之。

连翘（七八钱）　归尾（三钱）　甘草（一钱）　金银花　红藤（各四五钱）

用酒煎服如前。如邪热火盛者，加槐蕊二三钱。

86. 草乌揭毒散（《景岳全书·卷之六十四春集·外科钤古方·外科》）

治一切痈疽肿毒。

草乌　贝母　天花粉　南星　芙蓉叶（等分）

上为末。用醋调搽四围，中留头出毒，如干，用醋润之。

87. 内疏黄连汤（《外科大成·卷一·主治方·肿疡主治方》）

治痈疽肿硬，发热作呕，大便秘涩，烦躁饮冷，哕哕心烦，舌干口苦，六脉沉实有力。此邪毒在脏也，急宜服此以内除之，使邪气不得传变经络。

木香　黄连　山栀　当归　黄芩　白芍　薄荷　槟榔　桔梗　连翘（各一钱）　甘草（五分）　大黄（二钱）

水二茶钟煎八分，食前服，加蜜二匙亦可。

88. 清热消风散（《外科大成·卷一·主治方·肿疡主治方》1665）

治痈疽诸毒，疮肿已成未成之间，外不恶寒，内无便秘，红赤高肿，有头焮痛，宜服此药和解之。

防风　川芎　当归　黄芩　白芍　天花粉　金银花　连翘　红花　柴胡　苍术　陈皮　黄芪　角刺（各一钱）　甘草（五分）

水二茶钟煎八分，食远服。妇人加香附、童便炒。

89. 飞腾神骏膏（《外科大成·卷四·不分部位小疵·无名肿毒》）

治痈疽肿毒，瘰疬鼠疮。

麻黄（去节，净用一斤）　杏仁（泡去皮尖，砂钵内研如泥，入水再研澄去浊脚）　防风（去芦，四两）　地骨皮（去骨，四两）　甘草（四两）　灯草（一大把）　黑铅（一块）　木鳖子肉（十四个）　头发（一大团，洗净）

共入大铜锅内，入水二桶，炭火煎，减半取汁，渣再煎二次，绢滤净，并一处，复将灯草、头发、黑铅同汁煎至成膏，去此三味，再煎稠，收罐内，香甜，久贮不坏。每服三钱，热酒调服，随饮至醉为度，盖卧出汗。

90. 救命丹（《洞天奥旨·卷十四·奇方上·疮疡肿溃诸方》）

治痈疽各疮，阴症、阳症无不神效。

穿山甲（三大片，同蛤粉炒熟，不用粉）　甘草节（二钱）　乳香（一钱）　天花粉（二钱）　赤芍（三钱）　皂角刺（五分，去针）　贝母（二钱）　没药（五分）　当归（一两）　陈皮（一钱）　金银花（一两）　防风（七分）　白芷（一钱）　白矾（一钱）　生地（三钱）

酒水各数碗，煎八分，疮在上食后服，疮在下食前服。能饮酒者，外再多饮数杯。忌酸酒、铁器，服毕宜侧卧，少暖有汗觉痛，减大半，有起死回生之功，效难尽述。

91. 散寒救阴至圣丹（《洞天奥旨·卷十四·奇方上·疮疡肿溃诸方》）

治痈疽，疮色黑暗，痛亦不甚，但觉沉沉身重，疮口不突起,现无数疮口,以欺世人,此方服之甚效。

附子(三钱) 人参(三两) 生黄芪(三两) 当归(一两) 金银花(三两) 白芥子(二钱)

水煎服。外贴至圣膏,生肌末药五钱贴之,一日两换始可。

92. 治魂丹(《洞天奥旨·卷十四·奇方上·疮疡肿溃诸方》)

治痈疽恶疮,疔毒等类,大有神效。

乳香(一钱) 没药(一钱) 铜绿(一钱) 枯矾(一钱) 黄丹(一钱) 穿山甲(炙,一钱) 轻粉(五分) 蟾酥(五分) 麝香(少许)

共为细末,蜗牛研为丸如绿豆大。每服一丸,至重者服二丸,葱白捣裹,热酒送下,取汗透为妙。

93. 碧落神膏(《洞天奥旨·卷十五·奇方中》)

治各疡痈疽,疔疮肿毒,神效。

吸铁石(一两) 金银花(一斤) 生甘草(三两) 蒲公英(八两) 当归(四两) 炙黄芪(八两) 香油(五斤)

熬至滴水成珠,去渣,入黄丹二斤,再熬,软硬得中,即成膏矣。再加细药末,掺于膏上:

轻粉(三钱) 麝香(一钱) 冰片(三钱) 赤石脂(一两) 儿茶(五钱) 黄柏(三钱) 乳香(三钱) 没药(三钱)

各研细末,临时酌疮之轻重用之。大约初起不必用细药,出毒后必须加之。

94. 活命饮(《张氏医通·卷十五·痈疽门》)

治一切痈毒赤肿,未成者消,已成者溃,但漫肿色白不起,及脓出而痛不止。元气虚者禁用。

穿山甲(炮) 白芷 防风 乳香 没药 甘草节 赤芍 栝蒌根 归身 贝母(去心,研) 陈皮 皂角刺(各一钱) 金银花(三钱)

水酒各半煎服。

95. 梅花点舌丹(《外科全生集·卷四·丸散类》)

治红肿痈疔初起,一丸即消。

龙胆 冰片 腰黄 硼砂 血竭 葶苈 沉香 乳香 没药(各一钱) 破大珠子(三钱) 牛黄 麝香 蟾酥(人乳化) 朱砂(各二钱)

各研细末,为丸如胖绿豆大,金箔为衣。每服一丸,以葱白打碎,陈酒送下,醉盖取汗。

96. 神化丹(《疡医大全·卷七·痈疽肿疡门主方》)

痈疽疔毒,一切无名肿毒,初起服之立消。双解表里,疏通经络,以毒攻毒,削坚导滞如神。

黑丑(头末) 母丁香 槟榔 何首乌 荆芥 荆三棱(醋炒) 熟地 蓬莪术(醋炒) 巴豆 五灵脂 大黄 白豆蔻(去壳) 桂枝 穿山甲 当归 赤芍药 川乌 小茴香 草乌 杏仁(炒) 全蝎(去足) 连翘 麻黄 甘草 桔梗 斑蝥 雄黄 朱砂(各三钱) 乳香(去油) 没药(去油,各二钱) 麝香(五分) 大蜈蚣(一条)

各乳细末,称准和匀,水法为丸如萝卜子大,朱砂为衣。每服三分,热酒吞下,尽醉为度,被盖出汗。孕妇忌服,体虚禁用。

97. 吕祖奇灵膏(《疡医大全·卷七·痈疽门膏药主方》)

贴一切痈疽肿毒,诸般疼痛,臁疮顽癣,血疯外证。

巴豆肉 血余 草麻仁 葱白 苍耳子 穿山甲(炒,各四两) 天南星 半夏 大川乌 当归 肥草乌 生地 番木鳖 金银花(各二两) 老生姜(十六片) 蜈蚣(二十条) 全蝎(四十九个) 干蟾(一个) 大鲫鱼(一斤,去肠,切碎) 肉桂(一两)

上用真麻油五斤,浸七日,熬至滴水成珠,去渣,入炒铅粉收成膏摊贴。又能生肌收口。

98. 红玉膏(《疡医大全·卷七·痈疽门膏药主方》)

贴痈疽、瘰疬、乳痈等证。

乳香(另研) 没药(另研,各二两) 草麻仁(四百粒) 木鳖子(去壳,二两四钱) 当归(四两) 血余(五钱) 儿茶 血竭 白蜡 黄蜡(各一钱) 嫩杨枝(一两,打碎) 黄丹(飞,四两) 真麻油(八两) 芸香(白嫩者,一斤四两)

先将麻油同杨柳枝、血余、当归熬数滚,绞去渣,将油同芸香、草麻、木鳖熬熟,绞去渣,入黄白蜡,将成膏,入黄丹离火,下乳、没、儿、竭末,搅匀成膏。

99. 七味活命饮(《疡医大全·卷九·痈疽已成门主方》引《梅秘》)

一切痈疽,气血虚急,白塌下陷,立可红活。

生黄芪　川芎(各三钱)　金银花　蒲公英(各一两)　当归(八钱)　穿山甲(炙)　皂角针(各一钱五分)

作一剂,水三斤,砂锅内煎一半,热服。避风取汗,静卧自溃。

100. 麦灵丹〔《彤园医书(外科)·卷之五肿疡初起·元字号》〕

治痈疽肿毒,疔疮回里,烦闷神昏,妇人初发乳证,小儿痘后余毒,一切暴肿。

鲜蟾酥(三钱)　黑蜘蛛(二十一只)　尖鼠粪(一钱)　灰面(六两)

共研极匀,用菊花熬成膏,布绞去渣,糊药捻为麦子状,阴干。每服七丸,小儿五丸,上部白汤送下,下部酒送下。

101. 三品一条枪〔《彤园医书(外科)·卷之六肿疡·肿疡溃疡敷贴汇方·珠字号》〕

治痈疽疔毒,瘰疬、痔漏之劫剂。

白砒(两半)　明矾(三两)

共研细,入小罐内,炭火煅,令青烟出尽,叠起白烟,俟罐上下通红,取放地上一宿,刮出丹末约有两余;另研雄黄二钱半,乳香钱半,筛末和入丹内,再研极匀,煮面糊药成团,搓作条子如粗线大,阴干听用。

102. 万消化坚丸(《疡科心得集·家用膏丹丸散方》)

治痈疽肿毒,立见奇功。孕妇忌服。

方八(刮去皮,麻油熬至浮起,取出洗去油,晒干,研,二两)　芫花(炒至炭,五钱)　甲片(黄沙拌炒松,二两)　川乌(姜汁制炒,五钱)　草乌(姜汁制炒,五钱)　乳香(去油,三钱)　没药(去油,三钱)　当归(二两)　延胡(二两)　全虫(酒洗,炒,二两)

共为细末,面糊丸如梧子大。每朝服十四丸,陈酒送下。

三、治痈疽发背方

1. 大圣通神乳香膏(《华氏中藏经·卷下·疗诸病药方六十道》)

贴诸毒疮肿,发背痈疽。

乳香(一两)　没药(一两)　血竭(一两)　黄蜡(一两)　黄丹(二两)　木鳖(二两,去壳)

乌鱼骨(二两)　海桐皮(二两)　不灰木(四两)　沥青(四两)　五灵脂(二两)　麝香(二钱)　腻粉(五十个子,此必有误)

上并为末。用好油四两熬令热,下药末熬,不住手搅之,令黑色滴水中成珠即止。

2. 生地黄汤(《刘涓子鬼遗方·卷三》)

治发背发乳,四体有痈疽,虚热大渴。

生地黄(十两)　竹叶(四升)　黄芩　黄芪　甘草(炙)　茯苓　麦门冬(去心,以上各三两)　升麻　前胡　知母　芍药(各二两)　栝蒌(四两)　大枣(二十枚,去核)　当归(一两半)　人参(一两)

上十五味,先以水一斗五升,煮竹叶取一斗,去叶,纳诸药,煮取三升六合,分为四服,日三夜一。

3. 远志汤(《刘涓子鬼遗方·卷三》)

治痈疽发背,乳大去脓后虚惙少气欲死。

远志(去心)　当归　甘草(炙)　桂心　芎䓖(各一两)　黄芪　人参　麦门冬(去心,三两)　茯苓(二两)　干地黄(三两)　生姜(五两)　大枣(十四枚)

上件十三味,以东流水一斗煮取三升二合,分温四服,日三夜一。

4. 兼味竹叶汤(《刘涓子鬼遗方·卷三》)

治发背痈及乳。

淡竹叶(切,三升)　小麦(三升)　黄芪　黄芩　五味子　人参　前胡　干地黄　当归(各二两)　大枣(十四枚)　麦门冬(二两,去心)　升麻(一两)　桂心(半两)　甘草(一两,炙)　生姜(三两)

上十五味,以水二斗,煮竹叶、小麦,取一斗,去滓内药,煮取三升,分温三服,一日服。

5. 竹叶黄芪汤

1)《备急千金要方·卷二十二·痈肿毒方·痈疽第二》

治痈疽发背。

黄芪　甘草　黄芩　芍药　麦冬(各三两)　当归　人参　石膏　川芎　半夏(各二两)　生姜(五两)　生地黄(八两)　大枣(三十枚)　淡竹叶(一握)

上十四味㕮咀。以水一斗二升,先煮取竹叶取一斗,去滓,纳药,煮取三升,分四服,相去如人行二十里久,日三夜一。

2)《千金翼方·卷第二十二·飞炼·解石及寒食散并下石第四》

治男子痈,始欲发背,不甚,往来寒热。

淡竹叶 小麦(各三升) 黄芪 升麻 干地黄 芍药 当归 通草 知母(各三两) 大枣(十八枚,擘) 黄芩(一两半) 生姜(五两,切) 茯苓 芎䓖 前胡 枳实(炙) 麦门冬(去心) 甘草(炙,各二两)

上一十八味咬咀。以水一斗七升,先煮竹叶、小麦取一斗二升,去滓,纳诸药,煮取四升,分温五服,日三夜二。忌如药法。

治痈发背及在诸处。

竹叶(切,四升) 黄芪 芍药(各三两) 当归(一两) 大黄(一两半) 升麻 黄芩 前胡 知母 麦门冬(去心) 甘草(炙,各二两)

上一十一味,咬咀。以水一斗七升,煮竹叶取九升,去滓,下诸药,煮取二升八合,分三服,利两三行,佳也。

6. 内补散(《备急千金要方·卷二十二·痈肿毒方·痈疽第二》)

治痈疽发背,妇人乳痈、诸疖未溃者,便消不消者,令速溃疾愈。

木占斯 人参 干姜(一云干地黄) 桂心 细辛 厚朴 败酱 防风 栝蒌根 桔梗 甘草(各一两)

上十一味治下筛,酒服方寸匕。药入咽觉流入疮中。若痈疽灸之不能发坏者,可服之。未坏者去败酱。已发脓者,纳败酱。服药日七八,夜二三,以多为善。

7. 猪蹄汤(《备急千金要方·卷二十二·痈肿毒方·痈疽第二》)

治痈疽发背。

猪蹄(一具,治如食法) 黄芪 黄连 芍药(各三两) 黄芩(二两) 蔷薇根 狼牙根(各八两)

上七味咬咀。以水三斗,煮猪蹄令熟,澄清取二斗,下诸药,煮取一斗,去滓,洗疮,一食顷,以帛拭干,贴生肉膏,日二。如痛加当归、甘草各二两。

8. 麝香膏

1)《备急千金要方·卷二十二痈·肿毒方·痈疽第二》

治痈疽及发背诸恶疮,去恶肉。

麝香 茼茹(一作真珠) 雄黄 矾石(各一两)

上四味治下筛,以猪膏调和如泥涂之,恶肉尽止,却敷生肉膏。

2)《太平圣惠方·卷第六十三·治一切痈疽发背止疼痛膏药诸方》

治一切痈疽发背及风热毒结,肿,疼痛。

麝香(一两,细研) 叶子雌(半两,细研) 龙脑(半两,细研) 麒麟竭(二分,末) 没药(半两,末) 槟榔(半两,末) 丁香(半两,末) 当归(三分,末) 木香(半两,末) 黄犬脂(一两) 朱砂(三分,细研) 白蜡(三分) 黄丹(三两) 油(八两)

上件药,先将油于银锅中,以慢火炼令香,下蜡犬脂,去火,渐下黄丹,却用火煎,不住手以柳木篦搅,变色即去火;将前六味药末,并香药一处,更研,令匀,微火暖动,渐渐搅入,令匀,膏成,以瓷盒盛。用,蜡纸上摊贴,每日二换,以瘥为度。

9. 生肉膏(《备急千金要方·卷二十二·痈肿毒方·痈疽第二》)

治痈疽、发背坏后生肉。

生地黄(一斤) 辛夷(二两) 独活 当归 大黄 黄芪 川芎 白芷 芍药 黄芩 续断(各一两) 薤白(五两)

上十二味咬咀。以腊月猪脂四升,煎取白芷、黄下之,去滓,敷立瘥。

干地黄(三两) 甘草 当归 白芷 苁蓉 蜀椒 细辛(各二两) 乌喙(六分,生用) 蛇衔(一两) 薤白(二十茎)

上十味咬咀。以醋半升渍一宿,次日以猪膏三斤,煎令沸三上三下,膏成涂之,立瘥。

10. 李根皮散(《备急千金要方·卷二十二·痈肿毒方·发背第三》)

治痈疽发背及小小瘰疬。

李根皮(一升) 栝蒌根 半夏(各五两) 通草 白蔹 桔梗 厚朴 黄芩 附子(各一两) 甘草 当归(各二两) 葛根(三两) 桂心 芍药(各四两) 川芎(六两)

上十五味治筛,酒服方寸匕,日三。疮大困者,夜再服之。

11. 竹叶汤(《千金翼方·卷第二十二·飞

炼·解石及寒食散并下石第四》）

治痈发背，诸客热肿始作。

淡竹叶　小麦（各三升）　生姜（六两，切）
大枣（十四枚，擘）　茯苓　麦门冬（去心）　枳实
（炙）　芍药　人参（各二两）　黄芪　前胡　干
地黄　升麻　射干　黄芩　芎劳　甘草（炙，各
三两）

上一十七味，㕮咀。以水一斗七升，先煮竹
叶、小麦取一斗二升，去滓，纳诸药，煮取四升，分
五服。若热盛秘涩不通者，加大黄二两，已下，勿
加也。

治痈肿发背。

竹叶（切，五升）　小麦　生姜（五两，切）
桂心（一两半）　大枣（二十枚，擘）　芍药　干地
黄（各三两）　茯苓　升麻　当归　甘草（炙，各
二两）

上一十一味，㕮咀。以水一斗七升，煮小麦、
竹叶取一斗一升，去竹叶，纳诸药，煮取三升五合，
分四服，如人行七八里，再服。

12. 连翘汤（《千金翼方·卷第二十二·飞
炼·解石及寒食散并下石第四》）

治背脊痈疖，举身壮热，已行薄贴，此方数用
有验。

连翘　漏芦　射干　白蔹　升麻　栀子
（擘）　芍药　羚羊角（屑）　黄芩（各三两）　生
地黄（八两）　寒水石（五两，碎）　甘草（二
两，炙）

上一十二味，㕮咀。以水一斗煮取四升，去
滓，分四服。

13. 内补芍药汤（《千金翼方·卷第二十二·
飞炼·解石及寒食散并下石第四》）

治痈发背。

芍药　干地黄　桂心（各二两）　当归（三
两）　生姜（四两，切）　黄芪（五两）　茯苓（三
两）　人参　麦门冬（去心）　甘草（炙，各一两）

上一十味，㕮咀。以水一斗煮取三升，分
三服。

14. 漏芦汤（《千金翼方·卷第二十二·飞
炼·解石及寒食散并下石第四》）

治痈发背。

漏芦　白蔹　黄芩　芍药　枳实（炙）　白
薇　甘草（炙，各二两）　大黄（别浸）　麻黄（去

节）　升麻（各三两）

上一十味，㕮咀。以水一斗，先煮麻黄，去上
沫，然后下诸药，煮取三升，分三服。

15. 芍药甘草汤（《千金翼方·卷第二十二·
飞炼·解石及寒食散并下石第四》）

治痈疮发背。

芍药　干地黄　黄芪（各三两）　甘草（炙，一
两半）　人参（一两）　茯苓　麦门冬（去心）　生
姜（各二两，切）

上八味，㕮咀。以水八升煮取二升五合，分
三服。

16. 玄参散（《太平圣惠方·卷第五十三·治
渴利成痈疽诸方》）

治渴利烦热，发痈疽，发背，焮肿疼痛。

玄参（一两）　犀角屑（一两）　川芒硝（一
两）　川大黄（二两，锉碎，微炒）　黄芪（一两，
锉）　沉香（一两）　木香（一两）　羚羊角屑（二
两）　甘草（三分，生，锉）

上件药，捣细罗为散。每服不计时候，以温水
调下二钱。

17. 蓝叶散（《太平圣惠方·卷第五十三·治
渴利成痈疽诸方》）

治渴利，口干烦热，背生痈疽，赤焮疼痛。

蓝叶（一两）　川升麻（一两）　麦门冬（一
两，去心）　赤芍药（一两）　玄参（一两）　黄芪
（一两，锉）　甘草（一两，生，锉）　川大黄（二两，
锉碎，微炒）　犀角屑（一两）　沉香（一分）　葛
根（一两，锉）

上件药，捣筛为散。每服四钱，以水一中盏煎
至六分，去滓，不计时候温服。

18. 射干散（《太平圣惠方·卷第五十三·治
渴利成痈疽诸方》）

治渴利热盛，背生痈疽，烦热，肢节疼痛。

射干（一两）　川升麻（一两）　犀角屑（一
两）　蓝叶（一两）　黄芩（一两）　栝蒌根（三两）
沉香（一两）　地榆（一两，锉）　川大黄（二两，锉
碎，微炒）　川朴硝（二两）

上件药，捣粗罗为散。每服五钱，以水一大盏
煎至五分，去滓，不计时候温服。

19. 犀角丸（《太平圣惠方·卷第六十一·治
痈诸方》）

治痈肿及发背，乳痈，一切毒肿，悉能内消，脓

化为水。

犀角屑（一两） 川升麻（一两） 黄芪（一两半，锉） 防风（一两，去芦头） 黄芩（一两） 当归（一两，锉，微炒） 栀子仁（一两） 吴蓝（一两） 甘草（一两，生，锉） 川大黄（一两，锉碎，微炒） 巴豆（半两，去皮心研，纸裹压去油）

上件药，捣罗为末，炼蜜和捣三五百杵，丸如梧桐子大。每服，空腹以粥饮下三丸，当快利为度，即吃冷白粥止之，未利，加至五丸。

20. 紫葛散（《太平圣惠方·卷第六十一·治痈肿贴熁诸方》）

治痈肿及发背有赤肿，热痛不可忍。

紫葛（三两，锉） 川大黄（三两，生用） 白蔹（三两） 玄参〔三（二）两〕 黄芩（二两） 川升麻〔三（二）两〕 榆白皮（二两，锉） 木香（二两） 赤小豆〔三分（合）〕 黄连（三两）

上件药，捣细罗为散。以新汲水调如面脂，涂于肿上，干即更涂。

21. 大黄散（《太平圣惠方·卷第六十一·治痈肿贴熁诸方》）

治痈肿发背。

川大黄（一两，生用） 黄芩（一两） 白芷（三分） 寒水石（一两） 白蔹（一两） 黄柏（三分，锉） 石膏（一两） 赤石脂（一两） 黄连（一两，去须）

上件药，捣细罗为散。以浆水调为膏，厚涂于疮上，干即易之。

22. 葛根散（《太平圣惠方·卷第六十一·治痈烦渴诸方》）

治痈肿及发背，痈疽气痛，脏腑壅滞，口干烦渴，头痛，吃食不下。

葛根（一两，锉） 麦门冬（一两，去心） 犀角屑（半两） 葳蕤（三分） 茅苓（二分） 赤芍药（三分） 石膏（二两） 黄芩（一两） 甘草（半两，生，锉）

上件药，捣筛为散。每服四钱，以水一中盏煎至六分，去滓，入竹沥半合更煎一两沸，不计时候温服。

23. 熟地黄散（《太平圣惠方·卷第六十一·治痈内虚诸方》）

治痈疽发背发乳，大去脓血后，内虚少气。

熟干地黄（一两） 黄芪（一两，锉） 人参（一两，去芦头） 当归（半两，锉碎，微炒） 芎䓖（二两） 白芍药（半两） 白茯苓（一两） 甘草（半两，炙微赤，锉） 桂心（半两） 麦门冬（一两，去心） 续断（一两）

上件药，捣筛为散。每服四钱，以水一中盏，入生姜半分，枣三枚，煎至六分，去滓，温服，日三四服。

24. 排脓生肌散（《太平圣惠方·卷第六十一·治痈内虚诸方》）

治痈发背，脓血不止，内虚。

当归（半两，锉，微炒） 黄芪（半两，锉） 人参（一两，去芦头） 芎䓖（半两） 厚朴（一两，去粗皮，涂生姜汁炙令香熟） 防风（半两，去芦头） 白芷（半两） 桔梗（半两，去芦头） 甘草（半两，炙微赤，锉）

上件药，捣细罗为散。每服，以木香汤调下二钱，日三四服。

25. 麦门冬散（《太平圣惠方·卷第六十二·治发背诸方》）

治热毒气盛，背上发痈肿，渐觉牵痛。

麦门冬（一两，去心） 当归（一两） 玄参（一两） 甘草（三分，生，锉） 赤芍药（三分） 生干地黄（一两半） 蓝叶〔三斤（分）〕 地骨皮（三分） 犀角屑（三分）

上件药，捣筛为散。每服四钱，以水一中盏煎至六分，去滓，不计时候温服。

26. 犀角散（《太平圣惠方·卷第六十二·治发背诸方》）

治初觉皮肤及项背有疮疖，恐成痈疽，兼脏腑壅涩，或寒热口干心烦。

犀角屑（一两） 知母（三分） 木通（一两，锉） 赤芍药（三分） 川升麻（三分） 茅苓（三分） 葳蕤（三分） 黄芩（三分） 甘草（二分，生，锉） 麦门冬（一两，去心） 马牙硝（一两） 川大黄（一两，锉碎，微炒）

上件药，捣粗罗为散。每服四钱，以水一中盏煎至六分，去滓，入竹沥半合，不计时候温服，以利一两行为度。

27. 黄芩散（《太平圣惠方·卷第六十二·治发背诸方》）

治大热发痈在背，或于阴股间。

黄芩（一两半，锉） 黄芪（一两半，锉） 木通(一两半,锉)　前胡(一两半,去芦头)　川升麻(一两半)　栝蒌根(二两)　赤芍药(一两)　赤茯苓(一两)　甘草(一两,生,锉)　川大黄(二两,锉碎,微炒)　人参(半两去,芦头)　当归(半两)

上件药,捣筛为散。每服四钱,以水一中盏,入竹叶二七片,小麦一百粒,生地黄一分,煎至六分,去滓,不计时候温服。

28. 寒水石膏(《太平圣惠方·卷第六十二·治发背贴熁诸方》)

治发背痈疽,热毒猛异攻肌肉,赤色肿痛不可忍,欲成脓,及已成脓,并风热毒在关节,欲结成痈,便令内消。

寒水石(二两)　羊桃根(一两,锉)　硝石(一两)　川大黄(一两)　白蔹(三分)　木香(三分)　附子(三分,去皮脐)　黄连(一两,去须)　丁香(三分)　榆白皮(三分,锉)　莽草(三分)　赤小豆(一分)　汉防己(一两)　半夏(三分)　玄参(一两)　甘草(一两,生,锉)

上件药,捣细罗为散。每用时,以生蜜一合,地黄汁一合,旋成浓膏,摊于生绢上贴之,干即再换,以肿消为度。

29. 黄连饼方(《太平圣惠方·卷第六十二·治发背贴熁诸方》)

治发背发鬓乳痈,及诸毒肿。

黄连(一两,去须)　蛇床子(一两)　乳香(一两)　杏仁(半两)　蔓草根(一握)　盐(一分)　大粪灰(半两)　柳树上木耳(一两)

上件药,捣细罗为散,入酥和,搜作饼子,厚如五钱,以贴患上,用粗布紧抹之,每日三四度易之,夜亦如然,每易时,先以甘草汤洗之,如未作头,贴药便撮作头,如已穴有脓水亦贴之,即生肌肉,如出脓水已尽,即贴乌膏,若有胬肉,即取柳树白木耳细研,微微掺于膏上,贴之。

30. 木通散(《太平圣惠方·卷第六十二·治发背寒热诸方》)

治痈始发于背,便生寒热,口干心烦,不得卧。

木通(一两半,锉)　知母(一两半)　赤芍药(一两)　当归(一两)　生干地黄(一两半)　川升麻(一两半)　黄芪(一两半,锉)　枳实(一两,麸炒微黄)　甘草(一两,生,锉)　赤茯苓(一两)　前胡(一两半,去芦头)　麦门冬(一两,去心)　黄芩(三分)　芎䓖(一两)

上件药,捣筛为散。每服四钱,以水一中盏,入竹叶二七片,小麦一百粒,煎至六分,去滓,不计时候温服。

31. 雄黄膏(《太平圣惠方·卷第六十三·治一切痈疽发背通用膏药诸方》)

治一切痈疽、发背、脑痈诸毒疮,及奶痈疼痛。

雄黄(二两,细研)　黄芪〔二(三)分〕　漏芦(三分)　络石(三分)　续断(三分)　营实(三分)　紫葛(半两)　白蔹(半两)　桑寄生(半两)　商陆(半两)　连翘(半两)　汉防己(半两)　赤芍药(三两)　败酱(半两)　川升麻(半两)　莽草(半两)　当归(一两)　苦参(一两)　木通(一两)　紫菀(一两,去土)　芫花(一两)　藜芦(一两,去芦头)　白芨(一两)　茼茹(一两)　黄丹(十五两)　蜡(四两)　清油(三斤)

上件药,锉碎。以酒二升,拌一宿,先取油安铛内;以慢火煎令熟,即下药;煎白蔹赤黑色,滤去药;下蜡候熔;以绵滤过拭铛,却安油入铛内;下黄丹,于慢火上,以柳篦不往手搅,候变色黑,搅滴于水内为珠子,膏成也;去火,入雄黄末,调令匀。倾于瓷器中盛。用故帛上摊贴,逐日换药,以瘥为度。

32. 内消止痛黄丹膏(《太平圣惠方·卷第六十三·治一切痈疽发背通用膏药诸方》)

治痈疽发背,痈肿风毒,一切疮疖。

黄丹(二十四两,微炒,细罗)　麻油(二斤半)　猪脂(八两腊,月者)　松脂(四两)　紫菀(一两,去土)　当归(一两)　防风(一两,去芦头)　黄芩(一两)　莨菪子〔二(一)两〕　棘针(四十九枚,头曲者)　青绯帛(各二尺,烧灰)　人粪灰(一两)　青柏叶(一两)　蜥蜴(七枚)　乱发(如鸡子大)　蜡(三两)　葱并根(二十茎)

上件药,锉碎。先下油脂于锅中,煎令熔,次下药,以文火煎半日,次下松脂、蜡,候香熟,以绵滤去滓,都入药油中锅中,纳黄丹,不住手搅令匀,候色变紫色,收得油方尽,软硬得所,用瓷盒盛。摊在故帛上,贴之。

33. 紫金膏(《太平圣惠方·卷第六十三·治一切痈疽发背通用膏药诸方》)

治发背、痈疽、乳痈、穿瘘及一切恶疮、结肿疼痛。

紫铆（一两）　石菖蒲（半两）　独活（半两）　白术（三分）　防风（半两，去芦头）　附子（三分，去皮脐）　白芷（一两）　木鳖子（一两半，去壳）　汉椒（半两）　杏仁（一两，汤浸去皮尖、双仁）　半夏（三分）　桂心（三分）　麒麟竭（一两，细研）　没药（三分）　木香（半两）　甘草（三分）　赤芍药（半两）　白芨（三分）　沉香（半两）　麝香（一分，细研）　朱砂（二两，细研）　龙脑（半两，细研）　黄蜡（三分）　乳香（一两）　甘松香（半两）　零陵香（半两）　白檀香（半两）　甲香（半两）　猪脂〔二（一）斤半〕　羊脂〔二（一）斤半〕

上件药，锉碎。以酒二大盏，拌一宿；取猪羊脂安铛内，煎沸，下诸药，以文火熬；候白芷黄黑色，下蜡候熔，以绵滤过，入瓷盒中，下麒麟竭、麝香、朱砂、龙脑等，搅令匀。用故帛上涂贴，日二易之。

34. 木通膏（《太平圣惠方·卷第六十三·治一切痈疽发背通用膏药诸方》）

治发背及诸痈疽疮。

木通〔二（三）两，锉〕　露蜂房（二两）　连翘（二两，锉）　黄芩（二两，锉）　商陆（二两，锉）　黄芪（二两，锉）　牛蒡根（二两，锉）　乳头香（二两，细研）　松脂（二两）　蜡（一两）　黄丹（七两）　羊肾脂（三两）　绯帛（一尺，烧灰，细研）　硝石（一两，细研）　曲头棘针（一百枚）

上件药，以生麻油二斤，于铛中，文火煎令香，下锉药，急火煎，候药色赤黑，下松脂、蜡，消，以绵滤去滓，下黄丹及羊脂，搅勿住手，候色黑，时时点于铁上，试看凝如饧，去火，适火热下乳香、帛、灰、硝石等，搅匀，用不津器盛。每用，涂于帛上，贴之。如肿未成脓，即内消；已成脓，即日二贴之。

35. 十香膏（《太平圣惠方·卷第六十三·治一切痈疽发背通用膏药诸方》）

治风毒疮肿，痈疽、丁瘭、瘤瘿。

沉香（半两，锉）　檀香（半两，锉）　丁香（半两，末）　郁金香（半两，锉）　甘松香（半两，锉）　麝香（一分，细研）　薰陆香（半两，细研）　白胶香（半两，细研）　龙齿（半两，细研）　黄丹（六两）　麻油（一斤）　苏合香（半两，锉）　木香（半两，末）

上件药，先取沉香、檀香、郁金香、甘松香等五味，于油中浸七日，都入铛内，以少炭火温养，五日后，以武火煎三二十沸，滤出香，用绵滤过，净拭铛，油都入铛内，下黄丹，以柳木篦，不住手于火上搅，候色黑，滴水中如珠子，软硬得所，去火，将煎丁香等六味，入膏中搅三五百遍，膏成，盛瓷盒内。用软帛上摊贴，日三度换之。

36. 神圣膏（《太平圣惠方·卷第六十三·治一切痈疽发背疮肿结硬膏药诸方》）

治发背痈疽，疮肿结硬，痛不可忍。

木香（一两）　雄黄（一两，细研）　桂心（一两）　赤芍药（一两）　当归（一两）　人参（一两，去芦头）　附子（一两，生，去皮脐）　丁香（一两）　白芷（一两）　黄芪（一两）　没药（一两）　芎䓖（一两）　防风（一两，去芦头）　甘草（一两）　沉香（一两）　细辛（一两）　乳香（一两）　白檀香（一两）　甘松香（一两）　蜡（二两）　松脂（一两）　垂柳枝〔二（三）两〕　柏枝（三两）　黄丹（一斤）　清麻油（三斤）

上件药，并细锉。先煎油沸，下甘松、檀香、柳、柏枝，以慢火煎半日，色赤黑，滤去，下诸药，文火煎，候白芷色黑，滤出，下蜡、松脂令消，以绵滤过，净拭铛，却下药、油，入黄丹，下沸，着火煎，不住手搅，候变色黑，滴安水中如珠子，即膏成，以瓷盒盛。取帛上摊贴，每日早晚换之，取瘥为度。

37. 乌犀膏（《太平圣惠方·卷第六十三·治一切痈疽发背疮肿结硬膏药诸方》）

治发背痈疽，结硬肿痛。

乌犀屑（一两）　玄参（一两）　黄芩（一两）　紫葛（一两）　木通（一两）　川升麻（一两）　白芷〔二（一）两〕　当归（一两）　白蔹（一两）　白芨（一两）　防风（一两，去芦头）　芎䓖（一两）　甘草（二两）　赤芍药（一两）　桂心（一两）　槐枝（二两）　垂柳枝（三两）　桑枝（二两）　松脂（二两）　黄丹（十二两）　蜡（二两）　油（二斤）　青盐（二两）

上件药，细锉。于净铛内，以油浸药三宿，后以文火煎令白芷色赤黑，滤去滓，次下松脂、蜡令消，绵滤去滓，拭铛令净，都倾铛内，下黄丹，文火上煎，不住手以柳篦搅，候色变黑，滴于水内，捻看软硬得所，倾于瓷盒内。用帛上摊贴，日二换之。

38. 五香膏（《太平圣惠方·卷第六十三·治一切痈疽发背止疼痛膏药诸方》）

治一切痈疽发背及恶毒疮肿,止疼痛生肌。

丁香(一分,末) 木香(一分,末) 白檀香(一分,末) 薰陆香(一分,末) 麝香(一分,末) 黄芪(半两) 白芷(半两) 细辛(半两) 防风(半两,去芦头) 芎䓖(半两) 当归(半两) 甘草(一两) 桑根白皮(一两) 槐枝(锉,三合) 乱发(一两,烧灰) 垂柳枝(锉,三合) 黄丹(十两) 清麻油(一斤四两)

上件药,除五合末外,并细锉,安净铛内,以油浸一宿,以慢火煎,令槐柳枝色黄黑为度,以绵滤去滓,澄清,却于铛内慢火熬药油。相次入黄丹,用柳木篦不住手搅,候黄丹色黑,滴于水内,看硬软得所,入五合末搅令匀,倾于不津器内盛。每日用时,于火畔煨,以纸上涂贴,每日两上换之。

39. 乌膏方(《太平圣惠方·卷第六十三·治一切痈疽发背止疼痛膏药诸方》)

治一切痈疽发背,疼痛不可忍,口干大渴,不欲食。

雄黄(一两,细研) 雌黄(一两,细研) 芎䓖(一两) 川升麻(一两) 黄连(一两) 黄柏(一两) 川乌头(一两,生,去皮脐) 杏仁(五十枚,汤浸去皮尖、双仁) 胡粉(一两,细研) 巴豆(二十枚,去皮心) 乱发(鸡子大) 汉防己(一两) 松脂(鸡子大)

上件药,细锉,用猪脂三斤,急火煎发消尽,下诸药,文火熬令乌头色赤,绵滤过,候冷,用真珠末五钱,安药内,入雄黄、雌黄、胡粉,更搅令匀。用时,先以温水洗疮口,拭干乃敷之。

40. 黄丹膏(《太平圣惠方·卷第六十三·治一切痈疽发背止疼痛膏药诸方》)

治一切痈疽发背,疼痛不止,大渴闷乱,肿硬不可忍。

黄丹(七两) 蜡〔二(三)两〕 白蔹(二两,锉) 杏仁(三两,汤浸去皮尖、双仁,研) 乳香(二两,末) 黄连〔一(二)两,锉〕 生油(一升)

上件药,白蔹等三味,以生绵袋盛,入油慢火熬半日,滤出,下黄丹,以柳木篦搅,候变黑,膏成;入蜡、乳香更熬,硬软得所,用瓷盒内盛。故帛摊贴,日二换之。

41. 乳香膏(《太平圣惠方·卷第六十三·治一切痈疽发背止疼痛膏药诸方》)

治一切痈疽发背,日夜疼痛。

乳香(半两) 黄丹(三两) 麻油(半斤) 麝香(一钱,细研) 桂心〔二(一)钱〕 腻粉(三钱) 附子(三分,生,去皮脐) 当归(半两)

上件药,捣细罗为散。取桃子,于慢火上炒黄丹令赤,入油同煎,时时滴在水碗内,凝结如珠子,便下诸药末,搅煎成膏,于瓷盒内盛。以故帛上涂贴,每日早晚换之。

42. 丁香膏(《太平圣惠方·卷第六十三·治一切痈疽发背止疼痛膏药诸方》)

治一切痈疽发背,疼痛不可忍。

丁香(半两,末) 麻油(一斤) 黄丹(七两) 丈夫头发(一两) 蜡(一两) 桂心(半两,末) 当归(半两,末)

上件药,先炼油令香,下发煎令发尽,次下蜡以绵滤过,都入铛中,下黄丹,不住手搅,候色黑,滴水内如珠子,即下丁香、桂心、当归等末,搅令匀,以瓷盒盛。用故帛上摊贴,日二换之。

43. 胡粉膏(《太平圣惠方·卷第六十三·治一切痈疽发背止疼痛膏药诸方》)

治一切痈疽发背,日夜发歇,疼痛不止。

胡粉(四两) 油(半斤) 蜡(二两半) 乳香(半两,细研) 麝香(一钱,细研) 没药(半两,细研)

上件药,以文火煎令油熟,下胡粉,后下蜡,临成下麝香、乳香、没药,搅勿住手,待似星花上来,即住,以瓷器内盛。于故帛上涂贴,日二换之。

44. 治瘴木香丸(《苏沈良方·卷第三》)

食毒,痈疽发背,山岚瘴气,才觉头痛,背膊拘紧,便宜服之。

鸡心槟榔 陈橘皮(去白,各二两) 青木香 人参 厚朴 官桂(去无味者) 大附子 羌活 京三棱 独活 干姜(炮) 甘草(炙) 芎䓖 川大黄(切,微炒) 芍药(各五钱) 牵牛子(一斤,淘去浮者,揩拭干,热捣取末四两余,滓不用) 肉豆蔻(六枚,去壳,止泻方用)

上十五味为末,瓷器盛之,密封。临服,用牵牛末二两、药末一两,同研令匀,蜜丸如桐子大。

45. 小还丹(《苏沈良方·卷第九·小还丹》)

治背疽痈疖,一切脓肿。

腻粉 水银 硫黄(各一分,同研) 大巴豆肉(十四个)

上将巴豆单覆排铫底,以三物按上巴豆令平,以瓷器盏盖之,四面湿纸,勿令气泄,炭火四面缓缓烧,时于冷水中蘸桃底,少时又烧频蘸为善,其盏上底内,滴水一点如大豆,干则再滴,以三滴干为度,候冷,研陈米饮丸作二十三丸。每服一丸,熟水吞下,疏下恶物,以白粥补之。

46. 木香散(《圣济总录·卷第一百三十·诸痈疽托里法》)

治发背痈疽,一切疮肿,托里排脓。

木香 黄芪(细锉) 白蔹 木占斯 芎䓖 当归(切,焙) 细辛(去苗叶) 桔梗(炒) 赤芍药 槟榔(生,锉) 败酱 甘草(炙) 桂(去粗皮) 羌活(去芦头) 白芷(各一两)

上十五味,捣罗为细散。每服二钱匕,甘草煎酒调下,空心、午时、日晚各一服,以瘥为度。

47. 柞木散(《普济本事方·卷第六·金疮痈疽打扑诸疮破伤风》)

治诸般痈肿发背。

柞木叶(四两,干) 干荷叶 金婴根(萱草也) 甘草节 地榆(各一两)

上同锉,捣为煮散。每服半两,水二碗煎至一碗,分两服,早晚各一,并滓再煎一服。脓血者自干,未成者自消。忌饮食毒。

48. 万金膏(《太平惠民和剂局方·卷之八·淳祐新添方》)

治痈疽发背,诸般疮疖,从高坠堕,打扑伤损,脚膝生疮,远年臁疮,五般痔漏,一切恶疮,并皆治之。

龙骨 鳖甲 苦参 乌贼鱼骨 黄柏 草乌头 黄连 猪牙皂角 黄芩 白蔹 白芨 木鳖子仁 当归(洗,焙) 厚朴(去粗皮) 川芎 香白芷 没药(别研) 槐枝 柳枝(并同锉,研,各一分) 乳香(别研,一钱) 黄丹(一两半) 清麻油(四两,冬月用半斤)

上除黄丹外,银石器中将诸药并油内用慢火煎紫赤色,去药不用,却入黄丹一半放油内,不住手搅令微黑,更入余黄丹,不住手搅,须是慢火熬令紫黑,滴在水上不散,及不粘手,然后更别入黄丹少许,再熬数沸,如硬时却更入油些少,以不粘手为度。用时量疮大小摊纸上贴之。

49. 转毒散(《三因极一病证方论·卷之十四·痈疽证治》)

治发背痈疽,不问浅深大小,利去根本,不动元气,神效。

车螯(紫背光厚者,一名昌娥) 甘草(生,一分) 轻粉(半钱重)

上以盐泥固济车螯火煅,取末一两,入甘草末,同轻粉研匀,浓煎栝蒌酒,调下四钱匕,五更初服,转下恶物为度;未知再作。栝蒌每用一个,酒一碗,煎一盏为一剂。

50. 灵宝膏(《三因极一病证方论·卷之十四·痈疽证治》)

治发背痈疽。宣热拔毒,排脓止痛。

大栝蒌(三十个,去皮瓤取子,炒香,取仁,细研) 乳香(二两) 胡桃(六十个,取肉,去皮,同栝蒌细研) 白蜜(一斤)

上以银石器内慢火熬成膏。每服两大匙,温酒调下,不以时候服。

51. 立效散(《集验背疽方·痈久疮口不合论》)

治发背及诸痈疽并瘰疬有效。

皂角刺(半斤,拣去枯者,细锉,炒赤色为度,须耐久妙) 甘草(二两,合生用) 栝蒌(五个,去皮取肉并仁,捣研,炒黄,干者不必炒) 乳香(半两,别研和入) 没药(一两,别研和入)

上五味为末。每服二钱,酒调下。

52. 神效托里散(《外科精要·卷下·论痈疽服药捷径第五十二》)

治一切痈疽发背、肠痈。

忍冬叶 黄芪(盐水炙) 当归(各五钱) 粉草(二钱)

上酒煎服,粗敷患处。

53. 保安妙贴散(《仁斋直指方论·卷之二十二·痈疽·痈疽证治》)

治痈疽发背肿毒。

透明硫黄(为细末) 荞麦面(各二两)

上用井花水调和作饼,焙干收下,要得硫黄性和,用时再末之,入乳香少许,井水调,厚敷疮上。如干,以鸡羽蘸新水润之,如此至疮愈方歇。通则不痛,不通则痛,神验。

54. 沉水膏(《仁斋直指方论·卷之二十二·痈疽·痈疽证治》)

痈疽发背,排脓敛毒。

大南星(三分) 白芨 白芷 赤小豆 半夏(生) 贝母(各半两) 木鳖子仁(去油) 乳

香　没药（各二钱半）　雄黄（一钱）

上细末。井水入蜜调敷，纱贴。

55. 万金一醉膏（《仁斋直指方论·卷之二十二·痈疽·痈疽证治》）

治痈疽发背。宣导恶毒，始初便服神妙。

栝蒌（一个，去皮，碎研）　甘草（生，粗末，半两）　没药（水中研，二钱半）

上用红酒三大碗，煎取其半，分两服，温服之。在上食后服，在下食前服。重者再剂，以瘥为度。又方加当归、白芷，并些乳香。更要宣毒，加紫皂角刺一分。

56. 万病解毒丸（《仁斋直指方论·卷之二十二·痈疽·痈疽证治》）

治痈疽发背，鱼脐毒疮，药毒、草毒、挑生毒、兽毒、蛊毒、瘵虫诸恶病。

文蛤（即五倍子，一两半）　山慈菇（即金灯花根，一两，洗，焙）　红牙　大戟（洗，焙，七钱半）　全蝎（五枚）　大山豆根　续随子（取仁，去油留性，各半两）　麝香（一钱）　朱砂　雄黄（各二钱）

上件先以前五味入木臼捣罗为细末，次研后四味，夹和糯米糊丸，分作三十五丸，端午、七夕、重阳、腊日，净室修合。每服一丸，生姜、蜜、水磨下，井水浸研敷患处，解毒收疮，救病神妙。朱砂、雄黄功能医五毒、攻疡中物也。

57. 特异万灵散（《仁斋直指方论·卷之二十二·痈疽·痈疽证治》）

治痈疽发背、肿毒等患、神妙。

软石膏（烧通红，碗覆在泥地上一宿）　大白南星　赤小豆　草乌（连皮尖，各半两）　乳香（另研，二钱）

上细末。蜜水调膏，以外抹收入，留最高处如钱勿敷。如已破，切忌药入疮口，恐痛。敛毒排脓，不致溃烂，屡效。

58. 太乙膏（《仁斋直指方论·卷之二十二·痈疽·痈疽证治》）

治痈疽发背恶毒。

好虢丹（二两半）　男生发（洗，焙，二钱）　木鳖仁（碎，三枚）　肥白巴豆肉（十八粒）

上用麻油四两，慢火先煎巴豆、木鳖、发团，更换柳枝搅准发耗五分，顿冷炉，绢滤，再暖，入净虢丹，换柳枝频搅，候色变，滴入水成珠，随意入乳香末，再煎沸，倾入瓷器候凝，覆泥三日贴用。凡修合膏药密室中，勿令猫、犬、妇人见之。

59. 神应膏（《仁斋直指方论·卷之二十二·痈疽·痈疽证治》）

治痈疽发背恶毒。

龙泉　好光粉（二两）　真麻油（三两）

上慢火同熬，更换柳枝频搅，滴入水成珠，方入白胶末少许，徐徐倾入瓷器，以水浸两日，抄纸摊贴。

60. 神异膏（《仁斋直指方论·卷之二十二·痈疽·痈疽证治》）

治痈疽发背，恶毒疮疖。

黑参　白芷实　露蜂房　杏仁（不去皮）　木鳖仁　男生发（洗，焙，各二钱）　蛇蜕（盐水洗，焙，一钱）　肥白巴豆（一十五粒）

上锉细。麻油五两，同药入瓷铫浸一宿，慢火煎，更换柳枝搅，候药色焦黑，顿冷炉，生绢滤，再入铫暖，入净虢丹二两，柳枝急搅，候黑，滴入水成珠，入乳香末二钱拌和，倾入瓷器候凝，覆泥地三日，贴用。

61. 遇仙膏（《仁斋直指方论·卷之二十二·痈疽·痈疽证治》）

治痈疽发背、毒疮等。

川五灵脂　白芷　贝母（各半两）　当归（二钱半）

上锉。细柳枝截二十四寸，麻油六两，同上药入瓷铫一宿，慢火煎，柳枝搅，药色稍焦，入肥白巴豆二十一粒，木鳖仁碎五个，搅煎令黑，顿冷炉，生绢滤，再暖，入蜡半两溶尽，再顿冷炉，入净虢丹二两半，更换柳枝急搅，候色黑，滴入水如珠，入乳香、没药末各二钱，拌和，倾入瓷器候凝，覆泥地三日，贴服皆好。柳枝止痛。

62. 狗宝丸（《仁斋直指方论·卷之二十二·痈疽·附诸方》）

专治痈疽发背、附骨疽、诸般恶肿将发时，先觉口中烦渴、四肢沉重、遍身壮热乃其候也，此药功效不可具述。

蟾酥（二钱）　金条蜈蚣（七条，全者，酥炙黄色）　轻粉　雄黄　滴乳香　没药　乌金石（即石炭，各一钱）　狗宝（癞狗腹中得之，一钱，又云一两）　狗胆（一个，干者用之，去皮，黑狗腊月者佳）　鲤鱼胆（一个，干者用之，腊月者佳）　粉

霜 黄腊（各三钱） 硇砂（半两） 麝香（一分） 孩儿乳（一合，头首者） 铅白霜（一钱，一本无此）

上先将乳汁、黄腊放在罐内，文武火化开，次将各药末和成剂，用时大人丸绿豆大，小儿丸如芥子大。每服三丸，病重者加至五丸，用白丁香七个研烂，新汲水调送下。腰以下，食前服；腰以上，食后服。如人行五里，热葱白粥投之，即以衣被盖定，汗出为度，以后只吃白粥，常服十宣散。留头，其四边以乌龙膏贴。

63. 没药膏（《外科精义·卷下·刘守真疮论》）

治一切痈疽发背，疮疖，伤折蹼跌坏脓，生肌止痛。又贴灸疮，极妙。

麒麟竭 明乳香 没药（以上各一两，研） 当归（去芦） 木鳖子仁（研） 杏仁（以上各五钱） 油头发（二两） 黄丹（六两）

上先用油一斤，石器内或砂锅内露天底炼油令熟，先下木鳖子、当归、杏仁、头发，慢火熬黄焦；油耗五分，离火，用绵离渣不用，再入锅下黄丹，以新柳篦子十条，旋换搅不住手，候黑色，滴在水中成珠子，硬软得所，取下火，入三味研药，再搅匀，瓷盒内盛，放地上，以盆合一宿，出火毒。用时或帛上或纸上摊，一日一换。

64. 复煎散（《仙传外科集验方·合用诸方第六》）

治痈疽发背。

黄柏 黄芩 黄连 知母 生地黄（各一钱，酒洗） 防己 山栀 羌活 黄芪 麦门冬 甘草（炙） 独活（各半钱） 人参（半钱） 当归尾（二钱） 陈皮 防风梢（生） 甘草梢（生） 苏木 当归身 五味子 猪苓 藁本 连翘 桔梗（各一钱）

上㕮咀。每服四钱，水二盏煎至七分，去滓，随证上下，食前后服。

65. 内托千金散（《秘传外科方·总论十八条》）

专治痈疽、发背、脑疽、乳痈、诸恶疮疖。

人参 当归 黄芪 白芍 川芎 防风 官桂 桔梗 白芷 甘草 栝蒌 金银花（各等分）

上为㕮咀。每服七八钱重，水二大盏煎至七分，入好酒半盏，去滓温服。日进二三服之后，疮

口有黑血出者，及有汗出，此药之功效也。不问证候猛恶，用药一两重，水一大碗，入酒服之，不成者自散，已成者即溃。痛甚者加当归、芍药、乳香、没药。

66. 栀子黄芩汤（《外科集验方·卷上·五发痈疽论·五发痈疽通治方》）

治发背痈溃后因饮食有伤，调摄不到，发热不住，用以退热。

漏芦 连翘 山栀子仁 黄芩（去心） 防风 石韦（如无有取桑白皮代） 生甘草 生犀角屑 人参 苦参（各去芦） 茯苓（去皮，各二钱半） 生黄芪（一两，去叉芦）

上为粗末。每服四大钱，水一盏煎至六分，去渣温服。

67. 神功散（《外科集验方·卷上·五发痈疽论·五发痈疽通治方》）

专治发背痈疽，一切疔毒，并瘰疬疮已未成患者，效验不可备述。

川乌（炮，去皮尖） 川黄柏（炙，去粗皮）

上二味为细末后各等分，用小儿或大人唾津调成膏，如唾少漱口水亦可。

68. 麝香蟾酥丸（《外科集验方·卷上·五发痈疽论·五发痈疽通治方》）

治一切痈疽发背，疔疮内毒，如未破用针刺破，捻药在内，膏药贴之，其疮即溃。

蟾酥（五分） 人言（一钱） 雄黄（一钱） 巴豆（十个，去皮油） 轻粉（五分） 乳香（五分） 麝香（少许） 寒水石（三钱）

上为细末，滴水为丸作锭子如小麦粒大。量疮大小用之，寒食面糊为丸。

69. 豨莶散（《医学正传·卷之六·疮疡》）

治痈疽发背及一切疔毒等证，效如神。

豨莶草（其叶长如牛舌，其气如猪臭者） 小蓟根 五爪龙（即五叶藤） 生大蒜

上四味各等分细研，用酒和匀，滤去渣，服一碗，得大汗通身而愈。

70. 大活血丹（《古今医统大全·卷之七十九伤损门·药方》）

治损伤筋骨疼痛浮肿，腹有瘀血，灌于四肢，烦闷不安，痈疽发背，筋肉坏烂，诸般风疾，左瘫右痪，手足顽麻；妇人血风诸疾，产后败血不行，流入四肢，头面浮肿，血气凝滞，浑身疼痛，经脉欲来作

痛,不来并宜服之。每服半丸,无灰酒磨化,微煎三五沸,不拘时温服,不限多少。此药将纱葛袋收持净处,经久不坏,可备急用。孕妇勿服。损在上食后服,损在下食前服,伤重不拘,余仿此。

南星(姜汁浸一宿)　芍药　骨碎补　黑豆(酒煮)　大栗(老者,去皮)　川乌(炮)　白芷(以上各一斤)　自然铜(火煅醋淬)　木鳖子(切,面炒)　川牛膝(酒洗)　乳香(各半斤,同灯心另研)　没药(四两,另研)　血竭(六两,另研)　细辛(十两)　青桑炭(一斤,用大桑木去皮烧为炭淬醋灭)

上先将粗药料为细末,再以细药各研和匀醋煮,糯米糊丸如弹子大。每服半丸。

71. 远志酒〔《古今医统大全·卷之八十一外科理例(下)·外科附方》〕

治一切痈疽发背,节毒恶候,侵有死血,阴毒在中则不痛,敷之则痛;有忧怒等气积而内攻,则痛不可忍,敷之则不痛;或蕴热在内,热逼人,手不可近,敷之则清凉;或气虚血冷,溃而不敛,敷之则敛。若七情内郁,治之必愈。

远志(不以多少,甘草汤浸,捶去心,干为末)

上以酒一盏,调末三钱,澄清饮之,以渣敷患处。

72. 铁井栏(《古今医统大全·卷之九十三·经验秘方》)

治一切肿毒背痈,以此药围定,下不复辈开。

芙蓉叶(重阳前取)　苍耳叶(端午前取,烧灰存性)

上为末,蜜水调敷之。

73. 夺命丹(《医学纲目·卷之十八心小肠部·痈疽·肿疡》)

治恶疮疮疽发背。

大黄(为末,置砂器中,以水搅八十一遍,飞过,一两)　牡蛎(一两)　生姜(一两)　没药乳香(各一钱)

上为粗末,转作丸子。一钱,用好酒一升,木炭火熬一沸,分二碗盛之,夜露一宿,早晨去滓,空心服。

74. 青散子(《医学纲目·卷之十八心小肠部·痈疽·溃疡》)

治发背痈疽,脓尽生肉平满,宜用紧疮口,生肌。

槿花叶(盛时收,阴干,取四两为末)　青赤小豆　白芨(各二两)

为末。临时用槿花末三钱匕,白芨、小豆末各一钱匕,相和新汲水调摊纸上贴四畔,中心疮口不用贴。

75. 和气散(《医学纲目·卷之十八心小肠部·痈疽·痈疽所兼诸证》)

治发背痈疽,脓溃后气虚,脾脏滑泄,并四肢逆冷。

苍术(四两,米泔浸三日,洗净,晒干,再以米醋炒令香黄色)　甘草(炙)　青皮(去穰,各一两)　良姜(炒)　肉桂　干姜(炮,各半两)　陈粟(半升)

上七味,为末。每服一钱,用炒茴香末半钱,相和温酒调下,不拘时。

76. 复煎散(《治准绳·疡医卷之一·肿疡·辛凉解表》)

治痈疽,发背。

黄柏　黄芩　黄连　知母　生地黄(酒洗,各一钱)　防己　山栀　羌活　黄芪　麦门冬　甘草(炙)　独活　人参(各半钱)　当归尾(二钱)　陈皮　防风梢　甘草梢(生)　苏木　当归身　五味子　猪苓　藁本　连翘　桔梗(各一钱半)

上㕮咀。每服四钱,水一盏煎至七分,去滓,随证上下食前后服。

77. 龙虎交加散(《证治准绳·疡医卷之一·肿疡·内消》)

治发背痈疽,发脑、发鬓、发髭,又治脑虚头晕,风湿之症。

南木香(锉碎,用纸垫锅焙干,研为细末)　罂粟壳(去顶穰筋,锉,焙干,为细末)　甘草(用湿纸裹煨,焙干,为细末)　吴白芷(面裹煨,去面焙干,为细末)　川芎(湿纸裹煨,焙干,为细末)

上件药末,各另包收,看疮加减用之。

78. 骊龙散(《证治准绳·疡医卷之二·溃疡·追蚀脓蠹》)

治发背、痈疽,破与不破二者之间,功能捷奏。

珍珠(五分)　牛粪(十二月生用,余月烧存性)　铁锈(各重一两)

上研细末。以猪脑髓和好醋,调敷疮口,三五次愈,初起者自消。凡发毒品味,忌食之。

79. 加减追疗夺命汤(《证治准绳·疡医卷之二·疔疮·表里》)

治疗疮及痈疽发背恶疮,焮赤肿痛;刽人或紫游风、赤游风,并大效。

防风　赤芍药　连翘　羌活　独活　细辛　青皮　僵蚕　蝉蜕　青木香　甘草节　金银花　紫河车　独脚莲

上生姜、泽兰、生地黄,煎服。病势退减,加大黄取利下三五行,去大黄。

80. 乌龙扫毒膏(《外科启玄·卷之十一·痈疽发背》)

治一切痈疽发背,肿毒未溃已溃,并皆治之。

文蛤(八两,炒)　多年浮粉(一斤,晒至干,入米醋浸一夜,再晒干听用)　蚰蜒虫(三十条)

上三味同捣一处,再晒再捣成末,再炒至黑色为细末,收入瓷罐内。凡遇疮疽用醋调敷患处,留头出毒气,绵纸盖之,干再醋扫润之。

81. 至效独乌膏(《外科启玄·卷之十一·痈疽发背》)

治背痈疽发毒肿硬痛。

独活　草乌　南星　肉桂(各等分)

共为细末。用好米醋调敷患处留头,纸盖,干则醋润之效。

82. 琥珀蜡矾丸(《外科正宗·卷之一痈疽门·杂忌须知第十四·肿疡主治方》)

治痈疽、发背已成未脓之际,恐毒气不得外出,必致内攻,预服此丸护膜护心,亦且散血解毒。

白矾(一两二钱)　黄蜡(一两)　雄黄(一钱二分)　琥珀(另研极细,一钱)　朱砂(一钱二分)　蜂蜜(二钱,临入)

上四味,先碾研极细,另将蜜蜡铜杓内溶化,离火片时,候蜡四边稍凝时方入上药,搅匀共成一块,以一人将药火上微烘,众手急丸小寒豆大,用朱砂为衣,瓷罐收贮。每服二三十丸,白汤食后送下,病甚者,早晚日进二次,其功最效。

83. 如意金黄散(《外科正宗·卷之一痈疽门·杂忌须知第十四·肿疡主治方》)

治痈疽、发背、诸般疔肿、跌扑损伤、湿痰流毒、大头时肿、漆疮、火丹、风热天泡、肌肤赤肿、干湿脚气、妇女乳痈、小儿丹毒,凡外科一切诸般顽恶肿毒,随手用之,无不应效,诚为疮家良便方也。

天花粉(上白,十斤)　黄柏(色重者)　大黄　姜黄(各五斤)　白芷(五斤)　紫厚朴　陈皮　甘草　苍术　天南星(各二斤)

以上共为咀片,晒极干燥,用大驴磨连磨三次,方用密绢罗厨筛出,瓷器收贮,勿令泄气。

84. 冲和膏(《外科正宗·卷之一痈疽门·杂忌须知第十四·肿疡主治方》)

治痈疽、发背,阴阳不和,冷热不明者,宜用此药。

紫荆皮(炒,五两)　独活(炒,三两)　赤芍(炒,二两)　白芷(一两)　石菖蒲(一两半)

上为细末,葱汤、热酒俱可调敷。药中紫荆皮乃木之精,能破气、逐血、消肿;独活土之精,动荡凝滞血脉,散骨中冷痛,去麻痹湿;石菖蒲水之精,善破坚硬,生血止痛,破风消肿;白芷金之精,能去风生肌定痛;赤芍药火之精,能生血活血,散瘀除痛,盖血生则肌肉不死,血动则经络流通。故肌活不致烂痛,经通不致壅肿,此为散风行气、活血消肿、祛冷软坚之良药也。其中五行相配用者,再无不效之理,又流毒、骨疽冷症尤效。

85. 神授卫生汤(《外科大成·卷一·主治方·肿疡主治方》)

治痈疽发背,脑疽对口,丹瘤瘰疬,恶毒疔疮,湿痰流注,及外科一切疮症,但未成者即消,已成者即溃,能宣热散风,行瘀活血,解毒消肿,疏通脏腑,且药性平和,功效甚速,诚外科首用方也。

羌活(八分)　防风　白芷　穿山甲(土炒,研)　沉香　红花　连翘　石决明(煅,各六分)　金银花　皂角刺　归尾　甘草节　花粉(各一钱)　乳香(五分)　大黄(二钱,酒拌炒,脉虚便利者不用)

水二碗煎八分,病在上部,先服药,随后饮酒一杯;病在下部,先饮酒一杯,随后服药,以行药势。

86. 双解复生散(《外科大成·卷一·主治方·肿疡主治方》)

治痈疽发背,诸般肿毒,初起憎寒发热,四肢拘急,内热口干,大小便秘,宜此药发表攻里,并效。

荆芥　防风　川芎　白芍　黄芪　麻黄　甘草(五分)　薄荷　山栀　当归　连翘　滑石　金银花　羌活　人参　白术(各八分)　大黄　芒硝(各二钱)

水二碗,如表症甚者加姜三片,葱头二茎,里症甚者临服加生蜜三匙和服,此发表攻里,为双解药也。

87. 内固清心散(《外科大成·卷一·主治方·肿疡主治方》)

治痈疽发背,对口疔疮,热甚焮痛,烦躁饮冷,有此症者,可预防毒气内攻,当服此药,庶不变症。

茯苓　辰砂　人参　玄明粉　白豆蔻　甘草　乳香　明雄黄(各二钱)　冰片(一钱)　真豆粉(二两)

上为细末。每服一钱五分,蜜汤调下,不拘时候。

88. 生肌玉红膏(《外科大成·卷一·主治方·膏药类方》)

此膏专治痈疽发背,诸般溃烂棒毒等疮,用在已溃流脓时,先用甘草汤,甚者用猪蹄药汤淋洗患上,软绢挹净,用抿脚挑膏于掌中捺化,遍搽新腐肉上,外以亚圣膏盖之,大疮早晚洗换二次,内兼服大补脾胃暖药,其腐肉易脱,新肉即生,疮口自敛,此乃外科收敛药中之神药也。

白芷(五钱)　甘草(一两二钱)　归身(二两)　爪儿血竭　轻粉(各四钱)　白蜡(二两)　紫草(二钱)　麻油(一斤)

先用当归、甘草、紫草、白芷四味入油内浸三日,大杓内慢火熬药微枯色,细绢滤清,将油复入杓内煎滚,下血竭化尽,次下白蜡微火亦化,先用茶钟四枚,预炖水中,将膏分作四处,倾入钟内,候片时,方下研极细轻粉,每钟内投和一钱,搅匀,候至一伏时取起,不得加减,致取不效。

89. 贝叶膏(《外科大成·卷一·主治方·膏药类方》)

治痈疽发背一切溃烂诸疮。

麻油(一斤)　入血余(鸡子大一团)

文火煤化,去渣离火,入白蜡二两溶化,候温,用绵纸剪块,三张三张于油蜡内蘸之,贴瓷器帮上,用时,揭单张贴患处,日换八九次。力能定痛去腐生肌,其功甚速,希勿忽之。

90. 转败汤(《洞天奥旨·卷五·背发》)

治背痈溃烂,洞见肺腑,疮口不收,百药敷之,绝无一验,此方治之神效。

麦冬(一两)　熟地(二两)　山茱肉(一两)　人参(五钱)　肉桂(一钱)　当归(一两)

忍冬藤(一两)　白术(五钱)

水煎服,五剂全愈。

91. 补缝饮(《洞天奥旨·卷五·背发》)

治背痈愈后开裂。

人参(二两)　白芍(五钱)　当归(一两)　白术(炒,二两)　麦冬(一两)　肉桂(二钱)　附子(一钱)　熟地(二两)　北五味(三钱)　山药(五钱)

水煎服,十剂可安。

92. 助阳消毒汤(《洞天奥旨·卷五·背发》)

治夏生背痈,疮口不起,脉大无力,发热作渴,自汗盗汗,用参芪补剂,益加手足逆冷,大便不实,喘促呕吐,阴症似阳,此方主之。

人参(半斤)　黄芪(一斤)　当归(四两)　白术(四两)　陈皮(一两)　附子(五钱)

水煎膏,作二服。连服数剂乃愈。此舍痈从症之法,盖症出非常,不可以平常细小之药从痈也。

93. 消毒神圣丹(《洞天奥旨·卷十四·奇方上·疮疡肿溃诸方》)

治背痈,或胸腹、头面、手足之疽,五日内服之即散。

金银花(四两)　蒲公英(二两)　生甘草(二两)　当归(二两)　天花粉(五钱)

水煎服。一剂即消,二剂全愈。

94. 立消汤(《洞天奥旨·卷十四·奇方上·疮疡肿溃诸方》)

治痈疽发背,或生头项,或生手足臂腿,腰脐之间,前阴粪门之际,毋论阴毒阳毒,未溃即消,已溃即敛。

蒲公英(一两)　金银花(四两)　当归(二两)　玄参(一两)

水煎,饥服。此方既善攻散诸毒,又不耗损真气,可多服、久服,俱无碍也。即治肺痈、大小肠痈,无不神效。

95. 化腐紫霞膏(《外科十法·外科症治方药·发背》)

治痈疽发背,瘀肉不腐,及不作脓者。又治恶疮,内有脓而外肉不穿溃者。

轻粉　蓖麻仁(研,各三钱)　巴豆(研白仁,五钱)　白结(二钱)　樟脑　螺蛳肉(各一钱)　金顶砒(煅,五分)

为末,瓷罐收贮。临用时麻油调涂顽硬肉上,以万全膏贴之。至顽者,不过二次即软。其力大于乌金散。

96. 内固清心散(《外科心法要诀·卷二·肿疡主治类方》)

此方治痈疽发背,对口疔疮,热甚焮痛,烦躁饮冷。其人内弱服之,预防毒气内攻于心也。

绿豆粉(二两) 人参(二钱) 冰片(一钱) 雄黄(二钱) 辰砂(二钱) 白豆蔻(二钱) 元明粉(二钱) 茯苓(二钱) 甘草(二钱) 乳香(二钱)

上十味为细末。每服一钱五分,蜜汤调下,不拘时服。

97. 巴膏方(《外科心法要诀·卷二·膏药类方》)

此膏贴一切痈疽发背,恶疮,化腐生肌,其效。

象皮(六钱) 穿山甲(六钱) 山栀子(八十个) 儿茶(另研极细末,二钱) 人头发(一两二钱) 血竭(另研极细末,一钱) 硇砂(另研极细末,三钱) 黄丹(飞) 香油 桑槐桃柳杏枝(各五十寸)

上将桑、槐、桃、柳、杏五枝,用香油四斤,将五枝炸枯,捞出;次入象皮、穿山甲、人头发,炸化;再入山栀子炸枯,用绢将药渣滤去,将油复入锅内煎滚,离火少顷。每油一斤,入黄丹六两,搅匀,用慢火熬至滴水中成珠,将锅取起;再入血竭、儿茶、硇砂等末搅融,用凉水一盆,将膏药倾入水内,用手扯药千余遍,换水数次,拔去火气,瓷罐收贮。用时不宜见火,须以银杓盛之,重汤炖化,薄纸摊贴。

98. 芙蓉膏(《疡医大全·卷八·痈疽敷药门主方》)

发背痈疽,痛如锥挖不可忍者,立时止痛。

芙蓉叶 黄荆子(各等分)

研细末。鸡子清调搽,四围留顶。中间如烟雾起,立效。用于未溃之先,将溃之际并效。

四、治痈疽内热方

1. 黄芪汤(《刘涓子鬼遗方·卷三》)
治痈肿患热盛。

黄芪 麦门冬(三两,去心) 黄芩(六分) 栀子(十四枚) 芍药(二两) 栝蒌(二两) 干地黄(一两) 升麻(一两)

上八味锉,以水一斗煮取三升,分温三服。

2. 增损竹叶汤(《刘涓子鬼遗方·卷三》)
治痈疽肿烦热。

竹叶(一握,切) 当归 茯苓 人参 前胡 黄芩 桂心 芍药(各二两) 甘草(三两,炙) 大枣(二十枚) 小麦(一升) 麦门冬(一升,去心)

上十二味切,以水一斗六升,煮竹叶、小麦取一斗一升,去滓内诸药,煮取三升,分服,日三。夜重加黄芪二两,胸中恶加生姜六两,下者减芍药、黄芩各六分。如体强羸者以意消息之。

3. 生地黄汤(《千金翼方·卷第二十二·飞炼·解石及寒食散并下石第四》)

治患大热体盛发痈,或在于背,或在阴处。

生地黄(八两) 竹叶(三升) 小麦(二升) 栝蒌(四两) 大黄(五两) 人参 当归(各一两) 黄芪 黄芩 通草 升麻 芍药 前胡 茯苓 甘草(炙,各二两)

上一十五味㕮咀,以水二升,煮竹叶、小麦取一斗二升,去滓,纳诸药,煮取四升,分四服,日三夜一。不愈,常服。

4. 黄芪散(《太平圣惠方·卷第六十一·治痈诸方》)

治痈肿,热气大盛,寒热进退。

黄芪(锉) 川升麻 川大黄(锉碎,微炒) 黄芩 远志(去心) 赤茯苓 赤芍药(七味各一两) 生干地黄(二两) 当归(半两) 麦门冬(一两半,去心) 人参(半两,去芦头) 甘草(半两,生,锉)

上件药,捣筛为散。每服四两(钱),以水一中盏煎至六分,去滓,不计时候温服。

5. 生地黄散(《太平圣惠方·卷第六十一·治痈诸方》)

治发痈肿,热毒疼痛,心神烦闷。

生干地黄(二两) 玄参(一两) 甘草(一两,生,锉) 赤芍药(一两) 黄芪(一两,锉) 木通(一两,锉) 黄芩(一两) 当归(一两,锉,微炒) 地骨皮(一两) 赤茯苓(一两半) 川升麻(一两) 川大黄(一两,锉碎,微炒)

上件药,捣筛为散。每服四钱,以水一中盏,入竹叶二十片,煎至六分,去滓,不计时候温服。

6. 寒水石散(《太平圣惠方·卷第六十一·

治痈肿贴熁诸方》)

治痈肿,热毒疼痛,攻蚀肌肉,赤色虚肿,手不可近,欲成脓,及已有脓者,四畔赤肿。

寒水石(二两) 羊桃根(一两,锉) 硝石(一两) 木香(半两) 白蔹(半两) 丁香(半两) 榆皮(半两,锉) 赤小豆(一合) 汉防己(半两) 川大黄(一两,生用)

上件药,捣细罗为散。用头醋旋调和,稀稠得所,涂故软布上,贴疮头四畔赤嫩处,候干即易之,其疮头别研汲斯青黛,以少许水和,时时以乌翎敷之,勿令干燥。

7. 玄参散(《太平圣惠方·卷第六十一·治痈肿贴熁诸方》)

熁痈肿,毒热疼痛。

玄参(半两) 紫葛(半两,锉) 川大黄(半两,生用) 木香(半两) 卷柏(半两) 川芒硝(半两) 黄药(半两) 紫檀香(半两,锉)

上件药,捣细罗为散。以鸡子白调和,稀稠得所,薄涂所患处,有疮肿已破者,去芒硝。

8. 柳木耳饼(《太平圣惠方·卷第六十一·治痈肿贴熁诸方》)

治痈疽疮肿,热焮疼痛。

柳木耳(一两) 龙葵根(一两,锉) 黄连(三分,去须) 川芒硝(一两) 麦饭石(三分,烧醋淬三遍) 雄雀粪(一分) 乳香(一两) 杏仁(一两,其疮有头作孔者,煨去皮尖,无孔者和皮捣用之)

上件药捣细罗为散。用浆水和,捏作饼子,如五钱厚,贴疮头,以单帛抹之,日二易之。

9. 葛根散(《太平圣惠方·卷第六十一·治痈烦渴诸方》)

治痈肿,热盛口干,烦渴,或时干呕。

葛根(一两,锉) 甘草(半两,生,锉) 黄芪(一两,锉) 川升麻(一两) 栝蒌根(一两) 麦门冬(一两,去心) 赤芍药(一两) 黄芩(三分) 栀子仁(一两) 生干地黄(一两)

上件药,捣粗罗为散。每服四钱,以水一中盏煎至六分,去滓,不计时候温服。

10. 犀角散(《太平圣惠方·卷第六十一·治痈烦渴诸方》)

治痈肿初发,热盛,口干烦渴,四肢拘急,骨节疼痛。

犀角屑(半两) 知母(半两) 木通(三分,锉) 赤芍药(半两) 川升麻(半两) 川大黄(一两,锉碎,微炒) 葳蕤(半两) 黄芩(半两) 麦门冬(三分,去心) 甘草(半两,生,锉) 马牙硝(一两半)

上件药,捣粗罗为散。每服四钱,以水一中盏煎至六分,去滓,不计时候温服,以利三两行为度。

11. 漏芦散(《太平圣惠方·卷第六十一·治热毒疖诸方》)

治热毒痈疖。

漏芦(一两) 木通(三分,锉) 川升麻(一两半) 赤芍药(一两) 桑根白皮(三分,锉) 黄芩(一两半) 枳壳(一两,麸炒微黄去瓤) 甘草(三分,炙微赤,锉)

上件药,捣筛为散。每服四钱,以水一中盏煎至六分,去滓,温服,日三四服。

12. 红内消散(《仁斋直指方论·卷之二十二·痈疽·痈疽证治》)

痈疽内蕴热、外发热用此。

红何首乌(半两) 远志(水浸取肉,蘸姜汁焙) 赤茯苓 川芎 北梗 苦参 赤小豆 赤芍药 蔓荆子 威灵仙(各三钱) 生甘草(半两)

上末。每服二钱,麦门冬十四粒煎汤调下。

13. 清心散(《仁斋直指方论·卷之二十二·痈疽·痈疽证治》)

治痈疽有热证。

远志(制) 赤茯苓 赤芍药 生地黄 麦门冬(去心) 知母 甘草(生,各等分)

上锉。每三钱,姜枣煎服。小便秘加灯心、木通。

14. 竹叶黄芪汤(《痈疽神秘验方·痈疽十段关》)

痈疽大渴发热,或泻或小便如淋。

生地黄 黄芪(各二钱) 当归(酒拌) 淡竹叶 川芎 甘草(炙) 黄芩(炒) 白芍药(炒) 人参 半夏 石膏(煅,各一钱)

作一剂,水二钟,姜三片,煎八分,食远服。

15. 破棺丹(《痈疽神秘验方·痈疽十段关》)

治热毒痈疽。

大黄(二两,半生半熟) 芒硝 甘草(各二两)

上为末,炼蜜丸如弹子大。每服一丸,用童便加酒半盏,滚白汤和酒化服。

16. 黄连消毒散(《外科理例·附方》)

治痈疽肿势外感焮痛,或不痛麻木,服此更宜蒜灸。

黄连(酒拌) 羌活 黄芩(酒拌) 黄柏(酒拌炒) 生地黄(酒拌) 知母(酒拌炒) 独活 防风 归尾(酒拌) 连翘(各一钱) 苏木 藁本 防己(酒拌) 桔梗 陈皮 泽泻 人参 甘草(炙,各五分) 黄芪(盐水拌炒,二钱)

作一贴,水二钟,姜三片,煎八分,食后服。

17. 水调膏(《证治准绳·疡医卷之一·肿疡·敷贴凉药》)

治痈疽毒热,赤焮疼痛。

川大黄(生用,研末) 杏仁(去皮尖,研) 盐花(各三分)

上为细末。研令匀,以新汲水和调,稀稠得所,旋即涂肿上,干即易之。

18. 回生丹〔《彤园医书(外科)·卷之五肿疡初起·云字号》〕

治痈疽里热,脉症强实。

水煎黑豆(三升,取壳晒干,留汤听用) 切碎苏木(三两,煎浓汤滤去渣) 研大黄末(一斤,醋三碗拌入锅内,慢火熬干,然后下前豆汤、苏木汤搅匀,熬至焦干,连锅巴刮起听用) 酒炒红花(三两,焙焦) 地黄 当归 川芎 茯苓 元胡 乌药 香附 苍术 蒲黄 牛膝 炒桃仁(各二两) 炒芍 炙草 羌活 陈皮 地榆 三棱 沙参 五灵脂(各五钱) 木香 青皮 乳香 没药 良姜 木瓜 炙白术(各三钱)

共切成薄片,同煎黑豆壳、大黄膏,晒干,磨为细末,蜜丸,重三钱,阴干。酒水化服。

五、治痈疽虚热方

1. 生地黄汤(《刘涓子鬼遗方·卷三》)

治痈疽虚热。

生地黄(五两) 人参 甘草(炙) 黄芪 芍药 茯苓(各三两) 当归 芎劳 黄芩 通草(各二两) 大枣(二十枚) 淡竹叶(切成三升)

上十二味,先以水二斗煮了水,取一斗五升,去滓,复诸药再煮,取四升八合,一服八合,日三夜再,能顿服为佳。

2. 黄芪汤(《刘涓子鬼遗方·卷三》)

治痈疽内虚热渴甚。

生地黄(八两) 竹叶(切成三升) 小麦(二升) 黄芪 黄芩 前胡 栝蒌(各四两) 通草 芍药 升麻 茯苓 甘草 知母(各二钱) 人参 当归(各一钱)

上十六味,先以水二斗,煮竹叶及小麦取一斗二升,去滓,复煮诸药,取四升,分四服,日三夜一。小便利,除通草、茯苓,加麦门冬;腹满加石膏三两;热盛去人参、当归。

3. 内补黄芪汤(《刘涓子鬼遗方·卷三》)

治发痈疽肿溃去脓多,里有虚热。

黄芪 茯苓 桂心 人参 麦门冬(三两,去心) 甘草(六分,炙) 生姜 远志(二两,心) 当归(二两) 五味子 大枣(二十枚)

上十一味切,以水一斗煮取四升,分六服,日四夜二。

4. 栀子汤(《备急千金要方·卷二十二·痈肿毒方·痈疽第二》)

治表里俱热,三焦不实,身体生疮及发痈疖,大小便不利。

栀子仁(二七枚) 芒硝(二两) 黄芩 甘草 知母(各三两) 大黄(四两)

上六味哎咀。以水五升煮减半,下大黄,取一升八合,去滓,纳芒硝,分三服。

5. 五利汤(《备急千金要方·卷二十二·痈肿毒方·痈疽第二》)

治年四十已还强壮,常大患热,发痈疽无定处,大小便不通。

芒硝(一两) 升麻 黄芩(各二两) 大黄(三两) 栀子仁(五两)

上五味哎咀。以水五升煮取二升四合,去滓,下芒硝,分四服,快利即止。

6. 熟地黄散(《太平圣惠方·卷第六十一·治痈虚热诸方》)

治痈发后,脓溃不止,肌体虚热,口干食少。

熟干地黄(一两) 黄芪(一两,锉) 麦门冬(一两,去心) 黄芩(半两) 人参(一两,去芦头) 石膏〔一(二)两〕 芎劳(半两) 当归(半两) 白茯苓(一两) 甘草(半两,生用)

上件药,捣筛为散。每服四钱,以水一中盏煎至六分,去滓,不计时候温服。

7. 黄芪散(《太平圣惠方·卷第六十一·治痈虚热诸方》)

治痈脓溃,数日不止,致体虚烦热,头目昏闷。

黄芪(一两,锉) 防风(一两,去芦头) 川升麻(一两) 羚羊角屑(一两) 芎藭(三分) 甘草(半两,生,锉) 人参(一两,去芦头) 地骨皮(半两) 白茯苓(一两) 石膏(一两)

上件药,捣筛为散。每服四钱,以水一中盏煎至六分,去滓,不计时候温服。

8. 人参散(《太平圣惠方·卷第六十一·治痈虚热诸方》)

治痈穴后,脓水过多,致内虚体热。

人参(一两,去芦头) 白术(三分) 麦门冬(一两,去心) 地骨皮(半两) 熟干地黄(一两) 黄芪(一两,锉) 白茯苓(一两) 甘草(半两,生,锉)

上件药,捣筛为散。每服四钱,以水一中盏煎至六分,去滓,不计时候温服。

9. 沉香散(《太平圣惠方·卷第六十一·治痈虚热诸方》)

治痈脓溃已绝,肌肉内虚,尚有余热。

沉香(一两,锉) 黄芩(半两) 甘草(半两,生,锉) 熟干地黄(二两) 柴胡(一两,去苗) 栝蒌根(半两) 白术(三分) 麦门冬(一两,去心) 黄芪(一两半)

上件药,捣粗罗为散。每服四钱,以水一中盏,入竹叶二七片、小麦五十粒,煎至六分,去滓,不计时候温服。

10. 茯苓汤(《圣济总录·卷第一百二十八·痈疽门·痈内虚》)

治痈溃脓太多,里虚热。

白茯苓(去黑皮,三分) 黄芪(锉一两半) 芎藭(一两) 桂(去粗皮,三分) 麦门冬(去心,焙) 五味子(各一两)

上六味,粗捣筛。每服五钱匕,水一盏半,入生姜半分拍碎,干枣二枚劈破,同煎至八分去滓,空心温服,晚再服。

11. 生地黄芪汤(《圣济总录·卷第一百二十八·痈疽门·痈内虚》)

治痈内虚热。

生干地黄(切,焙,二两) 人参 甘草(炙,锉) 芎藭 白茯苓(去黑皮) 芎藭 黄芪(锉) 黄芩(去黑心,各一两) 木通(锉) 当归(切,焙,各三分)

上十味,粗捣筛。每服五钱匕,水一盏半,竹叶七片,干枣二枚劈破,同煎至八分,去滓空心温服,日晚再服。

12. 加味地黄丸(《外科心法要诀·卷二·溃疡主治类方》)

此丸治痈疽已溃,虚火上炎,口干作渴者,宜服之。

熟地(酒蒸,捣膏,八两) 山药(炒,四两) 山萸肉(去核,五两) 白茯苓(四两) 牡丹皮(酒洗,四两) 泽泻(蒸,三两) 肉桂(六钱) 五味子(炒,三两)

上八味共为末,炼蜜丸如梧桐子大。每服二钱,空心盐汤送下。

六、治痈疽体虚方

1. 人参散(《太平圣惠方·卷第六十一·治痈内虚诸方》)

治痈疽内虚不足。

人参(一两,去芦头) 黄芪(二两,锉) 甘草(半两,炙微赤,锉) 当归(半两,锉碎,微炒) 白芍药(半两) 熟干地黄(二两) 白茯苓(一两) 桂心(半两) 枸杞子(一两) 白术(一两)

上件药,捣筛为散。每服四钱,以水一中盏,入生姜半分、枣三枚,煎至六分,去滓,不计时候温服。

2. 内塞黄芪散(《圣济总录·卷第一百二十八·痈疽门·痈内虚》)

治痈溃漏,血脉空竭。

黄芪(锉) 芍药 细辛(去苗叶) 瞿麦穗 白芷 薏苡仁 人参 附子(炮裂,去皮脐) 熟干地黄(焙,各一两) 赤小豆(醋浸炒干,三两)

上十味,捣罗为散。每服二钱匕,空心温酒服下,晚再服。痛甚加芍药,口干渴加薏苡仁,脓多加黄芪。

3. 黄芪散(《圣济总录·卷第一百二十八·痈疽门·痈内虚》)

治痈内虚不足,脓水不绝,四肢乏弱,不能饮食,久不瘥,必为内漏。

黄芪（锉，一两）　山茱萸　五味子（各半两）　白茯苓（去黑皮，三分）　当归（切，焙，半两）　附子（炮裂，去皮脐，一两）　石斛（去根，三分）　远志（去心，焙）　巴戟天（去心）　肉苁蓉（酒浸切，焙，各一两）　人参（三分）　菟丝子（酒浸三日，焙干捣末，半两）　麦门冬（去心，焙，一两）　石韦（去毛，半两）　白芍药（三分）　芎䓖（半两）　熟干地黄（焙，一两）　甘草（炙，锉，三分）

上十八味，捣罗为散。每服二钱匕，荆芥汤调下，日三四服。

4. 蜀椒散（《圣济总录·卷第一百二十八·痈疽门·痈内虚》）

治痈内虚。

蜀椒（去目并闭口，炒出，汗半两）　熟干地黄（焙）　白蔹　防风（去叉）　黄芩（去黑心）　人参桂（去粗皮）　芎䓖　附子（炮裂，去皮脐，各一两）　赤小豆（一合，炒令熟）　甘草（炙，锉，一两）

上十一味，捣罗为散。每服二钱匕，温酒调下，早晚食前服，以瘥为度。

5. 黄芪汤（《圣济总录·卷第一百二十八·痈疽门·痈内虚》）

治痈疽内虚。

黄芪（锉）　人参　甘草（炙，锉）　芍药　当归（切，焙，各一两）　熟干地黄（焙）　白茯苓（去黑皮）　桂（去粗皮，各三分）　白术　远志（去心，各半两）

上十味，粗捣筛。每服五钱匕，水一盏半，入生姜半分拍碎，干枣二枚劈破，同煎至八分，去滓，空心温服，日晚再服。

6. 内托散（《外科精义·卷下》）

治痈疽溃后内虚者，或气弱人，初觉生疮疡。亦可服内消，宜详细用之。

当归　芎䓖　黄芪　厚朴（去皮）　桔梗　防风　甘草（炒）　官桂　人参　白芷　芍药（以上各一两）

上为细末。每服三钱，温酒调下，或木香汤亦可。

7. 托里养营汤（《景岳全书·卷之六十四春集·外科钤古方·外科》）

治瘰疬流注，及一切痈疽不足之证，不作脓，

或不溃，或溃后发热，或恶寒，肌肉消瘦，饮食不思，睡卧不宁，盗汗不止。

人参　黄芪（炙）　当归（酒拌）　川芎　芍药（炒）　白术（炒，各一钱）　熟地（二钱）　五味子（炒，研）　麦冬　甘草（各二分）

水二钟，姜三片，枣一枚，煎七分，食远服。

8. 托里黄芪汤（《景岳全书·卷之六十四春集·外科钤古方·外科》）

治痈疽气虚作渴甚效。

黄芪（蜜炒，六钱）　甘草　天花粉（各一钱）

水二钟煎八分，频服之。加人参一钱亦可。

9. 八仙糕（《外科大成·卷一·主治方·肿疡主治方》）

治痈疽脾胃虚弱，精神短少，饮食无味，食不作饥，及平常无病久病，但脾虚食少呕泄者，并妙。

人参　山药　茯苓　芡实　莲肉（各六两）　糯米（三升）　粳米（七升）　白糖霜（二斤半）　白蜜（一斤）

上将人参等五味各为细末，又将糯粳米亦为粉，与上药末和匀，将白糖和蜜汤中烊化，随将粉药乘热和匀，摊铺笼内，切成条糕，蒸熟，火上烘干，瓷器密贮。每日清晨，用白汤泡用数条，或干用亦可；但遇知觉饥时，随用数条甚便，服至百日，轻身耐老，壮助元阳，培养脾胃，妙难尽述。

10. 二神丸（《外科大成·卷一·主治方·肿疡主治方》）

治痈疽脾胃虚弱，饮食不消，大便溏泄，必服之。

破故纸（四两，微炒香色）　肉果（肥大者二两，生用）

用大枣四十九枚，老生姜四两切片，水浸枣、姜，煮至水干为度，取枣肉为丸桐子大。每服七十丸，清米汤空心送下。及治寻常肾虚脾泄俱效。

11. 加减八味丸（《外科大成·卷一·主治方·肿疡主治方》）

治痈疽已发未发，口干作渴，舌干黄硬者，宜服。

茯苓　山药　丹皮（各四两）　山萸肉（五两）　泽泻（蒸，三两）　五味子（炒三两）　肉桂（六钱）　熟地（捣膏酒煮，八两）

上共为末，炼蜜丸如梧子大。每服二钱，空心服，盐汤送下，寻常酒服亦可。此又渗湿润燥

药也。

12. 红铅造化丹(《外科大成·卷一·主治方·肿疡主治方》)

治痈疽元气不足,软陷不起发,或已发复被风寒内外所侵,以致疮毒下陷变为阴塌不痛者,急宜服此,亦可转阴为阳,返出毒气,复肿为吉。

红铅(三钱) 人参 茯苓 山药(各一两) 甘草(炙) 枯矾(各五钱) 辰砂 寒食面(各七钱五分) 麝香(八分) 冰片(六分) 乳香(二钱,用头生男乳,每盘内用一小钟,晒干共收用之)

上各研精细,方为一处,共再细研,用白蜜二两,再同头生男乳一大杯,慢火重汤内用瓷碗炖,蜜滴水不散为度,候稍温,和入前药,软硬得宜,丸龙眼核大,金箔为衣,瓷罐收用,或以蜡固亦妙。每用一丸,好热酒一杯化药,食远服之,用厚绵帛覆暖,患上其热如蒸,疮必复起作痛,乃此丹之效也。症呕吐怔忡泻痢,屡药不瘥,异症并效,大率心经之病石菖蒲,肝经之病用远志,脾经之病用生姜,肺经之病麦门冬,肾经之病五味子,各随五经之症,用五引煎汤化服,其应如响,修合时务要端午天医黄道日为佳。

13. 温胃饮(《外科心法要诀·卷二·溃疡主治类方》)

此汤治痈疽脾胃虚弱,或内伤生冷,外感寒邪,致生呃逆、中脘疼痛、呕吐清水等证,宜急服之。

人参(一钱) 白术(土炒,二钱) 干姜(炮,一钱) 甘草(一钱) 丁香(五分) 沉香(一钱) 柿蒂(十四个) 吴萸(酒洗,七分) 附子(制,一钱)

上九味,水三盅,姜三片,枣二枚,煎八分,不拘时服。

14. 清中汤〔《彤园医书(外科)·卷之六肿疡·肿疡门托里汇方·金字号》〕

治痈疽脾胃虚弱,痰气咳嗽、饮食不思。

人参 炙术 桔梗 陈皮 法半夏 茯苓去心麦冬(各一钱) 炙草 五味子(各五分)

姜枣引。

七、治附骨痈疽方

1. 天灵盖散(《太平圣惠方·卷第六十二·治附骨疽诸方》)

治附骨疽,肿痛有脓久不瘥。

天灵盖(一两,烧灰) 狗头骨(半两,烧灰) 白矾(半两,烧灰汁尽) 麝香(一钱,细研) 黄连(一分,去须) 黄柏(一分)

上件药,捣细罗为散,研入麝香令匀。每使,先煎甘草汤洗,拭干,用生油调涂之。

2. 皂荚膏(《太平圣惠方·卷第六十二·治附骨疽诸方》)

治附骨疽肿痛。

皂荚(十挺,蘸芜融者,细研) 吴茱萸(二两,末) 杏仁(一两,汤浸去皮,炙,研如泥) 水银(一两,以李枣瓤同研令星尽)

上件药,以醋三升煎皂荚取一升五合,滤去滓,下茱萸杏仁,以文火熬成膏,次下水银和匀,置不津器中。于故帛上涂贴于患处。

3. 黑金膏(《太平圣惠方·卷第六十三·治一切痈疽发背疮肿结硬膏药诸方》)

治风毒气结,坚硬疼痛及消附骨疽。

桂心(一分) 芎䓖(一分) 当归〔一两(分)〕 木鳖子(一分,去壳) 乌贼鱼骨(一分) 漏芦(一分) 白芨(一分) 川乌头(一分生,去皮脐) 鸡舌香(一分) 木香(一分) 白檀香(一分) 丁香(一分) 松脂(二两) 乱发(一两) 黄丹(六两) 清麻油(一升)

上件药,捣细罗为散。入松脂、乱发、麻油内,煎令发尽,绵滤去滓,澄清,拭铛令净。以慢火熬药,入黄丹,用柳木篦不住手搅,令黑色,一时下诸药末,入搅令匀,看软硬得所,于不津器内收。每使,看肿痛处大小,于火畔煨,摊故帛上,厚贴,日二换之。

4. 五香连翘汤(《圣济总录·卷第一百二十八·痈疽门·附骨疽》)

治附骨疽,结核脓水肿痛,心腹气满。

木香 独活(去芦头) 射干 连翘(各三分) 甘草(炙,锉) 桑寄生(锉,炒) 升麻(锉) 沉香(锉) 鸡舌香 乳香(研,各半两) 大黄(锉,微炒,一两半) 麝香(研,一分)

上十二味,除研者外,粗捣筛,再入麝香、乳香同研拌匀。每服五钱匕,水一盏半煎至八分,下竹沥半合,滤去滓,空心温服,快利为度,未利再服。

5. 淋熁贯众汤(《圣济总录·卷第一百二十

八·痈疽门·附骨疽》）

治附骨疽,生股上伏肉间。

贯众　地骨皮（锉）　谷精草　枇杷叶（拭去毛,炙）　荆芥（去梗）　蜀椒（去目并合口者,各一两）

上六味,粗捣筛。以水三升煮取二升,和滓淋炸,蘸布帛拓之,速效。

6. 蛇皮散（《圣济总录·卷第一百二十八·痈疽门·附骨疽》）

治附骨疽肿,根在脏腑。

蛇皮　露蜂房　乱发（各半两）

上三味,并烧灰,存性研细。每服二钱匕,温酒调下,日三服。

7. 密陀僧散（《圣济总录·卷第一百二十八·痈疽门·附骨疽》）

治附骨疽。

密陀僧　自然铜（各半两）　杏仁（去皮尖、双仁,二七枚）

上三味,用苦竹筒一枚,入药在内,纸封筒口,慢火煨,候竹筒黄色,取出研细末。看疮肿大小用药,以新汲水调匀,用鸡翎扫药,涂痈上,甚者不过二七日即效。

8. 牛胶散（《圣济总录·卷第一百二十八·痈疽门·附骨疽》）

治附骨疽。

牛皮胶（黄明者,慢火炙令燥）　甘草（用水一盏蘸炙水尽,锉,各半两）

上二味,捣罗为散。每服二钱匕,浓煎木贼汤调下,空心服;复取药末,以井水调膏,看疮大小,摊纸贴之。

9. 槲皮散（《圣济总录·卷第一百二十八·痈疽门·附骨疽》）

治附骨疽。

槲皮（三两,烧令烟尽）

上一味,细研为散。每服二钱匕,空心米饮调下,日晚再服。

10. 甘草汤（《圣济总录·卷第一百二十八·痈疽门·附骨疽》）

治附骨疽。

甘草（炙,二两）　露蜂房（一两）

上二味并锉,以水五升煎至三升,去滓,以故帛二片浸汤中,更互洗疮上,日三两度即瘥。

11. 漏芦汤（《圣济总录·卷第一百二十九·附骨疽》）

治附骨疽。

漏芦（去芦头）　升麻　连翘　麻黄（去根节,各一两）　大黄（锉,炒,一两半）　防己　木香　白蔹　沉香（各三分）

上九味,粗捣筛。每服五钱匕,水一盏半,入竹叶一七片,煎至八分,再入芒硝一钱搅匀,去滓,空心温服,取利三两行,未利再服。

12. 连翘汤（《圣济总录·卷第一百二十九·附骨疽》）

治附骨疽。

连翘　射干　升麻　防己　黄芩（去黑心）　大黄（锉,炒）　甘草（炙）　芍药　杏仁（汤浸去皮尖、双仁,各一两）　柴胡（去苗,二两）

上十味,粗捣筛。每服五钱匕,水一盏半煎至七分,入芒硝一钱匕,去滓,空心温服。

13. 败酱汤（《圣济总录·卷第一百二十九·附骨疽》）

治附骨疽。

败酱（二两）　大黄（锉,炒,一两）　桃仁（二两）

上三味,粗捣筛、每服五钱匕,先取皂荚刺一两锉碎,以水二盏煎至一盏半,漉出,下药及朴硝一钱,同煎至八分,去滓,空心温服。

14. 天南星散（《圣济总录·卷第一百二十九·附骨疽》）

治附骨疽。

天南星（炮）　附子（炮裂,去皮脐）　黄柏（去粗皮,各半两）　铅丹（研,一分）　麝香（研,半分）

上五味,除麝香、铅丹外,捣罗为散,入二味和匀,干敷疮上,日三五度。

15. 麝香散（《圣济总录·卷第一百二十九·附骨疽》）

治附骨疽久不瘥。

麝香（研,一分）　骐麟竭　密陀僧（煅,各一两）

上三味,细研为散、先用盐汤洗疮拭干,取活鳝鱼一条锉细研,拓疮上一宿,明旦揭看有虫,即去再拭干,涂敷散子,日三五度,即瘥。

16. 内消小豆散（《圣济总录·卷第一百二十

九·附骨疽》)

治附骨疽。

赤小豆(一合) 糯米(炒黑,五合)

上二味,捣罗为散。水调如糊,摊故帛上涂贴,干即易之。

17. 乌鸡散(《圣济总录·卷第一百二十九·附骨疽》)

治附骨疽久不瘥,骨从疮口出。

乌雌鸡骨(烧灰) 牛脊木(刮,烧灰,三家者) 炊单(烧灰,三家者,各一两)

上三味,合和研细,涂敷疮上,日三五度,碎骨出即瘥。

18. 蟾蜍膏(《三因极一病证方论·卷之十五·附骨疽证治》)

治附骨疽久不瘥,脓汁败坏,或骨从疮孔出。

大虾蟆(一枚) 乱发(一块,鸡子大) 猪脂油(一斤)

上同煎二物略尽,滤去滓,凝如膏,贴之。凡欲贴疮,须先以桑白皮、乌豆煎汤,淋洗拭干,以龙骨煅为粉,糁疮四边令易收,然后方用贴药。

19. 黑鲫膏(《三因极一病证方论·卷之十五·附骨疽证治》)

治附骨疽肿热,未破已破,或脓出不愈。

黑色鲫鱼(一个,去肠肚入白盐令满,线缝定)

上铜石器中,煮一盏水尽,鱼干焦,为末。脂油调敷;已破,则干糁,少痛勿怪。

20. 赤术丸(《三因极一病证方论·卷之十五·附骨疽证治》)

治附骨疽,脓出淋漓,久久不瘥,已破未破,皆可服。

赤术(一斤,米泔浸三宿,取出洗净晒干,再以大麻腐汁浸术上,余二寸许,入川椒二十一粒、葱白七根,煮黑油出,洗净焙干秤) 破故纸(炒) 川楝(锉,炒) 茯苓 舶上茴香(炒) 杜茴香 白芷 桃仁(去皮尖,炒,各半斤)

上为末,炼蜜丸梧子大。每服五十丸,温酒、盐汤任下。

21. 黄芪肉桂柴胡酒煎汤(《兰室秘藏·卷下·疮疡门》)

治附骨痈坚硬漫肿,不辨肉色,行步作痛,按之大痛。

黄芪 当归梢(各二钱) 柴胡(一钱五分) 黍粘子(炒) 连翘 肉桂(各一钱) 升麻(七分) 炙甘草 黄柏(各五分)

上㕮咀。好糯酒一大盏半,水一大盏半,同煎至一大盏,去渣,空心温服,少时便以早饭压之,不致大热上攻中、上二焦也。

22. 当归散(《外科集验方·卷下·附骨疽论》)

治附骨痈及一切恶疮。

当归(半两) 甘草(一两) 山栀子(十二枚) 木鳖子(一枚,去皮)

上为细末。每服三钱,冷酒调服。

23. 内托柴胡黄芪汤(《外科集验方·卷下·附骨疽论》)

治附骨痈。

黄芪(二钱) 柴胡(一钱) 羌活(五分) 连翘(一钱三分) 官桂(三分) 黄柏(二分) 生地黄(一分) 土瓜根(一钱,酒制) 当归尾(七分半)

上㕮咀。作一服,水三盏,酒一盏,同煎至一盏,去渣热服,宿食消尽,服一服而食。

24. 内托黄芪酒煎汤(《外科集验方·卷下·附骨疽论》)

治附骨痈。

黄芪 当归尾(各二钱) 柴胡(一钱半) 升麻(七分) 连翘 肉桂 鼠粘子(炒,各一钱) 黄柏 甘草(炙,各五分)

上㕮咀。好糯米酒一盏半,水一大盏半,同煎至一大盏,去渣温服,空心宿食消尽服之,待少时以早饭服之,使不令大热上攻中上二焦也。

25. 羌活防己汤(《医学正传·卷之六·疮疡》)

治附骨疽初发于太阳、厥阴、太阴分者。

羌活 川芎 苍术 防己 木香 连翘 射干 甘草 白芍药 木通 当归尾 苏木(各七分)

上细切,水酒各一大盏,煎至七分,食前服,美膳压之。

26. 托里黄芪汤(《医学正传·卷之六·疮疡》)

治附骨疽初发于足少阳、阳明分者。

柴胡(一钱二分) 连翘(八分) 肉桂(八分) 鼠粘子(八分) 黄芪(八分) 当归尾(一

钱五分） 黄柏（四分） 升麻（四分） 甘草（炙，四分） 白芷（一钱）

上细切，作一服，酒一盏，水一盏半煎至一大盏，空心服，美膳压之。

27. 黄连消毒饮（《医学正传·卷之六·疮疡》）

治附骨疽。

黄连（一钱） 黄芩 黄柏（各五分） 生地黄（四分） 知母（四分） 羌活（一钱） 独活（四分） 防风（四分） 藁本（五分） 当归尾（四分） 桔梗（五分） 黄芪（二分） 人参（二分） 甘草（三分） 连翘（四分） 苏木（二分） 防己（五分） 泽泻（二分） 陈皮（三分）

上细切，作一服，水煎服。

28. 如神三生散（《医学纲目·卷之十九心小肠部·痈疽所发部分名状不同·贴骨痈》）

诸疮大痛，不辨肉色，漫肿光色，名附骨痈。

露蜂房 蛇蜕 头发（洗净，等分）

上烧灰存性，研细，酒下三钱。

29. 内托黄芪汤（《医方集宜·卷之十外科·治方·附骨疽》）

治附骨疽初起皮色如常，作痛无时，发寒发热。

黄芪 木瓜 金银花 当归 羌活 连翘 小茴香 赤芍药 生地黄 甘草 乳香

水二钟，姜三片，煎八分，食远服。

30. 当归拈痛汤（《医方集宜·卷之十外科·治方·附骨疽》）

治骨疽痛而有热。

当归（酒洗） 白术 苍术 黄芩（酒炒） 羌活 防风 泽泻 猪苓 茵陈 干葛 苦参（酒炒） 人参 知母 甘草（炙） 升麻

31. 大防风汤（《外科枢要·卷四·治疮疡各症附方》）

治足三阴经亏损，外邪乘虚，患鹤膝风或附骨疽肿痛，或肿而不痛，不问已溃未溃，用三五剂后，更用调补之剂。

附子 牛膝（各一钱） 白术 羌活 人参 防风（各三钱） 川芎（一钱五分） 辣桂 黄芪 白芍药 杜仲 熟地 甘草（炙，各五分）

上水煎服。

32. 军门立效散（《外科大成·卷四·不分部位小疵·无名肿毒》）

治痈疽诸毒，对口附骨疽等。

皂角刺（三钱，炒热入） 乳香（五七分，炒香化再入） 天花粉（三钱） 甘草节（一寸长九个） 川椒（三十粒）

黄酒二钟煎一钟，温服。未成者即散，已成者即溃，已溃者不宜服。

八、治石痈方

1. 练石散（《备急千金要方·卷二十二·痈肿毒方·痈疽第二》）

治痈有坚如石核者，复大色不变，或作石痈。

粗理黄石（一斤） 鹿角（半斤，烧） 白蔹（三两）

上三味，以醋五升，烧石赤纳醋中不限数，以醋减半止，细捣末，以余醋和如泥，厚敷之，干即易，取消止，尽合。诸漏及瘰疬，其药悉皆用之。

2. 沉香散（《太平圣惠方·卷第六十一·治石痈诸方》）

治石痈，肿毒结硬疼痛，口干烦热，四肢拘急，不得卧。

沉香（三分） 地骨皮（一两） 麦门冬（一两，去心） 当归（一两） 川大黄（一两，锉碎，微炒） 川升麻（一两） 木香（三分） 玄参（一两） 枳壳（一两，麸炒微黄去瓤） 羚羊角屑（一两） 独活（一两） 甘草（一两，生，锉） 赤芍药（一两） 防风（三两，去芦头）

上件药，捣筛为散。每服四钱，以水一中盏煎至六分，去滓，不计时候温服。

3. 犀角散（《太平圣惠方·卷第六十一·治石痈诸方》）

治石痈，热毒气盛，肿硬疼痛，口干烦闷。

犀角屑（三分） 连翘（一两） 射干（一两） 栀子仁（一两） 川升麻（一两） 当归（一两） 川大黄（二两，锉碎，微炒） 木香（三分） 枳壳（一两，麸炒微黄去瓤） 赤芍药（一两） 甘草（一两，生，锉） 玄参（一两）

上件药，捣筛为散。每服四钱，以水一中盏煎至六分，去滓，不计时候温服。

4. 大黄散（《太平圣惠方·卷第六十一·治石痈诸方》）

治石痈，肿硬疼痛，心腹烦闷，不得宣畅。

川大黄(一两,锉碎,微炒)　当归(一分)
川芒硝(半两)　黑豆皮(半两)　枳壳(半两,麸
炒微黄去瓤)　牛蒡子(一分,微炒)　芎䓖(一
分)　甘草(半两,生,锉)

上件药,捣筛分为三服。每服,以水一大盏煎
至五分,去滓,不计时候温服,以利为度。

5. 占斯散(《太平圣惠方·卷第六十一·治
石痈诸方》)

治石痈结坚,若已坏,若未坏,或已成痈者。

占斯(一两)　厚朴(一两,去粗皮)　生干地
黄(一两)　栝蒌(一两,干者)　败酱(一两)　防
风(一两,去芦头)　桔梗(一两,去芦头)　人参
(一两,去芦头)　细辛(一两)　桂心(半两)

上件药,捣细罗为散。每于食前,以温酒调下
二钱。

6. 黄连散(《太平圣惠方·卷第六十一·治
石痈诸方》)

治石痈,结硬发热紫赤色,毒气攻冲未定,日
夜疼痛,宜用消肿化毒止痛。

黄连(一两)　川大黄(一两,生用)　白蔹
(一两)　马牙硝(一两)　黄柏(一两,锉)　青盐
(半两)　麒麟竭(半两)　赤小豆(半合,炒熟)
杏仁(四十九枚,汤浸去皮尖,研)

上件药,捣细罗为散。用蜜水调涂痈上,干即
易之。

7. 雄黄散(《太平圣惠方·卷第六十一·治
石痈诸方》)

治石痈,风毒初结,㿔核坚硬。

雄黄(半两,细锉)　川大黄(半两,生用)
磁石(半两,捣碎细研)　白矾(半两,烧令汁
尽)　细辛(半两)

上件药,捣细罗为散。用鸡子白和生蜜,调涂
之,干易之。

8. 黄芪当归散(《圣济总录·卷第一百二十
八·痈疽门·石痈》)

治石痈久不瘥。

黄芪(锉,十两)　当归(切,焙,八两)

上二味为散。每服三钱匕,温酒调下,不计
时候。

9. 木香丸(《圣济总录·卷第一百二十八·
痈疽门·石痈》)

治石痈结聚,肿硬热痛,脏腑秘涩。

木香(一两)　槟榔(锉,三分)　芎䓖　羌活
(去芦头,各半两)　大黄(锉,炒,一两)　附子
(炮裂,去皮脐)　人参(各半两)　枳壳(去瓤麸
炒,三分)　牵牛子(炒令香,一两半)　陈橘皮
(汤浸去白,焙,半两)

上十味,捣罗为末,炼蜜为丸如梧子大,贮以
瓷合。每服三十丸,空心粥饮下,通利为度,如未
利,加至四十丸。

10. 升麻汤(《圣济总录·卷第一百二十八
·痈疽门·石痈》)

治石痈,皮色紫赤,恶寒壮热,一二日未成脓
者,下之。

升麻　连翘　大青(各一两)　生地黄(焙,二
两)　大黄(锉,炒,一两)　败酱　络石　白蔹
(各半两)　玄参(一两)

上九味,粗捣筛。每服五钱匕,水一盏半煎至
八分,更入芒硝末半分,去滓,空心温服,微利
为度。

九、治痈疽初发方

1. 解毒散(《太平圣惠方·卷第六十一·治
痈诸方》)

治痈疮始觉。

犀角屑　木通(锉)　川升麻　赤芍药　川朴
硝(五味各一两)　石膏(二两)　甘草(生,锉)
玄参　麦门冬(各半两,去心)

上件药,捣粗罗为散。每服四钱,以水一中盏
煎至六分,去滓,不计时候温服。

2. 玄参散(《太平圣惠方·卷第六十一·治
痈诸方》)

治痈肿始发,热毒气盛,寒热心烦,四肢疼痛。

玄参(半两)　甘草(半两,生,锉)　麦门冬
(三分,去心)　前胡(去芦头)　枳实(麸炒微
黄)　人参(去芦头)　赤芍药　生干地黄　黄
芪　芎䓖　赤茯苓　黄芩(九味各一两)　石膏
(二两)

上件药,捣筛为散。每服四钱,以水一中盏,
入竹叶二七片,小麦一百粒,煎至六分,去滓,不计
时候温服。

3. 散毒清凉膏(《太平圣惠方·卷第六十
一·治痈肿贴熁诸方》)

治痈初结,肿振焮。

糯米(半升,炒令焦黑,于地上出火毒) 生甘草(二两,锉)

上捣细罗为散。看患大小,取雪水调涂肿上,干即易之。

4. 川乌散(《仁斋直指方论·卷之二十二·痈疽·痈疽证治》)

痈肿初发急用。

川乌 螺蛳窠土(等分)

上细末。法醋调敷,未结则散,已结则溃。

5. 车螯散(《世医得效方·卷第十九·疮肿科·通治》)

治痈疽初发肿痛,或少年热盛发背等,急宜宣毒利下,热退为度。大人小儿,四季皆可服之。

紫背车螯(一双,盐泥固济,火煅通红,地上出火毒用) 轻粉 甘草(各二钱) 大黄(五钱) 黄芩 漏芦(去须) 瓜根(各半两)

上为末。每服二钱,薄荷汤下,速利,酒亦可。

6. 粉乳托里散(《仁斋直指方论·卷之二十二·痈疽·痈疽证治》)

痈疽初发便服,或毒气入里冲心,烦闷、吃呕嗽喘以至泄泻,急用此频服,托里返出毒气,自内发起于外,此药又能消,已发、未发皆可服,神妙。

真绿豆粉心(二两) 明乳香(半两,以竹叶包,熨斗火熨,乃研细)

上末。每服二钱,熟新水调下,或生甘草煎汤调,食后少时细呷。

7. 乌龙膏(《医方集宜·卷之十外科·治方·痈疽肿疡》)

治诸痈疽恶毒,初起肿大,必先用此箍住不使走彻。

小麦粉子(多年陈者尤佳,炒紫黑色,五钱) 五倍子(炒,一钱) 白芨(一钱) 乳香(五分) 没药(五分)

上各为细末。用蜜和,熟水调敷,毒周围留,头周围药,上用纸贴。

8. 忍冬酒〔《古今医统大全·卷之八十一外科理例(下)·外科附方》〕

凡痈疽初发,便当服此。或贫乏之人,乡僻田夫患此,服此百发百中。

忍冬藤(五两,木杵捶碎,忌铁器)

上一味入砂罐内,用水二碗,文武火煎至一碗,入好酒一大碗,煎十数沸,去渣。分为三服,一

日夜连进尽。病势重者,一日夜可二剂。更生取忍冬叶一大把,入木石臼内烂捣,入钵子,酒少许调和得所,敷疮上,留口以出毒。

9. 散毒饮子(《证治准绳·疡医卷之一·肿疡·内托》)

治痈疽初觉,肿结未成可以消。

黄芪(二两) 甘草(炙) 天罗(生) 山药(炒,各一两) 鬼腰带叶(半两,生竹篱阴湿,石岸、络石而生者好、络木者,无用;其藤柔细,两叶相对,形生三角)

上为粗末。每服三钱,水一盏煎至七分,入酒三盏,同煎一二沸,去渣,温服。

10. 梅花饮子(《景岳全书·卷之六十四春集·外科钤古方·外科》)

痈疽初起,服之可防毒气内攻。

川芎 干葛 天花粉 黄芪 乌梅 甘草 苏木(各一两) 忍冬藤(四两)

上作四剂,水煎服。

11. 花藤薜荔汤(《洞天奥旨·卷十四·奇方上·疮疡肿溃诸方》)

治发背、诸疮痈初起。

薜荔(二两) 金银花(三两) 生黄芪(一两) 生甘草(二钱)

水数碗,煎一碗,渣再煎,一剂即消。

12. 神散汤(《洞天奥旨·卷十四·奇方上·疮疡肿溃诸方》)

治痈疽初起。

金银花(八两)

水十碗煎二碗,再入当归二两同煎,一气服之。不拘阴阳,痈疽初起者,散毒尤速。如已四五日者,财减之半效,然断无性命之忧。

13. 白锭子(《外科心法要诀·卷二·肿疡敷贴类方》)

专敷初起诸毒,痈疽疔肿,流注痰包恶毒,及耳痔、耳挺等证。

白降丹(即白灵药,四钱) 银黝(二钱) 寒水石(二钱) 人中白(二钱)

上四味,共为细末,以白芨面打糊为锭,大小由人,不可入口。每用以陈醋研敷患处,如干再上,自能消毒。

14. 木香渫肿汤(《疡医大全·卷八·渫渍门主方》)

治痈疽始发肿灼,憎寒热痛。

地黄汁(五合,如无,用生地黄五两以代之)犀角 木香 升麻 射干 栀子仁 大黄 黄柏 黄芩 黄连 白蔹 炙甘草 朴硝 紫檀 羚羊角(各一两)

切碎和匀。每用药五两,水一斗煎七升,入麝香五分,净帛蘸药,热渍肿上,日两三度,冷即更换。

15. 荆防败毒散〔《彤园医书(外科)·卷之五肿疡初起·天字号》〕

治痈疽疮疡瘰疹诸毒初起,灼肿,憎寒壮热,头痛背强,脉浮或兼洪弦用此汗之。

芥穗 防风 羌活 独活 柴胡 前胡 枳壳 桔梗 川芎 茯苓(各一钱) 甘草 薄荷(各五分)

生姜、葱白引或加银花、连翘。

16. 回阳三建汤〔《彤园医书(外科)·卷之五肿疡初起·地字号》〕

治痈疽诸发,初起不红热,不肿痛,坚如顽石,硬若牛皮,色似土疾,粟顶多孔,孔或流血,根脚平散,软陷无脓,皮肉不腐,身凉脉细用此温散之。

人参 附子 当归 川芎 黄芪 枸杞 枣皮 茯苓 陈皮(各一钱) 红花 紫草 厚朴 甘草 独活 苍术 木香(各五分) 皂角根 白皮(二钱)

煨姜引,酒兑煎服。用厚绵盖覆疮上,常要温暖,宜灸不宜针。

17. 黄连消毒饮〔《彤园医书(外科)·卷之五肿疡初起·元字号》〕

通治痈疽初起,红肿灼痛,壮热恶寒,烦渴便秘,六脉洪数。

羌活 独活 防己 防风 连翘 甘草 条芩 黄柏 藁本 桔梗 陈皮 苏木 泽泻 沙参 知母(各五分) 生芪(二钱) 生地 归尾 黄连(各一钱)

空心温服。

18. 六一散〔《彤园医书(外科)·卷之五肿疡初起·寒字号》〕

治痈疽初起,烦躁口渴,小便不通,体盛湿多者。

滑石(六两) 甘草(一两)

研末,灯心汤调服三钱。加辰砂少许名益

元散。

19. 黄金化毒汤(《校注医醇賸义·卷二·火·毒火》)

痈疡初起,肿痛大热,烦渴引饮。

黄连(五分) 金银花(二钱) 赤芍(一钱) 丹皮(二钱) 连翘(一钱五分) 土贝(二钱) 花粉(二钱) 菊花(二钱) 薄荷(一钱) 甘草(五分) 淡竹叶(二十张)

十、治痈疽作脓方

1. 大黄散(《太平圣惠方·卷第六十一·治痈有脓诸方》)

治痈肿已作脓。

川大黄(一两) 当归(一两) 细辛(半两) 木通(一两,锉) 芎藭(一两) 黄连(一两) 赤芍药(一两) 黄芪(一两,锉) 白芨(一两)

上件药,捣细罗为散。每用鸡子白和,涂于故细布上,以贴肿处,燥复易之。

2. 玄参散(《太平圣惠方·卷第六十一·治痈烦渴诸方》)

治痈肿成脓水,不能下食,心热口干,烦渴饮水多,四肢羸瘦。

玄参(一两) 川升麻(三分) 白藓皮(一两) 黄连(一两,去须) 土瓜根(一两) 麦门冬(一两,去心) 赤芍药(一两) 川大黄(一两半,锉碎,微炒) 大麻仁(一两半) 川朴硝(一两半)

上件药,捣筛为散。每服三钱,以水一中盏,入生地黄一分,细切,煎至六分,去滓,不计时候温服。

3. 内补五香丸(《太平圣惠方·卷第六十一·治痈内虚诸方》)

治痈,脓血至甚,不生肌肉。

沉香(一两) 薰陆香(一两) 木香(一两) 藿香(一两) 丁香(一两) 续断(一两) 熟干地黄(二两) 白芍药(一两) 侧子(一两,炮裂,去皮脐) 石长生(一两) 厚朴(一两半,去粗皮,涂生姜汁炙令香熟) 败酱(一两) 人参(一两,去芦头) 白茯苓(一两) 鹿角屑(二两) 虎胫骨(二两,涂酥炙令黄)

上件药,捣罗为末,炼蜜和捣三二百杵,丸如梧桐子大。每于食前,以黄芪汤下三十丸。

十一、治痈疽未溃方

1. 黄芪汤(《刘涓子鬼遗方·卷四·相痈知有脓可破法》)

治痈未溃。

黄芪(四两) 甘草(二两,炙) 桂心(三两) 芍药 半夏 生姜(各八两) 饴(一斤)

上七味,以水七升煮取三升,饴化分三服。

2. 王不留行散(《备急千金要方·卷二十二·痈肿毒方·痈疽第二》)

治痈肿不能溃,困苦无赖。

王不留行子(三合,《千金翼》作一升) 龙骨 当归(各二两) 野葛皮(半分) 干姜 桂心(各一两) 栝蒌根(六分)

上七味治下筛,食后温酒服方寸匕,日三。以四肢习习为度,不知稍加之,令人安稳,不觉脓自溃即着痂平复,神良。

3. 薏苡仁散(《备急千金要方·卷二十二·痈肿毒方·痈疽第二》)

治痈肿令自溃,长肉。

薏苡仁 桂心 白蔹 当归 苁蓉 干姜(各二两)

上六味治下筛,先食,温酒服方寸匕,日三夜二。

4. 野葛散(《太平圣惠方·卷第六十一·治痈诸方》)

治痈肿不能溃。

野葛皮(一分) 龙骨(二两) 干姜(半两,炮裂,锉) 桂心(一两) 栝蒌〔一(二)两干者〕 王不留行(一两)

上件药,捣细罗为散。不计时候,以温酒调下二钱。

5. 成脓雄黄散(《太平圣惠方·卷第六十一·治痈有脓诸方》)

治痈疽赤肿疼痛,未得脓溃。

雄黄(三分,细研) 麝香(一两,细研) 木香(半两) 川大黄(三分) 黄连(一两) 白芷(三分) 桂心(半两) 当归(三分,锉,微炒) 黄柏(三分,锉) 槟榔(三分) 芎䓖(半两) 麒麟竭(三分)

上件药,捣细罗为散。用腊月猪脂调令匀,涂于绢上,贴肿处,候脓溃后,即用膏药搜脓生肌。

6. 化脓止痛龙骨散(《太平圣惠方·卷第六十一·治痈有脓诸方》)

治痈疽赤肿,未得脓溃。

龙骨(一两) 川大黄(半两,生用) 白蔹(半两) 黄芪(半两,锉) 黄芩(半两) 白芨(半两) 牡蛎(半两,烧为粉) 雌黄(半两,细研) 甘草(半两) 芎䓖(半两)

上件药,捣细罗为散。用猪胆调令如膏,摊于帛上涂贴,取穴为度。

7. 槟榔散(《普济本事方·卷第六·金疮痈疽打扑诸疮破伤风》)

治打扑伤损,及一切痈肿未破。

槟榔 黄连(去须) 木香(各等分)

上为细末,薄贴疮上,神效。

8. 麝香散(《仁斋直指方论·卷之二十二·痈疽·痈疽证治》)

痈疽已结而头不破用此。

直雀屎(研,一钱) 斑蝥(去头、足、翅,一钱半) 脑 麝(随意)

上细末。法醋调少许,点在有头处,立破,急用煎黄连汤洗去。

9. 蜈蝎散(《仁斋直指方论·卷之二十二·痈疽·痈疽证治》)

治痈疽疮口小而硬,贴膏药脓不出,是为风毒所胜用。

赤足蜈蚣(一条,去头、足) 全蝎(三枚,实全尾者,并生用) 木香(一钱)

上细末。每用一字掺于膏药钱上,准疮口贴。如疮口开阔不硬勿用。若是风邪所搏,即煎连根葱白五茎,次入白芷末半两,少顷,滤清淋洗,明日又洗,仍服不换金正气散。

10. 神功妙贴散(《仁斋直指方论·卷之二十二·痈疽·痈疽证治》)

涂敷痈疽晕内,使脓血化为水出,收晕敛毒。

大南星(圆白者) 蓖麻子仁(各四钱) 五倍子(淡红者) 白芷(消片) 姜黄 半夏(生) 贝母 白芨(各二钱) 没药 乳香(各三钱) 花蕊石散(二贴)

上细末。夹和井水入蜜调敷。疮色黯晦,姜汁调敷,从晕边抹收入里,留中间如钱大贴膏药。若疮开大,全用纱摊药以旧茶笼内,白竹叶尾剪两片如疮势,先贴药上,然后贴疮。久年蓬仰上竹叶亦得。竹叶出水,藉药以行之。凡敷药,须是细末则不痛。

11. 三合汤(《痈疽神秘验方·痈疽十段关》)

治痈疽不肯作脓。

新江子肉　砒　斑蝥(各等分)

为细末。纤疮内,恶肉自化。

12. 荚花汤(《洞天奥旨·卷十四·奇方上·疮疡肿溃诸方》)

治痈疽未溃。

金银花(一斤)　蒲公英(八两)　绵黄芪(六两)　生甘草(一两)　川贝母(三钱)

水煎,作三次,服完全愈。

十二、治痈疽破溃方

1. 猪蹄汤(《刘涓子鬼遗方·卷四·相痈知有脓可破法》)

治痈疽肿坏多汁。

猪蹄(一具,治如食法)　芎劳　甘草(炙)　大黄　黄芩(各二两)　芍药(三两)　当归(二两)

上七味,先以水一斗五升煮蹄取八升,去蹄,内诸药,更煮取三升,去滓及温洗疮上,日三。亦可布内汤中,敷疮肿上,燥复之。

2. 瞿麦散(《刘涓子鬼遗方·卷四·相痈知有脓可破法》)

治诸痈疽已溃未溃,疮中疼痛,脓血不绝。

瞿麦　白芷　黄芪　当归　细辛　芍药　薏苡仁　芎劳　赤小豆(末,各一两)

上九味,先以清酒小豆出于铜器中,熬令干后,溃溃后复熬五过止,然后治末,合捣筛,温酒服方寸匕,昼夜各五。

3. 地黄膏(《刘涓子鬼遗方·卷五》)

治痈疽败坏,生肉。

生地黄(一斤)　辛夷　独活　当归　大黄　芎劳　黄芪　薤白　白芷　芍药　黄芩　续断(各二两)

上十二味切,以腊月猪脂四升,微火煎,白色黄膏成,绞去滓敷,日四。

4. 茵草膏(《刘涓子鬼遗方·卷五》)

治痈疽败坏,生肉。

茵草　当归　薤白　黄芩　甘草(炙,各二两)　生地黄(五两)　白芷(三两)　大黄(四两)　续断(一两)

上九味㕮咀,以猪脂三升,微火煎三上下,白芷黄膏成,敷疮良。

5. 蛇衔膏(《刘涓子鬼遗方·卷五》)

治痈疽脓烂并小儿头疮,牛领马鞍,及肠中诸恶,耳聋痛风肿脚疼,金木水火毒螫所中,众疮百疹,无所不治。

蛇衔　大戟　大黄　芍药　附子(炮)　当归　独活　莽草　黄芩　细辛　芎劳　蜀椒(去目闭口汗)　薤白(以上各一两)

上十三味㕮咀,以苦酒渍之淹一夜,以猪脂一升半,微火煎三上下,膏成,绵布绞去滓,病在内,酒下弹元大。

6. 发疮膏(《刘涓子鬼遗方·卷五》)

治痈疽始作便败坏。

羊髓(一两)　甘草(二两)　胡粉(五分)　大黄(一两)　猪脂(二升)

上五味切,合脂髓煎二物令烊,纳甘草、大黄三上下,去滓,纳胡粉搅令极调,敷疮,日四五上。

7. 黄芪膏(《刘涓子鬼遗方·卷五》)

治诸痈破后大脓血极虚。

黄芪　附子　白芷　甘草　防风　大黄　当归　续断　芍药(各一两)　苁蓉(一分)　生地黄(五分)　细辛(三分)

上十二味切,以猪脂三升,纳诸药微火慢煎,候白芷黄色膏成,绞去滓,候凝,涂疮摩四边口中,日四过。

8. 白芷摩膏(《刘涓子鬼遗方·卷五》)

治痈疽已溃。

白芷(三分)　甘草(三分)　乌头(三分)　薤白(十五枚)　青竹皮

上五味以猪脂一升合煎,候白芷黄膏成,绞去滓,涂四边。

9. 蛇衔生肉膏(《备急千金要方·卷二十二·痈肿毒方·痈疽第二》)

治痈疽金疮败坏者。

蛇衔　当归(各六分)　干地黄(三两)　黄连　黄芪　黄芩　大黄　续断　蜀椒　芍药　白芨　川芎　莽草　白芷　附子　甘草　细辛(各一两)　薤白(一把)

上十八味㕮咀,醋渍二宿,以腊月猪脂七升

煎,三上三下,醋尽下之,去滓,取敷,日二夜一。

10. 黄芪茯苓汤(《备急千金要方·卷二十二·痈肿毒方·痈疽第二》)

治痈疽溃后脓太多,虚热。

黄芪 麦门冬(各三两) 生姜(四两) 五味子(四合) 川芎 茯苓 桂心(各二两) 大枣(二十枚)

上八味㕮咀,以水一斗半煮取四升,分六服。

11. 猬皮散(《备急千金要方·卷二十二·痈肿毒方·痈疽第二》)

治痈疽脓血内漏,诸漏败坏,男发背女乳房及五痔,皆宜服之。

猬皮 蜂房(各一具) 地榆 附子 桂心 当归 续断(各五分) 干姜 蜀椒 藁本(各四分) 厚朴(六分)

上十一味治下筛,空腹以酒服方寸匕,日三,取瘥。加斑蝥七枚,益良。

12. 内补散

1)《备急千金要方·卷二十二·痈肿毒方·发背第三》

治痈疽发背已溃,排脓生肉。

当归 桂心(各二两) 人参 川芎 厚朴 防风 甘草 白芷 桔梗(各一两)

上九味治下筛,酒服方寸匕,日三夜二。未瘥更服勿绝。

2)《太平圣惠方·卷第六十一·治痈内虚诸方》

治痈疽溃散,脓出太多,内虚少力,不食。

黄芪(一两,锉) 麦门冬(一两,去心) 芎䓖(一两) 白茯苓(一两) 桂心(半两) 远志(半两,去心) 当归(一两,锉,微炒) 人参(一两,去芦头) 甘草(半两,炙微赤,锉) 五味子(一两)

上件药,捣粗罗为散。每服四钱,以水一中盏,入生姜半分,枣三枚,煎至六分,去滓,不计时候温服。

13. 大黄散(《太平圣惠方·卷第六十一·治痈肿贴熁诸方》)

治发痈,肿皮剥烂,汁流出如火飚,热甚不可耐,贴此令消。

川大黄(一两,生用) 赤小豆(一两) 牡蛎(一两) 黄连(一两) 白蔹(一两) 土瓜根(一两) 当归(一两,锉,微炒)

上件药,捣细罗为散。每以鸡子白调涂故布上,贴肿处,燥即易之。

14. 止痛搜脓当归散(《太平圣惠方·卷第六十一·治痈有脓诸方》)

治痈肿疽疮等,热毒炽盛不散,已成脓溃,疼痛不可忍。

当归(一两) 羊桃根(一两,锉) 桂心(半两) 白蔹〔半(一)两〕 木香(半两) 丁香(半两) 榆白皮(一两,锉) 汉防己(一两)

上件药,捣细罗为散。用醋浆水调如膏,贴于肿上,干即易之。

15. 五香连翘散(《太平圣惠方·卷第六十一·治久痈诸方》)

治久痈不瘥,风毒气留积,筋骨疼痛,脓水久出,疮不生肌。

木香(三分) 鸡舌香(半两) 沉香(三分) 薰陆香(半两) 麝香(半分,细研) 连翘(三分) 射干〔二(三)分〕 川升麻(三分) 黄芪(三分,锉) 木通(三分,锉) 独活(三分) 桑寄生(三分) 甘草(三两,生,锉) 川大黄(半两,锉碎,微炒)

上件药,捣罗为散。每服四钱,以水一中盏煎至六分,去滓,温服,日三四服。

16. 麦门冬散(《太平圣惠方·卷第六十一·治久痈诸方》)

治久痈,脓水出不尽,心中烦闷不已。

麦门冬(一两,去心) 紫葛(三分,锉) 木通(一两,锉) 黄芪(一两,锉) 川升麻(三分) 犀角屑(三分) 甘草(半两,炙微赤,锉)

上件药,捣粗罗为散。每服四钱,以水一中盏煎至六分,去滓,不计时候温服。

17. 黄芪散(《太平圣惠方·卷第六十一·治痈内虚诸方》)

治痈内虚不定,脓水不绝,四肢乏弱,不能饮食,久不瘥,必为内漏。

黄芪(一两,锉) 山茱萸(半两) 五味子(半两) 白茯苓(三分) 当归(半两,锉碎,微炒) 附子(一两,炮裂,去皮脐) 石斛(三分,去皮) 地脉(半两) 远志〔二(一)两去心〕 巴戟(一两) 肉苁蓉(一两,酒浸一宿,锉去皱皮,炙令干) 人参(三分,去芦头) 菟丝子(半两,酒浸三日,曝干别捣为末) 麦门冬(一两,去心) 石斛(半两,去心) 白芍药(三分) 芎䓖(半两) 熟干地黄(一两) 甘草(三分,炙微赤,锉)

上件药,捣细罗为散。每服,以荆芥汤调下二钱,日三四服。

18. 肉苁蓉散(《太平圣惠方·卷第六十一·治痈内虚诸方》)

治痈经年不瘥,脓血出过多不止,宜服补虚。

肉苁蓉〔一(二)两,酒浸一宿,刮去皱皮,炙令干〕 干姜(半两,炮裂,锉) 地脉(三分) 菟丝子(三分,酒浸三日,曝干则别捣为末) 巴戟(一两) 远志(一两,去心) 人参(一两,去芦头) 甘草(一两,炙微赤,锉) 麦门冬(一两,去心) 石韦(一两,去心) 白芍药(一两) 桂心(一两) 芎䓖(一两) 熟干地黄〔二(一)两〕 山茱萸(一两) 五味子(一两) 当归(一两,锉,微炒) 附子(半两,炮裂,去皮脐) 白茯苓(一两半)

上件药,捣细罗为散。每于食前,以荆芥汤调下二钱。

19. 栀子散(《太平圣惠方·卷第六十一·治痈溃后诸方》)

治痈已溃后,散肿气。

栀子仁(一两) 川大黄(一两) 黄连(一两,去须) 白蔹(一两) 牡蛎(一两) 白蔹(一两) 木通(一两,锉) 川升麻(一两) 黄芩(一两)

上件药,捣细罗为散。每用,以鸡子白调,涂故帛上贴肿处,燥复易之。

20. 黄连散(《太平圣惠方·卷第六十一·治痈溃后诸方》)

治痈已溃。

黄连(一两,去须) 黄柏(一两,锉) 地榆(一两,锉) 白芷(一两)

上件药,捣细罗为散。每用,以鸡子白调,涂故细布上贴之。

21. 白芷散(《太平圣惠方·卷第六十一·治痈溃后诸方》)

治痈疮已溃。

白芷(一两) 黄连(一两,去须) 地榆(一两,锉)

上件药,捣细罗为散。每用,以鸡子白调,涂

布上贴疮,日三四度换之。

22. 当归汤(《圣济总录·卷第一百三十·诸痈疽托里法》)

治痈疽发背,脓血穿溃疼痛,托里止痛。

当归(切,焙) 黄芪(细锉) 人参(各一两) 桂(去粗皮) 赤芍药 甘草(炙,锉) 生干地黄(焙,各三分)

上七味,粗捣筛。每服五钱匕,以水一盏半煎取一盏,去滓温服,不拘时候,日二夜一。

23. 槟榔散(《太平惠民和剂局方·卷之八·吴直阁增诸家名方》)

治痈疽疮疖脓溃之后,外触风寒,肿焮结硬,脓水清稀,出而不绝,内膜空虚,恶汁臭败,疮边干急,好肌不生,及疔疳瘘恶疮,连滞不瘥,下注臁疮,浸溃不敛。

槟榔 黄连(去须,切) 木香(各等分)

上为细末。每用,干贴疮上。

24. 替针丸(《三因极一病证方论·卷之十四·痈疽证治》)

治痈疽虽溃,而脓不出,用之即快。

雄雀粪(二十七个,直者是) 硇砂(一字匕,别研) 陈仓米(一字,为末) 没药(一字,研)

上研匀,以米饮丸如粟米。每用一粒,贴在疮头或疮眼中,即溃脓出。

25. 加味十全汤(《外科精要·卷下·论痈疽服药捷径第五十二》)

治痈疽溃后,补气血,进饮食。

人参 黄芪(盐水炒) 熟地黄(自制) 当归身(酒洗) 茯苓(各一钱) 川芎(七分) 粉草(五分) 桂心(三分) 橘红(一钱) 乌药(五分) 白芍药(一钱) 白术(炒,一钱五分) 五味子(五分)

上水煎服。

26. 去水膏(《仁斋直指方论·卷之二十二·痈疽·痈疽证治》)

治痈疽破穴后,误入皂角水及诸毒水,以致疼痛。

甘草(生,为末,一分) 砂糖 糯米粉(各三分)

上为膏,摊在绢上贴,毒水自出。驴马汗及尿粪,一切毒水,皆治之。

27. 生肉神异膏(《世医得效方·卷第十九·

疮肿科·秘传十方》）

治痈疽坏烂，及诸疮发毒。

雄黄（五钱）　滑石（倍用）

上为末。洗后掺疮上，外用绵子覆盖相护。凡洗后破烂者，用此贴之。

28. 集香散（《痈疽神秘验方·痈疽十段关》）

洗痈疽溃烂。

白芷　藿香　茅香　香附　防风（各二钱）木香　甘草（各一钱）

作一剂，用水三碗，煎数沸，去粗，淋洗患处。

29. 雄黄解毒散（《痈疽神秘验方·痈疽十段关》）

治一切痈疽溃烂，解毒。凡下部湿毒作痒未脓者，连用数次自消。

雄黄（一两）　白矾（四两）　寒水石（一两）

为末。用滚水二三碗，乘热入前药一两，熏洗患处。

30. 沉香散（《外科集验方·卷上·五发痈疽论·五发痈疽通治方》）

治痈脓溃已绝，肌肉内虚，尚有余热。

沉香（锉）　柴胡（去苗）　黄芪　麦门冬（各一两）　白术（三分即七钱半）　熟地黄（二两）黄芩　栝蒌根　甘草（生，锉，各半两）

上锉碎。每服四钱，水一中盏，入竹叶二七片，小麦五十粒，煎至六分，去渣，不拘时温服。

31. 洞天救苦丹（《外科证治全书·卷五·通用方》）

治痈疽溃烂不堪，毒气深固。

蜂房（取露天有子者）　雄鼠矢（尖者）　青皮楝树子（取立冬后者）

上用瓦炙存性，各为细末，等分配准研和。每服三钱，陈酒送服，隔两日一服。

32. 五宝散（《外科证治全书·卷五·通用方》）

治痈疽溃烂，余腐未尽，肌肉不生，用此定痛化腐生肌。

人指甲　象皮（薄切）　长发（各五钱）　麝香（一钱）　冰片（二分）

上用红枣去核，逐枚包甲，以长发捆扎，同象皮在瓦上炭火炙溶成团存性，研粉，加麝、冰研匀贮用。

十三、治痈疽溃后蚀恶肉方

1. 麝香膏（《圣济总录·卷第一百三十·痈疽溃后蚀恶肉》）

治发背痈疽，及诸恶疮生恶肉。

麝香（研）　雄黄（研）　真珠（研，各一两）猪脂（量用）

上四味研匀，猪脂调如糊，涂敷恶肉上，日再。

2. 藜芦散（《圣济总录·卷第一百三十·痈疽溃后蚀恶肉》）

治痈疽诸疮恶肉。

藜芦（去芦头）　茼茹（各半两）　马齿矾（研）　石硫黄（研）　雄黄（研）　麝香（研，各三分）

上六味，除研者外，捣罗为散，再和匀。每用少许敷疮，日三五次，以恶肉尽为度。

3. 大黄蚀肉膏（《圣济总录·卷第一百三十·痈疽溃后蚀恶肉》）

治痈疽疮。

大黄　附子（炮裂，去皮脐）　莽草　芎藭雄黄　雌黄（研）　真珠（研）　白蔹　白矾（研）黄芩（去黑心）　茼茹（各一两）　猪脂（二斤）

上十二味，除研者并猪脂外，锉碎，先熬脂令沸，下诸药，煎候赤黑色，绵滤去滓，下研者药搅匀，倾出瓷器盛。每日涂疮，日三五次，以恶肉尽为度。

4. 白矾散（《圣济总录·卷第一百三十·痈疽溃后蚀恶肉》）

治发背痈疽及恶疮，不生肌，肉败坏，其色黑，蚀恶肉。

白矾（研，半两）　茼茹（末，一两）　腻粉（研，一分）　雄黄（研）　当归（末，各一两）

上五味，合研匀。取少许敷疮，日三次。

5. 硫黄散（《圣济总录·卷第一百三十·痈疽溃后蚀恶肉》）

治痈疽疮，蚀恶肉。

硫黄（研）　马齿矾（研）　茼茹末　丹砂（研，各半两）　麝香（研，一钱）　雄黄（研）　雌黄（研）　白矾（研，各半两）

上八味，合研匀。每用少许敷疮，日三两次，以恶肉尽为度。

6. 生地黄膏（《圣济总录·卷第一百三十·

痈疽溃后蚀恶肉》）

治痈疽败坏生肉。

生地黄（四两）　辛夷　独活（去芦头）　当归（切，焙）　大黄　芎䓖　黄芪　白芷　芍药　黄芩（去黑心，各半两）　续断（一两）　猪脂（二斤）　薤白（二七茎）

上十三味，除猪脂外，并锉碎，先熬脂令沸，下诸药，煎候白芷赤黑色，以绵绞去滓，瓷合盛，涂疮日三两次。

7. 羊髓膏（《圣济总录·卷第一百三十·痈疽溃后蚀恶肉》）

治痈疽始作便坏，热毒发疮。

羊髓（一两）　甘草　胡粉（各二两）　大黄（一两半）　猪脂（一斤）

上五味，除羊髓、猪脂、胡粉外，锉碎，先熬羊髓、猪脂令沸，下甘草、大黄，煎令赤黑色，绵滤去滓，下胡粉搅令匀，瓷合盛。每用涂敷疮，日三四次。

8. 莽草膏（《圣济总录·卷第一百三十·痈疽溃后蚀恶肉》）

治痈疽败坏生肉。

莽草　当归　薤白　黄芩（去黑心）　甘草　白芷　大黄　续断（各一两）　猪脂（二斤）

上九味，除猪脂外，锉碎，先熬脂令沸，下诸药，煎候白芷赤黑色，以绵绞去滓，瓷合盛。涂疮，日三次。

9. 芍药膏（《圣济总录·卷第一百三十·痈疽溃后蚀恶肉》）

治痈疽恶肉疮，蚀尽生肌。

芍药　大黄　黄芪　独活（去芦头）　白芷　当归（各一两）　薤白（三两）　生地黄（一两半，椎碎）　猪脂（一斤半）

上九味，将八味锉碎，先熬脂令沸，下诸药，煎候白芷赤黑色，绵滤去滓。每取少许，涂敷疮，日三五度。

10. 生肉膏（《圣济总录·卷第一百三十·痈疽溃后蚀恶肉》）

治痈疽发背后。

生地黄（一斤）　辛夷（二两）　独活（去芦头）　当归（焙）　大黄（炒）　黄芪（锉）　芎䓖　白芷　芍药　黄芩（去黑心）　续断（各一两）　薤白（五两）

上十二味㕮咀，以腊月猪脂煎膏，敷疮立瘥。

十四、治痈疽敛疮方

1. 神验散（《太平圣惠方·卷第六十一·治诸疮口不合诸方》）

治诸痈肿疮，及冷瘘不干，宜用长肉合疮口。

雄黄（三分，研为末）　楂子（三枚，和核切，阴干为末）

上先将雄黄末，于铫子内，以瓷盏子盖四面，以湿纸封缝，于慢火上烧，以温润物盖盏底，莫令水入，其黄作霜，在盏子上，候冷取出；别取长肉膏药，不限多少，取其霜并楂子末，一时拌和，旋旋摊贴绢上，如疮口深，作纸子引药入疮内，肉从里长，出到疮口合之。

2. 降真香散（《太平圣惠方·卷第六十一·治诸疮口不合诸方》）

治恶疮，封闭疮口。

降真香　木香　麒麟竭　白芷　白蔹　黄连（去须）　黄柏（以上各等分）

上件药，生捣，细罗为散。不计时候，用敷疮口即瘥。

3. 生肌散（《三因极一病证方论·卷之十四·痈疽证治》）

敷痈疽疮毒即生肌。

黄狗头骨（烧存性，二两）　腻粉（一钱）　桑白皮（炙，一两）

上为末。生麻油调敷，自通圣、万金、神异、白玉、槟连、替针、生肌凡七方，是一家行用，均济三因，皆良药也。

4. 善应膏（《三因极一病证方论·卷之十四·痈疽证治》）

治痈疽溃后，长肌敛瘢。

白芷　黄芪（各一两）　甘草（二钱）　黄蜡（二两）　黄丹（二两半）

上前三味为粗末，春秋用麻油四两半，夏四两，冬五两，熬药紫赤色，绵滤去滓，再入黄蜡、黄丹，以柳枝不住手搅，滴水成珠即止。用如常法。

5. 外食散（《三因极一病证方论·卷之十四·痈疽证治》）

治痈肿恶肉不尽，脓水淋滴。敷此，能消肌长肉。

白矾（银窝内用瓦盖煅令性尽，一两）　好染

坏　血竭（各一两）

上研细。用桑浆旋搜为膏，量疮大小贴之。忌鲫鱼、酒面、毒物等。

6. 麝香轻粉散（《仙传外科集验方·合用诸方第六》）

生肉合口，去痛住风，一切痈疮伤折，口不合，用药洗后，以此方干掺。

乳香　没药　五倍子（焙，为主）　白芷（不见火，去风生肌）　赤芍（散血止痛）　轻粉　国丹（水飞）　赤石脂（煅，性急）　麝香　血竭（止血生肉）　槟榔（止血）　宣郎　当归（酒浸焙，洗）　海螵蛸

上研为细末，掺口。

十五、治痈疽伴大小便不通方

1. 木通散（《太平圣惠方·卷第六十一·治痈大小便不通诸方》）

治痈疽，脏腑气壅，大小便不通。

木通（一两，锉）　黄芩（一两）　栀子仁（三分）　漏芦（一两）　木瓜根（一两，锉）　川大黄（一两，锉碎，微炒）　甘草（一两，炙微赤，锉）　川朴硝（二两）

上件药，捣粗罗为散。每服二（三）钱，以水一中盏，煎至六分，去滓，不计时候温服，以通利为度。

2. 大黄散（《太平圣惠方·卷第六十一·治痈大小便不通诸方》）

治痈疽，脏腑壅热太过，心神烦闷，大小便不通。

川大黄（半两，锉碎，微炒）　川升麻（半两）　栀子仁（半两）　川朴硝（半两）　葵子（半两）

上件药，锉碎，以水二大盏煮取一盏三分，去滓，分温三服，以快利为度。

3. 瞿麦散（《太平圣惠方·卷第六十一·治痈大小便不通诸方》）

治诸痈，排脓止痛，利大小便。

瞿麦（一两）　赤芍药（一两）　黄芪（二两，锉）　当归（二两，锉，微炒）　桂心（一两）　赤小豆（一两，微炒）　川大黄（二两，锉碎，微炒）　滑石（二两）　川朴硝（一两）　芎䓖（一两）　白蔹（一两）　麦门冬〔二（一）两去心〕

上件药，捣细罗为散，每于食前，以温水调下三钱，以利为度。

4. 槟榔丸（《太平圣惠方·卷第六十一·治痈大小便不通诸方》）

治痈肿发背，一切恶疮及乳痈，结聚肿硬，热痛，大小便秘涩。

槟榔（一两）　芎䓖（半两）　羌活（半两）　川大黄（二两，锉碎，微炒）　羚羊角屑（三分）　人参（半两，去芦头）　枳壳（三分，麸炒微黄去瓤）　牵牛子（二两，一半生一半微炒）　陈橘皮（半两，汤浸去白瓤，焙）　木香（半两）

上件药，捣罗为末，炼蜜和捣三二百杵，丸如梧桐子大。每于食前，以粥饮调下三十丸，以利为度。

5. 大麻仁丸（《太平圣惠方·卷第六十一·治痈大小便不通诸方》）

治发背及一切痈肿，大小便涩滞。

大麻仁（三两）　木香（一两）　枳壳（一两，麸炒微黄去瓤）　牛蒡子（二两）　甘草（一两，炙微赤，锉）　川大黄（三两，锉碎，微炒）

上件药，捣罗为末，炼蜜和丸如梧桐子大。每于食前，以暖水下三十丸，以利为度。

6. 木香丸（《圣济总录·卷第一百三十·痈疽大小便不通》）

治发背一切恶疮，及乳痈结聚，肿硬热痛，脏腑余毒闭涩，可服通泄调气解毒。

木香（一两）　槟榔（生，锉，三分）　芎䓖　羌活（去芦头，各半两）　大黄（锉，炒，一两）　附子（炮裂，去皮脐）　人参（各半两）　枳壳（去瓤麸炒，三分）　牵牛（一两，半炒半生）　陈橘皮（汤去白，焙，半两）

上十味，捣罗为细末，炼蜜为丸如梧桐子大，以瓷合内盛之。每日空心，粥饮下三十丸，通利一两行，如不利，加至四十丸、五十丸，以通疏为度，甚者夜卧时，更服二十五丸。

7. 玄参丸（《圣济总录·卷第一百三十·痈疽大小便不通》）

治发背诸痈肿，丹石药毒，头痛壮热，大小便不利。

玄参（一两）　升麻　栀子仁　黄芩（去黑心，各半两）　黄芪（细锉，三分）　大黄（锉，炒，一两半）　吴蓝（半两）　犀角（镑屑，三分）　木通

（锉，二两） 连翘（三分） 朴硝（研，一两半）

上十一味，先以十味捣罗为细末，再同朴硝研匀，炼蜜和丸梧桐子大。每日空心，米饮下十五丸，如不利，加至二十九，取快利三两行为度，泻下脓，化为黄水，即瘥。

8. 五利大黄汤（《圣济总录·卷第一百三十·痈疽大小便不通》）

治年未及四十，气血强壮，常苦痈疽无定，大小便不通。

大黄（锉，微炒） 升麻（各二两） 黄芩（去黑心，一两） 栀子（十枚，去皮）

上四味，粗捣筛。每服五钱匕，用水一盏半煎至八分，去滓下芒硝一钱匕，空心温服，快利三两行为度，未利再服。

9. 朴硝丸（《圣济总录·卷第一百三十·痈疽大小便不通》）

治痈疽疮发，大小便秘涩不通。

朴硝（研） 大黄（锉，炒） 杏仁（汤浸去皮尖、双仁，炒，研） 葶苈子（微炒，各二两）

上四味，先以三味捣罗为细末，入朴硝和匀，炼蜜为丸如梧桐子大。每食后，煎黄芪汤下二十丸，以通利为度，未利再服。

10. 山栀子汤（《圣济总录·卷第一百三十·痈疽大小便不通》）

治表里俱热，三焦不通，发背疽疮，及痈疖，大小便不利。

山栀子仁（十五枚） 大黄（锉，微炒，二两） 黄芩（去黑心，一两半） 知母（焙） 甘草（炙，锉，各一两）

上五味，粗捣筛。每服五钱匕，用水一盏半煎至一盏，去滓，下芒硝一钱匕，空心温服，日再。

11. 小麦汤（《圣济总录·卷第一百三十·痈疽大小便不通》）

治痈疽取利下后，热微退，小便不利。

小麦（三合） 人参 甘草（炙，锉） 芍药石膏（碎） 生干地黄（焙） 黄芪（细锉） 木通（锉） 升麻 黄芩（去黑心） 前胡（去芦头，各半两） 麦门冬（去心，焙，三分）

上十二味，粗捣筛。每服五钱匕，用水一盏半，入竹叶七片，大枣二枚擘破，同煎至一盏，去滓，空心温服，日晚再服。

十六、治痈疽兼淋证方

1. 木通汤淋射方（《太平圣惠方·卷第六十一·治痈疽淋洗诸方》）

治痈疽发背，初觉似有，即速服药取通利。

木通〔二（一）斤〕 白杨皮（一斤） 川升麻（半斤） 露蜂房（四两） 赤芍药（半斤） 甘草（半斤）

上件药，都锉，以水三斗煮取一斗，滤去滓，适大热，用注粘瓶两三枚，更互盛汤，高抬手注射肿处，忽令间断，可一食久，次用暖水注射一食久，即解散热气。

2. 当归汤（《太平圣惠方·卷第六十一·治痈疽淋洗诸方》）

治痈疽发背，先穿破，出脓水不住，伤外风，毒燉肿疼痛，淋洗。

当归（一两） 甘草（一两） 赤芍药（一两） 葛根（一两） 细辛 黄柏（一两） 麻黄（一两，去根节） 苦辛（一两） 白芷（一两） 肉桂（一两） 汉椒（一两） 防风（一两，去芦头）

上件药，用水洗，细锉，焙干，分为四度。每度，以水五升煎取三升，温暖洗疮，汤冷即住，以热巾拭，宜用别膏贴之。

十七、治消渴后成痈疽方

1. 栝蒌根丸（《圣济总录·卷第五十九·消渴后成痈疽》）

治消渴后虚热留滞，结成痈疽。

栝蒌根（一两一分） 铅丹（研，一两） 干葛粉（三分） 附子（炮裂，去皮脐，半两）

上四味，以二味捣罗为细末，与葛粉、铅丹和匀，炼蜜丸梧桐子大。每服二十丸，温水下，不拘时候。

2. 八珍散（《圣济总录·卷第五十九·消渴后成痈疽》）

治消渴后烦热，结成痈疽。

水银（入铅丹点少水研令星尽） 栝蒌根（各一两） 苦参（锉） 知母（焙，各一两半） 铅丹（半两） 密陀僧（研） 牡蛎（熬） 黄连（去须，各一两）

上八味，除水银、铅丹外，捣罗为细散，入水银铅丹末和匀。每服一钱匕，温水调下。不拘时候。

3. 玄参散（《圣济总录·卷第五十九·消渴后成痈疽》）

治渴利后，经络痞涩，营卫留结成痈疽。

玄参（洗切） 犀角（镑屑） 芒硝（研细） 黄芪（细锉） 沉香（锉） 木香 羚羊角（镑屑，各一两） 甘草（生，锉，三分）

上八味，捣罗为细散。每服二钱匕，温水调下，不拘时候。

4. 磁石散（《圣济总录·卷第五十九·消渴后成痈疽》）

治消渴后成痈疽。

磁石（引铁者，火烧醋淬二十遍，一两） 黄芪（细锉） 地骨皮（洗） 生干地黄（焙，各三分） 五味子 枳壳（去瓤麸炒） 桂（去粗皮） 槟榔（锉，各半两）

上八味，捣罗为细散。每服三钱匕，温水调下，日三服。

5. 麦门冬汤（《圣济总录·卷第五十九·消渴后成痈疽》）

治消渴后，热毒结成痈疽。

麦门冬（去心，焙） 赤茯苓（去黑皮） 栝蒌实（焙） 地骨皮（洗切，各二两） 甘草（炙，锉，三两）

上五味，粗捣筛。每服三钱匕，水一盏煎七分，去滓温服，不拘时。

6. 桑根白皮汤（《圣济总录·卷第五十九·消渴后成痈疽》）

治消渴后心肺气独盛，结成痈疽。

桑根白皮（锉，炒，半斤）

上一味，粗捣筛。每服三钱匕，水一盏煎至七分，去滓温服，日再。

7. 石膏汤（《圣济总录·卷第五十九·消渴后成痈疽》）

治消渴后成痈疽。

石膏（碎，一两半） 知母（焙，一两半） 犀角（镑屑，一两） 升麻（三分） 栝蒌根（生者，削去皮，细切，可半斤烂研，生布绞取汁两合半，如无以干者四两代之） 土瓜根（绞取汁两合半，无生者以干者四两代之）

上六味，除汁外，粗捣筛。每服三钱匕，二药汁各半合，水一盏半，小麦少许，同煎至八分，去滓温服，不拘时。

8. 铅丹散（《圣济总录·卷第五十九·消渴后成痈疽》）

治消渴后虚热，结成痈疽。

铅丹（别研，半两） 栝蒌根（一两） 泽泻 石膏（研） 赤石脂 白石脂（各一两一分） 胡粉（研，半两） 甘草（炙，锉，一两）

上八味，捣罗五味为细散，入别研三味和匀。每服二钱匕，温水调下，不拘时服。

9. 磁石丸（《圣济总录·卷第五十九·消渴后成痈疽》）

治消渴内虚热，结成痈疽。

磁石（火烧醋淬二七遍，一两） 大豆（二合） 荠苨（洗切） 人参 赤茯苓（去黑皮） 葛根（锉，各三分） 石膏（碎，一两一分） 黄芩（去黑心） 栝蒌根 甘草（炙，锉） 知母（焙，各一两）

上一十一味，捣研为细末，炼蜜和丸梧桐子大。每服三十丸，温水下，日三服。

十八、治小儿痈疽方

1. 漏芦汤（《备急千金要方·卷五下·少小婴孺方下·痈疽瘰疬第八》）

治小儿热毒痈疽，赤白诸丹毒疮疖。

漏芦 连翘（《肘后》用白蔹） 白蔹 芒硝（《肘后》用芍药） 甘草（各六铢） 大黄（一两） 升麻 枳实 麻黄 黄芩（各九铢）

上十味㕮咀。以水一升半煎取五合，儿生一日至七日取一合分三服，八日至十五日取一合半分三服，十六日至二十日取二合分三服，二十日至三十日取三合分三服，三十日至四十日取五合分三服。

2. 五香连翘汤（《备急千金要方·卷五下·少小婴孺方下·痈疽瘰疬第八》）

治小儿风热毒肿，肿色白，或有恶核瘰疬，附骨痈疽，节解不举，白丹。走竟身中，白疹瘙不已。

青木香 薰陆香 鸡舌香 沉香 麻黄 黄芩（各六铢） 大黄（二两） 麝香（三铢） 连翘 海藻 射干 升麻 枳实（各半两） 竹沥（三合）

上十四味㕮咀。以水四升煮药减半，纳竹沥煮取一升二合，儿生百日至二百日一服三合，二百日至期岁一服五合。一方不用麻黄。

十九、痈疽愈后方

1. 竹叶汤（《刘涓子鬼遗方·卷三》）

治痈去脓多，虚满上气。

竹叶（切，二升） 半夏（二两，汤洗） 甘草（二两，炙） 厚朴（三两，炙） 小麦（四升） 生姜（五两） 当归（一两） 麦门冬（二两） 茯苓 桂心（各一两） 黄芩（三两）

上十一味切，以水一斗半，先煮竹叶、小麦取九升，去滓，又煮诸药取二升，分温三服。

2. 黄芪汤（《刘涓子鬼遗方·卷三》）

治痈疽后补塞去客热。

黄芪 生姜 石膏（末） 甘草 芍药 升麻 人参（以上二两） 知母 茯苓（各一两） 桂心（六分） 麦门冬（二两，去心） 大枣（十四枚） 干地黄（一两）

上十三味切，以水一斗二升，煮取四升，分温四服，日三夜一。

3. 大内塞排脓散（《备急千金要方·卷二十二·痈肿毒方·发背第三》）

治发背痈肿，经年瘥后复发，此因大风或结气在内，经脉闭塞至夏月以来出攻于背，久不治，积聚作脓血为疮内漏。

山茱萸 五味子 茯苓 干姜（各一分） 甘草 石斛 人参 桂心 芍药（各三分） 巴戟天 麦门冬 干地黄 肉苁蓉 远志（各八分） 当归 石韦 川芎（各四分） 附子（二分） 地胆 菟丝子（各三分）

上二十味治下筛，酒服方寸匕，日三夜一。稍加之。长服终身不患痈疖。

4. 大黄散（《太平圣惠方·卷第六十一·治痈肿贴熁诸方》）

治痈疮不消，欲结成瘘。

川大黄（一两，生用） 黄芩（三两） 龙骨（一两） 甘草（一两） 黄连（一两，去须） 当归（一两，锉微，炒） 牡蛎（一两） 白蔹（一两） 白芨（一两） 赤芍药（一两） 赤石脂（一两）

上件药，捣细罗为散。每用猪胆汁调涂于细布上，如肿大小贴之，燥即易之。

5. 地黄大补丸（《痈疽神秘验方·痈疽十段关》）

治痈疽愈后作渴。

龟板（酒炙，两半） 黄柏（酒炒，五钱） 知母（去皮，五钱，酒拌捣膏） 人参（一两） 熟地黄（用生者，两半，酒拌铜器蒸半日，捣膏）

为细末，入二膏，加炼蜜或酒糊丸梧子大。

二十、痈疽预防方

1. 升麻汤（《小品方·卷第九·治寒食散发动诸方》）

解散除热，热结肿坚，起始欲作痈。

升麻 大黄 芍药 枳实（各二两） 黄芩（三两） 甘草 当归（各一两）

凡七物，以水八升煮取二升半，分三服，快下，肿即消。

2. 干地黄丸（《备急千金要方·卷二十二·痈肿毒方·痈疽第二》）

凡壮热人能长服之，终身不患痈疽，令人肥悦耐劳苦。

干地黄（五两） 芍药 甘草 桂心 黄芪 黄芩 远志（各二两） 石斛 当归 大黄（各三两） 巴戟天 栝蒌根 人参（各一两） 天门冬 苁蓉（各四两）

上十五味为末，蜜丸如桐子大。酒服十丸，日三，加至二十丸。

3. 犀角散（《太平圣惠方·卷第六十一·治痈诸方》）

治初见皮肤有疮，恐成痈，脏腑壅涩，或寒热噤痹，口干心烦。

犀角屑（一两） 知母（一两） 木通（二两，锉） 赤芍药（一两半） 川升麻 荠苨 葳蕤 黄芩 甘草（生，锉，各一两半） 麦门冬（去心） 马牙硝（各二两）

上件药，捣粗罗为散。每服四钱，以水一中盏煎至六分，去滓，入竹沥一合，更煎一沸，不计时候温服。

4. 黄芪六一散（《外科精要·卷下·论痈疽将安发热作渴第四十八》）

常服，终身可免痈疽，实治渴补虚之剂也。

绵黄芪（六两，用淡盐水润饭上蒸） 粉草（一两，半生半炙）

上为末。每服二钱，侵晨日午，白汤调下。不应，作大剂，水煎服。古人号黄芪为羊肉，可见其能补也。

5. 忍冬丸(《古今医统大全·卷之五十二消渴门·药方·强中消渴证》)

治渴疾愈后,预防疽发。

忍冬草(不以多少,根茎花叶皆可用,一名金银花,一名左缠藤,洗浮用)

上用米曲酒于瓶内浸,以糠火煨一宿,取出晒干,入甘草少许,为末,即以所浸酒煮糊为丸如梧桐子大。每服五十丸至百丸,酒饮任下。

二十一、治疽通用方

1. 麝香膏(《刘涓子鬼遗方·卷五》)

治疽。

麝香末 凝水石 黄芩 丹砂末 芎䓖 鸡舌香 青木香(各二两) 茵草(三两) 升麻(三升) 羚羊角 夜干 大黄 羊脂(各三两) 地黄汁(一升)

上十四味切,以苦酒渍一夜,用猪脂六升微火上煎三上下,绞去滓,纳麝香、丹砂末搅令调成,以摩病上甚良。

2. 芎黄散(《卫济宝书·卷下·方法》)

洗疽疮化毒,散脓汁,生肌肉,止疼痛。

川芎 大黄 黄芩 何首乌(各五钱) 当归 黄连 香白芷(各三钱半)

上为细末,捣烂。每用猪蹄汤煎药数沸,去滓,以绵惹洗之,药冷止。

3. 解关散(《卫济宝书·卷下·方法》)

治疽毒头痛,寒热心烦闷躁,肌困无力,去恶毒脓血。

麻黄(三分,去节) 大黄(三分) 肉桂(半分) 甘草(半两,炙) 诃子(五个,去核) 枳壳 木通(各一两) 木瓜(一个)

上为末。每服二钱,水一盏,姜三片,葱白三寸连须,煎至八分,通日服,片时自然汗出,再进数服,痛热即减。

4. 金花散(《卫济宝书·卷下·方法》)

顺气补内去邪毒,治疽皮燥痛,快脓止疼。

蒲黄(一两) 赤芍药(二分) 地骨皮 蔓荆子(各半两) 石菖蒲(一分) 甘草(三分)

上为末。每服二钱,温酒下,薄荷汤亦可。

5. 五参丸(《卫济宝书·卷下·方法》)

治疽疮经延月日,传成冷疽毒,宜服此药。

丹参 人参 苦参 玄参 沙参 蔓荆子

何首乌 紫菀 威灵仙 木香(各三分) 乳香(一分)

上为末,炼蜜为丸如梧桐子大。空心用麝香酒下三十丸或四十丸。

6. 三圣散(《儒门事亲·卷十五·疮疡痈肿第一》)

治廉疮疔疮,搭手背疽等疮。

葱白(一斤) 马苋(一斤) 石灰(一斤)

上三味,湿捣为团,阴干为细末。贴疮。如有死肉者,宜先用溃死肉药。

7. 追毒丹(《世医得效方·卷第十九·疮肿科·通治》)

治疮疽黑陷者,用针刀开疮,内追毒丹,使之溃,然后去败肉排脓,随证治之。痈疽、疔疮、附骨疽,并皆治之。

巴豆(七粒,去皮心,不去油,研似泥) 白丁香 轻粉(各一钱) 雄黄 黄丹(各二钱)

上件研和,加白面三钱,滴水为丸如麦状。针破疮内之,覆以乳香膏,追出脓血毒物。漏疮四壁死肌不去,不可治,亦以此追毒去死肌,乃养肉令愈。疾小者用一粒,大者加粒数用之。

8. 五香连翘汤(《严氏济生方·痈疽疔肿门·痈疽论治》)

治疽作二日后,宜以此汤与漏芦汤相间连日服之。

桑寄生(无真者,宁缺之) 木香(不见火) 连翘仁 沉香(镑,不见火) 黄芪(去芦,生用) 升麻 木通 射干 川独活(去芦,各三两) 丁香(拣,不见火) 乳香(别研) 大黄(锉,炒) 甘草(生,各半两) 麝香(别研,一分半)

上为粗末,和匀。每服四大钱,水一盏煎至八分,去滓,温服,不拘时候。

9. 木香渭肿汤(《外科精义·卷下》)

治诸疮疽始发,肿焮增长热痛。

木香 犀角 大黄 栀子仁 升麻 黄芩 黄连 射干 黄柏 白蔹 甘草(炙) 朴硝 紫檀 羚羊角(以上各一两)

上咬咀,入生地黄汁五合,如无,只用生干地黄五两,锉碎和匀。每用药五两,水一斗煎至七升,入麝香五钱,净帛蘸药,热拓肿上,日两三度,冷即再换。

10. 万灵丸（《外科精义·卷下·刘守真疮论》）

治脑背疽，并一切恶疮，初觉一二日。

朱砂　血竭　莲蕊（以上各等分）　麝香（少许）

上为细末，酒糊为丸如黄米大。每服七丸，温酒送下，疮在上食后，在下食前，不过二服即效。

11. 托里消毒散（《外科理例·附方》）

治疽已攻发不消者，服此，未成即消，已成即溃，腐肉易去，新肉易生，有疮口宜，贴膏药，敛则不用，切忌早用生肌。又治时毒，表里俱解，肿肉不退，欲其作脓。

人参　黄芪（盐水拌炒）　当归（酒洗）　川芎　芍药（炒）　白术（炒）　茯苓（各一钱）　白芷　金银花（各七分）　甘草（五分）

作一剂，水二钟煎八分，疮在上下，分食前后服。

12. 云母膏（《外科理例·附方》）

治一切疮疽，及肠痈折伤。

蜀椒（开口者，去目，微炒）　白芷　没药　赤芍　肉桂　当归　盐花　血竭　菖蒲　黄芪　白芨　芎䓖　龙胆草　木香　白蔹　防风　厚朴　麝香　桔梗　茈胡　松脂　人参　苍术　黄芩　夜合皮　乳香　附子　良姜　茯苓（各五钱）　硝石　甘草　云母（各四两）　柏叶　桑白皮　槐枝　柳枝（各二两）　陈皮（一两）　清油（四十两）　黄丹（十四两）

上除血竭、乳、没、射、黄丹、盐花、硝石七味另研外，余并锉，入油浸七日，文火煎，以柳篦不住手搅，候匝沸乃下火，沸定又上火，如此三次，以药黑色为度；纸滤去渣，再熬，续入丹，将凝再下余味药末，仍不住手搅；又熬，滴水中成珠为度，瓷器收之，候温将水银绢包，以手细弹铺在上，谓之养药。毋用时刮去水银，或服，或贴，随用，其功甚大。

13. 秘验白芨散〔《古今医统大全·卷之八十一外科理例（下）·外科附方》〕

治大小疮疽，敷之即散。

白芨（八两）　乌骨鸡（焙干）　红药子（四两）　雄黄　轻粉　红芽大戟（各半两）

上为末，醋调敷患处。

14. 复元通气散（《医学纲目·卷之十九心小肠部·痈疽所发部分名状不同》）

治诸气涩，耳聋，腹痛，便痈，疮疽无头，止痛消肿。

青皮　陈皮（各四两）　甘草（三寸，生熟各半）　穿山甲（炮）　栝蒌根（各二两）　金银花（一两）　连翘（一两）

上为细末，热酒调下。

15. 黄矾丸（《外科枢要·卷四·治疮疡各症附方》）

治金石发疽，及一切疮疽，解毒止痛。

明白矾（一两）　黄蜡（五钱）

上熔蜡和矾末，急和匀，众手丸桐子大。每服十丸，渐渐加二十丸，滚汤下。如服金石发疽，别用白矾末一两，作三五服，温酒调下。有人遍身生疮，状如蛇头，服之即效。此药能解毒气，内攻须多服有效。治毒蛇咬，熔滴伤处，痛止毒出，仍服两许。

16. 夺命丹（《证治准绳·疡医卷之一·肿疡·发表》）

治诸般肿毒、疔疮、恶疮。

蟾酥　轻粉（各五分）　朱砂（三钱）　白矾（枯）　寒水石　铜绿（各一钱）　蜗牛（三十一粒，另研）　乳香　没药　麝香（一钱）

上件为细末，将蜗牛另碾一处丸，如丸不就，用好酒糊为丸如绿豆大。每服一丸，生葱三五茎，嚼极烂，吐于手心，包药在内，热酒和葱送下，如重车行五七里，汗出为效。重者，再服一二丸。

17. 托里散（《证治准绳·疡医卷之一·肿疡·攻里》）

治一切恶疮，发背、疔疽、便毒始发，脉洪弦实数，肿甚欲作脓者，三服消尽。

大黄　牡蛎　栝蒌根　皂角针　朴硝　连翘（各三钱）　当归　金银花（各一两）　赤芍药　黄芩（各二钱）

为粗末。每半两，水酒各半，煎服。

18. 枳壳丸（《证治准绳·疡医卷之三·项部·瘰疬马刀》）

治疮疽热，痈肿，瘰疬。

枳壳（去穰，面炒）　牵牛（炒，取头末）　木香　青皮（各一两）　甘草　大黄

上为细末，用皂角，长一尺许者，三挺约三两，炮焦捶碎，以好酒煮软，挪取汁，熬膏稠黏，和前药末为丸如梧桐子大。每服三五十丸，食后葱茶下，

日进二服。

19. 八将丹（《疡科心得集·家用膏丹丸散方》）

一切疽毒不起，疔毒不透，腐肉不脱，用此提毒化毒，其妙。

西黄（三分）　冰片（三分）　蝉蜕（烘，七枚）　大蜈蚣（炙，七条）　麝香（三分）　山甲（炙，七片）　全虫（炙，七个）　五倍子（焙，三钱）

共为细末。用少许掺于疮顶上，以膏盖之。

二十二、治瘰疽方

1. 丹砂膏（《刘涓子鬼遗方·卷五》）

治瘰疽。

丹砂（末）　犀角　夜干　大黄　芎䓖　麝香（末）　黄芩（各二两）　生地黄（十两，切）　升麻　前胡　沉香（各三两）　青木香（一两）

上十二味㕮咀。以苦酒渍淹一宿，以猪脂五升，微火煎三上下，绞去滓，纳丹参、麝香末搅调，稍稍服之。

2. 羊髓膏（《刘涓子鬼遗方·卷五》）

治瘰疽浸淫广大，赤黑烂坏成疮。

羊髓（二两）　大黄（二两）　甘草（一两）　胡粉（二分）

上四味㕮咀。以猪脂二升半，并胡粉微火煎三上下，绞去滓，候冷敷疮上，日四五。

3. 射干散（《太平圣惠方·卷第六十二·治瘰疽诸方》）

治瘰疽，皮肉中忽生点子如麻豆，或大如桃李，肿痛不可忍。

射干（一两）　川升麻（一两）　枳实（一两，麸炒微黄）　川大黄（一两，锉碎，微炒）　麝香（一分，细研）　前胡（一两半，去芦头）　犀角屑（三分）　羚羊角屑（三分）　甘草（一两半，锉）

上件药，捣粗罗为散，入麝香令匀。每服四钱，以水一中盏煎至六分，去滓，不计时候温服。

4. 漏芦散（《太平圣惠方·卷第六十二·治瘰疽诸方》）

治瘰疽，疼痛彻心，四肢壮热。

漏芦（一两）　白蔹（一两）　黄芩（一两）　麻黄（一两，去根节）　枳实（一两，麸炒微黄）　川升麻（一两）　赤芍药（一两）　甘草（一两，炙微赤，锉）　川大黄（一两半，锉碎，微炒）

上件药，捣粗罗为散。每服四钱，以水一中盏煎至六分，去滓，不计时候温服。

5. 枳实散（《太平圣惠方·卷第六十二·治瘰疽诸方》）

治瘰疽，毒气不散，皮肉黯黑，疼痛不可忍。

枳实（一两，麸炒微黄）　射干（一两）　川升麻（一两）　生干地黄（一两）　犀角屑（一两）　川大黄（一两，锉碎，微炒）　前胡（一两半，去芦头）　麝香（一分，细研）

上件药，捣粗罗为散，入麝香令匀。每服三钱，以水一中盏煎至六分，去滓，不计时候温服。

6. 麝香摩膏（《太平圣惠方·卷第六十二·治瘰疽诸方》）

治瘰疽，散毒气。

麝香（半两，细研）　莽草（一两）　川升麻（三两）　寒水石（二两）　黄芩（二两）　羚羊角屑（三两）　射干（三两）　丹砂（一两，细研）　芎䓖（二两）　川大黄〔二（三）两〕　鸡舌香（二两）　生地黄汁（二升）　羊脂（一斤）　木香〔一（二）两〕

上件药，细锉，以猪脂二斤，入生地黄汁，羊脂诸药，煎候黄芩黑色，绵滤去滓，入麝香、丹砂末，搅令匀，收瓷盒中。频频以摩疮上。

7. 甘草膏（《太平圣惠方·卷第六十二·治瘰疽诸方》）

治疮疽，浸淫广大，㿠赤黑烂成疮。

甘草（二两，生用）　川大黄（一两）　胡粉（一两，细研）　羊髓（二两）　猪脂（二合）

上件药，捣细罗为散，入铛中，与脂髓同煎三五沸，膏成，下胡粉搅令匀，收瓷盒中。每用，可疮涂之。

8. 犀角丸（《圣济总录·卷第一百二十九·瘰疽》）

治瘰疽初觉，宜速取利。

犀角屑（一两半）　大黄（锉，炒）　黄芩（去黑心，各三分）　防风（去叉）　人参　当归　黄芪（锉）　栀子仁　黄连（去须）　干蓝　甘草（炙，锉，各半两）　巴豆（十二粒，去皮心，研）

上十二味，除巴豆外，捣罗为末，研入巴豆令匀，炼蜜丸如梧桐子大。每日空心米饮下三丸，如未利，加五七丸，以利为度。

9. 猪蹄汤（《圣济总录·卷第一百二十九·

治瘭疽诸疽,十指头焮赤,痛而痒。

白芷　大黄(锉,炒)　芎劳　黄芩(去黑心)　黄连(去须)　甘草(炙)　细辛(去苗叶)　藁本(去苗、土)　当归(切,焙)　藜芦　莽草(各一两)

上十一味,㕮咀如麻豆。每用水二斗,煮猪蹄一具,取一斗,入药三两,再煮取五升,浸淋疮处。

10. 款冬花散(《圣济总录·卷第一百二十九·瘭疽》)

治瘭疽,手足累累如米起,色白刮之汁出,愈后复发。

款冬花(半两)　黄芪(锉,一两半)　升麻(一两)　赤小豆　附子(炮裂,去皮脐)　苦参(各一两一分)

上六味,捣罗为散。每服一钱匕,空心温酒调服,日再,加至二钱匕。

11. 黄连散(《圣济总录·卷第一百二十九·瘭疽》)

治瘭疽,浸淫多日,渐长大。

黄连(去须,一两)　胡粉　甘草(炙,锉)　茼茹(各半两)

上四味,除胡粉外,捣罗为散,入胡粉令匀,涂敷疮上,日三五度。

12. 消毒散(《圣济总录·卷第一百二十九·瘭疽》)

治瘭疽炽甚。

藜芦　大黄(锉,炒)　黄柏(去粗皮)　黄连　当归　甘草(各一两)

上六味,㕮咀如麻豆。以水一斗煮至五升,去滓,浸淋疮处即瘥。

二十三、治缓疽方

1. 黄芪散(《太平圣惠方·卷第六十二·治缓疽诸方》)

治缓疽,及诸痈肿,脓血结聚,皮肉坚厚,日久不溃,疼痛。

黄芪(三分,锉)　沉香(三分)　薰陆香(三分)　鸡舌香(半两)　羚羊角屑(一两)　漏芦(半两)　黄芩(半两)　栀子仁(半两)　甘草(半两,生,锉)　栝蒌根(半两)　汉防己(三分)　防风(半两,去芦头)　连翘(三分)

上件药,捣筛为散。每服四钱,以水一中盏煎至六分,去滓,不计时候温服。

2. 犀角散(《太平圣惠方·卷第六十二·治缓疽诸方》)

治缓疽,风热毒气,结聚肿痛,寒热不止。

犀角屑(一两)　漏芦(一两)　川大黄(一两半,锉碎,微炒)　川升麻(半两)　栀子仁(一两)　甘草(三分,生,锉)　木通(一两)　麦门冬(一两,去心)　枳壳(一两,麸炒微黄去瓤)　知母(一两)　玄参(一两)

上件药,捣粗罗为散。每服四钱,以水一中盏煎至六分,去滓,入地黄汁半合,更煎三两沸,不计时候温服。

3. 木香散(《太平圣惠方·卷第六十二·治缓疽诸方》)

治缓疽,及痈肿,风毒留积于筋骨,久始出脓水,疼痛不止,或脓出不快,疮不生肌。

木香(一两半)　鸡舌香(一两)　沉香(一两)　薰陆香(一两)　麝香(一分,细研)　射干(一两)　连翘(一两)　川升麻(一两)　黄芪(二两,锉)　木通(一两,锉)　独活(一两)　桑寄生(一两)　甘草(一两,生,锉)　川大黄(一两半,锉碎,微炒)　川芒硝(一两半)

上件药,捣粗罗为散。每服三钱,以水一中盏煎至六分,去滓,不计时候温服。

4. 生干地黄散(《太平圣惠方·卷第六十二·治缓疽诸方》)

治缓疽,风热侵肿不住,肉欲成脓,四肢烦热。

生干地黄(二两)　川大黄(一两,锉碎,微炒)　人参(一两,去芦头)　黄芩(一两)　当归(半两)　远志(一两,去心)　麦门冬(一两半,去心)　川升麻(半两)　赤芍药(一两半)　黄芪(一两,锉)　赤茯苓(一两)　羚羊角屑(一两)

上件药,捣粗罗为散。每服四钱,以水一中盏,入生姜半分,煎至六分,去滓,不计时候温服。

5. 排脓散(《太平圣惠方·卷第六十二·治缓疽诸方》)

治缓疽,日久穿溃,出脓水不尽。

贝齿(一两)　黄芪(三分,锉)　当归(三分,锉,微炒)　赤芍药(三分)　生干地黄(三分)　黄连(三分,去须)　川升麻(三分)　桂心(三分)　白蔹(三分)　犀角屑(三分)　甘草(半两,

生,锉) 麝香(一分,细研)

上件药,捣细罗为散。不计时候,以温酒调下二钱。

6. 莽草散(《太平圣惠方·卷第六十二·治缓疽诸方》)

治缓疽,初结,微肿痛。

莽草(一两) 皂荚(两挺,去黑皮及子) 鹿角屑(一两) 白芨(一两) 白蔹(一两) 半夏(一两) 天南星(一两) 附子(一两,生用,去皮脐) 蛇蜕皮(一条)

上件药,捣细罗为散。用醋面糊调为膏,涂贴于肿处,干即再上,以肿散为度。

7. 黄柏膏(《太平圣惠方·卷第六十二·治缓疽诸方》)

治缓疽。

黄柏(一两半,锉) 桐叶(一两半,切) 龙骨(一两) 黄连(一两半,去须) 败龟(三两,烧灰,细研) 白矾(半两,烧令汁尽,细研) 天灵盖(三两,烧灰,细研) 乱发(拳许大,烧灰,细研) 麝香(一分,细研)

上件药,以猪脂二斤,煎前四味十余沸,布滤去滓,拭铛令净,却入铛中,再煎入后五味,搅令匀,收于不津器中。每用,故帛上匀摊贴之。

8. 飞黄散(《太平圣惠方·卷第六十二·治缓疽诸方》)

治缓疽恶疮,蚀恶肉。

丹砂 磁石 曾青 白石英 云母 雄黄 雌黄 钟乳 石膏 矾石(以上各一两)

上件药,并各捣罗为末。先用一瓦盆,可阔一尺以下者,以丹砂著在盆内南方,磁石在北,曾青在东,白石英在西,其中央先下云母,次下雌黄、雄黄,次下钟乳、石膏、矾石,覆上后,别以一盆盖之,用羊毛和泥固济,候干,安灶上,以陈苇火烧之一日,待冷开取,飞在盆上者,将用敷疮。

9. 木占斯散(《圣济总录·卷第一百二十九·缓疽》)

治缓疽。

木占斯 干姜(炮裂) 桂(去粗皮) 细辛(去苗叶) 败酱 防风(去叉) 桔梗(炒) 栝蒌(去皮,各半两) 甘草(炙,一分) 人参(一两) 厚朴(去粗皮,姜汁炙,锉,三分)

上十一味,捣罗为散。每服二钱匕,空心温酒

调下,日晚再服。

10. 芍药汤(《圣济总录·卷第一百二十九·缓疽》)

治缓疽。

芍药 当归(各一两) 黄芪(锉) 生干地黄(焙) 赤茯苓(去黑皮,各一两半) 人参 甘草(炙,各三分)

上七味,粗捣筛。每服五钱匕,水一盏半,入生姜半分拍碎,枣二枚劈破,同煎至八分,去滓,空心温服,晚再服。

11. 蛇床散(《圣济总录·卷第一百二十九·缓疽》)

治缓疽。

蛇床子(末) 杏仁(汤浸去皮尖、双仁,研细入) 黄连(去须,捣末) 乳香(细研,各半两) 盐(一分,研) 蔓荆根(三两,切烂研)

上六味,以蔓荆根和药末,细研令匀,涂敷肿上,干即易之。

12. 内托黄芪酒煎汤(《医方集宜·卷之十外科·治方·附骨疽》)

治缓疽生于骨髓内,日久不散,赤肿成脓。

黄芪 归尾 柴胡 升麻 连翘 肉桂 牛蒡子 黄柏 甘草

水二钟,酒半钟,煎八分,空心服。

二十四、治甲疽方

1. 虾蟆散(《太平圣惠方·卷第六十五·治甲疽诸方》)

治甲疽皮厚肿痛。

虾蟆灰(半两) 杏仁(七枚,熬黑,研如泥) 黄连(半分,末) 雄黄(半钱,细研) 白矾灰(半钱) 腻粉(半分) 鹿角(七寸,烧令熟,细研) 麝香(半钱,细研) 蚺蛇胆(半钱)

上件药,相和细研。以腊月猪脂调成膏,先以甘草、蛇床、槐白皮煎汤洗疮,拭干,敷药,以油单裹,外更着绵帛裹之,三日,其剩肉、剩甲皆当自落,三日一换。

2. 蔺茹膏(《圣济总录·卷第一百二十九·甲疽》)

治甲疽日夜倍增,赤肉生甲边裹甲者。

蔺茹 黄芪(各二两) 猪脂(半斤)

上三味,先㕮咀如豆,以苦酒浸一宿,与猪脂

一处,微火上煎取三合,绞去滓,以涂疮上,日三两度,其赤肉即消散。

3. 猪蹄汤(《圣济总录·卷第一百二十九·甲疽》)

治甲疽及诸痈疽恶疮,有息肉。

猪蹄(一只,生者) 白蔹 白芷 狼牙 芍药(各三两) 黄连 黄芩 大黄 独活(各二两)

上八味,㕮咀如豆。先以水三斗,煮猪蹄水至一斗二升,去蹄后入药,更煮至五升,候温洗疮,日三度。

4. 乳香散(《圣济总录·卷第一百二十九·甲疽》)

治甲疽,胬肉裹甲,脓血疼痛不瘥。

乳香(研) 胆矾(烧灰,研)

上二味等分,再同研极细,时时敷之。大凡此疾,须是剔去甲,不疗亦愈,或已成疮久不瘥,即用此方。

5. 绿矾散

1)《圣济总录·卷第一百二十九·甲疽》

治甲疽。

绿矾(二两)

上一味,熨斗内以炭火烧令通赤,去火研令极细,先以盐汤洗疮拭干,旋敷疮上,将软帛裹缚;如疮急痛,即以酥涂疮上,令润,日三五度用。

2)《明医指掌·卷八·外科·疮疡疥癣证十》

治甲疽疮。

绿矾(炒,五钱) 芦荟(生,一钱) 麝香(一字)

研极细。以小绢袋盛药,纳指于袋中,扎定,瘥,去之。

6. 石胆散(《圣济总录·卷第一百二十九·甲疽》)

治甲疽胬肉疼痛,脓血不止。

石胆(半两)

上一味,煅过细研,敷疮上,日三两度。

7. 白矾散(《圣济总录·卷第一百二十九·甲疽》)

治甲疽。

白矾(烧灰,一两) 麝香 芦荟 蚺蛇胆(各半分)

上四味,合研极细。先以浆水洗疮拭干敷之,日三两上,以瘥为度。

8. 乌梅散(《圣济总录·卷第一百二十九·甲疽》)

治甲疽多年不瘥,胬肉脓血疼痛。

乌梅(十枚,烧灰)

上一味,研为散。敷疮上,日三易。

9. 黄芪散(《圣济总录·卷第一百二十九·甲疽》)

治甲疽。

黄芪(锉) 蛇蜕皮(炙令焦,各一两)

上二味,捣罗为散。敷疮上,日三五度。

10. 马齿散(《圣济总录·卷第一百二十九·甲疽》)

治甲疽。

墙上马齿菜(阴干,一两) 木香 丹砂(研细) 盐(研细,各一分)

上四味,除丹砂盐外,锉碎拌令匀,于熨斗内,以炭火烧过,取出细研,即入丹砂、盐末,再研匀。旋取敷疮上,日三两度。

11. 蛇黄散(《证治准绳·疡医卷之四·足部·甲疽》)

治甲疽肿烂,生脚指甲边,赤肉努出,时瘥时发。又治嵌甲生入肉,常血疼痛。

雄黄(半两) 蛇蜕皮(一分,烧)

上同研如粉。先以温泔,洗疮上软,以尖刀子割去甲角,拭干,药敷上,用软帛裹半日许,药温即易。一日即除痛便止。一方,用浆水洗净,以橘刺破。一方,有黄芪,无雄黄。

12. 四妙膏(《外科全生集·卷四·敷药类》)

治甲疽。

狼毒(一两) 黄芪(二两)

醋浸一宿,入猪油五两,微火煎熬,取二两绞去渣,退火气,以封患口,日易三次,毒消口敛。

13. 累效散〔《彤园医书(外科)·卷之六肿疡·肿疡溃疡敷贴汇方·芥字号》〕

治足指甲疽肿溃。

硇砂 乳香(各一钱) 轻粉 黄丹(各五分) 橄榄肉(五枚,烧灰存性)

共研极细。先用盐汤净洗,拭干,麻油调,频频搽之。

二十五、治风疽方

1. 五香连翘汤(《圣济总录·卷第一百二十九·风疽》)

治风毒结肿,聚为恶脓瘀血,毒壅不散,发作成疽。

连翘 射干 独活(去芦头) 桑寄生 木通 升麻(各二两) 大黄(三两) 丁香(一两) 木香 沉香 薰陆香 麝香(各二两)

上十二味,咬咀如麻豆大。每服五钱匕,水二盏煎至一盏,入竹沥半合,再煎取沸,去滓温服,未瘥再服。

2. 防风汤(《圣济总录·卷第一百二十九·风疽》)

治风毒中人,留血脉不散,与营卫相搏,结成风疽,身体烦热,昏冒肿痛。

防风(去叉) 柴胡(去苗) 白芷 桔梗(炒) 木通(锉) 当归(切,焙,各一两半) 羌活(去芦头) 麻黄(去根节,煎掠去沫,焙) 附子(炮裂,去皮脐) 甘草(炙,锉,各一两)

上十味,咬咀如麻豆。每服五钱匕,水一盏半煎至八分,去滓温服,食后、临卧各一,如欲出汗,空心并两服,后以热姜稀粥投,盖复取汗,慎外风。

3. 海桐皮浸酒方(《圣济总录·卷第一百二十九·风疽》)

治热毒风结成疽,肿痛行履不得。

海桐皮(锉) 五加皮(锉) 独活(去芦头) 防风(去叉) 干蝎(炒) 杜仲(去粗皮,切) 牛膝(去苗,酒浸切,焙) 薏苡仁(炒,各一两) 生干地黄(焙,三两)

上九味,粗捣筛,生绢囊贮,以好酒一斗五升,浸于瓷瓶中密封,秋夏三日,春冬七日开取。食前温酒三合,加至四五合,不拘时,甚者常令酒气相续。

4. 大豆酒方(《圣济总录·卷第一百二十九·风疽》)

治热毒风肿成疽,日夜热痛。

大豆(紧小者,三升) 麻子仁(研碎,三升) 乌蛇(一条,去头尾皮骨重四两,椎碎)

上三味,相和令匀,就甑内蒸,临熟去甑底汤,将好酒一斗五升,就甑中淋,候酒热又淋,凡七八遍,入瓷瓶内密封。候冷量性饮之,常带酒气,佳。

5. 麻黄汤(《圣济总录·卷第一百二十九·风疽》)

治醉酒汗出,风入经络,成风疽。

麻黄(去根节,三两) 五加皮(一两半) 防风(去叉) 独活(去芦头) 桂(去粗皮) 当归(切,焙) 芎藭 干姜(炮,各二两) 附子(生,去皮脐,一枚) 牛膝(二两半) 杏仁(去皮尖、双仁,八十枚)

上十一味,各细锉。以水九升,先煎麻黄掠去沫,纳诸药,煎取三升,绞去滓,每用一盏温服,并三服,温复微汗,慎外风。

6. 秦艽丸(《圣济总录·卷第一百二十九·风疽》)

治风毒气客经络,成风疽。

秦艽(去土) 苦参 升麻 黄芩(去黑心) 枳壳(去瓤麸炒) 防风(去叉) 恶实(炒,各四分) 乌蛇(酒浸去皮骨,炙) 蒺藜(炒,各五分)

上九味,捣罗为末,炼蜜和丸如梧桐子大。早晚食后,以蒺藜子煎汤,下二十丸。

7. 黄芪丸(《圣济总录·卷第一百二十九·风疽》)

治酒醉汗出,风入经络,久成风疽。

黄芪(锉) 犀角(镑,各三两) 黄连(去须) 茯神(去木) 当归(切,焙) 防风(去叉) 芍药 升麻 黄芩(去黑心,各五分) 木通(八分) 甘草(生,锉,三分) 麝香(别研,半分)

上十二味,捣研为末拌匀,炼蜜丸如梧桐子大。每服二十九,空腹生姜汤下,食后再服,即煎麦门冬汤下。

8. 麻黄防风汤〔《彤园医书(外科)·卷之五肿疡初起·润字号》〕

治风疽肿痛,发热恶寒。

麻黄 防风 炮附子(各五分) 白芷 柴胡 羌活 桔梗 木通 甘草 当归(各一钱)

生姜引。

二十六、治环跳疽方

乳香托里散(《医方集宜·卷之十外科·治方·附骨疽》)

治环跳疽。

厚朴 木瓜 归尾 芍药 白芷 木香 独活 乳香 黄芪 官桂 没药 牛膝

姜三片,煎服。

二十七、治小儿疽方

1. 漏芦散(《太平圣惠方·卷第九十·治小儿疽诸方》)

治小儿热毒生疽,肿硬疼痛,及赤白诸丹毒疮疖。

漏芦(半两) 麻黄(半两,去根节) 连翘(半两) 川芒硝(半两) 川升麻(三分) 枳实(三分,麸炒微黄) 黄芩(三分) 白蔹(三分) 甘草(三分) 川大黄(二两,锉碎,微炒) 赤芍药〔二(三)分〕

上件药,捣粗罗为散。每服一钱,以水一小盏煎至五分,去滓,量儿大小,不计时候,分减服之。

2. 木香散(《太平圣惠方·卷第九十·治小儿疽诸方》)

治小儿热毒疽肿,及赤白诸丹毒肿,或生瘰疬疮疖,身中风胗瘙痒。

木香(一分) 薰陆香(一分) 沉香(一分) 鸡骨香(一分) 黄芩(一分) 麻黄(一分,去根节) 连翘(半两) 海藻(半两,洗去咸味) 射干(半两) 川升麻(半两) 枳实(半两,麸炒微黄) 牛蒡子(半两,微炒) 川大黄(二两,锉碎,微炒)

上件药,捣粗罗为散。每服一钱,以水一小盏煎至五分,去滓,入竹沥半合,更煎三两沸,放温,量儿大小,不计时候,分减温服。

3. 黄芪散(《太平圣惠方·卷第九十·治小儿疽诸方》)

治小儿疽肿,及疮疖,身体壮热,口干心躁。

黄芪(半两,锉) 连翘(半两) 川升麻(半两) 玄参(一分) 丹参(一分) 露蜂房(一分,微炙) 枳壳(半两,麸炒微黄去瓤) 甘草(一分,炙微赤,锉)

上件药,捣粗罗为散。每服一钱,以水一小盏煎至五分,去滓放温,量儿大小,分减服之。

4. 犀角散(《太平圣惠方·卷第九十·治小儿疽诸方》)

治小儿疽毒肿硬,壮热,大渴。

犀角屑(三分) 葛根(半两,锉) 麦门冬(一两,去心,焙) 川升麻(半两) 木香(半两) 黄芪(半两,锉) 黄芩(半两) 甘草(半两,炙微赤,锉)

上件药,捣粗罗为散。每服一钱,以水一小盏煎至五分,去滓放温,量儿大小,分减服之。

5. 消肿气消水膏(《太平圣惠方·卷第九十·治小儿疽诸方》)

治小儿疽毒肿坚硬,疼痛,攻冲四畔焮赤,宜用抽热毒。

羊桃根(一两,锉) 川大黄(一两,锉,生用) 黄芩(半两) 赤小豆(半合) 黄柏(半两,锉) 绿豆粉(半两)

上件药,捣粗罗为散。用芸苔菜,捣取自然汁,以蜜少许相和,调药令稀稠得所,看白畔肿赤处大小,剪生绢,上匀摊,可厚一钱,贴之,干即换之。

6. 密陀僧散(《太平圣惠方·卷第九十·治小儿疽诸方》)

治小儿疽肿穴后,及恶疮肿,脓水虽收,肌肉不生。

密陀僧(一两) 黄连(三分,去须) 槟榔(三分)

上件药,捣细罗为散。用糁疮上,日三服之。

7. 松脂饼子(《太平圣惠方·卷第九十·治小儿疽诸方》)

治小儿疽疮久不瘥。

松脂(一两) 薰陆香(一两)

上件药,合捣。纳少许盐为饼子,贴于疮上,汁出尽,即瘥。

8. 黄连散(《太平圣惠方·卷第九十·治小儿疽诸方》)

治小儿疽已溃。

黄连(半两,去须) 黄柏(半两,锉) 地榆(半两,锉) 白芷(半两)

上件药,捣细罗为散。每用鸡子白调涂,于故细布上贴之。

【论用药】

中医文献所载治疗痈疽的专药、常用药较多,可一味药独立成单方,或与他药合而成复方,或为民间验方,收于此,以供参看。

一、概论

痈疽用药当分阴阳、虚实、表里、寒热不同。因发痈疽部位、阶段、证候等不同,亦当随时、随证加减,辨证用药。

《医学纲目·卷之十八心小肠部·痈疽·溃疡》:"(东垣)痈疽用药加减法:如发背疔肿,脓溃前后,虚而头痛者,于托里药内加五味子;恍惚不宁,加人参、茯神;虚而发热者,加地黄、栝蒌根;潮热者,加柴胡、地骨皮;渴不止者,加知母、赤小豆;虚烦者,加枸杞、天门冬;自利者,加厚朴;脓多者,加当归、川芎;痛甚者,加芍药、乳香;肌肉迟生者,加白蔹、官桂;有风邪者,加独活、防风;心惊悸者,加丹砂;口目瞤动者,加羌活、细辛;呕逆者,加丁香、藿叶;痰多者,加半夏、陈皮。"

《医学纲目·卷之三十七小儿部·心主热·痘痈》:"(丹)痘痈多是实毒血热成痈,分上下用药,一日不可缓。成脓必用清热凉血为主,赤芍药、甘草节、连翘、桔梗之类,上引用升麻、葛根,下引用槟榔、牛膝,更助以贝母、忍冬草、白芷、栝蒌,大便燥用大黄,寒热用芩、柏,此法累效。"

《外科启玄·卷之三·明疮疡宜随症用药论》:"凡疮疽之症,苦于痛痒,在人之虚实,脉之浮沉,症之表里。如肿焮初起,当以内疏,既成之后,即当内托,止痛排脓,已溃之后,须当大补,此乃正治之法也。外兼余症,亦当随之加减合宜而安,稍陈几味,以明随症之宜,略言数句,以通活法之要。如溃后头疼,托里方中加川芎、蔓荆子;溃后惊悸,加人参、茯神、朱砂;寒热往来,加柴胡、地骨皮;渴而不止,加花粉、知母;大便秘结,加大黄、麻子,甚则芒硝;小便不通,加茯苓、琥珀、木通、车前;心虚烦而加天门冬、枸杞子;四肢厥冷加附子、干姜;呕吐者,生姜、半夏、藿香;脓多者,加川芎、当归;痛甚者,加乳香、芍药;肉不长,加参、术、芎、归;口不收,加白蔹、白芨;风痒痛,加防风、天麻;肌死者,加独活、官桂;疮紫阴黑,加没药、红花。述之不尽,遍览攸嘉。"

《外科启玄·卷之三·明疮疡随经加减论》:"太阳经疮疽生于巅顶之上必用羌活、藁本、麻黄,在下黄柏。少阳经耳前上用升麻、柴胡,下用柴胡、连翘。阳明经面上用葛根、白芷、黄芩,下用花粉。太阴经中府、云门、尺泽,上用条芩、连翘,下则箕门、血海用苍术、防己。少阴经少冲、少海。上用细辛,下涌泉、照海用知母。厥阴经中冲、内泽,上用川芎、菖蒲,下太敦、曲泉,柴胡之类。上则言其手经,下则言其足经,当察其此。"

《疡医大全·卷六·论诸经向导药随经引使》:"随经者,引经必要之药也。引者,导引也,引领也。如将之用兵,不识其路,纵兵强将勇,不能取胜,如贼入无抵,脚不能入其巢穴,叩之箱篝,此理也。故用引经药,不可不知。太阳经疮疽,生于巅顶之上,必用羌活、藁本、麻黄,在下黄柏。少阳经耳前上用升麻、柴胡,下用柴胡、连翘。阳明经面上用葛根、白芷、黄芩,下用花粉。太阴经中府、云门、尺泽,上用条芩、连翘,下则箕门、血海,用苍术、防己。少阴经少冲、少海,上用细辛,下涌泉、照海,用知母。厥阴经中冲、内泽,上用川芎、菖蒲,下大敦、曲泉,柴胡之类。上则言其手经,下则言其足经,当察其此。"

《外科集验方·卷上·五发痈疽论》:"其诸发痈起,皆宜宣散热毒,要须看人元气虚实而治之,庶不误矣。若元气实者,亦可用大黄之剂,泄去毒气,或用漏芦、五香、连翘之类皆可。若元气虚弱,即用内托、十宣之类补之。亦有阴疮寒塌不起,虽云用灸,然亦不可服寒凉之剂,亦宜以暖药温之。全在活法,不可执一也。其敷贴洗药,具方于下,随证用焉。"

《证治准绳·疡医卷之一·内消》:"痈疽之证,发无定处,欲令内消,于初起红肿结聚之际,施行气活血解毒消肿之药是也。当审浅深大小,经络处所,形脉虚实,如发于脑背腰项臀臑者,皆太阳经也,宜黄连、羌活。背连胁处,为近少阳,宜柴胡并宜败毒散、仙方活命饮。形实脉实者,宜漏芦汤、内疏黄连汤、追毒丸等疏利之。气虚者参芪为主,血虚者芎归为主,佐以消毒之药,随分野以引经药,行至病所。六经分野上有痈疽,其五经各随本经,标本寒温,气血多少,以行补泻。惟少阳一经,虽曰气多血少,而气血皆不足也,治与气虚血虚同法。凡栝蒌、射干、穿山甲、金银花、夏枯草、蟾酥、连翘、地丁、鼠粘子、木鳖子之类,为内消之药。"

《外科十三方考·下编·十三方的总结》:"中九丸纯以金石质药品为主,杀菌消炎,镇静镇痉,收敛腐蚀,诸种功能毕具,凡阴疽恶毒,及阴阳夹杂症之偏于阴者,都可使用,惟阳性病则不相宜。"

二、治痈疽专药

1. 人牙

《医宗必读·卷之四·本草徵要下·人部》:

"内托阴疽不起,外敷恶漏多脓。"

2. 人血余

《景岳全书·卷之四十九大集·本草正(下)·人部》:"疗大小便不通,及小儿惊痫,治哽噎、痈疽疔肿,烧灰吹鼻,可止衄血等证。然究其性味之理,则自阴而生,自下而长,血盛则发盛,最得阴阳之生气。以火炮制,其色甚黑,大能壮肾,其气甚雄,大能补肺。此其阴中有阳,静中有动,在阴可以培形体,壮筋骨,托痈痘;在阳可以益神志,辟寒邪,温气海,是诚精气中最要之药,较之河车、鹿角胶阴凝重著之辈,相去远矣。"

《得配本草·卷十·人部·血余》:"通关格,疗惊痫,除咳嗽,止诸血,托痈疽,长肌肉。"

3. 人屎

《本草经集注·虫兽三品·上品·人屎》:"东向圊厕溺坑中青泥,治喉痹,消痈肿,若已有脓即溃。"

《本草纲目·人部第五十二卷·人之一·人屎》:"骨蒸劳复,痈肿发背疮漏,痘疮不起。(时珍)"

《本草备要·人部·粪清》:"年久者弥佳(野间残粪下土,筛敷痈疽,如冰著背)。"

4. 三七

《本草纲目·草部第十二卷·草之一·三七》:"亦主吐血衄血,下血血痢,崩中经水不止,产后恶血不下,血运血痛,赤目痈肿,虎咬蛇伤诸病。(时珍)"

《本草备要·草部·三七》:"治吐血衄血,血痢血崩,目赤痈肿(醋磨涂即散,已破者为末掺之)。"

《外科全生集·卷三·诸药法制及药性·三七》:"止血定痛,痈肿蛇伤。"

5. 土贝母

《景岳全书·卷之四十八大集·本草正(上)·山草部》:"及疗喉痹瘰疬,乳痈发背,一切痈疡肿毒,湿热恶疮,痔漏金疮出血,火疮疼痛。为末可敷,煎汤可服。性味俱厚,较之川贝母,清降之功不啻数倍。"

6. 土茯苓

《本草纲目·草部第十八卷·草之七·土茯苓》:"根:健脾胃,强筋骨,去风湿,利关节,止泄泻,治拘挛骨痛,恶疮痈肿。解汞粉、银朱毒。(时珍)"

《景岳全书·卷之四十八大集·本草正(上)·蔓草部》:"治拘挛骨痛,疗痈肿喉痹,除周身寒湿恶疮,尤解杨梅疮毒,及轻粉留毒,溃烂疼痛诸证。凡治此者,须忌茶、酒、牛、羊、鸡、鹅,及一应发风动气等物。"

《得配本草·卷四·草部·土茯苓》:"疗恶疮痈肿。"

7. 大黄

《外科理例·卷二·论大黄》:"大黄宣热散毒,治痈疽要药,痈疽始作,皆须大黄等汤极转利之,排日不废。"

《景岳全书·卷之四十八大集·本草正(上)·毒草部》:"夺土郁壅滞,破积聚坚癥,疗瘟疫阳狂,除斑黄谵语,涤实痰,导瘀血,通水道,退湿热,开燥结,消痈肿。"

8. 大戟

《本草经集注·草木下品·大戟》:"主治颈腋痈肿,头痛,发汗,利大小肠。"

《本草备要·草部·大戟》:"治十二种水,腹满急痛,积聚癥瘕,颈腋痈肿,风毒脚肿,通经堕胎。误服损真气。"

9. 大蓟

《得配本草·卷三·草部·大蓟》:"破血,退热,消痈。"

10. 小青

《得配本草·卷三·草部·小青》:"治血痢腹痛,敷痈肿疮疖。"

11. 小蓟

《得配本草·卷三·草部·小蓟》:"叶:疗痈肿。"

12. 山药

《本草备要·谷菜部·山药》:"生捣,敷痈疮,消肿硬(山药能消热肿,益补其气,则邪滞自行。丹溪云:补阳气生者,能消肿硬是也)。"

13. 山豆根

《景岳全书·卷之四十八大集·本草正(上)·蔓草部》:"解诸药热毒,消痈肿疮毒,杀寸白诸虫。含而咽汁,解咽喉痹痛。研末汤服五七分,解内热喘满腹胀。磨汁服,解热厥心痛。研汁涂诸热毒热疮肿痛,及诸虫热毒所伤。"

《本草备要·草部·山豆根》:"治喉痈喉风,

龈肿齿痛(含之咽汁),喘满热咳,腹痛下痢,五痔诸疮。解诸药毒,敷秃疮、蛇狗蜘蛛伤,疗人、马急黄(血热极所致)。"

14. 山慈菇

《景岳全书·卷之四十八大集·本草正(上)·山草部》:"治痈疡疔肿疮瘘,瘰疬结核,破皮攻毒,俱宜醋磨敷之。"

15. 川芎

《本草备要·草部·芎䓖》:"及痈疽疮疡(痈从六腑生,疽从五脏生,皆阴阳相滞而成。气为阳,血为阴,血行脉中,气行脉外,相并周流。寒湿搏之,则凝滞而行迟,为不及;火热搏之,则沸腾而行速,为太过;气郁邪入血中,为阴滞于阳;血郁邪入气中,为阳滞于阴,致生恶毒,然百病皆由此起也。芎、归能和血行气而通阴阳),男妇一切血证。"

16. 马鞭草

《本草纲目·草部第十六卷·草之五·马鞭草》:"捣涂痈肿及蠼螋尿疮,男子阴肿。(时珍)"

《外科全生集·卷三·诸药法制及药性·马鞭草》:"熬膏,空心酒服半杯,治癥瘕,杀虫,通经活血,涂痈疖。煎汤熏洗阴肿,洗杨梅恶毒。"

《本草撮要·卷一草部·马鞭草》:"功专破血通经,杀虫消胀,治气血癥瘕、痈疮阴肿。"

17. 马蔺子

《本草备要·草部·马蔺子》:"治寒疝喉痹,痈肿疮疖,妇人血气烦闷,血运崩带。"

18. 王不留行

《本草经集注·草木上品·王不留行》:"主治金疮,止血,逐痛,出刺,除风痹内寒。止心烦,鼻衄,痈疽,恶疮,瘘乳,妇人难产。"

《景岳全书·卷之四十八大集·本草正(上)·隰草部》:"止心烦鼻衄,发背痈疽疮瘘,游风风疹,出竹木刺,及金疮止血,亦能定痛。"

《本草备要·草部·王不留行》:"治金疮(止血)、痈疮(散血),出竹、木刺。"

19. 王瓜

《本草经集注·草木中品·王瓜》:"治诸邪气,热结,鼠瘘,散痈肿留血,妇人带下不通,下乳汁,止小便数不禁,逐四肢骨节中水,治马骨刺人疮。"

《得配本草·卷四·草部·王瓜根》:"治热病,疗黄疸,通经利便,下乳散痈。"

20. 天鼠屎

《神农本草经·卷二·中经·天鼠屎》:"主面痈肿,皮肤洗洗时痛,肠中血气,破寒热积聚,除惊悸。"

《本草纲目·禽部第四十八卷·禽之二·伏翼》:"时珍曰:夜明砂及蝙蝠,皆厥阴肝经血分药也,能活血消积。故所治目翳盲障,疟魃疳惊,淋带,瘰疬痈肿,皆厥阴之病也。"

21. 天南星

《本草纲目·草部第十七卷·草之六·虎掌》:"天南星:主中风麻痹,除痰下气,利胸膈,攻坚积,消痈肿,散血堕胎。(《开宝》)"

《本草备要·草部·天南星》:"治惊痫风眩(丹溪曰:无痰不作眩),身强口噤,喉痹舌疮,结核疝瘕,痈毒疥癣,蛇虫咬毒(调末箍之)。"

22. 云母

《本草备要·金石水土部·云母》:"治劳伤疟痢,疮肿痈疽(同黄丹熬膏贴之)。"

23. 木芙蓉

《本草纲目·木部第三十六卷·木之三·木芙蓉》:"叶并花:清肺凉血,散热解毒,治一切大小痈疽、肿毒恶疮,消肿排脓止痛。(时珍)[发明]时珍曰:芙蓉花并叶,气平而不寒不热,味微辛而性滑涩黏,其治痈肿之功,殊有神效。近时疡医秘其名为清凉膏、清露散、铁箍散,皆此物也。其方治一切痈疽发背,乳痈恶疮,不拘已成未成,已穿未穿。并用芙蓉叶,或根皮,或花,或生研,或干研末,以蜜调涂于肿处四围,中间留头,干则频换。初起者,即觉清凉,痛止肿消;已成者,即脓聚毒出;已穿者,即脓出易敛,妙不可言。或加生赤小豆末,尤妙。"

24. 木香

《本草纲目·草部第十四卷·草之三·木香》:"古方治痈疽有五香连翘汤,内用青木香。"

《景岳全书·卷之四十八大集·本草正(上)·芳草部》:"若下焦气逆诸病,亦可缩小便,亦能通秘结,亦能止气逆之动血,亦能消气逆之痈肿。"

25. 木通

《外科全生集·卷三·诸药法制及药性·木通》:"微寒,开通闭塞经水,利小便,和血脉,清伏热,散痈肿,下乳。"

《得配本草·卷四·草部·木通》："治水肿浮大,疗君火上炎,催生下乳,退喉痹,去脾疸,理鼻齆,开耳聋,散痈肿。节酒洗晒干,治痘后发痈。"

26. 五加皮

《本草经集注·草木下品·五加皮》："主治心腹疝气,腹痛,益气,治躄,小儿不能行,疽疮,阴蚀。"

27. 水粉

《景岳全书·卷之四十九大集·本草正(下)·金石部》："治痈疽疮毒,湿烂诸疮,下疳瘘溃不收,亦治疥癣狐臭。"

28. 水蛭

《景岳全书·卷之四十九大集·本草正(下)·虫鱼部》："咂赤白游疹,痈疽肿毒,及折伤跌扑瘀血不散。"

29. 牛黄

《本草纲目·兽部第五十卷·兽之一·牛》："胆:除黄杀虫,治痈肿。(时珍)"

《得配本草·卷九·兽部·牛》："牛黄:痈疽,研敷。"

30. 牛蒡子

《新修本草·卷第九·恶实》："根:主牙齿疼痛,劳疟,脚缓弱,风毒痈疽,咳嗽伤肺,肺壅,疝瘕,积血,主诸风,癥瘕,冷气。吞一枚,出痈疽头。"

《外科全生集·卷三·诸药法制及药性·牛蒡子》："生捣涂,消一切痈毒,涂软一切坚肛。入烂孔,拔毒生肌。入膏,贴痈疖。煎汤,洗杨梅等毒。去毛敲损,治黄疸脾湿。"

31. 牛膝

《本草纲目·草部第十六卷·草之五·牛膝》："治久疟寒热,五淋尿血,茎中痛,下痢,喉痹口疮齿痛,痈肿恶疮伤折。(时珍)时珍曰:牛膝乃足厥阴、少阴之药。所主之病,大抵得酒则能补肝肾,生用则能去恶血,二者而已。其治腰膝骨痛、足痿阴消、失溺久疟、伤中少气诸病,非取其补肝肾之功欤?其癥瘕心腹诸痛、痈肿恶疮、金疮折伤喉齿、淋痛尿血、经候胎产诸病,非取其去恶血之功欤?"

32. 升麻

《景岳全书·卷之四十八大集·本草正(上)·山草部》："凡痈疽痘疹,阳虚不能起发,及

泻痢崩淋,梦遗脱肛,阳虚下陷之类,用佐补剂,皆所宜也。"

《本草备要·草部·升麻》："风热疮痈。"

《得配本草·卷二·草部·升麻》："消疮痈,解百毒。"

33. 乌头

《本草经集注·草木下品·乌头》："主风湿,丈夫肾湿,阴囊痒,寒热历节,掣引腰痛,不能步行,痈肿脓结。又堕胎。"

《本草纲目·草部第十七卷·草之六·乌头》："治头风喉痹,痈肿疔毒。(时珍)"

34. 乌药

《景岳全书·卷之四十九大集·本草正(下)·竹木部》："除天行疫瘴,气厥头痛,膀胱肾气攻冲心腹,疝气脚气,痈疽疥癞,及妇人血气,小儿虫积,亦止小便频数,气淋带浊,并猫犬百病,俱可磨汁灌治之。"

35. 乌梅

《景岳全书·卷之四十九大集·本草正(下)·果部》："治虚劳骨蒸,解酒毒,敛肺痈肺痿,咳嗽喘急,消痈疽疮毒,喉痹乳蛾,涩肠止冷热泻痢,便血尿血,崩淋带浊,遗精梦泄,杀虫伏蛔,解虫、鱼、马汗、硫黄毒。和紫苏煎汤,解伤寒时气瘴疟,大能作汗。取肉烧存性,研末,敷金疮恶疮,去腐肉胬肉死肌,一夜立尽,亦奇方也。"

36. 甘草

《本草纲目·草部第十二卷·草之一·甘草》："主痈肿,宜入吐药。(时珍)"

《外科全生集·卷三·诸药法制及药性·甘草》："生者化百毒,和药性,润肺,解疮疽胎毒,利咽喉。"

37. 石灰

《神农本草经·卷三·下经·石灰》："主疽疡、疥瘙、热气、恶创、癞疾、死肌,堕眉,杀痔虫,去黑子息肉。"

《景岳全书·卷之四十九大集·本草正(下)·金石部》："此外如散血定痛,傅痈毒,消结核瘿瘤,恶疮腐肉,白癜黔斑癜肉,收脱肛阴挺,杀痔漏诸虫,止金疮血出,生肌长肉,或为末可掺,或用醋调敷俱妙。"

38. 石斛

《本草纲目·草部第二十卷·草之九·石

斛》："治发热自汗,痈疽排脓内塞。（时珍）"

39. 石蟹

《本草备要·金石水土部·石蟹》："醋磨,敷痈肿。"

《得配本草·卷一·石部·石蟹》："治天行热疾,催生落胎,明目解毒,敷痈肿,消翳肉。"

《本草撮要·卷六金石部·石蟹》："若喉痹肿痛,以石蟹磨汁饮,并涂喉外,醋磨敷痈肿。"

40. 石韦

《得配本草·卷四·草部·石韦》："治淋沥遗溺,疗痈疽发背。"

41. 龙胆草

《景岳全书·卷之四十八大集·本草正（上）·山草部》："大能泻火,但引以佐使,则诸火皆治。故能退骨蒸疳热,除心火惊痫狂躁;胃火烦热黄疸,咽喉肿痛;肝肾膀胱伏火,小水淋闭,血热泻痢;下焦湿热痈肿,疮毒疼痛。"

《本草备要·草部·龙胆草》："痈疽疮疥。"

《得配本草·卷二·草部·龙胆草》："杀蛔虫,疗黄疸,通淋秘,愈惊疳,止泻痢,消疮痈,去喉痛,除目赤。"

42. 白芷

《景岳全书·卷之四十五烈集·痘疹诠·痘疮（下）》："白芷散风邪,逐寒湿,止头疼,除搔痒,化痈毒,善走阳明,故能起头面之痘,亦托肌肉之脓。"

《景岳全书·卷之四十八大集·本草正（上）·芳草部》："治疮疡,排脓止痒定痛,托痈疽,肺痈、瘰疬、痔瘘,长肉生肌。"

《本草备要·草部·白芷》："及血崩血闭,肠风痔瘘,痈疽疮疡,三经湿热之病。"

《外科全生集·卷三·诸药法制及药性·白芷》："水浸去灰,切炒,消痈蚀脓,头风中风,解砒毒。"

43. 白芨

《神农本草经·卷三·下经·白芨》："主痈肿、恶创、败疽,伤阴,死肌,胃中邪气,贼风鬼击,痱缓不收。"

《景岳全书·卷之四十八大集·本草正（上）·山草部》："白芨治痈疽败烂恶疮,刀箭汤火损伤,生肌止痛,俱可为末敷之。"

《本草备要·草部·白芨》："治跌打折骨（酒服二钱）,汤火灼伤（油调末敷）,恶疮痈肿,败疽死肌,去腐逐瘀生新。"

44. 白英

《神农本草经·卷一·上经·白英》："主寒热、八疸、消渴,补中益气"

45. 白棘

《神农本草经·卷二·中经·白棘》："主心腹痛,痈肿、溃脓,止痛。"

46. 白蔹

《神农本草经·卷三·下经·白蔹》："主痈肿疽创,散结气,止痛除热,目中赤,小儿惊痫,温疟,女子阴中肿痛。"

《本草经集注·草木下品·白蔹》："生取根捣,敷痈肿亦效。"

《先醒斋医学广笔记·卷之四·炮炙大法·草部》："白蔹生取根,捣烂可傅痈肿。"

《景岳全书·卷之四十八大集·本草正（上）·蔓草部》："取根捣敷痈毒,及面上疮疱、刀箭伤、汤火毒。诸疮不敛,生肌止痛,俱宜为末敷之。"

《本草备要·草部·白蔹》："治痈疽疮肿,面上疱疮,金疮扑损（箭镞不出者,同丹皮或半夏为末,酒服）,敛疮方多用之（故名,每与白芨相须）,搽冻耳（同黄柏末油调）。"

《得配本草·卷四·草部·白蔹》："治阴肿带下,肠风痔瘘,瘰疬痈肿,生肌止痛。得藜芦为末,酒调敷痈肿。"

47. 白头翁

《得配本草·卷二·草部·白头翁》："治热毒血痢,疗吐血衄血,祛温疟阳狂,消瘿瘤瘰疬,涂疔疮疽痈,围毒气散漫。"

48. 白芥子

《本草纲目·菜部第二十六卷·菜之一·芥》："子时珍曰:芥子,功与菜同。其味辛,其气散,故能利九窍,通经络,治口噤、耳聋、鼻衄之证,消瘀血、痈肿、痛痹之邪。其性热而温中,故又能利气豁痰,治嗽止吐,主心腹诸痛。"

《本草备要·谷菜部·白芥子》："辛温入肺。通行经络,温中开胃,发汗散寒,利气豁痰,消肿止痛（痰行则肿消,气行则痛止。为末醋调敷,消痈肿）。"

49. 白矾

《景岳全书·卷之四十九大集·本草正

（下）·金石部》："其性毒,大能解毒定痛,故可疗痈疽疔肿,鼻齆瘜肉,喉痹瘰疬,恶疮疥癣,去腐肉,生新肉,及虎犬蛇虫蛊毒。或丸或散,或生或枯,皆有奇效。"

《本草备要·金石水土部·白矾》："治惊痫黄疸,血痛喉痹,齿痛风眼,鼻中息肉,崩带脱肛,阴蚀阴挺(阴肉挺出,肝经之火),疔肿痈疽,瘰疬疥癣,虎、犬、蛇、虫咬伤(时珍曰:能吐风,热痰涎,取其酸苦涌泄也;治诸血痛、阴挺、脱肛、疮疡,取其酸涩而收也;治风眼、痰饮、泄痢、崩滞,取其收而燥湿也;治喉痹、痈蛊、蛇伤,取其解毒也)。"

《外科全生集·卷三·诸药法制及药性·白明矾》："透明者佳。蚀恶肉,固齿,以橄榄蘸食味佳,愈癫症,解肠中毒,治痈痔顽痰。"

50. 玄明粉

《景岳全书·卷之四十九大集·本草正（下）·金石部》："降心火,祛胃热,消痰涎,平伤寒实热狂躁,去胸膈脏腑宿滞癥瘕,通大便秘结,阴火疼痛,亦消痈疽肿毒。"

51. 玄参

《本草经集注·草木中品·玄参》："除胸中气,下水,止烦渴,散颈下核、痈肿、心腹痛、坚癥,定五脏。"

《景岳全书·卷之四十八大集·本草正（上）·山草部》："能退无根浮游之火,散周身痰结热痈,逐颈项咽喉痹毒、瘰疬结核。"

《本草备要·草部·元参》："瘰疬结核(寒散火,咸软坚),痈疽鼠瘘(音漏)。脾虚泄泻者忌用。"

《外科全生集·卷三·诸药法制及药性·元参》："蒸晒,忌铜器,消痈,滋阴降火,利咽喉,通小便。"

52. 半夏

《本草经集注·草木下品·半夏》："消心腹胸中膈痰热满结,咳嗽上气,心下急痛坚痞,时气呕逆,消痈肿,胎堕,治痿黄,悦泽面目。"

《景岳全书·卷之四十八大集·本草正（上）·毒草部》："消痈疽肿毒,杀蜈蚣蜂蛋虫毒。"

53. 地骨皮

《外科精义·卷下·论炮制诸药及单方主疗疮肿法》："地骨皮主疽疮经年,以粗皮煎汤洗之,

细沫白穰别碾,糁之即瘥。"

54. 地蜈蚣草

《本草纲目·草部第十六卷·草之五·地蜈蚣草》："疗痈肿,捣涂,并末服,能消毒排脓。蜈蚣伤者,入盐少许捣涂,或末敷之。(时珍)"

55. 地锦

《本草纲目·草部第二十卷·草之九·地锦》："主痈肿恶疮,金刃扑损出血,血痢下血崩中,能散血止血,利小便。(时珍)"

56. 芍药

《本草经集注·草木中品·芍药》："通顺血脉,缓中,散恶血,逐贼血,去水气,利膀胱大小肠,消痈肿,时行寒热,中恶,腹痛,腰痛。"

《景岳全书·卷之四十八大集·本草正（上）·芳草部》："其性沉阴,故入血分,补血热之虚,泻肝火之实,固腠理,止热泻,消痈肿,利小便,除眼疼,退虚热,缓三消。"

《本草备要·草部·白芍药》："白芍……肺胀喘噫,痈肿疝痕。赤芍药主治略同,尤能泻肝火,散恶血,治腹痛坚积,血痹疝瘕(邪聚外肾为疝,腹内为瘕),经闭肠风,痈肿目赤(皆散泻之功)。"

《外科全生集·卷三·诸药法制及药性·赤芍》："消痈肿,破坚积恶血,下气,生肌止痛。"

《得配本草·卷二·草部·赤芍药》："通经闭,治血痹,利小肠,除疝瘕,泻血热,退目赤,消痈肿,疗痘毒。"

57. 朴硝

《景岳全书·卷之四十九大集·本草正（下）·金石部》："却湿热疫痢,伤寒胀闭热狂,消痈肿排脓,凡属各经实热,悉可泻除。"

58. 当归

《本草纲目·草部第十四卷·草之三·当归》："治头痛,心腹诸痛,润肠胃筋骨皮肤,治痈疽,排脓止痛,和血补血(时珍)。"

《得配本草·卷二·草部·当归》："疗疟痢痘疹,痈疽疮疡,止头痛、心腹、腰脊、肢节,筋骨诸痛。"

59. 伏龙肝

《本草经集注·玉石三品·下品·伏龙肝》："主治妇人崩中,吐下血,止咳逆,止血,消痈肿毒气。此灶中对釜月下黄土也,取捣筛合葫涂痈甚效。"

《本草备要·金石水土部·伏龙肝》："治咳逆反胃，吐衄崩带，尿血遗精，肠风痈肿（醋调涂）、脐疮（研敷）、丹毒（腊月猪脂或鸡子白调敷）。"

60. 血竭

《明医指掌·卷一·药性歌》："血竭味咸，跌扑伤损，恶毒疮痈，破血有准。"

61. 刘寄奴

《得配本草·卷三·草部·刘寄奴》："下气破血，消痈肿毒，治汤火伤。"

62. 防己

《神农本草经·卷二·中经·防己》："主风寒温疟、热气诸痫，除邪，利大小便。"

《本草经集注·草木下品·防己》："散痈肿、恶结、诸蜗疥癣、虫疮，通腠理，利九窍。"

《外科全生集·卷三·诸药法制及药性·防己》："寒，酒润，治膀胱蓄热，利二便，疗下部红痈。"

《得配本草·卷四·草部·汉防己》："祛风水，除温疟，退痈肿，疗虫疮。"

63. 麦饭石

《本草纲目·石部第十卷·金石之四·麦饭石》："一切痈疽发背。（时珍）"

64. 远志

《本草纲目·草部第十二卷·草之一·远志》："治一切痈疽。（时珍）"

《医宗必读·卷之三·本草徵要上·草部》："远志水火并补，殆交坎离而成既济者耶。本功外善疗痈毒，敷服皆奇；苦以泄之，辛以散之力也。"

《本草备要·草部·远志》："一切痈疽（酒煎服。《经疏》曰：痈疽皆属七情忧郁恼怒而得，远志辛能散郁者多矣，何独远志？《三因》云：盖亦补肾之力耳）。"

《得配本草·卷二·草部·远志》："开心气，去心邪，利九窍，散痈肿。"

65. 赤小豆

《神农本草经·卷二·中经·大黄豆卷》："赤小豆 主下水，排痈肿脓血。"

《本草备要·谷菜部·赤小豆》："敷一切疮疽（鸡子白调末箍之，性极黏，干则难揭，入苎根末则不黏）。"

66. 赤石脂

《本草经集注·玉石三品·上品》："赤石脂主养心气，明目，益精，治腹痛、泄澼、下痢赤白、小便利及痈疽疮痔，女子崩中漏下、产难、胞衣不出。"

《景岳全书·卷之四十九大集·本草正（下）·金石部》："止吐血衄血，壮筋骨，厚肠胃，除水湿黄疸，痈肿疮毒，排脓长肉，止血生肌之类是也。"

《本草备要·金石水土部·赤石脂》："疗肠澼泄痢，崩带遗精，痈痔溃疡，收口长肉，催生下胞。"

67. 芫花

《神农本草经·卷三·下经·芫花》："主咳逆上气，喉鸣、喘、咽肿、短气、蛊毒、鬼疟、疝瘕、痈肿，杀虫鱼。"

《景岳全书·卷之四十八大集·本草正（上）·毒草部》："除疝瘕痈肿，逐恶血，消咽肿。"

68. 芸香

《外科全生集·卷三·诸药法制及药性·芸香》："水煮三度，俟汤温，手扯油净，冷即硬，磨粉。解疽毒止痛，轻粉对研，猪油调敷烂孔。"

69. 苎根

《本草备要·草部·苎根》："治天行热疾，大渴大狂，胎动下血，诸淋血淋，捣贴赤游丹毒，痈疽发背，金疮折伤（止血易痂），鸡鱼骨哽。"

《本草撮要·卷一草部·苎根》："捣根，贴赤游丹毒、痈疽发背、金疮折伤。"

70. 苏木

《卫生宝鉴·卷二十一·咬咀药类》："苏木（气平，味甘咸）主破血，产后血胀满欲死，排脓止痛，消痈肿瘀血，月经不调，及血晕口噤。锉细用。"

《景岳全书·卷之四十九大集·本草正（下）·竹木部》："亦消痈肿死血，排脓止痛，及打扑瘀血，可敷。若治破伤风，宜为末酒服，立效。"

《本草备要·木部·苏木》："痈肿扑伤，排脓止痛。"

71. 连翘

《神农本草经·卷三·下经·连翘》："主寒热、鼠瘘、瘰疬、痈肿、恶创、瘿瘤，结热蛊毒。"

《景岳全书·卷之四十五烈集·痘疹诠·痘疮（下）》："连翘清三焦浮游之火，解痘疹痈疡之毒。"

《景岳全书·卷之四十八大集·本草正（上）·隰草部》："以其味苦而轻，故善达肌表，散鼠瘘、瘰疬、瘿瘤、结热、蛊毒、痈毒、斑疹,治疮疖,止痛消肿排脓,疮家号为圣丹。以其辛而能用,故又走经络,通血凝,气滞结聚,所不可无。"

《神农本草经百种录·下品·连翘》:"主寒热,火气所郁之寒热。鼠瘘瘰疬,痈肿恶疮,瘿瘤结热,皆肝经热结之证。蛊毒。湿热之虫。"

72. 牡丹

《神农本草经·卷二·中经·牡丹》:"主寒热,中风、瘈疭、痉,惊痫邪气,除癥坚,瘀血留舍肠胃,安五脏,疗痈创。"

《景岳全书·卷之四十八大集·本草正(上)·芳草部》:"治惊搐风痫,疗痈肿住痛。"

《神农本草经百种录·中品·牡丹》:"疗痈疮,清血家之毒火。"

《得配本草·卷二·草部·牡丹皮》:"滞下胞胎,治惊痫,除癥疭疗痈肿,行瘀血。"

73. 何首乌

《景岳全书·卷之四十八大集·本草正(上)·蔓草部》:"至如断疟疾,安久痢,活血治风,疗痈肿瘰疬,风湿疮疡及一切冷气肠风宿疾,总由其温固收敛之功,血气固则真气复,真元复则邪自散也。"

《得配本草·卷四·草部·何首乌》:"健筋骨,乌髭发,除腹冷,祛肠风,疗久疟,止久痢,泻肝风,消瘰疬痈肿。"

《本草撮要·卷一草部·何首乌》:"味苦涩,入足厥阴经,功专消痈肿,益精髓。"

74. 皂角刺

《医宗必读·卷之四·本草征要下·木部》:"(皂荚)刺:功用与皂荚同,第其锐利能直达疮所,为痈疽、妒乳、疔肿未溃之神药。米醋熬嫩刺,涂癣有效。痈疽已溃者勿服,孕妇亦忌。"

《本草备要·木部·皂角》:"皂角刺辛温。搜风杀虫,功同皂荚。但其锋锐,能直达患处,溃散痈疽。治痈毒妒乳,风厉恶疮(痫,同癞)。疡乃营气热附,风寒客于脉而不去。《经》曰:脉风成为疠。脉与营皆血也。蒸晒为末,大黄汤调下)胎衣不下。痈疽已溃者禁用,孕妇忌之。"

《外科全生集·卷三·诸药法制及药性·角刺》:"五月初,取嫩者捣烂,醋煎膏,疗癣,生用穿痈,无醋可疗横痃。"

《得配本草·卷七·木部·皂角》:"刺:辛,

温。性锐。去风杀虫,能引诸药至痈疽溃处。"

75. 龟板

《景岳全书·卷之四十九大集·本草正(下)·虫鱼部》:"下甲能补阴血,清阴火,续筋骨,退劳热,疗腰脚酸痛,去瘀血,止血痢漏下赤白,利产难,消痈毒。"

76. 羌活

《景岳全书·卷之四十八大集·本草正(上)·山草部》:"散肌表之寒邪,利周身项脊之疼痛,排太阳之痈疽,除新旧之风湿。缘非柔懦之物,故能拨乱反正。惟其气雄,大能散逐,若正气虚者忌用之。"

《外科全生集·卷三·诸药法制及药性·独羌二活》:"去皮焙用。治一切痛风,散痈毒恶血,肾间邪风。"

《得配本草·卷二·草部·羌活》:"治风湿相搏,本经头痛,骨节酸疼,一身尽痛,失音不语,口眼歪斜,目赤肤痒,疽痈血癞。"

77. 沙参

《得配本草·卷二·草部·北沙参》:"治久咳肺痿,皮热瘙痒,惊烦,嘈杂,多眠,疝痛,长肌肉,消痈肿。"

《外科全生集·卷三·诸药法制及药性·沙参》:"清肺火,益心,治久嗽肺痿,消痈排脓。"

78. 没药

《景岳全书·卷之四十九大集·本草正(下)·竹木部》:"疗金疮杖疮,诸恶疮,痔漏痈肿。破宿血癥瘕,及堕胎产后血气作痛。"

79. 附子(侧子)

《本草经集注·草木下品·侧子》:"主治痈肿,风痹历节,腰脚疼冷,寒热鼠瘘。"

《本草纲目·草部第十七卷·草之六·附子》:"治三阴伤寒,阴毒寒疝,中寒中风,痰厥气厥,柔痉癫痫,小儿慢惊,风湿麻痹,肿满脚气,头风,肾厥头痛,暴泻脱阳,久痢脾泄,寒疟瘴气,久病呕哕,反胃噎膈,痈疽不敛,久漏冷疮。合葱涕,塞耳治聋。(时珍)"

《景岳全书·卷之四十八大集·本草正(上)·毒草部》:"能除表里沉寒,厥逆寒噤,温中强阴,暖五脏,回阳气,除呕哕霍乱,反胃噎膈,心腹疼痛,胀满泻痢,肢体拘挛,寒邪湿气,胃寒蛔虫,寒痰寒疝,阴疽痈毒,久漏冷疮,格阳喉痹,阳虚二便不通,及妇人经寒不调,小儿慢惊等证。"

《本草备要·草部·附子》:"痘疮灰白,痈疽不敛,一切沉寒痼冷之证。"

80. 阿胶

《本草纲目·兽部第五十卷·兽之一·阿胶》:"男女一切风病,骨节疼痛,水气浮肿,虚劳咳嗽喘急,肺痿唾脓血,及痈疽肿毒。和血滋阴,除风润燥,化痰清肺,利小便,调大肠,圣药也。(时珍)"

《景岳全书·卷之四十九大集·本草正(下)·禽兽部》:"其味甘缓,故能安胎固漏,养血滋肾,实腠理,止虚汗,托补痈疽肿毒。"

81. 陈皮

《景岳全书·卷之四十九大集·本草正(下)·果部》:"通达上下,解酒除虫,表里俱宜,痈疽亦用。尤消妇人乳痈,并解鱼肉诸毒。"

82. 青黛

《本草备要·草部·青黛》:"小儿惊痫,疳热丹热,敷痈疮、蛇犬毒。"

83. 苦参

《神农本草经·卷二·中经·苦参》:"主心腹结气,癥瘕积聚,黄疸,溺有余沥,逐水,除痈肿,补中明目,止泪。"

《明医指掌·卷一·药性歌》:"苦参味苦,痈肿疮疥,下血肠风,眉脱赤癞。"

《景岳全书·卷之四十八大集·本草正(上)·山草部》:"能祛积热黄疸,止梦遗带浊,清小便,利水,除痈肿,明目止泪,平胃气,能令人嗜食,利九窍,除伏热狂邪,止渴醒酒,疗恶疮斑疹疥癞,杀疳虫及毒风烦躁脱眉。"

《神农本草经百种录·中品·苦参》:"除痈肿诸疮皆属心火,心火清则痈肿自去也。"

《得配本草·卷二·草部·苦参》:"治湿郁伏热,烦躁口渴,大风癞疾,目痛流泪,痈肿斑疹,肠风泻血,热痢腹痛,黄疸遗浊,赤白带下,小便赤涩,杀疳虫,解酒毒。"

84. 茅根

《景岳全书·卷之四十八大集·本草正(上)·山草部》:"若治痈疽疔母,及诸毒诸疮诸血,或用根捣敷,或用此煮汁调敷毒等药,或以酒煮服,无不可也。茅有数种,处处有之,惟白者为胜。春生芽,布地如针,故曰茅针,可以生啖,甚益小儿,功用亦同。"

《本草备要·草部·白茅根》:"茅针,溃痈疖(酒煮服,一针溃一孔,二针溃二孔),口疮之神药。"

85. 松脂

《神农本草经·卷一·上经·松脂》:"主疽,恶创,头疡,白秃,疥瘙风气。"

《本草纲目·木部第三十四卷·木之一·松》:"痈疽疮口不合,生肌止血,治白秃、杖疮、汤火疮。(时珍)"

《景岳全书·卷之四十九大集·本草正(下)·竹木部》:"治痈疽恶疮,头疡白瘼,风湿疥癣。酒煮糊丸,可治历节风痛,亦治妇人崩带。煎膏则活血生肌,排脓止痛。塞牙孔杀虫。敷刺入肉中自出。加铜末研掺,大治金疮折伤。"

《神农本草经百种录·上品·松脂》:"松之精气在皮,故其脂皆生于皮。其质黏腻似湿,而性极燥,故凡湿热之在皮肤者,皆能治之。凡痈疽疮疥之疾,皆皮肤湿火所郁,必腐肉伤皮,流脓结痂而后愈。松之皮,日易月新,脂从皮出,全无伤损,感其气者,即成脓脱痂而愈。义取其象之肖也。"

86. 矾石

《本草纲目·石部第十一卷·金石之五·矾石》:"治痈疽疔肿恶疮,癫痫疸疾,通大小便,口齿眼目诸病,虎犬蛇蝎百虫伤。(时珍)……时珍曰:矾石之用有四:吐利风热之痰涎,取其酸苦涌泄也;治诸血痛脱肛阴挺疮疡,取其酸涩而收也;治痰饮泄痢崩带风眼,取其收而燥湿也;治喉痹、痈疽、中蛊、蛇虫伤螫,取其解毒也。[按]《李迅痈疽方》云:凡人病痈疽发背,不问老少,皆宜服黄矾丸。服至一两以上,无不作效,最止疼痛,不动脏腑,活人不可胜数。用明亮白矾一两生研,以好黄蜡七钱熔化,和丸梧子大。每服十丸,渐加至二十丸,熟水送下。如未破则内消,已破即便合。如服金石发疮者,引以白矾末一二匙,温酒调下,亦三五服见效。有人遍身生疮,状如蛇头,服此亦效。诸方俱称奇效,但一日中服近百粒,则有力。此药不惟止痛生肌,能防毒气内攻,护膜止泻,托里化脓之功甚大,服至半斤尤佳,不可欺其浅近,要知白矾大能解毒也。今人名为蜡矾丸,用之委有效验。"

87. 败酱

《本草经集注·草木中品·败酱》:"主治暴热,火疮赤气,疥瘙,疽痔,马鞍热气。除痈肿,浮肿,结热,风痹,不足,产后腹痛。"

《得配本草·卷三·草部·败酱》:"去疽痔,除痈肿。"

88. 佩兰

《本草纲目·草部第十四卷·草之三·兰草》:"消痈肿,调月经。煎水,解中牛马毒。(时珍)"

《得配本草·卷二·草部·兰草》:"利水道,消痰癖,疗胆疸,辟恶气,散痈肿,调月经,解中牛马蛊毒。"

89. 金银花

《明医指掌·卷一·药性歌》:"金银花甘,疗痈无对,未成则散,已成则溃。"

《本草纲目·草部第十八卷·草之七·忍冬》:"痈疽疥癣,杨梅诸恶疮,散热解毒。(时珍)"

《景岳全书·卷之四十八大集·本草正(上)·蔓草部》:"善于化毒,故治痈疽肿毒疮癣,杨梅风湿诸毒,诚为要药。毒未成者能散,毒已成者能溃。但其性缓,用须倍加。或用酒煮服,或捣汁挽酒顿饮,或研烂拌酒厚敷。"

《本草备要·草部·金银花》:"甘寒入肺。散热解毒(清热即是解毒),补虚(凡物甘者皆补)疗风,养血止渴(丹溪曰:痈疽安后发渴,黄芪六一汤吞忍冬丸切当。忍冬养血,黄芪补气,渴何由作)。治痈疽疥癣,杨梅恶疮,肠澼血痢,五种尸疰。经冬不凋,名忍冬(又名左缠藤)。花叶同功,花香尤佳,酿酒代茶。熬膏并妙。"

《外科全生集·卷三·诸药法制及药性·金银花》:"消痈毒,取活藤煎膏,以花拌入收晒,其解毒之功,胜花百倍,暑天日取钱许,滚汤冲,当茶。"

《得配本草·卷四·草部·忍冬藤花》:"得黄芪、当归、甘草,托痈疽……人将痈毒,半载前常口燥思饮水,食过即饥,宜先服净银花膏解之。"

90. 乳香

《景岳全书·卷之四十九大集·本草正(下)·竹木部》:"辟邪恶诸气,治霍乱,通血脉,止大肠血痢疼痛,及妇人气逆血滞,心腹作痛,消痈疽诸毒,托里护心,活血定痛,舒筋脉,疗折伤。煎膏止痛长肉。"

《医宗必读·卷之四·本草徵要下·木部》:"(乳香)诸疮痛痒,皆属心火。乳香入心,内托护心,外宣毒气,有奇功也。但疮疽已溃勿服,脓多者勿敷。"

《本草备要·木部·乳香》:"治心腹诸痛,口噤耳聋,痈疽疮肿,产难折伤(皆取其活血止痛)。"

《外科全生集·卷三·诸药法制及药性·乳香》:"每斤用灯心四两同炒,炒至圆脆可粉为度,扇去灯心,磨粉用。消痈止痛,托里护心,治遗精难产。"

91. 狗宝

《本草纲目·兽部第五十卷·兽之一·狗》:"头骨黄狗者良,治痈疽恶疮,解颅,女人崩中带下。(时珍)"

《本草纲目·兽部第五十卷·兽之一·狗宝》:"噎食及痈疽疮疡(时珍)。"

《医宗必读·卷之四·本草徵要下·兽部》:"狗宝结成狗腹中者,专攻翻胃,善理疔疽。"

《得配本草·卷九·兽部·狗》:"狗实 治反胃噎食,疗痈疽疮疡。得龙脑、蟾酥、麝香,酒丸,用葱酒嚼下,治赤疔。"

92. 泽兰

《神农本草经·卷二·中经·泽兰》:"主乳妇内衄(《御览》作衄血),中风余疾,大腹水肿,身面四肢浮肿,骨节中水,金创、痈肿、创脓。"

《本草纲目·草部第十四卷·草之三·泽兰》:"泽兰走血分,故能治水肿,涂痈毒,破瘀血,消症瘕,而为妇人要药。"

《景岳全书·卷之四十八大集·本草正(上)·芳草部》:"善清血和血,治吐血衄血,疗妇人产前产后诸血不调,破宿血,除腹痛,清新血,利关节,通水道,除癥瘕,消扑损瘀血,并治金疮痈肿疮脓,用在清和,故为妇人要药。"

《本草备要·草部·泽兰》:"治产后血沥腰痛(瘀行未尽),吐血鼻血,目痛头风,痈毒扑损。补而不滞,行而不峻,为女科要药(古方泽兰丸甚多)。"

《神农本草经百种录·中品·泽兰》:"金疮,痈肿疮脓,亦皆湿毒之病。"

《外科全生集·卷三·诸药法制及药性·泽兰》:"治痈疔,通九窍,利关节,破宿血,生肌,利小肠。"

《得配本草·卷二·草部·泽兰》："破宿血，去癥瘕，兼除痰癖、蛊虫，能疗目痛痈肿。"

93. 枸橘

《外科全生集·卷三·诸药法制及药性·枸橘》："陈者佳，全用疗子痈。炙存性，研，陈酒送服，疗疝气。核，治肠风下血，方中橘核即此。"

94. 香附

《本草纲目·草部第十四卷·草之三·莎草香附子》："散时气寒疫，利三焦，解六郁，消饮食积聚，痰饮痞满，胕肿腹胀，脚气，止心腹肢体头目齿耳诸痛，痈疽疮疡，吐血下血尿血，妇人崩漏带下，月候不调，胎前产后百病。(时珍)"

《景岳全书·卷之四十八大集·本草正(上)·芳草部》："凡痈疽瘰疬疮疡，但气滞不行者，皆宜用之为要药。"

《本草备要·草部·香附》："治多怒多忧，痰饮痞满，胸肿腹胀，饮食积聚，霍乱吐泻，肾气脚气，痈疽疮疡(血凝气滞所致。香附一味末服，名独胜丸，治痈疽由郁怒得者。如疮初作，以此代茶，溃后亦宜服之。大凡疮疽喜服香药，行气通血，最忌臭秽不洁触之，故古人治疡，多用五香连翘饮)。"

《外科全生集·卷三·诸药法制及药性·香附》："去皮，童便浸，水洗晒捣，醋盐水拌炒。解郁消痈，积聚痰饮，调经。"

《得配本草·卷二·草部·莎草香附子》："痈肿疮疡，煎汤代茶。"

95. 胆矾

《得配本草·卷一·石部·胆矾》："杀虫消痈，疗咽喉口齿疮。"

96. 扁青

《神农本草经·卷一·上经·扁青》："主目痛，明目，折跌，痈肿，金创不疗，破积聚，解毒气，利精神。"

《神农本草经百种录·上品·扁青》："主目痛，明目，养肝之功。折跌痈肿，金疮不瘳，收涩敛肌之功。破积聚，消肝邪也。解毒气，利精神。"

97. 姜黄

《新修本草·卷第九·姜黄》："主心腹结积疰忤，下气破血，除风热，消痈肿。"

98. 蚤休

《神农本草经·卷三·下经·蚤休》："主惊痫、摇头弄舌，热气在腹中，癫疾痈创，阴蚀，下三虫，去蛇毒。"

《新修本草·卷第十一·蚤休》："根如肥大菖蒲，细肌脆白，醋摩疗痈肿，敷蛇毒，有效。"

99. 络石

《本草经集注·草木上品·络石》："主治风热，死肌，痈伤，口干，舌焦，痈肿不消，喉舌肿不通，水浆不下。"

《得配本草·卷四·草部·络石》："强筋骨，利关节，疗风热痈肿。"

100. 桂

《本草纲目·木部第三十四卷·木之一·桂》："治风僻失音喉痹，阳虚失血，内托痈疽痘疮，能引血化汗、化脓，解蛇蝮毒。(时珍)"

《本草备要·木部·桂心》："引血、化汗、化脓，内托痈、疽、痘疮(同丁香，治痘疮灰塌)。"

《本草撮要·卷二木部·桂心》："功专引血化汗，内托痈疽，同丁香治痘疮灰塌，消瘀生肌，补虚寒，宣气血，利关节，治风痹癥瘕，噎膈腹满，心腹诸痛。桂枝去皮为桂心。"

《医学衷中参西录·药物·肉桂解》："肉桂：味其色紫赤，又善补助君火，温通血脉，治周身血脉因寒而痹，故治关节腰肢疼痛及疮家白疽。"

101. 栝蒌

《本草纲目·草部第十八卷·草之七·栝蒌》："实：润肺燥，降火，治咳嗽，涤痰结，利咽喉，止消渴，利大肠，消痈肿疮毒。(时珍)"

《外科全生集·卷三·诸药法制及药性·天花粉》："治痼热，唇干口燥，愈热痈排脓。"

《得配本草·卷四·草部·天花粉》："内走经络，解时热烦满。清肺火，降膈痰，止消渴，润干燥，消痈肿，长肌肉，利小便，治黄疸，除酒毒，疗热疝。得乳香，治乳痈。得白蜜，治发黄。配牡蛎为散，治百合病渴。配淡竹沥，治伤寒烦渴。配赤小豆，敷痈毒。入辛酸药，导肿气。入滋补药，治消渴。胃虚湿痰，亡阳作渴，病在表者，禁用。"

《医学衷中参西录·药物·天花粉解》："天花粉：又善通行经络，解一切疮家热毒，疗痈初起者，与连翘、山甲并用即消；疮疡已溃者，与黄芪、甘草(皆须用生者)并用；更能生肌排脓，即溃烂至深旁串他处,不能敷药者,亦可自内生长肌肉,徐徐将脓排出。大凡藤蔓之根,皆能通行经络,而花粉又性凉解毒,是以有种种功效也。"

102. 柴胡

《本草纲目·草部第十三卷·草之二·茈胡》:"十二经疮疽,须用柴胡以散结聚。"

《本草备要·草部·柴胡》:"胎前产后诸热,小儿痘疹,五疳羸热,散十二经疮疽,血凝气聚,功同连翘(连翘治血热,柴胡治气热,为少异)。"

《得配本草·卷二·草部·柴胡》:"治伤寒疟疾,寒热往来,头角疼痛,心下烦热,呕吐胁疼,口苦耳聋,妇人热入血室,小儿痘症疳热,散十二经疮疽热痛。"

103. 铁落

《神农本草经·卷二·中经·铁精》:"铁落:味辛,平。主风热恶创,疡疽创痂,疥气在皮肤中。"

《本草备要·金石水土部·铁》:"镇心平肝,定惊疗狂,消痈解毒。"

104. 狼毒

《神农本草经·卷三·下经·狼毒》:"主咳逆上气,破积聚、饮食、寒热、水气、恶创、鼠瘘、疽蚀、鬼精、蛊毒,杀飞鸟、走兽。"

《外科精义·卷下·论炮制诸药及单方主疗疮肿法》:"狼毒主痈疽、恶疮、鼠瘘。"

105. 浙贝母

《外科全生集·卷三·诸药法制及药性·贝母》:"浙贝去心,炒,专消痈疽毒痰。"

106. 海藻

《神农本草经·卷二·中经·海藻》:"主瘿瘤气,颈下核,破散结气、痈肿、癥瘕、坚气,腹中上下鸣,下十二水肿。"

《景岳全书·卷之四十九大集·本草正(下)·水石草部》:"善降气清热,消膈中痰壅,故善消颈项瘿瘤结核,及痈肿癥积。"

107. 通草

《本草经集注·草木中品·通草》:"治耳聋,散痈肿诸结不消,及金疮,恶疮,鼠瘘,踒折,齆鼻,息肉,堕胎,去三虫。"

《明医指掌·卷一·药性歌》:"通草味甘,善利膀胱,消痈散肿,能通乳房。"

《景岳全书·卷之四十八大集·本草正

（上)·蔓草部》:"治耳聋目痛,天行时疾,头痛鼻塞目眩,泻小肠火郁,利膀胱热淋,导痰湿呕哕,消痈肿壅滞,热毒恶疮,排脓止痛。"

108. 桑白皮

《本草备要·木部·桑白皮》:"其火拔引毒气,祛风寒湿痹(凡痈疽不起,瘀肉不腐,瘰疬、流注、臁顽、恶疮不愈,用桑木片扎成小把,燃火,吹息,灸患处。内服补托药良)。"

109. 桑寄生

《神农本草经·卷一·上经·桑上寄生》:"主腰痛,小儿背强,痈肿,安胎,充肌肤,坚发齿,长须眉。"

《景岳全书·卷之四十九大集·本草正(下)·竹木部》:"主女子血热崩中胎漏,固血安胎,及产后血热诸疾,去风热湿痹,腰膝疼痛、长须眉,坚发齿,凉小儿热毒,痈疖疮癞。"

《神农本草经百种录·上品·桑上寄生》:"主腰痛,得桑之气,亦能助筋骨也。小儿背强,驱脊间风。痈肿,和血脉。安胎,胎亦寄母腹者也。"

110. 黄芩

《本草经集注·草木中品·黄芩》:"主治诸热,黄疸,肠澼泄痢,逐水,下血闭,恶疮,疽蚀,火伤。"

《本草备要·草部·黄芩》:"血闭(实热在血分)气逆,痈疽疮疡,及诸失血。"

《神农本草经百种录·中品·黄芩》:"恶疮疽蚀,火疡。阳明主肌肉,凡肌肉热毒等病,此皆除之。"

《外科全生集·卷三·诸药法制及药性·黄芩》:"苦寒,风痰骨蒸,喉胆痈毒,养阴退阳。"

111. 黄连

《景岳全书·卷之四十八大集·本草正(上)·山草部》:"疗妇人阴户肿痛,除小儿食积热疳,杀蛔虫。消恶疮痈肿,除湿热郁热。"

《本草备要·草部·黄连》:"目痛眦伤(人乳浸点或合归、芍等分,煎汤热洗,散热活血),痈疽疮疥(诸痛痒疮,皆属心火)。"

《得配本草·卷二·草部·川黄连》:"治心窍恶血,阳毒发狂,惊悸烦躁,恶心痞满,吞酸吐酸,心腹诸痛,肠澼泻痢,疳疾虫症,痈疽疮疥,暴赤目痛,牙疳口疮,孕妇腹中儿啼,胎惊子烦,阴户肿痛。"

112. 黄明胶

《本草纲目·兽部第五十卷·兽之一·黄明胶》："吐血、衄血、下血、血淋下痢，妊妇胎动血下，风湿走注疼痛，打扑伤损，汤火灼疮，一切痈疽肿毒，活血止痛，润燥，利大小肠。（时珍）"

《本草备要·禽兽部·黄明胶》："《经验方》云：痈疽初起，酒顿黄明胶四两，服尽，毒不内攻。"

《本草撮要·卷八禽兽部·黄明胶》："治诸血证及痈疽，润燥通大便。得穿山甲四片烧存性，用治痈疽初起，使毒不内攻神效，惟胶须以酒顿烊，如便毒初起，水胶溶化涂之即散，即牛皮胶也。"

113. 黄芪

《神农本草经·卷一·上经·黄芪》："主痈疽久败创，排脓止痛，大风痢疾，五痔鼠瘘，补虚，小儿百病。"

《本草经集注·草木中品·黄芪》："其茎、叶治渴及筋挛，痈肿，疽疮……又有赤色者，可作膏贴用，消痈肿，方多用，道家不须。"

《外科精义·卷下·论炮制诸药及单方主疗疮肿法》："黄芪主痈疽久败疮，排脓止痛，兼五痔、鼠瘘止渴。"

《本草纲目·主治第三卷·百病主治药·消渴》："黄芪：诸虚发渴，生痈或痈后作渴，同粉草半生半炙末服。"

《景岳全书·卷之四十八大集·本草正（上）·山草部》："生者微凉，可治痈疽。"

《本草备要·草部·黄芪》："生血生肌（气能生血、血充则肉长，《经》曰：血生肉），排脓内托，疮痈圣药（毒气化则成脓，补气故能内托。痈疽不能成脓者，死不治，毒气盛而元气衰也，痘症亦然）。"

《神农本草经百种录·上品·黄芪》："主痈疽，久败疮，排脓止痛，除肌肉中之热毒。"

114. 菖蒲

《本草经集注·草木上品·菖蒲》："主耳聋，痈疮，温肠胃，止小便利，四肢湿痹，不得屈伸，小儿温疟，身积热不解，可作浴汤。"

《本草纲目·草部第十九卷·草之八·菖蒲》："治中恶卒死，客忤癫痫，下血崩中，安胎漏，散痈肿。捣汁服，解巴豆、大戟毒。（时珍）"

《景岳全书·卷之四十九大集·本草正（下）·水石草部》："欲散痈毒，宜捣汁服用，渣贴之。若治耳痛，宜作末炒热绢裹罨之。"

115. 菊花

《本草纲目·草部第十五卷·草之四·野菊》："治痈肿疔毒，瘰疬眼息。（时珍）"

《景岳全书·卷之四十八大集·本草正（上）·隰草部》："甘菊花，味甘色黄者，能养血散风，去头目风热，眩晕疼痛，目中翳膜，及遍身游风风疹。作枕明目，叶亦可用。味苦者性凉，能解血中郁热，清头目，去风热眼目肿痛流泪。根叶辛香，能消痈毒，止疼痛。"

《景岳全书·卷之四十八大集·本草正（上）·隰草部》："野菊花，一名苦薏。根叶茎花皆可同用。味苦辛，大能散火散气，消痈毒疔肿瘰疬，眼目热痛，亦破妇人瘀血。孙氏治痈毒方，用野菊连根叶捣烂酒煎，热服取汗，以渣敷之；或同苍耳捣汁，以热酒冲服。冬月用干者煎服，或为末酒服亦可。"

《外科全生集·卷三·诸药法制及药性·白甘菊》："治目风热，梗、枝、叶解痈疔毒，煎汤洗结毒。"

116. 营实

《神农本草经·卷一·上经·营实》："主痈疽恶创，结肉跌筋，败创，热气，阴蚀不疗，利关节。"

《本草经集注·草木中品·营实》："根：止泄痢腹痛，五脏客热，除邪逆气，疽癞，诸恶疮，金疮伤挞，生肉复肌。"

《本草纲目·草部第十八卷·草之七·营实墙蘼》："时珍曰：营实、蔷薇根，能入阳明经，除风热湿热，生肌杀虫，故痈疽疮癣古方常用，而泄痢、消渴、遗尿、好眠，亦皆阳明病也。"

《得配本草·卷四·草部·营实》："治上焦有热好眠，疗疮疽，利关节。"

117. 硇砂

《明医指掌·卷一·药性歌》："硇砂有毒，溃痈烂肉，除翳消癥，不堪入腹。"

118. 蚯蚓

《外科全生集·卷三·诸药法制及药性·蚯蚓》："药铺有卖，破腹去泥，酒洗晒干，每四两，配糯米、花椒各一两同炒，炒至米黄透为度，去椒、米磨粉，治历节风痛，手足不仁，疽毒卵肿。"

119. 麻黄

《医学衷中参西录·药物·麻黄解》："且其性善利小便，不但走太阳之经，兼能入太阳之府，更能由太阳而及于少阴（是以伤寒少阴病用之），并能治疮疡白硬，阴毒结而不消。"

120. 鹿角

《神农本草经·卷二·中经·鹿茸》："角，主恶创痈肿，逐邪恶气，留血在阴中。"

《本草经集注·虫兽三品·中品·鹿茸》："虚劳洒洒如疟，羸瘦，四肢酸疼，腰脊痛，小便利，泄精溺血，破留血在腹，散石淋，痈肿，骨中热疽，养骨，安胎下气。"

《神农本草经百种录·中品·鹿茸》："角：主恶疮痈肿，拓血中之毒。逐邪恶气，拓阴邪之气。留血在阴中。阴络之凝滞，得热而运行也。"

《得配本草·卷九·兽部·鹿》："茸：止梦交，疗血崩带，破瘀血，散痈肿，治石淋，止遗尿。"

121. 商陆

《神农本草经·卷三·下经·商陆》："主水胀、疝瘕、痹，熨除痈肿，杀鬼精物。"

《本草备要·草部·商陆》："瘕疝痈肿，喉痹不通（薄切醋炒，涂喉中良），湿热也病。"

《外科全生集·卷三·诸药法制及药性·商陆》："有毒，忌铁器。捣敷石疽，消尿哽，通二便，疏泄水肿，有排山倒岳之力。腰腹背忌敷贴。"

122. 淫羊藿

《本草经集注·草木中品·淫羊藿》："坚筋骨，消瘰疬，赤痈，下部有疮洗出虫，丈夫久服，令人无子。"

123. 续断

《神农本草经·卷一·上经·续断》："主伤寒，补不足，金创痈伤，折跌，续筋骨，妇人乳难。"

《本草备要·草部·续断》："治痈痔肿毒。"

《神农本草经百种录·上品·续断》："主伤寒，苦温能散寒。补不足，补伤损之不足。金疮痈伤，折跌，续筋骨，肌肉筋骨有伤，皆能治之。"

《得配本草·卷三·草部·川续断》："一切崩漏，金疮折跌，痈毒血痢等症，惟此治之，则血气流畅而自疗。"

124. 斑蝥

《神农本草经·卷三·下经·斑苗》："主寒热、鬼注蛊毒、鼠瘘恶创、疽蚀死肌，破石癃。"

《景岳全书·卷之四十九大集·本草正（下）·虫鱼部》："能攻鼠瘘瘰疬疮痈，破血积疝痕，堕胎元，解疔毒、猘犬毒、沙虱蛊母、轻粉毒，亦傅恶疮，去死肌败肉。"

《医宗必读·卷之四·本草徵要下·虫鱼部》："破血结而堕胎儿，散癥癖利水道。拔疔疮之恶根，下猘犬之恶物。中蛊之毒宜求，轻粉之毒亦化。"

125. 葛

《千金翼方·卷第三本草中·草部下品之下·紫葛》："主痈肿恶疮，取根皮捣为末，醋和封之。"

《本草纲目·草部第十八卷·草之七·葛》："蔓，消痈肿。（时珍）"

126. 萹蓄

《神农本草经·卷三·下经·萹蓄》："主浸淫、疥瘙、疽痔，杀三虫。"

127. 硫黄

《神农本草经·卷二·中经·石硫黄》："主妇人阴蚀，疽痔恶血，坚筋骨，除头秃，能化金银铜铁奇物。生山谷。"

《外科精义·卷下·论炮制诸药及单方主疗疮肿法》："硫黄主女人阴蚀，疽、痔、恶疮、疥癣。杀虫。"

《神农本草经百种录·中品·石硫黄》："主妇人阴蚀，阴湿所生之疾，惟阳燥之物能已之。疽痔恶血，亦下焦阴分之湿所生病也。"

128. 雄黄

《神农本草经·卷二·中经·雄黄》："主寒热，鼠瘘恶创，疽痔死肌，杀精物、恶鬼、邪气、百虫毒，胜五兵。"

《景岳全书·卷之四十九大集·本草正（下）·金石部》："去鼻中瘜肉，痈疽腐肉，并鼠瘘广疮疽痔等毒。"

《外科全生集·卷三·诸药法制及药性·雄黄》："名腰黄，透明者佳，水飞。治恶疮死肌，消痈毒，化腹中瘀血。"

129. 紫石英

《本草经集注·玉石三品·上品·紫石英》："定惊悸，安魂魄，填下焦，止消渴，除胃中久寒，散痈肿，令人悦泽。"

《得配本草·卷一·石部·紫石英》:"得生姜,米醋煎,调敷痈肿毒气。"

130. 紫花地丁

《本草纲目·草部第十六卷·草之五·紫花地丁》:"一切痈疽发背,疔肿瘰疬,无名肿毒恶疮。(时珍)"

《本草备要·草部·紫花地丁》:"治痈疽发背,疔肿瘰疬,无名肿毒。"

《外科全生集·卷三·诸药法制及药性·紫花地丁》:"痈疔用之,可疗软坚肛,稻麦芒粘咽喉,嚼烂咽下即安。"

131. 紫参

《本草经集注·草木下品·紫参》:"治肠胃大热,唾血,衄血,肠中聚血,痈肿诸疮,止渴,益精。"

《本草纲目·草部第十二卷·草之一·紫参》:"时珍曰:紫参色紫黑,气味俱厚,阴也,沉也。入足厥阴之经,肝脏血分药也。故治诸血病,及寒热疟痢、痈肿积块之属厥阴者。"

132. 紫草

《本草纲目·主治第三卷·百病主治药·大便燥结》:"紫草:利大肠。痈疽、痘疹闭结,煎服。"

133. 犀角

《景岳全书·卷之四十九大集·本草正(下)·禽兽部》:"磨汁治吐血衄血下血,及伤寒蓄血,发狂发黄,发斑谵语,痘疮稠密,内热黑陷,或不结痂,亦散疮毒痈疡,脓血肿痛;杀妖狐精魅鬼疰、百毒蛊毒、钩吻、鸩羽、蛇毒,辟溪瘴山岚恶气。"

《本草备要·禽兽部·犀角》:"治伤寒时疫,发黄发斑(伤寒下早,热乘虚入胃则发斑;下迟,热留胃中亦发斑),吐血下血,蓄血谵狂,痘疮黑陷,消痈化脓,定惊明目。"

《得配本草·卷九·兽部·犀牛角》:"伤寒时疫,烦呕发斑,畜血谵语,发狂发黄,及吐血衄血,惊痫心烦,痘疹血热,痈疽,概无不治。"

134. 蓝靛

《景岳全书·卷之四十八大集·本草正(上)·隰草部》:"善解百虫百药毒,及治天行瘟疫,热毒发狂,风热斑疹,痈疡肿痛,除烦渴,止鼻衄吐血,杀疳蚀、金疮箭毒。凡以热兼毒者,皆宜捣汁用之。"

135. 蒺藜子

《本草经集注·草木上品·蒺藜子》:"小儿头疮,痈肿,阴溃,可作摩粉。"

136. 槐

《景岳全书·卷之四十九大集·本草正(下)·竹木部》:"槐蕊,凉大肠,杀疳虫。治痈疽疮毒,阴疮湿痒痔漏;解杨梅恶疮,下疳伏毒,大有神效。"

《医宗必读·卷之四·本草徵要下·木部》:"枝主阴囊湿痒,叶医疥癣疔疮。"

《得配本草·卷七·木部·槐蕊》:"皮……消痈解毒,止痛长肉。"

137. 蜂子

《神农本草经·卷一·上经·蜂子》:"土蜂子:主痈肿。"

138. 蜂房

《本草经集注·虫兽三品·下品·蠮螉》:"其土房主痈肿,风头。"

《景岳全书·卷之四十九大集·本草正(下)·虫鱼部》:"合乱发、蛇蜕烧灰,以酒服二方寸匕,治恶疽、附骨疽、疔肿诸毒,亦治赤白痢、遗尿失禁、阴痿。"

《外科全生集·卷三·诸药法制及药性·土蜂窠》:"在严冬大雪中,以布袋袋之能取,取入蒸桶蒸死,连窠炙研,以醋调涂痈疖即消。"

139. 蛸蛸

《本草备要·鳞介鱼虫部·桑螵蛸》:"蛸蛸兼治腹痛、便秘、下痢、脱肛、疮疽、虫痔。"

140. 蔷薇根

《本草备要·草部·蔷薇根》:"治泄痢消渴,牙痛口糜(煎汁含漱),遗尿好眠,痈疽疮癣。"

141. 蔓菁子

《本草备要·谷菜部·蔓菁子》:"一切疮疽(凡痈疽捣敷皆良,醋调敷秃疮,盐捣敷乳痈。冬取根用)。"

142. 磁石

《本草经集注·玉石三品·中品·磁石》:"养肾脏,强骨气,益精,除烦,通关节,消痈肿鼠瘘,颈核喉痛,小儿惊痫,炼水饮之。"

《外科精义·卷下·论炮制诸药及单方主疗疮肿法》:"磁石消痈肿,主鼠瘘颈核、喉痛。"

143. 蜚蠊

《本草经集注·草木下品·蜚蠊》："主治骨节热,胫重酸疼。头眩顶重,皮间邪风如蜂螫针刺,鱼子细起,热疮痫疽痔,湿痹,止风邪咳嗽,下乳汁。"

144. 漏芦

《神农本草经·卷一·上经·漏芦》："主皮肤热、恶创、疽痔、湿痹,下乳汁。"

《本草纲目·草部第十五卷·草之四·漏芦》："时珍曰:漏芦下乳汁,消热毒,排脓止血,生肌杀虫。故东垣以为手足阳明药,而古方治痫疽发背,以漏芦汤为首称也。庞安常《伤寒论》治痫疽及预解时行痘疹热,用漏芦叶,云无则以山栀子代之。亦取其寒能解热,盖不知其能入阳明之故也。"

《本草撮要·卷一草部·漏芦》："味咸苦寒,入手足太阴经,功专散热解毒,通经下乳,排脓止血,生肌杀虫。治遗精、尿血、痫疽发背及痘疹毒,甘草拌蒸,连翘为使。"

145. 蝼蛄

《神农本草经·卷三·下经·蝼蛄》："主产难,出肉中刺,溃痫肿,下哽噎,解毒,除恶创。"

《本草撮要·卷九虫鱼鳞介部·蝼蛄》："功专治水肿痫毒,得蜣螂治大小便闭,得穿山甲塞耳治聋,性甚急,虚人戒之,去翅足炒。"

146. 僵蚕

《本草备要·鳞介鱼虫部·僵蚕》："痫疽无头者,烧灰酒服(服一枚出一头,二枚出二头)。"

《得配本草·卷八·虫部·白僵蚕》："蚕茧已出蚕蛾者,甘,温。烧灰酒服,出痫疽头,疗二便血。煮汁服,除蛔虫,疗反胃。"

147. 薇衔

《神农本草经·卷一·上经·薇衔》："主风湿痹、历节痛、惊痫、吐舌、悸气、贼风、鼠瘘、痫肿。"

《本草纲目·草部第十五卷·草之四·薇衔》："煎水,洗瘰疽、甲疽、恶疮。(时珍,出《外科精义》)"

《得配本草·卷三·草部·薇衔》："治风湿痹痫痫肿。"

148. 薄荷

《景岳全书·卷之四十八大集·本草正(上)·芳草部》："清六阳会首,散一切毒风。治伤寒头痛寒热,发毒汗,疗头风脑痛,清头目咽喉口齿风热诸病,除心腹恶气胀满霍乱,下气消食痰,辟邪气秽恶,引诸药入营卫,开小儿之风涎,亦治瘰疬、痫肿、疮疥、风瘙瘾疹。"

149. 藁本

《本草纲目·草部第十四卷·草之三·藁本》："治痫疽,排脓内塞。(时珍)"

150. 瞿麦

《神农本草经·卷二·中经·瞿麦》："主关格,诸癃结、小便不通,出刺,决痫肿,明目去翳,破胎堕子,下闭血。"

《得配本草·卷三·草部·瞿麦》："破血热之郁结,决上焦之痫肿。"

151. 蟾酥

《景岳全书·卷之四十九大集·本草正(下)·虫鱼部》："主治发背、痫疽、疔肿一切恶毒。"

《医宗必读·卷之四·本草徵要下·虫鱼部》："发背疔疽,五疳羸弱,立止牙痛,善扶阳事。"

152. 蟾蜍

《神农本草经·卷三·下经·虾蟆》："邪气,破癥坚血,痫肿、阴创。"

《本草经集注·虫兽三品·下品·虾蟆》："治阴蚀,疽疬恶疮,猘犬伤疮,能合玉石。"

《景岳全书·卷之四十九大集·本草正(下)·虫鱼部》："消癖气积聚,破坚癥肿胀,治五疳八痢及小儿劳瘦疳热,杀疳虫,消痫肿鼠瘘,阴疽恶疮。"

《本草备要·鳞介鱼虫部·蟾蜍》："发汗退热,除湿杀虫,治疮疽发背(未成者,用活蟾蜍系疮上,半日,蟾必昏愦,置水中救其命;再易一个,三易则毒散矣。势重者,剖蟾蜍合疮上,不久必臭不可闻,如此二三易,其肿自愈)。"

《外科全生集·卷三·诸药法制及药性·癞团》："(即老蟾)大者佳,生用填烂孔、拔深毒,软年久毒肛,取酥,捉老蟾仰天,以其头入戢壳内,取戢箍上,蟾之脑中放出白浆是,去蟾,以戢壳晒干,刮下配药,消痫拔疔,止牙疼,绞肠痧胀。"

153. 麝香

《外科全生集·卷三·诸药法制及药性·麝香》："定神疗惊,解果毒,消痫疽,开经络窍,堕胎。"

《得配本草·卷九·兽部·麝香》："通关窍，开经络，透肌骨，安心神，辟恶气尸疰，除惊痫客忤，杀虫解毒，祛风止痛，消食积，解酒渴，疗一切癥瘕痃癖。"

154. 蠡实

《本草纲目·草部第十五卷·草之四·蠡实》："主痈疽恶疮。（时珍）"

《本草撮要·卷一草部·马兰子》："味苦，入足厥阴经血分。功专治寒疝、喉痹、痈肿疮疖，妇人血气烦闷，血运崩带；利大小肠，久服令人泻，治痢用醋拌。一名蠡实。"

三、治痈疽食物

1. 大豆

《神农本草经·卷二·中经·大黄豆卷》："生大豆：涂痈肿；煮汁饮，杀鬼毒，止痛。"

《本草纲目·谷部第二十四卷·谷之三·黄大豆》："研末，熟水和，涂痘后痈。（时珍）"

2. 车螯

《本草纲目·介部第四十六卷·介之二·车螯》："壳：消积块，解酒毒。治痈疽发背焮痛。（时珍）[发明]时珍曰：车螯味咸，气寒而降，阴中之阴也。入血分，故宋人用治痈疽，取恶物下，云有奇功。亦须审其气血虚实老少如何可也。今外科鲜知用者。"

3. 水龟

《本草纲目·介部第四十五卷·介之一·水龟》："治腰脚酸痛，补心肾，益大肠，止久痢久泄，主难产，消痈肿。烧灰，敷臁疮。（时珍）"

4. 冬瓜

《本草备要·谷菜部·冬瓜》："散热毒痈肿（切片敷之。丹溪曰：冬瓜性急而走，久病阴虚者忌之。[昂按]冬瓜日食常物，于诸瓜中尤觉宜人，且味甘而不辛，何以见其性急而走乎）。"

《得配本草·卷五·菜部·冬瓜》："贴痈肿，磨痱子。"

《本草撮要·卷四蔬部·冬瓜》："功专泻热益脾，利二便，消水肿，止消渴，散热毒痈肿。去皮切片，酒水煮烂，去渣熬浓，每夜涂面，变黑为白，光泽异常。子补肝明目，疟疾寒热，肠胃内壅，最为要药。叶焙研，敷多年恶疮。一名白瓜。"

5. 丝瓜

《本草备要·谷菜部·丝瓜》："治肠风崩漏，疝痔痈疽；滑肠下乳。"

《本草撮要·卷四蔬部·丝瓜》："功专凉血解毒，除风化痰，通经络，行血脉。得槐花治阳风下血，得芦根、桃仁治痈痘疮出不快者。"

6. 麦

《得配本草·卷五·谷部·麦芽》："治一切米麦果积，治妇人乳秘成痈。得川椒、干姜，治谷劳嗜卧。"

《得配本草·卷五·谷部·小麦》："敷痈肿损伤。"

《本草撮要·卷五五谷部·麦粉》："功专和五脏，调经络，醋熬成膏，消一切痈肿，汤火伤。俗名小粉。"

7. 鸡

《本草纲目·禽部第四十八卷·禽之二·鸡》："时珍曰：翅翮形锐而飞扬，乃其致力之处。故能破血消肿，溃痈下鲠。[按]葛洪云：凡古井及五月井中有毒，不可辄入，即杀人。宜先以鸡毛试之，毛直下者无毒，回旋者有毒也。又《感应志》云：五酉日，以白鸡左翅烧灰扬之，风立至；以黑犬皮毛烧灰扬之，风立止也。巽为风，鸡属巽，于此可见……尾毛 解蜀椒毒，烧烟吸之，并以水调灰服。又治小儿痘疮后生痈，烧灰和水敷之。（时珍）"

《得配本草·卷九·禽部·乌骨鸡》："益肝肾之阴，除阴虚之热，祛心腹恶气，治折伤痈疽。"

8. 驴

《本草纲目·兽部第五十卷·兽之一·驴》："悬蹄：烧灰，敷痈疽，散脓水。和油，敷小儿解颅，以瘥为度。（时珍）"

9. 苦瓜

《本草纲目·菜部二十八卷·菜之三·苦瓠》："治痈疽恶疮，疥癣龋齿有虫者。又可制汞。（时珍）"

10. 荞麦

《本草纲目·谷部第二十二卷·谷之一·荞麦》："秸：烧灰淋汁取碱熬干，同石灰等分，蜜收。能烂痈疽，蚀恶肉，去靥痣，最良。"

11. 胡桃

《本草纲目·果部第三十卷·果之二·胡

桃》："杀虫攻毒,治痈肿、疠风、疥癣、杨梅、白秃诸疮,润须发。(时珍)"

12. 柿

《本草备要·果部·柿干》："柿霜乃其精液。生津化痰,清上焦心、肺之热为尤佳。治咽喉口舌疮痛。"

13. 虾

《本草纲目·鳞部第四十四卷·鳞之四·虾》："作羹,试鳖瘕,托痘疮,下乳汁。法制,壮阳道;煮汁,吐风痰;捣膏,敷虫疽。(时珍)"

14. 莲藕

《本草纲目·果部第三十三卷·果之六·莲藕》："生发元气,裨助脾胃,涩精滑,散瘀血,消水肿痈肿,发痘疮,治吐血咯血衄血,下血溺血血淋,崩中产后恶血,损伤败血。(时珍)"

15. 莼菜

《本草撮要·卷四蔬部·莼菜》："功专消渴、热痹、热疽,逐水解百毒。"

16. 核桃

《医学衷中参西录·药物·胡桃解》："又善消疮疽及皮肤疥癣头上白秃,又能治疮毒深入骨髓,软弱不能步履。"

17. 蚬

《本草纲目·介部第四十六卷·介之二·蚬》："生蚬浸水,洗痘痈,无瘢痕。(时珍)"

18. 梨

《先醒斋医学广笔记·卷之四·炮炙大法·果部》："梨子消热痰,加牛黄末,疗小儿风疾痰涌有神。解热毒,久服不患痈疽。"

19. 猪

《本草纲目·兽部第五十卷·兽之一·豕》："脑:主痈肿,涂纸上贴之,干则易。治手足皲裂出血,以酒化洗,并涂之。(时珍)……时珍曰:饵药人,不可食之。合鱼鲙食,生痈疽;合鲤鱼肠、鱼子食,伤人神;合鹌鹑食,生面䵟……蹄以下并用母猪者,煮羹,通乳脉,托痈疽,压丹石。煮清汁,洗痈疽,溃热毒,消毒气,去恶肉,有效。(时珍,《外科精要》洗痈疽有猪蹄汤数方,用猪蹄煮汁去油,煎众药蘸洗也)"

20. 绿豆

《景岳全书·卷之四十九大集·本草正(下)·谷部》："疗丹毒风疹,皮肤燥涩,大便秘结,消痈肿痘毒,汤火伤痛,解酒毒鸩毒,诸药食牛马金石毒,尤解砒霜大毒。或用囊作枕,大能明耳目,并治头风头痛。"

《得配本草·卷五·谷部·绿豆》："敷痈肿,消丹毒。配乳香三分之一,灯心研匀,生甘草汤常下一钱,治痘毒内攻,扑烂痘,治损伤,炒紫色水调敷。"

21. 葱

《景岳全书·卷之四十九大集·本草正(下)·菜部》："通乳汁,散乳痈,消痈疽肿毒。捣罨伤寒结胸,及金疮折伤血瘀血出,疼痛不止。涂猘犬,亦制蚯蚓毒。"

22. 鹅

《本草纲目·禽部第四十七卷·禽之一·鹅》："白鹅膏涂面急,令人悦白。唇沈,手足皱裂,消痈肿,解礜石毒。(时珍)"

23. 蒜

《本草经集注·果菜米谷有名无实·菜部药物·葫》："主散痈肿、疮,除风邪,杀毒气。"

《明医指掌·卷一·药性歌》："大蒜辛温,化痞消谷,解毒散痈,多食伤目。"

《本草纲目·菜部第二十六卷·菜之一·葫》："时珍曰:葫蒜入太阴、阳明,其气熏烈,能通五脏,达诸窍,去寒湿,辟邪恶,消痈肿,化癥积肉食,此其功也。"

《景岳全书·卷之四十九大集·本草正(下)·菜部》："捣烂可灸痈疽,涂疔肿,敷蛇虫沙风毒甚良。"

《本草备要·谷菜部·大蒜》："辛温。开胃健脾,通五脏,达诸窍(凡极臭极香之物,皆能通窍),去寒湿,解暑气,辟瘟疫,消痈肿(捣烂,麻油调敷),破癥积,化肉食,杀蛇虫蛊毒。治中暑不醒(捣,和地浆温服),鼻衄不止(捣,贴足心,能引热下行),关格不通(捣,纳肛中,能通幽门)。敷脐能达下焦,消水,利大、小便。切片,灼艾,灸(音九)一切痈疽,恶疮肿核,独头者尤良(李迅曰:痈疽著灸,胜于诸药。缘热毒中膈,上下不通,必得毒气发泄,然后解散。初起便用独头大蒜,切片灸之,三壮一易,百壮为率。但头项以上,切不可灸,恐引气上,更生大祸也。史源曰:有灸至八百壮者,约艾一筛,初坏肉不痛,直灸到好肉方痛。至夜,火燄满背高阜,头孔百数,则毒外出,否则内逼五脏而危矣。《纲目》曰:《精要》谓头上毒不得灸,此言过矣。头为诸阳所聚,艾宜小如椒粒,炷宜三五壮而已。[又按]李东垣灸元好问脑疽,艾大如两核许,灸至百壮,始觉痛而痊。由是推之,头毒若不痛者,艾大壮多,亦无妨也)。"

《得配本草·卷五·菜部·葫》:"消痈,和麻油调敷。"

24. 蜂蜜

《本草撮要·卷九虫鱼鳞介部·蜂蜜》:"功专润脏腑,得薤白捣涂汤火伤痛立止,得生姜治大头癫疮,得升麻敷天口虏疮神效,纳谷道中通大便,同葱食害人,同葱捣涂痈疽、痔疮良,同鲊鱼食令人暴亡。"

25. 豌豆

《本草纲目·谷部第二十四卷·谷之三·豌豆》:"煮饮,杀鬼毒心病,解乳石毒发。研末,涂痈肿痘疮。(时珍)"

26. 醋

《本草经集注·果菜米谷有名无实·米食部药物·酢酒》:"主消痈肿,散水气,杀邪毒。"

《医宗必读·卷之四·本草徵要下·谷部》:"涂痈疽而外治,疮科方内屡回生。消心腹之疼,癥积尽破;杀鱼肉之毒,日用恒宜。"

《本草备要·谷菜部·醋》:"散瘀,敛气,消痈肿。酸温,散瘀解毒,下气消食(食敛缩则消矣),开胃气(令人嗜食,《本草》未载),散水气。治心腹血气痛(磨木香服),产后血晕(以火淬醋,使闻其气),癥结痰癖,疸黄痈肿(外科敷药多用之,取其敛壅热、散瘀解毒。[昂按]贝母性散而敛疮口,盖能散,所以能敛。醋性酸收而散痈肿,盖消则内散,溃则外散,收处即是散处,两者一义也),口舌生疮(含漱),损伤积血(面和,涂能散之)。"

《得配本草·卷五·谷部·醋》:"涂消痈肿,疗心腹痛。"

27. 鲤

《本草纲目·鳞部第四十三卷·鳞之一·鲮鲤》:"除痰疟寒热,风痹强直疼痛,通经脉,下乳汁,消痈肿,排脓血,通窍杀虫。(时珍)"

四、治痈疽药对

1. 山慈菇+苍耳草

《得配本草·卷二·草部·山慈菇》:"配苍耳草,治痈疽疔肿。"

2. 川贝母+白芷

《得配本草·卷二·草部·川贝母》:"配白芷,消便痈肿痛。"

3. 玄参+花粉

《得配本草·卷二·草部·玄参》:"得花粉,治痰结热痈。"

4. 赤小豆+苎根末

《得配本草·卷五·谷部·赤小豆》:"配苎根末,治痈疽神效。"

5. 牡蛎+大黄

《景岳全书·卷之四十九大集·本草正(下)·虫鱼部》:"牡蛎……同大黄,善消痈肿。"

6. 乳香+胆矾

《得配本草·卷七·木部·乳香》:"得胆矾,烧研,敷甲疽努肉。"

7. 砒+矾

《外科十三方考·下编·十三方的总结》:"药线中的砒、矾二物,是强有力的腐蚀剂,亦即'三品一条枪'的骨干药。凡瘰疬成茧,及痈疽溃后之久不干脓者,皆可用之,腐去自然新生,惟用时异常疼痛,是其弱点。"

8. 蚌壳+米醋

《得配本草·卷八·介部·蚌》:"壳粉:配米醋,调涂痈疽赤肿。"

9. 梅+轻粉+香油

《得配本草·卷六·果部·梅》:"配轻粉、香油,涂痈疽。"

10. 密陀僧+桐油

《得配本草·卷一·金部·密陀僧》:"得桐油,调贴骨疽。"

11. 紫草+栝蒌仁

《得配本草·卷二·草部·紫草》:"配栝蒌仁,治痈疽便秘。"

五、药食发痈疽

古代文献中记载了一些药物和食物,食用后容易引发痈疽。

1. 丹砂

《本草纲目·石部第九卷·金石之三·丹砂》:"时珍曰:叶石林《避暑录》载:林彦振、谢任伯皆服伏火丹砂,俱病脑疽死。张杲《医说》载:张悫服食丹砂,病中消数年,发鬓疽而死。皆可为服丹之戒。而周密《野语》载：临川周推官平生孱弱，多服丹砂、乌、附药，晚年发背疽。医悉归罪丹石，服解毒药不效。"

2. 石钟乳

《得配本草·卷一·石部·石钟乳》："即使宜服而久服之，亦不免淋渴痈疽之祸。"

《医宗必读·卷之四·本草徵要下·金石部》："（钟乳石）其气慓悍，令阳气暴充，饮食倍进，昧者得此肆淫，则精竭火炎，发为痈疽淋浊，岂钟乳之罪耶？大抵命门火衰者相宜，不尔便有害矣。"

《本草备要·金石水土部·钟乳》："然其性慓悍，须命门真火衰者可偶用之。若借以恣欲，多服、久服，不免淋浊痈疽之患。"

3. 生姜

《本草纲目·菜部第二十六卷·菜之一·生姜》："时珍曰：食姜久，积热患目，珍屡试有准。凡病痔人多食兼酒，立发甚速。痈疮人多食，则生恶肉。此皆昔人所未言者也。"

4. 杏

《本草纲目·果部第二十九卷·果之一·杏》："宗奭曰：凡杏性皆热。小儿多食，致疮痈膈热。"

5. 鸡

《本草纲目·禽部第四十八卷·禽之二·鸡》："诸鸡肉：时珍曰：《延寿书》云：阉鸡能啼者有毒。四月勿食抱鸡肉，令人作痈成漏，男女虚乏。"

6. 果未成核

《本草纲目·果部第三十三卷·果之六·诸果有毒》："凡果未成核者，食之令人发痈疖及寒热。"

7. 狗

《本草纲目·兽部第五十卷·兽之一·狗》："时珍曰：热病及天行病、疟疾病后食，必发热致危。妊妇食之，令子多热。"

8. 轻粉

《景岳全书·卷之四十九大集·本草正（下）·金石部》："虽善劫痰涎水湿疮毒，涎从齿缝而出，邪得劫而暂开，病亦随愈，然用不得法，则金毒窜入经络，留而不出，而伤筋败骨，以致筋挛骨痛，痈疮疽漏，遂成废痼，其害无穷。"

9. 桃

《本草纲目·果部第二十九卷·果之一·桃》："实时珍曰：生桃多食，令人膨胀及生痈疖，

有损无益。五果列桃为下以此。"

10. 酒

《本草纲目·谷部第二十五卷·谷之四·酒》："士良曰：凡服丹砂、北庭、石亭脂、钟乳、诸礜石、生姜，并不可长用酒下，能引石药气入四肢，滞血化为痈疽。"

《本草备要·谷菜部·酒》："热饮伤肺，温饮和中。少饮则和血行气，壮神御寒，遣兴消愁，辟邪逐秽，暖水藏，行药势。过饮则伤神耗血（亦能乱血，故饮之身面俱赤），损胃灼精，动火生痰，发怒助欲（酒是色媒人），致生湿热诸病（过饮则相火昌炎，肺金受灼，致生痰嗽。脾因火而困怠，胃因火而呕吐，心因火而昏狂，肝因火而善怒，胆因火而忘惧，肾因火而精枯，以致吐血、消渴、劳伤、蛊膈、痈疽、失明，为害无穷）。"

《得配本草·卷五·谷部·烧酒》："黄酒、烧酒，俱可治病，但最能发湿中之热。若贪饮太过，相火上炎，肺因火而痰嗽，脾因火而困怠，胃因火而呕吐，心因火而昏狂，肝因火而善怒，胆因火而发黄，肾因火而精枯，大肠因火而泻痢，甚则失明，消渴呕血，痰喘肺痿，痨瘵，反胃噎膈，鼓胀癥瘕，痈疽痔瘘，流祸不小，可不慎欤。"

11. 菟丝子

《本草备要·草部·菟丝子》："《老学庵笔记》：予族弟，少服菟丝子凡数年，饮食倍常，血气充盛。忽因浴见背肿，随视随长，乃大疽也。适值金银花开，饮至数斤，肿遂消。菟丝过服，尚能作疽，以此知金石药，不可不戒。[昂按]此人或感他毒，未可尽归咎于菟丝也。"

12. 猪

《本草纲目·兽部第五十卷·兽之一·豕》："思邈曰：八月和饴食，至冬发疽。"

13. 鲫鱼

《本草纲目·鳞部第四十四卷·鳞之三·鲫鱼》："肉：同猪肝、鸡肉、雉肉、鹿肉、猴肉食，生痈疽。"

《先醒斋医学广笔记·卷之四·炮炙大法·虫鱼部》："鲫鱼子不与猪肉同食。同砂糖食生疳虫。同芥菜食成肿疾。同猪肝、鸡肉、雉肉、鹿肉、猴肉食生痈疽。同麦门冬食害人。"

14. 橘

《本草纲目·果部第三十卷·果之二·橘》：

"橘实：瑞曰：同螃蟹食，令人患软痈。"

六、痈疽慎用药

痈疽溃前或溃后，以下中药宜慎用。

1. 生姜

《本草备要·谷菜部·生姜》："久食兼酒，则患目发痔（积热使然），疮痈人忌食。"

2. 白术

《先醒斋医学广笔记·卷之三·肿毒·秘传治痈疽诀》："痈疽溃疡，忌术。"

《景岳全书·卷之四十八大集·本草正（上）·山草部》："以其性涩壮气，故能止汗实表。而痈疽得之，必反多脓。"

3. 白及

《医宗必读·卷之三·本草徵要上·草部》："痈疽溃后，不宜同苦寒药服。"

4. 白芷

《医宗必读·卷之三·本草徵要上·草部》："白芷燥能耗血，散能损气，有虚火者勿用。痈疽已溃，宜渐减去。"

《得配本草·卷二·草部·白芷》："痈疽已溃者勿用。"

5. 连翘

《得配本草·卷三·草部·连翘》："痈疽溃后，热由于虚，二者禁用。"

6. 没药

《医宗必读·卷之四·本草徵要下·木部》："骨节痛与胸腹筋痛，不由血瘀而因于血虚，产后恶露去多，腹中虚痛，痈疽已溃，法咸禁之。"

7. 檀香

《医宗必读·卷之四·本草徵要下·木部》："痈疽溃后，及诸疮脓多者不宜服。"

8. 露蜂房

《医宗必读·卷之四·本草徵要下·虫鱼部》："（露蜂房）其用以毒攻毒，若痈疽溃后禁之。"

【医论医案】

一、医论

1. 概论

《万氏秘传外科心法·卷之一·总论大法》

凡治痈疽，先辨虚实阴阳。《经》云：诸痛为实，诸痒为虚，诸痈为阳，诸疽为阴。又当辨是痈是疽，是疗是发背，然后用药施治，庶不差谬。热发于肌肉之上，微肿根小，不过一二寸者为疖；热发于脏腑之间，肿高根阔，大四五寸余者为痈；五脏热毒流于骨髓，附骨而生者为疽；酒食过度，厚味适口，心志不遂，郁热不伸，专生膊内处，小孔如蜂窠，皆是发也。若疗毒，乃五脏积热，六腑受伤，或冲冒禽兽之毒，剥受牛羊之秽，始生黍米大，不知谨护而触犯之，轻者必重，重者必死。用香油调雄黄末服之，以攻其毒，不然立见其败矣。夫痈毒发背之生，有五善七恶，不可不辨。动静自宁，饮食知味一善也；大小便均调，二善也；神气清，语声明，三善也；脓溃肿散，色鲜不臭，四善也；身体最和平，起居如一，五善也。五善俱见则善，无以加矣。若眼白睛黑，两目紧小，唇青疮黑，一恶也；胫膊难转，四肢沉重，眼闭、口张、耳聋，二恶也；不饮食，不纳药，或不知味，痛极渴甚，三恶也；痰喘气急，面色青黑，目闭口开，四恶也；时出冷汗，恍惚嗜卧，语言颠倒，五恶也；烦躁咳嗽，腹中利泻，小便混浊，六恶也；肿高痛甚，脓水腥臭，七恶也。七恶俱全，则不可治。五善见三则吉，七恶见四则危。

凡治痈毒，初宜解毒拔毒，既溃宜排脓定痛，如未溃时不可服热药，既溃时不可服凉药。如初作者先须托里，既溃者必要排脓，此治痈疽等疮之大法也。又须看其时令，诊其脉理，辨其虚实，决其轻重，量其病势，斟酌用之，庶不夭折。如毒始作，无论痈疽发背等症，先须以千金托里散，服三四剂，固定脏腑，千金内托散亦可。然后除热以凉膈散，托里以败毒散，定痛以乳香汤，憎寒壮热以小柴胡汤，呕吐不纳以人参养胃汤，饮食不克以参苓养胃汤，声嘶以麦冬清音汤，大便秘以大柴胡汤，发渴饮水以黄芪汤，秽浊触犯以连翘三香汤，腹痛以甘草芍药汤，烦躁以黄连清热汤，好眠以益气清身汤，虚弱以人参黄芪汤，气喘而咳以木香顺气汤，痛甚以清肌快肤汤，恍惚恐惧以镇惊散，日久不作脓者以妙济散，脓溃而肿不消者以真人活命饮，清泻不止者以真人养脏汤，出虚汗不止者以黄芪固真汤，彻脓以万灵膏，收口以生肌散。以上病症，无过于此。如遇危恶之症，即当灸竹马穴数十壮，实有起死回生之功。又有生于内者为痈，曰脑痈，曰肠痈，曰肺痈，曰胞痈。此症与前症不同，医者认验真实，然后下手，不可妄用汤散，以惹毒祸，为害不小，慎之慎之。

方诀俱载图形卷中，甚勿轻视。凡毒于未溃之先，而有前数项之症，即从各症汤内，加连翘、栀子、牛子、二花、皂角刺之类。既溃之后，而有前数项之症，于各症汤内，加人参、黄芪、二花、连翘、栀子，春多用防风、白芷、柴胡、川芎；夏多用黄连、栀子、连翘、麦冬；秋多用黄芩、苍术、连翘、栀子；冬多用人参、白术、连翘、甘草。痈疽发背之治，大概如此。

又伤寒之症，有汗而未汗者，和而未和者，汗滞皮肤，毒阻骨髓，以致发为痈症，因气血逆而不和，当解毒清热，以千金消毒饮，不可用膏药贴，开其毒，若见危殆，危如前症相同，即以前法治之。又有疔毒种类不同，其害则一，惟满三十六种疔毒耳，先当以拔毒散用之，或以铁箍散围之，内服败毒散、雄黄散之类，若有变症，亦同前治……

先贤曰：诸经惟有少阴、厥阴二经生痈疽，少阳、阳明生瘰疬。庸人岂达二经之窍，盖由此经多气少血故也……

凡治痈肿，须看有脓无脓，当看正处偏处，以手按之，热则有脓，不热无脓，以纸浸湿贴之，干处是正脓点，然后持针开之，勿嫌口烂，以针口大而脓易尽也。

凡治痈疖，深处深针，浅处浅针，何谓浅？盖症生于脐腹处，若深针，恐伤内膜，慎之。症生于厚肉之处，宜深针之，以泻其毒，不可不知。吾见今之针发背者，专行勾割，去其筋膜败肉，更加痛苦，此岂仁人之术哉！只宜用药调治，自有愈时。切勿听此毒手，自取危笃。见如此者，误人甚多，恐后治人有失，故纂成疡科方脉，以补目之未见、耳之未闻。况痈疽之生，皆由内蕴郁热，外感风湿，肿高大者为痈，隐伏于骨者为疽，三背而作者为发，始生如黍米大，憎寒壮热，由渐而起，勿勾洗，宜用艾灸多效。不然，先须内攻，攻里之后，宣热解毒，定痛排脓，生肌敛口，此正道也。绝房事，一切牛马秽气不可触，触之非轻。常常闻香，痛是可分，如若不然，痛楚难禁。昧人不知，付之神鬼，求神礼佛，有何福生。智者察之不合，惟修合诸药，穷究医书，药乃百草根苗，医为九流魁首。重医者，视疡科为圣训；悭财者，视此道为儿戏。凡我子孙，及我后医，细心诊察，寒热虚实，修合药

品，辨别君臣，庶不差谬，学者须当自操。

《外科证治全书·卷一·痈疽证治统论》

问曰：痈疽何为而发也。答曰：人之一身，气血而已，非气不生，非血不行。气血者，阴阳之属也。阴阳调和，百骸畅适。苟六淫外伤，七情内贼，饮食不节，起居不慎，以致脏腑乖变，经络滞隔，气血凝结，随其阴阳之所属，而攻发于肌肤筋脉之间，此痈疽之所以发也。曰：然则痈疽有别乎？曰：痈者，壅也，邪热壅聚，气血不宣；其为证也为阳，属六腑，高肿色红，焮热疼痛，而其发也必暴，故所患浮浅而易治。疽者，沮也，气血虚寒，阴邪沮逆；其为证也为阴，属五脏，漫肿色白，坚硬木痛，而其发也必缓，故所患深沉而难疗。此痈疽之所以别者然也。

曰：然则其治之也当若何？曰：初起者，审其证而消之；成脓者，因其势而逐之；毒尽者，益其所不足而敛之，此治痈之大旨也。于是乎未出脓前，痈则宣其阳毒之滞，疽则解其阴寒之凝；已出脓后，痈则毒滞未尽宜托，疽有寒凝未解宜温。即患阴疽，虽在盛暑之时，必用辛热之剂，以助阳气；如生阳痈，虽在严寒之时，必用寒凉之剂，以泻火邪，不拘盛暑严寒，但当舍时而从证也。

曰：然则视其外即可知其内欤？曰：吾闻之，医者，意也，有诸内则形诸外，故四诊为医家辨证之筌蹄，而望居其一。是以外科之证，形色可凭，善恶可准，一定而不移，显然而易见，非若伤寒证有传经之变也。盖色红焮痛者，实热壅聚也；色白阴痛者，虚寒沮逆也；憎寒发热者，表邪未解也；口渴便秘者，里邪未通也；红活高肿者，气血拘毒于外也；白塌漫肿者，气血冰结于内也；根红散漫者，气虚不能摄血紧附也；不痛坚硬者，血凝不能附气流行也；外红里黑者，毒滞不化也；紫暗不明者，胃气大伤而肌肉死败也；按之陷而不即高，顶虽温而不甚热者，脓尚未成也；按之随指而起，顶已软而热甚者，脓已灌足也；脓色浓厚者，气血强旺也；脓色清淡者，气血衰弱也。诸如此类，审其外，悉其内，按其委，溯其源，此所谓望而知之者也。

曰：然则疮疥之与痈疽同乎否，有不发为痈疽而发为疮疥者何也？曰：人之躯壳，计有五层，皮、脉、肉、筋、骨也。发于筋骨间者，疽是也；发于脉肉间者，痈是也；发于皮腠间者，疮疥之属是也。大抵营卫不足，湿热邪风，肥甘浊气，淫于肌肤，留

滞不散,则疮疖所由生。或痒或痛或脓或水,名类颇多,治法不一。热则凉之,湿则利之,虫则杀之,风则散之,燥则润之滋之。更宜戒沐浴,以避湿气,忌厚味以清营卫,而疮瘥矣。此所以较痈疽之证治,有大同而小异者焉。噫!人能慎养,气畅血盈,不使形体有衰,则痈疽疮疖从何而发?苟或不然,百病丛生,又岂惟痈疽疮疖而已哉。古人不治已病治未病,非虚语也。安得人人及乎其未病而治之欤。

2. 论腿痈与流注异证同治

《疡科心得集·卷中·辨流注腿痈阴阳虚实异证同治论》

夫流注、腿痈,证虽殊而治则一,要在辨其阴阳,明其虚实而已。若因于风寒客热,或暑湿交蒸,内不得入于脏腑,外不能越于皮毛,行于营卫之间,阻于肌肉之内,或发于周身数处而为流注(有生于四肢关节者,有生于胸腹腰臀者),或发于腿上而为腿痈,此属实邪阳证。初起憎寒壮热,或微恶寒发热,遍身骨节疼痛,其肿处渐渐加大,斯时宜以发散透解,或亦可以消散;如身热无汗,即能成脓(大抵阳证流注出脓,即似伤寒之出汗)。其色虽白,不可认作阴证虚证(流注、腿痈,大率皆色白)。或亦有根盘白而顶微红者,此必脓已成(流注、腿痈成功,即顶色白而脉见滑数,按之软熟,其脓已成),即欲开之,以泄其邪;邪泄后方得热退身凉,而元气自然来复,脾胃亦醒,饮食有加,数日间气血充盈,即能收口矣。

其有体虚之人,元气不足,或因郁结伤脾,暴怒伤肝,气凝血滞,或湿气逆于肉凑,或寒邪入于筋络,或湿痰阻于经隧,或瘀血注于关节,又或病后余邪发散未尽,种种病由,皆因真气不能运行,使邪气壅滞而为患。其发为流注也,或结块,或漫肿,或一或三或五或七(流注总是仄数),此犹未穿,彼又肿起,外候则恶寒发热,饮食减少,脉来细弱。此必培其脾胃,祛其寒湿,调其营血,脾胃健则血自生而气自运行,岂可不固其本根,妄用寒凉克伐之剂,而蹈虚虚之戒哉。其发为腿痈也,则漫肿无头,皮色不变,乍寒乍热,时痛时酸,筋屈不伸,不能转动。苟非大补气血,温经通络,何以能使之消散?更何以使之速起速溃、易敛易愈也?此虚证属阴之治法。异证同揆,惟贵学者审察而明辨之耳。

阳证流注、腿痈,必欲辨明风寒暑热,客于何部经络,总以发表和营。如正旺邪实,宜万消化坚丸攻透,方能无脓即消,有脓即溃,屡用屡验,切勿以药味峻猛而避之。如溃脓后,急宜调和脾胃;若久不敛口者,方可补托。如阴寒着骨而发,足不能伸舒,或身不能转动,必须用阳和汤温经通络,溃后调治与前同。

3. 论痈疽出血不治

《外科枢要·卷一·论疮疡出血》

南仪部贺朝卿,升山西少参,别时,余见其唇鼻青黑,且时搔背,问其故?曰:有一小疮耳。余视之,果疽也,此脾胃败坏,为不治之症。余素与善,悲其途次不便殡殓,遂托其僚友张东沙辈,强留之,勉与大补,但出紫血,虚极也。或谓毒炽不能为脓,乃服攻毒药一钟,以致呕逆脉脱,果卒于南都。

金宪张碧崖腰患疽,醉而入房,脉洪数,两尺更大,余辞不治,将发舟,其子强留,顷间吐臭血五六碗,余意此肾经虚火,而血妄行,血必从齿缝出,将合肉桂等补肾制火之药,各用罐别煎熟听用,血止拭齿视之果然。遂合一钟,冷服之,热渴顿止,少顷,温服一钟,脉细欲说,气息奄奄,得药则脉少复,良久仍脱。其子疑内有脓欲刺之,余曰:必无。乃以鹅翎管衽内,果如余言。次日脉脱,脚寒至膝,腹内如冰,急用六君加姜、附,腹始温,脓始溃,疮口将完。彼因侍者皆爱妾,又患小便不通,此阴已痿,而思色以降其精,精内败不出而然耳,用加减八味丸料加参、芪、白术一剂,小便虽愈,疮口不敛而殁。

4. 论附骨疽

《外科精义·卷上·论附骨疽》

夫附骨疽者,以其毒气深沉附著于骨也。此疾与贼风相类而不同,人不能辨治之误矣。盖附骨疽者,由秋夏露卧,为冷折之,风热伏结,附骨成疽。贼风之候,由风邪之气搏于骨节,故其痛深彻骨髓,遇寒则痛甚。附骨疽痛而不能转,初按之应骨,皮肉微急,洪洪如肥状者是也。其贼风,皮骨不甚热,而索索恶寒,时复汗出,常欲热熨痛处,即得少宽。其附骨疽初时但痛无时,乍寒乍热而无汗者,经久不消,极阴生阳,寒化为热而溃也。贼风不治,久而变为弯曲偏枯,所以不同也。认是贼风,则服引越脾治风之剂,即得瘥矣。认是附骨疽,急宜服漏芦汤,或五香连翘散疏下之,次用内消升麻汤及溻溃膏贴之类,纵不能消,亦得浮浅。及有缓疽、石疽,与附骨疽亦相类矣。异者,盖缓疽、石疽皆寒气所作,深伏于骨髓之间,有肿与皮肉相似。若疼而坚硬如石,故谓之石疽;缓疽其热缓慢,积日不溃,久乃亦紫黯色,皮肉俱烂,故名曰缓疽。此二者其治,初觉便宜补虚托里温热之剂,以取消矣;其次调治,临疾制宜,故不复俱载矣。

5. 论叶天士治痈疡三则

《临证指南医案·卷八·疮疡》

顾(五八)。脉微小,溃疡半月,余肿未消,脓水清稀,浮肿汗出,呕恶恶食。此胃阳垂败,痈毒内攻欲脱,夫阳失煦,则阴液不承元气撒,则毒愈弥漫,清解苦寒究竟斫伐生阳,议甘温胃受,培植其本,冀陷者复振,余非疡医,按色脉以推其理耳,加桂理中汤。

胡。纳食主胃,运化主脾,痈疡痛溃,卧床不得舒展,脏腑气机呆钝何疑,外科守定成方芪术归地,不能补托气血,反壅滞于里,出纳之权交失,且是症乃水谷湿气下垂而致,结于足厥阴手阳明之界,若湿热不为尽驱,藉补托以冀生机,养贼贻害,焉能济事,金石斛五钱,槐米一钱半,金银花三钱,茯苓一钱半,晚蚕沙二钱,寒水石二钱。

《临证指南医案·卷九·产后》

朱(四十)。产后冬月,右腿浮肿,按之自冷,若论败血,半年已成痈疡,针刺泄气,其痛反加,此乃冲任先虚,跷维脉不为用,温养下元,须通络脉,然取效甚迟,恪守可望却病。(下焦脉络寒滞肿痛)苁蓉、鹿角霜、当归、肉桂、小茴、牛膝、茯苓、鹿角胶,溶酒蜜丸。

6. 论王洪绪治疽三则

《外科全生集·卷二·临证治法》

阊门龚姓,腰患一疽,根盘围阔二尺余,前连腹,后接骨,不红不肿,不痛不软,按之如木。初延余治,以肉桂、炮姜,书于方首。别后另延苏城内外三四名家,众视余方,皆曰酷暑安可用此热剂。以余为非,议用攻托清凉,连治五日,病者神昏无胃。复延余治,患仍不痛,色如隔宿猪肝,言语不清,饮食不进。余曰:能过今晚再商。是夜即毙。然其至死不痛。不久伊戚亦患此症,延余治,以阳和汤服下,次日觉松,又服,疽消小半,才以犀黄丸

与阳和汤逐日早晚轮服,第五日痊愈。后有发背相若者,照治而愈。

兴邑路姓七岁童,顶门只寸许,并患三疽,溃久不敛,孔如棋大,浅而无脓,干而色灰,人倦无神。因服凉剂过多,饮食不进,延余治。余曰:色似香灰,乃气血两丧;无脓干枯,精神已绝。兼值不食,难以延久,何能治之!次日而夭。

王姓媳,颈内瘰疬数个,两腋恶核三个,又大腿患一毒,不作疼痒。百余日后,日渐发大,形几如斗,按之如石,皮现青筋,常用抽痛。经治数人,皆称曰瘤。余曰:瘤系软者,世无石硬之瘤,乃石疽也。问可治否,答曰:初起时皆可消,日久发大,上现筋纹,虽按之如石,其根下已成脓矣。如偶作一抽之痛,乃是有脓之证,上现青筋者,其内已作黄浆,可治。如上现小块,高低如石岩者,不治。三百日后,主发大痛,不溃而死。如现红筋者,其内已痛,血枯不治。倘生斑点,即自溃之证。溃即放血,三日内毙。今患所现青筋,医至患软为半功,溃后脓变浓厚,可冀收功也。外以活商陆捣涂,内服阳和汤,十日则止一抽之痛,十三剂里外作痒,十六剂顶软,十八剂通患全软。其颈项之疬块,两腋之恶核,尽行消散,一无形迹。只剩石疽未平,内脓袋下,令服参一钱,因在筋络之处,先以银针刺穿,后以刀阔其口,以纸钉塞入孔内,次入两次流水斗许。大剂滋补托里,删去人参,倍增生芪,连进十剂,相安已极。适有伊戚,亦行外科道者,令其芪、草换炙,服不三日,四外发肿,内作疼痛。复延余治,余令以照前方服,又服二十余剂,外以阳和膏,随其根盘贴满,独留患孔,加以布捆绑。人问何以既用膏贴,又加布绑,答曰:凡属阴疽,外皮活,内膜生,故开刀伤膜,膜烂则死。所出之脓,在皮里膜外,仅似空弄,又不能以生肌药放入,故内服温补滋阴活血之剂,外贴活血温暖膏药,加之以捆,使其皮膜相连,易于脓尽,且又易于连接生肌。绑后数日,内脓浓厚,加参服两月收功。

7. 论石膏治痈

《医学衷中参西录·药物·石膏解》

《神农本草经》谓石膏治金疮,是外用以止其血也。愚尝用煅石膏细末,敷金疮出血者甚效。盖多年壁上石灰,善止金疮出血,石膏经煅与石灰相近,益见煅石膏之不可内服也。石膏生用之功

效,不但能治病,且善于治疮,且善于解毒。奉天赵某之父,年过六旬,在脐旁生痈,大径三寸,五六日间烦躁异常,自觉屋隘莫容。其脉左关弦硬,右关洪实,知系伏气之热与疮毒俱发也。问其大便数日未行,投以大剂白虎汤加金银花、连翘、龙胆草,煎汤一大碗,徐徐温饮下,连服三剂,烦躁与疮皆愈。

8. 论三七治疽

《医学衷中参西录·药物·三七解》

丙寅季春,表侄刘某,右腿环跳穴处,肿起一块,大如掌,按之微硬,皮色不变,继则渐觉肿处骨疼,日益加重。及愚诊视时,已三阅月矣。愚因思其处正当骨缝,其觉骨中作疼者,必其骨缝中有瘀血也。俾日用三七细末三钱,分作两次服下。至三日,骨已不疼。又服数日,其外皮色渐红而欲腐。又数日,疮顶自溃,流出脓水若干,遂改用生黄芪、天花粉各六钱,当归、甘草各三钱,乳香、没药各一钱。连服十余剂,其疮自内生肌排脓外出,结痂而愈。〔按〕此疮若不用三七托骨中之毒外出,其骨疼不已,疮毒内陷,或成附骨疽为不治之证。今因用三七,不但能托骨中之毒外出,并能化疮中之毒使速溃脓(若早服三七并可不溃脓而自消),三七之治疮,何若斯之神效哉!因忆悟愚之右腮肿疼时,其肿疼原连于骨,若不服三七将毒托出,必成骨槽风证无疑也。由此知凡疮之毒在于骨者,皆可用三七托之外出也。

二、医案

1. 治脑痈

《景岳全书·卷之四十六圣集·外科钤(上)·忍冬酒》

一男子患脑痈,其头数多,痛不可忍,先服消毒药不应,更以忍冬酒服之,即醉睡觉,而势去六七,再四剂而消。又一男子所患尤甚,亦令服之,肿痛顿退,但不能平。加以黄芪、当归、栝蒌仁、白芷、甘草书、桔梗,数剂而愈。

《外科十三方考·铃医不传之秘》

昔有一妇人生此疮,无花如馒头样,红肿无孔,此为脑痈,不可以花法治之,因经他人敷草药过多,致表皮变硬,人皆以无名肿毒治之,故多不应;余以"化肉膏"贴之,并用针开孔出脓,惟此后脓久不干,又用药线插之方愈。

2. 治脑疽

《外科枢要·卷二·论脑疽》

一妇人患前症,口干舌燥,内服清暑,外敷寒凉,色黯不瘅,胸中气噎,此因内寒而外假热也。彼疑素有痰火,不欲温补。余以参、芪各五钱,姜、桂各二钱,一剂顿然溃,又用大补药而愈。

一妇人冬间患此,肿痛热渴,余用清热消毒药,溃之而愈。次年三月,其舌肿大,遍身发疔如葡萄,不计其数,手足尤多,乃脾胃受毒也。先各刺出黑血,随服夺命丹七粒,出臭汗,疮热益甚,便秘二日,与大黄、芩、连各三钱,升麻、白芷、山栀、薄荷、连翘各二钱,生甘草一钱,水煎三五沸,服之。大小便出臭血甚多,下体稍退,乃磨入犀角汁再服,舌本及齿缝出臭血,诸毒乃消,更以犀角地黄汤而愈。

《外科正宗·卷之二上部疽毒门·脑疽论第十六·脑疽治验》

一男人项疽十余日,视其疮势颇甚,根连左右,耳项并肿,红赤焮热,脉浮而数。先用黄连消毒散二服退其大势;根脚消定后,用托里消毒散,数服不觉腐溃,但诊脉浮无力。询知患者年过五旬,久艰嗣息,房中又有妾人,多兼思虑劳欲大过,损伤元气故也。又疮形势大,止能起发,不能培养为脓,更用十全大补汤加桔梗、白芷,倍人参,白术各三钱;外用桑木灸法,早晚二次灸之;又涂紫霞膏。数日患者头面俱肿,双目合缝,形状可畏,然后腐溃,并作脓出,日至数升,如此半月,因前药不胜其事,内加烦躁不宁,五心烦热,饮食渐少等症,此谓脓水出多,气血走泄,为虚火假症之故,虽变不妨。随用圣愈汤,一服不应;又进一服,加熟附子二钱方应,前症悉退。次以人参养荣汤加麦冬、五味、参、术,常倍至三钱,调理月余。后至脑骨腐肉连发片片脱下,其状狼狈,不可观瞻,凡相视者无不点头惊讶!又恐腐溃深大,补不及事,每日粥食中用人参三钱,凡餐分入同煮食之以接补脾元。后方元气渐醒,调理四月方愈。彼后一年,反生其子,以承后祀也。

一监生项疽初起,请视疮头偏于右半,不可轻待,必用艾灸为上;隔蒜灸至十五壮,知痛乃住。后彼视为小恙,失用内药,又四日,其疮复作,颈肿项强,红紫木痛,便秘,脉实有力。以内疏黄连汤加玄明粉二钱通其大便;次用消毒救苦汤二服,肿势仍甚。此内毒外发也，不可再消之，换服托里消毒散，至近二十日。因患者肥甚，外肉多紧，不作腐溃，予欲行针开放，彼家坚执强阻，岂后变症一出，烦闷昏愦，人事不醒，彼方惊悔。随用披针左右二边并项之中各开一窍，内有脓腐处剪割寸许顽肉，放出内积瘀毒脓血不止碗许，内服健脾胃、养气血、托脓补虚之药，其脓似泉水不歇，每朝夕药与食中共参六七钱，服至腐肉脱尽，新肉已生。又至四十日外，患者方得渐苏，始知人事，问其前由，径不知其故也。此患设若禁用针刀，不加峻补，岂有生乎？因其子在庠，见识道理，从信予言，未百日而愈也。

一男子项疮五六日，就肆看视，头便黄色，根亦平散，予曰：此当急治方可。彼面色不悦而去。又请里中一医视之，乃曰：小恙也。因喜其说，用药又至五日外，其疮势坚硬，根脚开大，毒气已过两肩，流注前项，胸乳皆肿，呕吐恶心，寒热不食，疮势形色俱觉可畏，始信前言。复请予治，其疮形状不可观也，此非药力可及。先用葱艾汤洗净旧药，连煮药筒拔提二处，拔出瘀血碗余，随用银针斜斜插入根脚，透通患底数处，以蟾酥条插入孔内。此最解毒为脓，总以膏盖，走散处以真君妙贴散敷之。日渐日消，其毒收归后项原处，又兼服内托、降火、化痰之药，三四日候其大势已退，内脓已通，换服十全大补汤。凡坚而不化者照之，腐而不痛者取之，新血生迟者培之，如此调理将近三月，方得完口平复。此为患者讳疾忌医之过，几乎至于丧命者多矣。

一女人年过六旬，系宦族，素禀怯弱，项间患疽，初起头便如粟，谓里可容谷之病也。喜其形体不肥，虽发之后，必易于腐溃，此则不妨。前说先用隔蒜灸之，次用蟾酥饼贴灸上，四边以吸毒散敷之，收其根脚不散；内服托里消毒散，数服疮势坚硬，疼苦不止。予曰：到某日方止。况今疮不腐溃，诊其脉细数而无力，此内虚之故，不能解毒为脓，以疼为要，岂可得止。次换益气养荣汤加角针、白芷三服，肿亦渐起；外用桑木灸法，其坚渐软，脓出稠而不多。前方去角针、白芷加香附倍用参、芪，又数服方得脓溃，溃后痛亦不止。予曰：再三日，午后痛可止也。至期腐肉将脱小半，临午用乳香定痛散一服，午后疼痛顿退，安睡不醒。患家欣悦，予曰：不然，此在用药适其时也。虽半月之

言，应于今刻，惟信则不失耳。后当某日腐尽，某日肌平，某日完口。此二者患家以墨绳记候期日，果实并无过与不及也。此法要在眼力精巧，量病难易，新腐迟速，补助有无，用药合式，然后相量日数，可决于前发之必中也。

一妇壮年，项疮三日，其形径对前口，彼家相畏，人胖不当疮发此穴也。予视顶高脚活，虽发不妨。彼欲内消之方妥，予曰：药消则不能，针消则可取。彼从之，用披针当顶针入六七分，点至软肉方住，随去瘀血，又以蟾酥条插入孔内，服蟾酥丸得大汗而解。次日疮上微脓出之渐消，尤恐内毒未尽，又用消毒清热之药数服，不出十日而安。大抵凡欲消疮，先断根本，次泄毒气，使毒自衰无得内攻为妙。

一男子耳后生疽十余日，自谓小恙不治。将近半月，根脚渐大，疮头惟流血水，稀恶污秽，四边紫黑，软陷无脓，面惨鼻掀，手冷气促，脉诊散大无根，此内败症也，何必治之。辞不用药。又延客医治之。因询无事，患者恨予不治，凡遇亲友，勉力支持，厉声自嘱决不甘死。予曰：心不服死也，再五日必死。果然。予尝观疮，但犯此症，虽山岳之躯，一败无不倾倒。

一妇人正对口四五日，自灸廿余壮，径不知痛，灸疤焦黑，平塌如故。诊之脉微数而无力，此内虚症也，若假药力则误其事。用披针当顶刺入寸许，不知痛，亦无血出，此毒滞而未发扬者；用蟾酥条插入针孔，每日一次，膏盖其上，至七日后周围裂缝出脓；内服纯补之药，至十四日，落出疮根一块，指大长寸余，后以玉红膏平长肌肉。又半月，其口已平，以珍珠散掺上，即刻生皮而愈。此症设若不用针工，专假药力攻托，虽不至死，岂能得其速愈者哉。

一妇人四旬肥甚，项疮五六日，视之肉肿疮不肿，必竟生疑恐，又兼口燥心烦，坚硬色紫，根脚散平，六脉洪大，此大过症也，后必无脓，相辞不治。彼又请医视之，有言外托者，又言内消者，有称年壮不妨，又说脉大易治。众人纷纷不定，仍各用药，又至七八日，前后胸、项俱肿，木闷坚硬，仍复请视决之。予曰：此不治者何也？初起肉肿疮不肿，顶陷者一也；根脚平散，真气内败，不能收束毒气二也；口燥心烦，邪火内淫三也；形色紫暗，血死毒滞，不作腐溃者四也；六脉洪大，疮毒大盛，正气

受克，无以抵当，故疮终变软陷，邪毒内攻而死者五也。当备后事为要，此终于二十七朝前后足矣。后果至期而殁。观此言正顺理之病，可叹时人何为纷纷妄治也。

3. 治鬓疽

《外科枢要·卷二·论鬓疽》

侍御朱南皋，患前症。肿痛发热，日晡尤甚，此肝胆二经，血虚火燥也，用四物汤加玄参、柴胡、桔梗、炙草，治之而愈。又因劳役发热，畏寒，作渴，自汗，用补中益气汤去柴、升，加五味、麦门、炮姜而瘥。

州守胡廷器年七十，患前症。肿焮作痛，头目俱胀，此肾水不足，肝胆火盛而血燥也。用六味丸料，四剂疮头出水而愈。后因调养失宜，仍肿痛发热喘渴，脉洪大而虚，此脾胃之气伤也，用补中益气，以补脾胃；用六味地黄丸，以补肝肾而瘥。

《外科正宗·卷之二上部疽毒门·鬓疽论第二十·鬓疽治验》

一男子渴疾三年，寒热半月，自以为疟，鬓间忽生一小疮，三四日，外形如粟，疮平坚硬，色暗不泽，又兼脉洪数而无力，此水竭火旺之症也。终难溃敛，辞不敢治。复请医，视为易治，用针刺肿上，去紫血钟许，内服解毒药，次日边傍愈肿。医者谓肿高属阳易治，彼家欢悦。又三日，腮项俱肿，口噤不食，用针又刺肿上，日加昏愦。又复请视，予曰：死将及矣。但此症未病先作渴，肾水已竭；外形如粟，里可容谷，形色紫黑，气败血衰；脉洪无力，元气内败，如此干涉，岂有不死者。彼家方信晚矣。共二十一日而殁。

一男子肿焮五六日，彼欲内消，外敷凉药，内服大黄泄气等剂，随后焮肿虽退，乃生寒热，恶心干呕，肩膊牵强，诊之脉数无力，此内虚毒气入里，凉药之过也。东垣云：疮疽之发，受之有内外之别，治之有寒温之异。受之外者，法当托里以温剂，反用寒药攻利，损伤脾胃，多致内虚，故外毒乘虚入里；受之内者，法当疏利以寒剂，反用温剂托里。初病则是骨髓之毒，误用温剂使毒上彻皮毛，表里通溃，共为一疮，助邪为毒，苦楚百倍，轻则变重，重则死矣。前症既出寒药之过，以托里健中汤，二服呕吐全止；又以十全大补汤加白芷，数服而原疮渐起，又以人参养荣汤间服，腐溃脓稠；两月余，疮口收敛。

一妇人患此，肿硬寒热，口干焮痛，脉洪大有力，此表里俱实也。以防风通圣散一剂，行二次，前症稍退；又一剂，大行数次，热退渴止。惟原疮肿硬，用银针点破，插入蟾酥条，内服托里消毒散，渐溃脓而安。

一男子患此，三四日顶高根活，且无表里之症，此肝经湿热为患。用针挑破疮顶，以蟾酥饼盖贴，内服加味逍遥散加皂角针数服，头出微脓，根肿亦消。

《景岳全书·卷之四十六圣集·外科钤（上）·溃疡有余》

赵宜人年逾七旬，患鬓疽已溃，焮肿甚痛，喜冷脉实，大便秘涩。东垣曰：烦躁饮冷，身热脉大，精神昏闷者，皆脏腑之实也。遂以清凉饮一剂，肿痛悉退。更以托里消毒药三十余剂而平。若谓年高溃后，投以补剂，实实之祸，不免矣。

4. 治腹痈

《外科心法·卷三·热毒作呕》

刘贵，腹患痈，焮痛，烦躁作呕，脉实。河间云：疮疡者火之属，须分内外，以治其本。若脉沉实者，先当疏其内，以绝其源。又云：呕哕心烦，脉沉而实，肿硬木闷，或皮肉不变，邪气在内，宜用内疏黄连汤治之。然作呕脉实，毒在内也。遂以前汤，通利二三行，诸证悉去，更以连翘消毒散而愈。

《外科心法·卷三·溃疡有余》

一男子，年逾三十，腹患痈肿，脉数喜冷。齐氏云：疮疡肿起坚硬，疮疽之实也。河间云：肿硬木闷，烦躁饮冷，邪气在内也。遂用清凉饮，倍用大黄，三剂稍缓；次以四物汤加芩、连、山栀、木通，四剂而遂溃；更以十宣散去参、芪、肉桂，加金银花、天花粉，渐愈。彼欲速效，自服温补药，遂致肚腹俱肿，小便不利。仍以清凉饮治之，脓溃数碗，再以托里药治之而愈。东垣云：疮疽之发，其受之有内外之别，治之有寒温之异。受之外者，法当托里以温剂，反用寒药，则是皮毛始受之邪，引入骨髓。受之内者，法当疏利以寒剂，反用温剂托里，则是骨髓之病，上彻皮毛。表里通溃，共为一疮，助邪为毒，苦楚百倍，轻则几殆，重则死矣。

《外科枢要·卷一·论疮疡欲呕作呕》

一男子腹患痈，肿硬不溃，乃阳气虚弱；呕吐少食，乃胃气虚寒；法当温补脾胃。假如肿赤痛甚，烦躁，脉实而呕，为有余，当下之。肿硬不溃，脉弱而呕，为不足，当补之。若痛伤胃气，或感寒邪秽气而呕者，虽肿疡，犹当助胃壮气。彼不信，仍服攻伐药，而果殁。

《外科枢要·卷一·论疮疡用汗下药》

给事钱南郭，患腹痛已成，余用托里之药，渐起发，彼惑于众论，用行气破血，以图内消。形体甚倦，饮食益少，患处顿陷，色黯坚硬，按之不痛，余用大补之剂，色赤肿起，脓熟针之；再用托里，肿硬渐消而愈。

5. 治背痈、发背

《外科心法·卷三·用十宣败毒流气宣泄药》

张锦衣，年逾四十，患发背，心脉洪数，势危剧。《经》云：心脉洪数，乃心火炽甚。诸痛痒疮疡，皆属心火。心主血，心气滞则血不行，故生痈也。骑竹马穴，是心脉所由之地，急灸之以泻心火，隔蒜灸以拔其毒，再以托里消毒，果愈。

《张氏医通·卷七·大小府门·痢》

又治同川春榜陈颖雍。触热锦旋抵家，即患河鱼腹疾，半月以来，攻克不效，遂噤口粒米不入，且因都门久食煤火，肩背发痈，不赤不疼，陷伏不起，发呃神昏，势日濒危。内外医科，互相推委，因命楫相邀石顽。就榻诊之，六脉弦细欲绝，面有戴阳之色，所下之物，瘀晦如烂鱼肠脑，证虽危殆，幸脉无旺气，气无喘促，体无躁扰，可进温补，但得补而痈肿焮发，便可无虞。遂疏保元汤，每服人参三钱，生黄芪二钱，甘草、肉桂各一钱，伏龙肝汤代水煎服，一啜而稀糜稍进，再啜而后重稍轻，三啜而痈毒贲起，另延疡医敷治其外，确守前方，服十余服而安，前后未尝更易一味也。

6. 治背疽、发背

《普济本事方·卷第六·金疮痈疽打扑诸疮破伤风·槟榔散》

王蓬发背方序云：元祐三年，夏四月，官京师，疽发于背。召国医治之，逾月势益甚。得徐州萧县人张生，以艾火加疮上灸之，自旦及暮，凡一百五十壮，知痛乃已。明日镊去黑痂，脓血尽溃，肤理皆红，亦不复痛，始别以药敷之，日一易焉，易时旋剪去黑烂恶肉，月许疮乃平。是岁秋夏间京师士大夫病疽者七人，余独生。此虽司命事，然固有料理，不知其方，遂至不幸者。以人意论之，可为慨然。于是撰次前后所得方模版以施，庶几古人济众之意。绍圣三年三月日题。

《外科枢要·卷一·论疮疡用生肌之药》

昆庠王子大背患疽，年余疮口少许不敛。色黯陷下，面色痿黄，形气怯弱，脉浮缓而涩，此脾肺气虚也，用十全大补汤，加附子少许，数剂而元气渐复；却去附子，又三十余剂全愈，而领乡荐。

《外科枢要·卷一·论疮疡去腐肉》

吴庠史邦直之内，仲夏患背疽，死肉不溃，发热痛甚，作呕少食，口干饮汤，脉洪大，按之如无，此内真寒而外假热，当舍时从症，先用六君加炮姜、肉桂，四剂饮食顿进，诸症顿退；复用十全大补汤仍加姜、桂之类，五十余剂而死肉溃；又五十余剂而新肉生。斯人气血充盛，而疮易起易敛，使医者逆知，预为托里，必无此患。

《外科枢要·卷一·论疮疡阳气脱陷》

内翰杨皋湖，孟夏患背疽，服克伐之剂，二旬余矣，漫肿坚硬，重如负石，隔蒜灸五十余壮，背遂轻；以六君加砂仁二剂，涎沫涌出，饮食愈少。此脾虚阳气脱陷，剂用温补，反呕不食；仍用前药，作大剂，加附子、姜、桂；又不应，遂以参、芪各一斤，归、术、陈皮各半斤，附子一两，煎服三日而尽，流涎顿止，腐肉顿溃，饮食顿进；再用姜、桂等药托里健脾，腐脱而疮愈矣。

少参史南湖之内，夏患疽，不起发，脉大而无力，发热作渴，自汗盗汗，用参、芪大补之剂，益加手足逆冷，大便不宽，喘促时呕，脉微细，按之如无，惟太冲不绝，仍以参、芪、白术、当归、茯苓、陈皮，计斤许，加附子五钱，水煎二钟作一服，诸症顿退，脉息顿复。翌日疮起而溃，仍用前药四剂后，日用托里药，调理两月余而消。

《外科枢要·卷一·论疮疡大便泻利》

御医王彭峰之内，年逾四十，背疽不起发，泄泻作呕，食少厥逆，脉息如无，属阳气虚寒，用大补剂，加附子、姜、桂。不应，再加附子二剂，泻愈甚；更以大附子、姜、桂各三钱，参、芪、归、术各五钱，作一剂，腹内始热，呕泻乃止，手足渐温，脉息遂复；更用大补而溃，再用托里而敛。十年后，仍患脾胃虚寒殁。

《外科枢要·卷一·论疮疡小便淋漓频数不利》

职坊王的塘背疽溃后，小便淋漓，或时自遗，作渴引饮，烦热不寐，疮口焮赤，时或如灼，时或便遗。余曰：此肾虚之恶症，用加减八味丸加麦门，数剂而痊。

太守朱阳山患背疽，漫肿色黯，微痛作渴，疮头数十。左尺洪数，按之无力，此肾虚之症，先用活命饮二剂，以杀其毒，午前以参、芪、归、术之类壮气血，午后以加减八味丸料固肾气。喜其未用败毒之药，元气未损，故数日脓出肉腐而愈。

驾部林汝玉冬不衣绵，作渴饮冷，每自喜壮实，晒余衣绵，诊其脉，数大无力。余曰：至火令当求余也。三月间，果背热，便秘，脉沉，用四物加芩、连、山栀数剂，大便稍和；却去芩、连，加参、术、茯苓，二十余剂，及前丸半斤许，渴减六七，背热亦退。至夏背发一疽，纯用托里之剂而敛。

封君袁怀雪，背疽发热作渴，脉数无力，用四物加黄柏、知母、玄参、山栀、连翘、五味、麦门、银花，背疽渐退；又加白芷、参、芪，腐肉尽溃。因停药且劳，热渴仍作，乃以参、芪、归、芷、炙草、山药、山茱、茯苓、泽泻、肉桂而愈；又以六味丸及十全大补而敛。

《外科枢要·卷二·论发背》

都宪周弘冈。背患疽，肿而不溃，脉大而浮，此阳气虚弱，而邪气壅滞也。用托里散，倍用参、芪，反内热作渴，脉洪大鼓指，此虚火也。用前散，急加肉桂，脉证顿退，仍用托里而愈。若以为热毒，而用寒药，则误矣。

太仆王的塘，初起因大劳，又用十宣散之类，加烦渴内热，脉大无力。此阳气自伤，不能升举，下陷于阴分，而为内热也。余以补中益气，加酒炒芍药、麦门冬、五味子，治之而愈。

上舍张克恭患此，内服外敷皆寒凉败毒，遍身作痛，欲呕少食，晡热内热，恶寒畏寒。余曰：遍身作痛，荣卫虚而不能营于肉里也。欲呕少食，脾胃虚寒，而不能消化饮食也。内热晡热，阴血内虚，而阳气陷于阴分也。恶寒畏寒，阳气虚弱，而不能卫于肌肤也。此皆由脾胃之气不足所致。遂用补中益气汤，诸症渐退；更以十全大补汤，腐肉渐溃；又用六君子汤，加芎、归，肌肉顿生而愈。

府庠鼓碧溪患腰疽，服寒凉败毒之药，色黯不痛，疮头如铺黍，背重不能安寝，耳聩目白，面色无神，小便频涩，作渴迷闷，气粗短促，脉浮数，重按如无。余先用滋肾水之药一剂，少顷便利渴止，背即轻爽；乃砭去瘀血，以艾半斤许，明灸患处；外敷乌金膏，内服参、芪、归、术、肉桂等药。至数剂，元

气稍复。自疑肉桂辛热，一日不用，手足并冷，大便不禁。仍加肉桂及补骨脂二钱，肉豆蔻一钱，大便如常，其肉渐溃；更用当归膏以生肌肉，八珍汤以补气血而愈。

儒者周雨峰，怀抱久郁，背脊患疽，肝脉弦洪，脾脉浮大，按之微细。以补中益气汤加桔梗、贝母，少用金银花、白芷，二剂肝脉顿退，脾脉顿复。乃以活命饮二剂，脓溃肿消，肝脉仍弦，此毒虽去，而胃气复伤，仍用补中益气汤加茯苓、半夏而愈。

上舍蔡东之患此，余用托里之药而溃，疮口尚未全敛，时值仲冬，兼咳嗽。余曰：疮口未敛，脾气虚也。咳嗽不止，肺气虚也。法当补其母。一日与其同宴，见忌羊肉。余曰：补可以去弱，人参、羊肉之类是也，最宜食之。遂每日不撤，旬余而疮敛，嗽亦顿愈矣。

宪副屠九峰，孟春患此，色黯漫肿，作渴便数，尺脉洪数。此肾水干涸，当没于火旺之际。不信，更用苦寒之药，复伤元气，以促其殁。

京兆柴黼庵仲夏患之，色黯微肿，发热烦躁，痰涎自出，小腹阴实，手足逆冷，右关浮涩，两尺微细。余曰：此虚寒之症也。王太仆云：大热而不热，是无火也。决不能起，恳求治之，用大温补之药一剂，流涎虽止，患处不起，终不能救。

举人顾东溪久作渴，六月初，腰患疽，不慎起居，疮溃尺余，色黯败臭，小便如淋，唇裂舌刺。七月终请治，左尺洪数，左关浮涩。余谓先渴而患疽者，乃肾水干涸，虚火上炎，多致不起。然脓水败臭，色黯不痛，疮口张大，乃脾气败而肌肉死也。小便如淋，痰壅喘促，口干舌裂，乃脾肺败而肾水绝也。左尺洪数，肾无所生也。左关浮涩，肺克肝也。况当金旺之际，危殆速矣，二日后果殁。盖此症既发于外，两月方殁者，乃元气虚，不能收敛也。若预为调补，使气血无亏，亦有得生者。

《外科正宗·卷之一痈疽门·杂忌须知第十四·痈疽治验》

一男子年五十余，背心生疽十三日矣。汤水全然不入，坚硬背如负石，烦闷不语，请视之，疮势虽重，皮色亦紫，喜其根脚交会明白，毒尚结局于此，未经入内，故可治之。须行拔法，使毒气外发，不致内攻为要。随煮药筒提拔二次，共去恶血碗许。又脉实便秘，以内疏黄连汤及猪胆套法，大便

通利二次,使内外毒气皆得通泄,随夜睡卧得宁,背重失其大半。次用托里排脓之药,外以桑木灸法,肿硬渐腐,脓毒渐出,换服十全大补汤加麦冬、五味数服,腐肉自脱,饮食渐进,疮口渐合,调理两月余而愈。

一监生年过五旬,素有渴症,身又肥胖之极,生背疽约有尺许,至十二朝后请治。视其疮势微肿,色淡微红,根脚半收半散,此阴阳相等之症也。况肥人内虚,疮势又大,非补托疮必难起,毒必易陷,恐后不及事也。初服便以托里散固其内,候至十五日外,用披针小小从顶放通三孔,庶使内脓内毒有路而出,势大不可过放走泄元气,恐脓难成,内用参芪内托散倍加人参、黄芪各三钱,服至二十日,大脓将发,日至升许,早以参术膏、午用十全汤加参、芪各四钱,麦冬、五味子各一钱,服至月余,肉腐通溃,脓似泉涌,间用圣愈汤、八仙糕兼之调理,保助脾胃,增进饮食,后恐前药不胜其事,药中加熟附一钱,喜其脾健、脓稠色黄而止,至四十日外,疮势方得微退。时值仲夏,天炎酷热,患者生烦,误饮冷水二碗,至晚疮随下陷,忽变为阴,不痛无脓,身凉脉细,腹痛足冷,彼觉请视,疮形软陷,脉亦细微,此疮因寒变之故也,非辛热不可回阳。急用十二味异功散倍人参、熟附各三钱,不应,此药力不胜其寒也;换用生附、人参各五钱,早晚二服,方得身温脉起,疮高腹痛,又二服,脓似前流,大脓出至一月,约有百碗余,竟不减少,外皮红退,亦不腐烂,此肥人外实而内虚,皮故不腐而内溃也。又用红玉膏搽于棉花片上推入患内膏盖之,其内腐渐脱渐出,又十日后,出大腐一块,约有六两,自然肿消,身便脓少,渐长生肌,百日外方得平复。人参服过五斤外,附子亦用十两余,方得全安。此症设用解毒、伤脾、宣利等药,不用辛热峻补,岂有得生之理。

一庠生年六十余,患背疽十日,外视其疮形坚硬,色亦深紫,头发甚多,含若螺子,竖长尺余,根横半背,且喜其弓肿光亮,发热焮痛,脉得洪数而有力,此疮得于膏粱、醇酒湿热交蒸之故也,虽重不妨。随用照药三条相应照毕,其头内含螺子尽欲吐出,亦用抿脚括去,又流恶血钟许,葱汤洗净搽上腐药,用纸盖贴,周围根脚用吸毒散敷之,收其毒气,庶不开大,次日仍照旧敷。三日后,外肉渐腐,内加托药培助脾胃,解毒为脓,早服八味丸

以滋肾水;换洗蹄汤,仍将膏贴,候其腐尽深入寸余,随用红膏日渐日长。但此公素性好饮,虽在恙中不能相忌,两月后新肉虽平,娇嫩不能结皮完口,因嫌戒饮,复将浮嫩之肉尽行剪去,用膏贴数日,待肉老平,换用珍珠散掺上数次,方结老盖,八十日而安。

一老年人患疽半月,其疮贯脊,遍背皆肿,上至肩膊,下至腰胁,肿若瓜形,头计数百,彼家以为势重不治。予诊其脉微洪而不鼓,又兼肿焮外发,询问饮食知味,其年虽老,而根本尚有余也,虽老何虑。先用托里消毒散二服,其势稍定。外用桑木灸法助力腐溃,根以铁筒膏箍之,更服排脓内托散,候正脓渐出。但老年气血外肉不能易腐,视其肉色相变不能腐化者,随用针钩、利剪徐徐剪去其形腐凹寸余长,低尺许,凡见红肉便用膏涂,其新肉已生将半时,值隆冬,患家自行开疮洗看,失着柴炭之火,又兼护养未暖,外被寒侵,次后疮色淡白,脓反清稀,饮食减少,气体不舒。请视之,此不遵调法爱护,乃被寒气侵入也。虽变不妨,因疮原禀于阳,故能不失阳矣,房中即着柴火,烘熏暖气,逼尽余寒,开疮相看,果应前言。随用浓葱汤乘暖淋洗,将红膏烘化搽上,外用膏贴,以热绵软绢复叠数层绷盖甚密,内用神功托里散,早晚连进二服,次早复看,其疮自回阳矣。已后遵法调理,百日而安。

一老人年过六旬,患背疽十二日矣。视其疮形,半肿半红,微痛微热,其患发于背心之下,肾俞之上,高低平等,广开八寸,根脚泛肿,色若水喷,顶软无神,似腐非腐,兼诊脉浮而大,重按而虚。此疮利于肿溃,不利于收敛,辞不可治。彼家哂然而笑,复请里中老医视之,见患者起居平和,言语清利,举动如常,饮食有味,此为五善俱具,是安若泰山之症也,何必相虑。彼家得此欣跃万态,随用其药,日渐有功,脓溃肿退,腐尽肌生,彼此以为万全之象也。予常对患家亲族言:此病不可待,必死于收口至钱大时也。众若以予为胡说,后问收口只有钱许未合,予曰:不久居也,急备后事,恐不及矣。不数日,变症一出,不四朝而死。后里人始信予之前言是矣。

《景岳全书·卷之四十六圣集·外科钤(上)·肿疡》

向予长男生,在癸丑及乙卯五月,甫及二周,

而患背疽。初起时,背中忽见微肿。数日后,按之则根深渐阔,其大如碗,而皮色不变,亦不甚痛。至十余日,身有微热,其势滋甚,因谋之疡医。或云背疽,或云痰气,咸曰荤腥温补一毫不可入口。乃投以解毒之药一剂,而身反大热,神气愈困,饮食不进矣。予危惧之甚,因思丹溪有云:痈疽因积毒在脏腑,当先助胃气为主,使根本坚固,而以行经活血佐之。又曰:但见肿痛,参之脉证,虚弱便与滋补,气血无亏,可保终吉。是诚确论也。因却前医,而专固元气,以内托其毒。遂用人参三钱,制附子一钱,佐以当归、熟地、炙甘草、肉桂之属,一剂而饮食顿进,再剂而神彩如旧,抑何神也。由是弛其口腹,药食并进,十剂而脓成。以其根深皮厚,复用针出脓甚多,调理月余而愈。向使倾信庸流,绝忌温补滋味,专意解毒,则胃气日竭,毒气日陷,饮食不进,尚致透隔内溃,则万万不保矣。且此儿素无虚病,何敢乃尔。盖以其既属阴证,又无实邪见有确真,故敢峻补脾肾,方保万全。呜呼。医之关系,皆是类也。因录此按,用告将来,以见肿疡溃疡,凡虚证未见而但无实热壅滞可据者,便宜托补如此,则其受益于不识不知,有非可以言语形容者。

7. 治臀痈

《外科心法·卷三·肿疡不足》

沈侍御文灿,患臀肿痛,小便不利。彼谓关格症,以艾蒸脐,大便亦不利。以降火分利之药治,不应。予诊其脉数脓成,此痈患也。遂针之,出脓数碗许,大便即利。五日阴囊肿胀,小便不行,仍针之,尿脓大泄,气息奄奄,脉细,汗不止,溃处愈张。复用大剂参、芪、归术之药犹缓。俾服独参汤至二斤,气稍复。又服独参膏至十余斤,兼以托里药,两月余而平。大抵疮疡脓血之泄,先补血气为主,虽有他病,当从末治。

《外科枢要·卷一·论疮疡泥用定痛散》

一儒者臀患痈,肿焮痛甚,用活命饮、隔蒜灸而消。后因饮食劳倦,肿痛恶寒,发热头疼,用补中益气汤,频用葱熨法,两月余而消。

《景岳全书·卷之四十六圣集·外科钤(上)·围药》

一男子,臀痈腐溃,肌肉不生,用药敷之,肌肉四沿反硬。予诊之,脉涩而弱,此气血俱虚,不能

营于患处,故敷凉药反硬,乃血气受寒凝结而非毒也。用大补药而愈。

8. 治臀疽

《外科精要·卷中·论疮口冷涩难合》

地官李孟卿,环跳穴患疽,内服外敷,皆败毒寒剂,因痛极刺之,脓瘀大泄,疮口开张,其色紫黯,右关脉浮大。此胃气复伤,不能荣于患处也。余以豆豉饼、六君子加藿香、砂仁、炮姜数剂,由是胃气醒而饮食渐进,患处暖而肌肉渐生,再以十全大补汤而愈。

9. 治髀骨患疽

《外科心法·卷三·用十宣败毒流气宣泄药》

郑大理伯兴髀骨患疽,背左右各一,竟背重如负石,两臂如坠,疮头皆如大豆许。其隐于皮肤如粟者,不计其数。疮色黯而不起。已七日,口干作渴。予诊之,脾胃脉甚处。彼云昨日所进粥食,今尚不消作酸。予意此难治之证。因与素善者,筹其治法。以隔蒜灸二十余壮,其背与臂动觉少便。随用六君子汤,加姜汁、炒山栀及吴茱萸,连服数剂,吞酸遂止,饮食多进。但口干,疮仍不起,色亦不赤,亦无脓。复如前法,灸二十余壮,背臂顿便,疮遂发。其时适秋,又投以大补之剂,及生脉散,以代茶饮。

10. 治腿痈

《外科枢要·卷一·论疮疡用生肌之药》

银台郑敬斋腿患痈,疮口不敛。余考绩到京,请治者,皆用十宣散之类。云旬日收敛,至今未应,何也?余诊其脉浮大,按之微细,此因脾气虚弱,遂用补中益气,加茯苓、半夏,壮其脾胃,不数日而疮敛矣。

《外科枢要·卷一·论疮疡大便秘结》

一男子腿患痈,因服克伐,亏损元气,不能成脓,余为托里而溃,大补而敛,但大便结燥,用十全大补汤加麦门、五味而润,月余仍结。惑于人言,乃服润肠丸,而泻不止。余用补中益气,送四神丸,数服而止。

《先醒斋医学广笔记·卷之三·肿毒·秘传治痈疽诀》

陆封公养质患腿痈,疡医用忍冬花、角刺、连翘、白芷、贝母、天花粉、陈皮、乳香、没药,治之不效。仲淳即前方加棉地榆、炙甘草、紫花地丁,服三四剂愈。

11. 治附骨痛

《兰室秘藏·卷下·疮疡门·内托黄芪汤》

贾德茂小男,于左大腿近膝股内出附骨痛,不辩肉色,漫肿,皮泽木硬,疮势甚大。其左脚乃肝之脾土也,更在足厥阴肝经之分,少侵足太阴脾经之分。其脉左三部细而弦,按之洪缓微有力,此药主之。生地黄一分,黄柏二分,肉桂三分,羌活五分,当归梢七分半,土瓜根(酒制)、柴胡梢各一钱,连翘一钱三分,黄芪二钱。上㕮咀,都作一服,酒一盏水二盏,煎至一盏,去渣空心热服。

《外科心法·卷三·肿疡不足》

山西曹主簿,年逾四十,夏间患附骨痛,予以火针,刺去瘀血,更服托里药而愈。至秋忽不饮食,痰气壅盛,劳则口舌生疮,服寒药腹痛,彼疑为疮毒。诊之脾肾脉轻,诊似大,按之无力。此真气不足,虚火炎上故也。遂投以八味丸治之。彼谓不然,自服二陈、四物,几殆。复请予,仍以前丸治之而愈。有脾土虚不能克制肾水,多吐痰而不咳者,尤当用此丸也。

《外科心法·卷四·脓熟开迟》

广东王上舍,患附骨痛,畏针不开,臀膝通溃,脉数发渴,烦躁时嗽,饮食少思。齐氏曰:疮疡烦躁,时嗽腹痛,渴甚,或泻利无度,或小便如淋,此恶证也。脓出之后,若脉洪数难治,微涩迟缓易治。遂刺之,脓出四五碗许。即服大剂参、芪、归、术,翌日脉稍敛。更以八珍汤加五味、麦门、肉桂、白蔹,三十余剂,脉缓脓稠,三月而愈。

12. 治附骨疽

《外科精要·卷中·论疮口冷涩难合》

大尹都承庆,患附骨疽,内痛如锥,外色不变,势不可消。喜其未用寒剂,只因痛伤胃气,而不思饮食,用六君子汤治之,饮食少进。更以十全大补,二十余剂而脓成,针去。仍以大补汤倍用参、芪、归、术,加麦门、五味、远志、贝母,数服,脓渐止,而疮亦愈。按二症,盖因湿热滞于肉理,真气不能运化。其始治宜实脾土,和气血,隔蒜灸,而疽自消矣。

《外科枢要·卷二·论附骨疽》

南司马王荆山腿肿作痛,寒热作渴,饮食如常,脉洪数而有力。此足三阳经湿热壅滞,用槟苏败毒散,一剂而寒热止;再剂而肿痛消;更用逍遥散而元气复。两月后因怒,肿痛如锥,赤晕散漫,

用活命饮二剂而痛缓;又用八珍汤,加柴胡、山栀、丹皮,而痛止。复因劳役,倦怠懒食,腿重头晕,此脾胃气虚而不能升举也。用补中益气,加蔓荆子而安。

一儒者左腿微肿,肉色如故,饮食少思,此真气虚而湿邪内袭也。盖诸气皆禀于胃,法当补胃壮气,遂用六君加藿香、木香、当归,数剂饮食渐进;更以十全大补,元气渐复而愈。

一儒者两腿肿痛,肉色不变,恶寒发热,饮食少思,肢体倦怠,脾气不足,湿痰下注也。以补中益气加茯苓、半夏、芍药,二剂,寒热退而肿痛消;又十余剂,脾胃壮而形体健。

一男子患此入房,两臂硬肿,二便不通。余谓:肾开窍于二阴,乃肝肾亏损也。用六味丸料加车前、牛膝而二便利;用补中益气,而肿硬消。喜其年少得生。

一上舍内痛如锥,肉色如故,面黄懒食,痛甚作呕,此痛伤胃也。用六君子以壮其脾胃,用十全大补以助其脓而针之。更用前汤,倍加参、芪、芎、归、麦门、五味、远志、贝母而疮敛。

一男子因负重,饮食失节,胸间作痛,误认为疮毒。服大黄等药,右腿股肿,肉色如故,头痛恶寒,喘渴发热,脉洪大而无力。此劳伤元气,药伤胃气而然耳。用补中益气汤四剂,又用十全大补汤数剂,喜其年少而得愈。

13. 治多骨疽

《外科枢要·卷二·论多骨疽》

举人于廷器,腿患流注,年余出腐骨少许。午前畏寒,午后发热,口干痰唾,小便频数。余以为足三阴亏损,朝用补中益气汤,夕用六味丸料加黄芪、当归、五味子,各三十余剂,外用豆豉饼,诸症渐愈。又以十全大补之类,喜其慎疾而愈。

一儒者患附骨疽,失于调补,疮口不敛,日出清脓少许,已而常出三腐骨。其脉但数而无邪,此气血虚,疮结脓管,而不能愈。纴以乌金膏,日服十全大补汤而愈。

上舍王廷璋,患前症,三年未愈。肢体消瘦,饮食难化,手足并冷,大便不通,手足阴冷。余谓:此阳气虚寒。用补中益气、八味丸,及灸其患处,而痊。

一男子上腭肿硬,年余方溃,内热作渴,肢体消瘦,六脉洪大,左手尤甚。用补中益气汤、六味

丸，出腐骨一块。仍服前药，诸症悉去，疮口亦敛。

一男子十六岁，间足肿黯，溃而露骨，体瘦盗汗，发热口干。用十全大补汤、六味地黄丸，各五十余剂而愈。不然，多变瘵症，或沥尽气血而亡。

一妇人年三十余素弱，左手背渐肿，一年后溃出清脓，肿黯连臂，内热晡热，自汗盗汗，经水两月一至。此肝脾气血亏损，朝用归脾汤，夕用逍遥散，肿处频用葱熨法，两月余，诸症渐愈，疮出腐骨。仍服前药，前后共三百余剂得痊。

《外科正宗·卷之三下部痈毒门·多骨疽论第三十八·多骨疽治验》

一男子上腭肿痛月余，以散风清热药俱已不效；又两月，破流血水，百日外方出细骨，大小三十余块，以十全大补汤并吹生肌散，两月余而敛。中存一小孔簪脚大，通鼻透气，致难全敛，为愈而不愈也。

一男子左手上膊结肿，年余方出烂斑，破流稀脓；延至半年，方出多骨一条，如鹅膊骨，一同长约四寸。内服养血健脾药，外搽玉红膏膏盖，又月余而敛。

一男子小腿正面臁骨肿痛二年，诸药不应，此多骨疮也。后破出骨一块，肌肉腐烂，元气虚弱，以十全大补汤加山茱萸、牛膝、木瓜，服至两月余不敛；每日以神灯照法将火气助之，又出朽骨一块，上有蛀眼数十孔，以二骨炭火煅红为末，入生肌药中用之收敛。问曰：用骨者何？此骨原禀气血结成，故用之复还元气也。后人闻之，知理合天然之数矣。

一女人左口上牙根突肿如栗，坚硬如石不痛，此多骨疽也。药亦不效，后三年始痛，破流臭脓，后出多骨，形如小鳖；肿仍不退，此骨未尽，稍入又出小骨二块，枯色棱礶，其肿方退。以四君子汤加升麻、陈皮，外以甘草煎汤漱口，生肌散日搽三次而收敛。

14. 治痈生经络

《儒门事亲·卷六·火形·马刀》

襄陵马国卿，病左乳下二胁间期门穴中发痈，坚而不溃，痛不可忍。医疡者皆曰乳痈，或曰红系漏，或曰觑心疮，使服内托散百日，又服五香连翘汤数月，皆无验。国卿伛偻而来，求治于戴人。遇诸市，戴人见之曰：此马刀痈也。足少阳胆经之病，出《灵枢·十二经》以示之。其状如马刀，故曰马刀。坚而不溃。乃邀之于食肆中，使食水浸汤饼。国卿曰：稍觉缓。次日，先以沧盐上涌，又以凉剂涤去热势，约数十行，肿已散矣。

朱葛黄家妾，左胁病马刀痈，憎寒发痛，已四五日矣。戴人适避暑于寺中。来乞药，戴人曰：此足少阳胆经病也。少血多气，坚而不溃，不可急攻。当以苦剂涌之，以五香连翘汤托之。既而痛止，然痈根未散。有一盗医过，见之曰：我有妙药，可溃而为脓，不如此，何时而愈？既纴毒药，痛不可忍，外寒内热，呕吐不止，大便黑色，食饮不下，号呼闷乱，几至于死。诸姑惶惧，夜投戴人。戴人曰：当寻元医者，余不能治。其主母亦来告，至于再三。戴人曰：胁间皮薄肉浅，岂可轻用毒药！复令洗出，以凉剂下之，痛立止，肿亦消也。

15. 治脱疽

《外科正宗·卷之二上部疽毒门·脱疽论第十八·脱疽治验》

一男子年近五旬，右足小指初生如粟米，渐成白泡，三日始痛，请治。头已腐烂，一指紫肿，此脱疽也。随用艾火明灸十三壮，始大痛乃止。又用针刺灸顶，以蟾酥饼贴灸上，膏盖本指，肿上用披针击刺七八处，发泄毒血，用蟾酥锭磨浓涂之；肿外以真君妙贴散敷护良肉，庶不外侵。其时患者脉数，身发寒热，恶心体倦，先用人参败毒散解其表症，次用黄连内疏汤通其大便，而恶心烦热亦止；又以托里消毒散加金银花、牛膝数服，早以八味丸，晚用蜡矾丸相兼服之，喜其火疏毒气，随又针刺并泄其毒，故不变作，解毒为脓，肿方不散。后用十全大补汤加山萸、五味、麦冬等药，调理月余而愈。此疽若不针灸发泄毒气，专假药力敷围，再加峻药攻利，必致伤其元气，岂能保固毒不侵犯得安之理。

一客商右足次指生一紫泡，痒痛异常。次日，指甲俱紫欲黑，视之乃肝、肾二经之毒，彼曰：何别也？予曰：甲乃肝之余气，甲紫则肝受毒也；骨乃肾之余，肾伤则骨黑，此理甚明。彼又曰：何以致之？予曰：凡人劳疲筋力伤于肝，误服热药伤于肾。傍者曰：情实有此，因彼久居客旅，交结私妓，情怀最密，极力承奉，旦夜并服兴阳细丸，期许常至，立交戏谑，有此二年矣。前言正中其病，此劳力、热药伤肾、伤筋之实也。其病尤险，欲辞不治，彼哀告客途欲得生返，再三求治，予又斟酌，先取妓者顶发十余根，拈线缠扎患指尽处，随将艾炷安于所扎上面紫色处，排匀三处，每灸七壮，各放蟾酥饼膏盖。次后胀痛相忍不舍，解去扎发，过夜一指皆黑，相量筋骨皮肉俱死，仍用利刀顺节取脱患指，乃冰冷恶物；预煎甘草汤浸洗良久，候瘀血稍尽，以止血散掺之，次日灸上紫色不退，恐其上延，又以神灯照法照之，候血散皮绉，旋合蟾酥丸料多加海羊研烂敷之，早晚二次，肿不复作，紫色变红，红色溃脓；外用生肌止痛、活血收敛之药。又熬参术地黄膏朝服接补真元；午服健脾药以回胃气；晚用金液丹以解药毒；如此调理三月而愈。

一妇人中年肥胖，生渴三载，右手食指麻痒月余，后节间生一小泡，随本指渐肿，疼胀不堪，视之原泡处已生黑斑，半指已变紫黑；此亢阳之极，乃成脱疽。诊之脉洪大、数而有力，此与肥人相反，如再黑色上延，坏人迅速。询问此妇先居富室无嗣，每纵膏粱，架烘炉炭，又兼多服种子热药，中年丧夫，家业尽被嗣人侵费，致久怀忧郁，后与寡母同栖，身耽寂寞，此先富后贫，所愿不得，又为失荣症也。辞不可治。彼妇母子再三哀恳，予亦无之奈何，乃遵孙真人治法，在肉则割，在指则切。此外无他，彼愿从之。先用人参养荣汤，随用软绢条尺许缠裹黑色尽处好肉节上，以渐收紧扎之，庶不通行血络，次用利刀放准，依节切下，将手随浸甘草温汤中片时，其血不大多，其疼亦不大甚，患者曰：惟心之惧不知而下以神力之佑也。予曰：所嫌者切而不痛，此为气血筋骨俱死；此物虽脱，其症未可得愈。每以八味丸料加人参、麦冬大剂煎服，先救肾水，次扶脾胃，间用金液戊土丹以解药毒。后三日，所扎指上渐渐放松，以通血脉，搽贴红、黑二膏生肉止痛，次后手背手掌日渐发肿，势恶之甚，惟不黑色，此内毒已出之故，仍用神灯照法，兼以猪蹄汤淋洗。后又肿上皆出数头，流出脓血，不许此许，两月外方得原肿稍退，脓秽稍减，又以参术膏人参养荣汤兼服，半年外方妥，此妇虽活，五指失矣。

一男仆，冬月严寒，主使赤脚，履地不敢移，随后血冰麻木，次日十指俱紫；又数日，全变黑色，麻木不痛。请视之，强用辛热散寒、活血熏洗等药，终至不应，后必十指齐脱，又延黑脚面，骨节一段甚作疼痛，彼主恐脱疽也。予曰：似是而来非，后必不妨。令患者常用桑木火灸之，取其温暖活血，

又能解散郁毒，其患渐腐渐脱，自不走散。内服健脾养血之药调理，外用生肌红、黑二膏培长肌肉，百日外愈矣。

一侍女年十二岁，容貌颇通，新主嫌其脚大，用脚布任意缠紧，以线密缝其脚，胀痛不堪，诉主不听；至半月后流出臭水方解视之，其双足前半段尽皆黑腐，请视之，骨肉已死。予曰：此已坏者不能复活，只救将来未坏者可也。先煮参粥食之，次煎葱汤，令彼家侍妇将患足浸入汤内淋洗，再换汤浸，但腐肉不痛者，逐一剪割；连续知痛者又以花蕊石散搽之。保将患者复其生，已坏者得其脱，内服补中益气汤接其劳，外搽生肌玉红膏长其肉。后虽得愈，但二者俱致疲疾终身，此为穴真而受异也。

一男人，右足小指缝中初生一点黄粟泡，皮肉随变紫色，阴疼不肿，常如刀刺，视其形色，真脱疽也。诊其脉又得细数无力，此肾经伤败症也。但患者生平大饮，内有正副三人，此必精力已竭，纵治无功。予强辞之，后必延至脚面、足底皆穿，痛彻不已，又饮食日少，气血日衰，形体日削，两月后百苦而终。

第五节

流 注

流注是因正气不足，邪毒流窜，使经络阻隔，气血凝滞而成，好发于四肢、躯干、肌肉之深处的一种外科疾病。有发病急骤，局部漫肿疼痛，皮色如常，走窜不定，此处未愈，他处又起等临床特征。倘若治疗不及，恐有生命之虞。

【辨病名】

《外科心法要诀·卷十二·发无定处（上）·流注》中有"诸家书云：流者流行，注者住也，发无定处，随在可生"的病名记载。古代俗称"马痔"。在不同的发病部位，名称亦有所不同。

《外科大成·卷四·不分部位大毒·内痈总论·流注》："流者，行也，由气血壮，自无停息之机；注者，住也，乃气血衰，是有凝滞之患。其形漫肿无头，皮色不变，毋论穴次，随处而生。"

"起自缺盆，流于天枢穴者，为气毒流注，有九

个者不治;生于肩背,坚硬如石者,为之痰注;生脑后形似蜂窠者,为蜂窠流注,流于两肩者不治。通用荣卫返魂汤、千金指迷丸消之。流注之症,俗称曰马痕。如走散流注,曰瓜藤马痕;骨节内痛,曰嗍骨马痕;脊骨髀骨间三五枚者,曰过脊马痕;生于尾骶骨者,曰杀着马痕;踝骨肿痛,曰锁脚马痕;骨交接处肿痛,曰接骨马痕。入股者不治。"

《外科证治全书·卷一·痈疽部位名记》:"于腿胫、腿肚为肾气游风,膝眼下三寸外为三里发,小腿里侧长数寸为黄鳅痛,小腿肚下长二三寸为青蛇毒,胫骨下足后跟相接处为接骨发,内踝上三寸为附阴疽,在内为走缓鞋带疽,在外踝为脚拐毒,里外踝骨通肿不红为穿踝疽,生胫骨一二寸为湿毒流注,绕胫而生为瓜藤缠。"

《外科证治全书·卷四·发无定处证·流注》:"凡人之血气,昼夜流行,周而复始,自无停息。或因寒痰或因风湿,稽留于肌肉之中,致令气血不行,合而为患,故曰流注。初起漫肿无头,皮色不异,患无定处,随在所生,板肿微痛,或兼身体发热。"

《疡科捷径·卷下·发无定处·流注》:"流注由来症数般,风寒湿热与痰搏。发无定处连绵肿,烂骨穿筋不易安。"

《华佗神方·卷五·华佗治流注神方》:"流注者,谓先发于背,后旋流串,散走于腰背四肢,或来或去,或痛或不痛,无一定之部位也。治法宜用去风去火之剂,兼散其毒。"

【辨病因病机】

本病病因病机常因机体正气不足,或外邪乘之,或气机郁结,或脾虚痰湿,或跌扑损伤,或妇人瘀血,邪毒流窜,以致经脉不通,气血凝滞于机体四肢、躯干、肌肉等处而发病。

《太平圣惠方·卷第三·治肝脏风毒流注脚膝筋脉疼痛诸方》:"夫肝主于筋,而藏于血。脏腑和平,荣卫调适,表里充实,则邪不能侵也。若肝气久虚,肾脏寒(衰)冷,则风邪乘虚,乃攻搏于筋脉,流注脚膝,故令疼痛也。"

《外科理例(上)·流注》:"流注多因郁结,或暴怒,或脾虚,湿气逆于肉理,或腠理不密,寒邪客于经络,或闪扑,或产后瘀血流注关节,或伤寒余邪未尽为患,皆因其气不足,邪得乘之。"

《保婴撮要·卷十二·流注》:"小儿流注,乃气流而注,血滞而凝,元气不足之症也。或因闪跌堕伤,或因肝火气逆,或因六淫内侵,或因脾虚食积,或因禀赋所致,结于四肢节体,患于胸腹腰臀,或结块,或漫肿,或作痛,悉用葱熨之法,须固元气为主。"

《外科正宗·卷之一痈疽门·痈疽图形第十五·痈疽等症三十图》:"起于寒热不调,气血凝滞而生流注。"

《张氏医通·卷十一·妇人门下·疮疡》:"妇人流注,多因忧思郁怒,亏损肝脾,以致营气不从,逆于肉里;或因腠理不密,外邪客之;或湿痰流注;或跌扑血滞;或产后恶露凝积。盖气流而注,血注而凝。或生于四肢关节,或留于胸腹腰臀,或结块,或漫肿,皆属郁火。"

《杂症会心录·妇人杂症·产后瘀血流注经络》:"今夫血主于心,资于肾,藏于肝,统于脾,而阳明又为多气多血之海,下通冲任,为女子月事,应时而下,受胎之地也。叶孕之后,禀赋虚而肝肾亏,一身气血仅仅养胎,及产后血泄过多,气因血耗,不能逐瘀下出,反流注经络,阻塞关节。"

《疡医大全·卷二十五腓腨部·湿毒流注门主论》:"王肯堂曰:湿毒流注生足胫之间,生疮状如牛眼,或紫或黑,脓水淋漓,止处即溃烂,久而不敛,乃暴风疾雨,寒湿暑气侵入腠理而成。(《准绳》)"

《杂病源流犀烛·卷二十七·腰脐病源流》:"流注者,不尽生腰间,或四肢关节,或胸腹腿臀皆患之,以腰间亦生此症,故详于此;生他处者,可一例治也。其原皆由脾胃伤损,或由房劳阴阳凑,或由营气逆于肉里,或由邪客腠理,或由暴怒伤肝,或由郁结伤脾,或由湿痰流走,或由跌扑血瘀,或由产后恶露凝滞,种种之由,要必成于元气亏损。"

《不居集·下集卷之十八·诸漏·流注》:"流注之症,所因不一,皆因真气不足,邪得乘之,故气血凝聚为患也。然此症或生于四肢关节,或生于胸腹腰臀,或结块或漫肿,或痛或不痛。"

【辨病证】

临床多见瘀血流注、余毒流注和湿热流注等证。

一、瘀血流注

《邯郸遗稿·卷之四·产后》:"产后瘀血流入腰膝走注,或右或左,痛如锥刺入骨中,不能举动,此败血流注经络。若大痛不已,必成痛疽。宜服荆防交泰散。"

《医述·卷十三·女科原旨·产后》:"产后血泄过多,气因血耗,不能逐瘀下出,流注经络,阻塞关节,证见恶寒发热,或肿或痛。医家不明其故,概以风寒蓄滞目之,药非表散,即是消导,岂知血因散而益亏,气因消而益弱,变证危矣。余每遇此证,急培其气血,俾脉中脉外营卫之气得以通畅流行,而在经在络蓄积之瘀不待攻逐而从外自走。成脓而溃者有之,故道而出者有之。若一味逐瘀,不救根本,未有能生者也。即体气稍实,法宜攻补兼施,或先补后攻,或先攻后补,是在临证之权衡也。《经》曰:营气不从,逆于肉理。今瘀血逆于腠理,其为营气不从,乃此证之确据乎!(《会心录》)"

二、余毒流注

《万病回春·卷之八·痛疽》:"流注起于伤寒,伤寒表未尽,遗毒于四肢经络,涩于所滞而后为流注也。如病尚有潮热,则里有寒而未尽散,加升麻、苏叶;热不退,加干葛;头痛加川芎、姜、葱;无汗用酒、水各半煎,大能行血生气故也。"

《外科启玄·卷之四·散走流注发》:"此疮发于背,流串于四肢者,又毒兼风热之甚也,又名母子发。是足太阳经风热所生,因邪甚逆传于脾,脾主四肢,流于臀臂,亦能至于手足,必死矣。急宜疏风退热,气自息也。"

三、湿热流注

《冯氏锦囊秘录·杂症大小合参卷八·方脉痛风五痹合参》:"或因风热,或因痰,或在风湿,或因血虚,或湿痰浊血,流注为病。在下焦而道路远者,非乌附气壮者不能行,故用为引经,若以为主治,非徒无益也。总肢节肿痛,因经络感受风寒,郁久成为湿热流注。肢节之内痛者,火也;肿者,湿也。其治宜疏风燥湿,佐以调补气血以助药力运行,终以滋养肝肾,以壮筋骨坚强,此其治也。然痛要在势如刀割,尚属邪正相争之象,若至全然

不痛,则邪正混为一家,相安于无事矣。"

《类证治裁·卷之七·脱肛论治》:"肛头痒痛,风湿火兼病也。大肠受湿,流注肛头,则作痒,秦艽羌活汤。得风与湿热,则生虫而痒,神应黑玉丹、萹蓄汤,外以苦楝根煎汤洗。若虫蚀其肛,则上唇有疮,化䘌丸。大肠有火,则肛门作痛,七圣丸、秦艽白术丸。甚或便燥,肠头努出,下血,当归郁李仁汤。"

【论治法】

本病的治疗基本遵循"外用熨法,内服消之"内外结合的原则。实际治疗时,则依据病情发展,采用未溃时宜清解热毒,活血化瘀;已溃后则应补益气血,托毒外出。

《外科理例(上)·外科引·肿疡治法》:"疮后当调养,若瘰疬流注之证,尤当补益,否则更扶不起,难以措治矣。"

《外科理例(上)·流注》:"常治:郁者开之,怒者平之,闪扑及产后瘀血者散之,脾虚及腠理不密者徐而补之,伤寒余邪调而解之。大要以固元气为主,佐以见证之药。如久而疮口寒者,更用豆豉饼或附子饼灸之,有脓管或瘀血者,用针头散腐及锭子尤效。若不补血气,及不慎饮食起居七情,俱不治。"

《女科撮要·卷上·流注》:"一妇人溃后发热,予以为虚,彼不信,乃服败毒药,果发大热,竟至不救。夫溃疡虽有表证,发热宜以托里为主,佐以表散之剂,何况瘰疬流注乎?若气血充实,经络通畅,决无患者。此证之因,皆由气血素亏,或七情所伤,经络郁结,或腠理不密,六淫外侵,隧道壅塞。若不审其所因,辨其虚实,鲜不误人。"

《保婴撮要·卷十二·流注》:"闪跌者,和血定痛丸。肝火者,九味芦荟丸。食积者,四味肥儿丸。药能对症,未成自消,已成自溃。若脓成不溃者,元气虚也,先补而针之,庶使毒气不致内攻,气血不致脱陷。若脓出而反痛者,气血虚也,用八珍汤。作呕少食者,胃气虚也,用四君子汤。欲呕不食,或腹作胀者,脾气虚也,用六君子汤。口噤搐搦者,气血虚极而变症也,用十全大补汤。内热晡热,阴血虚也,四物、参、芪、白术。表热恶寒,阳气虚也,十全大补汤。热来复去,或昼见夜伏,昼伏夜发者,虚热也,当大补元气。若色赤,肿起而脓

稠者,尚可治。不赤,硬而脓清,或脉洪大,寒热发渴,及不受补者,皆不可治。"

《医学入门·外集卷三·外感·伤寒》:"凡患痈疽、背发、疔疮、一切无名肿毒,初起寒热,全类伤寒。但伤寒不食,疮毒饮食如常,且身有红肿焮痛处可验。不可妄施汗下,宜外科法治之。俗呼流注伤寒,流者,行也;注者,住也。血气流行,遇寒邪则凝涩,结如堆核,大者如拳,小者如李,初起寒热,全类伤寒。未溃者,宜败毒散合凉膈散加金银花;已溃者,托里散,不可作正伤寒治之。"

《明医指掌·卷八·外科·痈疽证六》:"散走流注发,此毒气乘风热而走,急用疏风定热,则气自息。治之者流注于手、足、腿、膝者,必死无疑。"

《外科正宗·卷之三·下部痈毒门·流注论第二十五》:"夫流注者,流者,行也,乃气血之壮,自无停息之机;注者,住也,因气血之衰,是以凝滞之患。故行者由其自然,住者由其瘀壅。其形漫肿无头,皮色不变,所发毋论穴道,随处可生。凡得此者,多生于体虚之人,勤劳之辈,不慎调燮,夏秋露卧,纵意取凉,热体当风,图身快爽;或中风邪,发散未尽,或欲后阴虚,外寒所侵。又或恼怒伤肝,郁结伤脾,荣气不从,逆于肉里;又或跌打损伤,瘀血凝滞;或产后恶露未尽,流缩经络。此等种种,皆成斯疾也。既成之后,当分表里、寒热、虚实、邪正、新久而治。初因风寒相中,表症发散未尽者,人参败毒散散之。房欲之后,体虚寒气外侵者,五积散加附子温之。劳伤郁怒,思虑伤脾而成者,归脾汤加香附、青皮散之。跌扑伤损,瘀血凝滞而成者,复元活血汤逐之。产后恶露未尽,流注经络而成,木香流气饮导之。此皆初起将成之法,一服至三四服皆可;外俱用琥珀膏敷贴,其中亦有可消者,十中五六。如服前药不得内消者,法当大养气血,培助脾胃,温暖经络,通行关节,木香流气饮、十全大补汤俱加熟附子、香附培助根本。此则未成者自消,已成者自溃,已溃者自敛,而终无残败破漏不敛之症。且如有脓宜急开之。患者又当慎起居,戒七情,远寒就温,俱可保全;若误用寒凉克伐、内消等药,终至不救者多矣。"

《外科正宗·卷之三下部痈毒门·流注论第二十五·流注治法》:"初因风寒表散未尽,而后复生肿痛者,再宜和解之。表邪已尽,而后复生流注者,宜清热消肿、行散气血。暴怒所伤,抑郁所致,

胸膈痞闷,中气不舒,顺气宽中。肿硬已成而不得内消者,宜和气血,更兼补助脾胃。跌扑闪肭,瘀血凝滞为患者,宜调和气血、通行经络。寒邪所袭,筋挛骨痛及遍身疼痛者,温经络、行气血。产后败血流注关节致生肿痛者,当散败瘀、养气血。溃后脓水不止,而形衰食少者,宜滋气血、峻补脾胃。"

《校注妇人良方·卷二十二·产后四肢浮肿方论第十》:"产后四肢浮肿者,乃败血乘虚流注,宜用小调经散。陈无择云:若风邪所乘于气分,皮肤肿而浮虚,乃气也。若皮肤肿如熟李,乃水也。盖气肿者宜发汗,水肿者宜利小便。"

《外科大成·卷二分治部上(痈疽)·胫部》:"湿毒流注,生于足胫,状如牛眼,由风湿外浸。初宜绀珠丹加下部药。"

《外科大成·卷四不分部位大毒·内痈总论·流注》:"此症所受之因不同,则先后之治亦异矣。如腠理不密,外邪客之者,立应绀珠丹汗之;房劳为寒气所袭者,桂附八珍汤加木香温之;郁结伤脾,荣气不从者,归脾汤加香附、青皮散之;跌扑损伤,瘀血凝滞者,散血葛根汤逐之;产后恶露不尽,流注经络者,通经导滞汤导之;暴怒伤肝,胸膈不利者,方脉流气饮调之;伤寒汗后,余邪未尽者,人参败毒散解之;解后尚有潮热,荣卫返魂汤加升麻、葛根、川芎、紫苏、独活。如无潮热者,只加独活,水煎和之。上乃治初起将成之法也。外俱绀珠膏贴之,服药一服至三四服。其中有可消者十中五六。如服前药不得内消者,法当大补气血,培助脾胃,温暖经络,通行关节。如木香流气饮、调中大成汤、十全大补汤,俱加熟附子、香附培助根本。则未成者自消,已成者自溃,已溃者自敛,而终无残败破漏不敛之虞。且如肿处有脓,宜急开之,庶免内坏。务使余肿俱要出脓,内热方退。慎用寒凉克伐内消等药,及火针之法。"

《洞天奥旨·卷六·流注发》:"流注发者,即子母之发也。先发于背后,流串散走于四肢,或来或去,无有一定之部位。此等疮疡,多是阳症。盖风热之毒也,如母之生子,辗转靡已。本是太阳风热所生,倘能直攻太阳,用去风去火之剂,而兼散其毒,何至流串于四肢乎?惟其因循失治,或治之不得法,使余毒未净,邪气逆传于脾,流于臀臂手足,遂成不可疗也。"

《外科全生集·卷一·阴症门·流注》："又曰：流注生于夏令，太阴司天在泉之岁最多。曝日躬耕，夜天露卧，暑为寒束，气道不行，随处结肿。初起宜从汗解，万灵丹最妙。数服后不应，再进阳和。若壮热烦渴引饮，全是暑热内蕴，小金、阳和，岂可沾唇？"

《杂病源流犀烛·卷二十·跌扑闪挫源流》："如伤家瘀血，流注腰脊两足至黑，急饮童便酒，砭出旧血，先清肝火（宜小柴胡汤去半夏，加山栀、黄芩、骨碎补），次壮脾胃（宜八珍汤加茯苓）。"

《张氏医通·卷十一妇人门下·疮疡》："急用葱熨法，内服益气养营汤。未成自消，已成自溃。须久服无间，自然收功。若久而肿起作痛，肢体倦怠，病气有余，形气不足，尚可调治。若漫肿微痛，属形气病气俱不足，最为难治。或不作肿，或脓成不溃，气血虚也，人参养荣汤；憎寒畏寒，阳气虚也，十全大补汤；晡热内热，阴血虚也，四物加参、术；作呕欲呕，胃气虚也，六君子加炮姜；食少体倦，脾气虚也，补中益气加茯苓、半夏；四肢逆冷，小便频数，命门火衰也，八味丸；小便频数，痰盛作渴，肾水亏损也，六味丸加麦门冬；月经过期，多日不止，肝脾虚也，八珍加柴胡、丹皮。凡溃而气血虚弱不敛者，十全大补煎膏服之。久溃而寒邪凝滞不敛者，豆豉饼祛散之。其溃而内有脓管不敛者，用药腐化之。若不补气血，不节饮食，不慎起居，不戒七情，或用寒凉克伐，俱不治。"

《胎产心法·卷之下·手足身痛论》："《医通》云：产后败血，或流于腰胯，或流入髀股，痛不可拊，痛处热肿，流注日深，渐至身面浮肿，调经散进或琥珀地黄丸最当。若虚风所侵，以致肢体沉重不利，筋脉急引，发热头痛，四神散加桂枝、姜、枣，和营止痛最捷，勿误为伤寒治也。以手按而痛益甚，是瘀滞。按而痛少缓，是血虚。以此别虚实，庶无差谬。冯氏云：产后手足身痛，是血虚不能荣也。手足走痛者，是气血不能荣养四末。而浊气流于四肢则肿，阴火游行四旁则痛也。不出养荣加黑姜主之。"

《彤园医书·卷之四发无定处·杂证门·流注总括》："伤寒汗未透，余毒流注者，服荆防败毒散表散之。"

《金匮启钥（妇科）·卷三·身体骨节疼痛论（附走注痛）》："瘀血流注者，用四物加桃仁、红花。"

《外科证治全书·卷四·发无定处证·流注》："当未作脓时用加味二陈汤，入阳和丸同煎，数服全消，消后接服小金丹七丸杜其续发。如皮色稍变，疼痛难忍者，须用阳和汤以止其痛，消其未成脓之余地，使已成脓者不痛而溃，此乃大疽变小之法也。如患顶软已有脓，即为针之。脓多白色，贴阳和解凝膏。但此证溃后，定增毒痰流走，患生不一，故初溃五日内，仍服小金丹十丸以杜后患，接用犀黄丸、阳和汤，每日早晚轮服，使毒痰消尽收功。孩子不能服煎剂者，初起用小金丹化服，至消乃止；既溃亦以小金丹日服，消其余硬之地，至患不疼时针之，俟其毒尽用保元汤（芪、草生用）加肉桂五分，日服收功。孕妇患之，当问怀胎月数，如未满六个月，犀黄丸内有麝香不可服，只宜阳和汤愈之，愈后再服三四剂以代小金丹，杜其流走。溃延日久，病人脾虚气滞者，先服六君子汤加芎、归数剂（参、术生用），待其饮食复常，再按前治。"

《验方新编·卷十一·痈毒杂治·痈毒诸方》："大抵未溃则解热毒，止疼痛，消瘀肿。已溃则补阳气，散余毒，生肌肉。"

《女科秘旨·卷八·产后流注》："产后恶露流于腰臂腿足关节之处，或漫肿，或结块。久则肿起作痛，肢体倦怠。治法急用葱熨方，以治外肿；内服参归生化汤，以散滞血，毋缓也。治流注，已成自溃，未成自消。"

《血证论·卷六·肿胀》："又有瘀血流注，亦发肿胀者，乃血变成水之证，此如女子胞水之变血，男子胞血之变精，疮科血积之变脓也。血既变水，即从水治之。"

【论用方】

一、治流注常用方

1. 海桐皮散（《太平圣惠方·卷第三·治肝脏风毒流注脚膝筋脉疼痛诸方》）

治肝脏风毒流注脚膝，筋脉拘急，疼痛不可忍。

海桐皮（一两，锉）　附子（半两，炮裂，去皮脐）　赤箭（半两）　桂心（半两）　牛膝（半两，去苗）　防风（半两，去芦头）　石斛（半两，去根节，锉) 独活(半两) 当归(三分,锉,微炒) 仙灵脾(五两) 酸枣仁(半两,微炒) 羚羊角屑(半两) 芎䓖(半两) 木香(半两) 五加皮(半两) 赤芍药(半两) 细辛(半两) 槟榔(一两) 枳壳(半两,麸炒微黄去瓤) 甘草(一分,炙微赤,锉)

上件药,捣筛为散。每服四钱,以水酒各半中盏,煎至六分,去滓,每于食前温服。忌猪肉、毒、鱼、酒、蒜等。

2. 羚羊角散(《太平圣惠方·卷第三·治肝脏风毒流注脚膝筋脉疼痛诸方》)

治肝脏风毒,流注脚膝,筋脉拘急,疼痛。

羚羊角屑(半两) 槟榔(半两) 木香(半两) 海桐皮(半两) 酸枣仁(半两) 防风(半两,去芦头) 当归(半两,锉) 独活(半两) 薏苡仁(半两) 犀角屑(半两) 漏芦(半两) 赤芍药(半两) 枳壳(半两,麸炒微黄去瓤) 甘草(半两,炙微赤,锉)

上件药,捣筛为散。每服三钱,以水一中盏,入生姜半分,同煎至六分,去滓,每于食前温服。忌炙、爆、鸡、猪等。

3. 槟榔散(《太平圣惠方·卷第三·治肝脏风毒流注脚膝筋脉疼痛诸方》)

治肝脏风毒,流注脚膝,筋脉拘急疼痛,大便秘涩,心胸壅闷。

槟榔(一两) 枳壳(三分,麸炒微黄去瓤) 防风(三分,去芦头) 川大黄(一两,锉碎,微炒) 羌活(三分) 当归(三分,锉,微炒) 肉桂(半两,去皱皮) 赤芍药(三分) 大麻仁(一两) 芎䓖(三分) 木香(三分) 郁李仁(一两,汤浸去皮尖,微炒) 赤茯苓(一两) 木通(三分,锉) 羚羊角屑(三分)

上捣筛为散。每服三钱,以水一中盏,入生姜半分,同煎至六分,去滓,每于食前温服。

4. 五加皮散(《太平圣惠方·卷第三·治肝脏风毒流注脚膝筋脉疼痛诸方》)

治肝脏风毒,流注脚膝疼痛,心神烦闷,筋脉拘急。

五加皮(一两) 羌活(一两) 芎䓖(一两) 黄芩(一两) 防风(一两,去芦头) 酸枣仁(一两,微炒) 羚羊角屑(一两) 当归(一两,锉,微炒) 威灵仙(一两) 赤茯苓(一两)

上件药,捣筛为散。每服三钱,以水一中盏,入生姜半分,煎至六分,去滓,每于食前温服。忌炙爆鱼、毒物等。

5. 薏苡仁散(《太平圣惠方·卷第三·治肝脏风毒流注脚膝筋脉疼痛诸方》)

治肝脏风毒,流注脚膝,筋脉拘急疼痛,行履不得。

薏苡仁(二两) 羌活(一两) 五加皮(一两) 海桐皮(一两,锉) 当归(一两,锉,微炒) 虎胫骨(一两,涂酥炙令黄) 芎䓖(一两) 附子(一两,炮裂,去皮脐) 赤芍药(一两) 牛膝(一两,去苗) 桂心(一两) 酸枣仁(一两,微炒)

上捣筛为散。每服三钱,以水一中盏,入生姜半分,煎至六分,去滓,每于食前温服。

6. 酸枣仁散(《太平圣惠方·卷第三·治肝脏风毒流注脚膝筋脉疼痛诸方》)

治肝脏风,流注脚膝疼痛,筋脉不利,行立无力。

酸枣仁(一两半,微炒) 独活(半两) 牛膝(一两,去苗) 仙灵脾(一两) 山茱萸(半两) 芎䓖(半两) 赤箭(一两) 甘菊花(半两) 海桐皮(半两) 虎胫骨(一两,涂酥炙令黄) 羚羊角屑(半两) 骨碎补(半两) 侧子(一两,炮裂,去皮脐) 草薢(半两) 桑寄生(半两) 木香(半两) 麝香(一分,细研入) 桂心(一两)

上捣细罗为散,研入麝香合匀。每服二钱,以温酒调下,食前服。

7. 豆淋酒煎附(侧)子丸(《太平圣惠方·卷第三·治肝脏风毒流注脚膝筋脉疼痛诸方》)

治肝脏风毒,流注脚膝,筋脉疼痛,及四肢缓弱无力。

黑豆(一升,炒令熟,入酒五升煎二三十沸,滤去滓,煎令稠) 附(侧)子(二分,炮裂,去皮脐) 石南(半两) 牛膝(半两,去苗) 防风(半两,去芦头) 石斛(半两,去根,锉) 肉桂(半两,去皱皮) 草薢(三两,锉) 麻黄(半两,去根节) 羌活(半两) 海桐皮(半两,锉) 赤茯苓(半两) 茵芋(半两) 独活(半两) 天麻(半两) 当归(半两,锉,微炒) 乌蛇(一两,酒浸去皮骨,炙令微黄)

上捣细罗为散,以黑豆煎,和捣一二百杵,丸如梧桐子大。每于食前,温酒下三十丸。忌猪肉、毒、鱼等。

8. 野葛膏(《太平圣惠方·卷第三·治肝脏风毒流注脚膝筋脉疼痛诸方》)

治肝脏风毒,流注脚膝,筋脉挛急,疼痛。

野葛(二两,锉) 蛇衔(二两) 犀角屑(一两) 川乌头(一两,去皮脐) 桔梗(二两,去芦) 茵芋(二两) 防风(二两,去芦头) 川椒(二两,去目) 干姜(二两) 巴豆(三十枚,去壳) 川升麻(一两) 细辛(二两) 当归(二两) 附子(二两,去皮脐) 羌活(二两) 川大黄(二两) 雄黄(二两,研如粉)

上件药,细锉,以酒五升,渍药一宿,以不中水猪膏五斤,以前药同于铛中,炭火上煎之,令药色变黄,又勿令焦黑,膏成,绞去滓,下雄黄,候冷入瓷器中盛之。旋取摩病处,令极热,密室避风,日三度摩之效。

9. 萆薢散(《太平圣惠方·卷第七·治肾脏风毒流注腰脚疼痛诸方》)

治肾脏风毒流注,腰脚疼痛,筋脉拘急。

萆薢(一两,锉) 杜仲(一两,去粗皮,炙微黄,锉) 牛膝(一两,去苗) 五加皮(一两) 槟榔(一两) 当归(一两,锉,微炒) 酸枣仁(一两,微炒) 独活(一两) 海桐皮(一两,锉) 附子(一两,炮裂,去皮脐) 防风(一两,去芦头) 肉桂(一两,去皴皮) 羚羊角屑(一两) 木香(一两) 枳壳(一两,麸炒微黄去瓤)

上件药,捣筛为散。每服四钱,以水一中盏,入生姜半分,煎至六分,去滓,食前温服。

10. 羌活散(《太平圣惠方·卷第七·治肾脏风毒流注腰脚疼痛诸方》)

治肾脏风毒流注,腰脚疼痛。

羌活(一两) 牛膝(一两,去苗) 桂心(三分) 附子〔二(一)两,炮裂,去皮脐〕 萆薢(三分,锉) 海桐皮(三分,锉) 防风(半两,去芦头) 五加皮(一两) 当归(一两,锉,微炒)

上件药,捣粗罗为散。每服四钱,以水一中盏,煎至五分,入酒二合,更煎三两沸,去滓,食前温服。

11. 牛膝丸(《太平圣惠方·卷第七·治肾脏风毒流注腰脚疼痛诸方》)

治肾脏风毒流注,腰脚筋骨疼痛,行立艰难。

牛膝(二两,去苗) 虎胫骨(一两,涂酥炙微黄) 羌活(一两) 海桐皮(三分) 当归〔三分(两),锉,微炒〕 巴戟(三分) 芎䓖(三分) 薏苡仁(三分) 防风〔三分(两),去芦头〕 桂心(三分) 杜仲(一两,去粗皮,微炙,锉) 鹿茸(一两,去毛,涂酥炙微黄) 石斛(三分,去根,锉) 附子(一两,炮裂,去皮脐) 熟干地黄(一两) 酸枣仁(三分,微炒) 肉苁蓉(一两,酒浸一宿,刮去皴皮,炙干) 仙灵脾(三分) 补骨脂(三分,微炒) 干蝎(三分,微炒) 天麻(三分) 木香(三分) 槟榔(一两)

上件药,捣罗为末,炼蜜和捣三二百杵,丸如梧桐子大。每服食前以温酒下三十丸。

12. 杜仲丸(《太平圣惠方·卷第七·治肾脏风毒流注腰脚疼痛诸方》)

治肾脏风毒流注,腰脚疼痛。

杜仲(二两,去粗皮,炙微黄,锉) 续断(一两) 丹参(半两,去芦头) 萆薢〔三两(分),锉〕 芎䓖(半两) 虎胫骨(一两,涂酥炙令黄) 桂心(半两) 附子(一两,炮裂,去皮脐) 牛膝(三分,去苗) 赤芍药(三分) 海桐皮(三分) 干蝎(三分,微炒)

上件药,捣罗为末,炼蜜和捣三二百杵,丸如梧桐子大。每日空心及晚食前,以温酒下三十丸。

13. 石斛丸(《太平圣惠方·卷第七·治肾脏风毒流注腰脚疼痛诸方》)

治肾脏风毒流注,腰脚疼痛,四肢少力,不能饮食。

石斛(一两,去根,锉) 防风(一两,去芦头) 仙灵脾(三分) 牛膝(二两,去苗) 鹿茸(一两,去毛,涂酥炙微黄) 天雄(一两,炮裂,去皮脐) 桂心(三分) 羌活(一两) 当归(一两,锉,微炒) 附子(一两,炮裂,去皮脐) 木香(半两) 杜仲(一两,去粗皮,炙微黄,锉)

上件药,捣罗为末,炼蜜和捣三五百杵,丸如梧桐子大。每日空心,温酒下三十丸,晚食前再服。

14. 沉香丸(《太平圣惠方·卷第七·治肾脏风毒流注腰脚疼痛诸方》)

治肾脏风毒流注,腰脚疼痛及腹胁滞闷。

沉香(一两) 桂心(三分) 海桐皮(三分) 鹿茸(一两,去毛,涂酥炙微黄) 附子(一

两,炮裂,去皮脐) 草薢(三分,锉) 干蝎(半两,微炒) 牛膝(一两,去苗) 槟榔(三分)

上件药,捣罗为末,炼蜜和捣三二百杵,丸如梧桐子大。每服,食前以温酒下三十丸。

15. 虎骨浸酒(《太平圣惠方·卷第七·治肾脏风毒流注腰脚疼痛诸方》)

治肾脏风毒流注,腰脚疼痛,行立无力。

虎胫骨(二两,涂酥炙令黄) 熟干地黄(二两) 续断(一两) 赤箭(一两) 石斛(一两,去根,锉) 防风(一两,去芦头) 牛膝(一两,去苗) 丹参(一两,去芦头) 桂心(一两) 当归(一两,锉,微炒) 草薢(一两,锉) 芎䓖(一两) 酸枣仁(一两,微炒) 山茱萸(一两) 五味子(一两) 漏芦(一两) 五加皮(一两) 附子(一两,炮裂,去皮脐) 仙灵脾(一两) 骨碎补(一两) 荆芥(半两) 川椒(半两,去目及闭口者,微炒去汗) 海桐皮(一两) 肉苁蓉(一两,酒浸一宿,刮去皱皮,炙令干) 木香(一两) 乌蛇(一条重五两,用无灰酒浸三宿后取出,去头尾皮骨,炙微黄)

上件药都细锉,用生绢袋盛,以无灰酒三斗,浸经七日后。每于食前,暖一小盏服之。

16. 薏苡仁浸酒(《太平圣惠方·卷第七·治肾脏风毒流注腰脚疼痛诸方》)

治肾脏风毒流注,腰膝拘急疼痛。

薏苡仁(三两) 防风(二两,去芦头) 牛膝〔三(二)两,去苗〕 独活(二两) 生干地黄(二两) 黑豆(五合,炒令熟) 当归(一两,锉,微炒) 酸枣仁(三分,微炒) 芎䓖(一两) 丹参(一两,去芦头) 桂心(二两) 附子〔一(二)两,炮裂,去皮脐〕

上件药,细锉,以生绢袋盛,用清酒二斗,渍五七宿后。每于食前,暖一小盏服之。

17. 败龟膏(《太平圣惠方·卷第六十三·治一切毒肿膏药诸方》)

治一切风毒气流注,骨节筋脉结聚疼痛。

败龟(一两) 桂心(半两) 木香(一分) 木鳖子仁(半两) 防风(三分,去芦头) 白芷(一分) 当归(一分) 槐白皮(一两) 独活(一分) 川乌头(一分生,去皮脐) 芎䓖(一分) 藁本(一分) 黄丹(一两) 清油(十两) 松脂(一两)

上件药,败龟、木香、桂心三味,合捣罗为末,其余细锉,以油浸一宿,同煎令槐白皮黑色为度,绵滤去滓,澄清,都于铛内,以慢火熬,入黄丹,用柳木篦不住手搅,候黄丹色黑,滴入水内,看硬软得所,成膏,便入败龟等三味末,更搅,令匀,倾于不津器内盛。每用时,看疼痛处大小,火畔煨,以纸上匀摊贴,日二三度易之。

18. 天麻膏(《太平圣惠方·卷第六十三·治一切毒肿膏药诸方》)

治一切风毒,流注不定,焮赤疼痛。

天麻 当归 防风 乌头(去皮脐,生用) 独活 细辛 乌蛇 半夏 干蝎 白僵蚕(各一两)

上件药,细锉,以腊月猪脂一斤半,煎沸,下药,文火熬,令药末黑色,滤出,即下蜡四两,候熔,以绵滤过,安瓷盒内。每日三五度,取少许摩,令热,兼于空心及晚食前,以温酒调下半匙。

19. 换骨膏(《太平圣惠方·卷第六十三·治一切毒肿膏药诸方》)

治一切风毒流注,筋骨疼痛。

槟榔(一分) 没药(一分) 盐(一分) 麝香(一分,细研) 当归(一分) 干蝎(一分) 芎䓖(一分) 黄丹(三两) 清油(五两) 垂柳枝(二两,锉)

上件药,捣罗为末,先以油煎柳枝,令黄黑色,滤去,以绵滤过,都入铛中,下盐、黄丹,以柳木篦搅,慢火熬,令黑色,下诸药末,急搅,令匀,盛瓷盒中。摊膏于故帛上贴,日三两度换之。

20. 天灵散(《太平圣惠方·卷第六十六·治气毒瘰疬诸方》)

治气毒瘰疬遍项,及流注胁腋下,有头,疼痛。

天灵盖(一两,带血色者,以茅香水洗五七度,涂酥炙令焦黄) 虎胫骨(一两,涂酥炙令黄焦)

上件药,捣细罗为散。每日空心,以葱酒调下二钱,晚食前再服。

21. 斑蝥丸(《太平圣惠方·卷第六十六·治久瘰疬诸方》)

治瘰疬久不瘥,流注胁腋,冲破皮肉,脓血不绝。

斑蝥(一分,以糯米拌炒米黄为度,去头翅足) 麝香(一分,细研) 水蛭(一分,微炙令黄) 芫青(一分,以糯米拌炒米黄为度,去头翅

足）　甘草（半两，炙微赤，锉）　黑豆（一两，炒熟）　川大黄（一两，锉碎，微炒）　乌蛇（二两，酒浸去皮骨，炙令微黄）

上件药，捣罗为末，入麝香研令匀，炼蜜和丸如绿豆大。每日空心，以粥饮下三丸。如未觉，加至五丸。小便中当出如烂筋为效。如小便较涩，即以温酒（水）调滑石末一钱服之。

22. 七神丸（《太平圣惠方·卷第六十六·治久瘰疬诸方》）

治瘰疬数年不瘥，根株渐大，流注四肢。

斑蝥（三十枚，去头翅足，以糯米拌炒米黄为度）　露蜂房（半两，烧灰）　蛇蜕皮（一条，烧灰）　猬皮（一两，烧灰）　麝香（一分，细研）　雄黄（半两，细研）　朱砂（三分，细研，水飞过）

上件药，捣罗为末，入研了药令匀，煮枣肉和丸如梧桐子大。每日空心，以糯米粥饮下七丸。如腹内觉有小痛及憎寒，即减两丸，百日之内。

23. 神秘左经汤（《世医得效方·卷第九大方脉杂医科·脚气·阳经表散》）

治风寒暑湿，流注足三阳经，手足拘挛疼痛，行步艰难，憎寒发热，自汗恶风，头眩腰重，关节制痛；或卒中昏塞，大小便秘涩；或腹痛，呕吐，下利，恶闻食气，两腿顽麻，缓纵不随，热闷，惊悸，心烦，气上，脐下冷痹，喘满，肩息。

麻黄（去节）　干葛　细辛（去芦）　厚朴（姜制）　茯苓（去皮）　防己　枳壳（麸炒去穰）　肉桂（去粗皮）　羌活　防风（去叉）　柴胡（去芦）　黄芩　小草　白姜（炮）　半夏（汤洗）　甘草　麦门冬（去心，各等分）

上锉散。每服姜三片，枣一枚煎，空心服。自汗，加牡蛎、白术，去麻黄；肿满，加泽泻、木通；热甚无汗，减桂，加橘皮、前胡、升麻；腹痛吐利，去黄芩，加芍药及炮附子；大便秘，加大黄、竹沥，喘满，加杏仁、桑白皮、紫苏，所加并等分。凡有此病，详认症状，逐一加减，无不愈者。常服，下气，消痰，散风湿，退肿满。

24. 加味败毒散（《世医得效方·卷第九大方脉杂医科·脚气·阳经表散）》

治三阳经脚气流注，脚踝上焮热赤肿，寒热如疟，自汗，恶风，或无汗恶寒。

羌活　独活　前胡（去芦）　柴胡（去芦）　枳壳（麸炒去穰）　桔梗（去芦）　甘草　人参

茯苓（去皮）　川芎　大黄（蒸）　苍术（米泔浸）

上等分，锉散。每服姜三片，薄荷三皮煎，热服，不过二服愈。皮肤瘙痒赤疹，加蝉蜕煎。

25. 葛根汤（《仙传外科集验方·合用诸方第六》）

治刀刃伤后发寒热，男女流注初发，潮热红肿赤痛者，以此发散。

升麻（一两）　葛根（二两）　甘草（二钱）　半夏　苏叶　白芷　丁皮　川芎　香附子　陈皮（各五钱）

上为散。每服二钱，姜、葱煎，空心服之。

26. 调经散（《医学正传·卷之七·妇人科下·产后》）

治产后虚浮，盖败血乘虚，停积腑脏，流注肌肉，腐坏成水，令人面目四肢浮肿，切不可用导水泄利之药，是谓重虚其虚，多致夭亡，此药主之。

没药（一钱，另研）　琥珀（一钱，另研）　桂心　赤芍药　当归（各一两）　细辛（半两）　射香（半钱，另研）

上为细末。每服一钱匕，姜汁、温酒、童便和调服之。

27. 化气调经汤〔《外科理例（上）·内托·瘰疬》〕

治流注、瘰疬，与神应丸间服之。

香附米（四两，酒浸一宿，晒干）　陈皮（二两）　羌活　白芷（各一两）　天花粉　牡蛎（煅）　甘草（各半两）　皂角刺（半两）

上为细末。每服二钱，用清油不拘时调下，日三次。

28. 托里救苦神应丸〔《外科理例（上）·内托·瘰疬》〕

治一切流注病疮，与调经汤间服。

川乌头（炮，去皮、脐）　陈皮（各一两）　当归（酒浸）　甘草节　白芷　没药（各半两）　蝉蜕（去土，半两）　大皂角（去皮、弦）　生地黄　姜黄（各两半）

上将皂角捶碎，水四碗煎二碗，滤去渣用汁，同煮乌头，至烂为度，捣如泥，余诸药却另为末，和乌头泥为丸如梧桐子大。每服六十丸，半饥时薄荷汤下。若疮既破，有腐肿黑肉，当服化气调经汤，外贴太乙神圣等膏为妙。

29. 流气饮〔《外科理例（下）·外科附方》〕

治流注,一切恚怒气结,肿硬作痛,或胸膈痞闷,风寒温毒搏乎经络,致气血不和,结成肿块,肉色不变,或漫肿无头。

桔梗　人参　当归(酒拌)　官桂　甘草(炙)　黄芪(盐汤炒)　厚朴(姜炒)　防风　紫苏　芍药　乌药　枳壳(各七分)　槟榔　木香　川芎　白芷(各五分)

水二盏煎八分,食远服。

30. 五香饼〔《外科理例(下)·外科附方》〕

治瘰疬,流注,肿块,或风寒袭于经络,结肿或痛。

用香附为末,酒和,量疮大小作饼,覆患处,以熨斗熨之,未成者内消,已成者自溃。若风寒湿毒,宜用姜汁作饼。

31. 大黄左经汤〔《外科理例(下)·外科附方》〕

治四气流注足阳明经,致腰脚肿痛,不能大小便,便闭,或恶闻食气,喘满自汗。

细辛　茯苓　羌活　大黄(煨)　甘草(炙)　前胡　枳壳　厚朴(姜汁炒)　黄芩　杏仁(各一钱)

上水二盏,姜三片,枣二枚,煎八分,食前服。

32. 柿灰散〔《外科理例(下)·外科附方》〕

治男子妇人久坐,以致血气流注肛门成痔,及肠风、脏毒、下血、肠僻等疾。

干柿(烧,存性)

为末。每服空心米饮调下二三钱。

33. 如圣饼(《保婴撮要·卷十二·流注》)

治流注及一切疮疡,不能消散,或溃而不敛。

乳香　没药　木香　血竭　当归(各等分)　麝香(减半)

上为末。用酒糊和饼二个,乘热熨之,毒疮加蟾酥。

34. 隔蒜灸法(《保婴撮要·卷十二·流注》)

治流注及痈疽、鹤膝风等症。每日灸二三十壮,痛者灸至不痛,不痛者灸至痛,其毒随火而散。盖火以畅达,拔引郁毒,此从治之法,有回生之功。

大蒜去皮,切三文钱厚,安患处,用艾壮于蒜上,灸之三壮,换蒜复灸,未成即消,已成者亦杀其毒。如疮大用蒜杵烂摊患处,将艾铺上烧之,蒜败再易。如不痛,或作脓,或不起发,及疮属阴症者,尤当多灸。凡疮不痛,不作脓,不起发者,皆气血

虚也,多主不治。惟患在头面者,不宜多灸。

35. 加味归脾汤(《古今医鉴·卷之十一·虚劳》)

治脾经失血,少寐发热盗汗;或思虑伤脾,不能摄血,以致妄行;或健忘怔忡,惊悸不宁;或心脾伤痛,嗜卧少食;或忧思伤脾,血虚发热;或肢体作痛,大便不调;或经候不准,晡热内热;或瘰疬流注,不能消散溃敛。

黄芪(蜜炙)　人参　白术(炒)　白茯苓　当归　远志肉　酸枣仁(炒)　龙眼肉(各一钱)　木香　甘草(各五分)

上锉一剂,姜、枣煎服。

36. 漏芦汤(《医方考·卷一·瘟疫门第六》)

治疫疬积热,时生疙瘩结毒,俗称流注,面肿咽塞者。

漏芦　升麻　大黄　蓝叶　黄芩　玄参(等分)　芒硝(甚者,加至二钱)

37. 益气养荣汤(《万病回春·卷之八·瘰疬》)

治怀抱抑郁,瘰疬流注,或四肢患肿、肉色不变,或日晡发热,或溃不敛。

黄芪　人参　白术(炒,各一钱半)　当归　川芎　白芍　生地　陈皮　香附　贝母(去心,各一钱)　柴胡　桔梗(炒)　地骨皮　甘草(炙,各五分)

上锉一剂,水煎,食远服。有痰,加橘红;胁下刺痛,加青皮、木香;午后有热或头微眩,加炒黄柏;脓水清,倍参、芪、当归;女人有郁气,胸膈不利,倍香附、贝母;月经不通,加牡丹皮、当归。

38. 冲和膏(《本草纲目·木部第三十六卷·木之三·紫荆》)

治流注。

荆皮(炒,三两)　独活(去节,炒,三两)　赤芍药(炒,二两)　生白芷(一两)　木蜡(炒,一两)

为末。用葱汤调,热敷。

39. 藁本散(《证治准绳·女科卷之二·杂症门上·腰脚疼痛》)

治妇人血风流注,腰脚疼痛不可忍。

藁本(去芦土,一两半)　狗脊　天麻　骨碎补　桂心　没药(另研)　血竭(研)　蝉壳(微炒,各一两)　虎胫骨(醋炙)　败龟(醋炙)　穿

山甲（各二两,醋炙） 麝香（半两,另研）

上为细末,入麝香拌匀。每服二钱,生姜豆淋酒调下,空心食前,日二服。

40. 败龟散（《证治准绳·女科卷之二·杂症门上·腰脚疼痛》）

治妇人风毒流注,腰脚疼痛,行步艰难。

败龟（酥炙） 虎胫骨（酥炙,各二两） 白僵蚕（炒） 薏苡仁 当归（去芦） 杜仲（锉,炒去丝,各一两） 地龙（炒,去土） 桂心 乳香（另研,各二钱半） 没药（半两,另研）

上为细末。每服二钱,食前温薄荷酒调下。

41. 和血定痛丸（一名黑丸子）（《证治准绳·幼科集之三·心脏部一·流注》）

治流注、膝风,或闪跌瘀血,肢节肿痛,服之自消。若溃而发热,与补药兼服,自效。

百草霜（五两） 赤小豆（半斤） 川乌（炮,一两五钱） 白蔹（八两） 白芨 南星（炮,各二两） 芍药 当归 牛膝（各五两） 骨碎补（四两）

上为末,酒糊丸桐子大。每服二三十丸,白汤下。

42. 猪肚黄连丸〔《证治准绳·幼科集之八·脾脏部（下）·疳》引《直指》〕

治疳热流注,遍身疮蚀,或潮热肚胀,或渴。

雄猪肚（净洗,一具） 宣连（净,五两）

锉细,水和润,纳肚中,线缝,放五升粳米上蒸至烂,入臼中,加少蒸饭,捣千杵,丸小桐子大。每服二十丸,米饮下。仍服调血清心之剂佐之。

43. 二妙汤（《寿世保元·卷二·中湿》）

治筋骨疼痛,或湿热流注,腰下作痛。

川黄柏（盐酒炒,五钱） 苍术（米泔浸炒,一两）

上为末。每用一匙沸汤,入姜汁调,食前服。痛甚者,加葱三根,水煎,空心,热服。

44. 铁箍散（《疹科类编·方·痈毒》）

治疹后余毒流注肌肉之间,结成痈毒疽,肿痛走癊。

黄柏（二两） 白及（一两） 白蔹（一两）
地骨皮（二钱） 川乌（六钱） 连翘（五钱） 山豆根（五钱） 黄芩（五钱） 没药 乳香（各五钱） 射干（三钱）

上为细末。临用量肿大小,茶卤调如膏,可疮贴敷。

45. 芎归养荣汤（《外科正宗·卷之二上部疽毒门·瘰疬论第十九·瘰疬主治方》）

治瘰疬、流注及一切不足之症,不作脓,或不溃,或已溃不敛,或身体发热恶寒,肌肉消瘦,饮食少思,睡卧不宁,盗汗自汗,惊悸恍惚,并皆治之。

当归身（二钱） 人参 黄芪 白术 川芎 白芍 熟地（各一钱） 五味子 麦门冬 远志 甘草 茯苓（各五分） 牡丹皮 砂仁（各三分）

水二钟,姜三片,枣二枚,煎八分,食远服。

46. 六郁汤（《外科正宗·卷之三下部痈毒门·流注论第二十五·流注主治方》）

治诸郁结肿,及左右二搭相串,湿痰流注等症。

川芎 半夏 茯苓 香附 陈皮 山栀（各一钱） 苍术 砂仁 甘草（各五分）

姜三片,水二钟,煎服。

47. 疮科流气饮

1)《外科正宗·卷之三下部痈毒门·流注论第二十五·流注主治方》

治流注及一切郁怒凝滞气血,作肿疼痛;或胸膈痞闷,或风寒湿毒搏于经络,结成肿块者服。

当归 甘草 紫苏 人参 白芍 官桂 黄芪 防风 枳壳 乌药 桔梗 厚朴（各七分） 槟榔 木香 川芎 白芷（各五分）

水二钟,煎八分,食远服。

2)《景岳全书·卷之六十四春集·外科钤古方·外科》

治流注,及一切恚怒气结肿痛,或胸膈痞闷,或风寒湿毒搏于经络,致成肿块,肉色不变或漫肿木闷无头。

人参 当归（酒拌） 黄芪（盐水炒） 芍药 官桂 厚朴（制） 甘草 防风 紫苏 枳壳 乌药 桔梗（炒,各七分） 槟榔 木香 川芎 白芷（各五分）

上水煎服。

48. 参归化生汤（《孕育玄机·卷下·流注》）

治流注未成自散,已成自溃。

川芎（一钱五分） 当归（三钱） 甘草（五分） 肉桂（八分） 人参 马蹄香（各一钱）

49. 托里养营汤（《景岳全书·卷之六十四春集·外科钤古方·外科》）

治瘰疬流注,及一切痈疽不足之证,不作脓,或不溃,或溃后发热,或恶寒,肌肉消瘦,饮食不思,睡卧不宁,盗汗不止。

人参 黄芪(炙) 当归(酒拌) 川芎 芍药(炒) 白术(炒,各一钱) 熟地(二钱) 五味子(炒,研) 麦冬 甘草(各二分)

水二钟,姜三片,枣一枚,煎七分。食远服。

50. 方脉流气饮(《景岳全书·卷之六十四春集·外科钤古方·外科》)

治瘰疬流注,郁结肿块,或走注疼痛,或心胸痞闷,咽塞不利,胁腹膨胀,呕吐不食,上气喘急,咳嗽痰盛,面目四肢浮肿,大小便秘。

当归 川芎 芍药(炒) 茯苓 黄芪(炙) 炙甘草 紫苏 青皮 乌药 半夏(制) 桔梗(炒) 枳实(麸炒) 防风 陈皮(各一钱) 木香 大腹皮 枳壳(麸炒) 槟榔(各五分)

水二钟,姜三片,枣一枚,煎八分。食远服。

51. 八味丸(《校注妇人良方·卷二十四·妇人足跟疮肿方论第十一·附方药》)

治命门火衰,不能生土,以致脾胃虚寒,而患流注、鹤膝等症,不能消溃收敛,或饮食少思,或食而不化,或脐腹疼痛,夜多溲溺。《经》云:益火之源,以消阴翳。即此方也。

熟地黄(自制,八两) 山茱萸肉 山药(各四两) 茯苓 牡丹皮 泽泻(各三两) 肉桂(用三分厚者,去皮取肉分许,方能补肾,引虚火归源) 附子(用一两五钱重者,切四块,用童便浸数日,火煨,切看无白星为度)

上为末,蜜丸桐子大。每服七八十丸,滚汤下。

52. 追风通圣散(《简明医彀·卷之八·诸方法》)

治痈疽、发背、脑疽、流注、肿毒、坏病、死肌。弭患于未萌之前,拔毒于既成之后,顺气匀血,扶植胃本。并折伤、疝气、血疝、脚气,诸般疮毒肿痛,腰疼痰饮皆治。

当归尾 何首乌(忌铁) 木通(去皮节) 赤芍药 白芷 小茴香 乌药 枳壳 甘草(等分)

水、酒各一钟,照前煎服。壮人去当归;脑疽、发背去木通;有痰加半夏;风痰加桔梗、生姜;流注

加川、独活。伤寒变流注,尚有热邪加苏叶、升麻、葛根;头痛加川芎。发背已久,凉药太过去木通,加厚朴、陈皮,甚者加白豆蔻。肠痈宜十宣散与此间服,加金银花藤。肿毒坚硬不穿加川芎、独活、麻黄、葱头,出汗即穿。折伤去木通,加川芎、陈皮。经年腰痛加川草薢,玄胡索酒煎;脚气,木瓜、槟榔、山果水煎;湿痰流注,遍身拘急,喘咳,肿硬不赤,南星、半夏。

53. 卫生汤(《医宗说约·卷之五·肿疡主治法》)

治痈疽、发背、脑疽、对口、丹瘤、瘰疬、恶毒疔疮、湿痰、流注一切疮症。未成即消,已成即溃,在表即散,在里即下,通解表里之神方也。

羌活(八分) 防风 白芷 山甲(土炒,研) 石决明(煅) 沉香 红花 连翘(各六分) 金银花 皂角刺 归尾 甘草节 花粉(各一钱) 乳香(五分) 大黄(酒拌炒,二钱,脉虚,便利者不用)

水二碗煎八分,病在上部,先服药,随后饮酒一杯;病在下部,先饮酒一杯,随后服药。

54. 金黄散(《医宗说约·卷之五·疮疡外治方法》)

治诸般痈疽疔肿,跌仆损伤,大头时毒,湿痰流注,漆疮火丹,风热天疱,肌肉赤肿,干湿脚气,妇人乳痈,小儿丹毒。

天花粉(一斤) 大黄 黄柏 姜黄(各半斤) 白芷(五两) 厚朴 陈皮 甘草 苍术 天南星(各三两二钱)

上切细晒干,磨为极细末,磁坛收贮,勿令泄气。凡红肿发热未成脓者,及夏天大令时,俱用茶汤同蜜调敷。如微热微肿,及大疮已成欲作脓者,俱用葱汤同蜜调敷。

55. 荣卫返魂汤(《外科大成·卷四不分部位大毒·内痈总论·流注主治方》)

治一切初起流注。

赤芍 木通 白芷 何首乌 枳壳 小茴香 乌药 当归 甘草

水一钟,酒一钟,煎八分,服。初起坚硬如石者,加川芎、独活、麻黄、葱头汗之;胃寒生痰,加半夏;郁热生痰,加桔梗;补,加附子;泻,加大黄;食少,加白豆蔻;肺痈、肚痈,加忍冬藤。

56. 桂附八珍汤(《外科大成·卷四不分部位

大毒·内痈总论·流注主治方》）

治房欲后阴虚受寒,致令肿块,或遍身腿脚疼痛。

肉桂(五分)　大附子　人参　白术　白茯苓　当归　川芎　白芍(炒)　熟地(各一钱)　木香　甘草(各三分)

用生姜三片,红枣二个,水二钟煎八分,食远服。

57. 木香流气饮（《外科大成·卷四不分部位大毒·内痈总论·流注主治方》）

治流注瘰疬,及郁结为肿,或气血凝滞,通身走注作痛,或心胸痞闷,咽嗌不利,腹胁膨胀,呕吐不食,上气喘急,咳嗽痰盛,或四肢面目浮肿者,并效。

川芎　当归　紫苏　桔梗　青皮　陈皮　乌药　黄芪　枳实　茯苓　防风　半夏　白芍(各一钱)　甘草节　大腹皮　木香　槟榔　泽泻　枳壳(各五分)

生姜三片,红枣二个,水煎服。下部加牛膝。

58. 琥珀膏（《外科大成·卷四不分部位大毒·内痈总论·流注主治方》）

敷流注及瘀血顽痰,结成肿块者,一次即消。

锦纹大黄为末,捣大蒜调敷,即痛一二时,无妨。至次日去药。发斑或起泡,挑破流水,用月白珍珠散掺之即干;或用西圣膏贴之,以消余肿。

59. 密陀僧膏（《本草易读·卷八·密陀僧》）

治流注。

密陀僧(用二十两,为末)　赤芍(二两)　当归(二两)　大黄(半斤)　苦参(四两,四味先炸枯,去渣,入密陀僧末)　百草霜(二两,细研筛入油锅中)　乳香(五钱)　没药(五钱)　赤石脂(二两)　血竭(五钱)　儿茶(五钱)　银黝(一两,六味均不细筛,于滴水成珠后入之)

入水中扯千次,常以水浸之。贴一切恶疮、流注、瘰疬、跌打损伤、金刃等症。

60. 攻邪遏流汤（《洞天奥旨·卷六·流注发》）

治子母流注疮毒。

升麻(一钱)　当归(五钱)　黄芩(二钱)　瓜蒌(二钱)　金银花(一两)　炙甘草(二钱)　连翘(三钱)　秦艽(二钱)　苍耳(一钱)　马兰根(一钱)　牛膝(一钱)　牵牛(一钱)

水三碗煎八分,半饥服,数剂自愈。

61. 六物附子汤（《冯氏锦囊秘录·杂症大小合参卷七·方脉足病合参》）

治四气流注于足太阴经,骨节烦疼,四肢拘急,自汗短气,小便不利,手足或时浮肿。

附子(炮,去皮脐)　桂心　防己(各四钱)　炙甘草(二两)　白术　茯苓(各三两)

姜水煎,食前温服。

62. 续断丸（《冯氏锦囊秘录·杂症大小合参卷八·方脉痛风五痹合参》）

治风湿流注,四肢浮肿,肌肉麻痹。

当归(炒)　川续断　草薢(各一两)　川芎(七钱五分)　天麻　防风　附子(各一两)　乳香　没药(各五钱)

为末,蜜丸如桐子大。每服四十丸,温酒米饮任下。

63. 小调经汤（《慈幼新书·卷首·保产》）

治产后,败血流入四肢,浮肿,名曰产后流注。

没药　琥珀　桂心　赤芍　当归　细辛　麝香

为末。每服二钱,姜汁温酒调下。

64. 绀珠膏（《外科心法要诀·卷二·膏药类方》）

治一切痈疽肿毒,流注顽臁,风寒湿痹,瘰疬乳痈,痰核,血风等疮,及头痛,牙疼,腰腿痛等证悉验。

制麻油(四两)　制松香(一斤)

上将麻油煎滚,入松香文火溶化,柳枝搅候化尽,离火下细药末二两三钱,搅匀,即倾于水内,拔扯数十次,易水浸之听用。

65. 轻粉散（《外科心法要诀·卷十一·胫部·湿毒流注》）

治湿毒流注。

轻粉(一钱五分)　黄丹　黄柏　密陀僧　高末茶　乳香(各三钱)　麝香(五分)

共研末。先用葱熬汤洗患处,再搽此药。

66. 散瘀葛根汤〔《外科心法要诀·卷十二·发无定处(上)·流注》〕

治流注。

葛根　川芎　半夏(制)　桔梗　防风　羌活　升麻(各八分)　细辛　甘草(生)　香附　红花　苏叶　白芷(各六分)

水二盅,葱三根,姜三片,煎八分,不拘时服。

67. 附子八物汤〔《外科心法要诀·卷十二·发无定处(上)·流注》〕

治流注。

附子(制) 人参 白术(土炒) 白茯苓 当归 熟地 川芎 白芍(酒炒,各一钱) 木香 肉桂 甘草(炙,各五分)

水二盅,姜三片,红枣肉一枚,煎八分,食远服。

68. 调中大成汤〔《外科心法要诀·卷十二·发无定处(上)·流注》〕

治流注溃脓。

人参(二钱) 白术(土炒) 白茯苓 黄芪 山药(炒) 丹皮 当归身 白芍(酒炒) 陈皮(各一钱) 肉桂 附子(制,各八分) 远志(去心) 藿香 缩砂仁 甘草(炙,各五分)

水二盅,煨姜三片,红枣肉二枚,煎八分,食远服。

69. 黄芪六一汤(《疡医大全·卷二十九癫癣部·湿痰流注门主方》)

治流注溃后脓水出多,口干作渴,烦躁不宁。

嫩黄芪(六钱,生用蜜炙各半) 粉甘草(一钱五分,生炙各半) 人参(一钱)

水煎,食远服。

70. 绵茧散〔《疡医大全·卷三十三痘疹部(下)·痘痈门主方》〕

治痘后余毒流注,各处出清水者。

出蛾绵茧不拘多少,用生明矾末填满,煅灰,干掺。

71. 大活络丹(《兰台轨范·卷一·通治方》引《圣济》)

治一切中风瘫痪,痿痹痰厥,拘挛疼痛,痈疽流注,跌扑损伤,小儿惊痫,妇人停经。

白花蛇 乌梢蛇 威灵仙 两头尖(俱酒浸) 草乌 天麻(煨) 全蝎(去毒) 首乌(黑豆水浸) 龟板(炙) 麻黄 贯仲 炙草 羌活 官桂 藿香 乌药 黄连 熟地 大黄(蒸) 木香 沉香(以上各二两) 细辛 赤芍 没药(去油,另研) 丁香 乳香(去油,另研) 僵蚕 天南星(姜制) 青皮 骨碎补 白蔻 安息香(酒熬) 黑附子(制) 黄芩(蒸) 茯苓 香附(酒浸,焙) 元参 白术(以上各一两) 防风(二两半) 葛根 虎胫骨(炙) 当归(各一两半) 血竭(另研,七钱) 地龙(炙) 犀角 麝香(另研) 松脂(各五钱) 牛黄(另研) 片脑(另研,各一钱五分) 人参(三两)

上共五十味为末,蜜丸如桂圆核大,金箔为衣。陈酒送下。顽痰恶风,热毒瘀血入于经络,非此方不能透达。凡治肢体大证必备之药也。方书亦有活络丹,只用地龙、乳香等四五味。此乃治藜藿人实邪之方,不堪用也。

72. 沈氏流注散(《杂病源流犀烛·卷二十七·治腰脐病方·治腰脐疮疡方》)

治流注。

木香(钱半) 雄黄(五分) 朱砂(六分) 蝉蜕 全虫(各七个) 金银花子(五钱)

共为末,分三服,酒下。

73. 托里养荣汤(《罗氏会约医镜·卷十九·儿科疮科》)

治瘰疬流注及一切痈疽不足之症,不作脓,或不溃,或溃后发热,或口渴,或恶寒,饥瘦盗汗,倦卧,不思饮食等症。

人参 黄芪(蜜炙) 当归 白芍(酒炒) 川芎(各一钱) 白术(钱半) 熟地(二钱) 五味(炒,研) 麦冬 甘草(各五分)

姜五分,枣二枚,水煎服。

74. 人参紫菀汤(《御药院方·卷五·治痰饮门》)

治湿热流注,足胫浮肿,痰咳等。

人参 川芎 木香 防己 白术(各一两) 紫菀(去土) 苦葶苈(炒紫色,各二两)

上为粗散。每服三钱,水一大盏,生姜四片、乌梅一个,煎至八分,去滓温服,食前,日进三服。慎温面、温酒等物。

75. 加味二陈汤(《外科证治全书·卷五·通用方》)

治流注疬核,皮里膜外之凝痰,宜兼阳和丸用。

薄橘红(五钱) 白芥子(二钱) 陈半夏(各二钱) 茯苓(一钱五分) 甘草(八分)

上水煎。

76. 紫元丹(《外科证治全书·卷五·通用方》)

治一切阴疽、阴发背、失荣、乳岩、恶核、石疽、

贴骨、流注、龟背、痰核等证。凡初起皮色不异，或微痛，或不痛，坚硬漫肿，俱可用此消之。

当归　独活　红花　羌活　秦艽　穿山甲（焙）　川断　僵蚕（生）　牛膝　延胡索　川郁金　香附　苍术　杜仲　川乌（姜汁制）　草乌（姜汁制）　麻黄（去根节，炒）　制乳香　制没药　全蝎（各一两）　骨碎补（四两，去毛，炒）　蜈蚣（十条，炙）　蟾酥（五钱，酒化拌药）

共为细末。番木鳖一斤半，麻黄、绿豆煎水浸透，去皮心入麻油内煎老黄色取起，拌土炒筛，去油另为末。上将制过木鳖末同前药末各半对和，水法跌为丸。每服八分，身弱者五六分，临卧热陈酒送下，出汗避风。如冒风发麻，姜汤、热酒可解。服法每间一两日再服。凡红肿痈毒及孕妇忌此。

77. 小金丹（《外科证治全书·卷五·通用方》）

治一切阴疽、流注、痰核、瘰疬、乳岩、横痃等证。

白胶香　草乌　五灵脂　番木鳖（另有制法）　地龙（各一两五钱末）　乳香（去油）　没药（去油）　归身（各七钱五分，末）　麝香（三钱）　墨炭（一钱二分，即陈年锭子墨，略烧存性研细）

上各末称足，共归一处和匀，用糯米一两二钱研粉为厚糊和入诸末，捣千槌为丸如芡实大。此一料约为二百五十丸，晒干固藏。临用取一丸布包，放平石上隔布敲细入杯内，取好酒几匙浸药，用小杯合盖，约浸一二时，以银物加研，热陈酒冲服，醉盖取汗。凡流注等证初起，服消乃止。如成脓将溃，溃久者当以十丸作五日早晚服，杜其流走，庶不增出。但方内五灵脂与人参相反，不可与有参之药同日服。孕妇忌此。

78. 将军膏（《济阳纲目·卷八十六·折伤·治折伤外敷方》）

治伤损肿痛不消，瘀血流注紫黑，或伤眼上青黑。

大黄为末，生姜汁调敷患处。

79. 守田膏（《济阳纲目·卷八十六·折伤·治折伤外敷方》）

治打扑有伤，瘀血流注。

半夏为末，调敷伤处，一宿不见痕迹。

80. 加味太乙膏（《类证治裁·卷之八·诸疮论治·附方》）

治发背痈疽，一切恶疮，湿痰流注，筋骨痛，汤火刀伤，及遗精白带，俱贴脐下。脏毒肠痈，亦可丸服。诸疮疖血风癞痒，诸药不止，并皆效验。

地　芍　归　芷　元参　肉桂　大黄　木鳖子（各二两）　槐枝　柳枝（各十尺）

以麻油五斤将药浸油内，春五日，夏三日，秋七日，冬十日，入大锅内慢火熬至药枯浮起为度。住火片时，用布袋滤净药渣，将油秤准，用细绢袋将油又滤入锅，熬血余一两，至血余浮起，以柳枝挑看似膏。熔化净油一斤，入飞过黄丹六两五钱，再熬再搅，俟锅内先发青烟，后起白烟，膏成住火，滴水中软硬得中，下阿胶切片三钱，化尽。次下乳、没各四钱，轻粉四钱，搅匀，倾入水中，铜勺内化摊贴。

81. 万应膏（《类证治裁·卷之八·诸疮论治·附方》）

治一切痈疽、发背、对口诸疮，痰核、流注等毒，贴之其效如神。

川乌　草乌　生地　白蔹　白芨　象皮　官桂　归　芍　羌　独　芷　草　苦参　土木鳖　穿山甲　乌药　元参　大黄（各五钱）

上十九味，用香油五斤浸。春五日、夏三日、秋七日、冬十日，候日数足，入大锅内慢火熬至药枯浮起为度。住火片时，布袋滤去渣，将油秤准，每油一斤兑淀粉半斤，以桃柳枝搅，以黑如漆，明如镜，滴水成珠为好，薄纸摊贴。

82. 万灵丹（《类证治裁·卷之八·诸疮论治·附方》）

治痈疽、疔毒、对口、发颐、风寒湿痹，及一切流注、附骨疽、鹤膝风、破伤风及瘫痪等症。

茅术（八两）　荆　防　麻　羌　辛　芎　归　草　川乌　草乌（汤泡，去皮）　石斛　全蝎　天麻　首乌（各一两）　雄黄（六钱）

上十六味研细，炼蜜为丸，重三钱，朱砂为衣，瓷瓶收贮。用葱白九个煎汤，调服一丸。盖被出汗为效。

83. 夏枯草散（《类证治裁·卷之八·瘰疬结核瘿瘤马刀论治·附方》）

治流注。

夏枯草（六钱）　甘草（一钱）

研末。每服二钱，茶清下。

84. 人参败毒散（《一见能医·卷之九·病因

(right margin vertical)第一章 疮疡

(footer)291

赋类方卷上·温疫门》)

治伤寒头痛,憎寒壮热,项强睛暗,鼻塞声重,风痰咳嗽,及时气疫疠,岚瘴鬼疟,或声如蛙鸣,赤眼口疮,湿毒流注,脚肿腮肿,喉疼毒痢,诸疮斑疹。

人参 羌活 独活 柴胡 前胡 川芎 枳壳 桔梗 茯苓(一两) 甘草(一钱半)

每服一两,加姜三片,薄荷少许。

二、治流注验方

1)《太平圣惠方·卷第三·治肝风筋脉抽掣疼痛诸方》

治肝脏风毒流注,筋脉抽掣,急痛,头目眩闷,四肢无力。

薏苡仁(一两) 羌活(一两) 防风(一两,去芦头) 汉防己(一两,锉) 桑根白皮(一两,锉) 桂心(一两) 天麻(一两) 赤茯苓(一两) 芎䓖(一两) 酸枣仁(一两,微炒) 当归(一两,锉,微炒) 甘草(半两,炙微赤,锉)

上为散。每服三钱,以水一中盏,入生姜半分,煎至六分,去滓,不计时候,温服。忌生冷、猪、鸡肉、毒、鱼、温(湿)面。

2)《普济方·卷二百八十六·痈疽门·诸痈》

治流注骨节,痈肿疼痛:以芋叶和盐研细,敷之,去皮肤风热。

3)《外科理例(上)·外科引》

治跌打肌肉瘀血流注紫黑色,或伤面目青黑:大黄为末,姜汁调涂,一宿黑者紫,二宿紫则白矣。

4)《急救良方·卷之二·损伤第三十四》

治打扑有伤瘀血流注:用半夏为末,调敷伤处,一宿不见痕,效。

治瘀血流注紫黑,或伤眼上紫黑:用大黄为末,以姜汁调敷,一夜一次。上药一宿黑者紫,二宿紫者白矣。

5)《疡医大全·卷二十九癫癣部·湿痰流注门主方》

治流注。

石膏(一两) 官硼(三钱)

飞面作十丸,将丸穿一孔,贯以铁线,炭火煅红,取酒一碗投入,令又烧红,入酒内,以丸尽为度。待酒热即服,一日二服,自消。

6)《救生集·卷四·疮毒门》

治湿痰流注神验方。

用姜黄母子(是大姜黄身上,小针子是也)为末,小红枣去核,药末入内填平,用丝棉扎紧,塞入鼻孔内,随量饮醉,盖暖出汗,已溃者,自然愈;未溃者,内消,神效之极,鼻孔照男左女右塞之,不可经妇女之手。

7)《验方新编·卷十一·痈毒杂治·痈毒诸方》

治一切痈疽疔疖,并治瘰疬、流注、顽疮久不愈者,俱有神效:干桑木劈碎,扎作小把,烧燃一头吹熄,持近患者灸之。每灸片时,日三五次,以瘀内腐动为度。

8)《医门补要·卷中·流注初起治法》

治风寒与痰湿,走窜脉络,结为流注,愈者将愈,发者又发,延绵不已,多进阳和汤可效。若皮色红者,不可用热药。

熟地(一两) 白芥子(二钱,研) 鹿角胶(三钱) 肉桂(一钱) 炮姜(五分) 麻黄(五分) 生甘草(一钱)

乳岩加土贝母五钱、陈酒一杯。

9)《血证论·卷二·吐血》

治瘀血流注,四肢疼痛肿胀者。宜化去瘀血,消利肿胀。

小调经汤加知母、云苓、桑皮、牛膝治之。

10)《家用良方·卷五·治外科各症并跌打损伤》

治瘰疬流注,及一切痈疽不足之症,不作脓或不溃,或溃后发热,或恶寒,肌肉消瘦,饮食不思,睡卧不安,盗汗不止。

人参(一钱) 黄芪(炙,一钱) 当归(酒炒,二钱) 川芎(一钱) 芍药(炒,一钱) 白术(炒,一钱) 熟地(二钱) 五味子(炒,研,五分) 麦冬(去心,五分) 生甘草(五分)

水二钟,姜三片,黑枣三枚,煎七分碗,食远温服。

11)《华佗神方·卷五·华佗治流注神方》

治流注神方。

升麻(一钱) 当归(五钱) 黄芩(一钱) 栝蒌(二钱) 金银花(一两) 甘草(二钱,炙) 连翘(三钱) 秦艽(二钱) 苍耳(一钱) 马兰

根(一)钱　牛膝(一钱)　牵牛(一钱)

水三碗,煎服数剂,自愈。

【论用药】

1. 山马兰

《本草纲目拾遗·卷四·草部中·山马兰》:"顾锦州传方,采山马兰煮熟,麻油酱油作蔬拌食,半月自消。"

2. 丹药火

《本草纲目拾遗·卷二·火部·丹药火》:"治一切风寒湿气流注作痛,手足踡挛,小儿偏搐,口眼㖞斜。妇人心腹痞块攻疼,无分年深月久,皆可用。"

3. 鸟不宿

《本草纲目拾遗·卷六·木部·鸟不宿》:"俗名老虎草,又名昏树晚娘棒,梗赤,长三四尺,本有刺,开黄花成穗。其根下虫,治风毒流注神效。《纲目》有楤木,名鹊不踏,与此别。性热追风定痛,有透骨之妙。治风毒流注风痹,跌打劳怯。合保生丸,治虚劳如神,下胎催生。"

4. 守宫

《本草汇言·卷之十八·鳞部·守宫》:"守宫治风痰急惊,瘰疬流注之药也。(李时珍)沈孔庭曰:守宫善食蝎蛊,蝎蛊乃治风要药。故李氏方言,守宫所治风痓、惊痫诸病,亦犹蜈蝎之性,能透经络,化痰涎也。且入血分,如痈疡流注及痔积食痞,亦属血分凝结于经络,故延生不已。用此攻散凝结之血,所以兼主之也。倘病属血虚气弱,非关风痰风毒所感者,宜斟酌用之。"

5. 枸杞子

《本草汇言·卷之十·木部·枸杞子》:"治一切痈疽恶毒,溃烂不已;及瘰疬结核,马刀肉瘿,延结不休;或风毒流注,上愈下发,左消右起,延串不止;或便毒鱼口,杨梅破烂,日久不合。只用枸杞子一味,每早晚一两,干嚼,以川草薢五钱,煎汤传送,服百日痊愈。"

6. 独脚一枝莲

《本草纲目拾遗·卷五·草部下·独脚一枝莲》:"《百草镜》:山间有之,二三月苗发生萱苈,俗名干苔。丛中独茎无叶,高尺许,茎细强,青白色,茎端有一疙瘩,至晚秋时,疙瘩生花类莲,其根与黄麻很相似。治疔肿、痈毒、流注。"

7. 桑上寄生

《本草汇言·卷之十一·木部·桑上寄生》:"治男子臂髆腰膝流注疼痛,及一切痿痹不用诸疾。"

8. 桑枝

《本草纲目·木部第三十六卷·木之三·桑》:"时珍曰:煎药用桑者,取其能利关节,除风寒湿痹诸痛也。观《灵枢经》治寒痹内热,用桂酒法,以桑炭炙布巾,熨痹处;治口僻用马膏法,以桑钩钩其口,及坐桑灰上,皆取此意也。又痈疽发背不起发,或瘀肉不腐溃,及阴疮、瘰疬、流注、臁疮、顽疮、恶疮久不愈者,用桑木炙法,未溃则拔毒止痛,已溃则补接阳气,亦取桑通关节,去风寒,火性畅达,出郁毒之意。其法以干桑木劈成细片,扎作小把,然火吹息,炙患处。每吹炙片时,以瘀肉腐动为度,内服补托药,诚良方也。"

9. 桑柴火

《本草纲目·火部第六卷·火之一·桑柴火》:"主治痈疽发背不起,瘀肉不腐,及阴疮瘰疬流注,臁疮顽疮,然火吹灭,日灸二次,未溃拔毒止痛,已溃补接阳气,去腐生肌。凡一切补药诸膏,宜此火煎之。但不可点艾,伤肌。(时珍)"

10. 清风藤

《本经逢原·卷二·蔓草部·清风藤》:"清风藤入肝经气分,治风湿流注历节、鹤膝、麻痹瘙痒。同防己浸酒治风湿痹痛,一切风病。熬膏酒服一匙,将患人身上拍一掌,其后遍身发痒不可当,急以梳梳之欲痒止,饮冷水一口即解,风病皆愈,避风数日自安。"

11. 紫荆皮

《本经逢原·卷三·灌木部·紫荆皮》:"紫荆,木之精也,入手足厥阴血分。能破宿血,下五淋,通小肠,解诸毒。治伤寒赤膈,黄耳,活血消肿,为杖疮必用之药。治痈疽流注诸毒,冷热不明者用紫荆皮、独活、赤芍、白芷、白蜡炒为末,葱汤调敷。痛甚筋不舒者加乳香甚验。"

12. 樟皮

《本草纲目拾遗·卷六·木部·樟皮》:"此香樟树皮也。《纲目》有樟材、樟脑、樟节,而皮与子皆不及焉。今山人率以皮子治病有效,因急补之。树皮(以年久老樟节为佳)治天行温疫,湿毒流注,浴疥癣,洗脚气。"

【医论医案】

一、医论

《立斋外科发挥·卷五·流注》

大抵流注之证，多因郁结或暴怒，或脾气虚，湿气逆于肉理；或腠理不密，寒邪客于经络；或闪扑或产后瘀血流注关节；或伤寒余邪未尽为患；皆因真气不足，邪得以乘之。常治郁者开之，怒者平之，闪扑及产后瘀血者散之，脾虚及腠理不密者，除而补之，伤寒余邪者，调而解之。大要以固元气为主，佐以见证之药。如久而疮口寒者，更用豆豉饼或附子饼灸之；有脓管或瘀肉者，用针头散腐之自愈，锭子尤效。若不补血气，及不慎饮食起居七情，俱不治……

《医林集要》云：骨疽，乃流注之败证也，如用凉药，则内伤其脾，外冰其血。脾主肌肉，脾气受伤，饮食必减，肌肉不生。血为脉络，血受冰，则气血不旺而愈滞。宜用理脾，脾健则肉自生，而气自运行矣。又有白虎飞廉，留连周期，或展转数岁，冷毒朽骨，出尽自愈。若附骨腐者可痊，正骨腐则为终身废疾矣。有毒自足手或头面肿起，或兼疼痛，上至颈项骨节去处，如疬瘰贯珠，此风湿流气之证也，宜以加减小续命汤，及独活寄生汤治之。有两膝肿痛起，或至遍身骨节疼痛者，此风湿痹，又名痹节风，宜用附子八物汤治之。又有结核在项腋，或两乳旁，或两胯软肉处，名曰瘰疬痈，属冷证也。又有小儿宿痰失道，致结核于颈项臂膊胸背之处，亦冷证也，俱用热药敷贴。以上诸证，皆缘于肾。肾主骨，肾虚则骨冷而为患也。所谓骨疽，皆起于肾，亦以其根于此也，故用大附子以补肾气，肾实则骨有生气，而疽不附骨矣。

《续名医类案·卷三十四(外科)·流注》

大抵流注之症，多因郁结，或暴怒，或脾气虚，湿气逆于肉理；或腠理不密，寒邪客于经络；或闪扑，或产后，瘀血流注关节；或伤寒，余邪未尽为患。皆因真气不足，邪得以乘之。常治郁者开之，怒者平之，闪扑及产后瘀血者散之，脾虚及腠理不密者徐而补之，伤寒余邪者调而解之。大要以固元气为主，佐以见症之药。如久而疮寒者，更用豆豉饼或附子饼灸之。有脓管或瘀肉者，用针头散腐之自愈，锭子尤效。若不补气血，及不慎饮食起居七情，俱不治。[雄按]因于痰饮者，亦甚多也。

二、医案

《外科精要·卷中·看色灼艾防蔓论第三十一》

一弱人，流注内溃，出败脓五六碗，是时口眼歪斜。以独参汤加附子二钱，二剂少愈，更以十全大补之剂，月余而痊。大抵疮疡脓血既泄，当大补气血为先，虽有他症，当以末治之。

《正体类要·上卷·扑伤之症治验·瘀血泛注》

有一患者，瘀血流注，腰膂两足俱黑。随饮童便酒，砭出瘀血糜肉，投以小柴胡汤，去半夏加山栀、芩、连、骨碎补，以清肝火；用八珍、茯苓，以壮脾胃，死肉溃而新肉生。后疮复溃，得静调治，年余而痊。

《立斋外科发挥·卷五·流注》

一妇人，溃后发热，余以为虚。彼不信，乃服败毒药，果发大热，竟至不救。夫溃疡虽有表证发热，宜以托里药为主，佐以表散之剂，何况瘰疬流注乎？若气血充实，经络通畅，决无患者。此证之因，皆由气血素亏，或七情所伤，经络郁结；或腠理不密，六淫外侵，隧道壅塞。若不审其所因，辨其虚实，鲜不误人！

一妇人，腰间患一小块，肉色如常，不溃，发热。余谓：当以益气养荣解郁之药治之。彼家不信，别服流气饮，后针破出水，年余而殁。

一妇人，久不敛，忽发寒热，余决其气血俱虚，彼反服表散之剂，果大热，亦死。

一男子，元气素弱，将欲患此，胸膈不利，饮食少思。余欲治以健脾胃，解郁结，养血气。彼不从，乃服辛香流气之剂，致腹胀；又服三棱、莪术、厚朴之类，饮食愈少，四肢微肿，兼腰肿一块，不溃而殁。盖此证本虚痞，今用克伐之剂，何以不死？况辛香燥热之剂，但能劫滞气冲，快于一时，若不佐制，过服则益增郁火，煎熬气液而为痰，日久不散，愈成流注之证。

一男子，臂患出腐骨三块，尚不敛，发热作渴，脉浮大而涩，乃气血俱损，须多服生血气之剂，庶可保全。彼惑于火尚未尽，仍用凉药内服外敷，几危，始求治。其形甚瘁，其脉愈虚，先以六君子汤，加芎、归，月余饮食渐进；以八珍汤，加肉桂三十余剂,疮色乃赤;更以十全大补汤,外以附子饼灸之,仅年而瘥。

《外科理例·卷三·流注一百二》

1)一人因怒,胁下作痛。以小柴胡对四物,加青皮、桔梗、枳壳而愈。(因情处治)

2)一人臀肿一块微痛,脉弦紧。以疮科流气饮四剂而消。(因情处治)

3)一人因怒胁下肿痛,胸膈不利,脉沉迟。以方脉流气饮数剂少愈;以小柴胡对二陈加青皮、桔梗、贝母、数剂顿退;更以小柴胡二十余剂而痊。(因七情处治)

4)一妇因闪肭,肩患肿,遍身作痛。以黑丸子二服而痛止;以(方脉)流气饮二剂而肿消;更以二陈对四物加香附、枳壳、桔梗而愈。(凭症处治)

5)一妇腿患筋挛骨痛,诸药不应,脉迟紧。用大防风汤一剂顿退,又二剂而安。又一妇患之亦然。先用前汤二剂,更服黑丸子而痊。此二患若失治,溃作败症。(凭症凭脉处治)

6)一妇禀弱性躁,胁臂肿痛,胸膈痞满,服流气败毒,反发热少食。用四七汤数剂,胸宽气利;以小柴胡对四物,加香附、陈皮,肿痛亦退。(此因治不对病而变方)

7)一人腿患溃而不敛。用人参养荣汤,及附子饼灸,更以补剂煎膏贴之,两月余愈。(凭症处治)

8)一人脾气素弱,臂肿一块,不痛,肉色不变,饮食少思,半载不溃。先以六君子加芎、归、芍药二十余剂,饮食渐进;更以豆豉饼日灸数壮,于前药再加黄芪、肉桂三十余剂,脓熟针去;以十全大补汤及附子饼灸之,月余而敛。(此凭症处治)

9)一人腿肿,肉色不变,不痛,脉浮而滑。以补中益气汤加半夏、茯苓、枳壳、木香饮之,以香附饼熨之,彼谓气无补法。乃服方脉流气饮,愈虚。始用六君子汤加芎、归数剂,饮食少进;再用补剂,月余而消。(凭脉凭症处治)

夫气无补法,世俗论也。以其为病痞满壅塞,似难为补,殊不知正气虚不能运行,则邪气滞而为病。不用补法,气何由行乎?

10)一人臂肿,筋挛骨痛,年余方溃,不敛,诊脉更虚。以内塞散一料,少愈;以十全大补汤及附子饼灸而愈。(凭症凭脉处治)

《精要》云:留积经久,极阴生阳,寒极为热,

以此溃多成瘘,宜早服内塞散排之。

11)一人腿肿一块,经年不消,且不作脓,饮食少思,强食则胀,或作泻,日渐消瘦,诊脉微细。此乃命门火衰,不能生土,以致脾虚而然也。遂以八味丸,饮食渐进,肿患亦消。(凭症凭脉处治)

12)一人背髀,患之微肿,形劳气弱。以益气养荣汤,间服黑丸子及木香、生地黄作饼覆患处;熨之月余,脓成针之,仍服前药而愈。(此凭所因而治)

13)一人腿患,久而不敛。饮大补药及附子饼及针头散,纴之而愈。(凭症处治)

14)一人臂患,年余尚硬,饮食少思,朝寒暮热。八珍汤加柴胡、地骨、牡丹皮,月余,寒热少止;再用益气养荣汤,附子饼灸,两月余脓成,针之;更服人参养荣汤,半载而愈。(凭症而治)

15)一妇脓溃清稀,脉弱恶寒,久而不愈。服内塞散,灸附子饼而瘳。(凭脉凭症而治)

16)一老伤寒,表邪未尽,股内患肿发热。以人参败毒散二剂,热止;灸香附饼。又小柴胡加二陈、羌活、川芎、归、术、枳壳,数剂而消。(凭症处治)

17)一人年逾三十,小腹肿硬,逾年成疮,头破时出血水。此七情所伤,营气逆于肉理也,名曰流注。诊之肝脉涩,盖肝病脉不宜涩,小腹正属肝经,须涩属金,脉退乃可。予欲以甘温之药补其气血,令自消溃。彼不信,乃服攻伐之药,气血愈虚,果没于金旺之月。(此凭脉也)

《外科心法·卷四·流注》

陈进士遂初,年逾三十,患腹肿硬,逾年而疮头破,时出血水。此七情所伤,荣气绝于肉理而然,名曰流注。诊之肝脉涩。盖肝病脉不宜涩,小腹正属肝经,须涩脉退,乃可愈。予欲以甘温之剂,补其气血,令自消溃。彼不信,仍服攻伐之药,致气血愈虚,果殁于金旺之月。丹溪云:诸经惟少阳、厥阴之生痈疽,宜预防之,以其多气少血也。少血而肌肉难长,疮久不合,必成败症。苟不知此。辄用峻利毒药,以伐真阴分之血,则其祸不旋踵矣!

一室女,背髀结一核如钱,大而不燉,但倦怠少食,日晡发热,脉软而涩。此虚劳气郁所致也。予用益气养血开郁之药,复令饮人乳,精神稍健。彼不深信,又服流气饮,饮食遂少,四肢痿软。其

父悔之,复请予治。予以为决不可起矣,后果毙。

一男子,年三十余岁。素饥寒,患右肋肿如覆瓢,转侧作水声,脉数。《经》曰阴虚阳气凑袭,寒化为热,热甚则肉腐为脓,即此证也。及按其肿处即起,是脓已成矣。遂以浓煎黄芪六一汤,令先饮二钟,然后针之。脓出数碗许,虚症并至。遂以大补药治之,三月余而愈。大抵脓血大泄,气血必虚,当峻补之。虽有他病,皆宜缓治。盖元气一复,诸病自退。若老弱之人,不问肿溃,尤当补也。

一妇人,左臂胃经部分结肿一块,年许不溃,坚硬不痛,肉色不变,脉弱少食,月经每过期,日晡发热,遇劳或怒则痛。此不足之症也。遂与参、芪、归、术、川芎、芍药、熟地黄、贝母、远志、香附、桔梗、牡丹皮、甘草,百余贴而消。大抵妇病,多起于郁,郁则气血受伤,百病生矣。

一子,年十九。腰间肿一块,无头不痛,色不变,三月不溃,饮食少思,肌肉日瘦。此寒搏腠理,荣气不行,郁而为肿也,名曰湿毒流注。《元戎》云:若人饮食疏,精神衰,气血弱,肌肉消薄,荣卫之气短促而涩滞,故寒搏腠理,闭郁而为痛肿者。当补之,以接虚怯之气。遂以十全大补汤加香附、陈皮,三十余剂,始针之,遂出白脓二碗许。仍用前药,倍加参、芪,及以豆豉饼灸之,渐愈。彼惑于速效者,乃内服败毒,外贴寒凉药,反致食少脓稀,患处色紫复。请予治,喜得精气未丧,仍以前药加远志、贝母、白蔹,百剂而愈。此疮若久而不愈,或脓水清稀者,当以内寒散服之,及附子饼灸之,然后可愈。若不慎饮食、起居、七情者,不治。

刘文通室,年逾二十。腰间突肿寸许,肉色不变,微肿不溃,发热脉大。此七情所伤,气血凝滞,涩于隧道而然也。当益气血,开郁结,更以香附饼熨之,使气血充畅,内自消散,不消虽溃亦无虞。不听,乃服十宣、流气之药,气血愈虚,破出清脓,不敛而毙。

《女科撮要·卷上·流注》

1) 一妇人左臂患之,年许不溃,坚硬不痛,肉色不变,脉弱少食,月经过期,日晡发热,劳役则痛,遂与参、芪、归、术、川芎、芍药、熟地、贝母、远志、香附、桔梗、丹皮、甘草,百余贴而消。

2) 一妇人暴怒,腰肿一块,胸膈不利,时或气走作痛,与方脉流气饮,数剂而止,更以小柴胡对四物,加香附、贝母,月余而愈。

3) 一妇人因怒,胁下肿痛,胸膈不利,脉沉滞,以方脉流气饮,数剂少愈,以小柴胡对二陈,加青皮、桔梗、贝母,数剂顿退,更以小柴胡汤对四物,二十余剂而瘥。

4) 一妇人因闪胸肩患肿,遍身痛,遂以黑丸子二服而痛止,以方脉流气饮二剂而肿消,更以二陈对四物,加香附、枳壳、桔梗而瘥愈。

5) 一妇人腿患筋挛骨痛,诸药不应,脉迟紧,用大防风汤,二剂顿退,又二剂而安。又一妇患之亦然,先用前汤二剂,更服黑丸子而瘥。此二患若失治,溃成败证。

《保婴撮要·卷十·寻衣撮空》

一小儿,流注,出脓甚多,患前症,此元气虚弱,内热而变耳。用八珍汤、异功散各数剂,方稍缓,又数剂而安,又补中益气汤而愈。

《保婴撮要·卷十二·流注》

杨鸿庐子,年十二。左胁下患此,服流气饮、十宣散之类,元气益虚,年余不敛,左尺脉数而无力,左关脉弦而短,此肝经之症,因禀肾水不足,不能滋养肝木,血燥火炽而然耳。用六味地黄丸以滋肾水,九味芦荟丸以清肝火,而愈。

一小儿,九岁。患此,久不收敛,或咳嗽,或寒热,皆服清气化痰之药,前症益甚,至夜作喘口开,彻夜不寐,手足并冷,药饵到口即呕。余谓悉因脾气虚甚所致,先以人参、白术各五钱、炮姜五分,以米汤煎之,时灌数匙。次日能服一杯,次日又服一剂,诸症渐愈。至十余剂后,朝用补中益气汤,夕用异功散而愈。

李通府子,十六岁。腰患之,三年不愈,色黯下陷。余曰:此肾经症也,宜用六味丸,滋化源以生肾水,更用如圣饼,外散寒邪以接阳气。不信,别用杂药,元气益虚,七恶蜂起,始信余言,仍用前药而愈。

陈州守子。闪右臂腕肿痛,用流气等药,发热作寒,饮食少思,口舌干燥,肿痛愈炽,形气益疲,余以助胃壮气为主,佐以外治之法而愈。

黄地官子。腿患之,肿痛发热,以湿毒治之,虚症悉至,余谓此元气虚弱,外邪乘之也。用十余大补汤、如圣饼而愈。

一小儿臂肘肿硬,用流气饮,肉色不变,饮食少思。余曰:此肝脾虚症也。用六君、桔梗、薄、桂、茯苓、半夏,及如圣饼而消。

一小儿，腿腕间患此，已半载，肿硬色白，形气俱虚。余先用五味异功散，加当归三十余剂，却佐以八珍汤二十余剂；更用葱熨法，肿势渐消，中间一块，仍肿。此欲作脓也，当补其血气，俱用托里散为主，异功散为佐，仍用葱熨法，月许针出稠脓。仍用前二药，及豆豉饼，三月余而愈。

一小儿，腿患之，肿硬色白，恶寒懒食。此脾胃阳气虚，而不能成脓也，非敷贴败毒所能疗。遂用托里散，及葱熨法，月余；患此胀痛发热，脓成针之，脓出而安。仍用托里散，肢体渐健。因饮食内伤泄泻，忽口噤目闭，自汗手冷，此脾胃虚寒之恶症也。以异功散，内用人参一两、干姜一钱半，灌之尽剂而苏。又以托里散，内用人参五钱，数剂始能动履；却用托里散、大补汤、葱熨法、豆豉饼，半载而愈。

一小儿，十五岁。早丧天真，日晡发热，遍身作痛，或四肢软酸，唾痰头晕，服祛湿化痰之药，腿之内外肉色，肿硬而不变。因服攻毒之药，虚症蜂起。[按]褚氏云：男子精未满，而御女以通其精，五脏有不满之处，异日有难状之疾。正合此论。遂用补中益气汤及地黄丸，半年而愈。此等症候，误认为实热，而用败毒之药者，必致不救。

贾阁老子，年十六，患此二载矣。脉洪大而数，脓清热渴，食少体倦，夜间盗汗，午前畏寒。余曰：此真气不足，邪气有余之症，治之无功矣。彼恳求治，午前勉用四君、芎、归、炙草；午后四君、麦门、五味，逾月诸症渐减。有用渗利之剂，保其必全者，彼信服之，形体骨立，未几而殁。

一小儿，右腿腕壅肿，形体怯弱，余欲以补气血为主，佐以行散之剂。彼不信，反内服流气饮，外敷寒凉药，加发热恶寒，形体愈瘠，始求治于余。余曰：恶寒发热，脉至洪大，乃气血虚败之恶症也，不可治矣。后溃而不敛，沥尽气血而亡。

掌教顾东帆子，十余岁。秋间腰腿隐隐牵痛，面色青中兼黑。余曰：青是肝虚，黑是肾虚，当急调补脾肾，否则春间必患流注矣。不信，另用行气破血之药，至夏，腰臀间漫肿五寸许，复来请治，脉数而滑，按之如无，此元气虚极，而脓内溃不能起也，辞不治。后果殁。

《保婴撮要·卷十五·出血不止》

一小儿流注出血，吃逆腹痛，手足并冷，用六君及独参汤而益甚，此阳气虚寒之甚，药力未能

骤及也，遂连服数剂，诸症渐退，用月许将愈。因饮食失宜，寒热发搐血出，此脾气虚肝火所乘也，用异功散加升麻、柴胡而安，又用八珍、四君而愈。后因劳心发热头痛，另服清热之剂，汗出口噤，良久方省，服大补汤数剂而安，又用八珍汤而愈。

《保婴撮要·卷十五·大便不通》

一女子患流注，大便不通，干涩色赤或黄，头晕恶寒。此脾肾气虚而血弱也，用补中益气汤加桃仁、杏仁、麻子仁而大便润，去三仁加蔓荆子而头晕愈，又用托里散而疮痊。

《保婴撮要·卷十五·大便不止》

一小儿流注，溃后作泻，饮食难化。余谓脾气虚弱，用六君子汤而愈。后因停食泄泻，手足并冷，用六君、姜、桂，不应，用人参一两、附子一钱数剂，诸症始退，却用独参汤，月许而愈。

《保婴撮要·卷十五·小便不通》

一小儿患流注，小便不利，面白口干，手足时冷，悉因脾肺气虚之所致也。用益气汤加山药、五味子，诸症渐愈，又用托里散而疮愈。

《保婴撮要·卷十五·小便不止》

一小儿流注久溃，面白时咳，脓水清稀，小便短少，或如淋不止。余谓脾肺气虚不能生肝肾而然，用补中益气汤、六味地黄丸为主，佐以托里散而渐愈，又问用豆豉饼而敛。

《保婴撮要·卷十六·破伤风》

一小儿患流注，面色痿黄，忽舌强口噤，脉洪大而虚，按之如无，此脾肺气虚而变症也。先用补中益气汤四剂，稍缓，又用十全大补汤数剂而痊。

《保婴撮要·卷十六·颤振》

一女子患流注，发热而颤，此肝脾气血不足，经水过期，虚火生风之症也，先用补中益气汤加钩藤钩渐愈，又用加味地黄丸而痊愈。

《保婴撮要·卷十八·痘疮生痈毒之症》

一小儿痘毒腿膝肿，此脾肾虚而毒流注也。用如圣饼及活命饮四剂，肿痛顿减，再用益气汤、地黄丸而痊。

《外科枢要·卷二·论流注》

侍御朱东溪。左胁下近腹肝胆经部分结一块，四寸许，漫肿不赤，按之则痛。余曰：此当补脾胃。彼谓：肿疡宜表散。乃服流气饮，后胃气顿虚，始信余言。遂用四君子加芎、归、酒炒芍药、姜、桂，胃气复而恶症退，乃去干姜加黄芪数剂，微

赤微痛。又三十余剂，焮肿大痛，此脓内溃也，遂针之。用补中益气、加减八味丸而愈。

一男子。元气素弱，臀肿硬而色不变，饮食少思，如此年余矣。此气血虚而不能溃也，先用六君子汤，加川芎、当归、芍药，元气渐复，饮食渐进，患处渐溃；更加黄芪、肉桂，并用葱熨之法月余，俟脓熟而针之；又以十全大补汤，及附子饼熨之而愈。

一男子。腿患肿，肉色不变，亦不作痛，此真气虚也。以补中益气加茯苓、半夏，少佐以枳壳、木香，外用香附饼熨之。彼谓气无补法，乃服流气饮，胃气愈虚。余用六君子加芎、归数剂，饮食少进；再用补剂，月余而消。

一男子。胁肿一块，日久不溃，按之微痛，脉微而涩，此形症俱虚也，当补不当泻。乃用人参养荣汤，及热艾熨患处。脓成，以火针刺之，用豆豉饼、十全大补汤，百剂而愈。

一男子。腹患此，肿硬不溃，脉弱时呕，欲用败毒等药。余谓肿硬不溃，乃阳气虚弱，呕吐少食，乃胃气虚寒，法当温补脾胃。彼不信，仍用攻伐，而呕愈甚。复请治，脉微弱而发热。余曰：热而脉反静，脱血脉反实，汗后脉反躁者，皆为逆也。辞不治，后果殁。

余北仕时，有留都贾学士子年十六，患此二载矣。公升北宗伯，邀余治，脉洪大而数，脓清热渴，食少体倦，夜间盗汗，午前畏寒。余曰：真气不足，邪气有余，治之无功矣。余午前以四君子加芎、归、炙草，午后以四君子加五味、麦门、参、芪，两月诸症遂可一二，又有用渗利之剂，保其必生者。三月后，形体骨立，复求余治，余时被命南下，后竟不救。

《证治准绳·疡医卷之六·薛氏分证主治大法·瘀血泛注》

一患者，瘀血流注，腰臀、两足俱黑，随饮童便酒，砭出瘀血糜肉，投以小柴胡汤，去半夏，加山栀、芩、连、骨碎补，以清肝火，用八珍茯苓，以壮脾胃，死肉溃而新肉生，后疮复溃得静，调治年余而痊。

《校注妇人良方·调经门·精血篇论第二》

一放出宫人。臀腿肿痛，内热晡热，恶寒体倦，咳嗽胸痞，月经过期而少，彼以为气毒流注，服清热理气之剂，益甚。余曰：此乃肝经瘀血停留所致。盖肝经上贯膈，布胁肋，循喉咙，下循胭内廉，

绕阴器，抵少腹。主治之法，但当补其所不胜，而制其所胜。补者脾也，制者肝也。《经》曰：虚则补之，实则泻之。此定法也。彼不信，仍服前药，遂致不起。

《校注妇人良方·卷二十四·妇人流注方论第五》

一妇人先肢体作痛，后患流注，发热恶寒，食少胁胀，月经不调，痰盛喘嗽，五心烦热，健忘惊悸，盗汗无寐。悉属肝脾亏损，气血不足，用十全大补，加味归脾兼服，诸症悉痊。

一妇人素头晕，患流注，月经迟少。此属中气虚弱，用补中益气汤而愈。后因劳仆地，月经如涌，此劳伤火动，用前汤加五味子，一剂而愈。

《痧胀玉衡·卷之上·痧症类伤寒》

车文显次子。恶寒发热十二日，昏迷沉重，不省人事。适余至乡，延余诊之，见其面色红黑，十指头俱青黑色，六脉洪数，皆曰：新婚燕尔、症必属阴。余曰：非也。若以阴治，一用温补热药，殆迫其死矣。夫脉洪数者，痧毒搏激于经络也。十指青黑者，痧之毒血流注也。面色红黑者，痧毒升发于头面三阳也。及视腿弯痧筋，若隐若现，放之，微有紫黑血点而已。其父素知痧患，便云此真痧也。奈前因暗痧莫识，数饮热汤，毒血凝聚于内，放之不出，将何以救之。余用宝花散，晚蚕沙汤冷饮之，渐醒，痧筋复现于左腿弯二条，刺出紫黑毒血如注，乃不复如前之昏迷矣。但发热身重，不能转侧，肩背多痛，用大剂桃仁、苏木、乌药、香附、白蒺藜末、泽兰、独活、山楂微温服之，渐能转运。尤身热不凉，大便不通，用卜子、麦芽、枳实、大黄、紫朴、桃仁温服，便通热减，后调补三月而痊。

《痧胀玉衡·后卷·治痧救人脉论》

金子近长子权可。八月间，发瘢通身如麻疹状。延他医视之，则曰：瘢疹。复延幼科诊之，亦云：痧疹。服药十日不退，脉仅二至，医家因疑其少年鉴丧，故而虚脱，欲用补剂。子近恐亦痧气不敢服，命权可起而视之，则遍身痧点，皆活动流注两腿皮肉红紫，因放腿弯痧一针，而皮肉白。又放腿弯痧数针，而皮肉皆白，惟小腿红紫未退。卧即复流动遍散于身，仍作稀稀瘢点。缘脉尤二至，用川乌、草乌为一小丸服之，脉复如常，大汗出而全愈。

《续名医类案·卷三十四外科·流注》

一妇人患流注，遇劳必痛，众手按之，痛乃止。

属气血俱虚，用十全大补汤、六味丸、逍遥散而愈。

一妇人素郁结，肩臂各肿如覆杯，此肝脾亏损。用加味逍遥散，多用补气药。右手脉不足，补气药当多于补血药，切不可发表。

一聘士流注久溃，肌肉消瘦，发热作渴，恶寒饮食。以六君子加归、芪、附子，服数剂，患处遂红活。又服十全大补汤三十余剂，脓渐稠而愈。后惑于人言，谓盛暑不宜用附子，彼又因场屋不遂意，复患前症，专服败毒流气之剂，元气消烁，肌肉日瘦。医以为不治，自分不起。其师滕洗马云：向者病危，得附子药而起。今药不应，以致危笃，何不仍服附子药？遂复求治，其脉微细，症属虚寒，并无邪毒，仍用附子药乃得愈。

通府李廷仪患流注，唾痰气促，自恃知医，用化痰理气等剂，半载而溃。用托里等剂，脓水淋漓，肿硬不消，寒热往来，饮食少思，肌肉消瘦，大便不实，手足时冷，两尺脉浮大，按之微细。曰：此属命门火衰，当用八味丸。不信，乃服参、芪、归、术之类，更加痰喘、泄泻。服八味丸、益气汤，年余而痊。

一妇人背患流注，内溃胀满，服流气化痰之剂，自汗盗汗，脉大而弱，此元气亏损之症也。与参、芪各一两，归、术各五钱，肉桂二钱，服而针之。至夜半，始出稀脓二碗许。翼日，大汗倦甚，烦热作渴，扬手气促，脉洪大而数，仍用前药加附子一钱，炙草二钱，二剂脉症悉退。又以六君子加姜、桂，二十余剂，始离床褥。后因劳复寒热，作渴汗出，时仲冬，寝帏气出如雾，用十全大补汤加桂、附，二剂而痊。

一学士年十六，患此症二载矣，脉洪大而数，脓清热渴，食少体倦，夜间盗汗，午前畏寒。曰：真气不足，邪气有余，治之无功矣。午前以四君子汤加芎、归、炙草，午后以四君子加五味、麦冬、参、芪，两月诸症遂可一二。又有用渗利之剂，保其必生者，三月后，形体骨立，后竟不救。

王洪绪治陈姓妇，年七十余。膝下患阴疽流注，溃经数月，患下及旁又起硬肿二块，与前患相连。一医误以为前患旁肿，与托毒药二剂，致新发者被托发疽，始延王治。王令服阳和丸汤三剂，新发之二毒皆消。接服小金丹十丸，后服滋阴剂，以杏仁散敷，半月脓厚。令再服保元汤加肉桂，十余剂愈。流注之症，毒发阴分，盖因痰塞清道，气血

虚寒凝结，一曰寒痰，一曰气毒。初起皮色不变，惟肿惟痛，虽身体发热，内未作脓，二陈汤加阳和丸同煎，数服即消。消后接服小金丹七丸，杜其复发。如皮色稍变，极痛难忍，须服阳和汤以止其痛，消其未成脓之毒气。使已成脓者，至不痛而溃。如患顶软，即为穿之，脓多白，以阳和膏贴之。但此症溃后定增毒痰流走，患生不一。故即溃之后，五日内宜服小金丹十九，以杜后患。接用犀黄丸、阳和汤，早晚轮服，使毒消尽，方可收功。

王洪绪治一儿，甫岁半。太阳一毒，背上心脐对处二毒，颈口对此一毒，腰腹二毒，二腿五毒，共十一毒，皆皮色无异，其大腿二毒已经医开刀。王以小金丹，令日每服二次。至五日，九毒俱消。又以小金丹日服一次，十日后二孔皆红活。以保元汤，芪、草皆用生者，加肉桂三分，煎服，另以参六分，水煎和入。半月后，芪、草皆易炙者，一月收功。小金丹方：白胶香一两五钱，草乌一两五钱，地龙一两五钱，木鳖一两五钱，五灵脂一两五钱，没药七钱五分，乳香七钱五分，炮姜一钱二分，当归身七钱五分，麝香三钱。共研末，以糯米粉一两二钱为糊，捣千锤，为丸如芡实大。此一料约为丸二百五十丸，晒干忌烘。临用，取一丸布包，于石上敲碎，入杯内，以好酒浸之约一二时，以银物加研，陈热酒送下，醉盖取汗。如流注初起，及一切痰核、瘰疬、乳岩、横痃，服至消乃止。如流注等症，成功将溃，及溃久者，当以十丸，作五日早晚服之，以杜流走后患。但方内有五灵脂，不可与人参同服。又方中乳香、没药，每一斤用灯心四两同炒，至圆脆可粉为度，扇去灯心磨粉。草乌去皮，取白肉，每斤用绿豆半斤同煮，俟豆开花，去豆取草乌切片晒干。木鳖子用水浸半月，入锅煮数滚，再浸热汤中数日，刮去皮心；入香油锅中，煮至油沫尽，再煮百滚，透心黑脆，以铁丝筛捞出，即用土末拌，拌至土末有油气，入粗筛筛去油土，另换土末拌至三次；净以木鳖同土炒，入盆中拌罨一夜，取鳖磨粉听用。以上各药，须如法泡制，方可用。

《不居集·下集卷之十八·诸漏治案·流注治案》

一男子，肩胛患流注，微肿，形劳气弱。以益气养荣汤服黑丸子；及木香、生地黄作饼，覆患处熨之，月余脓成针之，仍服前药而愈。

《医门补要·卷下·医案》

一人年幼，腿生流注，疗十数载方愈。及壮，夏月入水，阴湿又乘三阴，初觉旧患处隐痛，两月后只溃清水（因肌肉久虚，故无厚脓）。与生芪、白术、芡实、莲子、山药、党参、附子，合炒老黄籼米磨屑，加红糖调食，接补正气，四月余虽痊，旋又完姻，精气更加暗耗，复因入水，旧患仍作，诸治不验而逝。（凡久病体亏，戒欲为要）

《陈莘田外科方案·卷三·缩脚流注》

尤。风寒湿痰痹络，左胯结核作痛，痛连少腹，足屈不伸。已经匝月，是乃缩脚流注，冀消为吉。拟疏通痹络法。桂枝、蒺藜、姜黄、秦艽、桑枝、独活、防己、威灵、归须、牛膝、木瓜。

许。阴虚体质，痰火痹络，左少腹之下结核，抽掣作痛，痛连环跳，足屈不伸，渐成缩脚流注，脉来弦数，舌苔糙白。其病在络，不易消退。桑叶、蒌仁、旋覆花、归须、牛膝、丹皮、绛屑、丝瓜络、防己、赤苓。

龚左。风邪湿热，挟痰痹络，右胯结核，大小不一，抽痛而酸，足屈不伸，淹缠一月，乃缩脚流注象也。虑其正不克邪，变险可患。拟疏通络痹法。川桂枝、归须、纹秦艽、白蒺藜、生石膏、防己、威灵仙、片姜黄。

《马培之医案·流注》

1）脉象两关细弦而右兼涩，脾有湿痰，肝气大旺，荣卫不利，以致胸腹不舒，腰髀作痛，不能转侧，左肋痰注成漏，间日必服通利之剂，而胸腹顿舒。然取快一时，恐伤胃气，宜和荣卫化痰，兼平肝木。当归、茯苓、黑丑、川楝子、青皮、苡米、陈皮、丹参、淮牛膝、半夏、郁李仁、丝瓜络。

2）木旺水亏，脾多痰湿，肝风晕厥之疾数年，去冬渐至卧床不起，肝肾血液俱疲。春分后木挟相火用事，湿痰随风火之气充斥三焦，眩晕发热，遍体作痛。疑以旧恙复萌，讵知模骨之旁结为痛毒，约半月有余，是穴乃肝经部位火湿凝聚络中所致，肝热最易上升，湿火熏蒸胃腑，始则发热谵语，后渐热退神安。乃湿热之邪归并下焦，是外患之见，端非旧恙之复萌也。现已成脓半月，未得更衣，齿干苔燥，阴伤而湿火不化。症虽属外，而药饵尤当治内。幸脉冲和而关微弦象，似可无虞。拟用甘寒育阴，兼和中润下之治。南沙参、麦冬、川石斛、大贝、柏子仁、栝蒌仁、苡米仁、茯苓、天花粉、藕、青皮、甘蔗。

3）流注臀臑已成，右肾俞穴结肿，痛难转侧，为患最剧，急为和气化痰。苍术、乌药、半夏、全蝎、当归、川芎、桂枝、苏叶、赤芍、陈皮、独活、酒。

4）背俞痰注痛，脓从肋缝而出，难以速愈，兼之发热面浮，胸腹饱胀，泄泻，脉滑数，痰湿滞脾症，非轻候，当先其内。小川朴、茯苓、神曲、砂仁、鸡内金、苡米仁、麦冬、枳壳、青皮、生首乌、鲜荷叶。

第六节

丹 毒

丹毒，又称"丹瘤""丹熛""丹胗""天火""流火""抱头火丹""腿游风"等。以患处皮肤突发灼热肿胀、鲜红成片、色如涂丹为主要症状。西医学中的溶血性链球菌所致的急性感染性皮肤病即属于本病范畴。

【辨病名】

《小品方·卷第十·治丹疹毒肿诸方》："丹毒者，方说一名天火也，肉中忽有赤如丹涂之色也，大者如手掌大，其剧者竟身体，亦有痛痒微肿者。"

《太平圣惠方·卷第六十四·治一切丹毒诸方》："夫一切丹毒者，为人身体，忽然变赤如丹之状，故谓之丹毒也。或发手足，或发腹上，如手大。"

《素问病机气宜保命集·卷下·疮疡论第二十六》："其状如线或如绳，巨细不等，《经》所谓丹毒是也。"

《外科精义·卷上·辨疮疽疔肿证候法》："又有丹毒者，谓人身忽然变赤，如涂丹之状，故谓之丹毒，世俗有云赤瘤；或因有疮，误而相触，四畔焮赤，谓之疮瘤。"

《普济方·卷二百七十九·诸疮肿门·丹毒》："以其色赤如丹砂涂，故得丹名，然亦有水丹、白丹、五色油丹，岂专以赤为名也，又有赤流天火、殃火、尿灶、废灶、野火等丹……凡火丹者，肉中忽赤如丹涂之色，痛痒不定，甚至遍身；白丹者，肉中肿起痒而腹痛，微虚肿，如吹状；鸡冠丹者，亦名茱萸丹，肉上粟粟如鸡冠肌理；水丹者，遍身热起，遇水搏之，结丹晃晃黄赤色，如水在皮中；五色油丹，亦名油肿赤流丹,肿热赤色,流入四肢。以上皆不问大小,如天火、灶火、㷀火、尿灶火、朱田、野火等丹。"

《本草单方·卷十六 外科·丹毒》:"五色丹毒,俗名游肿。"

《集验方·卷第七·治丹毒及赤白疹方》:"丹毒,一名天火。肉中忽有赤如丹涂,大者如手掌,甚者竟身痒,微肿。"

《古今医统大全·卷之二十一积热门·病机叙论》:"瘤气,赤瘤丹毒,热盛气也。"

《证治准绳·疡医卷之四·股部·腿游风》:"或问:腿股忽然赤肿,何如?曰:此名腿游风,风热相搏而然,属足太阳经。宜砭出恶血,服防风通圣散去白术,加黄柏、牛膝、防己主之。"

《证治准绳·疡医卷之五·天泡疮》:"天泡疮,即丹毒之类而有泡者,由天行少阳相火为病,故名天泡。"

《疡医大全·卷二十五腿膝部·流火门主论》:"凡腿上或头面红赤肿热,流散无定,以碯水扫上旋起白霜者,此流火也。流火两脚红肿光亮,其热如火者是。骆潜庵曰:腿脚红肿名火延丹。"

《彤园医书(外科)·卷之三外科病症·背部》:"生于背间,形如汤火所伤,细瘤无数,赤晕延开,发时口渴非常,由素服丹石刚剂蕴毒而成。"

《彤园医书(外科)·卷之四发无定处·杂证门·瘿瘤总括》:"肉中忽起赤色,状如涂丹,发无定处,有痒有痛,有大如掌者,有形如鸡冠者,有如麻豆粒者;亦有遍身起泡,遇水湿搏之,透露黄色,恍如有水在皮中则名水丹。诸书谓色赤者为赤游丹,白色者为水丹,小儿多生之,虽有干湿痛痒之殊,夹湿风寒之别,总属心火三焦风邪而成。"

《一见能医·卷之七病因赋下·痹症寒热与风乘·流火》:"流火,即风痹也。游行不定,上下左右,随其虚邪,与气血相搏,聚于关节,或赤或肿,筋脉弛纵,从无正方可疗。"

《外科证治秘要·抱头火丹大头瘟》:"抱头火丹,一名游火,乃风热天行时毒。其候发于鼻面,耳项亦晕、略肿无头。先发于鼻额属阳明;先发于耳前后上下属少阳;先发于项属太阳。其证寒热、口渴脉数,热退乃愈,若热甚神昏属险证。是证一处渐退,一处渐肿,故又名游火。"

【辨病因】

丹毒病因以外感风热、湿热邪毒客于肌肤最为常见,另外,脏腑积热亦可导致丹毒。

一、外感时邪风热

《黄帝内经素问·至真要大论》:"少阳司天,客胜则丹胗外发,及为丹熛疮疡,呕逆喉痹,头痛嗌肿,耳聋血溢,内为瘛疭;主胜则胸满咳仰息,甚而有血,手热。"

《普济方·卷二百七十九·诸疮肿门·丹毒》:"夫时毒者,四时邪毒之气,感之于人也。其后发于鼻面、耳项、咽喉,赤肿无头,或结核有疮,令人憎寒发热头痛,肢体痛甚,恍惚不宁,咽喉闭塞,人不识者。"

《彤园医书(外科)·卷之四发无定处·杂证门·瘿瘤总括》:"肉中忽起赤色,状如涂丹,发无定处,有痒有痛,有大如掌者,有形如鸡冠者,有如麻豆粒者。亦有遍身起泡,遇水湿搏之,透露黄色,恍如有水在皮中则名水丹。诸书谓色赤者为赤游丹,白色者为水丹,小儿多生之,虽有干湿痛痒之殊,夹湿风寒之别,总属心火三焦风邪而成。"

《经验选秘·卷二》:"丹名总属心火三焦,风邪湿热而成。"

二、湿热邪毒内蕴

《医经小学·卷之四·病机第四·病机略一首》:"热毒之气,暴发于皮肤,其色如涂丹之赤,流移不定。"

《普济方·卷二百七十九·诸疮肿门·丹毒》:"夫诸痛痒疮,皆属心,心虚寒则痒,心实热则痛。丹毒之病,由心实热也。生血主于脉,血热则肌浮,阴滞于阳,即发丹毒。"

《洞天奥旨·卷十一·胡次丹》:"胡次丹,先从脐上起黄肿,是任经湿热也。"

《彤园医书(外科)·卷之三·外科病症·胁部》:"生肋骨间连及腰胯,色赤如霞,游走如云,痛如火燎,属肝脾热极生风所致。"

【辨病机】

丹毒每因肌表感受风热邪毒,导致热毒入里,搏结气血,风火相煽,鼓动气血蒸腾于外。病位主在心、肝、脾,病机多为湿热蕴毒,其病程缠绵,常反复发作。

一、风热蕴毒,搏于血气

《诸病源候论·小儿杂病诸候五·丹候》:"风热毒气客于腠理,热毒搏于血气,蒸发于外,其皮上热而赤,如丹之涂,故谓之丹也。若久不瘥,即肌肉烂伤。"

《古今医统大全·卷之五十五·斑丹火主母门》:"丹毒则有火邪结炽,挟风而作,由热毒搏于荣血而风乘之,所以赤浮肌肉而为之走注也。火与血皆主于心。"

《证治准绳·疡医卷之五·天泡疮》:"为火热客于皮肤间,外不得泄,怫热血液结而成泡,如豌豆疮。"

二、内发热毒

《普济方·卷二百七十九·诸疮肿门·丹毒》:"丹毒之病,由心实热也。生血主于脉,血热则肌浮,阴滞于阳,即发丹毒。"

《外科正宗·卷之四·杂疮毒门·火丹第七十九》:"火丹者,心火妄动,三焦风热乘之,故发于肌肤之表,有干湿不同,红白之异。干者色红,形如云片,上起风粟,作痒发热,此属心、肝二经之火,治以凉心泻肝,化斑解毒汤是也。湿者色多黄白,大小不等,流水作烂,又且多疼,此属脾、肺二经湿热,宜清肺、泻脾、除湿,胃苓汤是也。腰胁生之,肝火妄动,名曰缠腰丹,柴胡清肝汤。外以柏叶散、如意金黄散敷之。"

《外科备要·卷一·证治·肋部》:"内发丹毒,由肝脾二经热极生风所致,生于肋骨,延及腰胯,色赤如霞,游走如云,痛如火燎,急向赤肿周围,用磁针砭出紫黑血,以瘦牛肉切片或切猪、羊精肉片贴之,肉干再易,其毒即可减半。"

【辨病证】

一、辨症候

《普济方·卷二百七十九·诸疮肿门·丹毒》:"凡火丹者,肉中忽赤如丹涂之色,痛痒不定,甚至遍身。白丹者,肉中肿起痒而腹痛,微虚肿,如吹状。鸡冠丹者,亦名茱萸丹,肉上粟粟如鸡冠

肌理。水丹者,遍身热起,遇水搏之,结丹晃晃黄赤色,如水在皮中。五色油丹,亦名油肿赤流丹,肿热赤色,流入四肢。以上皆不问大小,如天火、灶火、殃火、尿灶火、朱田、野火等丹,多着少小,但自腹内生,出四肢者则易愈。自四肢生,入腹者则难治。"

二、辨脏腑

《疡医大全·卷三十幼科诸疮部·赤游丹门主论》:"赤游丹又名火丹,乃心火妄动,三焦风热乘之,故发于肌肤之表。有干湿之不同,红白之各异。干者色红形如云片,上起风粟作痒发热,此属心肝二经之火。"

《外科备要·卷一·证治·肋部》:"内发丹毒,由肝脾二经热极生风所致,生于肋骨,延及腰胯,色赤如霞,游走如云,痛如火燎,急向赤肿周围。"

【论治法】

丹毒治法以清热解毒为主,佐以扶正,顾护脾胃。其外治法较为丰富,有砭镰法、外敷法等。

一、概论

《证治准绳·疡医卷之五·天泡疮》:"根赤头白,或头亦赤,随处而起,若自里达于外,发在春夏,三焦俱热,则服通圣散。若止从头项、两手起者,此上焦热也,则服凉膈散。若从身半以下起者,则服黄连解毒和四物汤。若发于秋冬,则宜升麻、葛根、犀角,或加柏、芩一二味;外敷如马齿苋、吴蓝、赤小豆、苎根之类、皆解毒消肿,可用于初起之时。或蚌壳、或龟甲、水龙骨各煅存性,则收湿生肌,可用于浸淫之后。"

《景岳全书发挥·卷四外科钤·论汗下》:"愚谓疮肿之属表邪者,惟时毒、丹毒、斑疹,及头面上焦之症多有之。察其果有外邪,脉见紧数,有寒热者,方宜表散,然必辨其阴阳盛衰,或宜温散,或凉散,或平散,或兼补而散。前症皆阳毒,不宜兼补。"

二、内治法

1. 疏风清热

《赤水玄珠·第二十五卷·丹毒赤游风肿》:"大连翘汤治胎毒、丹毒、赤游。"

《疡医大全·卷三十幼科诸疮部·赤游丹门主方》:"升麻葛根汤,治丹毒身体发热,面红气急,啼叫惊搐等证。"

2. 泻火解毒

《验方新编·卷二十四·外科主治汇方·紫雪散》:"治丹毒入里,腹痛音哑,烦热狂叫及口疮脚气,瘴毒热毒,急惊癫痫。"

三、外治法

1. 砭镰法

《圣济总录·卷第四·治法·砭石》:"肿在左则割左,在右则割右,血少出则瘥。以至疗肿、痈疡、丹毒、瘰疬、代指、痛病、气痛、流肿之类,皆须出血者,急以石砭之。大抵砭石之用,其法必泻。若在冬时,人气闭塞,则用药而少针石。所谓少针石者,非痈疽之谓也。痈疽不得顷时回,苟缓于针石,则毒气内攻,腐坏筋骨,穿通腑脏矣。治石疗疮,则忌瓦砾砖石之类,治刀镰疗疮,则忌铁刃伤割。若是者,可以药治也。"

《普济方·卷二百七十九·诸疮肿门·丹毒》:"热毒之气,暴发于皮肤间,不得外出,则血为丹毒。热气剽悍,其发无常处,大则如掌,甚则周流四体,不急治,或至坏烂出肿血,发热于骨肉之间,则肢断如截。毒气入腹,则能杀人。治法用针镰砭割,明不可缓治也。"

《证治准绳·疡医卷之一·肿疡·砭法》:"治丹毒、疔疮,红丝走散,或时毒,瘀血壅盛。用细瓷器击碎,取有锋芒者一块,以箸一根,劈开头尖夹之,用线缚定,两手指轻撮箸梢,令瓷芒正对患处,悬寸许,再用箸一根,频击箸头,令毒血遇刺皆出,毒入腹膨胀者难治。"

《彤园医书(外科)·卷之三 外科病症·胁部》:"急向赤处,用磁针周围砭出紫黑血,切猪羊肉片贴之,肉干再易,毒可减半。初服双解贵金丸汗下之;次服化斑解毒汤。投方见效者顺,若呕哕昏愦,胸腹肿胀,遍身青紫,毒内攻也,逆。"

2. 外敷法

《卫生易简方·卷之九·丹疹》:"治大小丹赤游风肿,用景天即慎火草捣汁,或干末和苦酒敷之。治丹瘾疹,用白芷根、叶煮汁洗之,瘥。治大小风疹不止,用白矾研细,投热酒中化匀,以马尾涂之。治丹瘾疹,用酪和盐煮热以摩之,手下即消。治火丹遍身赤肿,用萝摩草捣汁敷之,或就捣敷,应手即消。治大小赤游风,用芒硝煎汁,拭丹上。治火丹,用蓝靛敷之即消。治热丹赤肿,用栝蒌末酽醋调涂之。治五色丹名油肿,不可轻忽,用榆白皮末和鸡子清敷之。治丹发疼痛,用萹蓄捣汁服一升,未瘥,再服效。治风瘾疹痒毒,用枫皮或脂,煎汤热洗。治火丹,用有刺栗皮煎汤洗。"

《外科正宗·卷之一痈疽门·杂忌须知第十四·肿疡主治方》:"(如意金黄散)治痈疽、发背、诸般疔肿、跌扑损伤、湿痰流毒、大头时肿、漆疮、火丹、风热天泡、肌肤赤肿、干湿脚气、妇女乳痈、小儿丹毒,凡外科一切诸般顽恶肿毒,随手用之,无不应效,诚为疮家良便方也。"

【论用方】

一、常用治丹毒方论

论当归拈痛汤

《成方切用·卷七下·燥湿门·当归拈痛汤》:"(东垣)治湿热相搏,肢节烦痛,肩背沉重;或遍身疼痛,或脚气肿痛,脚膝生疮,脓水不绝;及湿热发黄,脉沉实紧数动滑者。(湿则肿,热则痛。足膝疮肿,湿热下注也。发黄,湿热熏蒸脾胃也。脚气多主水湿,亦有夹风夹寒之异。湿热胜而为病,或成水泡疮,或成赤肿丹毒,或如疝气攻上引下,俱可用此汤损益为治。凡手足前廉属阳明,后廉属太阳,外廉属少阳,内廉属厥阴,内前廉属太阴,内后廉属少阴。以臂贴身垂下,大指居前,小指居后定之。手足痛者,当分是何经络,用本经药为引,行其气血愈。太阳羌活、防风,阳明升麻、白芷、葛根,少阳柴胡,厥阴吴茱萸、川芎、青皮,太阴苍术、白芍,少阴独活、细辛)

茵陈(酒炒)、羌活、防风、升麻、葛根、苍术、白术、甘草(炙)、黄芩(酒炒)、苦参(酒炒)、当归、猪苓、泽泻、知母。一方加人参。

羌活透关节,防风散留湿,为君。升葛味薄,引而上行,苦以发之。白术甘温和平,苍术辛温雄壮,健脾燥湿,为臣。湿热相合,肢节烦痛,苦参、黄芩、知母、茵陈,苦寒以泄之,酒炒以为因用。血壅不流则为痛,当归辛温以散之。人参、甘草甘温,补养正气,使苦寒不伤脾胃。治湿不利小便,非其治也。猪苓、泽泻,甘淡咸平,导其留饮为佐。

上下分消其湿,使壅滞得宣通也。(《玉机微义》曰:此方东垣本为治脚气湿热之剂,后人用治诸疮,甚验)"

二、治丹毒内服方

1. 漏芦汤(《圣济总录·卷第一百三十八·诸丹毒》)

治丹毒游走,拓洗后服此。

漏芦(去芦头) 白蔹 麻黄(去根节,汤煮掠去沫) 黄芩(去黑心) 升麻 白薇 芍药 大黄(锉) 甘草(炙,各一两)

上九味,粗捣筛。每服五钱匕,水一盏半煎至八分,去滓食后温服,至晚再服,以瘥为度。

2. 蓝青散(《仁斋直指方论·卷之二十四·丹毒·附诸方》)

治一切丹毒赤肿。

蓝青 知母 甘草 杏仁(去皮尖,各五钱) 黄芩 升麻 柴胡 寒水石 石膏 山栀 赤芍药(各四钱) 羚羊角(三钱)

上锉。每服三钱,水煎服。

3. 消毒饮(《仁斋直指方论·卷之二十四·丹毒·附诸方》)

治赤丹、火丹、紫葩丹。

牛蒡子(炒,研,三两) 荆芥穗(五钱) 甘草(炙,一两) 防风 升麻(各七钱半) 犀角(三钱) 麦门冬 桔梗(各五钱)

4. 上青散(《古今医统大全·卷之五十五·斑丹火主母门》)

治一切丹毒。

蓝青 知母 甘草 杏仁(各六分) 黄芩 升麻(各八分) 柴胡 石膏 寒水石(各一钱) 山栀仁 赤芍药 羚羊角(磨,各八分)

上水煎服。

5. 消风散(《仁术便览·卷一·火门》)

治丹毒属血风血热,亦治头面赤肿,或成疮疖。

荆芥穗 甘草(炙) 陈皮 厚朴(各五钱) 白僵蚕 蝉蜕 人参 茯苓 防风 川芎 藿香 羌活 白芷

上为末,荆芥茶清汤调服。

6. 清凉四顺饮子(《济阳纲目·卷二十五·火热·治血分热方》)

治一切丹毒,积热壅滞,咽喉肿痛。

当归 赤芍药 大黄 甘草(各等分)

上㕮咀。每服一钱,水一盏半煎至七分,去渣,食后温服。

7. 当归拈痛汤(《外科心法要诀·卷十·股部·腿游风》)

当归 羌活 茵陈蒿 苍术(米泔水浸,炒) 防风(各一钱) 苦参 白术(土炒) 升麻(各七分) 葛根 泽泻 人参 知母 黄芩 猪苓 甘草(各五分) 黄柏(三分)

水二盅,煎八分,食前服。

8. 连翘归尾煎(《成方切用·卷十一下·痈疡门》)

治一切无名肿毒,丹毒流注等,最宜用之。

连翘(七八钱) 归尾(三钱) 甘草(一钱) 金银花 红藤(四五钱)

好酒煎,服如前。如邪热火盛者,加槐蕊二三钱。

9. 化斑解毒汤(《验方新编·卷二十四·外科主治汇方》)

治肝脾风热,盛极内发丹毒。

升麻(酒炒) 牛子(炒,研) 石膏末 人中黄 黄连 连翘 元参 知母 淡竹叶

10. 消毒犀角饮(《验方新编·卷二十四·外科主治汇方》)

治一切丹毒。

犀角(无则升麻代) 炒研牛子 川连 甘草 生地 赤芍(各一钱) 防风(二钱)

便秘加大黄。

11. 紫雪散(《验方新编·卷二十四·外科主治汇方》)

治丹毒入里,腹痛音哑,烦热狂叫及口疮脚气,瘴毒热毒,急惊癫痫。

寒水石(即石膏) 滑石 磁石(各三两,研细)

水煎沥渣,留汁再拌后药:

升麻 元参 炙草(各一两) 川连 木香 沉香 乌药 羚羊角屑(各三钱,切碎,晒燥,研细末)

入前汁中煮成稠汤,布绞去渣。方下提净朴硝、七石末各二两,慢火再煎,柳枝尽搅,至水气将尽欲凝结时,倾放大盘中。预研震砂三钱、麝香一

钱、金箔二十张,共筛入药内,柳枝搅匀,将盘坐冷水中,候凝结如雪,方取入瓷瓶收贮。大人用一二钱,冷水调糊,徐徐咽下。小儿只用三五分,每用少许吹搽口疮。

12. 百解散(《验方新编·卷二十四·外科主治汇方》)

治丹毒攻里,痰喘惊搐。

葛根(八钱) 升麻 赤芍(各五钱) 麻黄(蜜炒) 条芩 桂心 甘草(各二钱)

研细末,葱汤每调一二钱服,取汗。

13. 保和丸(《验方新编·卷二十四·外科主治汇方》)

治滞热丹毒,伤食积滞。

神曲(炒) 山楂肉 法半夏 茯苓(各一两) 萝卜子(炒) 陈皮 连翘(各五钱)

研极细末,米汤糊为小丸,白汤每下二钱。

14. 犀角饮(《验方新编·卷二十四·外科主治汇方·犀角饮》)

治滞热下后,丹毒仍作。

犀角(无真者川连代) 升麻 防己 栀子 条芩 生芪 朴硝 淡竹叶

等分,煎服。

三、治丹毒外用方

1. 升麻膏(《小品方·卷第十·治丹疹毒肿诸方》)

治丹疹诸毒肿热疮方。

升麻(二两) 黄芩(二两) 栀子(二十枚) 白蔹(二两) 漏芦(二两) 枳实(三两,炙) 连翘(二两) 朔藋根(四两) 芒硝(二两) 蛇衔(三两)

凡十物,切,舂碎细细,以水三升,渍半日,以猪脂五升煎令水气竭,去滓,敷诸丹毒肿热疮上,日三。若急须之,但合水即煎之。

2. 金花散(《太平圣惠方·卷第六十四·治一切丹毒诸方》)

治一切丹毒,热焮疼痛。

郁金(一两) 黄连(一两) 黄芩(一两) 糯米(三合)

上件药,捣细罗为散。每用蜜水,调令稀稠得所,用鸡翎薄扫丹上,干即更涂。

3. 硇砂丸(《圣济总录·卷第一百三十八·诸丹毒》)

治丹毒游走及鱼脐疮。

硇砂(研) 雄雀屎 桂(去粗皮) 獭胆(去膜) 砒黄 丹砂(研细,各一分) 麝香(研,一钱) 白蜡(一两半) 天南星(三分) 鹈鹕觜(半两)

上一十味,除蜡外,捣研为末,先将蜡于瓷器内,慢火上熔,下药调为丸如梧桐子大。先用针拨破疮口,入一丸,醋调面涂故帛,贴两宿,痛止即揭去,收药丸可再用。

4. 黄芩汤拓方(《圣济总录·卷第一百三十八·诸丹毒》)

治丹热痛疽,始发焮热,浸淫长大。

黄芩(去黑心) 升麻(各一两半) 黄连(去须) 芎劳 大黄(各一两) 甘草(炙,锉) 当归(切,焙) 羚羊角(镑,各半两)

上八味,细锉。每用一两,以水五盏煎至三盏,去滓,下芒硝半两搅匀,以故帛三两重浸药汁,温拓患处,数十遍,早晚用之,以瘥为度。

5. 吴蓝汤拓方(《圣济总录·卷第一百三十八·诸丹毒》)

治丹毒。

吴蓝(一两) 生地黄(三分) 升麻 石膏 黄芩(去黑心) 犀角(镑) 白蔹 栀子仁 大黄(各半两)

上九味细锉。每用半两,以竹沥一盏,水七盏,同煎至四盏,去滓,以故帛浸拓患处,日五七次。

6. 升麻汤拓方(《圣济总录·卷第一百三十八·诸丹毒》)

治丹毒。

升麻(二两) 漏芦 黄芩(去黑心,各三两) 栀子(去皮,一两)

上四味细锉。每用半两,以水五盏煎至三盏,去滓,下芒硝二钱匕搅匀,以故帛三两重浸汤中,温拓患处数十遍,日两次。

7. 胡粉涂敷方(《圣济总录·卷第一百三十八·诸丹毒》)

治风丹。

胡粉 赤小豆 糯米 山茱萸 黄连(去须,各一两) 水银(半两)

上六味,除水银外,捣罗为散,生油调如糊,后取水银于掌中,以津唾研如泥,入药内研匀。先以椒汤洗朋上拭干,用药涂敷,日三两遍。

8. 羚羊角散涂敷方(《圣济总录·卷第一百三十八·诸丹毒》)

治赤黑丹。

羚羊角(烧灰,三两)

上一味,研为散。以鸡子白调如糊,涂敷患处,日三两次。

9. 赤小豆涂敷方(《圣济总录·卷第一百三十八·诸丹毒》)

治丹毒如手掌大,身体赤发,痛痒微肿。

赤小豆

上一味,捣罗为末。以鸡子白调如糊,涂丹上,干即易。

10. 鹿角散涂敷方(《圣济总录·卷第一百三十八·诸丹毒》)

治赤黑丹。

鹿角(烧灰,五两)

上一味,细研为散。炼猪脂调和,涂患处,日三次。

11. 生萝摩汁涂敷方(《圣济总录·卷第一百三十八·诸丹毒》)

治丹毒遍身赤肿。

生萝摩

上一味,捣绞取汁,涂丹上,日三五次。

【论用药】

一、治丹毒主治药

《本草纲目·主治第四卷·百病主治药·丹毒》

火盛生风,亦有兼脾胃气郁者。

1. 内解

[草部]

连翘、防风、薄荷、荆芥、大青、黄连、升麻、甘草、知母、防己、牛蒡子、赤芍药、金银花、生地黄、牡丹皮、麻黄、射干、大黄、漏芦、红内硝、萹蓄:汁服。

积雪草:捣汁服。

水甘草:同甘草,煎服。

攀倒甑:同甘草,煎服。

旋花根:汁服。

丹参:菜木。

马齿苋:汁服。

芸苔汁:服,并敷。

青布汁、栀子、黄柏、青木香、鸡舌香、桂心、枳壳、茯苓、竹沥。

[金石]

生铁:烧,淬水服。

生银:磨水服。

土朱:蜜调服。同青黛、滑石、荆芥末,并敷之。

[介部]

牡蛎肉。

[禽兽]

鹜肉、白雄鸡:并食。

犀角、羖羊角、猪屎汁、黄龙汤:五色丹毒,饮二合,并涂。

2. 外涂

[草部]

黄芩、苦芙、马兰、白芷:葱汁调,亦煎浴。

水荇、水苹、浮萍:并涂。

景天、蒴藋、蛇衔、生苧、水藻、牛膝:同甘草、伏龙肝。

蓖麻子、大黄:磨水。

蓝叶、淀汁、芭蕉根:汁。

蓼叶灰、栝蒌:醋调。

老鸦眼睛草:醋同捣。

仙人草、五叶藤、赤薜荔、排风藤、木鳖仁:调醋。

萝摩草、虎刺根叶:汁。

青黛:同土朱。

五味子、荏子、红花苗:并涂敷。

苎根、赤地利、白芨、白蔹。

[谷菜]

赤小豆:洗浴,及敷之。

绿豆:同大黄。

豆叶、大麻子、大豆:煮汁。

麻油、荞面:醋和。

黄米粉:鸡子和。

豉:炒焦。

糯米粉:盐和。

菘菜、芸苔、大蒜、胡荽、干姜:蜜和。

鸡肠草、葱白:汁。

马齿苋。

[果木]

李根：研油，田中流水调。

桃仁、慈菇叶：涂。

槟榔：醋调。

枣根：洗。

栗树皮及梂：浴。

荷叶：涂。

栀子末：水和。

榆白皮：鸡子白和涂，煎沐。

棘根：洗。

五加皮：洗。和铁槽水涂。

柳木：洗敷。

柳叶：洗。

乳香：羊脂调。

桐树皮、楸木皮。

[服器]

草鞋灰：和人乳、发灰调。

蒲席灰、甑带灰。

[水土]

磨刀水、白垩土：同寒水石涂。

燕窠土、蜂窠土、蚯蚓泥、猪槽下泥、檐溜下泥、釜下土：和屋漏水。

伏龙肝、白瓷末：猪脂和。

屋尘：猪脂和。

瓷瓯中白灰：醋磨。

[金石]

锻铁精：猪脂和涂。

铁锈：磨水。

胡粉：唾和。

银朱：鸡子白和。

无名异：葱汁调。

石灰：醋调。

阳起石：煅研，水调。

土朱：同青黛、滑石。

寒水石：同白土敷。

芒硝：水和。

白矾：油和。

[虫鳞]

蜜：和干姜末。

蜘蟟：同生姜，捣涂。

露蜂房：煎汁，调芒硝。

白僵蚕：和慎火草敷。

烂死蚕：敷。

蛴螬：末敷。

水蛭：咂。

黄蜂子、鲫鱼：合小豆捣涂。

鲤鱼血、海蛇、鳝鱼、螺蛳、虾。

[禽兽]

鸡血、雉尾灰、猪肉：贴。

青羊脂：频摩即消。

绵羊脑：同朴硝涂。

酪：入盐。

羚羊角灰：鸡子白调。

鹿角末：猪脂调。

牛屎：涂，干即易。

猪屎：烧涂。

发灰：和伏龙肝，猪膏涂之。

二、治丹毒专用药

1. 大蒜

《本草详节·卷之七菜部·大蒜》："味辛，气温。有毒。凡使，用独子者佳。服补药人不可食。主背痛恶疮，疥癣，丹毒，蛇虫蜈蚣咬，并捣贴之，或隔蒜艾灸；又治水恶，瘴气，疫气，蛊毒，中暑，霍乱转筋，腹痛，嚼烂温水送下；贴足心，止衄血。"

2. 马兰

《本草简要方·卷之三·草部二·马兰》："主治，凉血，破宿血。治诸菌毒，生捣涂蛇咬，杂甘草擂醋搽蛇缠丹毒。冬月无叶采根用。马兰膏，马兰头不拘多少，水洗去泥捣烂取汁，鸡毛蘸搽，干再换，或调六一散搽亦可。治小儿红赤游风丹毒，大人丹毒，或湿热伏于经络，腿面不红不肿，疼痛异常，病者觉热，人按极冷者。"

3. 马齿苋

《本草征要·第一卷通治部分·清热药·马齿苋》："味酸，性寒，无毒。入心、大肠二经。清利湿热，解毒散血。内服治痢，又疗疮疖，禳解疫疠，通利关节。外敷消肿，疗痈流火，蜂螫剧疼，涂之缓和。"

4. 乌骨鸡

《本草易读·卷八·乌骨鸡·白雄鸡肉》："调中除邪，下气疗狂。安五脏而止消渴，利小便而去丹毒。得庚金之气，辟邪恶宜之。"

5. 白僵蚕

《本草易读·卷七·白僵蚕》："炒净丝用。恶螵蛸、桔梗、茯苓、茯神、萆薢诸味。咸辛，无毒。祛风化痰，散结行瘀。疗头风齿痛，止喉痹咽肿；瘰疬结核，丹毒瘙痒，小儿惊疳，妇人崩带；治中风之失音，除久疟之结痰；退茎囊之痒痛，消皮肤之风疮；灭疮瘢而拔疔根，息金疮而疗风痔。"

6. 芸薹子

《本草易读·卷六·芸薹子》："即薹菜。辛，温，无毒。散血行滞，消肿开结。敷丹毒而平乳痈，疗金疮而治血痢。产后诸疾甚良，梦中泄精亦效。"

7. 李根白皮

《得配本草·卷六·果部·李根白皮》："甘，大寒。止消渴心烦，解暴热丹毒，治奔豚气，疗赤白痢。"

8. 陈思岌

《证类本草·卷第六·陈思岌》："味辛，平，无毒。主解诸药毒，热毒，丹毒痈肿，天行壮热，喉痹，蛊毒，除风血，补益。以上并煮服之，亦磨敷疮上，亦浸酒。出岭南。一名千金藤，一名石黄香。"

9. 忍冬藤

《本草征要·第二卷形体用药及专科用药·外科皮科骨伤科·忍冬藤》："味辛，甘，苦，性微寒，无毒。入心、肺二经。散热解毒，除湿医疡。身肿发无定处，流火流注堪尝。风湿热痹，疔疮散黄。伍甘草与好酒，对口发背均治。上方制以为丸，消渴成痈可防。喉蛾痄腮，口舌生疮。此藤与花相同，亦能除胀治痢。"

10. 鸡血

《本草正·禽兽部·鸡血》："味咸，性平。主疗痿痹、中恶腹痛，解丹毒、蛊毒、虫毒、盐卤毒及小儿惊风、便结，亦能下乳，俱宜以热血服之；若马咬人伤，宜以热血浸之。"

11. 郎耶草

《证类本草·卷第六·郎耶草》："味苦，平，无毒。主赤白久痢，小儿大腹痞满，丹毒，寒热。取根、茎煮服之。生山泽间，三四尺，叶作雁齿，如鬼针苗。"

12. 柳叶

《本草易读·卷七·柳枝柳叶》："苦，寒，无毒。煎洗除恶疥漆疮，作膏能续筋长肉。天行热病，传尸骨蒸，心腹血瘀，汤火伤灼。下水气而解腹热，疗白浊而平丹毒。最止疼痛，亦治疔疮。"

13. 离鬲草

《证类本草·卷第八·离鬲草》："味辛，寒，有小毒。主瘰疬丹毒，小儿无辜寒热，大腹痞满，痰饮膈上热。生研绞汁服一合，当吐出胸膈间宿物。"

14. 诸血

《证类本草·卷第十八·诸血》："味甘，平。主补人身血不足；或因患血枯，皮上肤起，面无颜色者，皆不足也。并生饮之。又解诸药毒、菌毒，止渴，除丹毒，去烦热，食筋令人多力。"

15. 绿豆

《证类本草·卷第二十五·绿豆》："味甘，寒，无毒。主丹毒，烦热，风疹，药石发动，热气奔豚，生研绞汁服。亦煮食，消肿，下气，压热，解石。用之勿去皮，令人小壅，当是皮寒肉平。圆小绿者佳。"

16. 象鼻草

《本草纲目拾遗·卷四草部中·象鼻草》："治丹毒跌扑损伤。"

17. 葵

《本草详节·卷之七菜部·葵》："味甘，气寒。为百菜主，即冬葵也……主利小肠，滑大肠，解热毒下痢，通乳，滑胎，丹毒，出痈疽头。"

18. 景天

《本草详节·卷之四草部·景天》："味苦，气平……苗、叶、花并入药。主风疹恶痒，赤眼，头痛，火疮，丹毒，游风，带下。"

19. 蜈蚣

《本草正·虫鱼部·蜈蚣》："味辛，温。有毒。能啖诸蛇，杀诸蛇、虫、鱼、鬼疰诸毒，去三虫，攻瘰疬、便毒、痔瘘，丹毒，亦疗小儿惊风、脐风、丹毒、秃疮。然此虫性毒，故能攻毒，不宜轻用，若入药饵，须去头足，以火炙熟用之。"

20. 僵蚕

《本草正·虫鱼部·僵蚕》："味辛、咸，性温。有小毒。辛能散，咸能降，毒能攻毒，轻浮而升，阳中有阴。故能散风痰，去头风，消结核、瘰疬，辟瘴疟，破癥坚，消散风热喉痹危证，尤治小儿风痰急惊客忤，发痘疮，攻痘毒，止夜啼，杀三虫、妇人乳汁不通、崩中带下。为末，可敷丹毒疔肿，拔根极效；灭头面黚斑及诸疮瘢痕、金疮、痔瘘、小儿疳蚀、牙龈溃烂、重舌、木舌及大人风虫牙痛、皮肤风疹瘙痒。"

【医论医案】

一、医论

《古今医统大全·卷之五十五·斑丹火主母门》

热邪积久，郁于皮肤，轻则发为小斑，重则发为丹毒。平人发斑，如锦纹，或赤色，大便结，心中烦躁，总为热郁，甚则防风通圣散，轻则解毒防风汤，疏风、清热、凉血，或汗或下，随治可愈。至于伤寒发斑，又非寻常之比，或因下之太早，汗之太迟，有表里俱虚，有温毒热毒，不可汗下，惟可以化斑汤、升麻汤之类；若热毒深入，斑发紫黑，多不可救也。丹毒则有火邪结炽，挟风而作，由热毒搏于荣血而风乘之，所以赤浮肌肉而为之走注也。火与血皆主于心，丹毒自内而出，游走于四肢易治，自四肢而走于身，入于心腹者难治，甚则肌肉糜烂，大可畏也，敷之不散，宜用城针砭刺出血，无不愈。

《景岳全书·卷之四十七贤集·外科钤（下）·时毒》

齐氏曰：时毒者，为四时邪毒之气而感之于人也。其候发于鼻面耳项咽喉，赤肿无头，或结极有根，令人憎寒发热头痛，肢体甚痛，恍惚不守，咽喉闭塞。人不识者，将谓伤寒。原夫此疾，古无方论，世俗通谓丹瘤，病家恶言时毒，切恐传染。《经》曰：人身忽经变赤，状如涂丹，谓之丹毒。此风热恶毒所为，自与时毒不同。盖时毒者，感四时不正之气，初发状如伤寒，五七日之间乃能杀人，若至十日之外，则不治自愈也治宜辨之。先诊其脉，凡滑数浮洪、沉紧弦涩皆其候也。但浮数者，邪在表也；沉涩者，邪气深也。察其毒之甚者，急服化毒丹，以攻之。实热便秘者，大黄汤下之。其有表证者，犀角升麻汤以发之。或年高气郁者，五香连翘汤主之。

《简明医毂·卷之四·瘾疹·斑丹》

斑、丹火毒，皆热邪积久，郁于皮肤，轻为细斑，重为丹毒。如锦纹赤色，便秘心烦，风热搏于荣血而成。自内出游四肢易治，四肢走入心腹难治。甚者排针刺出恶血，否则肌肉糜烂。

《证治摘要·卷下·丹毒》

《入门》丹毒门云：赤肿游走，遍身不定，其始发于手足，或头面胸背，令人烦闷腹胀，其热如火，痛不可言。若入小腹阴囊，如青伤者死。又曰治法先用针砭去血，外用拔毒凉肌之药敷。又曰凡丹毒变易非轻，如经三日不治，毒气入里，腹胀则死。按《病源》论丹毒二十九种，《千金》引《肘后》云：丹毒须针镵去血。《圣济》云：治法用镰割，明不可缓故也。《玉案》云：丹毒，火症也。小儿出胎后，多有此症，近则五六日或十日，或半月，远则愈月后，或两三月，其病形不同。《一贯》云：丹毒发于阴股，上至脐及心下者难治，发面部，下至腹及脚者易治。按《病源》云：留火丹之状，发一日一夜，便成疮，如枣大，正赤色，又丹发两臂，赤起如李子，谓之鬼火丹也，由是观之，丹毒突出而肿者，希有焉。《千金》有丹毒涂药赤小豆末，以鸡子白调涂丹上，干即易。按丹毒宜春冬针之，夏秋施蜞针，而后涂此药。东郭翁曰：丹毒无阴症，凡患丹毒人，十中七八，腹石硬也。丹毒自上来者，针俗曰腕力瘤处，出血最效。

二、医案

《景岳全书·卷之四十七贤集·外科钤（下）·赤白游风》

一妇人，身如丹毒，搔破脓水淋漓，热渴头晕，日晡益甚，用加味逍遥散而愈。

《景岳全书·卷之四十七贤集·外科钤（下）·斑疹丹毒》

一男子患丹毒，焮痛便秘，脉数而实，服防风通圣散不应，令砭患处，去恶血，仍用前药而愈。

《临证一得方·卷四·手足发无定处部·暑毒》

暑风入肺，始由腰间发泡，形如火丹，继则四肢遍满，痛痒并作，即丹毒之重候也。青防风、桑白皮、土贝母、香白芷、苍耳子、羚羊角、六一散、炒蒌皮、青蒿、连翘壳。

《临证一得方·卷四·手足发无定处部·丹毒》

丹毒腐化深潭，浑身延窜，乃幼体脾肺两虚，温邪乘之而入，壮热神呆，咳呛气上，毒将内陷矣。乌犀角、鲜石斛、象贝、炒僵蚕、人中黄、茅根、羚羊片、西赤芍、丹参、光杏仁、燕竹叶。

《类证治裁·卷之八·前阴诸疾论治·前阴脉案》

唐氏。数年经闭,阴疮内溃,晡热食减,头眩口干,肢痛便燥,身面俱发丹毒红晕。据述为伊夫痄毒所染。内服加味四物汤,添金银花、甘草、嫩桑枝。外用忍冬藤、鱼腥草、甘草、苦参,煎汤熏洗,拭干,用海螵蛸、人中白、冰片,名螵蛸散掺之。数次热痛减,红晕消,改加味逍遥散去术,加生熟地黄、麦冬等服,又用青黛、黄柏(研面)、山栀、薄荷(俱研)、麻油调搽。

《环溪草堂医案·卷四·大头瘟抱头火丹》

魏。先痛而后肿者,自气分伤及营分,咳逆头胀,余邪尚留于隧道,未全入络可知。夫肺主一身之气化,气机利则关节咸利,气机痹则脉络俱痹,斯谓治病之大纲,是宜从事气机矣。薄荷叶五分,苏梗三钱,杏仁三钱(打),牛蒡子三钱(杵),橘红一钱,制半夏钱半,广郁金钱半,枳壳钱半,金银花三钱。

王。风火袭入三阳,头额焮肿而为游火丹毒。证方初起,舌白不干,发热恶寒,先从解表立法。普济消毒饮去黄芩、黄连。

二诊:肿势愈甚,恶寒已除。脉来弦数右大,舌苔微黄。风温兼夹痰食,已入胃中。防其化燥神昏。前方加:芩、连、神曲、羚羊角、半夏。

三诊:病已及候,头面滋水淋漓,而五日不大便,脘痞,苔黄,脉沉按之而实。温邪外郁化火而内结也。当乘势逐之。前方加制军三钱、芒硝钱半。

四诊:便解神清,邪已外内俱泄。善后之法,清涤余邪。金石斛三钱,川贝母二钱,栝蒌霜钱半,豆卷三钱,黑山栀三钱,天花粉三钱,谷芽三钱,连翘三钱,丹皮三钱。

原注:虚加人参,实加大黄。

《环溪草堂医案·卷四·痰疬马刀失荣》

荣。颈项左右发出瘰疬,骤然而起,延今半月有余。手足有丹毒,鼻孔且肿痛,此必有热毒阻于经络,大抵在手太阴、足阳明二经。致病之由,或触染秽恶而得之,或误食毒物而得之,均未可知,然其为热则一也。方书有鼠疬、蝼蛄疬之名,此症类似。今且清其热毒再议。金银花、夏枯草、大贝母、天葵草、甘草、丹皮、连翘、玄参、钩藤、桑叶。

二诊:女子以肝为先天,肝血亏则木火易炽,木火炽则津液燥结,阻于经脉,而成瘰疬。瘰者,累累然如贯珠。疬者,历久而不易愈者也。故曰瘰疬。逍遥散加减主之。柴胡三分(盐水炒),大生地四钱,玄参(钱),牡蛎三钱(煅),归身一钱半,白芍一钱,茯苓三钱,川贝母三钱,夏枯草三钱。

三诊:前用解毒清肝之剂,痰核未见消散。据述素有鼻衄,不时举发,体质阴亏阳亢,已露一斑。然则误食毒物之说,或者其然。而所以结核成痰之故,究系阴虚于下,阳浮于上,今拟清肝兼舒其郁,盖痰无郁不生耳。羚羊角、石决明、夏枯草、丹皮、玄参、稆豆皮、柴胡、女贞子、大贝母、细生地、天葵草。

《陈莘田外科方案·卷三·湿毒流注》

秦,左。素有流火,湿热痹络,右足后湿毒流注,肛肿而痛,舌白苔腻,脉息濡数。已有蒸脓之象,虑其转重。拟分渗化痰法。防己、萆薢、赤苓、泽泻、土贝母、赤芍、陈皮、牛膝、忍冬藤。

《陈莘田外科方案·卷五·流火》

陆左。暑湿热络络,右足少腹流火,肿胀色赤而痛,曾有寒热,虑其转重。且以疏通渗湿治之。广防风、广藿梗、赤芍、怀牛膝、六一散、汉防己、粉萆薢、枳壳、赤苓、佩兰叶、通草。

刘左。脾虚湿胜,湿盛生痰,湿痰下注,右足少腹流火,肿胀作痛,按之板硬。由来四月,久则虑其成溃。拟通渗法。五苓散去桂,合五皮饮去姜皮,加木瓜、米仁。

《陈莲舫医案·卷下·流火》

张左,六十三。流火红肿,溢脓未透,形寒,脉细。治以疏托。羌活、川牛膝、归须、防风、防己、生草、大力、西赤芍、萆薢、忍冬藤。

叶右,三十三。流火坚肿,脉见沉弦,恐其发头穿溃。防己、牛膝、米仁、皮苓、独活、青木香、萆薢、桐皮、当归、加皮、滑石、桑梗、丝瓜络。

《邵氏方案·卷之数·流火》

湿热下注,右脚红肿。防成流火。三妙丸、牛膝、赤芍、泽泻、忍冬藤、丹皮、山栀。

第七节

发 颐

发颐是伤寒发汗未尽或疹出未透,余热未清,热毒蕴结于腮颌之间,肿如结核,微热微疼,渐肿如桃,热痛倍增,兼有身发寒热的一种外科疾病。其临床特点是往往发生于热病后期,多一侧发病,颐颌部肿胀疼痛,张口受限,全身症状明显,重者可发生内陷。又称为"颐发""汗毒""锐毒"。

【辨病名】

发颐,又名"颐发""汗毒""锐毒"。

《咽喉脉证通论·发颐第十五》:"此证或伤寒发散未透,余毒积于经络。有与伤寒同发者,有不与伤寒同发者。其状耳后红肿,头重体倦。"

《医学入门·外集卷五·外科·痈疽总论·脑颈部》:"有生耳后一寸三分至命之处,名曰发颐,又曰锐毒。"

《外科正宗·卷之四·杂疮毒门·伤寒发颐第四十》:"伤寒发颐,亦名汗毒。"

《伤寒绪论·卷下·发颐》:"伤寒汗出不彻,热遗少阳,结于耳后或耳下,其形硬肿者,名曰发颐。若发即隐下,不能起发者,真气内乏,毒邪内陷,最危之兆。若连发数处,如流注者,多不救也。"

《伤寒绪论·卷上·总论》:"至若太阳少阳失汗,则毒结腮颊之间,谓之发颐。阳明少阳失下,则邪结于脏腑之内,多成痈肿。凡此皆伤寒大病后余邪为患也。"

《症因脉治·卷一·头痛论·附大头症》:"秦子曰:大头症,古书未载,近代独多。头面红肿,其大如斗,若肿在两颐,头上不肿,名曰发颐,非大头症也。大头症,有外感,无内伤。"

《医宗己任编·卷七西塘感症(中)·感症变病·遗毒发颐》:"凡伤寒汗出不彻,邪热结耳后一寸二三分,或耳下俱肿硬者,名曰发颐。"

《外科全生集·卷一·阳症门·发颐遮腮》:"患生于腮,有双有单,一曰遮腮,一曰发颐,当宜别治。腮内酸痛是遮腮,取嫩膏敷上,次日痊愈。倘病仍两腮发肿,不酸痛者是发颐。"

《外科心法要诀·卷三面部·发颐》:"发颐,肿痛结核般,经属阳明身热寒,伤寒疹毒汗失表,肿至咽喉调治难。[注]此证又名汗毒,发于颐颌之间,属足阳明胃经。初起身发寒热,肿如结核,微热微疼,渐肿如桃如李,疼痛倍增,由伤寒发汗未尽,或疹形未透,壅积而成。"

《叶氏医效秘传·卷二·伤寒诸证论·发颐》:"伤寒汗下不彻,邪结在耳后一寸二分,或两耳下俱肿硬者,名曰发颐。"

《伤寒论辑义·卷四·辨阳明病脉证并治》:"耳前后肿,即伤寒中风之发颐证。但发颐之证,有死有生,阴阳并逆者死,气机旋转者生。"

《疡科心得集·卷上·辨发颐豌豆疮论》:"发颐乃伤寒汗下不彻,余热之毒未除,邪结在腮颌之上,两耳前后硬肿疼痛。"

《伤寒广要·卷十·余证·遗毒》:"伤寒发颐,亦名汗毒。此因原受风寒,用药发散未尽,日久传化,为热不散,以致项之前后,结肿疼痛。"

《外科证治全书·卷一面部证治·痈疽就简·发颐》:"又名汗毒,患生于腮,有曰痄腮,有曰发颐,当分别治之。"

《不知医必要·卷一·时疫》:"此症有由感不正之气而得者,或头痛,发热,或颈肿,发颐,此在天之疫也。若一人之病,染及一室,一室之病,染及一乡、一邑。其症憎寒壮热,口吐黄涎,乃在人之疫也。初病时俱宜服散药发汗,未汗则再服。总以得微汗为吉。倘汗不出而邪传阳明,则必大热,大渴,有自汗瘀黄等症。治不得法,鲜不危矣。"

【辨病因病机】

一、邪气外袭,汗发失宜

《外科正宗·卷之四·杂疮毒门·伤寒发颐第四十》:"此因原受风寒,用药发散未尽,日久传化为热不散,以致项之前后结肿疼痛。"

《叶氏医效秘传·卷二·伤寒诸证论·发颐》:"伤寒汗下不彻,邪结在耳后一寸二分,或两耳下俱肿硬者,名曰发颐。此皆余邪热毒不清,速宜消散,缓则肿溃矣,宜连翘败毒散。"

二、热毒蕴结,上攻于面

《医宗己任编·卷七西塘感症(中)·感症变病·遗毒发颐》:"此为遗热成毒之所致也,宜速消散则可。若缓则成脓,又为害也。(竟有失于汗下,中宫伏热郁极,发为胃痛者。须细审之。若漫不加意,懵然执伤寒之成法以治,鲜有不溃败者)感症有三四日后即发痈者,有一起便发者,治皆不外阳明一经（初起亦有兼少阳者）。有一种感症，被俗师混加汗下，以致诛伐太过，气血大伤，究竟所感之邪，郁而不泄，发为痈肿。"

《医学心悟·卷三·头痛》："大头天行者，头肿大，甚如斗，时疫之证也。轻者名发颐，肿在耳前后，皆火郁也。普济消毒饮主之，更加针砭以佐之。"

《伤寒心法要诀·卷二·颐毒》："伤寒发颐耳下肿，失于汗下此毒生，高肿焮红痛为顺，反此神昏命必倾。毒伏未发脉亦隐，冷汗淋漓肢若冰，烦渴不便指甲紫，颇似三阴了了轻。[注]伤寒颐毒，皆因汗下失宜，毒热挟少阳相火上攻而成也。若其人阳气素盛，则高肿焮红疼痛，易于成脓，故为顺也，宜连翘败毒散散之。或其人阳气素虚，或服冷药过多，遏郁毒热伏藏在里，内攻神昏，外毒漫肿，肉色不变，不疼木硬，则命必危也。毒伏未发之前，往往似三阴亡阳之证，脉隐不见，冷汗淋漓，肢冷若冰，但身轻目睛了了，烦渴不大便，指甲红紫为异。此毒发始，临治不可忽也。"

《疡科捷径·卷上面部·发颐》："发颐红肿有坚绵，经属阳明胃腑传。汗水脉浮邪在表，咽喉肿痛太阴连。"

《外科证治秘要·耳痈耳菌耳漏鸬鹚瘟耳根痈发颐》："发颐多生于伤寒、温病未退之际。两耳前后硬肿疼痛。瘅疟痧疹，邪热甚者，亦发此症。"

【辨病证】

《外科全生集·卷一·阳症门·发颐遮腮》："患生于腮，有双有单，一曰遮腮，一曰发颐，当宜别治。腮内酸痛是遮腮，取嫩膏敷上，次日痊愈。倘病仍两腮发肿，不酸痛者是发颐，宜服表风散毒之剂，当用白芷、天麻、防风、荆芥各一钱，陈酒煎半碗，送服醒消丸而愈。

马曰：遮腮以疏风清胃为主。如病后发颐，起耳根之下，肿连腮项，乃少阳邪热结聚，须兼顾本症。天麻、白芷、防风、醒消，均非所宜。盖此症发于温热病中，未能发汗解肌，热病最易伤阴，故不得以辛温治之。"

《疡医大全·卷十二颧脸部·颐发门主论》："王肯堂曰：颐发生于颧骨之下，腮颔之上，耳前一寸三分，古云不治，属足阳明胃经热毒上攻。若治不得法，延及咽嗌溃烂，穿口不食者死。

（《准绳》）

又曰：《素问》云：肾热者，颐先赤。故颐属足少阴肾经也。而今医师以耳后一寸三分发锐毒者，名曰发颐，则是少阳分野，而薛氏亦以为属足少阴经，当补肾水者，何也？盖肾为相火之宅，宅完且固，而火得归息焉，则治肾正所以治少阳也。此证伤寒汗出不彻者，多患之。亦有杂证客热，久而不散，而发于颐者，宜以药速消散之。失治成脓，则费手矣。倘误服克伐之药，而不滋补其气血者，即穿口破唇而死。

申斗垣曰：颐发，乃足阳明胃经多气少血，在唇旁腮上颊车穴（穴在耳下曲颊端陷中）、大迎穴（穴在曲颔前一寸三分陷中动脉），上下左右相同，双发最凶。如肿痛不可忍者，八日可刺。脓汁出，四畔软者生；如反硬，牙关紧，不能食，似蜂窠涓流黄水，十无一生。女子患此，主四五日死。（《启玄》）

窦汉卿曰：发颐乃伤寒发汗未透而成。在头耳一寸三分、在心窝两胁、在身者可治；在身后，相连咽喉，恐毒气内攻，难进饮食药饵，鼻流清脓，两耳闭塞者，即死不治。

陈实功曰：发颐又名汗毒。此症原因，风寒用药发表未尽，日久传化为热，不散，以致项之前后结肿疼痛。初起身热口渴，当用柴葛汤清热解毒；如患上红肿热痛者，如意金黄散敷之。（《正宗》）又曰：如身凉不渴者，宜牛蒡甘桔汤。

冯鲁瞻曰：头痛肿大如斗，是天行时疫，大头病也。夫身半以上，天之气也；身半以下，地之气也。邪热客于心肺之间，阳明少阳之火复炽，且感天地四时瘟疫之气，所以上焦壅热不散，干犯清道，湿热上乘巅顶而为肿，木挟火邪而为痛，甚至溃裂脓血，复染他人，所以谓之疫疠。轻者名为发颐，肿在两耳前后，有以承气下之，泻胃中之实热，是诛伐太过矣。治法不宜药速，速则过其病，所谓上热未除，中寒复生，必伤人命。宜用缓药，徐徐少与；再视肿势在于何方，随经治之。阳明为邪，首大肿；少阳之邪，出与耳前后也。大概普济消毒饮主之。"

【论治法】

本病宜早期治疗。初起有表证，当疏风散毒为宜，中后期则以清热解毒为主。

《外科大成·卷二分治部上（痈疽）·面部》："发颐生颧骨之下，腮颔之上，耳前一寸三分。由手足阳明经客热，或伤寒发表未尽所致。初宜贵金丸、绀珠丹；或卫生散加升麻、桔梗、黄连。如肿痛不减，用托里消毒散。如脓出反痛，恶寒发热晡热者，皆气血虚也，宜十全大补汤补之。颐肿而连及耳后者，宜补肾之虚火。《经》曰：肾热，颐先赤也。颐肿而连及耳下者，当清疏其肝火，是耳下则属手足少阳经也。"

《伤寒绪论·卷下·发颐》："伤寒汗出不彻，热遗少阳，结于耳后或耳下，其形硬肿者，名曰发颐。见之速宜消散，缓则成脓为害也，连翘败毒散。若脉浮数，能食者易治，若沉紧或牢革，反大发热，不能食者，难治。肿连面上者，必加白芷、葱白，以通阳明之经。若大便燥实，加酒大黄，外用赤小豆末、鸡子清调敷，慎不可用寒凉敷药。若发即隐下，不能起发者，真气内乏，毒邪内陷，最危之兆。若连发数处，如流注者，多不救也。"

《证治汇补·卷之四上窍门·面病》："若湿热为肿，火盛为痛，两耳前后俱肿者，名曰发颐，甘桔汤加薄荷、荆芥、连翘、防风、黄芩、牛蒡主之。"

《彤园医书（外科）·卷之二外科病症·面部》："发颐初服荆防败毒散汗之，外敷二味拔毒散；如汗后肿痛日甚，势欲成脓者，服托里透脓汤，溃后服托里排脓汤。此证失治或过用寒凉克伐，冰毒内陷，肿至咽喉，痰涌气堵，汤水难下则危矣。"

《伤寒广要·卷十·余证·遗毒》："初起身热口渴者，用柴胡葛根汤清热解毒；患上红色热甚者，如意金黄散敷之；初起身凉不渴者，牛蒡甘桔汤散之；患上微热，不红疼痛者，冲和膏和之；肿深不退，欲作脓者，托里消毒散；已溃，气血虚弱，食少者，补中益气汤。以此治之，未成者消，已成者溃，已溃者敛，亦为平常王道之法也，用之最稳。（《外科正宗》）"

《外科证治秘要·耳痈耳菌耳漏鸬鹚瘟耳根痈发颐》："发颐多生于伤寒、温病未退之际。两耳前后硬肿疼痛。瘅疟痧疹，邪热甚者，亦发此症。初起煎方：羚羊、牛蒡、川石斛、大贝母、玄参、桔梗、连翘、钩钩、丹皮。若神昏者加犀角、石菖蒲、胆星、竺黄、鲜地之类。若便泄恶心，舌红，如泻心汤、葛根芩连汤之类。若肿处色红，势必溃脓而愈。若神昏不清，饮食不进，肿处不消，又不出脓，每多棘手。"

《时病论·卷之一·冬伤于寒春必病温大意·温毒》："又有温热之毒，协少阳相火上攻，耳下硬肿而痛，此为发颐之病。颐虽属于阳明，然耳前耳后，皆少阳经脉所过之地，速当消散，缓则成脓为害，宜内服清热解毒法，去洋参、麦冬，加马勃、青黛、荷叶治之；连面皆肿，加白芷、漏芦；肿硬不消，加山甲、皂刺；外用水仙花根，剥去赤皮与根须，入臼捣烂，敷于肿处，干则易之，俟肤生黍米黄疮为度。"

一、疏风散毒

《外科全生集·卷一·阳症门·发颐遮腮》："腮内酸痛是遮腮，取嫩膏敷上，次日痊愈。倘病仍两腮发肿，不酸痛者是发颐，宜服表风散毒之剂，当用白芷、天麻、防风、荆芥各一钱，陈酒煎半碗，送服醒消丸而愈。"

"马曰：遮腮以疏风清胃为主。如病后发颐，起耳根之下，肿连腮项，乃少阳邪热结聚，须兼顾本症。天麻、白芷、防风、醒消，均非所宜。盖此症发于温热病中，未能发汗解肌，热病最易伤阴，故不得以辛温治之。"

《时方妙用·卷三·时疫》："若发颐及大头症，是风火相乘而为毒，宜防风通圣散，加牛蒡子、金银花、桔梗、贝母、栝蒌仁之类。俾邪从经络入者，仍从经络出，此以发汗为去路也。"

《外科证治秘要·耳痈耳菌耳漏鸬鹚瘟耳根痈发颐》："发颐多生于伤寒、温病未退之际，两耳前后硬肿疼痛。瘅疟痧疹，邪热甚者，亦发此症。初起煎方：羚羊、牛蒡、川石斛、大贝母、玄参、桔梗、连翘、钩钩、丹皮。若神昏者，加犀角、石菖蒲、胆星、竺黄、鲜地之类。若便泄恶心，舌红，如泻心汤、葛根芩连汤之类。若肿处色红，势必溃脓而愈。若神昏不清，饮食不进，肿处不消，又不出脓，每多棘手。"

《经验良方全集·卷三·外科枢要》："生于耳前后，名曰鬓疽。生于两颐，名发颐。初起宜用银花甘草汤，加柴胡、荆芥、薄荷、蒡子，以清散之。若肿势极盛，须用砭法。若已成脓而未溃者，以乌金膏搽疮头上，盖以万全膏自然腐溃，溃后则用海浮散，并贴万全膏，自应寻愈。"

二、清热解毒

《证治准绳·疡医卷之三·耳部·耳后疽（参发颐）》："或问：耳后一寸三分生疽，古云不治之证。今有一人，年二十四岁，耳后结块如拳，肉色不变，亦不甚痛，七日不食何如？曰：此名耳后毒，非瘰也，隔蒜灸之；活命饮加柴胡、桔梗、升麻，八阵散下之愈。张通府，耳后发际，患肿一块无头，肉色不变，按之微痛，彼谓痰结，脉软而时见数。《经》曰：脉数不时见，疮也，非痰也。仲景云：微弱之脉，主血气俱虚，形精不足。又曰：沉迟软弱，皆宜托里，遂用参、芪、归、术、川芎、炙甘草以托里，少加金银花、白芷、桔梗以消毒。彼谓不然。内饮降火消痰，外贴凉药，觉寒彻脑，患处大热，头愈重，食愈少，复请治，以四君子加藿香、炮干姜数剂，食渐进，脓成刺之，更以十全大补汤去桂，炙豆豉饼，又月余而愈。罗宗伯，耳后发际患毒焮痛，脉数，以小柴胡加桔梗、牛蒡子、金银花，四剂而愈。一人耳后患毒，脉证俱实，宜用内疏黄连汤，彼此严冬不服寒剂，竟至不起。一人耳后寸余发一毒，名曰锐疽。焮痛寒热，烦躁喜冷，此胆经蕴热而然。先用神仙活命饮一剂，势减二三，时值仲冬，彼惑于用寒远寒之禁。自用十宣、托里之药，势渐炽，耳内脓溃，喉肿闭，药不能下而殁。"

《医宗己任编·卷七西塘感症（中）·感症变病·遗毒发颐》："此时急为补正大剂，参芪归术加熟地两许以救之，庶可起发收功。若用连翘、皂刺、芩连等，去生便远，有肝肾大虚，发于至阴之处，道路遥远，必煎剂送大填大补丸子方效。否则迁延时日，拖成弱症，终不救也。有一种火实之人，所感又重，非大剂辛凉及重用石膏不可（甚者须加大黄）。而医者过于小心，始则略为解散，至三四日后，便用养阴之法，以致邪毒郁伏，发为痈肿。当急以清解透发之药消之。若作骑墙之见，兼用固本等，则热邪为润药黏滞，不得透达，必成大害矣。慎之慎之！"

《广瘟疫论·卷之四·遗证·发颐》："时疫愈后有发颐者，乃余热留于营血也，速以解毒、清热、活血、疏散为主，误则成脓不出，而牙关不开，咽喉不利，多不能食而死，毒内陷而复舌燥、神昏亦死，出脓后气虚血脱亦死，故宜早治也。古方以普济消毒饮为主：发在耳后，以柴胡、川芎为君；在项下，以葛根为君；在项后或巅顶，加羌、防。此证不可轻补于未溃之先，补早必成脓，尤不可纯用寒凉于将发之际，恐闭遏而毒不得发，故必兼疏散为要。外治，以葱水时时浴之。"

《增订通俗伤寒论·调理诸法·瘥后调理法·药物调理法》："瘥后发颐，俗名遗毒，乃余邪留滞络中而成毒也。因汗下清解未尽，其邪结于少阳阳明二经，发于两颐者，阳明部位也；发于耳之左右者，少阳部位也。治法以解毒清热，活血疏散为主。误则成脓不出，而牙关紧，咽喉不利，多不能食而死，毒内陷而复舌燥神昏亦死，出脓后气虚血脱亦死，故宜早治也。古方以普济消毒饮为主；发在耳后，以柴胡、川芎为主；在项下，以葛根、白芷为主；在项后或巅顶，加羌活、薄荷。时方以连翘败毒散为主，如羌、独活、荆、防、连翘、赤芍、牛蒡、桔梗、土贝、蒺藜、薄荷、银花、甘草之类。如元气虚者，须兼归芪补托。溃脓后，当大补气血为主。然发于阳明者易治，发于少阳者难治。总之此症初起，速宜消散，缓则成脓，不可轻补于未溃之前，补早则必成脓；尤不可纯用寒凉于将发之际，恐闭遏而毒不得发，故必兼疏散为要。外治以葱水时时浴之。"

【论用方】

一、常用治发颐方论

1. 论连翘败毒散

《伤寒心法要诀·卷三·伤寒附法·河间解利后法》："连翘败毒散发颐，高肿焮红痛可除，花粉连翘柴胡蒡，荆防升草桔羌独，红花苏木芎归尾，肿面还加芷漏芦，肿坚皂刺穿山甲，便燥应添大黄疏。[注]连翘败毒散，治时毒发颐，高肿焮红疼痛之阳证也。即连翘、天花粉、柴胡、牛蒡子、荆芥、防风、升麻、甘草、桔梗、羌活、独活、红花、苏木、川芎、归尾。两颐连面皆肿，加白芷漏芦。肿坚不消，加皂刺、穿山甲。大便燥结，加酒炒大黄。"

2. 论普济消毒饮

《温证指归·卷二·发颐》："时邪病后耳后或项下或巅顶肿者，此余热留于营血，即颐毒也。速用普济消毒饮加荆防。耳后，加柴胡；巅顶，加羌活，外以葱水浴之，不可敷贴，恐致成脓，致有他变。"

二、治发颐通用方

1. 忍冬酒(《类编朱氏集验医方·卷之十二痈疽门·灸痈疽法》)

治痈、发背,初发时便当服此药,不问疽发何处;发眉、发颐,或头,或颈,或背,或腰,或胁,妇人乳痈,或在手足,服之皆效。

忍冬藤(五两,木棰微微捶损,不可犯铁) 大甘草节(一两,生用)

上二味入沙瓶内,以水二碗,用文武火慢慢煎至一碗,入无灰好酒一大碗,再煎数沸,去滓,分为三次,温服。一日一夜连进吃尽。如病势重,一日一夜要两剂,服至小大肠通利,则药力到。沈内翰云:如无生者,只用干者,终不及生者力大而效速。忍冬叶入沙盆内烂研,入饼子酒少许,生饼酒尤佳,调和稀稠得所,涂傅四围,中心大留一口,泄其毒气。

2. 连翘败毒散(《叶氏医效秘传·卷二·伤寒诸证论·发颐》)

治发颐初肿,服此消之。

连翘 羌活 独活 荆芥 防风 升麻 柴胡 甘草 桔梗 川芎 归尾 苏木 红花 天花粉 牛蒡子

上水酒各半煎,徐徐温服。如未消,加蛤粉炒穿山甲一钱。肿至面者,加香白芷一钱、漏芦五分。大便燥实者,加酒浸大黄一钱五分,壮者倍之。凡内有热,或寒热交作者,倍用柴胡,加酒洗黄芩、酒炒黄连各一钱。

3. 内托消毒散(《叶氏医效秘传·卷二·伤寒诸证论·发颐》)

治发颐有脓不可消,已破未破服之。

人参 黄芪 当归 川芎 防风 白芷 升麻 柴胡 甘草 桔梗 连翘 金银花

上水、酒各半煎,徐徐温服。

4. 柴胡葛根汤(《叶氏医效秘传·卷二·伤寒诸证论·发颐》)

治颐毒表散未尽,身热不解,红肿坚硬作痛者。

柴胡 天花粉 干葛 黄芩 桔梗 连翘 牛蒡子 石膏(各一钱) 甘草(五分) 升麻(三分)

水二钟煎八分,不拘时服。

5. 牛蒡甘桔汤(《叶氏医效秘传·卷二·伤寒诸证论·发颐》)

治颐毒表邪已尽,耳项结肿,微热不红疼痛者。

牛蒡子 桔梗 陈皮 天花粉 黄连 川芎 赤芍 甘草 苏木(各一钱)

水二钟煎八分,食后服。

6. 黄连救苦汤(《吴氏医方汇编·第三册·清解之剂》)

治脑疽、发鬓、发颐,及天行时毒初起,憎寒壮热、头面耳项俱肿。

黄连 升麻 葛根 柴胡 赤芍 川芎 归尾 连翘 桔梗 黄芩 羌活 防风 忍冬草节(各一钱)

水煎服。

7. 青黛散(《伤寒瘟疫条辨·卷六本草类辨·寒剂类》)

治发颐,及两腮肿硬。

青黛(一钱) 甘草 蒲公英(各二钱) 银花(五钱) 瓜蒌(半个)

酒煎。

8. 三清救苦丹(《杂病源流犀烛·卷二十三·耳病源流·治耳病方七十五》)

治发颐。

大黄(二两) 僵蚕(一两)

共为末,入枯矾一钱,蜜丸弹子大。咽化。

9. 甘桔汤(《杂病源流犀烛·卷二十五身形门·头痛源流·治头风方十九》)

治发颐。

甘草 桔梗

10. 黎洞膏(《绛囊撮要·外科》)

治痈疽初起,及热疖瘰疬,俱效。并治痄腮发颐,一切风毒之症。

象贝(一两) 穿山甲(二两五钱) 川贝(一两,去心) 紫花地丁(一两) 蒲公英(二两) 生甘草(一两五钱) 赤苓(一两) 川草薢(二两) 豨莶草(一两五钱) 苦参(三两) 陈橘核(五钱)

用大麻油浸煎熬成膏,以东丹酌收。油纸照症,摊贴神效。

11. 赤小豆散(《外科证治全书·卷一面部证

治·痈疽就简·发颐》）

治发颐。

赤小豆

研细末，米醋调敷，立愈。

12. 万灵丹（《类证治裁·卷之八诸疮论治·附方》）

治痈疽、疔毒、对口、发颐、风寒湿痹，及一切流注、附骨疽、鹤膝风、破伤风及瘫痪等症。

茅术（八两） 荆 防 麻 羌 辛 芎 归 草 川乌 草乌（汤泡，去皮） 石斛 全蝎 天麻 首乌（各一两） 雄黄（六钱）

上十六味研细，炼蜜为丸，重三钱，朱砂为衣，瓷瓶收贮。用葱白九个煎汤，调服一丸。盖被出汗为效。

13. 清胃揩牙散（《太医院秘藏膏丹丸散方剂·卷二》）

治咽喉口舌诸症，单双乳蛾红肿疼痛，满口糜烂，汤水不下，口舌生疮，瘟毒发颐，牙痛牙宣等症，敷之，立见奇效。

石膏（一两，生用） 白芷（三钱） 青盐（三钱） 熊胆（五分） 青黛（一钱）

上为极细末，每日早晚揩牙漱口。忌羊肉、甜物。

14. 加味八宝清胃散（《太医院秘藏膏丹丸散方剂·卷四》）

专治咽喉诸症，单双乳蛾，红肿疼痛，满口糜烂，汤水不下，口舌生疮，瘟发颐，牙痛牙宣等症，敷之立见功效。

珍珠（二钱，豆腐煮） 琥珀（一钱五分） 牛黄（五分） 冰片（四钱） 儿茶（二钱） 乳香（五分） 没药（五分） 胡黄连（一钱）

上为细末，搽涂患处。

15. 如圣园毒膏（《喉科家训·重订喉科家训卷一·医士临症备急卫生药库》）

治喉外红肿焮痛，风毒发颐，痄腮温毒，疫炎诸毒。

三梅片（一钱） 川黄柏（一钱） 生蒲黄（一钱） 生中白（一钱） 生甘草（五分） 元明粉（五分） 西月石（五分） 川黄连（一钱五分） 薄荷叶（一钱五分） 净青黛（五分） 枯白矾（四分）

共为细末，以蜜水调如膏，围敷患处，令其渐消。

16. 熄风败毒汤（《喉科家训·重订喉科家训卷二·诸方主治条诀》）

治发颐，痄腮，痧毒，喉肿，因于风热结毒者。

连翘 赤芍 元参 银花 滁菊 草节 淡芩 花粉 归尾 薄荷 冬桑

煎服。

17. 青黛汤（《经验良方全集·卷一·瘟疫瘴气》）

治发颐。

青黛（五分） 生甘草（二钱） 金银花（五钱） 瓜蒌（半个）

酒一钟，水煎服。

三、治发颐验方

1）《仁斋直指方论·卷之二十二·痈疽·痈疽证治》

治发颐，此疮最险，毒气灌注头面，肿大可畏，牙齿亦脱。

解开头发，寻顶螺中灸二十一壮，如不透达，灸至四十九壮而止。其疮开口大孔，用东向石榴皮，晒，为细末，撒掺其中。

2）《本草纲目·主治第四卷·百病主治药·痈疽》

治痈疽，不问发背、发颐、发眉、发脑、发乳诸。

忍冬，捣叶，入少酒涂四围；内以五两，同甘草节一两，水煎，入酒再煎，分三服。重者一二服，大肠通利即效。功胜红内消，其滓亦可丸服。或捣汁，同酒煎服。

3）《医宗己任编·卷七西塘感症（中）·感症变病·遗毒发颐》

治遗毒发颐：槐花四五两，微炒黄，乘热入酒二钟，煎十余沸，去滓热服。未成者二三服，已成者一二服。胃弱者忌。

4）《罗氏会约医镜·卷之六杂证·论头痛·脉候》

治发颐。

甘草 桔梗（各钱半） 薄荷 荆芥 连翘 鼠粘子 黄芩（各一钱）

水煎服。

5）《救生集·卷一·伤寒门》

治伤寒发颐。原受风寒邪表未尽，日久身热

不解,耳项前后结肿疼痛,初起身热口渴。

柴胡　花粉　干葛　黄芩　桔梗　牛子　连翘　石膏(各一钱)　甘草(五分)　升麻(三分)

水煎,不拘时服。

6)《验方新编·卷一面部·腮边酸痛发肿》

治病后两腮发肿,不作酸痛者名发颐。

用天麻、白芷、防风、荆芥各一钱,送服醒消丸三钱而愈。

7)《鳟溪秘传简验方·卷上·面门》

治发颐。

青黛(五分)　生甘草(二钱)　金银花(五钱)　瓜蒌(半个)

酒一钟,煎服。

8)《鳟溪秘传简验方·鳟溪外治方选卷上·面腮门》

治发颐:煎赤豆、侧柏叶,鸡清捣。涂。

【论用药】

发颐用药多以清热解毒之品为主。

《伤寒直指·卷十四·交通方·发颐》:"黄连、黄芩、黄柏、栀子、大黄、雄黄、白芨、白蔹、芙蓉叶、大蓟根、天南星、赤小豆、归尾、朴硝、五倍子、半夏,细为末。以五叶藤脑、肿见消、野苎根,三种捣汁,入苦酒少许,调敷,留头出毒。(健曰:观此围药,原以风热壅肿为治,而方多寒泻,更兼凉血,则知所应服者,不得用辛温之剂矣)"

1. 马勃

《得配本草·卷四·草部·马勃》:"辛,平。入手太阴经。清肺金,散血热,解头毒,治咽喉。佐鼠粘、元参,治温毒发颐。拌沙糖、井水,治积热吐血。生朽木上,状如肺肝,色紫,弹之粉出。"

2. 玄参

《得配本草·卷二·草部·玄参》:"微苦,微寒。入足少阴经。清上焦氤氲之热,滋下焦少阴之水。治伤寒沉昏身热,疗温疟寒热发颐,退无根浮游之火,为清肃枢机之剂。"

3. 赤小豆

《本经逢原·卷三·谷部·诸豆》:"赤小豆即赤豆之小而色黯者,俗名猪肝赤。其性下行通利小肠,故能利水、降火,久食令人枯燥,瓜蒂散用之,以泄胸中寒实,正以其利水清热也。生末敷痛

肿,为伤寒发颐要药。"

4. 荆芥

《本草正义·卷之四·草部·荆芥》:"荆芥,味微辛而气芳香,臭味清芳,质又轻扬,故治风热在表、在上诸证,能泄肺热而达皮毛,风热咳嗽宜之,风热外感头痛寒热,亦是主药。又入血分,清血热,能治咽喉口舌、发颐、大头诸证,亦治疮疡、风疹、瘰疬,吐衄、下血、崩漏,能彻上彻下,散结导瘀,厥功甚多,而亦甚捷,诚风热血热之一大法门,不可以其微贱易得而忽视之。"

【医案】

《痧胀玉衡·后卷·痧变发颐》

汪云文,壮热目赤,口渴烦闷,谵语神昏,左脉沉微,右脉歇指,痧也。先服阴阳水一碗,神昏少清,谵语稍定,然后扶起,放痧讫。外用赤豆水捣敷围,内吹冰硼散,付以穿山甲、天虫、角刺、射干、山豆根、土贝母、连翘、乌药、枳壳、川连、牛膝微冷饮之,颐遂出脓些须,四日而愈。

《续名医类案·卷五·疫》

陈瑞之。七月间患时疫,初发独热无寒,或连热二三日,或暂可一日半日,热时烦渴无汗,热止则汗出如漉。自言房劳后乘凉所致,服过十味香薷、九味羌活、柴胡、枳、桔等十余剂,烦渴壮热愈甚。张诊之,六脉皆洪盛搏指,舌苔焦枯,唇口剥裂,大便五六日不通。虽云病起于阴,实则热邪亢极,胃腑剥腐之象。急与凉膈加黄连、石膏、人中黄,得下三次,热势顿减。明晚,复发热烦渴,与白虎加人中黄、黄连,热渴俱止。

两日后,左颊发颐,一晬时即平,而气急神昏。此元气下陷之故,仍与白虎加人参、犀角、连翘。颐复焮发,与犀角、连翘、升、柴、甘、桔、牛蒡、马勃。二服,右颐又发一毒,高肿赤亮,疡医调治四十日而安。同时患此者颇多,良由时师不明此为湿土之邪,初起失于攻下,概用发散和解,引邪泛滥而发颐毒。多有肿发绵延,以及膺胁肘臂,如流注溃腐者,纵用攻下解毒,皆不可救,不可以发颐为小症而忽之。

《友渔斋医话·第四种·肘后偶钞上卷·温毒发颐》

史女(十七)。仲春发热浃旬,神昏耳聋,颈项

与颐俱肿,唇口焦燥,目脂胶结,脉反小数。观其脉症,是为温邪内蕴化毒,久则血燥风盛,酿成发颐重症。姑投清疏消毒,但得肿退能纳,方保无妨。川连一钱,鲜生地四钱,鲜石斛四钱,蝉衣五分,连翘二钱,丹皮一钱五分,柴胡三分,薄荷五分。三服肿退,热减神清,稍能纳粥,仍用凉解。川连五分,鲜生地四钱,鲜石斛一钱,连翘一钱五分,麦冬二钱,丹皮一钱五分,白芍一钱五分,数服痊愈。

《一得集·卷中医案·翁姓子暑毒发颐治验》

定海东山下翁姓子,年十二。丙戌夏患暑热病,内挟秽浊,身热如炽,十余日不解,乃邀余诊,脉极洪大。面色老黄,唇焦舌黑,舌本短缩,牙根舌心,鲜血盈口,渴饮不止,两目直视,不能出声。阅前方系正气散。余曰:症已至此,何能为也?病家再三请方。余思木被火焚,杯水车薪,终归无益,乃拟大剂辛甘咸寒之法。于是以西瓜汁、芦根汁、金汁水、银花露、蔗浆、藕汁各一茶钟,合置一瓿。方用生石膏二两,连翘五钱,鲜竹叶一握,黑山栀四钱,细生地一两,犀角一钱磨汁,羚羊角三钱,西洋参、鲜石斛、丹皮各三钱,滑石四钱。嘱其用大罐煎成,去渣,和入诸汁,候冷恣饮。如再口渴,西瓜任食可也。第一日服药尽,又啖西瓜一枚。次日复诊,脉症如故,仍用前法,石膏再加一两。第三日再诊,热仍未退,津液略见濡润,而在旁之颐发赤,肿大如卵而痛甚。余曰:暑毒之邪,结聚于此,内恐烂穿,敷药无济,仍用前法。石膏又加一两至四两,又加元参、麦冬、生地,至五剂而热方退。更下黑矢数枚,诸恙尽解,胃亦渐动,此症转危为安。全赖病家之坚信不摇,而余得以一尽其技。否则难矣。

《陈莘田外科方案·卷五·发颐》

王。暑湿病后,余邪留恋,复感新风。左发颐结肿板硬,形势颇大,牙关不利,身热频发,脉数舌白。邪郁少阳阳明,恐不胜任也。北柴胡、荆芥、桔梗、土贝、黄芩、牛蒡子、制蚕、赤芍、江枳壳、荷边。

《邵氏方案·卷之乐·五·颐》

冬温郁伏,为发颐。豆豉四钱,荆芥、制蚕三钱,牛蒡、前胡、防风、土贝、蝉衣一钱,紫苏、桑叶。

瘰 疬

瘰疬,是指生于颈前项侧之间大小不一的结核,连续如贯珠的外科疾病,因其结核累累如串珠状,故名瘰疬。又名"鼠瘘""疬子颈""老鼠疮"。其临床特点是多见于体弱儿童或青年女性,好发于颈部及耳后,起病缓慢,初起时结核如豆,不红不痛,逐渐增大,融合成串,溃后脓水清稀,夹有败絮样物,此愈彼溃,经久难愈,形成窦道,愈后形成凹陷性瘢痕。西医学中体表淋巴结结合属此范畴。

【辨病名】

瘰疬,古代文献中有疬子、鼠疮、串疮、铁板疬等名,因其所生部位与形状不同,又名为瓜藤疬、惠袋疬、蜂窝疬、马刀等。

《太平圣惠方·卷第六十六·治热毒瘰疬诸方》:"夫热毒瘰疬者,由人脏腑俱实,气血充盛,内有积热,不得宣通,热毒之气流于项腋之间,捣于肌肉而生,故谓之热毒瘰疬也。"

《小儿卫生总微论方·卷十九·恶核瘰疬论》:"连续不瘥,名曰瘰疬,俗呼疬子,此腑脏血气内外相属之病也。"

《三因极一病证方论·卷之十五·瘰疬证治》:"夫九漏形疹皆瘰疬,于项腋之间,发作寒热,其根在脏腑……瘰疬漏根于肾,得之新沐发;转脉漏根在小肠,得之惊卧失枕。"

《素问病机气宜保命集·卷下·瘰疬论第二十七》:"夫瘰疬者,《经》所谓结核是也,或在耳前后,连及颐颔,下连缺盆,皆为瘰疬。"

《活幼心书·卷上·决证诗赋·瘰疬》:"初发原于耳项旁,证轻多谓是无妨,因循作肿成脓后,穿破名为瘰疬疮。"

《医学纲目·卷之十九心小肠部·痈疽所发部分名状不同·瘰疬马刀》:"结核连续者,为瘰疬。形长如蛤者,为马刀。"

《万病回春·卷之八·瘰疬》:"绕项起核,名曰蟠蛇疬;延及胸前、腋下起,名曰瓜藤疬;左耳根肿核者,名曰惠袋疬;右耳根肿核者,名曰蜂窝疬。

结核连续者,为瘰疬也。形长如蛤者,为马刀也。"

《明医指掌·卷八·外科·瘰疬马刀证九》:"项颐结核名为疬,胸胁间生是马刀。手足少阳经络部,久成遗漏速当消。"

《医宗说约·卷之五·瘰疬》:"瘰疬之名,因形而起,累累贯珠(连接三五枚),曰瘰疬。"

《外科大成·卷二分治部上(痈疽)·颈项部·瘰疬》:"瘰疬,结核于颈前项侧之间。小者为瘰,大者为疬,连续如贯珠者为瘰疬。"

《辨证录·卷之十三·瘰疬门》:"人有生痰块于颈项,坚硬如石,久则变成瘰疬,流脓流血,一块未消,一块复长,未几又溃,或耳下,或缺盆,或肩上下,有流出患走之状,故名鼠疮,又名串疮,言其如鼠之能穿也。世人谓其食鼠窃余物,以成此症,而不尽然也。"

《幼科铁镜·卷五·恶核瘰疬》:"此患由风热毒邪与血气相搏,郁结成核,如贯珠于耳项之间,肿硬白色,摇夺不动而有根者,便是瘰疬。"

《幼科证治大全·瘰疬》:"瘰疬者,结核是也,或在耳后,或在耳前,或在耳下,连及颐项,或在颈下连缺盆,皆谓瘰疬。"

《外科心法要诀·卷四项部·瘰疬》:"小瘰大疬三阳经,项前颈后侧旁生,痰湿气筋名虽异,总由恚忿郁热成,更审缠绵诸证治,成劳日久不收功。"

《罗氏会约医镜·卷十一·杂证·论瘰疬》:"凡有身体头项及心胸腹背皆有坚核,不痛,但作寒热者,此名为结风气肿也。审其是风是火,或虚或实治。此外又有瘿瘤者,瘿则着于肩项,瘤则随气凝结。戒食厚味,忌用破决。凡长大坚硬不移者,名曰石瘿;皮色不变,名曰肉瘿;筋脉露结,名曰筋瘿;赤脉交结者,名曰血瘿;随忧愁消长者,名曰气瘿。皆不可妄破,照证立方治之。惟胎瘿破而出其脂粉则愈。"

《重楼玉钥·卷上·喉风三十六症·瘰疬风》:"瘰疬风生似核形,又如疔毒一般称,莫疑此症由冤债。"

《女科要旨·卷四·外科·瘰疬》:"瘰疬者,颈上项侧结聚成核,累累相连。或生于胸胁之间,重者形如马刀,更重者聚成一片,坚硬如铁,俗名铁板疬,必死。"

【辨病因】

瘰疬病因错综复杂,外因时邪毒气,内源脏腑虚劳,此外还有饮食不节、情绪无制等原因。外因者,六淫、时气,及运气不调,邪从外来,侵扰脏腑,发为瘰疬。内因者,七情五志,郁而化火,肝气郁结,脾失健运,痰湿内生,气滞痰凝,结于颈项发为瘰疬,或肝郁化火,下灼肾阴,肺肾阴亏,阴虚火旺,肺津不能输布,灼津为痰,痰火凝结而成瘰疬。不内外因者,则生活起居不慎,饮食不节皆致瘰疬。

《太平圣惠方·卷第六十六·治久瘰疬诸方》:"夫瘰疬久不瘥者,由风邪毒气,积蓄在于脏腑,搏于筋脉颈腋之间,毒气积结不得消散,或穴或疮孔,脓水不绝,或饮食触犯,或外因风冷所伤。"

《圣济总录·卷第一百二十六·瘰疬门·瘰疬统论》:"论曰:瘰疬者,其本多因恚怒气逆忧思恐惧,或饮食有虫鼠余毒,或风热邪气,客于肌肉,随虚处停结,或在颈项,或在胸腋,累累相连是也。"

《明医指掌·卷八·外科·瘰疬马刀证九》:"一本漏作瘘,原其所自,多因寒暑不调,或饮食乖节,遂致气血壅结而成也。"

《医宗说约·卷之五·瘰疬》:"或因风寒厉毒,或因厚味热结,或因汗液虫残,或因忧愁郁结,或因痰凝气滞,病原不一。"

《洞天奥旨·卷八·瘰疬疮》:"瘰疬之病甚多,名状不一。大约得病有九:一因怒而得;一因郁而得;一因食鼠食之物而得;一因食蝼蛄、蝎、蝎所伤之物而得;一因食蜂蜜之物而得;一因食蜈蚣所游之物而得;一因大喜,饱飱果品而得;一因纵欲伤肾,饱飱血物而得;一因惊恐失枕,气不顺而得。"

一、外感六淫时气

外感六淫邪气侵犯人体,风邪与血气相搏,而致瘰疬。

《诸病源候论·小儿杂病诸候六·瘰疬候》:"小儿身生热疮,必生瘰疬。其状作结核,在皮肉间,三两个相连累也。是风邪搏于血气,嫩结所生也。"

《太平圣惠方·卷第六十六·治风毒瘰疬诸方》："夫风毒瘰疬者，由风邪之气在经脉，经脉否涩，结聚所成也。此皆由脏腑夙有风热，不得宣通，邪气客于肌肉，搏于气血，故留结为瘰疬也。"

《太平圣惠方·卷第六十六·治瘰疬有脓诸方》："夫瘰疬者，由结风于内，积热在肝，营卫不和，胸膈壅滞，毒热搏于筋脉，结聚所成也。"

《太平圣惠方·卷第九十·治小儿瘰疬诸方》："夫小儿身体生热疮，久不瘥者，必生瘰疬……是风邪搏于血气，燉结所生也。"

《小儿卫生总微论方·卷十九·恶核瘰疬论》："若更风寒相加，搏于津液，与腑脏相乘，则溃化脓血，或瘥而复发，或根傍别生，以至数个，连续不瘥，名曰瘰疬，俗呼疬子。此腑脏血气内外相属之病也。"

《婴童百问·卷之十·恶核瘰疬第九十四问》："《巢氏》云：小儿恶核者，乃风热毒气，与血气相搏，结成顽核，生于项颈，遇风寒所折，不消结成瘰疬，久而溃脓成疮者也。"

《丹台玉案·卷之六·瘰疬门》："瘰疬，皆犹于痰毒风热所致先起之于少阳一经，因不守禁忌，延及阳明经，缘是食味之厚，郁气之积，故发此症也。"

《幼科铁镜·卷五·恶核瘰疬》："此患由风热毒邪与血气相搏，郁结成核，如贯珠于耳项之间，肿硬白色，摇夺不动而有根者，便是瘰疬。"

二、情志内伤

情志内伤，肝气郁结，肝木乘脾土，脾失健运，痰湿内生，气滞痰凝，结于颈项而致瘰疬。

《保幼新编·瘰疬》："耳后结核渐至两腋下，或浮突，或至烂疮，曰瘰疬；或自耳绕项结核，曰连珠。多是肝火夹痰而成。"

《云林神彀·卷四·瘰疬》："瘰疬生颈项，虚劳气郁致，补虚开郁结，日久渐消去。"

《不居集·下集卷之十四·瘰疬·妇人瘰疬》："妇人瘰疬，多因忧思郁怒，胎产经行，肝、胆、脾、肾受伤所致。盖肝伤则血燥，血燥则筋挛，累累如贯珠，多生耳前后、胸胁间。又结核，皆因郁怒伤肝，或胎产经行，失于调养，或因暴怒触动胆火，结于项侧耳前后，或胸胁肋痛。"

《不居集·下集卷之十四·瘰疬·瘰疬必瘥

瘰》："有寡妇、尼僧、鳏夫、庶妾，志不得发，思不得遂，积想在心，过伤精力，此劳中所得者，往往有之，最为难治。"

《疡科捷径·卷上·项部·瘰疬》："瘰疬三阳总一名，项前颈后侧傍生。气筋痰湿名难异，郁热伤肝恚怒成……"

【辨病机】

外感六淫之气趁虚入里，与宿邪相搏，窜注颈上、腋下，可致瘰疬；肺气不足，水液失于宣化；肝肾不足，精血素亏；或肝气郁结，化火生痰；脾失健运，浊痰注入肌肉，凝聚颈项，皆可造成瘰疬。

一、脏腑伤动论

1. 肝肾亏虚

内伤情志，脏腑亏损，肝肾阴虚火旺，热盛肉腐而成瘰疬。

《外台秘要》："肝肾虚热则生疬。"

《疡科心得集·卷上·辨瘰疬瘿瘤论》："瘰疬之病，属三焦肝胆等经风热血燥，或肝肾二经精血亏损，虚火内动。"

2. 肝伤血燥

肝主筋，肝经血燥有火，血燥则筋挛生瘰。

《太平圣惠方·卷第六十六·治瘰疬结核诸方》："夫瘰疬结核肿硬者，由脏腑壅滞，风热毒气，攻于肝，搏于筋，脉结聚成核也，则令憎寒壮热，项强头痛，四肢不安，心神烦闷，其状多生于项腋之间，或如梅李，或似珠颗相连，其浮于皮肤之中，未着肌肉，可以药内消之。若肿硬坚盛不可消之，则以药外化为脓及血，令其溃散即易愈也。"

《圣济总录·卷第一百二十六·瘰疬门·瘰疬有脓》："论曰：《内经》谓营气不从，逆于肉理，乃生痈肿，盖营气逆则血郁，血郁则热聚而为脓，瘰疬之疾，亦犹是也。热气内结，搏聚于肝，肝主筋，肝藏血，久不瘥，故热聚于血，血腐而为脓，在于颈腋，肿结相连，有如梅李实者是也。"

《普济方·卷二百九十二·瘰疬门·瘰疬有脓》："夫瘰疬者……热气内结，搏聚在肝，肝主筋，肝藏血，久不瘥，故热聚于血，血腐而为脓，在于颈腋，肿结相连，有如梅李实是已。"

《校注妇人良方·卷二十四·妇人瘰疬方论第三》："妇人瘰疬，或因忧思郁怒，或因胎产经行，则肝胆脾肾受伤，以致前症。盖肝伤则血燥，血燥则筋挛，累累如贯珠，多生耳前后胸胁间。”

3. 热毒血气相搏

外感风热毒邪与血气相搏，邪气客于肌肉，结成顽核，发为瘰疬。

《外台秘要·卷第二十三·寒热瘰疬方一十一首》："《病源》：此由风邪毒气，客于肌肉，随虚处而停结为瘰疬，或如梅李等大小，两三相连在皮间，而时发寒热是也。久则变脓溃成瘘也。”

《圣济总录·卷第一百二十六·瘰疬门·瘰疬久不瘥》："论曰：风热毒气，蕴积腑脏，攻于筋膜，则结为瘰疬，其毒气所感，深者则冲发肌肉，而久不瘥，此疾尤忌忧思恚怒，气血劳伤，饮食寒冷。”

《圣济总录·卷第一百二十六·瘰疬门·瘰疬寒热》："论曰：《甲乙经》论瘰疬寒热，皆鼠瘘寒热之毒气，留于脉而不去，上攻于颈腋之间，风热毒气，与气血相搏，则营卫不和，故瘰疬而发寒热也。”

《圣济总录·卷第一百八十二·小儿瘰疬结核》："论曰：小儿身生热疮，久不瘥者，必生瘰疬。其状作结核，在皮肉间，三两个相连累也，是风邪搏于血气，煣结所生也。”

《普济方·卷二百九十二·瘰疬门·瘰疬久不瘥》："夫风热毒气，蕴积脏腑，攻于筋脉，则结为瘰疬。”

《普济方·卷二百九十二·瘰疬门·瘰疬寒热》："夫瘰疬者，由风热毒气壅滞于胸膈之间。”

《普济方·卷二百九十二·瘰疬门·热毒瘰疬》："夫热毒瘰疬者，由人脏腑俱实，气血充盛，内有积热，不得宣通，热毒之气，流于项腋之间，搏于肌肉而生，故谓之热毒瘰疬也。”

《普济方·卷二百九十二·瘰疬门·瘰疬结核》："瘰疬结核者，由风热毒气蕴积肝经……盖毒气与血气相搏，则营卫不和使之然也。”

《冯氏锦囊秘录·外科大小合参卷十九·瘰疬瘿瘤大小总论合参》："瘰疬者，先贤名曰丸漏，是由其人阴虚火盛冲击，开冲管束之处，而又过食煿炙，风痰热毒相搏，而结成顽核，郁滞不散，久则内溃而为瘰疬也。”

二、气郁痰凝论

瘰疬多由于肝气郁结，痰湿内生，气滞痰凝，结余颈项而致。

《赤水玄珠·第三十卷·瘰疬门》："瘰疬者……其候多缘忿怒气逆，忧思恚郁所致。”

《辨证录·卷之十三·瘰疬门》："盖瘰疬之症，多起于痰，而痰块之生，多起于郁，未有不郁而能生痰，未有无痰而能成瘰疬者也。”

《不居集·下集卷之十四·瘰疬·气郁成瘰疬》："有种不系膏粱之变、丹石之毒，因虚劳气郁所致者，宜补形气，调经脉，则未成者自消，已成者自溃。若不详审经络气血多少，脉症受病之源，卒用牵牛、斑蝥，及流气饮、十宣散之属，则气血已损而复坏之，能无实实虚虚之患乎？”

《吴氏医方汇编·第一册·瘰疬》："此症由积怒怫郁，或忧思过甚，风热邪气内搏所致。”

《医门补要·卷上·瘰疬》："瘰为小者，疬为大者。症原与治法，前贤论之极详，究难遍试。大都多由肝经忿郁，胃腑痰瘀，经络不畅，则痰随气上升至颈。盖气也痰也，皆能蕴而为热也。气遇痰则凝，痰有热则肿，结久不散乃成。”

三、经络伤动论

经络内合五脏六腑，为气血之道。故外感邪气侵犯人体，经气与邪气凝结，阴阳不和，则发为瘰疬。

《普济方·卷二百九十二·瘰疬门·风毒瘰疬》："夫风毒瘰疬者，由风邪之气在于经脉，痞涩结聚所成也。此皆由脏腑夙有风热，不得宣通，邪气客于肌肉，搏于血气，故流滞结为瘰疬也。”

《古今医统大全·卷之八十外科理例（上）·内托·瘰疬》："瘰疬必起于少阳一经，不守禁忌，延及阳明。”

《古今医鉴·卷之十五·瘰疬》："证夫瘰疬者，颈腋之间而生结核也。或在耳后，连及颐颔，下至缺盆（在锁字骨陷中），皆为瘰疬，手少阳三焦经主之；或在胸及胸之侧，皆为马刀疮，足少阳胆经主之。”

《万氏秘传外科心法·卷之七·侧图形十二症·瘰疬》："瘰疬生于耳后及项间，一名九子疬，一名老鼠疱，其实皆瘰疬也。多起于少阳经，盖少阳多气少血故也，由嗜欲太甚，酒味太厚，思想太劳，志愿不遂，思淫于外，内蕴七情，中伤六欲，或传染，或误治，种种不同，为痰则一。男子见此，潮热频生,女人见此,经水不调,渐成不治之症。"

《万病回春·卷之八·瘰疬》:"夫瘰疬初发,必起于少阳经,不守禁戒,必延及阳明经。"

《外科启玄·卷之七·瘰疬》:"是足少阳胆经,多气少血,延及阳明胃经,多气多血,因气郁厚味而生,曰风热。"

《外科启玄·卷之十二·瘰疬部论》:"夫瘰疬者……其因皆是蓄怒而成,项胁是肝经所络之处,肝胆是将军之官,直而不屈,少有不遂,故肝经蓄怒,肝主筋,肝病则筋缩,筋缩多结于项腋,肿核连牵,故名瘰疬。"

《外科大成·卷二分治部上(痈疽)·颈项部·瘰疬》:"又甚于病也,此由三焦、肝、胆三经怒火风热血燥而生,或肝、肾二经风热亏损所致。"

《不居集·下集卷之十四·瘰疬·瘰疬变痨瘵》:"瘰疬之病,属三焦、肝、胆等经,风热血燥;或肝、肾二经精血亏损,虚火内动;或恚怒忧思,气逆于肝、胆二经。"

《不居集·下集卷之十四·瘰疬·瘰疬皆毒风热变成》:"丹溪曰:瘰疬必起于足少阳一经,不守禁忌,延及足阳明经。食味之厚,郁气之久,曰毒、曰风、曰热,皆此三端。拓引变换,须分虚实,实者易治,虚者可虑。此经主决断,有相火,且气多血少。妇人见此,若月水不调,寒热变生,稍久转为潮热,自非断欲食淡,神医不能疗也。"

《幼幼集成·卷四·瘰疬证治》:"小儿瘰疬,由肝、胆二经风热血燥而成,盖二经常多气少血,倘怒则肝火动而血热,肾阴虚则不生木而血燥,燥则筋病,累累然结若贯珠。"

《四圣心源·卷九·疮疡解·瘰疬根原》:"瘰疬者,足少阳之病也。足少阳以甲木而化气于相火,其经自头走足,行身之旁,目之外眦,上循耳发,从颈侧而入缺盆,下胸腋而行胁肋,降于肾脏,以温癸水。相火降蛰,故癸水不至下寒,而甲木不至上热。而甲木之降,由于辛金之敛,辛金之敛,缘于戊土之右转也。戊土不降,少阳逆行,经气壅遏,相火上炎,瘀热搏结,则瘰疬生焉。"

《彤园医书(外科)·卷之二外科病症·瘰疬门》:"太阳经风湿瘰疬,生项后两旁发际下,属足太阳膀胱寒水之经。由久感风邪与湿凝结,漫肿疼痛,皮色如常,或日久将溃,皮色透红,微热痛甚者,其内外用药总不宜寒凉……阳明经痰热瘰疬,

单生项前或至颊车,大小不一,连接数枚,有风痰热毒二症。风痰瘰疬由阳明胃经内停痰湿,外受风邪搏于经络也。身体先寒后热,绕项而生,皮色如常,宣肿微热,易消易溃……少阳经气毒瘰疬,生项之左右两侧,属少阳经。其形绵软,遇怒即肿者名为气疬。有感冒四时疫疬之气而成者,串生耳项、脑液,猝成肿块,宣发暴肿,色红皮热,令人寒热头眩,项强作痛者,名为气毒瘰疬。"

《外科证治秘要·颈痈锁喉痈风热痰惊痰瘰疬》:"瘰疬俗名虚痰,属少阳肝胆等经,多因阴亏肝亢、气郁血燥而结。每生于耳前后,连及颈项下至缺盆及胸腋之侧。初起如豆粒,渐如梅李核,或一粒或三五粒,按之则动而微痛,日久益甚。或午后发热,口干食少倦怠,或坚而不溃,或溃而不敛。往往变为劳瘵。"

【辨病证】

一、辨色脉

《脉经·卷五·扁鹊华佗察声色要诀第四》:"诊寒热瘰疬,目中有赤脉,从上下至瞳子,见一脉,一岁死;见一脉半,一岁半死;见二脉,二岁死;见二脉半,二岁半死;见三脉,三岁死。"

《太平圣惠方·卷第六十六·治瘰疬有脓诸方》:"初得,即觉项遍磊之状,若连珠,面色萎黄,皮肤壮热,久而不疗,被热上蒸,则化为脓也。"

《四诊抉微·卷之一·望诊·察目部》:"明堂眼下,青色多欲,精神劳伤,不尔未睡,目无精光,齿黑者,瘰疬。"

二、辨症候

《诸病源候论·痈疽病诸候上·痈候》:"发肿牢如石,走皮中,无根,瘰疬也。"

《诸病源候论·瘘病诸候·尸瘘候》:"人皆有五尸,在人腹内发动,令心腹胀,气息喘急,冲击心胸,攻刺胁肋,因而寒热。颈掖之下结瘰疬,脓溃成瘘,时还冲击,腹内则胀痛,腰脊挛急是也。"

《诸病源候论·瘘病诸候·瘰疬瘘候》:"此由风邪毒气客于肌肉,随虚处而停,结为瘰疬。或如梅、李、枣核等大小,两三相连在皮间,而时发寒热是也。久则变脓,溃成瘘也。"

《太平圣惠方·卷第六十六·治瘰疬结肿寒

热诸方》："夫瘰疬者，由风热毒气壅滞于胸膈之间，不得宣通，而搏于肝。肝主筋，故令筋蓄结而肿，多生于颈腋之间，浮于筋皮之中，有结核累累相连，大小无定。其初发之时，热毒肿结，故令寒热也。"

《太平圣惠方·卷第六十六·治瘰疬结核诸方》："夫瘰疬结核肿硬者，由脏腑壅滞，风热毒气，攻于肝，搏于筋，脉结聚成核也。则令憎寒壮热，项强头痛，四肢不安，心神烦闷，其状多生于项腋之间，或如梅李，或似珠颗相连，其浮于皮肤之中，未着肌肉，可以药内消之。"

《圣济总录·卷第一百二十七·诸瘰疬》："论曰：瘰疬诸病，皆由风热毒气，蕴积脏腑，搏于肝经所致，盖肝主筋，毒气攻于筋脉，故随肌肉虚处，停结而为瘰疬，多生颈腋间，其状结核，累累相连，或如梅李，故谓之瘰疬。"

《严氏济生方·瘿瘤瘰疬门·瘰疬论治》："夫瘰疬之病，即九漏是也。古方所载，名状不一，难以详述。及其生也，多结于项腋之间，累累大小无定，发作寒热，脓水溃漏，其根在脏腑。"

《仁斋直指方论·卷之二十二·瘰疬·瘰疬方论》："瘰疬生于项腋之间，凡人少小以来，动辄蓄怒，或忧思惊恐，抑郁不伸，多致结核于项，日积月累，风毒热气聚焉，于是肿湿开疮，起伏无已，甚则牵连至于腋下，自腋下而漫衍心胸，殆无及矣。发热憎寒，烦渴盗汗，或寒热往来，或痛或不痛，其外证也。"

《普济方·卷二百九十一·瘰疬门·总论》："有风毒、气毒、热毒之异。瘰疬结核寒热之殊，其本皆由恚怒气逆，忧思过甚，风热邪气，内传于肝。盖怒伤肝，肝主筋故令蓄结而肿，其病多生于颈项之间，结聚成核，初如豆粒，后若梅李核，累累相连，大小无定。"

《普济方·卷二百九十二·瘰疬门·瘰疬结核》："瘰疬结核者，由风热毒气蕴积肝经，攻注筋脉，郁而不散，故项腋之间，结聚成核，或如梅枣，或如珠颗，累累相连。其证令人乍寒乍热，头项肿痛，四肢不安，心神烦躁。"

《普济方·卷二百九十二·瘰疬门·瘰疬有脓》："夫瘰疬者，结风于内，积热在肝，荣卫不和，胸膈壅滞，毒热相搏，流注于筋脉结聚所成也。初得即觉项边磊磊，状若连珠，面色萎黄，皮肤壮热，

久而不疗，俾热上蒸，则成脓也。按内经谓荣气不从，逆于肉理，乃生壅肿。盖荣气逆则血郁，郁则热气聚而为脓。瘰疬之疾，亦犹是也。热气内结，搏聚在肝。肝主筋，肝藏血，久不瘥。故热聚于血，血腐而为脓，在于颈腋，肿结相连，有如梅李实是已。"

《外科全生集·卷一·阴症门·阴疽论》："坚硬如核，初起不痛，乳岩瘰疬也。"

《疡科心得集·卷上·辨瘰疬瘿瘤论》："其候多生于耳前后，连及颈项，下至缺盆及胸胁之侧。其初起如豆粒，渐如梅李核，或一粒，或三五粒，按之则动而微痛，不甚热，久之则日以益甚，或颈项强痛，或午后微热，或夜间口干，饮食少思，四肢倦怠，或坚而不溃，或溃而不合。皆由气血不足，故往往变为痨瘵。"

《外科证治秘要·颈痈锁喉痈风热痰惊痰瘰疬》："每生于耳前后，连及颈项下至缺盆及胸腋之侧。初起如豆粒，渐如梅李核，或一粒或三五粒，按之则动而微痛，日久益甚。或午后发热，口干食少倦怠，或坚而不溃，或溃而不敛。往往变为劳瘵。"

三、辨证型

《普济方·卷二百九十二·瘰疬门·诸毒瘰疬》："夫瘰疬之候，大概有三。一曰风毒，得之于风。二曰气毒，得之于气。三曰热毒，得之于热。盖风热气蕴蓄，经脉痞涩，皆能结于头项胸腋成瘰疬，硬核状如连珠，肿溃生疮，不疗则变为瘰疬之证。"

《普济方·卷二百九十二·瘰疬门·气毒瘰疬》："夫气毒瘰疬者，由风热气毒攻于肺故也。肺主通行诸脏之气，若经络壅塞，则卫气凝滞，不得宣行。邪热与气相搏，结聚于皮肤肌肉之间，而生瘰疬也。又有愁忧不足，思虑千情，恚怒伤于心肺肝气，毒滞于胸膈，致脏腑痞涩，气血凝留，亦因兹而成气病也。"

《外科心法要诀·卷四·项部·瘰疬》："此证小者为瘰，大者为疬。当分经络：如生于项前，属阳明经，名为痰瘰；项后属太阳经，名为湿瘰；项之左右两侧，属少阳经，形软，遇怒即肿，名为气疬；坚硬筋缩者，名为筋疬；若连绵如贯珠者，即为瘰疬；或形长如蛤蜊，色赤而坚，痛如火烙，肿势甚

猛,名为马刀。瘰疬又有子母疬,大小不一。有重台疬,疬上堆累三五枚,盘叠成攒。有绕项而生者,名蛇盘疬;如黄豆结篓者,又名锁项疬。生左耳根,名蜂窝疬;生右耳根,名惠袋疬;形小多痒者,名风疬;颔红肿痛者,名为燕窝疬。延及胸腋者,名瓜藤疬;生乳旁两胯软肉等处者,名垭疮疬;生于遍身,漫肿而软,囊内含硬核者,名流注疬。独生一个,在囟门者,名单窠疬;一包生十数个者,名莲子疬。坚硬如砖,名门闩疬;形如荔枝者,名石疬;如鼠形者,名鼠疬,又名鼠疮。"

《彤园医书(外科)·卷之二外科病症·瘰疬门》:"太阳经风湿瘰疬,生项后两旁发际下,属足太阳膀胱寒水之经。由久感风邪与湿凝结,漫肿疼痛,皮色如常,或日久将溃,皮色透红,微热痛甚者,其内外用药总不宜寒凉。阳明经痰热瘰疬,单生项前或至颊车,大小不一,连接数枚,有风痰热毒二症。风痰瘰疬由阳明胃经内停痰湿,外受风邪搏于经络也。身体先寒后热,绕项而生,皮色如常,宜肿微热,易消易溃。少阳经气毒瘰疬,生项之左右两侧,属少阳经。其形绵软,遇怒即肿者名为气疬。有感冒四时疫疬之气而成者,串生耳项、脑液,猝成肿块,宜发暴肿,色红皮热,令人寒热头眩,项强作痛者,名为气毒瘰疬。马刀瘰疬,形长如蛤蜊,色赤而坚,痛如火烙,肿势甚猛,故名曰马刀。重台瘰疬,疬上堆累三五枚,盘叠成串,或如累棋之状,故名。筋缩瘰疬,此因肝伤恚忿,血虚不能荣筋,致令项间结核,坚硬闷痛,推之不移,筋缩牵急。食毒瘰疬,此因误食汁液、虫蚁、鼠残、陈水、宿茶,一切不洁净之物,致颈项结核,初小后大,累累如贯珠,连接三五枚,皮色如常,不作寒热,初不觉痛,久方知痛,是为食毒瘰疬。"

《彤园医书(妇人科)·卷六·瘰疬门·总括》:"《经》曰:小者为瘰,大者为疬,当分经络治之。又曰:连绵如贯珠者,即为瘰疬。凡生在项后及两边发际下者,属太阳经,名为湿疬。若形小多痒者,统名风毒。生于项前,连接数枚者,属阳明经,名为痰疬。生项之左右两侧,形软遇怒即肿者,属少阳经,名为气疬。生项前颈侧,大小数枚叠叠成攒者,属少阳阳明二经,名重台瘰疬。若形长如蛤蜊,色赤而坚,痛如火烙,肿势猛烈,随处可生,皆属热毒,名马刀瘰疬。又有绕颈而生者,名盘蛇疬。大小不一者,名子母疬。形如黄豆结篓者,名锁项疬。生左耳根者,名蜂窝疬。生右耳根者,名惠袋疬。生颔下,色红肿痛者,名燕窝疬。延及胸乳,名瓜藤疬。生于遍身,漫肿而软,囊内含硬核者,名流注疬。独生一颗在囟门者,名单窠疬。一包数十枚者,名莲子疬。坚硬如砖者,名门闩疬。坚硬筋缩者,名筋疬。形如荔枝者,名石疬。形如伏鼠者,名鼠疬。"

【论治法】

瘰疬多因脏腑虚损,邪从外来而发。故治疗应以扶正祛邪为主。七情五志,郁而化火,肝气郁结,脾失健运,痰湿内生,气滞痰凝,结于颈项发为瘰疬;或肝郁化火,下灼肾阴,肺肾阴亏,阴虚火旺,热盛肉腐而成瘰疬;或外感风热毒邪与血气相搏,邪气客于肌肉,结成顽核,发为瘰疬。或故治疗当佐以疏肝解郁,理气化痰,滋阴降火,益气养血,清热解毒。

一、内治法

《医方集宜·卷之十外科·治法·治瘰疬法》:"凡瘰疬结核初起,速宜内消,或疏泄,或发散……瘰疬之症,皆由怨怒气逆忧思过甚,以致结核不散,须要远色欲,薄滋味,速多服药调理,方可消散,不然日久变生寒热溃坏,而难治矣。"

《明医指掌·卷八·外科·瘰疬马刀证九》:"治之大法,以祛风热,溃坚结,消痰降火,则肿消而核散,决不致溃漏之地也。"

《辨证录·卷之十三·瘰疬门》:"故治瘰疬之法,必须以开郁为主。然郁久则气血必耗,况流脓流血,则气血更亏,徒消其痰,不解其郁,但开其郁,而不化痰,皆虚其虚也,不能奏功。"

《冯氏锦囊秘录·外科大小合参卷十九·瘰疬瘿瘤大小总论合参》:"瘰疬者……治宜养阴和肝,理脾舒郁,化痰清利,切勿徒事克伐,以损真元。"

《不居集·下集卷之十四·瘰疬·瘰疬必痨瘵》:"有寡妇、尼僧、鳏夫、庶妾,志不得发,思不得遂,积想在心,过伤精力,此劳中所得者,往往有之,最为难治。宜先养心血,次开郁结,益智安神,疏肝快膈。"

《幼幼集成·卷四·瘰疬证治》:"此证本非外科,切忌刀针烂药取去其核。昧者不识病源,误用烂药取核,不知肝胆二经内有相火,抑郁不伸而生瘰疬,为之益气养荣,舒筋散郁,犹恐不暇,何敢用刀针烂药,以致破烂不收,脓血交并耶?予目击其误治致死者,不可胜纪。凡小儿患病,不可妄治,只宜内服单方,切忌取核,慎之戒之!”

《四圣心源·卷九·疮疡解·瘰疬根原》:“法当培中气以降阳明。肺胃右行,相火下潜,甲木荣畅而归根,则疮自平矣。”

《古今医彻·卷之三·杂症·瘰疬》:“一瘰疬女子多见之,男子间有。有血虚内热所致,有郁怒伤肝而作,或感大行暑热,或啖煎炙醇酒。热生痰,痰成核。初则泻火消痰,开郁解毒;溃则补中益气,滋养肾水。庶成者可消,而溃者可敛也。”

二、灸法

《外台秘要·卷第二十三·灸瘰疬法六首》:“《千金》灸瘰疬法。两腋中患病处宛宛中百壮上。又法:捣生章陆根捻作饼子,置漏上,以艾炷灸饼子上,干熟易之,灸三四炷。又法:灸五里大迎各三十壮。又法:葶苈三合、豉一升,上二味合捣令极熟,作饼如大钱厚二分许取一枚,当疮孔上,作艾炷如小指大,灸饼上三壮,一日易三饼九炷,隔三日一灸。又法:一切瘰疬在项上,及触处但有肉结凝,以作瘘疮及痈节者,以独头蒜截两头,留心作孔,大艾炷称蒜大小贴病子上灸之。勿令上破肉,但取热而已,七炷一易,蒜日三易,日日灸之,取消止。又方,七月七日,日未出时,取麻花;五月五日取艾,等分合捣作炷,灸病子一百壮。”

《圣济总录·卷第一百九十四·治瘰疬痔瘘灸刺法》:“瘰疬颈有大气,灸天牖,二穴在颈筋缺盆上、天容后、天柱前、完骨下、发际上,各灸五壮。一切瘰疬,灸两胯里患病处宛宛中,日一壮,七日止;又灸五里人迎各三十壮;又灸背两边腋下后纹上,随年壮;又灸耳后发际直脉,七壮。寒热颈腋下肿,申脉主之。寒热颈肿,丘墟主之。寒热颈瘰疬,大迎主之。寒热胸满颈痛,四肢不举,腋下肿,上气胸中有音,喉中鸣,天池主之。寒热酸痛,四肢不举,腋下肿瘘,马刀喉痹,髀膝胫骨摇,酸痹不仁,阳辅主之。胸中满,腋下肿,马刀瘘,善自啮舌颊,天牖中肿,寒热,胸胁腰膝外廉痛,临泣主之。寒热颈颔肿,后溪主之。诸瘘,灸鸠尾骨下宛宛中,七十壮。九瘘,灸肩井二百壮。诸瘘,灸瘘周

四畔,瘥。诸恶瘘中冷息肉,灸足内踝上,各三壮,二年者六壮。”

《是斋百一选方·卷之十六·第二十四门·灸瘰疬法》:“以手仰置肩上,微举肘,取之肘骨尖上是穴,随所患处,左即灸左,右即灸右,艾炷如小筋头许三壮即愈。复作即再灸如前,不过三次,永绝根本。”

《针灸资生经·针灸资生经第七·瘰疬》:“瘰疬初生如梅李,切忌以毒药点蚀及针刀镰割,劳病为甚。既经蚀取之,后无有不死者。盖外医既少慈悲,又利于积日,特宜戒之。病疡著颈及胸前,灸乳间。腋下瘰疬漏,臂疼屈伸不得,风痹漏瘙,针少海三分(留七呼,泻五吸)。针瘰疬,先拄针皮上三十六息,推针入,内之追核大小,勿出核,三上三下乃出针。颈漏,天池百壮,又心鸠尾下宛宛中七十,又章门、临泣、支沟、阳辅、百壮,又肩井随年,又以艾炷绕四畔周匝,七壮即止。诸恶漏中冷瘜肉出,灸足内踝上各三壮,二年者六壮。”

《仙传外科集验方·增添别本经验诸方·治瘰疬神效方法》:“凡患瘰疬,不问年深月久者,先用篐子篐住其疮,以后用艾火,从下面儿病上灸一个起,以等下灸上去,灸到母发之处即住,每一个上用大蒜一片贴之,灸五七壮止,随灸一个,便用膏药贴之,当时一日一换,立见神效矣。”

《针灸逢源·卷五·证治参详·瘰疬》:“肩髃、曲池、合谷(手阳明),支沟、天井(手少阳),少海(手少阴),天池(手厥阴),大迎、足三里(病疮出于颊下,取足阳明),渊腋、阳辅、足临泣、太冲(腋肿马刀痈,取足少阳厥阴)。以上凡毒深者灸后,再二三次报之愈。”

《外科启玄·卷之十二·瘰疬取穴灸法》:“将患人两手仰置肩上,微举后跟内踝骨尖上灸之七壮,两边有病,则二穴灸之,如一边有以左灸右,右灸左。又肩髃二穴,在肩骨尖上灸之,亦同前。”

《外科启玄·卷之十二·灸瘰疬法》:“凡灸瘰疬用独蒜切片,如二铜钱厚于疮上,以蕲艾壮灸之九壮,或如年壮,初发即愈。如有五七个者先以孙病灸之,次灸子病,次至每病,再次至祖病,已溃未溃,俱可以灸之。”

《针方六集·卷之六兼罗集·耳聋瘰疬十》:“耳聋气闭实难眠,翳风妙穴莫教偏,兼治项上生瘰疬,金针泻动疾俱痊。翳风,穴在耳后陷中,开

口得穴。针入五分,宜泻,可灸七壮。耳聋单泻,耳鸣单补。一切瘰疬先泻后补,应穴,合谷。"

《针方六集·卷之六兼罗集·瘾疹瘰疬四十五》:"瘾疹之疾有多般,此症从来治疗难,天井二穴多着艾,更医瘰疬疾皆安。天井,穴在肘尖大骨上陷中。取法:用手拄腰,方可下针。内少海、外小海、中天井,治手肘骨痛,并一切麻疮、瘰疬未破者,单泻;已破者,先泻后补。"

《刺灸心法要诀·卷八·灸瘰疬穴歌》:"瘰疬隔蒜灸法宜,先从后发核灸起,灸到初发母核止,多着艾火效无匹。"

【论用方】

《类证治裁·卷之八·瘰疬结核瘿瘤马刀论治》:"更有瘿瘤初生,如梅李状,皮嫩而光,渐如杯卵。瘿生肩项,瘤随处皆有,其症属五脏,其原由肝火。瘿有五:筋瘿者,筋脉呈露,宜玉壶散、破结散。血瘿者,赤脉交络,宜化瘿丹合四物汤。肉瘿者,皮色不变,宜人参化瘿丹。气瘿者,随忧思消长,宜白头翁丸、消瘿散、归脾丸。石瘿者,坚硬不移,宜破结散。瘤有五:筋瘤者,自筋肿起,按之如筋,或有赤缕。此怒动肝火,血涸而筋挛也,六味丸,或四物汤,加山栀、木瓜。血瘤者,自肌肉肿起,久而现赤缕,或皮色赤,此劳役动火,血沸而邪搏也,四物汤加茯苓、远志。肉瘤者,自肌肉肿起,按之实软。此郁结伤脾,肌肉伤而邪搏也,归脾汤、补中益气汤。气瘤者,自皮肤肿起,按之浮软,此劳伤肺气,腠疏而邪搏也,补中益气汤。骨瘤者,自骨肿起,按之坚硬,此房劳肾伤,阴虚不荣骨也,六味丸。外有脓瘤,宜海藻丸。石瘤,神效开结散;一井散。脂瘤,用针挑去脂粉自愈。凡瘿瘤皆忌决破,令脓血崩溃,多致夭枉。宜敷桃花散,止血药。惟脂粉瘤红色,全是痰结,可决去脂粉。又有形似垂茄,根甚小者,用五灰膏点其蒂。俟茄落,以生猪脂贴自愈。又有手背生瘤,如鸡距,如羊角,向明照之如桃胶,名胶瘤,以排针刺破,按出脓立平。生于面名粉瘤,海藻浸酒饮。有翻花瘤,用马齿苋烧灰,研猪脂调服。立斋云:瘤者留也,随气留滞,皆因脏腑受伤,气血乖违。当求其属而治其本,勿用蛛丝缠芫花腺等治。又有毒坚如石,形长似蛤,疮名马刀,亦属肝胆三焦经部分,浸及太阳阳明,流注胸胁腋下,不论未溃已溃,用鲜夏枯草熬膏服,并敷患处。初起气血未损,用立应散一钱,浓煎木通汤下。毒从小便出如粉片血块是也,倘小便涩,用益元散,煎灯芯汤调下。宣毒后,接服薄荷丹。疏散风热。若肿犹不消,海藻溃坚汤、消肿汤。气血已亏,补中胜毒饼。溃久不愈,依前瘰疬法治。"

一、治瘰疬通用方

1. 玄参汤

1)《外台秘要·卷第二十三·恶核瘰疬》

主恶核瘰疬风结方。

玄参　升麻　独活　连翘(各二两)　木防己　菊花(各一两)

上六味切,以水八升煮取三升,分服一升,日三。

2)《普济方·卷二百九十二·瘰疬门》

治瘰疬寒热,先从胫腋诸处起者。

玄参(三斤,细研)　磁石(三斤,烧令赤,醋淬七次,细研水飞过)

上以生绢袋盛,酒三斗浸六七日。每服一盏,空心临卧温服。

2. 五香连翘汤(《外台秘要·卷第二十三·恶核瘰疬》)

疗恶肉恶脉,恶核瘰疬,风结肿气痛方。

青木香　沉香　鸡舌香(各二两)　麝香(半两)　薰陆香(一两)　射干　紫葛　升麻　桑寄生　独活　通草　连翘(各二两)　大黄(三两)　淡竹沥(二升)

上十四味切,以水九升煮取减半,内竹沥,更煮取三升,分三服。忌五辛。

3. 延年丹参汤(《外台秘要·卷第二十三·恶核瘰疬》)

疗恶肉核瘰疬,诸风气结聚肿气,诸病并主之方。

蒴藋　丹参(各二两)　甘草(炙)　秦艽　独活　乌头(炮)　牛膝(各一两)　踯躅花　蜀椒(各半两,汗)

上九味切,以水八升煮取三升,温服一升。忌海藻、菘菜、猪肉、冷水。

4. 经效犀角丸(《外台秘要·卷第二十三·痈肿瘰疬核不消方》)

疗恶肉核瘰疬,诸风气结聚肿气,诸病并主

之方。

犀角（四分） 升麻（三分） 大黄（六分） 牛蒡子（八分） 乌蛇（十分，炙去头尾） 玄参（八分）

上六味末之，蜜和丸如梧子大。每日至午后，煎牛蒡汤下三十五丸。

5. 柴胡汤（《苏沈良方·卷第九·治瘰疬》）

治瘰疬。

柴胡 荆芥穗 秦艽 知母 当归 官桂 藿香 甘松 败龟（醋炙） 川乌头（炮） 地骨皮 白胶香 芍药（以上各半两） 京芎（一两） 苎根（湿秤二两，切碎）

上件药，并净洗晒干，捣为粗末。每服二钱，水一盏，入姜三片，大枣一个，同煎七分，去滓服，早午食后夜睡各一服，三服滓并煎作一服吃。忌一切鱼面等毒，仍忌房事，不善忌口及诸事者，服此药无验。

6. 祛风丸（《圣济总录·卷第一百二十七·诸瘰疬》）

治风毒瘰疬。

皂荚（三十梃，十梃火烧欲过，十梃涂酥炙去皮子，十梃水挼尽去滓取汁） 何首乌（蒸） 干薄荷叶 玄参（各四两，为末） 精羊肉（半斤）

上五味，以皂荚水，煮肉使烂，细研和药，为丸如梧桐子大。每服二十丸，空心温酒下，薄荷汤亦得。

7. 内消散

1）《圣济总录·卷第一百二十七·诸瘰疬》

治瘰疬。

芎䓖（一两） 白僵蚕（直者，炒） 甘草（炙，锉，各半两）

上三味，捣罗为散。每服一钱匕，蜜水调下，食后服，日三。

2）《古今医鉴·卷之十五·瘰疬》

治瘰疬，宜先用益气养荣汤数十服，后服此方。

朱砂（一钱） 血竭（一钱） 斑蝥（去翅足，三分，生用）

上为细末。每服一分，空心烧酒调服。未破者，三五日立消；已破者，内服此药，外用金头蜈蚣一条，研极细末，用麻油一小钟，浸二旦夕，搽患处，其疮即肿溃。过一二日肿消，可贴膏药，疮势

大者二十日痊，小者十余日平复。

8. 乌蛇丸（《圣济总录·卷第一百二十七·诸瘰疬》）

治诸瘰疬。

乌蛇（酒浸去皮骨，炙） 白僵蚕（微炒） 大黄（湿纸裹煨） 昆布（细锉，麸炒） 斑蝥（糯米同炒令米黄，去米不用） 连翘（各半两） 干虾蟆（一枚，烧灰） 芫青（三对，斑蝥同炒） 雄鸽屎（紧净者，一合） 皂荚子（一百枚，拣圆熟肥好者，熨斗内烧存性）

上十味，捣罗为末，炼蜜丸如梧子大。每服七丸，加至十丸，茶清下，空腹晚后各一服。成疮者，不过四十日内消干，其效皆胜于转泻，及小便内取者。

9. 皂荚丸（《圣济总录·卷第一百二十七·诸瘰疬》）

治诸瘰疬。

猪牙皂荚（七梃，三梃炮，二梃炙，二梃生，并去皮，都一处椎破，用温水一碗浸七昼夜，每日揉一遍，日满去滓绢滤，熬至半盏如糊入药用） 母丁香（四十九枚） 龙脑（研） 麝香（研，各半钱） 漏芦（去芦头） 红娘子（去头翅足） 苏枋木节（锉） 木通（锉） 滑石（各一分） 粳米（少许）

上十味，除皂荚外，捣研为末，都入皂荚汁中，更和寒食面少许，为丸如绿豆大。每服十九，丁香水下，空心食前，日三四服，服时不得见日，此药内消，不吐不利。

10. 神效追毒煎方（《圣济总录·卷第一百二十七·诸瘰疬》）

治瘰疬。

丁香（七枚） 麝香（研，一钱） 莨菪子（五十粒） 雄鼠屎（七粒，两头尖者，以面两匙同炒令黄，去面用） 槲皮（三斤，去粗皮，椎碎，细锉，以水二斗煎取四升，滤过重煎，候成膏入诸药） 斑蝥（三枚，去翅足，以糯米半合同炒，去米用）

上六味，除槲皮外，捣研为末，暖槲皮煎令温，和诸药搅匀，贮瓷器内。每服三匙许，空心以温酒一盏调下，临时更看人虚实及肥瘦，加减斟酌用之，服了仰卧，须臾即吐出，若病根年深者如虾蟆衣鱼肠相似，近者若蚬肉，吐了以温水漱口，吃粟米淡粥补，粳米亦可。

11. 连翘汤(《圣济总录·卷第一百二十七·诸瘰疬》)

治瘰疬诸方不瘥。

连翘 犀角(镑) 黄芪(锉) 蔓荆实 青葙子(生,等分)

上五味,粗捣筛。每服三钱匕,水一盏煎至六分,去滓温服,空心食前,十日见效。

12. 乌犀散(《圣济总录·卷第一百二十七·诸瘰疬》)

治瘰疬。

犀角(镑,一分) 白花蛇(酒浸去皮骨,炙,四两) 青橘皮(汤浸去白,焙,半两) 牵牛子(熟炒一两,生用半两)

上四味,捣罗为散。每服二钱匕,入腻粉一钱匕,五更初,以糯米粥饮调下,至辰巳间,胸膈内作声勿怪。相次如筋线,连内结子下,是病根也。更候二十日,再一服,永瘥。

13. 三神丸(《圣济总录·卷第一百二十七·诸瘰疬》)

治瘰疬,神圣得效。

斑蝥(一分) 石决明(一枚) 麝香(研,一分)

上三味,先将前二味为末,和粥面少许,捣成剂,入麝香再捣研,丸如绿豆大。每服五丸,临卧煎生姜汤下。

14. 蓖麻子丸(《圣济总录·卷第一百二十七·诸瘰疬》)

治瘰疬。

蓖麻子(一千颗,半生用,半瓦内炒令烟起) 矾石(一两,瓦上熔三五沸,放冷研) 黑豆(六颗,三粒生用,三粒瓦上炒熟)

上三味,并不得犯铁器,一处细杵匀烂,丸如皂子大。每服一丸,盐汤下,妇人醋汤下,不计时候。

15. 内消牡蛎丸(《圣济总录·卷第一百二十七·诸瘰疬》)

治瘰疬。

牡蛎(煅过为末,三两) 皂荚子(二升,取白水浸一宿)

上二味,先将皂荚子,以水三升煮令烂,取出入瓷盆内,研为膏,入牡蛎末,为丸如梧子大。每服十五丸,空心温酒下,日晚再服。

16. 清凉散(《圣济总录·卷第一百二十七·诸瘰疬》)

治项下生瘰疬,不问新久,有热人可服。

龙胆(拣净)

上一味,捣罗为散。每服一钱匕,酒或米饮酒下,食后夜卧服,天阴日住服。

17. 三物散(《圣济总录·卷第一百二十七·诸瘰疬》)

治瘰疬。

红娘子(六十枚,不蚺者,去翅足) 大黄(半两) 陈粟米(一合,无即以陈粳米代之)

上三味同炒令米黄为度,共捣罗为细散。初服一字匕,每日空心温酒调下,第四日后服半钱匕,及五七日,觉脐下疼,小便涩,勿怪,是药验也,更服后药。

18. 托中散(《圣济总录·卷第一百二十七·诸瘰疬》)

治瘰疬药一宗先服。

黄芪(切,一两) 甘草(微炙,半两)

上二味,捣罗为散。每日食后,汤点服一钱匕,日二服,次用取药。

19. 散毒汤(《圣济总录·卷第一百二十七·诸瘰疬》)

治瘰疬。

连翘 射干 玄参 芍药 木香 升麻 栀子仁 前胡(去芦头) 当归(切,焙) 甘草(锉,微炙) 大黄(锉,微炒) 芒硝(研,各等分)

上十二味,除芒硝外,粗捣筛,每服五钱匕,水一盏半,入芒硝半钱匕,同煎至八分,去滓温服,早晚食后各一。

20. 胜金散(《圣济总录·卷第一百二十七·诸瘰疬》)

治热毒风毒,结成瘰疬。

斑蝥(半两,去头翅,麸炒) 豆黄末(炒,一合) 糯米末(炒,一合) 甘草(一中指节许,半生半炙) 腻粉(研,一分)

上五味,捣研为散拌匀。空心以米饮,调下五钱匕,当吐泻,下恶物,煮糯米粥补之。

21. 禹余粮饮(《圣济总录·卷第一百二十七·诸瘰疬》)

治瘰疬。

禹余粮粉(研,一两分作两贴) 甘草(一两,

半生半炙,椎碎) 腻粉(研半分,分作两贴)

上三味,先将甘草半两,以水一升煎取半升,调禹余粮末并腻粉,各一贴,空心顿服,当泻下恶物,未愈再服,泻后以薤粥补之。

22. 内消羌活散(《圣济总录·卷第一百二十七·诸瘰疬》)

治风毒热毒,结成瘰疬。

羌活(去芦头,一两半) 白僵蚕(一两,炒)

上二味,捣罗为散。每服四钱匕,空心蜜酒调下,临卧再服。

23. 大蓟根散(《圣济总录·卷第一百二十七·诸瘰疬》)

治热结瘰疬。

大蓟根(一斤)

上一味,捣罗为散每服三钱匕,食后,温酒调下,日再服。

24. 必胜丸(《三因极一病证方论·卷之十五·瘰疬证治》)

治瘰疬,不以年深月近及脑后两边,有小结块连复数个,兼劳瘵腹内有块。

鲫鱼(一个,去肠并子) 雄黄(一块,鸡子大) 硇砂(一钱,以上二味并入在鲫鱼腹内,仰安鱼于炭火上,烧烟尽,取出) 蜈蚣(全者,一条) 蓬术(半两) 栀子(五枚) 皂角(二挺,四味并烧存性) 蓖麻子(五个,去皮,灯火上烧) 黄明胶(三文)

上为末。另用皂角二挺,去皮捶碎,以水三碗,揉去滓,煮精羊肉四两烂软,入轻粉五匣,男子乳汁半两,同研成膏,和药末丸如绿豆大,朱砂为衣。温酒侵晨下,十丸一服。至晚看肉疙瘩子,若项有五个,则以五服药取之,视其所生多少以为服数。既可,更进数服。

25. 连翘散坚汤

1)《兰室秘藏·下卷》

治耳下至缺盆或至肩上生疮,坚硬如石,动之无根者名马刀。疮从手足少阳经中来也,或生两胁,或已流脓作疮,或未破并皆治之。

当归(酒洗) 黄芩(生) 连翘 广术(酒炒) 京三棱(细锉,同广术酒洗一次,微炒干,以上各半两) 土瓜根(酒炒) 草龙胆(酒洗,各一两) 柴胡根(一两二钱) 酒炒芩(七钱) 炙甘草(六钱) 黄连(酒炒) 苍术(各三钱) 芍药

(一钱)

上以一半为细末,炼蜜为丸如绿豆大。每服一百丸或一百五十丸,一半咬咀。每服半两,水一盏八分,先浸半日,煎去滓,热服临卧,头低脚高,去枕而卧。每口作十次咽,留一口送下丸子,服毕如常安卧。

2)《吴氏医方汇编·第一册·瘰疬》

已溃未溃瘰疬,并皆治之。

当归 黄芩 连翘 莪术 三棱(各五分) 花粉 胆草(各一钱) 柴胡(二分) 炙草(六分) 黄连 苍术(各三分) 白芍(二分)

壮人加大黄,服一二付。

26. 升阳调经汤(《兰室秘藏·下卷》)

治绕项下或至颊车,生瘰疬。此证出足阳明胃经中来也。若其疮深远,隐曲肉低,是足少阴肾中来也,是戊土传癸水,夫传妻,俱作块子坚硬,大小不等,并皆治之。或作丸服亦得。

升麻(八钱) 连翘草 龙胆(酒炒) 桔梗 黄连(去须,酒洗) 京三棱(酒洗,同广术微炒) 葛根 甘草(炙,以上各半两) 知母(酒洗,炒) 广术(酒洗、炒,各一两) 细黄芩(酒炒,六钱) 黄柏(去粗皮,酒炒二次,七钱)

上秤一半作丸,炼蜜丸如绿豆大。每服一百丸或一百五十丸。一半咬咀咀。每服半两。若能食,大便硬,可旋加至七八钱止。水二盏,先浸半日,煎至一盏,去滓。热服卧,身脚在高处,去枕头,噙一口作十次咽之;留一口在后,送下丸子,服药毕,卧如常,此治法也。

27. 散肿溃坚汤

1)《兰室秘藏·下卷》

散肿溃坚汤,治马刀疮,结硬如石,在耳下至缺盆,或至肩上,或至胁下,皆手足少阳经中;及瘰疬遍下颏,或至颊车,坚而不溃,在足阳明经中所出。或二疮已破,及流脓水,并皆治之。服药多少,临病斟酌,量病人饮食多少,大便硬软,以意消息之。

柴胡梢(四钱) 草龙胆(酒炒) 黄柏(去粗皮,酒炒) 知母(炒) 栝蒌根(酒洗) 昆布(去土) 桔梗(各半两) 甘草根(炙) 京三棱(酒炒) 广术(酒洗,炒) 连翘 当归(各三钱) 白芍药 葛根 黄连(各二钱) 升麻(六钱) 黄芩梢(八钱,一半酒洗炒,一半生用)

上咬咀。每服六钱或七钱,水二盏,先浸半日,煎至一盏,去渣,稍热服。于卧处伸脚在高处,头微低,每噙一口,作十次咽,至服毕,依常安卧,取药在胸中,停留故也。另攒半料作细末,炼蜜为丸如绿豆大,每服一百丸,此汤留一口送下。更加海藻半两炒食,后量虚实加减。多少服皆仿此例。

2)《万病回春·卷之八·瘰疬》

治马刀结核硬如石,或在耳下至缺盆中,或至肩上,或于腋下,皆属手足少阳经;及瘰疬遍于颊下,或至颊车,坚而不溃,在足阳明所出;或疮已破出水,并皆治之。兼治瘿瘤大如升,久不溃者。

昆布(冷水洗) 海藻(微炒) 黄柏(酒炒) 知母(酒浸) 天花粉 桔梗(各五钱) 连翘 三棱(酒浸) 莪术(各三钱,酒浸) 龙胆草 黄连 黄芩(酒炒) 干葛 白芍(酒炒,各三钱) 升麻 柴胡(各五分) 甘草(炙,五钱) 归尾(五分)

上锉。每一两水二盏,先浸半日,煎至一盏,去渣,热服。于卧处伸足在高处,头微低。每噙一口,作十次咽下。至服毕,依常安卧,取意在胸中停蓄之意也。另拣半料作细末,炼蜜为丸,如绿豆大。每服百丸,或百五十丸,用此汤留一口送下。

3)《外科正宗·卷之二·上部疽毒门·瘰疬论第十九·瘰疬主治方》

治瘰疬马刀疮,坚硬如石,或在耳下,或在缺盆,或在肩上,或在胁下,皆手、足少阳经症。又发于下颏,或在颊车,坚而不溃;已破流脓,又属足阳明症也。此治有余症而效多,不足症而效少。

黄芩(八分) 白芍 当归 龙胆草 桔梗 知母(酒炒) 黄柏(酒炒) 昆布 天花粉(各五分) 连翘 葛根 炙甘草 黄连 三棱(酒拌炒) 广木(各三分) 柴胡(四分) 升麻(三分)

水二钟煎八分,食后服,临服入酒一小杯亦效。此药可为末,炼蜜为丸桐子大,每服八十丸,即散肿溃坚丸,治症同前。临睡、食后俱白滚汤下。

4)《明医指掌·卷八·外科·瘰疬马刀证九》

治瘰疬不破,坚硬如石。

柴胡(四钱) 升麻(二钱) 胆草(酒炒,三钱) 栝蒌根(三钱) 黄柏(酒炒,三钱) 知母(酒炒,三钱) 昆布(五钱) 广术(酒炒,二钱) 三棱(酒炒,二钱) 连翘(三钱) 白芍药(二钱,酒炒) 归尾(酒洗,五钱) 葛根(二钱)

每服六钱,煎服如前法。

28. 柴胡通经汤

1)《兰室秘藏·下卷》

治小儿项侧有疮,坚而不溃,名曰马刀。亦治瘰疬。

柴胡 当归尾 生甘草 连翘 黄芩 牛蒡子 京三棱 桔梗(各一钱半) 黄连(一钱) 红花(少许)

上作一服。水二盏煎至一盏,食后服。此是攻里内消之剂。

2)《寿世保元·卷九外科诸症·瘰疬》

治瘰疬已破者。

柴胡 连翘 归尾 甘草 黄芩 鼠粘子 三棱 桔梗(各二分) 黄连 红花

上锉一剂,水煎,热服。

29. 蜂房膏

1)《普济方·卷二百九十二·瘰疬门》

治瘰疬生,脓水不绝。疼痛。

露蜂房(一两) 蛇蜕皮(半两) 玄参(半两) 黄芪(二分) 杏仁(一两汤浸去皮尖二仁研) 乱发(如鸡子大) 黄丹(五两)

上细锉用麻油一斤。先煎发及杏仁候发消尽,即以绵滤去滓,下黄丹,以柳木篦不住手搅,候熬成膏,即倾于瓷盒中盛,旋取涂于帛上贴之。

2)《外科集验方·瘰论》

治热毒气毒结成瘰疬。

露蜂房(炙) 蛇蜕(炙) 玄参 蛇床子 黄芪(锉,各三分) 杏仁(一两半) 乱发(鸡子许) 铅丹 蜡(各二两)

上先将前五味锉细,绵裹,用酒少许浸一宿,勿令酒多;用油半斤,内杏仁、乱发,煎十五沸,待发消尽,即绵滤更下铛中;然后下丹、蜡又煎五七沸,即泻出于瓷盆中盛。取贴疮上,一日一换。

30. 枳壳丸

1)《普济方·卷二百九十二·瘰疬门》

治瘰疬结肿穿穴生脓。

枳壳(麸炒微黄去白) 玄参 漏芦 大黄(微炒) 芡实 牛蒡子(微炒,各一两) 黄芪 露蜂房(半两,微炒)

上为末,炼蜜和丸如桐子大。每服不计时候,米饮下三十丸。

2)《证治准绳·疡医·卷之三·项部（五）·瘰疬马刀》

治疮疽热,痈肿,瘰疬。

枳壳(去穣,面炒)　牵牛(炒,取头末)　木香　青皮(各一两)　甘草　大黄

上为细末。用皂角,长一尺许者,三挺约三两,炮焦捶碎,以好酒煮软,挪取汁,熬膏稠黏,和前药末为丸如梧桐子大。每服三五十丸,食后葱茶下。日进二服。

31. 曾青散(《普济方·卷二百九十二·瘰疬门》)

治寒热瘰疬及鼠瘘。

曾青　附子　矾石　荏子(各半两)　栝蒌根　露蜂房　当归　防风　芎䓖　黄芪　黄芩　狸骨　甘草(各二两)　细辛　干姜(各一两)　斑蝥　芫青(各五枚)

上为末,以温酒调服一方匕日再服。

32. 木通丸(《普济方·卷二百九十二·瘰疬门》)

治瘰疬结肿,身体寒热,心胸壅滞。

败酱(三分)　大麻仁(一两)　大黄(二两,炒)　赤芍药(三分)　犀角屑(三分)　黑豆(一两,炒熟,去皮)　昆布(一两,洗去咸味)　木通(一两,锉)　玄参(一两)　连翘(一两)　升麻(一两)

上为末,炼蜜和丸如桐子大。食后用浆水下二十丸。

33. 沉香散(《普济方·卷二百九十二·瘰疬门》)

治瘰疬寒热,结肿疼痛,心胸壅滞。

沉香　桑寄生　射干　升麻　连翘(各三两)　大黄(一两半,炒)　防风　薰陆香　藿香(各三分)　麝香(一分,研细)

上为散,入麝香研匀。每服四钱,水一盏煎至六分,去滓温服,日三服或四服。

34. 漏芦汤(《普济方·卷二百九十二·瘰疬门》)

治瘰疬结核初成,时发寒热。

漏芦(去芦)　连翘　木通(锉)　桂(去粗皮)　犀角屑　黄芩(去黑皮)　柴胡(去苗)　玄参　大黄(锉,炒)　知母

上粗捣筛。每服三钱匕,水一盏煎至八分,去滓下朴硝半钱匕,搅动,空心临卧服,以快为度。

35. 土瓜根散(《普济方·卷二百九十二·瘰疬门》)

治瘰疬发寒热。

土瓜根(去土)　连翘　龙胆　黄连(去须)　苦参　栝蒌根(微炒)　大黄(微炒)　芍药　木香

上等分,捣为散。食后临卧温酒调下一钱匕,日三服。

36. 石燕丸(《普济方·卷二百九十二·瘰疬门》)

治瘰疬结肿,寒热疼痛,心腹烦壅。

石燕(一枚,细研)　真珠(一钱)　麸金石(三分,细研)　木香　井泉石　续断(去皮,各三分)　槟榔(一两)　郁李仁(一两,汤浸去皮,微炒)

上为末,同研令匀,炼蜜和丸如桐子大。每于食后,以米饮下十丸。

37. 旱莲子丸(《普济方·卷二百九十二·瘰疬门》)

治少长脏气不平,忧思惊恐,抑郁结聚,及外伤风寒燥湿饮食,结成百毒,瘰疬发作寒热,遍于项腋,凡远近俱治之。

旱莲子　连翘子　威灵仙　何首乌　蔓荆子　京三棱(醋浸湿纸裹煅)　赤芍药(各一两)　木香(二两)　大皂角(二挺,刮去皮,涂酥炙,再和羊脂同炙)

上为末,糊丸如桐子大。用建茶清下三十丸或五十丸,日三服,小儿酌减与之,食后服。

38. 玄参散(《普济方·卷二百九十二·瘰疬门》)

治瘰疬初生,结肿发渴,发寒热。

玄参　枳壳(麸炒微黄去白)　木通　独活(各一两)　犀角屑(半两)　大黄(一两,微炒)　杏仁(一两,汤浸去皮尖、双仁,麸炒黄)

上为散。每服三钱,水一盏煎至六分,去滓温服,日三。

39. 木香消毒汤(《普济方·卷二百九十二·瘰疬门》)

治瘰瘤发寒热烦闷。

木香　大黄(生,各半两)　竹叶(干者,一

分）　连翘（一两）　独活（去芦,半两）　栀子仁（一钱）

上粗捣筛。每服三钱,水酒童子小便共一盏,煎至七分,去滓温服。

40. 白蔹散（《普济方·卷二百九十二·瘰疬门》）

1）治瘰疬于项腋结肿寒热,宜用贴之。

白蔹（半两）　甘草　玄参　木香　赤芍药　大黄（各半两）

上为散。以醋调为膏,贴于患上,干即易之。

2）治瘰疬结肿有头,脓水不止。

白蔹　黄芪（锉）　木香　枳壳（微炒）　玄参　乌蛇（酒浸去皮骨,炙色黄,各一两）　斑蝥（十四枚,去头足翅,以糯米拌炒令米黄为度）

上为末,炼蜜和丸如桐子大。每服空心逐日晚食前米饮下十丸。

41. 黄芪丸（《普济方·卷二百九十二·瘰疬门》）

治瘰疬结肿生脓。

黄芪（锉）　木香　漏芦　玄参　枳壳（锉,炒微黄去白）　犀角（屑）　桔梗（去芦头）　牛蒡子（微炒）　大黄（微炒,各一两）

上为末,炼蜜和丸如桐子大。空心及晚食前,以米饮下二十丸。

42. 鳖甲散（《普济方·卷二百九十二·瘰疬门》）

治瘰疬出脓血不止,宜服此,消死肉,散毒气,使疬子转动宽软。

鳖甲（一两,涂醋炙微炒黄,去裙襕）　桑螵蛸（五枚,微炒）　狼毒（三两,醋拌炒黄）　䗪虫（五枚,微炒）　磁石（三两,细研水飞过）　雄黄（一两,细研）　麝香（一钱,细研）　雌黄（一两,细研）

上为散,入研了药再调匀。每日空心,日午近夜各一服,米饮调下一钱。

43. 紫金膏（《普济方·卷二百九十二·瘰疬门》）

治瘰疬已破,脓水不止。

柳枝（三十条,各长四寸）　槐枝（同上）　麻黄（六两,青者是）　乳香（别研）　没药（研）　柏脂（各一分）

上为末。先熬油令沸,入槐柳枝煎令黑色,去枝不用,次入麻黄等熬成膏。每用油纸摊涂之。

44. 地胆丸（《普济方·卷二百九十二·瘰疬门》）

治瘰疬成疮有脓,贴药后服此。

地胆（去头足翅,糯米拌炒米黄为度）　斑蝥（去头足翅,糯米拌炒米黄为度）　芫青（十枚,糯米拌炒令黄,去头足翅）　牛黄（别研,一两）　生豆黄（三十一枚）

上为末,牛黄再研匀,炼蜜为丸如桐子大。每服一丸,空心茶下后,更服寻常补益丸散。

45. 去毒散（《普济方·卷二百九十二·瘰疬门》）

治瘰疬毒气,郁结成脓,发泄不止。

巴豆（一两）　薄荷末（二两）　皂荚末（二两）　麝香（研,二钱）　鲫鱼（一个,去肠肝）

上研匀四味,入在鱼腹内,用泥固济,以炭五七斤,烧存性,候冷取出,细研。每服一钱匕,用荆芥腊茶调下,日三服。

46. 血竭散（《普济方·卷二百九十二·瘰疬门》）

治瘰疬已破,脓水不止者。

血竭（炒,研,一分）　大枣（二十枚,青州者,烧为灰）　生干地黄（焙,半两,研为末）

上同研如面。别取枳壳末三钱,用水一盏煎至四分,去滓,调下散子半钱,五更时服,良久觉肠痛,但只以枳壳汤细饮之,即自止,有恶物自小肠出为效。

47. 薄荷丸（《普济方·卷二百九十二·瘰疬门》）

治瘰疬结成颗块疼痛,穿溃,脓水不绝,不计远近皆瘥。

薄荷（一束如碗大,阴干）　皂荚（十挺,长一尺二寸,不蛀者,去黑皮,涂酥炙令黄）

上捣碎,以酒一斗,浸经三宿,取出曝干,更浸三宿,如此取酒尽为度,干为散,以软饭和丸如桐子大。每服食前黄芪汤下一十丸。小儿酌减服之。

48. 活脓散（《普济方·卷二百九十二·瘰疬门》）

治瘰疬出脓不快,肢节烦疼,寒热口干。

防风　当归　人参　川芎（各半两）　金星草（五叶）　羌活　甘草（各三钱）

上为散,以酒下二钱,日二服。

49. 秦皮散(《普济方·卷二百九十二·瘰疬门》)

治瘰疬并有效。

秦皮(三两) 蒺草(二两) 细辛 苦参(半两) 黄连 黄芩(一两) 大黄(三分)当归

上为粗末。每一两水煎,去滓,日一洗之。

50. 柴胡连翘汤(《外科集验方·瘰论》)

治男子妇人,马刀疮。

柴胡 连翘 知母(酒制) 黄芩(炒,各半两) 黄柏(酒制) 生地黄 甘草(炙,各三钱) 当归尾(一钱半) 桂(三分) 牛蒡子(二钱) 瞿麦穗(六钱)

上锉如麻豆大。每服三钱或五钱,水二大盏煎至一盏,去滓,食后稍热,时时服之。

51. 遇仙无比丸(《外科集验方·瘰论》)

专治瘰疬。

白术 槟榔 防风 黑牵牛(半生,半炒) 密陀僧 郁李仁(汤泡去皮) 斑蝥(去翅足,用糯米同炒,去米不用) 甘草(以上各五钱)

上为细末,面糊为丸如梧子大。每服二十丸,早晚煎甘草、槟榔汤送下。服至一月,觉腹中微疼,于小便中取下疬子毒物,有如鱼目状。已破者自合,未破者自消。

52. 射干连翘汤(《外科集验方·瘰论》)

治瘰疬寒热。

射干 连翘 玄参 赤芍药 木香 升麻 前胡 山栀仁 当归 甘草(炙,各一两) 大黄(炒,二两)

上㕮咀。每服三钱,水一盏煎七分,去渣,入芒硝少许,食后温服,日再服。

53. 栝蒌子散(《外科集验方·瘰论》)

治瘰疬,初肿疼痛寒热,四肢不宁。

栝蒌子 连翘 何首乌 皂角子仁 牛蒡子(微炒) 大黄(微炒) 白螺壳 栀子仁 漏芦 牵牛(微炒) 甘草(生,各一两)

上为细末。每服二钱匕,食后,温酒调下。

54. 内消丸(《外科集验方·瘰论》)

治疮肿初生,及瘰疬结核,热毒郁滞,服之内消矣,大效。

青皮 陈皮(各二两) 牵牛(八两,取头末,二两) 薄荷叶(八两) 皂角(八两,用不蛀者,去粗皮,捶碎,以冷水一斗,煮令极软,揉汁,去滓,熬成膏)

上将青皮、陈皮末,并牵牛末和匀,用前膏子和丸如绿豆大。每服三十丸,食后荆芥、茶清、温水皆可下。

55. 四圣散(《外科集验方·瘰论》)

治瘰疬,服白花蛇散转利后,服此药调之,永去其根。

海藻(洗) 石决明(煨) 羌活 瞿麦穗(各等分)

上件共为细末。每服二钱,用米汤调下,清水尽力度。

56. 瞿麦饮子(《外科集验方·瘰论》)

治瘰疬,马刀。

瞿麦穗(半斤) 连翘(一斤)

上为粗末。水煎临卧服。此药经效,多不能速验,宜待岁月之久除也。

57. 海菜丸(《外科集验方·瘰论》)

治疬生于头项上交接,名蛇盘疬,宜早治之。

海藻菜(荞麦炒) 白僵蚕(微炒,去丝嘴)

上等分,为细末。海藻菜旋炒研筛,汤泡白梅取肉减半用,所泡汤为丸如梧桐子大。每服六七十丸,食后临卧米饮送下。其毒自大便内泄出,若与淡菜连服为妙。盖淡菜生于海藻上,亦治此病。忌豆腐、鸡、羊、酒面,日五六服。

58. 槟榔散(《外科集验方·瘰论》)

治气毒瘰疬,心膈壅闷,不下饮食。

槟榔 前胡(去芦) 赤茯苓 牛蒡子(炒,各一两) 人参(去芦) 枳壳(去穰,炒) 沉香 防风(去芦,各半两) 甘草(炙,二钱半)

上锉碎。每服四钱,以水一盏,入生姜半分,煎至六分,去渣,空心,及晚食前温服。

59. 荔枝膏(《外科集验方·瘰论》)

治瘰疬。

荔枝肉(一两) 轻粉 麝香 白豆蔻 川芎 砂仁(各半钱) 朱砂 龙骨 血竭 乳香(各一钱) 全蝎(五枚)

上将荔枝肉捣烂,软米饭和为膏。看疮大小摊贴。如有三五个者,止去点为头者妙。

60. 益气养荣汤(《古今医鉴·卷之十五·瘰疬》)

治怀抱抑郁,瘰疬流注,或四肢患肿,肉色不变,或日晡发热,或溃而不敛。

黄芪(蜜灸)　当归(酒洗)　人参　白术(炒,各一钱半)　川芎　白芍(酒洗)　生地黄　陈皮　香附　贝母(各一钱)　地骨皮　柴胡　桔梗(炒)　甘草(炙,各五分)

上铧一剂,水煎,食远服。如有痰,加橘红。刺痛,加青皮或木香。午后有热,或头微眩,加酒炒黄柏。脓水清,倍参、芪、归。女人有郁气,胸膈不利,倍香附、贝母。月经不调,加丹皮、当归、红花。

61. 消痰和气饮(《万氏秘传外科心法·卷之七·侧图形十二症·瘰疬》)

治瘰疬。

陈皮(去白)　半夏(姜汁炒)　茯苓　玄参　桔根　荆芥　升麻(去黑皮)　白芷　紫苏(酒洗)　黄芩(酒浸)　黄柏(酒炒)　昆布　川芎　当归　木香　防风　花粉　甘草

食后,仰卧服。

62. 开郁清痰丸(《万氏秘传外科心法·卷之七·侧图形十二症·瘰疬》)

治瘰疬。

香附(醋炒)　陈皮(去白)　半夏(酒炒)　川芎　甘草　苍术(酒炒)　羌活　桔根　黄连　海石　黄芩　全归　玄参　白芷　石膏　连翘　枳实　贝母　青黛　花粉　昆布　海藻(酒洗)

以上研细末,炼蜜为丸如梧子大。或姜汤或茴香汤送下,每早空心服,六七十丸可愈。

63. 清肝流气饮(《万氏秘传外科心法·卷之七·侧图形十二症·瘰疬》)

治瘰疬。

紫苏　防风　桔根　枳壳(麸炒)　甘草　厚朴(姜汁炒)　前胡　川芎　当归　羌活　莱菔子

水煎,不拘时服。

64. 消风和气饮(《万氏秘传外科心法·卷之七·侧图形十二症·瘰疬》)

治瘰疬。

紫苏　桔根　枳壳　甘草　乌药　香附　茯苓　半夏　厚朴　青皮　羌活　柴胡　赤芍

姜、枣引。空心服。

65. 救苦化痰汤(《万氏秘传外科心法·卷之七·侧图形十二症·瘰疬》)

治瘰疬。

黄芪(蜜灸)　人参　甘草　连翘　丹皮　当归　生地　白芍　紫苏　羌活　防风　昆布　三棱　桔根　玄参　升麻　龙胆草　天花粉

姜引。食后服,仰卧片时。

66. 琥珀散

1)《万病回春·卷之八·瘰疬》

治瘰疬结核,内消神效。

滑石　白牵牛(头末,各一两)　斑蝥(三钱,去翅足)　僵蚕(一两)　枳壳(五钱)　赤芍　柴胡(各五钱)　木通　连翘(各七钱)　琥珀(二钱)　黄芩(一两)　甘草(三钱)

上铧作六剂,水煎服。

2)《外科心法要诀·卷四项部·瘰疬》

治瘰疬。

琥珀　黄芩　白茯苓　乌药　车前子　瞿麦　茵陈蒿　石韦　紫草　茅根　连翘(去心,各等分)

上为极细末。每服三钱。用灯心汤调下,不拘时服。

67. 天花散(《古今医鉴·卷之十五·瘰疬》)

治瘰疬溃烂疼痛。

天花粉(一钱半)　白芷(一钱)　乳香(二分)　没药(五分)　赤芍药(一钱七分)　贝母(七分)　归尾(一钱)　金银花(三钱)　穿山甲(炒黄色,一钱二分)

上铧一剂,好酒一钟半,煎服。忌鲜鱼、鸡羊等毒物。

68. 老君丹(《古今医鉴·卷之十五·瘰疬》)

治瘰疬并痰核结硬。

老君须(四分)　紫背天葵(三钱)　乳香(三钱)　没药　红曲　防风　红花(各三钱)　栀子(五分)　当归(八分)　川芎(四分)　草果仁(一钱)　血竭(五分)　孩儿茶(五分)　土茯苓(五分)　金银花(五分)　白芥子(五分)

上共捣粗末,先用独蒜一个,顺捣烂,入好酒一碗,滤去渣,入药于内,重汤煮一时。食后,临卧服,三剂全消,妙不可言。

69. 天葵子丸(《古今医鉴·卷之十五·瘰疬》)

治瘰疬。

紫背天葵(一两半)　海藻(一两)　海带(一两)　昆布(一两)　贝母(各一两)　桔梗(一两)　海螵蛸(五钱)

上为细末，酒糊为丸如梧桐子大。每七十丸。此方用桔梗开提诸气，贝母以消毒化痰，海藻、昆布以软坚核，治瘰疬之圣药也。

70. 斑蝥散（一名神效散）（《万病回春·卷之八·瘰疬》）

斑蝥（去翅足，酒炒，净一钱）　穿山甲（土炒）　僵蚕（去头足，酒炒）　丁香　白丁香　苦丁香　红小豆　磨刀泥（各一钱）

上为细末，每服一钱，五更无根水调服，至未时打下毒物，其形如鼠。后用田中野菊花焙黄色为末，陈醋调，贴疮上。一日一换，七日全安。

71. 赤白丸（《万病回春·卷之八·瘰疬》）

治瘰疬未破。

白矾（三两）　朱砂（九钱）

上为细末，酒糊为丸如绿豆大。每服二十丸，清茶送下，日进三服，药尽即消。

72. 益气内消散（《万病回春·卷之八·瘰疬》）

治瘰疬并诸瘤结核。

当归　川芎　白芍（酒炒）　白术（去芦）青皮（去瓤）　陈皮　半夏（姜炒）　桔梗　羌活白芷　独活　厚朴（姜汁炒，各八钱）　防风　黄芩　乌药　香附　槟榔（各一两）　苏叶（一两半）　沉香（二钱）　木香　人参　粉草（各五钱）

上锉，水煎温服，服十余剂即消。若再服，照分量制酒糊为丸如梧桐子大，每服七十丸，酒下。

73. 消肿汤（《证治准绳·疡医卷之三·痈疽部分·项部》）

治马刀疮。

柴胡　黄芩（生用，各二钱）　黄连　牛蒡子（炒，各半钱）　黄芪　栝蒌根（各一钱半）　连翘（三钱）　当归尾　甘草（各一钱）红花（少许）

上咬咀。每服半两，水二大盏煎至一盏，去滓，食后稍热服。忌酒、湿面。

74. 太乙膏

1)《证治准绳·疡医卷之三·项部·瘰疬马刀》

治病子疮，神效。

没药（四钱）　清油（一斤）　黄丹（五两）脑子（研，一钱）　麝香（三钱）　轻粉　乳香（各二钱）

上以清油、黄丹，熬成膏，用柳枝搅；又用憨葱

七枝，旋旋加下，葱尽为度；下火，不住手搅至滴水不散；却入乳、没、脑、麝、轻粉等味，搅匀，瓷器内盛用。

2)《吴氏医方汇编·第一册·瘰疬》

治瘰疬神效。

冰片（一钱）　轻粉（二钱）　乳香（二钱）没药（四钱）　麝（三钱）

共为细末。葱白七根，共用香油十两，先将葱七枝炸枯，胡黄色，以柳枝搅之，遂去葱，以绵纸滤净，称油若干，兑丹成膏，再下细药，听用。

75. 克效散（《证治准绳·疡医卷之三·项部·瘰疬马刀》）

斑蝥（四十九个，不去翅足，炒）　粳米（四十九粒）　赤小豆（四十九粒）　官桂　硇砂（各半钱）

上五味，研为细末。初服一字，次服半钱，次服三字，又次服四字，煎章柳根汤送下，空心服。以小便淋疬并作涩为效，恶心呕吐黄水，无妨。其瘰疬日日自消矣。

76. 玉烛散（《证治准绳·疡医卷之三·项部·瘰疬马刀》）

治瘰疬自消，和血通经。

当归　芍药　大黄　甘草　熟地黄　芒硝黄芩　川芎（各等分）

上为粗末。每服三钱，水一盏，生姜三片，煎至七分，去渣。温服，日进一服，七八口效。

77. 羌活连翘汤（《证治准绳·疡医卷之三·项部·瘰疬马刀》）

治瘰疬初发，寒热肿痛。

防风　羌活　连翘　夏枯草　柴胡　昆布（洗）　枳壳　黄芩（酒炒）　川芎　牛蒡子　甘草　金银花

上薄荷水，煎服。次以追毒散行之，以化坚汤消之，大效。

78. 防风羌活汤（《证治准绳·疡医卷之三·项部·瘰疬马刀》）

治瘰疬发热者。

防风　羌活　连翘　升麻　夏枯草　牛蒡子　川芎　黄芩（酒浸）　甘草　昆布（洗）　海藻（洗）　僵蚕

上薄荷水煎服。虚者，加人参、当归。实者，加黄连、大黄。

79. 杨氏家藏治瘰疬方（《证治准绳·疡医卷之三·项部·瘰疬马刀》）

治瘰疬。

荆芥　白僵蚕　黑牵牛（各二钱）　斑蝥（二十八个，去头翅足，用大米炒）

上为末。临卧时，先将滑石末一钱，用米饮调服；半夜时，又一服；五更初，却用温酒，调药一钱或二三钱，量强弱用服讫。如小便无恶物行，次日早，再进一服；又不行，第三日五更初，先进白糯米稀粥汤，再进前药一服；更以灯心汤下，调琥珀末一钱，重服。以小便内利去恶毒为愈。如小便痛，用青黛一钱，以甘草汤调送下即止。

80. 严氏三圣丸（《证治准绳·疡医卷之三·项部·瘰疬马刀》）

治瘰疬。

丁香（五十粒）　斑蝥（十个）　麝香（另研，一钱）

上为末，用盐豉五十粒，汤浸，研烂如泥，和前药令匀，丸如绿豆大。每服五七丸，食前温酒送下，日进三服。五七日外，觉小便淋痛是药之效，或便下如青筋膜之状，是病之根也。忌湿面、毒食。

81. 保命连翘汤（《证治准绳·疡医卷之三·项部·瘰疬马刀》）

治瘰疬。

连翘　瞿麦（各一斤）　大黄（三两）　甘草（二两）

上锉。每服一两，水二碗煎至二盏半。早食后，巳时服。在项两边，属足少阳经，服药十余日后，可于临泣穴灸二七壮，服药不可住，至五六十日方效。一方，加大黄、木通、贝母（一作知母，）各五两，雄黄七分，槟榔半两，减甘草不用，同前药为细末。熟水调下三五钱。

82. 白花蛇散（《证治准绳·疡医卷之三·项部·瘰疬马刀》）

治久漏瘰疬，发于项腋间。憎寒发热，或痛或不痛。

白花蛇（酒浸软，去皮骨，焙干，二两）　犀角屑　青皮　黑牵牛（半生半炒，以上三味各半两）

上为末。每服二钱，加腻粉半钱研匀。五更，糯米饮调下，巳时利下恶物，乃疮之根也。更候十余日，再进一服。忌发风壅热物。如已成疮，一月可效，神验。

83. 是斋立应散（《证治准绳·疡医卷之三·项部·瘰疬马刀》）

治瘰疬神效，已破未破皆可服。

连翘　赤芍药　川芎　当归　甘草（炙）　滑石（研，各半两）　黄芩　白牵牛（生取末）　川乌尖（七个）　土蜂房（蜜水洗，饭上蒸，日干，各二钱半）　地胆（去头翅足，拌米炒，米黄为度，去米，秤三钱）

上为细末。每服抄一大钱匕，浓煎木通汤调下，临卧服。毒根从小便中出，涩痛不妨，毒根如粉片、块血、烂肉是也。如未效再服，继以薄荷丹，解其风热。且地胆性带毒，济以乌尖，或行上麻闷不能强制，嚼葱白一寸，茶清下以解之。如小便涩，灯心汤调服五苓散。疮处用好膏药贴。若痈疽用此宣导恶毒，本方去黄芩不用。

84. 雌雄散（《证治准绳·疡医卷之三·项部·瘰疬马刀》）

治瘰疬。

斑蝥（一雌一雄，足翅全者，新瓦焙焦，去头翅足）　贯众（二钱）　鹤虱　甘草

上细末，作两服。饱饭后，好茶浓点一盏，调下。

85. 必效散（《证治准绳·疡医卷之三·项部·瘰疬马刀》）

治瘰疬，气血虽无亏损，内有疬核未去而不能愈。

南硼砂（二钱半）　轻粉（一钱）　麝香（五分）　巴豆（五粒，去心膜）　白槟榔（一个）　斑蝥（十四枚，去足翅，同糯米炒）

上同研极细末。取鸡子二个，去黄用清，调药仍入壳内，以湿纸数重糊口，入饭甑候熟，取出曝干，研末。虚者每服半钱，实者一钱，用炒生姜酒，五更初调服。如觉小腹痛，用益元散一服，其毒俱从大便出。胎妇勿饵。毒去后，多服益气养荣汤，疮口自合。

86. 妙灵散（《证治准绳·疡医卷之三·项部·瘰疬马刀》）

服前药后，却将此散与连翘丸相间常服，疮愈方止。

木香（三钱）　沉香（二钱）　牛膝　何首乌　当归　海螵蛸　桑寄生（各一两）　海藻（二

两） 海带 青葙子 昆布 甘草节（各半两）

上为末。每服三二钱，食后温酒调下。

87. 内消连翘丸（《证治准绳·疡医卷之三·项部·瘰疬马刀》）

治瘰疬。

连翘（三两） 漏芦 胡桃仁 夏枯草 土瓜根 射干 泽兰 沙参 白芨（各一两半）

上为末，入胡桃仁研匀，酒糊为丸如桐子大。每服三五十丸，空心食前，盐酒下。

88. 玉屑妙灵散（《证治准绳·疡医卷之三·项部·瘰疬马刀》）

治瘰疬。

滑石（细研，为粉）

上每服三钱。煎川木通汤，调下。

89. 薄荷丹（《证治准绳·疡医卷之三·项部·瘰疬马刀》）

解瘰疬，风热之毒自小便去。宜毒后，常须服。

杜薄荷 皂角（不蛀者，去弦皮） 连翘 何首乌（米泔浸） 蔓荆子 京三棱（煨） 荆芥（各一两）

上为末，好豉二两半，以米醋煎沸，洒豉淹令软，研如糊和丸桐子大。每服三十丸，食后熟水下，日一服，病虽愈常服之。

90. 皂角煎丸（《证治准绳·疡医卷之三·项部·瘰疬马刀》）

治风毒瘰疬。

皂角（不蛀者，三十挺，内十挺泡黑，十挺酥炙，十挺用水一盏煮软，揉取汁用） 何首乌 玄参 薄荷叶（各四两）

上为细末，以皂角汁熬膏，同炼蜜为丸如豌豆大。每服三四十丸，食后，温汤送下。

91. 治瘰疬结核丸药（《证治准绳·疡医卷之三·项部·瘰疬马刀》）

治瘰疬。

黄芪（七分） 玄参（八分） 苦参 牛蒡子（各九分） 枳实（炒） 大黄 羚羊角屑 麦门冬（去心，各五分） 连翘 人参（去芦） 青木香 苍耳子 升麻 茯苓 甘草（炙） 桂心 朴硝（各四分）

上为细末，炼蜜和丸，如梧子大。以酒下十丸，日夜三四，渐加至二三十丸，以知为度。忌生

冷、猪肉、海藻、菘菜、生葱、酢蒜、陈臭等物。

92. 水红花饮（《证治准绳·疡医卷之三·项部·瘰疬马刀》）

治瘰疬，肿核结硬不消，及脓汁傍穿不瘥。

水红花（不拘多少，一半炒，一半生用）

上粗捣筛。每服二钱，水一盏煎七分，去滓，温服食后临卧，日三。好酒调亦可。

93. 追毒神异汤（《证治准绳·疡医卷之三·项部·瘰疬马刀》）

辰砂 血竭（各一钱） 麝香（一字，共研细） 大黄 大甘草节（各半两，共为㕮咀）

上为㕮咀。河水一煎至半盅，调前末子，临卧服之。

94. 抑气内消散（《寿世保元·卷九外科诸症·瘰疬》）

治瘰疬。

当归 川芎 白芍（炒） 白术（去芦，炒） 青皮 白芷 半夏（姜炒） 陈皮 桔梗 羌活 独活 厚朴（姜炒） 防风 黄芩 乌药 香附 槟榔（各一两） 苏子（一两五钱） 沉香（三钱） 木香 人参 粉草（各五钱）

上锉，水煎，温服，十余服即消。若再发，照分两制为末，酒糊为丸如梧子大，每服五十丸，酒送下。

95. 升阳调经丸（《寿世保元·卷九外科诸症·瘰疬》）

治瘰疬。

升麻（八钱） 葛根（五钱） 芍药（二钱，煨） 连翘（五钱） 黄连（五钱） 黄芩（酒炒，五钱） 生黄芩（四钱） 黄柏（酒炒，五钱） 桔梗（五钱） 归尾（二钱） 三棱（酒炒，三钱） 莪术（酒炒） 胆草（酒洗） 甘草（炙，各五钱） 夏枯草（五钱）

上药秤一半，另研为末，炼蜜为丸如绿豆大。每服一百二十丸，白汤下。一半作饮片，每服五钱，水煎服。半月即痊。

96. 内消调经散（《寿世保元·卷九外科诸症·瘰疬》）

治瘰疬。

升麻 葛根 龙胆草 黄连 桔梗 连翘 黄芩 黄柏 莪术 三棱 甘草（各五分） 当归尾 白芍（各三分）

上锉,水煎服。稍虚,加夏枯草;有痰,加天花粉、知母各五分;少阳,加柴胡四分。

97. 补中胜毒汤(《寿世保元·卷九外科诸症·瘰疬》)

治瘰疬。

黄芪(一钱) 人参 当归 生地黄 熟地黄 白芍 陈皮(各三分) 升麻(五分) 柴胡(五分) 连翘(一钱) 防风 甘草(各五分)

上锉,水煎,热服。

98. 防风解毒汤(《外科正宗·卷之二上部疽毒门·瘰疬论第十九·瘰疬主治方》)

治风毒瘰疬,寒暑不调,劳伤凑袭,多致手、足少阳分耳、项结肿,或外寒内热,痰凝气滞者并效。

防风 荆芥 桔梗 牛蒡子 连翘 甘草 石膏 薄荷 枳壳 川芎 苍术 知母(各一钱)

水二钟,灯心二十根,煎八分,食后服。

99. 连翘消毒饮(《外科正宗·卷之二上部疽毒门·瘰疬论第十九·瘰疬主治方》)

治热毒瘰疬,过食炙爆、醇酒、膏粱,以致蕴热腮、项成核,或天行亢热,湿痰作肿,不能转侧者效。

连翘 陈皮 桔梗 玄参 黄芩 赤芍 当归 山栀 葛根 射干 天花粉 红花(各一钱) 甘草(五分) 大黄(初起便燥者加之)

水二钟煎八分,食后服。有痰者加竹茹一钱。

100. 加味藿香散(《外科正宗·卷之二上部疽毒门·瘰疬论第十九·瘰疬主治方》)

治气毒瘰疬,外受风邪,内伤气郁,以致颈项作肿,肩膊强痛,四肢不舒,寒热如疟及胸膈不利。

藿香 甘草 桔梗 青皮 陈皮 柴胡 紫苏 半夏 白术 茯苓 白芷 厚朴 川芎 香附 夏枯草(各等分)

姜三片,枣二枚,水二钟煎八分,食远服。

101. 滋荣散坚汤(《外科正宗·卷之二上部疽毒门·瘰疬论第十九·瘰疬主治方》)

治一切瘰疬,忧抑所伤,气血不足,形体瘦弱,潮热咳嗽,坚硬肿痛。毋分新久,但未穿溃者并效。

川芎 当归 白芍 熟地 陈皮 茯苓 桔梗 白术 香附(各一钱) 甘草 海粉 贝母 人参 昆布(各五分) 升麻 红花(各三分)

水二钟,姜三片,枣二枚,煎八分,食远服。身

热加柴胡、黄芩;自汗盗汗去升麻倍人参、黄芪;饭食无味加藿香、砂仁;食而不化加山楂、麦芽;胸膈痞闷加泽泻、木香;咳嗽痰气不清加杏仁、麦冬;口干作渴加知母、五味子;睡卧不宁加黄柏、远志、枣仁;惊悸健忘加茯神、石菖蒲;有汗恶寒加薄荷、半夏;无汗恶寒加茅术、藿香;女人经事不调加玄胡索、牡丹皮;腹胀不宽加厚朴、大腹皮。

102. 芩连二陈汤(《外科正宗·卷之二上部疽毒门·瘰疬论第十九·瘰疬主治方》)

治瘰疬生于少阳部分,项侧结核,外皮漫肿,色红微热;或至缺盆高骨上下发肿,形长坚硬作痛,名曰马刀。初起并宜服此,已成气弱者不宜。

黄芩 黄连 陈皮 茯苓 半夏 甘草 桔梗 连翘 牛蒡子 花粉(各一钱) 木香(三分) 夏枯草(二钱)

姜三片,水二钟煎八分,食后服。渣再煎,临睡服。

103. 升麻散坚汤(《外科正宗·卷之二上部疽毒门·瘰疬论第十九·瘰疬主治方》)

治瘰疬绕颈或至颊车,属足阳明,核深远陷,隐曲肉底,又属足少阴,俱作肿块,坚硬大小不一。

升麻 甘草 莪术 三棱 陈皮 桔梗 黄连 龙胆草 葛根 川芎 白芍 夏枯草 连翘 黄芩 当归(各五分) 天花粉(有痰加)

水二钟煎八分,食后热服。再用上药加倍为末,蜜丸绿豆大,每百丸黄酒临睡服,头不枕更妙。

104. 夏枯草汤(《外科正宗·卷之二上部疽毒门·瘰疬论第十九·瘰疬主治方》)

治瘰疬马刀,不问已溃未溃,或已溃日久成漏,形体消瘦,饮食不甘,寒热如疟,渐成痨瘵并效。

夏枯草(二钱) 当归(三钱) 白术 茯苓 桔梗 陈皮 生地 柴胡 甘草 贝母 香附 白芍(各一钱) 白芷 红花(各三分)

先用夏枯草,水三碗煎至二碗,滤清;同药煎至八分,食后服。将药渣同前夏枯草渣共再煎六七分,临卧时入酒半小钟和服。宜食淡味物件。

105. 活血化坚汤(《外科正宗·卷之二上部疽毒门·瘰疬论第十九·瘰疬主治方》)

治一切瘰疬及瘿瘤、痰核,初起未溃脓者并效。

防风 赤芍 归尾 天花粉 金银花 贝

母 川芎 皂角刺 桔梗(各一钱) 僵蚕 厚朴 五灵脂 陈皮 甘草 乳香 白芷梢(各五分)

水二钟煎八分,临服用酒一小杯,食后服。

106. 逍遥散(《外科正宗·卷之二上部疽毒门·瘰疬论第十九·瘰疬主治方》)

治妇人血虚,五心烦热,肢体疼痛,头目昏重,心忡颊赤,口燥咽干,发热盗汗,食少嗜卧;及血热相搏,月水不调,脐腹作痛,寒热如疟;及治室女血弱,荣卫不调,痰嗽潮热,肌体羸瘦,渐成骨蒸。

当归 白芍 茯苓 白术 柴胡(各一钱) 香附(八分) 丹皮(七分) 甘草(六分) 薄荷 黄芩(有热加)各五分

水二钟煎八分,食远服。有寒加姜三片,枣二枚。

107. 通治瘰疬方(《外科正宗·卷之二上部疽毒门·瘰疬论第十九·瘰疬主治方》)

治瘰疬不分新久,表里、虚实及诸痰结核并效。

陈皮 白术 柴胡 桔梗 川芎 当归 白芍 连翘 茯苓 香附(醋炒) 夏枯草 黄芩(各一钱) 藿香 半夏 白芷 甘草(各五分)

姜三片,水二钟煎八分,入酒一小杯,临睡时服。

108. 芎归养荣汤(《外科正宗·卷之二上部疽毒门·瘰疬论第十九·瘰疬主治方》)

治瘰疬、流注及一切不足之症,不作脓,或不溃,或已溃不敛,或身体发热恶寒,肌肉消瘦,饮食少思,睡卧不宁,盗汗自汗,惊悸恍惚,并皆治之。

当归身(二钱) 人参 黄芪 白术 川芎 白芍 熟地(各一钱) 五味子 麦门冬 远志 甘草 茯苓(各五分) 牡丹皮 砂仁(各三分)

水二钟,姜三片,枣二枚,煎八分,食远服。

109. 升麻调经汤(《明医指掌·卷八·外科·瘰疬马刀证九》)

治瘰疬或破或不破。

升麻(八钱) 生黄芩(四钱) 葛根(三钱) 胆草(三钱) 三棱(三钱,酒炒) 桔梗(三钱) 酒黄芩(三钱) 连翘(三钱) 甘草(三钱,炙) 黄连(三钱) 广术(三钱) 当归(三钱) 白芍药(三钱) 知母(一两) 黄柏(一两)

每服半两,水煎服。卧须略使足高于首,药可入膈。

110. 皂子仁丸(《明医指掌·卷八·外科·瘰疬马刀证九》)

治瘰结核。

皂子仁(一升) 玄参(一两) 连翘(一两)

水五升,慢火熬,水尽为度,捣烂蜜丸弹子大,噙化。

111. 连翘散(《明医指掌·卷八·外科·瘰疬马刀证九》)

治瘰疬、马刀。

连翘(一斤) 瞿麦(一斤) 大黄(三两) 甘草(二两)

每服五钱,水煎服。十日后于临泣穴灸二七壮(穴在目上直入发际五分陷中),再服药至六十日愈。

112. 甘桔散瘰汤(《简明医彀·卷之八·瘰疬》)

治瘰疬先从喉下起。

甘草 桔梗 枳壳 羌活 川芎 芍药 前胡 大腹皮 紫苏 黄芩 柴胡(各等分)

水煎服。

113. 羌独破结汤(《简明医彀·卷之八·瘰疬》)

治瘰疬先从项中起。

羌活 独活 防风 紫苏 连翘 川芎 芍药 桔梗 前胡 苍术 甘草(各等分)

水煎服。

114. 疏肝消滞汤(《简明医彀·卷之八·瘰疬》)

治瘰疬先从左起。

柴胡 青皮 羌活 防风 枳壳 桔梗 当归 芍药 龙胆草 川芎 甘草(各等分)

水煎服。

115. 导气抑留汤(《简明医彀·卷之八·瘰疬》)

治瘰疬先从右起。

香附子 萝卜子 乌药 苏子 厚朴 桔梗 羌活 防风 半夏(制) 茯苓 甘草(等分)

上水煎服。

116. 清肝饮(《简明医彀·卷之八·瘰疬》)

治马刀生胁下。

柴胡　桔梗　连翘　当归尾　黄芩　黄连
牛蒡子　三棱（各二钱）　甘草（一钱）　红花
（少许）

上水煎服。

117. 连翘溃坚汤（《简明医彀·卷之八·瘰疬》）

治瘰疬、马刀。

柴胡（一两二钱）　天粉（一两，酒炒）　龙胆
草　黄芩（俱酒炒）　防风　羌活（各七钱）　连
翘　当归尾　芍药（各五钱）　三棱（酒炒）　蓬
术（酒炒）　黄连（酒炒）　苍术　甘草（炙，各
二钱）

上锉一料，为粗末。每服一两。水煎一料为
末，水法丸，药汁送下。

118. 溃坚汤（《医宗说约·卷之五·瘰疬》）

治马刀结核硬如石，在耳下肩上，缺盆腋下。
此症俱从手足少阳经起，若失而不治，不守禁忌，
渐延至阳明，颊下颊车俱到，已溃未溃，皆可服之。
瘿瘤皆治。

昆布（冷水洗）　海藻（炒）　黄柏（酒炒）
知母（酒炒）　天花粉　桔梗（各五钱）　胆草（酒
炒，四钱）　三棱（酒炒）　莪术（酒炒）　连翘
黄芩（酒炒）　干葛　白芍（酒炒）　黄连（各二
钱）　甘草（炙，五钱）　升麻　柴胡　归尾（各
五钱）

上锉，每一两，水二盏先浸半日，煎至一盏，去
渣。食后卧定，伸足在高处，头微低，每嚼一口，作
十次咽下，服毕，安卧片时。切不可顿服，有甘、藻
二种相反，恐致吐也。另拣半料为蜜丸，丸如绿豆
大，每服百丸，临卧服。

119. 滋阴溃坚汤（《医宗说约·卷之五·
瘰疬》）

治忧抑所伤，遂生瘰疬，气血不足，形体瘦弱，
潮热咳嗽，坚硬肿痛，不分新久，未溃者并效。

川芎　当归　白芍　熟地　陈皮　白苓　桔
梗　白术　香附（各一钱）　甘草　海粉　贝母
人参　昆布（各五分）　升麻　红花（各三分）

姜三片，枣二枚，水煎，食远服。身热加柴胡、
黄芩；自汗盗汗去升麻，倍参芪；饮食无味，加藿
香、砂仁；食而不化，加山楂、麦芽；胸膈痞闷，加泽
泻、木香；咳嗽痰气不清，加杏仁、麦冬；口干作渴，
加知母、五味；睡卧不宁，加黄柏、远志、枣仁；惊悸

健忘，加茯神、石菖蒲；有汗恶风，加薄荷、半夏；无
汗恶寒，加苍术、藿香；女人经事不调，加延胡、丹
皮；腹胀不宽，加厚朴、大腹皮。

120. 加味逍遥散

1）《外科大成·卷二分治部上（痈疽）·颈项
部·瘰疬主治方》

治妇人血虚，五心烦热，肢体疼痛，头目昏重，
心忡颊赤，口燥咽干，发热盗肝，食少嗜卧，及血热
相搏，月水不调，寒热如疟，脐腹作痛；并治室女血
弱，荣卫不调，痰嗽潮热，肌体羸瘦，渐成骨蒸
等症。

当归　白芍　白术　茯苓　柴胡（各一钱）
薄荷（五分）　甘草（六分）　丹皮（七分）　香附
（八分）

有热，加黄芩五分、生姜三片、红枣二枚。用
水二钟煎八分。食远温服。

2）《疡医大全·卷十八颈项部·瘰疬门
主方》

治肝经郁火，致生瘰疬，并胸胁胀痛，或作寒
热，甚至肝热生风，眩运振摇，或咬牙发痉诸证。

柴胡　薄荷叶　白术　白茯苓　当归　山栀
仁　甘草　牡丹皮　白芍

水煎服。

121. 加味小柴胡汤〔《外科大成·卷二分治
部上（痈疽）·颈项部·瘰疬主治方》〕

治肝胆二经部位热毒瘰疬，及一切疮疡，发热
潮热，并小腹胁股结核囊痈便毒，或耳内耳下
生疮。

柴胡　黄芩（炒，各二钱）　人参　半夏　胆
草　栀子　当归　白芍（各钱二分）　甘草
（六分）

用生姜三片，水二钟煎八分，食远温服。

122. 加味八珍汤〔《外科大成·卷二分治部
上（痈疽）·颈项部·瘰疬主治方》〕

治瘰疬虚弱者甚验。

白术（一钱五分）　人参　茯苓　当归　川
芎　白芍　熟地　陈皮　贝母　桔梗　何首乌
射干（各一钱）　黄芪（八分）　连翘（七分）　玄
参（七分）　金银花（一钱）　夏枯草（二钱）　山
慈菇　甘草（各五分）

用水二钟，酒一钟，煎八分，卧时服。

123. 转败丹（《辨证奇闻·卷十五·瘰疬》）

瘰疬溃烂，颈下及胸膈皆痰块，已头破欲腐，遂发寒热，肌瘦食减，盗汗自汗，惊悸恍惚。大约瘰疬初起，先解郁，佐补虚消毒。倘执而用之，必速死。

参归(二两)　柴胡(二钱)　白芍　银花(三两)　白术(一两)　半夏(五钱)　生草(三钱)

124. 开郁散(《洞天奥旨·卷八·瘰疬疮》)

治肝胆郁结之瘰疬，神效。

白芍(五钱)　当归(二钱)　白芥子(三钱)　柴胡(一钱)　炙甘草(八分)　全蝎(三个)　白术(三钱)　茯苓(三钱)　郁金(二钱)　香附(三钱)　天葵草(三钱)

水煎服，连服十剂自愈。

125. 培土化毒丹(《洞天奥旨·卷八·瘰疬疮》)

治脾胃多痰，瘰疬难消，治之神效。

人参(二两)　白术(十两)　茯苓(六两)　炙甘草(一两)　紫苏(八钱)　半夏(二两)　僵蚕(二两)　陈皮(六钱)　白芷(七钱)　木通(一两)　金银花(十两)　天花粉(三两)

各为末，蜜为丸。后吞服三钱，早晚各一服，一料全愈。然必须断色欲三月。

126. 神龟散(《洞天奥旨·卷八·瘰疬疮》)

治心肾不交，瘰疬久不愈者，神效。

大龟(二个，一雌一雄)　远志(一两)　麦冬(三两)　山茱萸(四两)　肉桂(一两)　白术(炒，五两)　苍术(二两)　熟地(十两)　玄参(十两)　茯神(四两)　何首乌(十两，生用)　桑椹(四两)　紫花地丁(四两)　夏枯草(五两)

各为细末，将大龟饭锅蒸熟，火焙干为粉同用，蜜为丸。每日早晚，白滚水各于饭后送吞三钱，一料必全愈。

127. 消愁破结酿(《洞天奥旨·卷八·瘰疬疮》)

治瘰疬。

僵蚕(炒，五钱)　全蝎(五个，不去头、尾、足)　白芷(一两)　白芥子(炒，一两)　白术(土炒，二两)　附子(二分)　紫背天葵根(八两)

先将前六味各为末，将天葵煮汁一碗，同入在黄酒内，用酒二十斤，煮三炷香。三日后，日服三杯，以面红为妙。

128. 樟脑丹(《洞天奥旨·卷八·瘰疬疮》)

治疬疮溃烂，牵至胸前、两腋，块如茄子大，或牵至两肩上，四五年不能疗者，皆治之，其效如神。

樟脑(三钱)　雄黄(三钱，为末)

先用荆芥根下一段剪碎，煎沸汤，温洗良久，看烂破处紫黑，以针一刺去血，再洗三四次，然后用樟脑、雄黄末，麻油调扫上，出水，次日再洗再扫，以愈为度。专忌酒色。

129. 清串汤(《傅氏外科·青囊秘诀下卷·瘰疬论》)

治瘰疬。

白芍(一两)　白术(一两)　柴胡(二钱)　蒲公英(三钱)　天花粉(三钱)　茯苓(五钱)　陈皮(一钱)　附子(一钱)　紫背天葵(五钱)　甘草(一钱)

水煎服，六剂痰块渐消，再服十剂而瘰疬化尽，再服一月痊愈。愈后可服六君子汤数十剂，以为善后之计，永不再发也。此方妙在蒲公英、天葵为消串之神药；然非佐之以白芍、柴胡，则肝木不平；非辅之以白术、茯苓，则脾土不健；何以能胜攻痰破块之烈哉？惟有攻有补，则调剂咸宜；更得附子之力，以引群药，直捣中坚，所以能愈宿疾沉疴于旦夕耳。

130. 转败汤(《傅氏外科·青囊秘诀下卷·瘰疬论》)

治瘰疬。

人参(一两)　当归(一两)　土炒白术(一两)　金银花(三两)　白芍(三两)　柴胡(二钱)　制半夏(五钱)　甘草(三钱)

水煎服，四剂胸开痰消，再四剂而溃烂愈。将前方减半，再服十剂而痊愈矣。此方补虚多于消痰，解郁中而寓化痰，世人从未有知此治法者。倘一于攻毒，则愈攻而愈坏。此方实祛病之仙丹，而夺命之神品也。

131. 消瘰汤(《傅氏外科·青囊秘诀下卷·瘰疬论》)

治瘰疬。

附子(三钱)　白术(一两)　麦冬(一两)　菟丝子(一两)　白芍(一两)　天葵(一两)　人参(五钱)　茯苓(五钱)　甘草(三钱)　贝母(三钱)

水煎服，十剂轻，三十剂则痊愈矣。

132. 散疬汤(《幼科证治大全·瘰疬》)

治小儿结核成病，先用此方。

连翘　桔梗梢　甘草梢　天花粉　贝母　黄柏　大黄　玄参　青皮　赤芍（各等分）

上入灯心二十根，水煎服。

133. 玄参饮（《幼科证治大全·瘰疬》）

治瘰疬，及头上生恶核肿痛。

玄参　升麻（各五钱）　川乌　草乌　当归　川芎　赤葛　生干地黄　赤芍（各二钱半）　甘草（三钱）　大黄（半生半炮，四钱）

上锉，姜水煎。温服。

134. 开郁汤（《良朋汇集经验神方·卷之五外科·瘰疬门》）

治瘰疬先用开郁。

白芍（盐水炒）　昆布　桔梗　白芷　夏枯草　花粉　连翘　金银花　香附（盐、醋、酒、童便四制，各一钱）

水二钟煎一钟，温服。

135. 陀僧丸（《良朋汇集经验神方·卷之五外科·瘰疬门》）

治鼠疮已破，初起遍身疮毒，有管出水，有口出脓，顽臁多年不愈，及痔漏诸疮通用。此方常服则自愈。

黄腊（一两）　枯矾（三钱）　陀僧　雄黄　朱砂（各一钱）　蜜（五钱）

除蜜、腊，研细末听用，先将腊化开入蜜溶化，离火将前药入内搅匀，众手速丸绿豆大。每服三分，滚水送下。病在上食后服，病在下食前服。鼠疮未破者，长以帛绢按之。已破者，用米泔水煎地锦草洗之，勤洗必效。

136. 瘰疬内消仙方（《良朋汇集经验神方·卷之五外科·瘰疬门》）

治瘰疬。

穿山甲（炒）　乳香（去油）　没药（去油，各三钱）　海藻　白鸽粪（炒）　蜗牛（炒，各五钱）　公土狗（二个，连足翅炒）　杨柳虫（三条，炒）

共为细末。每服三钱，临卧黄酒调服。忌面食、腥荤、房事、甘草一百日。

137. 内府秘传方（《良朋汇集经验神方·卷之五外科·瘰疬门》）

治瘿气神效。

海藻（热水洗净）　昆布（洗净）　海带　海粉（飞过）　海螵蛸　海螺（醋炙）　甘草（少许）

上各等分，为细末，炼蜜为丸如圆眼大。每服一丸，临卧口中嚼化。如颈下摇者加长螺。

138. 鸡鸣散（《外科心法要诀·卷四项部·瘰疬》）

治瘰疬。

黑牵牛（一两）　胡粉（即定粉，一钱）　生大黄（二钱）　朴硝（炼成粉者，三钱）

上共为细末。每服三钱，鸡鸣时井花水调服，以二便利为度，如未利再服。

139. 舒肝溃坚汤（《外科心法要诀·卷四项部·瘰疬》）

治瘰疬。

夏枯草　僵蚕（炒，各一钱）　香附子（酒炒）　石决明（煅，各一钱五分）　当归　白芍（醋炒）　陈皮　柴胡　抚芎　穿山甲（炒，各一钱）　红花片子　姜黄　甘草（生，各五分）

引灯心五十寸，水三盅，煎一盅，食远热服。便燥者，加乳香一钱。便溏者，加煅牡蛎一钱。

140. 附子败毒汤（《外科心法要诀·卷四项部·瘰疬》）

治湿毒瘰疬。

羌活（一钱）　川附子（制，一钱）　白僵蚕（炒，三钱）　前胡（一钱）　连翘（去心，一钱五分）　生黄芪（一钱五分）　蔓荆子（一钱五分）　陈皮（一钱）　防风（一钱）　白茯苓（一钱五分）　金银花（二钱）　甘草（节，五分）

引用生姜一片，水三盅煎一盅，食远温服。

141. 消核散（《外科心法要诀·卷四项部·瘰疬》）

治颈项痰凝瘰疬，不论男妇小儿，用之无不神效。

海藻（三两）　牡蛎元参（各四两）　糯米（八两）　甘草（生，一两）　红娘子（同糯米炒胡黄色，去红娘子用米，二十八个）

共研细。酒调服一钱或钱半，量人壮弱。

142. 夏枯草膏

1）《外科心法要诀·卷四项部·瘰疬》

治男妇小儿忧思气郁，瘰疬坚硬，肝旺血燥，骤用迅烈之剂，恐伤脾气，以此膏常服消之。

京夏枯草（一斤半）　当归　白芍（酒炒）　黑参　乌药　浙贝母（去心）　僵蚕（炒，各五

钱) 昆布 桔梗 陈皮 抚芎 甘草(各三钱) 香附(酒炒,一两) 红花(二钱)

前药共入砂锅内,水煎浓汤,布滤去渣;将汤复入砂锅内,漫火熬浓,加红蜜八两,再熬成膏,瓷罐收贮。每用一二匙,滚水冲服。兼戒气怒、鱼腥。亦可用薄纸摊贴,瘰疬自消。

2)《吴氏医方汇编·第一册·瘰疬》

治瘰疬。

香油(一斤) 黄丹 贝母(各一两) 猫眼草(四两) 夏枯草(四两)

将药炸枯,滤去渣,称油若干,按二油一丹熬之,以帛摊贴。

143. 金倍散(《外科心法要诀·卷四项部·瘰疬》)

治瘰疬坚硬难消、难溃,敷之神效。

整文蛤(攒孔,一枚) 金头蜈蚣(研粗末,一条)

将蜈蚣末装入文蛤内,纸糊封口,外再用西纸糊七层,晒干,面麸拌炒,以纸黑焦为度,去纸研极细末,加麝香一分,再研匀,陈醋调稠。温敷坚硬核处,外用薄纸盖之,每日一换。

144. 立应散(《吴氏医方汇编·第一册·瘰疬》)

治瘰疬,无论远年近日、已溃未溃,气血盛者,立效。

白僵蚕(洗去丝灰,二十八条) 红花 斑蝥(同江米炒,二十八个) 乳香(去油) 没药(去油) 黑丑(取头末,各一钱)

共为细末。每付一钱五,更温酒调服,午后小便见脓为效。如腹痛者,以琥珀为末汤调解之;如不应,再以茶卤解之;如再不应,用羌活三钱煎汤解之,一付病去。如失下脓后小便涩痛,以利小便之方二三付方可。

145. 柴胡芍药半夏汤(《四圣心源·卷九·疮疡解·瘰疬根原》)

治瘰疬。

柴胡(三钱) 芍药(三钱) 元参(三钱) 甘草(二钱) 半夏(三钱) 丹皮(三钱) 牡蛎(三钱) 鳖甲(三钱)

煎大半杯,热服。上热甚者,加黄芩、地黄;血虚木燥,加首乌;肿痛,加贝母;脓成,加桔梗。

146. 土瓜丸(《疡医大全·卷十八颈项部·瘰疬门主方》)

治瘰疬已溃未溃并效。

土瓜根 白芨 泽兰叶 漏芦 胡桃肉 射干 夏枯草 沙参(各三两) 草连翘(去心,六两)

磨细,酒糊为丸桐子大。每服三十丸,小儿减半,空心盐酒下。

147. 瘰疬煎方(《疡医大全·卷十八颈项部·瘰疬门主方》)

治瘰疬,初起自消。

大贝母(一钱五分) 半夏 当归尾 穿山甲(炒) 白茯苓 白附子 连翘(各一钱) 桔梗 广皮 枳壳(各八分) 白僵蚕(一钱五分) 甘草节(五分)

加灯心十根,同煎服,四剂,换服海龙丸。

148. 海龙丸(《疡医大全·卷十八颈项部·瘰疬门主方》)

治瘰疬。

海藻(酒洗炒) 昆布(酒洗炒) 白茯苓(炒) 穿山甲(炒,各二两) 全蝎(一百个,尾全者) 龙胆草(酒洗炒,一两五钱) 当归身(炒,一两) 核桃(五十个,劈开去肉,将全蝎嵌在核内,合紧煅存性)

研细,荞麦面打糊为丸桐子大。每早晚白汤送下三钱,酒下亦可。

149. 二贝丸(《疡医大全·卷十八颈项部·瘰疬门主方》)

专消痰疬。

朱砂(七钱) 大贝母 紫贝天葵(各二两) 海藻 海粉 明矾(各一两)

共研细末,用夏枯草二斤,熬膏为丸桐子大。临卧,茶清送下三钱。

150. 海上仙方(《疡医大全·卷十八颈项部·瘰疬门主方》)

消瘰疬如神。

斑蝥(一岁用一个,去头、足) 红娘子(一对) 糯米(一升)

三味入锅同炒,候米黄色为度,去斑蝥、红娘子不用,只吃炒米。米尽则瘰消矣。

151. 连翘丸(《疡医大全·卷十八颈项部·瘰疬门主方》)

治项间结核,寒热往来,日久不愈,若患在面臂,尤宜此丸。

连翘　防风　黄柏　肉桂　淡豆豉　独活　秦艽　桑白皮　牡丹皮(各五钱)　海藻(二钱五分)

上为细末,炼蜜丸绿豆大。每服十丸,灯心汤下。

152. 消瘰疬方(《疡医大全·卷十八颈项部·瘰疬门主方》)

治瘰疬。

甘遂(一两,熬膏)　甘草(一两,熬膏)

先将甘遂膏涂疬上,离一灯草远,将甘草膏箍之,其核自缩;洗去,次日又用甘遂膏涂之,仍离一灯草远,又以甘草膏箍之,以消为度。

153. 内消瘰疬丸(《疡医大全·卷十八颈项部·瘰疬门主方》)

治瘰疬。

夏枯草(八两)　元参　青盐(各五两)　海藻　川贝母　薄荷叶　天花粉　海粉　白蔹　连翘(去心)　熟大黄　生甘草　生地　桔梗　枳壳　当归　硝石(各一两)

共磨细,酒糊丸桐子大。临卧白汤送下三钱。

154. 瘰疬丸(《疡医大全·卷十八颈项部·瘰疬门主方》)

治瘰疬。

牡蛎(煅)　元参(炒,各五两)　土茯苓(炒,二两五钱)

端午日共磨细,用酒打面糊为丸如绿豆大。患在上身,每清晨酒下二钱五分,晚下二钱;患在下身,早服二钱,晚服二钱五分,自然渐消。

155. 昆布丸(《罗氏会约医镜·卷十一·杂证·四十论瘰疬》)

治治项下结囊,欲成瘿者。

昆布　海藻(俱酒洗,等分,焙)

上为末。蜜丸,含化咽之,或水化服之。如肝经病,瘰疬、瘿瘤,服调治药未应者,宜此方加胆草(酒炒)、小麦(醋炒),照上加半。

156. 僵蚕散(《不知医必要·外科·治瘰疬列方》)

治项下瘰疬。

白僵蚕(炒,一两五钱)

研细末。每服五分,白汤下,日三服,十日愈。

二、治瘰疬外用方

1. 丹参膏(《外台秘要·卷第二十三·恶核瘰疬》)

主恶肉结核瘰疬,脉肿气痛方。

丹参(八分)　白蔹　独活　连翘　白及(各四分)　升麻　蒴藋(各六分)　防己　玄参　杏仁(各五分,去皮尖)

上十味细切,以生地黄汁淹渍一宿,以炼成猪膏四升,微火煎,五上五下,药成,绞去滓,以摩病处,日三四。

2. 牡蛎散(《圣济总录·卷第一百二十七·诸瘰疬》)

治瘰疬。

牡蛎(黄泥固济,煅取白为度,三两)　甘草(炙,锉,一两)

上二味,捣罗为散。每服二钱匕,空心点腊茶清调下,日三服。仍用好皂荚一梃,去皮分作两截,一截使米醋半盏刷炙,以醋干为度,一截焙干,乌头二枚,内一枚炮,一枚生,炒糯米三十粒,同为末,再用醋半盏,暖动和匀成膏贴之。

3. 秘传膏药(《仙传外科集验方·增添别本经验诸方·治瘰疬神效方法》)

真绿豆(二两半,用铜铫子炒黄色,枯了为妙)　檀香(半两,焙干用)　香羯(香节亦可)　胆矾(半两,真者取毒生肌,后不用此味)　乳香　没药(各半两,痛用)　轻粉(匣子亦好,少用)　南蛇胆(无亦可)　麝香(破者可用,初炙不用)

上为细末。诸药半两,可用豆粉五两,米醋调成膏,摊开油纸上贴之。不生肌,加生肌药即愈矣。

4. 神应膏(《普济方·卷二百九十二·瘰疬门》)

治瘰疬已破,疮口浸引,脓水不绝;及治一切恶疮,贴之去恶肉,好肉自生。

白芨　白蔹　当归　桂(去粗皮,各一分)　附子(一枚半两者,去皮脐)　乳香缠(半两)　东南槐枝柳枝(各二条,各长七寸,锉)　铅丹(三两)　巴豆(三分,去皮,研)　清油(六两)

上各锉细。于石器内先下油与白芨等,煎令焦黄,以白绵滤去滓,入铅丹、巴豆,慢火熬药成膏,先以水一碗,投药入水,其药直入水中如珠为度,后刮下入瓷器内收贮。每用少许,量核大小涂贴。

5. 蜂房散(《普济方·卷二百九十二·瘰疬门》)

治瘰疬。

露蜂房(蜜涂文火炙令青色,半两)　羊屎(四十九,枚烧白色)　皂荚(一梃,煨存性)

上同研和匀。洗疮口干,用此药贴之,后可服血竭散。

6. 牵牛子散(《普济方·卷二百九十二·瘰疬门》)

治瘰疬头多,经久不瘥,脓血不止,极其疼痛者。

牵牛子　麝香(半钱,细研)

上都细研如粉,以津唾调贴之。

7. 碧油五枝膏(《普济方·卷二百九十二·瘰疬门》)

治瘰疬发毒,出脓血瘀肉,能止痛。

桃枝　柳枝　桑枝　槐枝　皂角枝

上各一握,锉细麻,十两煎至八分,净入。

8. 乌龙膏(《古今医鉴·卷之十五·瘰疬》)

治瘰疬溃烂,久不愈者。

木鳖子(带壳烧存性,去壳)　侧柏叶(焙)　人中血(即发烧灰)　青龙背(即旧锅上垢腻)　纸钱灰　飞罗面(各一钱)

上为末,用好醋调成膏涂疮上,外用纸贴效。

9. 代灸散(《古今医鉴·卷之十五·瘰疬》)

治瘰疬溃烂,臭不可闻,久不能愈。

官粉(一钱)　雄黄(一钱)　银朱(一钱)　麝香(二分)

上为细末,用槐皮一片,将针密密刺孔,置疮上。上掺药一撮,以炭火炙热,其药气自然透入疮中,痛热为止。甚者换三次,轻者二次痊愈。

10. 紫云膏(《古今医鉴·卷之十五·瘰疬》)

治瘰疬及一切顽疮溃烂久不愈,并杖疮、臁疮、小儿头疮并效。

黄蜡(一两)　松香(五钱)　黄丹(三钱)　香油(四两)

上四味,共入铁锅内,用柳条去皮搅之,文武火熬至半炷香尽为度。摊油纸贴之,或搽涂患处。

11. 地龙膏(《古今医鉴·卷之十五·瘰疬》)

治瘰疬未破者,贴之立消。

雄黄　地龙粪　小麦面(各等分)

研末,醋调涂之。

12. 丹青散(《古今医鉴·卷之十五·瘰疬》)

治瘰疬已破者,搽上即愈。

银朱(一钱)　铜青(一钱)　松香(五分)

研末。有水,干敷之。如干,灯油调搽。

13. 瘰疬妙方(《古今医鉴·卷之十五·瘰疬》)

用荞麦面捻作圈,围住疮上,用黄酒糟压干撒在疮上,用麝香入艾槌烂,铺糟上,火烧艾,过则再换,以疮内水干为度,后贴膏药。

官粉(一两半)　乳香(二钱半)　没药(二钱半)　孩儿茶(二钱半)　蛤粉(五钱)　龙骨(二钱半)　蜂房(二个)　密陀僧(二钱半)　血竭(二钱)　蓖麻子(去壳,一百二十个)

上研为细末,用香油四两熬黑色,后将各药放在油内,熬数沸,用瓦盆盛水,将药锅坐在上,出火毒,纸摊贴患处如神。忌食鸡、鹅、羊肉、鸭蛋、鲜鱼、辛辣炙爆等物。

14. 敷方(《万氏秘传外科心法·卷之七·侧图形十二症·瘰疬》)

治瘰疬。

乳香　没药　血竭　螵蛸　儿茶　熊胆　麝香　雄黄　朱砂　牛黄　白芷　赤石脂　礞石　穿甲　云丹粉　百草霜　龙骨　虎骨　猪头骨　狗头骨　鸡头骨(其骨俱用火煅)　青鱼胆

共为细末,无论已破未破,俱敷上,外用万灵膏盖之。

15. 龙珠膏(《证治准绳·疡医卷之三·项部·瘰疬马刀》)

治瘰疬。

龙牙草(五两)　棘枣根(半两)　海藻(二钱半)　苏木(半两)

上细切,量水二十碗,煎至十二三碗,滤去渣,又用:

桑柴灰　石灰　苍耳草灰(各二碗半)

以草纸两层,皮纸两层,放萝底,次置灰于上,用煎汤热淋,取灰汁十碗许,澄清,入锅内煎成膏,用巴豆霜、白丁香、石膏、麝香、轻粉,瓷罐子收贮。取敷核上,再敷即去旧药并靥;再上新药,其核即溃而愈。根小者,但只涂药于根上,其核自溃。

16. 龙泉散(《证治准绳·疡医卷之三·项

部·瘰疬马刀》）

涂疬。

瓦粉　龙泉粉（炒，即磨刀石上粉也）　广术　京三棱（各酒浸炒干）　昆布（洗去土，各半两）

上件同为极细末，煎熟水调涂之。用此去疾尤速。

17. 碧玉锭子（《证治准绳·疡医卷之三·项部·瘰疬马刀》）

治瘰疬，恶疮。

铜青（三钱）　胆矾（生）　白矾（煅）　白丁香　信石（煅）　硇砂（生）　雄黄　朱砂　乳香　没药　轻粉（各一钱）　麝香　片脑（各少许）

上末，稠糊为锭子，如豆大带扁些，及作药线，阴干。先用拔毒膏点破疮口，上贴膏药，直至腐肉去尽，只贴膏药，以肉生满为度。

18. 黑虎膏（《证治准绳·疡医卷之三·项部·瘰疬马刀》）

治瘰疬诸疮神效。

大黄　黄连　黄芩　黄柏　当归（各一两）　木鳖子（五钱）　穿山甲（三钱）　乱发（一九）　蛇蜕（一条）　麻油（一斤）　黄丹（水飞炒，八两，无真的，以好光粉代之，妙）　乳香（一两）　没药（五钱）　阿魏（一钱半）

上将前九味，锉碎，入油浸五七日，煎熬微黑，滤去渣。入黄丹慢火熬成膏，候冷入乳香、没药、阿魏末，搅匀，油纸摊贴。

19. 千捶绿云膏（《寿世保元·卷九外科诸症·瘰疬》）

治瘰疬。

松香（半斤，熔七次滤去渣）　乳香（一钱五分）　没药（二钱五分）　血竭（一钱）　铜绿（二钱半）　杏仁（去皮，二钱）　孩儿茶（三分）　蓖麻子（去壳，二两）　麻油（二两）　乳汁（二盏）

上为细末，合作一处，同乳汁麻油搅匀，捶捣千下成膏，用绢上药贴患处。

20. 琥珀膏（《外科正宗·卷之二上部疽毒门·瘰疬论第十九·瘰疬主治方》）

治瘰疬及腋下初如梅子，结肿硬强，渐若连珠，不消不溃；或溃脓水不绝，经久不瘥，渐成漏症。

琥珀（一两）　木通　桂心　当归　白芷　防风　松脂　朱砂　木鳖（肉）　蓖麻（肉，各五钱）　丁香　木香（各三钱）　麻油（二斤二两）　黄丹（飞炒，十四两）

先用琥珀、丁香、桂心、朱砂、木香为细末，其余为㕮咀，浸油内七日，入锅内慢火熬至群药焦黄为度；绢滤净油，徐下黄丹；以柳枝手搅，候至膏成，滴入水中，软硬得中，掇下锅来，以盆顿稳；搅至烟尽，方下群药搅匀，瓷器盛之。临取少许摊贴。

21. 大红膏（《外科正宗·卷之二上部疽毒门·瘰疬论第十九·瘰疬主治方》）

治瘰疬、痰核，结块不分新久，但未穿破者并效。

南星（二两）　银朱　血蝎　硝石　朝脑（各三钱）　轻粉　乳香（各二钱）　猫头骨（一具，煅）　石灰（一两，用大黄三钱切片，同炒石灰红色，去大黄）

上共为细末。陈米醋熬稠，调药敷核，三日一换。敷后皮嫩微损者，另换紫霞膏贴之，其核自消。

22. 冰螄散（《外科正宗·卷之二上部疽毒门·瘰疬论第十九·瘰疬主治方》）

治瘰疬日久，坚核不消，及服消药不效者，用此点落疬核。如马刀根大面小及失荣等症忌用。

大田螺（五枚，去壳，日中线穿晒干）　白砒（一钱二分，面裹煨熟）　冰片（一分）　硇砂（二分）

用晒干螺肉切片，同煨熟；白砒碾为细末，加硇片再碾，小罐密收。凡用时先用艾炷灸核上七壮，次后灸疮起泡，以小针挑破，将前药一二厘津唾调成饼，贴灸顶上；用绵纸以厚糊封贴核上，勿动泄气，七日后四边裂缝，再七日其核自落，换搽玉红膏，内服补药兼助完口。此药又治瘿瘤患大蒂小及诸般高突、异形难状者并效。

23. 紫霞膏（《外科正宗·卷之二上部疽毒门·瘰疬论第十九·瘰疬主治方》）

治瘰疬初起，未成者贴之自消，已成未溃者贴之自溃，已溃核存者贴之自脱；及治诸色顽疮、臁疮、湿痰、湿气、新久棒疮，疼痛不已者并用之。

明净松香（净末，一斤）　铜绿（净末，二两）

用麻油四两，铜锅内先熬数滚，滴水不散，方下松香熬化;次下铜绿,熬至白烟将尽,其膏已成,候片时倾入瓷罐。凡用时汤内顿化,旋摊旋贴。

24. 千捶膏(《良朋汇集经验神方·卷之五外科·瘰疬门》)

治年久不愈鼠疮、臁疮,效。

大麻子(去壳) 苦杏仁 桃仁(各去皮,各四百粒) 乳香 没药 铜青(各五钱) 松香(一斤)

用锅化开松香倒石板上冷定,先将前三味捣为泥,方入乳、没等四味,共捣三千下成膏,如干入麻油少许。用布绢摊贴。

25. 神功散(《外科心法要诀·卷四项部·瘰疬》)

治湿毒瘰疬,敷之神效。

制川乌头 嫩黄柏(各等分)

共研细末。米醋调稠,温敷肿处,每日一换。

26. 贴瘰疬饼(《外科心法要诀·卷四项部·瘰疬》)

治项间瘰疬,不辨肉色,不问大小及日月深远,或有赤硬肿痛,并皆贴之效。

生山药 蓖麻子肉

上等分,捣匀摊贴之。

27. 神效瘰疬方(《外科心法要诀·卷四项部·瘰疬》)

治瘰疬初起,消肿止痛。

白胶香 海螵蛸 降真香(心无土气者)

上等分,研末。温水调稠,薄纸摊贴。

28. 蟾酥拈子(《外科心法要诀·卷四·项部·瘰疬》)

治瘰疬。

蟾酥(黄豆大一块) 白丁香(十五粒) 寒水石(黄豆大一块) 巴豆(去壳,十粒) 寒食面(黄豆大一块)

上各研细,共合一处再研匀,炼蜜搓成拈子。每用一根,用针将瘰疬当顶针一孔,插拈子入孔内,用绿云膏盖贴。连插三日后,单换膏药,俟数日后顽根自脱,以脓净硬退为效。如硬未尽再用,以尽为度。

29. 五云膏(《外科心法要诀·卷四项部·瘰疬》)

专贴鼠疮、马刀、瘰疬已溃。

银黝子(捶碎,四两) 黄丹(飞过,八两)

香油(二十两)

用砂锅一口盛香油,火温,候油热,将黝子投入油内,用桃、柳、桑、槐、枣五样树枝搅之,候起珍珠花时,捞去渣,用布滤净;复将油下入锅内,慢慢将黄丹筛入油内,用五枝不住手搅之,以滴水成珠为度,取出收贮。用时勿令见火,以重汤炖化,红缎摊贴。

30. 绿云膏(《外科心法要诀·卷四项部·瘰疬》)

治瘰疬。

黄连 大黄 黄芩 元参 黄柏 木鳖子(去壳,各一钱)

上药共切片,用香油一两,炸焦色,去渣;入净松香五两,再熬成膏,倾入水中,扯拔令金黄色,入铫内再熬数滚,候温;将猪胆汁三枚,铜绿三钱,预用醋一两,浸一宿,涓滤去渣;同入膏内,用有柳枝搅之,候冷为度。用时以重汤炖化,薄纸摊贴甚效。

31. 乌金丹(《吴氏医方汇编·第一册·瘰疬》)

治瘰疬。

干花椒木(二三寸长,四五段,香油内浸一昼夜,烧炭研细,一两) 白矾(打为豆许,以生枣去核入内,将枣烧为炭,研细,一两) 冰片(二分) 麝(五分)

共为细末。先以米泔水洗净烂肉,香油调搽少许。如被脓水冲去,再搽,连三四次,以膏封之。待三天,结核一块,四围离皮,俟其自落,再上生肌败毒药。

32. 瘰疬膏(《疡医大全·卷十八颈项部·瘰疬门主方》)

治瘰疬。

金线重楼 金线吊蛤蟆 草麻仁 商陆(各四两) 天南星 半夏 露蜂房 防风 蛇蜕(各二两) 大黄 土木鳖 穿山甲 番木鳖 射干 川乌 草乌 枳壳 当归 红花 白芷 僵蚕 紫花地丁 紫背天葵(各一两) 活雄鼠(大者) 干蟾(各一个) 芫花(一两五钱) 巴豆肉 急性子(各五钱) 鲫鱼(四尾)

用麻油三斤,浸七日,熬枯去渣,复入净锅内,熬至滴水成珠,称熟油一斤,入银朱八两,收之成膏,再下净黄蜡八两,再下乳香(去油)、没药(去油)、血竭、儿茶各五钱,麝香二钱,潮脑二两,乳细下之,搅匀收贮。摊宜厚些,速效如神。

33. 槐条膏(《疡医大全·卷十八颈项部·瘰疬门主方》)

治瘰疬如神,并贴疮毒。

嫩槐条(要采一枝有七个头者,取四十九枝,锉碎)

麻油一斤,浸三日,用小火熬枯去渣,入炒铅粉八两收膏摊贴。宜春夏熬收。

34. 针头散(《罗氏会约医镜·卷十一·杂证·论瘰疬》)

治一切顽疮,内有脓管瘀肉,或瘰疬结核不化,及溃后不敛,宜此药追触。

赤石脂(二钱半) 轻粉 麝香(各二分半) 白丁香(钱半) 生砒 黄丹(各五分) 蜈蚣(一条,炙干,研末,用一半)

共为末。搽瘀肉上,其肉自化。若疮口小,或痔疮,用糯米粥和作细条,阴干,纴入内,外以膏药贴之,内服托里补药,不久合口。

35. 替针丸(《罗氏会约医镜·卷十一·杂证·论瘰疬》)

治脓成不得溃者。

白丁香 硇砂 真没药 乳香(各一匙) 糯米(四十粒)

先以石灰一块置碗内,量入水,待热,将米排于灰中,良久,候米如水晶状,取出用之。如米未就,再用灰制,后将各药末与米再研,收贮。用时,以饭丸麦粒大,每用一粒,粘疮头上,其脓自出。若附骨等疽及紧要之地,宜及时针砭,出之为善。

36. 生肌散(《罗氏会约医镜·卷十一·杂证·论瘰疬》)

治瘰疬疮不合。

木香 轻粉(各二钱) 黄丹(五钱) 枯矾(三钱)

共为细末。用猪胆汁拌匀晒干,再研细,掺患处。

【论用药】

治瘰疬有专方,亦有专药。此类专药功效突出,常成为治疗瘰疬之要药。更有特效单方,仅凭一味即获大效。其用法因药不同,或有必须饮服者,或有可以外用者。

一、治瘰疬主治药

《本草纲目·主治第四卷·百病主治药·瘰疬》

1. 内治

[菜草]

夏枯草:煎服,或熬膏服,并贴。入厥阴血分,乃瘰疬圣药也。

连翘:入少阳,乃瘰疬必用之药。同脂麻末,时食;马刀挟瘿,同瞿麦、大黄、甘草煎服。

海藻:消瘰疬,浸酒,日饮;滓为末服。蛇盘疬,同僵蚕,丸服。

昆布:为末浸酒,时时含咽,或同海藻。

玄参:散瘰疬结核。久者,生捣敷之。

何首乌:日日生服,并嚼叶涂之。

土茯苓:久溃者,水煎服。

白蔹:酒调,多服,并生捣,涂之。

苦参:牛膝汁丸服。

野菊根:擂酒服,渣涂甚效。

薄荷:取汁,同皂荚汁,熬膏丸药服。

木鳖子:鸡子白蒸食。

白薇皮:煮食。

水荭子:末服。

大黄:乳中瘰疬起,同黄连煎服,取利。

蚤休:吐泻、瘰疬。

蓖麻子:每夜吞二三枚;同白胶香熬膏服;同松脂研贴。

芫花根:初起,擂水服,吐利之。

月季花:同芫花,酿鲫鱼煮食。

荆芥:洗。

牛蒡子、防风、苍耳子、续断、积雪草、白芷、芎藭、当归、白头翁、黄芪、淫羊藿、柴胡、桔梗、黄芩、海藻、海带、胡麻、水苦荬:项上风疬,酒磨服。

橙:发瘰疬。

槲皮:吐瘰疬,并洗之。

皂荚子:醋、硇煮过,照疮数吞之;连翘、玄参煮过,嚼之。

胡桐泪:瘰疬,非此不除。

桑椹汁:熬膏内服。

巴豆:小儿瘰疬,入鲫鱼内,草包煅研,粥丸服,取利。

黄柏。

［器虫］

毡屉灰：酒服，吐瘰疬。

黄蜡：同白矾丸服。

全蝎、白僵蚕：水服五分，日服，一月愈。

蜘蛛：五枚，晒末，酥调涂。

斑蝥：粟米炒研，鸡子清丸服；入鸡子内蒸熟，去翅足，入药甚多。

红娘子、芫青、葛上亭长、地胆。

［鳞介］

白花蛇：同犀角、牵牛、青皮、腻粉服。

壁虎：初起，焙研，每日酒服。

鼋甲：酒浸炙，研服。

牡蛎粉：同玄参丸服；同甘草末服。

蜗牛壳：小儿瘰疬，牛乳炒研，入大黄末服，取利。

鳖甲。

［禽兽］

左蟠龙：饭丸服。

夜明砂：炒服。

狸头：炙，研服。

猫狸：鼠瘘，如常作羹食。

2. 外治

［草菜］

山慈姑：磨酒涂。

莽草：鸡子白调涂。

地菘：生涂。

半夏：同南星、鸡子白涂。

草乌头：同木鳖子涂。

猫儿眼草：熬膏涂。

商陆：切片，艾灸。

车前草：同乌鸡屎涂。

紫花地丁：同蒺藜涂。

青黛：同马齿苋涂。

毛蓼：纳入，引脓血。

葶苈：已溃，作饼灸。

白芨：同贝母、轻粉敷。

白蔹、土瓜根、半夏、水堇、藜芦、通草、花上粉。

［谷菜］

大麻：同艾灸。

蒜：同茱萸，涂恶核肿结。

芥子：和醋涂。

干姜：作挺纳入，蚀脓。

山药：少阳经分疙瘩，不问浅深，同蓖麻子捣贴。

堇菜：寒热瘰疬，结核鼠漏，为末煎膏，日摩之。

桑菰：同百草霜涂。

马齿苋、鹿藿。

［果木］

胡桃：和松脂涂。

桃白皮：贴。

杏仁：炒，榨油涂。

鼠李：寒热瘰疬，捣敷。

枫香：同蓖麻子贴。

楸叶：煎膏。

柏叶、栎木皮。

［器土］

油鞋鞋底灰、多年茅厕中土：同轻粉，敷年久者。

［金石］

黑铅灰：和醋，涂瘰疬结核，能内消为水。

铁热：涂。

砒霜：蚀瘰疬败肉，作丸用。

磨刀垽：涂瘰疬结核。

食盐：和面烧。

硝石、芒硝：并下。

雄黄：同水银、黄蜡、韶脑，作膏贴。

轻粉、盐药。

［虫部］

蜈蚣：炙，同茶末涂。

蝼蛄：同丁香烧贴。

矾石、硇砂、红娘子：瘰疬结核。

蚯蚓：同乳、没诸药涂。

蜗牛：烧，同轻粉涂。

蛤蟆：烧涂。

蜂房：烧，和猪脂涂瘰疬漏。

蜘蛛：晒研，酥调涂。

［鳞介］

黄颡鱼：溃烂，同蓖麻子煅涂。

穿山甲：溃烂，烧敷。一加斑蝥、艾，敷。

田螺：烧涂。

鬼眼精：已破，研涂。

马刀：主肌中窜豂。

［禽兽］

伏翼：年久者，同猫头、黑豆，烧涂之。

鸭脂：同半夏敷。

鸡膍胫：烧敷。

雄鸡屎：烧敷。

羊屎：同杏仁烧敷。

狼屎：烧涂。

猫头骨及皮毛：烧敷。舌，生研涂。涎，涂之。屎，烧敷。

狸头骨、狐头骨：同狸头烧敷。

羊膍胫、猬心、肝：并烧敷。

猪膏：淹生地黄，煎沸，涂瘰疬瘘。

虎肾、羚羊角、女人精汁：频涂。

乱发灰：鼠瘘，同鼠骨，入腊猪脂煎消，半酒服，半涂，鼠从疮中出。

二、治瘰疬专药

1. 一粒金丹

《本草纲目拾遗·卷五·草部下·一粒金丹》："治跌打损伤风气，消痈肿便毒、瘰疬、天蛇毒、鸦翅毒，捣敷火丹痔肿风痹，闪肭腰痛。"

2. 土茯苓

《本草备要·草部·土茯苓》："瘰疬疮肿（湿郁而为热，营卫不和，则生疮肿。《经》曰：湿气害人，皮肉筋胀是也。土茯苓淡能渗，甘能补，患脓疥者，煎汤代茶，甚妙）。"

3. 山海螺

《本草纲目拾遗·卷四·草部中·山海螺》："治肿毒瘰疬，取汁和酒服，渣敷患处。"

4. 山慈菇

《证类本草·卷第十一·山慈菇根》："有小毒。主痈肿疮瘘、瘰疬结核等，醋摩敷之。亦剥人面皮，除皯飘。生山中湿地。一名金灯花。"

《得配本草·卷二·草部·山慈菇》："治疔肿、恶疮、瘰疬，解诸毒。"

5. 川贝母

《得配本草·卷二草部·川贝母》："治淋疝乳难，消喉痹瘰疬，解小肠邪热，疗肺痿咯血。"

6. 木鳖子

《本草纲目·草部第十八卷·草之七·木鳖子》："治疳积痞块，利大肠泻痢，痔瘤瘰疬。"

《本草备要·草部·木鳖子》："治泻痢疳积，瘰疬疮痔，乳痈蚌毒。"

《本草述钩元·卷十一·蔓草部·木鳖子》："主消结肿恶疮，肛门痔痛，痔瘤瘰疬。"

7. 水银粉

《证类本草·卷第四·水银粉》："味辛，冷，无毒。畏磁石、石黄。通大肠，转小儿疳并瘰疬，杀疮疥癣虫，及鼻上酒齇，风疮瘙痒。"

《本草述钩元·卷五·石部·水银粉》："外敷，杀疮疥、癣虫、风痒、瘰疬、下疳阴疮、一切毒疮。"

8. 毛蓼

《证类本草·卷第十·毛蓼》："主痈肿疽瘘瘰疬。"

《本草纲目·草部第十六卷·草之五·毛蓼》："痈肿疽瘘瘰疬，杵碎纳疮中，引脓血，生肌。亦作汤，洗疮，兼濯足，治脚气。"

9. 乌头

《证类本草·卷第十·乌头》："主瘘疮，疮根结核，瘰疬，毒肿及蛇咬。"

《本草纲目·草部第十七卷·草之六·乌头》："男子肾气衰弱，阴汗，瘰疬岁月不消。"

10. 石龙芮

《本草纲目·草部第十七卷·草之六·石龙芮》："久食除心下烦热。主寒热鼠瘘，瘰疬生疮，结核聚气，下瘀血，止霍乱。"

11. 石硷

《本草纲目·纲目第七卷（下）·土之一·石硷》："杀齿虫，去目翳，治噎膈反胃，同石灰烂肌肉，溃痈疽瘰疬，去瘀血，点痣靥疣赘痔核，神效。"

12. 石碱

《本草述钩元·卷三·土部·石碱》："同石灰烂肌肉，溃痈疽瘰疬，去瘀肉，点痣靥疣赘痔核，神效。"

13. 田螺

《本草纲目·介部第四十六卷·介之二·田螺》："烧研，治瘰疬癣疮。"

14. 白马骨

《证类本草·卷第十三·白马骨》："无毒。主恶疮。和黄连、细辛、白调、牛膝、鸡、桑皮、黄荆等，烧为末，淋汁取治瘰疬，恶疮，蚀息肉，白癜风，以物揩破涂之。"

15. 白头翁

《得配本草·卷二·草部·白头翁》:"治热毒血痢,疗吐血衄血,祛温疟阳狂,消瘿瘤瘰疬。"

16. 白芨

《证类本草·卷第十·白芨》:"《日华子》云:味甘,止惊邪血邪,痫疾,赤眼癥结,发背瘰疬,肠风痔瘘,刀箭疮,扑损,温热疟疾,血痢,汤火疮,生肌止痛,风痹。"

17. 白芷

《证类本草·卷第八·白芷》:"治目赤胬肉,及补胎漏滑落,破宿血,补新血,乳痈发背瘰疬,肠风痔瘘,排脓,疮痍疥癣,止痛,生肌,去面䵟疵瘢。"

18. 白花蛇

《本草纲目·鳞部第四十三卷·鳞之二·白花蛇》:"通治诸风,破伤风,小儿风热,急慢惊风搐搦,瘰疬漏疾,杨梅疮,痘疮倒陷。"

19. 白矾

《本草备要·金石水土部·白矾》:"疗肿痈疽,瘰疬疥癣。"

20. 白蔹

《证类本草·卷第十·白蔹》:"止惊邪,发背瘰疬,肠风痔瘘,刀箭疮,扑损,温热疟疾,血痢,汤火疮,生肌止痛。"

《得配本草·卷四·草部·白蔹》:"甘、苦、微寒。杀火毒,散结气。治阴肿带下,肠风痔瘘,瘰疬痈肿,生肌止痛。"

21. 玄参

《证类本草·卷第八·玄参》:"《广利方》治瘰疬,经年久不瘥:生玄参捣碎敷上,日二易之。"

《本草纲目·草部第十二卷·草之一·玄参》:"热风头痛,伤寒劳复,治暴结热,散瘤瘘瘰疬。"

《本草述钩元·卷七·山草部·元参》:"治暴结热,解斑毒,通小便血滞,散瘤瘘瘰疬。"

《本草撮要·卷一草部·元参》:"味咸,入足少阴经,功专清火滋阴,得甘草、桔梗止咽痛,得牡蛎、贝母治瘰疬。"

22. 头菊

《本草纲目拾遗·卷七花部·城头菊》:"其枝叶鲜者,生捣罨疗疮,并服其汁;兼治蛇咬、瘰疬、

梅疮、眼息,煎洗天泡疮亦效。"

23. 芎劳

《证类本草·卷第七·芎劳》:"《日华子》云:畏黄连。治一切风,一切气,一切劳损,一切血,补五劳,壮筋骨,调众脉,破癥结宿血,养新血,长肉,鼻洪,吐血及溺血,痔瘘,脑痈,发背,瘰疬,瘿赘,疮疥及排脓,消瘀血。"

24. 朴硝、芒硝

《证类本草·卷第三·芒硝》:"《药性论》云:芒硝,使。味咸,有小毒。能通女子月闭,癥瘕,下瘰疬,黄疸病。主堕胎,患漆疮,汁敷之。主时疾壅热,能散恶血。"

《本草备要·金石水土部·朴硝、芒硝》:"治阳强之病,伤寒疫痢,积聚结癖,留血停痰,黄疸淋闭,瘰疬疮肿,目赤障翳。"

25. 回燕膏

《本草纲目拾遗·卷二·土部·回燕膏》:"《本草经疏》:朝北燕窠土,名回燕膏。治瘰疬,《经疏》:合胡燕窝内土,研敷有效。"

26. 伏翼

《证类本草·卷第十九·禽中·伏翼》:"蝙蝠,久服解愁。粪名夜明砂,炒服治瘰疬。"

《本草纲目·禽部第四十八卷·禽之二·伏翼》:"治久咳上气,久疟瘰疬,金疮内漏,小儿魃病惊风。"

27. 羊肝石

《得配本草·卷一石部·羊肝石》:"甘,无毒。磨汁点目,除翳。烧赤投酒频饮,破血痕,下石淋。涂瘰疬结核。"

28. 守宫

《本草纲目·鳞部第四十三卷·鳞之一·守宫》:"主治中风瘫痪,手足不举,或历节风痛,及风瘴惊痫,小儿疳痢,血积成痞,疬风瘰疬,疗蝎螫。"

《得配本草·卷八·鳞部·守宫》:"治中风惊痫,疬风瘰疬。"

29. 芫青

《本草纲目·虫部第四十卷·虫之二·芫青》:"主疝气,利小水,消瘰疬,下痰结,治耳聋目翳,猘犬伤毒。余功同斑蝥。"

30. 苍耳子

《本草备要·草部·苍耳子》:"治头痛目暗,齿痛鼻渊,肢挛痹痛,瘰疬疮疥(采根叶熬,名万应

膏），遍身瘙痒（作浴汤佳）。"

《得配本草·卷三·草部·苍耳子》："疗头风目暗，鼻渊息肉，瘰疬疮疥。"

31. 芦荟

《得配本草·卷七木部·芦荟》："消风热，杀三虫，散瘰疬，治惊痫。"

32. 连翘

《神农本草经·卷三·下经·连翘》："味苦，平。主寒热鼠瘘，瘰疬痈肿，恶疮瘿瘤，结热蛊毒。一名异翘，一名兰花，一名轵，一名三廉。生山谷。"

《本草撮要·卷一草部·连翘》："得脂麻治瘰疬结核，止痛消肿排脓，为疮家圣药。"

33. 牡蛎

《本草纲目·介部第四十六卷·介之二·牡蛎》："去胁下坚满，瘰疬，一切疮肿。"

《本草备要·鳞介鱼虫部·牡蛎》："咸以软坚，化痰，消瘰疬结核，老血瘕疝。"

34. 何首乌

《证类本草·卷第十一·何首乌》："味苦、涩，微温，无毒。主瘰疬，消痈肿，疗头面风疮，五痔，止心痛，益血气，黑髭鬓，悦颜色。"

35. 皂荚

《本草纲目·木部第三十五卷·木之二·皂荚》："子治风热大肠虚秘，瘰疬肿毒疮癣。"

《得配本草·卷七·木部·肥皂荚》："核甘，温。腥。除风热，治瘰疬。"

36. 纶布（昆布）

《吴普本草·草木类·纶布》："一名昆布。酸、咸，寒，无毒。消瘰疬。"

37. 矾石

《证类本草·卷第三·矾石》："矾石，使一名理石。畏麻黄，有小毒。能治鼠漏、瘰疬，疗鼻衄，治䶐鼻，生含咽津，治急喉痹。"

《本草纲目·石部第十一卷·金石之五·矾石》："生含咽津，治急喉痹。疗鼻衄䶐鼻，鼠漏瘰疬疥癣。（甄权）"

38. 虎肾

《本草纲目·兽部第五十一卷·兽之二·虎》："肾，主治瘰疬。"

39. 金线钓虾蟆

《本草纲目拾遗·卷五·草部下·金线钓虾蟆》：

"《百草镜》：根性凉，托痈疽，追散肿毒，治瘰疬。"

40. 鱼鳖金星

《本草纲目拾遗·卷四·草部中·鱼鳖金星》："治臌胀、瘰疬、火毒症。"

41. 狐头

《本草纲目·兽部第五十一卷·兽之二·狐》："头，主治烧之辟邪。同狸头烧灰，敷瘰疬。"

42. 孟娘菜

《证类本草·卷第六·孟娘菜》："味苦，小温，无毒。主妇人腹中血结，羸瘦，男子阴囊湿痒，强阳道，令人健行，不睡，补虚，去痔瘘、瘰疬、瘿瘤，作菜。生四明诸山，冬夏常有。"

43. 荆芥（假苏）

《神农本草经·卷二·中经·假苏》："味辛，温。主寒热鼠瘘，瘰疬生疮，破结聚气，下瘀血，除湿痹。一名鼠蓂。生川泽。"

《本草备要·草部·荆芥》："其气温散，能助脾消食（气香入脾），通利血脉。治吐衄肠风，崩中血痢，产风血运，瘰疬疮肿。清热散瘀，破结解毒（结散热清，则血凉而毒解，为风病、血病、疮家圣药）。荆芥功本治风，又兼治血者，以其入风木之脏，即是藏血之地也。李士材曰：风在皮里膜外，荆芥主之，非若防风能入骨肉也。"

44. 胡桐泪

《本草备要·木部·胡桐泪》："治咽喉热痛（磨扫取涎），齿风疳，瘰疬结核。"

《得配本草·卷七·木部·胡桐泪》："消瘰疬，除结核，清咽喉，止热痛。"

45. 胡桃

《证类本草·卷第二十三·下品·胡桃》："味甘，平，无毒。食之令人肥健，润肌，黑发。取瓤烧令黑，末，断烟，和松脂研，敷瘰疬疮。"

46. 荔枝

《本草纲目·果部第三十一卷·果之三·荔枝》："治瘰疬瘤赘，赤肿疔肿，发小儿痘疮。"

47. 砒黄

《证类本草·卷第五·砒霜》："《灵苑方》：治瘰疬。用信州砒黄，细研，滴浓墨汁丸如梧桐子大，于铫子内炒令干，后用竹筒子盛。要用于所患处灸破或针，将药半丸敲碎贴之，以自然蚀落为度。觉药尽时，更贴少许。"

《本草纲目·石部第十卷·金石之四·砒

石》:"砒黄,除喘积痢,烂肉,蚀瘀腐瘰疬。"

48. 毡屉

《本草纲目·服器部第三十八卷·服器之一·毡屉》:"主治瘰疬。烧灰五匕,酒一升和,平旦向日服,取吐良。"

49. 枲耳

《本草纲目·草部第十五卷·草之四·枲耳》:"治一切风气,填髓暖腰脚,治瘰疬疥癣及瘙痒。(《大明》)"

50. 蚤休

《证类本草·卷第十一·蚤休》:"《日华子》云:重台根,冷,无毒。治胎风搐手足,能吐泻瘰疬。"

《得配本草·卷三·草部·蚤休》:"治惊痫癫疾,疟疾寒热,及阴蚀痈肿,瘰疬蛇毒。"

51. 蚕

《本草纲目·虫部第三十九卷·虫之一·蚕》:"散风痰,结核瘰疬,头风,风虫齿痛,皮肤风疮,丹毒作痒,痰疟癥结,妇人乳汁不通,崩中下血,小儿疳蚀鳞体,一切金疮,疔肿风痔。"

《本草备要·鳞介鱼虫部·僵蚕》:"治中风失音,头风齿痛,喉痹咽肿,丹毒瘙痒,瘰疬结核。"

52. 盐药

《本草纲目·石部第十一卷·金石之五·盐药》:"又主蛇虺恶虫毒,药箭镞毒,疥癣痈肿瘰疬,并摩敷之,甚者水化服之。"

53. 莽草

《本草述钩元·卷十毒草部·莽草》:"治瘰疬,除湿风,皮肤麻痹。"

54. 夏枯草

《神农本草经·卷三·下经·夏枯草》:"味苦,辛,主寒热瘰疬,鼠瘘头疮,破癥散瘿,结气,脚肿,湿痹。轻身。一名夕句,一名乃东。生川谷。"

《本草撮要·卷一草部·夏枯草》:"味苦辛,入足厥阴经,功专治头疮瘰疬。"

55. 铅

《证类本草·卷第五·铅》:"又铅灰治瘰疬。刘禹锡著其法云:取铅三两,铁器中熬之,久当有脚如黑灰,和脂涂疬子上,仍以旧帛贴之,数数去帛,拭恶汁又贴,如此半月许,亦不痛、不破、不作疮,但内消之为水,瘥。虽流过项亦瘥。"

《本草纲目·金石部第八卷·金石之一·铅》:"消瘰疬痈肿,明目固牙,乌须发,治实女,杀虫坠痰,治噎膈消渴风痫,解金石药毒。"

56. 积雪草

《证类本草·卷第九·积雪草》:"连钱草亦可单用,能治瘰疬鼠漏,寒热时节来往。"

57. 臭藤根

《本草纲目拾遗·卷七藤部·臭藤根》:"治瘰疬:用根煎酒数服自愈,未破者消,已溃者敛。"

58. 狸骨

《本草纲目·兽部第五十一卷·兽之二·狸》:"骨(头骨尤良),主治杀虫,治疳痢、瘰疬。"

59. 狼屎

《本草纲目·兽部第五十一卷·兽之二·狼》:"屎,主治瘰疬,烧灰,油调封之。"

60. 离鬲草

《证类本草·卷第八·离鬲草》:"味辛,寒,有小毒。主瘰疬丹毒,小儿无辜寒热,大腹痞满,痰饮膈上热。生研绞汁服一合,当吐出胸膈间宿物。"

61. 烟药

《证类本草·卷第三·烟药》:"味辛,温,有毒。主瘰疬,五痔瘘,瘿瘤疮根恶肿。"

62. 浙贝

《本草纲目拾遗·卷五·草部下·浙贝》:"大治肺痈肺痿咳喘,吐血衄血,最降痰气,善开郁结,止疼痛,消胀满,清肝火,明耳目,除时气烦热,黄疸淋闭,便血溺血,解热毒,杀诸虫,及疗喉痹瘰疬,乳痈发背。"

63. 酒杯藤子

《本草纲目拾遗·卷八果部下·酒杯藤子》:"治尸蛀劳瘵,虫蛊瘰疬,瘿瘤结核,痈疽溃烂。"

64. 海蜘

《本草纲目拾遗·卷十介部·海蜘》:"咸寒,治瘰疬结核,能降郁气。"

65. 海藻

《证类本草·卷第九·海藻》:"《肘后方》治颔下瘰疬如梅李,宜速消之:海藻一斤,酒二升,渍数日,稍稍饮之。"

《本草纲目·草部第十九卷·草之八·海藻》:"时珍曰:按东垣李氏治瘰疬马刀,散肿溃坚汤,海藻、甘草两用之。盖以坚积之病,非平和之药所能取捷,必令反夺以成其功也。"

《本草新编·卷之四徵集·海藻》："海藻,味苦、咸,气寒,无毒。云有毒者,非。反甘草。入脾。治项间瘰疬,颈下瘿囊,利水道,通癃闭成淋,泻水气,除胀满作肿,辟百邪鬼魅,止偏坠疝疼。此物专能消坚硬之病,盖咸能软坚也。然而单用此一味,正未能取效,随所生之病,加入引经之品,则无坚不散矣。"

《得配本草·卷四·草部·海藻》："得甘草,治瘰疬马刀。"

66. 通脱木

《本草纲目·草部第十八卷·草之七·通脱木》："疗瘰疬,及胸中伏气攻胃咽。"

67. 桑柴火

《本草撮要·卷十水火土部·桑柴火》："主治痈疽发背不起,瘀肉不腐,及阴疮瘰疬、流注臁疮顽疮。"

68. 桑椹

《本草撮要·卷二木部·桑椹》："鲜者煎膏入蜜炼稠,点汤服,名文武膏,能治瘰疬。"

69. 堇

《证类本草·卷第二十九·堇汁》："《食疗》:堇菜,味苦。主寒热鼠瘘,瘰疬生疮,结核聚气,下瘀血。"

70. 黄芪

《证类本草·卷第七·黄芪》："黄芪,恶白藓皮。助气壮筋骨,长肉,补血。破癥癖,瘰疬瘿赘,肠风,血崩,带下,赤白痢,产前后一切病,月候不匀,消渴,痰嗽;并治头风,热毒赤目等。"

71. 黄颡鱼

《本草纲目·鳞部第四十四卷·鳞之四·黄颡鱼》："烧灰,治瘰疬久溃不收敛,及诸恶疮。"

72. 野菊

《本草纲目·草部第十五卷·草之四·野菊》："治痈肿疔毒,瘰疬眼息。"

73. 蚯蚓

《本草纲目·虫部第四十二卷·虫之四·蚯蚓》："主伤寒疟疾,大热狂烦,及大人、小儿小便不通。急慢惊风、历节风痛,肾脏风注,头风齿痛,风热赤眼,木舌喉痹,鼻息聤耳,秃疮瘰疬,卵肿脱肛,解蜘蛛毒,疗蚰蜒入耳。"

《本草述钩元·卷二十七·虫部·白颈蚯蚓》："治卵肿,敷瘰疬溃烂。"

74. 鸽屎

《本草撮要·卷八禽兽部·鸽》："屎名左盘龙,消腹中痞块、瘰疬诸疮。"

75. 猫头骨

《本草纲目·兽部第五十一卷·兽之二·猫》："头骨,主治鬼疰蛊毒,心腹痛,杀虫治疳,及痘疮变黑,瘰疬、瘰瘘、恶疮。"

《得配本草·卷九·兽部·猫》："头骨配蝙蝠一个,俱撒上黑豆,同烧存性,为末掺之,干则油调涂,治多年瘰疬不愈。"

76. 鹿藿

《本草经集注·草木下品·鹿藿》："味苦,平,无毒。主治蛊毒,女子腰腹痛,不乐,肠痈,瘰疬,疡气。生汶山山谷。"

77. 商陆

《证类本草·卷第十一·商陆》："治瘰疬、喉痹卒攻痛:捣生章陆根,捻作饼子,置瘰疬上,以艾炷于药上灸三四壮。"

78. 羚羊角

《证类本草·卷第十七·羚羊角》："今按陈藏器《本草》云:羚羊角,主溪毒及惊悸,烦闷,卧不安,心胸间恶气毒,瘰疬。"

79. 淫羊藿

《新修本草·卷第八·淫羊藿》："味辛,寒,无毒。主阴痿,绝伤,茎中痛,利小便,益气力,强志。坚筋骨,消瘰疬赤痈,下部有疮洗出虫,丈夫久服,令人无子。一名刚前。生上郡阳山山谷。"

80. 续断

《证类本草·卷第七·续断》："助气,调血脉,补五劳七伤,破癥结瘀血,消肿毒,肠风,痔瘘,乳痈,瘰疬,扑损,妇人产前后一切病,面黄虚肿,缩小便,止泄精,尿血,胎漏,子宫冷。又名大蓟、山牛蒡。"

81. 斑蝥

《本草纲目·虫部第四十卷·虫之二·斑蝥》："治瘰疬,通利水道。"

《本草述钩元·卷二十七·虫部·斑蝥》："主瘰疬,破石癃,并血疝便毒。"

82. 越砥

《本草纲目·石部第十卷·金石之四·越砥》："涂瘰疬结核。"

83. 紫花地丁

《本草纲目·草部第十六卷·草之五·紫花地丁》:"主治一切痈疽发背,疔肿瘰疬,无名肿毒恶疮。"

84. 猬心、肝

《本草纲目·兽部第五十一卷·兽之三·猬》:"心、肝,主治蚁瘘蜂瘘,瘰疬恶疮,烧灰,酒服一钱。"

85. 蓖麻子

《本草备要·草部·蓖麻子》:"能追脓拔毒,敷瘰疬恶疮,外用屡奏奇功。"

《得配本草·卷三·草部·蓖麻子》:"治瘰疬,追疮脓。"

86. 蒲包草

《本草纲目拾遗·卷三·草部上·蒲包草》:"治瘰疬:蒲包草连根采来,洗去泥,切寸段。砂锅煎汤,代茶饮,不论男女皆愈。但妇人服此,愈后终不受孕。须服北京真益母丸四五两,可解之。"

87. 蜈蚣

《本草纲目·虫部第四十二卷·虫之四·蜈蚣》:"主治小儿惊痫风搐,脐风口噤,丹毒秃疮,瘰疬,便毒痔漏,蛇瘕、蛇瘴、蛇伤。"

88. 鼠李

《神农本草经·卷三·下经·鼠李》:"主寒热瘰疬疮。生田野。"

89. 漏芦

《证类本草·卷第七·漏芦》:"连翘为使。治小儿壮热,通小肠,泄精,尿血,风赤眼,乳痈,发背,瘰疬,肠风,排脓,补血。治扑损,续筋骨,敷金疮,止血长肉,通经脉。花、苗并同用,俗呼为鬼油麻,形并气味似干牛蒡,头上有白花子。"

90. 樗鸡

《本草纲目·虫部第四十卷·虫之二·樗鸡》:"主瘰疬,散目中结翳,辟邪气,疗狂犬伤。"

91. 橡实

《证类本草·卷第十四·橡实》:"《日华子》云:栎树皮,平,无毒。治水痢,消瘰疬,除恶疮。"

92. 榍实

《本草纲目·果部第三十卷·果之二·榍实》:"能吐瘰疬,涩五脏。"

93. 蝼蛄

《本草纲目·虫部第四十一卷·虫之三·蝼蛄》:"利大小便,通石淋,治瘰疬骨哽。"

《本草述钩元·卷二十七·虫部·蝼蛄》:"疗胞衣不下,及颈项瘰疬。"

94. 蝙蝠藤

《本草纲目拾遗·卷七·藤部·蝙蝠藤》:"治腰痛、瘰疬。"

95. 薄荷

《本草纲目·草部第十四卷·草之三·薄荷》:"利咽喉口齿诸病,治瘰疬疮疥,风瘙瘾疹。"

《本草述钩元·卷八·芳草部·薄荷》:"茎叶并治瘰疬疮疥。"

96. 橙子皮

《本草纲目·果部第三十卷·果之二·橙》:"行风气,疗瘿气,发瘰疬,杀鱼、蟹毒。"

97. 醍醐菜

《本草纲目·菜部第二十七卷·菜之二·醍醐菜》:"味苦,小温,无毒。主妇人腹中血结赢瘦,男子阴囊湿痒,强阳道,令人健行不睡,补虚,去痔瘘、瘰疬、瘿瘤。"

98. 露蜂房

《本草图经·虫鱼上卷第十四·露蜂房》:"又瘰疬成瘘作孔者,取二枚炙末,腊月猪脂和涂孔上,瘥。"

《本草撮要·卷九虫鱼鳞介部·露蜂房》:"味甘平,有毒,入手太阴、足厥阴经,功专涂瘰疬成瘘。"

【医论医案】

一、医论

《圣济总录·卷第一百二十六·瘰疬门·瘰疬统论》

论曰:瘰疬者,其本多因恚怒气逆忧思恐惧,或饮食有虫鼠余毒,或风热邪气,客于肌肉,随虚处停结,或在颈项,或在胸腋,累累相连是也。详考方论,有风毒气毒热毒之异,有寒热结核脓溃之殊,然瘰疬又谓之鼠瘘者。盖《甲乙经》云:寒热瘰疬,皆鼠瘘寒热之气所生是也。瘰疬又通谓之九瘘者,盖孙思邈云:九瘘之为病,皆寒热瘰疬在于颈腋是也。其治法大要,古人皆曰浮于脉中,未著肌肉,而外为脓血去者,急刺去之,已溃者,治如痈法,内服五香连翘汤以荡涤之,外以火针攻结核中,及饮食动作,悉能忌慎,则鲜不瘥者。

《素问病机气宜保命集·卷下·瘰疬论第二十七》

夫瘰疬者,《经》所谓结核是也,或在耳前后,连及颐颔,下连缺盆,皆为瘰疬;或在胸及胸之侧,下连两胁,皆为马刀。手足少阳主之,此经多气少血,故多坚而少软,脓白而稀如泔水状,治者求水清可也。如瘰疬生在别经,临时于《铜人》内,随其所属经络部分,对证之穴灸之,并依经内药用之。独形而小者,为结核。续数连结者,为瘰疬。形表如蛤者,为马刀。

《严氏济生方·瘿瘤瘰疬门·瘰疬论治》

夫瘰疬之病,即九漏是也。古方所载,名状不一,难以详述。及其生也,多结于项腋之间,累累大小无定,发作寒热,脓水溃漏,其根在脏腑。盖肝主狼漏,胃主鼠漏,大肠主蝼蛄漏,脾主蜂漏,肺主蚍蜉漏,心主蛴螬漏,胆主浮疽漏,肾主瘰疬漏,小肠主转脉漏。原其所自,多因寒暑不调,或由饮食乖节,遂致血气壅结而成也。《巢氏》所载:决其生死,反其目以视之,其中有赤脉从上下贯瞳子,见一脉一岁死,见一脉半一岁半死,见二脉二岁死,见二脉半二岁半死,见三脉三岁死,赤脉不下贯瞳子可治。《三因》云:有是说,验之少有是证,理宜然也。平时有一二治法,用之已验,漫录于后。

《万氏家抄济世良方·卷四·瘰疬》

属血气痰热必起于少阳一经,不守禁忌延及阳明。大抵食味之厚,部气之积,曰毒、曰风、曰热,皆此三端拓引变换。须分虚实,实者易治,虚者可虑,以其属胆经,主决断,有相火,且气多血少。妇人见此,若月经如期不作寒热易治,稍久转为潮热危矣。自非断欲食淡,神仙不治也。

《证治准绳·幼科集之三·心脏部一·疮疡·恶核瘰疬》

巢氏云:小儿遇风热毒气,与血气相搏,结成顽核,生于颈项,遇风寒所折,不消,结成瘰疬,久而溃脓成疮也。汤氏用宜服清凉饮子及升麻汤等,《千金》连翘丸、龙胆汤、皆可服,(曾)瘰疬一证,先贤名曰九漏,究其所因似热,稽考形状非一,不过随象命名,大概初发于颈项肌肉之间,未成脓者,从本引末,可使衰去,针之、灸之、敷之,从其所因而施疗,然小儿幼弱,岂堪针灸,但以服饵涂贴之剂为治。此疾多生于耳后及颈项两旁,初发止

是一枚,次必连生,大小十数,缠绕项下,累累如贯珠,逐个先肿,作脓穿破,轻者可愈,重者难除,先穴漏脓,长岁不干,谓之漏项。原其得病之初,自是三阳感受风热,与血气相搏而成,治以百解散加当归散,水姜葱灯心煎服,次用玄参饮及牛蒡汤、木通散、内消丸,与之宣热化毒,洗以槲皮散,涂用白芨散、二香散,使气血行,脓干汁尽,则自愈矣。仍忌躁毒野味,其证不致再作。

二、医案

《儒门事亲·卷六·火形·瘰疬二十三》

一妇人病瘰疬,延及胸臆,皆成大疮,相连无好皮肉,求戴人疗之。戴人曰:火淫所胜,治以咸寒。命以沧盐吐之,一吐而着痂。次用凉膈散、解毒汤等剂,皮肉乃复如初。

《外科理例·卷三·瘰疬》

一人劳倦,耳下焮肿,恶寒发热,头痛作渴,右脉大而软,当服补中益气汤。彼自用药发表,遂致呕吐,始信予用六君子汤,更服补中益气汤而愈。(此凭症也)大抵内伤,荣卫失守,皮肤间无气滋养,则不任风寒,胃气下陷,则阴火上冲,气喘发热,头痛脉大,此不足证也,误作外感,表实而反泻之,宁免虚虚之祸。东垣云:内伤右脉大,外感左脉大。当以此别之。

一妇年二十,耳下结核,经每过期,午后头痛,服头痛药愈甚,治以八珍汤,加柴胡、地骨皮二十余贴。愈。(此凭症也)

一人患之痰盛,胸膈痞闷,脾胃脉弦,此脾土虚,肝木乘之也,当实脾土,伐肝木为主。彼以治痰为先,乃服苦寒化痰药,不应,又加破气药,病愈甚。始用六君子汤加芎归,数剂,饮食少思。以补中益气汤,倍加白术,月余中气少健。又以益气养荣汤,四月肿消而血气亦复矣。夫右关脉弦,弦属木,乃木盛而克脾土,为贼邪也。虚而用苦寒之剂,是虚虚也。况痰之为病,其因不一,主治之法不同,凡治痰利药过多,则脾气愈虚,虚则痰愈易生。如中气不足,必用参术之类为主,佐以痰药。(此凭症与脉也)

一人患而肿硬,久而不消,亦不作脓,服散坚毒药不应令,灸肘尖看尖二穴,更服益气养荣汤,月余而消。(此凭症也)

一妇因怒,耳下焮痛,头痛寒热,以荆防败毒

散加黄芩，表证悉退，但饮食少思，日晡发热。东垣云：虽有虚热，不可大攻，热去则寒起。遂以小柴胡加地骨皮、芎、归、芩、术、陈皮十余贴而愈。次年春复肿坚不溃，用八珍汤加香附、柴胡、地骨皮、桔梗，服至六七贴以为延缓，仍服人参败毒散。势愈盛，又服流气饮，则盗汗发热口干食少。至秋复求诊视，气血虚极，辞之，果没。（此凭症也）

一人耳下患五枚如贯珠，年许尚硬，面色痿黄，饮食不甘，劳而发热，脉数软而涩，以益气养荣汤六十余剂。元气已复，患处已消，一核尚存，以必效散二服而平。（此凭症脉也）

张通府耳后发际患肿一块，无头，肉色不变，按之微痛，彼谓痰结。脉软而时见数。《经》曰：脉数不时见，疮也，非痰。仲景云：微弱之脉，主血气俱虚，形精不足。又曰：沉迟软弱，皆宜托里。遂用参、芪、归、术、川芎，炙甘草以托里，少加金银花、白芷、桔梗以消毒，彼谓不然。内饮降火消痰，外贴凉药，觉寒彻脑，患处大热，头愈重，食愈少，复请治。以四君子加藿香、炮干姜数剂。食渐进，肿成刺之。更以十全大补汤去桂，灸以豆豉饼，又有余而愈。（此凭脉症也）

一人久而不敛，神思困倦，脉虚。予欲投以托里，彼以为迂，乃服散肿溃坚汤。半月余果发热，饮食愈少，复求治，投益气养荣汤三月，喜其谨守，得以收救。（此凭症脉也）齐氏曰：结核瘰疬，初觉宜内消之，如经久不除，气血渐衰，肌寒肉冷，或脓汁清稀，毒气不出，疮口不合，聚肿不赤，结核无脓，外症不明者，并宜托里。脓未成者，使脓早成。脓已溃者，使新肉早生。血气虚者，托里补之。阴阳不和，托里调之。大抵托里之法，使疮无变坏之症，所以宜用也。

一人久而不敛，脓出更清，面黄羸瘦，每侵晨作泻。与二神丸数服，泄止，更以六君子加芎归，月余肌体渐复，灸以豆豉饼，及用补剂作膏药贴之，三月余而愈。（此凭症也）

一妇瘰疬不消，脓清不敛，用八珍汤少愈。忽肩背痛不能回顾，此膀胱经气郁所致，当服防风通气汤。彼云瘰疬胆经病也，是经火动而然，自服凉肝降火之药，反致不食，痛盛，予诊其脉，胃气愈弱，先以四君子加陈皮、炒芍药、半夏、羌活、蔓荆子四剂，食进痛止，继以防风通气二剂而愈。（此

凭脉与症也）

一妇久患瘰疬不消，自汗恶寒，此血气俱虚，服十全大补汤月余而溃。然坚核虽取，疮口不敛，灸以豆豉饼仍与前药，加香附、乌药两月而愈。（此凭症也）

一妇病溃后，发热烦躁作渴，脉大无力，此血虚也，以当归补血汤六剂顿退。又，以圣愈汤数剂少健，加以八珍汤，加贝母、远志三十余剂而敛。（此凭脉也）

一人素弱，溃后核将不腐，此气血皆虚，用托里养荣汤，气血复，核尚在，以簪挺拨去，又服前药月余而痊。（此凭症也）

一妇溃后核不腐，以益气养荣汤三十余剂，更敷针头散腐之，再与前汤三十余剂而敛。（此凭症也）

一妇久溃发热，月经过期且少，用逍遥散兼前汤。两月余气血复而疮亦愈，但一口不收，敷针头散，更灸前穴而痊。常治二三年不愈者，连灸三次，兼用托里药即愈。（前二条俱凭症）

《保婴撮要·卷十一·胎毒瘰疬》

一小儿落草，颈间有疬五枚。审其母素多怒，时常寒热，或乳间作痛，或胁肋微肿，悉属肝胆经症。先用小柴胡汤加当归、芍药，寒热顿透；又用加味逍遥散，母服两月余，其儿亦愈。

一小儿因乳母肝经有热，耳前后患之，用加味逍遥散治其母，其儿自愈。

一小儿颈间耳下各结核，三岁，久服消毒之剂，患处益甚，元气益虚，诊乳母素郁怒，致肝脾血虚而有热，用加味归脾汤为主，佐以加味逍遥散，母热渐退；却与儿日各数匙，两月余而愈。

《保婴撮要·卷十一·热毒瘰疬》

一小儿脓水淋漓，其核未消，发热憎寒，此肝经气血虚而有热也，用补阴八珍汤为主，间以清肝益荣汤而愈。后复核结，小便赤涩，晡热作渴，用参术柴苓汤为主，佐以六味地黄丸料加柴胡、山栀，及四味肥儿丸而敛。

一小儿十四岁患此，脓水清稀，肌体骨立，晡热盗汗，口干咳痰，此肾水不能生肝木也，用六味地黄丸、补中益气汤。三月余，元气渐复，佐以四味肥儿丸而愈。毕姻后，唾痰体倦，发热作渴，此脾肺虚，不能生肾水，水泛而为痰，用地黄丸、补中益气汤而痊。

《外科正宗·卷之二上部疽毒门·瘰疬论第十九·瘰疬治验》

一男人项核肿痛，拘急恶寒，用荆防败毒散二剂，表症悉退，余核不消；用散肿溃坚汤加川芎、香附、贝母十余服，其核渐消。外以琥珀膏贴之，月余而安。

《古今名医汇粹·卷八能集六·女科二·瘰疬证》

一妇人，项核肿痛，察其气血俱实，先以必效散一服下之，更以益气养营汤补之，三十余剂而消。常治此症，若必欲出脓，但虚弱者，先用前汤，待其气血稍充，乃用必效散去其毒，仍用补药，无不效。未成脓者，灸肘尖，调经解郁及膈蒜灸，多自消。有脓即针之。若气血复而核不消，却服散坚之剂。月许不应，气血不损，须用必效散。其毒一下，即多服益气举营汤。如不效，亦灸肘尖。如疮口不敛者，更用豆豉饼、琥珀膏。若气血俱虚，或不慎饮食、七情者，不治。

一妇人，溃后发热，烦躁作渴，脉大而虚，以当归补血汤，六剂而寒热退。又以圣愈汤，数剂而痊愈。更以八珍加贝母、远志，三十余剂而敛。

《续名医类案·卷三十四（外科）·瘰疬》

薛立斋治一男子，患瘰疬肿痛，发热，大便秘结。以射干连翘散，服六帖，热退大半。以仙方活命饮四帖而消。

《古今医案按·卷十·外科·瘰疬》

立斋治太容台张美之，善怒，患瘰疬。时孟春，或以为肝经有余之证，用克伐之剂，不愈。薛以为肝血不足，用六味地黄、补中益气，以滋化源，至季冬而愈。此证果属肝火风热。亦因肝血不足。若主伐肝。则脾土先伤。木反克土。此证或延于胁腋，或患于胸乳，皆肝胆三焦之经也。亦当以前法治之。

杨乘六治下昂俞文遇患瘰疬，左右大小十余枚，坚硬如石，颈项肿大，不能转侧，兼吐血咳嗽梦遗泄精等证。服药半年，皆滋阴泻火，固精伐肝之剂，遂致痰咳不绝，梦泄不止，竟成弱证。邀杨视之，见其性情慷慨，有豪爽气，且操心精细，多思虑，刚果躁直，知其致病之原。由于肝胆用事，恼怒居多，以致肝胆先病，而延及心脾者也。其痰咳不绝者，肝气虚逆，痰随气上也。梦泄不止者，肝经气血亏损，疏泄失职也。瘰疬肿大，坚硬不能消

散者，肝经气血虚滞，郁结不舒也。诊其脉，弦劲中兼见躁动，而左手关尺独紧细如刀，口舌青色，嫩而胖且滑，乃以养营汤倍肉桂主之。服至月余，内外各证，俱有痊意，遂以前方作丸，佐归脾养心两方，随证消息。守服三月，诸证悉除，而左右瘰疬俱消。

江应宿治休宁吴氏子，年十七，患瘰疬三年矣。疡医用烂药刀砭破取，疮口甫平，即复肿，累累如贯珠，遍体疮疥，两胁肿核如桃。江诊之，微弦而数，即语之曰：肝肾虚热，则生病矣。当从本，治内消。以柴胡、当归、连翘、黄芩、黄连、牛蒡、三棱、桔梗、花粉、红花十余剂，再与黄连、海藻、昆布、干葛、石膏、山栀、龙胆、连翘、花粉为丸，以清其上，更令空心服六味地黄丸，以滋化源，未尽一料，病消疮愈，不复作矣。

《青囊琐探·下卷·治瘰疬妙方》

治瘰疬破烂，连及胁腋，臭秽难闻，三五载，十数载不愈者，药到病起，用新出窑矿石灰一块，滴水化开成粉，用生桐油调匀，干湿得中。先以花椒葱煎汤，洗净其疮，以此涂之，不数日全愈。此法陈飞霞得一愚人，屡取奇效云。周襄岁治一老妪瘰疬发结喉者，以赤小豆石灰等分细末，数之全瘳。

《程杏轩医案·胡某令郎麻后颈生瘰疬筹治三法》

麻出于脏，由阴而及乎阳，火毒燔灼，营血耗伤，故麻后每多遗毒之患。不可补气以助火，只宜养阴以退阳。此治法之大纲也。病由麻后颈生瘰疬，自春徂冬，滋蔓不已，鄙筹三法而论治焉。盖瘰之未消，由毒之未净，然毒即火也，欲去其毒，须去其火。要知火有虚实，病有新久，麻出之先，其火属实，药宜清凉，麻敛之后，其火属虚，药宜滋养。酌以六味地黄汤，煎送消瘰丸，庶乎瘰消而元气不伤。且人以胃气为本，久病服药，必究脾胃。此养阴软坚消其瘰，培补脾胃扶其元，道并行而不悖也。[安波按]妙论侃侃，令读者口齿生香。

《回春录·四外科·瘰疬》

歙人吴茂林，患右颊肿痛，颏下结核，牙关仅能呷稀糜。外科称名不一，治若网知。孟英投以大麻、僵蚕、羚羊（角）、石膏、省头草、升麻、当归、秦艽、花粉、黄芩等药，渐愈。

《陈莘田外科方案·卷二·瘰疬》

祝右，护街龙。六月十七日。脉来细涩，舌白中心罩黄，牙宣出血，口味或甜或苦，右颈瘰疬，块磊坚硬，肤色泛紫，时痛时制止，窜生左颈。此系木郁，郁则生火，火盛生痰，痰痹络中也。病属内因，药难骤效。拟育阴泄木，咸降化痰法。

《丁甘仁医案·卷八·外科案·瘰疬》

高右瘰疬发于耳后，头痛，脉弦，少阳胆火上升，挟痰凝结。拟清解化痰法。

翟左瘰疬之生也，多由于胆汁之不足。丹溪云：瘰疬皆起于少阳胆经。少阳风火之府也，内寄相火，风气通肝，与少阳相合，少阳属木，木最易郁，郁未有不化火者也。郁火与相火交煽，胆汁被其消烁，炼液成痰。痰即有形之火，火即无形之痰，痰火相聚为患，成为瘰疬，发于耳后颈项之间。延今已有半载，屡屡失寐，时时头痛，一派炎炎之象，非大剂清化，不足以平其势；非情怀宽畅，不足以清其源，二者并施，或可消患于无形，此正本清源之治也。

郑右。病疡自颈窜至胸膺，胂窝破深溃大，内热脉数，经闭，谷食不香，势入损门。急拟养阴清热。南沙参三钱，川石斛四钱，炙鳖甲三钱，青蒿梗一钱五分，地骨皮三钱，粉丹皮二钱，云茯苓三钱，川贝母四钱，功劳了三钱，甘蔗一两。外用桃花散、海浮散、太乙膏。

《费绳甫先生医案·费绳甫先生女科要略·外症·瘰疬》

肝阳升腾之势渐平，津液宣布，内热口干较前已减。惟颈生瘰疬，偏右腋下又结痰核，脾肾久虚，痰热蕴结，耗气灼阴，脉弦略退，沉滑如常。宜宗前法进治。西洋参（烘）三两，大麦冬（炒）六两，甜川贝（去心）六两，瓜蒌皮（炒）六两，白矾（研）三钱，糯米粉八两，白茯苓（烘）四两，冬青子六两，薄橘红一两，依法取末。川石斛六两，鲜竹茹三两，荸荠（打碎）十二两，煎汤泛丸，每服三钱，开水送下。

第九节

流　痰

流痰是发生于骨与关节间的慢性化脓性疾病，因其成脓后，可流窜在病变附近或较远的空隙处形成脓肿，破溃后脓液稀薄如痰，故曰流痰。见于清代《外证医案汇编》。后期可出现虚劳症象，又称"骨痨"。相当于西医的骨与关节结核。其特点是好发于骨与关节，疾病进展较慢，初起不红不热，化脓亦迟，脓水清稀并夹有败絮状物，溃后不易收口，易成窦道，常可损筋伤骨而致残废，甚则危及生命。

【辨病名】

清以前并无"流痰"之名，其症多见于流注、附骨疽、阴疽、鹤膝风等病。直至清代《疡科心得》才将其单论。

由于发病部位不同，病名各有不同。发于脊背者，称龟背痰；发于腰脊者，称肾俞虚痰；发于髋关节者，称附骨痰；发于膝关节者，称鹤膝流痰；发于踝关节者，称穿拐痰。发生于指节，形似蝉肚者，称蜣螂蛀。

按发生部位不同命名

1. 附骨痰

《外科证治秘要·附骨疽附骨痰流注腿痛》："附骨疽，俗名贴骨痈，生于大腿外侧骨上。此阴寒之证也。凡环跳穴酸痛，久而漫肿，即是此证……附骨痰亦生大腿外侧骨上。小儿三五岁，先天不足，三阴亏损而成，大人亦有之。每日一寒热，或五日一寒热，成脓之后，脓水清稀，其中有豆腐花块流出。渐现鸡胸龟背，而成劳损。"

《疡科心得集·卷中·辨附骨疽附骨痰肾俞虚痰论》："附骨疽者，俗呼为贴骨痈，生于大腿外侧骨上，此阴寒之证也。凡人环跳穴（足少阳穴名）处无故酸痛，久而不愈者，便是此证之兆。"

2. 龟背痰

《医门补要·卷中·腰痛日久成龟背痰》："脾肾两亏，加之劳力过度，损伤筋骨，使腰胯隐痛，恶寒发热，食少形瘦。背脊骨中凸肿如梅，初不在意，渐至背伛颈缩。盖肾衰则骨痿，脾损则肉削，其龟背痰已成。"

3. 肾俞虚痰

《外科证治秘要·肾俞发肾俞虚痰鹳口疽》："肾俞虚痰，生腰间肾俞穴。初起隐隐酸疼，后渐渐漫肿，色白，微微寒热，神气委顿，渐渐微软，似乎有脓,及至刺破,脓水清稀,或有豆腐花块随之而出,肿仍不消,元气日败,延至劳怯而死。若初起色白,后渐转红,溃出稠脓者可治,名肾俞痰。"

《疡科心得集·卷中·辨附骨疽附骨痰肾俞虚痰论》:"久则成脓,或腰间肾俞穴,肿硬色白,即名肾俞虚痰。"

4. 穿拐痰

《疡科心得集·卷中·辨外踝疽内踝疽论》:"踝疽,即脚拐毒,俗名穿拐毒,属足三阳经脉络也。由湿热下注、血凝气滞而成。初起外踝焮肿,疼痛彻骨,举动艰难,寒热往来。如有红晕者,宜服荆防败毒散加牛膝,脓熟针之,后兼用托补法。若其皮色不变而漫肿无头者,此名穿拐痰。"

5. 蜣螂蛀

《外科心法要诀·卷八手部·蜣螂蛀》"蜣螂蛀由痰气凝,指节坚肿蝉肚形,初起不疼久方痛,溃久脓清痨病成。"

《彤园医书(外科)·卷之三外科病症·手部》:"蜣螂蛀,多生于体弱之人手指骨节间,由湿痰寒气凝结而成。初起一块,不红不热,渐次坚肿形如蝉肚,屈伸艰难,日久方知木痛。"

《针灸逢源·卷五·证治参详·痈疽门》:"蜣螂蛀(一名僵螂蛀),手指骨节坚肿形如蝉肚不红不肿,屈伸艰难日久方知木痛。"

【辨病因】

由于先天肾气不足,骨骼柔嫩脆弱;后天失养,肾亏髓空;或饮食不节,脾失健运,痰浊凝聚;或有所损伤,复感外邪,致使气血阻滞,脉络不通,脏腑功能障碍,邪气留滞筋骨关节而成本病。病久寒邪化热,热盛肉腐成脓,溃后脓液稀薄,经久不愈,形成窦道,耗伤气血,腐蚀筋骨肌肉,可致残。

总之,正虚是本病发病的根本原因,外邪和损伤是常见诱因。先天不足、后天失调、肾亏髓空是病之本,风寒侵袭、气血不和、痰浊凝聚是病之标。

一、先天不足

《疡科心得集·卷中·辨附骨疽附骨痰肾俞虚痰论》:"盖由元气素亏,风邪寒湿乘虚入里,络脉被阻失和,致血凝气滞而发。"

"附骨痰者,亦生于大腿之侧骨上,为纯阴无

阳之证。小儿三岁五岁时,先天不足,三阴亏损,又或因有所伤,致使气不得升,血不得行,凝滞经络,隐隐彻痛,遂发此疡。初起或三日一寒热,或五日一寒热,形容瘦损,腿足难以屈伸,有时疼痛,有时不痛,骨酸漫肿,朝轻暮重,久则渐渐微软,似乎有脓,及刺破后,脓水清稀,或有豆腐花块随之而出,肿仍不消,元气日衰,身体缩小,而显鸡胸鳖背之象,唇舌干焦,二便枯秘,或脾败便泄,饮食少纳,渐成童痨而毙。又大人亦有之,男则系房劳不禁,色欲过度,肾水干涸而生;女则由真阴不足,经枯血闭而发。起时腰痛足软,腿膝酸楚,渐渐腿股肿胀,又名股阴疽;久则成脓,或腰间肾俞穴,肿硬色白,即名肾俞虚痰。二证溃脓后,皆不能收功。"

二、肝肾阴虚

《医门补要·卷中·腰痛日久成龟背痰》:"脾肾两亏,加之劳力过度,损伤筋骨,使腰胯隐痛,恶寒发热,食少形瘦。背脊骨中凸肿如梅,初不在意,渐至背伛颈缩。盖肾衰则骨痿,脾损则肉削,其龟背痰已成,愈者甚寡,纵保得命,遂为废人。"

《疡科心得集·卷中·辨附骨疽附骨痰肾俞虚痰论》:"男则系房劳不禁,色欲过度,肾水干涸而生;女则由真阴不足,经枯血闭而发。起时腰痛足软,腿膝酸楚,渐渐腿股肿胀,又名股阴疽;久则成脓,或腰间肾俞穴,肿硬色白,即名肾俞虚痰。"

《疡科心得集·卷中·辨外踝疽内踝疽论》:"此名穿拐痰。由三阴亏损、寒湿注聚阻络所致;幼儿因先后天不足而发。初起宜温通,溃后宜补托。第此证属虚,每难速效。"

【辨病机】

一、元气素亏,风寒侵袭

《疡科心得集·卷中·辨附骨疽附骨痰肾俞虚痰论》:"盖由元气素亏,风邪寒湿乘虚入里,络脉被阻失和,致血凝气滞而发。始时臀腿间筋骨酸疼,甚者曲伸不能转侧,不红不热,皮毛不变,身体乍寒乍热,而不能作汗,积日累月,渐觉微微肿起,阴变为阳,寒化为热,热甚则腐肉为脓,此疽已成也。谓之附骨者,以其毒气深沉附着于骨也。"

《医门补要·卷上·看外症内陷法》:"痈疽至气血两败,不能托毒外泄,化腐生肌,则毒内陷。

患处肉烂如棉软,低凹流污水,不与四面之肉相粘。或紫黑如炭,全无活色。或烂肉棉软难脱,或腐脱净,不生鲜红,如石榴子肉。或烂如深洞,只流血水,臭味如尸。或脓如豆腐脑,倾入水中有油花泛泛,或紫如猪肝色。皆正气内败,惟补托一法,以尽人力。"

二、湿痰凝聚,酿腐成脓

《疡科心得集·卷中·辨附骨疽附骨痰肾俞虚痰论》:"肾主骨,肾经阳和之气不足,故肾部隧道骨缝之间,气不宣行,而阴寒之邪得深袭伏结,而阴血凝滞,内郁湿热,为溃为脓。"

【论治法】

本病治疗以扶正祛邪为总则,根据病情发展不同阶段的特点,宜审虚实、察寒热,分证辨治。

一、温肾散寒

《疡科心得集·卷中·辨附骨疽附骨痰肾俞虚痰论》:"古人有用附子者,以温补肾气,而又能行药力、散寒邪也。大略此证初起治法,宜用温经通络、宣达阳和、渗湿补虚为主。"

《外科证治秘要·肾俞发肾俞虚痰鹳口疽》:"治法党参、黄芪、当归、白芍、陈皮、角刺(脓已透去之)、广皮、麦冬、五味。大抵此证以补为主,或清或温,随证加减。"

《医门补要·卷中·腰痛日久成龟背痰》:"宜久服补肾汤。"

二、清热透脓

《外科证治秘要·附骨疽附骨痰流注腿痈》:"成脓后收功不易。治法大熟地、肉桂、当归、丹参、泽兰、牛膝、川断、白术。"

《外科证治秘要·附骨疽附骨痰流注腿痈》:"流注与腿痈,名虽不同,治法则一。实者当归、防风、秦艽、泽兰、丹参、羌独活、炙甲片、牛膝、延胡。虚者宜温宜补,如参、芪、术、桂、附、熟地,皆可用。"

《疡科心得集·卷中·辨附骨疽附骨痰肾俞虚痰论》:"若脉见滑数,按之软熟,脓已成也,速宜开之,毋使久留延漫,否则全腿俱溃矣。至出脓之后,须温养气血、扶胃和营,方能速愈,切不可用寒

凉外敷内服,贻害非小。"

三、扶正托毒

《医门补要·卷上·看外症内陷法》:"痈疽至气血两败,不能托毒外泄,化腐生肌,则毒内陷。患处肉烂如棉软,低凹流污水,不与四面之肉相粘。或紫黑如炭,全无活色。或烂肉棉软难脱,或腐脱净,不生鲜红,如石榴子肉。或烂如深洞,只流血水,臭味如尸。或脓如豆腐脑,倾入水中有油花泛泛,或紫如猪肝色。皆正气内败,惟补托一法,以尽人力。"

【论用方】

治流痰通用方

1. 膏药方

1)《救生集·卷四·疮毒门》

贴一切寒凉腰气,筋骨流痰等症。

香油(一斤) 野大黄根(半斤)

煎糊去渣,后入黄丹六两,熬成膏,摊纸上贴,愈。

2)《奇方类编·卷下·疮毒门·膏药方》

治一切寒凉腰气,筋骨流痰等症。

香油(一斤) 黄丹(六两) 黄蜡 白矾 新剃头发(热水净去油腻,烧存性,各三钱) 乳香 没药(各三钱)

共入油内熬去渣成膏,百病可贴。

贴风湿骨疼。

独蒜(四两) 大椒(四两) 生姜(四两) 生葱(四两) 蛇蜕(一条,全者佳) 香油(一斤)

以上共入油内熬出汁,滤渣后入黄丹六两,熬成膏摊贴之。

2. 独圣丸(一名胡一鹏方)(《良朋汇集经验神方·卷之三·诸病门》)

治流痰。

马钱子,不拘多少,滚水煮去皮,香油炸紫色为度,研末,每两加甘草二钱,糯米糊为丸如粟米大。每服三四分,量人加减,各随引下。流痰火遍身走痛,生牛膝捣汁,黄酒送下,出汗。

3. 流痰验方(《吴氏医方汇编·第五册·瘤赘》)

流痰肿块。

甘松　山柰　南星(各一两)　粉草(二两)

煎浓汁,将三味入甘草汁内收干,焙燥细末,姜汁调敷患上,数次即愈。

4. 白敷药(《疡医大全·卷八·痈疽敷药门主方》)

敷一切流痰、湿痰、寒痰、喉痰、腮痈、腋痈,及妇人乳痈、乳疽、乳吹、瘰疬等证,如神。

陈小粉　白蔹　生半夏　白芷　生南星　白芨　五倍子　三柰　人中白(各三两)

共为细末,瓷瓶密贮。火痰用黄蜜调;流痰、湿痰用鸡蛋清调;瘰疬、腮痈、腋痈、喉痰用米醋调。惟乳证用活鲫鱼一尾,捣烂去骨,和药末捣敷。

5. 石八方(《验方新编·卷二十二瘰症·六十四方》)

治瘰食气壅盛。食气壅时石八方,绞肠七剂此分详。青陈楂朴蓬棱实,辛卜翘煎滞冷汤。

青皮　陈皮　山楂　紫朴　蓬术　三棱　枳实　细辛　卜子　连翘(等分)

水煎,稍冷服。流火、流痰案倍楂、蒇,加大黄。

6. 姜葱膏(《验方新编·卷二十四·疔疮部》)

治流痰疼痛,不红不肿,皮肉冰冷。

生姜(一斤,取自然汁四两)　葱汁(四两)

共煎成膏,入牛胶少许,麝香一分,摊布上贴。

7. 辟秽丸(《跌打损伤回生集·卷一·效方开后》)

治肉烂生涎,并一切贴骨流痰,无名肿毒

斑蝥(一钱,去头尾、翅足,用糯米一合炒,以米黄色为度,去斑蝥不用,用米)　大朱砂(四钱)

共为末,用饭做成丸如胡椒大。大人每服四丸,小儿二丸,临晚温茶送下,如小便急胀不妨。

8. 搜风顺气丸(《太医院秘藏膏丹丸散方剂·卷一》)

专治三十六种风、七十二般气,去风活血,治腿脚疼痛,四肢无力,多睡少食,口苦无味,憎寒毛耸,积年癥瘕,气短,久患瘰症吐涎,皆可服之。此药预防中风,善治言语謇涩,瘫痪麻木,流火流痰,游走肿痛,大便结燥,噎膈胀满,郁结嘈杂,饮食不甜等症。早晚各进一服,宿酒宿食尽消,百病不生,无病不治。

熟军(五两,要黑色者,用酒蒸九次晒九次)　火麻仁(去壳,微炒)　郁李仁(泡去皮)　槟榔(各二两)　独活(一两)　枳壳(炒)　山药　山萸(各二两,酒蒸去核)　车前子(二两二钱)　牛膝(酒洗)　菟丝子(各二两,酒蒸,捣成饼晒干)

共为细末,蜜水为丸如梧桐子大。每料一斤八两五钱,碾筛每斤折伤四两,共折六两,净得丸一斤二两五钱。

9. 千金独圣丸(《太医院秘藏膏丹丸散方剂·卷二·附杂方》)

治流痰。

马前子(以阴阳瓦焙干存性用)

马前子一两,开水煮去皮,香油炸紫色为度。每两用甘草二钱,糯米面为丸,雄黄为衣,如粟米大。每服一二十丸皆可,忌葱、椒、醋。

流痰火,遍身走痛,牛膝捣汁,元酒送下。

10. 回阳玉龙膏(《临证一得方·附录外科应用经验要方》)

治一切阴疽绝不红肿,肌肤冰冷,及寒湿流络,流痰,流注,筋挛,骨痿并鹤膝风等。凡症属阴寒者宜之。

肉桂(五钱)　干姜(二两)　赤芍(二两)　白芷(一两半)　南星(一两)　草乌(三两)

共为细末。用热酒调敷患处,或醋、酒、蜜合和调之。

11. 冲和膏(《临证一得方·附录外科应用经验要方》)

治流痰流注,风湿麻痹,寒湿流经等。

紫荆皮(五两)　独活(三两)　赤芍(二两)　白芷(一两)　石菖蒲(一两五钱)

共为细末。用陈酒炖熟,加蜜少许,调敷患处。

12. 小金丹(《临证一得方·附录外科应用经验要方》)

治流注、流痰、瘰疬、痰核、乳岩及一切阴疽初起,服之即能消散,内有五灵脂,不可与人参、高丽、党参同日服。

麝香(一钱)　五灵脂(两半)　制没药(七钱半)　白胶香(一两半)　地龙干(一两半)　草乌(一两半)　制乳香(七钱半)　制木鳖(一两半)　白归身(七钱半)　京墨(一钱二分)

用糯米粉一两二钱,煎稠,和入各药末,捣干锤,为丸如梧桐子大,晒干,听用。每服一丸,陈酒冲服,下部空心服,上部临睡服。

13. 万灵丹（《临证一得方·附录外科应用经验要方》）

治流痰流注,寒湿流络走注,酸疼等症。孕妇忌服。

茅术（一两）　防风（二钱）　草乌（一钱）　赤芍（二钱）　新会（一钱半）　宣木瓜（二钱）　麻黄（一钱半）　独活（二钱）　草薢（一钱半）　秦艽（一钱半）　川芎（一钱半）　五加皮（三钱）　桂枝（一钱半）　寄生（三钱）　当归（二钱）　半夏（一钱半）　牛膝（一钱半）　地龙（一钱）　川石斛（三钱）　甘草（二钱）　乳香（一钱）　没药（一钱）　红花（一钱）　丝瓜络（三钱）

共为细末,水泛为丸。每服一钱半。

【论用药】

1. 川芎

《本草正义·卷之五·草部·川芎》:"此近世脑背疽寒凝经络者一定治法,非唐代金石发之宜于清凉解毒者可比,而俗医不知,误认红肿等于热毒,辄授清化,无不应手败坏,《日华》此说,最堪细味,以此推之,则凡气滞血凝,呆板蔓肿之虚寒流痰、流注等证,亦非助其温煦不能消散,此疡科家一味神效宣通要药也。"

2. 土练子

《滇南本草·第三卷·土练子》:"主治一切湿气流痰、风癞、四肢疮毒,小儿大疮、胎毒。"

3. 贝母

《本草正·山草部·贝母》:"降胸中因热结胸,及乳痈、流痰、结核。"

4. 过江龙

《滇南本草·第二卷·过江龙》:"发散表汗,手足湿痹不仁,麻木,湿气流痰;筋骨疼痛或打伤筋骨、误伤经络,用力劳伤,筋骨疼痛。能强筋舒筋,活络定痛,发散风寒湿气、膀背疼痛、背寒困痛。"

5. 羊肚参

《滇南本草·第三卷·羊肚参》:"治手足痿软,半身不遂,流痰、血痹等症。"

6. 拐枣

《滇南本草·第一卷·拐枣》:"治远年、近日痰火,湿气流痰,泡酒常服。"

7. 接筋藤

《滇南本草·第三卷·接筋藤》:"主治筋骨疼痛,湿气流痰,手战脚软,以烧酒为使立瘥。"

8. 紫参

《滇南本草·第一卷·紫参》:"腿软战摇、筋骨疼痛、半身不遂、久年痿软、远年流痰。为活络强筋、温暖筋骨药酒方中要剂。"

9. 紫金皮

《滇南本草·第三卷·紫金皮》:"痛,风湿寒痹,麻木不仁,瘫痪痿软,湿气流痰,暖筋,止腰疼。治妇人血寒腹痛,吃之良效。炙用烧酒炒。"

10. 象贝母

《本草正义·卷之二·草部·象贝母》:"景岳谓:解肝家郁结,散心下逆气,肺痿肺痈,脓痰喘嗽;主热实结胸,乳痈,流痰,结核,瘰疬;降痰逆,消胀满,清肝火,明耳目,解热毒,吐血衄血,血淋便血溺血;主一切痈疡肿毒,湿热恶疮,痔漏,金疮出血,火疡疼痛。为末可敷,煎汤可服,性味俱厚,较之川贝,清降之功,不啻数倍。"

11. 薏苡仁

《本草问答·卷下·卷下五》:"问曰:各书有云半夏治逆痰,苡仁治流痰,生姜治寒痰,黄芩治热痰,南星治风痰,花粉治酒痰。"

12. 豨莶草

《滇南本草·第二卷·豨莶草》:"见半身不遂,口眼歪斜,痰气壅盛,手足麻木,痿痹不仁,筋骨疼痛,湿气流痰,瘫痪痿软,风湿痰火,赤白癜风,须眉脱落等症。"

【医论医案】

一、医论

《爱月庐医案·肾俞虚痰》

大凡肾俞之症,前贤议论不一,或谓肾居至阴之地,不可以阳症治之;或曰先天之阳,不可以阴证治之。谁知阴中有阳,阳中有阴,阴阳怀抱儿同太极。分而言之,谓之阴阳;合而言之,谓之元气。元气之分阴阳,如太极之分两仪。故未有阴虚而阳无碍,阳虚而阴无累矣。不过有由阴虚而及于阳虚者,有由阳虚而及于阴虚者也。想尊翁自去年先见音低,恶寒,继而腰痛内热,显由阳虚而及于阴。阴阳俱虚,湿邪乘虚下注,营气不调,遂成斯症耳。盖肾俞为少阴本穴,关系甚大,此处生疽,岂可不深虑乎? 幸而疮形未见黑色,高肿渐增,将欲酿脓之象,可无霉烂之虞。姑仿陈远公两治散参入补托一法,俾其速溃为要。理之是否,候琴翁裁之。

先天不足,少阴失封蛰之司;寒湿深沉,命门无内融之力。毒阻肾俞,小窗城狐社鼠;投治非法,无殊市虎杯蛇。夫人之气血,如天地之循环不已,今为寒湿所阻,经脉壅塞,营气不从,遂成肾俞虚痰之候。穿溃以来已经月余,依然清水连绵,宛若漏卮之难塞;形容羸瘦,几同枯木之无荣。想七节之旁,原是肾经之道路。盖肾为性命根本,藏精、藏气、藏神;又为先天真阳,育女、育男、育寿。生生不已,化化无穷,多由此而致也。乃今漏泄已久,不特技巧难出,而肝木亦失其涌濡。《经》云:肝木亦肾同位,乙癸同源。肾水既亏,肝木安得无恙乎? 迩来两足屈而不伸,时有气冲之象,则木失荣养,已露其端倪。虽胃气尚未全败,中阳犹可支持,而源远根深,图治甚难。若过投辛热,深恐阴液愈耗;徒进寒凉,更虑元阳骤脱。今将投甘温扶正者乎,抑以甘寒育阴者耶? 静坐以思,必须阴阳并补,参入精血有情之品,或可汲西江之水聊滋干涸之鱼耳。理之是否? 候高明采夺。方:高丽参、大熟地、制首乌、厚杜仲、当归身、淮山药、女贞子、潼蒺藜、紫河车、菟丝子、淡苁蓉、枸杞子。上熬膏,再用龟鹿二仙胶。

《归砚录·卷二》

多骨疽有二:其一因脓老而干,渐坚如骨而不能出,久则成漏疮,出之即愈;亦有患处高起,脓与细骨并出不已者。又一种患处坚硬,十年五载,不痛不溃者,古书谓受孕月内,六亲骨肉交合而成,此等不经之谈,污蔑后世,诚可痛恨! 而无识之医轻信之,妄肆讥诮,覆盆之冤,谁为雪之? 余谓胎无二受,其为骈为品者,皆一受而成者也。此证实由流痰滞血,阻于腠理,日久坚硬,其坚如骨,痛则骨欲出也。亦有几出复生,数出而后已者,尚得再谓胎里疾乎? 智者不惑,斯可以为医矣。余治四人皆愈。

《外科证治秘要·附骨疽附骨痰流注腿痛》

流注与腿痛,名虽不同,治法则一。实者当归、防风、秦艽、泽兰、丹参、羌独活、炙甲片、牛膝、延胡。虚者宜温宜补,如参、芪、术、桂、附、熟地,皆可用。

《外科证治秘要·肾俞发肾俞虚痰鹳口疽》

肾俞虚痰生腰间肾俞穴。初起隐隐酸疼,后渐渐漫肿,色白,微微寒热,神气委顿,渐渐微软,似乎有脓,及至刺破,脓水清稀,或有豆腐花块随之而出,肿仍不消,元气日败,延至劳怯而死。

若初起色白,后渐转红,溃出稠脓者可治,名肾俞痈。治法党参、黄芪、熟地、萸肉、茯苓、肉桂、杜仲、归身、广皮。大抵此证以补为主,或清或温,随证加减。

鹳口疽生于尾闾穴之高骨尖上,亦名尾闾发。由阴亏湿火而生。初起一粒,四围漫肿,溃后腐烂孔深。若寒热不止,血出不停,饮食不进者危。若能食热退可治。治法:党参、茯苓、黄芪、当归、白芍、知母、黄柏、大生地、广皮、银花、苡仁。外用红玉膏涂之。

二、医案

1. 治肾俞虚痰

《陈莘田外科方案·卷四·肾俞流痰》

金左,八月十日。先天不足,肝肾阴虚,筋骨失于营养,背脊虚损复发,肾俞流痰,漫肿木痛,形如覆碗,色白不变,舌心光剥,脉来濡细。本原之病,药力难以奏效者。六味丸去丹皮、泽泻,入归身、鳖甲、真川贝、怀牛膝、陈皮、杜仲、左牡蛎、炙甘草。

二诊:制首乌、云苓、东白芍、生鳖甲、川石斛、厚杜仲、北沙参、归身、川贝母、左牡蛎、炙橘白、糯稻根须。

三诊:糯稻根须、制首乌、白归身、麦冬肉、真川贝、白蒺藜、生草、东白芍、北沙参、生鳖甲、广橘红、云苓、杜仲。

蒋左,十二月十四日。肝肾阴亏,浊液生痰,痰痹于络,右腰肾俞流痰。起经四月,湿肿木痛,渐有蒸脓之象。溃则难于收敛,神脉交虚,作内伤症。治拟和营卫,佐以化痰。制首乌、白归身、川贝母、橘红、淡昆布、北沙参、东白芍、白蒺藜、云苓、左牡蛎。

吴。背脊虚损,由来一十五载,真阴亏而浊液生痰,痰痹络中,右腰肾俞流痰,抽掣作痛,色白不变,脉弦而数,寒热往来,不易消退者。首乌、白芍、川贝、瓜络、沙参、石决、橘红、甘草、云茯苓。

俞左。右腰肾俞流痰，起经匝月，日渐长大，形如覆碗，漫肿色白，痛止不一。已有成溃之象，溃则难于收敛者。拟调和营卫，宣通化痰法。首乌、白蒺藜、半夏、甘草、牡蛎、当归、东白芍、陈皮、茯苓、杜仲。

《陈莘田外科方案·卷四·腰部流痰》

蒋。先天不足，肝肾阴亏，筋骨失于营养，背脊虚损，两足痿软，右腰流痰，溃眼两孔，成管不敛，滋水淋漓，舌光脉软，乍寒乍热，咳呛痰少，胃纳式微。损怯之机显着，恐难结局也。拟培补三阴法。大补阴加芪、药、杞、归、苓、菟、仲。

复诊：大补元煎加黄芪、牛膝、菟丝子。

沈。本质三阴不足，情怀郁勃则生火，火盛生痰，痰痹于络，左腰肾俞之下漫肿板硬，色绛不异，坚硬如石，按之渐酸，并无痛楚。由来五月，渐次长大，形瘦纳少，脉左细数，右部弦滑，舌苔糙黄。本原为病，乃流痰也，久则难免成怯，殊可虑耳。姑始拟培补三阴，佐以和胃化痰，治内即所以治外。制首乌、川贝母、新会红、瓦楞子、制於术、北沙参、制半夏、大白芍、石决明、云苓。

《爱月庐医案·肾俞虚痰》

1）一男年近六旬，阳气日就亏损。阳虚者，湿必胜。湿邪久踞，气血为之壅遏，遂成肾俞发之候。症起未经旬日，而根盘几同覆碗，木硬隐痛，皮色如常，脉息细涩欠利，舌苔淡白且腻，间有寒热。种种症情，总不外乎阳虚湿胜使然，况平素恶寒喜暖，声发不扬，下体时有酸痛，湿盛阳浮已露端倪，以脉参症，深恐难以消散，拙拟和阳利湿兼谓调气血一法。冀其移深居浅之意，愚见如是，未识当否。东洋参、杜仲、潼蒺藜、赤芍、补骨脂、淡苁蓉、生米仁、木香、炒归身、茯苓、鹿角胶、紫衣胡桃。

2）先天不足，少阴失封蛰之司；寒湿深沉，命门无内融之力。毒阻肾俞，小窬城狐社鼠；投治非法，无殊市虎杯蛇。夫人之气血，如天地之循环不已，今为寒湿所阻，经脉壅塞，营气不从，遂成肾俞虚痰之候。穿溃以来已经月余，依然清水连绵，宛若漏卮之难塞；形容癯瘦，几同枯木之无荣。想七节之旁，原是肾经之道路。盖肾为性命根本，藏精、藏气、藏神；又为先天真阳，育女、育男、育寿。生生不已，化化无穷，多由此而致也。乃今漏泄已

久，不特技巧难出，而肝木亦失其涌濡。《经》云：肝木亦肾同位，乙癸同源。肾水既亏，肝木安得无恙乎？迩来两足屈而不伸，时有气冲之象，则木失荣养，已露其端倪。虽胃气尚未全败，中阳犹可支持，而源远根深，图治甚难。若过投辛热，深恐阴液愈耗；徒进寒凉，更虑元阳骤脱。今将投甘温扶正者乎，抑以甘寒育阴者耶？静坐以思，必须阴阳并补，参入精血有情之品，或可汲西江之水聊滋干涸之鱼耳。理之是否？候高明采夺。高丽参、大熟地、制首乌、厚杜仲、白归身、淮山药、女贞子、潼蒺藜、紫河车、菟丝子、淡苁蓉、枸杞子。上熬膏，再用龟鹿二仙胶。

3）大凡肾俞之症，前贤议论不一，或谓肾居至阴之地，不可以阳症治之；或曰先天之阳，不可以阴证治之。谁知阴中有阳，阳中有阴，阴阳怀抱儿同太极。分而言之，谓之阴阳；合而言之，谓之元气。元气之分阴阳，如太极之分两仪。故未有阴虚而阳无碍，阳虚而阴无累矣。不过有由阴虚而及於阳虚者，有由阳虚而及于阴虚者也。想尊翁自去年先见音低，恶寒，继而腰痛内热，显由阳虚而及于阴。阴阳俱虚，湿邪乘隙下注，营气不涸，遂成斯症耳。盖肾俞为少阴本穴，关系甚大，此处生疽，岂可不深虑乎？幸而疮形未见黑色，高肿渐增，将欲酿脓之象，可无霉烂之虞。姑仿陈远公两治散参入补托一法，俾其速溃为要。理之是否，候琴翁裁之。东洋参、豨莶草、防己、白芍、白术、当归、炙甲片、生黄芪、甘草、茯苓、银花、杜仲、龟鹿二仙胶。

方用人参以为君，大举一身之阳；取杜仲以为臣，专利二肾之气。佐归芍以盐炒，即能守命门真阴；使苓莶得防己，便可驱肾宫湿热。甲片共黄芪，托邪甚速；银花同甘草，解毒最纯。庶几阳无偏胜之虞，邪正有解纷之妙。更用龟鹿二仙，以有情生有形也。

《环溪草堂医案·卷四·发背肾俞发肾俞痰》

某。前年产后劳力惊恐受伤，以致腿股酸痛，延今一载有半，结疡成脓，脓从腰脊而出，此属肾俞虚痰，不易收功，颇易成损，非补不可。大熟地、白芍、冬术、胡桃肉、杜仲、上黄芪、归身、党参、鹿角霜、杞子。

《临证一得方·卷四手足发无定处部·流痰》

素有咳呛，时作时止，近加身热，脉形弦迟，右

腰肾俞生发流痰，治宜两顾培补，庶于病机有当。潞党参、细石斛、西芪、沙参、薏仁、冬桑叶、云茯神、生杜仲、新会、远志、橘叶。

《陈莲舫医案·卷下·流痰》

左。腰为肾府，肾俞流痰蒸脓已熟，势将穿溃，所恐者纳呆肉削，元气难支。潞党参、甲片、会皮、葛根、绵芪、当归、大力、茯苓、青皮、半夏、生草、生白术、细角针。

2. 治鹤膝流痰

《陈莘田外科方案·卷四·鹤膝流痰》

莫左。肝肾阴虚，湿痰痹络，右鹤膝流痰酸楚，艰于举动，窜生于委中之下。由来一载，成怯显然，溃败难于收敛。制首乌、白蒺藜、鲜桑枝、宣木瓜、杜仲、煨天麻、云苓、粉萆薢、牛膝、归身。

二诊：金狗脊、煨天麻、粉萆薢、牛膝、归身、白蒺藜、宣木瓜、夜交藤。

姚，七月四日。肝肾阴虚，浊液生痰，痰痹于络，循筋着骨，右鹤膝流痰。起逾二载，溃经半年，其眼数孔，成管不敛，滋水淋漓。气阴暗耗，筋络损伤，肌肤色黑，不得举动，营卫失和，毒留于络。如此沉疴，终难结局也。人参须、黄芪、赤白芍、广陈皮、云苓、鲜桑枝（鸭血炒）、制首乌、归身、生鳖甲、真川贝、草节、忍冬藤。

二诊：清暑益气汤，去麦冬、五味、苍术、升麻、姜枣，加云苓。

三诊：制首乌、白归身、云茯苓、宣木瓜、厚杜仲、潞党参、东白芍、怀牛膝、绵黄芪、酒炒桑枝。

黄。先天不足，肝肾阴虚，浊液生痰，痰痹在络，左膝流痰，四肢皆有，结核累累。察按神脉皆虚，虑其背脊损突，理之棘手。党参、当归、怀山药、杜仲、首乌、杞子、山萸萸、炙草、菟丝子。

张左。左鹤膝流痰，起经四载，委中溃孔成管，滋水淋漓，膝中肿胀，势欲窜头。病在三阴，药力难以速效者。制首乌、当归身、白芍、土贝、宣木瓜、北沙参、野於术、陈皮、茯苓、丝瓜络。

《曹沧洲医案·风温湿热·咳嗽门》

右。咳嗽痰吐极多。阴虚肺气上逆所致，加以肝肾不足，发为鹤膝流痰，极易积溃。拟且先治所急。桑白皮三钱五分，瓦楞壳一两（杵，先煎），淮牛膝三钱五分，茯苓四钱，海浮石四钱，白杏仁四钱（去尖），川断三钱（盐水炒），生草一钱，甜瓜子七钱，象贝五钱（去心），丝瓜络三钱，料豆衣三钱。

3. 治附骨流痰

《陈莘田外科方案·卷四·附骨流痰》

周左。鹤膝流痰，起经二载，溃孔七载，成管不敛，滋水淋漓。气阴暗耗，络脉皆伤，肿坚不化，尚虑攻窜。西党参、制首乌、赤芍、川杜仲、赤苓、生黄芪、当归身、生鳖甲、土贝母、草节、桑枝。

吴左。左鹤膝流痰，起经三月，漫肿木痛，色白不变。渐有成溃之象，溃则难于收敛者。制首乌、桑椹子、土贝、怀牛膝、粉萆薢、全当归、潼蒺藜、云苓、广橘红、淡木瓜。

朱左。肝肾阴虚，寒热入络，右腿外侧附骨流痰，漫肿酸楚，色白不变，按之板硬。由来四月，久则恐其延损，殊非细事也。拟仿阳和法。上肉桂、制麻黄、白归身、怀牛膝、鹿角胶、大熟地、白芥子、炙草、陈元酒。

二诊：独活寄生汤去桑寄生、生地，加续断、鲜桑枝。

三诊：桂枝、川芎、归身、杜仲、怀膝、北细辛、独活、防风、赤芍、云苓、秦艽、桑寄生。

四诊：桂枝、大生地、白归身、秦艽、云苓、黄防风、独活、小川芎、生白芍、怀膝、川断、厚杜仲。

陈右。腿附骨流痰，起经二十余载，屡发屡痊，溃孔不一，脓水淋漓，余肿不化，尚虑攻头，三阴不足所致，难许收功。党参、黄芪、云苓、半夏、杜仲、首乌、白芍、归身、陈皮、炙草。

殷左。右腿附骨流痰，起经三载，溃已两月，脓水清稀，势已成管。察按神脉皆虚，乃本原病也。药力善调，须得一年半载之功。西党参、生绵芪、白芍、川杜仲、宣木瓜、制首乌、当归、川贝、茯苓、生草。

杨，左。先天不足，背脊虚损，浊液生痰，痰痹于络，左腿附骨流痰。起经半载，溃眼三孔，脓清稀，渐有成管之象。神脉皆虚，恐难结局也。拟大补元煎意。大补元煎全方加牛膝、黄芪。

彭左。右腿附骨流痰，起经载半，漫肿酸楚，色泽紫滞，渐有成溃之象，溃则难以收敛者。拟调营卫，化痰宣络法。制首乌、白芍、沙蒺藜、川杜仲、白茯苓、归身、陈皮、姜半夏、左牡蛎、生甘草。

张左。三阴亏损，浊液生痰，痰痹于络，右足内外廉附骨流痰。起经八月，漫肿作痛，色白不变，按之坚硬，势渐长大，难以消退者。舌白脉濡，纳谷则胀，中虚失司健运，久则恐其涉怯，理之棘手。六君子汤加归身、白芍、牡蛎、米仁。

顾右，幼。先天不足，肝肾阴虚，浊液生痰，痰痹于络，左腿附骨流痰。起经八月，漫肿巨大，寒热往来，蒸脓欲溃，神脉皆虚，溃则难以收敛者。拟扶正托毒法。西党参、制首乌、白芍、广橘红、野於术、川贝母、云苓、川杜仲、生草节。

倪左。肝肾阴虚，寒痰痹阻络中，左腿痹着骨，漫肿板硬，色白不变，艰于转侧。由来四月，是乃附骨流痰重症，恐致虚损，溃则难于收敛者。拟右归饮大意。大熟地、上肉桂、甘杞子、当归、怀山药、鹿角胶、山萸肉、菟丝子、川杜仲、川牛膝。

曹左。左腿内侧附骨流痰，起经一载，渐长大，漫肿木痛，已有成溃之象，溃则难于收敛者。拟和补营卫，化痰和络法。西党参、制首乌、当归、沙蒺藜、川杜仲、生於术、川贝母、白芍、橘核、云茯苓。

《陈莘田外科方案·卷四·贴骨流痰》

苗。风寒湿痰，乘虚袭络，始因右环跳作痛，继渐结核，色白不变，板硬，形势如轴，大股上下内外皆肿，不能举动，势已成损。病延一载，正虚邪实，溃则难敛，药力善调，冀能连破为妙。乃贴骨流痰是也，恐难结局耳。制首乌、野於术、制半曲、新会皮、福泽泻、当归尾、左牡蛎、白蒺藜、云茯苓、宣木瓜。

归。先天不足，肝肾阴亏，寒痰乘虚痹络，左腿贴骨流痰。起经三载，漫肿板硬，着骨酸楚，屈而不伸，艰于步履，舌苔黄白，脉濡细。病道已深，药力难以消退，溃则不易收敛。仿阳和法。熟地、鹿角胶、上肉桂、麻黄、全当归、白芥子、怀牛膝、炙草。

方左。左腿下面贴骨流痰，复发成溃，溃孔生管，脓水淋漓，孔眼深大，神脉皆虚，三阴不足之躯。药力善调，须得一年半载之功。仿大补元煎意。大补元煎全方加黄芪、牛膝。

盛右。症象贴骨流痰，起经四载，溃孔数眼，成管不敛，脓水淋漓。三阴亏损，神脉皆虚，乃怯损之萌也。如能怡养调摄，庶几缓以图功。拟仿大补元煎意。大补元煎全方加芪皮、茯苓。

《临证一得方·卷四手足发无定处部·流痰》

英年娇弱，积成内伤，腹痛延有三载。今左腰痛又四月，咳呛频增，是为流痰重候，成则损脊可虞。北沙参、甘杞子、白云苓、桑椹子、金沸草、橘叶、炙紫菀、巴戟天、川石斛、生杜仲、川贝母。

《临证一得方·卷四手足发无定处部·痘毒》

痘后虚热，余蕴入络，皆由先天不足以致右肘发为流痰。已经针溃，呆肿不退，非徒化毒托脓可愈，清蕴壮筋。北沙参、芪皮、狗脊、制首乌、青蒿、羚片、炙鳖甲、料豆衣、杜仲、川石斛、天冬、白芍。

4. 治胁肋流痰

《陈莘田外科方案·卷四·胁肋流痰》

金左，七月廿八日。左胁流痰，起经三载，溃孔成管，脓水淋漓，曾经失血，血去阴伤，咳呛频频，脉右细左数，舌光无苔，午后渐热，痰怯之机已着，有何恃而不恐耶？勉拟景岳法。四阴煎入清阿胶、地骨皮、真川贝。

二诊：疮口渐敛，咳呛不已。云茯苓、细北沙参、生甘草、水炙桑皮、真川贝、天花粉、麦冬肉、枇杷叶、叭哒杏仁、清阿胶、生蛤壳。

三诊：咳呛寒热，痰黏带脓。蜜炙桑皮、地骨皮、川石斛、橘白、炙甘草、细北沙参、真川贝、生蛤壳、茯神、白粳米。

周。肝郁气阻，挟痰凝聚，右季胁流痰，结核坚硬，色白木痛。由来一载，渐日长大，按脉细弦涩，舌苔糙白。本原情志之病，药力难于奏效者。香附、石决明、丹皮、远志、白芍、於术、川贝母、山栀、橘核、茯神、当归。

丁。右胁流痰，溃孔成管，起经半载，脓水淋漓。气阴并耗，药力善调，须得缓缓图功。沙参、当归、芪皮、云苓、首乌、白芍、川贝、鳖甲、象牙屑。

李。左胁流痰，起经数月，渐次长大，时痛时止，其痛在络，药力难以速效者。首乌、当归、橘红、钩钩、香附、蒺藜、白芍、川贝、茯神、石决。

施左。右胁流痰，起经半载，溃孔成管，脓水淋漓。气阴暗耗，神脉皆虚，理之棘手。沙参、芪皮、归身、茯神、牙屑、首乌、甘草、白芍、鳖甲、川贝。

《陈莘田外科方案·卷四·期门流痰》

徐左。右期门流痰，窜溃胸部，脓水淋漓，成管不敛。气阴暗耗，病在本原，药力难以速效者。沙参、芪皮、当归、茯苓、鳖甲、首乌、土贝、赤芍、甘草、牙屑。

《陈莘田外科方案·卷四·左腋流痰》

陈。素有肝气，木郁失调则生火，火盛生痰，痰痹于络,左腋流痰。起经匝月,溃流清脓,成管不敛,余核累累,尚虑他窜,理之非易者。拟养肝泄肝,参入化痰法。沙参、橘红、石决、瓜络、甘草、首乌、川贝、昆布、茯苓、白芍。

复诊:去橘红、瓜络、昆布,加芪皮、橘核、海石。

林。营卫两伤,痰凝气聚,左腋流痰。起经二月,现结三枚,溃肿不一,脓出清稀,孔眼弥大,最虑淹缠成管,非细事也。拟和补营卫,宣络化痰法。首乌、赤芍、甘草、川贝、当归、沙参、广皮、石决、瓜络、茯神。

《陈莘田外科方案·卷四·结胸流痰》

刘左。结胸流痰,起经一载,溃流血水,不得脓泄,本虚痰痹于络中,理之棘手。沙参、芪皮、首乌、当归、赤芍、石决明、橘红、茯神、生草、土贝。

《陈莘田外科方案·卷四·胸膈流痰》

徐幼。胎疟之后,三阴亏损,疳积腹胀,形肉暗削,饮食水谷,不得输津液,而为浊痰,痰痹于络胸膈之右,流痰成管,已通内膜,曾经吐脓,肉理空虚,有声有泡,旁围肉色泛紫,其孔深阔,奚似神色青眺,脉来细软,大便溏薄。中土不立,阴虚难复,疮怯之机已着,断难结局耳,勉拟。人参须、怀山药、东白芍、象牙屑、左牡蛎、制首乌、白归身、川贝母、活剥鳖甲、橘络、云茯苓、甘草。

《陈莘田外科方案·卷四·乳部流痰》

华右。肝郁气阻,挟痰凝聚,右乳房之上流痰,结肿坚硬酸楚,色白不变,痛彻膺背,痰中带红,脉来濡细,乍热乍寒。阴虚体质,肺胃同病,不宜成溃,溃则难于收敛者。拟宗诸气膹郁皆属于肺治例。苏子、桑白皮、白杏仁、丹皮、丝瓜络、藕肉、川贝、黑山栀、生蛤壳、橘红、枇杷叶、茯苓。

《陈莲舫医案·卷下·流痰》

左。膻中流痰,久溃未收,中孔甚大,渐至本元更伤。连次失血,又为咳嗽,脉见细涩。阴伤气痹,内外证皆属损象,早宜护持。旱莲、全福、沙参、杏仁、白芍、石英、料豆、川贝、象牙屑、会皮、女珍、丹参、丝瓜络、枇杷叶。

《徐养恬方案·卷下·经水不调》

营阴不足,经断逾载,络失所养,左肩胛结核累累,而为流痰虚损之象。宜平肝养血,佐以化痰。制首乌、白芍、刺蒺藜、归身、云茯苓、粉丹皮、

柴胡、心会皮、大生地(砂仁拌炒)、生牡蛎。

《曹沧洲医案·外疡总门科》

刘,流痰。气郁化痰,痰入筋骨间,发为流痰,溃头之后,气营交困,络脉失养,患处肿木,肿重手臂不能举动,脉右软左微弦,内因之症,不易速效。细生地四钱、白蒺藜四钱、淡木瓜三钱五分(切,酒炒)、土贝四钱、全当归三钱、川断三钱(盐水炒)、伸筋草三钱五分、忍冬藤四钱、赤芍三钱、川石斛四钱、海蛤粉七钱(包)、甘草节三分、桑枝一两、归须五分、净乳香三钱、刘寄奴三钱五分、广木香三钱、净没药三钱、制甲末三钱、白芥子三钱、淡木瓜三钱、桑枝四钱。煎浓,以青布两方块,浸汁内,趁热绞干,更迭进之,不可受风,更不可吃。

5. 治手臂流痰

《陈莘田外科方案·卷四·手腕流痰》

陆左。手腕流痰,起经一载,漫肿酸楚,不得屈伸,渐有成溃之象,溃则难于收敛者。首乌、当归、橘红、蒺藜、牡蛎、川贝、白芍、瓜蒌、茯苓、昆布。

马右。手腕背流痰,漫肿色白不变,艰于举动,已经逾月,溃则难于收敛者。首乌、半夏、川芎、天麻、瓜络、蒺藜、甘草、当归、橘络、茯苓、桑枝。

俞右。手脉旁流痰,起经一载,溃孔成管,脓水淋漓。气阴并耗,本原之病,难许速效者。沙参、芪皮、鳖甲、瓜络、茯苓、首乌、当归、白芍、川贝、牙屑。

《陈莘田外科方案·卷四·手背流痰》

艾。左手背流痰,起经三载,溃孔成管,脓水淋漓,左腿环跳着酸骨楚,色白漫肿。由来三月,恐难消退。拟培补三阴,化痰和络法。党参、於术、白芍、杜仲、陈皮、首乌、归身、云苓、蒺藜、半夏。

《陈莘田外科方案·卷四·臂部流痰》

万左,七月廿六日。营卫不和,痰凝气聚,痹阻络中,右臂流痰。起经八载,结肿坚硬,色白不变,势难消退,窜生于右腿,溃孔成管,脓水淋漓,艰于举动,筋络损伤,最虑成损,殊难理治也。制首乌、当归身、白蒺藜、姜半夏、陈皮、东白芍、煨天麻、云茯苓、鲜桑枝、木瓜、杜仲。

陆。右臂流痰,起经半载,溃孔成管,滋水淋漓,气阴暗伤,挟受湿邪,烂身疳糜,腐龈肿,色紫,

动则流血,不可轻视者。犀角地黄汤加连翘、花粉、人中黄、土贝、山栀、肥知母。

董。右臂流痰,起逾半月,漫肿木痛,色白不变。渐有成溃之象,溃则难于收敛者。拟调和营卫,宣络化痰法。首乌、当归、半夏、茯苓、昆布、白蒺、橘红、甘草、瓜络。

《陈莘田外科方案·卷四·臂肘流痰》

陈。右肘流痰,起经二载,溃孔成管不敛,滋水淋漓,阴液暗伤,余核累累,当虑攻窜,神脉皆虚,久则恐其涉怯。拟培气养阴,和络化痰法。党参、黄芪、当归、石决、橘红、首乌、川贝、白芍、甘草、鳖甲。

胡。素有失血,真阴不足,浊液生痰,痰痹于络,左臂流痰,腋下亦有,结核两枚,色白木痛,按之坚硬,耳中鸣响,不时眩晕,舌红苔糙,脉息细小。已经两月,病在本元,药力难以图功。拟养营化痰法。首乌、石决、茯神、橘红、甘草、豆衣、白芍、远志、钩钩、藕节。

《陈莘田外科方案·卷四·臂膊流痰》

孙。本素之质,挟痰凝聚,左臂膊流痰。起逾半载,溃交一月,脓出清稀,腐肉频生,气阴日耗,神脉皆虚,久则虑其成管,延怯可虞也。台参须、大生地、归身、白芍、炙甘草、制於术、茯神、川贝、酸枣仁。

李。三阴不足,情怀郁勃,郁则生火,火盛生痰,痰痹于络,左臂流痰,溃孔成管,脓水淋漓,绵延日久。脉莫无神,形肉渐消,胃呆纳少,腑气或结或溏,遗泄腰痛,舌黄逮绛。气阴并亏,久则虚怯之萌,殊难结局。西党参、归身、甘草、大生地、白芍、绵黄芪、云苓、杜仲、龟腹板、川贝。

《临证一得方·卷四手足发无定处部·流痰》

1) 太阳经流痰肿痛,脉形细小,姑与消补方。姜半夏、白茯苓、丹参、独活、生西芪、天花粉、新会皮、川石斛、秦艽、土贝母、威灵仙、桑寄生。

2) 肩膊作痛已经半载,日前加剧,脉数而弦,此络痹痰凝,郁久化热使然。羚羊角、秦艽、赤苓、北沙参、木通、童桑枝、全福花、川断、远志、片姜黄、荷叶。

3) 流痰生于右腕,骱肿酸疼,议温通法。桂枝木、炒杜仲、元红花、制乳香、秦艽、桑枝、姜半夏、全当归、北沙参、制没药、木香。

4) 流痰已溃,孔细脓清,咳呛气怯,殊为危险。生西芪、川石斛、五味子、川贝、阿胶(蛤粉炒)、红枣、新会、焦远志、炒白芍、山药、稽豆皮。

复:症情如昨,脉来沉细,虚脱之兆。西洋参、生芪、川石斛、茯苓、紫菀、炙款冬、苋麦冬、蛤粉、广橘白、川贝、米仁、茅柴根。

6. 治缺盆流痰

《陈莘田外科方案·卷四·缺盆流痰》

洪右。脾虚生湿,湿盛生痰,肝郁化火,火盛亦生痰,痰痹于络,左右缺盆流痰,结核坚硬,色白微痛。由来两月,病在本原,药力以图迟破为妙。首乌、归身、橘红、远志、制香附、白术、川贝、茯神、昆布、石决明。

7. 治脊背流痰

《陈莘田外科方案·卷四·背脊流痰》

包,左。阴虚木郁,郁则生火,火盛生痰,痰随气阻痹于络中,背脊流痰。起经匝月,漫肿胀痛,色泽泛紫,渐有成管之象,脉来弦滑,舌红苔糙,乃本元病也。拟和营泄郁,佐以化痰之法。蒺藜、制首乌、白归身、甘草、半夏、左牡蛎、东白芍、远志、茯苓、陈皮、川杜仲。

二诊:流痰已溃。西洋参、茯苓、半夏、橘红、赤芍、整玉竹、白蒺藜、归身、甘草交藤,雪羹汤煎汤代水。

钱,左。先天不足,肝肾阴虚,筋骨失于荣养,背脊虚损。由来数载,肾虚浊液生痰,痰痹于络。流痰二年,溃孔成管,脓水淋漓。阴液暗耗,咳呛灼热,舌糙脉细,动则气促。渐延虚怯一途,极难理治也。拟仿大补元煎意。潞党参、山萸肉、枸杞子、怀牛膝、怀山药、大熟地、白归身、云茯苓、厚杜仲、炙甘草、十大功劳,糯稻根须煎汤代水。

二诊:背脊之旁,溃眼中有声走气。潞党参、怀山药、大牡蛎、归身、枸杞子、绵黄芪、大熟地、炙甘草、白芍、云苓、杜仲。

谢,幼,十一月初六日。背部流痰结核坚肿,皮色不变,木痛可按。明系痰之痹络,营卫不和也。兹拟和营卫中必佐化痰方妥。制首乌、风化硝、东白芍、真川贝、云茯苓、海浮石、白蒺藜、左牡蛎、白归身、广橘红、鲜竹沥。

二诊:制香附、夜交藤、归身、川芎、风化硝、竹沥(姜汁冲)、旋覆花、云茯苓、白芍、浮石、白蒺藜、昆布。

三诊:旋覆花、夜交藤、广橘红、风化硝、浮石、当归须、真川贝、白蒺藜、白芥子、云苓、鲜竹沥。

《曹沧洲医案·外疡总门科》

李，脊损。肝肾不足，背脊损突，酸痛连及环跳、肾俞，延防更结流痰。北沙参二钱，白蒺藜四钱（炒去刺），杜仲三钱（盐水炒），怀牛膝三钱五分（盐水炒），制首乌四钱，沙苑子三钱（盐水炒），丝瓜络三钱五分，菟丝子三钱（盐水炒），当归身三钱，川断三钱（盐水炒），淡木瓜三钱五分，桑枝一两，生谷芽五钱（绢包）。

8. 治少腹流痰

《陈莘田外科方案·卷四·少腹流痰》

吕右，阳和膏。肝脾两虚之质，浊痰痹阻于络。左少腹流痰，结核坚硬，按之木痛，疑有酸楚，渐次长大。由来半载，素有肝气，屡屡复发，耳鸣眩晕，癸水两月一度，面无华色，神脉皆虚。本原为病，药力难以骤效者。制首乌、北沙参、归身、云苓、广皮、大生地、小青皮、白芍、川贝、橘络红。

徐左。痰凝气聚，右少腹结核，酸楚木痛，按之坚硬，症经半载，乃少腹流痰症也。且以消散。水炒柴胡、旋覆花、当归、小青皮、橘核、制香附、塈於术、真新绛、赤芍、石决、昆布、雪羹汤代茶。

9. 治胯间流痰

《陈莘田外科方案·卷四·胯间流痰》

曹，右，十一月六日。肝脾肾三阴并虚，浊液生痰，痰痹于络，左胯流痰。起经八月，溃孔成管，脓水淋漓，所出颇多，阴液更伤，右腰背着经贴骨酸楚，身不能仰，神色青㿠，乍寒乍热，咳嗽频频，舌苔糙白，脉情细数，经阻不行。虚怯之机已着，断难结局也。勉拟培补三阴，宗景岳法。路党参、怀山药、甘杞子、左牡蛎、炙甘草、怀膝、大熟地、山萸肉、白归身、生鳖甲、厚杜仲、云苓。

章。肝肾阴亏，浊液化痰，痰痹于络，右胯流痰。起经三载，攻窜不一，时痛时止，渐次长大，左乳结癖。病在本原，药力难以速效者。党参、云苓、白芍、陈皮、蒺藜、首乌、归身、半夏、木瓜、炙草。

10. 治环跳流痰

《陈莘田外科方案·卷四·环跳流痰》

郑左，六月廿三日。肝肾阴虚，湿痰痹络，左腿环跳贴骨流痰，漫肿酸楚，按之板硬，骨骱损伤，艰于步履，病逾两月，恐难消退。制首乌、白归身、白蒺藜、白芥子、鲜桑枝、金狗脊、粉草薢、宣木瓜、厚杜仲、怀牛膝、云苓。

二诊：制首乌、煨天麻、宣木瓜、赤苓、金毛脊、粉草薢、桑椹子、白蒺藜、厚杜仲、牛膝、白归身、鲜桑枝。

三诊：前方去桑椹、天麻、狗脊，加东白芍、秦艽，以赤苓易云苓。

四诊：制首乌、煨天麻、鲜桑枝、云苓、厚杜仲、白蒺藜、白归身、怀牛膝、木瓜、粉草薢、金狗脊。

五诊：制首乌、白蒺藜、白归身、半夏、怀牛膝、茯苓、桑椹子、川断、厚杜仲、陈皮、宣木瓜、枝（鸭血炒）。

六诊：前方去桑椹、川断、半夏、陈皮，加淡苁蓉。

七诊：制首乌、归身、丝瓜络、三七、白蒺藜、桑椹子、赤芍、厚杜仲、云苓、鲜桑枝、橘红。

八诊：前方去赤芍、丝瓜络、桑枝、橘红，加制半曲、佛手皮、金狗脊、生甘草。

《陈莲舫医案·卷下·流痰》

左。环跳流痰高肿之势，渐滋暗长，久防蒸脓穿溃。脉见细弦，治以疏化。独活、竹沥夏、当归、杜仲、寄生、蚕沙、赤芍、会皮、洋参、大力、青皮、生草、丝瓜络。

左。环跳流痰，筋骨发赤，成则累月难痊。治以疏和。竹沥夏、萆薢、大力、防己、芥子、青木香、九制熟地、石斛、会络、黄芩、丝瓜络。

沈右，二十九。身热脘闷，环跳肿痛，防成流痰。脉见沉弦。治以疏降。羌活、青皮、防己、生芪、防风、牛膝、会皮、赤苓、大力、赤芍、益元散、归尾、荷叶。

11. 治海底流痰

《陈莘田外科方案·卷四·海底流痰》

潘左。三阴不足，湿热下注，挟痰凝聚，海底流痰，结核坚硬，色白不变，按之酸楚，已经逾月，舌苔糙白，脉濡细。本原之病，不宜成溃，溃则易于成漏也。中生地、赤芍、陈皮、知母、远志、当归身、川贝、龟板、川柏、甘草、云苓。

二诊：小生地、赤芍、甘草、泽泻、粉草薢、红琥珀、归尾、土贝、赤苓、丹皮、远志。

12. 治囊下流痰

《陈莘田外科方案·卷四·囊下流痰》

陈左。湿痰下注，袭痹厥阴之络，囊下流痰既溃，脓出清稀。绵延两月，舌白脉濡，营卫两虚，淹缠成漏可虞。治宜和补化痰。路党参、当归、石决明、陈皮、川贝母、制首乌、芪皮、白芍、茯苓、甘草梢。

复诊：原方去陈皮，加米仁、象牙屑。

13. 治尾闾流痰

《陈莘田外科方案·卷四·尾闾流痰》

吕。三疟经年，三阴亏损，疟必有痰，痰痹于络，尾闾之旁肿酸楚，色白不异，由来三月，是乃流痰。为日已多，恐难消退。拟和补营卫，宣络化痰。首乌、云苓、橘红、杞子、白芍、归身、川贝、半夏、杜仲、蒺藜、木瓜。

14. 治足部流痰

《陈莘田外科方案·卷四·足背流痰》

陆左。肝肾阴虚，浊液生痰，痰痹于络。左手大指僵节蛀，漫肿作痛，有成管之象。右足流痰溃孔成管，滋水淋漓。舌苔光剥，脉息细数。本原之病，药力难以奏效者。大生地、西洋参、东白芍、真川贝、地骨皮、淡天冬、牡丹皮、生鳖甲、云苓、左牡蛎、广陈皮。

二诊：西洋参、炒丹皮、大生地、炙橘红、云苓、川贝母、左牡蛎、东白芍、白归身、福泽泻。

三诊：制首乌、川柏、白芍、生甘草、白蒺藜、北沙参、橘红、云苓、白归身、福泽泻、左牡蛎。

四诊：西洋参、小生地、丹皮、赤芍、鲜桑枝、真川贝、白蒺藜、陈皮、甘菊花、石决明、云苓。

五诊：西洋参、小生地、生米仁、甘草节、鲜桑枝、土贝、生绵芪、白归身、赤芍药、忍冬藤、赤茯苓。

《陈莘田外科方案·卷四·穿踝流痰》

倪右。肠肛半载有余，复经咯血，真阴亏损，八脉不调，经事参差，近又午寒午热，两足穿踝流痰，漫肿酸楚，难于举动，最虑延损。制首乌、白归身、真川贝、生鳖甲、云苓、东白芍、白蒺藜、广橘红、炒丹皮、杜仲、桑枝（鸭血炒）。

二诊：制首乌、白蒺藜、川续断、怀膝、桑椹子、白归身、纹秦艽、东白芍、云苓、生鳖甲、厚杜仲、丹皮、鲜桑枝（鸭血拌炒）。

三诊：制首乌、白归身、白蒺藜、杜仲、鳖甲、云苓、淡苁蓉、煨天麻、纹秦艽、木瓜、牛膝、草薢。

徐右。肝肾阴虚，湿痰痹络，右足穿踝流痰。起经百日，溃孔成管，脓水淋漓，足背漫肿，尚虑窜头，步履维艰，最易延损。拟调和营卫，佐以化痰法。制首乌、真川贝、归身、云苓、陈皮、潞党参、绵黄芪、白芍、甘草、怀膝、杜仲。

二诊：潞党参、云苓、白芍、甘草、鲜桑枝、制首乌、归身、川贝、陈皮、杜仲、木瓜。

三诊：旁围红肿，足背仍肿。首乌、归身、川贝、怀膝、绵芪、党参、白芍、陈皮、木瓜、蒺藜、桑枝。

陈。先天不足，肝肾阴虚，浊液化痰，痰痹于络，两足穿踝流痰。起经四月，漫肿木痛，久则虑其成溃，难以收敛。拟和补化痰，佐以宣络之法。党参、於术、白芍、半夏、云苓、首乌、归身、蒺藜、橘红、木瓜。

唐右。左足外穿踝流痰，起经一载，溃眼两孔，流水淋漓，成管不敛，气阴并耗，难许速效者。生芪皮、归身、陈皮、土贝母、怀牛膝、制首乌、白芍、茯苓、汉防己、生草节鲜桑枝。

《陈莘田外科方案·卷四·钻骨流痰》

胡左。三阴亏损，浊液痹络，右足踝足底钻骨流痰。起经载半，溃孔不一，成管不敛，滋水淋漓，舌苔薄白，脉来濡细。本原之病，恐难结局也。潞党参、绵黄芪、东白芍、云茯苓、宣木瓜、制首乌、白归身、厚杜仲、怀牛膝、甘草、桑枝。

二诊：制首乌、陈皮、甘草、云苓、川贝、东白芍、杜仲、米仁、牡蛎、归身、生鳖甲、鲜桑枝（鸭血拌炒）。

三诊：制首乌、云苓、白芍、生鳖甲、厚杜仲、潞党参、归身、甘草、左牡蛎、川贝母、广橘红、鲜桑枝。

15. 治梅核流痰

《陈莘田外科方案·卷四·梅核流痰》

钱右。营卫不和，痰聚气凝，左右颈间及肩腿梅核流痰，结核酸楚，色白不变。由来五月，其病蕴于筋络，药力难以骤效。制首乌、真川贝、白芍、海浮石、云苓、北沙参、蒺藜、石决、广橘红、甘草。

二诊：制首乌、茯苓、东白芍、嫩钩钩、石决明、真川贝、远志、白归身、甘草、广陈皮。

沈。营卫不和，湿痰痹络，两臂梅核流痰，结核累累，酸楚作痛，艰于举动。渐有成损之象，理之棘手。首乌、当归、半夏、天麻、瓜络、白蒺藜、白芍、橘红、天竺、茯苓。

16. 治风毒流痰

《陈莘田外科方案·卷四·风毒流痰》

汪左，九月廿五日。三载之萌，曾经患大雷头风,风邪化火,火盛生痰,痰痹于络中,巅顶头脑后结为风毒流痰,窜生不一,溃孔成管,脓水淋漓。阴气暗耗,毒尚留恋,余肿余坚不化,最虑窜头病道深远,非计日所能奏效。制首乌、西洋参、白蒺藜、川贝、石决明、生芪皮、牡丹皮、云茯苓、橘红、钩钩。

二诊:西洋参、白归身、牡丹皮、石决明、甘草、制首乌、白蒺藜、生鳖甲、钩钩、土贝。

三诊:制首乌、白归身、生鳖甲、白蒺藜、云苓、西洋参、赤芍药、石决明、川贝母、甘草。

17. 治湿毒流痰

《陈莘田外科方案·卷四·湿毒流痰》

葛左。右膝内侧湿毒流痰,起经四载,溃孔成管,脓水淋漓,肉色紫暗。正虚毒恋,理之棘手。拟调和营卫,参入运湿化痰法。生芪皮、石决明、白芍、土贝母、苡米仁、丝瓜络、制首乌、当归、陈皮、生鳖甲、茯苓、生草节。

李左。证象湿毒流痰,两腿皆有,右盛于左,腐溃不一,流脓紫肿,攻窜之机未定,阴液暗伤,舌光而绛,脉息细数,胃谷减少,得食脘胀,脾阳亦弱。五载沉疴,深恐涉怯,非细事也。拟清养和中法。北沙参、金石斛、白芍、白茯苓、麦冬、川贝母、橘红、生谷芽、生草。

汤左。四肢湿毒流痰,起经一载,溃后滋水淋漓,色滞攻窜。病道深远,药力难以速效者。拟培托化痰一法。西党参、归身、川贝、云茯苓、苡米、甜冬术、白芍、陈皮、白蒺藜、生草。

胡左。湿毒流痰,结于肾囊少腹,起经四载,溃孔成管,腐溃流水,滋蔓不已。病道深远,难以速效者。细生地、赤芍、石决明、丹皮、当归、龟板、川贝母、泽泻、人中黄。

《曹沧洲医案·外疡总门科》

严,湿毒流痰。火升颧赤,胸闷少,湿毒流痰,溃腐僵木。当内外两治。全当归三钱,枳壳三钱五分,白蒺藜四钱,豨莶丸三钱(吞服),川牛膝三钱五分,陈皮一钱,淡木瓜三钱五分,生米仁四钱,伸筋草三钱五分,法半夏三钱五分,粉草薢四钱,桑枝一两,石决明一两(先煎)。

程,流痰。流痰复溃,脓多气秒,足膝无力,脉软少神。肝肾积虚,急当培补,以冀渐渐见功。潞党参二钱,当归身三钱,沙苑子三钱,陈皮一钱,生芪皮三钱五分,川断三钱,淡木瓜三钱五

分,制半夏三钱五分,制首乌五钱,金毛脊三钱(去毛炙),伸筋草三钱,淮山药三钱,炒香谷芽五钱(包)。

文,痰疬。湿毒流痰,肿胀从病起因,此本体不足,痰浊湿热下走三阴也。须速为消散。归身三钱五分,连翘三钱,川牛膝三钱五分,防己三钱五分,赤芍三钱,忍冬藤四钱,五加皮三钱,生米仁四钱,土贝四钱,丝瓜络二钱,陈皮一钱,桑枝一两。

幼,流痰:流痰溃脓不畅,肿势如旧,此禀赋不足,阳和之气失宣,一时未易奏效。潞党参三钱五分,当归身三钱,淡木瓜三钱五分,桑寄生四钱,上西芪三钱五分,土贝四钱,海浮石四钱,炒谷芽五钱,制首乌三钱,丝瓜络三钱,茯苓四钱。

18. 治结毒流痰

《陈莘田外科方案·卷四·结毒流痰》

潘左。四肢结毒流痰,起经三载,溃孔不一,成管不敛,脓水淋漓,气阴暗耗,形神消瘦,脉来濡细,胃谷减少,渐成疮怯一途,恐难结局。勉拟扶正养阴,和络托毒法。沙参、黄芪、白芍、石决明、中黄、首乌、归身、云苓、龟板、土贝。

费左。下疳之后,结毒未尽,挟痰挟湿痹阻络中,左胯结毒流痰累累,绵延四月,不易消退者。拟疏泄化痰法。冬桑叶、归尾、防己、白蒺藜、土贝母、牡丹皮、赤芍、陈皮、瓜蒌皮、赤苓。

芮左。头额结毒流痰,起经逾年,溃眼不一,流脓作痛,目胞肿胀,势欲窜头。本虚毒恋,药力难于骤效者。北沙参、石决明、白芍、钩钩、橘红、制首乌、川贝母、蒺藜、丹皮、稆豆衣。

孙左。两腿流痰,腐溃如岩,起经一载,遍体广痘,毒火深蕴,理之棘手。细生地、归尾、赤芍、石决明、丹皮、黑山栀、土贝、赤苓、泽泻、甘中黄、土茯苓、忍冬藤。

《陈莘田外科方案·卷五·盘肛梅疮》

许左。两腿结毒流痰,腐溃如岩,孔眼数十枚,脓水淋漓,筋络受伤,不得屈伸。症延八载,气阴并耗,毒留不化,近感风热,右牙龈肿痛,牙关紧闭,恐其节外生枝,殊难理治也。先拟清泄法。牛蒡、防风、桔梗、制蚕、丹皮、荷边、桑叶、连翘、生草、赤芍、枳壳。

二诊:前方去牛蒡、防风、制蚕、枳壳、桑叶、连翘、赤芍、荷边,加生地黄、当归须、白蒺

藜、忍冬藤、石决明、天花粉、甘中黄、土贝、云苓。

19. 治肩部流痰

《陈莲舫医案·卷下·流痰》

陈右,十六。右肩流痰,身热纳微,防天热难支。脉见细弦,治以宣化。炙麻黄、大力、生草、元生地、归须、茯苓、青皮、白芥、会皮、丝瓜络。

复:右肩流痰,高肿色红,势难消退。绵芪、石斛、大力、炙甲片、归须、生草、小青皮、白芥、会皮、丝瓜络。

左。流痰发于臂部,高肿色变,势难消退。脉见弦滑,治以疏和。独活、蚕沙、当归、防己、寄生、大力、赤芍、萆薢、竹沥夏、青皮、青木香、会皮、丝瓜络。

20. 治体虚致流痰

《邵氏方案·卷之礼·咳嗽》

1) 流痰结核略松,惟咳嗽有痰。姑从泄肺。前胡钱半,旋覆花钱半,苏子三钱,小青皮七分,海藻三钱、四钱,桑皮钱半,白芥子七分,橘红一钱,风化硝钱半,昆布三钱、四钱,杏仁三钱。

2) 流痰颇减,而咳嗽不已。马兜铃七分,川贝三钱,旋覆花钱半,苓皮五钱,海藻三钱,桑白皮钱半,苏子三钱,风化硝钱半,芥子七分,昆布三钱,白杏仁三钱,橘红一钱。

《沈菊人医案·卷上·流痰》

许。阅病原流痰似乎略瘥,胃气未旺,少寐,心烦,吸气胁痛等症。思病情由乎情怀少畅,郁则气滞,流行之机减,思必伤脾,脾虚湿聚生痰,流于皮里膜外而结流痰,壅滞肾俞部位。《经》所谓邪之所凑,其气必虚,肾之阳衰无疑,肾阳虚失蒸腐之职。脾气运用日加呆钝,水谷精华不化,精神气血蒸变而为痰,所谓生痰之源在脾,蒸变之力在于肾也。肾为胃关,肾开胃阖,肾阳虚则土不速运,肾阴虚则木失水涵滋长之本。既乏营血日衰,故少寐而心烦也。拙见以补火生土,土旺则湿化,湿化则痰消,况痰为阴邪,非阳不运,阴霾之气必离照以当,病魔自将退避三舍矣。拟方或刍荛可采,以候酌进。肉桂、熟地(砂仁拌)、白术(枳实炒)、半夏、香附、白芥子、附子、归身、党参、秫米、茯苓,归脾丸,桂圆汤送下。

《贯唯集·吐血》

某。肾阴不足,肝阳有余,平昔吐血伤阴,痰火凝聚,乘虚窜入络中,而成流痰之症。用药徒恃寒凉固非所宜,而过用温补亦非正治,须从清疏带补,养阴潜阳,顺气化痰,渐渐调理,俾其不至四窜,便是功效耳。中生地四钱,归须(酒炒)一钱,赤白芍(炒)各一钱,茯苓一钱半,粉丹皮(炒)一钱半,钩藤(后下)三钱,牡蛎(先煎)六钱,玄参一钱半,橘络(盐水炒)五分,甘草节五分,夏枯草(姜汁炒)一钱半,银花(炒)一钱半,大贝母(打)三钱,川芎八分,姜一片,枣二片。

《临诊医案·正文》

官官。初患遍体赤游风毒,游走无定,腹胀如箕,脐口游风入于胸背,下达阴囊,兼入四肢而退,乃先天余毒内结外攻,当背肿实,大如鹅蛋,颜色不变,此乃胎毒流痰,两手臂弯亦有如疬,按之随手即起,以知内有脓水,余刺之,其脓清淡而薄。哺年两月之孩,受亏不起,即知元气不足,幸其食乳不减,常觉夜啼。拟培元托里,定痛消肿,清火解毒一法。参须(另煎冲)二分,生芪二钱,玉桔梗六分,连翘二钱,土贝母(去心)二钱,川芎一钱,天花粉三钱,赤芍一钱,当归二钱,加黄芩一钱,丹皮一钱,净银花二钱。

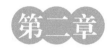

乳房疾病

发生在乳房部位的疾病统称为乳房疾病。男女均可发病，女性发病率显著高于男性。故《妇科玉尺·妇女杂病》指出："妇人之疾，关系最钜者，则莫如乳。"关于乳房疾病，早在汉代就有记载。以后历代文献对多种乳房疾病的病因、症状、治法都有比较详细的描述，对现代诊治乳房疾病仍具有一定的指导意义。本章收录的主要内容包括乳痈、乳发、粉刺性乳痈、乳痨、乳漏、乳癖、乳疬、乳核、乳岩、乳衄等乳房疾病。

第一节

乳 痈

乳痈是发生在乳房部常见的急性化脓性疾病。其临床特点是乳房结块，红肿热痛，溃后脓出稠厚，伴恶寒发热等全身症状。

【辨病名】

乳痈之名，首见于晋代皇甫谧的《针灸甲乙经·卷十二·妇人杂病》："乳痈有热，三里主之。"古亦称之"吹乳""妒乳""乳毒"等。

《诸病源候论·妇人杂病诸候四·发乳久不瘥候》："此谓发乳痈而有冷气乘之，故痈疽结，经久不消不溃，而为冷所客，则脓汁出不尽，而久不瘥。"

《医心方·卷第二十一·治妇人乳痈方第五》："《养生方》云：妇人热食汗出，露乳荡风，喜发肿，名吹乳，因喜作痈。"

《儒门事亲·卷五·乳痈七十四》："夫乳痈发痛者，亦生于心也，俗呼曰吹乳是也。"

《妇人大全良方》曰："产后吹乳者，因儿吃奶之际，忽自睡着，为儿口气所吹，令乳汁不通，蓄积在内，遂成肿硬，壅闭乳道，伤结疼痛。亦有不痒不痛，肿硬如石者，总名曰吹乳。"

《证治准绳·女科卷之五·产后门·妒乳》："疗产后吹乳作痈。"

《济阴纲目·卷之十四·乳病门·妒乳》："不尔，或作疮有脓，其热势盛，必成痈也，轻则为吹乳、妒乳，重则为痈。"

《妇科心法要诀·乳证门·乳证总括》："乳被儿吹因结核，坚硬不通吹乳名。"

《女科经纶·卷八杂证门·乳证·乳痈属风热结薄血脉凝注》："张子和曰：乳痈发痛者，亦生于心也。俗乎曰吹乳是也。吹者，风也。"

《女科精要·卷一·女科杂症门·乳症》："乳痈者，俗呼曰吹乳。"

《冯氏锦囊秘录·女科精要卷十六·女科杂症门·乳症》："乳痈者，俗呼曰吹乳。吹者，风也。"

《疡医大全·卷二十胸膺脐腹部·乳痈门主论》："陈实功曰：妇人平日不善调养，以致胃汁浊而壅滞为脓，名曰乳痈。"

《杂病源流犀烛·卷二十七·胸膈脊背乳病源流》："吹乳者，乳房结核，日渐肿大，不早治，便成痈疖，出脓血。"

《齐氏医案·卷六·女科秘要·乳病》："妒乳、吹乳二证，女科谓因儿口气内外吹乳，则乳汁不行而成肿硬。此说荒唐，实为解怀乳子，外邪乘隙侵入乳房，壅塞乳道，肿硬而痛，闭久则溃，斯为乳痈。"

【辨病因】

乳痈一般分外吹和内吹两类。其病因不外乎外感邪毒、内伤七情等所致。外吹乳痈因肝郁胃热，或夹风热毒邪侵袭，引起乳汁淤积，乳络闭阻，气血瘀滞，热盛肉腐而成脓。内吹乳痈多由妊娠期胎气上冲，结于阳明胃络而成，色红者多热，色白者气郁而兼胎旺。

一、外感邪毒

1. 外邪侵袭

《诸病源候论·妇人杂病诸候四·乳痈候》："《养生方》云：热食汗出，露乳伤风，喜发乳肿，名吹乳，因喜作痈。"

《诸病源候论·妇人杂病诸候四·发乳久不瘥候》："此谓发乳痈而有冷气乘之，故痈疽结，经久不消不溃，而为冷所客，则脓汁出不尽，而久不瘥。"

《外台秘要·卷第二十三·寒热瘰疬方一十一首》："《病源》：此由风邪毒气，客于肌肉，随虚处而停结为瘰疬，或如梅李等大小，两三相连在皮间，而时发寒热是也，久则变脓溃成瘘也。"

《卫济宝书·卷下·乳痈》："凡乳痈易萌，皆由气逆，寒热相乘，荣卫缝结，乳汁不行而生痈。"

《济世全书·离集卷六·乳病》："夫妇人者，以乳病为重，性命之根也。坐草以后风冷袭虚，荣卫凝滞，乳为小儿所吹，或饮而不泄，或断乳之时捻出乳尽，出汁停蓄之间为气血搏而肿痛，内结硬块，至于手不能近，则乳痈之患成矣。"

《冯氏锦囊秘录·女科精要卷十六·女科杂症门·乳症》："妇人不知调养，有伤冲任，且忿怒所逆，郁闷所遏，厚味所酿，以致厥阴之气不行，阳明之血热甚；或为风邪所容，则气壅不散，结聚乳间，或硬或肿，疼痛有乳核，渐至皮肤焮肿，寒热往来，谓之乳痈。风多则硬肿色白，热多则焮肿色赤，不治则血不流通，气为壅滞，而与乳内津液相搏，疡化为脓。"

《女科精要·卷一·女科杂症门·乳症》："乳痈者，俗呼曰吹乳。吹者，风也。风热结汨于乳房之间，血脉凝注，久而不散，溃腐为脓。凡忽然壅肿结核色赤，数日之外，焮肿胀溃，稠脓涌出，此属胆胃热毒，气血壅滞，名曰乳痈，为易治。"

《齐氏医案·卷六·女科秘要·乳病》："妒乳、吹乳二证，女科谓因儿口气内外吹乳，则乳汁不行而成肿硬。此说荒唐，实为解怀乳子，外邪乘隙侵入乳房，壅塞乳道，肿硬而痛，闭久则溃，斯为乳痈。"

《疡科心得集·卷中·辨乳痈乳疽论》："夫乳痈之生也……或风邪客热壅滞而成者。"

2. 儿口吹气

《医经小学·卷之四·病机第四·病机略一首》："妇人为小儿吮乳所吹肿者，为吹乳。"

《明医指掌·卷八·外科·痈疽证六》："亦因乳子膈有痰滞，口气燋热，含乳而睡，热气所吹，遂生结核。"

《医学原理·卷之十一·痈疽疮疡门·治痈疽大法》："凡妇人乳痈之症，多由暴怒所致，或儿口气所吹而成，治法宜疏肝行气为主。"

《济世全书·离集卷六·乳病》："夫妇人者，以乳病为重，性命之根也。坐草以后风冷袭虚，荣卫凝滞，乳为小儿所吹，或饮而不泄，或断乳之时捻出乳尽，出汁停蓄之间为气血搏而肿痛，内结硬块，至于手不能近，则乳痈之患成矣。"

《丹溪手镜·卷之下·肺痿肺痈肠痈》："乳痈……儿口吹嘘滞乳而成。"

《景岳全书·卷之三十九人集·妇人规下·乳病类·乳痈乳岩》："产后吹乳，因儿饮乳为口气所吹，致令乳汁不通，壅结肿痛，不急治之，多成痈肿。"

《辨证录·卷之十三·乳痈门》："人有乳上生肿，先痛后肿，寻常发热，变成痈痛。此症男妇皆有，而妇人居多。盖妇人生子，儿食乳时后偶尔贪睡，儿以口气吹之，使乳内之气闭塞不通，遂至生痛。此时即以解散之药治之，随手而愈。倘因循失治，而乳痈之症成矣。"

《辨证奇闻·卷十四·乳痈》："乳痈先痛后肿，发寒热成痈。此症男女俱有，盖女人生子食乳后贪睡，儿以口气吹之，使乳内气闭不通，遂至痛。此时以解散药治随愈，倘因循则痈成。"

《女科经纶·卷八杂证门·乳证》："朱丹溪曰：妇人有所乳之子，膈有滞痰，口气燋热，含乳而睡，热气吹入乳房，凝滞不散，遂生结核。若初起时忍痛揉软，吮乳汁透，即可消散。失此不治，必成痈肿。[慎斋按]以上二条，序乳痈属儿之口气所吹，为不内外因病也。妇人乳痈，亦不外三端，一者外感风热，客于阳明一经；二者郁怒厚味，伤于肝胃；三者儿口吹气，热壅不散，皆足致乳痈之病也。"

《达生编·全婴心法·变患部·治妇人乳痈乳崖神方》："妇人患乳痈、乳崖，即如男子之患肾囊，为害甚大。若不早治，竟有性命之虑。此症多因忧郁恼怒,气血不和而成;亦有因小儿含吮而得者。"

《疡医大全·卷二十胸膺脐腹部·乳痈门主论》:"陈远公曰:有乳上生痈,先疼后肿,寻常发热,变成痈痛,此证男妇皆有之,而女人居多。盖女人乳儿之时,偶尔贪睡,儿以口气吹之,使乳内之气闭塞不通,以至作痛,即以解散药治之,随手而愈。若因循失治,而乳痈成矣。"

"又曰:有因妇人所乳之子,膈有滞痰,口气燃热,含乳而睡,热气吹入乳房,凝滞不散,遂生结核。若初起时忍痛揉软,吮去乳汁,即可消散,失此不治,必成痈肿。亦有因小儿断乳后,不能回乳,或妇人乳多,婴儿少饮,积滞凝结。又或经候不调,逆行失道,又有邪气内郁,结成痈肿。"

《青囊秘诀·上卷·乳痈论》:"人有乳上生痈,先肿后痛,寒热往来,变成痈痛,此症男女皆有,而妇人居多。盖妇生子,抱儿食乳,偶然困睡,儿以口气吹之,乳内之气塞不通,遂成乳疾。"

《杂病源流犀烛·卷二十七·胸膈脊背乳病源流》:"亦或所乳之子,口气多热,含而睡,热气所吹,遂生结毒。若初起时,忍痛揉令稍软,吮令汁透,自可消散,失此不治,必成痈矣。"

《医医偶录·卷一·产后诸症》:"若为儿口吹气,壅肿不通,不急治,即成乳痈,速服栝蒌乳香散,敷香附饼。"

《疡科心得集·卷中·辨乳痈乳疽论》:"夫乳痈之生也,有因乳儿之时,偶尔贪睡,儿以口气吹之,使乳内之气闭塞不通,以致作痛,因循失治而成者;有因所乳之子,膈有滞痰,口气燃热,贪乳而睡,热气吹入乳房,凝滞不散,乳汁不通,以致结核化脓而成者。"

《医述·卷十三·女科原旨·杂病》:"小儿吮乳,鼻风吹入,令乳房壅结肿痛名外吹,不急治,多成乳痈。"

《秘珍济阴·卷之三·妇人杂病·乳痈内吹外吹》:"乳房阳明所主,乳头厥阴所属。妇人不知调养,或为忿怒所逆,郁闷所遏,厚味所酿,致厥阴之气不行,阳明之热沸腾,儿口含乳而睡,热气掀吹,遂令结核。初起时揉软吮透自消,若稍忽必成痈肿。儿未生结核名内吹,儿生结核名外吹。"

《家用良方·卷二·治妇女各症·治胎前产后各症》:"乳痈初起凡产后乳肿胀痛,其因有二:

一必少壮之妇,血气强盛,乳汁多而儿尚小不能多吃,以致宿乳留蓄,新乳又生,陈陈相积,壅塞乳窍,凝滞不通,以致肿痛成痈,易成易溃,势必传房,不止一痈而已。必任儿含乳睡著,儿不吮乳,反吹气入乳中,名曰乳吹,亦闭乳窍,以致胀痛。"

《神灸经纶·卷之四·妇人症略》:"一妇人乳疾,乳汁乃冲任气血所化,故下则为经,上则为乳。若产后无乳,由于气血之不足或肥胖妇人,痰气壅盛,乳滞不行。乳肿者,因儿吮乳为口气所吹,致令乳汁不通,壅结肿痛,不急治之多成痈肿,谓之吹乳。或因无儿饮乳,或儿弱饮少,余乳蓄结作胀。或妇人血气方盛,乳房作胀,以致肿痛,憎寒壮热,不吮通之必致成痈。"

3. 经候不调

《仙传外科集验方·敷贴热药第四·回阳玉龙膏》:"妇人乳痈,多因小儿断乳之后,不能回化;又有妇人乳多,孩儿饮少,积滞凝结;又为经候不调,逆行失道;又有邪气内郁,而后结成痈肿。"

4. 肝胃热毒

《校注妇人良方·卷二十四·妇人乳痈乳岩方论第十四》:"《经》云:乳头属足厥阴肝经,乳房属足阳明胃经。若乳房忽壅肿痛,结核色赤,数日之外,燃痛胀溃,稠脓涌出,脓尽而愈。此属肝胃热毒,气血壅滞,名曰乳痈,为易治。"

《明医指掌·卷八外科·痈疽证六》:"乳痈,由忿怒所逆,郁闷所遏,厚味所酿。盖乳房阳明所经;乳头厥阴所属。厥阴之气不通而汁不出,阳明之热沸腾,故热甚而化脓。"

《身经通考·身经通考卷二图说·胃腑图说》:"胃实,腹中坚痛而热,汗不出,如温疟,唇口干,善哕,乳痈,缺盆腋下肿痛。"

《辨证奇闻·卷十四·乳痈》:"若男子乃胃火盛,不上腾于口舌中,壅于乳房,乃生此症。"

《女科经纶·卷八杂证门·乳证》:"李氏曰:妇人之乳,男子之肾,皆性命之根也。有饮食厚味、郁怒,以致胃火上蒸乳房,则乳汁化为浊脓。肝经气滞,乳头窍塞不通,致令结核不散,痛不可忍。"

《疡医大全·卷二十胸膺脐腹部·乳痈门主论》:"马曰:乳痈系肝胃气火郁结,与乳汁壅滞而生。""唯男子则不然,乃胃火炽盛,不上升于口舌,而中壅于乳房,乃生此证,故乳痈乃阳证也,不比他痈,有阴有阳。"

《竹林女科证治·卷三·保产上·乳痈》:"乳痈属胆胃二腑,热毒气血壅滞,故初起肿痛发于肌表,肉色焮赤。"

《金匮启钥·妇科卷五·乳少论》:"有乳痈者,因胆胃二经热毒血壅,赤肿疼痛而成也。其证发热恶寒,头痛,口渴,治宜人参败毒散,或神效栝蒌散,或加味逍遥散,服之均可使其自消,或成脓,脓尽自愈。若脓清脉大者,多致不起。"

《医述·卷十三·女科原旨·杂病》:"乳痈者,乳房肿痛,数日之外,焮肿而溃,稠脓涌出,此属胆胃热毒,气血壅滞所致,犹为易治。"

二、内伤七情

乳头属肝,乳房属胃。新产伤血,肝失所养,若忿怒郁闷,肝气不舒,则肝之疏泄失畅,乳汁分泌或排出失调,或饮食不节,胃中积热,或肝气犯胃,肝胃失和,郁热阻滞乳络,均可导致乳汁淤积,气血瘀滞,热盛肉腐。

《医学纲目·卷之十九心小肠部·痈疽所发部分名状不同·乳痈乳岩》:"乳房阳明所经,乳头厥阴所属。乳子之母,不知调养,怒忿所逆,郁闷所遏,厚味所酿,以致厥阴之气不行,故窍不通,而汁不得出;阳明之血沸腾,故热甚而化脓。"

《明医指掌·卷八·外科·痈疽证六》:"乳痈,由忿怒所逆,郁闷所遏,厚味所酿。盖乳房,阳明所经;乳头,厥阴所属。厥阴之气不通而汁不出;阳明之热沸腾,故热甚而化脓。"

《丹溪手镜·卷之下·肺痿肺痈肠痈》:"乳痈,奶房因厚味、湿热之痰停蓄膈间,与滞乳相搏而成。又有怒气激其滞乳而成。"

《冯氏锦囊秘录·女科精要卷十八·产后杂症门·产后乳痈》:"若郁结弥甚,血滞不舒,更由乳汁壅积,溃而成脓,则为乳痈矣。"

《冯氏锦囊秘录·女科精要卷十六·女科杂症门·乳症》:"妇人不知调养,有伤冲任,且忿怒所逆,郁闷所遏,厚味所酿,以致厥阴之气不行,阳明之血热甚,或为风邪所容,则气壅不散,结聚乳间,或硬或肿,疼痛有乳核,渐至皮肤焮肿,寒热往来,谓之乳痈。"

《女科精要·卷一·女科杂症门·乳症》:"妇人不知调养,有伤冲任,且忿怒所逆,郁闷所遏,厚

味所酿,以致厥阴之气不行,阳明之血热甚,或为风邪所容,则气壅不散,结聚乳间,或硬或肿,疼痛有乳核,渐至皮肤焮肿,寒热往来,谓之乳痈。"

《达生编·全婴心法·变患部·治妇人乳痈乳崖神方》:"妇人患乳痈、乳崖,即如男子之患肾囊,为害甚大。若不早治,竟有性命之虑。此症多因忧郁恼怒,气血不和而成。"

《胎产心法·卷之下·乳岩论》:"其乳痈起于吹乳之一时,非同乳岩,由气血亏损于数载,始因妇女或不得意于翁姑夫婿,或诸事忧虑郁遏,致肝脾二脏久郁而成。初起小核,结于乳内,肉色如故,如围棋子大,不痛不痒,十数年后方成疮患。烂见肺腑,不可治矣。"

《疡医大全·卷二十胸膺脐腹部·乳痈门主论》:"亦有忧郁伤肝,肝气滞而结肿成痈者。宜逍遥散加橘叶散之。又曰:亦有暴怒伤肝,肝火妄动结肿者,橘皮汤散之。"

《杂病源流犀烛·卷二十七·胸膈脊背乳病源流》:"若夫乳痈者,因忿怒郁闷,或厚味太过,致厥阴之气不行,窍不得通,阳明之血沸腾于内,热甚化脓。"

《秘珍济阴·卷之三·妇人杂病·乳痈内吹外吹》:"乳房阳明所主,乳头厥阴所属。妇人不知调养,或为忿怒所逆,郁闷所遏,厚味所酿,致厥阴之气不行,阳明之热沸腾;儿口含乳而睡,热气掀吹,遂令结核。初起时揉软吮透自消,若稍忽必成痈肿。"

《外科证治全书·卷三·乳部证治》:"乳房内结一块,红肿热痛,大则言痈,小则言疖,由忿怒郁结,或多食厚味,致厥阴之气不行、窍不通,阳明之血壅怫于内故也。"

【辨病机】

乳痈多由肝郁胃热,或风热毒邪侵袭,或乳汁淤积,或气血瘀滞,热盛肉腐而成脓。

一、肝胃蕴热,腐溃为脓

《丹溪心法·卷五·痈疽八十五》:"乳痈,乳房阳明所经,乳头厥阴所属。乳子之母,不知调养,怒忿所逆,郁闷所遏,厚味所酿,以致厥阴之气不行,故窍不得通而汁不得出。阳明之血沸腾,故热甚而化脓。亦有所乳之子,膈有滞痰,口气焮

热,合乳而睡,热气所吹,遂生结核。于初起时,便须忍痛,揉令稍软,吮令汁透,自可消散。失此不治,必成痈疖。"

《医学入门·外集卷五·外科·痈疽总论》:"妇人胃厚多忧郁,火化汁浊塞窍端。结核有儿吹热气,饮食厚味,忿怒忧郁,以致胃火上蒸乳房,汁化为浊脓,肝经气滞,乳头窍塞不通,致令结核不散,痛不可忍。"

《明医指掌·卷八·外科·痈疽证六》:"乳痈,由忿怒所逆,郁闷所遏,厚味所酿。"

《简明医彀·卷之八·论感受》:"夫人之一身,本于五脏,五脏皆本于胃气。邪气郁于胃中,胃气盛而体实,则邪气相搏而流注于经络。涩于所滞,血脉会聚,结而为痈。胃气弱而体虚,则邪气盛而宿于经络,阻于所行,血脉凝留,结而为疽。"

《新刻图形枕藏外科·枕藏外科诸症·第六十二形图》:"左乳痈,因肝怒血滞,孔窍不利,用内托流气饮,不效,用定痛流气饮。右乳痈,因风热湿痰搏于脾胃肝肺之间,用清心流气饮,不效,用内托流气饮。"

《女科精要·卷一·女科杂症门·乳症》:"乳痈者,俗呼曰吹乳。吹者,风也。风热结泪于乳房之间,血脉凝注,久而不散,溃腐为脓。凡忽然壅肿结核色赤,数日之外,焮痛胀溃,稠脓涌出,此属胆胃热毒,气血壅滞,名曰乳痈,为易治。"

《青囊秘诀·上卷·乳痈论》:"人有左乳忽肿如桃,皮色不变,又不痛,身体发热,形容渐瘦,人以为痰气郁结也,谁知是肝气之不舒乎?夫乳属阳明,而乳痈宜责之阳明胃经,余独言肝者何也?盖阳明胃土,最怕肝木之克,肝气不舒,则胃气亦不舒耳。况乳又近于两胁,正肝之部位也。与肝相远,尚退缩而不敢舒,与肝为邻,亦何敢恣肆而吐气哉?气不舒而肿满之形成,漫肿无头不痛不赤,正显其畏惧也。治之法,不必治阳明之胃,但治肝经之郁,自然毒消肿解矣。"

《疡医大全·卷二十胸膺脐腹部·乳痈门主论》:"《心法》曰:内吹者,怀胎六七月,胸满气上,乳房结肿疼痛,若色红者,因热盛也;如色不红者,既因气郁,且兼胎旺也。外吹者,乳母肝胃气浊,更兼儿吮乳睡熟,鼻孔凉气袭入乳房,与热乳凝结肿痛,令人寒热烦躁口渴。又有内未怀胎,外无哺乳,而生肿痛者,系皮肉为患,未伤乳房,此肝胃湿

热凝结也。"

"又曰:若郁怒肝火炽盛,为肿为痛者,自当疏肝散郁,兼以养血和血,则肝阳不强,而肿自退。若郁结弥甚,血滞不舒,更由乳汁壅积,溃而成脓,则为乳痈矣。气血大伤,尤宜重为滋补,少佐疏肝解毒。若专事清解,则溃者难脓,而脓者难长矣。"

"唯男子则不然,乃胃火炽盛,不上升于口舌,而中壅于乳房,乃生此证,故乳痈乃阳证也,不比他痈,有阴有阳。"

《医原·卷上·人身一小天地论》:"肝胃阴虚,无由化生乳汁;肝胃阳结,不能上通乳窍;肝胃之本气自病也。尝见外感阻遏宗气,湿热壅于血分,营卫不从,逆于肉里,致生乳痈。"

二、外邪侵袭,化热酿脓

《诸病源候论·妇人杂病诸候四·发乳久不瘥候》:"此谓发乳痈而有冷气乘之,故痈疽结,经久不消不溃;而为冷所客,则脓汁出不尽,而久不瘥。"

《卫济宝书·卷下·乳痈》:"凡乳痈易萌,皆由气逆,寒热相乘,荣卫缝结,乳汁不行而生痈。"

《外科集验方·卷下·乳痈论》:"夫乳痈者,内攻毒气,外感风邪,灌于血脉之间,发在乳房之内,渐成肿硬,血凝气滞或乳汁宿留,久而不散结成痈疽。"

《济世全书·离集卷六·乳病》:"夫妇人者,以乳病为重,性命之根也。坐草以后风冷袭虚,荣卫凝滞,乳为小儿所吹,或饮而不泄,或断乳之时捻出乳尽,出汁停蓄之间为气血搏而肿痛,内结硬块,至于手不能近,则乳痈之患成矣。"

《女科经纶·卷八杂证门·乳证·乳痈》:"张子和曰:乳痈发痛者,亦生于心也。俗乎曰吹乳是也。吹者,风也。风热结薄于乳房之间,血脉凝注,久而不散,溃腐为脓也。[慎斋按]以上二条,序乳痈属于风热外邪为病也。"

《冯氏锦囊秘录·女科精要卷十六·女科杂症门·乳症》:"或为风邪所容,则气壅不散,结聚乳间,或硬或肿,疼痛有乳核,渐至皮肤焮肿,寒热往来,谓之乳痈。风多则硬肿色白,热多则焮肿色赤,不治则血不流通,气为壅滞,而与乳内津液相搏,疡化为脓。"

《齐氏医案·卷六·〈女科秘要〉·乳病》:"妒乳、吹乳二证,女科谓因儿口气内外吹乳,则乳

汁不行而成肿硬。此说荒唐,实为解怀乳子,外邪乘隙侵入乳房,壅塞乳道,肿硬而痛,闭久则溃,斯为乳痈。"

三、乳汁淤积,溃而成脓

《仙传外科集验方·敷贴热药第四·回阳玉龙膏》:"妇人乳痈,多因小儿断乳之后,不能回化;又有妇人乳多,孩儿饮少,积滞凝结;又为经候不调,逆行失道;又有邪气内郁而后结成痈肿。"

《经络全书·前编·分野·乳》:"《妇人良方》曰:乳痈者,由乳潼结聚,皮薄以泽而成。"

《冯氏锦囊秘录·女科精要卷十八·产后杂症门·产后乳痈》:"若郁结弥甚,血滞不舒,更由乳汁壅积,溃而成脓,则为乳痈矣。气血大伤,尤宜重为滋补,少佐疏肝解毒,若专事情解,则溃者难脓,而脓者难长矣。"

《疡医大全·卷二十胸膺脐腹部·乳痈门主论》:"亦有因小儿断乳后,不能回乳,或妇人乳多,婴儿少饮,积滞凝结。"

《疡科心得集·卷中·辨乳痈乳疽论》:"夫乳痈之生也,有因乳儿之时,偶尔贪睡,儿以口气吹之,使乳内之气闭塞不通,以致作痛(此即外吹证),因循失治而成者;有因所乳之子,膈有滞痰,口气熸热,贪乳而睡,热气吹入乳房,凝滞不散,乳汁不通,以致结核化脓而成者;亦有忧郁暴怒伤肝,肝气结滞而成者;又有肝胃湿热凝聚,或风邪客热壅滞而成者。"

《脉义简摩·卷七妇科诊略·乳痈肺痿肺痈肠痈胃痈脉证》:"足阳明之经脉,有从缺盆下于乳者,劳伤血气,其脉虚,腠理空,寒客于经络,寒搏于血,则血涩不通,其血又归之,气积不散,故结聚成痈。痈气不宣,与血相搏,则生热,热盛乘于血,血化成脓。亦有因乳汁蓄结,与血相搏,蕴积生热,结聚而成乳痈者。年四十以还,治之多愈。年五十以上,慎。不当治之多死,不治自当终年。"

四、气血瘀滞,热盛肉腐

《诸病源候论·妇人杂病诸候四·乳痈候》:"肿结皮薄以泽,是痈也。足阳明之经脉,有从缺盆下于乳者,劳伤血气,其脉虚,腠理虚,寒客于经络,寒搏于血,则血涩不通,其气又归之,气积不散,故结聚成痈者。痈气不宣,与血相搏,则生热;

热盛乘于血,血化成脓;亦有因乳汁蓄结,与血相搏,蕴积生热,结聚而成乳痈。"

《经络全书·前编·分野·乳》:"《妇人良方》曰:乳痈者,由乳潼结聚,皮薄以泽而成。盖阳明之脉主血,其血又归厥阴之气,血涩不通,气结不散,故积聚成痈也。又属足厥阴肝经。《乳痈论》曰:乳房阳明所经,乳头厥阴所属。凡乳母不知调养,忿怒所逆,郁闭所遏,厚味所酿,以致厥阴之气不行,故窍不得通;而汁不得出,阳明之血沸腾,故热甚而化脓。"

《医学原理·卷之十一·痈疽疮疡门·丹溪治痈疽诸毒活套》:"凡乳痈之病,尽由乳母不知调养所致。益乳房足阳明所经,乳头足厥阴所属,皆忿怒所逆,郁闷所遏,厚味所酿,以致厥阴之气不行,其窍闭而汁不通,遂使阳明之血壅滞为热而为脓。有或所乳之子膈有痰火,含乳而睡,口气熸热,吹成结核。"

《医学心悟·卷五·妇人门·产后乳疾》:"乳为气血所化,若元气虚弱,则乳汁不生,必须补养气血为主。若乳房掀胀,是有乳而未通也,宜疏导之。"

《外科证治全书卷三·乳部证治筋脉·乳痈》:"乳房内结一块,红肿热痛,大则言痈,小则言疖,由忿怒郁结,或多食厚味,致厥阴之气不行、窍不通,阳明之血壅怫于内故也。"

《脉义简摩·卷七妇科诊略·乳痈肺痿肺痈肠痈胃痈脉证》:"足阳明之经脉,有从缺盆下于乳者,劳伤血气,其脉虚,腠理空,寒客于经络,寒搏于血,则血涩不通,其血又归之,气积不散,故结聚成痈。痈气不宣,与血相搏,则生热,热盛乘于血,血化成脓。"

五、阳明热盛,胎气上冲

《经络全书·前编·分野·乳》:"《妇人良方》曰:乳痈者,由乳潼结聚,皮薄以泽而成。盖阳明之脉主血,其血又归厥阴之气,血涩不通,气结不散,故积聚成痈也。又属足厥阴肝经。《乳痈论》曰:乳房阳明所经,乳头厥阴所属。凡乳母不知调养,忿怒所逆,郁闭所遏,厚味所酿,以致厥阴之气不行,故窍不得通;而汁不得出,阳明之血沸腾,故热甚而化脓。"

《女科经纶·卷八杂证门·乳证》:"《圣济总

录》曰：足阳明之脉，自缺盆下于乳。又冲脉者，起于气街，并足阳明经，夹脐上行，至胸中而散。妇人以冲任为本，若失于将理，冲任不和，阳明经热，或为风邪所客，则气壅不散，结聚乳间，或硬或肿，疼痛有核，皮肤㿍肿，寒热往来，谓之乳痈。风多则硬肿色白，热多则㿍肿色赤。不治，血不流通，气为壅滞，或乳内津液相抟，腐化为脓，宜速下乳汁，导其壅塞，散其风热，则病可愈。"

《疡医大全·卷二十胸膺脐腹部·乳痈门主论》："申斗垣曰：胎气旺而上冲，致阳明乳房作肿，名曰内吹，又名里吹奶。"

"陈自明曰：怀孕患乳曰内吹，乃胎气旺而上冲，致阳明乳房作肿，宜石膏散清之，亦可消散，迟则迁延日久，将产出脓，乳斗亦从脓窍流出，其口难完。"

"《心法》曰：内吹者，怀胎六七月，胸满气上，乳房结肿疼痛，若色红者，因热盛也；如色不红者，既因气郁，且兼胎旺也。"

《脉义简摩·卷七妇科诊略·乳痈肺痿肺痈肠痈胃痈脉证》："又怀娠发乳痈肿，及体结痈，此无害也。盖怀胎之痈，病起阳明，阳明胃之脉也，主肌肉，不伤脏，故无害。诊其右手关上脉，沉则为阴虚者，则病乳痈。乳痈久不瘥，因变为瘘。"

六、肝肾亏虚，不得上行

《医学入门·外集卷五·外科·痈疽总论》："男儿乳疾何须怪，怒欲损伤精血干。男子乳疾，治与妇人微异者，女损肝胃，男损肝肾。盖怒火房欲过度，以致肝虚血燥，肾虚精怯，不得上行，痰瘀凝滞，亦能结核。"

《杂病源流犀烛·卷二十七·胸膈脊背乳病源流》："缪仲淳云：男子亦有患乳痈者，乃因房欲过度，肝虚血燥，肾虚精怯，不得上行所致（宜瓜蒌散、十六味流气饮），余症仿佛女人所患，慎勿轻用清热败毒之剂，其言当切记也。"

【论治法】

一、概论

本病治疗强调及早处理，以消为主，注重疏络通乳。初起，多用发散流气之药；若已成脓，则内托排脓，养血顺气；未溃，治以托里排脓；已溃，则

大补养荣灵。同时与外治法相结合。

《卫济宝书·卷下·乳痈》："凡乳痈易萌，皆由气逆，寒热相乘，荣卫缝结，乳汁不行而生痈。四十以下，治之多愈；四十以上，十愈四五。未成者吸其乳，非乳者下。其已成者，如痈法治之。在乳房而不善治，腐漏者三年而死。中乳房者不救。"

《外科集验方·卷下·乳痈论》："治法，初起则当发散流气之药；若已成脓，又当内托排脓，养血顺气。慎勿妄用针刀，引惹拙病，则难治矣。"

《女科撮要·卷上·乳痈乳岩》："大凡乳症，若因恚怒，宜疏肝清热。㿍痛寒热，宜发表散邪。肿㿍痛甚，宜清肝消毒，并隔蒜灸。不作脓，或脓不溃，补气血为主。不收敛，或脓稀，补脾胃为主。脓出反痛，或发寒热，补气血为主。或晡热内热，补血为主。若饮食少思，或作呕吐，补胃为主。饮食难化，或作泄泻，补脾为主。劳碌肿痛，补气血为主。怒气肿痛，养肝血为主。儿口所吹，须吮通揉散。成痈，治以前法。潮热暮热，亦主前药。大抵男子多由房劳，耗伤肝肾。妇人郁怒，亏损肝脾。治者审之。"

《医学入门·外集卷五·外科·痈疽总论》："烦渴呕吐者，胆胃风热也。甚则毒气上冲，咽膈妨碍。寒热者，肝邪也，此皆表证，宜不换金正气散加天花粉能止渴呕，定寒热；咽膈有碍者，甘桔汤加生姜，或护心散。如溃后见此四证为虚。"

《明医指掌·卷八·外科·痈疽证六》："初起须忍痛，揉令稍软，吮令汁透，自可消散，失此必成痈。故用青皮疏厥阴之滞；石膏清阳明之热；当归、川芎、甘草节行污浊之血；栝蒌、没药、橘叶、皂角刺、金银花消肿导毒；少佐以酒，行药力也；更以艾灸两三壮尤捷。"

《景岳全书·卷之三十九人集·妇人规下·乳病类·乳痈乳岩》："大凡乳证，若因恚怒，宜疏肝清热。㿍痛寒热，宜发表散邪。㿍肿痛甚，宜清肝消毒，并隔蒜灸。不作脓或脓不溃，补气血为主。不收敛或脓稀，补脾胃为主。脓出反痛，或发寒热，补气血为主。或晡热内热，补血为主。若饮食少思，或作呕吐，补胃为主。饮食难化，或作泄泻，补脾为主。劳碌肿痛，补气血为主。怒气肿痛，养肝血为主。儿口所吹，须吮通揉散，成痈治以前法。潮热暮热，亦主前药。大抵男子多由房

劳耗伤肝肾，妇人郁怒亏损肝脾，治者审之。世有孕妇患此，名曰内吹。然其所致之因则一，惟用药不可犯其胎耳。"

《郑氏家传女科万金方·产后门》："产后乳症。凡产后若生乳痈，名曰外吹，治法与胎前同，方见胎前下卷。若初产而儿不育，乳忽作痛，此乃乳汁凝并之故，须以手搏其汁，揉而散之，或令他儿吮去吐出，庶免后日成痈之患。若畏痛而不搏揉，任其日积不散，则必溃烂出脓，多有乳囊连腐，以致不可收拾者，慎之慎之。若有子饮乳，经水二三年不通者，非病也，不须饮药，盖上之乳汁，即下之月水。乳汁不下与来而少者，宜煮猪蹄加木通作羹汤饮之，仍以木梳梳通乳房，乳即多也矣。然此必身热之故，用川芎、白芷、桔梗、当归、人参、茯苓、甘草服之。一方用穿山甲（炙灰），米泔水调下。又用赤小豆煮汁饮。又莴苣子研细，酒送下。"

《简明医彀·卷之七·乳岩·乳汁不通》："初觉急宜揉散，及捣葱作饼熨。结核成饼，即为乳痈。主方：天花粉、柴胡、桔梗、瞿麦、木通各钱半，连翘、赤芍药、白芷、青皮各七分，甘草五分，上加通草二钱（做花者），水煎服。频用油木梳烘熨乳房。"

《外科大成·卷二·分治部上·胸部》："乳痈、乳疽生于乳房，红肿热痛者为痈，坚硬木痛者为疽。由肝气郁结，胃热壅滞而成也。初起者，升葛汤；已成者，复元通气散；已溃者，神效栝蒌散。虚者补之，十全大补汤。"

《傅氏女科·产后编下卷四·产后诸症治法·乳疯第四十一》："乳头属足厥阴肝经，乳房属足阳明胃经。若乳房痛肿、结核、色红，数日外，肿痛溃稠脓，脓尽而愈。此属胆胃热毒，气血壅滞，名曰乳痈，易治。若初起内结小核，不红、不肿、不痛，积之岁月渐大如巉岩山，破如熟榴，难治。治法痛肿寒热，宜发表散邪；痛甚，宜疏肝清胃；脓成不溃，用托里；肌肉不生，脓水清稀宜补脾胃；脓出及溃，恶寒发热，宜补血气，饮食不进，或作呕吐，宜补胃气。乳岩初起用益气养荣汤加归脾汤，间可内消。若用行气补血之剂，速亡甚矣。"

《辨证奇闻·卷十四·乳痈》："乳痈先痛后肿，发寒热成痈。此症男女俱有，盖女人生子食乳后贪睡，儿以口气吹之，使乳内气闭不通，遂至痛。

此时以解散药治随愈，倘因循则痈成。若男子乃胃火盛，不上腾于口舌中，壅于乳房，乃生此症。此阳症，不比他痈有阴有阳，故但分初起多实邪，久溃为正虚。然邪有余，仍正不足，补中散邪，万全道也。正不必分先宜攻，后宜补。"

《女科经纶·卷八杂证门·乳证》："《家居医录》按：乳痈初起，肿痛发于肌表，肉色燃赤，或发寒热，或头痛烦渴，用人参败毒散、神效栝蒌散、加味逍遥散治之，自消散。若脓成溃窍，稠脓涌出，脓尽自愈。若气血虚弱，或误用败毒，久不收敛，脓清脉大，则难治。"

《冯氏锦囊秘录·女科精要卷十八·产后杂症门·产后乳痛》："立斋曰：妇人气血方盛，乳房作胀，或无儿饮，痛胀寒热，用麦芽二三两炒熟，水煎服，中正消取。其消散精华，以绝乳之源也。麦芽耗散之力可见，故《本草》谓其能消肾也，若郁怒肝火炽盛，为肿为痛者，自当疏肝散郁，兼以养血和血，则肝阳不强，而肿自退。若郁结弥甚，血滞不舒，更由乳汁壅积，溃而成脓，则为乳痛矣。气血大伤，尤宜重为滋补，少佐疏肝解毒，若专事情解，则溃者难脓，而脓者难长矣。"

《冯氏锦囊秘录·女科精要卷十六·女科杂症门·乳症》："治之之法，凡初起寒热燃痛，即发表散邪，疏风清胃，速下乳汁，导其壅塞，则病可愈。若不散而不易成脓，宜用托里；若溃后肌肉不生，脓水清稀，宜补脾胃；若脓出反痛，恶寒发热，宜调荣卫；若晡热燃肿作痛，宜补阴血；若食少作呕，宜补胃气。切戒清凉解毒，反伤脾胃也。治法：青皮疏厥阴之滞，石膏清阳明之热，生草节解毒而行污浊之血，荆防散风而兼助药达表，栝蒌，没药、青橘叶、角刺、金银花、土贝母、当归及酒佐之，毋非疏肝和血解毒而已。加艾隔蒜灸二三十壮于痛处最效。切忌刀针伤筋溃脉，为害不小。"

《杂病源流犀烛·卷二十七·胸膈脊背乳病源流》："古人治乳痈之法，必用青皮以疏肝滞，石膏以清胃热，甘草节以行瘀浊之血，瓜蒌实以消肿导毒，再加没药、角刺、橘叶、当归、金银花以少酒佐之，此治实之法也，宜以一醉膏、芷贝散为主治。若气虚壅滞，不宜专任克伐，宜四君子汤加芎归升柴。若忧思伤脾，必扶脾理气，宜归脾汤加贝母、白芷、花粉、连翘、甘草节，水酒煎。若肝火郁结，成核肿痛，必理肝气解郁结，方为正治，宜清肝解郁汤、万金一醉膏、神效瓜蒌散、内托升麻汤。虚者兼补，宜托里消毒散。"

《外科心法要诀·卷六·胸乳部·乳疽乳痈》："乳疽乳痈乳房生，肝气郁结胃火成。痈形红肿焮热痛，疽形木硬觉微疼，痈发脓成十四日，疽发月余脓始成。未溃托里排脓治，已溃大补养荣灵。"

《疡医大全·卷二十胸膺脐腹部·乳痈门主论》："治之之法，凡初起寒热焮痛，即发表散邪，疏肝清胃，速下乳汁，导其壅塞，则病可愈。若不散则易成脓，宜用托里；若溃后肌肉不生，脓水清稀，宜补脾胃；若脓出反痛，恶寒发热，宜调荣卫；若晡热焮肿作痛，宜补阴血；若食少作呕，宜补胃气；切戒清凉解毒，反伤脾胃也。""澄曰：更有寡妇，并无儿女吮乳，而乳房或肿焮痛者，此为席风呵奶，当同干奶治法。"

《妇科冰鉴·卷八·乳证门·乳痈三》："若初起或已成痈者，消毒饮加减主之。溃后气血虚弱者，人参养荣汤。脓清不敛者，惟十全大补汤为最。"

《金匮启钥·妇科卷五·乳少论》："有乳痈者，因胆胃二经热毒血壅，赤肿疼痛而成也。其证发热恶寒，头痛，口渴，治宜人参败毒散，或神效栝蒌散，或加味逍遥散，服之均可使其自消，或成脓，脓尽自愈。"

《疡科心得集·卷中·辨乳痈乳疽论》："凡初起，当发表散邪，疏肝清胃，速下乳汁，导其壅塞，则自当消散；若不散成脓，宜用托里；若溃后肌肉不生，脓水清稀，宜补脾胃；若脓出反痛，恶寒发热，宜调营卫；若晡热焮肿作痛，宜补阴血；若食少作呕，宜补胃气，切戒清凉解毒，反伤脾胃也。况乳本血化，不能漏泄，遂结实肿，乳性清寒，又加凉药，则肿硬者难溃脓，溃脓者难收口矣。其药初起，如牛蒡子散、橘叶汤、逍遥散之类；溃后，则宜益气养营汤。又若半夏、贝母、栝蒌消胃中壅痰，青皮疏厥阴之滞，公英、木通、山甲解热毒、利关窍，当归、甘草补正和邪，一切清痰疏肝、和血解毒之品，随宜用之可也。又有湿火挟肝阳逆络，或时疫或伏邪聚结而成者，起时乳头肿硬，乳房焮红漫肿，恶寒身热，毛孔深陷，二三日后，皮即湿烂，隔宿焦黑已腐，再数日后，身热退而黑腐尽脱，其生新肉如榴子象。掺以珍珠散，以白玉膏盖之；内服

疏肝清湿热之剂以收功。此湿火乳痈也。再妇人乳头有数孔，一孔又有一络，络于乳房。其始生痈也，祗患一络，迨其脓血出尽，又患一络，逐络递及，遂至满乳，则危而不救者多矣。初起，每早服元寿丹，可保不传余络。"

《医述·卷十三·女科原旨·杂病》："乳痈者，乳房肿痛，数日之外，焮肿而溃，稠脓涌出，此属胆胃热毒，气血壅滞所致，犹为易治。"

《外科证治全书·卷三·乳部证治·乳痈》："乳房内结一块，红肿热痛，大则言痈，小则言疖。由忿怒郁结，或多食厚味，致厥阴之气不行、窍不通，阳明之血壅怫于内故也。初起，用开结散五钱，陈酒送服，一服即愈。如溃，用醒消丸一服酒送，以止其痛，外贴洞天膏。如溃久，或老年人气血衰伤，脓出反痛，恶寒发热者，须用八珍汤补之自愈。"

《女科要旨·卷四外科·乳痈乳岩》："乳痈初起，若服人参败毒散，栝蒌散加忍冬藤、白芷、青橘皮、生芪、当归、红花之类，敷以香附饼，即见消散；如已成脓，则以神仙太乙膏贴之，吸尽脓水自愈矣。乳岩初起，若用加味逍遥散、加味归脾汤二方间服，亦可内消。及其病势已成，虽有卢扁，亦难为力。但当确服前方，补养气血，纵未脱体，亦可延生。周季芝云：乳痈、乳岩结硬未溃，以活鲫鱼同天生山药捣烂入麝香少许，涂块上，觉痒勿搔动，隔衣轻轻揉之，以七日一涂，旋涂旋消；若用行血破气之剂，是速其危也。"

二、病程分阶段论治

乳痈总由肝气郁结，胃热壅滞而成。男子生者稀少，女子生者颇多，俱生于乳房。红肿热痛者为痈，十四日脓成；若坚硬木痛者为疽，月余成脓。初起寒热往来，宜服栝蒌牛蒡汤等。如因乳汁淤积而局部肿痛者，可同时给予手法按摩；待寒热悉退，肿硬不消，宜用复元通气散之类消之。脓成时时跳动者，势将溃脓，宜清热解毒，托里透脓。溃后则强调益气补血，旨在收敛生肌。遵循"实者清之，虚者补之"之法，并可结合外敷之药内外合治。

《外科心法要诀·卷六·胸乳部·乳疽乳痈》："乳疽乳痈乳房生，肝气郁结胃火成。痈形红肿焮热痛，疽形木硬觉微疼，痈发脓成十四日，疽

发月余脓始成。未溃托里排脓治，已溃大补养荣灵。"

《疡科心得集·卷上·疡科调治心法略义》："凡治痈疽、发背、疔疮、乳痈、一切无名肿毒，先须托里，勿使毒入附延骨髓；托里之后，宜热解毒、定痛排脓，是为急切工夫。"

1. 初起

《外科集验方·卷下·乳痈论》："治法初起，则当发散流气之药。"

《外科理例·卷四·乳痈一百七》："未成脓者，疏肝行气。"

《明医指掌·卷八·外科·痈疽证六》："初起须忍痛，揉令稍软，吮令汁透，自可消散，失此必成痈。故用青皮疏厥阴之滞；石膏清阳明之热；当归、川芎、甘草节行污浊之血；栝蒌、没药、橘叶、皂角刺、金银花消肿导毒；少佐以酒，行药力也，更以艾灸两三壮尤捷。"

《傅氏外科·青囊秘诀上卷·乳痈论》："男子则不然，阳明胃火炽盛，不上腾于口舌，而中壅于乳房，乃生此症。乳痈不比他处之痈有阴阳之别，故治法亦无阴阳之判，但别其先后之虚实耳。初起多为邪实，溃烂乃为正虚也。虽然邪之有余，仍是正之不足，治宜补中散邪，乃万全之道，正不必分先宜攻而后宜补也。"

《辨证奇闻·卷十四·乳痈》："乳痈先痛后肿，发寒热成痈。此症男女俱有，盖女人生子食乳后贪睡，儿以口气吹之，使乳内气闭不通，遂至痛。此时以解散药治随愈。倘因循则痛成。若男子乃胃火盛，不上腾于口舌中，壅于乳房，乃生此症。此阳症，不比他痈有阴有阳，故但分初起多实邪，久溃为正虚。然邪有余，仍正不足，补中散邪，万全道也。正不必分先宜攻，后宜补。"

《简明医彀·卷之七·乳岩·乳痈》："由暴感郁怒，气滞血凝而成。先宜忍痛用热手或手裹绵衣烘热重揉；次用葱熨、蒜灸、淋洗诸法，必宜速散为妙。妇人因苦痛延挨，遂成大患。"

《简明医彀·卷之七·乳岩·乳汁不通》："初觉急宜揉散，及捣葱作饼熨。结核成饼，即为乳痈。主方：天花粉、柴胡、桔梗、瞿麦、木通各钱半，连翘、赤芍药、白芷、青皮各七分，甘草五分，上加通草二钱（做花者），水煎服。频用油木梳烘熨乳房。"

《女科经纶·卷八杂证门·乳证》："《家居医录》按：乳痈初起，肿痛发于肌表，肉色焮赤，或发寒热，或头痛烦渴，用人参败毒散、神效栝蒌散、加味逍遥散治之，自消散。"

《洞天奥旨·卷七·乳痈》："以上乳症，约有十种，大抵皆阳症也，不比他痈有阴有阳，不必别分阴阳以定治法，但当别先后为虚实耳。盖乳痈初起多邪实，久经溃烂为正虚。然补中散邪，实乃万全之道也。"

《女科精要·卷一·女科杂症门·乳症》："若不散而不易成脓，宜用托里。"

《胎产心法·卷之下·妒乳吹乳乳痈论》："轻为妒乳，重为乳痈。亦胆胃二腑热毒，气血壅滞而成。势甚有余者，宜先以连翘金贝煎治之甚妙。如初起肿痛，肉色焮赤，或发寒热，或憎寒头痛，烦渴引饮，尚未成痈时，于人参败毒散、加味逍遥散、神效栝蒌散选择治之，肿自消散。"

《医学心悟·杂症要义·乳痈乳岩（乳卸）》："乳痈初起，若服瓜蒌散，敷以香附饼，即见消散。"

《妇科冰鉴·卷八·乳证门·乳痈三》："妇人乳房属阳明，乳头属厥阴。若忽然红肿，坚硬疼痛，憎寒壮热，此欲成乳痈也。宜急治之，当疏肝清热，兼以养血败毒，则肿硬自消。否则必血滞不舒，加以乳汁壅积，则溃而成脓矣。"

《医医偶录·卷一·产后诸症》："乳痈初起，由胆胃热毒，服栝蒌乳香散，敷香附饼即消。"

《古今医彻·卷之三·杂症·乳症》："痈之为患，乳房红肿，寒热交作，宜化毒为主，栝蒌、忍冬之属，可使立已。"

《秘珍济阴·卷之三·妇人杂病·乳痈内吹外吹》："初起时揉软吮透自消，若稍忽必成痈肿。儿未生结核名内吹，儿生结核名外吹。法宜以青皮疏厥阴之滞，以石膏清阳明之热，以甘草节散瘀浊之血，以瓜蒌仁导凝滞之毒，或加银花、皂角刺、白芷、贝母、没药、花粉消肿软坚，随意加减可也，切不可妄用针刀，为害非轻。"

《外科证治全书·卷三·乳部证治·乳痈》："初起用开结散五钱，陈酒送服，一服即愈。如溃，用醒消丸一服酒送，以止其痛，外贴洞天膏。"

《冷庐医话·卷四·乳》："故乳吹、乳痈等症，初起只须内服逍遥散及六神丸、莲房灰末，福橘酒送，外煎紫苏、橘核、丝瓜络、川楝子、当归、红花、川乌、香附、官桂等水,用手巾两方,绞热,替换暖乳,轻者乳散乳通。如再不通,须病人忍痛,命一大婴孩重唬下积乳,随即吐去,唬三五次,无不爽利。无庸,延医诊视。"

"《劝行医说》又有论乳吹一条,语亦详尽,并录于此。凡妇人乳吹初起,切勿先延医治,每见医家治乳,用黄色敷药调菊花叶涂之,内服皂角甲末等味。速其成脓,待至红未熟,即用钹针开入寸许,复以手硬出毒,其痛每至昏晕,而血多脓少,既难内消,复使其痛苦多时,不能收口,日久成漏,腐烂缠绵,致病者求生不能,求死不得,而待哺之儿,亦将失乳毙命,罪恶之重,擢发难数。在医者本意只求多次相延,博取财物,或冀症久求愈,重索药资而已,亦知地狱中早虚左以待乎?故乳吹、乳痈等症,初起只须内服逍遥散,及六神丸、莲房灰末,福橘酒送,外煎紫苏、橘核、丝瓜络、川楝子、当归、红花、川乌、香附、官桂等水,用手巾两方,绞热替换暖乳,轻者乳散乳通,如再不通,须病人忍痛,命一大婴孩重唬下积乳,随即吐去,唬三五次无不爽利,无庸延医诊视。"

《外科证治秘要·第一章辨证总论》:"乳痈初起,挟肝气者亦可消。此二种皆肿而不甚硬,且不甚寒热,故可见效。若湿火甚,寒热交作,色红焮热者,不易消也。"

2. 成脓

《外科集验方·卷下·乳痈论》:"若已成脓,又当内托排脓,养血顺气。慎勿妄用针刀,引惹拙病,则难治矣。"

《女科撮要·卷上·乳痈乳岩》:"不作脓,或脓不溃,补气血为主。"

《古今医统大全·卷之八十外科理例上·乳痈》:"一妇乳痈脓成,针刺之及时,不月而愈。"

《赤水玄珠·第二十四卷·乳痈乳岩》:"或不作脓,脓成不溃,宜用托里。"

《女科经纶·卷八杂证门·乳证》:"若脓成溃窍,稠脓涌出,脓尽自愈。若气血虚弱,或误用败毒,久不收敛,脓清脉大,则难治。""或肌肉不生,脓水清稀,宜补脾胃。或不作脓,脓成不溃,宜用托里。"

《灵验良方汇编·卷之下·产后乳疯吹乳生痈》:"脓成不溃,用托里散。"

《外科心法要诀·卷六胸乳部·乳疽乳痈》:

"乳疽乳痈乳房生,肝气郁结胃火成。痈形红肿焮热痛,疽形木硬觉微疼,痈发脓成十四日,疽发月余脓始成。未溃托里排脓治,已溃大补养荣灵。"

《医医偶录·卷一·产后诸症》:"如已成脓,则以神仙六乙膏贴之,吸尽脓即愈矣。"

《金匮启钥(妇科)·卷五·乳少论》:"有乳痈者,因胆胃二经,热毒血壅,赤肿疼痛而成也。其证发热恶寒,头痛,口渴,治宜人参败毒散或神效栝蒌散或加味逍遥散,服之均可使其自消,或成脓,脓尽自愈。若脓清脉大者,多致不起。"

《医述·卷十三·女科原旨·杂病》:"(乳痈)如已成脓,则以神仙太乙膏贴之,脓尽自愈。"

《傅氏女科·产后编下·卷四产后诸症治法·乳痈第四十一》:"肌肉不生,脓水清稀,宜补脾胃。"

3. 溃后

《女科经纶·卷八杂证门·乳证》:"或脓出反痛,恶寒发热,宜补气血。"

《冯氏锦囊秘录·女科精要卷十六·女科杂症门·乳症》:"若脓出反痛,恶寒发热,宜调荣卫。"

《胎产心法·卷之下·妒乳吹乳乳痈论》:"若至数日,脓成溃窍,稠脓涌出,脓尽自愈。予治吹乳、结乳、乳痈等证,立消毒饮二方,外用槐艾洗法,通治乳证,效过多人。又栝蒌贝母饮亦效,并附于各方之后。若产妇气血虚弱,患此等证而误用败毒,久不收敛,脓清脉大,则难治。《医通》云:脓清脉大,非大剂开郁理气,温补气血,不能收功也。"

《外科证治全书·卷三·乳部证治·乳痈》:"如溃久,或老年人气血衰伤,脓出反痛,恶寒发热者,须用八珍汤补之自愈。""乳房内结一块,红肿热痛,大则言痈,小则言疖,由忿怒郁结,或多食厚味,致厥阴之气不行、窍不通,阳明之血壅怫于内故也。初起用开结散五钱,陈酒送服,一服即愈。如溃,用醒消丸一服酒送,以止其痛,外贴洞天膏。如溃久,或老年人气血衰伤,脓出反痛,恶寒发热者,须用八珍汤补之自愈。"

三、虚实论治

1. 初起表实

《外科理例·卷四·乳痈一百七》:"未成脓

者,疏肝行气。"

《傅氏外科·青囊秘诀上卷·乳痈论》:"男子则不然,阳明胃火炽盛,不上腾于口舌,而中壅于乳房,乃生此症。乳痈不比他处之痈有阴阳之别,故治法亦无阴阳之判,但别其先后之虚实耳。初起多为邪实,溃烂乃为正虚也。虽然邪之有余,仍是正之不足,治宜补中散邪,乃万全之道,正不必分先宜攻而后宜补也。"

《辨证奇闻·卷十四·乳痈》:"乳痈先痛后肿,发寒热成痈。此症男女俱有,盖女人生子食乳后贪睡,儿以口气吹之,使乳内气闭不通,遂至痛。此时以解散药治随愈。倘因循则痈成。若男子乃胃火盛,不上腾于口舌中,壅于乳房,乃生此症。此阳症,不比他痛有阴有阳,故但分初起多实邪,久溃为正虚。然邪有余,仍正不足,补中散邪,万全道也。正不必分先宜攻,后宜补。"

《洞天奥旨·卷七·乳痈》:"以上乳症,约有十种,大抵皆阳症也,不比他痛有阴有阳,不必别分阴阳以定治法,但当别先后为虚实耳。盖乳痈初起多邪实,经溃烂为正虚。然补中散邪,实乃万全之道也。"

《女科精要·卷一·女科杂症门·乳症》:"若不散而不易成脓,宜用托里。"

《疡医大全·卷二十胸膺脐腹部·乳痈门主论》:"唯男子则不然,乃胃火炽盛,不上升于口舌,而中壅于乳房,乃生此证,故乳痈乃阳证也,不比他痛,有阴有阳。治法不必分阴阳,但分先后为虚实耳。盖乳痈初起为实邪,久经溃烂为正虚,然邪之有余,仍是正之不足,于补中散邪,乃万全之道,不必先攻而后补也。"

"治之之法,凡初起寒热焮痛,即发表散邪,疏肝清胃,速下乳汁,导其壅塞,则病可愈。若不散则易成脓,宜用托里;若溃后肌肉不生,脓水清稀,宜补脾胃;若脓出反痛,恶寒发热,宜调荣卫;若晡热焮肿作痛,宜补阴血;若食少作呕,宜补胃气;切戒清凉解毒,反伤脾胃也。"

《古今医彻·卷之三·杂症·乳症》:"痈之为患,乳房红肿,寒热交作,宜化毒为主,栝蒌、忍冬之属,可使立已。"

2. 后期正虚

《女科撮要·卷上·乳痈乳岩》:"不作脓,或脓不溃,补气血为主。"

《赤水玄珠·第二十四卷·乳痈乳岩》:"或不作脓,脓成不溃,宜用托里。"

《妇人规·下卷·乳病类·乳痈乳岩》:"若至数日之间,脓成溃窍,稠脓涌出,脓尽自愈。若气血虚弱,或误用败毒,久不收敛,脓清脉大,则难治。"

《景岳全书·卷之三十九人集·妇人规(下)·乳病类·乳痈乳岩》:"不作脓或脓不溃,补气血为主。"

《傅氏女科·产后编下·卷四·产后诸症治法·乳痈第四十一》:"肌肉不生,脓水清稀,宜补脾胃。"

《女科仙方·卷四·产后编·乳痈》:"肌肉不生,脓水清稀,宜补脾胃。脓成不溃,用托里。"

《女科经纶·卷八杂证门·乳证》:"或肌肉不生,脓水清稀,宜补脾胃。或不作脓,脓成不溃,宜用托里。"

四、兼证治疗

1. 兼有肿痛

《外科理例·卷四·乳痈一百七》:"暴怒或儿口气所吹痛肿者,疏肝行气。""肿焮痛甚者,清肝消毒。"

《女科撮要·卷上·乳痈乳岩》:"劳碌肿痛,补气血为主。""怒气肿痛,养肝血为主。"

《赤水玄珠·第二十四卷·乳痈乳岩》:"《经》云:乳头属足厥阴肝经,乳房属足阳明胃经。若乳房忽壅肿痛,结核色赤,数日之外,焮痛胀溃,稠脓涌出。脓尽而愈。此属胆胃热毒,气血壅滞,名曰乳痈,为易治。""或劳碌肿痛,宜补气血。""怒气肿痛,宜养肝血。""肿焮痛甚,宜疏肝清胃。"

《济阴纲目·卷之十四·乳病门·吹乳痈肿》:"核久内胀作痛,外肿坚硬,手足不近,谓之乳痈。未溃者,仍服栝蒌散、内托升麻汤,或复元通气散加漏芦;虚者,托里消毒散。""遇劳肿痛者,八物汤倍参、芪、归、术。""遇怒肿痛者,八物汤加山栀。"

《妇人规·下卷·乳病类·乳痈乳岩》:"肿痛势甚,热毒有余者,宜以连翘金贝煎先治之,甚妙。"

《傅氏女科·产后编下卷四·产后诸症治

法·乳痈第四十一》："痛甚,宜疏肝清胃。"

《女科精要·卷一·女科杂症门·乳症》："乳痈者,俗呼曰吹乳。吹者,风也。风热结洇于乳房之间,血脉凝注,久而不散,溃腐为脓。凡忽然壅肿结核色赤,数日之外,焮痛胀溃,稠脓涌出,此属胆胃热毒,气血壅滞,名曰乳痈,为易治。治法:青皮疏厥阴之滞,石膏清阳明之热,生草节解毒而行污浊之血,荆防散风而兼助药达表,栝蒌、没药、青橘叶、角刺、金银花、土贝母、当归及酒佐之,毋非疏肝和血解毒而已。加艾隔蒜灸二三十壮于痛处最效。切忌刀针伤筋溃脉,为害不小。"

《外科证治全书·卷三·乳部证治·乳痈》:"乳房内结一块,红肿热痛,大则言痈,小则言疖,由忿怒郁结,或多食厚味,致厥阴之气不行,窍不通,阳明之血壅怫于内故也。初起,用开结散五钱,陈酒送服,一服即愈。"

《外科备要·卷一·证治·乳部》:"初起,寒热往来,宜服栝蒌牛蒡汤,寒热悉退,肿硬不消者,随服复元通气散寒。"

2. 兼有寒热

《校注妇人良方·卷二十四·妇人乳痈乳岩方论第十四》:"一妇人因怒,两乳肿,兼头痛寒热。此肝经气症也,用人参败毒散二剂,表症已退,用小柴胡加芎、归、枳壳、桔梗,四剂而愈。"

《女科撮要·卷上·乳痈乳岩》:"妇人乳痈,属胆胃二腑热毒,气血壅滞。故初起肿痛,发于肌表,肉色焮赤,其人表热发热,或发寒热,或憎寒头痛,烦渴引冷,用人参败毒散、神效栝蒌散、加味逍遥散治之,其自消散。若至数日之间,脓成溃窍,稠脓涌出,脓尽自愈。"

"焮痛寒热,宜发表散邪。""脓出反痛,或发寒热,补气血为主。""若肿痛寒热,怠惰食少,或至夜热甚,用补中益气汤兼逍遥散,补之为善。"

《医方集宜·卷之十外科·治法·治肠痈法》:"乳痈肿痛,身发寒热者,宜用蒲公英散。熏乳法,神效栝蒌散、连翘饮,外用敷乳药。"

《赤水玄珠·第二十四卷·乳痈乳岩》:"治法焮痛寒热,宜发表散邪。""或脓出反痛,恶寒发热,宜补气血。"

《万病回春·卷之六·乳病》:"乳汁不通,结核成饼不散,寒热作痛者,宜速揉散,乳汁亦通,饼核自消。如不消,结成乳痈,急用连须葱捣成饼,

搭乳上,用炭火一罐盖葱上,须臾,汗出立消。""治妇人吹乳硬肿,身发热、憎寒、疼痛难忍、不进饮食者,服之良验。鹿角一两,炭火煅存性,为末,分作二服。先将末药五钱入锅,次下无灰酒一碗,滚数沸,倒在碗内,乘热尽饮,临卧服。汗出即安。"

《济阴纲目·卷之十四·乳病门·吹乳痈肿》:"已溃寒热者,内托十宣散。"

《景岳全书·卷之三十九人集·妇人规下·乳病类·乳痈乳岩》:"焮痛寒热,宜发表散邪。""脓出反痛,或发寒热,补气血为主。"

《女科经纶·卷八·杂证门·乳证》:"《家居医录》按:乳痈初起,肿痛发于肌表,肉色焮赤,或发寒热,或头痛烦渴,用人参败毒散、神效栝蒌散、加味逍遥散治之,自消散。""薛立斋又按:乳痈治法,初起寒热焮痛,即发表散邪,疏肝清胃为主。""或脓出反痛,恶寒发热,宜补气血。"

《冯氏锦囊秘录·女科精要卷十六·女科杂症门·乳症》:"治之之法,凡初起寒热焮痛,即发表散邪,疏风清胃,速下乳汁,导其壅塞,则病可愈。"

《女科精要·卷一·女科杂症门·乳症》:"治之之法,凡初起寒热焮痛,即发表散邪,疏风清胃,速下乳汁,导其壅塞,则病可愈。""若脓出反痛,恶寒发热,宜调荣卫。"

《冯氏锦囊秘录·女科精要卷十六·女科杂症门·乳症》:"若脓出反痛,恶寒发热,宜调荣卫。"

《妇科冰鉴·卷八·乳证门·乳痈三》:"妇人乳房属阳明,乳头属厥阴。若忽然红肿,坚硬疼痛,憎寒壮热,此欲成乳痈也。宜急治之,当疏肝清热,兼以养血败毒,则肿硬自消。否则必血滞不舒,加以乳汁壅积,则溃而成脓矣。"

《杂病源流犀烛·卷二十七·胸膈脊背乳病源流》:"若初起焮痛寒热,当发散表邪,宜内托升麻汤去肉桂,加薄荷、荆芥、羌活、白芷。""若已溃而犹寒热不止,当疏导壅滞,宜内托十宣散。"

《金匮启钥(妇科)·卷五·乳少论》:"有乳痈者,因胆胃二经,热毒血壅,赤肿疼痛而成也。其证发热恶寒,头痛,口渴,治宜人参败毒散或神效栝蒌散或加味逍遥散,服之均可使其自消。或成脓,脓尽自愈。若脓清脉大者,多致

不起。"

《傅氏女科·产后编下卷四·产后诸症治法·乳痈第四十一》:"治法痛肿寒热,宜发表散邪。""脓出及溃,恶寒发热,宜补血气。"

《高淑濂胎产方案·高氏胎产方案·卷四》:"产后乳痈乳疽初发时,寒热往来如疟,不可作疟治,亦不可全用败毒消疽等味,当大补气血,佐以金银花等味,以散邪毒。"

3. 兼有乳内结核

《校注妇人良方·卷二十四·妇人乳痈乳岩方论第十四·附治验》:"一妇人脓清肿硬,面黄少食,内热晡热,自汗盗汗,月经不行。此肝脾气血俱虚也,用十全大补加远志、贝母及补中益气,各三十余剂,外用葱熨法而消。"

《女科撮要·卷上·乳痈乳岩》:"一妇人郁久,左乳内结核如杏许,三月不消,心脉涩而脾脉大,按之无力,以八珍加贝母、远志、香附、柴胡、青皮、桔梗,五十余剂而溃,又三十余剂而愈。"

《赤水玄珠·第二十四卷·乳痈乳岩》:"一妇乳内结核年余,晡热食少,此血气不足,欲用益气养荣汤,彼欲效速,另服行破之剂,溃出清脓而殁。""一妇乳内结核如栗,亦服前药(行破之剂),大如覆碗,坚硬如石,出血水而殁。"

4. 兼传囊

《外科理例·卷四·乳痈一百七》:"夫乳者,有囊橐,有脓不针则遍患诸囊矣。少壮者得以收敛,老弱者多致不救。""乳头厥阴所经,乳房阳明所属,厥阴者肝也,乃女子致命之地。宗筋之所,且各有囊橐,其始燃肿虽盛受患止于一二囊。若脓成不刺,攻溃诸囊矣。壮者犹可,弱者多致不救,所以必针而后愈。皂用蒲公英、忍冬藤入少酒,煎服,即欲睡。是其功也,及觉而病安矣。未溃以青皮、栝蒌、桃仁、连翘、川芎、橘叶、皂角刺、甘草节,随症加减,煎服。已溃以参、芪、芎、归、白芍、青皮、连翘、栝蒌、甘草节,煎服。"

《杂病源流犀烛·卷二十七·胸膈脊背乳病源流》:"若溃腐日久,而至传囊,则惟补其元气而已(宜归脾汤)。然或传囊至一半,必死,虽卢扁无济也。"

5. 其他兼症

兼有其他病症者,本着"急则治其标,缓则治其本"的原则,对症治疗。

(1)兼呕吐

《外科精要·卷下·论痈疽成漏脉例第五十四》:"饮食少思,或作呕吐,补胃为主。"

《女科撮要·卷上·乳痈乳岩》:"若饮食少思,或作呕吐,补胃为主。"

《赤水玄珠·第二十四卷·乳痈乳岩》:"或饮食少思,时作呕吐,宜补胃气。"

《济阴纲目·卷之十四·乳病门·吹乳痈肿》:"胃虚呕者,六君子汤加香附、砂仁。""胃寒呕吐或泻者,六君子汤加干姜、藿香。"

《景岳全书·卷之三十九人集·妇人规下·乳病类·乳痈乳岩》:"若饮食少思,或作呕吐,补胃为主。"

《女科经纶·卷八·杂证门·乳证》:"或饮食少,反作呕,宜补胃气,切不可用克伐,复伤脾胃也。"

《女科精要·卷一·女科杂症门·乳症》:"若食少作呕,宜补胃气。切戒清凉解毒,反伤脾胃也。"

《灵验良方汇编·卷之下·产后乳疯、吹乳、生痈》:"饮食不进,或作呕吐,宜补胃气。"

《杂病源流犀烛·卷二十七·胸膈脊背乳病源流》:"胃虚作呕,宜六君子汤加干姜、藿香,病不一,治亦不一,其详究焉。"

(2)兼泄泻

《外科精要·卷下·论痈疽成漏脉例第五十四》:"饮食难化,或作泄泻,补脾为主。"

《赤水玄珠·第二十四卷·乳痈乳岩》:"或饮食难化,泄泻腹痛,宜补脾气。"

《济阴纲目·卷之十四·乳病门·吹乳痈肿》:"胃寒呕吐或泻者,六君子汤加干姜、藿香。"

《杂病源流犀烛·卷二十七·胸膈脊背乳病源流》:"胃虚作呕(宜六君子汤加干姜、藿香),病不一,治亦不一,其详究焉。"

【论用方】

一、常用治乳痈方论

1. 论栝蒌散

《万病回春·卷之六·乳病》:"栝蒌散治妇人乳疽、乳痈、奶劳。黄栝蒌(子多者,不去皮,研烂),当归五钱,乳香一钱(研碎),没药一钱(研),

生甘草五钱,上合一剂,好酒三碗,于银、石器中,慢火熬至碗半,分为二次,食后服。如有乳劳,便服此药,杜绝病根。如毒气已成,能化脓为黄水。毒未成,即内消。疾甚者,再合一服,以愈为度。"

《灵验良方汇编·卷之下·产后乳痈吹乳生痈》:"栝蒌散,乳痈未成脓时服,兼治一切痈疽并胎前乳痈。"

《外科十法·外科症治方药·乳痈》:"乳痈者,乳房焮痛作脓,脓尽则愈。其初起宜服栝蒌散,敷以香附饼,即时消散。若已成脓,则用太乙膏贴之。若溃烂,则用海浮散掺之,外贴膏药,吸尽脓而愈。"

《医述·卷十三·女科原旨·杂病》:"小儿吮乳,鼻风吹入,令乳房壅结肿痛名外吹,不急治,多成乳痈。内服栝蒌散,外以南星末敷之。甚则连翘金贝煎。"

《傅青主女科歌括·产后编下卷·乳痈》:"栝蒌散治一切痈疽,并治乳痈。痈者,六腑不和之气,阳滞于阴则生之。"

2. 论神效栝蒌散

《外科心法·卷四·乳痈》:"一妇人患乳痈,气血颇实,但疮口不合,百法不应。予与神效栝蒌散,四剂少可。更与数剂,及豆豉饼灸之而愈。又一妇患此未溃,亦与此药,三剂而消。良甫云:如有乳劳,便服此药,可杜绝病根。如毒已成,能化脓为水。毒未成者,则从大小便中散之。"

3. 论人参败毒散

《女科要旨·卷四外科·乳痈乳岩》:"《经》云:乳头属足厥阴肝经,乳房属足阳明胃经。若乳房忽然肿痛,数日之外,焮肿而溃,稠脓涌出,脓尽而愈,此属肝胃热毒、血气壅滞所致,名曰乳痈,犹为易治。若乳岩者,初起内结小核如棋子,不赤不痛,积久渐大崩溃,形如熟榴,内溃深洞,脓水淋漓,有巉岩之势,故名曰乳岩;此属脾肺郁结,血气亏损,最为难治。乳痈初起,若服人参败毒散,栝蒌散加忍冬藤、白芷、青橘皮、生芪、当归、红花之类,敷以香附饼,即见消散。"

4. 论橘皮(叶)汤

《疡医大全·卷二十胸膺脐腹部·乳痈门主论》:"又曰:亦有忧郁伤肝,肝气滞而结肿成痈者,宜逍遥散加橘叶散之。又曰:亦有暴怒伤肝,肝火妄动结肿者,橘皮汤散之。又曰:忧怒伤肝,肝气滞而结肿者,初起必烦渴呕吐,寒热交作,肿痛疼甚者,牛蒡子汤主之。厚味饮食,暴怒肝火结肿者,橘叶汤主之。"

5. 论十全大补汤

《校注妇人良方·卷二十四·妇人乳痈乳岩方论第十四》:"一妇人脓清肿硬,面黄少食,内热晡热,自汗盗汗,月经不行,此肝脾气血俱虚也。用十全大补加远志、贝母及补中益气各三十余剂,外用葱熨法而消。"

《外科大成·卷二·分治部上(痈疽)·胸部》:"虚者补之,十全大补汤。"

《灵验良方汇编·卷之下·产后乳痈吹乳生痈》:"十全大补汤,治乳痈溃后虚甚者。"

《外科心法要诀·卷六·胸乳部·乳疽乳痈》:"虚者补之,如人参养荣、十全大补等汤,俱可选用,外敷贴之药,俱按痈疽肿疡、溃疡门。"

《妇科冰鉴·卷八·乳证门·乳痈三》:"溃后气血虚弱者,人参养荣汤。脓清不敛者,惟十全大补汤为最。"

6. 论瓜蒌牛蒡汤

《外科心法要诀·卷六·胸乳部·乳疽乳痈》:"此证总由肝气郁结,胃热壅滞而成。男子生者稀少,女子生者颇多,俱生于乳房。红肿热痛者为痈,十四日脓成;若坚硬木痛者为疽,月余成脓。初起寒热往来,宜服栝蒌牛蒡汤。"

7. 论一醉膏

《女科经纶·卷八杂证门·乳证》:"李氏曰:妇人之乳,男子之肾,皆性命之根也。有饮食厚味、郁怒,以致胃火上蒸乳房,则乳汁化为浊脓。肝经气滞,乳头窍塞不通,致令结核不散,痛不可忍。初起宜隔蒜灸之,切忌刀针。能饮者,一醉膏加当归,两服即效。"

《杂病源流犀烛·卷二十七·胸膈脊背乳病源流》:"古人治乳痈之法,必用青皮以疏肝滞,石膏以清胃热,甘草节以行瘀浊之血,瓜蒌实以消肿导毒,再加没药、角刺、橘叶、当归、金银花以少酒佐之,此治实之法也,宜以一醉膏、芷贝散为主治。"

"若肝火郁结,成核肿痛,必理肝气解郁结,方为正治,宜清肝解郁汤、万金一醉膏、神效瓜蒌散、内托升麻汤。"

8. 论益气养荣汤

《外科理例·卷四·乳痈一百七》:"一妇久

郁,右乳内结三核,年余不消。朝寒暮热,饮食不甘,此乳岩也。乃七情所伤,肝经血气枯槁之症。宜补气血,解郁结。遂以益气养荣汤百余剂,血气渐复。更以木香饼灸之,嘉其谨疾而消。"

《彤园医书(外科)·卷之三·外科病症·乳部》:"溃后服益气养荣汤。"

9. 论小柴胡汤

《外科理例·卷四·乳痈一百七》:"一妇年逾三十,每怒后乳内作痛或肿,此肝火也,与小柴胡合四物汤,加青皮、桔梗、枳壳、香附而愈。"

《校注妇人良方·卷二十四·妇人乳痈乳岩方论第十四·》:"一妇人内热胁胀,两乳不时作痛,口内不时辛辣,若卧而起急,则脐下牵痛。此带脉为患也,用小柴胡加青皮、黄连、山栀,二剂而瘥。"

"一妇人因怒,两乳肿,兼头痛寒热。此肝经气症也,用人参败毒散二剂,表症已退,用小柴胡加芎、归、枳壳、桔梗,四剂而愈。"

"一妇人先热渴,至夜尤甚,后两乳忽肿,肝脉洪数,乃热入血分,用加味小柴胡汤而愈。"

10. 论归脾汤

《杂病源流犀烛·卷二十七·胸膈脊背乳病源流》:"若溃腐日久,而至传囊,则惟补其元气而已,宜归脾汤。然或传囊至一半必死,虽卢扁无济也。""若忧思伤脾,必扶脾理气,宜归脾汤加贝母、白芷、花粉、连翘、甘草节,水酒煎。"

11. 论神仙太乙膏

《医学心悟·卷六·外科症治方药·乳痈(乳岩)》:"乳痈者,乳房掀痛作脓,脓尽则愈。其初起,宜服栝蒌散,敷以香附饼,即时消散。若已成脓,则用太乙膏贴之,若溃烂,则用海浮散掺之,外贴膏药,吸尽脓自愈。"

《医医偶录·卷一·产后诸症》:"乳痈初起,由胆胃热毒,服栝蒌乳香散,敷香附饼,即消。如已成脓,则以神仙六乙膏贴之,吸尽脓,即愈矣。"

12. 论补中益气汤

《校注妇人良方·卷二十四·妇人乳痈乳岩方论第十四》:"一妇人脓清肿硬,面黄少食,内热晡热,自汗盗汗,月经不行。此肝脾气血俱虚也,用十全大补加远志、贝母及补中益气,各三十余剂,外用葱熨法而消。"

《女科撮要·卷上·乳痈乳岩》:"一妇人脓成

胀痛,余欲针之,不从,数日始针,出败脓三四碗许,虚症蜂起,几至危殆,用大补两月余而安。若元气虚弱,不作脓者,用益气养荣汤补之,脓成即针。若肿痛寒热,怠惰食少,或至夜热甚,用补中益气汤兼逍遥散,补之为善。"

《济阴纲目·卷之十四·乳病门·吹乳痈肿》:"少食口干者,补中益气汤。"

13. 论玉露散

《女科撮要·卷上·乳痈乳岩》:"一产妇因乳少,服药通之,致乳房肿胀,发热作渴,以玉露散补之而愈。夫乳汁乃气血所化,在上为乳,在下为经,若冲任之脉盛,脾胃之气壮,则乳汁多而浓,衰则淡而少,所乳之子,亦弱而多病。又有屡产无乳,或大便涩滞,乃亡津液也,当滋化源。"

14. 论消醒丸

《外科全生集·卷一·有阴有阳症门·乳痈(又名妒乳)》:"如溃,以醒消丸酒送一服,以止其痛,外贴洞天膏自愈。倘内吹,忌服醒消。如患色白者,应以流注法治。倘溃烂不堪,以洞天救苦丹服,七日后接以大枣丸,服至收功。"

《外科证治全书·卷三·乳部证治·乳痈》:"如溃,用醒消丸一服酒送,以止其痛,外贴洞天膏。如溃久,或老年人气血衰伤,脓出反痛,恶寒发热者,须用八珍汤补之自愈。"

15. 论内托升麻汤

《外科理例·卷四·乳痈一百七》:"一治妇人两乳间出黑头疮,疮顶陷下作黑眼子,脉弦洪,按之细小,并乳痈初起亦治,宜内托升麻汤。"

《济阴纲目·卷之十四·乳病门·吹乳痈肿》:"将溃,两乳间出黑头,疮顶陷下作黑眼者,内托升麻汤。""核久内胀作痛,外肿坚硬,手足不近,谓之乳痈。未溃者,仍服栝蒌散、内托升麻汤,或复元通气散加漏芦。"

《杂病源流犀烛·卷二十七·胸膈脊背乳病源流》:"若将溃时,两乳间生黑头疮,顶下作黑眼,急托里宣毒,使无内陷,宜内托升麻汤。""若初起掀痛寒热,当发散表邪,宜内托升麻汤去肉桂,加薄荷、荆芥、羌活、白芷。""若肝火郁结,成核肿痛,必理肝气解郁结,方为正治,宜清肝解郁汤、万金一醉膏、神效瓜蒌散、内托升麻汤。"

16. 论香附饼

《医学心悟·卷五妇人门·乳痈乳岩》:"乳痈

初期,若服栝蒌散,敷以香附饼,即见消散。如已成脓,则以神仙太乙膏贴之,吸尽脓自愈矣。"

《医医偶录·卷一·产后诸症》:"乳痈初起,由胆胃热毒,服栝蒌乳香散,敷香附饼,即消。如已成脓,则以神仙六乙膏贴之,吸尽脓,即愈矣。"

《女科要旨·卷四外科·乳痈乳岩》:"《经》云:乳头属足厥阴肝经,乳房属足阳明胃经。若乳房忽然肿痛,数日之外,燃肿而溃,稠脓涌出,脓尽而愈,此属肝胃热毒、血气壅滞所致,名曰乳痈,犹为易治。若乳岩者,初起内结小核如棋子,不赤不痛,积久渐大崩溃,形如熟榴,内溃深洞,脓水淋漓,有巉岩之势,故名曰乳岩。此属脾肺郁结,血气亏损,最为难治。乳痈初起,若服人参败毒散,栝蒌散加忍冬藤、白芷、青橘皮、生芪、当归、红花之类,敷以香附饼,即见消散。"

17. 论复元通气散

《外科理例·卷四·乳痈一百七》:"一人因怒左乳肿痛,肝脉弦数,以复元通气散,二剂少愈,以柴胡汤加青皮、芎归而消。"

《济阴纲目·卷之十四·乳病门·吹乳痈肿》:"核久内胀作痛,外肿坚硬,手足不近,谓之乳痈。未溃者,仍服栝蒌散、内托升麻汤,或复元通气散加漏芦。"

《外科大成·卷二分治部上(痈疽)·胸部》:"已成者,复元通气散。"

《外科心法要诀·卷六·胸乳部·乳疽乳痈》:"寒热悉退,肿硬不消,宜用复元通气散消之。"

18. 论益元散

《儒门事亲·卷十一·妇人风门》:"凡妇人乳痈发痛者,亦生于心也,俗呼吹奶是也。吹者,风也。风热结于乳房之间,血脉凝注,久而不散,溃腐为脓。宜用益元散,生姜汤调下,冷服;或新汲水,时时呷之勿辍,昼夜可三五十次,自解矣;或煎解毒汤,顿服之。"

19. 论方脉流气饮

《外科理例·卷四·乳痈一百七》:"一妇因怒左乳作痛,胸膈不利,以方脉流气饮加木香、青皮,四剂而安。"

《校注妇人良方·卷二十四·妇人乳痈乳岩方论第十四·附治验》:"一妇人因怒,左乳作痛,胸膈不利。此属肝脾气滞,以方脉流气饮加木香、

青皮,四剂而安。"

20. 论消毒饮

《妇科冰鉴·卷八·乳证门·乳痈三》:"妇人乳房属阳明,乳头属厥阴。若忽然红肿,坚硬疼痛,憎寒壮热,此欲成乳痈也。宜急治之,当疏肝清热,兼以养血败毒,则肿硬自消。否则必血滞不舒,加以乳汁壅积,则溃而成脓矣。若初起或已成痈者,消毒饮加减主之。溃后气血虚弱者,人参养荣汤。脓清不敛者,惟十全大补汤为最。"

21. 论牛蒡子汤

《疡医大全·卷二十胸膺脐腹部·乳痈门主论》:"又曰:亦有忧郁伤肝,肝气滞而结肿成痈者,宜逍遥散加橘叶散之。又曰:亦有暴怒伤肝,肝火妄动结肿者,橘皮汤散之。又曰:忧怒伤肝,肝气滞而结肿者,初起必烦渴呕吐,寒热交作,肿痛疼甚者,牛蒡子汤主之。厚味饮食,暴怒肝火结肿者,橘叶汤主之。"

《疡科捷径·卷中乳部·乳痈(乳疽)》:"乳痈疽发乳房生,肝郁瘀凝胃火成。痈发焮红兼赤痛,疽形漫硬觉疼行。痈成二七肿蒸就,疽症还须一月盈。未溃排脓托里法,已成脓泄补功呈。牛蒡子汤初起,见吹乳。"

22. 论托里透脓汤

《外科心法要诀·卷六·胸乳部·乳疽乳痈》:"若不应,复时时跳动者,势将溃脓,宜用托里透脓汤;脓胀痛者,针之,宜服托里排脓汤。"

《彤园医书(外科)·卷之三 外科病症·乳部》:"寒热悉退,肿硬不消者,随服复元通气散。若又不消,时时跳动,势将溃脓者服托里透脓汤。"

《疡科捷径·卷中乳部·乳痈(乳疽)》:"乳痈疽发乳房生,肝郁瘀凝胃火成。痈发焮红兼赤痛,疽形漫硬觉疼行。痈成二七肿蒸就,疽症还须一月盈。未溃排脓托里法,已成脓泄补功呈。"

23. 论忍冬酒

《疡医大全·卷五·治法指南》:"又曰:忍冬酒,治痈疽发背,初发时便当服此,不问疽发何处,或妇人乳痈,皆有奇效。如或处乡落贫家,服此亦便且效,仍兼以麦饭石膏及神异膏贴之甚效。"

二、治乳痈常用方

1. 治乳痈方(《小品方·卷第十·治乳痈妒乳生疮诸方》)

治乳痈妒乳生疮。

大黄（二分）　莴草（二分）　伏龙肝（二分）　生姜（二分）

凡四物，合筛，以姜并舂治，以醋和，涂乳最验。

2. 栀子散（《太平圣惠方·卷第五·治胃实热诸方》）

治胃实热，苦头痛，汗不出，状如温疟，唇口皆干；或生乳痈，及缺盆腋下肿，名曰胃实。

栀子仁（一两）　赤芍药（一两）　犀角屑（一两）　赤茯苓（一两）　黄芩（一两）　射干（一两）　川大黄（一两，锉碎，微炒）

上药捣筛为散。每服半两，以水一大盏煎至六分，去滓，入生地黄汁一合，蜜一大盏，搅令匀，更煎一两沸，食后分温服。忌炙爆热面。

3. 葛根散（《太平圣惠方·卷第六十一·治痈诸方》）

治痈肿乳痈，脏腑壅滞，口干，寒热头痛，呕哕不能饮食。

葛根（锉）　麦门冬（去心）　红雪（各一两）　犀角屑（半两）　蕤蕤（二分）　茅苈　赤芍药　甘草（生，锉，各三分）　石膏（二两）

上药捣粗罗为散。每服四钱，以水一中盏煎至六分，去滓，入竹沥一合，更煎一沸，不计时候温服。

4. 犀角丸（《太平圣惠方·卷第六十一·治痈诸方》）

治痈肿及发背，乳痈，一切毒肿。悉能内消，脓化为水。

犀角屑（一两）　川升麻（一两）　黄芪（一两半，锉）　防风（一两，去芦头）　黄芩（一两）　当归（一两，锉，微炒）　栀子仁（一两）　吴蓝（一两）　甘草（一两，生，锉）　川大黄（一两，锉碎，微炒）　巴豆（半两，去皮心，研纸裹压去油）

上药捣罗为末，炼蜜和捣三五百杵，丸如梧桐子大。每服空腹以粥饮下三丸，当快利为度，即吃冷白粥止之。未利，加至五丸。

5. 重台散（《太平圣惠方·卷第六十一·治痈肿贴熁诸方》）

治痈肿，一切风毒热肿、发背乳痈等疾。

重台（一两）　黄芪（一两，锉）　川大黄（一两，生用）　羊桃根（三分，锉）　硝石（三分）　半

夏（三分）　白蔹（一分）　莽草（三分）　丁香（半两）　木香（半两）　没药（半两）　白芷（半两）　赤芍药（半两）

上药捣罗为散。有患处以醋旋调，稀稠得所，涂故布，或疏绢上，日三贴之，以肿退为度。

6. 槟榔丸（《太平圣惠方·卷第六十一·治痈大小便不通诸方》）

治痈肿发背，一切恶疮及乳痈，结聚肿硬，热痛，大小便秘涩。

槟榔（一两）　芎䓖（半两）　羌活（半两）　川大黄（二两，锉碎，微炒）　羚羊角屑（三分）　人参（半两，去芦头）　枳壳（三分，麸炒微黄，去瓤）　牵牛子（二两，一半生一半微炒）　陈橘皮（半两，汤浸去白瓤，焙）　木香（半两）

上药捣罗为末，炼蜜和捣三二百杵，丸如梧桐子大。每于食前以粥饮调下三十丸，以利为度。

7. 黄连饼（《太平圣惠方·卷第六十二·治发背贴熁诸方》）

治发背、发鬓、乳痈及诸毒肿。

黄连（一两，去须）　蛇床子（一两）　乳香（一两）　杏仁（半两）　蔓草根（一握）　盐（一分）　粪灰（半两）　柳树上木耳（一两）

上药捣细罗为散。入酥和，投作饼子，厚如五钱，以贴患上，用粗布紧抹之，每日三四度易之，夜亦如然。每易时，先以甘草汤洗之。如未作头，贴药便撮作头。如已穴有脓水亦贴之，即生肌肉。如出脓水已尽，即贴乌膏。若有胬肉，即取柳树白木耳细研，微微掺于膏上，贴之。

8. 麦门冬散（《太平圣惠方·卷第六十二·治发背热渴诸方》）

治发背及乳痈，赤肿疼痛，体热大渴。

麦门冬（一两半，去心）　黄芪（一两半，锉）　黄芩（一两半，锉）　川升麻（一两）　知母（二两）　甘草（一两，生，锉）　玄参（一两）　栝蒌根（三两）　赤芍药（一两）　当归（一两）　赤茯苓（一两）

上药捣筛为散。每服四钱，以水一中盏，入生地黄半两，淡竹叶二七片，煎至五分，去滓，不计时候温服。

9. 升麻散

1）《太平圣惠方·卷第六十二·治发背热渴诸方》

治发背及乳痈壅毒,热渴疼痛。

川升麻(三分) 犀角屑(半两) 木通(三分,锉) 黄芩(三分) 麦门冬(三分,去心) 生干地黄(一两) 玄参(三分) 赤芍药(半两) 甘草(半两,生,锉) 葛根(半两,锉) 芦根(三分,锉)

上药捣筛为散。每服四钱,以水一中盏,入黑豆一百粒,淡竹叶二七片,煎至六分,去滓,不计时候温服。

2)《太平圣惠方·卷第八十一·治吹奶诸方》

治吹奶及乳痈肿痛。

川升麻(三分) 连翘(一两) 玄参(三分) 赤芍药(三分) 甘草(一分,炙微赤,锉) 射干(半两) 生干地黄(三分) 蘹麦(一两)

上药捣粗罗为散。每服四钱,以水一中盏煎至六分,去滓,不计时候温服。

10. 朱砂膏(《太平圣惠方·卷第六十二·治发脑诸方》)

治发脑及乳痈初结,疼痛。

朱砂(一两) 乳香(半两)

上药同研为末,以葱白四两,细切,合研成膏。每用生绢上涂贴,候干再上,以瘥为度。

11. 紫金膏(《太平圣惠方·卷第六十三·治一切痈疽发背通用膏药诸方》)

治发背、痈疽、乳痈、穿瘘及一切恶疮,结肿疼痛。

紫锭(一两) 石菖蒲(半两) 独活(半两) 白术(三分) 防风(半两,去芦头) 附子(三分,去皮脐) 白芷(一两) 木鳖子(一两半,去壳) 汉椒(半两) 杏仁(一两,汤浸去皮尖、双仁) 半夏(三分) 桂心(三分) 麒麟竭(一两,细研) 没药(三分) 木香(半两) 甘草(三分) 赤芍药(半两) 白芨(三分) 沉香(半两) 麝香(一分,细研) 朱砂(二两,细研) 龙脑(半两,细研) 黄蜡(三分) 乳香(一两) 甘松香(半两) 零陵香(半两) 白檀香(半两) 甲香(半两) 猪脂(二斤半) 羊脂(二斤半)

上药锉碎,以酒二大盏,拌一宿,取猪羊脂安铛内,煎沸,下诸药,以文火熬,候白芷黄黑色,下蜡候熔,以绵滤过,入瓷盒中,下麒麟竭、麝香、朱砂、龙脑等,搅令匀。用故帛上涂贴,日二易之。

12. 雄黄膏(《太平圣惠方·卷第六十三·治一切痈疽发背止疼痛膏药诸方》)

治一切发背,乳痈恶疮,骨疽穿漏。收毒止痛生肌。

雄黄(三分,细研) 当归(三分) 桂心(三分) 白芷(半两) 赤芍药(半两) 甘草(三分) 附子(三分,生,去皮脐) 黄芪(三分) 枳壳(三分) 吴茱萸(半两) 白术(半两) 独活(半两) 槟榔(三分) 麝香(半两,细研) 乳香(半两) 突厥白(三分) 木鳖子(半两,去壳) 云母粉(三分) 松脂(三分) 白蜡(二两) 柳枝(一两) 槐枝(一两) 白檀香(半两) 陵香(半两) 松香(半两) 黄丹(十两) 麻油

上件药,先将油于铛中,以炭火炼熟,下甘松、零陵、檀香、槐、柳枝等,以慢火煎,令槐柳黑色,即去之。细锉诸药,以酒半升,拌药一宿,后入油中煎白芷色赤,以绵滤过,拭铛令净,都倾入铛内,下黄丹于火上煎,变色黑,不住手搅三二十遍,有油泡子飞,即膏成;入雄黄、麝香,搅令匀,安瓷盒内盛。以蜡纸上摊贴,每日早晚换之。

13. 木香散(《太平圣惠方·卷第六十四·治一切毒肿诸方》)

治一切热毒肿气,并主乳痈。

木香(二两) 紫葛(二两,锉) 紫檀(二两) 川朴硝(二两) 赤小豆(二合) 川升麻(一两) 白蔹(一两) 白矾(一两)

上药捣罗为末,以榆皮汁和如稀糊。可肿大小,以疏布涂药,贴于肿上。干即易之。

14. 大黄散

1)《太平圣惠方·卷第七十一·治妇人乳痈诸方》

治妇人乳痈,焮肿疼痛。

川大黄(一两,锉碎,微炒) 川楝子(一两) 赤芍药(一两) 马蹄(一两,烧灰) 玄参(一两) 蒲公英(一两)

上药捣细罗为散。每服一钱,以温酒调下,日三服,汗出瘥。

2)《太平圣惠方·卷第七十一·治妇人乳痈肿硬如石诸方》

治妇人乳痈,经年肿硬,如石不消。

川大黄(一两,锉) 当归(一两,锉,微炒) 赤芍药(一两) 黄芪(一两,锉) 芎䓖(一两)

防风(一两,去芦头) 黄连(一两,去须) 荛草(一两) 栀子仁(一两) 腻粉(一分) 乳香(半两)

上药捣细罗为散。入腻粉和匀,以鸡子白并蜜调令匀,涂帛上贴,干即易之。

3)《圣济总录·卷第一百二十八·痈疽门·乳痈》

治乳痈大坚硬,赤紫色,衣不得近,痛不可忍。

大黄(锉,炒) 芍药(锉,炒) 楝实 马蹄(炙令黄焦,各一两)

上四味,捣罗为散。每服二钱匕,以温酒调下,衣盖出汗,若睡觉后,肿散不痛,经宿乃消,百无一失,次日早晨再服,无不瘥者。

4)《圣济总录·卷第一百六十六·产后乳结痈》

治乳痈肿痛。

大黄(锉) 楝实(各一两) 芍药(一两一分) 马蹄(炙,锉,一两半)

上四味,捣罗为散。每服二钱匕,空腹,米饮调下,盖覆取汗,服三剂瘥。

15. 毒气不散方(《太平圣惠方·卷第七十一·治妇人乳痈诸方》)

治妇人乳痈。

冬瓜皮(研取汁) 当归(半两,末)

上药以冬瓜汁调涂之,以瘥为度。

16. 妨乳方(《太平圣惠方·卷第七十一·治妇人乳痈诸方》)

治妇人乳痈,汁不出,积滞内结,因成脓肿。

露蜂房(一分,微炙)

上药以水二大盏煮取一盏,去滓,细细服之,当日令尽。

17. 当归散(《太平圣惠方·卷第七十一·治妇人乳痈肿硬如石诸方》)

治妇人乳痈,肿硬如石,疼痛。

当归(三两,锉,微炒) 赤芍药(二两) 黄芪(二两,锉) 人参(一两,去芦头) 蒺藜子(二两,微炒,去刺) 枳实(二两,麸炒微黄) 鸡骨香(一两) 桂心(一两) 薏苡仁(一两,微炒) 附子(一两,炮裂,去皮脐)

上药捣细罗为散。每服以温酒调下一钱,日三服。

18. 乳痈疼痛方《太平圣惠方·卷第七十一·治妇人乳痈肿硬如石诸方》

治妇人乳痈掀肿,赤硬,疼痛不止方。

赤小豆(三分,微炒) 白芷(三分) 白蔹(三分) 鸡子(一枚,用白)

上药捣细罗为散,入鸡子白调如稀糊,涂乳肿处。干即更涂之。

19. 乳痈成痈方(《太平圣惠方·卷第七十一·治妇人乳痈肿硬如石诸方》)

治妇人乳中结塞,肿硬如石。

蔓荆子(一两) 乱发灰(半两) 蛇蜕皮(半两,微炒)

上药捣细罗为散。每于食后,以温酒调下一钱。

20. 芎䓖丸(《太平圣惠方·卷第七十一·治妇人乳痈久不瘥诸方》)

治妇人乳痈穿穴,脓水不住,年月深远,蚀肉伤筋。或时碎骨疮中自出,肉冷难生,疼痛不可忍。

芎䓖(二两) 当归(一两半,锉,微炒) 桂心(一两) 黄芪(一两,锉) 沉香(一两) 安息香(一两) 附子(半两,炮裂,去皮脐) 白芷(半两) 麒麟竭(半两) 丁香(半两) 木香(一两) 枳壳(半两,麸炒微黄去瓤) 羌活(半两) 赤芍药(半两)

上药捣罗为末,炼蜜和捣三五百杵,丸如梧桐子大。每日空心,午时、晚食前以甘草酒下一二十丸。

21. 无名异散(《太平圣惠方·卷第七十一·治妇人乳痈久不瘥诸方》)

治妇人乳结颗块,脓水宿滞,恶血,疼痛不瘥,血脉壅闭。

无名异(半两) 没药(三分) 麒麟竭(三分) 木香(半两) 人参(半两,去芦头) 赤茯苓(半两) 白芷(半两) 当归(半两,锉,微炒) 虎杖(三分) 黄芩(半两) 黄芪(一两,锉) 牡丹(半两) 桂心(半两) 生干地黄(半两)

上药捣细罗为散。每服空腹及晚食前,以温酒调下二钱。

22. 消散方(《太平圣惠方·卷第七十一·治妇人乳痈久不瘥诸方》)

治妇人乳痈风毒,肿久不消,未成脓。先用药汤淋熨,令四向恶物消散方。

赤小豆(五合,粗碾破) 葱(二七茎,并须细切) 白矾(二两,碎研) 甘草(一两,生,锉) 乳香(半两) 芥子(二合) 桑根白皮(一两,细锉)

上药用青布裹于锅内,以水三升,煮药令熟。承热熨肿处,冷即再暖熨之。一日可五七度熨则令内消。

23. 薰陆香散(《太平圣惠方·卷第七十一·治妇人乳痈久不瘥诸方》)

治妇人乳痈,肿未消,痛不可忍。及已成疮,久不瘥者。

薰陆香(半两) 百合(半分) 雄鼠粪(半分) 盐(半钱)

上药捣细罗为散。用醋调涂贴,立效。

24. 犀(鹿)角散(《太平圣惠方·卷第七十一·治妇人乳痈久不瘥诸方》)

治妇人乳痈成疮,久不瘥,脓汁出,疼痛欲死不可忍。

犀(鹿)角(二两) 甘草(半两)

上药捣细罗为散,用鸡子白和,于铜器中暖令温。敷患处,五七易即愈。

25. 肉消散(《太平圣惠方·卷第七十一·治妇人乳结核诸方》)

治妇人乳痈毒,始生结核。

川大黄(一两) 黄芩(一两) 黄连(一两,去须) 黄药(一两) 地龙(一两,炒令黄) 乳香(一两)

上药捣细罗为散。用生地黄汁调匀,涂于肿毒上,干即易之,不过三五度瘥。

26. 木通散(《太平圣惠方·卷第七十一·治妇人乳痈肿疼痛诸方》)

治妇人乳痈,以成瘀肿脓水,疼痛不可忍。

木通(一两半,锉) 黄芪(一两,锉) 玄参(一两半) 沉香(三分) 赤芍药(二两) 子芩(一两) 败酱(一两) 露蜂房(一两,炙黄) 汉防己(一两半) 川朴硝(一两)

上药捣筛为散。每服四钱,以水一中盏煎至六分,去滓,不计时候温服。

27. 除热大黄丸(《太平圣惠方·卷第七十一·治妇人乳痈肿疼痛诸方》)

治妇人乳痈,疮肿疼痛。

川大黄(一两,锉,微炒) 桂心(半两) 葱

苈仁(半两) 鸡骨香(半两) 黄连(十两,去须) 人参(半两,去芦头) 附子(半两,炮裂,去皮脐) 黄芪(半两,锉) 木通(半两,锉) 当归(半两,锉,微炒) 枳实(半两,麸炒微黄) 败酱(二分) 赤芍药(半两) 白蒺藜(一两,微炒,去刺)

上药捣罗为末,炼蜜和捣三二百杵,丸如梧桐子大。每服不计时候,以温水下三十丸。

28. 葶苈散(《太平圣惠方·卷第七十一·治妇人乳痈肿疼痛诸方》)

治妇人乳痈疮肿,焮热疼痛。

甜葶苈(一两) 赤芍药(三分) 白芷(一两) 丁香(三分) 黄芪(一两,锉) 羊桃皮(一两,锉) 硝石(三分) 半夏(一两,汤洗七遍去滑) 白蔹(一两) 莽草(半两) 木香(一两) 木鳖子(一两,去壳)

上药捣细罗为散。用酸浆水调和令匀,摊于故帛上,贴之。

29. 连翘散(《太平圣惠方·卷第八十一·治吹奶诸方》)

治吹奶。因儿鼻中气吹着奶房,更遇体热,结聚或如桃李核痛疼者。

连翘(一两半) 犀角屑(一两) 川大黄(一两半,锉,微炒) 川升麻(一两) 木通(一两,锉) 赤芍药(一两) 黄芪(一两,锉) 黄芩(一两) 川芒硝(一两)

上药捣筛为散。每服三钱,以水一中盏,入淡竹叶二七片,煎至六分,去滓,不计时候温服。

30. 穿山甲丸(《太平圣惠方·卷第八十一·治吹奶诸方》)

治吹奶,肿硬疼痛,日夜不歇。

穿山甲(烧灰) 猪牙皂荚(烧灰) 王不留行 皂荚针(炙微黄) 自然铜(细研) 蝉壳 蛤粉 胡桃瓤(烧灰,以上各半两)

上药捣罗为末,以车脂和丸,如梧桐子大。不计时候,以热酒下二十丸。

31. 露蜂房散(《太平圣惠方·卷第八十一·治吹奶诸方》)

治吹奶,疼痛不止,或时寒热。

露蜂房(一两) 鹿角(一两)

上药并烧为灰,细研。不计时候,以热酒调下二钱。

32. 蛤粉丸(《太平圣惠方·卷第八十一·治吹奶诸方》)

治吹奶,不痒不痛,肿硬如石。

蛤粉(半两)

上用车脂和丸,如小豆大。每服以温酒下二十丸,不过三服瘥。

33. 木香汤(《圣济总录·卷第一百二十八·痈疽门·久痈》)

治一切痈疽,及乳痈。风毒留积,疼痛不止,或脓出不快,久不生肌。

木香 乳香 鸡舌香(各半两) 沉香 射干 连翘 升麻 黄芪(锉,炒) 木通(锉) 独活(去芦头) 桑寄生(锉) 甘草(炙,锉) 大黄(锉,炒,各三分)

上十三味,粗捣筛。每服五钱匕,用水一盏半煎至一盏,下芒硝半钱匕,麝香半字匕,更煎一二沸,滤去滓,空心温服,不利再服。

34. 麦门冬汤

1)《圣济总录·卷第一百二十八·痈疽门·乳痈》

治乳痈初有异于常,则先用此药,散化毒气。

麦门冬(去心,炒,二两) 黄芩(去黑心,一两) 桑上寄生(锉,一两半) 甘草(炙令黄,锉) 木通(锉) 防风(去叉) 芍药(锉,炒) 赤茯苓(去黑皮) 黄芪(锉,各一两) 人参(一两半)

上十味,捣罗筛。每服三钱匕,水一盏,入乳糖一分,枣三枚劈破,同煎至七分,去滓温服,日三,早晨、午时、至晚各一。

2)《圣济总录·卷第一百六十六·产后乳结痈》

治乳肿,初觉有异。

生麦门冬(去心) 黄芪(锉) 防风(去叉) 桑寄生(各一两半) 甘草(炙,三分) 木通(二两半) 黄芩(去黑心) 赤茯药(各一两半)

上八味,㕮咀如麻豆大。每服五钱匕,水一盏半,入枣二枚,煎至八分,去滓,纳乳糖一分,再煎一沸,去滓温服。

35. 黄芩饮(《圣济总录·卷第一百二十八·痈疽门·乳痈》)

治乳痈初觉赤肿,有异于常。

黄芩(去黑心) 甘草(炙令赤黄,锉) 桑上寄生(炙) 防风(去叉) 麦门冬(去心,焙) 赤芍药(锉,炒) 黄芪(锉,炒,各一两) 木通(锉,一两半)

上八味,粗捣筛。每服三钱匕,水一盏,入枣三枚劈破,同煎至七分,去滓入乳糖一分,再煎令消,温服日三,早晨、午时、至夜各一。

36. 铁粉散(《圣济总录·卷第一百二十八·痈疽门·乳痈》)

治乳痈㷊肿疼痛,排脓。

铁粉 肉苁蓉(酒浸去粗皮,炙) 桂(去粗皮) 细辛(去苗叶) 芎䓖 人参 防风(去叉) 干姜(炮裂) 黄芩(去黑心) 芍药(锉,炒) 当归(焙令香,锉) 甘草(炙,锉,各一两)

上十二味,捣罗为散。每服二钱匕,温酒调下,日三,早晨、午时、至夜各一。服药十日后,有血出多勿怪,是恶物除也。

37. 枳壳散(《圣济总录·卷第一百二十八·痈疽门·乳痈》)

治乳痈坚硬。

枳壳(去瓤,麸炒) 芍药(锉,炒) 人参(各一两半) 黄芪(锉,炒) 鸡骨香(炙) 木通(锉) 当归(焙令香,锉) 桂(去粗皮,各一两) 蒺藜子(微炒去角,半两)

上九味,捣罗为散。每服二钱匕,温酒调下,日三。

38. 蔓荆实散(《圣济总录·卷第一百二十八·痈疽门·乳痈》)

治乳痈疼痛。

蔓荆实(微炒,一两) 甘草(一寸,半生半熟)

上二味,捣罗为散。每服二钱匕,以温酒调下,日三。

39. 麦门冬丸(《圣济总录·卷第一百二十八·痈疽门·乳痈》)

治乳痈,先用诸汤药涂敷,后服此。

麦门冬(去心,焙,二两) 木通(锉) 人参 五味子 黄芪(锉) 羌活(去芦头) 防风(去叉) 生干地黄(焙) 黄芩(去黑心) 桑上寄生 茯神(去木) 天雄(炮裂,去皮脐) 升麻 泽兰(各半两) 枳壳(去瓤,麸炒令黄) 大黄(锉,微炒,各三分) 当归(切,焙,一分)

上十七味,捣罗为末,炼蜜为丸,梧子大。每服空心,温酒下二十丸,渐加至三十丸,以瘥为度。

40. 肉苁蓉散《圣济总录·卷第一百二十八·痈疽门·乳痈》

治乳痈,排脓。

肉苁蓉(微炙) 铁精 桂(去粗皮) 细辛(去苗叶) 黄芩(去黑心) 芍药 芎䓖 人参 防风(去叉) 干姜(炮裂) 甘草(炙令赤,锉,各半两) 当归(切,焙,三分)

上十二味,捣罗为散。每服二钱匕,空心温酒调服,日晚再服。

41. 防风散(《圣济总录·卷第一百二十八·痈疽门·乳痈》)

治乳痈。

防风(去叉,一两半) 牵牛子(炒令香,二两)

上二味,捣罗为散。每服二钱匕,空心用沸汤调下,取微利为度,再服渐减,服之即瘥。

42. 鲮鲤甲散(《圣济总录·卷第一百二十八·痈疽门·乳痈》)

治乳痈结硬,疼痛不可忍。

鲮鲤甲(烧灰,一两) 栝蒌(一枚,烧灰)

上二味,研和为散。每服二钱匕,空心用葱酒调下,至晚再服。

43. 车螯散(《圣济总录·卷第一百二十八·痈疽门·乳痈》)

治乳痈及一切肿毒。

车螯壳(烧灰,十两) 黄连(去须,一两) 蚬壳(多年白烂者,以黄泥裹烧,五两)

上三味,捣罗为散。每服二钱匕,空心用甘草酒调下,日晚再服。

44. 牡蛎散(《圣济总录·卷第一百二十八·痈疽门·乳痈》)

治乳痈初发,肿痛结硬欲成脓。

牡蛎(取脑头厚处,生用)

上一味,细研为散。每服二钱匕,研淀花,冷酒调下,如痈盛已溃者,以药末敷之,仍更服药,一日三服。

45. 桦皮散(《圣济总录·卷第一百二十八·痈疽门·乳痈》)

治乳痈初发,肿痛结硬欲成脓。

上以北来真桦皮烧灰,酒服方寸匕,就病乳处卧,及觉已瘥。

46. 甘草饮(《圣济总录·卷第一百二十八·痈疽门·乳痈》)

治乳肿痛,虑作痈毒,但乳痈痛甚者。

甘草(半炙令赤黄,半生,半两) 栝蒌(一枚,去皮取瓤)

上二味,先以酒二盏,煎甘草至一盏,入瓜蒌瓤,同绞和匀,滤去滓,放温顿服,未瘥更作服之。

47. 丹参膏

1)《圣济总录·卷第一百二十八·痈疽门·乳痈》

治乳痈疼痛。

丹参(去芦头) 白芷 芍药(炒,各二两)

上三味,以苦酒浸,经一宿,又取猪脂半斤,微火上同煎之,令白芷黄,其膏乃成,去滓,以膏涂痈处瘥。

2)《太平惠民和剂局方·卷之八·吴直阁增诸家名方》

治乳肿、乳痈毒气焮作赤热,渐成攻刺疼痛,及治乳核结硬不消散。通顺经络,宣导壅滞。

丹参 赤芍药 白芷(各等分)

上细锉,以酒淹三宿,入猪脂半斤,微煎令白芷黄色,滤去渣,入黄蜡一两。每用少许,时时涂之。

48. 黄明胶散(《圣济总录·卷第一百二十八·痈疽门·乳痈》)

治乳痈。

黄明胶(炙令燥) 大黄(锉,炒) 莽草 细辛(去苗叶,各半两)

上四味,捣罗为散。以鸡子白调匀,涂纸上,贴肿处,频易即瘥,仍割穿纸,如小钱大,歇肿头。

49. 黄连散(《圣济总录·卷第一百二十八·痈疽门·乳痈》)

治乳痈。

黄连(去须) 大黄(锉,炒) 鼠粪(各一分)

上三味,捣罗为散。以黍米粥清调和,看痈大小,敷乳四边,其痛即止。

50. 敷方(《圣济总录·卷第一百二十八·痈疽门·乳痈》)

治乳痈初得令消。

莽草 赤小豆(各一两)

上二味,捣罗为散。以苦酒和,敷于乳上。

51. 黄芪白芷膏(《圣济总录·卷第一百二十八·痈疽门·乳痈》)

治乳痈。

黄芪　白芷　大黄　当归　续断(各一两)　薤白(切,二两)　松脂(二两)　乳香(半两)　蜡(一两)　猪脂(二斤)　生地黄汁(三合)

上十一味,取前五味锉碎,以地黄汁拌匀,先熬脂令沸,下诸药,煎候白芷赤黑色漉出,下薤白、松脂、乳香、蜡,煎候熔尽,以绵布绞去滓,瓷合内盛。取涂敷乳上,日三四度即瘥。

52. 生地黄涂敷方(《圣济总录·卷第一百二十八·痈疽门·乳痈》)

治乳痈。

生地黄(五两,切,研)　豉(半升,研)　芒硝(一两,研)

上三味,细研令匀。涂敷肿上,日三五度即瘥。

53. 乳香涂敷方(《圣济总录·卷第一百二十八·痈疽门·乳痈》)

治乳痈。

乳香(一两,为末)　丹砂(半两,研末)　葱白(三两,切)

上三味,先研葱令细,入二味末,再研令匀,涂敷乳上,干即易之。

54. 薰陆香涂敷方《圣济总录·卷第一百二十八·痈疽门·乳痈》

治乳痈肿未穴,痛不可忍。

薰陆香(一分为末)　百合(半分)　雄雀屎(二七枚)　盐(半两)

上四味,细研令匀,以醋调如糊,涂敷患上,干即再敷,以瘥为度。

55. 地黄汤拓方(《圣济总录·卷第一百二十八·痈疽门·乳痈》)

治乳痈。

生地黄汁(一合)　射干　升麻　黄连(去须)　芒硝　白蔹　栀子仁　大黄(各半两)　甘草　当归(各一分)

上十味,内九味碎锉,以水五升煎至三升,去滓下地黄汁,更煎三五沸,以故帛三片,浸药汁中,更互拓肿上,日一二十度,再暖用即瘥。

56. 露蜂房熏方(《圣济总录·卷第一百二十八·痈疽门·乳痈》)

治乳痈结硬疼痛。

露蜂房(五两)

上一味锉碎,以醋五升煎至三升,倾于瓷瓶子内,乘热熏乳上,冷即再暖,以瘥为度。

57. 熁散方(《圣济总录·卷第一百二十八·痈疽门·乳痈》)

治乳痈。

黄连(去须)　白蔹　鼠粪　积雪草　大黄(炒,锉)　甘草(炙,锉,各半两)

上六味,捣罗为散。用浆水调为膏,贴之,干即易。

58. 连翘汤(《圣济总录·卷第一百二十八·痈疽门·乳痈》)

治吹乳、乳痈。

连翘　瞿麦穗(各一两)　升麻　玄参　生干地黄(焙)　芍药(各三分)　甘草(炙,一分)　射干(半两)

上八味细锉,如麻豆大。每服五钱匕,水一盏半煎至八分,去滓,温服食后。

59. 当归饮(《圣济总录·卷第一百六十六·产后乳结痈》)

治产后乳痈,欲结未结,发热肿痛。

当归(切,炒)　芍药　牡丹皮　生干地黄(焙)　人参　黄芪(锉)　大黄(生)　升麻　连翘(各一两)

上九味,粗捣筛。每服五钱匕,水一盏半煎至七分,去滓,温服,不拘时。

60. 蛇蜕皮散(《圣济总录·卷第一百六十六·产后乳结痈》)

治乳痈疼痛,寒热。

蛇蜕皮(烧灰,半两)　麝香(二钱)

上二味研细。每服二钱匕,热酒调下,不拘时。

61. 芍药汤(《圣济总录·卷第一百六十六·产后乳结痈》)

治产后乳结痈脓,败坏不散,发寒热疼痛。

芍药　桂(去粗皮)　黄芪(锉)　赤茯苓(去黑皮)　当归(切,炒)　生干地黄(焙,各一两)　甘草(炙,锉)　人参　麦门冬(去心,焙,各一两)

上九味,咀如麻豆大。每服五钱匕,水一盏半,入生姜一枣大切,煎至八分,去滓,下朴硝末一钱匕,再煎令沸,温服不拘时。

62. 甘草饮(《圣济总录·卷第一百六十六·产后乳结痈》)

治产后乳痈,热痛末结脓者。

甘草(半两,半炙半生) 栝蒌(一枚,去皮用瓤)

上二味,先以酒三盏,煎甘草至二盏,入栝蒌瓤,煎至一盏,去滓,温服半盏,如稠即以温酒少许解之,未效再作。

63. 栝蒌散(《圣济总录·卷第一百六十六·产后乳结痈》)

治产后乳痈,脓溃未溃,热痛不已。

栝蒌实(二两) 败酱 细辛(去苗叶) 干姜(炮) 厚朴(去粗皮,生姜汁炙) 桔梗(炒)人参 防风(去叉,各半两)

上八味,捣罗为散。每服三钱匕,温酒调下,水一盏煎至八分,温服亦得,不拘时。

64. 黄芪膏(《圣济总录·卷第一百六十六·产后乳结痈》)

治产后乳痈欲结未结,脓攻疼痛。

黄芪(锉) 芎藭 当归(切,炒) 黄芩(去黑心) 黄连(去须) 白蔹 芍药 防风(去叉,各一两)

上八味,捣罗为末。用鸡子白调,随大小贴之,每日一易。

65. 托外膏(《圣济总录·卷第一百六十六·产后乳结痈》)

治产后乳痈肿痛,脓不消散。

黄芪(锉,一两半) 白芷 大黄(锉,炒)各一两 当归(切,炒) 续断(各三分) 薤白(切,二合) 松脂(二两,别研) 猪脂(五两) 生地黄汁(一升) 蜡(一两半)

上一十味,将前五味捣为细末,入地黄汁,慢火煎渐稠,次入猪脂松脂薤蜡等,再煎成膏,以新布滤过,新瓷器盛。候冷摊帛上,看大小贴之,逐日一易。

66. 猪蹄汤洗方(《圣济总录·卷第一百六十六·产后乳结痈》)

治产后乳痈破,脓血不尽。

猪蹄(一具) 当归(切,炒) 芍药 黄芩(去黑心) 独活(去芦头) 莽草 大黄(锉,炒) 芎藭(各半两)

上八味,捣罗七味为细末。将猪蹄锉,洗令净,以水五升,煮熟去滓澄清,纳药再煎令热,通手洗乳上,令透拭干,良久又暖洗,不拘次数。

67. 黄连膏(《圣济总录·卷第一百六十六·产后乳结痈》)

治乳痈。

黄连(去须) 大黄(锉,炒,各一分) 鼠粪末(半两)

上三味,为细末。煮黍米粥饮,调如膏,于四边敷之。

68. 漏芦膏(《圣济总录·卷第一百六十六·产后乳结痈》)

治乳汁不时泄,蕴积于内,遂成痈。

漏芦 黄芩(去黑心,各一两) 米粉(半两)

上三味为细末,新水调如膏涂之。

69. 小犀角丸(《太平惠民和剂局方·卷之八·治疮肿伤折》)

治肠痈、乳痈、发背,一切毒肿,服之化为水。

巴豆(二十二枚,去皮膜心,炒出油,细研)大黄(蒸焙,一两一分) 犀角(三两) 黄连(去须) 栀子(去皮) 干蓝蓝 升麻 黄芩(去芦) 人参 当归(去芦) 黄芪(去苗) 甘草(炙,各一两)

上为细末,入巴豆匀,炼蜜搜和为丸,如梧桐子大。每服三丸,温汤下,利三两行,吃冷粥止之。不利,加至四五丸。初服取快利,后渐减丸数,取微溏泄为度。老小以意加减,肿消及和润乃止。利下黄水,觉肿处微皱色变即是消候。一切肿毒皆内消,神验不可论。忌热面、蒜、猪肉、芦笋、鱼、海藻、菘菜、生冷、粘食。

70. 圣枣散(《杨氏家藏方·卷第十六·妇人方下五十四道》)

治乳痈。

大枣(四十九枚,烧灰留性)

不拘痈大小,尽用灰及粪堆下土,细研三四钱,和匀,以新汲水调敷。

71. 张氏橘香散(《妇人大全良方·卷之二十三·乳痈方论第十五》)

治疗乳痈,诸般疖、痈、疽。

橘红(半两) 阿胶(粉炒) 粉草(炙,各一两)

上吹咀,分为二服。每服用泉水一碗半煎至盏半,去滓,温服。

72. 金黄散(《妇人大全良方·卷之二十三·乳痈方论第十五》)

治疗发背乳痈,四肢虚热,大渴。

生地黄(六两) 黄芩 芍药 人参 知母 甘草(各二两) 升麻 黄芪 麦门冬 栝蒌(各三两) 大枣(十二枚)

上以竹叶切三升,以水一斗二升煮取九升,去竹叶,内药煮取三升,渴则饮之。

73. 产乳方(《妇人大全良方·卷之二十三·乳痈方论第十五》)

治疗妇人乳痈(已穿未穿)出脓,大止痛,敛疮口。

以芙蓉花烂研如痴,若无花,只取根上皮,先用竹刀刮去粗皮,但用内一层嫩白皮,研如痴,却入蜜少许调停。看疮大小,如未穿即留中孔;如已穿,即塞其孔,其脓根自然洇出尽,不倦频频更换。此方大治一切痈疽、发背,立见神效。脓出尽,却用后药敷。

74. 神效栝蒌散(《妇人大全良方·卷之二十三·乳痈方论第十五》)

治妇人乳痈,神效无比。

栝蒌(一个,去皮,焙研为末;如急用,只烂研,子多者有力) 生粉草(半两) 当归(酒洗去芦,焙,半两) 乳香(一钱) 通明没药(一分,二味并别研)

上用无灰酒三升,同于银石器中慢火熬,取一升,清汁分作三服,食后良久服。如有奶劳,便服此药,可杜绝病根。如毒气已成,能化脓为黄水;毒未成,即于大小便中通利。疾甚,再合服,以退为妙。

75. 橘皮汤(《仁斋直指方论·卷之二十二·乳痈·附诸方》)

治乳痈,初发即散,已溃即效,痛不可忍者。

陈皮(汤浸去白,晒干,麸炒微黄色)

上为细末,麝香研少许。每服二钱,酒调服,初发觉赤肿疼痛,一服效。因小儿吹奶变成此疾者并治。

76. 复元通气散(《仁斋直指方论·卷之二十二·乳痈·附诸方》)

治发乳、痈疽及一切肿毒。

木香 茴香 青皮 穿山甲(炙酥) 陈皮 白芷 甘草(各等分) 贝母(去心,姜制) 加

漏芦

上㕮咀。每服五钱,水一盏半煎八分,去滓入酒,食远服末,酒服二钱亦可。

77. 益元散(《世医得效方·卷第二·大方脉杂医科·中暑》)

治中暑,身热呕吐,热泻赤痢,癃闭涩痛,利小便,益精气,通九窍六腑,消蓄水,止渴,除烦热心躁,百药酒食等毒。解疫疠及两感伤寒。及妇人下乳催生,兼吹乳、乳痈。孕妇莫服。

白滑石(六两) 甘草(一两,炙)

上为极细末。每服三钱,蜜少许,温水调下。无蜜亦得,日三服。欲冷,新汲水调下。发汗,煎葱白、豆豉汤并三四服。此药解散,热甚多服,无害有益。

78. 忍冬酒(《世医得效方·卷第十九·疮肿科·通治》)

治痈疽发背,初发时便当服此。不问疽发何处,妇人乳痈,若乡村或贫乏,无得药材者,虔心服之,大有神效。

忍冬藤(五两,捶,不犯铁) 大甘草节(一两)

上各生用,水二碗,慢火煎一碗,入无灰酒一大碗,再煎十数沸,去滓,分三次,温服。如无生者,用干者,终力浅。更生取叶一把,擂烂,入饼子酒少许,生饼酒尤佳,调和稀稠得所,敷疮四面,中心大留一口,泄毒。

79. 内托升麻汤(《外科理例·卷四·乳痈一百七》)

治乳痈初起。

升麻 葛根 连翘(各钱半) 黄芪 归身 甘草(炙,各一钱) 肉桂(三分) 黄柏(二分) 鼠粘子(半钱)

锉,作一服。水二分,酒一分,同煎,食后服。

80. 灵应膏(《普济方·卷三百十四·膏药门》)

治五发恶疮、瘰疬、结核、乳痈。

白蔹(五两) 鹿角(十两,烧存性) 白麦饭石(三两,烧,醋淬七次)

上为细末。每用酽醋中熬如膏,厚涂于上,中心留一窍,以出其毒。或故旧软布摊贴,未成脓即消。已成脓便溃,恶疮疾出,新肉早生。

81. 水晶膏(《普济方·卷三百十四·膏

药门》)

治疗疮、背痈、瘤疽、乳痈、丹毒、杖疮等疾。

好白油草纸(十张,每作八片)　鹰爪黄连(一两,去须,细锉)

用水两碗许,入砂锅内,同黄连煎至一碗半;先下油草纸五张,又续下五张,同煎五七百沸,汤耗旋添。不得犯铁器。滤去黄连渣屑,焙干。如疮破有脓,将药化松旋贴;如杖疮约度大小,恰好煎贴,不可太大。先将前同煎下油草纸烧灰,热酒调嚼生姜送下,次贴药。

82. 雄黄膏(《普济方·卷三百十四·膏药门》)

治一切痈疽、发背、脑痈、诸毒疮,又乳痈疼痛。

雄黄(二两,细研)　黄芪　漏芦　络石续断　营实　紫葳　汉防己(各三分)　桑寄生　商陆　连翘　白蔹　赤芍药　败酱　川升麻　莽草(各半两)　当归　苦参　木通　紫菀(去土)　芫花　藜芦(去芦头)　白芨　菌茹(各二两)　黄丹(十五两)　蜡(四两)　清油(三斤)

上药锉碎,以酒二升拌一宿,先取油安铛内,慢火煎令热,即下药煎白蔹赤黑色,滤去滓,下蜡候熔,以绵滤过。拭铛,却将油入铛内,下丹于慢火上,柳篦不住手搅,变色黑,滴水内为珠,则膏成矣。去火下雄黄末,调匀,倾瓷盒中。如用,故帛上摊贴,日易之。

83. 通乳散(《郑氏家传女科万金方·产后门》)

治产后乳痈。

王不留行　天花粉(各三钱)　甘草梢　穿山甲(炙脆,各五钱)

共为细末。每服热酒调下三钱。

84. 瓜蒌乳没散(《绛雪丹书·产后下卷·完谷不化论·乳痈》)

治产后乳生痈未成脓,痛不可忍,与胎前乳痈同治。

瓜蒌(一个,连皮捶碎)　金银花(三钱)　当归(三钱)　白芷(一钱)　青皮(五分)　乳香(五分)　没药(五分)

水煎服。

85. 瓜蒌散

1)《绛雪丹书·产后下卷·完谷不化论·乳痈》

治乳痈已溃未溃俱效,并治血疝。

当归(五钱)　甘草(五钱)　乳香(一钱)　没药(一钱)　瓜蒌(一个,连皮捶碎)

水酒各半,煎服,渣捣烂,敷乳上即愈。

2)《灵验良方汇编·卷之下·产后乳痈吹乳生痈》

治乳痈未成脓时,兼治一切痈疽并胎前乳痈。

瓜蒌(一个,研烂)　生粉草　乳香　没药　青皮(各五分)　白芷(一钱)　当归　金银花(各三钱)

加酒煎服。

86. 和乳汤(《洞天奥旨·卷七·乳痈》)

治乳上生痈,初起发寒热,先痛后肿。

贝母(三钱)　天花粉(三钱)　蒲公英(一两)　当归(一两)　生甘草(二钱)　穿山甲(一片,为末)

煎服,一剂即消。

87. 消化汤(《洞天奥旨·卷七·乳痈》)

治乳房作痛生痈。

金银花(二两)　紫背天葵(五钱)　天花粉(三钱)　当归(一两)　生甘草(三钱)　通草(一钱)

水煎服,一剂即消。

88. 化岩汤(《洞天奥旨·卷七·乳痈》)

治乳痈已愈,因不慎房事,复行溃烂,变成乳岩,现成无数小疮口,似管非管,如漏非漏,状若蜂窠,肉向外生等症。

茜草根(二钱)　白芥子(二钱)　人参(一两)　忍冬藤(一两)　黄芪(一两)　当归(一两)　白术(土炒,二两)　茯苓(三钱)

水煎服,连服二剂而生肉红润,再服二剂而脓尽痛止,又二剂漏管重长,又二剂痊愈,再二剂永不复发矣。

89. 加味逍遥散(《青囊秘诀·上卷·乳痈论》)

治乳痈。

柴胡(二钱)　川芎(一钱)　甘草(一钱)　人参(一钱)　当归(三钱)　白术(三钱)　半夏(三钱)　茯苓(三钱)　陈皮(三钱)　栝蒌仁(三钱)　白芍(五钱)

水煎服,服十剂而内消,去栝蒌再服十剂不再发矣。

90. 消化无形汤（《青囊秘诀·上卷·乳痈论》）

治乳痈。

金银花（一两）　当归（一两）　甘草（三钱）　天花粉（三钱）　通草（一钱）　紫背天葵（五钱）

水煎服，一剂即消。

91. 延仁汤（《青囊秘诀·上卷·乳痈论》）

治乳痈。

人参（一两）　当归（一两）　白术（一两）　熟地（一两）　麦冬（一两）　山茱萸（五钱）　甘草（一钱）　陈皮（五分）

水煎服，四剂效。

92. 归芍二通汤（《青囊秘诀·上卷·乳痈论》）

治乳痈。

当归（一两）　白芍（五钱）　柴胡（三钱）　木通（一钱）　通草（一钱）　枳壳（二钱）　穿山甲（一片）　山楂（十个）　桃仁（十粒）　花粉（三钱）

水煎服，二剂效，继续服。

93. 至宝丹（《奇方类编·卷下·疮毒门》）

治一切痈疽，肿毒，对口背疽，乳痈结毒危难诸症。

川乌（二钱）　草乌（二钱，同川乌酒浸，剥去皮，面包煨热，取净肉用）　穿山甲（二钱，炒）　胆矾（二钱）　乳香（去油，三钱）　没药（去油，三钱）　蝉蜕（去头足，三钱）　全蝎（石灰水洗，去头足尾，瓦上焙干，三钱）　熊胆（三钱）　铜绿（水飞，三钱）　荆芥穗（去肉，三钱）　僵蚕（三钱）　血竭（三钱）　雄黄（三钱）　牙皂（去皮，酥炙，二钱）　信二钱（用豆腐一块，厚二寸，中挖一孔，纳信于孔中，以豆腐盖信，酒煮三个时辰）　蜈蚣（大者五条，酒蒸去头足，瓦焙，小者用）　麝香（七分）　朱砂（七钱，水飞一半，入药一半为衣）

上药以天医吉日研为细末，面打糊为丸，重四分一粒，以黄蜡为壳。临用时，葱头三寸，姜三片，用黄酒煎一小盅，将药化开送下，随量饮醉，盖被出汗，二三服即愈。

94. 蟾酥丸（《奇方类编·卷下·疮毒门》）

治一切疔疮发背，脑疽乳痈，附骨等疽，诸恶症歹疮，成麻木不痛，或呕吐心慌，或心神昏愦，急服此药。不起发者即发；不痛者即痛；昏愦者即苏；呕吐者即解；未成者即消；已成者即溃，真有回生之功，乃恶症中之至宝也。

蟾酥（三钱）　轻粉（五分）　枯矾　寒水石（煅）　铜绿　乳香（去油）　没药（去油）　胆矾　麝香（以上各一钱）　蜗牛（五个）　朱砂（三钱）

以上各为细末，称准。于端午日午时在净室中，先将蜗牛研烂，再同蟾酥和匀，方入群药捣极匀，丸如绿豆大。每服三丸，先用葱白五寸，患者自嚼烂吐手中（男左女右），包药在内，用无灰热酒送下，盖被出汗立效。

95. 回毒散（《灵验良方汇编·卷之下·产后乳痪吹乳生痈》）

治乳痈未溃时，毒从大便出。虚人不宜用。

大黄（三钱）　白芷（六钱）　木香　没药穿山甲（拌蛤粉炒）　木香（各五分，另研）　人参（二钱，煎汤，调前药末下）

96. 草药方（《灵验良方汇编·卷之下·产后乳痪吹乳生痈》）

治乳痈。

遍地香　三白草根

陈酒煎服。

97. 初起乳痪方（《灵验良方汇编·卷之下·产后乳痪吹乳生痈》）

治乳痈初起。

白芷　贝母（各三钱）

研细，作二服。食饱后，酒送下。未愈可再三服，成毒则不必服。

98. 一单方（《灵验良方汇编·卷之下·产后乳痪吹乳生痈》

治乳痈初起。

香附（一两，研末）　麝香（三分）　蒲公英（三两）

酒水煎，服完自消散。其渣仍以酒调敷患处。

99. 栝蒌牛蒡汤（《外科心法要诀·卷六·胸乳部·乳疽乳痈》）

治乳痈初起寒热。

栝蒌仁　牛蒡子（炒，研）　花粉　黄芩　生栀子（研）　连翘（去心）　皂刺　金银花　甘草

（生）　陈皮（各一钱）　青皮　柴胡（各五分）

水二盅煎八分，入煮酒一杯，和匀，食远服。

100. 一醉膏（《经验方》）

治妇人乳痈。

用石膏煅红出火毒，研。每服三钱，温酒下，添酒尽醉。睡觉再进一服。

101. 参芪银花汤（《竹林女科证治·卷三·保产上·乳痈》）

治乳痈脓出虚弱。

人参　黄芪　白术（蜜炙）　熟地黄（各二钱）　银花　当归（各三钱）　茯苓　川芎（各八分）　甘草（五分）

水煎服。

102. 解毒汤（《竹林女科证治·卷三·保产上·乳痈》）

治乳痈脓出，寒热如疟。

人参　白术（蜜炙）　生地黄（各二钱）　黄芪　银花　茯苓（各一钱）　连翘（去心，四分）　青皮（三分）　白芷（五分）　乌梅（一枚）　大枣（一枚）

水煎服。

103. 泽兰汤（《竹林女科证治·卷三·保产上·乳痈》）

初乳痈初起结块。

泽兰（一两）　青皮（三钱）　白芨（五钱）　枸橘叶（三十片）

水煎，入酒半钟服。

104. 参芪银花汤（《竹林女科证治·卷三·保产上·乳痈》）

治乳痈脓起虚弱。

人参　黄芪　白术（蜜炙）　熟地黄（各二钱）　银花　当归（各三钱）　茯苓　川芎（各八分）　甘草（五分）

水煎服。

105. 十全大补汤（《傅青主女科歌括·产后编下卷·乳痈》）

治乳痈肿硬，面黄食少，内热晡热，自汗盗汗，月经不行。

人参　白术　黄芪　熟地（各三钱）　茯苓（八分）　甘草（五分）　川芎（八分）　金银花（三钱）

泻加黄连、肉果；渴加麦冬、五味；寒热往来用

马蹄香，捣散。

106. 回脉散（《傅青主女科歌括·产后编下卷·乳痈》）

治乳痈未溃时。

大黄（三钱半）　白芷（八分）　乳香（五分）　木香（五分）　没药（五分）　穿山甲（五分，蛤粉拌炒）

共为末，人参二钱煎汤，调药末服。

107. 开结散（《外科证治全书·卷三乳部证治·筋脉·乳痈》）

治乳痈初起。

木通　赤芍　天花粉　白芷　通草　桔梗　连翘　甘草（各五分）　瞿麦（一钱）　青皮（钱半）　或加柴胡

陈酒送服，一服即愈。

108. 远志酒（《验方新编·卷十八·乳部》）

治乳痈奇方，兼可托散一切肿毒。

远志（不拘多少）

米泔水浸洗，捶去心，为末。每服三钱，用好酒一钟调匀，迟少顷澄清饮之，将药渣敷患处自愈。

109. 神功托里散（《验方新编·卷二十四·疔疮部》）

治痈疽、发背、肠痈、乳痈及一切肿毒，或焮痛憎寒壮热。

金银花　黄芪（上部酒炙透，下部盐水炙）　当归（各五钱）　甘草（二钱）

酒、水各半煎服，分病上、下食前、后服之，再服一剂，渣敷患处。不问老少虚实皆可服。若为末，酒调服，尤妙。

110. 内托升麻汤（《奇效良方·卷之五十四·疮疡门·疮科通治方》）

治妇人两乳间出黑头疮，顶陷下作黑眼，并乳痈初起亦治。

升麻　葛根　连翘　当归身　黄柏（各二钱）　黄芪（二钱）　肉桂（五分）　牛蒡子　甘草（炙，各一钱）

上作一服，水一盅、酒半盅煎至一盅，食后服。

111. 连翘饮子（《奇效良方·卷之五十四·疮疡门·疮科通治方》）

治乳痈。

连翘　川芎　栝蒌仁　皂角刺　橘叶　青

皮　甘草节　桃仁(各二钱)

上作一服,水二盅煎至一盅,食远服。

112. 神效化痈散(《医方简义·卷五·妊妇内痈》)

治妊妇乳痈。

当归(二钱)　炒白芍(一钱)　炒青皮(八分)　柴胡(一钱)　茯苓(三钱)　夏枯草(三钱)　鹿角霜(一钱)

加青橘叶十片、菊花二钱,煎服。

113. 芎归疏肝汤(《医方简义·卷六·乳痈乳岩》)

治乳痈乳岩,凡胎前不宜。

川芎(二钱)　当归(四钱)　制香附(二钱)　炒青皮(一钱)　王不留行(三钱)　延胡(三钱)　蒲公英(二钱)　鹿角霜(二钱)　麦芽(三钱,炒)　柴胡(二钱)　漏芦(一钱)　夏枯草(二钱)

加路路通四个、枇杷叶五片(去毛),水煎,入酒少许,冲。

114. 香附饼(《医方简义·卷六·乳痈乳岩》)

治乳痈、乳岩初起。

香附(一两)　麝香(二分)

共研细末。另用蒲公英二两,酒煎去渣,以酒调药末,乘热敷于患处可也。

115. 蒲公英酒(《外科备要·卷一 证治·乳部》)

治乳痈、吹乳,不问已成未成皆可用。

蒲公英一握捣烂,入酒半钟,取酒温服,渣敷患处,甚者不过三五服即愈。

116. 治乳痈验方

1)《太平圣惠方·卷第七十一·治妇人乳痈肿硬如石诸方》

治妇人乳中结塞,肿硬如石。

蔓荆子(一两)　乱发灰(半两)　蛇蜕皮(半两,微炒)

上药捣细罗为散。每于食后,以温酒调下一钱。

玄参(半两)　白檀香(半两)

上药捣细罗为散,用醋调涂肿结处。干即更涂。

治妇人乳结硬疼痛。

上取鳝鱼皮烧灰,捣细罗为散。空心,以暖酒调下一钱,服之。

2)《太平圣惠方·卷第七十一·治妇人乳痈肿疼痛诸方》

治妇人乳头裂痛,欲成疮。

胭脂(三分)　蚌蛤粉(一两)

上药研细,涂乳裂处,神效。

治乳痈肿成疮疼痛。

鸡子(一枚,打破)

上以热酒调为一服,五七服即疮愈。

防风(一两,去芦头)　牵牛子(二两,微炒)　牛蒡子(一两)

上药捣细罗为散。不计时候,以温水调下二钱。

蔓荆子(一两)　甘草(二两,一半生一半熟)　干薄荷(半两)

上药捣细罗为散。每服二钱,用暖酒调下。日三服。

车前子(一两)

上捣罗为末。用暖酒调下二钱,日三服。

赤小豆(一两)　荠草(一两)

上药捣罗为末,以酒调涂之。

3)《太平圣惠方·卷第八十一·治吹奶诸方》

治吹奶,肿硬疼痛,日夜不歇。

穿山甲(一两,炙微黄)　自然铜(半两,细研)　木通(一两,锉)

上药捣细罗为散。不计时候,以温酒调下二钱。

槐花(三分)　蛤粉(三分)　麝香(一分,细研)

上药捣细罗为散。不计时候,以热酒调下一钱。

治吹奶,不痒不痛,肿硬如石。

青橘皮(二两,汤浸去白瓤,焙)

上捣细罗为散。不计时候,以温酒调下二钱。

龙骨(一两)

上细研为散。每服以热葱酒调下一钱。日三四服。

又方,上以无子皂荚刺一斤点火烧,候火著,撒蔓荆子四两在内,待总为灰,即细研。每服以热酒调下二钱。服了便按奶三二十下,不过再服效。

又方,上以胡桃烧令烟尽,去皮,每一颗胡桃瓤用金箔一片同细研,以热酒调服。服了,以手渐接乳上令消。如有头即外破,如无头只内消。日三五度服之,以得效为度。

半夏(一两,汤洗七遍去滑)

上捣细罗为散。以生姜汁一匙,和酒暖一小盏,调下一钱。

又方,上以角蒿末三二钱,醋浆水一大盏煎至六分,放温顿服,相次服热酒一盏即瘥。

4)《圣济总录·卷第一百二十八·痈疽门·乳痈》

治乳痈结硬疼痛方。

和泥芥菜(半斤)

上一味锉碎,以水四升煮取三升,倾于瓷瓶内,熏乳肿处,日三五度即瘥。

和泥葱(半斤)

上一味细锉,以水四升,煮十数沸,于瓷瓶子内盛,熏乳肿处,冷即再暖,以瘥为度。

治乳痈肿疼熠贴方。

盐草根　生葍头(各半两)

上二味,捣如泥,贴之立效。

治乳痈疼痛方。

车前子(一两)

上一味,捣罗为散。每服二钱匕,温酒调下。

治乳痈肿疼痛方:打鸡子一枚,热酒调为一服。

5)《圣济总录·卷第一百三十五·毒肿》

治一切热毒肿并乳痈方。

木香　紫葛　檀香(锉)　朴硝(各二两)赤小豆(二合)　升麻(锉)　白蔹　白矾(研,各一两)

上八味,捣研为散,入水和如稀面糊,以榆皮汁亦佳。可随肿大小涂贴,干即易。

【论用药】

乳痈的病机不外乎外感和内伤两大类,临床治疗以消为贵,故用药偏于消肿散结,舒经活络,不乏诸多治痈专药。

治乳痈专药

1. 丁香

《外科理例·卷四·乳痈一百七》:"若乳头裂破,以丁香末,或蛤粉、胭脂末敷之,并效。"

2. 王不留行

《本草发挥·卷一·草部》:"东垣云:王不留行,主金疮,止血,乳痈。"

3. 木鳖子

《证类本草·卷第十四·木鳖子》:"味甘,温,无毒。主折伤,消结肿恶疮,生肌,止腰痛,除粉刺,妇人乳痈,肛门肿痛。"

4. 贝母

《本草正·山草部·贝母》:"降胸中因热结胸,及乳痈、流痰、结核。"

5. 白芷

《证类本草·卷第八·白芷》:"《日华子》云:治目赤胬肉,及补胎漏滑落,破宿血,补新血,乳痈发背,瘰疬,肠风,痔瘘,排脓,疮痍疥癣,止痛,生肌,去面䵟疵瘢。"

《汤液本草·卷之三·草部·白芷》:"补胎漏滑落,破宿血,补新血。乳痈发背,一切疮疥,排脓止痛生肌,去面䵟疵瘢,明目。"

6. 瓜蒌

《证类本草·卷第八·栝蒌》:"栝蒌根,通小肠,排脓,消肿毒,生肌长肉,消扑损瘀血,治热狂时疾,乳痈,发背,痔瘘,疮疖。"

《医学原理·卷之十一·痈疽疮疡门·丹溪治痈疽诸毒活套》:"初起之际便当忍痛揉令核软,吮令汗透即愈。否则结之,法当用青皮导厥阴之滞,石膏清阳明之热,生甘草节行瘀血以泻火,瓜蒌子以导其肿,加以乳、没、橘红、皂角刺、金银花、当归梢等类,或汤或散,以酒佐之煎服。仍以艾于痛处灸一二壮,更妙。"

《雷公炮制药性解·卷二·草部上·天花粉》:"仁主润肺下气,止痰嗽瘵,乳痈乳闭,并宜炒用。"

7. 玄参

《雷公炮制药性解·卷三·草部中·玄参》:"主腹中寒热积聚,女子乳痈诸疾,补肾气,除心烦,明眼目,理头风,疗咽喉,消瘿瘤,散痈肿,解热毒。"

8. 地榆

《本草汇言·卷之一·草部·地榆》:"苦寒,凉血止血之药也。(《别录》)达下焦,止肠风下血痔痢之红,(马少川)。消热肿,治诸瘘恶疮乳痈之疾。"

9. 百合

《证类本草·卷第八·百合》："《日华子》云：白百合，安心定胆，益志，养五脏，治癫邪、啼泣、狂叫、惊悸，杀蛊毒，气、乳痈、发背及诸疮肿，并治产后血狂运。"

10. 麦芽

《外科理例·卷四·乳痈一百七》："闻有产后乳出不止，亦为气虚，宜补药止之。其或断乳，儿不吮，亦能作胀，用麦芽炒为末，白汤调服以散之。"

《金匮启钥（妇科）·卷五·乳少论·证治歌》："更有新产妒乳名，儿未能饮致胀苦。轻则为妒（乳）或为吹（乳），重为乳痈病麾盛。即宜捏出服连翘，瓜粉（散）麦芽（炒）功可许。"

11. 芸苔

《证类本草·卷第二十九·芸苔》："味辛，温，无毒。主风游丹肿，乳痈。"

12. 青橘

《神农本草经疏·卷二十三·果部三品·附青橘》："能散阳明、厥阴经滞气，妇人妒乳、内外吹、乳岩、乳痈用之皆效。以诸证皆二经所生之病也。"

13. 茺蔚子

《证类本草·卷第六·茺蔚子》："今按陈藏器本草云：此草，田野间人呼为郁臭草，本功外，苗、子入面药，令人光泽。亦捣苗敷乳痈恶肿痛者。"

14. 益母草

《本草蒙筌·卷之一·草部上·益母草》："治小儿疳痢，敷疔肿乳痈。"

15. 黄芩

《证类本草·卷第八·黄芩》："《日华子》云：下气，主天行热疾，疗疮，排脓，治乳痈、发背。"

16. 续断

《神农本草经·卷一·上经·续断》："味苦，微温。主伤寒，补不足，金创痈伤，折跌，续筋骨，妇人乳难。"

《证类本草·卷七·续断》："《日华子》云：助气，调血脉，补五劳七伤，破癥结瘀血，消肿毒，肠风，痔瘘，乳痈，瘰疬，扑损，妇人产前后一切病，面黄虚肿，缩小便，止泄精，尿血，胎漏，子宫冷。又名大蓟、山牛蒡。"

17. 滑石

《证类本草·卷第三·滑石》："《日华子》云：滑石治乳痈，利津液。"

18. 蒲公英

《新修本草·卷第十一·蒲公草》："味甘，平，无毒。主妇人乳痈肿，水煮汁饮之，及封之，立消。"

《外科理例·卷四·乳痈一百七》："若儿吮破乳头成疮：用蒲公英末，或黄连、胡粉散掺之。"

《灵验良方汇编·卷之下·产后乳疯吹乳生痈》："一单方：香附一两（研末），麝香三分，蒲公英三两，酒水煎，服完自消散。其渣仍以酒调敷患处。"

《本草求真·上编·卷五血剂·蒲公英》："消胃热，凉肝血，疗乳痈乳岩。"

19. 漏芦

《证类本草·卷第七·漏芦》："《日华子》云：治小儿壮热，通小肠，泄精，尿血，风赤眼，乳痈，发背，瘰疬，肠风，排脓，补血。"

《滇南本草·第一卷·漏芦》："红肿硬痛，乳汁不通，乳痈乳岩，攻痈疮。"

【医论医案】

一、医论

自古以来关于乳痈的论述层出不穷，大致可概括为妇人产后气血俱虚，冲任不和，阳明经热，或为风邪所客，或忿怒郁结，或厚味积热，以致乳脉壅滞，气不疏通，蓄结成脓，疼痛不可忍，终成乳痈。

《诸病源候论·妇人杂病诸候四·乳痈候》

肿结皮薄以泽，是痈也。足阳明之经脉，有从缺盆下于乳者，劳伤血气，其脉虚，腠理虚，寒客于经络，寒搏于血，则血涩不通，其气又归之，气积不散，故结聚成痈者。痈气不宣，与血相搏，则生热；热盛乘于血，血化成脓；亦有因乳汁蓄结，与血相搏，蕴积生热，结聚而成乳痈。诊其右手关上脉，沉则为阴，虚者则病乳痈。乳痈久不瘥，因变为瘘。

《诸病源候论·妇人杂病诸候四·发乳久不瘥候》

此谓发乳痈而有冷气乘之，故痈疽结，经久不消不溃；而为冷所客，则脓汁出不尽，而久不瘥。

《圣济总录·卷第一百二十八·痈疽门·乳痈》

论曰：足阳明之脉，自缺盆下于乳，又冲脉者，起于气冲，并足阳明之经，夹脐上行，至胸中而散，盖妇人以冲任为本，若失于将理，冲任不和，阳明经热，或为风邪所客，则气壅不散，结聚乳间，或硬或肿，疼痛有核，皮肤焮赤，寒热往来，谓之乳痈，然风多则肿硬色白，热多则肿焮色赤，若不即治，血不流通，气为留滞，与乳内津液相搏，腐化为脓，然此病产后多有者，以冲任之经，上为乳汁，下为月水，新产之人，乳脉正行，若不自乳儿，乳汁蓄结，气血蕴积，即为乳痈。又有因乳子，汗出露风，邪气外客，入于乳内，气留不行，传而为热，则乳脉壅滞，气不疏通，蓄结成脓，疼痛不可忍，世谓之吹奶，速宜下其乳汁，导其壅塞，散其风热，则病可愈。

《圣济总录·卷第一百六十六·产后妒乳》

论曰：气血流行，则上为乳汁，下为月水，上下通达，不失常度，是谓平人，宜通而塞则为痈。热气复乘之则为肿，向之流行者壅遏矣，倘失调治，则结硬成核。身体壮热。甚则憎风，遂为乳痈，世传气结乳闭，亦为妒乳者此也。

《圣济总录·卷第一百六十六·产后乳结痈》

论曰：产后冲任不足，气血俱虚，邪热潜行，入于足阳明之脉，其直行者，从缺盆下乳内廉，下侠脐，入气冲中，冲脉者，起于气冲，并足阳明之经。夹脐上行，至胸中而散也，其经为邪热攻冲，则血为之击搏，气为之留滞，击搏则痛作，留滞则肿生，内经所谓荣气不从，逆于肉理，乃生痈肿，产后多有此疾者，以乳汁蕴积，与气相搏故也。

《扁鹊心书·卷中·疽疮》

凡一切痈疽发背，疔疮乳痈疖毒，无非寒邪滞经，只以救生汤服之，重者减半，轻者全安，百发百中。

《妇人大全良方·卷之二十三·产后妒乳方论第十四》

夫妒乳者，由新产后儿未能饮之，及乳不泄；或乳胀，捏其汁不尽，皆令乳汁蓄结，与血气相搏，即壮热大渴引饮，牢强掣痛，手不得近是也。初觉便以手助捏去汁，更令旁人助嘬引之。不尔或作疮有脓，其热势盛，必成痈也。吹奶、妒乳、乳痈，其实则一，只分轻重而已。轻则为吹奶、妒乳，重则为痈。

《妇人大全良方·卷之二十三·乳痈方论第十五》

夫妇人乳痈者，由乳肿结聚，皮薄以泽，是成痈也。足阳明之经脉则血涩不通，其血又归之，气积不散，故结聚成痈。《千金》云：年四十以下治之多愈，年五十以上宜速治之即瘥。若不治者，多死中年。又怀胎发乳痈肿及体结痈，此必无害也。盖怀胎之痈，病起于阳明。阳明者，胃之脉也。主肌肉，不伤脏，故无害也。诊其右手关上脉沉，则为阴虚者，则病痈、乳痈，久不瘥则变为瘘。《产宝》论曰：产后宜勤去乳汁，不宜蓄积。不出恶汁，内引于热，则结硬坚肿，牵急疼痛或渴思饮，其奶手近不得。若成脓者，名妒乳，乃急于痈，宜服连翘汤。利下热毒，外以赤小豆末，水调涂之便愈。或数捏去乳汁，或以小儿手摩动之，或大人含水嘬之，得汁吐之，其汁状如脓。若产后不曾乳儿，蓄积乳汁，亦结成痈。

《丹溪心法·卷五·痈疽八十五》

乳痈，乳房阳明所经，乳头厥阴所属。乳子之母，不知调养，怒忿所逆，郁闷所遏，厚味所酿，以致厥阴之气不行，故窍不得通而汁不得出；阳明之血沸腾，故热甚而化脓。亦有所乳之子，膈有滞痰，口气焮热，合乳而睡，热气所吹，遂生结核。于初起时，便须忍痛，揉令稍软，吮令汁透，自可消散。失此不治，必成痈疖。治法：疏厥阴之滞，以青皮；清阳明之热，细研石膏；行污浊之血，以生甘草之节；消肿导毒，以栝蒌子，或加没药、青橘叶、皂角刺、金银花、当归。或汤或散，或加减，随意消息，然须以少酒佐之。若加以艾火两三壮于肿处，其效尤捷。不可辄用针刀，必至危困。若不得于夫，不得于舅姑，忧怒郁闷，昕夕积累，脾气消阻，肝气横逆，遂成隐核，如大棋子，不痛不痒。数十年后，方为疮陷，名曰奶岩，以其疮形嵌凹似岩穴也。不可治矣。若于始生之际，便能消释病根，使心清神安，然后施之治法，亦有可安之理。

《外科集验方·卷下·乳痈论》

夫乳痈者，内攻毒气，外感风邪，灌于血脉之间，发在乳房之内，渐成肿硬，血凝气滞或乳汁宿留，久而不散结成痈疽。丹溪云：乳房所属阳明胃经，乳头所属厥阴肝经。乳子之母，或忿怒伤肝，或厚味积热，以致气血不流行，窍不得通，汁不得出则结，为肿为痛。阳明之经血热则化为脓。又有儿口之气吹而燆热，次结成核，初起时须便忍痛揉散令软，血脉通和，自然消散矣。失此不治则成痈脓。治法，初起则当发散流气之药；若已成脓，又当内托排脓，养血顺气。慎勿妄用针刀，引惹拙病，则难治矣。又有妇人积忧结成隐核，有如鳖棋子大，其硬如石，不痛不痒，或一年、二年、三五年，始发为疮，破陷空洞，名曰乳癌。以其深凹有似岩穴也。多为难治。得此证者虽曰天命，若能清心远虑，薄滋味，戒暴怒，仍服内托活血顺气之药，庶几有可生之理也。

《古今医统大全·卷之八十外科理例上·乳痈》

又有乳疽一证，肿硬木闷，虽破而不溃，肿亦不消，尤当急服此散，及隔蒜灸。此二证，乃七情所伤，气血所损，亦荣证也。宜戒怒，节饮食，慎起居，否则不治。

一妇乳痈，寒热头痛，与荆防败毒散一帖，更以蒲公英一握，入酒二三盏，再捣，取酒热服，渣热罨患处而消。此因头痛发热，乃表证也，故用表散。蒲公英俗呼字字丁，夏秋间开黄花似菊，散热毒，消肿核，散滞气，解金石毒圣药。乳硬，多因乳母不知调养所致，或忿怒所逆，郁闷所遏，厚味所酿，以致厥阴之气不行，故窍闭而汁不通，阳明之血沸腾，故热甚而化脓。或因乳子膈有滞痰，含乳而睡，口气燆热所吹，而成结核，初便忍痛，揉软吮令汁透可散，否则结成矣。治以青皮疏厥阴之滞，石膏清阳明之热，生甘草节行浊滞之血，栝蒌子导毒消肿，或加没药、青橘叶、皂角刺、金银花、当归，或汤或散，佐以少酒，若加艾火两三壮于痛处尤妙。粗工便用针刀，必惹崛病。

《女科撮要·卷上·乳痈乳岩》

一产妇因乳少，服药通之，致乳房肿胀，发热作渴，以玉露散补之而愈。夫乳汁乃气血所化，在上为乳，在下为经，若冲任之脉盛，脾胃之气壮，则乳汁多而浓，衰则淡而少，所乳之子，亦弱而多病。又有屡产无乳，或大便涩滞，乃亡津液也，当滋化源。

《医方集宜·卷之十外科·治法·治肠痈法》

乳痈肿痛，身发寒热者，宜用蒲公英散熏乳法、神效栝蒌散、连翘饮，外用敷乳药。

《医方集宜·卷之十外科·形证》

乳痈者是乳房肿硬，由血凝气滞，或因忿怒伤肝，或因积热不散，乳汁不行，结为肿痛，或儿口之气吹而燆热，结成肿痛，恶寒发热，是名吹乳。

《明医指掌·卷八·外科·痈疽证六》

乳痈，由忿怒所逆，郁闷所遏，厚味所酿。盖乳房，阳明所经；乳头，厥阴所属。厥阴之气不通而汁不出；阳明之热沸腾，故热甚而化脓。亦因乳子膈有痰滞，口气燆热，含乳而睡，热气所吹，遂生结核。初起须忍痛，揉令稍软，吮令汁透，自可消散，失此必成痈。故用青皮疏厥阴之滞；石膏清阳明之热；当归、川芎、甘草节行污浊之血；栝蒌、没药、橘叶、皂角刺、金银花消肿导毒；少佐以酒，行药力也，更以艾灸两三壮尤捷。

《普济方·卷三百二十五·妇人诸疾门·乳痈》

足阳明之脉自缺盆下于乳。又冲脉者，起于气冲，并足阳明之经，夹脐上行，至胸中而散。盖妇人以冲任为本，若失于调理，冲任不和，阳明经热，或为风邪所客则气壅不散。结聚乳间，或硬或肿，疼痛有核，皮肤燆赤，寒热往来，谓之乳痈。然风多则肿硬色白，热多则肿燆色赤。若不即治，血不流通，气为留滞，与乳内津液相搏，腐化为脓。大凡妇人乳痈，此非小病，盖妇人肺在前近乳故也。怀娠发乳痈，此却无害，此盖气血凝滞而成，才产后便可愈。又有产后发乳痈者，此乳道蓄积不去，因气逆而结成也。宜常令挤乳汁令通，便可愈也。又有产后为小儿口中呵吹，以致肿结而痛，名曰吹奶。宜速下其乳汁，导其壅滞。有辅奶，又名石奶。初结如桃核，渐次浸长至如拳如碗，坚硬如石，数年不愈，将来溃破，则如开石榴之状，又反转外皮，名审花奶。年四十以下，间有可治者；五十以上，有此决死。如未破以前，不如不治，以听其终天年，不可不知。于其右手关上脉沉，则为阴虚者，则病乳痈，久不瘥，则变为漏。男子以肾为重，妇人以乳为重，上下不同，而性之根一也。坐草以后，风邪袭虚，荣卫为之凝滞，与夫婴儿不能吮乳。或乳为儿辈所吹饮而泄，或断乳之时，捏出不尽，皆令乳汁停蓄其间，与血气相搏，始而肿痛，继而结硬，至于手不能近前，乳痈之患成矣。乳痈一名妒乳，恶寒发热，烦燥大渴，是其证也。甚则呕吐无已，咽膈窒碍，何耶？盖胃属足阳明经，实通乎乳。血热入胃，呕吐何疑，或者不能温散，妄以寒凉疏转之剂行之。即便痈毒自外入里，呕吐尤甚。其咽膈妨碍者，毒气上冲所致也。

产后宜勤去乳汁，不宜蓄积不出，恶汁内引于热，则结硬坚肿，牵急疼痛，或渴思饮，其奶手近不得。若成脓者，名妒乳，乃急于痈。宜服连翘汤，利下热毒。外以赤小豆末水调涂之便愈。或数捏去乳汁，或以小儿手摩动之，或大人含水嘬之，得汁吐之，其汁状如脓。若产后不曾乳儿，蓄积乳汁，亦结成痈。凡妇人乳痈发痛者，亦生于风热，俗呼吹奶是也。吹者，风也。风热结于乳房，经络间血脉凝注，久而不散，溃腐为脓。宜用益元散，生姜汤调下。冷服或新汲水时时呷，勿辍。昼夜可三五十次，自解矣。或煎解毒汤顿服之。

《普济方·卷三百二十五·妇人诸疾门·妒乳》

夫气血流行则上为汁，下为月水，上下通达，不失常度，是谓平人。宜通而塞则为痛。热气复乘之则为肿，向之流行者壅遏矣。倘失调治，则结硬成核，身体壮热，甚则憎风，遂为乳痈。世传气结乳闭，亦为妒乳者此也。妇人女子乳头生小浅热疮，痒搔之，黄汁出，浸淫为长，百种治不瘥者，动经年月，名为妒乳。妇人饮儿者，乳皆欲断，世谓苟抄乳是也。宜以赤龙皮汤及天麻汤洗之。敷二物飞乌膏及飞乌散佳。若始作者，可敷黄芩漏芦散，及黄连胡粉散并佳。吹奶、妒乳、乳痈，其实则一，只分轻重而已。轻则为吹奶、妒乳，重则为乳痈。

《普济方·卷三百四十七·产后诸疾门·产后乳结痈》

产后冲任不足，气血俱虚，潜行入于足阳明之脉，其直行者，从缺盆下乳内廉下，侠脐入气冲中。冲脉者，起于气冲并足阳明之经，夹脐上行，至胸中而散也。其经为邪热冲则血为之击搏，气为之留滞，击搏则痛作，留滞则肿生。《内经》所谓"营气不从"，逆于肉理，乃生痈肿。此疾者，乳汁蕴积，与气相搏故也。

《医学原理·卷之十一·痈疽疮疡门·治痈疽大法》

凡妇人乳痈之症，多由暴怒所致，或儿口气所吹而成，治法宜疏肝行气为主。

《外科启玄·卷之五·乳痈》

乳肿最大者，名曰乳发；肿而差小者，名曰乳痈；初发之时即有疮头，名曰乳疽。以上三症，皆令人憎寒壮热，恶心作呕者也。

盖乳痈初起多邪实，久经溃烂为正虚。然补中散邪，实乃万全之道也。按，乳房属足阳明胃经，乳头属足厥阴肝经，况生乳痈，则阳明之经未必能多气多血，厥阴之经未必不少气血也。不补二经之气血，乳痈断不能痊。不可谓是阳而非阴，一味止消火毒，致肌不能生，筋不能续耳。

《景岳全书·卷之三十九人集·妇人规（下）·乳病类·乳痈乳岩》

立斋法曰：妇人乳痈，属胆胃二腑热毒，气血壅滞，故初起肿痛发于肌表，肉色焮赤，其人表热发热，或发寒热，或憎寒头痛，烦渴引冷，用人参败毒散、神效栝蒌散、加味逍遥散治之，肿自消散。若至数日之间，脓成溃窍，稠脓涌出，脓尽自愈。若气血虚弱，或误用败毒，久不收敛，脓清脉大则难治。

《辨证录·卷之十三·乳痈门》

人有乳上生肿，先痛后肿，寻常发热，变成痈痛。此症男妇皆有，而妇人居多。盖妇人生子，儿食乳时后偶尔贪睡，儿以口气吹之，使乳内之气闭塞不通，遂至生痛。此时即以解散之药治之，随手而愈。倘因循失治，而乳痈之症成矣。若男子则不然，乃阳明胃火炽盛，不上腾于口舌而中拥于乳房，乃生此病。故乳痈之症，阳病也，不比他痈有阴有阳，所以无容分阴阳为治法，但当别先后为虚实耳。盖乳痈初起多实邪，久经溃烂为正虚也。虽然邪之有余，仍是正之不足，于补中散邪，亦万全之道，正不必分先宜攻而后宜补也。

《女科经纶·卷八杂证门·乳证·乳痈属阳明经热为风邪所客》

足阳明之脉，自缺盆下于乳。又冲脉者，起于气街，并足阳明经，夹脐上行，至胸中而散。妇人以冲任为本，若失于将理，冲任不和，阳明经热，或为风邪所客，则气壅不散，结聚乳间，或硬或肿，疼痛有核，皮肤焮肿，寒热往来，谓之乳痈。风多则硬肿色白，热多则焮肿色赤。不治，血不流通，气为壅滞，或乳内津液相抟，腐化为脓，宜速下乳汁，导其壅塞，散其风热，则病可愈。

《女科经纶·卷八杂证门·乳证·乳痈属风热结薄血脉凝注》

张子和曰：乳痈发痛者，亦生于心也。俗乎曰吹乳是也。吹者，风也。风热结薄于乳房之间，血脉凝注，久而不散，溃腐为脓也。

慎斋按：以上二条，序乳痈属于风热外邪为病也。

《女科经纶·卷八杂证门·乳证·乳痈属胆胃二经热毒气血壅滞》

《经》云：乳头属足厥阴肝经，乳房属足阳明胃经。若乳房忽然壅肿痛，结核色赤，数日之外，焮痛胀溃，稠脓涌出，此属胆胃热毒，气血壅滞，名曰乳痈，为易治。

《家居医录》按：乳痈初起，肿痛发于肌表，肉色焮赤，或发寒热，或头痛烦渴，用人参败毒散、神效栝蒌散、加味逍遥散治之，自消散。若脓成溃窍，稠脓涌出，脓尽自愈。若气血虚弱，或误用败毒，久不收敛，脓清脉大，则难治。

薛立斋又按：乳痈治法，初起寒热焮痛，即发表散邪，疏肝清胃为主。或不作脓，脓成不溃，宜用托里。或肌肉不生，脓水清稀，宜补脾胃。或脓出反痛，恶寒发热，宜补气血。或肿焮作痛，晡热，宜补阴血。或饮食少，反作呕，宜补胃气，切不可用克伐，复伤脾胃也。

《女科经纶·卷八杂证门·乳证·乳痈属乳子口气焮热所吹》

朱丹溪曰：妇人有所乳之子，膈有滞痰，口气焮热，含乳而睡，热气吹入乳房，凝滞不散，遂生结核。若初起时忍痛揉软，吮乳汁透，即可消散。失此不治，必成痈肿。

慎斋按：以上二条，序乳痈属儿之口气所吹，为不内外因病也。妇人乳痈，亦不外三端，一者外感风热，客于阳明一经；二者郁怒厚味，伤于肝胃；三者儿口吹气，热壅不散，皆足致乳痈之病也。

《女科经纶·卷八杂证门·乳证·治乳痈不宜用凉药》

薛立斋曰：妇人乳痈，多因小儿断乳后，不能回化。又有妇人乳多，孩提少饮，积滞凝结。又有经候不调，逆行失道。又有邪气内郁，结成痈肿。初发时切不宜用凉药，盖乳本血化，不能漏泄，遂结实肿，其性清寒，又加凉药，则阴烂宜也。唯凉药用之既破之后则佳，如初发时，宜用南星、姜汁敷之，可以内消。更加草乌一味，能破恶血逐块，遇冷即消，遇热即溃。更加乳香、没药以定痛，内用栝蒌仁、十宣散、通顺散间服之。

《青囊秘诀·上卷·乳痈论》

人有乳上生痈，先肿后痛，寒热往来，变成痈痛，此症男女皆有，而妇人居多。盖妇生子，抱儿食乳，偶然困睡，儿以口气吹之，乳内之气塞不通，遂成乳疾。此时若以解散之药治之，可随手而愈。倘因循失治，而乳痈之症成矣。男子则不然，阳明胃火炽盛，不上腾于口舌，而中壅于乳房，乃生此症。乳痈不比他处之痈有阴阳之别，故治法亦无阴阳之判，但别其先后之虚实耳。初起多为邪实，溃烂乃为正虚也。虽然，邪之有余，仍是正之不足，治宜补中散邪，乃万全之道，正不必分先宜攻而后宜补也。

《冯氏锦囊秘录·女科精要卷十六·女科杂症门·乳症》

乳痈者，俗呼曰吹乳。吹者，风也。风热结汨于乳房之间，血脉凝注，久而不散，溃腐为脓。凡忽然壅肿结核色赤，数日之外，焮痛胀溃，稠脓涌出，此属胆胃热毒，气血壅滞，名曰乳痈，为易治。

《冯氏锦囊秘录·女科精要卷十八·产后杂症门·产后乳痈》

立斋曰：妇人气血方盛，乳房作胀，或无儿饮，痛胀寒热，用麦芽二三两炒熟，水煎服，中正消取。其消散精华，以绝乳之源也。麦芽耗散之力可见，故《本草》谓其能消肾也，若郁怒肝火炽盛，为肿为痛者，自当疏肝散郁，兼以养血和血，则肝阳不强，而肿自退。若郁结弥甚，血滞不舒，更由乳汁壅积，溃而成脓，则为乳痈矣。气血大伤，尤宜重为滋补，少佐疏肝解毒，若专事情解，则溃者难脓，而脓者难长矣。

《灵验良方汇编·卷之下·产后乳疯、吹乳、生痈》

乳头属足厥阴肝经，乳房属足阳明胃经。若乳房忽壅肿、结核、色红，数日外，痛溃稠脓，脓尽而愈，此胆胃热毒、气血壅滞，名曰乳痈，易治。

《胎产心法·卷之下·妒乳吹乳乳痈论》

至于乳痈一证，即吹乳不散，久积成痈。又云：轻为妒乳，重为乳痈。亦胆胃二腑热毒，气血壅滞而成。

《医学心悟·卷五·妇人门·产后乳疾》

妇人产后，有乳少者，有吹乳者，有妒乳者。乳为气血所化，若元气虚弱，则乳汁不生，必须补养气血为主。若乳房掀胀，是有乳而未通也，宜疏导之。复有乳儿之际，为儿口气所吹，致令乳汁不通，壅滞肿痛，不急治，即成乳痈，速服栝蒌散，敷以香附饼，立见消散。

《医学心悟·卷五·妇人门·乳痈乳岩》

乳痈者，乳房肿痛，数日之外，掀肿而溃，稠脓涌出，脓尽而愈。此属胆胃热毒，气血壅滞所致，犹为易治。若乳岩者，初起内结小核，如棋子，不赤不痛，积久渐大崩溃，形如熟榴，内溃深洞，血水淋沥，有巉岩之势，故名曰乳岩。此属脾肺郁结，气血亏损，最为难治。乳痈初期，若服栝蒌散，敷以香附饼，即见消散。如已成脓，则以神仙太乙膏贴之，吸尽脓自愈矣。

《医学心悟·杂症要义·产后乳疾》

妇人产后，有乳少者，有吹乳者，有妒乳者。乳为气血所化，若元气虚弱，则乳汁不生，必须补养气血为主。若乳房掀胀，是有乳而未通也，宜疏导之。后有乳儿之际，为儿口气所吹，致令乳汁不通，壅滞肿痛。不急治，即成乳痈。速服瓜蒌散，敷以香附饼，立见消散。

《外科全生集·卷一·有阴有阳症门·乳痈》

妇人被儿鼻风吹入乳孔，以致闭结，内生一块，红肿作痛，大谓痈，小谓疖。

马曰：乳痈系肝胃气火郁结，与乳汁壅滞而生。其红肿者，用草河车、浙贝，尚属合宜。至色白者，以流注治法治之则大谬矣。

《续名医类案·卷三十一·外科·乳痈乳岩》

一妇人患乳痈，气血颇实，但疮口不合，百治不应。与神效栝蒌散，四剂少可。更与数剂，及豆豉饼灸之而愈。一妇人患此未溃，亦与前药，三剂而消。陈良甫曰：妇人乳劳，便服此药，可杜绝病根。毒已成，能化脓为水；未成者，则从大小便散之。

《疡科心得集·卷中·辨乳痈乳疽论》

夫乳痈之生也，有因乳儿之时，偶尔贪睡，儿以口气吹之，使乳内之气闭塞不通，以致作痛（此即外吹证），因循失治而成者；有因所乳之子，膈有滞痰，口气掀热，贪乳而睡，热气吹入乳房，凝滞不散，乳汁不通，以致结核化脓而成者；亦有忧郁暴怒伤肝，肝气结滞而成者；又有肝胃湿热凝聚，或风邪客热壅滞而成者。始时疼痛坚硬，乳汁不出，渐至皮肤掀肿，寒热往来，则痛成而内脓作矣。凡初起，当发表散邪、疏肝清胃，速下乳汁，导其壅塞，则自当消散；若不散成脓，宜用托里；若溃后肌肉不生，脓水清稀，宜补脾胃；若脓出反痛，恶寒发热，宜调营卫；若晡热掀肿作痛，宜补阴血；若食少作呕，宜补胃气，切戒清凉解毒，反伤脾胃也。况乳本血化，不能漏泄，遂结实肿，乳性清寒，又加凉药，则肿硬者难溃脓，溃脓者难收口矣。

《验方新编·卷二十·妇科产后门·妒乳吹乳乳痈论》

产后妒乳，因无子食乳，蓄结作胀，或妇人血气方盛，乳房作胀，以致肿痛，憎寒发热。若不以手捏去乳汁及令人吮通之，必致成痈。至于乳痈一证，即吹乳不散，久积成痈。又云：轻为妒乳，重为乳痈。亦胆、胃二腑热毒，气血壅滞而成。势甚有余者，宜先以连翘金贝煎治之，甚妙。如初起肿痛，肉色掀赤，或发寒热，或憎寒头痛，烦渴引饮，尚未成痈时，于人参败毒散、加味逍遥散、神效栝蒌散选择治之，肿自消散。若至数日脓成溃窍，稠脓涌出，脓尽自愈。予治吹乳、结乳、乳痈等证，立消毒饮二方，外用槐艾洗法，通治乳证，效过多人。又栝蒌贝母饮亦效，并附于各方之后。若产妇气血虚弱，患此等而误用败毒，久不收敛，脓清脉大则难治。《医通》云：脓清脉大，非大剂开郁理气、温补气血，不能收功也。

《验方新编·卷二十·妇科产后门·乳岩论》

妇人乳岩一证，原非产后之病。但乳岩、乳痈，皆疮生乳房。治此证者，混同施治，误世不小，不得不分别论明也。其乳痈起于吹乳之一时，非同乳岩，由气血气损于数载，始因妇女或不得意于翁姑、夫婿，或诸事忧虑郁遏，致肝脾二脏久郁而成。

《类证治裁·卷之八·乳症论治》

乳痈掀肿色红，属阳，类由热毒，妇女有之，脓溃易愈。小儿吮乳，鼻风吹入，令乳房壅结肿痛名外吹，不急治，多成乳痈。内服栝蒌散，外以南星末敷之。甚则连翘金贝煎。

妇女胆胃二经热毒，壅遏气血，乳肿掀痛，名乳痈。初起寒热肿痛，肉色掀赤，宜凉血疏邪。四物汤加柴胡、山栀、丹皮、贝母、栝蒌、甘草。乳房结核,肿痛色赤,宜疏肝清胃。内服牛蒡子汤,外用活鲤鱼,连头骨捣烂,以香腊槽一团研匀。敷上即消。气血凝滞,结核不散,连翘饮子。肝失条畅,乳痈结核,寒热肿溃,清肝解郁汤。心脾郁伤,乳痈发热,结核腐溃,归脾汤,芪、术、草生用。

《奇效良方·卷之五十四·疮疡门·疮疡当分脏腑》

一乳核失治,必成痈疽。丹溪云:乳房所属阳明,乳头厥阴所属。乳子之母,或忿怒,或厚味,以致气不流行,窍不得通,汁不得出,则结为肿为痛。阳明之经血,热则化为脓。又有儿之口气吹而焮热,次结成核,初起时便须忍痛揉散令软,血脉通和,自然消散,失此不治,则成痈疖。《精要》以神效栝蒌散治乳痈奶劳,固是妙捷,村落之处,药恐未易得。用蒲公草,此草在处田野路侧有之,三月开花,黄似菊,味甘,解食毒,散滞气,入阳明太阴二经,洗净细碾,以忍冬藤浓煎,入少酒佐之,服之即效。

《医方简义·卷六·乳痈乳岩》

乳痈乃乳房肿硬,乳管闭塞不通,数日之外必焮肿作脓。初起必寒热往来,病在足少阳足阳明二经,宜通络破滞。古人每用逍遥散治之,往往绵延不愈,甚至溃烂。余自制芎归疏肝汤治之,靡不应手取效。未溃者即消,已溃者即脓矣。

二、医案

乳痈古代医案收集整理如下,供临床参考。

《妇人大全良方·卷之二十三·乳痈方论第十五·神效栝蒌散》

癸亥年,仆处五羊赵经略听判阃夫人年七十岁,隔二年,左乳房上有一块如鹅卵大,今忽然作楚,召余议药。仆云:据孙真人云,妇人年五十岁以上,乳房不宜见痛,见则不可疗矣。幸而未破,恐是气瘤,谩以五香连翘汤去大黄煎服,服后稍减则已。过六七年后,每遇再有肿胀时,再合服,必消减矣。

《古今医统大全·卷之八十外科理例上·乳痈》

一人因怒,左乳肿痛,肝脉弦数,以复元通气散,二剂少愈,以柴胡汤加青皮、芎归而消。

一妇郁久,乳内结核,余年不散,日晡微热,饮食不思,治以益气养荣汤,嫌缓,乃服行气之剂,势愈甚,溃而日出清脓不止,复求治。诊之脉洪而数,辞不治,又年余,果殁。

一后生作劳风寒夜发热,左乳痛,有核如掌,脉细涩而数,此因阴滞于阳也,询之,以酒得,遂以栝蒌子、石膏、干葛、川芎、白芷、蜂房、生姜同研,入酒饮之,四帖而安。

一妇肿而不作脓,以益气养荣汤加香附、青皮,数剂脓成,针之,旬日而愈。

一妇脓成不溃,胀痛,予欲针之,令毒不侵展,不,又数日,痛极始针,涌出败毒三四碗,虚证蜂起,几殆,用大剂补之,两月余始安。

一妇乳内肿一块,如鸡子大,劳则作痛,久而不消,服托里药不应,此乳劳证也,肝经血少所致。先与神效栝蒌散,四剂,更隔蒜灸,肿少退;再服八珍汤,倍加香附、夏枯草、蒲公英,仍间服前散,月余而消。

一妇右乳肿,发热,怠惰嗜卧,无气以动,至夜热尤甚,以补中益气汤兼逍遥散而痊。

一妇两乳内时常作痛,口内常辣,卧起若急,脐下牵痛,以小柴胡加青皮、黄连、栀子而愈。

一妇禀实性躁,怀抱久郁,左乳内结一核不消,按之微痛,以连翘饮子,二十余剂少退;更以八珍汤,加青皮、桔梗、香附、贝母,二十余剂而消。

一妇郁久,左乳内结核如杏许,三月不消,心脉涩,脾脉大,按之多力,以八珍汤加贝母、远志、香附、柴胡、青皮、桔梗,五十余剂而溃,又三十余剂而愈。

《外科理例·卷四·乳痈一百七》

一妇年逾二十,禀弱,乳内作痛,头疼脉浮,与人参败毒散倍加参一剂。表症悉退,但饮食少思,日晡微热,更以小柴胡合六君子二剂,热退食进。方以托里药加柴胡十余剂,针出脓而愈。(此因禀受、因症、因脉也)

一妇乳痈脓成,针刺之及时,不月而愈。

一妇乳内肿一块,如鸡子大,劳则作痛,久而不消,服托里药不应,此乳劳症也。肝经血少所致。先与神效栝蒌散四剂,更隔蒜灸,肿少退。再服八珍汤,倍加香附、夏枯草、蒲公英。仍间服前散,月余而消。(此因症因治而处也)

一人年逾五十,患子不立,致左乳肿痛,左胁胀痛,肝脉弦数而涩。先以龙荟丸二服,诸症顿退。又以小柴胡对四物加青皮、贝母、远志数剂。

脓成，予欲针之，仍用养气血解郁结。不从，乃杂用流气败毒之剂，致便秘发热作渴，复求治。予谓脓成不溃，阳气虚不能鼓舞也。（此因情因脉也）

一妇因怒，左乳内肿痛，发热。表散太过，致热益甚。以益气养荣汤数剂，热止脓成，焮痛，针之不从，遂肿胀，大热发渴始针，脓大泄。仍以前汤百余帖始愈。（此因误治也）

一男子左乳肿硬痛甚，以仙方活命饮二剂。更以十宣散加青皮、香附四剂，脓成，针之而愈。若脓成未破，疮头有薄皮剥起者，用代针之剂点皮起处，以膏药覆之，脓亦自出。不若及时针之，不致大溃。如出不利，更纤搜脓化毒之药。若脓血未尽，辄用生肌之药，反助邪气。纵早合，必再发。不可不慎。

一妇发热作渴，至夜尤甚，两乳忽肿，服败毒药热反炽，诊之肝脉洪数。乃热入血室，以加味小柴胡治之，热止肿消。

一人因怒，左乳肿痛，肝脉弦数。以复元通气散二服，少愈。以小柴胡加青皮、芎、归而消。（此因情因脉也）

一妇年逾三十，每怒后乳内作痛，或肿，此肝火也。与小柴胡合四物汤，加青皮、桔梗、枳壳、香附而愈。彼欲绝去病根，自服流气饮，遂致朝寒暮热，益加肿痛。此气血被损而然。予与八珍汤三十余剂。赖其年壮，元气易复，得愈。

一妇肿而不作脓，以益气养荣汤加香附、青皮、数剂脓成，针之。旬日而愈。

《校注妇人良方·卷二十四·妇人乳痈乳岩方论第十四·附治验》

一妇人因怒两乳肿，兼头痛寒热。此肝经气症也，用人参败毒散二剂，表症已退，用小柴胡加芎、归、枳壳、桔梗，四剂而愈。

一妇人脓成胀痛，余欲针之，不从，至数日，针出败脓三四碗许，虚症蜂起，几至危殆。用大补之剂，两月余始愈。

一妇人素弱多郁，患时疫后，脾胃愈虚，饮食愈少，因怒右乳胁红肿，应内作痛。或用炒麸皮熨之，内痛益甚，服加减四物汤，肿势愈大，胸胁背心相引而痛。余谓病后脾弱，怒复伤肝，用八珍加陈皮、黄芪、柴胡、山栀、白芷，八剂稍愈，去白芷加青皮、木香、桔梗，又六剂而安。

一妇人禀实性躁，怀抱久郁，左乳内结一核，

按之微痛。此皆气血郁滞。以连翘饮十余剂少退，更以八珍加青皮、香附、桔梗、贝母，二十余剂而消。

一妇人脓清肿硬，面黄少食，内热晡热，自汗盗汗，月经不行。此肝脾气血俱虚也，用十全大补加远志、贝母及补中益气，各三十余剂，外用葱熨法而消。

一妇人久郁，右乳内肿硬。此肝经血症也，用八珍加远志、贝母、柴胡、青皮及隔蒜灸，兼神效瓜蒌散，两月余而痊。

一妇人久郁，左乳内结核如杏，三月不消，心脉涩，脾脉大，按之无力。此肝脾气血亏损，以八珍加贝母、远志、香附、柴胡、青皮、桔梗，五十余剂而消。

一妇人因怒两乳肿，兼头痛寒热。此肝经气症也，用人参败毒散二剂，表症已退，用小柴胡加芎、归、枳壳、桔梗，四剂而愈。

一妇人因怒左乳作痛，胸膈不利。此属肝脾气滞，以方脉流气饮加木香、青皮，四剂而安。

一妇人先热渴，至夜尤甚，后两乳忽肿，肝脉洪数，乃热入血分，用加味小柴胡汤而愈。

一妇人因怒左乳作痛发热，因表散太过，肿热殊甚。用益气养荣汤数剂，热止脓成。因不即针，益肿胀热渴。针之脓大泄，仍服前汤，月余而愈。

《女科撮要·卷上·乳痈乳岩》

一妇人脓成胀痛，余欲针之，不从，数日始针，出败脓三四碗许，虚症蜂起，几至危殆，用大补两月余而安。若元气虚弱，不作脓者，用益气养荣汤补之，脓成即针。若肿痛寒热，怠惰食少，或至夜热甚，用补中益气汤兼逍遥散，补之为善。

一妇人发热作渴，至夜尤甚，两乳忽肿，肝脉洪数，乃热入血室也，用加味小柴胡汤，热止肿消。

一妇人内热胁胀，两乳不时作痛，口内不时辛辣，若卧而起急，则脐下牵痛，此带脉为患，用小柴胡加青皮、黄连、山栀二剂而瘥。

《外科心法·卷四·乳痈》

一妇人患乳痈，寒热头痛。与荆防败毒散一剂，更与蒲公英（春秋间开黄花似菊）一握，捣烂，入酒二三盏，再捣，取酒热服，相热罨患处而消。丹溪云：此草散热毒，消肿核，又散滞气，解金石毒之圣药。

《赤水玄珠·第二十四卷·乳痈乳岩》

一妇乳内结核年余，晡热食少，此血气不足，欲用益气养荣汤，彼欲效速，另服行破之剂，溃出清脓而殁。

一妇脓清肿硬，面黄少食，内热晡热，自汗盗汗，月经不行，此肝脾气血俱虚也。用十全大补加远志、贝母及补中益气，各三十余剂，外用葱熨法而消。

《续名医类案·卷三十一·外科·乳痈乳岩》

立斋治一妇人，患乳痈，寒热头痛，与荆防败毒散一剂，更与蒲公英一握，捣烂，入酒二三盏，再捣取汁热服，渣热涂患处而消。丹溪云：此草散热毒，消肿核，又散滞气，解金石毒之圣药。

薛治一妇人，乳痈愈后发热，服养气血药不应，与八珍汤加炮姜，四剂而止。仍以前汤加黄芪、香附，三十余剂，血气平复。

《续名医类案·卷二十五·产后·病乳》

朱丹溪治一妇人，产后患乳痈，用香白芷、连翘、甘草节、当归、赤芍、青皮、荆芥穗各半两，贝母、花粉、桔梗各一钱，栝蒌半个，作一帖水煎，半饥半饱服，细细呷之。有热加柴胡、黄芩，忌酒肉椒料。敷药用南星、寒水石、皂角、白芷、川贝、草乌、大黄，七味为膏，醋调，鹅翎扫敷肿痛效。

《古今医彻·卷之三·杂症·乳症》

一女子发热七八日，脉数身热口干，诸医作伤寒治，用发表消导药，其势益甚。延余诊之。疑其阴血亏损，及细叩其有无痛处，则曰左乳红肿作疼。余乃笑曰：此乳痈症，而误认伤寒，焉得不至于此。急与米饮，兼进栝蒌、贝母、忍冬、茯神、远志、钩藤、麦冬、甘草。生津解毒，三剂而愈。

第二节

乳　癖

乳癖是乳腺组织的良性增生性疾病。其临床特点是单侧或双侧乳房疼痛并出现肿块，其疼痛和肿块与月经周期及情志变化密切相关。乳房肿块大小不等，形态各异，边界模糊，质地不硬，活动度好。本病好发于中青年妇女，其发病率约占乳房疾病的75%，是临床上极为常见的乳房疾病，相当于西医学的乳腺增生病等疾病。

【辨病名】

乳癖是以乳房有形状不一的肿块、疼痛，与情志变化和月经周期相关为主要表现的乳房疾病。"乳癖"之名，首见于《中藏经》，"治小儿乳癖，胸腹高、喘急吐乳方"，但此处提及"乳癖"并非乳房疾病，而是一种因小儿乳哺不化、结聚成块的儿科病证，常见于明代以前文献。明代以后，"乳癖"开始专指妇科疾病之名。明代龚居中在《外科活人定本·卷之二》中指出："乳癖，此症生于正乳之上，乃厥阴、阳明经之所属也……何谓之癖，若硬而不痛，如顽核之类。"首次将乳癖定义为乳房肿块。历代文献中，"乳癖""乳中结核""乳痞""乳核"等常相混称，通指乳房部有肿块的疾病，本篇所指"乳癖"以文献中以"乳癖"相称的乳房肿块为主。另有"乳痰"之名，指乳癖之大者。此章一并论述。

《外科活人定本·卷之二》："乳癖，此症生于正乳之上，乃厥阴、阳明经之所属也……何谓之癖，若硬而不痛，如顽核之类。"

《外科证治秘要·辨证总论》："又有乳痰，如鹅卵大，在乳房之中，按之则硬，推之则动者是也。"

《外科证治秘要·乳癖乳痰乳岩乳痈烂皮乳痈乳疽内吹乳头风》："乳头属肝，乳房属胃。乳中结核不痛，无寒热，皮色不变，其核随喜怒为消长者，为乳癖。""乳痰即乳癖之大者。初起不痛，后渐痛疼发热，成脓穿破。此名乳痰，即乳岩之根也。"

【辨病因】

乳癖之病因，常见于情志失调、饮食失节、内伤劳倦等方面。

一、情志失调

《疡科心得集·卷中·辨乳癖乳痰乳岩论》："有乳中结核，始不作痛，继遂隐隐疼痛，或身发寒热，渐渐成脓溃破者，此名乳痰。或亦由肝经气滞而成，或由于胃经痰气郁蒸所致。"

《外科证治秘要·乳癖乳痰乳岩乳痈烂皮乳痈乳疽内吹乳头风》："乳头属肝，乳房属胃。乳中结核不痛，无寒热，皮色不变，其核随喜怒为消长者,为乳癖。"

二、外寒内饮

《外科真诠·卷上》:"乳癖,遇寒作痛,总由形寒饮冷,加以气郁痰饮,流入胃络,积聚不散所致。"

三、气血不足

《外科启玄·卷之五·乳痈》:"如妇人年五十以外,气血衰败,常时郁闷,乳中结核,天阴作痛,名曰乳核(同乳癖)。"

【辨病机】

乳癖的基本病机可分为肝气郁结和冲任失调两类。

一、肝气郁结

多由于情志不遂,久郁伤肝,或受到精神刺激,急躁易怒,导致肝气郁结,气机阻滞于乳房,经脉阻塞不通,不通则痛,引起乳房疼痛;肝气郁久化热,热灼津液为痰,气滞、痰凝、血瘀,即可形成乳房肿块。

《校注妇人良方·卷二十四·妇人结核方论第四》:"妇人结核,皆因郁怒亏损肝脾,或因胎产经行失于调养,或因暴怒触动胆火。"

《疡科心得集·卷中·辨乳癖乳痰乳岩论》:"以阳明胃土最畏肝木,肝气有所不舒,胃见木之郁,惟恐来克,伏而不扬,气不敢舒,肝气不舒,而肿硬之形成,胃气不敢舒,而畏惧之色现,不疼不赤,正见其畏惧也。"

《陈莘田外科方案·卷四·乳岩》:"病起于郁,郁则生火,火气消长,坚硬如石,由渐生痰,痰凝气阻,两乳结癖。"

二、冲任失调

因肝肾不足,冲任失调,则阳明经热,或风邪乘虚而入,使气血等瘀滞,经脉阻塞而致乳房结块,或硬或肿,疼痛有核。

《圣济总录·卷第一百二十八·痈疽门·乳痈》:"盖妇人以冲任为本,若失于将理,冲任不和,阳明经热,或为风邪所客,则气壅不散,结聚乳间,或鞕或肿,疼痛有核。"

【辨病证】

一、辨证候

《外科活人定本·卷之二》:"乳癖,此症生于正乳之上,乃厥阴、阳明经之所属也……何谓之癖,若硬而不痛,如顽核之类。"

《外科证治秘要·乳癖乳痰乳岩乳痈烂皮乳痈乳疽内吹乳头风》:"乳头属肝,乳房属胃。乳中结核不痛,无寒热,皮色不变,其核随喜怒为消长者,为乳癖。"

二、辨吉凶

《疡科纲要·卷上·外疡总论·论溃疡之水》:"而石疽、失荣、乳癖、乳岩胀裂之后,时而有水,时而有血,以及坏证之败浆,血水污浊,色晦臭腥者,则皆百无一治。此又疡患流水者之最恶候也。"

【论治法】

乳癖的治疗,可采用疏肝解郁、温通气血之法,亦可采用灸法及情志疗法。

一、疏肝解郁

《疡科心得集·卷中·辨乳癖乳痰乳岩论》:"薛立斋曰:乳房属足阳明胃经,乳头属足厥阴肝经。男子房劳恚怒,伤于肝肾;妇人思虑忧郁,损于肝脾,皆能致疡。第乳之为疡有不同。有乳中结核,形如丸卵,不疼痛,不发寒热,皮色不变,其核随喜怒为消长,此名乳癖。良由肝气不舒郁积而成,若以为痰气郁结,非也。夫乳属阳明,乳中有核,何以不责阳明而责肝?以阳明胃土最畏肝木,肝气有所不舒,胃见木之郁,惟恐来克,伏而不扬,气不敢舒,肝气不舒,而肿硬之形成,胃气不敢舒,而畏惧之色现,不疼不赤,正见其畏惧也。治法不必治胃,但治肝而肿自消矣。逍遥散去姜、薄,加栝蒌、半夏、人参主之(此方专解肝之滞,肝解而胃气不解自舒,盖以栝蒌、半夏,专治胸中积痰,痰去肿尤易消也)。"

《外科证治秘要·乳癖乳痰乳岩乳痈烂皮乳痈乳疽内吹乳头风》:"乳癖、乳头属肝,乳房属胃。乳中结核不痛,无寒热,皮色不变,其核随喜怒为消长者,为乳癖。治法宜逍遥散去姜、薄,加栝蒌、半夏、陈皮。"

二、温通气血

《沈氏女科辑要笺疏·卷下·乳痈已成》:"乳核、乳癖坚硬木肿者,彼是凝痰结滞,其来以渐核小,而坚初起,不知不觉实,即乳岩之小症,而亦乳岩之初。基故,宜用温和行血之品。"

三、灸法

《外科活人定本·卷之二》:"此症生于正乳之上,乃厥阴阳明经所属也。初起必痒,以小艾灸五七壮,其毒自消。"

四、情志疗法

《疡科纲要·卷上·治疡药剂·论肿疡退消之剂》:"此外惟有五志之火,七情之郁,其来以渐,结为坚肿。如乳癖、乳岩、失荣、石疽等证,则由来已久,蒂固根深,虽有养液和荣、软坚流气之良法,而苟非病者摆脱尘缘,破除烦恼,怡情悦性,颐养太和,则瘤疾难疗,必无希冀;而其余诸证,批郤导窾,孰不迎刃而解。"

【论用方】

一、治乳癖内服方

1. 阳和汤(《外科全生集·卷四·煎剂类》)

治鹤膝风,贴骨疽及一切阴疽。如治乳癖乳岩,加土贝五钱。

熟地(一两) 肉桂(一钱,去皮,研粉) 麻黄(五分) 鹿角胶(三钱) 白芥子(二钱) 姜炭(五分) 生甘草(一钱)

煎服。马曰:此方治阴症,无出其右,用之得当,应手而愈。乳岩万不可用。阴虚有热及破溃日久者,不可沾唇。

2. 金锁比天膏(《古方汇精·卷二·外科门》)

治内外吹,乳癖乳病皆良。

象牙屑 棉花仁(炒去油) 葫芦巴 石决明(煅) 土贝母(各二两) 蒲公英 鬼馒头 橘叶 莲房(各一两五钱) 炙草 花粉 鹿角屑 麦蘖(各一两) 乳香(炙,五钱) 小青皮(剂量原缺)

十五味研末。每一钱六分,橘核煎汤调下。

3. 疏肝导滞汤(《疡科心得集·方汇·补遗》)

治肝经郁滞,欲成乳癖、乳痈、乳岩等证。

川楝子 延胡 青皮 白芍 当归 香附丹皮 山栀

4. 逍遥散

1)《疡科心得集·方汇·补遗》引《元戎》

治肝郁不舒,致成乳癖、乳岩、失营、瘰疬等证。

当归 白芍 白术 茯神 柴胡 甘草薄荷

2)《疡科捷径·卷中·乳部·乳疬(乳癖同)》

逍遥散用芍当归,薄茯柴甘香附依。再入丹皮云片术,疏肝解郁立能挥。

柴胡 当归 茯苓 丹皮 甘草 香附 芍药 白术 薄荷

5. 化坚丸(《疡科心得集·家用膏丹丸散方》)

治肝经郁火,乳痰、乳癖,及颈项失营、马刀,郁痰病核。

大生地(四两) 川芎(酒炒,二两) 白芍(酒炒,二两) 川楝子(连核打炒,二两) 当归(酒炒,二两) 丹参(酒炒,二两) 牡蛎(煅,三两) 夏枯草(烘,三两) 花粉(炒,二两) 香附(醋炒,二两) 半夏(炒,二两) 石决明(煅,三两) 郁金(炒,二两) 青皮(炒,二两) 橘核(炒,三两) 全虫(酒炒,一两五钱) 沉香(镑研,五钱) 茯苓(二两) 刺蒺(炒,二两) 土贝母(去心,二两) 延胡(炒,二两) 柴胡(炒,五钱) 苏梗粉(一两) 两头尖(炒,三两)

共为末,炼蜜丸。每朝服五钱,陈酒送下。

6. 洞天救苦丹(《疡科心得集·家用膏丹丸散方》)

治乳痰、乳癖,未成岩者。

经霜楝树子(炒,二两) 白芷(焙,一两) 带子蜂房(炙,一两) 两头尖(二两)

上为末。每服二钱,沙糖调陈酒送下。如无经霜楝树子,以川楝子代之;如无带子蜂房,以蜈蚣七条代之。

7. 疏肝流气饮(《疡科心得集·方汇·卷上》)

治肝郁不舒,乳痈、乳痰诸证。

柴胡　薄荷　郁金　当归　丹皮　黄芩　白芍　山栀　夏枯草

8. 清肝解郁汤〔《疡科捷径·卷中·乳部·乳疬(乳癖同)》〕

清肝解郁芍青陈,牛桔苓归贝茯神。生地甘栀通远志,更加苏梗妙多真。

生地黄　当归　青皮　桔梗　甘草　苏梗　川芎　陈皮　山栀　牛蒡子　芍药　远志　贝母　木通　茯神

二、治乳癖外用方

1. 十香膏(《万氏家抄济世良方·卷四·痈疽》)

治痈疽发背、乳癖便毒、闪腰挫气、跌打损伤、筋骨疼痛、手足顽麻、痞块疝气、未破杨梅风毒、一切肿毒疮疖。

大黄　当归尾　桃仁　鳖甲　半夏　麻黄　牙皂　细辛　乌药　赤芍　穿山甲　草乌　大戟　白芷　桂皮　贝母　天花粉　防己　金银花　巴豆(去壳)　草麻子(去壳)　黄芪　防风　荆芥　两头尖　牛膝　羌活　独活　良姜　红花　牛蒡子　苏木　连翘　白及　白蔹　天麻　甘草节　海风藤　黄连　黄柏　黄芩　柴胡　千金子　全蝎　僵蚕　蜂房(各五钱)　玄参　苦参(各二两)　发灰(五钱)　猬皮(一两)　蜈蚣(三条)　蛇蜕(一条)　桃、柳、槐、桑枝(寸许长者,各二十一段)

上麻油浸七日,熬黑枯色去渣,再熬滴水成珠,每油二斤入铅粉半斤,飞丹半斤收成膏,入后细药:

木香　沉香　檀香　降香　丁香　藿香　枫香(各三钱)　麝香(一钱)　樟脑(五钱)　乳香(八钱)　没药　血竭　雄黄(各五钱,为极细末)

桑枝不住手搅匀,入水中出火毒收用。

2. 肉桂膏(《疡科心得集·家用膏丹丸散方》)

治一切寒湿痹痛、乳痰、乳癖、瘰疬等证。

川乌　草乌　海藻　当归　甘草　白芨　甘遂　白芷　细辛　芫花　半夏　肉桂　红花　大

戟　虎骨(各七钱五分)　麻黄(一两)　五倍子(一两)

用麻油二斤、青油一斤五两,入药煎枯,去渣;下净东丹炒一斤,收成膏,再下:

乳香(去油,研)　没药(去油,研,各一两)　寸香(研,五钱)　百草霜(一两)

搅匀,用红布摊贴。

3. 虾蟆饼方(《医学从众录·卷八·妇人杂病方》)

治乳癖。

用大虾蟆一个,去皮令净,入半夏三钱、麝香五厘,共打烂,为一大饼。敷患处,用帛缚之,约三时许解去,其效如神。

4. 巴膏(《疡科捷径·卷上·项部·瘰疬》)

未溃者贴之。

巴膏内用多般药,穿山甲山栀血竭研。硇乳儿茶血余炭,桑枝桃杏柳槐全。

硇砂(六两)　穿甲(二十六两)　儿茶(三两)　桃枝(二十一两)　柳枝(二十一两)　山栀(五斤)　血余(十二两)　乳香(十两)　槐枝(二十一两)　杏枝(二十一两)　血竭(三两)　桑枝(二十一两)　麻油(四十斤)

每斤用纬丹四两煎成。

三、治乳癖验方

1. 治乳癖内服验方

1)《疡医大全·卷二十胸膺脐腹部·乳岩门主方》

内消乳岩、乳癖奇方:将壁上活壁蟢用针扦住,乘活以竹纸包如小球,食后白汤吞下。每日服一次,不过数日,乳内即痒,如蟢蛛走状,其核自消。

又方,生蟹壳砂锅内炒脆,磨极细末,热酒调服二钱;或打糊为丸,每服三钱,酒下不可间断,消尽为止。

2)《潜斋简效方·乳病》

治乳癖。

白芷　雄鼠粪(等分)

曝干为末,好酒调服。必多饮取,一醺睡而愈。

陈皮(炒)

上为末,黑糖调和,开水送三钱,七日而愈。

蒲公英(一两)　银花(二两)

酒水各一碗煎半碗,加酒一小杯,服之,一醮可愈。

3)《经验良方全集·卷二·乳痈》

治乳癖乳岩方,不拘老幼:紫背天葵一味,研末,老酒冲服。渣敷患处,历试立验。

2. 治乳癖外用验方

1)《先醒斋医学广笔记·卷之三·肿毒·秘传治痈疽诀》

围药。

白芨(一两)

研末,水调,敷乳癖处,候干,再以水润,二三次愈。

乳癖乳痛方,神验。

活鲫鱼(一个)　山药(一段,如鱼长)

同捣汁,敷乳上,以纸盖之,立愈。

乳癖方。

白芷(一钱)　雄鼠粪(一钱)

二种晒干为末。用好酒调服,必多饮,取一醮睡而愈。雄鼠粪,尖者是。

2)《张氏医通·卷十一·妇人门下·疮疡》

周季芝云:乳癖、乳岩,结硬未溃,以活鲫鱼同生山药捣烂,入麝香少许,涂块上,觉痒极,勿搔动,隔衣轻轻揉之。七日一涂,旋涂渐消。

3)《种福堂公选良方·卷四公选良方·妇科·乳疾》

治乳癖:用虾蟆一个,去皮令净,入半夏三钱,麝香半分,共捣烂为一大饼,敷患处。用帛缚之,约三时许解去,其效如神。

4)《古方汇精·卷二·外科门·金锁比天膏》

治痈疽发背,无名肿毒,疔疮,鼠串,马刀,瘰疬,紫疥,红丝,鸦焰漏睛等疮,两腿血气,内外臁疮,鱼口便毒,杨梅结核,金疮杖疮,蛇蝎虫咬,虎犬人伤,顽疮,顽癣,久流脓血,万般烂疮,风寒痰湿,四肢疼痛,乳癖乳岩,其未破者,用葱椒汤。已破者,葱汤洗净,贴之。如初发势重,将膏剪去中心,留头出气不必揭起,一膏可愈一毒。摊时不可见火,必须重汤化开。

山甲(一具,或净甲一斤)　刘寄奴(去根,切丝)　野麻根　苍耳草(连根叶子)　紫花地丁稀莶草(各一斤)　虾蟆皮(一百张,或干蟾一百只更妙)

各草药鲜者为妙。用真麻油十二斤,将四斤先煎穿山甲枯焦,余八斤浸各药,冬七日,春秋五日,夏三日。加老酒葱汁各二碗,文武火煎。药枯去渣,复煎至滴水成珠。每药油一斤,加飞丹八两。看老嫩得宜,离火不住手搅。下牙皂、五灵脂(去砂,研)、大黄各净末四两,待温,下芸香末四两,成膏。水浸三四日用。

治乳癖。

上川连(三分)　制甘石(二钱)　黄柏(五厘)　牛黄(三厘)

四味研细,麻油调敷。

5)《鲟溪秘传简验方·鲟溪外治方选卷上·乳门》

治乳癖:猪油切片,冷水浸,贴。热即易散,尽为度。

【论用药】

乳癖专用药文献记载较少,可参考乳痈等其他乳房疾病篇用药。

1. 白芥子

《本草正·菜部·白芥子》:"味大辛,气温。善开滞消痰,疗咳嗽喘急、反胃呕吐、风毒流注,四肢疼痛,尤能祛辟冷气,解肌发汗,消痰癖、疟痞,除胀满极速。因其味厚气轻,故开导虽速而不甚耗气,既能除胁肋、皮膜之痰,则他近处者不言可知。善调五脏,亦熨散恶气;若肿毒、乳癖、痰核初起,研末,用醋,或水调敷,甚效。"

2. 橘叶

《景岳全书·卷之四十九大集·本草正下·菜部》:"橘叶:消痈肿,治乳癖。"

【医论医案】

一、医论

乳癖常由于情志不遂,久郁伤肝,导致肝气郁结,气机阻滞于乳房,经脉阻塞不通,不通则痛,引起乳房疼痛;或郁久化热,灼津为痰,气滞、痰凝、血瘀,即可形成乳房肿块;或因肝肾不足,冲任失调,而致经脉阻塞,出现乳房结块、疼痛。因此,止痛与消结是治疗本病之要点。

《疡科心得集·卷中·辨乳癖乳痰乳岩论》

薛立斋曰:乳房属足阳明胃经,乳头属足厥阴肝经。男子房劳恚怒，伤于肝肾；妇人思虑忧郁，损于肝脾，皆能致疡。第乳之为疡有不同。有乳中结核，形如丸卵，不疼痛，不发寒热，皮色不变，其核随喜怒为消长，此名乳癖。良由肝气不舒郁积而成，若以为痰气郁结，非也。夫乳属阳明，乳中有核，何以不责阳明而责肝？以阳明胃土最畏肝木，肝气有所不舒，胃见木之郁，惟恐来克，伏而不扬，气不敢舒，肝气不舒，而肿硬之形成，胃气不敢舒，而畏惧之色现，不疼不赤，正见其畏惧也。治法不必治胃，但治肝而肿自消矣。逍遥散去姜、薄，加栝蒌、半夏、人参主之（此方专解肝之滞，肝解而胃气不解自舒，盖以栝蒌、半夏，专治胸中积痰，痰去肿尤易消也）。

《冷庐医话·卷四·乳》

至于乳疽、乳岩、乳癖，症情不一，治法各殊，是在名家息心体认，以煎剂为主，尤非疡科所能奏功矣。

《青霞医案·正文》

正月二十二日，凡不乳妇人害乳，名曰干奶子。初起结核如棋子，渐大如鸡蛋，有名曰乳癖、乳栗、乳节、乳患之名，有十余种。但外科重在消散。然乳生此证，皆因肝火太旺，气血凝滞而成，先宜疏肝解郁消核，不至破烂，方为正治法门。

《沈氏女科辑要笺疏·沈氏女科辑要笺疏卷下·乳痈已成》

乳核、乳癖坚硬木肿者，彼是凝痰结滞，其来以渐核小，而坚初起，不知不觉实，即乳岩之小症，而亦乳岩之初。基故，宜用温和行血之品，此三方皆出一派，惟无乳汁者有此症，而内外吹两者形似相同，情实相反，万不可一例纶治。而传者不悟，总因内外分科，治内科者遂绝不知有外疡理法，最是内科诸书一大缺陷。且彼之结核，虽似阴发，而病在厥阴之络，内含木火，温经太过，亦必助其发扬，恐有不可收拾之虑。盖乳房生疡，惟内外吹易溃而易愈，癖核虽小，溃则甚难收口，虽与乳岩绝症稍有轻重之分，然溃彼纠经延成疡怯者颐见之，已屡且结核渐巨，即是成岩，异病同源，胡可漠视。

二、医案

《环溪草堂医案·卷四·乳痈乳头风乳痰乳癖乳岩》

吕。营枯无以养络，络脉不和，而成木硬，乳

房结核，症名乳癖。更兼遍体肢麻掣痛。非养营无以生血，非泄木无以化结。治病之法虽则如是，然须开怀胸襟于服药之先。四物汤加青皮、川楝子、广郁金、左牡蛎、连壳砂仁。

某。肝郁结成乳痰，延及旬月，坚中带软，顶色转红，势将穿溃。溃后见脓乃吉，若血多脓少，非所宜也。川楝子、当归、青皮、白芍、橘红、川贝、香附、茯苓、砂仁。

二诊：乳痰穿破，有血无脓，乃气虚不能引血化腐为脓也。防变乳岩，不易收功。党参、归身、白芍、茯神、枣仁、川贝、香附、陈皮、牡蛎、砂仁、甘草、橘叶。

［诒按］此等郁痰证，须正气不亏，更能旷怀自遣，乃可医治，二者缺一，不可治也。

又单方：川贝三钱，橘红五钱，莱菔子（炒）三钱，莲蓬皮（另炙灰）五钱。

某。气郁痰凝，乳房结块，漫肿色白，不甚痛，症属乳痰。法拟养营舒肝，兼以化坚。川楝子、郁金、茯苓、大贝母、牡蛎、香附、山茨菇、瓦楞子、天葵草、法半夏、陈皮、归身。

《陈莘田外科方案·卷四·乳癖》

陈，右。郁则生火，火盛生痰，痰痹于络，右乳结癖。由来五载，坚硬如石，按之木痛，色白不变，渐次长大，日甚一日。乃情志之病，须得药力善调，以冀连破为妙。鳖血拌柴胡、制於术、青皮、石决、茯神、四制香附、黑山栀、土贝、丹皮、远志、鲜藕肉。

褚。病起于郁，郁则生火，火气消长，坚硬如石，由渐生痰，痰凝气阻，两乳结癖。由来七载，色白木痛，稍有酸楚，神虚脉亦虚。但情志之病，久则虑其成溃，溃既是岩。非草木之功所能见效，必须静养，功先为第一要图也。鳖血拌柴胡、百蒸於术、石决明、白芍、远志、四制香附、瓦楞子、黑山栀、丹皮、朱茯神、藕肉。

黄。症象乳癖，内由肝郁气凝，挟痰痹络所致，难以即效。制香附、川贝、白芍、黑山栀、茯神、野於术、归身、丹皮、石决明、远志炭。

贵，右。肝胃气滞，右乳结癖，时痛时止。情志之病，药力必佐开怀，冀能缓以图功。水炒柴胡、归身、丹皮、远志炭、四制香附、白芍、黑栀、茯神、青蒿子。

沈，右。肝郁气阻，挟痰凝聚，右乳结癖。由

来六载，日渐长大，乳头流血，舌红苔剥，脉息濡细滑。情志之病，药力必佐怡养为要。大生地、石决、黑栀、远志肉、嫩钩钩、当归身、白芍、丹皮、云茯神、生草。

王，右。肝胆气阻，挟痰凝聚，左乳结癖。由来半载，渐次长大。情志之病，难以骤效。拟逍遥散法。八味逍遥散去术、苓，加茯神、远志、香附、川贝、橘核。

王，右。湿热蕴于肝络，右乳癖流水作痛，易于滋蔓。拟化肝加减。化肝丸加夏枯草、甘草。

徐，右。证象乳癖，起经二十来年，渐次长大，时痛时止。乃由肝郁气阻，挟痰凝聚而成，冀其带延年是幸。拟逍遥散加减法。八味逍遥散去草、薄，用茯神，加香附、橘核、远志。

陆。肝郁气阻，挟痰凝聚，左右双乳癖结核酸楚，日渐长大。本元之病，药力难于速效。化肝丸用橘核，加瓦楞子、雪羹汤。

朱，右。阴虚木郁，乳癖复发，抽掣作痛，兼之喉痹，咽哽红丝绕缠，舌黄脉细。本元情志之病，药力难以速效。拟养阴泄木，咸降化痰法。生西洋参、川贝、白芍、黑山栀、云苓、大生地、石决、丹皮、柏子仁、橘核、钩钩。

《陈莲舫医案·卷下·乳癖》

右。肝气充斥，挟痰入络为乳癖，挟饮扰中为吐沫，脉见细弦。治以和养。半夏、毛菇八分、木神、佛手、左金丸、归须、远志、白芍、香附、青皮、丹参、会络、水炒竹茹、丝瓜络。

右。营失养肝，肝络郁热蒸痰，乳囊结核将成，乳癖恐潜滋暗长，奇经亦失禀丽而带下甚多，气虚挟痰。拟以和养。洋参、木神、乌贼、丹参、毛菇、远志、蛤壳、佛花、川贝、白芍、会络、青皮（醋炒）、丝瓜络。

《曹沧洲医案·外疡门·乳科》

孙太太。营血亏虚，痰气互阻，结为乳癖，脉弦细。阳明素有湿热，须肝胃兼治。旋覆花三钱五分（绢包），上川连三分（盐水炒），全瓜蒌五钱（切），合欢皮三钱，川石斛三钱，四制香附一钱，川楝子三钱五分，远志炭七分，海蛤粉七钱（包），土贝四钱（去心），淡木瓜一钱（切），蒲公英四钱。

胡。痰气郁结，两乳癖积久，近日转重甚盛。此非细细，故不可忽视。归身二钱，土贝四钱，朱茯神四钱，蒲公英四钱，四制香附三钱五分，合欢

皮四钱，元参三钱五分，旋覆花三钱五分（绢包），川楝子二钱，丝瓜络三钱五分，橘叶一钱，陈佛手三钱五分。

丁。乳痰结核不一，此属气阻痰郁，延防滋大为患。旋覆花三钱五分（包），白杏仁四钱，枸橘三钱五分，海蛤粉五钱（包），海浮石四钱，象贝四钱，远志炭一钱，橘络一钱，丝瓜络三钱五分，紫菀一钱，合欢皮三钱，蒲公英三钱。

第三节

乳　岩

乳岩是指发生在乳房部的肿块质地坚硬，凹凸不平，边缘不清，推之不移，按之不痛，或乳头溢血，晚期可见溃烂，是女性常见的恶性肿瘤之一。历代文献中有"石痈""妒乳""乳中结核"等名称。

【辨病名】

乳岩在中医文献中又称"石痈""妒乳""乳中结核"等。本病最早记载于《肘后备急方·治痈疽妒乳诸毒肿方》。

《灵验良方汇编·卷之下·产后乳疯吹乳生痈》："乳头属足厥阴肝经，乳房属足阳明胃经……若初起内结小核，不红不痛，积之岁月，渐大而巉岩，崩破如石榴，或内溃而深洞，血水滴沥，此肝脾郁怒，气血亏损，名曰乳岩，难疗。"

《医学心悟·卷五·妇人门·乳痈乳岩》："若乳岩者，初起内结小核，如棋子，不赤不痛，积久渐大崩溃，形如熟榴，内溃深洞，血水淋沥，有巉岩之势，故名曰乳岩。"

《经验良方全集·卷二·乳痈》："乳岩者，起初内结小核如棋子，积久渐大，崩溃有巉岩之势，故名曰乳岩。"

《针灸逢源·卷五·证治参详·痈疽门》："乳岩郁闷则脾气阻，肝气逆，遂成隐核，不痛不痒，一二载始溃，或五六年后方见外肿紫黑，内渐溃烂，亦有数载方溃而陷下者，皆曰乳岩，最难治疗。"

《验方新编·卷十一·阴疽·阴疽论名》："阴毒之症，皆皮色不变。然有肿与不肿者，有痛与不痛者，有坚硬难移，有柔软如绵者，不可不为之

辨……坚硬如核、初起不痛者,乳岩、瘰疬也。"

《类证治裁·卷之八·乳症论治》:"乳内结小核一粒如豆,不红不痛,内热体倦,月事不调,名乳岩。"

《望诊遵经·卷下·诊乳望法提纲》:"妇人乳中坚硬。不红不痛者。乳岩也。"

《外科证治秘要·辨证总论》:"若推之不动,钉着于骨,即属乳岩,难治。"

《疑难急症简方·卷四·外科·统治一切痈疽等症》:"凡不得于夫、不得于舅姑,忧怒郁遏,时日积累,脾气消阻,肝气横逆,遂成隐核,如鳖棋子,不痛不痒,十数年后,方为疮陷,名曰奶岩,以其疮形嵌凹,似岩穴也,不可治矣。"

【辨病因】

《外科正宗·乳痈论》中对乳岩的论述较为全面,指出乳岩的病因乃"忧郁伤肝,思虑伤脾,积想在心,所愿不得志者,致经络痞涩"。常见病因有情志失调、脾虚湿停等。

一、情志失调

《寿世保元·卷七·乳病》:"或因忧愁郁闷,朝夕积累,脾气消伤,肝气横逆,遂成隐核如大棋子,不痛不痒,数年之后,方为疮陷,名曰乳岩,以其疮形峻曲似岩穴也,不可治矣。"

《济阴纲目·卷之十四·乳病门·乳岩》:"薛氏曰:乳岩乃七情所伤,肝经血气枯槁之证,大抵郁闷则脾气阻,肝气逆,遂成隐核,不痛不痒,人多忽之,最难治疗。"

《张氏医通·卷九·杂门·脱营失精》:"原夫脱营之病,靡不本之于郁,若郁于脏腑,则为噎膈等证,此不在脏腑,病从内生。与流注、结核、乳岩,同源异派。"

《冯氏锦囊秘录·女科精要卷十六·女科杂症门·乳症》:"妇人有忧怒抑郁,朝夕积累,脾气消阻,肝气横逆,气血亏损,筋失荣养,郁滞与痰结成隐核,不赤不痛,积之渐大,数年而发,内溃深烂,名曰乳岩,以其疮形似岩穴也,慎不可治。此乃七情所伤,肝经气血枯槁之证。"

《杂病源流犀烛·卷二十七·胸膈脊背乳病源流》:"《入门》曰:妇人积伤忧怒,致生乳岩,五七年后,外肿紫黑,内渐溃烂,滴尽气血方死,惟清

心静养,始苟延岁月。"

《类证治裁·卷之三·郁症论治》:"凡病无不起于郁者,如气运之乖和也,则五郁之病生。《经》言木郁达之,宜吐。火郁发之,升散。土郁夺之,攻下。金郁泄之,解表利小便。水郁折之,制其冲逆。此论胜复之变,情志之怫抑也,则六郁之病作。《经》言怵惕思虑则伤神,忧愁不解则伤意,悲哀动中则伤魂,喜乐无极则伤魄,盛怒不止则伤志,恐惧不解则伤精。此论气血之损。又言尝贵后贱,虽不中邪,病从内生,名曰脱营。尝富后贫,名曰失精,以及病发心脾,不得隐曲,思想无穷,所愿不得,皆情志之郁也。夫六气外来之郁,多伤经腑,如寒火湿热痰食,皆可以消散解。若思忧悲惊怒恐之郁伤气血,多损脏阴,可徒以消散治乎!七情内起之郁,始而伤气,继必及血,终乃成劳,主治宜苦辛凉润宣通。苦能泄热,辛能理气,凉润能濡燥,宣通能解结,用剂必气味相投,乃可取效。以郁为燥邪,必肺气失宣,不能升降。中气日结,不能运纳,至血液日涸,肌消骨蒸,经闭失调,乳岩项疬,而郁劳之症成,不止血嗽气膈,狂癫失志而已。"

二、脾胃虚弱

《齐氏医案·卷六·〈女科秘要〉·乳病》:"乳岩一证,由脾胃素虚,痰饮停积,携抑郁之气而胶结乳下成核。"

【辨病机】

乳岩的发病无不由情志失调、饮食失节、冲任不调或先天禀赋不足引起机体阴阳平衡失调、脏腑失和所致。

一、气郁化火,痰瘀互结

女子以肝为先天,肝主疏泄,性喜条达而恶抑郁,肝属木,克脾土。情志不畅,所愿不遂,肝失条达,气机不畅,郁而化火;或肝郁克犯脾土,运化失职则痰浊内生,肝脾两伤,经络阻塞,痰瘀互结于乳房而发病。

《丹台玉案·卷之六·乳痈门》:"夫乳病者,乳房阳明胃经所司,乳头厥阴肝经所属。乳子之母,不善调养,以致乳汁浊而壅滞,因恼怒所伤,气滞凝结,而成痈毒。又有忧郁伤肝,思虑伤脾,积

想在心,所愿不得志者,致于经络痞涩,聚结成核,初如豆大,渐若棋子,半年一载,二载三载,不疼不痒,渐渐而大,始生疼痛,痛则无解。日后肿如堆粟,或如覆粟色气秽,渐渐溃烂,深者如岩穴凸者若泛莲,疼痛连心,出血作臭。其时五脏俱衰,四大不救,名曰乳岩。凡犯此症,百无一生。宜清肝解郁,益气养荣,患者清心静养,无挂无碍,服药调理,苟延岁月而矣。”

《类证治裁·卷之八·乳症论治》:“乳症多主肝胃心脾,以乳头属肝经,乳房属胃经,而心脾郁结,多见乳核、乳岩诸症。乳痛掀肿色红,属阳,类由热毒,妇女有之,脓溃易愈。乳岩结核色白,属阴,类由凝痰,男妇皆有,惟孀孤为多,一溃难治。且患乳有儿吮乳易愈,无儿吮乳难痊。其沥核等,日久转囊穿破,洞见肺腑,损极不复,难以挽回。而乳岩尤为根坚难削,有历数年而后痛,历十数年而后溃者,痛已救迟,溃即不治。须多服归脾、养荣诸汤。切忌攻坚解毒,致伤元气,以速其亡。”

《疡科纲要·卷上·治疡药剂·论外疡温养之剂》:“若夫痰核、瘰串、乳疬、乳岩、失荣、石疽诸顽证,其坚硬异常,未始非阴寒凝结之象。然此等病源,皆挟郁火,且多在阴虚之体,和血养阴,犹虞不济。”

二、热毒蕴结,经络凝滞

素体热毒蕴结,气血凝滞,结聚成核,阻塞经络,日久成岩。

《张氏医通·卷十一·妇人门下·疮疡》:“乳痈乳岩妇人乳痈,有内吹外吹,上逆下顺之异。总属胆胃二经热毒,气血凝滞。故初起肿痛,发于肌表,肉色掀赤,其人表热发热,或发寒热,或憎寒头痛,烦渴引饮。”

《疡科心得集·卷中·辨乳癖乳痰乳岩论》:“乳疡之不可治者,则有乳岩。夫乳岩之起也,由于忧郁思虑,积想在心,所愿不遂,肝脾气逆,以致经络痞塞结聚成核,初如豆大,渐若棋子,不红不肿,不疼不痒,或半年一年,或两载三载,渐长渐大,始生疼痛,痛则无解日,后肿如堆粟,或如覆碗,紫色气秽,渐渐溃烂,深者如岩穴,凸者如泛莲,疼痛连心,出血则臭,并无脓水,其时五脏俱衰,遂成四大不救。凡犯此者,百人百死。如能清心静养,无挂无碍,不必勉治,尚可苟延。”

三、情志不调,暗耗阴血

《医医偶录·卷一·肝气》:“肝气者,妇女之本病。妇女以血为主,血足则盈而木气盛,血亏则热而木气亢,木盛木亢,皆易生怒,故肝气唯妇女为易动焉。然怒气泄,则肝血必大伤,怒气郁,则肝血又暗损,怒者血之贼也。其结气在本位者,为左胁痛。移邪于肺者,右胁亦痛。气上逆者,头痛,目痛,胃脘痛。气旁散而下注者,手足筋脉拘挛,腹痛,小腹痛,瘕疬,乳岩,阴肿,阴痒,阴挺诸症。其变病也不一,随症而治之。”

《医方简义·卷六·乳痈乳岩》:“至于乳岩一症,室女寡妇居多,何也?因室女寡妇最多隐忧郁结,情志不舒,日久血分内耗,每成是症。初起如梅核状,不痛不移,积久渐大,如鸡蛋之状,其硬如石。一致溃烂,形如破榴,内溃空洞,血水淋漓,有巉岩之象,故名乳岩。病在脾肺胆三经,血气两损,最难治疗。治之愈早愈妙。宜归脾汤、逍遥散二方。始终守服。切勿求其速效,庶乎十救其五。如致溃烂,则不治矣。慎之、戒之。”

【辨病证】

该病初起如核,不红不痛,日久气血亏虚,情志失调,则易发病。故早期诊断是乳岩治疗的关键。

《灵验良方汇编·卷之下·产后乳痈吹乳生痈》:“初起内结小核,不红不痛,积之岁月,渐大而巉岩,崩破如石榴,或内溃而深洞,血水滴沥,此肝脾郁怒,气血亏损,名曰乳岩,难疗。”

《医学心悟·卷五·妇人门·乳痈乳岩》:“初起内结小核,如棋子,不赤不痛,积久渐大崩溃,形如熟榴,内溃深洞,血水淋沥,有巉岩之势。”

《针灸逢源·卷五·证治参详·痈疽门》:“郁闷则脾气阻,肝气逆,遂成隐核,不痛不痒,一二载始溃,或五六年后方见外肿紫黑,内渐溃烂,亦有数载方溃而陷下者,皆曰乳岩,最难治疗。”

《验方新编·卷十一·阴疽·阴疽论名》:“坚硬如核、初起不痛者,乳岩、瘰疬也。”

《类证治裁·卷之八·乳症论治》:“乳内结小核一粒如豆,不红不痛,内热体倦,月事不调,名乳岩。”

《望诊遵经·卷下·诊乳望法提纲》:“妇人乳

中坚硬,不红不痛者,乳岩也。"

《外科证治秘要·第一章辨证总论》:"若推之不动,钉着于骨,即属乳岩。"

《疑难急症简方·卷四·外科·统治一切痈疽等症》:"成隐核,如鳖棋子,不痛不痒,十数年后,方为疮陷,名曰奶岩,以其疮形嵌凹,似岩穴也,不可治矣。"

【论治法】

中医药治疗是乳岩综合治疗的重要手段,对晚期患者,尤其是手术后患者更是具有有效的调治作用,可提高患者生存质量,延长生存期。常用治法包括内治法、外治法和内外并治。内治着重于疏肝解郁,化痰散结,抑或补益气血。外治包含外敷、针灸及灯照等法。

一、内治法

1. 概论

《外科大成·卷二分治部上(痈疽)·胸部》:"若自能清心涤虑以静养,兼服神效栝蒌散、益气养荣汤,只可苟延岁月而已。"

《张氏医通·卷十一·妇人门下·疮疡》:"乳岩属肝脾二脏久郁,气血亏损,故初起小核结于乳内,肉色如故。其人内热夜热,五心烦热,肢体倦瘦,月经不调,益气养营汤、加味逍遥散,多服渐散。气虚必大剂人参,专心久服,其核渐消。若服攻坚解毒,伤其正气,必致溃败。多有数年不溃者最危,溃则不治。"

《女科精要·卷一·女科杂症门·乳症》:"治法:焮痛寒热初起,即发表散邪,疏肝之中,兼以补养气血之药,如益气养荣汤、加味逍遥散之类,以风药从其性,气药行其滞,参、芪、归、芍补气血,乌药、木通疏积利壅,柴、防、苏叶表散,白芷除脓通荣卫,官桂行血和脉。轻者多服自愈,重者尚可延年。若以清凉行气破血,是速其亡也。"

《灵验良方汇编·卷之下·产后乳痈吹乳生痈》:"治法:肿痛寒热,宜发表邪。痛甚,宜疏肝清胃。脓成不溃,用托里散。肌肉不生,脓水清稀,宜补脾胃。脓出反痛、恶寒发热,宜补气血。饮食不进,或作呕吐,宜补胃气。乳岩初起,用益气养荣汤,或加味归脾汤,间可内消。若用行气破血之剂,则速其亡矣。"

《医学心悟·卷五·妇人门·乳痈乳岩》:"乳岩初起,若用加味逍遥散、加味归脾汤,二方间服,亦可内消。及其病势已成,虽有卢扁,亦难为力。但当确服前方,补养气血,纵未脱体,亦可延生。若妄用行气破血之剂,是速其危也。更有乳卸症,乳头拖下长一二尺,此肝经风热发泄也。用小柴胡汤加羌活、防风主之;外用羌活、防风、白蔹,烧烟熏之;仍以蓖麻子四十九粒,麝香一分,研烂,涂顶心,俟乳收上,急洗去。此属怪症,女人盛怒者多得之,不可不识。"

《外科十法·外科症治方药·乳痈》:"乳岩者,初起内结小核如棋子,积久渐大崩溃,有巉岩之势,故名乳岩。宜服逍遥散、归脾汤等药,虽不能愈,亦可延生。若妄行攻伐,是速其危也。"

《杂病源流犀烛·卷二十七·胸膈脊背乳病源流》:"丹溪曰:一妇年六十,性急多妒,忽左乳结一核,大如棋子,不痛,即以人参汤调青皮、甘草末,入姜汁细细呷,一日夜五六次,至六七日消矣。又一妇性躁,难于后姑,乳生隐核,以单煮青皮汤,间以加减四物汤,加行经络之药,治两月而安。此皆乳岩初起之症,故易治。单煮青皮汤用青皮四钱,水煎,日三服。"

《齐氏医案·卷六·〈女科秘要〉·乳病》:"乳岩一证,由脾胃素虚,痰饮停积,协抑郁之气而胶结乳下成核。此病在气分,不可用血分之药,如流气饮等方皆不中用。法主理脾涤饮开郁散结,方用六君子汤加石菖蒲、远志、南星、白蔻。若虚而寒者,更加姜、附。"

《女科要旨·卷四·外科·乳痈乳岩》:"乳岩初起,若用加味逍遥散、加味归脾汤二方间服,亦可内消。及其病势已成,虽有卢扁,亦难为力。但当确服前方,补养气血,纵未脱体,亦可延生。"

《不知医必要·妇科补遗·乳痈乳岩》:"惟乳岩之症,初起结小核于内,肉色如常,速宜服消散之药。若积久渐大,内溃深洞,最为难疗。服补方尚可以延岁月,切忌开刀,开刀则翻花必死,用药咬破者亦同。"

2. 补气血,解郁结

《古今医统大全·卷之八十外科理例上·乳痈》:"一妇久郁,右乳内结三核,年余不消,朝寒暮热,饮食不甘,此乳岩也,乃七情所伤,肝经血气枯槁之证,宜补气血,解郁结。遂以益气养荣汤,百余剂,血气渐复。"

《济阴纲目·卷之十四·乳病门·乳岩》:"乳岩之病,大都生于郁气。盖肝主怒,其性条达,郁而不舒,则曲其挺然之质,乳头属厥阴经,其气与痰时为积累,故成结核,兹以风药从其性,气药行其滞,参、芪、归、芍以补气血,官桂血药以和血脉,且又曰木得桂而枯,乃伐木之要药,其不定分两者,以气血有厚薄,病邪有浅深,又欲人权轻重也。"

《辨证奇闻·卷十四·乳痈》:"乳痈已收,不慎房帏,复溃烂,变乳岩,现无数小口,如管非管,如漏非漏,似蜂窝,肉向外生,经年不愈。服败毒药狼狈,疮口更腐,此气血大亏也。凡乳房肉向外,筋束于乳头,故伤乳即伤筋,须急散,迟则筋弛难长。况泄精以伤元气乎。当泄精后,即用药补精填髓,尚不如此。既因循成岩,复见岩败毒,不虚虚乎。必大补气血以生精,不必再消毒。"

二、外治法

1. 外敷法

《寿世保元·卷七·乳岩》:"初便宜服疏气行血之药,亦须情思如意则可愈。如成疮之后,则如岩穴之形,或如人口有唇,赤汁,脓水浸淫胸胁,气攻疼痛,用五灰石膏,出其蠹肉,生新肉,渐渐收敛。"

2. 针灸法

《类经图翼·卷十一针灸要览·诸证灸法要穴·外科》:"又有疔疮一证,其形不一,其色不同,或如小疮,或如水泡,或痛不可当,或痒而难忍,或皮肉麻木,或寒热头疼,或恶心呕吐,或肢体拘急,其候多端,难以尽状。皆须用前灸法,甚则以蒜膏遍涂四围,只露毒顶,用艾着肉灸之,以爆为度,如不爆者难愈。更宜多灸,百壮以上,无弗愈者。(乳痈、乳疽、乳岩、乳气、乳毒侵囊)(近膻中者是)"

《外科大成·卷一总论部·针砭灸烙烘照蒸拔等法》:"肩髃穴:治乳痈、乳毒、乳岩。(穴在肩端两骨罅间,陷者宛宛,举臂取之,有空是穴。一名肩井穴,足少阳阳跷之会)"

3. 神灯照法

《验方新编·卷十一·痈毒杂治·痈毒诸方》:"神灯照法:治发背、对口、乳痈、乳岩、鱼口、便毒及一切无名疮毒,不论已成未成、已破未破者尤妙。明雄、朱砂、真血竭、没药各一钱,麝香二分,共为细末,用棉纸裹药卷成捻约一尺长,每捻入药三分,以真麻油润透烧燃,离疮半寸许,自外而内周围缓缓照之,疮毒随药气解散,不致内攻。初用三条,渐加至五七条,疮势渐平又渐减之。每日照一次,重者不过六七次,大略腐尽新生,即不必再照。外贴膏药,内服托里之剂收功。凡阴疮不能起发,又头面等处难用艾灸者,用此照之,有起死回生之力,真神方也。"

三、内外治并用

《古今医鉴·卷之十二·乳病》:"乳岩始有核,肿如棋子之大,不痛不痒,五七年方成疮。初便宜多服疏气行血,须情思如意则可愈。如成疮之后,则如岩穴之凹,或如人口之唇,赤汁浓水浸淫,胸胁气攻疼痛,用五灰膏去其蠹肉,生新血,渐渐收敛。此疾多生于忧郁积忿,中年妇人未破者尚可治,成疮者终不治。宜服十六味流气饮。"

《外科备要·卷一证治·乳部》:"速宜用豆粒大艾壮,当顶灸七壮,次日起疱挑破用三棱针刺入五六分,插入冰螺散捻子(李),外用纸封糊,至十余日,其核自落,外贴绛珠膏(潜),生肌玉红膏(羽)。内服调肝理脾、舒郁化坚之剂,以免内攻。若耽延失治至年深日久,潮热恶寒,痛连胸腋,肿如覆碗,形似堆粟,高凸如岩,顶透紫色,浮起光亮,内含血丝,先腐后溃,时流污水或涌冒臭血,腐处深如岩壑,翻花突如泛莲,疼痛彻心。或复因急怒,暴流鲜血,根肿愈坚,此时五脏俱衰即成败证。若患者果能清心涤虑,静养调理,庶可施治,初宜服神效栝蒌散(来),次服清肝解郁汤(寒),外贴季芝鲫鱼膏(李),其核或可望消。若反复不应者,疮势已成,不可过用克伐峻剂,致损胃气,常服香贝养荣汤(宿);或心烦不寐,服归脾汤(丽);潮热恶寒,服逍遥散(丽)。外治按去腐生肌膏药汇方,稍可苟延岁月而已。"

【论用方】

一、治乳岩方

1. 救生汤(《扁鹊心书·神方·救生汤》)

治一切痈疽发背,三十六种疔,二十种肿毒。若初起憎寒壮热,一服即热退身凉,重者减半,轻者全愈。女人乳痈、乳岩初起,姜葱发汗立愈。又治手足痰块红肿疼痛,一服即消。久年阴寒冷漏病,一切疮毒,服之神效。

芍药(酒炒) 当归(酒洗) 木香(忌火) 丁香(各五钱) 川附(炮,二两)

共为细末。每服五钱,加生姜十片,水二盏煎半,和渣服,随病上下,食前后服。

2. 十六味流气散(《古今医鉴·卷之十二·乳病》)

十六味流气散治乳岩,及痘后余毒作痈肿。

当归 川芎 白芍 黄芪 人参 官桂 厚朴 桔梗 枳壳 乌药 木香 槟榔 白芷 防风 紫苏 甘草

上锉,各等分,水煎服。如乳痈,加青皮尤妙。

3. 神效栝蒌散

1)《济阴纲目·卷之十四·乳病门·吹乳痈肿》

治妇人乳痈乳岩,神效。

黄栝蒌(子多者,不去皮,焙干,研烂) 当归(酒洗) 生甘草(各五钱) 乳香 没药(各别研,二钱半)

上作一剂,用好酒三碗,于瓷石器中慢火熬至碗半,分为三次,食后服。如有乳岩,便服此药,可杜绝病根。如毒气已成,能化脓为黄水,毒未成则内消。疾甚者,再合一服,以愈为度。

2)《外科大成·卷四不分部位大毒·内痈总论·内痈主治方》

治内痈、脑疽、背腋诸毒,瘰疬便毒,乳痈、乳疽、乳劳、乳岩等症,悉效。

大栝蒌(一个,子多者佳,子少者用二个) 当归(五钱) 甘草(四钱) 没药(三钱) 乳香(一钱)

用黄酒二碗,煎八分服。或去当归,加皂角刺一两六钱,半生半熟炒,名立效散。与原方兼服之尤佳。服将愈,加参、芪、芎、术,以培其元。

4. 立效散(《外科大成·卷二分治部上·胸部·乳症诸方》)

治乳岩,久服可绝病根。

黄栝蒌(子多者,不去皮,焙干,研烂) 生甘草(各五钱) 乳香 没药(各别研,二钱半) 紫

色皂角刺(一两六钱,半生半熟)

乳痈初起,加土贝母、金银花、蒲公英;有脓,少加白芷;无脓,多加白术。

5. 加减栝蒌散(《外科大成·卷四·不分部位小疵·无名肿毒》)

治内痈、脑疽、背腋诸毒,瘰疬便毒,乳疽乳岩等症。未成者即消,已成者速溃。

大栝蒌(一个,子多者佳,少者用二个,杵烂) 当归(三钱) 没药(二钱) 乳香(一钱) 甘草(三钱) 金银花(五钱) 生姜(五钱)

用无灰酒,二碗煎一碗,服。将溃者,加皂角刺五钱。乳痈、脑疽,加蒲公英、土贝母各五钱,溃后用参、芪补之。

6. 青橘饮(《丹台玉案·卷之六·乳痈门·附乳岩·立方》)

治妇人百不如意,久积忧忿,乳内有核不痒不痛,将成乳岩。

青皮(五钱,醋炒) 橘叶(三十片)

水煎,食远服。

7. 飞龙阿魏化坚膏(《外科大成·卷二分治部上·颈项部·失荣症》)

治失荣症及乳岩、瘿瘤、瘰疬、结毒,初起已成,但未破者,用此贴之。

用蟾酥丸药末一料,加金头蜈蚣五条,炙黄去头足,末,研匀。用西圣膏二十四两,顿化,入前末药,搅匀。以红绢摊贴,半月一换。轻者渐消,重者亦可停止。常贴可以保后无虞。

8. 致和散(《外科大成·卷二分治部上·胸部·乳症诸方》)

治乳岩溃烂,脓水不干者。

蜂房 雄鼠粪 川楝子(经霜者佳,各等分)

瓦煅存性,为末。掺之即干。

9. 化岩汤(《洞天奥旨·卷七·乳痈》)

治乳痈已愈,因不慎房事,复行溃烂,变成乳岩。现成无数小疮口,似管非管,如漏非漏,状若蜂窠,肉向外生等症。

人参(一两) 白术(二两) 黄芪(一两) 当归(一两) 忍冬藤(一两) 茜根(二钱) 白芥子(二钱) 茯苓(三钱)

水煎服。四剂肉生脓尽,十剂全愈。

10. 金锁比天膏(《惠直堂经验方·卷四·膏药门》)

治乳癖、乳岩，不论已破未破，并用葱椒汤洗净，贴之。如初发势凶，将膏剪去中心，留头出气，不必揭起，一膏可愈一毒。摊时不可见火，须重汤化开。

紫花地丁 刘寄奴(去泥、根) 野麻根 苍耳草(连根叶子) 豨莶草(各一斤) 山甲(一具，或净甲一斤) 蛤蚆皮(一百张，或干蟾一百只更妙) 真麻油(十二斤)

内将(四斤)先煎穿山甲枯焦，余药入(八斤)油内，加老酒、葱汁各二碗，文武火煎药枯，去渣，复煎至滴水成珠。每药油一斤，加飞丹八两，看嫩老得所，离火，不住手搅。下牙皂、五灵脂(去砂)、大黄各四两，皆为末，待温，下白胶香，即芸香末四两。或膏，水浸三四日用。

11. 定岩散(《绛雪园古方选注·下卷·女科》)

定，止也。溃岩服之，痛定而烂止也。猵鼠粪性主走阴，专入厥阴血分，通经下乳。楝实用土者，取其微苦力薄，走中焦乳间泄热，不似川楝力厚，直行下焦。露蜂房入阳明经，驱肝经风毒犯胃，有收敛之性，凡外疡之毒根在脏腑者，非此不愈，故乳岩溃烂经年，仅存内膜者，服之痛止脓干，收敛合口。此方传自江西，允称神异。

猵鼠粪(三钱，两头尖) 土楝实(三钱，经霜有核者佳，不用川楝) 露蜂房(三钱)

上煅存性，各取净末三钱，和匀。每服三钱，酒下，间两日一服。

12. 疏肝清胃丸(《绛雪园古方选注·下卷·女科丸方》)

治乳岩。

夏枯草 蒲公英 金银花 漏芦 橘叶 甘菊 猵鼠粪 紫花地丁 贝母 连翘 白芷 山慈菇 栝蒌实 炙甘草 广陈皮 茜根 乳香 没药

上法制，等分为末，另用夏枯草煎膏为丸。每服五钱，开水送。

13. 千金内托汤(《外科全生集·卷四·煎剂类》)

治乳岩溃者，并治一切溃烂红痈最效。阴症忌服。

党参(或用人参) 黄芪 防风 官桂 川朴 白芷 川芎 桔梗 当归 生甘草

分两随时斟酌，煎服。

14. 犀黄丸(《外科全生集·卷四·丸散类》)

治乳岩、横痃、瘰疬、痰核、流注、肺痈、小肠痈等症。

犀黄(三分) 麝香(一钱半) 乳香 没药(各去油，各一两，各研极细末) 黄米饭(一两)

捣烂为丸，忌火烘，晒干。陈酒送下三钱。患生上部，临卧服；下部，空心服。马曰：犀黄丸久服必损胃气，有虚火者勿宜，肺痈万不可用，乳岩、瘰疬、痰核等症亦不宜用。

15. 小金丹(《外科全生集·卷四·丸散类》)

治一应流注、痰核、瘰疬、乳岩、横痃、贴骨疽、善瘟头等症。

白胶香 草乌 五灵脂 地龙 木鳖(各一两五钱，俱为细末) 乳香 没药(各去油) 归身(俱净末，各七钱半) 麝香(三钱) 墨炭(一钱二分)

亦各研细末，用糯米粉一两二钱，同上药末，糊厚，千槌打融为丸，如芡实大。每料约二百五十粒，临用陈酒送下一丸，醉盖取汗。如流注将溃及溃久者，以十丸均作五日服完，以杜流走不定，可绝增入者。如小儿不能服煎剂，以一丸研碎，酒调服之，但丸内有五灵脂，与人参相反，断不可与参剂同服也。马曰：实症可用，夹虚者不宜。又曰：此丹祛痰化湿，去瘀通络极效。

16. 洞天救苦丹(《外科全生集·卷四·丸散类》)

治一应久烂不堪，并瘰疬、乳痈、乳岩溃烂不堪者。

有子蜂窠(露天者佳) 尖鼠粪 楝树子(立冬后者佳) 青皮(各等分)

炙，研细末。每服三钱，陈酒送下，隔二日再服，愈。马曰：此丹治藜藿之辈则可，然溃烂不堪者，亦不相宜。

17. 碧玉膏(《疡医大全·卷七·痈疽门膏药主方》)

贴痈疽发背，瘰疬马刀，乳痈乳岩，流火流注，肿块风毒，横痃痔漏，囊痈，冬瓜痈，贴骨疽，一切腰背臀腿毒疖，多骨疽，蟮拱头，脚隐漏蹄等证。此膏活血止痛，拔毒消肿，敛毒透脓，去腐生新。

草麻仁(去皮尖，捣烂) 杏仁(去皮，捣烂，各四十九粒) 铜绿(二两七钱，用水一碗，将铜绿研

细,投入水中,搅匀) 片松香(五斤,研细,节过听用)

用真麻油十二两,入锅内熬滚,次下萆麻、杏仁,熬至滴水成珠为度,夏布滤去渣,将油复入净锅内,用文武火熬滚,徐徐投下松香末,用桃槐枝不住手搅匀,倾入磁盆内,候膏将凝,然后加水浸之,用手揉扯以去火毒,另用瓷罐或铜杓盛贮数月后,用热汤炖化,摊贴。

18. 化癌煎(《产科发蒙·附录·乳岩》)

治一切癌疮。

奇良(上) 鹿角(生屑上) 桂枝(中) 甘草(下)

每服三钱。水二盏煎一盏,日服三贴。

19. 千金托里散(《古方汇精·卷二·疯痰疮毒类》)

治一切痈疽疔毒,乳岩乳疖,日久不起发,或脓出不快,内因寒郁等症。

党参(四钱) 生黄芪 熟黄芪 白芷 当归(各一钱五分) 上官桂(五分) 川芎 桔梗(各一钱) 厚朴(炒) 甘草节 防风(各八分) 远志肉(三钱)

引加菊叶、蒲公英各一钱五分。

20. 益血和中散(《古方汇精·卷三·妇科门》)

治乳岩乳疖初起。

用败龟板煅存性。每服三钱,糖拌,好酒送下,尽醉,即消。

21. 独妙散(一名蟹壳散,《医学从众录》)(《绛囊撮要·妇人科》)

治乳岩未破。

螃蟹壳焙焦,研细末。每服二钱,黄酒温下,隔半日再进。调气交通阴阳之法,如是行之,以消尽为度。

22. 疏肝导滞汤(《疡科心得集·方汇·补遗》)

治肝经郁滞,欲成乳癖、乳痈、乳岩等证。

川楝子 延胡 青皮 白芍 当归 香附 丹皮 山栀

23. 紫元丹(《外科证治全书·卷五·通用方》)

治一切阴疽、阴发背、失荣、乳岩、恶核、石疽、贴骨、流注、龟背、痰核等证。凡初起皮色不异或微痛或不痛坚硬漫肿俱可用此消之。

当归 独活 红花 羌活 秦艽 穿山甲(焙) 川断 僵蚕(生) 牛膝 延胡索 川郁金 香附 苍术 杜仲 川乌(姜汁制) 草乌(姜汁制) 麻黄(去根节,炒) 制乳香 制没药 全蝎(各一两) 骨碎补(四两,去毛,炒) 蜈蚣(十条,炙) 蟾酥(五钱,酒化拌药)

共为细末,番木鳖一斤半,麻黄、绿豆煎水浸透去皮心,入麻油内煎老黄色取起,拌土炒筛,去油另为末。上将制过木鳖末同前药末各半对和,水法跌为丸。每服八分,身弱者五六分,临卧热陈酒送下,出汗避风。如冒风发麻,姜汤、热酒可解。服法每间一两日再服。凡红肿痈毒及孕妇忌此。

24. 阳和汤(《经验选秘·卷三》)

治鹤膝风、贴骨疽及一切阴疽。如治乳癖、乳岩,加土贝五钱。

熟地(一两) 肉桂(二钱,去皮研末) 麻黄(五分) 鹿角胶(三钱) 白芥子(一钱) 姜炭(五分) 生甘草(一钱)

煎服。

25. 加味阳和汤(《不知医必要·妇科补遗·乳岩列方》)

热补。治乳岩初起,日久亦宜,此乃阴症圣药,须间日服二陈汤。

熟地(八钱) 肉桂(去皮,另炖,六分) 炮姜(五分) 真鹿胶(炒珠,三钱) 麻黄(四分) 甘草(炙,一钱)

水煎服,服后饮好酒一二杯。谨戒房事,服至病愈为止。泡姜、肉桂,看症任加,制附子亦宜。

26. 加味逍遥散(《不知医必要·妇科补遗·乳岩列方》)

热补。治乳岩。

白术(净,二钱) 当归(三钱) 白芍(酒炒) 香附(杵) 柴胡(各一钱五分) 泡姜 茯苓(各一钱) 炙草(七分)

27. 芎归疏肝汤(《医方简义·卷六·乳痈乳岩》)

并治乳痈、乳岩,凡胎前不宜。

川芎(二钱) 当归(四钱) 制香附(二钱) 炒青皮(一钱) 王不留行(三钱) 延胡(三钱) 蒲公英(二钱) 鹿角霜(二钱) 麦芽(三钱,炒) 柴胡(二钱) 漏芦(一钱) 夏枯草

(二钱)

加路路通四个、枇杷叶五片(去毛)。水煎,入酒少许冲。

28. 香附饼(《医方简义·卷六·乳痈乳岩》)

并治乳痈、乳岩初起者。

香附(一两)　麝香(二分)

共研细末。另用蒲公英二两,酒煎去渣,以酒调药末,乘热敷于患处可也。

29. 阳和化岩汤(《外科医镜·痈疽真假例论》)

治妇人乳岩,破则不治。

鹿角胶(五钱,消岩圣药)　土贝(三钱)　白芥子(二钱)　甘草(一钱生)　上猺桂(一钱)炮姜炭(五分)　麻黄(三钱)　胡桃肉(三个)

酒水煎服。

30. 瓜蒂散(《验方新编·卷十一·痈毒杂治·痈毒诸方》)

治痈疽大毒及一切无名恶证,并治乳岩。

陈年老南瓜蒂,烧成炭,酒冲服,再用麻油调此炭敷之立愈。如治乳岩每服瓜蒂炭一个,重者四五次立愈,幸勿泛视。

31. 鲫鱼膏(《外科备要·卷四方药·肿疡溃疡敷贴汇方·李字号》)

治乳岩结核、坚硬疼痛。

活鲫鱼去鳞刮净肉二两,新鲜山药二两,共捣成膏,加麝香末二分,和匀再捣。油纸摊涂厚分许,贴患处。如觉痒极,切勿揭动,只隔衣轻揉,七日一换。

32. 阿魏化坚膏(《外科备要·卷四方药·肿疡溃疡敷贴汇方·羽字号》)

贴失荣症、瘿瘤、乳岩、瘰疬、结毒。初起坚硬如石,皮色不红,日渐肿大,但未破者贴此自消。

用蟾酥丸(黄,取末)一料,加炙焦蜈蚣五条,研极细,拌匀。取乾坤一气膏廿四两(鳞),坐滚汤中炖化,调匀各药,搅成膏。戏缎或红布开贴,半月一换。

33. 莹珠膏(《外科备要·卷四方药·肿疡溃疡敷贴汇方·羽字号》)

猪板油(十两)　白蜡(三两)

入锅煎溶滤去渣,预研轻粉、樟脑细末各两半、煅龙骨末四钱、冰片末一钱调匀油内,搅冷成膏听用。贴杖疮用纸摊极薄贴之;贴臁疮,加水龙骨细末三钱;杨梅溃烂,加水粉三钱调匀贴之;顽疮乳岩,加银朱一两调涂;贴下疳一切溃烂疮疡,能去腐消肿,定痛生肌。

二、治乳岩验方

1)《丹溪心法·卷五·痈疽》

治乳岩。

人参　黄芪　川芎　当归　青皮　连翘　栝蒌　白芍　甘草节

乳岩小破,加柴胡、川芎。上以水煎,入酒服。

2)《丹溪治法心要·卷六·乳痈》

治乳岩。

青皮　栝蒌　橘叶　连翘　桃仁留尖　皂角刺　甘草节

破,多参、芪。乳岩未破,加柴胡、台芎。

3)《寿世保元·卷七·乳岩》

一治妇人乳岩,永不愈者。

桦皮　油核桃(各等分,烧灰存性)　枯矾轻粉(二味加些)

共为细末,香油调敷。

4)《济阴纲目·卷之十四·乳病门·吹乳痈肿》

乳栗破则少有生者,必大补,或庶几耳。

人参　黄芪　白术　当归　川芎　连翘　白芍　甘草节

上锉,水煎服。

一方有青皮、栝蒌,无白术。乳岩小破,加柴胡。

5)《简明医彀·卷之七·补遗胎产诸方》

治乳岩。

夏枯草　蒲公英(干,各二两)　金银花　漏芦(各两半)　贝母　橘叶　菊花　鼠粪(尖者)　连翘　白芷　紫花地丁　山慈菇　炙甘草　栝蒌　茜根　陈皮(各一两)　乳香　没药(各研,七钱)

上为末,用夏枯五斤、公英二斤,捣绞汁煎浓为丸。每二钱,食远汤下,日浅半料。

6)《本草单方·卷十三女科·乳痈》

妇人乳岩,因久积忧郁,乳房内有核,如指头,不痛不痒,五七年成痈,名乳岩,不可治也:用青皮四钱,水一盏半煎一盏,徐徐服之,日一服,或用酒服。丹溪方:此方还该加贝母、橘叶、连翘、自然铜等药。然体弱人亦须酌量施治。

乳头裂破：胭脂、蛤粉为末，敷之。（危氏《得效方》）

又，秋月冷茄子裂开者，阴干，烧存性，研末，水调涂。（《补遗方》）

7）《外科大成·卷二分治部上·胸部·乳症诸方》

治乳岩。

玄胡索　薏苡仁（各五钱）

黄酒二钟煎一钟，空心服。出汗即验。

8）《寿世编·上卷·附薛氏治法》

治乳岩。

生蟹壳（砂锅内焙焦）

为末。每服二钱，酒调下，日日服之，不可间断。

大瓜蒌（一个，半生半炒）

酒二盅煎一盅，食后服。

治乳岩已破。

荷叶蒂（七个，烧灰存性）

研末，酒下。

贝母　核桃橘　金银花　连翘（各三钱）

酒水煎服。

治乳痈良方，兼治各种大毒。

大当归（八钱二分）　生黄芪（五钱）　金银花（五钱）　炙甘草（一钱八分）　桔梗（一钱五分）

黄酒二碗煎八分，半饥半饱服。

9）《惠直堂经验方·卷三·乳病门·乳吹乳岩方》

治乳岩。

栝蒌（一个，去皮，子多者有力）　生甘草　当归（酒炒，各五钱）　乳香　没药（去油，各二钱半）

共为末。用无灰酒三升，砂锅文火煎一升，分三次，食后良久服。如有乳岩，服此可断根。如毒气已成，能化脓为黄水。如未成，即于大小便中通利。如痰甚者，再合服以退为度。

10）《惠直堂经验方·卷三·乳病门·乳癖乳岩方》

治乳岩。

蒲公英　金银花　夏枯草（各五钱）　土贝母（三钱）

白酒二碗煎一碗，空心热服愈。一方加当归一两、花粉三钱、生甘二钱、山甲一片（炙）。同上煎服。

治乳岩、乳痈。

葫芦巴（三钱，捣碎）

酒煎服，渣敷之。未成散，已成溃愈。

11）《经验丹方汇编·单方》

治乳疖及乳岩效过方。

败龟板

煅存性。每服三钱，糖拌酒下，尽量饮之即消。

12）《良朋汇集经验神方·卷之四·乳病门》

治乳岩硬如鼓。

槐花（炒）

为末。每日陈酒调服三钱即消。

13）《医学心悟·卷六外科症治方药·乳痈（乳岩）·香附饼》

敷乳岩，即时消散。一切痈肿皆可敷。

香附（细末，一两）　麝香（二分）

上二味研匀。以蒲公英二两煎酒，去渣，以酒调药，热敷患处。

14）《吴氏医方汇编·第二册·乳症》

治乳岩。

泽兰叶（四钱）　地丁（四钱）　白及（四钱）　蒲公英（四钱）　生甘草（一钱）　木瓜（四钱）　当归（三钱）

水酒各一碗煎一盅，候饥时热服。渣再煎，浴乳，汗出即愈。如患重者，再一剂，痛止肿消矣。

乳岩久不愈。

桦皮（烧灰存性）　油核桃（烧灰存性）　枯矾（各等分）　轻粉（减半）

为末，香油调敷。

治乳岩。

蟹壳（砂锅内炒炭）

为细末。每服二钱，黄酒调服，日日服之，勿令间断，以消尽为度，神效无比。

15）《种福堂公选良方·卷四公选良方·妇科·乳疾》

治乳岩方。此病先因乳中一粒大如豆，渐渐大如鸡蛋，七八年后方破烂，一破则不可治矣，宜急服此药：生蟹壳数十枚，放砂锅内焙焦为末。每服二钱，好酒调下，须日日服，不可间断。

乳痈乳岩及外吹：螃蟹蒸熟,取脚上指甲,砂锅内微火炙脆,研末一两,配鹿角锉末二钱。如遇此症,用陈酒饮一杯,将药一钱或八分放在舌上,以酒送下,再饮一杯,俱食后服。

16)《疡医大全·卷二十胸膺脐腹部·乳岩门主方》

内消乳岩、乳癖奇方：将壁上活壁蟢用针扦住,乘活以竹纸包如小球,食后白汤吞下。每日服一次,不过数日,乳内即痒,如蟢蛛走状,其核自消。

治乳吹、乳痈、乳岩并一切无名大毒。

黄牛大角内嫩角(火煅存性,一两)　鹿角(火焙黄色,八钱)　枯白矾(三钱)

和研极细末,热酒调服三钱。

乳中有小块,不消不痛不痒,即名乳岩。宜早治,至六七年后,溃烂不救。

川贝母　连翘　栝蒌仁　当归　炙甘草(各二钱)　柴胡　金银花　白芨　何首乌　白芷　蒲公英　半夏(各一钱五分)　川黄连(酒炒)　漏芦(各一钱)　金橘叶(四十片)　半枝莲(捣碎,二两)

先将夏枯草半斤,和酒水五碗,煎至三碗,去渣,入前药同煎就一大碗,加去油乳香、没药细末各七分,不拘时服,外用五倍子焙干为末,醋调服。

消乳岩。

夏枯草　蒲公英(各四两)　金银花　漏芦(各二两)　山茨菇　雄鼠粪(两头尖)　川贝母(去心)　连翘　金橘叶　白芷　甘菊花　没药(去油)　栝蒌仁　乳香(去油)　茜草根　甘草　广陈皮　紫花地丁(各一两五钱)

上为细末,炼蜜为丸。每早、晚、食后送下二三钱,戒气恼。一方去栝蒌仁,加天花粉、桔梗、广胶,用夏枯草熬膏为丸。

治乳岩初起。

青皮　甘草(各等分)

共研细末。每服二钱,用人参汤入生姜汁调,细细呷之,一日夜五六次,至消乃已,神验。年壮者不必用人参。

17)《名家方选·妇人杂疾》

治乳岩溃烂,精神日衰者方：水蜥蜴生者,研令如膏,涂患处。立令精神爽恍,连日益佳。

18)《益世经验良方·女科·治乳痈乳肿门》

治乳岩,破头烂者：用白茄一个,煅灰存性为末,掺膏药上,贴之即愈。若冬日无鲜茄觅,有茄干或酱茄亦可。

19)《产科发蒙·附录·乳岩》

治乳岩奇方。

露蜂房　苦楝子　雄鼠屎(各烧存性三钱,鼠屎入水沉者雄,浮者雌也)

上为细末。每服一钱,温酒送下,日三。

又方,夏枯草花叶俱捣,入食盐少许,再和匀,敷患处,其效如神。盐分两以适人口为佳。

乳癌神方。

守宫(烧存性)

为末,醋和,敷患处。

20)《急救广生集·卷五·妇科·乳疮》

先因乳中一核如豆,渐渐大如鸡子,七八年后方破,破则不治矣。先乘其未破,用蛤蜊壳研极细,加皂角末少许,米醋煎滚,调敷。(《百一方》)

一方,用芭蕉叶捣烂搽患处。(《简易良方》)

一方,用五倍子焙干为末,醋调搽。若穿烂者,另用贝母、知母研末,加麝少许,鸡子清调敷。(《经验广集》)

21)《鸡鸣录·外科第十五》

治乳岩。

橘核(一两,炙)

存性研。分三服,酒下。

甘草(水洗净,二钱)　白蜡(三钱)

酒煎,去渣,服五七次效。

圆蛤壳

研末,加皂荚末少许,醋煎去火气,敷。

初起以葱白寸许,嵌入梅花点舌丹一粒,另用旋覆花三钱,煎汤,和醇酒少许吞下,日服一粒,不旬而愈。

22)《潜斋简效方·乳病》

治乳岩。

土贝母(五钱)

煎服,数日可消。已破者,加胡桃膈、银花、连翘各三钱,酒水煎服。

溃烂已久者：用雄鼠粪、经霜土楝子(不用川楝)露蜂房各三钱,俱煅存性,各取净末和匀。每服三钱酒下,间二日一服即止痛收口。

23)《潜斋简效方·辨〈指南〉十六条·瘰疬

乳岩疗疮秘方》

杨素园大令曰：瘰疬、乳岩二证，最称难治，余购得一秘方，屡经试验，付潜斋刊以传世。

丹雄鸡金骨（一副，生取）　千里奔（即驴马骡修下蹄甲也，五钱）　紫降香（五两）　当归　生甘草（各一钱）　槐树皮（三十寸）

上六味，以鸡骨入麻油锅内，微火煎枯，入后药，亦用微火煎枯，去渣，二油一丹收成膏，浸冷水中，拔去火气。不论已破未破，量大小贴之，以愈为度。

24)《经验选秘·卷一》

乳痈红肿疼痛者，男女皆有此症。

生蒲公英（一两）　忍冬藤（一两）

捣烂，水二盅煎一盅，食前冲酒服。睡片时，渣敷乳上，数次即愈。此为乳痈圣药，屡著神奇，不可轻视。按《本草》乳岩，以此亦可治。

25)《家用良方·卷六·各种补遗》

乳岩已破。

荷叶蒂（七个，烧灰存性）

研末，黄酒调下。

又乳岩方：广东木腰子（须用雄者，腰中有凹纹，雌者勿用），以蒲公英五钱，浓煎，和黄酒少许，磨汁频搽，屡试屡验。

26)《医门补要·卷中·乳心疽》

妇女乳中心生结核，初如梅，渐如李，不大痛，延久始能化脓，名乳心疽。若寡居室女，便成乳岩，并男子患此均难治，当以化坚汤多服。

党参　当归　青皮　玉竹　香附　僵蚕　白芍　佛手　郁金

27)《验方新编·卷二·乳部·乳起结核》

乳起结核，久之防成乳岩。初起并不疼痛，最恶之症。每日用山慈菇一钱，胡桃肉三枚，共捣，酒送服。以散为度，否则变患莫测。

28)《疑难急症简方·卷四·外科》

乳岩已破。

荷叶蒂（七个，烧末）

酒调下，不效再服。

又方，青蛙皮烧存性，末之，蜜和敷。青蛙即田鸡，冬月无此，桑树下掘三尺即有。（《随山宇》)

29)《外科传薪集·许恒君传用法》

初生可治。

青皮　石膏（行污）　生甘草节（消肿导毒）　栝蒌　橘络（行经络）　皂角刺　银花（此症不可用刀）

因寒痰结凝，当用阳和汤。外敷宜留意，不可寒凉。

30)《溪秘传简验方·卷上·乳门》

先乳中一粒，大如豆，渐大如鸡子，七八年后方破，则不可治。急服生蟹壳数十枚，砂锅内焙焦为末。每服二钱，好酒调服，勿间断。

又方，陈年老南瓜蒂，烧炭，无灰酒冲服。外再用麻油调炭涂。

又方，土贝母五钱，煎服。

乳岩已破者：土贝母五钱，胡桃隔、银花、连翘各三钱。酒、水煎服。

女人乳岩：蒲公英捣烂，盦患处妙。

【论用药】

治乳岩临床常用药多以清热解毒、化痰散结、通络定痛之品为主，如贝母、连翘、蒲公英、山慈菇等，亦用动物药如穿山甲、蟾蜍等，以增强消肿拔毒、通络止痛之功。

1. 土楝子

《得配本草·卷七·木部·土楝子》："微苦，寒。泄阳明、厥阴之邪热。专主中焦乳病。配猵鼠粪、露蜂房，治已溃之乳岩。配红枣，煮汁常饮，治未溃之乳岩。"

2. 山豆根

《神农本草经疏·卷十一·草部下品之下·山豆根》："山豆根，味甘，寒，无毒。主解诸药毒，止痛，消疮肿毒，人及马急黄，发热咳嗽，杀小虫。生剑南山谷，蔓如豆。主治参互：山豆根，入散乳毒药中，能消乳岩。"

3. 山慈菇

《神农本草经疏·卷十一·草部下品之下·山慈菇》："山慈菇有小毒。主痈肿疮瘘，瘰疬结核等。醋磨傅之。主治参互：入玉枢丹、紫金锭、大内观音救苦锭，磨傅并服，消一切疔肿痈疽，解一切蛇虫毒，有神。方中有大戟，用此不得服甘草，误则杀人。亦入乳岩、乳毒方，用相宜。"

4. 王不留行

《神农本草经疏·卷七·草部上品之下·王不留行》："王不留行，味苦、甘，平，无毒。主金疮止血,逐痛出刺,除风痹内寒,止心烦,鼻衄,痈疽,恶疮瘘乳,妇人难产。久服轻身,耐老增寿。主治参互:同漏芦、贝母、鲮鲤甲、青皮、没药、山茨菇、山豆根、栝楼根,治乳岩、乳痈。"

5. 贝母

《神农本草经疏·卷八·草部中品之上·贝母》:"贝母,味辛、苦,平,微寒,无毒。主伤寒烦热,淋沥邪气,疝瘕,喉痹,乳难,金疮风痉;疗腹中结实心下满,洗洗恶风寒;目眩,项直,咳嗽上气,止烦热渴,出汗,安五脏,利骨髓。(厚朴、白薇为之使,畏秦艽,反乌头)主治参互:同郁金、橘叶、连翘、栝楼根、鼠粘子、夏枯草、山慈菇、山豆根、玄参,消一切结核、乳岩、瘰疬。同百部、百合、薏苡仁、麦冬、苏子、郁金、童便、竹沥、鱼腥草,治肺热吐脓血。"

《本草简要方·卷之二·草部一·土贝母》:"一名大贝母,亦产四明。主治消肿逐瘀化脓,祛风湿,除痰;疗乳岩、乳痈、疔肿、瘰疬、恶疮、蛇咬。大贝母、核桃隔、银花、连翘各三钱,酒水煎服,治乳岩已破。"

6. 白蒺藜

《本草正·隰草部·白蒺藜》:"白蒺藜,味苦、微辛、微甘,微凉。能破癥瘕结聚,止遗溺泄精,疗肺痿、肺痈、瞖膜目赤,除喉痹、癣疥、痔、瘘、癜风,通身湿烂、恶疮、乳岩、带下俱宜;催生,止烦亦用;凉血养血,亦善补阴。用补,宜炒熟去刺;用凉,宜连刺生捣。去风解毒,白者最良。"

7. 头垢

《神农本草经疏·卷十五·人部·头垢》:"头垢主淋闭不通。(梳上者,名百齿霜)[疏]头垢,头上垢腻也。其性滑润而下走,故《本经》主淋闭不通,及弘景疗噎疾。其味苦温,能走阳明,故又主劳复,及妇人吹乳也。主治参互:同山慈菇、橘叶、鼠粪、人爪、蒲公英、柴胡、山豆根、白芷、连翘、贝母、夏枯草、忍冬藤,治乳岩、乳痈神效。"

8. 连翘

《神农本草经疏·卷十一·草部下品之下·连翘》:"连翘,味苦,平,无毒。主寒热,鼠瘘瘰疬,痈肿恶疮,瘿瘤结热,蛊毒,去白虫。主治参互:得贝母、白芷、甘草、金银花、玄参、薄荷、夏枯草、白及,能消瘰疬。加牡鼠粪、人爪、山豆根、蒲公英,

消乳痈、乳岩。"

9. 牡鼠粪

《神农本草经疏·卷二十二·虫鱼部下品·牡鼠粪》:"牡鼠粪,微寒,无毒。主小儿痫疾,大腹,时行劳复。(两头尖者是牡鼠屎)主治参互:同白芷、山慈菇、山豆根、连翘、金银花、夏枯草、贝母、橘叶、栝楼根、紫花地丁、牛蒡子,治乳痈、乳岩,有效。"

10. 青橘皮、叶

《神农本草经疏·卷二十三·果部三品·附青橘》:"附橘叶,古今方书不载。能散阳明、厥阴经滞气,妇人妒乳、内外吹、乳岩、乳痈用之皆效。以诸证皆二经所生之病也。"

《本草述钩元·卷十七·山果部·青橘皮》:"妇人久积忧郁,乳房内有核如指头,不痛不痒,五七年成痈,名乳岩,便不可治。用青皮四钱,水一盏半煎一盏,徐徐服之,日一服。或用酒服。"

11. 刺蒺藜

《本草汇言·卷之四·草部·刺蒺藜》:"刺蒺藜去风下气(《别录》),行水化症之药也(吴普)。其性宣通快便(魏景山稿),能运能消,行肝脾滞气,多服久服,有去滞之功。《别录》主身体风痒,燥涩顽痹,一切眼目瞖障等疾。《甄氏方》主筋结疬疡,肺痈肺痿,咳逆脓血等疾。《苏氏方》主水结浮肿,气臌喘满,疸黄脚气等疾。《李氏方》主血结成癥,奔豚瘕疝,喉痹胸痹,乳难、乳岩等疾……治乳胀不行,或乳岩流痈,作块肿痛。用刺蒺藜二三斤,带刺炒为末,每早午晚,不拘时,白汤作糊,调服。"

《罗氏会约医镜·卷十六本草上·草部·刺蒺藜》:"味苦、微辛,微温,入肺、脾、肾三经。酒炒去刺。治虚劳腰痛,遗尿泄精;泻肺气而散肝风,除目赤瞖膜,疗白癜瘙痒,破癥结积聚;疗肺痈、乳岩、湿疮。妊妇忌用。"

12. 夏枯草

《神农本草经疏·卷十一·草部下品之下·夏枯草》:"夏枯草,味苦、辛,寒,无毒。主寒热,瘰疬,鼠瘘,头疮,破癥,散瘿结气,脚肿湿痹,轻身。(土瓜为之使)主治参互:夏枯草得蒲公英,治一切乳痈、乳岩。"

《冯氏锦囊秘录·杂症痘疹药性主治合参卷三十八·草部中·夏枯草》:"禀纯阳之气,故冬至

生,夏至枯也。且得金水之气,故味苦辛,性微寒,无毒。入足厥阴、少阳经。辛能散结,苦能泄热。故治一切寒热瘰疬,破癥、坚瘿、乳痈、乳岩及火郁目珠痛极怕日羞明之要药。"

《本草从新·卷三草部·夏枯草》:"夏枯草散结、消瘿、明目。辛苦微寒。缓肝火。解内热。散结气。治瘰疬鼠瘘,瘿瘤癥坚,乳痈乳岩,目珠夜痛。久用亦伤胃家。"

《本草害利·肝部药队·凉肝次将·夏枯草》:"(害)久服亦伤胃家。(利)辛苦微寒,缓肝火,解内热,散结气,治瘰疬、鼠瘘、瘿瘤、乳痈、乳岩,目珠夜痛,能散厥阴之郁火故也。土瓜为使,伏汞砂。"

13. 紫背天葵

《滇南本草·第三卷·紫背天葵草》:"天葵,味苦、辛,性寒。散诸疮肿毒,攻痈疽,排脓,定痛。治瘰疬,消散结核。治妇人奶结,乳汁不通,红肿疼痛,乳痈、乳岩,坚硬如石。服之,或溃或散。"

14. 黑大豆

《本草求真·上编·卷七食物·黑大豆》:"(菽豆)入肾,祛风散热,利水下气,活血解毒。热毒攻眼,乳岩发热,得此则愈,非其解热之力欤!"

15. 蒲公英

《神农本草经疏·卷十一·草部下品之下·蒲公草》:"蒲公草味甘,平,无毒。主妇人乳痈肿,水煮汁饮之,又封之,立消。主治参互:蒲公草,得夏枯草、贝母、连翘、白芷、橘叶、甘草、头垢、特鼠粪、山豆根、山慈菇,治一切乳毒肿痛,及治乳岩为上药。"

《冯氏锦囊秘录·杂症痘疹药性主治合参卷三十八·草部中·蒲公草》:"得水之精气,故味甘平无毒,入肾、入肝,解毒凉血之要药。故乳痈乳岩首所重焉,水煮内服,外敷,神效。入剂同头枯草、贝母、连翘、白芷、栝蒌根、橘叶、头垢、牡鼠粪、山豆根、山慈菇,专疗乳岩。其根茎白汁,可涂恶疮肿毒,日涂三四,毒散肿消。"

《顾松园医镜·卷一·礼集·草部》:"蒲公英,甘平,入肝、胃二经。专治乳岩痈毒,凉血解毒之功。主涂恶刺肿疼。"

《本草求真·上编·卷五血剂·凉血·蒲公英》:"(柔滑)消胃热,凉肝血,疗乳痈乳岩。蒲公英(专入胃肝),即黄花地丁草也。味甘,性平,能

入阳明胃、厥阴肝,凉血解热,故乳痈、乳岩为首重焉!"

16. 漏芦

《神农本草经疏·卷七·草部上品之下·漏芦》:"漏芦,味苦、咸,寒,大寒,无毒。主皮肤热,恶疮疽痔,湿痹,下乳汁,止遗溺,热气疮痒如麻豆,可作浴汤。久服轻身,益气,耳目聪明,不老延年。主治参互:漏芦同贝母、连翘、甘草、金银花、橘叶、鼠粪、白芷、山豆根、山慈菇、夏枯草,治乳岩、乳痈。"

17. 鲮甲(穿山甲)

《玉楸药解·卷六·鳞介鱼虫部》:"鲮甲,味辛、咸,气平,入足阳明胃、足厥阴肝经。穿经透络,洞骨达筋。鲮甲善穿通走窜,透坚破结,开经络关节痹塞不通,通经脉,下乳汁,透筋骨,逐风湿,止疼痛,除麻痹,消肿毒,排脓血,疗痈疽痔瘘,瘰疬疥癣,奶吹乳岩,阴瘘便毒,聤耳火眼,蚁瘘鼠疮。"

《本草简要方·卷之七·鳞部·鲮鲤甲》:"主治:通关窍,走经络。治风痹,强直,疼痛,山岚瘴气,赤眼,妇人乳岩。"

18. 蟾蜍

《本草简要方·卷之七·虫部·蟾蜍》:"主治消肿拔毒,疗一切疔痈、发背、乳岩。取活者一枚,系缚疮上,半日必昏愦,置放水中救其命,再换一枚。重者剥其背皮贴疮上,或破其腹连肚乘热合疮上,有脓即穿,无脓即散,连用三四次即愈。"

【医案】

《立斋外科发挥·卷八·乳痈》

一妇人久郁,右乳内结三核,年余不消,朝寒暮热,饮食不甘,此乳岩也。乃七情所伤,肝经血气枯槁之症,宜补气血,解郁结药治之。遂以益气养荣汤百余剂,血气渐复;更以木香饼灸之,喜其谨疾,年余而消。

又一妾,乃放出宫女,乳内结一核如粟,亦以前汤,彼不信,乃服疮科流气饮及败毒散,三年后,大如覆碗,坚硬如石,出水不溃,亦殁。大抵郁闷则脾气阻,肝气逆,遂成隐核,不痛不痒,人多忽之,最难治疗。若一有此,宜戒七情、远厚味、解郁结,更以行气之药治之,庶可保全,否则不治。亦有二三载,或五六载,凡势下陷者,皆曰乳岩,盖其

形岩凸似岩穴也,最毒。慎之!

《外科心法·卷四·乳痈》

郭氏妾,乃放出宫人,年四十,左乳内结一核坚硬,按之微痛,脉弱懒言。此郁结症也,名曰乳岩。须服解郁结、益血气药,百贴可保。郭谓不然,别服十宣散、流气饮,疮反盛。逾二年,复请予,视其形如覆碗,肿硬如石,脓出如泔。予谓脓清脉大,寒热发渴,治之无功,果殁。

《先醒斋医学广笔记·卷之三·肿毒·秘传治痈疽诀》

顾文学又善内人,患左乳岩。仲淳立一方:夏枯草、蒲公英为君;金银花、漏芦为臣;贝母、橘叶、甘菊花、雄鼠粪、连翘、白芷、紫花地丁、山茨菇、炙甘草、栝蒌、茜根、陈皮、乳香、没药为佐使。另用夏枯草煎浓汁丸之。服斤许而消。三年后,右乳复患,用旧存余药服之,亦消。后以此方治数人,俱效。

《外科正宗·卷之三下部痈毒门·乳痈论第二十六·乳痈治验》

一妇人,左乳结核,三年方生肿痛,诊之脉紧数而有力,此阳有余而阴不足也。况结肿如石,皮肉紫色不泽,此乳岩症也。辞不治。又一妇左乳结肿,或小或大,或软或硬,俱不为痛,已半年余,方发肿如复碗,坚硬木痛,近乳头垒垒遍生疙瘩,时痛时痒,诊之脉弦而数,肿皮惨黑不泽,此气血已死,辞不可治。又一妇已溃肿如泛莲,流血不禁,辞后果俱死。

《外科全生集·卷二·临证治法》

一妇,两乳皆患乳岩,两载如桂圆大,从未延医。因子死悲哭发威,形大如杯,以五通、犀黄丸,每日早晚轮服,九日全消。又,男子乳亦患,因邻送鲫鱼膏贴上,两日发大如拳,色红始来。令其揭下,与服阳和四剂,倘色转白可救;色若仍红,无救矣。四日,患色仍红,哀恳求治,以犀黄丸、阳和汤轮服,服至十六日,四余皆消,独患顶溃,用蟾拔毒三日,半月收功。

《续名医类案·卷三十一外科·乳痈乳岩》

朱丹溪治一妇人,年六十,厚味郁气,而形实多妒,夏无汗而性急,忽左乳结一小核,大如棋子,不痛,自觉神思不佳,不知食味。经半月,以人参汤调青皮、甘草末,入生姜汁,细细呷,一日夜五六次,至五七日消矣。此及乳岩之始,不早治,隐至五年十年已后发,不痛不痒,必于乳下溃一窍,如岩穴出脓。又或五七年十年,虽饮如故,食如故,洞见五内,乃死。惟不得于夫者有之,妇人以夫为天,失于所天,乃能生此。

《类证治裁·卷之八·乳症论治·乳症脉案》

何氏。左乳结核,经六七载,溃后深洞如碗,是名乳岩。由脾肝郁结,气血失畅。结核渐大,溃则巉岩深陷可畏。一僧犹用乳、没破耗气血。不知年衰茹素,日夕抽痛,脓水清稀,营卫日亏,毒奚由化,恐三伏难延矣。峻补气血,托里滋液。患口虽难遽敛,尚冀痛势略定,迁延岁月耳。八珍汤去炒术,加生芪、五味、麦冬、大贝,数服脓稠痛缓。入夏延秋,患内作痒者肉腐蛆生。(以乌梅肉腊雪水浸,雄黄末,鸡羽蘸抹)其弟妇张氏,并系早孀,亦患乳核,二十余年未溃,坚大如胡桃,劳则抽痛,脉来沉缓。症属郁损心脾,用归脾汤加香附汁、炒熟地、牡蛎粉、大贝、忍冬藤,数十服而核渐软。

《环溪草堂医案·卷四·乳痈乳头风乳痰乳癖乳岩》

于。木郁不达,乳房结核坚硬,胸胁气撑,腰脊疼痛。气血两亏,郁结不解,论其内证,即属郁劳;论其外证,便是乳岩。皆为难治。党参三钱,香附二钱,川贝二钱,当归三钱,白芍二钱,青皮钱半,橘核三钱,狗脊三钱,杜仲三钱,砂仁五分。

[诒按]论病简洁老当。

二诊:乳岩肝郁也。呕而不纳,脾胃弱也。胸胁背腹气攻作痛,元气亏,脾胃弱,木横无制也。《经》云:有胃则生,无胃则死。安谷者昌,绝谷者亡。勉拟一方,以尽人事而已。川连五分(吴萸三分拌炒),盐半夏钱半,东白芍二钱,火麻仁三钱,朱茯神三钱,金橘叶数片,人参一钱(另煎冲)。

三诊:前方加炙黑草五分,乌梅肉三分。另,金橘饼,过药。

曹。营虚肝郁,气结不舒,乳房结核,坚硬如石,此乳岩之根也。消之不易,必须畅怀为佳。用缪氏疏肝清胃法。当归三钱,川石斛三钱,川楝子三钱(炒,打),白芍一钱半,大贝母三钱,甘草四分,茜草一钱,山茨菇五钱,昆布一钱半(洗淡),制没药五分,乳香五分。

二诊:前方化块软坚,此方养营舒郁,宜相间服之。党参三钱,归身一钱半(酒炒),白芍一钱半,石决明五钱(打),茯神三钱,炒枣仁三钱,远志肉五分（甘草汤制），刺蒺藜三钱。

丸方：川楝子一钱（炒），当归一钱（酒炒），两头尖一两（炒），制首乌一两（炒），带子露蜂房三钱（炙）。共研末，蜜丸。每服三钱，开水下。

李。阴血亏，肝气郁，木来乘土，乳房结核，血不荣筋，筋脉拘急，病所由来，匪伊朝夕，症虽外疡，实从内生。法当养血荣筋，漫用攻消无益。大生地、归身、香附、白芍、茯神、柏子仁、川贝母、刺蒺藜、丹皮、夏枯草、羚羊角、木瓜、山茨菰。

另附乳岩丸方：党参三两，熟地四两，白芍三两，归身二两，茯神三两，枣仁三两（炒），阿胶二两，冬术三两，香附三两，茜草炭三两，山药四两，陈皮一两，丹皮二两，沙苑子三两，山茨菰三两。共为末，用夏枯草半斤，煎极浓汁一大碗，滤去渣，将汁再煎滚，调下真藕粉四两为糊，和上药末，捣为丸。每朝服五钱，建莲、红枣汤送下。

《青霞医案·正文》

方大人喆嗣仲侯，同予讲究医术之友也，其令正患乳射。舟广陵，就正于予，知其所患是干奶乳栗乳节之类也。肩舆至舟，见其右乳坚硬，如石重坠，乳头缩入，七处溃出黄水，疮口翻出，头昏眼赤羞明，舌灰焦厚，业已昏晕，按乳有十二穰，今已窜七穰，如再迟延，全行窜破，势必翻花，成为乳岩，扁鹊复生，亦难挽回。予遂进疏肝解郁重剂，乳头伸出，疮口肉平，头目清爽。又夹进膏丸，坚硬消软，而遍身透出鲜红脓窠疮，幸矣哉。予独不解一乳核，何以转到如此之险，而旬余竟能收功，实力始念所不及，此皆仰赖大人洪福，故能得心应手。因思有谓予治病价大者，不知世俗不晓医之贤愚，病之轻重，此予之所以活而不活也。病固是大手笔，然士为知己者用，重以相知之诚，仅取药资，够敷药品，管仲无鲍叔，其名不彰，知己知后可耳。夫看病全在识证，不求对证用药，但拘执偏僻，鲜有不成大患者。予年逾古稀，阅历虽多，究于岐黄之术，尚克克焉而不敢自信。总之，生死定数，大病能愈，亦是定数。予非能生死人也，此自当生者，予能使之起耳。吴淮安曰：人不死于病，而死于医。诚为痛快语，予深慕之。聊记数语，并附脉案药方于后，留为仲侯阅看云尔。丙戌二月上潮，瀔江沈青芝识。吴子圣教服阳和汤二十余剂以致如此。

《马培之医案·乳岩》

1）乳头属肝，乳房属胃。胃与脾相连，乳岩一症，乃思虑抑郁，肝脾两伤，积想在心，所愿不得，志意不遂，经络枯涩，痰气郁结而成。两乳房结核有年则攀痛牵连筋，肝阴亦损，气化为火，阳明郁痰不解，虑其长大成为岩症，速宜撇去尘情，开怀解郁，以冀消化乃吉。拟方候裁。西洋参、童便、制香附、青皮（蜜炙）、川贝母、全栝蒌、赤白芍、毛菇、陈皮、夏枯草、清半夏、当归、佩兰叶、红枣头。

2）乳岩破溃，乳房坚肿、掣痛，定有翻花出血之虞。难治之症。姑拟养阴清肝。中生地、当归、白芍、黑栀、生甘草、羚羊片、丹皮、栝蒌、大贝母、连翘、蒲公英。

3）乳岩，一年肿突，红紫甫溃，两目筋脉掣痛，难治之症。勉拟养阴清肝。北沙参、麦冬、大贝、丹皮、当归、羚羊片、黑栀、连翘、甘草、泽兰、夏枯草、藕。

4）肝郁乳核气化为火，抽引掣痛，恐酿成乳岩大症，宜清肝汤主之。当归、栝蒌、丹皮、夏枯草、连翘、大贝、黑山栀、泽兰、北沙、白芍、金橘叶。

5）血不养肝，肝气郁结，右乳胀硬，乳头掣痛，势成岩症。急为清肝解郁，冀消化为要。全栝蒌、青皮、甘草、白术、薄荷、当归、柴胡、白芍、黑栀、丹皮、蒲公英、橘叶。

6）暴怒伤阴，厥气火偏旺，与阳明之痰热交并于络，以致乳房坚肿，颈颜连结数核，或时掣痛，已成岩症，脉数右洪，气火不降，谨防破溃。急为养阴清肝。羚羊片、天门冬、全栝蒌、大贝、丹皮、黑栀、鲜石斛、连翘、泽兰、赤芍、黑元参、蒲公英。

7）气虚生痰，阴虚生热，气火夹痰交并络中，乳岩坚肿，痛如虫咬。此阳化内风，动扰不宁，每遇阴晦之日，胸闷不畅，阴亏液燥。宜养阴清气化痰，缓缓图之。天冬、羚羊、夜合花、橘叶、郁金、海蜇、蒌仁、茯苓、川贝母、泽兰、连翘、勃荠。

《陈莲舫医案·卷下·乳癖》

叶，右，三十四。乳癖起因，癖久不消，渐为胀大，肌肤板滞，按之坚结，属由癖成岩之势，若抽搐作痛，痛而色红，即能穿溃，溃后有血无脓，尤为可虑。考厥阴、阳明之脉皆绕于乳，虽属外疡，由内因而发，血不养肝，肝邪犯胃，当脘久有胀满，屡屡头眩火升，脉息弦大。拟以和化。石决明、合欢皮、丹参、女珍、炒当归、木神、新会络叶、杏仁、寄生、远志、料豆、川贝、丝瓜络。

复：乳癖潜滋暗长，坚结不解，已成岩象，有时抽痛，有时色红。近复上为咯血，下为便闭。营阴久亏，痰热互扰，触感新邪，又有微寒微热，热势复甚，神烦心悸，脘胀纳呆，头眩火升，诸恙从此交集，脉息弦大。再从调气清阴，化痰热而和内外。沙参、银柴、旱莲、合欢、石决、杏仁、女珍、蜜桑叶、杭菊、川贝、当归、乌芝麻、代代花、藕节、丝瓜络。

又复：乳岩散漫，内胀外肿，四旁红晕又添。厥阴充斥，阳明内络大伤，以致纳食呆钝，食后作胀，肢体浮肿，心悸艰寐。种种营虚气痹，恐孔囊结盖之处溢脓为出血，脉见细弦，舌糙。从中挟痰郁湿，与肝邪为之互扰，拟清营和络。洋参、蒲公英、木神、川贝、麻仁、绿萼梅八分、金斛、忍冬、生栝蒌、银柴胡、会络青皮、丝瓜络。

《丁甘仁医案·卷八·外科案·乳岩》

庄。右脉左寸关弦数不静，右寸关濡滑而数，舌苔剥绛，乳岩肿硬已久，阴液亏而难复，肝阳旺而易升，血不养筋，营卫不得流通，所以睡醒则遍体酸疼，腰腿尤甚。连投滋阴柔肝，清热安神之剂，尚觉合度，仍守原意出入。西洋参（另煎汁冲服）二钱，朱茯神三钱，蛤粉炒阿胶一钱五分，丝瓜络二钱，霍山石斛三钱，生左牡蛎八钱，嫩白薇一钱五分，鲜竹茹二钱，大麦冬二钱，青龙齿三钱，全栝蒌（切）四钱，鲜枇杷叶（去毛、包）三张，鲜生地四钱，川贝母二钱，生白芍一钱五分，香谷芽露（后入）半斤。

外用金箍散、冲和膏，陈醋、白蜜调敷。

二诊：脉象尺部细弱，寸关弦细而数，舌质红绛，遍体酸痛，腰膝尤甚，纳谷减少，口干不多饮，腑行燥结，小溲淡黄，乳岩依然肿硬不消。皆由阴液亏耗，血不养筋，血虚生热，筋热则酸，络热则痛。况肝主一身之筋，筋无血养，虚阳易浮，腹内作胀，亦是肝横热郁，阳明通降失司。欲清络热，必滋其阴，欲柔其肝，必养其血，俾得血液充足，则络热自清，而肢节之痛，亦当轻减矣。西洋参（另煎汁冲服）二钱，生左牡蛎八钱，蛤粉炒阿胶一钱五分，霍山石斛三钱，青龙齿二钱，羚羊片（另煎汁冲服）四分，大麦冬三钱，生白芍二钱，嫩白薇一钱五分，鲜生地四钱，甜瓜子三钱，鲜竹茹二钱，嫩桑枝一两，丝瓜络五钱（二味煎汤代水）。

另：真珠粉二分，用嫩钩钩三钱，金器一具，煎汤送下。

三诊：遍体酸疼，腰膝尤甚，溲黄便结，纳谷减少，口干不多饮，乳岩依然肿硬不消，皆由阴液亏耗，血不养筋。筋热则酸，络热则痛，病情夹杂，难许速效。再拟养血清络。西洋参二钱，羚羊片（另煎汁冲服）八分，黑芝麻三钱，霍山石斛三钱，左牡蛎八钱，青龙齿三钱，蛤粉炒阿胶二钱，大地龙（酒洗）三钱，大麦冬二钱，生白芍一钱五分，嫩桑枝一两，首乌藤三钱，鲜生地四钱，川贝母五钱；甜瓜子三钱，丝瓜络五钱（二味煎汤代水）。

另：真珠粉二分，用朱灯心两扎，金器一具，煎汤送下。

四诊：乳岩起病，阴血亏虚，肝阳化风入络，肢节酸疼，心悸气逆，时轻时剧，音声欠扬，舌质光红，苔薄腻黄，脉象左弦数右濡数，病情夹杂，还虑增剧。姑拟养肝体以柔肝木，安心神而化痰热。西洋参一钱五分，朱茯神三钱，川象贝各二钱，柏子仁三钱，黑芝麻三钱，霍山石斛三钱，青龙齿三钱，栝蒌皮二钱，凤凰衣一钱五分，夜交藤四钱，真珠母六钱，生地（蛤粉拌）三钱，嫩钩钩（后入）三钱，蔷薇花露一两，香稻叶露四钱（二味后入）。

另：真珠粉二分，朱灯心二扎煎汤送下。

王。右肝郁木不条达，挟痰瘀凝结，乳房属胃，乳头属肝，肝胃两经之络，被阻遏而不得宣通，乳部结块，已延三四月之久，按之疼痛，恐成乳岩。姑拟清肝郁而化痰瘀，复原通气饮合逍遥散出入。全当归二钱，京赤芍二钱，银柴胡八分，薄荷叶八分，青陈皮各一钱，苦桔梗一钱，全栝蒌（切）四钱，紫丹参二钱，生香附二钱，大贝母三钱，炙僵蚕三钱，丝瓜络二钱，青橘叶一钱五分。

《慎五堂治验录·卷一》

光绪八年，葛隆镇一农工患乳岩，溃出血水已数月矣。往黄墙医治，朱少村一见，曰：此绝症也，不必服药，十往而十回也。其人自问无生理，遂就本镇外科医治。医投以《全生集》阳和汤。一月而收功。往见少村，少村曰：此乃医运，非本事也。嗟夫！固属绝症，尚当勉力图维。何况元气未艾，遽而云绝而不予药，岂仁人之用心哉！我阅杨介传，见一人患消渴，介以为无救也。其人回家，见完素。完素云：无恐也，宜食梨一担。食罢而疾瘳。复见吉老，吉老曰：若遇仙人乎？曰：非也，完素教我吃梨耳。吉老乃望山再拜,曰:我之师也,我不及若远矣。使少村见之,谅有愧色。

《曹沧洲医案·外疡门·乳科》

朱。乳岩已溃,法在不治,防出血。细生地四钱,合欢皮四钱,淡天冬三钱五分,醋炒归身二钱,土贝四钱(去心),酒炒蒲公英三钱,丝瓜络二钱,甘草节四分,两头尖三钱五今(绢包)。

宋。郁火伤阴,痰气交结,酿成乳岩,溃腐流血,旁坚如石,脉细。此脏病也,为外症中之内病,理之不易。细生地四钱,归身三钱五分,丹皮三钱五分(盐水炒),墨旱莲三钱,淡天冬三钱五分,白芍三钱五分,川楝子三钱五分(炒),忍冬藤四钱,川石斛四钱,合欢皮四钱,丝瓜络二钱,怀山药三钱五分,左牡蛎五钱(先煎),藕节五钱。

第三章

瘿

瘿是颈前结喉两侧肿块性疾病的总称,刘熙《释名》曰:"瘿,婴也,在颈婴喉也。"其特点是颈前结喉处或为漫肿,或为结块,可随吞咽动作上下移动。相当于西医学的甲状腺疾病。

在古代文献中,按脏腑归属有五瘿之分。如宋代陈无择《三因极一病证方论·卷十五·瘿瘤证治》中记载:"坚硬不可移者曰石瘿,皮色不变者曰肉瘿,筋脉露结者曰筋瘿,赤脉交结者曰血瘿,随喜怒消长者曰气瘿。"临床上以气瘿、肉瘿、石瘿较常见,而血瘿与筋瘿多属颈部血管瘤、颈部动脉体瘤,或因肿大的甲状腺压迫深部静脉引起颈部浅表静脉扩张的并发症。

瘿病发病多与情志失调、水土因素、禀赋遗传、外感六淫等有关。在致病因素的作用下,导致脏腑经络功能失调,气滞、血瘀、痰凝结于颈部,是其主要病机。如《外科正宗·瘿瘤论》所说:"夫人生瘿瘤之症,非阴阳正气结肿,乃五脏瘀血、浊气、痰滞所成。"

本章将临床最为常见的气瘿、肉瘿、石瘿进行一一分述,以供临证和学习之用。

第一节

气 瘿

气瘿是指颈前咽喉部漫肿囊结,按之柔软的一种疾病。多因忧恚气结而生,肿块可随喜怒消长,故名"气瘿"。表现为颈前结喉周围弥漫性肿大伴有结节,质地较软,皮色如常,生长缓慢。

其临床特点是女性多见,好发于高原、山区等缺碘地区;颈前结喉两侧弥漫性肿大,伴有结节,质地不硬,皮色如常,生长缓慢。如《诸病源候论·瘿候》所载:"诸山水黑土中出泉流者,不可久居,常食令人作瘿病,动气增患。"

【辨病名】

气瘿是最常见的瘿病。因其肿块可随喜怒而消长,故称为气瘿,俗称"大脖子病"。

《圣济总录·卷第一百二十五·瘿瘤门·气瘿》:"论曰:瘿之初结,胸膈满闷,气筑咽喉,噎塞不通,颈项渐粗,囊结不解,若此之类,皆瘿初结之证也。"

【辨病因】

气瘿的形成,多由于所居之地的水源及食物中含碘不足,加之情志不畅、饮食不节等导致。如《诸病源候论·瘿候》所言:"瘿者,由忧恚气结所生,亦曰饮沙水,沙随气入于脉,搏颈下而成之。"

一、情志不调

《太平圣惠方·卷第三十五·治瘿气诸方》:"夫瘿者,由忧恚气结所生也,亦由饮沙水,随气入于脉,搏颈下而为之也。初作,与瘿核相似,而当颈下也。皮宽不急,垂捶捶然是也。恚气结成瘿者,但垂核,捶捶无脉也。饮沙水成瘿者,有核瘰瘰,无根浮动在皮中。"

《圣济总录·卷第一百二十五·瘿瘤门·五瘿》:"论曰:石瘿、泥瘿、劳瘿、忧瘿、气瘿,是为五瘿,石与泥则因山水饮食而得之,忧劳气则本于七情,情之所至,气则随之,或上而不下,或结而不散是也。"

《严氏济生方·瘿瘤瘰疬门·瘿瘤论治》:"夫瘿瘤者,多由喜怒不节,忧思过度,而成斯疾焉。大抵人之气血,循环一身,常欲无滞留之患,调摄失宜,气凝血滞,为瘿为瘤。"

《仁斋直指方论·卷之二十二·瘿瘤·瘿瘤方论》:"随忧愁而消长者,谓之气瘿。"

《普济方·卷二百九十四·瘿瘤门·气瘿》:

"夫瘿之初结者,由人忧虑,志气常逆,蕴蓄之所成也……皆是肺脾壅滞,胸膈否涩,不得宣通,邪气搏颈,故令渐渐结聚成瘿。宜早疗之,便当消散也。"

《普济方·卷二百九十四·瘿瘤门·瘿病咽喉噎塞》:"夫瘿病咽喉噎塞者,由忧恚之气,在于胸膈,不能消散,传于肺脾。故咽之门者,胃气之道路;喉咙者,肺气之往来。今二经为邪气所乘,致经络否涩,气不宣通,结聚成瘿,在于咽喉下,抑郁滞留,则为之出纳者,噎塞而不通,病瘿者,以是为急也。"

二、饮食不节

《诸病源候论·小儿杂病诸候六·气瘿候》:"气瘿之状,颈下皮宽,内结突起,腮腮然,亦渐长大,气结所成也。小儿啼未止,因以乳饮之,令气息喘逆,不得消散,故结聚成瘿也。"

《太平圣惠方·卷第八十九·治小儿瘿气诸方》:"夫小儿瘿气之状,颈下皮宽,内结突起垒垒然,亦渐长大,气结所成也。小儿啼未止,因以乳饮之,令气息喘逆,不得消散,故结聚成瘿也。"

《圣济总录·卷第一百二十五·瘿瘤门·五瘿》:"论曰:石瘿、泥瘿、劳瘿、忧瘿、气瘿,是为五瘿,石与泥则因山水饮食而得之,忧劳气则本于七情,情之所至,气则随之,或上而不下,或结而不散是也。"

《普济方·卷二百九十四·瘿瘤门·气瘿》:"夫瘿之初结者……又饮沙石流水,毒气不散之所致也。皆是肺脾壅滞,胸膈否涩,不得宣通,邪气搏颈,故令渐渐结聚成瘿。宜早疗之,便当消散也。"

三、内伤外感

《外科心法要诀·卷十二·发无定处(上)·瘿瘤》:"肺主气,劳伤元气,腠里不密,外寒搏之,致生气瘿、气瘤,宜清肺气,调经脉、理劳伤、和荣卫,通气散坚丸主之。"

【辨病机】

气瘿病机多因情志不畅,忧怒无节,气化失调,营运阻塞,或元气内伤,外感寒邪,导致气滞、痰凝,结于颈部,遂成气瘿。

一、肝郁痰凝

《普济方·卷二百九十四·瘿瘤门·气瘿》:"夫瘿之初结者,由人忧虑,志气常逆,蕴蓄之所成也。又饮沙石流水,毒气不散之所致也。皆是肺脾壅滞,胸膈否涩,不得宣通,邪气搏颈,故令渐渐结聚成瘿。宜早疗之,便当消散也。"

《普济方·卷二百九十四·瘿瘤门·瘿病咽喉噎塞》:"夫瘿病咽喉噎塞者,由忧恚之气,在于胸膈,不能消散,传于肺脾。故咽之门者,胃气之道路;喉咙者,肺气之往来。今二经为邪气所乘,致经络否涩,气不宣通,结聚成瘿,在于咽喉下,抑郁滞留,则为之出纳者,噎塞而不通,病瘿者,以是为急也。"

二、内伤外寒

《外科心法要诀·卷十二·发无定处(上)·瘿瘤》:"肺主气,劳伤元气,腠里不密,外寒搏之,致生气瘿、气瘤,宜清肺气,调经脉、理劳伤、和荣卫,通气散坚丸主之。"

【辨病证】

该病初起表现为颈前结喉部漫肿伴结块,按之柔软。日久长大变硬,阻塞气道,则为急症。

《诸病源候论·小儿杂病诸候六·气瘿候》:"气瘿之状,颈下皮宽,内结突起,腮腮然,亦渐长大,气结所成也。小儿啼未止,因以乳饮之,令气息喘逆,不得消散,故结聚成瘿也。"

《太平圣惠方·卷第八十九·治小儿瘿气诸方》:"夫小儿瘿气之状,颈下皮宽,内结突起垒垒然,亦渐长大,气结所成也。小儿啼未止,因以乳饮之,令气息喘逆,不得消散,故结聚成瘿也。"

《圣济总录·卷第一百二十五·瘿瘤门·气瘿》:"论曰:瘿之初结,胸膈满闷,气筑咽喉,噎塞不通,颈项渐粗,囊结不解,若此之类,皆瘿初结之证也。"

《普济方·卷二百九十四·瘿瘤门·瘿病咽喉噎塞》:"夫瘿病咽喉噎塞者,由忧恚之气,在于胸膈,不能消散,传于肺脾。故咽之门者,胃气之道路;喉咙者,肺气之往来。今二经为邪气所乘,致经络否涩,气不宣通,结聚成瘿,在于咽喉下,抑郁滞留,则为之出纳者,噎塞而不通,病瘿者,以是为急也。"

【论治法】

该病治疗以疏肝解郁、化痰软坚为主。

一、内治法

《外科心法要诀·卷十二·发无定处（上）·瘿瘤》："肺主气，劳伤元气，腠里不密，外寒搏之，致生气瘿、气瘤，宜清肺气，调经脉、理劳伤、和荣卫，通气散坚丸主之。"

二、灸法

《备急千金要方·卷二十四·解毒杂治方·瘿瘤第七·灸法》："瘿恶气，灸天府五十壮。（《千金翼》云：又灸胸堂百壮）瘿上气短气，灸肺俞百壮。瘿劳气，灸冲阳，随年壮。瘿气面肿，灸通天五十壮。

瘿，灸天瞿三百壮，横三间寸灸之。又灸中封，随年壮（在两足跗上曲尺宛宛中）。诸瘿，灸肩髃左右相对宛宛处，男左十八壮，右十七壮，女右十八壮，左十七壮，或再三，取瘥止。又，风池百壮，挟项两边。又，两耳后发际一百壮。又，头冲（一作颈冲）头冲在伸两手直向前令臂着头对鼻所注处，各随年壮。（《千金翼》一名臂臑）

凡肉瘤勿治，治则杀人，慎之。（《肘后方》云：不得针灸）"

《千金翼方·卷第二十八·针灸下·脱肛第七》："瘿气面肿，灸通天五十壮。"

《外台秘要·卷第二十三·灸瘿法一十三首》："又瘿气面肿法，灸通天五十壮，在耳上二寸。"

《太平圣惠方·卷第三十五·治瘿气诸方》："有气瘿，可针之。"

《针灸大成·卷六·手阳明经穴主治·考正穴法》："肩髃一名中肩井，一名偏肩。髆骨头肩端上，两骨罅间陷者宛宛中，举臂取之有空。手阳明、阳跷之会。《铜人》：灸七壮，至二七壮，以瘥为度；若灸偏风，灸七七壮，不宜多，恐手臂细。若风病，筋骨无力，久不瘥，灸不畏细；刺即泄肩臂热气。《明堂》：针八分，留三呼，泻五吸；灸不及针，以平手取其穴，灸七壮，增至二七壮。《素注》针一寸，灸五壮；又云：针六分，留六呼。主中风手足不

随，偏风，风痪，风痿，风病，半身不遂，热风肩中热，头不可回顾，肩臂疼痛臂无力，手不能向头，挛急，风热瘾疹，颜色枯焦，劳气泄精，伤寒热不已，四肢热，诸瘿气。"

《针灸大成·卷六·足太阳经穴主治·考正穴法》："通天：承光后一寸五分。《铜人》：针三分，留七呼，灸三壮。主颈项转侧难，瘿气，鼻衄、鼻疮、鼻窒、鼻多清涕，头旋，尸厥、口㖞、喘息、头重、暂起僵仆、瘿瘤。"

《针灸大成·卷七·足少阳经穴主治·考正穴法》："风池：耳后颞颥后，脑空下，发际陷中，按之引于耳中。手足少阳、阳维之会。《素注》：针四分。《明堂》：针三分。《铜人》：针七分，留七呼，灸七壮。《甲乙》：针一寸二分。患大风者，先补后泻。少可患者，以经取之，留五呼，泻七吸。灸不及针，日七壮至百壮。主洒淅寒热，伤寒温病汗不出，目眩苦，偏正头痛，痁疟，颈项如拔，痛不得回顾；目泪出，欠气多，鼻鼽衄，目内眦赤痛，气发耳塞，目不明，腰背俱疼，腰伛偻引颈筋无力不收，大风中风，气塞涎上不语，昏危，瘿气。"

【论用方】

一、治气瘿方

1. 昆布丸

1)《外台秘要·卷第二十三·气瘿方一十首》

疗气瘿气，胸膈满塞，咽喉项颈渐粗。

昆布（二两，洗去咸汁）　通草（一两）　羊靥（二具，炙）　海蛤（一两，研）　马尾海藻（一两，洗去咸汁）

上五味，蜜丸如弹子。细细含咽汁。忌生菜、热面、炙肉、蒜、笋。

又疗冷气筑，咽喉噎塞兼瘿气。

昆布（八分，洗）　干姜（六分）　犀角（六分，屑）　吴茱萸（四分）　人参（八分）　马尾海藻（四分，洗）　荜茇子（六分，熬）　杏仁（八分，去皮尖熬）

上八味捣筛，蜜丸如梧子。空腹以饮服。忌生冷、粘食、陈臭等。余忌同前。

2)《太平圣惠方·卷第三十五·治瘿初结诸方》

治瘿气初结,咽喉中壅闷,不治即渐渐肿大。

昆布(一两,洗去咸味) 诃黎勒皮(一两) 槟榔(一两) 松萝(半两) 干姜(半两,炮裂,锉) 桂心(半两) 海藻(一两,洗去咸味) 木通(二两,锉)

上件药,捣罗为末,炼蜜和丸如梧桐子大。每于食后,以温酒下二十丸。

3)《圣济总录·卷第一百二十五·瘿瘤门·气瘿》

治咽喉噎塞,冷气上筑,妨闷渐成瘿气。

昆布(洗去咸,炙干) 杏仁(去皮尖、双仁,炒研) 犀角(镑) 吴茱萸(汤洗,焙干炒) 海藻(洗去咸,炙干,各二两) 人参(二两半) 干姜(炮) 葶苈子(纸上炒,各一两)

上八味,捣研为末,炼蜜和丸如梧子大。每服二十丸,米饮下,日三。

2. 小麦汤(《外台秘要·卷第二十三·气瘿方一十首》)

疗瘿有在咽喉初起,游气去来,阴阳气相搏,遂停住喉中前不去,肿起如斛罗,诸疗不瘥。

小麦(三升) 昆布(二两,洗去咸) 厚朴(炙,一两) 橘皮 附子(炮) 海藻(洗,各二两) 生姜(五两) 半夏(洗,五两) 白前(三两) 杏仁(一百枚,去尖皮)

上十味切,以水一斗,煮取三升半,分五服,相去一炊顷。忌猪肉、饧、羊肉、冷水。

3. 五瘿丸

1)《外台秘要·卷第二十三·五瘿方八首》

治五瘿。

尘靥,以酒渍,炙干,再纳酒中更浸,炙令香,咽汁,味尽更易,十具愈。

2)《普济方·卷二百九十四·瘿瘤门·五瘿》

治瘿气。

菖蒲 海蛤 白蔹 续断 海藻 松萝 官桂心 蜀椒(去目及闭口者) 倒挂草 半夏(各二两) 神曲(二两) 羊靥(百枚)

上捣筛为末,以牛羊髓脂和为丸,如梧桐子大。日服三丸。一方以酱浸牛羊髓脂为丸。

4. 五瘿方(《外台秘要·卷第二十三·五瘿方八首》引《千金翼》)

治瘿气。

海藻(一两,洗) 昆布(洗) 半夏(洗) 细辛 土瓜根 松萝(各一两) 白蔹 龙胆草(各二两) 海蛤(二两) 通草(二两)

上十味作散,酒服方寸匕,日再。忌羊肉,余忌同前。

5. 昆布散

1)《太平圣惠方·卷第三十五·治瘿气诸方》

治瘿气结肿,胸膈不利。

昆布(一两,洗去咸味) 海藻(一两,洗去咸味) 松萝(一两) 细辛(一两) 半夏(一两,汤洗七遍去滑) 海蛤(一两,细研) 甘草(一两,炙微赤,锉) 白蔹(一两) 龙胆(二两,去芦头) 土瓜根(一两) 槟榔(一两)

上件药,捣细罗为散。每于食后,以温酒调下二钱。不得用力劳动。

2)《太平圣惠方·卷第八十九·治小儿瘿气诸方》

治小儿瘿气肿闷。

昆布(洗去咸味) 黄芪(锉) 麦门冬(去心,焙) 川大黄(锉,微炒) 陈橘皮(汤浸去白瓤,焙,以上各半两) 甘草(一分,炙微赤,锉) 杏仁(一分,汤浸去皮尖、双仁,麸炒微黄)

上件药,捣粗罗为散。每服一钱,以水一小盏煎至五分,去滓,量儿大小,不计时候,加减温服。

3)《圣济总录·卷第一百二十五·瘿瘤门·气瘿》

治气瘿初结。

昆布(洗去咸,炙干) 海藻(洗去咸,炙干,各三两) 松萝(一两) 海蛤 木通(锉) 白蔹 桂(去粗皮,各二两)

上七味,捣罗为散。每服二钱匕,温酒调下,日三,不拘时。

4)《幼幼新书·卷第三十六·瘿气第十一》

《刘氏家传》治童男童女风土瘿气及因气结所成者。

昆布 蓬莪术 川芎 槟榔 茴香 海藻 荆三棱 甘草(炙,各半两) 木香 丁香 青橘皮(各一分)

上件药,为细末。每服二钱,水一钟盏,先用猪靥三枚,灯焰上用针串在尖上燎熟,入药内,同煎至六七分,和滓温服。临卧,每夜止进一服,久服日渐消也。

5)《普济方·卷二百九十四·瘿瘤门·瘿病咽喉噎塞》

治瘿气结肿,胸膈不利。

昆布(洗去咸味) 海藻(洗去咸味) 松萝 细辛 半夏(洗七次去滑) 海蛤(细研) 甘草(炙微赤,锉) 白蔹(各一两) 龙胆(去芦,二两) 土瓜根 槟榔(各一两)

上为散。每于食后,以温酒调下二钱,不得用力劳动。

6)《普济方·卷四百五·婴孩诸疮肿毒门·瘿气》

治小儿瘿气肿闷。

昆布(洗去咸味) 黄芪(锉) 麦门冬(去心,焙) 川大黄(锉,微炒) 陈橘皮(汤浸去白瓤,以上各半两) 甘草(炙微赤,锉,一分) 杏仁(汤浸去皮尖、双仁,麸炒微黄,一分)

上捣为散。每服一钱,水一小盏煎至五分,去滓,不计时候,量儿大小加减,温服。

6. 松萝丸

1)《太平圣惠方·卷第三十五·治瘿气诸方》

治瘿气结核,瘤瘤肿硬。

松萝 昆布(洗去咸味) 木通(锉) 柳根须(逆水生者,洗焙干,以上各二两)

上件药,捣罗为末,炼蜜和捣三二百杵,丸如小弹子大。常含一丸,细细咽津,令药味在喉中相接为妙。

2)《圣济总录·卷第五十四·三焦门·上焦热结》

治上焦热结攻注,咽颈赤肿,饮食不下,欲成瘿气。

松萝(生,半两) 山豆根(生) 防风(去叉) 海藻(洗去咸,炒) 连翘 木通(锉) 槟榔(锉) 青竹茹(各一两) 昆布(洗去咸,炒,二两)

上九味,捣罗为末,炼蜜丸如梧桐子大。每服三十丸,食后温酒下,日三。

7. 半夏散

1)《太平圣惠方·卷第三十五·治瘿气咽喉肿塞诸方》

治瘿气咽喉肿塞,心胸烦闷。

半夏(一两,汤洗七遍去滑) 射干(一两) 牛蒡子(一两,微炒) 杏仁(三分,汤浸去皮尖、双仁,麸炒微黄) 羚羊角屑(三分) 木通(三分,锉) 桔梗(三分,去芦头) 昆布(三分,洗去咸味) 槟榔(三分) 枳壳(半两,麸炒微黄,去瓤) 赤茯苓(三分) 甘草(半两,炙微赤,锉)

上件药,捣筛为散。每服四钱,以水一中盏,入生姜半分,煎至六分,去滓,不计时候,温服。

2)《太平圣惠方·卷第八十九·治小儿瘿气诸方》

治小儿瘿气,心胸烦闷。

半夏(汤洗七遍去滑) 海藻(洗去咸味) 龙胆(去芦头) 昆布(洗去咸味) 土瓜根 射干 小麦面(以上各一分)

上件药,捣细罗为散。每服以生姜酒调下半钱,日三四服。量儿大小,以意加减。

3)《普济方·卷二百九十四·瘿瘤门·瘿病咽喉噎塞》

治瘿气咽喉肿塞,心胸烦闷。

半夏(汤洗七次去滑) 射干 牛蒡子(炒,研,各一两) 杏仁(汤浸去皮尖、双仁,炒令黄) 羚羊角屑 木通(锉) 桔梗(去芦头) 昆布(洗) 槟榔 赤茯苓(各三分) 枳壳(半两,麸炒微黄去瓤) 甘草(半两,炙微赤,锉)

上为散。每服四钱,以水一中盏,入生姜半分,煎至六分,去滓,不拘时候,温服。

4)《普济方·卷四百五·婴孩诸疮肿毒门·瘿气》

治小儿瘿气,心胸烦闷。

半夏(汤浸七次,去滑) 海藻(洗去咸味) 龙胆(去芦头) 昆布(去咸味) 土瓜根 射干 小麦面(以上各一分)

上罗为散。每服以生姜酒调下半钱,日三四服,量儿大小加减。

8. 商陆散(《太平圣惠方·卷第八十九·治小儿瘿气诸方》)

治小儿瘿气。胸膈噎塞咽粗。商陆散方。

商陆(一两,微炙) 昆布(一两,洗去咸味) 牛蒡子(三分) 射干 木通(锉) 海藻(洗去咸味) 羚羊角屑 杏仁(汤浸去皮尖、双仁,研,麸炒微黄,以上各半两)

上件药,捣粗罗为散。每服一钱,以水一小

盏,入生姜少许,煎至五分,去滓,不计时候,量儿大小,分减温服。

9. 木通散

1)《太平圣惠方·卷第八十九·治小儿瘿气诸方》

治小儿瘿气,心胸壅闷,咽喉噎塞。

木通(锉) 海藻(洗去咸味) 昆布(洗去咸味) 松萝 桂心 白蔹(以上各半两) 蛤蚧(一两,炙微黄) 琥珀(三分)

上件药,捣细罗为散。每服以牛蒡子煎汤,调下半钱,不计时候,量儿大小,以意加减服之。

2)《普济方·卷四百五·婴孩诸疮肿毒门·瘿气》

治小儿瘿气,咽喉肿塞妨闷。

木通(锉) 昆布(洗去咸味) 干姜(炮治,锉) 甜葶苈(隔纸炒令紫色,各半两) 羚羊角屑 人参(去芦头) 海藻(洗去咸味) 射干 槟榔(以上各一分)

上罗为末,炼蜜丸,如麻子大。不计时候,以温酒下十丸,量大小加减。

10. 海藻散

1)《太平圣惠方·卷第八十九·治小儿瘿气诸方》

治小儿瘿气,肿结渐大。

海藻(洗去咸味) 海带 海蛤 昆布(洗去咸味) 木香(以上各半两) 金箔(三十片) 羊靥(三枚,微炙) 猪靥(三枚,微炙)

上件药,捣细罗为散。每服以温酒调下半钱。量儿大小,以意加减,日三四服。

2)《圣济总录·卷第一百二十五·瘿瘤门·气瘿》

治气瘿初作。

海藻(洗去咸,炙干) 龙胆 海蛤(研) 木通(锉) 昆布(洗去咸 炙干) 矾石(煅研) 松萝(各半两) 小麦面(一两) 半夏(汤洗七遍,半两)

上九味,捣罗为散。每服一钱匕,温酒调下,日三,不拘时。

3)《普济方·卷二百九十四·瘿瘤门·五瘿》

治五瘿。

海藻(洗去咸味) 海蛤(各三两) 昆布(洗

去咸味) 半夏(汤洗七次去滑) 细辛 土瓜根 松萝(各一两) 木通(锉) 白蔹 龙胆(各二两)

上为细末。每服一钱匕,酒调服,日再。不得作劳用力。

11. 木通丸(《太平圣惠方·卷第八十九·治小儿瘿气诸方》)

治小儿瘿气,咽喉肿塞妨闷。

木通(锉) 昆布(洗去咸味) 干姜(炮裂,锉) 甜葶苈(隔纸炒令紫色,以上各半两) 羚羊角屑 人参(去芦头) 海藻(洗去咸味) 射干 槟榔(以上各一分)

上件药,捣罗为末,炼蜜和丸如麻子大。不计时候,以温酒下十丸,量儿大小,以意加减。

12. 陈橘皮丸(《太平圣惠方·卷第八十九·治小儿瘿气诸方》)

治小儿瘿气,咽喉噎塞。

陈橘皮(汤浸去白瓤,焙) 麦门冬(去心,焙) 赤茯苓 连翘 海藻(洗去咸味) 商陆(干者,以上各半两) 杏仁(一分,汤浸去皮尖、双仁,麸炒微黄) 羊靥(三枚,炙黄) 槟榔(三分)

上件药,捣罗为末,炼蜜和丸如绿豆大。二三岁以温水下七丸,儿大者,绵裹一丸如皂荚子大,不计时候,含咽津。

13. 白前汤(《圣济总录·卷第一百二十五·瘿瘤门·气瘿》)

治气瘿初作。

白前 昆布(洗去咸,炙干) 厚朴(去粗皮生,姜汁炙) 陈橘皮(汤浸去白,切,炒) 附子(炮裂,去皮脐) 海藻(洗去咸,炙干) 半夏(汤洗七遍) 杏仁(汤浸去皮尖、双仁,炒) 甘草(炙,锉,各一两) 小麦(醋浸一宿,曝干,三合)

上十味,锉如麻豆。每服三钱匕,水一盏半,生姜一枣大拍碎,煎至八分,去滓,食后温服,日三。

14. 二靥散(《圣济总录·卷第一百二十五·瘿瘤门·气瘿》)

治瘿气。

猪羊靥(各十对,水洗去脂膜,切,焙) 海藻(洗去咸,炙干) 海带(各一两) 丁香 木香 琥珀 麝香(研,各一两) 真珠(半两,研)

上九味,捣罗为散。每服一钱匕,热酒一盏调下,垂头卧少时。

15. 羊靥丸

1)《圣济总录·卷第一百二十五·瘿瘤门·气瘿》

治咽喉不利,项颈渐粗,将成瘿瘤。

羊靥(二七枚,炙黄,切) 人参(一两半) 昆布(洗去咸,炙干,三两) 木通(锉) 海藻(洗去咸,炙干,各一两) 海蛤(研) 杏仁(汤浸去皮尖、双仁,炒) 恶实(微炒,各二两)

上八味,捣罗为末,炼蜜和丸如梧桐子大。每服十五丸至二十丸,米饮下,日再。

2)《普济方·卷二百九十四·瘿瘤门·瘿病咽喉噎塞》

治咽喉不利,颈项渐粗,将成瘿病。

羊靥(二七枚,炙黄,切) 人参(一两半) 木通(锉,一两) 海蛤(研细) 昆布(洗去咸味,炙干,三两)

上为细末,炼蜜和丸如梧桐子大。每服十五丸至二十丸,米饮下,日再服。

16. 通气丸

1)《圣济总录·卷第一百二十五·瘿瘤门·气瘿》

治咽喉气闷,胸膈满塞,项颈渐粗。

木通(锉) 海藻(洗去咸,炙干) 海蛤(研,各一两) 昆布(洗去咸,炙干,三两) 羊靥(二七枚,炙黄,切)

上五味,捣罗为末,炼蜜和丸如弹子大。每服一丸,含化。

2)《普济方·卷二百九十四·瘿瘤门·瘿病咽喉噎塞》

治瘿气咽喉肿塞,毒气壅闷不通。

木通(锉) 射干 杏仁(汤浸去皮尖、双仁,炒) 诃黎勒(煨,去核) 海藻(洗去咸味,焙干) 黄芪(各一两) 白茯苓(去黑皮,三两) 恶实(微炒) 昆布(洗去咸味,焙,各五钱)

上为末,炼蜜和丸,如弹子大。每服一丸,含化下,日三。

3)《证治准绳·疡医·卷之五·瘿瘤》

治瘿气。

海藻 海带 昆布 夏枯草 木通(各一两) 诃子 薄荷(各五钱) 杏仁(少许)

上为末,炼蜜丸,如芡实大。每用一丸,嚼化。

兼灸,以泄瘿气方效。

17. 海藻丸(《圣济总录·卷第一百二十五·瘿瘤门·气瘿》)

治咽喉噎闷成瘿。

海藻(洗去咸,炙干) 槟榔(锉) 昆布(洗去咸,炙干) 诃黎勒皮 文蛤(研,各三两) 半夏(汤洗七遍) 生姜(切,焙,各二两) 小麦(米醋浸三宿,曝干,三合) 海蛤(研,二两)

上九味,捣研为末,炼蜜和丸如弹子大。每服一丸,含化日三。

18. 紫苏膏(《圣济总录·卷第一百二十五·瘿瘤门·气瘿》)

治咽喉气噎塞,成气瘿。

紫苏子(炒) 桂(去粗皮) 大黄(锉,炒) 当归(切,焙) 干姜(炮,各半两) 陈橘皮(汤浸去白,焙,一两) 蜀椒(去目并闭口,炒出汗,一分) 猪脂(腊月者煎去滓,半斤)

上八味,㕮咀七味,如麻豆大,先以水六升煎至二升,绵滤去滓,纳猪脂再煎成膏。取涂瘿上,日二夜一,以瘥为度。

19. 海藻酒(《圣济总录·卷第一百二十五·瘿瘤门·气瘿》)

治咽喉噎塞,冷气妨闷,结成瘿气。

海藻(洗去咸,二两)

上一味,细锉,以清酒四升浸二宿,漉去滓。每取半盏,细细含咽,日三,不拘时,以瘥为度。

20. 琥珀丸(《圣济总录·卷第一百二十五·瘿瘤门·气瘿》)

治瘿气初结,喉中壅闷,渐渐肿大。

琥珀(研) 大黄(锉,炒,各一两) 昆布(洗去咸,焙,半两)

上三味,捣罗为细末,炼蜜和丸如梧子大。每日空心及晚食后,以温酒下二十丸。

21. 羚羊角丸(《圣济总录·卷第一百二十五·瘿瘤门·气瘿》)

治瘿气胸膈壅塞,咽喉渐粗宜服,大效。

羚羊角屑(一两) 昆布(一两,洗去咸) 桂心(一两) 木通(一两,锉) 川大黄(一两,锉碎,微炒)

上五味,捣罗为末,炼蜜和丸,如梧子大。每服不计时候,以粥饮下二十丸。

22. 海藻汤(《圣济总录·卷第一百二十五·

瘿瘤门·五瘿》）

治五瘿。

海藻（洗去咸汁，炙半斤）　小麦面（半两）
特生矾石（煅，五两）

上三味，以经年陈醋一升，拌小麦面焙干，再
蘸醋焙，以醋尽为度，入二药，粗捣筛。每服二钱
匕，水一盏煎至七分，去滓温服，日再，不拘时候。

23. 海蛤散（《圣济总录·卷第一百二十五·
瘿瘤门·五瘿》）

治瘿瘤。

海蛤（研）　人参　海藻（马尾者，汤洗去咸，
焙）　白茯苓（去黑皮）　半夏（水煮一两沸去滑，
切，焙，各半两）

上五味，捣罗为散。每服一钱匕，入猪靥子末
一钱匕，甜藤一尺，去根五寸取之，甘草一寸，水五
盏同煎，取一盏半，分三次。每次调散二钱匕，临
卧服，女人四服，妇人八服，永除，次用丸药宣下。

24. 陷脉散（《圣济总录·卷第一百二十五·
瘿瘤门·五瘿》）

治积年瘿瘤，骨瘤、石瘤、肉瘤、脓瘤、血瘤，大
如杯盂，或漏溃骨消肉尽，或坚或软，惊惕不安，身
体掣缩者。

乌贼鱼骨（去甲）　琥珀石　硫黄（各一
分）　白石脂　紫石英　钟乳（各半两）　丹参
（三分）　大黄　干姜　附子（各一两）

上十味，捣罗为散，贮以韦囊，勿令泄气。若
疮湿日三四敷，无汁以猪膏和敷之，以干为度。若
汁不尽者，至五剂，著药不令人疼痛。若不消，加
芒硝二两。

25. 茯苓丸（《圣济总录·卷第一百二十五·
瘿瘤门·五瘿》）

治气结喉中，蓄聚不散成瘿。

白茯苓（去黑皮，三两）　半夏（汤洗去滑）
生姜（切，焙，二两）　昆布（洗去咸，焙）　海藻
（洗去咸，焙，各五两）　桂（去粗皮）　陈橘皮（去
白，焙，各一两）

上七味，捣罗为末，炼蜜丸如杏仁大。常含化
一粒，细细咽津，令药气不绝。

26. 杏仁丸（《圣济总录·卷第一百二十五·
瘿瘤门·五瘿》）

治气结颈项，蓄聚不散成瘿。

杏仁（去皮尖、双仁者，炒令黄）　连翘（各一

两半）　海藻（洗去咸，焙，一两一分）　昆布（洗
去咸，焙）　木香（各二两）　蔓荆实（揉去皮）
羊靥（炙，各一两）　诃黎勒（煨去核，二两半）
槟榔（锉）　陈橘皮（去白，焙，各半两）

上十味，捣罗为末，炼蜜丸如梧子大。每服三
十丸，空心米饮下，仍常含化一丸。

27. 桂心散（《圣济总录·卷第一百二十五·
瘿瘤门·瘿病咽喉噎塞》）

治瘿气咽喉肿塞。

桂（去粗皮）　昆布（洗去咸，焙）　海藻（洗
去咸，焙）　甘草（炙，锉）　白面（微炒，各一
两）　龙胆　海蛤　王瓜根　半夏（为末，生姜汁
和作饼，曝干）　吴茱萸（汤浸去涎，焙炒）　牡蛎
（烧，各一两半）

上十一味，捣罗为散。每服二钱匕，酸浆水调
下，食后临卧。

28. 诃黎勒丸（《圣济总录·卷第一百二十
五·瘿瘤门·瘿病咽喉噎塞》）

治年深瘿气噎塞。

诃黎勒（煨，去核）　槟榔（锉）　海藻（洗去
咸，焙，各一两）　枳壳（去瓤，麸炒）　白茯苓（去
黑皮）　干姜（炮）　熊胆　桂（去粗皮）　昆布
（洗去咸，焙，一两）

上九味，捣罗为末，炼蜜为丸如酸枣大。每服
一丸含化，不拘时。

29. 蛤蚧丸（《圣济总录·卷第一百二十五·
瘿瘤门·瘿病咽喉噎塞》）

治瘿气肿塞。

蛤蚧（全者，酥炙一对）　琥珀（研，半两）
真珠末　海藻（洗去咸，焙，各一分）　肉豆蔻（去
壳，一枚）　大黄（锉碎，醋炒，一分）　昆布（洗去
咸，焙，半两）

上七味，捣罗为末，枣肉为丸如梧桐子大。每
服二十丸，木通汤下。

30. 麦门冬丸（《圣济总录·卷第一百二十
五·瘿瘤门·瘿病咽喉噎塞》）

治瘿肿闷。

麦门冬（去心，焙）　昆布（洗去咸，焙，各三
分）　黄芪（焙）　大黄（锉，蒸）　陈橘皮（汤浸去
白，焙）　杏仁（汤浸去皮尖、双仁，炒）　甘草
（炙，锉，各一两）

上七味，捣罗为末，炼蜜为丸如弹子大。每服

一丸,含化。

31. 茯苓汤(《圣济总录·卷第一百二十五·瘿瘤门·瘿病咽喉噎塞》)

治瘿气咽喉肿塞。

白茯苓(去黑皮) 人参(各一两) 海藻(洗去咸,焙,二两) 海蛤 半夏(为末,生姜汁和作饼曝干) 甘草(炙,锉) 菴䕡子(各一两)

上七味,粗捣筛。每服三钱匕,水一盏煎至七分,去滓,温服。

32. 消瘿散

1)《扁鹊心书·神方·消瘿散》

治气瘿多服取效,血瘿不治。

全蝎(三十枚,去头足) 猪羊䯏(即膝眼骨,各三十枚,炙枯) 枯矾(五钱)

共为末,蜜丸梧子大。每服五十丸,饴米糖拌吞或茶任下。

2)《证治准绳·疡医·卷之五·瘿瘤》

治瘿气。

海藻(酒洗) 海带(酒洗) 昆布(酒洗) 海马(酒炙) 海红蛤 石燕(各煅) 海螵蛸(各一两)

上为末,清茶下。兼服含化丸,兼灸,相济以收全功。

3)《洞天奥旨·卷十一·粉瘿瘤》

统治各瘿。

海藻(一钱) 龙胆草(一钱) 昆布(五分) 土瓜根(二钱) 半夏(一钱) 小麦面(一撮) 甘草(一钱) 干姜(五分) 附子(一片)

水煎,十剂必散。

33. 昆布丹(《幼幼新书·卷第三十六·瘿气第十一》)

治瘿气不散。

昆布 海藻(各洗去咸味) 草龙胆 甜葶苈(隔纸炒令紫色,研,各一两) 牵牛子(炒) 槟榔(各半两)

上件药捣,罗为细末,白面糊和如黍米大。每服十粒,煎人参汤下,量儿大小加减。

34. 蓬莪术散(《幼幼新书·卷第三十六·瘿气第十一》)

消小儿及丈夫、妇人项气,磨宿滞积气。

蓬莪术(四钱,生温水洗过用) 丁香(母丁香不用) 杏仁(汤洗去皮尖,各七粒)

上件捣,罗为细末。每用猪䯏一枚,针穿去麻油灯焰上烧令香熟,破开入药末一字在内,含化咽津。忌油、盐、鸡、鱼。日三服,稍退,可徐徐服半月除根。

35. 破结散

1)《三因极一病证方论·卷之十五·瘿瘤证治》

治石瘿、气瘿、劳瘿、土瘿、忧瘿等证。

海藻(洗) 龙胆 海蛤 通草 昆布(洗) 矾石(枯) 松罗(各三分) 麦曲(四分) 半夏(各二分)

上为末。酒服方寸匕,日三。忌鲫鱼、猪肉、五辛、生菜、诸杂毒物。十日知,二十日愈。

2)《世医得效方·卷第十九疮肿科·诸疮·项瘿》

治五瘿。坚硬不可移,名石瘿;皮色不变,名肉瘿;筋络露结,名筋瘿;赤脉交络,名血瘿;随忧愁消长,名气瘿。五瘿皆不可妄决破,破则脓血崩溃,多致夭枉。服此十日知,二十日愈。

海藻(洗) 龙胆草 海蛤 通草 昆布(洗) 矾石(枯) 松萝(各三分) 麦曲(四两) 半夏 海带(各二分)

上为末。每服方寸匕,酒调,日三服。忌鸡、鱼、猪肉、五辛、生菜及诸毒物。

3)《疡医大全·卷十八颈项部·瘿瘤门主方》

治五瘿极佳。

麦面(四分) 松萝 半夏 贝母 海藻(洗) 龙胆草 海蛤 通草 昆布 枯矾(各三分)

研末。酒服一钱,日三。忌鲫鱼、猪肉、五辛、生菜、毒物。二十日愈。一方加青皮。

36. 针沙方(《仁斋直指方论·卷之二十二·瘿瘤·瘿瘤证治》)

专治气瘿。

针沙,浸于水缸,平日饮食皆用此水,十日一换。针沙服之半年,自然消散,针沙能去积也。

37. 海带丸(《仁斋直指方论·卷之二十二·瘿瘤·附诸方》)

治瘿气久不消者。

海带 贝母 青皮 陈皮

上各等分,为末,炼蜜丸如弹子大。每服一

丸,食后嚼化。

38. 宝金散(一名罗氏宝金散,《证治准绳》)(《卫生宝鉴·卷十三·疣瘤疥癣皴揭附》)

偏医瘿气,无不瘥,神效。

猪羊靥(十对,暖水洗去脂膜后,晒干,杵为细末) 海藻 海带(各二两) 琥珀(研) 麝香(研) 木香 丁香(各二钱半) 真珠(半两,研)

上为末,入研药合匀,再研极细,重罗。每服一钱,热酒一盏调下,夜卧服,垂头卧。若是在室男女,不十服必效。如男子妇人患,一月见效。妇人有胎不可服,切宜忌之。

39. 海藻溃坚丸

1)《卫生宝鉴·卷十三·疣瘤疥癣皴揭附》

治瘿气大盛,久不消散。

海藻 海带 昆布(各一两) 广术 青盐(各半两)

上为末。炼蜜丸如指尖大。每服一丸,嚼化,食后。

2)《杂病源流犀烛·卷二十六·颈项病源流·治颈项疮疡方八十六》

治瘰疬马刀,坚硬形瘦,潮热不食,兼治一切瘿气。忌甘草、鱼、鸡、猪肉、五辛、生冷。

神曲(四钱) 半夏(二钱) 海藻 昆布 龙胆草 蛤粉 通草 贝母 真松萝 茶枯矾(各三钱)

蜜丸。每三十丸,临卧白汤下,或含化,或酒调末二钱服,俱可。

40. 白头翁丸(《普济方·卷二百九十四·瘿瘤门·气瘿》)

主气瘿方,兼治气瘤。

白头翁(半两) 昆布(十分,洗去咸味,焙) 海藻(七分,洗去咸味,焙) 通草(七分) 玄参 连翘子(各八分) 桂心(三分) 白蔹(六分)

上捣,筛为末。炼蜜和丸如梧桐子大。每服五丸,用酒调服。忌蒜面、猪肉、鱼及生葱等物。

41. 矾蝎散(《普济方·卷二百九十四·瘿瘤门·气瘿》)

治项气,又名瘿气。

白矾(一两,生令细) 全蝎(半两)

上将矾为末,用耳锅一个,将蝎用麻黄包了,线扎定;将矾分作两处,一半在底,一半在上,全蝎在中心,用瓦片子盖定,再用盐泥固济,候干;用热火二斤,煅一斤,将取出,为细末。每服一钱,入麝香少许,将猢猪靥一个切,入药内,用湿纸包五七重,火煨熟,取出。临卧时细嚼,津液送下。

42. 连翘丸(《普济方·卷二百九十四·瘿瘤门·瘿病咽喉噎塞》)

治瘿病,咽喉噎气塞。

连翘 木通(锉) 干姜(炮,各一两) 羊靥(炙,七枚) 昆布(洗去咸味,焙,一两) 杏仁(去皮尖、双仁,炒,一十七枚) 车前子(微炒,一两) 半夏(为末,生姜汁和作饼子,曝干,一两)

上为散。每服二钱匕,米饮调下,日二服。食后临卧下。

43. 海藻散瘿丸(《医方集宜·卷之十外科·治方·瘿瘤》)

治瘿气,结核。

海藻 昆布 赤茯苓 桔梗 连翘 天花粉 青黛 青皮

上为末,用蜜和丸如弹子大。每服一丸,滚白汤化下。

44. 藻药散(《证治准绳·疡医卷之五·瘿瘤》)

治气瘿。

海藻(酒洗,一两) 黄药子(二两,万州者佳)

上为末,置掌中,以舌时时舐,以津咽下。消三分之二止药。先须断厚味,戒酒色。

45. 二海丸(《证治准绳·疡医卷之五·瘿瘤》)

治气瘿。

海藻 昆布(各酒洗,晒干)

上等分为末,炼蜜丸杏核大。稍稍咽汁,又用海藻洗净,切碎,油醋熟,作常菜食之。

46. 含化丸(《证治准绳·疡医卷之五·瘿瘤》)

治瘿气。

海藻 海蛤(煅) 海带 昆布 瓦楞子(煅) 文蛤(即花蛤,背有斑文) 诃子(去核) 五灵脂(各一两) 猪靥(十四个,焙干,另研)

上为末,炼蜜丸。临卧含化,时时咽下。兼灸法,以助丸功。

47. 神效开结散(《证治准绳·疡医卷之五·

瘿瘤》）

治瘿疾，不问年岁极验。

沉香　木香　橘红（四两）　猪靥子（生于豚猪项下）　珍珠（四十九粒，砂锅内泥封口，煅过丝，一枚如枣大，取四十九）

上为末。每服一钱，临卧，冷酒调搽，徐徐咽下，轻者三五服；重者一料，全愈。修合用除日效。忌咸、酸、油腻、涩气等物。

48. 十全流气饮（《外科正宗·卷之二·上部疽毒门·瘿瘤论第二十三》）

治忧郁伤肝，思虑伤脾，致脾气不行，逆于肉里，乃生气瘿、肉瘤，皮色不变，日久渐大，宜服此药。

陈皮　赤茯苓　乌药　川芎　当归　白芍（各一钱）　香附（八分）　青皮（六分）　甘草（五分）　木香（三分）

姜三片，枣二枚，水二钟，煎八分，食远服。

49. 化瘿丹（《洞天奥旨·卷十一·粉瘿瘤》）

仲景夫子传，治诸瘿。

海藻（三钱）　桔梗（三钱）　生甘草（一钱）　陈皮（一钱）　半夏（三钱）　茯苓（五钱）

水煎服。

二、治气瘿验方

1)《备急千金要方·卷二十四·解毒杂治方·瘿瘤第七》

治石瘿、气瘿、劳瘿、土瘿、忧瘿等。

海藻　海蛤　龙胆　通草　昆布　礜石（一作矾石）　松萝（各三分）　麦曲（四分）　半夏（二分）

上九味，治下筛。酒服方寸匕，日三。禁食猪、鱼、五辛、生菜，诸难消之物。十日知，二十日愈。

治石瘿、气瘿、劳瘿、土瘿、忧瘿等。

小麦面（一升）　海藻（一两）　特生礜石（十两）

上三味，以三年米醋渍小麦面，曝干，各捣为散合和。服一方寸匕，日四五服，药含极乃咽之。禁姜、五辛、猪、鱼、生菜，大吹、大读诵、大叫语等。

治石瘿、气瘿、劳瘿、土瘿、忧瘿等。

昆布　松萝　海藻（各三两）　海蛤　桂心　通草　白蔹（各二两）

上七味，治下筛。酒服方寸匕，日三。

海藻　海蛤（各三两）　昆布　半夏　细辛　土瓜根　松萝（各一两）　通草　白蔹　龙胆（各二两）

上十味，治下筛。酒服方寸匕，日二，不得作重用方。

又方：昆布二两，洗切如指大，醋渍含咽，汁尽愈。

海藻（一斤，《小品》作三两）　小麦曲（一斤）

上二味，以三年醋一升，溲面末，曝干，往反醋尽，合捣为散。酒服方寸匕，日三服。忌努力。（崔氏云：疗三十年瘿瘤。）

菖蒲　海蛤　白蔹　续断　海藻　松萝　桂心　蜀椒　倒挂草　半夏（各一两）　神曲（三两）　羊靥（百枚）

上十二味，治下筛，以牛羊髓脂为丸如梧子，日服三丸。

2)《外台秘要·卷第二十三·气瘿方一十首》

疗气妨塞方。

昆布（三两，洗）　菘萝　通草　柳根须（近水生者，各三两）

上四味捣筛，蜜丸如弹丸大。以海藻汤浸，细细含之，咽尽勿停。忌举重、生嗔忧悲等。

疗瘿细气。

昆布（十二分，洗）　马尾海藻（十分，洗）　杏仁（八分）　通草　麦门冬（去心）　连翘（各六分）　干姜　橘皮（各六分）　茯苓（八分）　松萝（三两）

上十味捣末，以袋盛含之，乃以齿微微嚼药袋子，汁出，入咽中。日夜勿停，有间荆加四分佳。忌嗔及劳、油腻、粘食。

疗气瘿。

腊月猪脂（一升）　苏子　桂心　大黄　当归　干姜　橘皮　蜀椒（汗，各三分）

上八味切，以水六升，煮取二升，去滓，纳猪脂，消尽服瘥。忌生葱。

昆布（二两，洗）　海藻（二两，洗）　龙胆草（一两）　马刀（半两，炙）　海蛤（半两，研）　大黄（一分）　熏黄（半两）

上七味，捣蜜丸如梧子大。破除日以绵裹一丸含咽津，朝暮空腹服。忌五辛、猪肉。

海藻(二两,洗)

上一味,以淳酒四升,渍二宿,滤去滓,细细暖含咽之,尽即更造,取瘥为度。

治气瘿。

白头翁(半两) 昆布(十分,洗) 海藻(七分,洗) 通草(七分) 玄参 连翘(各八分) 桂心(三分) 白蔹(六分)

上八味,捣筛蜜丸如梧子五丸。若冷用酒服。禁蒜、面、猪、鱼、生葱。

3)《外台秘要·卷第二十三·瘿病方一十八首》

疗气瘿。

问荆(一两,出海岛) 羖羊靥(五具,去脂炙) 白蔹 椒目 甘草(炙,各一分) 小麦曲末(二两,熬)

上六味,捣筛为散,羊靥一种,别捣为末,相和好浆浸,更捣作丸如小枣大。一服五丸,无禁。

又方:羊靥一百枚,暖汤浸,去脂炙,大枣二十枚去皮,作丸服。忌慎如常药法。

又方:羊靥一具,去脂含汁,汁尽去皮。日一具,七日含便瘥。

4)《太平圣惠方·卷第三十五·治瘿气诸方》

治瘿气结硬肿大,诸药无效,服之百日,必得痊瘥。

黄牛食系(五具,以猛炭火烧为灰,研为末,于瓷瓶内收,密盖瓶口,不得见风) 海藻(五两) 昆布(五两)

以上二味,以水渍五日,旋换清水,洗去咸味,曝干。白僵蚕五两微炒,上件药,捣细罗为散,入牛食系末,研令匀。每服以温酒调下二钱,日三服,以瘥为度。

治瘿肿结渐大。

海藻(洗去咸味) 海带 海蛤(细研) 昆布(洗去咸味) 木香(以上各一两) 金箔(五十片,细研) 猪靥(七枚,炙干) 羊靥(七枚,炙干)

上件药,捣细罗为散。每夜临卧时,以温酒调下二钱,仍不得着枕卧。如是食瘿即难治。

治瘿气。

琥珀(半两) 昆布(一两,洗去咸味) 乌贼鱼骨(一两) 桔梗(半两,去芦头) 赤小豆(三分,酒煮熟曝干) 小麦(三两,酒煮熟曝干)

上件药,捣罗为末,炼蜜和丸如小弹子大。绵裹一丸,常含咽津。

小麦(一升,以醋一升浸一夜,曝干) 海藻(三分,洗去咸味) 昆布(三两,洗去咸味)

上件药,捣细罗为散。每服以粥饮调下二钱,日三服,以瘥为度。

治瘿气结肿。

昆布(一两,洗去咸味) 茵芋(半两) 马芹子(半两) 芜荑仁(半两) 蒟酱(半两)

上件药,捣罗为末,以醋浸蒸饼和丸如小弹子大。以绵裹一丸,含咽津。日四五服,以瘥为度。

治瘿气结肿,心胸不利,烦满。

海藻(一两,洗去咸味) 昆布(一两,洗去咸味) 木通(一两,锉) 连翘(一两) 杏仁(一两,汤浸去皮尖、双仁,麸炒微黄) 麦门冬(一两半,去心,焙) 赤茯苓(一两) 人参(半两,去芦头) 陈橘皮(半两,汤浸去白瓤,焙) 牛蒡子(一两) 羊靥(二十枚,炙干)

上件药,捣罗为末,炼蜜和丸如小弹子大。绵裹一丸,含咽津,日三四度。

治瘿气经久不消。

海带(一两) 海藻(一两,洗去咸味) 昆布(一两,洗去咸味)

上件药,捣罗为末,煮赤小豆并枣肉,同研为丸如小粟子大,以绵裹。每月如大尽,取二十八日夜;小尽,取二十七日,至月终三夜。临卧时,净灌漱,含卧咽津,不语,至明别日,即不得服。

又方:

海藻(二两,洗去咸味,捣为末) 小麦面(二合)

上件药,以好醋溶为一剂,曝干,再捣,细罗为散。每于食后,以醋汤调下一钱。以瘥为度。

昆布(一两,洗去咸味)

上件药,捣罗为散。每用一钱,以绵裹于好醋中浸过,含咽津觉药味尽,即再含之。

治瘿气,咽喉噎塞妨闷。

海藻(一两,洗去咸味)

上细锉,以清酒四升,浸两宿,滤去滓。每取半盏,细细含咽,不计时候服之,以瘥为度。

治瘿气令内消。

黄牛食系(三具,干者)

上纳于瓷瓶子中,以瓦子盖头,盐泥固济,候干,烧令通赤,待冷取出,细研为散。每于食后,以粥饮调下一钱。

又方:上取鹿靥,以酒浸良久,炙令干,又纳酒中,更炙令香,含咽汁,尽更易之。十具即愈。

5)《太平圣惠方·卷第三十五·治瘿初结诸方》

昆布(一两,洗去咸味)　海藻(一两,洗去咸味)　诃黎勒皮(一两)　枳壳(半两,麸炒去瓤)

上件药,捣罗为末,炼蜜和丸如杏核大。常含一丸咽津。

琥珀(一两)　川大黄(一两,锉,炮微炒)昆布(半两,洗去咸味)

上件药,捣罗为末,炼蜜和丸如梧桐子大。每日空心及晚食后,以温酒下二十丸。

槟榔(三两)　海藻(二两,洗去咸)　昆布(三两,洗去咸水)

上件药,捣罗为末,炼蜜和丸如小弹子大。常含一丸咽津。

小麦〔三(一)升,以三年米醋三升浸之,曝干更浸,候醋尽为度〕　昆布(五两,洗去咸味)

上捣细罗为散。每于食后,以温酒调下二钱;如不饮酒,以水调服之。服尽即瘥,多服弥佳,不得引重及悲怒。

6)《太平圣惠方·卷第三十五·治瘿气咽喉肿塞诸方》

治瘿气咽喉肿塞。

琥珀(一两)　皂荚子仁(一两,微炒)　牛蒡子(一两半,生用)

上捣细罗为散。每服食前葱白汤,调下二钱。

治瘿气胸膈壅塞,咽喉渐粗。

商陆(二两)　昆布(二两,洗去咸味)　射干(一两)　木通(一两,锉)　海藻(一两,洗去咸味)　羚羊角屑(一两)　杏仁(一两,汤浸去皮尖、双仁,麸炒微黄)　牛蒡子(一两半,微炒)

上件药,捣筛为散。每服三钱,以水一中盏,入生姜半分,煎至六分,去滓,不计时候,温服。

治瘿气,咽喉肿塞妨闷。

木通(一两,锉)　昆布(一两,洗去咸味)干姜(一分,炮裂,锉)　甜葶苈(一两,隔纸炒令紫色)　羚羊角屑(三分)　人参(半两,去芦头)海藻(半两,洗去咸味)　射干(三分)　槟榔(三分)

上件药,捣罗为末,炼蜜和丸如梧桐子大。不计时候,以温酒下二十丸。

半夏(三分,汤洗七遍去滑)　海藻(三分,洗去咸味)　龙胆(三分,去芦头)　昆布(三分,洗去咸)　土瓜根(三分)　射干(三分)　小麦(三分)

上件药,捣细罗为散。每服不计时候,以生姜酒调下一钱。

羚羊角屑(一两)　昆布(一两,洗去咸味)桂心(一两)　川大黄(一两,锉碎,微炒)　木通(一两,锉)

上件药,捣罗为末,炼蜜和丸如梧桐子大。每服不计时候,以粥饮下二十丸。

治瘿气,胸中满闷,咽喉肿塞。

昆布(三两,洗去咸味)　川大黄(一两,锉碎,微炒)　木通(一两,锉)　海藻(一两,洗去咸味)　射干(一两)　枳壳(半两,麸炒微黄去瓤)　杏仁(二两,汤浸去皮尖、双仁,麸炒微黄)牛蒡子(二两)　海蛤(一两,细研)

上件药,捣罗为末,炼蜜和丸如梧桐子大。每服不计时候,以粥饮下三十丸。

治瘿气,咽喉肿塞。

松萝(一两)　昆布(二两,洗去咸味)　海藻(二两,洗去咸味)　羚羊角屑(一两)　木通(一两,锉)　柳树根须(一两)　槟榔(一两)

上件药,捣罗为末,炼蜜和丸如梧桐子大。每服不计时候,以粥饮下二十丸。

7)《太平圣惠方·卷第八十九·治小儿瘿气诸方》

治小儿瘿气。

羚羊角屑　昆布(洗去咸味)　桂心　木通(锉,以上各半两)　川大黄(一两,锉,微炒)

上件药,捣罗为末,炼蜜和丸如麻子大。不计时候,以粥饮下七丸。量儿大小,临时加减。

昆布(洗去咸味)　海藻(洗去咸味)　诃黎勒皮　川大黄(锉,微炒,以上各半两)　枳壳(一分,麸炒微黄去瓤)　木香(一分)

上件药,捣罗为末,炼蜜和丸如麻子大。不计时候,以温酒下七丸。量儿大小,以意加减。

槟榔(一两)　海藻(半两,洗去咸味)　昆布(半两,洗去咸味)

上件药,捣罗为末,炼蜜和丸如麻子大。不计时候,以温酒下七丸。量儿大小,加减服之。

羊靥(半两,炙令黄) 青橘皮(半两,汤浸去白瓤,焙) 烧银砂埚(半两)

上件药,捣罗为末,用糯米饭和丸如绿豆大。不计时候,以温酒下五丸。量儿大小加减服。

8)《圣济总录·卷第一百二十五·瘿瘤门·气瘿》

羊靥(一百枚,去脂炙) 大枣(二十枚,去皮核)

上二味,同杵作丸桐子大。每服水下七丸。

菖蒲(二两) 海蛤 白蔹 续断 海藻 松萝 桂心 蜀椒 倒挂草(各一两) 神曲(三两) 齐州半夏(一两,汤浸七次,焙干取末) 羊靥(一百枚,焙干)

上十二味,捣罗为细末,以羊牛髓和为丸如梧子大。每服三十丸,酒下,不拘时候。

9)《幼幼新书·卷第三十六·瘿气第十一》

夔州医者邓俊民治小儿瘿气。

杏仁(汤浸去皮尖、双仁,研) 丁香(用瘦小者,为细末,各二十一粒) 荆三棱(三钱,湿纸裹炮,锉杵为细末)

上件三味药,拌匀,用猪靥一枚,切作四花,入药末一钱匕在内,用麻线系定于针上穿,于麻油灯焰上烧令香熟,去线细,嚼咽下,去碗不得言语,睡及不得漱口。忌生冷鲜菜、咸醋等物一百日。

10)《丹溪心法·卷四·瘿气八十一》

治瘿气。

海藻(一两) 黄连(二两,一云黄柏,又云黄药)

上为末,以少许置掌中,时时舐之,津咽下。如消三分之二,止后服。

治结核或在项、在颈、在臂、在身,如肿毒者,多是湿痰流注,作核不散。治耳后项间各一块。

僵蚕(炒) 酒大黄 青黛 胆南星
上为末,蜜丸。噙化。

治项颈下生痰核。

二陈汤 大黄(酒炒) 连翘 桔梗 柴胡
上以水煎,食后服。

治臂核作痛。

二陈汤 连翘 防风 川芎 皂角刺 酒黄芩 苍术

上以水煎服。

11)《金匮钩玄·卷第二·癥瘕》

治瘿气,先须断厚味。

海藻(一两) 黄药(二两)

上为末,以少许置于掌中,时时舐之,津咽下。如消三分之二,须止后药服。

12)《普济方·卷二百九十四·瘿瘤门·气瘿》

治气瘿。

问荆(一两,出海岛) 羖羊靥(五枚,去脂炙) 蜀椒(去目及合口者,炒令出汗) 甘草(炙,各一分) 小麦曲末(二两,熬)

上研为散,羊靥一种,别捣为末,相和,加好浆水浸,更捣作丸如小枣大。一服五丸。无禁忌。

昆布(一两,洗去咸味) 海藻(一两,洗去咸味) 诃黎勒皮(一两) 枳壳(半两,麸炒去瓤)

上为末,炼蜜和丸如杏核大。常含一丸,以津咽。

琥珀(一两) 大黄(一两,锉,微炒) 昆布(半两,洗去咸味)

上为末,炼蜜和丸如梧桐子大。每日空心及晚食后,温酒下二十丸。

槟榔(三两) 海藻(二两,洗去咸味) 昆布(三两,洗去咸味)

上为细末,炼蜜和丸如小弹子大。每日常含一丸,徐徐咽津。忌盐。

治气瘿。

海藻(洗去咸味) 海带 海螺蛸
上等分。为细末,酒煮,空心服。

治气瘿:用海藻为末,露一宿,清晨不须洗面,旋汲井花水调,面东礼拜,面东服。每日如此服之。至半月如已消减,不可再服则瘿必矣。

疗气瘿:用平旦手挽瘿,令离项,捣其下根脉断愈。一日一度捣,易愈者七日,难愈者三七日。

治气结喉中,蓄聚不散欲成瘿。

白茯苓(去黑皮,三两) 半夏(汤洗去滑) 生姜(切,焙,各二两) 昆布(洗去咸,焙) 海藻(洗去咸,各五两) 桂(去粗皮) 陈橘皮(去白,焙,各一两)

上为末,炼蜜和丸如杏仁大。含化一粒,细细咽津,令药不绝。

13）《普济方·卷二百九十四·瘿瘤门·瘿病咽喉噎塞》

治瘿气，咽喉肿塞烦闷。

木通（一两，锉）　昆布（一两，洗去咸味）　干姜（一分，炮治，锉）　射干（三分）　甜葶苈（一两，隔纸炒令紫色）　羚羊角屑（三分）　人参（半两，去芦头）　海藻（半两，洗去咸味）　槟榔（三分）

上为末，炼蜜和丸如梧桐子大。不拘时候，以酒下二十丸。

治瘿气咽喉肿塞，胸中满闷。

昆布（三两，洗去咸味）　大黄（一两）　木通（一两，锉）　海藻（一两，洗去咸味）　射干（一两）　枳壳（半两）　杏仁（汤浸去皮尖，炒，二两）　牛蒡子（二两）　海蛤（一两）

上为细末，炼蜜和丸如梧桐子大。每服不拘时候，以粥饮汤下二十丸。

疗瘿结气。

昆布（一钱二分，洗去咸味）　马尾海藻（一钱，洗去咸味）　杏仁（八分，去皮尖）　通草　麦门冬（去心）　连翘　干姜　陈橘皮（各六分）　茯苓（八分）　松萝（三两）

上为末，炼蜜和丸，含之，齿微微嚼药袋子，汁出，入咽中，日夜勿停。看有问荆加四分，忌自嗔及劳动、油腻等物。

治瘿气。

猪羊靥（各十枚，暖水洗去脂膜，切，焙）　海藻（洗去咸，炙干）　海带（各一两）　丁香　木香　琥珀　麝香（研细，各一两）　真珠（半分，研）

上为散。每服一钱匕，热酒一盏调下，垂头卧片时。绝去房室男女，不消十服见效。男子妇人患此病者，百日见效。妇人有孕不可服。

治瘿结肿渐大。

海藻（洗去咸味）　海带　海蛤（细研）　昆布（洗去咸味）　木香（以上各二两）　金箔（五十片，细研）　猪靥（七枚，炙干）　羊靥（七枚，炙干）

上为散。每夜临卧时，以温酒调下二钱，仍不得着枕卧。如不得法，瘿即难治。

治瘿气胸膈壅塞，咽喉渐粗。

商陆（二两）　昆布（二两，洗去咸味）　射干（一两）　木通（一两，锉）　海藻（一两，洗去咸味）　羚羊角屑（一两）　杏仁（一两，汤浸去皮尖、双仁，麸炒微黄）　牛蒡（一两，微炒）

上为散。每服三钱，水一盏，入生姜半分，煎至六分，去滓，不拘时候，温服。

治瘿气，咽喉肿塞。

松萝（一两）　昆布（二两，洗去咸味）　海藻（二两，洗去咸味）　羚羊角屑（一两）　木通（一两，锉）　柳根须（一两）　槟榔（一两）

上为末，炼蜜和丸，如梧桐子大。每服不计时候，米饮下二十丸。

治瘿气，胸膈壅塞，咽喉渐粗。

羊靥（一百枚，去脂炙）　大枣（二十枚，去皮核）

上同捣为末，作丸，如梧桐子大。每服以米饮下七丸。

治瘿气令内消。

用黄牛食系三具，干者于磁瓦瓶中，以瓦子盖头，盐泥固济，候干，烧令通赤，待冷取出，细研为散。每于食后，以粥饮调下一钱。

治瘿气。

琥珀（半两）　昆布（一两，洗去咸味）　小麦（三分，酒煮熟，曝干）　乌贼骨（二两）　桔梗（半两，去芦）

上为末，炼蜜和丸，如小弹子大。绵裹一丸，常含咽津。

治瘿气结肿，心胸不利，烦闷。

海藻（一两，洗去咸味）　昆布（一两，洗去咸味）　木通（一两，锉）　连翘（一两）　麦门冬（一两半，去心，焙）　杏仁（二两，汤浸去皮尖、双仁，微炒令黄）　赤苓（一两）　人参（半两，去芦头）　陈橘皮（半两，水浸去白，焙）　牛蒡子（一两）　羊靥（一十枚，炙干）

上为末，炼蜜和丸如小弹子大，绵裹一丸，含津咽。日三四服。

治瘿气，结核肿塞。

用昆布一两，洗去咸，捣为末。每以一钱，绵裹于醋中浸一宿，以津含咽，药末尽再含之。一方蜜为丸，含化自消。

治瘿气结硬肿大，诸药无效，服之百日，必得痊瘥。

黄牛食系（五枚，以猛炭灰火煨，为研细末，内于磁瓶内,谨密盖好瓶口,不得见风) 海藻(五两) 昆布(五两,以上二味,以清水浸五日,换清水,洗去咸味,曝干同研) 白僵蚕(五两,微炒)

上为散,入牛食系末,再研令匀。每服以温酒调下二钱,日三服,以瘥为度。

治瘿气结肿。

昆布(洗去咸味) 马兰子(半两) 茵芋(半两) 芫荑子(半两) 蒟酱(半两)

上为末,以醋浸蒸饼和丸,小弹子大。以绵裹一丸,含化咽津。日四五服,以瘥为度。

治瘿气,咽喉肿塞,心胸烦闷。

琥珀(半两) 皂荚子仁(微炒) 牛蒡子(半生用,各一两半)

上为散。每服食前以葱白汤调下二钱。

治瘿气久不消。

海带(一两) 海藻 昆布(洗去咸味,各一两)

上为末,煮赤小豆并枣肉,同研为丸如小栗子大,以绵裹。每月如大尽,取二十八日。如小尽,取二十七日。至月终三夜,临卧时净灌漱,含卧咽津,不语至明,别日不得服。

14)《普济方·卷四百五·婴孩诸疮肿毒门·瘿气》

治小儿瘿气,咽喉噎塞。

昆布(洗去咸味) 海藻(洗去咸味) 诃黎勒皮 川大黄(锉,微炒,以上各半两) 枳壳(麸炒微黄去瓤,一分) 木香(一分)

上罗为散,炼蜜丸如麻子大。不计时候,以温酒下七丸。量儿大小加减服之。

羚羊角屑 昆布(去咸味) 桂心 木通(锉,以上各半两) 川大黄(锉,微炒,一两)

上罗为末,炼蜜丸如麻子大。不计时候,以粥饮下七丸。量儿大小,临时加减。

槟榔(一两) 海藻 昆布(洗去咸味,以上各半两)

上罗为末,炼蜜丸如麻子大。不计时候,以温酒下七丸。量儿大小,加减服之。

羊靥(炙令黄,半两) 青橘皮(汤浸去白瓤,焙,半两) 烧银砂锅(半两)

上罗为末,用糯米饭和丸,如绿豆大。不计时候,以温酒下五丸。量儿大小,加减服之。

15)《证治准绳·疡医·卷之五·瘿瘤》

治瘿气胸膈壅塞,颈项渐粗。

商陆 昆布(洗,各二两) 射干 羚羊角(镑) 木通 海藻(洗) 杏仁(汤浸去皮尖,麸炒黄,各一两) 牛蒡子(一两半,微炒)

每服三钱,水一钟盏,入生姜半分,煎至六分,去滓,不拘时温服。

治瘿气神验。

琥珀 桔梗(各半两) 乌鲗鱼骨 昆布(洗,各一两) 赤小豆(酒煮熟,焙) 小麦(酒煮,各三分)

上为细末,炼蜜丸如小弹大。绵裹一丸,常噙咽津。

【论用药】

气瘿用药多为清热解毒散结之品,针对病因病机,辨证合理用药。

1. 小麦

《本草纲目·谷部第二十二卷·谷之一·小麦》:"项下瘿气:用小麦一升,醋一升,渍之,晒干为末。以海藻洗,研末三两,和匀。每以酒服方寸匕,日三。(《小品》)"

《本草撮要·卷五五谷部·小麦》:"味甘,微寒。入手少阴经,功专养心镇肝。得通草治老人五淋,得海藻消项下瘿气。"

2. 马刀壳

《本草纲目·介部第四十六卷·介之二·壳》:"主治妇人漏下赤白,寒热,破石淋。杀禽兽,贼鼠。(《本经》)能除五脏间热,肌中鼠瘘,止烦满,补中,去厥痹,利机关。(《别录》)消水瘿、气瘿、痰饮。(时珍)"

3. 牛靥

《本草纲目·兽部第五十卷·兽之一·牛》:"靥,水牛者良。主治喉痹、气瘿,古方多用之。(时珍)"

《本草纲目·兽部第五十一卷·兽之二·牦牛》:"喉靥,主治项下瘿气(时珍)。《发明》时珍曰:牦牛,古方未见用者。近世瞿仙《寿域方》载治瘿气方,用其喉靥,亦因类之义也。其方用犏牛喉脆骨二寸许一节,连两边扇动脆骨取之,或煮或烧,仰卧顿服。仍取巧舌(即靥子也),嚼烂噙之,食顷乃咽。病人容貌必瘦减,而瘿自内消矣。不过二服即愈,云神妙无比也。"

4. 白头翁

《神农本草经·卷三·下经·白头翁》："味苦，温。主温疟、易狂寒热、癥瘕积聚、瘿气，逐血止痛，疗金疮。一名野丈人，一名胡王使者。生山谷。"

5. 白杨

《本草纲目·木部第三十五卷·木之二·白杨》："（木皮）煎水酿酒，消瘿气。（时珍）"

6. 半夏

《证类本草·卷第十·半夏》："《药性论》云：半夏，使，忌羊血、海藻、饴糖，柴胡为之使，有大毒。汤淋十遍去涎方尽，其毒以生姜等分制而用之。能消痰涎，开胃健脾，止呕吐，去胸中痰满，下肺气，主咳结。新生者，摩涂痈肿不消，能除瘤瘿气。虚而有痰气，加而用之。"

《本草纲目·草部第十七卷·草之六·半夏》："生者：摩痈肿，除瘤瘿气。（甄权）"

7. 自然铜

《本草纲目·金石部第八卷·金石之一·自然铜》："项下气瘿：自然铜贮水瓮中，逐日饮食，皆用此水，其瘿自消。或火烧烟气，久久吸之，亦可。（杨仁斋《直指方》）"

8. 羊靥

《证类本草·卷第十七·羚羊角》："疗气瘿方：羊靥一具，去脂，含汁尽去之，日一具，七日含，便瘥止。"

《本草纲目·兽部第五十卷·兽之一·羊》："靥即会咽也。甘、淡、温，无毒。主治气瘿。（时珍）发明，时珍曰：按古方治瘿多用猪、羊靥，亦述类之义，故王荆公《瘿诗》有'内疗烦羊靥'之句。然瘿有五：气、血、肉、筋、石也。夫靥属肺，肺司气。故气瘿之证，服之或效。他瘿恐亦少力。"

9. 针砂

《本草纲目·金石部第八卷·金石之一·针砂》："项下气瘿：针砂入水缸中浸之，饮食皆用此水，十日一换砂，半年自消散。（杨仁斋《直指方》）"

10. 昆布

《证类本草·卷第九·昆布》："《圣惠方》：治瘿气结核，瘰瘰肿硬。昆布一两，洗去咸，捣为散。每以一钱绵裹于好醋中浸过。含咽津，药味尽，再含之。"

《本草撮要·卷一草部·昆布》："味咸寒，入足太阳经。功专软坚破结，得海藻治瘿气结核，多服令人瘦。"

11. 柳根

《本草纲目·木部第三十五卷·木之二·柳》："项下瘿气：水涯露出柳根三十斤，水一斛，煮取五升，以糯米三斗，如常酿酒，日饮。（《范汪方》）"

12. 夏枯草

《景岳全书·卷之四十八大集·本草正（上）·隰草部》："夏枯草六五：味微苦微辛，气浮而升，阴中阳也。善解肝气，养肝血，故能散结开郁，大治瘰疬鼠瘘，乳痈瘿气，并治头疮目疾。"

13. 海藻

《证类本草·卷第九·海藻》："味苦、咸，寒，无毒。主瘿瘤气，颈下核，破散结气，痈肿，癥瘕坚气，腹中上下鸣，下十二水肿，疗皮间积聚，暴溃，留气热结，利小便。一名落首，一名藫。生东海池泽。七月七日采，曝干。"

14. 海螵蛸

《景岳全书·卷之四十九大集·本草正（下）·虫鱼部》："海螵蛸二七五：即乌贼鱼骨味咸，性微温，足厥阴、少阴肝肾药也。咸走血，故专治血病，疗妇人经枯血闭，血崩血淋，赤白带浊，血瘕气痕，吐血下血，脐腹疼痛，阴蚀疮肿，亦治疟疟，消瘿气，及丈夫阴中肿痛，益精固精，令人有子，小儿下痢脓血，亦杀诸虫。俱可研末饮服。"

15. 黄药根

《证类本草·卷第十四·黄药根》："《斗门方》治瘿气：用黄药子一斤浸洗净，酒一斗浸之。每日早晚常服一盏。忌一切毒物及不得喜怒。但以线子逐日度瘿，知其效。"

16. 猪靥

《本草纲目·兽部第五十卷·兽之一·豕》："靥，俗名咽舌是矣。又名猪气子。王玺曰：在猪喉系下，肉团一枚，大如枣，微扁色红。主治项下瘿气，瓦焙研末，每夜酒服一钱。（时珍）《发明》见羊靥下。附方新二。瘿气，《杏林摘要》：用猪靥七枚，酒熬三钱，入水瓶中露一夜，取出炙食，二服效。《医林集要》开结散：猪靥（焙）四十九枚，沉香二钱，真珠（砂罐煅）四十九粒，沉香二钱，橘红四钱，为末。临卧冷酒徐徐服二钱。五服见效，重者一料愈。以除日合之。忌酸、咸、油腻、涩气之物。"

17. 鹿靥

《本草纲目·兽部第五十一卷·兽之二·鹿》:"靥,主治气瘿,以酒渍,炙干,再浸酒中,含咽汁,味尽更易,十具乃愈。(《深师》)"

18. 淡菜

《本草纲目·介部第四十六卷·介之二·淡菜》:"煮熟食之,能补五脏,益阳事,理腰脚气,能消宿食,除腹中冷气痃癖。亦可烧汁沸出食之。(《日华》)消瘿气。(时珍)"

《本草撮要·卷九虫鱼鳞介部·淡菜》:"味甘温,入手太阴阳明经。功专治虚劳伤惫,吐血下痢,肠鸣腰痛,妇人带下,产后瘦瘠。并消瘿气。"

19. 橙

《证类本草·卷第二十三·上品·橙子皮》:"[臣禹锡等谨按]陈士良云:橙子,暖,无毒。行风气,发虚热,疗瘿气,发瘰病,杀鱼虫毒。不与獭肉同食,发头旋、恶心。"

【医案】

《医学正传·卷之六·疮疡》

海藻(酒洗净)、龙胆草(酒洗)、海蛤粉、通草、贝母(去心)、昆布(酒洗净)、矾石(枯)、松萝各三钱(今以桑寄生代效),麦曲(炒)四钱,半夏曲二钱。上为细末。每服二钱,热酒调,食后服。忌甘草、鲫鱼、鸡肉、五辛、生果。治石瘿、气瘿、筋瘿、血瘿、肉瘿、马刀、瘰疬等症。

有人于项上生疬,大如茄子,潮热不食,形瘦日久,百方不效,后得此方,去松萝,加真桑寄生一倍服,三五日后,其疮软而散,热退而愈,屡医数人皆效。

《丁甘仁医案·卷八·外科案·气瘿》

王左。肩膊肿大如盆,名曰气瘿,难治之症也,治宜调营顺气。潞党参二钱,云茯苓三钱,生白术一钱,全当归二钱,大白芍二钱,大川芎八分,陈广皮一钱,仙半夏一钱,制香附一钱五分,淡昆布二钱,淡海藻二钱,红枣四枚,生姜二片。外用冲和膏。

孙左。痰气凝于肉里,右臂膊发为气瘿,肿大如盆,不易调治。拟养营流气,而化痰瘀。全当归二钱,大白芍二钱,大川芎八分,大生地三钱,杭菊

花一钱五分,紫丹参二钱,制香附一钱五分,川续断三钱,柏子仁三钱,小金丹(陈酒化服)一粒。

第二节

肉 瘿

肉瘿是指瘿病中结喉肿块较局限而柔韧者,多因气血凝滞而成。其临床特点是颈前喉结单侧或双侧肿块,质地较软且柔韧,如肉之团,随吞咽动作而上下移动。好发于中青年女性。相当于西医学中的甲状腺腺瘤。

【辨病名】

肉瘿中医古今病名并未不同。

《仁斋直指方论·卷之二十二·瘿瘤·瘿瘤方论》:"气血凝滞,结为瘿瘤。瘿则忧恚所生,多着于肩项,皮宽不急,槌槌而垂是也。瘤则随气留住,初作梅李之状,皮嫩而光,渐如杯卵是也。其肉色不变者,谓之肉瘿。"

《普济方·卷二百九十四·瘿瘤门·五瘿》:"石瘿、泥瘿、劳瘿、忧瘿、气瘿,是为五瘿。石与泥,则因山水饮食而得之;忧、劳、气,则本于七情之所感,气则随之,或上而不下,或结而不散是也。破结散主治五瘿……皮色不变,名肉瘿。"

《外科备要·卷二证治·发无定处·瘿瘤》:"脾主肌肉,郁结伤脾,肌肉浇薄,土气不行,逆于肉里,致生肉瘿、肉瘤。"

【辨病因】

肉瘿多因情志内伤、饮食不节所致。

一、情志内伤

《仁斋直指方论·卷之二十二·瘿瘤·瘿瘤方论》:"气血凝滞,结为瘿瘤。瘿则忧恚所生,多着于肩项,皮宽不急,槌槌而垂是也。瘤则随气留住,初作梅李之状,皮嫩而光,渐如杯卵是也。其肉色不变者,谓之肉瘿。"

《普济方·卷二百九十四·瘿瘤门·五瘿》:"石瘿、泥瘿、劳瘿、忧瘿、气瘿。是为五瘿……忧、劳、气,则本于七情之所感。气则随之,或上而不下,或结而不散是也。破结散主治五瘿。坚硬而

不可移,名石瘿。皮色不变,名肉瘿。"

《外科备要·卷二证治·发无定处·瘿瘤》:"脾主肌肉,郁结伤脾,肌肉浇薄,土气不行,逆于肉里,致生肉瘿、肉瘤。"

二、饮食失宜

《普济方·卷二百九十四·瘿瘤门·五瘿》:"石瘿、泥瘿、劳瘿、忧瘿、气瘿。是为五瘿。石与泥。则因山水饮食而得之,忧、劳、气则本于七情之所感,气则随之,或上而不下,或结而不散是也。破结散主治五瘿。坚硬而不可移,名石瘿。皮色不变,名肉瘿。"

【辨病机】

本病往往因忧思郁怒,气滞、痰浊、瘀血凝结而成。情志抑郁,肝失条达,气滞血瘀;或忧思郁怒,肝旺侮土,脾失运化,痰湿内蕴。气滞、湿痰、瘀血随经络而行,留注于结喉,聚而成形,乃成肉瘿。

一、气郁血凝

《仁斋直指方论·卷之二十二·瘿瘤·瘿瘤方论》:"气血凝滞,结为瘿瘤。瘿则忧恚所生,多着于肩项,皮宽不急,槌槌而垂是也。瘤则随气留住,初作梅李之状,皮嫩而光,渐如杯卵是也。其肉色不变者,谓之肉瘿。"

《普济方·卷二百九十四·瘿瘤门·五瘿》:"石瘿、泥瘿、劳瘿、忧瘿、气瘿,是为五瘿。石与泥则因山水饮食而得之,忧、劳、气则本于七情之所感,气则随之,或上而不下,或结而不散是也,破结散主治五瘿。坚硬而不可移,名石瘿。皮色不变,名肉瘿。"

二、脾湿内蕴

《外科备要·卷二证治·发无定处·瘿瘤》:"脾主肌肉,郁结伤脾,肌肉浇薄,土气不行,逆于肉里,致生肉瘿、肉瘤。"

【论治法】

本病多采用内治法,以理气解郁、化痰软坚为主。必要时可辅以针灸疗法。

一、内治法

《外科备要·卷二证治·发无定处·瘿瘤》:"脾主肌肉,郁结伤脾,肌肉浇薄,土气不行,逆于肉里,致生肉瘿、肉瘤。宜理脾宽中,疏通戊土,开郁行痰,调理饮食。主以归脾丸加丽香附、乌药、贝母、合欢树根皮,研细末,面糊小丸,常服自效。"

二、针灸

《针灸大成·卷五·八脉图并治症穴》:"项瘿之症有五:一曰石瘿,如石之硬;二曰气瘿,如绵之软;三曰血瘿,如赤脉细丝;四曰筋瘿,乃无骨;五曰肉瘿,如袋之状,此乃五瘿之形也。扶突、天突、天窗、缺盆、俞府、膺俞(喉上)、膻中、合谷、十宣(出血)。"

【论用方】

1. 破积散

1)《严氏济生方·瘿瘤瘰疬门·瘿瘤论治》

治石瘿、气瘿、筋瘿、血瘿、肉瘿等证。

海藻(洗)　龙胆　海蛤　通草　昆布(洗)　贝母(去心,二分)　矾(枯)　松萝(各三分)　麦曲(四分)　半夏(二分,汤泡)

上为细末,酒服方寸匕,日三。忌甘草、鲫鱼、猪肉、五辛、菜诸杂等物。

2)《世医得效方·卷第十九·疮肿科·项瘿》

治五瘿。坚硬不可移,名石瘿;皮色不变,名肉瘿;筋络露结,名筋瘿;赤脉交络,名血瘿;随忧愁消长,名气瘿。五瘿皆不可妄决破,破则脓血崩溃,多致夭枉。服此十日知,二十日愈。

海藻(洗)　龙胆草　海蛤　通草　昆布(洗)　矾石(枯)　松萝(各三分)　麦曲(四两)　半夏　海带(各二分)

上为末。每服方寸匕,酒调,日三服。忌鸡、鱼、猪肉、五辛、生菜及诸毒物。

3)《证治准绳·疡医卷之三·项部·瘰疬马刀》

治石瘿、气瘿、血瘿、肉瘿、马刀、瘰疬等证。

海藻(酒洗净)　龙胆草(酒洗)　海蛤粉　通草　贝母(去心)　矾石(枯)　昆布(酒洗净)　松萝(各三钱,今以桑寄生代,效)　麦曲

（炒,四钱） 半夏曲(二钱)

上为细末。每服二钱,热酒调食后服。忌甘草、鲫鱼、鸡肉、五辛、生果。

2. 消瘿散(《洞天奥旨·卷十一·粉瘿瘤》)

岐天师传,统治各瘿。

海藻(一钱) 龙胆草(一钱) 昆布(五分) 土抓根(二钱) 半夏(一钱) 小麦面(一撮) 甘草(一钱) 干姜(五分) 附子(一片)

水煎,十剂必散。

3. 化瘿丹(《洞天奥旨·卷十一·粉瘿瘤》)

仲景夫子传,治诸瘿。

海藻(三钱) 桔梗(三钱) 生甘草(一钱) 陈皮(一钱) 半夏(三钱) 茯苓(五钱)

水煎服。

4. 归脾丸(《外科备要·卷二证治·发无定处·瘿瘤》)

脾主肌肉,郁结伤脾,肌肉浇薄,土气不行,逆于肉里,致生肉瘿、肉瘤。宜理脾宽中,疏通戊土,开郁行痰,调理饮食。主以归脾丸加香附、乌药、贝母、合欢树根皮,研细末,面糊小丸,常服自效。

第三节

石 瘿

石瘿是指瘿病中坚硬而不可移者,多着与肩项,因气血凝结而成。经年累月,逐渐侵大,致有溃瘘,令人骨消肉尽;或坚或软,或溃,令人惊悸,寤寐不安,身体瘦缩。

【辨病名】

石瘿指瘿病肿块坚硬如石者,正如《三因极一病证方论》所载:"坚硬不可移者,名曰石瘿。"

《三因极一病证方论·卷之十五·瘿瘤证治》:"夫血气凝滞,结瘿瘤者,虽与痈疽不同,所因一也。瘿多着于肩项,瘤则随气凝结。此等皆年数深远,浸大浸长。坚硬不可移者,名曰石瘿……五瘿皆不可妄决破,决破则脓血崩溃,多致夭枉。"

《仁斋直指方论·卷之二十二·瘿瘤·瘿瘤方论》:"坚硬而不可移者,谓之石瘿。"

《丹溪手镜·卷之下·肺痿肺痈肠痈》:"瘿状多著肩项,如坚硬不可移,名石瘿。"

《医学纲目·卷之十九心小肠部·痈疽所发部分名状不同·瘿瘤》:"瘿多着于肩项,瘤则随气凝结,此等皆年数深远,浸大浸长。坚硬不可移者,名曰石瘿。"

《万病回春·卷之五·瘿瘤》:"瘿多著于肩项,瘤则随气凝结。此等年数深远,侵大侵长,坚硬不可移者,名曰石瘿。皮色不变者,名曰肉瘿……瘿瘤,气血凝滞也。"

《脉因证治·卷三·痈疽》:"瘿状多着肩背,如坚硬不可移,名石瘿。"

《冯氏锦囊秘录·外科大小合参卷十九·瘰疬瘿瘤大小总论合参》:"瘿瘤者,瘿则着于肩项,瘤则随气凝结,戒食厚味,忌妄破决。凡侵大侵长,坚硬不可移者,名曰石瘿。"

《外科心法要诀·卷十二·发无定处(上)·瘿瘤》:"坚硬紫色,累累青筋,盘曲若蚯蚓状者,名筋瘤,又名石瘤。"

《疡医大全·卷十八·颈项部·瘿瘤门主论》:"筋骨呈露曰筋瘿,属肝。赤脉交结曰血瘿,属心。皮色不变曰肉瘿,属脾。忧喜消长曰气瘿,属肺。坚硬不移曰石瘿,属肾。"

【辨病因】

本病多因饮食失宜和恣欲伤肾所致。以至于气滞、痰凝、血瘀,随气上升,结于颈部。

一、饮食内伤

《圣济总录·卷第一百二十五·瘿瘤门·五瘿》:"论曰:石瘿、泥瘿、劳瘿、忧瘿、气瘿,是为五瘿,石与泥则因山水饮食而得之,忧、劳、气则本于七情,情之所至,气则随之,或上而不下,或结而不散是也。"

二、恣欲伤肾

《外科备要·卷二证治·发无定处·瘿瘤》:"肾主骨,恣欲伤肾,肾火郁遏,骨无荣养,致生石瘿、骨瘤。"

【辨病机】

本病是由于情志内伤,肝脾气逆,痰湿内生,气滞则血瘀,瘀血与痰湿凝结,上逆于颈部而成。亦有由肉瘿等日久转化而来。

一、气血凝滞,痰瘀内结

《仁斋直指方论·卷之二十二·瘿瘤·瘿瘤方论》:"气血凝滞,结为瘿瘤。瘿则忧患所生,多着于肩项,皮宽不急,槌槌而垂是也。瘤则随气留住,初作梅李之状,皮嫩而光,渐如杯卵是也……坚硬而不可移者,谓之石瘿,瘿之名有五者此也……瘿瘤二者,虽无痛痒,最不可决破,决破则脓血崩溃,渗漏无已,必至杀人,其间肉瘤,攻疗尤所不许。若夫脂瘤、气瘿,随顺用药,尚庶几焉。"

《医学纲目·卷之十九心小肠部·痈疽所发部分名状不同·瘿瘤》:"瘿多着于肩项,瘤则随气凝结,此等皆年数深远,浸大浸长。坚硬不可移者,名曰石瘿。"

《冯氏锦囊秘录·外科大小合参卷十九·瘰疬瘿瘤大小总论合参》:"瘿瘤者,瘿则着于肩项,瘤则随气凝结,戒食厚味,忌妄破决。凡侵大侵长,坚硬不可移者,名曰石瘿。"

二、肾火郁遏,骨无荣养

《外科备要·卷二证治·发无定处·瘿瘤》:"肾主骨,恣欲伤肾,肾火郁遏,骨无荣养,致生石瘿、骨瘤。"

【辨病证】

石瘿属于恶性病变。其特点是结喉处结块,坚硬如石,高低不平,推之不移。

《三因极一病证方论·卷之十五·瘿瘤证治》:"夫血气凝滞,结瘿瘤者,虽与痈疽不同,所因一也。瘿多着于肩项,瘤则随气凝结。此等皆年数深远,浸大浸长。坚硬不可移者,名曰石瘿。"

《仁斋直指方论·卷之二十二·瘿瘤·瘿瘤方论》:"气血凝滞,结为瘿瘤。瘿则忧患所生,多着于肩项,皮宽不急,槌槌而垂是也。瘤则随气留住,初作梅李之状,皮嫩而光,渐如杯卵是也……坚硬而不可移者,谓之石瘿,瘿之名有五者此也。"

《医学纲目·卷之十九心小肠部·痈疽所发部分名状不同·瘿瘤》:"瘿多着于肩项,瘤则随气凝结,此等皆年数深远,浸大浸长。坚硬不可移者,名曰石瘿。"

《普济方·卷二百九十四·瘿瘤门·总论》:

"夫瘿瘤者,多由喜怒不节,忧思过度,而成斯病焉。大抵人之气血,循环常欲无滞留之患,调摄失宜,气凝血滞。故为瘤、为瘿者,多结于颈项之间。瘤者随气凝结于皮肉之内,忽然肿起,状如桃李子,久则滋长。"

《普济方·卷二百九十四·瘿瘤门·诸瘿瘤》:"夫气血凝滞,结为瘿瘤。瘿则忧患所生,着于肩项,皮宽不急,槌槌而垂是也。瘤则随气留住,初作桃李之状,皮嫩而光,渐如杯卵是也。"

《普济方·卷二百九十四·瘿瘤门·瘤》:"大如杯盂升斗,十年不瘥,致有漏溃,令人骨消肉尽;或坚或软或溃,令人惊悸,寤寐不安,身体瘦缩,愈而复发。"

《万病回春·卷之五·瘿瘤》:"瘿多著于肩项,瘤则随气凝结。此等年数深远,侵大侵长,坚硬不可移者,名曰石瘿。"

《冯氏锦囊秘录·外科大小合参卷十九·瘰疬瘿瘤大小总论合参》:"瘿瘤者,瘿则着于肩项,瘤则随气凝结,戒食厚味,忌妄破决。凡侵大侵长,坚硬不可移者,名曰石瘿。"

《外科心法要诀·卷十二·发无定处(上)·瘿瘤》:"坚硬紫色,累累青筋,盘曲若蚯蚓状者,名筋瘤,又名石瘤。"

【论治法】

一、内治法

《古今医鉴·卷之九·瘿瘤》:"治脂瘤、气瘤之类,当用海藻、昆布软坚之药治之。如东垣散肿溃坚汤亦可多服,庶得消散矣。"

《洞天奥旨·卷十一·筋瘤骨瘤石瘤》:"至于骨瘤、石瘤,亦生皮肤之上,按之如有一骨生于其中,或如石之坚,按之不疼者是也。皆不可外治,或用陷肿散内治则可。"

《灵验良方汇编·卷之二外科·治瘿瘤》:"通治瘿瘤,用海藻玉壶汤或六军丸,选而服之,自然缩小消磨。切不可轻用针刀掘破,出血不止,多致伤人。又有粉瘤、黑砂瘤,发瘤等,则宜针刺。"

《类证治裁·卷之八·瘰疬结核瘿瘤马刀论治》:"石瘿者,坚硬不移,宜破结散。"

二、外治法

1. 灸法

《世医得效方·卷第十九·疮肿科·项瘿》："灸法,治诸瘿。灸大空穴三七壮。又灸肩髃左右相当宛宛处,男左十八壮,右十七壮;女右十八壮,左十七壮。穴在肩端两骨间陷者宛宛中,举臂取之。又灸两耳后发际,共百壮。"

《普济方·针灸卷十五·针灸门·瘰疬》："治诸瘿,将患人男左女右,以绳量手中指,从指端齐绳头向下至指下横文上截绳头中屈,从横文直下点绳头,灸七壮。五年以后,量加壮数。须三月三日午时下灸,无不瘥者。石瘿难愈,气瘿易治。"

《灵验良方汇编·卷之二外科·治瘿瘤》："又有灸法,亦可酌用。一人于手臂生一瘤,渐大如圆眼,其人用小艾于瘤上灸七壮,竟尔渐消,亦善法也。或用隔蒜灸之亦可。或有以萝卜子、南星、朴硝之类,敷而治者,亦可暂消,然欲拔根不如前法。大抵瘿瘤,定是夙业所致,唯有修善,可以消业。业消,则医治自然见效,而瘿瘤必消。否则虽有良方,未易见效。故修善为治病第一要务,而腰瘤尤其显然者也。"

2. 药线法

《灵验良方汇编·卷之二外科·治瘿瘤》："去瘤药线,兼去鼠奶及痔:用芫花根净洗,不得犯铁器,于木石臼杵捣汁,用以浸线一宿,将线系瘤即落。如未落再换线一二条系之,自落。落后以龙骨、诃子共为末,敷疮口即合。如芫花根无处觅,即用芫花五钱,水一碗,同线慢火煮至干为度。凡瘿瘤及痔疮蒂小而头面大者,俱宜用此线,系其患根自效。张景岳曰:患大者可用线二根,双扣系于根蒂,两头留线,以便日渐紧之。又有蛛丝缠法更妙。予尝见一人,腹上生一瘤,其大如胡桃,取蛛丝捻成粗线,缠扎其根;数日,其丝渐紧,其根渐细,屡易屡细,不十日竟尔脱落,诚奇法也。可见诸线日松,惟蛛丝日紧,物理之妙,有当格者如此。然亦缠治宜早,若形势既大,恐不宜也。"

3. 敷瘤法

《赤水玄珠·第三十卷·瘰疬门》："点瘤赘方神验。桑炭灰、枣木灰、黄荆灰、桐壳灰各二升半,荞麦灰(炒)。上以沸汤淋汁五碗许,澄清入斑蝥四十个,穿山甲五片、乳香、冰片不拘多少,后入煎,作二碗,以磁器盛之,临用时入新石灰调成膏,敷瘤上。干则以清水润之,其效若神。丹溪治丹瘤:蓖麻子,去壳研,入面一匙,水调搽之,甚妙。"

《灵验良方汇编·卷之二外科·治瘿瘤》："枯瘤方,治瘤初起,成形未破者,及根蒂小而不散者可用之。白砒、硇砂、黄丹、轻粉、雄黄、乳香、没药、硼砂各一钱,斑蝥二十个,田螺(大者,去壳切片,晒干)三个,共研极细,糯米粥调和,捏作棋子样,晒干。先灸瘤顶三炷,随以药饼贴之。上用黄柏末水调,盖敷药饼,候十日外,其瘤自然枯落,次用敛口药。"

《灵验良方汇编·卷之二外科·治瘿瘤》："秘传敛瘤膏,治瘿瘤,枯药落后,用此搽贴,自然生肌完口。轻粉、龙骨、海螵蛸、象皮、乳香各一钱,鸡蛋十五个(煮熟用黄,熬油一小盅),上药各研末极细,共和匀,入鸡蛋油内。每日早、晚先将甘草汤洗净患处,次将鸡毛蘸涂膏药盖贴。"

【论用方】

一、治石瘿常用方

1. 破结散

1)一名破积散,《三因极一病证方论·卷之十五·瘿瘤证治》

治石瘿、气瘿、劳瘿、土瘿、忧瘿等证。

海藻(洗) 龙胆 海蛤 通草 昆布(洗) 矾石(枯) 松罗(各三分) 麦曲(四分) 半夏(二分)

上为末。酒服方寸匕,日三。忌鲫鱼、猪肉、五辛、生菜、诸杂毒物。十日知,二十日愈。

2)《世医得效方·卷第十九·疮肿科·诸疮·项瘿》

治五瘿。坚硬不可移,名石瘿;皮色不变,名肉瘿;筋络露结,名筋瘿;赤脉交络,名血瘿;随忧愁消长,名气瘿。五瘿皆不可妄决破,破则脓血崩溃,多致夭枉。服此十日知,二十日愈。

海藻(洗) 龙胆草 海蛤 通草 昆布(洗) 矾石(枯) 松萝(各三分) 麦曲(四两) 半夏 海带(各二分)

上为末。每服方寸匕,酒调,日三服。忌鸡、鱼、猪肉、五辛、生菜及诸毒物。

3)《医学正传·卷之六·疮疡》

治石瘿、气瘿、筋瘿、血瘿、肉瘿、马刀、瘰疬等症。

海藻(酒洗净) 龙胆草(酒洗) 海蛤 粉 通草 贝母(去心) 昆布(酒洗净) 矾石(枯) 松萝(各三钱,今以桑寄生代效) 麦曲(炒,四钱) 半夏曲(二钱)

上为细末。每服二钱,热酒调,食后服,忌甘草、鲫鱼、鸡肉、五辛、生果。

4)《赤水玄珠·第三十卷·瘰疬门》

治五瘿极佳。

麦面(四分) 松萝 半夏 贝母 海藻(洗) 龙胆草 海蛤 通草 昆布 枯矾(各三分)

上为末。酒服一钱,日三。忌鲫鱼、猪肉、五辛、生菜、毒物。二十日愈。

5)《一见能医·卷之九·病因赋类方卷上·痰饮门》

治石瘿、气瘿、血瘿、肉瘿、马刀瘰疬。

海藻(酒洗) 龙胆草(酒洗) 通草 枯矾 海蛤粉(煅) 川贝母(去心) 昆布(酒洗,各三钱) 神曲(炒,四钱) 半夏曲(二钱) 松罗茶(三钱)

上为细末。每二钱热酒调,食后服,日二次。忌甘草、鱼、鸡、五辛生冷。

2. 陷肿散

1)一名陷脉散,《备急千金要方·卷二十四·解毒杂治方·瘿瘤第七》

治二三十年瘿瘤及骨瘤、石瘤、肉瘤、脂瘤、脓瘤、血瘤,或息肉大如杯杆升斗,十年不瘥,致有漏溃,令人骨消肉尽,或坚或软或溃,令人惊悸,寤寐不安,身体瘭缩,愈而复发方。

乌贼骨 石硫黄(各一分) 钟乳 紫石英 白石英(各二分) 丹参(三分) 琥珀 附子 胡燕屎 大黄 干姜(各四分)

上十一味,治下筛,以韦囊盛,勿泄气。若疮湿即敷,若疮干猪脂和敷,日三四,以干为度。若汁不尽,至五剂十剂止,药令人不痛。若不消,加芒硝二两佳。

2)《千金翼方·卷第二十·杂病下·瘿病第七》

主二十三十年瘿瘤及骨瘤、石瘤、肉瘤、脓瘤、

血瘤,或大如杯盂,十年不瘥,致有漏溃,令人骨消肉尽,或坚或软或溃,令人惊惕,寐卧不安,体中瘭缩,愈而复发。

乌贼鱼骨(一分) 白石英(半两) 石硫黄(一分) 紫石英(半两) 钟乳(半两,粉) 干姜(一两) 丹参(三分) 琥珀(一两) 大黄(一两) 蜀附子(一两,炮,去皮)

上一十味,捣为散,贮以韦囊,勿令泻气。若疮湿即敷,无汁者以猪膏和敷之。日三四,以干为度,若汁不尽者,至五剂十剂止,勿惜意不作也,著药令人不疼痛,若不消,加芒硝二两,益佳。《千金》有胡燕屎一两。

3. 五瘿丸(《外台秘要·卷第二十三·五瘿方八首》引《深师》)

治五瘿。

取尘甒以酒渍,炙干,再纳酒中更浸,炙令香,咽汁,味尽更易,十具愈。

4. 五瘿方(《外台秘要·卷第二十三·五瘿方八首》引《范汪》)

疗五瘿。

昆布(三两,洗) 海蛤(二两,研) 松萝(二两) 海藻(三两,洗) 通草 白蔹 桂心(各二两)

上七味作散。酒服方寸匕,日三。

5. 灰煎(《外台秘要·卷第二十九·疣赘疵黑子杂疗方六首》)

疗瘤赘、瘢痕、疵痣及痈疽、恶肉等。

石灰(一斗五升) 湿桑灰(四斗) 柞栎灰(四斗)

上三味,合九斗五升,以沸汤令沺沺调湿,纳甑中蒸之,从平旦至日中,还取釜中沸汤七斗,合甑三淋之,澄清纳铜器中,煎令至夜,斟量余五斗汁,微火徐徐煎,取一斗,洗乱发干之,如鸡子大纳药中即消尽,又取五色彩剪如韭叶大,量五寸着药中亦消尽,又令不强,药成,以白罂子中贮之。作药时,不得令妇人小儿鸡犬临见之。灰煎亦疗瘤,验其肉瘤、石瘤,药敷之皆愈。其血瘤,瘤附左右胡脉及上下悬雍舌本诸险处,皆不可令消,消即血出不止,杀人,不可不详之。

6. 海藻丸(《普济方·卷二百九十四·瘿瘤门·诸瘿瘤》)

治诸瘿瘤。

海藻(洗去咸味,晒干,一两) 海蛤(煅)
松萝(各七钱半,研) 当归 川芎 官桂 白
芷 细辛 藿香 白蔹 明矾(煅) 昆布(洗去
咸味,晒干,各五钱)

上为细末,炼蜜和丸如弹子大。每服一丸,含
咽下之。

7. 穿瘿丸(《普济方·卷二百九十四·瘿瘤
门·诸瘿瘤》)

治瘿瘤结硬。

通草(二两) 杏仁(去皮尖,研) 牛蒡子
(去油,各一两) 射干 昆布(去咸) 诃黎勒
海藻(去咸,各四两)

上为末,炼蜜和丸如弹子大。嚼化咽津下,日
进三服。

8. 海藻散(《普济方·卷二百九十四·瘿瘤
门·诸瘿瘤》)

治瘿瘤。

海藻(洗去咸味,焙,一两一钱) 昆布(洗去
咸味,焙,一两半) 白茯苓(去黑皮,半两) 海蛤
(研) 木通(锉) 桂(去粗皮,各半两) 羊靥
(十枚,去脂,炙令黄)

上为散。随时温酒下三钱,半夜一服。

9. 海蛤散(《普济方·卷二百九十四·瘿瘤
门·诸瘿瘤》)

治瘿瘤。

海蛤(研) 海藻(马尾者,洗去咸味) 白茯
苓(去黑皮) 人参 半夏(水煮一两,洗去滑,切,
焙,各半两)

上为散。每服一钱匕,入猪靥子末一钱匕,甜
藤一尺,去根五寸取之,甘草一寸,水五盏同煎。
取一盏半,分三次。每次调散二钱匕,临卧服。男
人四服,女人八服,次用丸药宣下。

10. 除毒丸(《普济方·卷二百九十四·瘿瘤
门·诸瘿瘤》)

治瘿瘤。服海蛤散后,宜服此。

巴豆(铁串穿,烧去心用) 大黄末(各半两)

上研末。端午日粽子为丸,如绿豆大。空心
冷茶下三丸,良久,热茶投之下,多以冷粥止之。

11. 连壳丸(《普济方·卷二百九十四·瘿瘤
门·诸瘿瘤》)

治气瘤及瘿。

连壳(微炒,二两) 石榴皮(醋焙) 干姜

(炮,各三分半) 枳壳(麸炒去瓤,一两)

上为末。更入百草霜一两,麝香少许,各细
研,打醋面糊为丸如小豆大。每日空心,椒米饮汤
下三十丸至五十丸。

12. 猪靥散(《普济方·卷二百九十四·瘿瘤
门·诸瘿瘤》)

治气瘤、瘿。

獖猪靥(二七枚) 半夏(洗去滑,二十二枚)

上为散。每服温酒调一钱匕,临卧垂头服。

13. 海藻酒(《普济方·卷二百九十四·瘿瘤
门·诸瘿瘤》)

治颈下卒然结核,渐大,欲成瘤瘿。

用海藻洗去咸味一斤,酒二升,渍一宿。取三
合饮之,酒尽,将海藻晒干,捣为末,酒调一钱。一
日三服,即瘥。如浸时用绢袋盛了,春夏浸二日,
秋冬浸三日。

14. 柳根酒(《普济方·卷二百九十四·瘿瘤
门·诸瘿瘤》)

治瘤瘿,鬼气疰。

用柳根三斤,须水所经有露出者,水一斗煮取
五升,用米三升酿之,酒成。每服饮半升,空心日
午及临卧时各一服。

15. 南星散(《医学正传·卷之六·疮疡》)

治皮肤颈项面上生瘤,大者如拳,小者如粟,
或软或硬,不痒不痛,宜用此药。切不可辄用针
灸,多致不救。

生南星(大者,一枚)

上细研烂,入好醋五七点,杵如膏。如无生
者,即以干者为末,醋调如膏。先以细针刺患处,
令气透,却以膏药摊贴,觉痒则频换贴取效。

16. 消瘿五海饮(《古今医鉴·卷之九·
瘿瘤》)

治瘿瘤。

海带 海藻 海昆布 海蛤 海螵蛸(各三
两半) 木香 三棱 莪术 桔梗 细辛 香附
(各二两) 猪琰子(七个,陈壁土炒,去酒焙干)

上为末。每服七分半,食远米汤下。

17. 玉壶散(《赤水玄珠·第三十卷·瘰
疬门》)

治三种瘿。

1) 海藻(洗) 海带(洗) 昆布 雷丸(各
一两) 青盐 广术(各五钱)

上为末,炼蜜丸芡实大。嚼化。

2)海带(洗)　海藻(洗)　海蛤　昆布(四味皆焙)　泽泻(炒)　连翘(各一两)　猪靥　羊靥(各十枚)

上为末,蜜丸芡实大。临睡嚼化一二丸。忌油腻。

18. 宝金散(《赤水玄珠·第三十卷·瘰疬门》)

治瘿气无不瘥。

猪羊靥(十对,暖水洗去脂膜后,晒干,为细末)　海藻(洗)　海带(各三两)　丁木香　琥珀(研)　麝香(研,各一分)　珍珠(研,五钱)

上先将各味为细末,配和匀,再重罗过。每服一钱,热酒一盏调服,夜睡时须垂头而睡。若童男女十服效,大人一日见效。有孕者忌之。

19. 海带丸(《赤水玄珠·第三十卷·瘰疬门》)

治瘿久不消。

海藻　贝母　陈皮　青皮(各等分)

上为末,炼蜜丸弹子大。食后嚼化一丸,大效。

20. 内府秘传方(《万病回春·卷之五·瘿瘤》)

治瘿气神效。

海藻(热水洗净)　昆布(洗净)　海带　海螵蛸　海粉(飞过)　海螺(醋炙,如颈下摇者,用长螺;颈不摇,用圆螺)　甘草(少许)

上各等分,为末,炼蜜为丸如圆眼大。每夜临卧,口中嚼化一丸,功效不可言也。

21. 消瘤丹(《洞天奥旨·卷十一·筋瘤骨瘤石瘤》)

仲景公传,可消诸瘤。

白术(三两)　茯苓(十两)　人参(三两)陈皮(三钱)　生甘草(一两)　薏仁(五两)　芡实(五两)　泽泻(五两)　半夏(五两)

各为末,米饭为丸,常服自消。

22. 海藻玉壶汤(《灵验良方汇编·卷之二外科·治瘿瘤》)

治瘿瘤初起,或肿或硬,或赤或不赤,但未破者,俱宜服之。

海藻　贝母　陈皮　昆布　青皮　当归　川芎　半夏　连翘　甘草节　独活(各一钱)　海带(五分)

水二盅煎八分。病在上,食后服;在下,食前服。凡服此门药,必须断厚味大荤,尤须绝欲清心方妙。

23. 六军丸(《灵验良方汇编·卷之二外科·治瘿瘤》)

治瘿瘤已成未溃者,不论年月新久,皆宜服之。

蜈蚣(去头足)　蝉蜕　全蝎　僵蚕(炒,去丝)　夜明砂　穿山甲

上等分,为细末,神曲糊为丸粟米大,朱砂为衣。每服三分,食远酒下。忌大荤、煎炒、房事,日渐可消。

24. 枯瘤方(《灵验良方汇编·卷之二外科·治瘿瘤》)

治瘤初起,成形未破者及根蒂小而不散者。

白砒　硇砂　黄丹　轻粉　雄黄　乳香　没药　硼砂(各一钱)　斑蝥(二十个)　田螺(大者,去壳切片,晒干,三个)

共研极细,糯米粥调和,捏作棋子样,晒干。先灸瘤顶三炷,随以药饼贴之。上用黄柏末水调,盖敷药饼,候十日外,其瘤自然枯落,次用敛口药。

25. 秘传敛瘤膏(《灵验良方汇编·卷之二外科·治瘿瘤》)

治瘿瘤。枯药落后,用此搽贴,自然生肌完口。

轻粉　龙骨　海螵蛸　象皮　乳香(各一钱)　鸡蛋(十五个,煮熟用黄,熬油一小盅)

上药各研末极细,共和匀,入鸡蛋油内。每日早、晚先将甘草汤洗净患处,次将鸡毛蘸涂膏药盖贴。

26. 神效开结散(《类证治裁·卷之八·瘰疬结核瘿瘤马刀论治》)

治石瘿。

沉香(二钱)　木香(三钱)　陈皮(四钱)真珠(煅,四十九粒)　猪靥子(四十九粒)

共研末。每用二钱,酒调下。一说猪靥不是外肾,生于猪项下如枣大,微扁色红。

27. 一井散(《类证治裁·卷之八·瘰疬结核瘿瘤马刀论治》)

治石瘿。

雄黄　粉霜　硇砂(各三钱)　轻粉　乳没(各一钱)　土黄(三钱)　麝香(少许)

研末,津调,涂瘤顶上,以湿纸盖。

二、治石瘿验方

1)《备急千金要方·卷二十四·解毒杂治方·瘿瘤第七》

治瘿瘤。

小麦面(一升) 海藻(一两) 特生矾石(十两)

上三味,以三年米醋渍小麦面,曝干,各捣为散合和。服一方寸匕,日四五服,药含极乃咽之。禁姜、五辛、猪、鱼、生菜、大吹、大读诵、大叫语等。

昆布 松萝 海藻(各三两) 海蛤 桂心 通草 白蔹(各二两)

上七味,治下筛。酒服方寸匕,日三。

海藻 海蛤(各三两) 昆布 半夏 细辛 土瓜根 松萝(各一两) 通草 白蔹 龙胆(各二两)

上十味,治下筛。酒服方寸匕,日二,不得作重用方。

昆布二两

洗切如指大,醋渍含咽,汁尽愈。

海藻(一斤,《小品》作三两) 小麦曲(一斤)

上二味,以三年醋一升,溲面末,曝干,往反醋尽,合捣为散。酒服方寸匕,日三服。忌努力。崔氏云:疗三十年瘿瘤。

菖蒲 海蛤 白蔹 续断 海藻 松萝 桂心 蜀椒 倒挂草 半夏(各一两) 神曲(三两) 羊靥(百枚)

上十二味,治下筛,以牛羊髓脂为丸如梧子,日服三丸。

2)《外台秘要·卷第二十三·五瘿方八首》

菖蒲(二两) 海蛤(研,一两) 白蔹(一两) 海藻(洗,一两) 松萝(一两) 桂心(一两) 椒(汗,一两) 羊靥(百枚) 半夏(一两,洗) 续断(一两) 神曲(三两) 倒挂草(一两)

上十二味,捣作散,以羊牛髓和为丸,如梧子。日服三丸。忌羊肉、生葱等。

小麦面(一升) 特生矾石(一斤,烧) 海藻(一斤,洗)

上三味,以陈酢一升,渍小麦面,曝干更渍令酢尽干,各捣下筛。每服两方寸匕,日四五服,含

乃咽之。忌同前及大诵大语,吹火用气。

3)《世医得效方·卷第十九·疮肿科·瘤赘》

治小瘤。

先用甘草煎膏,笔蘸妆瘤旁四围,干后复妆,凡三次,然后以药。

大戟 芫花 甘遂

上为末,米醋调,别笔妆敷其中,不得近著甘草处。次日缩小,又以甘草膏妆小晕三次。中间仍用大戟、芫花、甘遂如前法,自然焦缩。凡骨瘤、肉瘤、脓瘤、血瘤、石瘤皆不可决,惟脂瘤决去其脂粉则愈。

4)《普济方·卷二百九十四·瘿瘤门·诸瘿瘤》

治瘘瘤。

昆布(洗去咸味,焙,二两) 桂心 逆流水柳须(各一两) 海藻(洗去咸味,焙) 干姜(各二两,炮制) 羊靥(七枚,阴干)

上为末,炼蜜和丸如小弹子大。含一丸咽津,随时。忌五辛、湿面、热物。

5)《赤水玄珠·第三十卷·瘰疬门》

治瘿气。

海藻 海带 昆布 蒲黄(各二钱) 猪靥子(五枚,焙干)

上为末。每服二钱半,临睡以酒调服。且不用枕头三日。

6)《本草汇言·卷之一·草部·贝母》

治颏下生硬块,或似石瘿。

土贝母 何首乌(各三两) 连翘 鼠粘子 天花粉 苍耳子 青木香 白芨(各二两) 黑枣(百个) 金银花 紫花地丁 甘草 夏枯草(各五两)

分作十剂。每剂用河水五碗煎至二碗,徐徐服。

【论用药】

由于本病属于恶疾,故治疗用药并未有专药特药,结合症状,临证施治即可。土贝母有解毒散结之功,在本病的治疗中较为常用。

土贝母

《本草汇言·卷之一·草部·贝母》:"《广笔记》:治颏下生硬块,或似石瘿。用土贝母、何首

乌各三两,连翘、鼠粘子、天花粉、苍耳子、青木香、白芨各二两,黑枣百个,金银花、紫花地丁、甘草、夏枯草各五两。分作十剂,每剂用河水五碗,煎至二碗,徐徐服。"

【医案】

《先醒斋医学广笔记·卷之三·肿毒·秘传治痈疽诀》

梁溪一女子,颏下发一硬块而不痛,有似石瘿。仲淳疏方服十剂全消。贝母(去心)三钱,连翘二钱,鼠粘子(酒炒研)一钱五分,栝蒌根二钱,金银花五钱,何首乌(去皮,竹刀切片)三钱,白芨二钱,苍耳子(研细)一钱五分,生甘菊五钱,青木香一钱五分,紫花地丁五钱。先用夏枯草五两,河水五碗煎至三碗,去渣,纳前药,同煎至一碗。

敷药方:南星三两,海藻、昆布、槟榔、姜黄、白芨、猪牙皂角各一两。细末,醋调敷。

《证治准绳·疡医卷之三·项部·瘰疬马刀》

有人于项上生病,大如茄子。潮热不食,形瘦日久,百方不效。后得此方,去松萝加真桑寄生一倍,服五日后,其疮软而散,热退而愈。屡医数人皆效。

破结散:海藻(酒洗净)、龙胆草(酒洗)、海蛤粉、通草、贝母(去心)、矾石(枯)、昆布(酒洗净)、松萝各三钱(今以桑寄生代,效),麦曲(炒)四钱,半夏曲二钱。上为细末。每服二钱,热酒调食后服。忌甘草、鲫鱼、鸡肉、五辛、生果。

第四章

瘤、岩

瘤，留滞不去之义。为瘀血、痰滞、浊气停留于机体组织间而产生的赘生物。其临床特点是多生于体表，进展缓慢，一般无自觉症状。

岩，泛指发生于体表的恶性肿物，为外科疾病中最凶险者。因其质地坚硬，表面凹凸不平，形如岩石而得名。其临床特点是局部肿块坚硬，高低不平，皮色不变，推之不移，溃烂后如翻花石榴，色紫恶臭，疼痛剧烈，故难以治愈，预后不良。

瘤与岩均为体表肿物，因其病变程度不同，而有良性与恶性之别，故本章将两者一并整理并论述。其中瘤从气瘤、血瘤、筋瘤、肉瘤、骨瘤、脂瘤六种进行分述；岩分散在其他章节多类病证中，本章仅论述外科常见岩病失荣和肾岩。

第一节

瘤病总论

瘤是瘀血、痰浊停留于机体组织间而产生的结块。其临床特点为局限性肿块，多生于体表，发展缓慢，少有自觉症状。"瘤"之名称，由来尚矣，《灵枢》中便载有"筋溜（瘤）、肠溜（瘤）、昔瘤、骨瘤、肉瘤"等。至清代，《医宗金鉴》一书将之分为气瘤、血瘤、肉瘤、筋瘤、脂瘤、骨瘤六种。本病相当于西医学的部分体表良性肿瘤。

【辨病名】

瘤者，留也。其常发于皮肉之间，初小如梅李，后渐增大，不痛不痒，质地软而表面光滑。言留结不散，故谓之为瘤。其有气瘤、血瘤、肉瘤、筋瘤、脂瘤、骨瘤之分。

《诸病源候论·瘿瘤等病诸候·瘤候》："瘤者，皮肉中忽肿起，初如梅李大，渐长大，不痛不痒，又不结强。言留结不散，谓之为瘤。不治，乃至堰大，则不复消，不能杀人，亦慎不可辄破。"

《太平圣惠方·卷第三十五·治瘤诸方》："夫瘤者，为皮肉中忽有肿起，如梅李子，渐以长大，不痛不痒，又不结强，按之柔软，言其留结不散，谓之瘤也。若不疗之，乃至碗大，则不复消下，然非杀人之疾，亦慎不可辄破，但如瘿法疗之，当得瘥。"

《圣济总录·卷第一百二十五·瘿瘤门·瘤》："论曰：瘤之为义，留滞而不去也。气血流行不失其常，则形体和平，无或余赘，及郁结壅塞，则乘虚投隙，瘤所以生，初为小核，寝以长大，若杯盂然，不痒不痛，亦不结强，方剂所治，与治瘿法同，但瘿有可针割，而瘤慎不可破尔。"

《医学正传·卷之六·疮疡》："瘤者，气血凝滞结聚而成，或如桃李，或如瓜瓠。其名有六：曰骨瘤，曰脂瘤，曰脓瘤，曰血瘤，曰筋瘤，曰风瘤，以其中各有此物而名之也。"

《万氏秘传外科心法·卷之九·瘤症总论》："或问曰，子云：外症分门类治，其立意勤矣，用心仁矣。古之外症，又有所谓瘤者，不知从何而起，从何而成，未尝有痛痒苦楚，无寒热脓血之灾，突然而生，如有物伏于其中，大便于人者，是何而然也？答曰：瘤者，流而积，积而聚，聚而成也。乃人身之滞气，浊血结聚而成也。如李如桃，而形状不同，如瓜如瓠，而名色不一。古称有六：曰骨瘤，曰脂瘤，曰脓瘤，曰血瘤，曰筋瘤，曰石瘤，以其瘤之中有此物，故指其实而名之也。今原图形一十三症，证其所生之处而言之也，其瘤中所伏之物，亦不过六者之聚而已。"

《黄帝内经灵枢注证发微·卷之九·九针论第七十八》："瘤者，留也，瘤病也。"

《证治准绳·疡医卷之五·瘿瘤》："六瘤者，随气凝结皮肤之中，忽然肿起，状如梅李，皮软而光，渐如杯卵。"

《外科心法要诀·卷十二·发无定处（上）·

瘿瘤》："瘤者，随气留住，故有是名也。多外因六邪，荣卫气血凝郁；内因七情，忧恚怒气，湿痰瘀滞山岚水气而成，皆不痛痒。"

《吴氏医方汇编·第五册·瘤赘》："夫瘤者，留也，随气凝滞，皆因脏腑受伤，气血乖违，当求其属而治其本。"

【辨病因】

瘤之为病，有外因、内因两个方面。外因多为六淫之邪侵袭，使得气血荣卫凝郁；内因多为正气不足及七情内伤，导致气血乖违，湿痰瘀滞。

一、外感六淫

《外科心法要诀·卷十二·发无定处（上）·瘿瘤》："瘤者，随气留住，故有是名也。多外因六邪，荣卫气血凝郁；内因七情，忧恚怒气，湿痰瘀滞山岚水气而成，皆不痛痒。"

二、脏腑受伤

《圣济总录·卷第一百二十五·瘿瘤门·瘤》："论曰：瘤之为义，留滞而不去也。气血流行不失其常，则形体和平，无或余赘。及郁结壅塞，则乘虚投隙，瘤所以生，初为小核，寝以长大，若杯盂然，不痒不痛，亦不结强，方剂所治，与治瘿法同，但瘿有可针割，而瘤慎不可破尔。"

《严氏济生方·瘿瘤瘰疬门·瘿瘤论治》："夫瘿瘤者，多由喜怒不节，忧思过度，而成斯疾焉。大抵人之气血，循环一身，常欲无滞留之患，调摄失宜，气凝血滞，为瘿为瘤。瘿者，多结于颈项之间；瘤者，随气凝结于皮肉之中，忽然肿起，状如梅李子，久则滋长。医经所谓：瘿有五种，瘤有六证。五瘿者，石瘿、肉瘿、筋瘿、血瘿、气瘿是也。六瘤者，骨瘤、脂瘤、脓瘤、血瘤、石瘤、肉瘤是也。"

《明医指掌·卷八·外科·瘿瘤证八》："夫瘿有五：气、血、石、筋、肉是也。瘤有六：骨、肉、脓、血、脂、石是也。瘿但生于颈项之间；瘤则遍身体头面、手足，上下不拘其处，随气凝结于皮肤之间，日久结聚不散，积累而成。若人之元气循环周流，脉络清顺流通，焉有瘿瘤之患也，必因气滞痰凝，隧道中有所留止故也。瘿气绝不可破，破则脓血崩溃，多致夭枉，但当破气豁痰，咸剂以软其坚结，自然消散。丹溪云：瘿气先须断厚味。只此一言，

深达病机之旨也。盖瘿初起如梅、李，久则滋长如升、斗，大小不一，盖非一朝一夕之故也。然六瘤中惟脂瘤可破，去脂粉则愈，余皆不可轻易决破也。慎之！慎之！"

《景岳全书·卷之四十七贤集·外科钤（下）·瘤赘》："夫瘤者，留也。随气凝滞，皆因脏腑受伤，气血乖违，当求其属，而治其本。"

《吴氏医方汇编·第五册·瘤赘》："夫瘤者，留也，随气凝滞，皆因脏腑受伤，气血乖违，当求其属而治其本。"

《杂病源流犀烛·卷二十六·颈项病源流》："瘿瘤者，气血凝滞，年数深远，渐长渐大之症。何谓瘿？其皮宽，有似樱桃，故名瘿，亦名瘿气，又名影袋。何谓瘤？其皮急，有似石榴，故名瘤，亦名瘤赘。是瘿瘤本异症也。其症皆隶五脏，其原皆由肝火。盖人怒动肝邪，血涸筋挛，又或外邪搏击，故成此二症。惟忧恚耗伤心肺，故瘿多着颈项及肩。惟有所劳欲，邪乘经气之虚而住留，故瘤随处皆有。"

《外科证治全书·卷四·发无定处证·瘿瘤》："大者为瘿，小者为瘤。瘿证蒂小而下垂，瘤证顶小而根大。瘿多生于肩项两颐，瘤则随处可生。诸书虽有五瘿、六瘤之名类，要皆七情六欲，脏腑受伤，经膜乖变，气凝阻逆所致。"

【辨病机】

瘤之病机，因六淫之邪侵袭或正气不足、七情内伤，使得脏腑受伤，气血乖违，从而荣卫凝郁，湿痰瘀滞。

《圣济总录·卷第一百二十五·瘿瘤门·瘤》："论曰：瘤之为义，留滞而不去也。气血流行不失其常，则形体和平，无或余赘，及郁结壅塞，则乘虚投隙，瘤所以生，初为小核，寝以长大，若杯盂然，不痒不痛，亦不结强，方剂所治，与治瘿法同，但瘿有可针割，而瘤慎不可破尔。"

《严氏济生方·瘿瘤瘰疬门·瘿瘤论治》："夫瘿瘤者，多由喜怒不节，忧思过度，而成斯疾焉。大抵人之气血，循环一身，常欲无滞留之患，调摄失宜，气凝血滞，为瘿为瘤。瘿者，多结于颈项之间；瘤者，随气凝结于皮肉之中，忽然肿起，状如梅李子，久则滋长。医经所谓：瘿有五种，瘤有六证。五瘿者，石瘿、肉瘿、筋瘿、血瘿、气瘿是也。六瘤

者、骨瘤、脂瘤、脓瘤、血瘤、石瘤、肉瘤是也。治疗之法，五瘿不可决破，破则脓血崩溃，多致夭枉。六瘤者，脂瘤可破，去脂粉则愈，外五证，亦不可轻易决溃，慎之！慎之！"

《严氏济生方·瘿瘤瘰疬门·瘿瘤论治》："夫瘿瘤者，多由喜怒不节，忧思过度，而成斯疾焉。大抵人之气血，循环一身，常欲无滞留之患，调摄失宜，气凝血滞，为瘿为瘤。瘿者，多结于颈项之间；瘤者，随气凝结于皮肉之中，忽然肿起，状如梅李子，久则滋长。"

《云林神毂·卷三·瘿瘤》："五瘿著肩项，六瘤随气结，皆不可决破，崩溃致夭折。"

《证治准绳·疡医·卷之五·瘿瘤》："六瘤者，随气凝结皮肤之中，忽然肿起，状如梅李，皮软而光，渐如杯卵。"

《明医指掌·卷八·外科·瘿瘤证八》："夫瘿有五：气、血、石、筋、肉是也。瘤有六：骨、肉、脓、血、脂、石是也。瘿但生于颈项之间；瘤则遍身体头面、手足，上下不拘其处，随气凝结于皮肤之间，日久结聚不散，积累而成。若人之元气循环周流，脉络清顺流通，焉有瘿瘤之患也，必因气滞痰凝，隧道中有所留止故也。瘿气绝不可破，破则脓血崩溃，多致夭枉，但当破气豁痰，咸剂以软其坚结，自然消散。丹溪云：瘿气先须断厚味。只此一言，深达病机之旨也。"

《景岳全书·卷之四十七贤集·外科钤（下）·瘤赘》："夫瘤者，留也。随气凝滞，皆因脏腑受伤，气血乖违，当求其属，而治其本。"

《吴氏医方汇编·第五册·瘤赘》："夫瘤者，留也，随气凝滞，皆因脏腑受伤，气血乖违，当求其属而治其本。"

《杂病源流犀烛·卷二十六·颈项病源流》："瘿瘤者，气血凝滞，年数深远，渐长渐大之症。何谓瘿？其皮宽，有似樱桃，故名瘿，亦名瘿气，又名影袋。何谓瘤？其皮急，有似石榴，故名瘤，亦名瘤赘。是瘿瘤本异症也。其症皆隶五脏，其原皆由肝火。盖人怒动肝邪，血涸筋挛，又或外邪搏击，故成此二症。惟忧恚耗伤心肺，故瘿多着颈项及肩。惟有所劳欲，邪乘经气之虚而住留，故瘤随处皆有。"

《外科证治全书·卷四·发无定处证·瘿瘤》："大者为瘿，小者为瘤。瘿证蒂小而下垂，瘤

证顶小而根大。瘿多生于肩项两颐，瘤则随处可生。诸书虽有五瘿、六瘤之名类，要皆七情六欲，脏腑受伤，经膜乖变，气凝阻逆所致。瘤证易治，瘿证鲜有瘥者。"

【辨病证】

瘤之病位，遍及身体头面、手足，不拘其处，随气凝结于皮肤之间。往往皮肉中忽然肿起，初如梅李大，渐长大，色白而漫肿，不痛不痒，又不结强。若年久失治以致溃脓，则难治。

一、辨病位

《诸病源候论·瘿瘤等病诸候·瘤候》："瘤者，皮肉中忽肿起，初如梅李大，渐长大，不痛不痒，又不结强。言留结不散，谓之为瘤。不治，乃至堰大，则不复消，不能杀人，亦慎不可辄破。"

《明医指掌·卷八·外科·瘿瘤证八》："夫瘿有五：气、血、石、筋、肉是也。瘤有六：骨、肉、脓、血、脂、石是也。瘿但生于颈项之间；瘤则遍身体头面、手足，上下不拘其处，随气凝结于皮肤之间，日久结聚不散，积累而成。若人之元气循环周流，脉络清顺流通，焉有瘿瘤之患也，必因气滞痰凝，隧道中有所留止故也。"

《杂病源流犀烛·卷二十六·颈项病源流》："瘿瘤者，气血凝滞，年数深远，渐长渐大之症。何谓瘿？其皮宽，有似樱桃，故名瘿，亦名瘿气，又名影袋。何谓瘤？其皮急，有似石榴，故名瘤，亦名瘤赘。是瘿瘤本异症也。其症皆隶五脏，其原皆由肝火。盖人怒动肝邪，血涸筋挛，又或外邪搏击，故成此二症。惟忧恚耗伤心肺，故瘿多着颈项及肩。惟有所劳欲，邪乘经气之虚而住留，故瘤随处皆有。"

二、辨症候

《诸病源候论·瘿瘤等病诸候·瘤候》："瘤者，皮肉中忽肿起，初如梅李大，渐长大，不痛不痒，又不结强。言留结不散，谓之为瘤。不治，乃至堰大，则不复消，不能杀人，亦慎不可辄破。"

《圣济总录·卷第一百二十五·瘿瘤门·瘤》："论曰：瘤之为义，留滞而不去也。气血流行不失其常，则形体和平，无或余赘，及郁结壅塞，则乘虚投隙，瘤所以生，初为小核，寝以长大，若杯盂

然,不痒不痛,亦不结强。"

《万氏秘传外科心法·卷之九·瘤症总论》:"古之外症,又有所谓瘤者,不知从何而起,从何而成,未尝有痛痒苦楚,无寒热脓血之灾,突然而生,如有物伏于其中,大便于人者,是何而然也?答曰:瘤者,流而积,积而聚,聚而成也。乃人身之滞气,浊血结聚而成也。如李如桃,而形状不同,如瓜如瓠,而名色不一。古称有六:曰骨瘤,曰脂瘤,曰脓瘤,曰血瘤,曰筋瘤,曰石瘤,以其瘤之中有此物,故指其实而名之也。今原图形一十三症,证其所生之处而言之也,其瘤中所伏之物,亦不过六者之聚而已。"

《证治准绳·疡医卷之五·瘿瘤》:"六瘤者,随气凝结皮肤之中,忽然肿起,状如梅李,皮软而光,渐如杯卵。"

三、辨色脉

《外科正宗·卷之二·上部疽毒门·瘿瘤论第二十三》:"瘤者,阴也,色白而漫肿,亦无痒痛,人所不觉。"

四、辨吉凶

《保幼新编·瘿瘤》:"瘤者,圆大如大肿而持久不脓,年久后成虫而脓,难治。"

五、辨相似病

辨瘤与瘿

《明医指掌·卷八·外科·瘿瘤证八》:"夫瘿有五:气、血、石、筋、肉是也。瘤有六:骨、肉、脓、血、脂、石是也。瘿但生于颈项之间;瘤则遍身体头面、手足,上下不拘其处,随气凝结于皮肤之间,日久结聚不散,积累而成。若人之元气循环周流,脉络清顺流通,焉有瘿瘤之患也,必因气滞痰凝,隧道中有所留止故也。"

《石室秘录·卷一(礼集)·碎治法》:"瘿瘤不同,瘿者连肉而生,根大而身亦大;瘤者根小而身大也。"

《杂病源流犀烛·卷二十六·颈项病源流》:"瘿瘤者,气血凝滞,年数深远,渐长渐大之症。何谓瘿?其皮宽,有似樱桃,故名瘿,亦名瘿气,又名影袋。何谓瘤?其皮急,有似石榴,故名瘤,亦名瘤赘。是瘿瘤本异症也。其症皆隶五脏,其原皆由肝火。

盖人怒动肝邪,血涸筋挛,又或外邪搏击,故成此二症。惟忧恚耗伤心肺,故瘿多着颈项及肩。惟有所劳欲,邪乘经气之虚而住留,故瘤随处皆有。"

《外科证治全书·卷四·发无定处证·瘿瘤》:"大者为瘿,小者为瘤。瘿证蒂小而下垂,瘤证顶小而根大。瘿多生于肩项两颐,瘤则随处可生。诸书虽有五瘿、六瘤之名类,要皆七情六欲,脏腑受伤,经膜乖变,气凝阻逆所致。瘤证易治,瘿证鲜有瘥者。"

【论治法】

瘤病的治法分内治法和外治法。内治当辨证论治,若属肝胆二经结核,宜养气血、清肝火,养肺金、生肾水;若属肝火血燥,须生血凉血;若中气虚,当补中益气;若脾胃亏损,宜调补脾气。外治法分为药物疗法和手术疗法,药物疗法中有膏药、草药贴敷,手术疗法有挂线法、结扎法等。需要注意的是,瘤病治疗慎用刀针勾割,恐脓血崩溃,多致夭亡,临证常需谨慎!

一、概论

《万氏秘传外科心法·卷之九·瘤症总论》:"或问曰:子云:外症分门类治,其立意勤矣,用心仁矣。古之外症,又有所谓瘤者,不知从何而起,从何而成,未尝有痛痒苦楚,无寒热脓血之灾,突然而生,如有物伏于其中,大便于人者,是何而然也?答曰:瘤者,流而积,积而聚,聚而成也。乃人身之滞气,浊血结聚而成也。如李如桃,而形状不同,如瓜如瓠,而名色不一。古称有六:曰骨瘤,曰脂瘤,曰脓瘤,曰血瘤,曰筋瘤,曰石瘤,以其瘤之中有此物,故指其实而名之也。今原图形一十三症,证其所生之处而言之也,其瘤中所伏之物,亦不过六者之聚而已。或又曰:子云,是矣,治之亦有方乎?答曰:百病皆自内发于外,古人治病用膏药以攻内,针灸以攻外,皆祛也。今瘤之所生,由滞气浊血所成,岂无药以祛之?内服汤药,外贴膏药,内外交攻,表里并治,瘤可愈矣。切不可妄用针刀勾割,恐脓血崩溃,多致夭亡。慎之!慎之!"

《景岳全书·卷之四十七贤集·外科钤(下)·瘤赘》:"夫瘤者,留也。随气凝滞,皆因脏腑受伤,气血乖违,当求其属,而治其本。大凡属肝胆二经结核,宜八珍加山栀、胆草,以养气血、清肝火;六味丸以养肺金、生肾水。若属肝火血燥,须生血凉血,用四物、二地、丹皮、酒炒黑胆草、山栀。若中气虚者,补中益气汤兼服之。若治失其法,脾胃亏损,营气虚弱,不能濡于患处,或寒气凝于疮口,营气不能滋养于患处,以致久不生肌而成漏者,悉宜调补脾气,则气血壮而肌肉自生矣。若不慎饮食起居,及七情六淫,或用寒凉蚀药,蛛丝缠,芫花线等法,以治其外,则误矣。"

《吴氏医方汇编·第五册·瘤赘》:"夫瘤者,留也,随气凝滞,皆因脏腑受伤,气血乖违,当求其属而治其本。大凡肝胆二经结核者,用八珍加山栀、胆草以养气血、清肝火。血燥,须生血凉血,用四物、二地、丹皮、酒炒黑胆草、山栀。中气虚者,兼服补中益气汤。若治失其法,则荣不能滋养于患处,以致久不生肌而成漏,更不可用寒凉之剂、药线缠缚之法。"

《外科证治全书·卷四·发无定处证·瘿瘤》:"大者为瘿,小者为瘤。瘿证蒂小而下垂,瘤证顶小而根大。瘿多生于肩项两颐,瘤则随处可生。诸书虽有五瘿、六瘤之名类,要皆七情六欲,脏腑受伤,经膜乖变,气凝阻逆所致。瘤证易治,瘿证鲜有瘥者。瘿证内用开结散、内府神效方,外用蛛丝缠法,或甘草缩法,缓缓消磨亦能缩愈。切勿轻用刀、针,致血出不止,立见危殆。"

二、外治法

1. 药物疗法

《彤园医书(外科)·卷之四发无定处·杂证门·瘿瘤总括》:"五瘿六瘤只宜照法服药,缓缓消磨,自然缩小。外治只可敷冲和膏;或贴万应膏、化坚膏。若日久脓血崩溃、渗漏不已者逆,按六卷霜字号,及去腐生肌汇方,调治得法,或可得愈。倘误用刀针,刺之割之,则血出不止而立危矣。"

2. 手术疗法

《张氏医通·卷七·大小府门·痔》:"诸痔及五瘿六瘤,凡蒂小而头大者,俱用煮线方治之。"

三、瘤病治疗禁忌

《圣济总录·卷第一百二十五·瘿瘤门·瘤》:"论曰:瘤之为义,留滞而不去也。气血流行不失其常,则形体和平,无或余赘,及郁结壅塞,则乘虚投隙,瘤所以生,初为小核,寝以长大,若杯盂然,不痒不痛,亦不结强,方剂所治,与治瘿法同,但瘿有可针割,而瘤慎不可破尔。"

《万氏秘传外科心法·卷之九·瘤症总论》:"或问曰:子云,外症分门类治,其立意勤矣,用心仁矣……或又曰:子云,是矣,治之亦有方乎?答曰:百病皆自内发于外,古人治病用膏药以攻内,针灸以攻外,皆祛也。今瘤之所生,由滞气浊血所成,岂无药以祛之?内服汤药,外贴膏药,内外交攻,表里并治,瘤可愈矣。切不可妄用针刀勾割,恐脓血崩溃,多致夭亡。慎之!慎之!"

《外科大成·卷四不分部位大毒·内痈总论·瘿瘤》:"瘤者,留也。毋论大小,不可妄取,不可轻去,不为无理故忌用刀针,多致危殆。"

《彤园医书(外科)·卷之四发无定处·杂证门·瘿瘤总括》:"倘误用刀针,刺之割之,则血出不止而立危矣。"

【论用方】

一、治瘤病方

1. 十七味大流气饮(《万氏秘传外科心法·卷之九·瘤症总论》)

治诸般瘤症,无论头面胸背手足,通用皆效。

人参 黄芪 当归 川芎 肉桂 厚朴 白芷 甘草 桔梗 防风 乌药 槟榔 白芍 枳壳 木香 紫苏 青皮 姜枣引

瘤在上食后服,在下食前服。

2. 七味昆布散(《万氏秘传外科心法·卷之九·瘤症总论》)

治诸般瘤症,无论头面胸背手足,通用皆效。

海藻 昆布(俱用酒) 海石(飞过) 海粉 白芷 青黛 浮麦 海马

共为末,掌上咽之,或蜜丸如杏核大,食后以酒咽一丸。

3. 二味白芷膏(《万氏秘传外科心法·卷之九·瘤症总论》)

治诸般瘤症,无论头面胸背手足,通用皆效。

石灰(如铜钱大,一块) 糯米(十四粒)

二味俱用盐水化开,入辰砂末,澄片时用此点之。

4. 四味梅花片散(《万氏秘传外科心法·卷之九·瘤症总论》)

治诸般瘤症,无论头面胸背手足,通用皆效。

片脑　血竭　黄丹　寒水石

共为末,搽于瘤上。

5. 十二味龙珠膏(《万氏秘传外科心法·卷之九·瘤症总论》)

此膏治诸瘤颇效,宜量势而用,若眼上、喉下、乳下、宜斟酌之。

龙芽草(三两)　棘枣根(五钱)　海藻(五钱)　苏木(五钱)

共为末,水二十碗煎至十碗,去渣。又用桑柴灰二碗,面灰一碗,苍耳子草灰二碗,用草纸放罗底上,用前药水煎热,淋取灰汁十碗,澄清入锅内,微火熬成膏,用巴豆霜、白丁香、寸香、轻粉搅匀,瓷器收贮,每取敷瘤,去旧药敷新药,如此敷数次,其瘤自溃,用万灵膏彻尽脓水,上生肌散而愈。

6. 三才绛云锭子(《证治准绳·疡医卷之三·项部·瘰疬马刀》)

治瘰疬,痔漏,六瘤,恶疮。

天才,初开疮口,紧峻之药。

白矾(煅,五钱)　雄黄(三钱)　信石(生)　硇砂(生)　朱砂(各二钱)　胆矾(生)　乳香　没药(各一钱半)

地才,次去死肉,紧缓之药。

白矾(煅,五钱)　雄黄(三钱)　信石(煅过)　朱砂(各二钱)　硇砂(生)　胆矾(生)　乳香　没药(各一钱半)　儿茶　血竭　轻粉(各五分)　麝香　片脑(各少许)

人才,又次生新肌,去瘀肉,缓慢之药。

白矾(煅,五钱)　雄黄(三钱)　赤石脂(煅)　儿茶　朱砂(各二钱)　硇砂(水煮干)　胆矾(煅)　乳香　没药　轻粉　血竭(各一钱半)　麝香　片脑(各少许)

上末,用秫米糊为锭子,如豆大带扁些,阴干;又作药线如麻黄样。先用铁罐膏点病头,令黑;次纤此锭,膏药贴上,三日一换药。腐肉不尽出者,可更用下品锭子及针头散,取尽腐肉。止有脓汁不干者,用生肌干脓散,掺疮口,膏药贴上。如要生肌,速用生肌散掺疮口上,膏药贴之。

7. 铁筒拔毒膏(《证治准绳·疡医卷之三·项部·瘰疬马刀》)

治痈疽、疖毒、瘰疬、六瘤、疔疮、顽癣、痔漏、痣疵、恶疮、肿疡,一切恶肉恶核等毒。已成者,贴

破脓腐即去;未成者,自然消散。其毒虽不能全消,亦得以杀其毒也。

荞麦秸灰　桑柴灰　矿石灰(各三碗)　真炭灰(一盏)

上将四灰和匀,用酒漏一个,将棕帕塞住窍,用水三十碗,熬滚淋灰汁,将汁复熬滚,复淋过,取净药力慢火入瓷罐煎熬,以纸数重固口,熬至一碗为度。乘滚入矿石灰末搅匀,如糊之样,入黄丹取如微红之色,密封固罐口候冷;次日将厚实瓷罐收贮,密塞其口。每用少许,涂毒顶之上,即时咬破,不黑又贴,以黑为度。如药干以唾调涂。如要急用,只将烧大柴灰九碗,石灰三碗,淋灰汁熬浓汁如前,制用。更有枯瘤膏、十陈膏,治法并同。

8. 煮线方(《外科正宗·卷之三下部痈毒门·痔疮论第三十·痔疮主治方》)

治诸痔及五瘿六瘤,凡蒂小而头面大者,宜用此线系其患根自效。

芫花(五钱)　壁钱(二钱)

用白色细扣线三钱,同上二味用水一碗盛贮小瓷罐内,慢火煮至汤干为度,取线阴干。凡遇前患,用线一根,患大者二根,双扣系于根蒂,两头留线,日渐紧之,其患自然紫黑、冰冷不热为度。轻者七日,重者十五日后必枯落,后用珍珠散收口至妙。

9. 琥珀黑龙丹(《疡医大全·卷十八颈项部·瘿瘤门主方》)

治五瘿六瘤,不论新久,但未穿破者并效。

天南星(姜汁拌炒)　京墨　五灵脂(炒)　海带　海藻(各五钱)　血竭(二两)　琥珀(一两)　广木香(三钱)　麝香(一钱)

各研细和匀,炼蜜丸一钱重,金箔为衣,晒干密贮。每服一丸,热酒一杯,量病上下,食前后化服。如患在下部,服后用美物压之。

10. 琥珀泽兰煎(《本草简要方·卷之六·木部二·琥珀》)

治五瘿六瘤,不论新久,但未溃者。

琥珀　泽兰叶　丹皮　紫巴戟(去心,糯米炒)　大茴香　五味子　五加皮　刘寄奴　川芎　白芍　生地　熟地　人参　白术　附子　蕲艾叶(醋炒,各一两)

研末,蜜丸弹子大。每服一丸,食前温酒磨化服。

二、治瘤病验方

1)《医心方·卷第十六·治瘤方第十五》

《千金方》治瘤病方。

矾石 莒蓉 当归 大黄 黄连 芍药 白蔹 黄芩(各二分) 吴茱萸(一分)

九味为末,鸡子黄和之,涂细故布上,随瘤大小以敷贴之,干即易。着药当熟作脓脂细细从孔出也。按却脓血尽,着生肉膏。若脓不尽,复起故也。

《僧深方》治血瘤方:鹿肉割,炭火炙令热,掩上拓之。冷复炙,令肉烧燥,可四炙四易之。若不除,灸七炷便足也。

《玉箱方》杨树酒治瘤瘿方:河边水所注杨树根三十斤,熟洗细锉,以水一石,煮取五斗,用米三斗,面三斤酿之酒成。服一升。《集验方》同之。

2)《太平圣惠方·卷第三十五·治瘤诸方》

治瘤肿闷,宜服此方。

昆布(一两,洗去咸味) 黄芪(一两,锉)麦门冬(一两,去心) 川大黄(一两,锉碎,微炒) 陈橘皮(半两,汤浸去白瓤,焙) 甘草(半两,炙微赤,锉) 杏仁(半两,汤浸去皮尖、双仁,麸炒微黄)

上件药,捣筛为散。每服三钱,以水一中盏煎至六分,去滓,不计时候,温服。

川大黄(二两,锉碎,微炒) 昆布(一两,洗去咸味) 海藻(一两,洗去咸味) 玄参(一两)枳壳(一两,麸炒微黄去瓤) 莒蓉(一两) 杏仁(一两,汤浸去皮尖、双仁,麸炒微黄) 延胡索(一两) 琥珀(一两)

上件药,捣罗为末,炼蜜和丸如梧桐子大。每服,食后以木通汤,下二十丸。

羊靥(一两,干者) 青橘皮(一两,汤浸去白瓤,焙) 烧银砂锅(一两)

上件药,捣罗为末,用糯米饭和丸如梧桐子大。每于食后,以温酒下五丸至七丸,如不吃酒,煎赤小豆汤下亦得。

3)《万氏秘传外科心法·卷之九·瘤症总论》

治瘿瘤方,即气颈也。

昆布 海藻 海带 海马(米泔水浸涨,各二两) 穿甲(土炒) 石燕(醋煮七次) 黄药(烧

净土焙干,各二钱)

共为末,蜜(少加面)为丸,如黄豆大,每服五至十丸,以木香磨水吞之。

螺蛸 昆布 海金砂 冬花 木香 水晶石 海带 夏枯草(各五钱) 海马(一个) 石燕(一两)

共为末,再用黄药引,酒送下。

海藻(一两) 昆布(一两) 海马(三个)石膏(三钱) 螺蛸(一钱八分) 木香(三钱)陈皮(三钱) 黄药子(二两)

共研末,黄药汤送下,忌生冷盐。

昆布 螺蛸 海带(各四两) 黄药(二两) 小茴(五钱) 小草(五钱) 木香(三钱)

共为末,饭后连送下三茶匙。

昆布(半斤,用米泔水洗) 海藻(一斤) 醋制海马(一对) 醋煅石燕(一对,火烧向醋中焠之,自然榨细) 海螺蛸(三钱) 夏枯草子(一两,即紫背天葵子是也,醋炒)

一人只用五钱。研末,酒送下。

4)《证治准绳·疡医卷之三·项部·瘰疬马刀》

中品,治五漏,六瘤,气核,瘰疬。

白矾(二两) 信石(一两三钱) 乳香 没药(各三钱) 雄黄(二钱)

下品,治瘰疬,气核,恶疮,六瘤。

白矾(二两) 信石(一两五钱) 乳香 没药(各二两半) 雄黄(一钱)

第二节

气 瘤

气瘤是以皮肤间发生单个或多个柔软肿核,按之凹陷,放手凸起,状若有气,皮色如常或有褐色斑为主要表现的肿瘤性疾病。因外感六淫、七情内伤、劳倦内伤所致。本病相当于西医的多发性神经纤维瘤。

【辨病名】

《普济方·卷二百八十二·痈疽门·总论》:"凡疮疽肿大,按之乃痛者,脓深也;小按之便痛者,脓浅也;按之不甚痛者,未成脓也;若按之即复

者,有脓也;不复者,无脓也,必是水也;若发肿都软而不痛者,血瘤也;发肿日渐增长,而不大热,时时牵痛者,气瘤也;结微肿久而不消,后亦成脓,此是寒热所为也。留积经久,极阴生阳,寒化为热,以此溃必多成瘘。"

《医学入门·外集卷五·外科·痈疽总论》:"痈疽毒气已成,宜托里以速其脓。脓成者,当验其生熟浅深而针之。若肿高而软者,发于血脉;肿下而坚者,发于筋脉;肉色不变者,附于骨也。按之热者有脓,不热者无脓;按之便痛者脓浅,大按方痛者脓深;按之陷而不起者脓未成,按之而复起者脓已成;按之都软者无脓,不痛者血瘤,痛者气瘤;按之一边软者有脓。若脓生而用针,气血既泄,脓反难成;若脓熟而不针,腐溃益深,疮口难敛。"

《医学入门·外集卷五·外科·痈疽总论·脑颈部》:"肺主气,劳动元气,腠理不密,外邪搏而为肿,曰气瘤。"

《外科启玄·卷之八·气瘤赘》:"凡气瘤赘或三五日大,又几日小者,乃随气之消长,不痛不红,皮肤照常,其赘不硬。"

《外科正宗·卷之二·上部疽毒门·瘿瘤论第二十三》:"气瘤者,软而不坚,皮色如故,或消或长,无热无寒。"

《景岳全书·卷之四十六圣集·外科钤(上)·脓针辨》:"齐氏曰:若发肿都软而不痛者,血瘤也。发肿日渐增长而不大热,时时牵痛者,气瘤也。气结微肿,久而不消,后亦成脓,此是寒热所为也。留积经久,极阴生阳,寒化为热,以此溃者,必多成瘘。"

《景岳全书·卷之四十七贤集·外科钤(下)·瘤赘》:"若劳伤肺气,腠理不密,外邪所搏,而壅肿者,自皮肤肿起,按之浮软,名曰气瘤。"

《洞天奥旨·卷十一·气瘤》:"瘤何名之曰气?盖有时小,有时大,乃随气之消长也。断宜内散,不宜外治。既随气消长,亦可随气治之。其症不痛不红,皮色与瘤处同也,其赘则软而不硬,气旺则小,气衰反大,气舒则宽,气郁则急。"

《外科心法要诀·卷十二·发无定处(上)·瘿瘤》:"软而不坚,皮色如常,随喜怒消长,无寒无热者,名气瘤。"

《吴氏医方汇编·第五册·瘤赘》:"若劳伤肺气,腠理不蜜,外邪所搏而为肿者,其自皮肤肿起,

按之浮软,名曰气瘤。"

《疡医大全·卷十八颈项部·瘿瘤门主论》:"气瘤,软而带坚,皮色如故,或消或长,无热无寒,此乃肺主气,劳伤元气,腠理不密,外寒传而为肿也。"

《罗氏会约医镜·卷十九·儿科疮科·疮科》:"肿而渐长,不大热而时时牵痛者,气瘤也。"

《类证治裁·卷之八·瘰疬结核瘿瘤马刀论治》:"气瘤者,自皮肤肿起,按之浮软,此劳伤肺气,腠疏而邪搏也。"

【辨病因】

气瘤,多因外感六淫、七情内伤、劳倦内伤所致。若外感六淫,留积经久生热;或劳伤元气,腠理不密,外邪搏而为肿;或内伤七情,随喜怒而消长,均可导致气瘤。

一、外感六淫

《太平圣惠方·卷第六十一·痈疽论》:"发肿日渐增长而不大热,时时牵痛者,气瘤也。谓气结为肿,久久而不消,后亦成痈,此是寒气所为也。留积经久,极阴生阳,寒化为热,所以溃也。此溃必多成瘘。"

《普济方·卷二百八十二·痈疽门·总论》:"凡疮疽肿大,按之乃痛者脓深也;小按之便痛者脓浅也;按之不甚痛者,未成脓也;若按之即复者有脓也,不复者无脓也,必是水也;若发肿都软而不痛者血瘤也;发肿日渐增长,而不大热,时时牵痛者气瘤也;结微肿久而不消,后亦成脓,此是寒热所为也。留积经久,极阴生阳,寒化为热,以此溃必多成瘘。"

《普济方·卷三百十三·膏药门·总论》:"气瘤、赤瘤、丹煤热胜气火之色也。诸疮之证,或肿或溃,或硬或软不瘥者,皆藉以膏剂去臭腐,排恶汁,化死肌,生良肉者,正以此也。"

《景岳全书·卷之四十六圣集·外科钤(上)·脓针辨》:"齐氏曰:若发肿都软而不痛者,血瘤也。发肿日渐增长而不大热,时时牵痛者,气瘤也。气结微肿,久而不消,后亦成脓,此是寒热所为也。留积经久,极阴生阳,寒化为热,以此溃者,必多成瘘,宜早服内塞散以排之。"

二、劳倦内伤

《医学入门·外集卷五·外科·痈疽总论》:

"肺主气,劳动元气,腠理不密,外邪搏而为肿,曰气瘤。"

《景岳全书·卷之四十七贤集·外科钤(下)·瘤赘》:"若劳伤肺气,腠理不密,外邪所搏,而壅肿者,自皮肤肿起,按之浮软,名曰气瘤。"

《外科心法要诀·卷十二·发无定处(上)·瘿瘤》:"肺主气,劳伤元气,腠里不密,外寒搏之,致生气瘿、气瘤,宜清肺气,调经脉、理劳伤、和荣卫,通气散坚丸主之。"

《吴氏医方汇编·第五册·瘤赘》:"若劳伤肺气,腠理不蜜,外邪所搏而为肿者,其自皮肤肿起,按之浮软,名曰气瘤,用补中益气之类。"

《疡医大全·卷十八颈项部·瘿瘤门主论》:"气瘤,软而带坚,皮色如故,或消或长,无热无寒,此乃肺主气,劳伤元气,腠理不密,外寒传而为肿也。"

《类证治裁·卷之八·瘰疬结核瘿瘤马刀论治》:"气瘤者,自皮肤肿起,按之浮软,此劳伤肺气,腠疏而邪搏也。"

三、内伤七情

《外科启玄·卷之八·气瘤赘》:"凡气瘤赘或三五日大,又几日小者,乃随气之消长,不痛不红,皮肤照常,其赘不硬。"

《外科大成·卷四不分部位大毒·内痈总论·瘿瘤》:"气瘤属肺,亦色不变,软如绵,但其随喜怒而消长。"

《洞天奥旨·卷十一·气瘤》:"瘤何名之曰气?盖有时小,有时大,乃随气之消长也。断宜内散,不宜外治。既随气消长,亦可随气治之。其症不痛不红,皮色与瘤处同也,其赘则软而不硬,气旺则小,气衰反大,气舒则宽,气郁则急。"

【辨病机】

若外感六淫,留积经久生热;或劳伤元气,腠理不密,外邪搏而为肿;或内伤七情,随喜怒而消长,均可导致气瘤。其病机有肺虚失调、情志不和、气血津液失调、积寒化热之分。

一、肺虚失调论

《医学入门·外集卷五·外科·痈疽总论》:"肺主气,劳动元气,腠理不密,外邪搏而为肿,曰气瘤。"

《外科正宗·卷之二·上部疽毒门·瘿瘤论第二十三》:"气瘤者,软而不坚,皮色如故,或消或长,无热无寒;治当清肺气,调经脉,理劳伤,和荣卫,通气散坚丸是也。"

《景岳全书·卷之四十七贤集·外科钤(下)·瘤赘》:"若劳伤肺气,腠理不密,外邪所搏,而壅肿者,自皮肤肿起,按之浮软,名曰气瘤。"

《外科心法要诀·卷十二·发无定处(上)·瘿瘤》:"肺主气,劳伤元气,腠里不密,外寒搏之,致生气瘿、气瘤,宜清肺气,调经脉、理劳伤、和荣卫,通气散坚丸主之。"

《吴氏医方汇编·第五册·瘤赘》:"若劳伤肺气,腠理不蜜,外邪所搏而为肿者,其自皮肤肿起,按之浮软,名曰气瘤,用补中益气之类。"

《疡医大全·卷十八颈项部·瘿瘤门主论》:"气瘤,软而带坚,皮色如故,或消或长,无热无寒,此乃肺主气,劳伤元气,腠理不密,外寒传而为肿也。"

《类证治裁·卷之八·瘰疬结核瘿瘤马刀论治》:"气瘤者,自皮肤肿起,按之浮软,此劳伤肺气,腠疏而邪搏也。"

二、情志不和论

《外科大成·卷四不分部位大毒·内痈总论·瘿瘤》:"气瘤属肺,亦色不变,软如绵,但其随喜怒而消长。治宜清肺和荣,如通气散坚丸。"

三、气虚气滞论

《古今医统大全·卷之八十外科理例上·外科引·痈疽条论》:"痈疽肿大,按乃痛者,脓深;小,按便痛者,脓浅。所按之处不复者,无脓,必清水也;按之即复者,有脓也。发肿都软者,血瘤也,非痈也;发肿日渐增长,而不大热,时时牵痛者,气瘤也。谓气结为肿,久久不消,亦成痈疽疗毒,此是气塞所为也。留积既久,溃肉腐脓,因人盛衰,因病变异而施治之,斯能痊也。"

《外科启玄·卷之八·气瘤赘》:"凡气瘤赘或三五日大,又几日小者,乃随气之消长,不痛不红,皮肤照常,其赘不硬。"

《洞天奥旨·卷十一·气瘤》:"瘤何名之曰气?盖有时小,有时大,乃随气之消长也。断宜内散,不宜外治。既随气消长,亦可随气治之。其症不痛不红,皮色与瘤处同也,其赘则软而不硬,气旺则小,气衰反大,气舒则宽,气郁则急。故治法必须补其正气,开其郁气,则气瘤自散矣。古人有用枳壳扣其外,以艾火在外灸之,似亦近理,然终非妙法也。不若纯用补气之味,而佐之开郁散滞之品,即不全消,亦必不添增其火也。"

四、积寒化热论

《太平圣惠方·卷第六十一·痈疽论》:"发肿日渐增长而不大热,时时牵痛者,气瘤也。谓气结为肿,久久而不消,后亦成痈,此是寒气所为也。留积经久,极阴生阳,寒化为热,所以溃也。此溃必多成瘘。"

《普济方·卷二百八十二·痈疽门·总论》:"凡疮疽肿大,按之乃痛者脓深也;小按之便痛者脓浅也;按之不甚痛者,未成脓也;若按之即复者有脓也,不复者无脓也,必是水也;若发肿都软而不痛者血瘤也;发肿日渐增长,而不大热,时时牵痛者气瘤也;结微肿久而不消,后亦成脓,此是寒热所为也。留积经久,极阴生阳,寒化为热,以此溃必多成瘘。"

《普济方·卷三百十三·膏药门·总论》:"气瘤、赤瘤、丹熛热胜气火之色也。诸疮之证,或肿或溃,或硬或软不瘥者,皆藉以膏剂去臭腐,排恶汁,化死肌,生良肉者,正以此也。"

《景岳全书·卷之四十六圣集·外科钤(上)·脓针辨》:"齐氏曰:若发肿都软而不痛者,血瘤也。发肿日渐增长而不大热,时时牵痛者,气瘤也。气结微肿,久而不消,后亦成脓,此是寒热所为也。留积经久,极阴生阳,寒化为热,以此溃者,必多成瘘,宜早服内塞散以排之。"

【辨病证】

气瘤,其对应的脏腑病位为肺,以皮肤间发生单个或多个柔软肿核,按之凹陷,放手凸起,状若有气,皮色如常或有褐色斑为主要症候的肿瘤性疾病。

《外科启玄·卷之八·气瘤赘》:"凡气瘤赘或三五日大,又几日小者,乃随气之消长。不痛不红,皮肤照常,其赘不硬。治宜内服沉香化气丸散气等汤液,外以枳壳扣之,以艾灸之效。又方以香附散亦可。"

《外科正宗·卷之二·上部疽毒门·瘿瘤论第二十三》:"气瘤者,软而不坚,皮色如故,或消或长,无热无寒;治当清肺气,调经脉,理劳伤,和荣卫,通气散坚丸是也。"

《洞天奥旨·卷十一·气瘤》:"瘤何名之曰气?盖有时小,有时大,乃随气之消长也。断宜内散,不宜外治。既随气消长,亦可随气治之。其症不痛不红,皮色与瘤处同也,其赘则软而不硬,气旺则小,气衰反大,气舒则宽,气郁则急。"

《罗氏会约医镜·卷十九·儿科疮科·疮科》:"肿而渐长,不大热而时时牵痛者,气瘤也。"

《外科十三方考·下编·瘿瘤》:"气瘤,浮泡不坚。"

一、辨病位

《保婴撮要·卷十四·五瘤》:"《经》云:肝主筋,心主血,脾主肉,肺主气,肾主骨。故云:肝为筋瘤,心为血瘤,脾为肉瘤,肺为气瘤,肾为骨瘤。"

《医学入门·外集卷五·外科·痈疽总论》:"肺主气,劳动元气,腠理不密,外邪搏而为肿,曰气瘤。"

《景岳全书·卷之四十七贤集·外科钤(下)·瘤赘》:"若劳伤肺气,腠理不密,外邪所搏,而壅肿者,自皮肤肿起,按之浮软,名曰气瘤。"

《外科大成·卷四不分部位大毒·内痈总论·瘿瘤》:"气瘤属肺,亦色不变,软如绵,但其随喜怒而消长。"

《吴氏医方汇编·第五册·瘤赘》:"若劳伤肺气,腠理不蜜,外邪所搏而为肿者,其自皮肤肿起,按之浮软,名曰气瘤,用补中益气之类。"

《疡医大全·卷十八颈项部·瘿瘤门主论》:"气瘤,软而带坚,皮色如故,或消或长,无热无寒,此乃肺主气,劳伤元气,腠理不密,外寒传而为肿也。治当清肺气,调经脉,理劳伤,和荣卫为主。通气散坚丸主之。"

《类证治裁·卷之八·瘰疬结核瘿瘤马刀论治》:"气瘤者,自皮肤肿起,按之浮软,此劳伤肺气,腠疏而邪搏也,补中益气汤。"

二、辨症候

1. 辨外感内伤

《太平圣惠方·卷第六十一·痈疽论》:"发肿

日渐增长而不大热,时时牵痛者,气瘤也。谓气结为肿,久久而不消,后亦成痈,此是寒气所为也。留积经久,极阴生阳,寒化为热,所以溃也。此溃必多成瘘。"

《普济方·卷二百八十二·痈疽门·总论》:"凡疮疽肿大,按之乃痛者脓深也;小按之便痛者脓浅也;按之不甚痛者,未成脓也;若按之即复者有脓也,不复者无脓也,必是水也;若发肿都软而不痛者血瘤也;发肿日渐增长,而不大热,时时牵痛者气瘤也;结微肿久而不消,后亦成脓,此是寒热所为也。留积经久,极阴生阳,寒化为热,以此溃必多成瘘。"

《普济方·卷三百十三·膏药门·总论》:"气瘤、赤瘤、丹熛热胜气火之色也。诸疮之证,或肿或溃,或硬或软不瘥者,皆藉以膏剂去臭腐,排恶汁,化死肌,生良肉者,正以此也。"

《古今医统大全·卷之八十外科理例上·外科引·痈疽条论》:"痈疽肿大,按乃痛者,脓深;小,按便痛者,脓浅。所按之处不复者,无脓,必清水也;按之即复者,有脓也。发肿都软者,血瘤也,非痈也;发肿日渐增长,而不大热,时时牵痛者,气瘤也。谓气结为肿,久久不消,亦成痈疽疗毒,此是气塞所为也。留积既久,溃肉腐脓,因人盛衰,因病变异而施治之,斯能瘥也。"

《外科启玄·卷之八·气瘤赘》:"凡气瘤赘或三五日大,又几日小者,乃随气之消长,不痛不红,皮肤照常,其赘不硬。"

《景岳全书·卷之四十六圣集·外科钤(上)·脓针辨》:"齐氏曰:若发肿都软而不痛者,血瘤也。发肿日渐增长而不大热,时时牵痛者,气瘤也。气结微肿,久而不消,后亦成脓,此是寒热所为也。留积经久,极阴生阳,寒化为热,以此溃者,必多成瘘,宜早服内塞散以排之。"

《洞天奥旨·卷十一·气瘤》:"瘤何名之曰气?盖有时小,有时大,乃随气之消长也。断宜内散,不宜外治。既随气消长,亦可随气治之。其症不痛不红,皮色与瘤处同也,其赘则软而不硬,气旺则小,气衰反大,气舒则宽,气郁则急。故治法必须补其正气,开其郁气,则气瘤自散矣。"

2. 辨寒热

《太平圣惠方·卷第六十一·痈疽论》:"发肿日渐增长而不大热,时时牵痛者气瘤也。谓气结

为肿,久久而不消,后亦成痈,此是寒气所为也。留积经久,极阴生阳,寒化为热,所以溃也。此溃必多成瘘。宜早服内塞散,以排之。诸瘰瘤疣赘等,至年衰,皆自内溃为痈,理之宜及年盛,可无后忧也。"

《普济方·卷三百十三·膏药门·总论》:"气瘤、赤瘤、丹熛,热胜气火之色也。诸疮之证,或肿或溃,或硬或软不瘥者,皆藉以膏剂去臭腐,排恶汁,化死肌,生良肉者,正以此也。"

《景岳全书·卷之四十六圣集·外科钤(上)·脓针辨》:"齐氏曰:若发肿都软而不痛者,血瘤也。发肿日渐增长而不大热,时时牵痛者,气瘤也。气结微肿,久而不消,后亦成脓,此是寒热所为也。留积经久,极阴生阳,寒化为热,以此溃者,必多成瘘,宜早服内塞散以排之。"

三、辨相似病

辨气瘤与血瘤

《古今医统大全·卷之八十外科理例上·外科引·痈疽条论》:"痈疽肿大,按乃痛者,脓深;小,按便痛者,脓浅。所按之处不复者,无脓,必清水也;按之即复者,有脓也。发肿都软者,血瘤也,非痈也;发肿日渐增长,而不大热,时时牵痛者,气瘤也。谓气结为肿,久久不消,亦成痈疽疗毒,此是气塞所为也。留积既久,溃肉腐脓,因人盛衰,因病变异而施治之,斯能瘥也。"

《医学入门·外集卷五·外科·痈疽总论》:"痈疽毒气已成,宜托里以速其脓。脓成者,当验其生熟浅深而针之。若肿高而软者,发于血脉;肿下而坚者,发于筋脉;肉色不变者,附于骨也。按之热者有脓,不热者无脓;按之便痛者脓浅,大按方痛者脓深;按之陷而不起者脓未成,按之而复起者脓已成;按之都软者无脓,不痛者血瘤,痛者气瘤;按之一边软者有脓。若脓生而用针,气血既泄,脓反难成;若脓熟而不针,腐溃益深,疮口难敛。"

《景岳全书·卷之四十六圣集·外科钤(上)·脓针辨》:"齐氏曰:若发肿都软而不痛者,血瘤也。发肿日渐增长而不大热,时时牵痛者,气瘤也。气结微肿,久而不消,后亦成脓,此是寒热所为也。留积经久,极阴生阳,寒化为热,以此溃者,必多成瘘,宜早服内塞散以排之。"

【论治法】

气瘤治法分内治法和外治法。内治有托补法、软坚散结法、清肺和荣法、益气开郁法等。外治法分针灸法、系瘤法、外敷法等。临证常常内外治法并用,疗效甚佳。气瘤治疗慎用刀针勾割,恐脓血溃破,多致夭亡,临证常需谨慎!

一、内治法

1. 托补

《医学入门·外集卷五·外科·痈疽总论》:"痈疽毒气已成,宜托里以速其脓。脓成者,当验其生熟浅深而针之。若肿高而软者,发于血脉;肿下而坚者,发于筋脉;肉色不变者,附于骨也。按之热者有脓,不热者无脓;按之便痛者脓浅,大按方痛者脓深;按之陷而不起者脓未成,按之而复起者脓已成;按之都软者无脓,不痛者血瘤,痛者气瘤;按之一边软者有脓。若脓生而用针,气血既泄,脓反难成;若脓熟而不针,腐溃益深,疮口难敛。"

2. 软坚散结

《太平圣惠方·卷第六十一·痈疽论》:"发肿日渐增长而不大热,时时牵痛者气瘤也。谓气结为肿,久久而不消,后亦成痈,此是寒气所为也。留积经久,极阴生阳,寒化为热,所以溃也。此溃必多成瘘,宜早服内塞散,以排之。诸瘰瘤疣赘等,至年衰,皆自内溃为痈,理之宜及年盛,可无后忧也。"

《古今医鉴·卷之九·瘿瘤》:"脂瘤、气瘤之类,当用海藻、昆布软坚之药治之。如东垣散肿溃坚汤亦可多服,庶得消散矣。"

《疡医大全·卷十八颈项部·瘿瘤门主论》:"如脂瘤、气瘤体气充实者,如海藻散坚丸,东垣散肿溃坚汤多服,亦可消散。如虚弱者,又宜斟酌,不可纯用化痰行气破坚之药。"

3. 清肺和荣

《外科正宗·卷之二上部疽毒门·瘿瘤论第二十三》:"气瘤者,软而不坚,皮色如故,或消或长,无热无寒;治当清肺气,调经脉,理劳伤,和荣卫,通气散坚丸是也。"

《外科大成·卷四不分部位大毒·内痈总论·瘿瘤》:"气瘤属肺,亦色不变,软如绵,但其随喜怒而消长。治宜清肺和荣,如通气散坚丸。"

《疡医大全·卷十八颈项部·瘿瘤门主论》:"气瘤,软而带坚,皮色如故,或消或长,无热无寒,此乃肺主气,劳伤元气,腠理不密,外寒传而为肿也。治当清肺气,调经脉,理劳伤,和荣卫为主。通气散坚丸主之。"

4. 益气开郁

《洞天奥旨·卷十一·气瘤》:"瘤何名之曰气?盖有时小,有时大,乃随气之消长也。断宜内散,不宜外治。既随气消长,亦可随气治之。其症不痛不红,皮色与瘤处同也,其赘则软而不硬,气旺则小,气衰反大,气舒则宽,气郁则急。故治法必须补其正气,开其郁气,则气瘤自散矣。古人有用枳壳扣其外,以艾火在外灸之,似亦近理,然终非妙法也。不若纯用补气之味,而佐之开郁散滞之品,即不全消,亦必不添增其火也。"

《吴氏医方汇编·第五册·瘤赘》:"若劳伤肺气,腠理不密,外邪所搏而为肿者,其自皮肤肿起,按之浮软,名曰气瘤,用补中益气之类。"

《杂病源流犀烛·卷二十六·颈项病源流》:"瘿瘤者,气血凝滞,年数深远,渐长渐大之症。何谓瘿?其皮宽,有似樱桃,故名瘿,亦名瘿气,又名影袋。何谓瘤?其皮急,有似石榴,故名瘤,亦名瘤赘。是瘿瘤本异症也。其症皆隶五脏,其原皆由肝火。盖人怒动肝邪,血涸筋挛,又或外邪搏击,故成此二症。惟忧恚耗伤心肺,故瘿多着颈项及肩。惟有所劳欲,邪乘经气之虚而住留,故瘤随处皆有……自皮肤肿起,按之浮软,名曰气瘤,属于肺也,宜补中益气汤。"

《类证治裁·卷之八·瘰疬结核瘿瘤马刀论治》:"气瘤者,自皮肤肿起,按之浮软,此劳伤肺气,腠疏而邪搏也,补中益气汤。"

《华佗神方·卷五·华佗治气瘤神方》:"气瘤无痛无痒,时大时小,随气为消长,气旺则小,气弱反大,气舒则宽,气郁则急。治法必须补其正气,开其郁气,则瘤自散。"

二、外治法

1. 针灸法

《外台秘要·卷第三十九·孔穴主对法》:"气舍,在颈直人迎侠天突陷者中,足阳明脉气所发,灸三壮,主咳逆上气、瘤、瘿气、咽肿、肩肿不得顾、喉痹。"

《圣济总录·卷第一百九十一·针灸门·手少阳三焦经》："臑会二穴,一名臑髎,在肩前廉去肩头三寸,手阳明之络,治项瘿气瘤,臂痛不能举,气肿痠痛,针入七分,留十呼,得气即泻,可灸七壮。"

《针灸聚英·卷一下·手少阳三焦经》："臑会(一名臑交),肩前廉,去肩头三寸宛宛中,手少阳、阳维之会。《素注》:针五分,灸五壮。《铜人》:针七分,留三呼,得气即泻;灸七壮,臂痛痠无力,痛不能举,寒热,肩肿引胛中痛,项瘿气瘤。"

《针方六集·卷之五纷署集·手少阳及臂凡二十四穴第二十七》："消泺二穴,主寒热肩肿,引肩中痛,臂痛不能举,项瘿气瘤。"

《类经·十九卷·针刺类·九针》："四者时也,时者四时八风之客于经络之中,为瘤病者也。故为之治针,必筩其身而锋其末,令可以泻热出血而瘤病竭。四者法时,应在时气瘤邪而为病也。瘤者,留也。故治针必筩其身、锋其末,因其直壮而锐,故可以泻热出血而取痈瘤之疾。"

《针灸集成·卷四·手少阳三焦经》："臑会在消泺上二寸微前,针五分,灸五壮,主治肘臂气肿、酸痛无力不能举、项瘿气、瘤、寒热瘰疬。"

2. 系瘤法

《圣济总录·卷第一百二十五·瘿瘤门·瘤》："系瘤法,上取稻上花蜘蛛十余枚,置桃李枝上,候丝垂下,取东边者,拈为线子,系定瘤子,七日候换,瘤子自落,昔有人病瘤如拳大,以此法系之,至三换,瘤子遂干,一夜忽失所在,天明于枕边得之,如一干栗。"

3. 外敷法

《吴氏医方汇编·第五册·瘤赘》："神仙枯瘤法:硫磺四两,雄黄二钱,朱砂二钱,川乌五钱,草乌五钱,白及五钱。各为细末。先将硫磺磁碗内化开,入众药搅匀,离火俟温,入冰麝末各五分,作成锭,点之。

消瘤膏:生姜捣汁一碗,牛皮胶四两,葱白捣汁一碗,共入砂锅内煅成膏,离火,加麝香五分,贴之,三天一易。"

三、内外并治法

《普济方·卷二百七十六·诸疮肿门·许真君七十二证》："气瘤疮第五十四:其疮初生,并无疼痛,不异色。苗未破,可服万灵针头丸内托,外用撮毒散扫之;如破,更用丸子药纴在疮口内,其疮自回。"

《外科启玄·卷之八·气瘤赘》："凡气瘤赘或三五日大,又几日小者,乃随气之消长,不痛不红,皮肤照常,其赘不硬。治宜内服沉香化气丸散气等汤液,外以枳壳扣之,以艾灸之效,又方以香附散亦可。"

《医门补要·卷上·用降药条宜审》："凡口中、眼边、耳中、鼻内,并心窝、腰眼、玉茎、红筋聚处,血瘤、气瘤,总不可用,关人性命。从来只知其利,未知其害。今有一变险为平法,用降药三分,生石膏七分,糯米饭汁捣和作条,亦能追拔恶腐收口,内宜投调养方。若外症溃脓旬余,用白降条,极易全功。"

四、治疗禁忌

忌溃破

《串雅内外编·串雅内编·卷二·截药外治门·枯瘤散》："庚生按:瘿瘤二症虽异实同,有痰瘤、有渣瘤、有虫瘤,此瘤之可去者也;有气瘤、有血瘤、有筋瘤、有骨瘤,此瘤之不可去者也。瘿亦如之。近来西医不问可破与否,一概刀割线扎,其立除患苦者固多,而气脱血尽而毙者亦复不少。西医器精手敏,而又有奇验之药水药散以济之,尚复如此,瘤固可轻言破乎!予在沪与西人相处最久,目击心伤,因志此以告世之治此症者,宜加慎焉!"

《疡医大全·卷十八颈项部·瘿瘤门主论》："瘿虽有五,瘤则类多,不痛不痒,切不可抉破,恐脓血崩溃,渗漏无已,必致杀人;惟肉瘤更不可攻疗。如脂瘤、气瘤体气充实者,如海藻散坚丸,东垣散肿溃坚汤多服,亦可消散。如虚弱者,又宜斟酌,不可纯用化痰行气破坚之药。"

《医门补要·卷下·医案》："若按瘤棉软,或大或小,乃是气瘤。误用刀针,真气立散而危。有种筋瘤,其筋似蚯蚓蟠结形,不禁刀针,易使筋缩难伸。惟骨瘤、肉瘤,初起可用火针,插进降条,化尽其根可愈。至已肿大如桃李,决不可动刀针害人。"

【论用方】

一、治气瘤方

1. 昆布黄芪汤(《圣济总录·卷第一百二十五·瘿瘤门·瘤》)

治瘤肿闷。

黄芪（锉）　昆布（洗去咸，炙）　麦门冬（去心，焙）　大黄（锉，炒，各一两）　陈橘皮（汤浸去白，焙）　甘草（炙，锉）　杏仁（去皮尖、双仁，麸炒，各半两）

上七味，粗捣筛。每服三钱匕，水一盏煎至七分，去滓温服，不拘时。

2. 龙胆丸（《圣济总录·卷第一百二十五·瘿瘤门·瘤》）

治气瘤。

龙胆（去芦头，炙，一两）　昆布（洗去咸，炙）　海藻（洗去咸，炙，各二两）　马刀（研）　海蛤（研）　香草（各半两）　大黄（炒，锉，一分）

上七味，捣罗为末，炼蜜丸如梧子大。用破除日，绵裹一丸，朝暮含咽之。

3. 白头翁丸

1)《圣济总录·卷第一百二十五·瘿瘤门·瘤》

治气瘤。

白头翁　玄参　连翘（微炒）　海藻（洗去咸，炙，各一两）　桂（去粗皮）　白蔹　木通（锉，各三分）　昆布（洗去咸，炙，一分）

上八味，捣罗为末，炼蜜丸如梧子大。每服十五丸，食后米饮下，日三，加至三十丸，酒服亦得。

2)《奇效良方·卷之五十四·疮疡门（附论）·疮科通治方·白头翁丸》

治气瘿、气瘤。

白头翁（半两）　昆布（十分，洗）　通草　海藻（洗，各七分）　连翘　玄参（各八分）　桂心（三分）　白蔹（六分）

上为细末，炼蜜和丸如梧桐子大。每服五丸，用酒送。忌蒜、面、生葱、猪鱼。

4. 连翘丸（《圣济总录·卷第一百二十五·瘿瘤门·瘤》）

治气瘤或瘿。

连翘（微炒，二两）　酸石榴皮（焙）　干姜（炮，各三分）　枳壳（麸炒去瓤，一两）

上四味，捣罗为末，更入百草霜一两，麝香少许，各细研，醋面糊为丸如小豆大。每日空心用胡椒米饮汤，下三十丸至五十丸。

5. 猪靥散

1)《圣济总录·卷第一百二十五·瘿瘤门·瘤》

治气瘤、瘿。

獖猪靥（二七枚，炙）　半夏（汤洗去滑，二十二枚）　人参（一两）

上三味，捣罗为散。每服温酒调一钱匕。临卧垂头吃。

2)《普济方·卷二百九十四·瘿瘤门·诸瘿瘤》

治气瘤瘿。

獖猪靥（二七枚）　半夏（洗去滑，二十二枚）

上为散。每服温酒调一钱匕，临卧垂头服。

6. 蔓荆实丸（《圣济总录·卷第一百二十五·瘿瘤门·瘤》）

治瘤。

蔓荆实（去白皮，炒，一分）　甘草（炙，锉，一两）　羊靥（二十枚，去脂膜，炙，别捣）　白蔹（半两）　椒目（一分）　小麦面（微炒，一两）

上六味，将五味捣罗为末，与羊靥末，相和以好酱，更捣丸如梧桐子大。每服酒下五丸，稍稍加之。

7. 天南星膏（《圣济总录·卷第一百二十五·瘿瘤门·瘤》）

治头面及皮肤生瘤，大者如拳，小者如栗，或软或硬，不疼不痛，不可辄用针灸。

生天南星（一枚洗切如无生者以干者为末）

上一味，滴醋研细如膏，先将小针刺病处，令气透，将膏摊纸上，如瘤大小贴之，觉痒即易，日三五上。

8. 消毒散（《圣济总录·卷第一百二十五·瘿瘤门·瘤》）

治毒气项下结核，或为瘤者。

皂荚子（五百枚，慢火炒裂）　薄荷（干者，二两）　槟榔（锉，半两）　甘草（炙，锉）　连翘（各一两）

上五味，捣罗为散。每服二钱匕，食后临卧，米饮调下，腊茶调亦得。

9. 蓖麻子方（《圣济总录·卷第一百二十五·瘿瘤门·瘤》）

治大人小儿，项下结核，渐成瘤病。

蓖麻子（炒黄，风中吹干）

上一味，每服温汤下一枚，不拘时候，日服三五枚服之。五日后，捣玄参为散，食后温米饮，调下一钱匕,与蓖麻相间服。三日后,依前只服蓖麻五日,后却与玄参同服三日,周而复始。

10. 海藻酒(《圣济总录·卷第一百二十五·瘿瘤门·瘤》)

治颈下卒结核,渐大欲成瘿瘤。

海藻(洗去咸,一斤)

上一味,用酒二升,渍一宿,取酒一二合饮之,酒尽,将海藻曝干,捣末,酒调一钱匕,日三。

11. 二色丸(《圣济总录·卷第一百二十五·瘿瘤门·瘤》)

治一切肿赤皮肤毒气及瘤子。

天南星 半夏 甘遂 大戟(各三钱) 干姜 胡椒 桂 荜茇(各二钱) 代赭石(一两) 大黄(生用)

上十味,取前四味,以浆一升,煮水尽为度,晒干,余六味同捣为末。每用一钱,用巴豆三枚,烧得焰起,盏合却候冷,与一钱药一处研,更用醋一盏,煎成膏,共药末同丸如绿豆大,分两处,一用丹砂为衣,一用腻粉为白衣,此两等颜色(白者或捏作饼子亦可)用治瘤子。每服一丸,嚼生姜酒下,早晚各一丸;如小肠气三丸,切生姜三钱炒焦,酒下;如伤酒二丸,飞白矾生姜自然汁调下;妇人心气痛,醋汤下二丸。

12. 神效散(《圣济总录·卷第一百二十五·瘿瘤门·瘤》)

治项气瘤结,附赘日渐增长。

猪羊胆(各三十枚,旋入盐,胆内蘸过令干,只用盐亦得) 陈橘皮(去白,焙,一两)

上三味,捣罗为散。每服二钱匕,空心米饮调下,初结不过数服,觉消不用久服。

13. 紫苏子膏(《圣济总录·卷第一百二十五·瘿瘤门·瘤》)

治项气成瘤。

紫苏子(炒,半两) 猪膏(腊月者,一升) 桂(去粗皮) 大黄(锉,炒) 当归(切,焙) 干姜(炮) 陈橘皮(汤浸去白,焙) 蜀椒(去目及闭口,炒出汗,各半两)

上八味,捣罗为末。都用水六升煮取二升,去滓内猪膏,煎尽水,每敷之,取膏尽,瘥。

14. 五香连翘汤(《妇人大全良方·卷之二十三·乳痈方论第十五》)

癸亥年,仆处五羊赵经略听判闾夫人年七十岁,隔二年,左乳房上有一块如鹅卵大,今忽然作楚,召余议药。仆云:据孙真人云:妇人年五十岁以上,乳房不宜见痛,见则不可疗矣。幸而未破,恐是气瘤,谩以五香连翘汤去大黄煎服,服后稍减则已。过六七年后,每遇再有肿胀时,再合服,必消减矣。一方有大黄一两。

木香 沉香 丁香 乳香 麝香 升麻 独活 桑寄生 连翘 木通(各二两)

上为粗散。每服五钱,水二盏煎至一盏,入竹沥少许,搅停去滓,温服。

15. 连壳丸(《普济方·卷二百九十四·瘿瘤门·诸瘿瘤》)

治气瘤及瘿。

连壳(微炒,二两) 石榴皮(醋焙) 干姜(炮,各三分半) 枳壳(麸炒去瓤,一两)

上为末,更入百草霜一两、麝香少许,各细研,打醋面糊为丸如小豆大。每日空心,用胡椒米饮汤下三十丸至五十丸。

16. 沉香化气丸(《洞天奥旨·卷十一·气瘤》)

岐天师传,治气瘤。

沉香(一两) 木香(二两) 白芍(四两) 白术(八两) 人参(二两) 黄芪(八两) 枳壳(一两) 槟榔(一两) 茯苓(四两) 香附(二两) 附子(五钱) 天花粉(四两)

各为细末,蜜为丸。每日服三钱,一料全消。

17. 海藻玉壶汤(《灵验良方汇编·卷之二外科·治瘿瘤》)

治瘿瘤初起,或肿或硬,或赤或不赤,但未破者,俱宜服之。

海藻 贝母 陈皮 昆布 青皮 当归 川芎 半夏 连翘 甘草节 独活(各一钱) 海带(五分)

水二盅煎八分。病在上,食后服;在下,食前服。凡服此门药,必须断厚味大荤,尤须绝欲清心方妙。

18. 六军丸(《灵验良方汇编·卷之二 外科·治瘿瘤》)

治瘿瘤已成未溃者,不论年月新久,皆宜服之。

蜈蚣(去头足) 蝉蜕 全蝎 僵蚕(炒,去丝) 夜明砂 穿山甲上等分,为细末,神曲糊为丸粟米大,朱砂为衣。每服三分,食远酒下。忌大荤、煎炒、房事,日渐可消。

19. 通气散坚丸

1)《外科心法要诀·卷十二·发无定处（上）·瘿瘤》

肺主气,劳伤元气,腠里不密,外寒搏之,致生气瘿、气瘤,宜清肺气,调经脉、理劳伤、和荣卫,通气散坚丸主之。

人参 桔梗 川芎 当归 花粉 黄芩(酒炒) 枳实(麸炒) 陈皮 半夏(制) 白茯苓 胆星 贝母(去心) 海藻(洗) 香附 石菖蒲 甘草(生,各一两)

上为细末,荷叶煎汤为丸如豌豆大。每服一钱,食远,灯心,生姜煎汤送下。

2)《验方新编·卷二十四·外科主治汇方》

治气瘿、气瘤。

人参 桔梗 当归 川芎 花粉 条芩 法半夏 陈皮 胆星 茯苓 香附 海藻 枳壳 石菖蒲 甘草节

等分研末,薄荷汁糊为小丸。姜汤下二钱,日三服。

二、治气瘤验方

1)《洞天奥旨·卷十一·气瘤》

外治,仲景张公密传,统治各瘤神效,但不可治日久之瘤也,小瘤根细最效。

水银(一钱) 儿茶(二钱)

共研至无星为度,加入冰片二分,再加入麝香五厘,再研,又入硼砂五厘,再研,不见水银始可用。此药敷于瘤处,肉瘤、血瘤、粉瘤、气瘤俱化为水,约三日必消尽。然后服消瘤丹。

2)《华佗神方·卷五·华佗治气瘤神方》

气瘤无痛无痒,时大时小,随气为消长,气旺则小,气弱反大,气舒则宽,气郁则急。治法必须补其正气,开其郁气,则瘤自散。

沉香(一两) 木香(二两) 白芍(四两) 白术(八两) 人参(二两) 黄芪(八两) 枳壳(一两) 槟榔(一两) 茯苓(四两) 香附(二两) 附子(五钱) 天花粉(四两)

各为细末,蜜为丸。每日服三钱,一料全消。

【论用药】

1. 问荆

《证类本草·卷第九·问荆》:"味苦,平,无毒。主结气瘤痛上气,气急。煮服之。生伊、洛间洲渚,苗似木贼。节节相接,亦名接续草。"

2. 防葵

《证类本草·卷第六·防葵》:"[臣禹锡等谨按]《药性论》云:防葵,君,有小毒。能治疝气,痃癖气块,膀胱宿水,血气瘤大如碗,悉能消散。治鬼疟,主百邪鬼魅精怪,通气。"

《本草蒙筌·卷之二·草部中·防葵》:"主膀胱热结,尿溺不通;治鬼疟癫痫,惊邪狂走。疝瘕肠泄堪理,小腹支满能驱。强志除肾邪,益气坚筋骨。血气瘤大如碗,摩醋涂上即消。中火者不可服之,令恍惚如见鬼状。"

3. 槐实

《汤液本草·卷之五·木部·槐实》:"《药性论》云:臣。治大热难产。皮煮汁,淋阴囊坠肿,气瘤。"

【医论医案】

一、医论

《青囊琐探·上卷·取瘤妙法》

瘤有痰瘤、有气瘤。而痰瘤摇之则根与肌肉相离,肉瘤则反之,故痰瘤可取,而肉瘤难取焉。取痰瘤之法,不拘其大小,先以三棱针,刺瘤头一分许,乃以矾石瓜子大,入针痏,另法矾石末打米糊和调,贴瘤周围,以纸盖之,须臾以手摇瘤则当针痏白汁出,乃以湿纸拭去所贴矾石,再以矾石一二钱,入盏内水解开如稀糊,以鸡翎涂之瘤上数十遍,半日许而脱去如神。

《先哲医话·卷上·华冈青洲》

气瘤、气瘿不可妄下手,反生害。

二、医案

《续名医类案·卷三十一外科·乳痈乳岩》

陈良甫云:开庆间淦川嘉林曾都运恭人,年已五十,而病奶痈,后果不起。又癸亥年,仆处五羊赵经略夫人,年七十一岁,隔一二年,前左乳房上有一块,如鹅卵大,今忽然作楚,召予议药。仆云:

据孙真人云,妇人年五十以上,乳房不宜见痈,见则不可以治矣,幸而未破,恐是气瘤。漫以五香连翘汤去大黄煎服,服后稍减则已。过六七年后,每遇再肿胀时,再合服,必消减矣。

《续名医类案·卷三十四外科·疣》

薛立斋治长洲庠王天爵,辛丑春,左腿近环跳穴患瘤,状如大桃,按之濡软。恪服除湿流气化痰之剂,恶寒发热,食少体倦,形气俱虚。脉洪大而虚,气瘤也,肺主之。盖肝属木,肺属金,然发于胆经部分,乃肺金侮肝木,元气亏损,而其脓已内溃矣。遂用十全大补汤,数剂出清白稀脓甚多,顿加寒热,烦渴头痛,殊类伤寒状,此因脓泄而血气益虚,仍用前药。其势益甚,脉洪数大,按之如无,乃加附子一钱。其势愈甚,而脉复如前,此虚甚而药不能及也,更加附子二钱,三剂诸症顿退。乃朝用补中益气汤,夕用十全大补汤,各三十余剂,出腐骨五块,疮口将完。后因不慎起居,患处复溃,诸症更发,咽间如焚,口舌无皮,用十全大补加附子一钱服之,诸症即愈。二日不服,内病悉至,患处复溃。二年后又患,服前药不应。诊其尺脉,微细如丝,此属命门火衰,用八味丸为主,佐以十全大补汤稍愈。至乙巳,仍患虚寒之症而殁。

《类证治裁·卷之三·郁症论治·郁脉案》

谢氏。右腋气瘤碗大,经先期,至则浑身牵痛,结褵十载,从未孕育。头晕带下,食后吐酸,脉沉弦。症由郁久伤肝,肝经气逆,致生风火,动血震络,腑气失降,呕眩浊逆,营卫失调,脉隧阻痹。治用两通厥阴、阳明法。黄连、山栀(俱姜汁炒)、香附(童便制)、枳壳、郁金、茯苓、当归、贝母、橘络、丝瓜络。

数服症减,改用加味逍遥散去柴胡、白术,加贝母、郁金汁,合胶艾汤。数服而经渐调。

第三节

血瘤

血瘤是指体表血络扩张,纵横丛集而形成的肿瘤。可发生于身体任何部位,大多数为先天性,其特点是病变局部色泽鲜红或暗紫,或呈局限性柔软肿块,边界不清,触之如海绵状。相当于西医的海绵状血管瘤。

【辨病名】

《外台秘要·卷第二十三·瘤方三首》:"《肘后》云:皮肉中忽肿起,初如梅李,渐长大,不痒不痛,又不坚强,按之柔软,此血瘤也。不疗乃至如盘,大则不可复消,而非杀人病尔,亦慎不可破,方乃有大疗,今如觉,但依瘿家疗,疗若不消,更引别大方。"

《外台秘要·卷第二十四·痈疽方一十四首》:"又痈发肿高者,病源浅,肿下者病源深,大热者易疗,小热者难疗,初便大痛伤肌,晚乃大痛伤骨,都坚者未有脓,半坚半软者有脓,发肿都软,血瘤也,非痈,发肿以渐知。长引日月,亦不大热,时时牵痛,瘤也,非痈。"

《医心方·卷第十六·治瘤方第十五》:"《范汪方》云:发肿都软者,血瘤也。发肿状如蚖虽极大,此肉瘤非痈也。"

《太平圣惠方·卷第六十一·痈疽论》:"痈疽肿,大按乃痛者脓深,小按便痛者脓浅,所按之处不复者无脓,必是水也。按之即复者有脓也,发肿都软者血瘤也,非痈。"

《普济方·卷二百七十六·诸疮肿门·许真君七十二证》:"血瘤疮第五十二:其疮初生肿硬如碗,苗破紫黑色血出,疼痛不止,是其证也。有此证者,急用丸子药纴之,服乳香、没药散定痛。不止,再以夺命丹救之。"

《医学原理·卷之十一·痈疽疮疡门·治痈疽大法》:"凡瘤有气血之分,如瘤软不痛者,曰血瘤。"

《景岳全书·卷之四十七贤集·外科钤(下)·瘤赘》:"若劳役火动,阴血沸腾,外邪所搏而为肿者,自肌肉肿起,久而有赤缕,或皮俱赤者,名曰血瘤。"

《洞天奥旨·卷十一·血瘤赘》:"血瘤而赘生于皮外者,乃脏腑之血瘀,而又有湿气入于血中,故生于外也。初生之时,亦有细于发者,久之而大矣,小者如胆,大者如茄,以利刀割断,即用银烙匙烧红,一烙即止血,且不溃,不再生也。否则复出血瘤,一月如旧。铎于腋中曾生此瘤,甚小,如细指也,偶尔发痒。友人给生八角虱,余心疑而更痒。自思虱遇水银则死,而书斋之中无水银也。曾为人治下疳,方中用水银,乃取而擦腋下甚重,至痛而止,夜卧则忘其痛矣,早起见席上有血筋一条,取观之,乃腋下所生血瘤已堕落矣。余峭之不能断,始知前方能去瘤也。因商酌载之,治初起之瘤颇多验。"

《外科心法要诀·卷十二·发无定处(上)·瘿瘤》:"微紫微红,软硬间杂,皮肤中隐隐若红丝纠缠,时时牵痛,误有触破,而血流不止者,名血瘤。"

《疡医大全·卷十八颈项部·瘿瘤门主论》:"血瘤,微紫微红,软硬间杂,皮肤隐隐,缠若丝缕色红,擦破血流,禁之不住,此乃心主血,暴急太甚,火旺逼血沸腾,复被外邪所搏而成也。"

《杂病源流犀烛·卷二十六·颈项病源流》:"自肌肉肿起,久而有赤缕,或皮色俱赤,名曰血瘤,属于心也。"

《针灸逢源·卷五·证治参详·瘤赘》:"若劳役火动,阴血沸腾外邪所搏而为肿者,自肌肉肿起,久而有赤缕,或皮俱赤者,名曰血瘤。"

《类证治裁·卷之八·瘰疬结核瘿瘤马刀论治》:"血瘤者,自肌肉肿起,久而现赤缕,或皮色赤,此劳役动火,血沸而邪搏也。"

《外科备要·卷二证治·发无定处·瘿瘤》:"微紫微红,软硬间杂,皮肤中隐隐若红丝纠缠,时时牵痛,误触破之,血流不止者,名血瘤。"

【辨病因病机】

心主血脉,脾主统血,肝主藏血,肾藏精,精血可相互化生。其病因常见心火妄动、肝火燔灼、脾不统血等。劳役火动,肝火燔灼,以致阴血沸腾,脾不统血,复被外邪所搏而为肿,故发为血瘤。故血瘤发病与火邪相关。

《外科枢要·卷三·论瘤赘》:"若劳役火动,阴血沸腾,外邪所搏而为肿者,其自肌肉肿起,久而有赤缕,或皮俱赤,名曰血瘤,用四物、茯苓、远志之类。"

《医学入门·外集卷五·外科·痈疽总论》:"心主血,劳役火动,阴火沸腾,外邪所搏而为肿,曰血瘤。"

《外科正宗·卷之二·上部疽毒门·瘿瘤论第二十三》:"心主血,暴急太甚,火旺逼血沸腾,复被外邪所搏而肿曰血瘤。"

《洞天奥旨·卷十一·血瘤赘》:"血瘤而赘生于皮外者,乃脏腑之血瘀,而又有湿气入于血中,故生于外也。初生之时,亦有细于发者,久之而大矣,小者如胆,大者如茄,以利刀割断,即用银烙匙烧红,一烙即止血,且不溃,不再生也。否则复出血瘤,一月如旧。"

《外科心法要诀·卷十二·发无定处(上)·瘿瘤》:"心主血,暴戾太甚,则火旺逼血沸腾,复被外邪所搏,致生血瘿、血瘤,宜养血凉血、抑火滋阴、安敛心神、调和血脉,芩连二母丸主之。"

《疡医大全·卷十八颈项部·瘿瘤门主论》:"血瘤,微紫微红,软硬间杂,皮肤隐隐,缠若丝缕色红,擦破血流,禁之不住,此乃心主血,暴急太甚,火旺逼血沸腾,复被外邪所搏而成也。治当养血凉血,抑火滋阴,安敛心神,调和血脉为主。芩连二母丸主之。"

《针灸逢源·卷五·证治参详·瘤赘》:"若劳役火动,阴血沸腾外邪所搏而为肿者,自肌肉肿起,久而有赤缕,或皮俱赤者,名曰血瘤。"

《类证治裁·卷之八·瘰疬结核瘿瘤马刀论治》:"血瘤者,自肌肉肿起,久而现赤缕,或皮色赤,此劳役动火,血沸而邪搏也,四物汤加茯苓、远志。"

【辨病证】

血瘤主要症候为病变局部色泽鲜红或暗紫,或呈局限性软硬间杂的肿块,边界不清,触之如海绵状,皮肤中隐隐若红丝纠缠,时时牵痛。其对应的脏腑病位在心。

《外台秘要·卷第二十三·瘤方三首》:"《肘后》云:皮肉中忽肿起,初如梅李,渐长大,不痒不痛,又不坚强,按之柔软,此血瘤也。不疗乃至如盘,大则不可复消,而非杀人病尔,亦慎不可破,方乃有大疗,今如觉,但依瘿家疗,疗若不消,更引别大方。"

《证治准绳·疡医卷之五·瘿瘤》:"瘤者,随气凝结皮肤之中,忽然肿起,状如梅李,皮软而光,渐如杯卵。若发肿都软,不痛者血瘤。"

一、辨病位

《医学入门·外集卷五·外科·痈疽总论》:"心主血,劳役火动,阴火沸腾,外邪所搏而为肿,曰血瘤。"

《外科正宗·卷之二·上部疽毒门·瘿瘤论第二十三》："心主血，暴急太甚，火旺逼血沸腾，复被外邪所搏而肿曰血瘤。"

《疡医大全·卷十八颈项部·瘿瘤门主论》："血瘤，微紫微红，软硬间杂，皮肤隐隐，缠若丝缕色红，擦破血流，禁之不住，此乃心主血，暴急太甚，火旺逼血沸腾，复被外邪所搏而成也。治当养血凉血，抑火滋阴，安敛心神，调和血脉为主。芩连二母丸主之。"

二、辨症候

辨外感内伤

《外科枢要·卷三·论瘤赘》："若劳役火动，阴血沸腾，外邪所搏而为肿者，其自肌肉肿起，久而有赤缕，或皮俱赤，名曰血瘤，用四物、茯苓、远志之类。"

《洞天奥旨·卷十一·血瘤赘》："血瘤而赘生于皮外者，乃脏腑之血瘀，而又有湿气入于血中，故生于外也。初生之时，亦有细于发者，久之而大矣，小者如胆，大者如茄，以利刀割断，即用银烙匙烧红，一烙即止血，且不溃，不再生也。否则复出血瘤，一月如旧。"

《类证治裁·卷之八·瘰疬结核瘿瘤马刀论治》："血瘤者，自肌肉肿起，久而现赤缕，或皮色赤，此劳役动火，血沸而邪搏也。"

三、辨色脉

《普济方·卷二百七十六·诸疮肿门·许真君七十二证》："血瘤疮第五十二：其疮初生肿硬如碗，苗破紫黑色血出，疼痛不止，是其证也。有此证者，急用丸子药纴之，服乳香、没药散定痛。不止，再以夺命丹救之。"

《外科枢要·卷三·论瘤赘》："若劳役火动，阴血沸腾，外邪所搏而为肿者，其自肌肉肿起，久而有赤缕，或皮俱赤，名曰血瘤。"

《外科正宗·卷之二·上部疽毒门·瘿瘤论第二十三》："血瘤者，微紫微红，软硬间杂，皮肤隐隐，缠若红丝，擦破血流，禁之不住。"

《外科大成·卷四不分部位大毒·内痈总论·瘿瘤》："血瘤属心，皮肤缠隐红丝，软硬间杂。"

《外科心法要诀·卷十二·发无定处（上）·瘿瘤》："微紫微红，软硬间杂，皮肤中隐隐若红丝纠缠，时时牵痛，误有触破，而血流不止者，名血瘤。"

《疡医大全·卷十八颈项部·瘿瘤门主论》："血瘤，微紫微红，软硬间杂，皮肤隐隐，缠若丝缕色红，擦破血流，禁之不住，此乃心主血，暴急太甚，火旺逼血沸腾，复被外邪所搏而成也。"

《杂病源流犀烛·卷二十六·颈项病源流》："自肌肉肿起，久而有赤缕，或皮色俱赤，名曰血瘤，属于心也。"

《外科十三方考·下编·瘿瘤》："血瘤，红线缠满。"

《医门补要·卷下·医案》："大凡瘤，皮有红丝缠绕，即是血瘤。若用刀针，则血流不止而死。"

四、辨相似病

辨血瘤与痈疽

《外台秘要·卷第二十四·痈疽方一十四首》："凡痈疽之疾，未见脓易疗之，当上灸三百壮，四边间子灸各二百壮，实者可下之，虚者可补之，有气者下其气。服占斯内塞散得愈，绝房三年，凡痈疮审知脓者，破之皆当近下边，脓出后当膏药兑之，常使开润勿令燥合也。若其人羸，勿一顿尽脓，徐徐令后稍出乃尽，痈方溃，其上皮薄，人喜当上破之，此终不愈，当下破之，乃得脓耳，勿要其皮厚也。凡痈有脓当破，无脓但气肿。若有血慎不可破针灸也。按之四边坚，中软，此为有脓也，一边软亦有脓，都坚者此为蓲核，或但有气也，都软者此为有血，血瘤也。当审坚软虚实为要。若坚痛积久后，若更变熟，偏有软处，不可破者，疽当暖裹置耳。若灸刺破疗，必暴剧不可救，及结筋驰伪切肉鼠乳。皆不当疗也，又服内塞散，不与他疗相害，昼夜十余度，服散当以酒。"

《太平圣惠方·卷第六十一·痈疽论》："痈疽肿大，按乃痛者脓深，小按便痛者脓浅，所按之处不复者无脓，必是水也。按之即复者有脓也。发肿都软者血瘤也，非痈也。"

《寿世保元·卷九·痈疽·审症虚实诀》："一凡大按乃痛者病深，小按便痛者病浅，按之处陷不复者无脓，按之处陷即复者有脓，不复者可消。若按之都牵强者，未有脓也。按之半软者，有脓也。又手按上下不热者无脓，若热甚者有脓。凡觉有脓，急当破之。无脓但气肿，若有血，慎之慎之，不可针破也。用诸拔毒之药敷散，四围坚中软者，此为有脓审也。一边软亦可有脓，都坚者此为恶核，或有气也。都软者此为有血，血瘤也。当审坚软虚实为要。若坚疟积久后，若更变热，偏有软处，当软处切不可针破也。软疟者温暖裹衣置之，若针灸刺破，不可疗也。"

【论治法】

血瘤治法分内治和外治。内治法有散结定痛法、凉血抑火法等。外治法分药物疗法和手术疗法。药物疗法有膏药、草药等外敷，手术疗法有紧瘤法、火烙法等。临证常常内外治法并用，疗效甚佳。血瘤治疗慎用刀针勾割，恐脓血溃破，多致夭亡，临证每需谨慎！

一、内治法

1. 散结定痛

《普济方·卷二百七十六·诸疮肿门·许真君七十二证》："血瘤疮第五十二：其疮初生肿硬如碗，苗破紫黑色血出，疼痛不止，是其证也。有此证者，急用丸子药纴之，服乳香、没药散定痛。不止，再以夺命丹救之。"

2. 凉血抑火

《外科枢要·卷三·论瘤赘》："若劳役火动，阴血沸腾，外邪所搏而为肿者，其自肌肉肿起，久而有赤缕，或皮俱赤，名曰血瘤，用四物、茯苓、远志之类。"

《外科大成·卷四不分部位大毒·内痈总论·瘿瘤》："血瘤属心，皮肤缠隐红丝，软硬间杂。治宜凉血抑火，如芩连二母丸。"

《外科心法要诀·卷十二·发无定处（上）·瘿瘤》："心主血，暴戾太甚，则火旺逼血沸腾，复被外邪所搏，致生血瘿、血瘤，宜养血凉血、抑火滋阴、安敛心神、调和血脉，芩连二母丸主之。"

《疡医大全·卷十八颈项部·瘿瘤门主论》："血瘤，微紫微红，软硬间杂，皮肤隐隐，缠若丝缕色红，擦破血流，禁之不住，此乃心主血，暴急太甚，火旺逼血沸腾，复被外邪所搏而成也。治当养血凉血、抑火滋阴、安敛心神、调和血脉为主，芩连二母丸主之。"

《杂病源流犀烛·卷二十六·颈项病源流》："自肌肉肿起，久而有赤缕，或皮色俱赤，名曰血瘤，属于心也。宜四物汤加茯苓、远志。"

二、外治法

1. 药物疗法

《本草纲目·主治第四卷·百病主治药·瘿瘤疣痣》："猪屎，血瘤出血，涂之。"

《冯氏锦囊秘录·外科大小合参卷十九·胎毒诸疮·点瘤赘方》："凡瘤有六，骨瘤、脂瘤、肉瘤、脓瘤、血瘤、粉瘤。脓瘤即胶瘤也。惟粉瘤与脓瘤可决，余皆不可决溃。肉瘤尤不可治，治则杀人。桑炭灰、枣木灰、黄荆灰、桐壳灰各二升半，荞麦灰、以沸汤淋汁五碗，澄清，入斑蝥四十个，穿山甲五片，乳香冰片，不拘多少，煎作二碗，以瓷器盛之，临用时入新石灰调成膏，敷瘤上，干则以清水润之，其效如神。丹溪治丹瘤。蓖麻子，去壳研，入面一匙，水调搽之，甚效。"

《洞天奥旨·卷十一·血瘤赘》："血瘤而赘生于皮外者，乃脏腑之血瘀，而又有湿气入于血中，故生于外也。初生之时，亦有细于发者，久之而大矣，小者如胆，大者如茄，以利刀割断，即用银烙匙烧红，一烙即止血，且不溃，不再生也。否则复出血瘤，一月如旧。"

《本经逢原·卷三·菜部·马齿苋》："马齿苋功专散血消肿，故能治血瘤及多年恶疮，捣敷不过两三遍即愈。"

《种福堂公选良方·卷四·公选良方·瘤瘿》："治血瘤方：用甘草煎膏，以笔涂四围，一日上三次。又将芫花、大戟、甘遂，各等分为末，醋调，另以新笔涂甘草圈内，勿近甘草，次日缩小，再如前涂三四次愈。"

《种福堂公选良方·卷四·公选良方·瘤瘿》："枯瘤散：灰苋菜（即藜藿晒干烧灰）半碗，荞麦（烧灰）半碗，风化石灰一碗。三味和一处，淋汁三碗，慢火熬成霜，取下配后药：番木鳖三个（捣去油），巴豆六十粒（捣去油），胡椒十九粒（擦去粗皮），明雄一钱，人言一钱。上共为末，入前药和匀，以瓷瓶收贮，不可见风，以滴醋调匀，用新羊毛笔蘸药点瘤当头，瘤有碗大则点药如龙眼核大，若茶杯大则点药如黄豆大，干则频频点之，其瘤干枯自落。如血瘤破，以发灰掺之；粉瘤破，以白麻皮烧灰掺之，外以膏护好，自能敛口收功。"

《文堂集验方·卷四·外科》："瘤赘：初生如莲子大者，取蛛丝拈成粗线，缠扎其根，数日其丝渐紧，瘤根渐细，屡易屡细即落。蒜片贴患处，艾丸灸五七壮，即能渐消。血瘤已成大者，用甘草煎膏，以笔涂周围，一日上三次；又芫花、大戟、甘遂各等分，为末，醋调，另以新笔涂甘草圈内，勿近甘草，频涂即消。"

《急救广生集·卷七·疡科·瘿瘤》："血瘤，日久自破，以发灰掺之，外以膏药护好，自能敛口收功。"

《家用良方·卷六·各种补遗》："治瘿瘤奇验方：银硝、煤灰各等分，研极细，用水调涂患处。再用旧纸窗上纸一块盖之，黏住四角，瘤自渐渐焦落。血瘤伤破，出血不止，将此药掺上，亦用旧窗纸贴上，其效尤速。此系亲见试验之方。"

《行军方便便方·卷中·愈疾》："治血瘤，用甘草熬浓汁，以笔蘸涂周围，又以芫花、大戟、甘遂等分为末，醋调，另用新笔蘸涂于甘草围内，二药相反，不可相近，次日瘤当缩小，三四次全愈，愈后戒食甲鱼。"

《潜斋简效方·瘤》："血瘤初起，以薄棉花剪如瘤子一块，在鸡子清内浸湿贴之，略干，仍以笔蘸鸡子清润之勿断，四五日即消尽。"

《医门补要·卷上·用降药条宜审》："痈疽溃脓日久，患口时淌稀脓，或流清水，终难完口。或完口未久又发，必脓毒瘀结成管。用降药条插患口中，贴膏药，过七日管自出，再上收口药可愈。夫降药用水银降成，其性与砒霜相等，猛烈烂痛，不可轻用。少壮者，可少用。若幼孩老人及虚体者，用之生变。但痛甚，则浮火上攻，口舌与牙根糜烂者，用生麦益阴煎。凡口中、眼边、耳中、鼻内，并心窝、腰眼、玉茎、红筋聚处，血瘤、气瘤，总不可用，关人性命。从来只知其利，未知其害。今有一变险为平法，用降药三分，生石膏七分，糯米饭汁捣和作条，亦能追拔恶腐收口，内宜投调养方。若外症溃脓旬余，用白降条，极易全功。"

《华佗神方·卷五·华佗治血瘤神方》："血瘤小者如胆，大者如茄。以利刃割断，即用银烙匙烧红，一烙即止血，且不溃，并不再生。或以水银、轻粉、潮脑、镜锈、贝母各一钱，黄柏三钱，儿茶二钱，冰片三分，共为细末，擦之即落。"

2. 手术疗法

《外科启玄·卷之三·明疮疡宜烙论》："如血瘤子大如茄子，赘于肌体妨于动作，将利刀于瘤子细根底一割去，即将银匙烧赤一烙之，则不血出，亦不复生，数日愈矣。"

《外科启玄·卷之八·筋瘤赘》："筋蓄则屈屈于瘤，久久渐大，大凡瘤根细小，可以芫花煮细扣线系之，日久自落；或利刀去之，如治血瘤法亦妙。内服补养之剂，外以太乙贴。"

《外科启玄·卷之八·血瘤赘》："凡生血瘤赘，小而至大，细根蒂者与茄子相似，宜调恶针散，一服即以利刃割去，以银烙匙烧红一烙即不流血，亦不溃，不再生。不然，复出血瘤，不一月如旧，宜仍依前法治之即安。"

《冯氏锦囊秘录·外科大小合参卷十九·胎毒诸疮·天泡疮方》："治血瘤肉瘤，以蜘蛛丝圈匝根上，久而自枯。"

《济世全书·巽集卷五·瘿瘤》："紧瘤法，兼去鼠奶痔，真奇药也。芫花根净洗带滋，不得犯铁器，干木器中捣取汁，用线一条浸半日或一宿，以线系瘤，经宿即落。如未落，再换线，不过两次自落。后以龙骨、诃子末敷疮即合。系鼠奶痔，依上法累用之效。如无根，只用花，泡水浸线亦妙。"

《惠直堂经验方·卷三·瘰疬瘿瘤门·血瘤验方》："治下唇血瘤，一人下唇中生一小血瘤，用手掐破，流血不止，此系任脉之尽故也。后以三七人参末敷之，再用吴茱萸末、白面为糊，搅匀摊如膏，蓖麻子研敷两脚底心，以前膏盖之，遂血止，其瘤较前十倍，幸其根小，遂用系瘤方，治之而愈。"

三、血瘤治疗禁忌

1. 忌溃破

《外台秘要·卷第二十三·瘤方三首》："《肘后》云：皮肉中忽肿起，初如梅李，渐长大，不痒不痛，又不坚强，按之柔软，此血瘤也。不疗乃至如盘，大则不可复消，而非杀人病尔，亦慎不可破，方乃有大疗，今如觉，但依瘿家疗，疗若不消，更引别大方。"

《外台秘要·卷第二十九·疣赘疵黑子杂疗方六首》："其血瘤瘤附左右胡脉及上下悬雍舌本诸险处，皆不可令消，消即血出不止，杀人，不可不详之。"

《世医得效方·卷第十九疮肿科·诸疮·瘤赘》:"凡骨瘤、肉瘤、脓瘤、血瘤、石瘤皆不可决,惟脂瘤决去其脂粉则愈。盖六种瘤疮,肉瘤尤不可治,治则杀人。"

《经验丹方汇编·瘿瘤》:"瘤有六种:骨瘤、脂瘤、肉瘤、脓瘤、血瘤、筋瘤,亦不可决破,决破则亦难治。"

《串雅内外编·串雅内编·卷二截药外治门·枯瘤散》:"[庚生按]瘿瘤二症虽异实同,有痰瘤、有渣瘤、有虫瘤,此瘤之可去者也;有气瘤、有血瘤、有筋瘤、有骨瘤,此瘤之不可去者也。瘿亦如之。近来西医不问可破与否,一概刀割线扎,其立除患苦者固多,而气脱血尽而毙者亦复不少。西医器精手敏,而又有奇验之药水药散以济之,尚复如此,瘤固可轻言破乎!?予在沪与西人相处最久,目击心伤,因志此以告世之治此症者,宜加慎焉!"

《验方新编·卷十七·须发部·眉毛忽长奇病方》:"眉毛上忽生一毛,长尺余,触着大痛,名曰血瘤,断之即流血不止而死。"

《经验良方全集·卷二·瘤》:"瘤音留,肿也。与肬异,肬,赘也。与肉偕生者为肬,病而渐生者为瘤。医人割瘤多死,从留,寓戒也。方书瘤有六:骨瘤、脂瘤、肉瘤、脓瘤、血瘤、石瘤。独血瘤不可疗,骨脂诸瘤用软坚药治之。"

2. 忌针

《外台秘要·卷第二十四·痈疽方一十四首》:"赵乃言,无虚劳腹中疾,或发血瘤疮,疮状坎起,头墨正尔置,不当灸疗,疗之火熨便焦烂,剥刮去焦痂,则血泄不可禁,必死,痈起于节解,遇顽医不能即消,令至大脓者,岂膏药可得复生乎。"

《外台秘要·卷第二十四·痈疽方一十四首》:"又石痈者,始发皮核相亲着,不赤头,不甚坚,微痛热,热渐自歇,便坚如石。故谓之石痈,难消,又不可得自熟,纵愈皆百余日也。又发痈两头牵而傍推无根者,又不痛结筋,非痈也。发痈状如痞虽极大,此肉瘤非痈也。肿一寸至三寸疖也,三寸至五寸痈也,五寸至一尺痈疽也,一尺至三尺名曰竟体疽,肿成脓,九孔皆出。诸气愤郁不遂志欲者,多发此疾,痈及疽、血瘤、鼠乳、石痈、结筋、瘤病,皆不可就针角,针角少不及祸者。"

《针灸集成·卷二·瘰疬》:"瘿瘤不可针破,针则肆毒。肉瘤针灸则皆杀人,血瘤针则出血不止而死。"

《吴氏医方汇编·第四册·针法》:"至若气瘿,肿而棉软不痛者;血瘤,肿而内成痞瘤,以及顽毒久聚、皮肤有紫红丝缠绕者,误用刀针,其危立待,当为深戒耳!"

《医门补要·卷下·医案》:"大凡瘤,皮有红丝缠绕,即是血瘤。若用刀针,则血流不止而死。"

《外科备要·卷四方药·外科针法·文字号》:"针法宜忌:脓熟固宜针,然亦有忌用针者。如气瘿壅肿而绵软不痛,血瘿焮肿而肉累成块,血瘤软硬间杂、红丝纠缠,骨瘤疙瘩叠起,推之不移以及顽毒紫硬、痰气结核、阴分瘰疬之类,骨节近节之处,冬月闭藏之时,皆忌用刀针。若误用之,血出不止,口不得敛而立危矣。"

《疡科纲要·卷上·外疡总论·论溃疡之血》:"别有血瘤,不宜妄针。若不知而误针之,其血不止,最易偾事。"

【论用方】

一、治血瘤方

1. 陷肿散(一名陷脉散)

1)《备急千金要方·卷二十四·解毒杂治方·瘿瘤第七》

治二三十年瘿瘤,及骨瘤、石瘤、肉瘤、脂瘤、脓瘤、血瘤,或息肉大如杯杆升斗,十年不瘥,致有漏溃,令人骨消肉尽,或坚或软或溃,令人惊悸,寤寐不安,身体瘰缩,愈而复发方。

乌贼骨　石硫黄(各一分)　钟乳　紫石英
白石英(各二分)　丹参(三分)　琥珀　附子
胡燕屎　大黄　干姜(各四分)

上十一味,治下筛,以韦囊盛,勿泄气。若疮湿即敷,若疮干猪脂和敷,日三四,以干为度。若汁不尽,至五剂十剂止,药令人不痛。若不消,加芒硝二两佳。

2)《千金翼方·卷第二十·杂病下·瘿病第七》

主二十三十年瘿瘤及骨瘤、石瘤、肉瘤、脓瘤、血瘤,或大如杯盂,十年不瘥,致有漏溃,令人骨消肉尽,或坚或软或溃,令人惊惕寐卧不安,体中挛缩,愈而复发。

乌贼鱼骨(一分) 白石英(半两) 石硫黄(一分) 紫石英(半两) 钟乳(半两,粉) 干姜(一两) 丹参(三分) 琥珀(一两) 大黄(一两) 蜀附子(一两,炮去皮)

上一十味,捣为散,贮以韦囊,勿令泻气,若疮湿即敷,无汁者以猪膏和敷之,日三四,以干为度,若汁不尽者,至五剂十剂止,勿惜意不作也,著药令人不疼痛,若不消,加芒硝二两,益佳。《千金》有胡燕屎一两。

3)《太平圣惠方·卷第三十五·治瘤诸方》

治二三十年痛,及骨瘤、肉瘤、脓瘤、血瘤、息肉,大如杯盆,久不瘥,致有痈溃,令人骨消肉尽;或溃令人惊惕,寝寐不安,身体瘦缩,愈而复发方。

乌贼鱼骨(半两,烧灰) 硫黄(半两,细研) 白石英粉(半两) 钟乳粉(半两) 丹参(三分) 琥珀末(一两) 附子(一两炮裂去皮脐) 燕粪(一两) 干姜(一两炮裂锉) 川大黄(一两) 川芒硝(一两)

上件药,捣细罗为散,以囊盛,勿泄气,若疮湿,即干敷之,若疮干,以猪脂和敷之,日三四上,以效为度。

4)《圣济总录·卷第一百二十五·瘿瘤门·五瘿》

治积年瘿瘤,骨瘤石瘤肉瘤脓瘤血瘤,大如杯盂,或漏溃骨消肉尽,或坚或软,惊惕不安,身体掣缩者。

乌贼鱼骨(去甲) 琥珀 石硫黄(各一分) 白石脂 紫石英 钟乳(各半两) 丹参(三分) 大黄 干姜 附子(各一两)

上十味,捣罗为散,贮以韦囊,勿令泄气,若疮湿日三四敷,无汁以猪膏和敷之,以干为度,若汁不尽者,至五剂,著药不令人疼痛,若不消,加芒硝二两。

2. 血余散(《医学纲目·卷之十七心小肠部·诸见血门》)

治血淋,兼治内崩吐血,舌上出血,小便出血。

用乱发,皂角水净洗,晒干烧灰为末,每二钱,以茅草根、车前草煎汤调下。《本草》谓发灰消瘀血,通关格,利水道,破癥瘕血𧏾。

有人生血瘤,大如栗,常被衣擦破,则血出不止,用此血余灰敷之愈。

3. 南星散(《医学正传·卷之六·疮疡》)

治皮肤颈项面上生瘤,大者如拳,小者如粟,或软或硬,不痒不痛,宜用此药。切不可辄用针灸,多致不救。

生南星(大者一枚)

上细研烂,入好醋五七点,杵如膏;如无生者,即以干者为末,醋调如膏。先以细针刺患处,令气透,却以膏药摊贴,觉痒则频换贴取效。

4. 荆芥散(《医方集宜·卷之六·耳门·治方》)

治耳内生血瘤,出血不止,日久难治。

荆芥 生地黄 黄连 防风 犀角 玄参 芍药 生甘草 连翘 当归尾

水二钟煎八分,不拘时服。

5. 三才绛云锭子(《证治准绳·疡医卷之三·项部·瘰疬马刀》)

治瘰疬,痔漏,六瘤,恶疮。

天才,初开疮口,紧峻之药。

白矾(煅,五钱) 雄黄(三钱) 信石(生) 硇砂(生) 朱砂(各二钱) 胆矾(生) 乳香 没药(各一钱半)

地才,次去死肉,紧缓之药。

白矾(煅,五钱) 雄黄(三钱) 信石(煅过) 朱砂(各二钱) 硇砂(生) 胆矾(生) 乳香 没药(各一钱半) 儿茶 血竭 轻粉(各五分) 麝香 片脑(各少许)

人才,又次生新肌,去瘀肉,缓慢之药。

白矾(煅,五钱) 雄黄(三钱) 赤石脂(煅) 儿茶 朱砂(各二钱) 硇砂(水煮干) 胆矾(煅) 乳香 没药 轻粉 血竭(各一钱半) 麝香 片脑(各少许)

上末,用秫米糊为锭子,如豆大带扁些,阴干;又作药线如麻黄样。先用铁罐膏点病头,令黑;次纴此锭,膏药贴上,三日一换药。腐肉不尽出者,可更用下品锭子及针头散,取尽腐肉。止有脓汁不干者,用生肌干脓散,掺疮口,膏药贴上。如要生肌,速用生肌散掺疮口上,膏药贴之。

6. 芩莲二母丸(一名黄芩二母丸)

1)《外科正宗·卷之二上部疽毒门·瘿瘤论第二十三·瘿瘤主治方》

治心火妄动,逼血沸腾,外受寒凉,结为血瘤;其患微紫微红,软硬间杂,皮肤隐隐,缠如红丝,皮破血流,禁之不住者宜服。

黄连　黄芩　知母　贝母　川芎　当归　白芍　生地　熟地　蒲黄　羚羊角　甘草（减半）地骨皮（各等分）

上为末，侧柏叶煎汤，打寒食面为丸如桐子大。每服七十丸，灯心汤送下，或作煎剂服之亦效。

2)《外科心法要诀·卷十二·发无定处（上）·瘿瘤》

治血瘤，微紫微红，软硬间杂，皮肤中隐隐若红丝纠缠，时时牵痛，误有触破，而血流不止者。

黄芩　黄连　知母　贝母（去心）　当归　白芍（酒炒）　羚羊角（镑）　生地　熟地　蒲黄　地骨皮　川芎（各一两）　甘草（生，五钱）

上为末，侧柏叶煎汤，打寒食面糊为丸如梧桐子大。每服七十丸，灯心煎汤送下。

3)《外科备要·卷三　方药·肿疡主治汇方·成字号》

治血瘿、血瘤。

川连　条芩　知母　贝母　当归　炒芍　生地　熟地　蒲黄　川芎　地骨皮　羚羊角　甘草（等分）

研末面糊小丸，白汤每下三钱。

7. 点瘤赘方（《冯氏锦囊秘录·外科大小合参卷十九·胎毒诸疮》）

凡瘤有六，骨瘤、脂瘤、肉瘤、脓瘤、血瘤、粉瘤。脓瘤即胶瘤也。惟粉瘤与脓瘤可决，余皆不可决溃。肉瘤尤不可治，治则杀人。

桑炭灰　枣木灰　黄荆灰　桐壳灰（各二升半）　荞麦灰

以沸汤淋汁五碗，澄清，入斑蝥四十个，穿山甲五片，乳香冰片，不拘多少，煎作二碗，以瓷器盛之，临用时入新石灰调成膏，敷瘤上，干则以清水润之，其效如神。

丹溪治丹瘤。蓖麻子，去壳研，入面一匙，水调搽之，甚效。

8. 银锈散（《洞天奥旨·卷十一·血瘤赘》）
治初起血瘤。

水银（一钱）　冰片（三分）　轻粉（一钱）儿茶（三钱）　黄柏（二钱）　朝脑（一钱）　镜锈（一钱）　贝母（一钱）

各为末，搽擦即堕落。

9. 内托外消散（《洞天奥旨·卷十一·肉瘤赘》）

治肉瘤、血瘤、粉瘤，张仲景真人传，盖湿热生耳。

水银（一两）　儿茶（二两，共研至无星为度）　冰片（一钱）　轻粉（三钱）　麝香（五分）硼砂（五分）

不见水银始可用。以此药敷于瘤处，肉瘤、粉瘤俱化为水，约三日必消尽。然后再服汤药，用人参二钱、白术三钱、茯苓三钱、陈皮五分、生甘草五分、柴胡八分、白芍三钱，水煎服，十剂永断根矣。

10. 枯瘤散

1)《种福堂公选良方·卷四·公选良方·瘤瘿》

灰苋菜（即藜藿，晒干烧灰，半碗）　荞麦（烧灰，半碗）　风化石灰（一碗）

三味和一处，淋汁三碗，慢火熬成霜，取下配后药：

番木鳖（三个，捣去油）　巴豆（六十粒，捣去油）　胡椒（十九粒，擦去粗皮）　明雄（一钱）人言（一钱）

上共为末，入前药和匀，以瓷瓶收贮，不可见风，以滴醋调匀，用新羊毛笔蘸药点瘤当头，瘤有碗大则点药如龙眼核大，若茶杯大则点药如黄豆大，干则频频点之，其瘤干枯自落。如血瘤破，以发灰掺之，粉瘤破，以白麻皮烧灰掺之，外以膏护好，自能敛口收功。

2)《串雅内外编·串雅内编·卷二·截药外治门》

灰苋菜（晒干烧灰，半碗）　荞麦（烧灰，半碗）　风化石灰（一碗）

和一处淋汁三碗，慢火熬成霜取下，加番木鳖三个，巴豆六十粒（去油），胡椒十九粒（去粗皮），明雄黄一钱，人信一钱为末，入前药和匀，瓷瓶收用，不可见风。以滴醋调匀，用新羊毛笔蘸药点瘤上，瘤有碗大，则点如龙眼核大；若茶杯大，则点如黄豆大。干则频点之，其瘤干枯自落。如血瘤破，以发灰掺之，外以膏护好，自能敛口收功。

11. 通气散坚丸（《外科备要·卷三　方药·肿疡主治汇方·成字号》）

治气瘿血瘤。

人参　桔梗　当归　川芎　花粉　条芩　法

半夏 陈皮 胆星 茯苓 香附 海藻 枳壳 石菖蒲 甘草节（等分）

研末薄荷为小丸。姜汤每下二钱，日三服。

二、治血瘤验方

1）《医心方·卷第十六·治瘤方第十五》

《僧深方》治血瘤方：鹿肉割，炭火炙令热，掩上拓之。冷复炙，令肉烧燥，可四炙四易之。若不除，灸七炷便足也。

2）《圣济总录·卷第一百三十二·疮肿门·诸恶疮》

外系瘤子自落方。

砒黄 砒霜 硇砂（各半分） 巴豆（五粒，去皮心） 芫青（去翅足，七枚） 斑蝥（去头足翅，七枚）

上六味，研为末，先取蜘蛛网及丝，共搓为线子，水湿涂药末于上，贴子中常以药末养，遇有患者，以线系之，留线头，如痒即紧之，如痛即不用紧，其瘤自黑干。如胡桃大者，三四日自落；如茄子大者，约半月落；更大者，不过二十八日；如瓜者，不过一月；如血瘤系之血出者，服定血药，兼服药治之。

3）《家用良方·卷六·各种补遗》

治瘿瘤奇验方。

银硝 煤灰（各等分）

研极细，用水调涂患处。再用旧纸窗上纸一块盖之，黏住四角，瘤自渐渐焦落。血瘤伤破，出血不止，将此药糁上，亦用旧窗纸贴上，其效尤速。此系亲见试验之方。

4）《华佗神方·卷五·华佗治血瘤神方》

血瘤小者如胆，大者如茄。以利刀割断，即用银烙匙烧红，一烙即止血，且不溃，并不再生。或以：

水银 轻粉 潮脑 镜锈 贝母（各一钱） 黄柏（三钱） 儿茶（二钱） 冰片（三分）

共为细末，擦之即落。

【论用药】

1. 马齿苋

《本经逢原·卷三·菜部·马齿苋》："马齿苋功专散血消肿，故能治血瘤及多年恶疮，捣敷不过两三遍即愈。"

2. 防葵

《医学入门·内集卷二·本草分类·治热门》："防葵出兴州，根似防风，叶似葵，每茎三叶，一本十茎，中发一干，花如葱花，与狼毒相似，但置水不沉耳，世亦稀有。味苦辛，气平寒。无毒。主膀胱热结溲溺不下，疝瘕肠泄。疗五脏虚气，小腹支满胪胀。止癫痫惊邪狂走，咳逆湿暗鬼疟。消气血瘤，杀百邪。久服益气强志，坚筋骨，除肾邪。中火者不可服。去虫末，甘草水浸一宿晒干。"

3. 野蒿

《滇南本草·第三卷·野蒿》："野蒿，味苦，性平。塞鼻止血，破血散血。血瘤、血鼠、血风等症最良。"

4. 猪屎

《本草纲目·主治第四卷·百病主治药·瘿瘤疣痣》："猪屎，血瘤出血，涂之。"

【医论医案】

一、医论

《景景室医稿杂存·慎重性命者鉴》

李文华患血瘤，西医割治，血如泉而立毙。

友人顾质卿，患项瘤，中医曰：皮中隐隐有红缕，血瘤也，非痰瘤比，不可割，涂以消瘀散以化瘀，可缩小而不除根。

二、医案

《外科正宗·卷之二上部疽毒门·瘿瘤论第二十三·瘿瘤治验》

一妇人气冲穴生瘤，红紫坚硬，乃血瘤也。请视之，心、肝二脉俱已洪数，其患得之心气郁结，肝气受伤之故，辞不可治。后请京师明公医治，其时头已穿溃，虽强投补托、化坚、凉血等剂，日溃日烂，终至不应。破经两月，一旦涌出紫血盆许，随即身亡。后人问曰：何以致此？予曰：心脉洪数，心火旺也；肝脉弦数，肝气伤也；火旺逼血妄行，肝气伤不能藏血，后破之必出血不止，多致危亡，预辞不治者此意也。

《银海指南·卷四·治验存参》

赵右。瘀血凝滞右目睛明穴中，以致内生血瘤，颜色青紫，大如银杏，疼痛羞明。桃仁、红花、川芎、当归、生地、赤芍、制香附、夏枯草、丹参、侧柏叶。

又，血瘤已落，红翳未尽，视物不清。生六物合杞菊加丹参、石决明、茺蔚子。

《陈莘田外科方案·卷二·血瘤》

胡左，北坍。七月廿二日。肝火挟痰，凝聚左乳头之下，结为血瘤，色红坚肿。迁延八月，不宜成溃，药力冀其迟破为妙。鲜首乌、真川贝、橘红、石决明、赤芍药、牡丹皮、黑山栀、云苓、嫩钩钩、夏枯草。

二诊：鲜首乌、牡丹皮、川贝、赤芍、嫩钩钩、石决明、黑山栀、橘核、云苓、小青皮、藕汁。

三诊：色红而肿，形如栗大。鲜首乌、制半夏、川石斛、甘草、牡丹皮、广橘红、云苓、藕汁、石决明、钩钩。

四诊：光溃流水。制首乌、白归身、橘红、云苓、藕肉、东白首、川贝、丹皮、甘草、石决明、钩钩。

陈，右，正义。十二月十七日。右耳根血瘤翻花，肉突如菌，频频出血，由肝郁化火挟痰而成。大生地、生白芍、牡丹皮、川贝、橘红、茯苓、石决明、钩钩、藕汁、远志、枣仁。

二诊：生地黄、生白芍、稆豆衣、丹皮、川贝、橘红、石决明、钩钩、云苓、甘草。

《丁甘仁医案·卷八·外科案·血瘤》

汪左。肝火逼血妄行，凝结少阳之分，右耳根血瘤有年，骤然胀大，坚肿色红，日夜掣痛，有外溃之势。症属不治，勉拟凉血清肝。羚羊尖一钱，小生地三钱，粉丹皮二钱，京赤芍二钱，上川连四分，黑山栀一钱五分，京玄参二钱，侧柏叶一钱五分，生蒲黄（包）三钱，大贝母三钱，连翘壳三钱，藕节四枚。

第四节

肉 瘤

肉瘤是发生于皮里膜外，由脂肪组织过度增生而形成的良性肿瘤。其临床特点是瘤体质地柔软似棉，外观肿形如馒，皮色不变，用力按之凹陷，推之可移，与皮肤无粘连，瘤体表面皮肤如常，亦无疼痛，且生长缓慢。本病相当于西医学的脂肪瘤。而西医学所称的肉瘤指发生于间叶组织（包括结缔组织和肌肉）的恶性肿瘤，好发于皮肤、皮

下、骨膜及长骨两端。与本病有本质区别，临证当不可混淆。

【辨病名】

《普济方·卷二百七十六·诸疮肿门·许真君七十二证》："肉瘤疮第五十一：其疮初生，苗似肿疖，破后肉色不同，无黑色，疼痛不止，口出赤水，有似筋膜，内翻向外，是肉瘤之证。"

《景岳全书·卷之四十七贤集·外科钤（下）·瘤赘》："若郁结伤脾，肌肉消薄，外邪所搏而为肿者，自肌肉肿起，按之实软，名曰肉瘤。"

《洞天奥旨·卷十一·肉瘤赘》："肉瘤，乃于皮上生一瘤，宛如肉也。初生如桃如栗，渐渐加大如拳，其根皆阔大，非若血瘤之根细小也。不疼不痒，不红不溃，不软不硬，不冷不热，其形可丑，而病则不苦也。此等之瘤，皆犯神道之忌，故生于四体，以纪罪衍，不妨顺受。"

《类证治裁·卷之八·瘰疬结核瘿瘤马刀论治》："肉瘤者，自肌肉肿起，按之实软。此郁结伤脾，肌肉伤而邪搏也，归脾汤、补中益气汤。"

【辨病因病机】

脾主肌肉，思虑过度或者饮食劳倦伤脾，脾失健运，肌肉消薄，痰湿内生，痰气郁结，则发为肉瘤。

《医学入门·外集卷五·外科·痈疽总论》："脾主肉，郁结伤脾，肌肉消薄，外邪搏而为肿，曰肉瘤。"

《外科正宗·卷之二·上部疽毒门·瘿瘤论第二十三》："脾主肌肉，郁结伤脾，肌肉消薄，土气不行，逆于肉里而为肿曰肉瘤。"

《景岳全书·卷之四十七贤集·外科钤（下）·瘤赘》："若郁结伤脾，肌肉消薄，外邪所搏而为肿者，自肌肉肿起，按之实软，名曰肉瘤。"

《洞天奥旨·卷十一·肉瘤赘》："肉瘤，乃于皮上生一瘤，宛如肉也。初生如桃如栗，渐渐加大如拳，其根皆阔大，非若血瘤之根细小也。不疼不痒，不红不溃，不软不硬，不冷不热，其形可丑，而病则不苦也。此等之瘤，皆犯神道之忌，故生于四体，以纪罪衍，不妨顺受。"

《外科心法要诀·卷十二·发无定处（上）·瘿瘤》："脾主肌肉，郁结伤脾，肌肉浅薄，土气不

行,逆于肉里,致生肉瘿、肉瘤。"

《疡医大全·卷十八颈项部·瘿瘤门主论》:"肉瘤软如绵,硬似馒,皮色不变,不紧不宽,终年只似覆肝,此乃脾主肌肉,郁结伤脾,肌肉消薄,土气不行,逆于肉里而为肿也。"

《新刻图形枕藏外科·枕藏外科诸症·第六十三形图》:"肉瘤,脾邪传聚,毒气逆于肉里。"

《类证治裁·卷之八·瘰疬结核瘿瘤马刀论治》:"肉瘤者,自肌肉肿起,按之实软。此郁结伤脾,肌肉伤而邪搏也。"

【辨病证】

肉瘤的症候特点是瘤体质地柔软似棉,外观肿形如馒,皮色不变,用力按之凹陷,推之可移,与皮肤无粘连,瘤体表面皮肤如常,亦无疼痛,且生长缓慢。其对应的脏腑病位在脾。临证当与痈疽、血瘤、痰瘤相鉴别。

《黄帝内经灵枢·刺节真邪》:"有所结,中于肉,宗气归之,邪留而不去,有热则化而为脓,无热则为肉瘤。"

《普济方·卷二百七十六·诸疮肿门·许真君七十二证》:"肉瘤疮第五十一:其疮初生,苗似肿疖,破后肉色不同,无黑色,疼痛不止,口出赤水,有似筋膜,内翻向外,是肉瘤之证。"

《外科正宗·卷之二·上部疽毒门·瘿瘤论第二十三》:"肉瘤者,软若绵,硬似馒,皮色不变,不紧不宽,终年只似复肝然。"

一、辨病位

《外科正宗·卷之二·上部疽毒门·瘿瘤论第二十三》:"脾主肌肉,郁结伤脾,肌肉消薄,土气不行,逆于肉里而为肿曰肉瘤。"

《外科大成·卷四不分部位大毒·内痈总论·瘿瘤》:"肉瘤属脾,色不变,软如绵,不宽不紧。"

《洞天奥旨·卷十一·肉瘤赘》:"肉瘤,乃于皮上生一瘤,宛如肉也。初生如桃如栗,渐渐加大如拳,其根皆阔大,非若血瘤之根细小也。不疼不痒,不红不溃,不软不硬,不冷不热,其形可丑,而病则不苦也。此等之瘤,皆犯神道之忌,故生于四体,以纪罪衍,不妨顺受。"

《冯氏锦囊秘录·杂症大小合参卷六·儿科喉病》:"喉痹者,即缠喉风类也。其候面赤气粗,咽喉肿闭,乃蓄热生风,积聚毒痰而作。甚者,内壅肉瘤一块,气闭不通。若至鼻面青黑,寒噎头低,痰胶声锯者不治。"

《外科心法要诀·卷十二·发无定处(上)·瘿瘤》:"脾主肌肉,郁结伤脾,肌肉浅薄,土气不行,逆于肉里,致生肉瘿、肉瘤。"

《疡医大全·卷十八颈项部·瘿瘤门主论》:"肉瘤软如绵,硬似馒,皮色不变,不紧不宽,终年只似覆肝,此乃脾主肌肉,郁结伤脾,肌肉消薄,土气不行,逆于肉里而为肿也。"

《杂病源流犀烛·卷二十六·颈项病源流》:"自肌肉肿起,按之实软,名曰肉瘤,属于脾也。"

《幼科释谜·卷一·初生诸病·鹅口》:"儿喉中壅一块肉瘤闭却,为喉痹;身大热,舌硬不转,为木舌;口闭,满口黄如膏,名鹅口。三症皆热甚生风,风壅热毒至此,为实热。"

《眼科锦囊·卷二·外障篇·病系胞睑之证·胞睑结核》:"结核者,眼胞生瘤,不变肉色,亦无疼痛,初生如米粒,渐大如龙眼,按之移动者,名糊瘤。或淡红黑色,如软肉而低垂者,名肉瘤。汉人名称结核者非也,此即瘤也。和兰之医名为瘤,今当从之。"

《类证治裁·卷之八·瘰疬结核瘿瘤马刀论治》:"肉瘤者,自肌肉肿起,按之实软。此郁结伤脾,肌肉伤而邪搏也。"

二、辨症候

辨外感内伤

《医学入门·外集卷五·外科·痈疽总论》:"脾主肉,郁结伤脾,肌肉消薄,外邪搏而为肿,曰肉瘤。"

《景岳全书·卷之四十七贤集·外科钤(下)·瘤赘》:"若郁结伤脾,肌肉消薄,外邪所搏而为肿者,自肌肉肿起,按之实软,名曰肉瘤。"

《疡医大全·卷十八颈项部·瘿瘤门主论》:"肉瘤软如绵,硬似馒,皮色不变,不紧不宽,终年只似覆肝,此乃脾主肌肉,郁结伤脾,肌肉消薄,土气不行,逆于肉里而为肿也。"

《类证治裁·卷之八·瘰疬结核瘿瘤马刀论治》:"肉瘤者,自肌肉肿起,按之实软。此郁结伤脾,肌肉伤而邪搏也。"

三、辨相似病

1. 辨肉瘤与痛疽

《外台秘要·卷第二十四·痛疽方一十四首》："又发痛两头牵而傍推无根者，又不痛结筋，非痛也。发痛状如痦虽极大，此肉瘤非痛也。肿一寸至三寸疖也，三寸至五寸痈也，五寸至一尺痈疽也，一尺至三尺名曰竟体痈，肿成脓，九孔皆出。诸气愤郁不遂志欲者，多发此疾，痈及疽、血瘤、鼠乳、石痈、结筋、瘤痦，皆不可就针角，针角少不及祸者。"

《医心方·卷第十六·治瘤方第十五》："《范汪方》云：发肿都软者，血瘤也。发肿状如蚖虽极大，此肉瘤非痛也。"

《灵枢识·卷六·刺节真邪篇第七十五》："又有结于肉中者，则宗气归之，宗，大也。以阳明之气为言，邪留为热，则溃腐肌肉，故为脓。无热则结为粉浆之属，聚而不散，是为肉疽。［简案］无脓而谓之肉疽，此亦似指肉瘤而言。陈氏云：肉瘤者，软若绵，硬似馒，皮色不变，不紧不宽。"

2. 辨肉瘤与血瘤

《洞天奥旨·卷十一·肉瘤赘》："肉瘤，乃于皮上生一瘤，宛如肉也。初生如桃如栗，渐渐加大如拳，其根皆阔大，非若血瘤之根细小也。不疼不痒，不红不溃，不软不硬，不冷不热，其形可丑，而病则不苦也。此等之瘤，皆犯神道之忌，故生于四体，以纪罪衍，不妨顺受。"

3. 辨肉瘤与痰瘤

《青囊琐探·上卷·取瘤妙法》："瘤有痰瘤有气瘤，而痰瘤摇之则根与肌肉相离，肉瘤则反之，故痰瘤可取，而肉瘤难取焉。"

【论治法】

肉瘤的治法可分为内治和外治。内治法有托里定痛、行痰开郁理中、豁痰清热、软坚散结等。外治法分药物疗法和手术疗法。药物疗法有膏药、草药等外敷，手术疗法有枯瘤法、吹药法等。临证常常内外治法并用，疗效甚佳。肉瘤治疗忌用刀针勾割，恐脓血溃破，多致夭亡，临证当谨慎！

一、内治法

1. 托里定痛

《普济方·卷二百七十六·诸疮肿门·许真君七十二证》："肉瘤疮第五十一：其疮初生，苗似肿疖，破后肉色不同，无黑色，疼痛不止，口出赤水，有似筋膜，内翻向外，是肉瘤之证。宜服乳香散定痛，丸药纴在疮口，后服万灵针头丸托里，甚效。"

2. 行痰开郁理中

《外科大成·卷四不分部位大毒·内痈总论·瘿瘤》："肉瘤属脾，色不变，软如绵，不宽不紧。治宜行痰开郁理中，如顺气归脾丸。"

《外科心法要诀·卷十二·发无定处（上）·瘿瘤》："脾主肌肉，郁结伤脾，肌肉浅薄，土气不行，逆于肉里，致生肉瘿、肉瘤，宜理脾宽中、疏通戊土、开郁行痰、调理饮食，加味归脾丸主之。"

《吴氏医方汇编·第五册·瘤赘》："若郁结伤脾，肌肉渐薄，外邪所搏而为肿者，其自肌肉肿起，按之实软，名曰肉瘤，用归脾、益气二汤。"

《疡医大全·卷十八颈项部·瘿瘤门主论》："肉瘤软如绵，硬似馒，皮色不变，不紧不宽，终年只似覆肝，此乃脾主肌肉，郁结伤脾，肌肉消薄，土气不行，逆于肉里而为肿也。治当理脾宽中，疏通戊土，开郁行痰，调理饮食为主。加味归脾汤主之。"

《杂病源流犀烛·卷二十六·颈项病源流》："自肌肉肿起，按之实软，名曰肉瘤，属于脾也。宜归脾汤、补中益气汤。"

《类证治裁·卷之八·瘰疬结核瘿瘤马刀论治》："肉瘤者，自肌肉肿起，按之实软。此郁结伤脾，肌肉伤而邪搏也，归脾汤、补中益气汤。"

3. 豁痰清热

《幼科释谜·卷一·初生诸病·鹅口》："儿喉中壅一块肉瘤闭却，为喉痹；身大热，舌硬不转，为木舌；口闭，满口黄如膏，名鹅口。三症皆热甚生风，风壅热毒至此，为实热。先用三解牛黄散，微与通利，次用天竺黄散，共牛黄膏与服，如喉响似锯，及眼直视，面青黑，不乳食者，死。"

4. 软坚散结

《经验良方全集·卷二·瘤》："瘤音留，肿也。与胧异，胧，赘也。与肉偕生者为胧，病而渐生者为瘤。医人割瘤多死，从留，寓戒也。方书瘤有六：骨瘤、脂瘤、肉瘤、脓瘤、血瘤、石瘤。独血瘤不可疗，骨脂诸瘤用软坚药治之。"

二、外治法

1. 药物疗法

《神仙济世良方·下卷·治瘿瘤方》:"肉瘤最易治,用水银一钱、儿茶三钱、冰片三分、硼砂一钱、麝香三分、黄柏五钱、血竭三钱,各为细末,将药擦于瘤之根,随擦随落。"

《验方新编·卷十一·痈毒诸症·肉瘤》:"每夜将睡时,用新熟热饭敷上,冷则另换,每晚连敷三次,久而自愈。凡新起肉瘤如小弹子者治之,屡见功效,不可轻视。"

《医方拾锦·面方》:"治肉瘤:金凤花子熬水洗之,夏用鲜,冬用干。"

《外科十三方考·下编·鼻》:"此疮生于两鼻孔内,有一肉瘤掉出鼻孔,常时作痛,兼出腥臭脓水,乃肺经积热所致也。治法宜内服中九丸兼金蚣丸,以祛肺热,外用化肉膏贴肉瘤上,至肉黑时,以针拨开一孔,插入药线三次,七日后其瘤自脱,用熏洗汤洗后,以加味天然散吹入鼻内以生肌,再服清肺之剂,以清余毒。"

2. 手术疗法

《冯氏锦囊秘录·外科大小合参卷十九·胎毒诸疮·天泡疮方》:"治血瘤、肉瘤,以蜘蛛丝圈匝根上,久而自枯。"

《外科十三方考·下编·十八问答》:"又喉中有暗门闩是为喉痈,傍咽舌两边有两个肉瘤,如有眼,即以药线插入眼内落瘤,吹药生肌敛口。"

三、肉瘤治疗禁忌

1. 忌针灸

《备急千金要方·卷二十四·解毒杂治方·瘿瘤第七·灸法》:"凡肉瘤勿治,治则杀人,慎之。《肘后方》云:不得针灸。"

《外台秘要·卷第二十四·痈疽方一十四首》:"又发痈两头牵而傍推无根者,又不痛结筋,非痈也。发痈状如瘩虽极大,此肉瘤非痈也。肿一寸至三寸疖也,三寸至五寸痈也,五寸至一尺痈疽也,一尺至三尺名曰竟体疽,肿成脓,九孔皆出。诸气愤郁不遂志欲者,多发此疾,痈及疽、血瘤、鼠乳、石痈、结筋、瘤疬,皆不可就针角,针角少不及祸者。"

《千金宝要·卷之五·头面手足瘰疬疮漏第十六》:"肉瘤勿治,治则杀人。又云不得针灸。"

《外科启玄·卷之八·肉瘤赘》:"凡肉瘤初生如栗如桃,久则如馒头大,其根皆阔大,不疼不痒,不红不溃,不软不硬,不冷不热,日渐增加,亦无法治,治恐难痊,虽针灸无功,故录之。"

《针灸集成·卷二·瘰疬》:"瘿瘤不可针破,针则肆毒。肉瘤针灸则皆杀人,血瘤针则出血不止而死。"

2. 忌溃破

《仁斋直指方论·卷之二十二·瘿瘤·瘿瘤方论》:"瘿瘤二者,虽无痛痒,最不可决破,决破则脓血崩溃,渗漏无已,必至杀人;其间肉瘤,攻疗尤所不许。"

《世医得效方·卷第十九疮肿科·诸疮·瘤赘》:"凡骨瘤、肉瘤、脓瘤、血瘤、石瘤皆不可决,惟脂瘤决去其脂粉则愈。"

《普济方·卷二百九十四·瘿瘤门·诸瘿瘤》:"凡瘿瘤虽无痛痒,然最不可决破,决破则脓血崩溃,渗漏无已,必至杀人。其间肉瘤,攻疗尤所不许。若夫脂瘤、气瘿,随顺用药,尚庶几焉。"

《本草汇言·卷之五·草部·鬼臼》:"瘤则有六种:骨瘤、脂瘤、肉瘤、脓瘤、血瘤、筋瘤,亦不可决破,破亦难医。"

《洞天奥旨·卷十一·肉瘤赘》:"肉瘤,乃于皮上生一瘤,宛如肉也。初生如桃如栗,渐渐加大如拳,其根皆阔大,非若血瘤之根细小也。不疼不痒,不红不溃,不软不硬,不冷不热,其形可丑,而病则不苦也。此等之瘤,皆犯神道之忌,故生于四体,以纪罪衍,不妨顺受。倘必欲治之,用刀割伤,用火烧灸,不特无功,转添痛楚矣。"

《济世全书·巽集卷五·瘿瘤》:"瘤亦有六种:一曰骨瘤,二曰脂瘤,三曰肉瘤,四曰脓瘤,五曰血瘤,六曰石瘤。瘿瘤二者虽无痛痒,最不可决破恣脓,血溃渗漏无已,必致杀人,其间肉瘤不可攻疗。"

《医门补要·卷下·医案》:"惟骨瘤、肉瘤,初起可用火针,插进降条,化尽其根可愈。至已肿大如桃李,决不可动刀针害人。"

【论用方】

一、治肉瘤方

1. 陷肿散(一名陷脉散)

1)《备急千金要方·卷二十四·解毒杂治

方·瘿瘤第七》

治二三十年瘿瘤，及骨瘤、石瘤、肉瘤、脂瘤、脓瘤、血瘤，或息肉大如杯杆升斗，十年不瘥，致有漏溃，令人骨消肉尽，或坚或软或溃，令人惊悸，痦瘵不安，身体瘈缩，愈而复发方。

乌贼骨　石硫黄（各一分）　钟乳　紫石英　白石英（各二分）　丹参（三分）　琥珀　附子　胡燕屎　大黄　干姜（各四分）

上十一味，治下筛，以韦囊盛，勿泄气。若疮湿即敷，若疮干猪脂和敷，日三四，以干为度。若汁不尽，至五剂十剂止，药令人不痛。若不消，加芒硝二两佳。

2)《千金翼方·卷第二十·杂病下·瘿病第七》

主二三十年瘿瘤及骨瘤、石瘤、肉瘤、脓瘤、血瘤，或大如杯盂，十年不瘥，致有漏溃，令人骨消肉尽，或坚或软或溃，令人惊惕寐卧不安，体中掣缩，愈而复发。

乌贼鱼骨（一分）　白石英（半两）　石硫黄（一分）　紫石英（半两）　钟乳（半两，粉）　干姜（一两）　丹参（三分）　琥珀（一两）　大黄（一两）　蜀附子（一两，炮去皮）

上一十味，捣为散，贮以韦囊，勿令泻气，若疮湿即敷，无汁者以猪膏和敷之，日三四，以干为度，若汁不尽者，至五剂十剂止，勿惜意不作也，著药令人不疼痛，若不消，加芒硝二两，益佳。《千金》有胡燕屎一两。

3)《圣济总录·卷第一百二十五·瘿瘤门·五瘿》

治积年瘿瘤，骨瘤、石瘤、肉瘤、脓瘤、血瘤，大如杯盂，或漏溃骨消肉尽，或坚或软，惊惕不安，身体掣缩者。

乌贼鱼骨（去甲）　琥珀　石硫黄（各一分）　白石脂　紫石英　钟乳（各半两）　丹参（三分）　大黄　干姜　附子（各一两）

上十味，捣罗为散，贮以韦囊，勿令泄气，若疮湿日三四敷，无汁以猪膏和敷之，以干为度，若汁不尽者，至五剂，著药不令人疼痛，若不消，加芒硝二两。

2. 猬皮散（《外台秘要·卷第二十四·痈疽发背杂疗方二十六首》）

疗诸瘘及浮核坏败，并主男子发背，女子发乳等痈疽，或脓血肉瘤方。

猬皮（一具，烧）　杜仲（八分，炙）　续断（五分）　附子（炮）　地榆（各五分）　厚朴（八分）　蒿本（五分）　当归　桂心（各五分）　小露蜂房（一具，烧）

上十味捣筛为散。服方寸匕，日三服，酒进，取瘥止。忌猪肉、生葱、冷水。

3. 深师灰煎（《外台秘要·卷第二十九·疣赘疵黑子杂疗方六首》）

疗瘤赘、瘢痕、疵痣，及痈疽恶肉等方。

石灰（一斗五升）　湿桑灰（四斗）　柞栎灰（四斗）

上三味合九斗五升，以沸汤令泡泡调湿，纳甑中蒸之，从平旦至日中，还取釜中沸汤七斗，合甑三淋之，澄清纳铜器中，煎令至夜，斟量余五斗汁，微火徐徐煎，取一斗，洗乱发干之，如鸡子大纳药中即消尽，又取五色彩剪如韭叶大，量五寸着药中亦消尽，又令不强，药成，以白罂子中贮之。作药时，不得令妇人小儿鸡犬临见之，灰煎亦疗瘤，验其肉瘤石瘤，药敷之皆愈。

4. 长肉膏（《普济方·卷三百十五·膏药门》）

此膏治肉瘤、疗疮、痈疽、发背、脑疽、蜘蛛蛇犬伤、蜈蚣蝎毒、蜂虿草刺、竹木屑、小儿梅花秃疮、面痣、赘痣、诸疖疮、箭镞、毒胎、六指、面目无名肿毒、恶肉，悉依法治。

桑枝　柳枝　桃枝　槐枝　榆枝　枸杞枝

上各四十九寸，先以真麻油一斤熬滚，下枝在内，煎黄赤色去枝，入黄丹十两，柳枝不住手搅匀，滴试水中不散为度，倾入水盆内，候冷瓷器盛贮。凡用摊纸上，慢焦贴，长肌肉无痕。

5. 点瘤赘方（《赤水玄珠·第三十卷·瘰疬门》）

桑炭灰　枣木灰　黄荆灰　桐壳灰（各二升半）　荞麦灰（炒）

上以沸汤淋汁五碗许，澄清入斑蝥四十个，穿山甲五片，乳香、冰片不拘多少，后入煎，作二碗，以磁器盛之。临用时入新石灰调成膏，敷瘤上。干则以清水润之，其效若神。

6. 顺气归脾丸（《外科正宗·卷之二上部疽毒门·瘿瘤论第二十三·瘿瘤主治方》）

治思虑伤脾，致脾气郁结乃生肉瘤，软如绵，

493

肿似馒,脾气虚弱,日久渐大,或微疼或不疼者服。

陈皮 贝母 香附 乌药 当归 白术 茯神 黄芪 酸枣仁 远志 人参(各一两) 木香 甘草(炙,各三钱)

上为末,合欢树根皮四两煎汤煮老米糊,丸如桐子大。每服六十丸,食远白滚汤送下。

7. 十全流气饮(《外科大成·卷四不分部位大毒·内痈总论·瘿瘤主治方》)

治忧郁伤肝,思虑伤脾,致脾气不行,逆于肉里,乃生气瘿肉瘤,皮色不变,日久渐大者。

陈皮 赤茯苓 乌药 川芎 当归 白芍(各一钱) 香附(八分) 青皮(六分) 甘草(五分) 木香(三分)

生姜三片,红枣二个,水煎,随症上下服。

8. 内托外消散(《洞天奥旨·卷十一·肉瘤赘》)

治肉瘤、血瘤、粉瘤,张仲景真人传,盖湿热生耳。

水银(一两) 儿茶(二两,共研至无星为度) 冰片(一钱) 轻粉(三钱) 麝香(五分)

又入硼砂五分,不见水银始可用。以此药敷于瘤处,肉瘤、粉瘤俱化为水,约三日必消尽。然后再服汤药,用人参二钱、白术三钱、茯苓三钱、陈皮五分、生甘草五分、柴胡八分、白芍三钱,水煎服,十剂永断根矣。

二、治肉瘤验方

1)《太平圣惠方·卷第三十五·治瘤诸方》

治肉中肿起生瘤,如梅李子大,渐渐长大,宜用此方。

芎䓖 白矾 当归 川大黄 黄连 黄芩 赤芍药(以上各半两) 吴茱萸(一分) 白蔹(一两)

上件药,捣细罗为散。每用时,以鸡子黄,调涂于故帛上,随大小贴之。

2)《石室秘录·卷一(礼集)·碎治法》

肉瘤最易治。

水银(一钱) 儿茶(三钱) 冰片(三分) 硼砂(一钱) 麝香(三分) 黄柏(五钱) 血竭(三钱)

各为细末。将此药擦于瘤之根处,随擦随落,根小者无不落也。

3)《洞天奥旨·卷十一·气瘤》

外治,仲景张公密传。统治各瘤神效,但不可治日久之瘤也。小瘤根细最效。

水银(一钱) 儿茶(二钱)

共研至无星为度,加入冰片二分,再加入麝香五厘,再研,又入硼砂五厘,再研,不见水银始可用。此药敷于瘤处,肉瘤、血瘤、粉瘤、气瘤俱化为水,约三日必消尽。然后服消瘤丹,每用一两,滚水吞服,不拘时。

4)《洞天奥旨·卷十一·肉瘤赘》

治肉瘤,或男妇生在面上、颈上、手上,即可去之。

白芷(五分) 人参(五分)

煎汤。生半夏十粒,泡于白芷、人参之内数日,将半夏切平,频擦患处,效如手取。但不可治痰血之瘤也,恐难收口。钱又选传。

【医案】

《外科正宗·卷之二上部疽毒门·瘿瘤论第二十三·瘿瘤治验》

一妇人腰间生一肉瘤,三年余方渐微痛,一日溃后出小蛔三条,长约五寸,置温汤中游动半时方息。其时患者形体衰弱,面黄肌瘦,口干发热,朝以八味丸,午用人参养荣汤,服至百日外,元气渐醒,又百日,其口方收。予意度之,其蛔乃经络气血所化。

《医门补要·卷下·医案》

一人手碗生肉瘤,大如杏,经针后随耘田,伤及筋脉,一手漫肿作疼,连破数孔出脓,仍不消肿,治有二年,方肿退口敛,手指终拘挛。凡针灸后,一犯劳动,必见肿痛。

《陈莘田外科方案·卷二·肉瘤》

吴左,南浔。八月初六日。郁怒伤肝,思虑伤脾,肝脾气郁,郁则生火,火盛生痰,痰随气阻,左腿下面结为肉瘤。起经十有七载,渐次长大,腐溃翻花,滋水淋漓,或时出血。舌苔糙黄,脉来濡细。本原情志之病,药难奏效。人参须、白归身、东白芍、远志肉、川贝、橘白、甘草节、左牡蛎、藕汁。

《和缓遗风·卷上》

杨慎之夫人。气血凝滞经络,积久酿成肉瘤,一经刀割,瘤已平复,无如血去过多,元气大受戕伤,血属阴,氧气属阳,血与气为相辅,阴与阳为交恋,阴虚则阳无以恋,血虚则气无以附,遂使阳气逆升于上,耳有鸣响,头有昏蒙,脘时痛嗳时升,左脉弦细右脉弦滑,舌质中底俱见薄白,中焦脾胃有湿有痰,下焦脾肾阴虚血虚。治法培其中,藉搜湿痰,参用益其下以滋阴血。潞党参、姜皮、炒当归、茯神、甘杞子、茯苓、制首乌、淮牛膝、炙草、广皮、白芍、冬桑叶。

第五节

筋 瘤

筋瘤是以筋脉色紫,盘曲突起如蚯蚓状,形成团块为主要表现的浅表静脉病变,又名石瘤。本病好发于下肢,相当于西医学的下肢静脉曲张。

【辨病名】

《黄帝内经灵枢·刺节真邪》:"有所疾前筋,筋屈不得伸,邪气居其间而不反,发为筋瘤。"

《灵枢悬解·卷二·刺法·刺节真邪(七)》:"有所结,中于筋,筋屈不伸,邪气居其间而不反,发为筋溜。"

《灵枢识·卷六·刺节真邪篇第七十五》:"筋溜,《甲乙》溜作瘤。张云:有所疾前筋,谓疾有始于筋也。筋之初著于邪,则筋屈不得伸。若久居其间而不退,则发为筋溜。筋溜者,有所流注而结聚于筋也,即赘瘤之属。下仿此。[简案]刘熙释名云,瘤,流也,血气聚所生瘤肿也。陈氏《外科正宗》云:筋瘤者,坚而色紫,垒垒青筋,盘曲甚者,结若蚯蚓。"

《针灸逢源·卷五·证治参详·瘤赘》:"自筋肿起,按之如筋,久而或有赤缕,名曰筋瘤。"

《灵素节注类编·卷六·诸风病证》:"邪搏于筋而筋挛,即屈不能伸,邪居其间,则发为筋溜。"

《类证治裁·卷之八·瘰疬结核瘿瘤马刀论治》:"筋瘤者,自筋肿起,按之如筋,或有赤缕。此怒动肝火,血涸而筋挛也。"

【辨病因】

若感受外邪,寒湿侵袭,或长期从事站立负重工作,或怒动肝火,以致劳倦内伤或外伤筋脉,均可导致筋瘤。

一、外感六淫

《新刻图形枕藏外科·枕藏外科诸症·第六十三形图》:"筋瘤,肝经受风热之邪,传脾,逆于筋骨之间,用清肝流气饮。"

《灵素节注类编·卷六·诸风病证》:"邪搏于筋而筋挛,即屈不能伸,邪居其间,则发为筋溜。"

二、内伤筋脉

《针灸甲乙经·卷十一·寒气客于经络之中发痈疽风成发厉浸淫第九(下)》:"有所疾前,筋屈不得伸,气居其间而不反,发为筋瘤也。"

《黄帝内经灵枢注证发微·卷之九·刺节真邪第七十五》:"如内伤其筋,而疾在前筋,则筋自屈而不得伸,邪气居其中而不出,则发为筋溜。筋溜者,筋有所流注也,亦必有其所。"

《类经·十三卷·疾病类·邪变无穷》:"有所疾前筋,谓疾有始于筋也。筋之初着于邪,则筋屈不得伸。若久居其间而不退,则发为筋溜。筋溜者,有所流注而结聚于筋也,即赘瘤之属。"

《灵枢识·卷六·刺节真邪篇第七十五》:"陈氏《外科正宗》云:筋瘤者,坚而色紫,垒垒青筋,盘曲甚者,结若蚯蚓。"

《针灸逢源·卷五·证治参详·瘤赘》:"自筋肿起,按之如筋,久而或有赤缕,名曰筋瘤。"

三、内伤七情

《医学入门·外集卷五·外科·痈疽总论》:"立斋云:肝统筋,怒动肝火,血燥筋挛,曰筋瘤。"

《吴氏医方汇编·第五册·瘤赘》:"若怒动肝火,血涸而筋挛者,其自筋肿起,按之如筋,久而或有赤缕,名曰筋瘤。"

《疡医大全·卷十八颈项部·瘿瘤门主论》:"筋瘤坚而色紫,累累青筋盘曲,甚则结若蚯蚓。此乃肝统筋,怒动肝火,血燥筋挛而成也。"

《类证治裁·卷之八·瘰疬结核瘿瘤马刀论治》:"筋瘤者,自筋肿起,按之如筋,或有赤缕。此怒动肝火,血涸而筋挛。"

《外科备要·卷二证治·发无定处·瘿瘤》:"肝统筋,怒气伤肝,则火盛血燥,筋失所养,致生筋瘿、筋瘤。"

【辨病机】

从历代文献记载来看,筋瘤的基本病机为筋脉瘀滞,另有肝火旺盛、肝脾失调、气血津液失调之分。

一、脏腑失调论

1. 肝火亢盛

《医学入门·外集卷五·外科·痈疽总论》:"立斋云:肝统筋,怒动肝火,血燥筋挛,曰筋瘤。"

《吴氏医方汇编·第五册·瘤赘》:"若怒动肝火,血涸而筋挛者,其自筋肿起,按之如筋,久而或有赤缕,名曰筋瘤。"

《疡医大全·卷十八颈项部·瘿瘤门主论》:"筋瘤坚而色紫,累累青筋盘曲,甚则结若蚯蚓。此乃肝统筋,怒动肝火,血燥筋挛而成也。"

《类证治裁·卷之八·瘰疬结核瘿瘤马刀论治》:"筋瘤者,自筋肿起,按之如筋,或有赤缕。此怒动肝火,血涸而筋挛也。"

《外科备要·卷二证治·发无定处·瘿瘤》:"肝统筋,怒气伤肝,则火盛血燥,筋失所养,致生筋瘿、筋瘤。"

2. 肝脾失调

《新刻图形枕藏外科·枕藏外科诸症·第六十三形图》:"筋瘤,肝经受风热之邪,传脾,逆于筋骨之间,用清肝流气饮。"

二、气血津液失调

《针灸甲乙经·卷十一·寒气客于经络之中发痈疽风成发厉浸淫第九(下)》:"有所疾前,筋屈不得伸,气居其间而不反,发为筋瘤也。"

《黄帝内经灵枢注证发微·卷之九·刺节真邪第七十五》:"如内伤其筋,而疾在前筋,则筋自屈而不得伸,邪气居其中而不出,则发为筋溜。筋溜者,筋有所流注也,亦必有其所。"

《类经·十三卷·疾病类·邪变无穷》:"有所疾前筋,谓疾有始于筋也。筋之初着于邪,则筋屈不得伸。若久居其间而不退,则发为筋溜。筋溜者,有所流注而结聚于筋也,即赘瘤之属。"

《灵枢识·卷六·刺节真邪篇第七十五》:"筋溜,《甲乙》溜作瘤。张云:有所疾前筋,谓疾有始于筋也。筋之初著于邪,则筋屈不得伸。若久居

其间而不退,则发为筋溜。筋溜者,有所流注而结聚于筋也,即赘瘤之属。下仿此。[简案]刘熙释名云,瘤,流也,血气聚所生瘤肿也。"

《针灸逢源·卷五·证治参详·瘤赘》:"自筋肿起,按之如筋,久而或有赤缕,名曰筋瘤。"

《灵素节注类编·卷六·诸风病证》:"邪搏于筋而筋挛,即屈不能伸,邪居其间,则发为筋溜。"

【辨病证】

筋瘤的症候特点是筋脉色紫,盘曲突起如蚯蚓状,形成坚硬团块。其对应的脏腑病位在肝。

一、辨病位

《普济方·卷二百七十六·诸疮肿门·许真君七十二证》:"筋瘤疮第四十:其疮多生于胸背上着骨,肿硬不消,疼痛不止。"

《保婴撮要·卷十四·五瘤》:"《经》云:肝主筋,心主血,脾主肉,肺主气,肾主骨。故云:肝为筋瘤,心为血瘤,脾为肉瘤,肺为气瘤,肾为骨瘤。"

《外科大成·卷四不分部位大毒·内痈总论·瘿瘤》:"筋瘤属肝,色紫而坚,青筋盘曲如蚓,治宜养血舒筋,如清肝芦荟丸。"

《洞天奥旨·卷十一·筋瘤骨瘤石瘤》:"筋瘤者,乃筋结成于体上也。初起之时,必然细小,按之乃筋也,筋蓄则屈,屈久成瘤而渐大矣。然虽渐大,亦不甚大也。固是筋瘤,亦无大害,竟可以不治置之。"

二、辨症候

辨外感内伤

《针灸甲乙经·卷十一·寒气客于经络之中发痈疽风成发厉浸淫第九(下)》:"有所疾前,筋屈不得伸,气居其间而不反,发为筋瘤也。"

《医学入门·外集卷五·外科·痈疽总论》:"立斋云:肝统筋,怒动肝火,血燥筋挛,曰筋瘤。"

《黄帝内经灵枢注证发微·卷之九·刺节真邪第七十五》:"如内伤其筋,而疾在前筋,则筋自屈而不得伸,邪气居其中而不出,则发为筋溜。筋溜者,筋有所流注也,亦必有其所。"

《类经·十三卷·疾病类·邪变无穷》:"有所疾前筋,谓疾有始于筋也。筋之初着于邪,则筋屈不得伸。若久居其间而不退,则发为筋溜。筋溜

者,有所流注而结聚于筋也,即赘瘤之属。"

《吴氏医方汇编·第五册·瘤赘》:"若怒动肝火,血涸而筋挛者,其自筋肿起,按之如筋,久而或有赤缕,名曰筋瘤。"

《疡医大全·卷十八颈项部·瘿瘤门主论》:"筋瘤坚而色紫,累累青筋盘曲,其则结若蚯蚓。此乃肝统筋,怒动肝火,血燥筋挛而成也。"

《新刻图形枕藏外科·枕藏外科诸症·第六十三形图》:"筋瘤,肝经受风热之邪,传脾,逆于筋骨之间,用清肝流气饮。"

《灵素节注类编·卷六·诸风病证》:"邪搏于筋而筋挛,即屈不能伸,邪居其间,则发为筋溜。"

三、辨色脉

《外科正宗·卷之二·上部疽毒门·瘿瘤论第二十三》:"筋瘤者,坚而色紫,垒垒青筋,盘曲甚者,结若蚯蚓。"

《外科大成·卷四不分部位大毒·内痈总论·瘿瘤》:"筋瘤属肝,色紫而坚,青筋盘曲如蚓。"

《外科心法要诀·卷十二·发无定处(上)·瘿瘤》:"坚硬紫色,累累青筋,盘曲若蚯蚓状者,名筋瘤,又名石瘤。"

《吴氏医方汇编·第五册·瘤赘》:"若怒动肝火,血涸而筋挛者,其自筋肿起,按之如筋,久而或有赤缕,名曰筋瘤。"

《疡医大全·卷十八颈项部·瘿瘤门主论》:"筋瘤坚而色紫,累累青筋盘曲,其则结若蚯蚓。此乃肝统筋,怒动肝火,血燥筋挛而成也。"

《针灸逢源·卷五·证治参详·瘤赘》:"自筋肿起,按之如筋,久而或有赤缕,名曰筋瘤。"

《类证治裁·卷之八·瘰疬结核瘿瘤马刀论治》:"筋瘤者,自筋肿起,按之如筋,或有赤缕。此怒动肝火,血涸而筋挛也。"

《望诊遵经·卷下·诊筋望法提纲》:"至于筋溜者,有所疾前,筋屈不能伸,邪气居其间而不反也。疹筋者,尺脉数甚,筋急而见,其腹必急;白色黑色见,则病甚也。斯二者,亦可望筋而知病也。"

《外科备要·卷二证治·发无定处·瘿瘤》:"坚硬色紫,累累青筋盘曲如蚯蚓状者,名筋瘤,又名石瘤。"

【论治法】

筋瘤治法分内治和外治。内治法有内托、疏风清肝、清肝解郁养血舒筋法。外治法有枯瘤法、外敷法等。临证常常内外治法并用,疗效甚佳。筋瘤治疗亦忌用刀针勾割,避免伤筋,酿成大错,临证当谨慎!

一、内治法

1. 内托

《普济方·卷二百七十六·诸疮肿门·许真君七十二证》:"筋瘤疮第四十:其疮多生于胸背上着骨,肿硬不消,疼痛不止。宜服乳香散托之,水沉膏贴之,撮毒散扫之。"

2. 疏风清肝

《新刻图形枕藏外科·枕藏外科诸症·第六十三形图》:"筋瘤,肝经受风热之邪,传脾,逆于筋骨之间,用清肝流气饮。"

3. 清肝解郁,养血舒筋

《外科正宗·卷之二上部疽毒门·瘿瘤论第二十三》:"筋瘤者,坚而色紫,垒垒青筋,盘曲甚者,结若蚯蚓。治当清肝解郁,养血舒筋,清肝芦荟丸是也。"

《外科大成·卷四·不分部位大毒·内痈总论·瘿瘤》:"筋瘤属肝,色紫而坚,青筋盘曲如蚓,治宜养血舒筋,如清肝芦荟丸。"

《外科心法要诀·卷十二·发无定处(上)·瘿瘤》:"夫肝统筋,怒气动肝,则火盛血燥,致生筋瘿、筋瘤,宜清肝解郁,养血舒筋,清肝芦荟丸主之。"

《吴氏医方汇编·第五册·瘤赘》:"若怒动肝火,血涸而筋挛者,其自筋肿起,按之如筋,久而或有赤缕,名曰筋瘤,用六味地黄丸、四物、山栀、木瓜之类。"

《疡医大全·卷十八颈项部·瘿瘤门主论》:"筋瘤坚而色紫,累累青筋盘曲,其则结若蚯蚓。此乃肝统筋,怒动肝火,血燥筋挛而成也。治当清肝解郁,养血舒筋为主。清肝芦荟丸主之。"

《类证治裁·卷之八·瘰疬结核瘿瘤马刀论治》:"筋瘤者,自筋肿起,按之如筋,或有赤缕。此怒动肝火,血涸而筋挛也,六味丸,或四物汤,加山栀、木瓜。"

二、外治法

《外科启玄·卷之八·筋瘤赘》："筋蓄则屈屈于瘤,久久渐大,大凡瘤根细小,可以芫花煮细扣线系之,日久自落,或利刀去之。如治血瘤法亦妙,内服补养之剂,外以太乙贴。"

《洞天奥旨·卷十一·筋瘤骨瘤石瘤》："筋瘤者,乃筋结成于体上也。初起之时,必然细小,按之乃筋也,筋蓄则屈,屈久成瘤而渐大矣。然虽渐大,亦不甚大也。固是筋瘤,亦无大害,竟可以不治置之。若至大时,妄用刀针,往往伤筋,反至死亡,故筋瘤忌割也。必要割去,亦宜于初生之日,以芫花煮细扣线系之,日久自落。因线系而筋不能长大。或可用利刀割断,辄用止血生肌之药敷之,可庆安全。倘初生根大,难用线系,万不可轻试利刀割断也。"

《华佗神方·卷五·华佗治筋瘤神方》："筋瘤无甚大害,本可置之不治。若妄用刀针,往往伤筋,反至死亡,故最忌刀割。若欲割去,须于初出之日,以芫花煮细扣线系之,日久自落。"

三、筋瘤治疗禁忌

忌刀针决破

《外台秘要·卷第二十四·瘘疽方一十四首》："瘘及疽、血瘤、鼠乳、石痈、结筋、瘤疬,皆不可就针角,针角少不及祸者。"

《本草汇言·卷之五·草部·鬼臼》："瘤则有六种:骨瘤、脂瘤、肉瘤、脓瘤、血瘤、筋瘤,亦不可决破,破亦难医。"

《洞天奥旨·卷十一·筋瘤骨瘤石瘤》："筋瘤者,乃筋结成于体上也。初起之时,必然细小,按之乃筋也,筋蓄则屈,屈久成瘤而渐大矣。然虽渐大,亦不甚大也。固是筋瘤,亦无大害,竟可以不治置之。若至大时,妄用刀针,往往伤筋,反至死亡,故筋瘤忌割也。"

【论用方】

1. 陷肿散(一名陷脉散)

1)《备急千金要方·卷二十四·解毒杂治方·瘿瘤第七》

治二三十年瘿瘤,及骨瘤、石瘤、肉瘤、脂瘤、脓瘤、血瘤,或息肉大如杯杆升斗,十年不瘥,致有漏溃,令人骨消肉尽,或坚或软或溃,令人惊悸,寤寐不安,身体瘰缩,愈而复发方。

乌贼骨　石硫黄(各一分)　钟乳　紫石英　白石英(各二分)　丹参(三分)　琥珀　附子　胡燕屎　大黄　干姜(各四分)

上十一味,治下筛,以韦囊盛,勿泄气。若疮湿即敷,若疮干猪脂和敷,日三四,以干为度。若汁不尽,至五剂十剂止,药令人不痛。若不消,加芒硝二两佳。

2)《圣济总录·卷第一百二十五·瘿瘤门·五瘿》

治积年瘿瘤,骨瘤、石瘤、肉瘤、脓瘤、血瘤,大如杯盂,或漏溃骨消肉尽,或坚或软,惊惕不安,身体掣缩者。

乌贼鱼骨(去甲)　琥珀　石硫黄(各一分)　白石脂　紫石英　钟乳(各半两)　丹参(三分)　大黄　干姜　附子(各一两)

上十味,捣罗为散,贮以韦囊,勿令泄气。若疮湿日三四敷,无汁以猪膏和敷之,以干为度。若汁不尽者,至五剂,著药不令人疼痛。若不消,加芒硝二两。

2. 深师灰煎(《外台秘要·卷第二十九·疣赘疣黑子杂疗方六首》)

疗瘤赘、瘢痕、疣痣,及痈疽恶肉等方。

石灰(一斗五升)　湿桑灰(四斗)　柞栎灰(四斗)

上三味合九斗五升,以沸汤令沧沧调湿,纳甑中蒸之,从平旦至日中,还取釜中沸汤七斗,合甑三淋之,澄清纳铜器中,煎令至夜,斟量余五斗汁,微火徐徐煎,取一斗,洗乱发干之,如鸡子大纳药中即消尽,又取五色彩剪如韭叶大,量五寸着药中亦消尽,又令不强,药成,以白罂子中贮之。作药时,不得令妇人、小儿、鸡犬临见之。灰煎亦疗瘤,验其肉瘤、石瘤,药敷之皆愈,其血瘤瘤附左右胡脉及上下悬雍舌本诸险处,皆不可令消,消即血出不止,杀人,不可不详之。

3. 消瘤丹(《洞天奥旨·卷十一·筋瘤骨瘤石瘤》)

仲景公传,可消诸瘤。

白术(三两)　茯苓(十两)　人参(三两)　陈皮(三钱)　生甘草(一两)　薏仁(五两)　芡实(五两)　泽泻(五两)　半夏(五两)

各为末,米饭为丸,常服自消。

4. 清肝芦荟丸

1)《外科心法要诀·卷十二·发无定处(上)·瘿瘤》

夫肝统筋,怒气动肝,则火盛血燥,致生筋瘿、筋瘤,宜清肝解郁,养血舒筋,清肝芦荟丸主之。

当归 生地(酒浸,捣膏) 白芍(酒炒) 川芎(各二两) 黄连 青皮 海粉 牙皂 甘草节 昆布(酒炒) 芦荟(各五钱)

上为细末,神曲糊丸如梧桐子大。每服八十丸,白滚水量病上下,食前后服之。

2)《彤园医书(外科)·卷之五肿疡初起·成字号》

治筋瘿筋瘤。

当归 生地 炒芍 川芎(各一两) 芦荟 川连 海粉 牙皂 甘草 昆布 柴胡 炒青皮(各五钱)

研末,面糊小丸。白汤下三钱。

5. 神效开结散(《类证治裁·卷之八·瘰疬结核瘿瘤马刀论治》)

治肉瘤(石瘤)。

沉香(二钱) 木香(三钱) 陈皮(四钱) 真珠(煅,四十九粒) 猪靥子(四十九粒)

共研末。每用二钱,酒调下。一说猪靥不是外肾,生于猪项下如枣大微扁色红。

6. 一井散(《类证治裁·卷之八·瘰疬结核瘿瘤马刀论治》)

治肉瘤(石瘤)。

雄黄 粉霜 硇砂(各三钱) 轻粉 乳没(各一钱) 土黄(三钱) 麝香(少许)

研末。津调,涂瘤顶上,以湿纸盖。

【医案】

《洄溪医案·筋瘤》

苏州一小童,背上肿大如覆碗,俯不能仰,群谓驼疾也。或戏余曰:君能治奇疾,若愈此,则我辈服矣。其父母以余为果能治也,亦力求焉。余实不知其中何物,姑以腐药涂上,数日皮开肉烂,视其肉,如蚯蚓盘结数条。细审之,乃背上之筋所聚也。余颇悔轻举,急以舒筋收口丸散,外敷内服,筋渐散,创渐平,肤完而身直矣。此筋瘤之一种也。哄传以余为能治驼疾,从此求治驼者云集,

余俱谢不能,此乃幸而偶中。古人并无此治法。癸未入都,尚有人询及者,余谢无此事而已,存此以识异。

[雄按]洄溪神于外科,读其所评《外科正宗》等书,已见一斑。是编列案仅十余条,然各大证治法略备,洄痈疽家赤文绿字之书也,可不奉为圭臬哉。

第六节

脂 瘤

脂瘤是以皮肤间出现圆形质软的肿块,溃破后可见粉渣样物溢出为主要表现的肿瘤性疾病,又称粉瘤。本病相当于西医的皮脂腺囊肿。

【辨病名】

《外科心法要诀·卷十二·发无定处(上)·瘿瘤》:"软而不硬,皮色淡红者,名脂瘤,即粉瘤也。"

【辨病因病机】

脂瘤之病因,历代医家的认识较为一致,即由于内生之痰所致。脂瘤之病机,每因机体气血津液失调,内生之痰凝滞不散,而成此病。

《景岳全书·卷之四十七贤集·外科钤(下)·瘤赘》:"按瘤赘一证,如前薛论,已尽其略。然此五瘤之外,又惟粉瘤为最多,盖此以腠理津沫,偶有所滞,聚而不散,则渐以成瘤,是亦粉刺之属,但有浅深耳。深者在皮里则渐成大瘤也。"

《外科大成·卷四不分部位大毒·内痈总论·瘿瘤》:"如粉瘤色如红粉,多生于耳项前后及下体者,由痰气凝结而成。"

《彤园医书(外科)·卷之四发无定处·杂证门·瘿瘤总括》:"粉瘤多生耳项前后,或生下体,其色粉红,全系痰凝气结而成。"

《针灸逢源·卷五·证治参详·瘤赘》:"五瘤之外,又惟粉瘤为最多,盖腠理津沫偶有所滞,聚而不散,则渐以成瘤是亦粉刺之属,但有浅深耳。深者在皮里,渐大成瘤也。"

《外科证治全书·卷四·发无定处证·瘿瘤》:"瘤证惟粉瘤最多,其色粉红,多生耳项前后,

亦有生于下体者,乃腠理津沫,偶有所滞,聚而不散则渐成此瘤也。"

【辨病证】

脂瘤的症候特点是皮肤间出现圆形的肿块,软而不硬,皮色淡红,溃破后可见粉渣样物溢。其主要病位为耳项前后及下体。

一、辨病位

《外科大成·卷四不分部位大毒·内痈总论·瘿瘤》:"如粉瘤色如红粉,多生于耳项前后及下体者,由痰气凝结而成。"

《彤园医书(外科)·卷之四发无定处·杂证门·瘿瘤总括》:"粉瘤多生耳项前后,或生下体,其色粉红,全系痰凝气结而成。"

《外科证治全书·卷四·发无定处证·瘿瘤》:"瘤证惟粉瘤最多,其色粉红,多生耳项前后,亦有生于下体者,乃腠理津沫,偶有所滞,聚而不散则渐成此瘤也。"

二、辨病色

《外科心法要诀·卷十二·发无定处(上)·瘿瘤》:"软而不硬,皮色淡红者,名脂瘤,即粉瘤也。"

《彤园医书(外科)·卷之四发无定处·杂证门·瘿瘤总括》:"粉瘤多生耳项前后,或生下体,其色粉红,全系痰凝气结而成。"

《外科启玄·卷之八·粉瘿瘤》:"凡粉瘤大而必软,久久渐大,似乎有脓非脓,乃是粉浆于内。若不治之,日久大甚,亦被其累。"

【论治法】

脂瘤治法分内治和外治。内治法以消肿散结为主。外治法有膏药敷贴、切开法、枯瘤法、针灸法等。临证常常内外治法并用,疗效甚佳。筋瘤治疗忌用行气破血或寒凉追蚀之法。

一、内治法

消肿散结

《医方集宜·卷之十外科·治法·治瘿瘤法》:"一脂瘤肿硬,皮色如常,不痒不痛,渐渐长大,宜用散肿溃坚汤、南星膏。"

《古今医鉴·卷之九·瘿瘤》:"脂瘤、气瘤之类,当用海藻、昆布软坚之药治之。如东垣散肿溃坚汤亦可多服,庶得消散矣。"

《新刻图形枕藏外科·枕藏外科诸症·第六十三形图》:"粉瘤、面颊瘤,受风寒湿热上攻头面,用消毒流气饮,以透骨膏贴之。"

《经验良方全集·卷二·瘤》:"瘤音留,肿也。与胧异,胧,赘也。与肉偕生者为胧,病而渐生者为瘤。医人割瘤多死,从留,寓戒也。方书瘤有六:骨瘤、脂瘤、肉瘤、脓瘤、血瘤、石瘤。独血瘤不可疗,骨脂诸瘤用软坚药治之。"

二、外治法

1. 药物疗法

《外科证治全书·卷四·发无定处证·瘿瘤》:"瘤证惟粉瘤最多,其色粉红,多生耳项前后,亦有生于下体者,乃腠理津沫,偶有所滞,聚而不散则渐成此瘤也。治宜针破挤出脂粉,用生南星、大黄等分为末,以白玉簪花根捣汁调敷之。然每有愈而复发者乃内有胳囊,化净膏贴,生肌自愈。"

2. 手术疗法

《儒门事亲·卷八·外积形·胶瘤一百三十七》:"鄙城,戴人之乡也。一女子未嫁,年十八,两手背皆有瘤,一类鸡距,一类角丸,腕不能钏,向明望之,如桃胶然。夫家欲弃之。戴人见之曰:在手背为胶瘤,在面者为粉瘤,此胶瘤也。以鈚针十字刺破,按出黄胶脓三两匙,立平,瘤核更不再作。婚事复成。非素明者,不敢用此法矣。"

《严氏济生方·瘿瘤瘰疬门·瘿瘤论治》:"六瘤者,脂瘤可破,去脂粉则愈,外五证,亦不可轻易决溃,慎之! 慎之!"

《医学入门·外集卷五·外科·痈疽总论·脑颈部》:"但有一种脂瘤红粉色,全是痰结,用利刀破去脂粉则愈。或有如茄垂下,根甚小者,用药点其蒂,俟茄落,即用生肌敛口药敷之,防其出血。"

《外科大成·卷四不分部位大毒·内痈总论·瘿瘤》:"如粉瘤色如红粉,多生于耳项前后及下体者,由痰气凝结而成。宜铍针破去脂粉,插三品一条枪数次,以内膜净,自愈。"

《疑难急症简方·卷四·诸疗毒类分·瘤核腮颊》:"粉瘤,又蛛网包缠,日换新鲜,四五天即消。内有小白粉，撤去不痛。"

3. 针灸法

《外科启玄·卷之八·粉瘿瘤》："凡粉瘤大而必软，久久渐大，似乎有脓非脓，乃是粉浆于内，若不治之，日久大甚，亦被其累。当用艾灸十数壮，即以醋磨雄黄涂在纸上，剪如螺蛳盖大，贴灸处，外用膏药，贴一二日一换，待挤出脓即愈。"

《彤园医书（外科）·卷之四发无定处·杂证门·瘿瘤总括》："粉瘤多生耳项前后，或生下体，其色粉红，全系痰凝气结而成，方可用针刺开放出脂粉，取白降丹，和面糊搓成数条扦入，数次将内膜化尽，再贴生肌玉红膏，收功。"

《杂病源流犀烛·卷二十六·颈项病源流·治颈项疮疡方八十六》："治脂瘤方：又用针决去脂粉自愈。"

《华佗神方·卷五·华佗治粉瘤神方》："粉瘤初生时宜即治，否则日渐加大，受累不堪。先用艾条十数壮，再以醋磨雄黄涂纸上，剪如螺屦大贴灸处，外更贴以膏药，一二日一换，必挤尽其中粉浆，敷以生肌散自愈。"

三、脂瘤治疗禁忌

忌破血蚀疮

《保婴撮要·卷十四·五瘤》："五瘤之外，更有脂瘤、粉瘤、虱瘤、虫瘤之类。若行气破血，或敷寒凉追蚀之药，或用蛛丝缠芜花线等法，以治其外则误矣。"

【论用方】

一、治脂瘤方

1. 陷肿散（一名陷脉散）（《备急千金要方·卷二十四·解毒杂治方·瘿瘤第七》）

治二三十年瘿瘤，及骨瘤、石瘤、肉瘤、脂瘤、脓瘤、血瘤，或息肉大如杯杆升斗，十年不瘥，致有漏溃，令人骨消肉尽，或坚或软或溃，令人惊悸，寤寐不安，身体瘰缩，愈而复发方。

乌贼骨　石硫黄（各一分）　钟乳　紫石英　白石英（各二分）　丹参（三分）　琥珀　附子　胡燕屎　大黄　干姜（各四分）

上十一味，治下筛，以韦囊盛，勿泄气。若疮湿即敷，若疮干猪脂和敷，日三四，以干为度。若

汁不尽，至五剂十剂止，药令人不痛。若不消，加芒硝二两佳。

2. 海藻丸（《普济方·卷二百九十四·瘿瘤门·诸瘿瘤》）

若夫脂瘤、气瘿，随顺用药，尚庶几焉。

海藻（洗去咸味，晒干，一两）　海蛤（煅）松萝（各七钱半，研）　当归　川芎　官桂　白芷　细辛　藿香　白蔹　明矾（煅）　昆布（洗去咸味，晒干，各五钱）

上为细末，炼蜜和丸如弹子大。每服一丸，含咽下之。

3. 消瘿五海饮（《古今医鉴·卷之九·瘿瘤》）

治脂瘤、气瘤之类。

海带　海藻　海昆布　海蛤　海螵蛸（各三两半）　木香　三棱　莪术　桔梗　细辛　香附（各二两）　猪靥子（七个，陈壁土炒去油，焙干）

上为末。每服七分半，食远米汤下。

4. 铁桶膏（《古今医鉴·卷之十五·痈疽》）

治痈疽、发背、疔疮、瘰疬、痔疮、粉瘤。

荞麦秆灰淋汁二碗，熬至一碗，下：

血竭　乳香　没药（各三分，为末入汁内，再熬去半碗，取下待冷）　黄丹（八分）　雄黄（八分）　朱砂（八分）　好石灰（八钱）

为极细末，共一处，放药汁内搅匀成膏，瓷器收贮。用三棱针刺破，将药入内，直深入到底，不三四次痊愈。

5. 蜡矾丸

1）《万病回春·卷之八·痈疽》

治痈疽及肺痈、肠痈，能消毒、固脏腑、止疼痛、护脂膜、止泻漏，化脓痈疽溃后宜。兼治诸疮毒、粉瘤、痰核，三五年者，半料即消。不问恶疮新起者亦效。

黄蜡（二两）　白矾（三两）

上为末，熔蜡为丸如梧桐子大。每服三十九，酒下；不饮酒，熟水下，一日服三次。肺痈，蜜汤下；咳嗽，姜汤下。

2）《简明医彀·卷之八·诸方法》

一切痈疽肿毒，阴阳虚实，肺痈、肠痈、乳痈、乳癌等证。未溃，消肿解散；已破，护心托里，溃后收敛生肌，多服有效。粉瘤、痰核、恶疮，三五年者可消。

白矾(三两,生,研)　黄蜡(二两)

溶化,和矾末为丸,但易冷难丸,一新瓦焙热,上铺湿布数层,放布上蒸软,众手丸;一以蜡煮汤中,乘软热捞起,和矾丸;一再入银花末一两,蜜一两,捣匀,丸桐子大。每服三十丸,酒、米汤任下。

3)《婴儿论·辨疮疹脉症并治第四》

问曰:五瘿六瘤如何也。答曰:石肉筋血气,此为五瘿也。骨肉脓血石脂,此为六瘤也。俱不可剪割,唯脂瘤,当割破,而去脂也。五般瘿瘤,俱蜡矾丸主之。

黄蜡(二两)　白矾(四两)

上二味,捣调,丸桐子大。每以温酒服三十丸,日三次,内疽肠痈俱治之。

6. 秘传木香散(《简明医彀·卷之五·瘿瘤》)

治一切瘿瘤结核。

猪腌子(七个,灯盏火烘干,为细末)　海螵蛸　南木香　青木香　神曲　麦芽　孩儿茶(各五钱)　雄黄　辰砂(各二钱)

上为末。每服三钱,临睡酒调下即卧,勿言语、恼怒、房室,累验。

7. 琥珀蜡矾丸(《外科大成·卷一·主治方·肿疡主治方》)

治痈疽发背,已成未脓之际,恐毒气不能外出,必致内攻,预服此丸。护心护膜,散血解毒。未溃能消,已溃即合,并治粉瘤、瘰疬、痰核,及遍身疮如蛇头杨梅结毒,痔漏鼻痔,能祛毒化脓,生肌补漏。

白矾(一两二钱)　黄蜡(一两)　雄黄(一钱二分)　朱砂(一钱二分)　琥珀(一钱另研)　蜂蜜(一钱,临入)　滴乳石(二钱)　土贝母(六钱)　麻油(二钱)

上为末,将蜡熔化,离火,候四边稍凝时,入药搅匀,乘热搓成粗条,悬火上烘软丸之,安豆大罐收,或以朱砂为衣。每服三钱,白滚水、黄酒任下,甚者早晚各进一服。

8. 点瘤赘方(《冯氏锦囊秘录·外科大小合参卷十九·胎毒诸疮》)

凡瘤有六,骨瘤、脂瘤、肉瘤、脓瘤、血瘤、粉瘤。脓瘤即胶瘤也。惟粉瘤与脓瘤可决,余皆不可决溃。肉瘤尤不可治,治则杀人。

桑炭灰　枣木灰　黄荆灰　桐壳灰(各二升半)　荞麦灰

以沸汤淋汁五碗,澄清,入斑蝥四十个,穿山甲五片,乳香冰片,不拘多少,煎作二碗,以瓷器盛之。临用时入新石灰调成膏,敷瘤上,干则以清水润之,其效如神。

9. 内托外消散(《洞天奥旨·卷十一·肉瘤赘》)

治肉瘤、血瘤、粉瘤。张仲景真人传。盖湿热生耳。

水银(一两)　儿茶(二两,共研至无星为度)　冰片(一钱)　轻粉(三钱)　麝香(五分)　硼砂(五分)

不见水银始可用。以此药敷于瘤处,肉瘤、粉瘤俱化为水,约三日必消尽。然后再服汤药,用人参二钱、白术三钱、茯苓三钱、陈皮五分、生甘草五分、柴胡八分、白芍三钱,水煎服,十剂永断根矣。

10. 八珍锭方(《良朋汇集经验神方·卷之五外科·发背门》)

治发背、痈疽、恶疮、粉瘤、鼠漏、无名疔毒等疮。疮头孔多,脓血不通,淤肉不腐,腐肉不脱,漏管不落,看疮大小,可用数个放入孔内,上用膏贴之。

朱砂　雄黄　没药　乳香(各五钱)　真番硇(八分,煅令烟尽)　人言(一钱,煅过)　枯矾(三钱)　巴豆(三十枚,去油)

上为细末,粳米饭为丸如荞麦大小。成锭,成作线条亦可。

11. 枯瘤散(《种福堂公选良方·卷四·公选良方·瘤瘿》)

治瘤。

灰苋菜(即藜藿,晒干烧灰,半碗)　荞麦(烧灰,半碗)　风化石灰(一碗)

三味和一处,淋汁三碗,慢火熬成霜,取下配后药:

番木鳖(三个,捣去油)　巴豆(六十粒,捣去油)　胡椒(十九粒,擦去粗皮)　明雄(一钱)　人言(一钱)

上共为末,入前药和匀,以瓷瓶收贮,不可见风,以滴醋调匀,用新羊毛笔蘸药点瘤当头,瘤有碗大则点药如龙眼核大,若茶杯大则点药如黄豆大,干则频频点之,其瘤干枯自落。如血瘤破,以发灰掺之;粉瘤破,以白麻皮烧灰掺之,外以膏护好,自能敛口收功。

二、治脂瘤验方

1)《备急千金要方·卷二十四·解毒杂治方·瘿瘤第七》

治瘿瘤方。

昆布 桂心(各一两) 逆流水柳须(一两) 海藻 干姜(各二两) 羊靥(七枚,阴干)

上六味,为末,蜜丸如小弹子大,含一丸咽津。

矾石 芎劳 当归 大黄 黄连 黄芩 白蔹 芍药(各二分) 吴茱萸(一分)

上九味,治下筛,鸡子黄和涂故细布上,随瘤大小厚薄贴之,干则易,着药熟当作脓脂细细从孔中出,须探脓血尽,着生肉膏。若脓不尽,复起如故。

2)《世医得效方·卷第十九疮肿科·诸疮·瘤赘》

治小瘤方。

先用甘草煎膏,笔蘸妆瘤旁四围,干后复妆,凡三次,然后以药:

大戟 芫花 甘遂

上为末,米醋调,别笔妆敷其中,不得近著甘草处。次日缩小,又以甘草膏妆小晕三次。中间仍用大戟、芫花、甘遂如前法,自然焦缩。凡骨瘤、肉瘤、脓瘤、血瘤、石瘤皆不可决,惟脂瘤决去其脂粉则愈。

3)《简明医彀·卷之五·瘿瘤》

消瘿瘤主方。

海藻 胆草 海蛤(煅) 通草 昆布 枯矾 松萝(各三两) 半夏 贝母(各七钱)

上末,入麦面一两。每二钱酒下,日三服。断厚味,戒房室。

消瘤简便方。

黄连 海藻(等分,为末)

置掌中,时舐之,津咽下。

4)《洞天奥旨·卷十一·气瘤》

外治,仲景张公密传。统治各瘤神效,但不可治日久之瘤也。小瘤根细最效。

水银(一钱) 儿茶(二钱)

共研至无星为度,加入冰片二分,再加入麝香五厘,再研;又入硼砂五厘,再研,不见水银始可用。此药敷于瘤处,肉瘤、血瘤、粉瘤、气瘤俱化为

水,约三日必消尽。然后服消瘤丹,每用一两,滚水吞服,不拘时。

5)《本草纲目拾遗·卷八诸谷部·稆豆》

稆豆叶治瘤急救方,颈后粉瘤:马料豆叶、辟麝香草,同捣敷患处,其瘤渐软渐消,破则手挤去粉,疙瘩不破,听其自消。

6)《急救广生集·卷七·疡科·瘿瘤》

治粉瘤。

紫荆花梗灰 豆梗灰 茄梗灰 炉灰(各等分)

共和匀,用热酒调如泥,涂瘤四围,中留小顶不涂。数次,渐软即消,愈。

【论用药】

1. 人精

《本草纲目·人部第五十二卷·人之一·人精》:"身面粉瘤:人精一合,青竹筒盛,于火上烧,以器承取汁,密封器中。数数涂之,取效止。(《肘后方》)"

2. 皮靴

《本草纲目·服器部第三十八卷·服器之一·皮靴》:"入药当用牛皮者。身项粉瘤:旧皮鞋底洗净,煮烂成冻子,常食之。瘤自破如豆腐,极臭。"

【医案】

《外科正宗·卷之二上部疽毒门·瘿瘤论第二十三·瘿瘤治验》

一男子腮上生瘤半年,形若复桃,皮色不变,按之微红,此粉瘤也。针破之,捻出脂粉,插前药半月而愈。

一妇人并一女子,耳后、发际下一寸各生一瘤半年余,渐渐而大,此乃粉瘤。用针破之,先出脂粉,后出头发数根,长约二尺余,齐根剪断,出血微许;俱用插药,数日化出内膜而愈。从此观之,知有发瘤也。

《续名医类案·卷三十四外科·疣》

张景岳三旬外,忽臀下肛门前骨际皮里生一小粒,初如绿豆许,不以为意,及半年大如黄豆,又一年如枣核,复如栗矣,乘马坐榻,皆有所碍,且渐痛。料此作敷药可散,又非煎药可及。若渐长大如升如斗,悬挂腰股间,行动不便,将奈何?谋之

识者,皆云不可割刺。恐为害,初亦不敢。然熟思此时乘小不取,则日久愈大愈难矣。遂决意去之,乃饮酒乘醉,以柳叶针刺之,所出如豆腐白皮之类。盖粉瘤也,刺后顿消。两日后则肿如热痛,以会通膏贴三日,脓溃而愈。不两日又肿起,更热更大,始悔其刺之误,再以会通膏贴之。又三日而大溃,溃出一囊如鱼胙者,然后收口全愈。使治之再迟,则难瘳矣。[藜按]徐灵胎云:凡形体有形之症,最宜外治。此语极为有见。余乡一人项生瘤大如拳,已十余年,一日忽消去。问之,则曰近得一膏药贴之,故遂愈。急索其方,视之不过半夏、贝母、花粉、陈皮、芥子、当归、川芎、红花、降香、桂枝、山甲、羌活、防风、麻黄、大黄等药,大意消痰活血,通经络,并无奇特。然用之辄应手取效,后用之以贴流注,亦即消散。可见,药不在奇,对症即能取效。景岳以瘤为非敷药可散,亦未明此理耳。

钱国宾治山西神池百长张侄女,年十七,自八岁左手背生瘤,日大,已如钟许,看系粉瘤可治。与一方,用巴豆、蓖麻子肉各四两,大杏仁一两,香油一斤二两,血丹八两,熬膏药贴之,一日一换。其皮渐厚,旬日皮红,半月皮破,出脓碗许,瘤消口平。

《竹亭医案·竹亭医案女科卷二·妇女经产杂症》

予妹脂瘤廿载,自溃治验。年未及笄,左臀外侧起一小核如黄豆大,不痛不痒,无足介意。日渐月积,大如胡桃,后大如酒杯,亦毫不觉其痛痒。惟其不痛不痒,累月穷年,甚至大如茶杯,肉色不变,拊之似软,坐之将平于椅。至嘉庆戊寅五月始渐自溃,计其年月,迄今二十载矣。初溃时流滋水,渐小其半。因炎热洗浴,两日后又渐大,少有疼痛,行步牵强。以手捺之,瘤内脂片随出,其形如梅花瓣,色白光滑。于是又以两手大指按瘤四围,中间脂片层层叠出,不觉痛痒。视其瘤头溃处胬肉高突,根窠坚固。予详审原由,始缘气血充和,瘤故日渐长大,二十年来气血渐衰,瘤亦自溃。幸喜脂瘤,尚可图治,然亦须气血并补。用探本穷源之法温补下焦为最当,不然脾胃衰惫,气血不复,滋水淋漓,究难完口,终成不救者夥矣。丹溪云:臀居僻位,气血罕到之处,最不易治。正谓此耳。故寒凉克伐之药所宜深戒者也。乃拟养营汤加附子,藉温补气血为紧要。至于瘤口之胬肉外,

以自制之白云散点之,用膏药护之,五六日而胬肉腐落。

如此内服外点,根窠之坚固者渐松。再以手拊之捺之,瘤中又有白条如笔管者约二三寸长,捺出一二条或三四条,间有如豆渣者出之亦复不少,再按之犹有坚硬未化者。内服前方,外又用三品药线纳入瘤中二三分,仍以膏护。四五日后,坚硬者亦渐化为稠脓而出。内服之方仍以前方出入之,外以去腐生新之药搽之,渐自肉长肌完。未一月而收全美之功矣,快哉!

第七节

骨 瘤

骨瘤是以肿块坚硬如石,紧贴于骨,推之不移为主要表现的肿瘤性疾病。相当于西医的骨良性肿瘤、恶性肿瘤。

【辨病名】

《灵枢心得·卷下·刺节真邪》:"有所结,深中骨,气因于骨,骨与气并,日以益大,则为骨瘤。"

《外科正宗·卷之二·上部疽毒门·瘿瘤论第二十三》:"肾主骨,恣欲伤肾,肾火郁遏,骨无荣养而为肿曰骨瘤。"

《景岳全书·卷之四十七贤集·外科钤(下)·瘤赘》:"若劳伤肾水,不能荣骨,而为肿者,自骨肿起,按之坚硬,名曰骨瘤。"

《外科心法要诀·卷十二·发无定处(上)·瘿瘤》:"形色紫黑,坚硬如石,疙瘩叠起,推之不移,昂昂坚贴于骨者,名骨瘤。"

《疡医大全·卷十八颈项部·瘿瘤门主论》:"骨瘤形色紫黑,坚硬如石,疙瘩高起,推之不移,昂昂坚贴于骨,此乃肾主骨,恣欲伤肾,肾火郁遏,骨无荣养而为肿也。"

《灵枢识·卷六·刺节真邪篇第七十五》:"陈氏云:骨瘤者,形色紫黑,坚硬如石,疙瘩高起,推之不移,昂昂坚贴于骨。"

《类证治裁·卷之八·瘰疬结核瘿瘤马刀论治》:"骨瘤者,自骨肿起,按之坚硬,此房劳肾伤,阴虚不荣骨也。"

骨无荣养而为肿也。"

二、辨色脉

《外科正宗·卷之二上部疽毒门·瘿瘤论第二十三》："骨瘤者，形色紫黑，坚硬如石，疙瘩高起，推之不移，昂昂坚贴于骨。"

《外科大成·卷四·不分部位大毒·内痈总论·瘿瘤》："骨瘤属肾，色黑皮紧，高堆如石，贴骨不移。"

《外科心法要诀·卷十二·发无定处（上）·瘿瘤》："形色紫黑，坚硬如石，疙瘩叠起，推之不移，昂昂坚贴于骨者，名骨瘤。"

《彤园医书（外科）·卷之四发无定处·杂证门·瘿瘤总括》："形色紫黑，坚硬如石，叠起疙瘩，推之不移，坚实贴骨者名骨瘤。"

《疡医大全·卷十八颈项部·瘿瘤门主论》："骨瘤形色紫黑，坚硬如石，疙瘩高起，推之不移，昂昂坚贴于骨，此乃肾主骨，恣欲伤肾，肾火郁遏，骨无荣养而为肿也。"

【论治法】

骨瘤治法以内治法为主，以滋肾益气、补肾行瘀、破坚利窍为主。其治疗忌用刀针勾割，恐脓血溃破，多致夭亡。

一、内治法

1. 滋肾益气

《外科枢要·卷三·论瘤赘》："若劳伤肾水，不能荣骨而为肿者，其自骨肿起，按之坚硬，名曰骨瘤，用地黄丸，及补中益气汤主之。"

《吴氏医方汇编·第五册·瘤赘》："若劳伤肾水，不能荣骨而为肿者，其自骨肿起，按之坚硬，名曰骨瘤，用地黄丸、补中益气汤主之。"

《杂病源流犀烛·卷二十六·颈项病源流》："自骨肿起，按之坚硬，名曰骨瘤，属于肾也。宜六味丸、补中益气汤。"

2. 补肾行瘀，破坚利窍

《外科正宗·卷之二上部疽毒门·瘿瘤论第二十三》："骨瘤者，形色紫黑，坚硬如石，疙瘩高起，推之不移，昂昂坚贴于骨。治当补肾气，养血行瘀，散肿破坚，利窍调元，肾气丸是也。"

《外科大成·卷四不分部位大毒·内痈总

【辨病因病机】

骨瘤之病因病机，因劳气酒色伤肾所致，导致肾水枯竭，不能荣骨，则发为骨瘤。

《外科枢要·卷三·论瘤赘》："若劳伤肾水，不能荣骨而为肿者，其自骨肿起，按之坚硬，名曰骨瘤。"

《外科正宗·卷之二上部疽毒门·瘿瘤论第二十三》："肾主骨，恣欲伤肾，肾火郁遏，骨无荣养而为肿曰骨瘤。"

《景岳全书·卷之四十七贤集·外科钤（下）·瘤赘》："若劳伤肾水，不能荣骨而为肿者，自骨肿起，按之坚硬，名曰骨瘤。"

《外科心法要诀·卷十二·发无定处（上）·瘿瘤》："肾主骨，恣欲伤肾，肾火郁遏，骨无荣养，致生石瘿、骨瘤、石瘿。海藻玉壶汤主之，骨瘤尤宜补肾散坚、行瘀利窍，调元肾气丸主之。"

《彤园医书（外科）·卷之四发无定处·杂证门·瘿瘤总括》："肾主骨，恣欲伤肾，肾火郁遏，骨无荣养，致生石瘿、骨瘤。"

《疡医大全·卷十八颈项部·瘿瘤门主论》："骨瘤形色紫黑，坚硬如石，疙瘩高起，推之不移，昂昂坚贴于骨，此乃肾主骨，恣欲伤肾，肾火郁遏，骨无荣养而为肿也。"

【辨病证】

骨瘤的主要症候为形色紫黑，肿块坚硬如石，紧贴于骨，推之不移。其对应的脏腑病位为肾。

一、辨病位

《保婴撮要·卷十四·五瘤》："经云：肝主筋，心主血，脾主肉，肺主气，肾主骨。故云：肝为筋瘤，心为血瘤，脾为肉瘤，肺为气瘤，肾为骨瘤。"

《景岳全书·卷之四十七贤集·外科钤（下）·瘤赘》："若劳伤肾水，不能荣骨，而为肿者，自骨肿起，按之坚硬，名曰骨瘤。"

《外科大成·卷四不分部位大毒·内痈总论·瘿瘤》："骨瘤属肾，色黑皮紧，高堆如石，贴骨不移。"

《疡医大全·卷十八颈项部·瘿瘤门主论》："骨瘤形色紫黑，坚硬如石，疙瘩高起，推之不移，昂昂坚贴于骨，此乃肾主骨，恣欲伤肾，肾火郁遏，论·瘿瘤》："骨瘤属肾,色黑皮紧,高堆如石,贴骨不移。治宜补肾行瘀,破坚利窍,如调元肾气丸。"

《疡医大全·卷十八颈项部·瘿瘤门主论》:"骨瘤形色紫黑,坚硬如石,疙瘩高起,推之不移,昂昂坚贴于骨。此乃肾主骨,恣欲伤肾,肾火郁遏,骨无荣养而为肿也。治当滋补肾气,养血行瘀,散肿破坚利窍为主。调元肾气丸主之。"

二、骨瘤治疗禁忌

骨瘤近筋节之处,冬月闭藏之时,故忌刀针。

《彤园医书(外科)·卷之一外科图形·针法门·针法总括》:"脓熟固宜针,其浅深次第,前篇已详言之矣。然亦有忌用针者,如气瘿臃肿而绵软不痛,血瘿焮肿而内累成块,血瘤软硬间杂红丝纠缠,骨瘤疙瘩叠起、推之不移,以及顽毒紫硬,痰气结核,阴分瘰疬之类,骨节近筋之处,冬月闭藏之时,皆忌用刀针。"

【论用方】

一、治骨瘤方

1. 陷肿散(一名陷脉散)

1)《备急千金要方·卷二十四·解毒杂治方·瘿瘤第七》

治二三十年瘿瘤,及骨瘤、石瘤、肉瘤、脂瘤、脓瘤、血瘤,或息肉大如杯杆升斗,十年不瘥,致有漏溃,令人骨消肉尽,或坚或软或溃,令人惊悸,寤寐不安,身体瘦缩,愈而复发方。

乌贼骨 石硫黄(各一分) 钟乳 紫石英 白石英(各二分) 丹参(三分) 琥珀 附子 胡燕屎 大黄 干姜(各四分)

上十一味,治下筛,以韦囊盛,勿泄气。若疮湿即敷,若疮干猪脂和敷,日三四,以干为度。若汁不尽,至五剂十剂止,药令人不痛。若不消,加芒硝二两佳。

2)《太平圣惠方·卷第三十五·治瘤诸方》

治二三十年瘤,及骨瘤、肉瘤、脓瘤、血瘤、息肉,大如杯盆,久不瘥,致有痈溃,令人骨消肉尽,或溃令人惊惕,寝寐不安,身体瘦缩,愈而复发方。

乌贼鱼骨(半两,烧灰) 硫黄(半两,细研) 白石英粉(半两) 钟乳粉(半两) 丹参(三分) 琥珀末(一两) 附子(一两,炮裂,去皮

脐) 燕粪(一两) 干姜(一两,炮裂,锉) 川大黄(一两) 川芒硝(一两)

上件药,捣细罗为散,以囊盛,勿泄气。若疮湿,即干敷之,若疮干,以猪脂和敷之,日三四上,以效为度。

3)《洞天奥旨·卷十一·筋瘤骨瘤石瘤》

至于骨瘤、石瘤,亦生皮肤之上,按之如有一骨生于其中,或如石之坚,按之不疼者是也。皆不可外治,或用陷肿散内治则可。岐天师加减。治骨瘤、石瘤。

乌贼鱼骨(一钱) 白石英(二分) 石硫黄(二分) 钟乳(三分) 紫石(二分) 干姜(一钱) 丹参(八分) 琥珀末(一钱) 大黄(一钱) 附子(三分) 朝燕尿(一钱) 石矾(一钱)

水煎服,十剂全消。

2. 调元肾气丸

1)《外科正宗·卷之二上部疽毒门·瘿瘤论第二十三·瘿瘤主治方》

治房欲劳伤,忧恐损肾,致肾气弱而骨无荣养,遂生骨瘤。其患坚硬如石,形色或紫或不紫,推之不移,坚贴于骨,形体日渐衰瘦,气血不荣,皮肤枯槁;甚者寒热交作,饮食无味,举动艰辛,脚膝无力者,并服之。

淮生地(酒煮捣膏,四两) 山萸肉 山药 牡丹皮 白苓(各二两) 人参 当归身 泽泻 麦门冬(捣膏) 龙骨 地骨皮(各一两) 木香 砂仁(各三钱) 黄柏(盐水炒) 知母(童便炒,各五钱)

上为末,鹿角胶四两,老酒化稠,加蜜四两同煎,滴水成珠,和药为丸如桐子大。每服八十丸,空心温酒送下。忌白萝卜、火酒、房事。

2)《彤园医书(外科)·卷之五肿疡初起·成字号》

治骨瘿、骨瘤。

生地(三两,酒浸透另捣成膏) 炒山药 枣皮 茯苓 丹皮(去心) 麦冬(各二两) 煅龙骨 沙参 归身 地骨皮(各一两) 盐水炒黄柏 知母 煨砂仁 木香(各三钱)

晒研极细,酒煮鹿角胶四两,加炼蜜和生地膏拌药为丸。酒水每下三钱,早晚二服。

3)《彤园医书(外科)·卷之六肿疡·霜字号》

治房欲损肾,肾气弱骨无荣养,致生骨瘤,坚硬贴骨,推之不移,形色或紫,甚则寒热交作,饮食无味,胫膝无力,日渐羸瘦等症。

炒山药　枣皮　当归　沙参　茯苓　丹皮(各二两)　泽泻　地骨皮　煅龙骨(各一两)　盐水炒黄柏　知母(各五钱)　炒砂仁　木香(各三钱)

共晒烘研末;熟地四两、去心麦冬二两,酒煮极烂,另捣成膏;酒熬鹿角胶四两,加炼蜜四两,和匀地黄膏,拌前药末,搓为小丸。空心酒吞三钱,日三服。

3. 点瘤赘方(《冯氏锦囊秘录·外科大小合参卷十九·胎毒诸疮》)

凡瘤有六,骨瘤、脂瘤、肉瘤、脓瘤、血瘤、粉瘤。脓瘤即胶瘤也。惟粉瘤与脓瘤可决,余皆不可决溃。肉瘤尤不可治,治则杀人。

桑炭灰　枣木灰　黄荆灰　桐壳灰(各二升半)　荞麦灰

以沸汤淋汁五碗,澄清,入斑蝥四十个,穿山甲五片,乳香冰片,不拘多少,煎作二碗,以瓷器盛之。临用时入新石灰调成膏,敷瘤上,干则以清水润之,其效如神。

二、治骨瘤验方

1)《备急千金要方·卷二十四·解毒杂治方·瘿瘤第七》

治瘿瘤方。

昆布　桂心(各一两)　逆流水柳须(一两)　海藻　干姜(各二两)　羊靥(七枚,阴干)

上六味,为末,蜜丸如小弹子大,含一丸咽津。

矾石　芎䓖　当归　大黄　黄连　黄芩　白蔹　芍药(各二分)　吴茱萸(一分)

上九味,治下筛,鸡子黄和涂故细布上,随瘤大小厚薄贴之,干则易,着药熟当作脓脂细细从孔中出,须探脓血尽,着生肉膏。若脓不尽,复起如故。

2)《华佗神方·卷五·华佗治骨瘤神方》

骨瘤生于皮肤之上,按之如有一骨,生于其中,不可外治。

乌贼鱼骨(一钱)　白石英(二分)　石硫黄(二分)　钟乳(三分)　紫石英(二分)　干姜(一钱)　丹参(八分)　琥珀(一钱)　大黄(一钱)

附子(三分)　朝燕屎(一钱)　石矾(一钱)

水煎服,十剂全消。

【医案】

《医门补要·卷下·医案》

一童周身生骨瘤,坚硬贴骨,小大不一,肌肉日瘦,由母肾虚,与骨月至戚苟合,胎感其气而成,久服肾气汤,自消。熟地、菟丝子、萸肉、破故纸、杞子、当归、昆布、海带、淮牛膝、乳香、覆盆子、陈皮。

第八节

失　荣

失荣是发于耳之前后及颈项的岩肿。又称"失营""脱营"等。多见于中老年。因其晚期气血亏虚,从而表现为面容憔悴,形体枯槁,故名"失荣"。发病部位初起微肿,皮色不变,日久渐大,坐硬如石,推之不移,按之不动。

【辨病名】

该病在古代有"失营""脱营""失荣"等称谓,属古代外科"四大绝症"之一。

《外科心法要诀·卷四·项部·失荣证》:"失荣证,生于耳之前后及肩项。"

《类经·十二卷·论治类·五过四德》:"帝曰:凡未诊病者,必问尝贵后贱,虽不中邪,病从内生,名曰脱营。(尝贵后贱者,其心屈辱,神气不伸,虽不中邪而病生于内。营者,阴气也。营行脉中,心之所主,心志不舒则血无以生,脉日以竭,故为脱营。中,去声)"

《医灯续焰·卷十九·问诊·嗜欲苦乐》:"头身臂膊作痛,必问曾病恶疮否?临病必审形志,或形劳志苦,或抑郁伤中,故贵脱势,眷恋于心。虽不中邪,病从内生,名曰脱营(谓脱散营气)。"

《张氏医通·卷九·杂门·脱营失精》:"夫脱营者,营气内夺,五志之火煎迫为患,所以动辄烦冤喘促。五火交煽于内,经久始发于外,发则坚硬如石。毓仁所谓初如痰核,久则渐大如石,破后无脓,惟流血水,乃百死一生之证。是以不立方论,良有以也。其形著也,或发膺乳腋胁,或发肘腕胫膝,各随阴阳偏阻而瑕聚其处。久而不已,五气留连,病有所并,则上下连属,如流注然。不可泥于毓仁之耳前后及项间,方目之为失营也。以始发之时,不赤不痛,见证甚微,是以病者略不介意。逮至肿大硬痛,蟠根错节已极,岂待破后无脓,方为百死一生之证哉。原夫脱营之病,靡不本之于郁。若郁于脏腑,则为噎膈等证。此不在脏腑,病从内生,与流注、结核、乳岩,同源异派。推其主治,在始萌可救之际,一以和营开结为务。而开结全赖胃气有权,方能运行药力。如益气养营之制,专心久服,庶可望其向安。设以攻坚解毒清火消痰为事,必至肿破流水,津复外渗。至此日进参、芪,徒资淋沥。其破败之状,有如榴子之裂于皮外,莲实之嵌于房中,与翻花疮形像无异。非若流注、结核之溃后,尚可图治,亦不似失精之筋脉痿躄也。详脱营失精,经虽并举,而死生轻重悬殊。脱营由于尝贵后贱,虽不中邪,精华日脱,营既内亡,瑕复外聚,攻补皆为扼腕,良工无以易其情志也。失精由于先富后贫,虽不伤邪,身体日减,内虽菀结,外无瑕聚,投剂略无妨碍,医师得以施其令泽也。然二者之病,总关情志,每每交加,而有同舟敌国,两难分解之势,故毓仁以失营二字括之。惜乎但启其端,而肯綮示人之术,则隐而不发。何怪粗工谬言为道,妄用砭石,宁免五过四失之咎欤。"

《外科全生集·卷一·阴症门·阴疽论》:"不痛而坚,形大如拳,恶核失荣也。"

《杂症会心录·卷下·失荣》:"失荣一症,《经》谓先富后贫,先贵后贱,心志屈辱,神气不伸,而忧煎日切,奉养日廉,始有此患也。"

《素问识·卷八·疏五过论篇第六十八》:"脱营,《卫生宝鉴》论脱营不治证,当参考。陈氏《外科正宗》云,失荣者,先得后失,始富终贫,亦有虽居富贵,其心或因六欲不遂,损伤中气,郁火相凝,隧痰失道,停结而成。其患多生面项之间,初起微肿,皮色不变,日久渐大,坚硬如石,推之不移,按之不动,半载一年,方生阴痛,气血渐衰,形容瘦削,破烂紫斑,渗流血水;或肿泛如莲,秽气熏蒸,昼夜不歇,平生疙瘩,愈久愈大,越溃越坚。犯此俱为不治,此乃脱营之一证也。"

《疡科捷径·卷上·项部·失荣症》:"失荣诚是失荣缘,耳后多生颈项前。初起如痰坚不动,溃时皮色愈刚坚。绵延日久形消瘦,若是翻花难许痊。"

《经验选秘·卷二》:"失荣生在项间。此患多生肩胛以上,初起微肿,皮色不变,日久渐大,坐硬如石,推之不移,按之不动。其症与石疽相同,急照石疽各方治之。"

【辨病因】

因足少阳胆经循行耳之前后,肝与胆相表里,故失荣的发生与肝胆密切相关。常见病因亦不离肝胆,如七情不调、劳倦内伤。

一、七情失调

《外科正宗·卷之四杂疮毒门·失荣症第一百三十四》:"失荣者,先得后失,始富终贫,亦有虽居富贵,其心或因六欲不遂,损伤中气,郁火相凝,隧痰失道停结而成。"

《医灯续焰·卷十九·问诊·嗜欲苦乐》:"头身臂膊作痛,必问曾病恶疮否?临病必审形志,或形劳志苦,或抑郁伤中,故贵脱势,眷恋于心。虽不中邪,病从内生,名曰脱营(谓脱散营气)。"

《外科大成·卷二分治部上·颈项部·失荣症》:"此由先得后失,欲不遂,隧痰失道,郁火凝结而成,乃百死一生之症。"

《张氏医通·卷九·杂门·脱营失精》:"夫脱营者,营气内夺,五志之火煎迫为患。所以动辄烦冤喘促,五火交煽于内,经久始发于外。"

《外科心法要诀·卷四·项部·失荣证》:"失荣耳旁及项肩,起如痰核不动坚,皮色如常日渐大,忧思怒郁火凝然。日久气衰形削瘦,愈溃愈硬现紫斑,腐烂浸淫流血水,疮口翻花治总难。"

《彤园医书(外科)·卷之二外科病症·颈项部》:"失荣证生于耳下前后及肩项间,初起肤如痰核,推之不动,坚硬似石,皮色如常,日渐长大,由忧思恚怒、气郁血瘀与火凝结而成。日久难愈,形气渐衰,肌肉削瘦,愈溃愈硬,色现紫斑,腐烂浸淫,渗流血水,疮口开大,胬肉高突,形似翻花瘤症,古今虽有治法,终属败证。"

《疡科心得集·卷中·辨失营马刀生死不同论》:"失营者,由肝阳久郁,恼怒不发,营亏络枯,经道阻滞,如树木之失于荣华,枝枯皮焦故名也。"

二、劳倦内伤

《医灯续焰·卷十九·问诊·嗜欲苦乐》："头身臂膊作痛，必问曾病恶疮否？临病必审形志。或形劳志苦，或抑郁伤中，故贵脱势，眷恋于心。虽不中邪，病从内生，名曰脱营。（谓脱散营气。）"

《杂症会心录·卷下·失荣》："夫营属阴血，卫属阳气，脉中脉外，乃往来之道路，故百骸得以荣养，经络得以流通，又何至脱营失精，而病从内生哉。无如禀赋素虚，平日以酒为浆，以妄为常，醉以入房，欲竭其精，以耗散其真，而郁火相凝，隧痰停结，乃成是症。"

《医述·卷十二·杂证汇参·补遗》："无如禀赋素虚，平日以酒为浆，以妄为常，以欲竭其精，以耗散其真，而郁火相凝，隧痰停结，乃成是证。其患多生肩之上下，初起微肿，皮色不变，日久渐大，坚硬如石，半载一年，方生阴痛。或破烂紫斑，渗流血水；或泛如莲，秽气熏蒸，气血衰败，形容瘦削，未有不毙者矣。盖肝主谋虑，心主血脉，肾主五液。思虑多则伤肝；精神耗则伤心；精液少则伤肾。肝伤则筋不荣而肿；心伤则血不生而枯；肾伤则液不润而涩。漫肿无头，发在关节，病虽在经，根实在脏。譬之树木，根摇而枝叶已先萎矣。"

【辨病机】

本病的病机不离肝胆，如七情内伤，肝失条达，气机不舒，气滞血瘀；木旺克土，脾失健运，水湿运化失常，聚湿为痰；或是伏邪结聚于少阳、阳明之络，又感受外邪，两邪相合血，遂发本病。

一、郁火凝结，痰湿停聚

《外科正宗·卷之四杂疮毒门·失荣症》："失荣者，先得后失，始富终贫，亦有虽居富贵，其心或因六欲不遂，损伤中气，郁火相凝，随痰失道停结而成。其患多生肩之以上，初起微肿，皮色不变，日久渐大，坚硬如石，推之不移，按之不动；半载一年，方生阴痛，气血渐衰，形容瘦削，破烂紫斑，渗流血水。或肿泛如莲，秽气熏蒸，昼夜不歇，平生疙瘩，愈久愈大，越溃越坚，犯此俱为不治。"

《外科大成·卷二分治部上·颈项部·失荣症》："此由先得后失，六欲不遂，遂痰失道，郁火凝结而成，乃百死一生之症。"

《张氏医通·卷九·杂门·脱营失精》："夫脱营者，营气内夺，五志之火煎迫为患，所以动辄烦冤喘促，五火交煽于内，经久始发于外，发则坚硬如石。毓仁所谓初如痰核，久则渐大如石，破后无脓，惟流血水，乃百死一生之证。是以不立方论，良有以也。"

《外科心法要诀·卷四项部·失荣证》："失荣耳旁及项肩，起如痰核不动坚，皮色如常日渐大，忧思怒郁火凝然。日久气衰形削瘦，愈溃愈硬现紫斑，腐烂浸淫流血水，疮口翻花治总难。"

《杂症会心录·卷下·失荣》："夫营属阴血，卫属阳气，脉中脉外乃往来之道路，故百骸得以荣养，经络得以流通，又何至脱营失精？而病从内生哉。无如禀赋素虚，平日以酒为浆，以妄为常，醉以入房，欲竭其精，以耗散其真，而郁火相凝，遂痰停结，乃成是症。"

《彤园医书(外科)·卷之二外科病症·颈项部》："失荣证生于耳下前后及肩项间，初起肤如痰核，推之不动，坚硬似石，皮色如常，日渐长大，由忧思恚怒、气郁血瘀与火凝结而成。日久难愈，形气渐衰，肌肉削瘦，愈溃愈硬，色现紫斑，腐烂浸淫，渗流血水，疮口开大，胬肉高突，形似翻花瘤症，古今虽有治法，终属败证。"

二、七情内伤，气滞血瘀

《疡科心得集·卷中·辨失营马刀生死不同论》："失营者，由肝阳久郁，恼怒不发，营亏络枯，经道阻滞，如树木之失于荣华，枝枯皮焦故名也。"

《医述·卷十二·杂证汇参·补遗》："无如禀赋素虚，平日以酒为浆，以妄为常，以欲竭其精，以耗散其真，而郁火相凝，隧痰停结，乃成是证。其患多生肩之上下，初起微肿，皮色不变，日久渐大，坚硬如石，半载一年，方生阴痛。或破烂紫斑，渗流血水；或泛如莲，秽气熏蒸，气血衰败，形容瘦削，未有不毙者矣。盖肝主谋虑，心主血脉，肾主五液。思虑多则伤肝；精神耗则伤心；精液少则伤肾。肝伤则筋不荣而肿；心伤则血不生而枯；肾伤则液不润而涩。漫肿无头，发在关节，病虽在经，根实在脏。譬之树木，根摇而枝叶已先萎矣。"

《外科证治秘要·失营马刀瘰疬》："失营生于耳前后及颈项间。初起形如栗子，顶突根收，按之石硬，推之不动，不寒不热，不觉痛，渐渐加大后遂隐隐疼痛,渐渐溃破,但流血水无脓,渐渐烂大,凹进凸出,痛甚心烦,血出如喷,不可救矣。此属绝症,由血虚肝郁而生。"

三、伏邪外感,内外相合

《慎五堂治验录·卷十》:"初起伏邪内发,失于清理,兼之气郁又未开释,及加新邪外束,旧邪相合,两邪化火,志火复燔,阴液既亏,邪益横肆,大汗则偏于阳而阴液伤,清里则正愈亏而表邪陷,补则碍邪,泻则害正,且尝富后贫,《经》列不治。"

【辨病证】

临证需辨明病程阶段,初起微肿,皮色不变,日久渐大,坚硬如石,推之不移,按之不动。日久难愈,气血衰败,容容瘦削,则出现危证。

一、辨症候

《外科正宗·卷之一痈疽门·痈疽图形第十五》:"失荣症,生于耳前后及项间,初如痰核,久则坚硬渐大如石;破后无脓惟流血水,坚硬仍作肿痛异常,乃百死一生之症。"

《外科正宗·卷之四杂疮毒门·失荣症第一百三十四》:"失荣者,先得后失,始富终贫,亦有虽居富贵,其心或因六欲不遂,损伤中气,郁火相凝,随痰失道停结而成。其患多生肩之以上,初起微肿,皮色不变,日久渐大,坚硬如石,推之不移,按之不动;半载一年,方生阴痛,气血渐衰,形容瘦削,破烂紫斑,渗流血水。或肿泛如莲,秽气熏蒸,昼夜不歇,平生疙瘩,愈久愈大,越溃越坚,犯此俱为不治。"

《张氏医通·卷九·杂门·脱营失精》:"夫脱营者,营气内夺,五志之火煎迫为患,所以动辄烦冤喘促,五火交煽于内,经久始发于外,发则坚硬如石。毓仁所谓初如痰核,久则渐大如石,破后无脓,惟流血水,乃百死一生之证。是以不立方论,良有以也。其形著也,或发膺乳腋胁,或发肘腕胫膝,各随阴阳偏阻而瘕聚其处,久而不已,五气留连,病有所并,则上下连属,如流注然。不可泥于毓仁之耳前后及项间,方目之为失营也。以始发之时,不赤不痛,见证甚微,是以病者略不介意。逮至肿大硬痛,蟠根错节已极,岂待破后无脓,方为百死一生之证哉。原夫脱营之病,靡不本之于

郁,若郁于脏腑,则为噎膈等证。此不在脏腑,病从内生,与流注结核乳岩,同源异派……失精由于先富后贫,虽不伤邪,身体日减,内虽菀结,外无瑕聚,投剂略无妨碍,医师得以施其令泽也。然二者之病,总关情志,每每交加,而有同舟敌国,两难分解之势,故毓仁以失营二字括之。惜乎但启其端,而肯綮示人之术,则隐而不发,何怪粗工谬言为道,妄用砭石,宁免五过四失之咎欤。"

《外科心法要诀·卷四项部·失荣证》:"其证初起,状如痰核,推之不动,坚硬如石,皮色如常,日渐长大。由忧思、恚怒、气郁、血逆与火凝结而成。日久难愈,形气渐衰,肌肉削瘦,愈溃愈硬,色现紫斑,腐烂浸淫,渗流血水,疮口开大,胬肉高突,形似翻花瘤证。"

《杂症会心录·卷下·失荣》:"其患多生肩之上下,初起微肿,皮色不变,日久渐大,坚硬如石,推之不移,按之不动,半载一年,方生阴痛。或破烂紫斑,渗流血水;或泛如莲,秽气熏蒸。病势至此,气血衰败,形容瘦削,未有不毙者矣。"

《彤园医书(外科)·卷之二外科病症·颈项部》:"失荣证生于耳下前后及肩项间,初起肤如痰核,推之不动,坚硬似石,皮色如常,日渐长大,由忧思恚怒气郁血瘀与火凝结而成。日久难愈,形气渐衰,肌肉削瘦,愈溃愈硬,色现紫斑,腐烂浸淫,渗流血水,疮口开大,胬肉高突,形似翻花瘤症,古今虽有治法,终属败证。"

《疡科心得集·卷中·辨失营马刀生死不同论》:"生于耳前后及项间,初起形如栗子,顶突根收,如虚痰疬瘤之状,按之石硬无情,推之不肯移动,如钉着肌肉者是也。不寒热,不觉痛,渐渐加大;后遂隐隐疼痛,痛着肌骨,渐渐溃破,但流血水无脓,渐渐口大内腐,形似湖石,凹进凸出,斯时痛甚彻心,胸闷烦躁,是精神不收,气不摄纳也;随有疮头放血如喷壶状,逾时而止。体怯者,即时而毙;如气强血能来复者,亦可复安。"

《医述·卷十二·杂证汇参·补遗》:"失营一证,《经》谓先富后贫,先贵后贱,心志屈辱,神气不伸,而忧煎日切,奉养日廉,如有此患也。夫营属阴血,卫属阳气,脉中脉外,乃往来之道路,故百骸得以荣养,经络得以流通,又何至脱营失精,而病从内生哉?无如禀赋素虚,平日以酒为浆,以妄为常,以欲竭其精,以耗散其真,而郁火相凝,隧痰停

结，乃成是证。其患多生肩之上下，初起微肿，皮色不变，日久渐大，坚硬如石，半载一年，方生阴痛。或破烂紫斑，渗流血水；或泛如莲，秽气熏蒸，气血衰败，形容瘦削，未有不毙者矣。"

《疡科指南医案·项部》："血从清窍而出，继见颈侧患疡，板硬无情，神形顿改，所谓失荣，独阳无阴者不治，独阴无阳者亦不治，此其是也。"

《外科大成·卷二分治部上·颈项部·失荣症》："失荣症生于肩项耳前耳后等处，初起如痰核，日久渐大，坚硬如石，推之不动，按之不移，一年半载方生阴痛。气血渐衰，形容削瘦，破烂紫斑，渗流血水，或如泛莲，兼多秽气，愈久愈大，越溃越坚。"

二、辨舌脉

临证如出现舌脉异象，或身热暮甚，无汗溲红；或心痛则呕，气喘肢冷；或咳嗽胁痛，鼻孔扇张，易罹患该病。

《慎五堂治验录·卷十》："脉来弦劲无情，舌中光赤边白，身热暮甚，无汗溲红，此伏邪内郁少阳也；心痛则呕，气喘肢冷，此气机怫逆，木横乘胃也；咳嗽胁痛，鼻孔扇张，此温风内炽，木火刑金也。症虽三端，总患失荣。"

【论治法】

该病属外科重症，需尽早治疗。根据临床辨证，施以对症治疗。

一、内治法

1. 概论

该病为外科四大绝症之一，治疗棘手。应以养血解郁之药常常服之，以期延缓生命。

《外科大成·卷二分治部上·颈项部·失荣症》："宜内服和荣散坚丸，外贴飞龙阿魏化坚膏。虽不获全愈，而不致夭亡，诚缓命之至药也。"

《杂症会心录·卷下·失荣》："奈何医家误认流痰痈毒，药进清凉表散，愈耗阴血，是速其危也。不知流痰之发，坚而痛，痛而红，红而肿，肿而溃。在阴则平塌不红，不肿不痛，数日立毙。失荣则坚久隐痛，皮色如故，数载乃亡也。其见症之不同，治法之各异。安可不细辨乎？初起宜六味归芍汤，久久服之，救其根也。病久隐痛，阴亏者，宜左归加生脉汤补其元也。阳亏者，宜十全大补汤培血气也。虽然六欲不遂，损伤中气，枯于外而及于内，耗其气而伤其形。如妇人之乳岩，男妇之瘰疬，皆精血亏而真元败。大筋短而小筋挛，其症岂草根木皮所能胜任哉？若经谓陷脉为瘤，与失荣相肖，但此乃经脉为病，脏气安然。观其所发皆非关节之处，可以验其轻重矣。"

《彤园医书(外科)·卷之二外科病症·颈项部》："失营证生于耳下前后及肩项间，初起肤如痰核，推之不动，坚硬似石，皮色如常，日渐长大，由忧思恚怒气郁血瘀与火凝结而成。日久难愈，形气渐衰，肌肉削瘦，愈溃愈硬，色现紫斑，腐烂浸淫，渗流血水，疮口开大，胬肉高突，形似翻花瘤症，古今虽有治法，终属败证。初服和荣散坚丸，外贴阿魏化坚膏，溃后治法同后瘰疬门。"

《疡科心得集·卷中·辨失营马刀生死不同论》："若再放血，则不能久矣(亦有放三四次而毙者，余曾见过)。此证为四绝之一，难以治疗。若犯之者，宜戒七情，适心志；更以养血气、解郁结之药，常常服之，庶可绵延岁月，否则促之命期已。其应用之方，如加味逍遥散、归脾汤、益气养营汤、补中益气汤、和营散坚丸等，酌而用之可也。"

《医述·卷十二·杂证汇参·补遗》："见证不同，治法各异。初起宜六味归芍汤，救其根也；病久隐痛阴亏者，宜左归生脉汤，补其元也；阳亏者，宜十全大补汤，培血气也。(《会心录》)"

《外科证治秘要·失营马刀瘿瘤》："治法：逍遥散、归脾汤、益气养营汤。"

2. 益气养营

《张氏医通·卷九·杂门·脱营失精》："一以和营开结为务，而开结全赖胃气有权，方能运行药力，如益气养营之制，专心久服，庶可望其向安。设以攻坚解毒清火消痰为事，必至肿破流水，津复外渗，至此日进参、芪，徒资淋沥。其破败之状，有如榴子之裂于皮外，莲实之嵌于房中，与翻花疮形像无异。非若流注结核之溃后，尚可图治，亦不似失精之筋脉痿躄也。"

《外科心法要诀·卷四项部·失荣证》："和荣散坚丸治失荣，调和荣血，散坚开郁。"

3. 解郁化痰

《马培之医案·失荣》："肝郁不舒，气火夹痰，凝结颈左，失荣坚肿，筋脉攀痛，宜清肝解郁。"

二、外治法

该病为外科绝症,难以治愈。除内服药物外,往往随症辅以外治疗法,缓解病痛。

《彤园医书(外科)·卷之二外科病症·颈项部》:"失荣证生于耳下前后及肩项间,初起肤如痰核,推之不动,坚硬似石,皮色如常,日渐长大,由忧思恚怒、气郁血瘀与火凝结而成。日久难愈,形气渐衰、肌肉削瘦,愈溃愈硬,色现紫斑,腐烂浸淫,渗流血水,疮口开大,胬肉高突,形似翻花瘤症,古今虽有治法,终属败证。初服和荣散坚丸,外贴阿魏化坚膏,溃后治法同后瘰疬门。"

《验方新编·卷十一·阴疽诸症·阴疽诸方》:"铁熨法:治乳岩、流注、失荣、瘰疬、恶核、痰核,一切阴疽初起未成者。用敲火所用的铁镰二三块,在石上敲令极热,在患处时时轮流熨之(宜顺熨、不宜倒熨),初熨微痛,久则痛止毒消,无论何项阴疽,无不神效。"

【论用方】

该病的临床用方初起以解郁散结,化痰解毒为重,后期以补益气血为主。还可辅以外用膏剂软坚散结。

一、治失荣方

1. 石斛散(《奇效良方·卷之三十四·遗精白浊门·遗精白浊通治方》)

治虚劳脱营,失精多惊,荣卫耗夺,形体毁沮,大补益兼治不足,乏力少食。

石斛(去根) 肉苁蓉(酒洗,去皱皮切,焙令干,各二两) 菟丝子(酒浸一宿,别捣) 远志(去心) 续断(各一两一分) 天雄(炮,去皮脐,三分) 熟地黄(焙) 枸杞子(各二两半) 枣肉(研,二两)

上为细末,入枣肉研和匀。每服二钱,空心用温酒调服,食后再服。一方无枣肉。

2. 和荣散坚丸

1)《外科大成·卷二分治部上·颈项部·失荣症》

治失荣症坚硬如石,不热不红,渐肿渐大者。

当归身 熟地黄 茯神 香附 白术 人参 橘红(各二两) 贝母(一两) 南星(一两) 远志(一两) 酸枣仁(一两) 柏子仁(一两) 芦荟 角沉(各八钱) 龙齿(一对,煅,如无用鹿角尖三两煅代之) 牡丹皮(一两) 朱砂(六钱,为衣)

上为末,炼蜜为丸桐子大。每服八十丸,食后用合欢树根皮煎汤送下。更须改往从新,澹薄安命,其中有得愈者,十中一二,否则难脱然也。

2)《外科心法要诀·卷四项部·失荣证》

治失荣,调和荣血,散坚开郁。

川芎 白芍(酒炒) 当归 茯苓 熟地 陈皮 桔梗 香附 白术(土炒,各一钱) 人参 甘草(炙) 海粉 昆布 贝母(去心,各五钱) 升麻 红花(各三钱) 夏枯草(熬汤,再加红蜜四两,再熬成膏,一斤)

共研细末,夏枯草膏合丸如梧桐子大。每服三钱,食远白滚水送下。身热,加黄芩、柴胡;自汗、盗汗,去升麻,倍人参,加黄芪;饮食无味,加藿香、砂仁;饮食不化,加山楂、麦芽;胸膈痞闷,加泽泻、木香;咳嗽痰气不清,加杏仁、麦冬;口干作渴,加知母、五味子;睡眠不宁,加黄柏、远志、枣仁;惊悸健忘,加茯神、石菖蒲;有汗恶寒,加薄荷、半夏;无汗恶寒,加苍术、藿香;妇人经事不调,加延胡索、丹皮;腹胀不宽,加厚朴、大腹皮。

3)《外科备要·卷三方药·肿疡主治汇方·列字号》

治失荣症。

白芍(酒炒) 焦白术 当归 川芎 熟地 茯苓 陈皮 桔梗 香附(炒,各一两) 人参 炙草 海粉 昆布 贝母 升麻 红花(各五钱)

晒研细末,先切夏枯草一斤熬汁,沥渣加蜜四两,炼成膏,糊药为小丸,白汤每下三钱。随症加味:无汗恶寒加苍术、苏叶;有汗恶寒加薄荷、法夏;自汗去升麻加黄芪;睡不安神加远志、枣仁;咳嗽加制杏仁、麦冬;惊悸加茯神、石菖蒲;口干渴饮加五味、知母;腹胀加大腹皮、厚朴;食不化加神曲、麦芽、山楂;身热脉弦加柴胡、条芩;口无味加砂仁、藿香;胸膈痞闷加泽泻、木香;凡妇人经水不调加元胡、丹皮。

3. 飞龙阿魏化坚膏(《外科大成·卷二分治部上·颈项部·失荣症》)

治失荣症及乳岩、瘿瘤、瘰疬、结毒,初起已成但未破者,用此贴之。

用蟾酥丸药末一料,加金头蜈蚣五条,炙黄去头足末,研匀;用西圣膏二十四两,顿化;入前末药,搅匀,以红绢摊贴,半月一换。轻者渐消,重者亦可停止。常贴可以保后无虞。

4. 左归饮(《杂症会心录·卷下·失荣》)

病本难疗,而立论以救之,一片婆心,和盘托出。

茯苓(一钱五分) 山药(二钱) 甘草(一钱,炙) 枸杞子(二钱) 熟地(二三钱或加至一二两) 山茱肉(一二钱,畏酸者少用)

水二钟煎七分,食远服。

5. 和营散坚丸(《疡科心得集·方汇·卷中》)

治失营证坚硬如石,不热不红,渐肿渐大者。

人参 当归 白术 茯神 香附 橘红 熟地 南星 贝母 远志 丹皮 柏子仁 枣仁 角沉 芦荟 龙齿 朱砂

上为末,炼蜜丸。每服三钱,食后用合欢树皮煎汤送下。

6. 化坚丸(《疡科心得集·家用膏丹丸散方》)

治肝经郁火,乳痰、乳癖及颈项失营、马刀,郁痰疬核。

大生地(四两) 川芎(酒炒,二两) 白芍(酒炒,二两) 川楝子(连核打炒,二两) 当归(酒炒,二两) 丹参(酒炒,二两) 牡蛎(煅,三两) 夏枯草(烘,三两) 花粉(炒,二两) 香附(醋炒,二两) 半夏(炒,二两) 石决明(煅,三两) 郁金(炒,二两) 青皮(炒,二两) 橘核(炒,三两) 全虫(酒炒,一两五钱) 沉香(镑研,五钱) 茯苓(二两) 刺蒺(炒,二两) 土贝母(去心,二两) 延胡(炒,二两) 柴胡(炒,五钱) 苏梗粉(一两) 两头尖(炒,三两)

共为末,炼蜜丸。每朝服五钱,陈酒送下。

7. 紫元丹(《外科证治全书·卷五·通用方》)

治一切阴疽、阴发背、失荣、乳岩、恶核、石疽、贴骨、流注、龟背、痰核等证。凡初起皮色不异,或微痛或不痛,坚硬漫肿,俱可用此消之。

当归 独活 红花 羌活 秦艽 穿山甲(焙) 川断 僵蚕(生) 牛膝 延胡索 川郁金 香附 苍术 杜仲 川乌(姜汁制) 草乌

(姜汁制) 麻黄(去根、节,炒) 制乳香 制没药 全蝎(各一两) 骨碎补(四两,去毛,炒) 蜈蚣(十条,炙) 蟾酥(五钱,酒化拌药)

共为细末。番木鳖一斤半,麻黄、绿豆煎水浸透,去皮心,入麻油内煎老黄色取起,拌土炒筛,去油另为末。

8. 滋营散坚汤(《疡科捷径·卷上·项部·失荣症》)

治失荣症。

人参 归身 海粉 红花 桔梗 熟地 白芍 川贝 陈皮 炙草 白术 川芎 云苓 香附 昆布 升麻 生姜 红枣

9. 阳和汤

1)《验方新编·卷十一·阴疽诸症·阴疽诸方》

治乳岩、失荣、石疽、恶核、痰核、瘰疬、流柱、横痃,并治一切色白平塌阴疽等症。此为阴疽圣药。万应万灵,从无一失,珍之宝之。

熟地(一两) 真鹿角胶(三钱) 上肉桂 甘草(各一钱) 炮姜 麻黄(各五分)

水煎服。服后再饮好酒数杯,谨戒房事,服至病愈为止。无论冬、夏皆宜,不可妄行增减。体虚极者,肉桂、炮姜可加一二倍用,或加附子更妙。

2)《外科医镜·痈疽真假例论》

治一切阴疽,发背、对口流注、痰核瘰疬、失荣、乳岩、横痃、附骨石疽等证,此第一神方也。

怀熟地(一两) 鹿角胶(三钱) 白芥子(二钱) 生甘草(一钱,方本无此味俗加之) 上猛桂(一钱) 炮姜(五分) 净麻黄(五分)

酒水各半煎,去渣用鹿角胶化溶,和猛桂冲服,或随量再饮酒数杯。谨戒房事,服至病愈为止。无论冬夏皆宜,不可妄行增减。若体虚极者,肉桂、炮姜可加一二倍用,或加附子更妙。

10. 犀黄丸(《验方新编·卷十一·阴疽诸症·阴疽诸方》)

治石疽、恶核、失荣、瘰疬、乳岩、流注、横痃、肺痈、小肠痈一切腐烂阴疽,屡试神验,百发百中之仙方也。

制乳香 制没药(各一两) 麝香 犀牛黄(各三分)

共为细末,取黄米饭一两捣烂与各药末和匀为丸如粟米子大,晒干(忌火烘)。每服三钱,热陈酒送下,患生上部临睡时服,下部空心服。

11. 无价活命仙丹(《验方新编·卷十一·阴疽诸症》)

此丹通治落头疽、耳后锐毒、遮腮、骨槽风、阴对口、阴发背、乳岩、恶核、石疽、失荣、鹤膝风、鱼口、便毒、瘰疬、流注、一切阴疽。内不必服药(病重者仍服前阳和汤更妙),外不必敷药,惟用此药一丸放手心中紧紧握住,用布带将手指捆拢,不紧不松,免使药丸移动,捆至六个时辰,将药丸埋入土中(不可使鸡犬误食,食则必死),再换一丸,照前捆好,日夜不断。不论如何肿痛溃烂,用至数丸,自能收口生肌。轻者一二丸立见功效。忌食鸡、鹅、鱼、虾发物,已愈不忌,惟女色宜谨戒半年。

顶上真麝片(一钱,此药真者最贵,或三四五六分均可) 火硝(三钱) 白矾(三钱) 净黄丹(三钱) 胡椒(一两)

以上共研细末,用熟蜜和为两丸,病在左放左手,病在右放右手,病在中男左女右,病在腰以下放脚心,仍分左、右、中为要。孕妇忌用。

二、治失荣验方

《马培之医案·失荣》

治失荣。

川芎 当归 白芍 生地 夜交藤 僵蚕 蛤粉 大贝 钩钩 夏枯草 丹皮 金橘叶

失荣坚肿,痛攀肩背,原方加黑山栀三钱,去夜交藤、钩钩。

【论用药】

本病症情复杂,治疗难度大。临床多对症用药,并无专药。

天南星

《疑难急症简方·卷一·毒蛇恶虫》:"鲜天南星(一名独立一枝枪),治失荣、瘰疬、蛇咬等症,捣敷极妙。越尝闻治蛇伤者云及独立枪,深以为秘,今特点破。"

【医案】

古往今来该病治疗多针对病因病机,施以清肝解郁,益气养血之法,结合外治法和情志疏导等,缓解病痛之余,以延缓生命。

《外科正宗·卷之二·上部疽毒门·脱疽论第十八·脱疽治验》

一妇人中年肥胖,生渴三载,右手食指麻痒月余,后节间生一小泡,随后本指渐肿,疼胀不堪,视之原泡处已生黑斑,半指已变紫黑。此亢阳之极,乃成脱疽。诊之脉洪大、数而有力,此与肥人相反,如再黑色上延,坏人迅速。询问此妇先居富室无嗣,每纵膏粱,架烘炉炭,又兼多服种子热药,中年丧夫,家业尽被嗣人侵费,致久怀忧郁,后与寡母同栖,身耽寂寞,此先富后贫,所愿不得,又为失荣症也。辞不可治。彼妇母子再三哀恳,予亦无之奈何,乃遵孙真人治法,在肉则割,在指则切。此外无他,彼愿从之。先用人参养荣汤,随用软绢条尺许缠裹黑色尽处好肉节上,以渐收紧扎之,庶不通行血络,次用利刀放准,依节切下,将手随浸甘草温汤中片时,其血不大多,其疼亦不大甚。患者曰:惟心之惧不知而下以神力之佑也。予曰:所嫌者切而不痛,此为气血筋骨俱死;此物虽脱,其症未可得愈。每以八味丸料加人参、麦冬大剂煎服,先救肾水,次扶脾胃,间用金液戊土丹以解药毒。后三日,所扎指上渐渐放松,以通血脉,搭贴红、黑二膏生肉止痛,次后手背手掌日渐发肿,势恶之甚,惟不黑色,此内毒已出之故,仍用神灯照法,兼以猪蹄汤淋洗。后又肿上皆出数头,流出脓血,不许其许,两月外方得原肿稍退,脓秽稍减,又以参术膏人参养荣汤兼服,半年外方妥,此妇虽活,五指失矣。

《先哲医话·卷上·华冈青洲》

和州一妇人患失荣,疮未翻肉而口噤难饮食,试用五宝丹,肿稍减,口能食,而遂死。又一人与猛升汞丹,大瞑眩而病颇瘥,后再发至不起。

《陈莘田外科方案·卷二·失营》

孙,左,船上。七月廿二日。郁怒伤肝,思虑伤脾,肝脾郁火蒸灼生痰,痰痹于络,右耳根失荣。起经十有余年,渐次长大,块磊高突,腐溃翻花,流水气秽。舌苔剥落,脉来细数。耄耋之年,当此病魔,何能胜任耶?勉拟方,再请高贤酌之。西洋参、生白芍、茯神、川贝、石决明、制首乌、炒丹皮、远志、甘草、嫩钩钩、藕汁。

《马培之医案·失荣》

1) 肝郁不舒,气火夹痰,凝结颈左,失荣坚肿,筋脉攀痛,宜清肝解郁。川芎、当归、白芍、生地、夜交藤、僵蚕、蛤粉、大贝、钩钩、夏枯草、丹皮、金橘叶。

失荣坚肿，痛攀肩背，原方加黑山栀三钱，去夜交藤、钩钩。

2）操劳思虑，郁损心脾，木失畅荣，气化为火，阳明浊痰藉以上升，致颈左坚肿，成为失荣。焮热刺痛，痰火交并络中，投剂以来，肿热略减，惟动则气升，饮咽作阻。卧则渐平，肺为气之主，肾为气之根，水不养肝，蛰藏失职，肝逆直奔，肺胃职是之故。宜滋水柔肝，纳气归肾。但舌苔白滑而两边尖，渐缝阴分固伤，上焦痰气痹郁，似宜先清其上，兼平肝木，俾郁解痰消，饮食畅进，嗣后再商补肾。服清肺化痰之药。

肝郁夹痰，项右失荣，坚肿，经今五月，胸背颈项攀痛，肝脾两伤，气血并损。姑拟益气养荣。当归身、党参、冬术、白芍、川芎、清半夏、陈皮、炙甘草、炒生地、佩兰、红枣、煨姜。

《环溪草堂医案·卷四·痰疬马刀失荣》

曹。七情郁结，痰火上逆，入于肝胆之络，颈项结核，大者坚硬如石，小者如梅如李，此失荣证也。舌根强，饮食呛，肺胃津枯，心肝火亢，又将舌岩矣。此证在法难治，须自怡情安养，庶几带疾延年。鲜石斛八分，黑玄参三钱，羚羊片三钱，净钩钩钱半，川贝母三钱，丹皮（炒）钱半，生蛤壳三钱，云茯苓三钱，石决明五钱，雪梨肉两大片，鲜竹茹三钱。

熊。痰疬二载，自颈延胁，或已溃，或未溃，或溃而不敛，或他处续生，累累然如贯珠、如叠石。溃后色黑而脓稀，外软而内坚。诊脉不甚虚，饮食尚可。细询病由气郁而起，郁则肝胆三焦之火，循经上走于络，结成痰核，核之小者为疬，大者为痰，收功非易。必放开胸襟，旷观物理乃佳。夏枯草五钱，昆布三钱，山茨菇三钱，远志（甘草汤煮）三钱，玄参三钱，川贝二钱，归身二钱，天葵草三钱，香附一钱五分，功劳叶二钱。

［诒按］此病也与失营证相类，幸脉实能纳，故用药专从痰火着想。

《疡科指南医案·项部》

血从清窍而出，继见颈侧患疡，板硬无情，神形顿改，所谓失荣，独阳无阴者不治，独阴无阳者亦不治，此其是也。远途而来，勉付一方。元参一两，甘草节一钱，首乌二两，煅牡蛎（盐水）一两，生赤白芍各二两。

外用鲜狼毒捣烂加盐敷之，能渐和软，乃是效处。荸荠、关蜇、海粉每日食一两许。

《慎五堂治验录·卷十》

顾芳兰三子奴观。平日小康，后因失牯回禄，衣食皆艰。夏月耕耘，烈日暴炙背，逢雨乏蓑，身受暑热寒湿之积，固非一朝一夕之间，其由来远矣。及至凉风外薄，寒热时作。去冬少暖，藏蛰未固，邪伏于内，一交乙酉二月，湿寒化热，从内而出，遂患微寒身热，形肉尽削，即《内经》"冬不藏精，春必病温"之遗义也。更遭失牯，即加心痛，又值初气风木司权，复感温风，渐加咳嗽，左脚右手筋缩如拳，疾疢蜂起，始著床褥，乞余诊之。脉来弦劲无情，舌中光赤边白，身热暮甚，无汗溲红，此伏邪内郁少阳也。心痛则呕，气喘肢冷，此气机怫逆，木横乘胃也。咳嗽胁痛，鼻孔扇张，此温风内炽，木火刑金也。症虽三端，总患失荣。初起伏邪内发，失于清理，兼之气郁又未开释，及加新邪外束，旧邪相合，两邪化火，志火复燔，阴液既亏，邪益横肆，大汗则偏于阳而阴液伤，清里则正愈亏而表邪陷，补则碍邪，泻则害正，且尝富后贫，《经》列不治。勉予泄邪舒郁，君以薄荷之辛凉散风，泄热发汗而不伤阴，且兼开郁，由火郁发之之训；佐以前、半、青蒿清伏邪而开结气，香附舒郁，旋覆旋中，芍、甘、楝子酸甘化阴，酸苦泄热，寓泻肝于养肝之中，雪羹泻火，斛、谷调中，枇杷叶行金以舒肝降气。一剂得汗热淡，再剂病复如前而日晡热甚，作湿热治亦不效。遂思邪既化火，夹志火交横，则阴液受劫，其阳独行，改以青蒿鳖甲煎加白薇、首乌、桑叶、杏仁、川贝、沙参、枇杷叶，以搜邪泄热，养阴和阳，八剂而瘳。

第九节

肾 岩

阴茎乃男子之外肾，岩肿生于阴茎，故名"肾岩"。若肾岩日久疮面溃破，则又称"肾岩翻花"。其临床特点是阴茎表面出现丘疹、结节、疣状物突起坚硬，溃后状如翻花。好发于阴茎马口及其边缘，后期可侵犯整个阴茎。

【辨病名】

肾岩病名不一,若日久创面溃破,形如熟透之石榴,皮裂翻开,又称"肾岩翻花"。

《疡科心得集·卷下·辨肾岩翻花绝证论》:"夫肾岩翻花者,俗名翻花下疳。"

【辨病因病机】

该病病因病机不外乎外感和内伤两大类。外感邪毒或肝经湿毒下注阴茎,可发生肿块、结节;或素体肝肾亏虚而致阴虚火旺,火毒耗散阴津,结于前阴而发为本病,常伴有低热、贫血、消瘦等症状。

一、肝肾阴虚,火毒伤阴

《外科证治秘要·毒疮下疳鱼口便毒肾岩》:"肾岩翻花绝证属阴虚湿热郁火。"

《马培之医案·肾岩》:"玉茎者,即宗筋也,乃肾脏之主。又十二经络之总会马口,端属手少阴心经。肾脏阴虚火郁,心肝二脏之火复会于此。"

二、忧虑郁结,湿毒下注

《疡科心得集·卷下·辨肾岩翻花绝证论》:"夫肾岩翻花者,俗名翻花下疳。此非由交合不洁、触染淫秽而生,由其人肝肾素亏,或又郁虑忧思,相火内灼,水不涵木,肝经血燥,而络脉空虚,久之损者愈损,阴精消涸,火邪郁结,遂遘疾于肝肾部分。"

【辨病证】

《疡科心得集·卷下·辨肾岩翻花绝证论》:"初起马口之内,生肉一粒,如竖肉之状,坚硬而痒,即有脂水。延至一二年,或五六载时,觉疼痛应心,玉茎渐渐肿胀,其马口之竖肉处,翻花若榴子样,此肾岩已成也。渐至龟头破烂,凸出凹进,痛楚难胜,甚或鲜血流注,斯时必脾胃衰弱,饮食不思,即食亦无味,形神困惫;或血流至两三次,则玉茎尽为烂去;如精液不能灌输,即溘然而毙矣。"

《外科证治秘要·毒疮下疳鱼口便毒肾岩》:"初起马口之内,生肉一粒,硬坚而痒,久则作痛,腐烂翻花出血,不可治矣。"

【论治法】

该病为外科四大绝症之一,治疗棘手。临证以对症治疗为主,初起偏于补肝益肾,后期则非药力之所能为也。

《疡科心得集·卷下·辨肾岩翻花绝证论》:"此证初觉时,须用大补阴丸,或知柏八味,兼用八珍、十全大补之属。其病者,再能怡养保抚,可以冀其久延岁月。若至成功后,百无一生,必非药力之所能为矣。此与舌疳、失营、乳岩为四大绝证,犹内科中有疯、痨、臌、膈,不可不知。"

《外科证治秘要·毒疮下疳鱼口便毒肾岩》:"治法:鲜首乌、马料豆、甘草、大补阴丸;或用犀黄、珠粉、血珀常服。"

【医案】

《马培之医案·肾岩》

肾岩乃疡科恶候,鲜有收功。经治以来,翻花肿硬虽见松轻,究未可恃也。仍宗前法进步。红枣、藕、怀山药、当归、黄柏、泽泻、茯苓、知母、麦冬。

坚岩肿势较平,慎防出血,拟方多服保守而已。怀山药、当归、川连、生地、黄柏、赤白芍、泽泻、龟板、茯苓、知母、乌鲗骨、丹皮。

玉茎者,即宗筋也,乃肾脏之主。又十二经络之总会马口,端属手少阴心经。肾脏阴虚火郁,心肝二脏之火复会于此。始时茎头马口痒碎,渐生坚肉,业已年余。今夏破溃翻花,出数次,火郁日久,必致外越,血得热而妄行。《经》云:实火可泻,虚火可补。且龙雷之火不宜直折,脉细数,阴分大伤,急当峻补真阴,兼介类潜阳之法。俾龙雷之火得以归窟,而外患方保无虞。西洋参、麦冬、丹皮、天冬、小生地、元武板、粉茸、泽泻、白芍、藕。

《环溪草堂医案·卷四·横痃肾岩肛门痈漏管》

许。肾岩翻花,法在难治。怡情安养,庶几可图,然非易事也。鲜首乌一两,马料豆一两,银花一两,生甘草一两,浓煎服。朝服六味丸三钱,淡盐花汤送。

另:西黄一分,川连五分,血珀五分,药珠三分,灯心灰五分,大贝二钱,人中黄一钱,研末,分十服,每朝一服。

[诒按]此肾虚而兼疮毒之变证也。

第五章

肛肠疾病

　　肛肠疾病指发生在肛门直肠部位的各种疾病。中医诊治肛肠病的历史悠久，现存最早的医方著作《五十二病方》（约成书于战国时期）中已有治疗"牡痔""牝痔"等痔病的医方。《黄帝内经》中有对痔病成因的论述，以后历代中医文献，对肛肠病的病因病机、治疗方法等多有丰富详实的描述，对当代中医师辨治相关疾病有重要借鉴意义。本章主要收录了痔、肛痈、肛漏、脱肛等肛肠疾病。

第一节

痔

　　中医古籍"痔""漏"常常并见，且"痔漏"往往包含"痔疮""肛漏"，故本节可结合"肛漏"篇一起阅读，方为全面。痔者，"峙"也，古人认为痔为突出之意，不只于肛门，九窍皆可生痔病，如鼻痔、眼痔、牙痔等。本章讨论范围为专指肛门痔，西医学认为是直肠末端黏膜下和肛管皮肤下的直肠静脉丛发生扩大、曲张所形成的柔软静脉团，或肛缘皮肤结缔组织增生或肛管皮下静脉曲张破裂形成的隆起物。

【辨病名】

一、痔的不同称谓

　　《经验丹方汇编·痔疮》指出："凡人于九窍中但有小肉突起，皆曰痔，不特于肛门边生者名之。亦有鼻痔、眼痔、牙痔等。其状不一。"本节讨论的为狭义的肛门痔。中医古籍中与肛门痔相关的病名有五痔、痔漏、痔病、痔疾等。

　　《诸病源候论·痔病诸候·诸痔候》曰："诸痔者，谓牡痔、牝痔、脉痔、肠痔、血痔也。其形证各

条如后章。又有酒痔，肛边生疮，亦有血出。又有气痔，大便难而血出，肛亦出外，良久不肯入。"将痔分为牡痔、牝痔、脉痔、肠痔、血痔、酒痔七种，但未提出五痔的概念。其中五痔首载于《备急千金方·卷二十三》："夫五痔者，一曰牡痔，二曰牝痔，三曰脉痔，四曰肠痔，五曰血痔。"后世医家多沿用"五痔"之说，但五痔内涵并不完全一致。如《外科集验方·卷下·肠痈痔瘘论》中载"其名有五，一曰牝痔，二曰牡痔，三曰气痔，四曰血痔，五曰酒痔。又曰肠风痔、脉痔、雌雄痔，皆五痔之别名也"，把气痔和酒痔归于五痔。

　　广义的痔漏则泛指痔疮与肛瘘一类疾病，一般认为痔病迁延日久不愈可导致肛瘘，详见肛瘘章节。也有医家将痔漏归于"痔"的一种，即将痔漏视为肛瘘，可认为是狭义痔漏，如《简明医彀·卷之三·诸痔》："痔有七种……破溃日久，脓血水出，名痔漏。"认为痔漏是七种痔病的一种。其余痔病、痔疾等病名皆是"痔"的同义病名。

　　另外，有些古籍根据痔病形状特点不同对痔病进行命名，如翻花痔、蚬肉痔、悬珠痔、莲子痔、脱肛痔等二十余种，详见"按痔疮形状分类"条。

二、按发病特点命名

1. 牝痔（雌痔）

　　《诸病源候论·痔病诸候·牝痔候》："牝痔候：肛边肿，生疮而出血者，脉痔也。"

　　《太平圣惠方·卷第六十·治痔生疮肿痛诸方》："夫痔生疮肿痛者，由大肠久虚，为风热留滞，肠胃痞涩，津液不流，邪热之气，上攻肺脏，下注肛肠，不能宣散，故成斯疾也。此皆恣食生冷，饮酒过度，酒食之毒，停滞脏腑，传留肠间，故令下血生疮肿痛，亦名牝痔疾也。"

　　《医心方·卷第七·治诸痔方第十五》："《龙门方》云……二曰孔旁有疮，内引孔痛，出脓血如

虫行,名曰雌痔。"

《圣济总录·卷第一百四十一·痔瘘门·牝痔》:"论曰:牝痔者,由热居肺经,传注大肠,又大肠久虚,风热留滞,故令肛边生疮而出血也。此皆酒食过度,毒气攻注所为,故又谓之酒痔。"

《仁斋直指方论·卷之二十三·诸痔·诸痔论》:"肛边生疮肿痛,突出一枚,数日脓溃即散,曰牝痔。"

《普济方·卷二百九十八·痔漏门·牝痔》:"夫牝痔者,由大肠久虚,为风热留滞,肠胃痞涩,津液不流,邪热之气,上攻肺脏,下注肛肠,不能宣散,故成斯疾也。此皆恣食生冷,饮酒食毒之久,停滞脏腑,传流肠间,故令下血,生疮肿痛,故名牝痔也,又名酒痔也。"

《简明医彀·卷之三·诸痔》:"肛疮肿突,如瘰出血,名牝痔。"

《本草求真·上编·卷五血剂·槐角》:"肛边肿痛,生疮突出,肿至五六日,自溃出脓血者。"

《外科证治全书·卷三后阴证治·痈疽就简·痔疮》:"痔疮有患肛门内者,有患肛门外者。其肛门边生出数疮,肿而突出,脓溃即散者,为牝痔。"

《奇效良方·卷之五十一·肠澼痔漏门》:"肛边生疮,肿痛出血者,为牝痔。"

2. 牡痔(鼠奶痔、雄痔)

《诸病源候论·痔病诸候·牡痔候》:"牡痔候:肛边生鼠乳,出在外者,时时出脓血者是也。"

《太平圣惠方·卷第六十·治痔肛边生鼠乳诸方》:"夫痔肛边生鼠乳者,由人脏腑风虚,内有积热,不得宣泄,流传于大肠之间,结聚所成也。此皆下元虚冷,肾脏劳伤,风邪毒热在内不散,蕴蓄日久,因兹生疾;亦由饮食不节,醉饱无恒,恣食鸡猪,久坐湿地,情欲耽着,久忍大便,使阴阳不和,关格壅塞,风热之气,下冲肛肠,故令肠头生肉如鼠乳,或似樱桃,或如大豆,时时下血,往往出脓,亦曰牡痔也。"

《医心方·卷第七·治诸痔方第十五》:"《龙门方》云:一曰肿生,息肉状,如枣核,孔有脓血,名曰雄痔。"

《仁斋直指方论·卷之二十三·诸痔·诸痔论》:"肛边发露肉珠,状如鼠孔,时时滴溃脓血,曰牡痔。"

《普济方·卷二百九十八·痔漏门·牡痔》:"夫《内经》谓饮食自倍,肠胃乃伤,因而饱食筋脉横解,伤癖为痔。盖饱甚则肠胃满,肠胃满则筋脉横解,故癖而为痔,其状肛边生鼠乳,或痒或痛,脓血时下,谓之牡痔。"

《本草求真·上编·卷五血剂·凉血·槐角》:"肛边发露肉珠,状如鼠乳,时出脓血,曰牡痔。"

《外科证治全书·卷三后阴证治·痈疽就简·痔疮》:"肛门边露出如珠状,如鼠奶,淋血流脓者,为牡痔。"

《简明医彀·卷之三·诸痔》:"肛边肉珠,时出脓血,名牡痔。"

《验方新编·卷七·脱肛·痔疮》:"肛门边露肉如珠、如鼠、如奶,时流脓血者牡痔。"

《杂病广要·脏腑类·痔》:"一者,肛肠生肉,肾痔鼠奶,或似樱桃,或如大豆,时时出血,又如出脓,名曰鼠奶痔。"

《奇效良方·卷之五十一·肠澼痔漏门》:"大凡肛边生乳鼠,时出脓血者为牡痔。"

3. 脉痔

《诸病源候论·痔病诸候·脉痔候》:"肛边生疮,痒而复痛,出血者,脉痔也。"

《太平圣惠方·卷第六十·治痔肛边痒痛诸方》:"夫痔肛边痒痛者,由脏腑久积风热,不得宣通,毒热之气,留滞于大肠,冲发于下部,故令肛边或痛或痒,或乃生疮,时时下血,亦曰脉痔也。"

《医心方·卷第七·治诸痔方第十五》:"《龙门方》云……三曰孔脓,如虫行,名曰脉痔。"

《圣济总录·卷第一百四十二·脉痔》:"论曰:脉痔者,脏腑蕴积,风热不得宣通也。风热之气,乘虚流注下部,故肛边生疮,痒痛血出也。盖实为痛,虚为痒。今实热乘虚下攻肛肠,故痒且痛;又脉者血之腑,得热则妄行,故血乃出也。"

《仁斋直指方论·卷之二十三·诸痔·诸痔论》:"肠口颗颗发痛,且痛且痒,出血淋沥,曰脉痔。"

《普济方·卷二百九十八·痔漏门·脉痔》:"夫脉痔者,脏腑蕴积,风热不得宣通也。风热之气,乘虚流注下部,故肛边生疮,痒痛出血也。盖实为痛,虚为痒,今湿热乘虚下攻肛边,肛痒且疼;又脉者血之府,得热则妄行,故血乃出也。"

《简明医彀·卷之三·诸痔》："疮血淋漓,痛而复痒,名脉痔。"

《本草求真·上编·卷五血剂·凉血·槐角》："肛边生疮,颗颗发癗,痒而复痛,更衣出清血者,曰脉痔。"

《奇效良方·卷之五十一·肠澼痔漏门(附论)》："肛边生疮,且疼且痒者,为脉痔。"

4. 肠痔

《诸病源候论·痔病诸候·肠痔候》："肛边肿核痛,发寒热而血出者,肠痔也。"

《太平圣惠方·卷第六十·治痔肛边生核寒热诸方》："夫痔肛边生核寒热者,由大肠风虚,中焦积热,蕴蓄既久,不得宣通,下攻肛肠,结聚生核,疼痛下血肿硬,或有头不消,故令寒热,亦曰肠痔也。"

《医心方·卷第七·治诸痔方第十五》："《龙门方》云……四曰大行,肛出数寸,名曰肠痔。"

《圣济总录·卷第一百四十二·脉痔·肠痔》："论曰:肠痔者,以肠胃有风挟热,二者乘虚入于肠间,冲发下部,故令肛边生核,肿痛不消,病始作令人寒热,时有血出也。"

《仁斋直指方论·卷之二十三·诸痔·诸痔论》："肠内结核有血,寒热往来,登溷脱肛,曰肠痔。"

《普济方·卷二百九十八·痔漏门·肠痔》："夫肠痔者,以肠胃有风挟热,二者乘虚入于肠间,冲发下部,故令肛边生核,肿痛不消,病始作令人寒热,时有血也。"

《简明医彀·卷之三·诸痔》："肿核脱肛,往来寒热,名肠痔。"

《本草求真·上编·卷五血剂·槐角》："肠内结核,痛而有血,寒热往来,登厕脱肛者,曰肠痔。"

《验方新编·卷七·脱肛·痔疮》："肛门内结核有血,或发寒热,每遇大便脱肛者,肠痔。"

《奇效良方·卷之五十一·肠澼痔漏门》："肛内结核,寒热出血者,为肠痔。"

5. 血痔

《诸病源候论·痔病诸候·血痔候》："因便而清血随出者,血痔也。"

《太平圣惠方·卷第六十·治痔下血不止诸方》："夫痔下血不止者,由大肠风冷,肺脏积热,热毒留滞,乘于经络,血性得热则流散,复遇大肠虚寒,血乃妄行,故令因便而清血随出,亦曰血痔也。"

《仁斋直指方论·卷之二十三·诸痔·诸痔论》："若血痔,则每遇大便,清血随下而不止。"

《普济方·卷二百九十八·痔漏门·血痔》："夫痔下血不止者,由大肠风冷,肺脏积热毒,留滞乘于经络,血性得热则流散,复遇大肠虚寒,血乃妄行,故令因便而喷血随出,亦曰痔也。"

《简明医彀·卷之三·诸痔》："始如肠风,清血时下,名血痔。"

《本草求真·上编·卷五血剂·凉血·槐角》："因便而清血随下者,曰血痔。"

《外科证治全书·卷三后阴证治·痈疽就简·痔疮》："每大便注有血不止者,为血痔。"

《奇效良方·卷之五十一·肠澼痔漏门》："肛边有窍,血出如射线者,为血痔。"

6. 劳痔

《杂病广要·脏腑类·痔》："或大便涩难,气结不通,下血面黄,食少无味,名曰劳痔。"

三、按发病部位命名

1. 外痔

《本草求真·上编·卷五血剂·凉血·槐角》："又因粪前有血,名外痔。"

《类证治裁·卷之七·痔漏论治》："痔有七:肛外发露肉珠,状如鼠奶,曰牡痔,即外痔。"

2. 内痔

《本草求真·上编·卷五血剂·凉血·槐角》："粪后有血,名内痔。"

《类证治裁·卷之七·痔漏论治》："痔有七:肛外发露肉珠,状如鼠奶,曰牡痔,即外痔。肛内肿突,脓溃即散,曰牝痔;肛边痛痒,颗颗发癗,更衣辄出清血,曰脉痔;肠内结核,痛而登厕肛脱,曰肠痔;因便血注不止,曰血痔;忧思恐怒,立见肿痛,大便艰难,曰气痔,皆内痔。"

四、按病因病机命名

1. 酒痔

《太平圣惠方·卷第六十·治酒痔诸方》："夫酒痔者,由人饮酒过度,伤于肠胃之所成也。夫酒性酷热,而有大毒,酒毒溃于脏腑,使血脉充溢,积热不散,攻壅大肠,故令下血,肛边肿痛,复遇饮酒,便即发动,故名酒痔也。"

《圣济总录·卷第一百四十一·痔瘘门·痔瘘统论》:"《集验方》有所谓酒痔者,乃牝痔别名也。治法禁忌,唯孙思邈之论为详。"

《仁斋直指方论·卷之二十三·诸痔·诸痔论》:"若酒痔,则每遇饮酒发动,疮肿而血流。"

《丹溪心法·卷二·痔疮二十六》:"若酒痔,则每遇饮酒发动,疮肿痛而流血。"

《简明医彀·卷之三·诸痔》:"并酷饮而成,名酒痔。"

《外科证治全书·卷三后阴证治·痈疽就简·痔疮》:"酒醉即肿痛流血者,为酒痔。"

《类证治裁·卷之七·痔漏论治》:"饮酒发动,疮痛流血,曰酒痔。"

《验方新编·卷七·脱肛·痔疮》:"酒醉即肿痛流血者酒痔,色痔相同。"

《杂病广要·脏腑类·痔》:"二者,肛边大乳痛肿无脓血,名曰酒痔,饮酒便发。"

《奇效良方·卷之五十一·肠澼痔漏门》:"肛门疮肿流血,饮酒即发者,为酒痔。"

2. 气痔

《太平圣惠方·卷第六十·治气痔诸方》:"夫气痔者,由脏腑夙有风冷,或忧患劳伤,使阴阳不和,三焦气滞,风邪之气,壅积肠间,致结涩不通,腹胁胀满,血随便下,或即脱肛,故曰气痔也。"

《医心方·卷第七·治诸痔方第十五》:"五曰大行后血,令人少色,懈堕,不欲食,名曰气痔。"

《圣济总录·卷第一百四十一·痔瘘门·痔瘘统论》:"孙思邈有所谓气痔者,寒温劳湿即发,亦忧患劳伤所致也。"

《圣济总录·卷第一百四十二·脉痔·气痔》:"论曰:气痔者,因便下血,或肛头肿凸,良久乃收,风也。此由邪毒气蕴积肠间,及恚怒不节,酒食过伤,令下部气涩壅结而成。"

《仁斋直指方论·卷之二十三·诸痔·诸痔论》:"若气痔,则忧恐郁怒,适临乎前,立见肿痛,大便艰难,强力则肛出而不收矣。"

《简明医彀·卷之三·诸痔》:"忧怒则发,名气痔也。"

《外科证治全书·卷三后阴证治·痈疽就简·痔疮》:"肛门肿痛,遇怒即发,怒息即安者,为气痔。"

《杂病广要·脏腑类·痔》:"三者,肛边努核,疼痛难忍,粪则有血,或因忧愁思虑,冷热不调,无时而发,名曰气痔。"

《奇效良方·卷之五十一·肠澼痔漏门》:"肛门肿痛,大便难,强力则肛出不收者,为气痔。"

3. 虫痔

《本草求真·上编·卷五血剂·凉血·槐角》:"疮内有虫,名虫痔。"

《益世经验良方·下焦·治痔漏脱肛门》:"粪前有血名外痔,粪后有血名内痔,大肠不收名肛痔,头有孔名漏,痔内作痒有虫名虫痔。"

《奇效良方·卷之五十一·肠澼痔漏门》:"肛门浸淫湿烂,内有蛲虫,蚀肠穿穴,遂成漏者,为虫痔也。"

4. 色痔

《外科证治全书·卷三后阴证治·痈疽就简·痔疮》:"同房后,即肿痛发者,为色痔。"

5. 风热内痔

《杂病广要·脏腑类·痔》:"五者,气攻两肾腧,大便不通,粪血色下赤黑,毒热不消,肛门湿痒,一似虫行,名曰风热内痔。(《本事续》)"

五、按痔疮形状命名

《古今医统大全·卷之七十四痔漏门·治法·不饮酒人痔疮易治》:"丹溪云:痔漏因风、湿、燥、热归于大肠,金失所养,木寡于畏。其为变见名状,种种不同,曰牛奶,曰鼠奶,曰鸡心,曰鸡肝,曰莲花,曰翻花,曰蜂窝,曰穿肠,曰外痔。虽名状不一,而其因亦同焉。"

《洞天奥旨·卷九·脏毒痔漏疮》:"痔疮生于谷道肛门之边,乃五脏七腑受湿热之毒而生者也。故疮亦甚多,形亦不一。有状似菱角者,有状似莲花者,有状似穿肠者,有状似鼠奶者,有状似花瓣者,有状似蜂窠者,有状似悬珠者,有状似钩肠者,有状似核桃者,有状似栗子者,有状似鸡冠者,有状似珊瑚者,有状似担肠者,有状似垂珠者,有状似鸡心者,有状似牛奶者,有状似羊奶者,有状似串臀者,有伏似翻花者,有状似气突者,有状似血射者,更有外无形而内苦者,有内外俱无形而齐苦者。总之,初生之时形小,久则形大矣。初有形之时,痛尚可忍,久则痛不可忍矣。"

《本草求真·上编·卷五血剂·凉血·槐

角》："谷道胬肉，名举痔。"

《类证治裁·卷之七·痔漏论治》："其形有鸡冠、莲花、樱桃、胡桃、鸡心、鼠奶之状。"

《杂病广要·脏腑类·痔》："诸痔方论其二十一般：翻花、脱肛、内肠、热痔、莲子、鼠奶、鸡冠、外肠、樱桃、风痔、气痔、食痔、雀舌、般蛇、蜂窠、山桃、穿肠。(《事证》)""四者，大便后下诸脓血，更加痛涩，肛肠努出，名曰脱肛痔。"

《外科备要·卷一证治·臀部·痔漏》："痔漏系肛门生疮，有生于肛门内者，有生于肛门外者，初起成瘰不破者，为痔易治；破溃而出脓血，黄水浸淫，淋漓久不止者为漏，难痊。斯证名因形起，其名有二十四种，曰：翻花痔、蚬肉痔、悬珠痔、莲子痔、脱肛痔、泊肠痔、血攻痔、担肠痔、内痔、气痔、子母痔、雌雄痔、般肠痔、栗子痔、核桃痔、鸡心痔、牛奶痔、鼠尾痔、樱桃痔、珊瑚痔、菱角痔、鸡冠痔、蜂窠痔、莲花痔。"

六、按发病时间命名

久痔

《太平圣惠方·卷第六十·治久痔诸方》："夫久痔者，由脏腑久积风虚热毒，流注于大肠，乃成斯疾也。复遇下元虚冷惫，肾脏劳伤，气血不调，三焦壅塞，热毒留滞，而搏于血，入于大肠，故令下血，肛边肿痒，或生疮瘘，连滞经久，瘥而复发，故名久痔也。"

《圣济总录·卷第一百四十三·久痔》："论曰：久痔者，以脏腑夙有风冷，加之饥饱不常，将摄乖宜，或缘忧思恚怒，致阴阳不和，气血凝滞，故风毒乘虚，时作时歇，攻注肛肠，痔孔有脓与血间下，肿痒疼闷，故谓之久痔。"

七、按发病人群分类

1. 妇人痔病

《太平圣惠方·卷第七十二·治妇人痔病诸方》："夫妇人痔病者，由劳伤于经络，而血渗之所成也。此痔有五种，肛边疮如鼠乳，出在外，时出脓血，为牡痔也；肛边肿生疮而出血者，为牝痔也；肛边生疮，痒而复痛者，为血脉痔也；肛边肿核痛，发寒热而出血者，为肠痔也；因便转而清血随出者，为血痔也。"

《妇人大全良方·卷之八·妇人痔瘘方论第

十三》："夫妇人痔瘘者，皆由酒、色、气、风、食及劳伤经络，其血渗而成之；亦有长年久坐而成者。其痔有五种：肛边疮如乳，出于外，时出脓血者，为牡痔也；肛边肿，生疮而出血者，为牝痔也；肛边生疮，痒而复痛者，为脉痔也；肛边肿核痛，发寒热而出血者，为肠痔也；因便转而清血随出者，为血痔也。"

2. 小儿痔病

《诸病源候论·小儿杂病诸候五·痔候》："痔有牡痔、牝痔、脉痔、肠痔、血痔、酒痔，皆因劳伤过度，损动血气所生。小儿未有虚损，而患痔，止是大便有血出，肠内有结热故也。"

【辨病因】

痔病病因较多，有饮食不节、酒后行房、劳伤、强忍大便或便秘日久、产劳、泄利日久、坐中寒湿、素体虚弱等。

一、概论

《诸病源候论·痔病诸候·诸痔候》："诸痔皆由伤风，房室不慎，醉饱合阴阳，致劳扰血气，而经脉流溢，渗漏肠间，冲发下部……痔久不瘥，变为瘘了。"

《医心方·卷第·治诸痔方第十五》："《养生方》云：忍大便不出，久作气痔。"

《圣济总录·卷第一百四十一·痔瘘门·诸痔》："论曰：痔有五名，一曰牡痔，二曰牝痔，三曰脉痔，四曰肠痔，五曰血痔。证虽小异，大率皆饮食饱甚，情欲过度之所致也。饮食饱则肠胃伤，情欲过则气血耗，毒气乘虚，流入下部，所以瀦积而为痔也。"

《类证普济本事方续集·卷七·治诸痔疾》："大凡五痔，皆因虚惫，恣食五辛五味鸡鱼而成热毒，壅入大肠，津液不通，气血凝滞，久坐久忍不粪，水冷入河水洗，酒后行房，及暑月行路坐诸热地，又移坐冷，种种能成斯病。"

《集验方·卷第八·治痔疮及谷道痒痛方》："凡治病有五……此皆坐中寒湿，或房室失节，或醉饱过度所得，当时不为患，久久不瘥，终能困人，别有大方，今单行亦要便宜，依按用之。(《外台》)"

《妇人大全良方·卷之八·妇人痔瘘方论第

十三》："夫妇人痔瘘者，皆由酒、色、气、风、食及劳伤经络，其血渗而成之；亦有长年久坐而成者。"

《严氏济生方·五痔肠风脏毒门·五痔论治》："痔凡有五，即牡痔、牝痔、肠痔、脉痔、血痔是也。《素问》云：因而饱食，筋脉横解，肠澼为痔。多由饮食不节，醉饱无时，恣食肥腻，久坐湿地，情欲耽着，久忍大便，遂使阴阳不和，关格壅塞，风热下冲，乃成五痔。肛门生妒，或左或右，或内或外，或状如鼠奶，或形似婴桃，或脓或血，或痒或痛，或软或硬，或脊或肿，久而不治，则成漏矣。"

《仁斋直指方论·卷之二十三·诸痔·诸痔论》："脏腑本虚，外伤风湿，内蕴热毒，醉饱交接，多欲自戕，以故气血下坠，结聚肛门，宿滞不散，而冲突为痔也。"

《秘传外科方·李防御五痔方》："原痔者，贫富、男女皆有之。富者酒色财气，贫者担轻负重，饥露早行。皆心肝二血，喜则伤心，怒则伤肝。喜怒无常，风血侵于大肠，到谷道无出路，结积成块，出血生乳，各有形相。妇人因经后伤冷，月事伤风，余血在心，经血乃流入于大肠。小儿因利后或母腹中受热也，治方于后。"

《外科集验方·卷下·肠痈痔瘘论》："若夫痔瘘之疾，与肠痈不同，其状初起于肛门边，或如鼠乳，或结小核，痒痛注闷，甚者身热恶寒，此证皆由酒色过度，久嗜肥甘，醉饱入房，劳扰血脉，肠澼渗漏，冲注下部，发于肛边，遂成痔疾。"

《外科理例·卷四·痔漏一百十》："大抵醉饱入房则经脉横，解则精气脱泄，脉络一虚，酒食之毒乘虚流注，或淫极强固，精气遂传大肠，以致木乘火势而毁金；或食厚味过多，必成斯疾。"

《外科枢要·卷三·论痔疮》："痔属肝脾肾三经，故阴精亏损者难治，多成漏症。若肺与大肠二经风热、湿热者，热退自愈，不守禁忌者，亦成漏症；或因醉饱入房，筋脉横解，精气脱泄，热毒乘虚流注；或淫极强固其精，以致木乘火势而侮金；或炙爆厚味，或劳伤元气，阴虚火炽所致。"

《古今医鉴·卷之八·痔漏》："古方分为二十四种，名状不同，究其所因，亦不过久嗜辛热炙爆新酒，及房欲忧思，蕴积热毒，愤郁之气所成也。或藏于肛门之内，或突出肛门之外。蕴积深者，其状大；蕴毒浅者，其状小。大如鸡冠、莲花、核桃之状，小如牛奶、鸡心、樱桃之形。或流脓水，或出鲜

血，有妨行坐，痛苦无任，久而不愈，则成漏矣。"

《证治准绳·杂病第六册·大小腑门·痔》："诸痔皆由伤风，房室不慎，醉饱合阴阳，致劳损血气而经脉流溢，渗漏肠间，冲发下部，久不瘥变为瘘也。《圣济总录》叙痔之形状，谓由五腑之所传，大肠之所受，可谓得其始末矣。若《内经》所谓因而饱食，筋脉横解，肠澼为痔；又谓少阴之复为痔；注又以小肠有热则户外为痔；又谓督脉生病癃痔。盖督脉自会阴合篡间，绕篡后，别绕臀。是督脉者，与冲任本一脉，初与阳明合筋，会于阴器，故属于肾而为作强者也。由是或因醉饱入房，精气脱舍，其脉空虚，酒毒之热乘之，流着是脉，或因淫极而强忍精不泄，或以药固其精，停积于脉，流注篡间，从其所过大肠肛门之分以作痔也。与《灵枢》所谓膀胱足太阳之脉及筋，皆抵腰中，入络肾。其支者，贯臀。故主筋生病者为痔，亦与督脉病痔之理同也。自此推之，足厥阴之筋脉，环前后二阴，宁不为痔乎。每见患鼠痔者，其发则色青痛甚，岂非因肝苦急，苦痛甚，故本色见耶。"

《证治准绳·女科卷之三·杂证门下·痔瘘》："妇人多因胎产、经行、饮食起居、六淫七情失调所致。男子多因醉饱入房，筋脉横解，精气脱泄，热毒乘虚而患。或入房强固其精，木乘火势而侮金，或炙爆厚味，阴虚湿热。"

《外科正宗·卷之三·下部痈毒门·痔疮论第三十》："夫痔者，乃素积湿热，过食炙爆，或因久坐而血脉不行，又因七情而过伤生冷，以及担轻负重，竭力远行，气血纵横，经络交错；又或酒色过度，肠胃受伤，以致浊气瘀血流注肛门，俱能发痔。此患不论老幼男妇皆然，盖有生于肛门之内，又突于肛外之傍。"

《简明医彀·卷之三·诸痔》："《经》曰：因而饱食，筋脉横解，肠癖为痔。多由饱食用力，或恣厚味，醉饱房劳，热毒蕴蓄；或强忍败精及过服固精药饵，停积归注；或怒动肝火，火侮燥金，毒聚肛门；或脾胃湿热，下迫大肠，不胜枚举，更兼六淫七情而成。"

《外科大成·卷二分治部上·下部后·论痔漏》："痔漏之症，虽疡医之事，而鄙谈之，然择疾而疗，岂仁者之用心乎？予阅《内经》，惟云：因而饱食，经脉横解，肠癖为痔。盖为饱食则伤脾土，脾土伤则不能荣养肺金，肺金失养，则肝木无制，而

生心火，侮肺金克脾土，于是克所胜而侮所不胜也。然饱食而成此症者，必有其因，其因惟何？盖因饱食之后，或暴怒，或努力，或枯坐，或酒色，妇人或产难，小儿或夜啼等因，致使气血纵横，经络交错，流注肛门而成此痔矣。如其肿者湿也，痛者火也，痒者风也，闭结者燥也，惟宜随其胜者以抑之，乃其治也。"

《张氏医通·卷七·大小府门·痔（漏）》："《内经》曰：因而饱食，筋脉横解，肠澼为痔。又曰：督脉生病，痔痔。或醉饱入房，精气脱舍，其脉空虚，酒毒乘之，流注于脉，或淫极而强忍不泄，前阴之气，归于大肠而痔，或以药固精，停留不化，流著篡间，从其所过肛门而为痔也。"

《疡医大全·卷二十三后阴部·痔漏门主论》："澄曰：痔疮初起，有奔走过急，瘀凝肠分，流注肛门者；有色欲违度，忍精强固者；有耽于醇酒者；有好嗜辛辣煎炒炙煿者；有湿热流滞者；有久嗽气虚，群火灼阴而成者；有久坐气血凝聚者；又有妇女血燥，大便秘结，用力努挣而成者；亦有生产用力太过，瘀血流结而成者；更有脾泻肾泄，元气下陷而成者；又有久痢气陷而成者，种种皆能成痔。"

《疡科心得集·卷中·辨脱肛痔漏论》："痔疮者，肛门内外四旁忽生红瘰，先痒后疼，后成为痔。或因其人素有湿热，过食炙煿厚味；或因醉饱入房，筋脉横解，精气脱泄，热毒乘虚流注；或因淫极强固其精，以致木乘火势，而反侮金；或因担轻负重，竭力远行，气血纵横，经络交错；或因阴虚火炽；又妇人临产，用力过甚，血逆肛门，亦能致此。若破而不愈，则成漏矣。"

《外科证治全书·卷三后阴证治·痔疮就简·痔疮》："名类颇多，总因醉饱入房，筋脉横解，精气脱泄，热毒乘虚下注，或好淫强固其精，以致木乘火势而侮金；或炙煿厚味过多；或劳伤元气，阴虚火炽，皆成斯疾。"

《杂病广要·脏腑类·痔》："痔之疾五种，牡痔、肠痔、血痔、牝痔、脉痔是也。究其所由，皆是素蕴热毒，或过食烧炙新酒，久坐血脉不流，或因七情之气，郁结于脏腑之间，其毒不能消散，发而为痔。或藏于肛门之内，或突出于外，大者如莲花、鸡冠、核桃之状，小者如牛奶、鸡心、鼠尾、樱桃之类，名状更多，其实皆由藏毒所致。故蕴毒深者

其状大，蕴毒小者其形小，或流脓水，或出鲜血，行坐之间，病者殊为之苦。久而不治，血气衰弱，必然成漏。（《大成》）"

《外科备要·卷一 证治·臀部·痔漏》："痔漏……名形虽殊，总由忧思劳苦，蕴积热毒，愤郁之气，致生风湿燥热，四气相合而成；或因醉饱入房，筋脉横解，精气脱泄，热气乘虚下注。"

二、饮食所伤

《医心方·卷第七·治诸痔方第十五》："皆犹食肉欲酒，伤寒饮水过多所得也。"

《扁鹊心书·卷下·肠痔》："肠痔：此由酒肉饮食太过，致经脉解而不收，故肠裂而为痔。"

《立斋外科发挥·卷七·痔漏》："原痔者，贫富男女皆有之。富者酒色财气，贫者担轻负重，饥露早行，皆心肝二血。喜则伤心，怒则伤肝，喜怒无常，风血侵于大肠，到谷道无出路，结积成块，出血生乳，各有形相。"

《古今医统大全·卷之七十四痔漏门·病机·痔漏叙论》："《素问·生气通天论》曰：因而饱食，筋脉横解，肠澼为痔。（注云：饱甚则肠胃横满，阳胃满则筋脉解而不属。故肠澼而为痔也。痔病之源在此）'痹论'曰：饮食自倍，肠胃乃伤。（观乎此，则痔病于饮食太过，大肠受伤，益信矣，醉饱房劳所得）"

三、过劳所伤

1. 思虑过度

《傅氏杂方·附经验堂选方·治外痔方》："凡人劳思过度，伤皮滞血，此痔所由成也。初起于出恭前面后，略有微血。若不知节虑养脾，又不得良方调治，遂至血耗病深，而黄倦郁，气滞湿凝，结疮于肠头，而出恭之苦，不胜言矣。"

2. 酒色过度

《丹台玉案·卷之六·痔疮门》："夫痔，不分男妇小儿皆有，缘富贵之家多患此疾，皆因嗜饮曲酒，过贪色欲，并厚味肥甘、椒姜炙煿等物，以致湿热流注大肠之经，积而成痔，蕴蓄日久，则变为漏矣。"

3. 积劳过度

《诸病源候论·妇人杂病诸候四·痔病候》："痔病，由劳伤经络，而血流渗之所成也。"

四、起居不慎所伤

1. 久坐

《古今医统大全·卷之八十三妇科心镜（下）·妇人痔漏候》："妇人患痔病，与男子少异，多是房劳所伤，及酒毒流积而成，及长年久坐以攻女工者，得之为异耳，其余则皆同于男子而治之可也。"

2. 忍便

《诸病源候论·痔病诸候·诸痔候》："《养生方》云：忍大便不出，久作气痔。"

3. 忍精

《古今医统大全·卷之七十四痔漏门·病机》："忍精不泄而成痔漏：若人醉饱行房，精气脱泄，其脉空虚，酒热之毒流著于脉，或因醉饱淫极而强忍泄，或因用药固精弗泄，停积于脉，归注大肠，以致木乘火势而侮燥金，以火就燥，则大肠闭而痔漏作矣。"

五、药毒所伤

《类证治裁·卷之七·痔漏论治》："凡泽旁突起高阜为峙，窍中突出瘜肉为痔。故有眼痔、鼻痔、牙痔等名。至肛边肿痛发疮，《经》谓：醉饱入房，筋脉横解，肠澼为痔。又督脉生病，癃痔，言精气脱泄，阴火流注篡间，两阴之交。多患痔疾。然阴虚生热，或服饵辛毒，如椒酒及固精等药。盖川椒烧酒，最能发痔。或用热药，固精不泄，毒气流注，势必至穿漏矣。大肠燥秘，及忧恐气结，奔走劳动，致疮孔生管流脓，斯成漏矣。"

六、久病虫蚀

《古今医统大全·卷之七十四痔漏门·病机》："痔漏病久致有虫生则为虫痔：《直指》云，痔漏患久，岁月积累，淫蚀肠头，湿烂可畏，此果何物致然哉？虫是也。其间用剂，又当为之化虫，不然古方何以谓之虫痔？"

七、他病继发

《古今医统大全·卷之七十四痔漏门·病机》："肠风下血乃痔漏之源：大便下血，先哲有粪前粪后远近之说，此一端也。大抵此则大肠已受湿热之伤，而但未形外也，此其所以为内痔者是也。人不知觉，悉谓肠风，复斋论深得病情，可谓详切著明矣。"

八、胎毒所伤

《保婴撮要·卷十四·痔疮》："痔疮之症，或因禀受胎毒，或膏粱食积，或母食炙煿厚味所致。"

《冯氏锦囊秘录·杂症大小合参卷十三·论痔（儿科）》："痔者，肛门之傍，生疮肿痛者是也。亦有生疮有孔，恶水不干，而为漏者，皆由母食酒面爆炙，在胎受之，或因后天失调，心经蕴热，热传于肺，注于大肠而成者。"

九、素体虚弱

《太平圣惠方·卷第六十·治痔肛边生鼠乳诸方》："夫痔肛边生鼠乳者，由人脏腑风虚，内有积热，不得宣泄，流传于大肠之间，结聚所成也。此皆下元虚冷，肾脏劳伤，风邪毒热在内不散，蕴蓄日久，因兹生疾。亦由饮食不节，醉饱无恒，恣食鸡猪，久坐湿地，情欲耽着，久忍大便，使阴阳不和，关格壅塞，风热之气，下冲肛肠，故令肠头生肉如鼠乳，或似樱桃，或如大豆，时时下血，往往出胀，亦曰牝痔也。"

《太平圣惠方·卷第六十·治痔生疮肿痛诸方》："夫痔生疮肿痛者，由大肠久虚，为风热留滞，肠胃痞涩，津液不流，邪热之气，上攻肺脏，下注肛肠，不能宣散，故成斯疾也。此皆恣食生冷，饮酒过度，酒食之毒，停滞脏腑，传留肠间，故令下血生疮肿痛，亦名牝痔疾也。"

《太平圣惠方·卷第六十·治痔肛边生核寒热诸方》："夫痔肛边生核寒热者，由大肠风虚，中焦积热，蕴蓄既久，不得宣通，下攻肛肠，结聚生核，疼痛下血肿硬，或有头不消，故令寒热，亦曰肠痔也。"

【辨病机】

痔病病位在于肛门，风、热、燥、湿下注大肠为本病常见病机，其中热邪尤为多见。本病与肠、脾、肺、肝等多个脏腑相关，或虚或实当辨之。除此之外，本病病机还与足太阳膀胱、足厥阴肝之筋脉损伤有关。

一、概论

《苍生司命·卷八（贞集）·痔漏证》："《经》

曰：因而饱食，筋脉横解，肠澼为痔。又曰：脾胃者，仓廪之官，五味出焉。大肠者，传导之官，变化出焉。若夫饱食太甚，则脾气倦怠，不能运化精微，朝伤暮损，清浊混淆，故食积下流于大肠之间而为病也。盖脾胃一虚，肺气亦乏，大肠之气亦从而虚，故肝木得以乘虚下流而为肠风病，皆金失所养，木寡于畏之所致也。

其见症名状，种种不同，曰牛奶，曰鼠奶，曰鸡心，曰鸡冠，曰莲心，曰翻花，曰蜂窠，曰穿肠，曰外痔，曰内痔。名状虽有不同，皆因风、热、燥归于大肠而致。"

《罗氏会约医镜·卷十二·杂证·论痔漏》："初起为痔，久则成漏。痔属酒色、郁气、血热，或有虫痔。漏属虚与湿热。"

《奇效良方·卷之五十一·肠澼痔漏门》："然此诸证，皆本之于大肠也。大肠者，庚金也，本性燥清，肃杀之气，本位主收，所司主行津液，以从足阳明中州土之所化，若旺则能生化万物，而衰则损伤万物，故云万物生于土而归于土，此之谓也。然手足之阳明，同司其化焉。若人醉饱行房，精气脱泄，其脉空虚，酒热之毒，流着于脉；或因醉饱，淫极而强忍泄；或用药固其精，弗能泄越，停积于脉，归注大肠，以致木乘火势，而侮燥金，以火就燥，则大便闭而痔漏作矣。治宜苦寒泻火，辛温和血润燥，疏风止痛之剂。《灵枢经》云：足太阳膀胱之脉及筋，皆抵腰中，入络肾，其支者贯臀足，故主筋为病，则生此疾。由是推之，足厥阴之脉，环绕前后一阴，故亦能为痔矣。每见人患痔，其发则色青痛甚，盖谓肝苦急而然也。"

二、风热燥湿四气相合

《古今医统大全·卷之七十四痔漏门·病机》："李东垣曰：饱食、用力、房劳、脾胃湿热之气下迫，大肠至澼裂努出，其肉如樱桃、鸡心等状，赘于肛门而成痔。盖为病者，皆是湿、热、风、燥四气所伤，而热为最多也。四气者非六淫之邪，乃五脏之气扰动，内发而作成也。如饮食劳倦动乎脾，忧恐动乎肺，恚怒动乎肝。诸动属火，故热多也。其肿而后重者，湿兼热也，大便结者，燥兼热也。"

"痔漏总为湿、热、风、燥四气所成：初生肛门成瘰不破者，为痔，久而破溃脓血黄水浸淫，淋沥不止者，曰漏。此疾者皆由湿、热、风、燥四气相合

而致之也。盖因人之纵欲恣饮，喜怒无常，脏腑抑郁，饮食自倍，肠胃乃伤，阴阳不和，关格壅滞，热毒下注，血渗大肠，而为肠澼痔漏之患矣。"

《脉因证治·卷四·痔漏》："痔漏因证：因虫就燥也。乃木乘火势而侮燥金，归于大肠为病，皆风、热、燥、湿为之也。盖肠风、痔漏总辞也，分之则异。若破者则谓之漏。大便秘涩，必作大痛。此由风热乘食饱不通，气逼大肠而作也。受病者，燥气也；为病者，胃湿也。胃刑大肠则化燥，化以乘燥热之实，胜风附热而来，是风、燥、湿、热四气而合。故大肠头成块，湿也；大痛者，风也；结燥者，主病兼受火邪也；不通者，热也。"

三、热迫大肠

1. 大肠湿热

《考证病源·考证病源七十四种·痔疾肠风湿热所致》："痔疾者，湿热之气所生也。譬如树生菌物必因湿热而生，遇凉则枯，其理一也。"

《傅氏外科·青囊秘诀下卷·痔漏论》："人有肛门内外四旁，忽然生长红瘰，先痒后痛，渐渐成痔，日久不愈，此症皆由湿热所成也，多因地气之湿，加以嗜饮酒热之毒，所以结于肛门边而不能遽化矣。夫肛门通于大肠，若内有湿热，宜从大肠而出，何以结而成痔？以湿热在大肠不能久留，势必尽趋于肛门，而肛门乃大肠之锁钥，未免有开闭防范之意，不容湿热出于其外，则蓄积日久，而湿热之毒，肛门独受其害矣。虽有内痔外痔之殊，而其为湿毒则一也。"

《洞天奥旨·卷九·脏毒痔漏疮》："痔疮生于谷道肛门之边，乃五脏七腑受湿热之毒而生者也……总之，初生之时形小，久则形大矣。初有形之时，痛尚可忍，久则痛不可忍矣。虽痔之形状甚多，而犯湿热则一也。"

《一见能医·卷之七·病因赋下》："痔漏沿肛湿热所致：湿热之气，下迫大肠，以致经脉横解，为痔漏之病。"

《重订灵兰要览·卷下·痔论》："《内经·生气通天论》云：风客淫气精乃亡，邪伤肝也。因而饱食，筋脉横解，肠澼为痔。盖风气通于肝，而淫气者，阴阳之乱气也。因其相乱，而风客之则伤精，伤精则邪入于肝矣。而又饮食自倍，肠胃乃伤，阴阳不和，关膈壅滞，热毒下注，血渗大肠，肠

澼痔漏,安得以免。气虚湿热下注大肠。"

2. 大肠结热

《诸病源候论·小儿杂病诸候五·痔候》:"痔有牡痔、牝痔、脉痔、肠痔、血痔、酒痔,皆因劳伤过度,损动血气所生。小儿未有虚损,而患痔,止是大便有血出,肠内有结热故也。"

《医学心悟杂症要义·痔疮》:"方书有牝牡血之虫异名,而其实皆大肠经积热所致。"

《灸法秘传·应灸七十症·痔疮》:"古人论痔,有牝、牡、虫、血之分,其实皆大肠积热所致。当灸会阳几壮,庶冀而安。"

3. 血热迫肠

《诸病源候论·黄病诸候·因黄发痔候》:"此病由热伤于心,心主血,热盛则血随大便而下,名为血痔。"

《古今医统大全·卷之七十四痔漏门·病机·久痔成漏》:"《经》云:诸痛疮疡,皆属于心。心主血,热而下迫于大肠,所以为痔也。诸痔出血,肛门别有小窍,下血如线,不与大便同道。痔久不愈,必至穿穴,疮口不合,漏无已时,此则变而为瘘矣。"

4. 大肠风热

《万氏家抄济世良方·卷三·痔漏》:"痔漏:此因风热归于大肠也,治血为主。"

四、气血结滞下坠

《古今医统大全·卷之七十四痔漏门·病机·久痔成漏》:"《仁斋直指》云:内蕴热毒,醉饱劳役,多欲自戕,以致气血下坠,结聚肛门,宿滞不散而冲突为痔也。"

《周慎斋遗书·卷五·古经解》:"经脉横解,肠澼为痔:经脉主气,络脉主血。肺主气,大肠肺之表也。经脉横解,则气行不速;气行不速,则肺不主令。饮食之在胃者,至大肠而不能奉肺降下之令,则大肠之气滞矣。气行则血行,气滞则血结,血结气滞于大肠,乃痔之所由生也。"

《医学原理·卷之十一·痔门·丹溪治痔活套》:"名虽不同,原其所由,未有不因气郁血热所致。治法必须清热凉血,疏郁行滞为先。盖热则血脉沸腾,血脉沸腾则经涩,经涩则气道不舒,气与血滞,乘虚坠入大肠而为诸痔。"

五、火衰下陷

《四圣心源·卷九·疮疡解·痔漏根原》:"痔漏根原:痔漏者,手太阳之病也。手之三阳,自手走头,足之三阳,自头走足。手三阳之走头者,清阳之上升也;足三阳之走足者,浊阴之下降也。足三阳病则上逆而不降,手三阳病则下陷而不升。

《素问·气厥论》:小肠移热于大肠,为虙瘕,为沉痔。五行之理,升极必降,降极必升,升则阴化为阳,降则阳化为阴。水本润下,足少阴以癸水而化君火者,降极则升也,火本炎上,手太阳以丙火而化寒水者,升极则降也。手太阳病则丙火下陷,不上升而化寒水,是以小肠有热。五脏六腑,病则传其所胜,以丙火而化庚金,是以移热于大肠。魄门处大肠之末,丙火传金,陷于至下之地,是以痔生于肛也。

然病在于二肠,而究其根原,实因于脾。《素问·生气通天论》:因而饱食,筋脉横解,肠澼为痔。以过饱伤脾,脾气困败,不能消磨,水谷莫化,下趋二肠,而为泄利。泄则脾与二肠俱陷,丙火陷于肛门,此痔病所由生也。

气统于肺,而肺气之降者,胃土之右转也;血藏于肝,而肝血之升者,脾土之左旋也。凡经络脏腑之气,皆受于肺;凡经络脏腑之血,皆受于肝。戊土一降,而诸气皆降;己土一升则诸血皆升。脾土湿陷,则肝木下郁而血不上行,故脱失于大便。凝则为虙瘕,流则为沉痔。沉虙者,皆肝血之下陷,无二理也。

《灵枢·邪气脏腑病形》:肾脉微涩,为不月、沉痔。血流于后,则为沉痔;血凝于前,则为不月,不月即虙瘕也。《金匮》:少阳有寒者,其人下重便血;有热者,必痔。痔与下重便血,皆丙火之下陷,火衰而陷者,则下重便血而不痔;火未衰而陷者,则下重便血而痔生。要之痔家热在魄门,而脾与小肠,无不寒湿。缘丙火不虚则不陷,陷则下热而中寒。丙火上升而化寒水者,常也;下陷而不化寒水,是以生热。陷而不升,故热在魄门而不在肠胃也。此病一成,凡遇中气寒郁,则火陷而痔发。无论其平日,即其痔发肛热之时,皆其寒湿内作之会,而医工不知也。经血陷流,习为熟路,岁久年深,时常滴漏,则为漏病,譬如器漏而水泄也。"

六、肝筋为病

《古今医统大全·卷之七十四痔漏门·病机》:"痔漏有谓肝筋为病:《灵枢经》云,足太阳膀胱之脉及筋,皆抵腰中,入络肾,其支者贯臀足。故主筋为病则生此疾。由是推之,足厥阴之脉,环绕前后两阴,故亦能为痔矣。每见患痔发则色清痛甚,谓筋苦急而然也。"

【辨病证】

一、辨症候

1. 辨痔病种类

痔病种类繁多,分类方法有五痔分类法、二十四痔分类法、内外痔分类法,此外还有酒痔、色痔、虫痔等。辨清痔名,有利于认识具体痔病的病因病机,从而确立治法。此部分详见"辨病名"节论述,此处不赘述。

2. 辨痔病症状

《保婴撮要·卷十四·痔疮》:"痔疮之症……肿痛者湿热,作痒者风热,便闭者火盛,脓溃者血热。"

《脉因证治·卷四·痔漏》:"故大肠头成块,湿也;大痛者,风也;结燥者,主病兼受火邪也;不通者,热也。"

《疡科心得集·卷中·辨脱肛痔漏论》:"其初起时,肠头肿而成块者,湿热也;作痛者,风热也;大便燥结者,火也;溃而为脓者,热胜血也,当各推其所因而治之。"

3. 辨阳火阴火

《医法圆通卷二·痔疮》:"按:痔疮一证,诸书分别牡痔、牝痔、气痔、血痔、酒痔、脉痔、内痔、外痔。又俗称翻花痔、鸡冠痔、莲花痔、蜂窠痔、鼠奶痔、牛奶痔,种种不一。予谓形象虽异,其源则同,不必细分,总在阳火、阴火判之而已。

因阳火而致者,或平素喜食厚味、醇酒、椒、姜,一切辛辣之物,热积肠胃,从下发泄。肛门乃属下窍,终非时刻大开,热邪下趋,发泄不畅,蕴积而痔乃生焉。其痔定然痛甚,肛门红肿,精神不衰,饮食如常,粪硬溺赤,喜饮清凉者是也。法宜专清肠胃之热,如大小承气、调胃承气、葛根芩连等汤皆可酌用。又或燥邪发泄不畅,辨认与上同,而时令不同,法宜清燥为主,如黄连玉竹阿胶汤、清燥汤、甘桔二冬汤之类。

因阴火而致者,或由房劳过度,君火下流,前阴发泄不畅,直逼后阴,蕴积亦能生痔。又或火病,用心过度,忧思过度,元气虚极,涣散欲从下脱而不得即脱,蕴积亦能生痔。其痔多青色、黑色、白色,微痛微肿,坐卧不安,人必无神,困倦喜卧,畏寒身重,面色唇口青白,脉或浮空,两尺或弦劲。此是元气发泄不藏之故,不得照寻常通套等方施治。法宜收固,如附子理中汤加葛根、潜阳丹、回阳饮、封髓丹倍砂、草之类。"

4. 辨痔血便血

《寿山笔记·便血痔血论辨》:"便血一症,《金匮》分远近,总由大肠而下;至于痔血,每下如滴,愈罨愈多。褚氏云:肠有窍,便血杀人,包括二症也。凡便血每于藜藿之人居多,以其劳役伤脾,脾失统御之权,而血为之不守者也。痔血每生于膏粱者,曲蘖厚味,积湿积热,留顿大肠广肠之处,每逢便后,其痔或内或外,从肛门坠下,血随滴滴淋下,是为痔血,与便血两途,医者不可不辨。余每以脏连丸或加苦参、萆薢,或参补中益气法投之辄效。然须丸料,非煎剂所能治。此症最忌房事,若不绝欲,总要反复。

肛痈、悬痈,禁忌同上,然非尽由虚。余幼时患肛间生痈,大为所苦,自十五岁至二十七岁,窜生六枚,皆成漏管,滋脓淋沥,胀楚难堪,是时又患三疟吐血,人皆以为成痨矣。后至吴门,心境稍舒,复又酒醴不禁,肛门内痛如刀刺,大便欲行不畅。医谓阴虚湿热,非补纳不可,遂进熟地、龟板、参、芪之类,其痛更剧,延至经月,余意必得大便方快,乃自投更衣丸一二钱,大便始通,痛亦稍缓,再一服,便畅痛止矣。后数月,每逢大便必带血,血如注,肛旁之漏不觉痛楚,竟暗自收疤矣。想所伏之热搏聚于大肠,而痔血为出路,故肛漏得以痊愈也。余任其出路,未服一剂汤药。今年届七旬,幸未成痨,可见症有虚实,不可不察,有虚证似实,实证类虚,截疟成胀,西昌戒以推荡,学者于此揣摩,功夫日进矣。"

二、辨脉

《医学正传·卷之五·痔漏》:"脉法:脉沉小实者,易治;浮洪而软弱者,难愈。"

《医学原理·卷之十一·痔门·痔脉法》:"痔脉法:沉小实者易治,浮洪软者难治。"

《济世全书·艮集卷三·痔漏》:"大抵脉滑而大者易治,悬绝者难也。"

《简明医彀·卷之三·诸痔》:"脉沉小实易治,洪大软弱难治。"

《类证治裁·卷之七·痔漏论治》:"痔漏脉候:脉弦绝涩者,难治;滑大柔和者,易治。"

三、辨吉凶

《外科正宗·卷之三下部痈毒门·痔疮论第三十·痔疮看法》:"初起形如牛奶,不肿不红,无焮无痛,行走不觉者轻。已成肿痛,有时遇劳而发,或软或硬,头出黄水者轻。久如鸡冠、蜂窠、莲花、翻花等状,流脓出血不止者重。久漏窍通臀腿,脓水淋漓,疼痛不已,粪从孔出者逆。"

《外科证治全书·卷三后阴证治·痈疽就简·痔疮》:"未破曰痔,已破曰漏,生管者难治。久病咳嗽而生痔者,多致不救。"

【论治法】

痔病治法当分清寒热虚实论治,不可一概认为是热症、实证。痔病治法又分内治、外治,其中外治包括熏洗、贴敷、刀线手术等,当根据病情恰当选用。在治疗过程中,对剧毒药物及腐肉药物的使用应采取审慎态度。

一、概论

《严氏济生方·五痔肠风脏毒门·五痔论治》:"治之之法,切不可妄用毒药,亦不可轻易割取,多致淹滞,惟当用稳重汤剂徐徐取效,不可不知。"

《外科精义·卷上·论痔瘘》:"治法:始觉痔作,便服通气丸、槐角丸;热实者,服诸利汤疏利脏腑,及浴洗熏熨以取内消。切忌酒面、辛热、房室、肥腻,稍纵嗜欲,腐滑脓血,或逗流淫汁,岁月已深,旁穿窍穴,即变痔漏,即须用寸金铤子,三五次全愈。若能味无味之味,正味足矣;事无事之事,百事备矣;其次服饵调节,谨慎合宜,未有不瘥者也。"

《医学正传·卷之五·痔漏》:"治法以苦寒泻火,芩、连、栀子、槐花之类。以辛温和血,川归、川芎、桃仁之类。风邪在下,以秦艽、防风、升麻之类提之。燥热怫郁,以大黄、枳壳、麻仁之类润之。遭此疾者,自宜慎口节欲,依法调治,无有不安者也。"

《立斋外科发挥·卷七·痔漏》:"大便秘涩或作痛者,润燥除湿。肛门下坠,或作痛者,泻火导湿。下坠肿痛,或作痒者,祛风胜湿。肿痛,小便涩滞者,清肝导湿。"

《丹溪治法心要·卷五·痔漏》:"痔疮大法,用条芩凉大肠,人参、黄连、生地、槐角、凉血生血,芎归和血,枳壳宽肠,升麻升举,外用五倍、朴硝、桑寄生、莲蓬,煎汤熏洗。肿者,用木鳖子、五倍子为末敷。一方:黄连二两煎膏,更加等分芒硝,冰片一钱加入,痔疮敷上即消。原有痔漏,就肛门又生一块,皮厚肿作脓,就在痔孔出,作食积注下治之,黄连、阿魏、神曲、山楂、桃仁、连翘、槐角、犀角作丸服之。痔头向上,是大肠热甚,收缩而上,四物汤解毒,加枳壳、白术、槐角、秦艽洗,用荆芥、朴硝、桑寄生,定痛、去风、解毒、凉大肠热。如肿加五倍子、木鳖子。"

《古今医统大全·卷之七十四痔漏门·治法》:"不饮酒人痔疮易治。丹溪云:痔漏因风、湿、燥、热归于大肠,金失所养,木寡于畏。其为变见名状,种种不同,曰牛奶,曰鼠奶,曰鸡心,曰鸡肝,曰莲花,曰翻花,曰蜂窝,曰穿肠,曰外痔。虽名状不一,而其因亦同焉。以苦寒泻火,芩、连、栀子、槐花之类;以辛温和血,当归、川芎、桃仁之类;风邪下陷,以秦艽、荆、防、升麻之类;燥热郁怫,以枳壳、麻仁、桃仁、大黄之类。不饮酒人庶几易治。"

《保婴撮要·卷十四·痔疮》:"痔疮之症……肿痛者湿热,作痒者风热,便闭者火盛,脓溃者血热。湿热,加味槐花散。风热,秦艽苍术汤。便秘,清燥汤。脓溃,黄芪汤。熏洗则用葱汤、槐角、五倍子等药,或真蒲黄以猪脂调敷,如有兼变之症,各参门治之。"

《古今医鉴·卷之八·痔漏》:"夫痔漏者,肛门边内外有疮也。若成瘤不破者,曰痔;破溃而出脓血、黄水,浸淫淋沥久不止者,曰漏也……治宜祛风除湿,清热解毒,斯得痔漏之要者也。"

《外科正宗·卷之三下部痈毒门·痔疮论第三十·痔疮治法》:"初起及已成渐渐大而便涩作

痛者,宜润燥及滋阴。肛门下坠,大便去血,时或疼痛坚硬者,宜清火渗湿。紫色疼痛,大便虚秘兼作痒者,凉血祛风,疏利湿热。肿痛坚硬,后重坠刺,便去难者,外宜熏洗,内当宜利。内痔去血,登厕脱肛而难上收者,当健脾,升举中气。便前便后下血,面色痿黄,心松耳鸣者,宜养血健脾。诸痔欲断其根,必须枯药,当完其窍,必杜房劳乃愈。"

《外科大成·卷二分治部上·下部后·痔漏附余》:"痔漏附余:凡医痔者,先服凉血解毒药三四剂,如凉血地黄汤、通圣散之类,次服槐角地榆丸及脏连丸半斤,消内毒以断其根。又下之太急,或致脱肛,以法上之,宜收肛散。如凉之太甚,或致遗精,以法补之,宜补漏丸。《脉经》云:趺阳脉浮,必肠痔下血。肠痔下血,风热居多,宜条芩、黄连、生地、槐角,或小蓟、丹参以清其热;宜当归、川芎,佐以红花,以调其血;宜人参、枳壳、升麻,以顺其气;因寒者加茯苓、木香;因酒者加葛根,乌梅一个,墨豆百粒。夫升麻者,痔症必用之药也。如不应,纯宜温补,用四君子汤加黄芪、扁豆,或参苓白术散。盖大肠下血,以胃气收功,胃气回,血自归经矣。

凡用枯痔药,必先围护周围好肉,用黄连、郁金、石膏等分,白芨减半,蜜水调稀涂之,薄纸盖之,次上枯药,或加片麝。凡换枯痔药,宜用羌活、独活煎汤洗之。凡痔已枯尽而不脱者,用灵磁石一钱,僵蚕、川乌各末五分,冷水调涂之,立脱。凡痔已脱,先用甘草煎汤洗之,再用荆芥、文蛤,煎汤洗之,则不生脓,脱后肉痒者,煎粉甘草浓汁,洗之。凡痔头大根小者,以线扎之;头小根大者,用药枯之,俟痔落而再医漏,如无漏孔,就可收口。有漏者,插以药丁;通肠者,挂以药线。无痔而有漏者,以因肛门边先结肿硬,半年一载,此块作痛出脓成漏,尤内先通肠,而后外溃也。必有附管,治非取管挂线,不能收功。痔有三不医,为番花痔、脏痈痔、锁肛痔也,虽强治之,恐未能全效。

凡插药丁退管,不可顶底。如孔深一寸,插药七八分为度,早晚插药二次,至三四日,孔大加数插之,至七日后,患处四边,裂开大缝,即搽玉红膏,再七日自落,落后仍搽玉红膏。看四边内外,无黑腐时,换生肌散,脓稠时,换珍珠散收口。不可贴膏药,恐其呼脓,收口必缓,必内服蜡矾丸以干其脓。忌食生冷,犯之无效。

凡用挂线,孔多者只先治一孔,隔几日再治一孔,如线落口开者,敷生肌散。

漏有八,肾俞漏,生肾俞穴;瓜瓢漏,形如出水西瓜瓢之类;肾囊漏,漏管通入于囊也;缠肠漏,为其管盘绕于肛门也;屈曲漏,为其管曲屈不直,难以下药至底也;串臀漏,蜂窠漏,二症若皮硬色黑,必内有重管,虽以挂线,依次穿治,未免为多事;通肠漏,惟以此漏,用挂线,易于除根,是以有善恶之分也。

再有年老气虚者,虚劳精竭者,脾虚久泻者,皆为不治。"

《张氏医通·卷七·大小府门·痔(漏)》:"立斋云:燉痛二便秘,宜清热凉血,润燥疏风。若寒凉损中者,调养脾胃,滋补阴精。若漏而穿臀穿肠者,宜养元气,补阴精。大便秘者,润燥养血。肛门坠下作痛,泻火除湿。或作痒者,祛风胜湿。肿痛小便不涩,泻肝导湿。若疝与痔俱患,用六味丸、补中益气并进。痔证之方不一。

东垣虽分湿热风燥四治,大都不离荡涤瘀热之药。如猬皮、皂角、槟榔、大黄、桃仁之类在所必用。兼风毒则加羌、防、升、柴,甚则麻黄、藁本汗之;兼燥气则加秦艽、当归、黄芪;湿胜则加苍术、黄柏、泽泻、茯苓;兼热甚则加芩、连、郁李、生地;脓血则加甲片、归尾。酒痔则加葛根、赤小豆、地、芍、芩、半;气痔则加枳、橘、木香、紫苏;食积则加黄连、枳实、曲、蘗;痛极则加乳、没;血多则加发灰;气虚则加参、芪;血虚则加胶、艾。不必拘执古方也,惟血痔诸药不应,石煤、槐花,空心乌梅汤服神效。

陈毓仁云:诸痔欲断其根,必须枯药,当实其窍,必戒房劳百日方妙。凡治内痔,先用通利药,荡涤脏腑。后以唤痔散填入肛门,其痔即出。欲用枯痔散,先以护痔膏围护四边好肉,然后上之。上枯药后,色黑坚硬裂缝,则以落痔汤洗之。脱落后孔窍不收者,以生肌散掺之。至于穿肠久漏者,另有胡连追毒丸、黄连闭管丸主之。诸痔及五瘿六瘤,凡蒂小而头大者,俱用煮线方治之。

洗痔法:用生蚌劈开取水点,即用煮汤熏洗效。痔燉赤肿痛,以真熊胆研水点之,肿痛自消。点痔,用大蛳螺一个挑去靥,入麝香、冰片少许,过一宿,化水点之。又法,用大蜗牛一个去壳,生银杏肉一枚,同研烂,入冰片半分研匀,点上即收。"

《医学心悟杂症要义·痔疮》:"方韦有牝牡血之虫异名,而其实皆大肠经积热所致。大法:宜用石菖蒲、忍冬藤煎水,以瓦罐盛药,对痔薰透。然后倾入盆中浸洗之,冷则加水,如此频频薰洗,并服加减六味丸及国老散,自然渐次消散,可免刀升药钱之苦,此亦医痔之良法也。

痔漏一门,惟《景岳全书》言之甚详,内外治法,各方用之皆效,最妥者蜗牛加冰片化为水点之,立即止疼,真神方也。悬痈、脏毒,《外科大成》皆有专门,宜合参之。"

《脉因证治·卷四·痔漏》:"治:以苦寒泻火,辛温和血润燥、疏风止痛。"

《疡科心得集·卷中·辨脱肛痔漏论》:"凡遇焮痛便秘,小便不利者,宜清热凉血,润燥疏风;若气血虚而为寒凉伤损者,宜调养脾胃,滋补阴精;若大便秘涩,或作痛者,润燥除湿;肛门坠痛者,泻火导湿;下坠肿痛而痒者,祛风胜湿;小便涩滞肿痛者,清肝导湿。其成漏者,养元气、补阴精为主。大凡痔漏下血,服凉药不应者,必因中气虚不能摄血,非补中升阳之药不能愈也,切忌寒凉之剂。亦有伤湿热之食,或肠澼而下脓血者,宜苦寒之剂内疏之。凡痔漏脉弦绝涩者难治;滑大柔和者易治。《经》云:因而饱食,筋脉横解,肠澼为痔。其属肝脾肾明矣。若有患痔而兼疝,患疝而兼下痔,皆属肝肾不足之变证,但用黑地黄丸、益气汤,以滋化源为善。若专服寒凉治火者,无不致祸。凡痔疮溃久不愈,而成漏管者,若内服外洗,纯用苦寒,必致脾元日损,肌肉难生。若妄用刀针,药线系扎,铅丸悬坠,利剪割切,良肉受伤,反以致害。又或日将药纤插入拔出,致疮内四傍新肉磨成硬管,愈插愈深,遂成痼疾,此皆医之过也。"

《外科证治全书·卷三后阴证治·痈疽就简·痔疮》:"外痔用苏合膏涂患处,日二次,至愈乃止,内服牡痔丸。内痔用枯痔散,用时令患者登厕,翻出肛外,侧卧,其痔尽出,勿使收入。亦有痔自翻出者,大如茶杯,形如一蕈,粪从菌心而出痛极,上面如盆,四边高,心陷下如菌根,粪后,用杜枸根捣烂煎汁热熏温洗,或甘草汤、葱椒汤俱可;洗净,以洞天膏摊如菜碗大,中剪一孔,以四边剪开通于孔,孔烘熔,加于菌根贴放屁眼四边,围护好肉,诚恐上药时,致药汁淋于好肉耳。每取药一二分入杯,津调,笔蘸拂菌之外面,四边各拂一次,

菌之中心通连屁眼,大忌拂药,倘有流入,大痛难当。拂一两日,毒水流出,菌形渐缩而软,再拂一两日,渐硬而黑,菌边日有枯皮脱下。换药,以碗盛汤,用笔轻轻洗去旧药,再上新药,仍用护药如前法。三四日之后,黄水出将尽,可用药一钱,内增朱砂一分,如前津调,日夜照拂,则菌缩小黑硬,再拂至菌根自落痊愈。内服槐花蕊。虚人先用八珍汤数剂,然后用上法治之。"

"有血箭痔生肛门,或成堵塞坠肿,每逢大便用力,则鲜血急流如箭,不论粪前粪后,由肠胃风热所致,生熟三黄汤主之。如唇白面色痿黄,四肢倦怠,属气血两虚,宜用十全大补汤去肉桂加柴胡、升麻倍参、芪服之,外用自己小便洗之,或童便热洗更妙,其血自止。

有痔大如拳,贯于肠头,发则疼痛僵仆。先用荆芥汤洗之,次以艾灸其上三五壮,如觉一道热气,贯入肠中,必大泻鲜血、秽血,一时顿觉痛甚,其疾乃愈。

有勤苦劳役之人及妇女辈,不能外治,则从内里服药,惟用补中益气汤,随证加减最妙,此常治验之方也。其加减如:结肿胀闷,加槐角、木香、栀子之类;作痛作痒加防风,生地、槐花之类;下血加地榆、乌梅、黑荆芥之类;溃脓加黄芩、银花、生地之类;因产而患者,加桃仁、红花、川芎之类;泻而患者,加苍术、车前、熟地之类;因痢而患者,去黄芪加木香、黄芩、白芍之类。各推病因,以施加减,在人神而明之,不可胶柱鼓瑟。"

《类证治裁·卷之七·痔漏论治》:"痔有七……久而生虫,便前血射一缕为痔瘘。瘘即漏也,《经》云:陷脉为瘘。近旁穿穴,中生脆管,流脓不止,即为漏。有串臀者,有串肠者,有串阴者,有秽从疮口出者,漏卮不塞,精血日枯,渐成损怯难治。宜戒酒色,节劳茹淡。滋填精血,如鱼鳔、熟地、龟胶、鹿胶、猪脊髓之类。立斋论治痔,焮痛便秘,宜清热凉血,润燥疏风。治漏宜养元气,补阴精。大便秘,宜润燥养血。红坠作痛,宜泻火除湿。作痒宜祛风胜湿。肿痛溺涩,宜泻肝导湿。若疝与痔兼患,六味地黄丸、补中益气汤,并服。[按]痔初起,肠头肿成块者,大肠湿热也,渗而清之,如生地、槐米、黄芩、甲片、归尾、茯苓、枳壳、泽泻等。作痛者,肺大肠风热也,宜而散之,如荆芥、元参、当归、杏仁、乳香、木香、枳壳、银花等。大便

秘结者,脾肾燥火也,清以润之,滋燥养营汤去防风,加麻仁、白蜜等。溃脓者,热胜血也,凉以和之,秦艽白术汤去术,加生地、槐角等。痛兼血者,阴虚有火也,滋而养之,四物汤加阿胶、黄芩、乌梅、地榆等。痔血漏脓,久不止者,元气不固也,升而摄之,补中益气汤芪术用生,去柴胡,或暂用樗皮散。血痔诸药不应,黑以止之,石煤、槐花、空心乌梅汤下,神效。气痔内因七情者调其郁,归脾汤芪术用生,加枳壳、广皮。酒痔多因湿热酿火者,解其毒,芩连四物汤,槐角丸加金银花、甘草。不拘痔漏肠红,通用梅连丸,以止其血。不论痔瘘虫痔,通用水银枣子膏,以绝其虫。肿痛用洗痔法,以鱼腥草、苦楝根、马齿苋、朴硝煎汤熏洗;洗翻花痔,以荆芥、防风、朴硝、煎洗,次以木鳖子、郁金等分,加冰片研细,水调敷。点痔法:以蜗牛胶、熊胆胶,或用田螺水等。缩痔法:用大鳖头火煅研细,搽效。枯痔法:以鳔胶一味,炒研为末,日用一钱,砂糖调服。久自枯落。敷痔法:用蚕茧纳男子指甲填满,外用童发缠裹,烧存性,蜜水调敷。《经》云:陷脉为瘘(音漏),留连肉腠。言寒气陷入血中而生疡漏。因疮穿脓溃不已,初则淡红微肿,或小核,久则上面槁白,内已黑腐,淫虫恶臭生焉。故治漏先须透脓,用追毒丸,再用闭管丸。如漏之四边有硬肉突起,闭管丸中加蚕茧二十个,炒末,和入药内。此方治遍身诸漏皆效。治穿肠漏,用水安息香搽之,十日全消。水安息香,出波斯国,以椰子盛香,形似膏药稀粘,黄黑色,着手其香透爪甲者为真。治漏退管,用猬皮丸,去管兼能生肌,用圣祖御赐及明太祖亲验方。倘管退漏眼未平,宜生肌膏。大抵漏疮孔中,必有恶秽之物,先用洗药,以露蜂房、白芷、苦参煎汤熏洗,日三次。嗣用透管,管退,嗣用生肌。近日专门治漏,用韭叶弯刀,披开其孔,量漏之浅深,捻入线药烂管。续用生肌散敷平疮口,待愈。愈后仍须滋填精血,兼戒房劳奔走及辛热动风诸发物。每见不守禁忌,创愈复溃,或转成怯症者有之,亟当慎也。"

《杂病广要·脏腑类·痔》:"痔漏证状颇多,自属外科,不复繁引。既血自内出,不可全仗外敷,宜枳芷散(方阙。先君子曰:当是柏芷散,用侧柏、白芷,出《魏氏》,治便血),吞钓肠丸(见《和剂》)。痔正发而血多者,亦宜自里托之,宜《千

金》内补散,减桂之半,加鳖头灰尤妙。(《要诀》)"

《外科备要·卷一证治·臀部·痔漏》:"痔漏……大法结肿或块者,湿盛也;结肿痛如火燎,二便秘结,大肠、小肠热甚也;结肿多痒者,风盛也;肛门围绕摺纹破裂,而便结者,火燥也。初俱服止痛如神散(收)随症加味,外搽螺水法(菜),或点菩提露,研熊胆、冰片调频频涂之。若坚硬不软,当以五倍子散(重)唾津调涂之,兼用朴硝、葱头煎汤洗之。若顶大蒂小者,用药线(菜)勒于痔根,每日紧线,其痔枯落,随以月白珍珠散(火)撒之收口。亦有顶小蒂大者,上枯痔散(菜)数次自落。内痔不出者,用唤痔散(菜)勒于痔根,每日紧线,其痔枯落,随以月白珍珠散(火)撒之收口。亦有顶小蒂大者,上枯痔散(菜)数次自落。内痔不出者,用唤痔散(菜)填入肛门,其痔即出,随以朴硝、葱头煎汤熏洗。又有因勤苦劳役,负重远行,致气血交错而生痔者,用止痛如神散(收),加减频服,外治亦如前法。又有血箭痔生肛门或里或外,坠肿堵塞,每逢大便用力,则鲜血急流如箭,不论粪前粪后,皆由肠胃风热,而兼暴怒成之,初服生熟三黄汤(收)。若唇白、面色痿黄,四肢无力,属气血两虚也,宜十全大补汤(水),倍川芎、参、芪服之,外用自己小便洗之,童便热洗亦可,其血自止。亦有粪前点滴而出者,名肠风下血,宜服防风秦艽汤(收);亦有粪后出血者,是因酒毒成痔也,宜服苦参地黄丸(冬)。痔血愈后,必多服脏连丸(收),洗却毒汤(剑)除根。又有临用力太过,气坠血瘀而生痔者,宜补中益气汤(生),加红花、苏木、桃仁(去皮尖研)煎服,频洗葱白朴硝汤。又有久泻久痢而生痔者,用补中益气汤(生),加煅焦皂角子、槐花服之。"

二、分寒热虚实论治

《外科枢要·卷三·论痔疮》:"初起焮痛便秘,或小便不利者,宜清热凉血润燥疏风。若气血虚而寒凉伤损者,调养脾胃,滋补阴精。若破而久不愈,多成痔漏,有穿臀、穿肠、穿阴者,其肠头肿块者,湿热也。作痛者,风热也。便结者,火燥也。溃脓者,热胜血也。大便作痛者,润燥除湿。肛门坠痛者,泻火除湿。小便涩滞者,清肝导湿。其成漏者,养元气,补阴精为主。《经》云:因而饱食,

筋脉横解,肠澼为痔。其属在肝与脾、肾也,明矣。若有患痔而兼疝,患疝而兼下疳,皆属肝肾不足之变症。但用地黄丸、益气汤,以滋化源为善。若专服寒凉治火者,无不致祸。"

《证治准绳·杂病第六册·大小腑门·痔》:"方论有谓五痔溃皆血脓者,独为热甚血腐者言也。至若溃出黄水者,则为湿热矣,更宜于东垣方论求之,东垣治湿、热、风、燥四气。《内经》曰:因而饱食,筋脉横解,肠澼为痔。夫大肠庚也,主津,本性燥清,肃杀之气,本位主收。其所司行津液,以从足阳明中州戊土之化,若旺则能生化万物,而衰亦能殒杀万物,故曰万物生于土而归于土也。然手足之阳明同司其化焉。既在西方本位,为之害蜇司杀之腑,因饱食行房,忍泄前阴之气,归于大肠,以致木乘火势而侮燥金,以火就燥,则大便闭而痔漏作矣。其疾甚者,当以苦寒泻火,以辛温和血润燥,疏风止痛,是其治也。以秦艽、当归稍和血润燥,以桃仁润血,以皂角仁除风燥,以地榆破血止血,以枳实之苦寒补肾以下泄胃实,以泽泻之淡渗,使气归于前阴,以补清燥受胃之湿邪也。白术之苦甘,以苦补燥气之不足,其甘味以泻火而益元气也。故曰甘寒泻火,乃假枳实之寒也。古人用药,为下焦如渎。又曰:在下者引而竭之。多为大便秘涩,以大黄推去之。其津血益不足,以当归和血,及油润之剂,大便自然软利矣。宜作剉汤以与之,是下焦有热以急治之之法也。以地榆恶人而坏胃,故宿食消尽,空心作丸服之。曰秦艽白术丸。又云:痔疮若破,谓之痔漏,大便秘涩,必作大痛。此由风热乘食饱不通,气逼大肠而作也。受病者燥气也,为病者胃热也,胃刑大肠则化燥,火以乘燥热之实,胜风附热而来,是湿、热、风、燥四气相合,故大肠头成块者湿也,作大痛者风也,大便燥结者,主病兼受火邪热也,当去此四者。其西方肺主诸气,其体收下,亦助病为邪,须当以破气药兼之,治法全矣。不可作丸,以剉汤与之,效如神速,秦艽苍术汤主之。痔漏经年,因而饱食,筋脉横解,肠澼为痔,治法当补北方泻中央,宜红花桃仁汤。痔漏大便结燥疼痛,秦艽当归汤。痔漏,大便硬,努出大肠头,下血,苦痛不能忍,当归郁李仁汤。痔漏成块下垂,不任其痒,秦艽羌活汤。《脉诀》云:积气生于脾脏旁,大肠疼痛阵难当,渐教稍泻三焦火,莫漫多方立纪纲,七圣丸主

之。痔漏,每日大便时发疼痛;如无疼痛者,非痔漏也,秦艽防风汤主之。丹溪专一凉血为主,人参、黄连、生地(凉血)、当归(和血)、川芎(和血)、槐角(凉生血)、条芩(凉大肠)、枳壳(宽肠)、升麻(提起),上煎汤服之。外以涩药,芦甘石、童便煅、牡蛎粉、龙骨、海蛤、密陀僧之类敷之。薛新甫云:初起焮痛便秘,或小便不利者,宜清热凉血,润燥疏风。若气血虚而寒凉伤损者,调养脾胃,滋补阴精。若破而久不愈,多成痔漏,有穿臀穿阴穿肠者,宜养元气补阴精为主。大便秘涩或作痛者,润燥除湿。肛门下坠或作痛者,泻火除湿。下坠肿痛或作痒者,祛风胜湿。肿痛小便涩滞者,清肝导湿。若有患痔而兼疝,患疝而兼下疳,皆属肝肾不足之变症。但用地黄丸、益气汤以滋化源为善。若专服寒凉治火者,无不致祸。"

《证治准绳·女科卷之三·杂证门下·痔瘘》:"妇人多因胎产、经行、饮食起居、六淫七情失调所致。男子多因醉饱入房,筋脉横解,精气脱泄,热毒乘虚而患;或入房强固其精,木乘火势而侮金;或炙爆厚味,阴虚湿热,宜凉血润燥疏风。溃后当养元气,补阴精,不愈即成痔漏。有串臀、串阴、穿肠者,其肠头肿块者,湿热也;作痛者,风也;便燥者,火也;溃脓者,热胜血也。大便作痛者,润燥除湿。肛门坠痛者,泻火导湿。小便涩滞者,清肝导湿。《经》云:因而饱食,筋脉横解,肠澼为痔。证属肝肾不足,故用加味地黄及六味丸有效。慎勿敷毒药及服寒凉之剂。"

《景岳全书·卷之四十七贤集·外科钤(下)·痔漏》:"《治法》曰:初起焮痛便秘,小便不利者,宜清热凉血,润燥疏风。若气血虚,而为寒凉伤损者,宜调养脾胃,滋补阴精。大便秘涩,或作痛者,润燥除湿。肛门坠痛者,泻火导湿。下坠肿痛而痒者,祛风胜湿。小便涩滞肿痛者,清肝导湿。其成漏者,养元气,补阴精为主。大凡痔漏下血,服凉血药不应者,必因中气虚不能摄血,非补中升阳之药不能愈,切忌寒凉之剂。亦有伤湿热之食,成肠澼而下脓血者,宜苦寒之剂内疏之。脉弦绝涩者,难治,滑大柔和者,易治。《经》云:因而饱食,筋脉横解,肠澼为痔。其属肝脾肾也明矣。若有患痔而兼疝,患疝而兼下疳,皆属肝肾不足之变证,但用地黄丸、益气汤,以滋化源为善。若专服寒凉治火者,无不致祸。"

《金匮启钥（妇科）·卷三·脱肛痔瘘论》："手太阴肺中焦起，下络大肠，由此观之，肛乃大肠之铃键。肺有实热，则天气不下降，而有秘结之证。肺若虚寒，则阳气下陷，而有肛门翻出之病。妇人而抱此疹者多，当因产努力过甚，或泻泄无休，致有此证。其治法亦比一而足也。如因湿热所致，当服升阳除湿汤。若因血热生病，则用四物汤加槐花、黄连、升麻。中风虚弱，补中益气汤加芍药，重用白术。中气虚寒，仍用上汤加半夏、炮姜、五味。肺气弱，亦上汤加阿胶、五味、山药、炮姜，甚加附子。且夫阳主晋升，阴主退敛。设肾中阴精不足，则不能收，以六味丸或大补元煎滋其阴，其脱自收矣。设肾中之阳气有亏，则不能升，以八味丸或右归丸，壮其阳，则脱自升矣。如泻泄而下脱者，宜用举元煎或九气丹，使其脾肾气足而自愈。然妇人亦有痔瘘，分名则有五，肛边如乳而出脓者，谓之牡痔。脾脉出血者，谓之牝痔。痒而且痛者，谓之脉痔。肿核可验者，谓之肠痔。登厕出血者，又谓之血痔。大都不越胎产经行，郁怒风热，膏粱厚味，起居房劳之所致也。其肠头肿块者，湿热也。作痛者，风也。便燥者，火也。溃脓者，热胜血也。调治法度，大便作痛，润燥除湿，惟郁李仁汤可疗。肛门坠痛者，泻火导湿，槐角枳壳散可痊。小便涩滞者，清肝导湿，秦艽防风汤，无不遵之喜也。《经》云：因而饱食，筋脉横解，肠癖为痔。证属肝肾不足，故用加味地黄丸、黑地黄丸、六黄丸有效。慎勿图速效外敷毒药，内服寒凉，自贻瘼侪也。"

三、按痔病种类不同论治

1. 二十四痔分类治法

《古今医鉴·卷之八·痔漏》："二十四症痔歌：痔症分三八，凭君仔细看。莫交年月久，见者胆心寒。菱角看形怪，莲花不可观，穿肠并鼠奶，酒色两相干。莫愿翻花怨，蜂窠亦不宽。雌雄同气血，子母及肠盘。玄珠尤可怪，勾肠痛苦钻。核桃与流气，见者便心酸。栗子于中大，鸡心在外安，珊瑚形可恶，那更脱肛难。内痔红不出，搭肠里内盘。垂珠更难治，日久有鸡冠。切莫轻刀火，令君性命残，用功无半月，去病更除根。"

《外科大成·卷二分治部上·下部后·二十四痔》："脏痈痔：肛门肿如馒头，两边合紧，外坚而内溃，脓水常流。此终身之疾，治之无益。

锁肛痔：肛门内外如竹节锁紧，形如海蜇，里急后重，便粪细而带匾，时流臭水。此无治法。

番花痔：肛门四边番出如碗大，肉紫黑，痛流血水。服凉血解毒之药，药水洗之，药线扎之，根未尽者，万忆膏敷三四次，除根，内服犀角地黄丸一料，永不再发。

莲花痔：状如莲花，层层叠起，有细孔，痒痛出脓水。数如圣散七八次，至痔紫黑色住药，待七八日，其痔自落，敷粉霜一次，去根，服槐角地榆丸，以去内毒。

重叠痔：生骑缝中间，层层叠起，干燥无水，只痒而不肿痛。搭如圣散日三四次，七日痔落，不须服药。

钩肠痔：肛门内外有痔，折缝破烂，便如羊粪，粪后出血秽臭大痛者。服养生丹，外用熏洗，每夜塞龙麝丸一丸于谷道内，一月收功。

悬胆痔：生于脏内，悬于肛外，时流脓水，便痛出血。先枯去痔，不须收口，服血竭内消丸。

内外痔：肛门内外皆有，遇大便即出血疼痛。用熊胆冰片膏日搭三四次，用后方熏洗。

内痔：在肛门之里，大解则出血如箭，便毕用手按，良久方入。服番肛散，塞换痔散，即番出洗净，敷如圣散五七次，其痔紫黑色自落，换收口药收口；服收肛散即入，或番出时用药线扎之亦佳，服槐角苦参丸，或凉血地黄丸。前法治之，其大便有七八日难解，须少用饮食，先与患者说明，免惑。

血箭痔：与内痔同，但无痛痒为异耳，若大解则鲜血如箭，不问粪前粪后。宜灸承山穴，内服猥皮象龙丸。

气壮痔：肛门侧边有形无痔，遇劳苦气怒酒色则发，发则肿胀，形若核桃，坚硬如石，俟气消毒散，则平复如初。惟戒气怒，不须医治。

沿肛痔：周围皆有，痛痒出水。搭二仙丹一二次，化为黄水，用槐花、朴硝，煎汤洗之，服凉血解毒丸三四帖，或清金丸半斤，则毒尽根除。

杨梅痔：亦周围皆有，形似杨梅，只痒不痛，干燥无脓，此梅毒将发之候也。先服如圣散一剂，次服托里解毒汤十余剂，外搭射粪丹三四次，自愈。

子母痔：两边相对，或大或小，时肿时疼，头大根小，敷二仙丹，内服槐角地榆丸收功。

雌雄痔：亦两边相对，但一大一小，肿痛出脓，头小根大为异耳。敷如圣散六七次，俟痔落而再医漏；如无漏孔，就可收口，宜服苦参丸，消热解毒。

菱角痔：状如菱角，左右皆有三四孔，一孔通肠流脓水。先宜去痔，次穿漏孔，年久者内有附管，用药丁去管，次穿漏收口，宜服蜡矾丸干脓收口，虚者服十全大补汤六十帖。

葡萄痔：左右如乳头堆起，只痒不痛，遇辛苦出水，或痔有孔出脓。宜先去痔，次穿漏孔，如不通肠，用丁取管收口，服蜡矾丸收功。

核桃痔：肛外一边，形如核桃，有孔肿痛流脓。先用药线扎去痔，次穿漏，服蜡矾丸收口。

石榴痔：生谷道前，形如石榴，破塌疼痛，有孔出脓。宜先去痔，次收口，宜服槐角苦参丸。

樱桃痔：宜先去痔，次穿孔，服琥珀丸收功。

牛奶痔：先用药线扎去，次点万忆膏一二次除根。

鸡冠痔：亦先扎去，敷粉霜一次，痔平即可收口。

鸡心痔、鼠尾痔：俱无痛痒，遇辛苦则发，不治无害。

上痔二十四肿，形色虽殊，而治法则一，开载已悉，学者宜依次调理，不得妄为加减，致取不验，至嘱。"

2. 内外痔分类治法

《医方选要·卷之八·肠澼痔漏脱肛门》："痔漏者，肛门边内外有疮是也。若成瘰不破者曰痔；破溃而出脓血，黄水浸淫，淋沥久不止者曰漏也。此疾皆由湿、热、风、燥四气相合而致也。痔有五种，谓牡痔、牝痔、脉痔、肠痔、血痔也。古方又有酒痔、气痔、虫痔、翻花、蝼蛄等。痔之名不一，究其所因，亦不过久嗜辛热炙煿新酒，及房劳、忧思，蕴积热毒愤郁之气所致也。或藏于肛门之内，或突于肛门之外；若蕴毒深者其状大，蕴毒浅者其状小，大者如莲花、鸡冠、核桃之状，小者如牛奶、鸡心、樱桃之类；或流脓水，或出鲜血，有妨行坐，久而不愈则成漏矣。治法：在外者宜点之，洗之；在内者宜祛其风而除其湿，消其热而解其毒，斯得治之法矣。"

《万氏秘传外科心法·卷之五·面图形十二症·痔漏》："痔漏，生于肛门之边，乃下焦之所司也。好酒色之人，多有之。因火气下流肠胃蓄热。

其名有七，治法则一，曰牝、曰牡、曰鸡冠、曰羊奶、曰通肠、曰翻花、曰脉痔。惟有通肠、翻花难疗。治外痔之法，始生用艾隔蒜灸三四壮，去蒜贴肉灸三四壮，可不劳而愈；或用过天丝结断痔头，然后用敷药。又须用黄连四物汤、猬皮丸、凉血地黄汤、葛根汤。治内痔之法，宜凉血、解毒、升提其坠气，可愈。"

《外科正宗·卷之三下部痈毒门·痔疮论第三十》："治分内外，各自堤防。大者若莲花、蜂窠、翻花、鸡冠、菱角、珊瑚等状；小者如樱珠、鼠尾、牛奶、鸡心、核桃、蚬肉之形。故积毒深者，其形异而顽恶；毒浅者，其形正而平常。久则崩溃成漏，新则坠肿刺疼，甚者粪从孔出，血从窍流，气血日有所伤，形容渐有所削，若不早治，终至伤人。因常治法多用针刀、砒、硇、线坠等法，患者受之苦楚，闻此因循都不医治。予疗此症，药味数品，从火煅炼，性即纯和，百试百验，此方法由来异矣。凡疗内痔者，先用通利药汤涤脏腑，然后用唤痔散涂入肛门，片时内痔自然泛出，即用葱汤洗净，搽枯痔散，早、午晚每日三次，次次温汤洗净搽药，轻者七日，重者十一日，其痔自然枯黑干硬。停止枯药，其时痔边裂缝流脓，换用起痔汤日洗一次，待痔落之后，换搽生肌散或凤雏膏等药生肌敛口，虚者兼服补药，其口半月自可完矣。外痔者，用消毒散煎洗，随用枯痔散照内痔搽法用之，首尾至终无异，完口百日入房乃吉。又至于穿肠久漏者，此则另有二方，亦具于后，以致深患者服之，又不用针刀、挂线，效如拾芥耳。"

《吴氏医方汇编·第五册·痔漏》："《经》云：因而饱食，肠澼为痔。以此多见。亦有竭力远行，或酒色过度，起居不慎，以致浊凝于大肠，冲发肛门而成。初起形如鼠乳，未破者为痔，肿痛便难，当用六味槐角丸，外用凉水洗之。《医通》云：欲断其根，须用枯药；欲实其壳，必戒房劳。用药不可离荡涤瘀血、清热之剂。若久而不瘥，则内结成管，因而外溃，变为漏症，甚则穿臀、穿阴、穿肠，种种不一，又当用溃管丸，后以养元补阴为主。断不可妄用寒凉，以伤荣卫，慎之慎之！"

《杂病广要·脏腑类·痔》："许仁则曰：此病有内痔，有外痔。内但便即有血，外有异。外痔下部有孔，每出血从孔中出；内痔每便即有血。下血甚者，下血击地成孔，出血过多，身体无复血色。

有痛者,有不痛者。(《外台》)""其外治法,须分内、外。内痔,以唤痔、枯痔之法治之。外痔,痛甚者清之洗之,头大蒂小者线结之,头小根大者枯之。(《医宗说约》)"

《寿山笔记·内痔用下法》:"治内痔之方甚多,总不及大黄一味之速。余见一人上患吐血,下复生痔,痔发血亦发,后服生军两许,始得安康。盖肺与大肠相为表里,肺之热下移,肠中之火上冲,设投养阴滋腻,其热淹留,必成痨怯。虽未必尽然,然确有是理。"

3. 其他痔论治

《外科全生集·卷一·翻花起肛》:"翻花起肛:溃久不敛,必至翻花起肛坚硬,取老蟾破腹连肚杂,以蟾身刺数孔,贴患口上,轻者日易一次,重者日易两次。贴蟾之日,日服醒消丸三钱,陈酒送服,止其疼痛,三日后毒尽,再服醒消丸,消其翻花,软其硬肛。如大患初溃者,亦如前法,毒从蟾孔而出。倘肛口硬、患孔深,取活牛蒡草根、枝、叶,或取紫花地丁草软者,捣烂涂入肛内,拔毒平肛,功效不凡。马曰:此症用蟾破贴颇效。"

《类证普济本事方释义·卷第五·治肠风泻血痔漏脏毒》:"虫痔宜熏,《千金方》用猬皮、艾者甚佳。予尝作此法,颇得力。"

《外科十三方考·下编·痔漏门》:"(一)羊奶痔:此痔内硬,头小根大,时作痒痛。治法内服中九丸,外用化肉膏贴之,视肉黑后,刮去一层,又贴又刮,不拘次数,必须烂一浅坑,痔根方算去尽,不致复生,此刻即用熏洗汤洗之,外贴解毒膏生肌、平口。"

"(二)樱桃痔:此痔头大根小。治法以药线拴三四日,其核即自行脱落,落后以熏洗汤洗净,掺加味天然散以生肌、平口,内服中九丸以去热毒,免生变症。"

"(三)鸡冠痔:此痔形似鸡冠,硬而赤肿作痛,搔破后则出血流水,殆因受风热而成。治方如下:铜绿五钱,乳香、没药、威灵仙、寒水石(煅)各五钱,甘石一钱,胆矾三钱,海螵蛸五钱(一方有冰片,无螵蛸)。上为细末,以猪胆汁调匀搽之,内服中九丸,外洗熏洗汤,加马齿苋一大握合煎,熏洗之自消。"

"(四)莲花痔:此痔状如莲花,层层叠起,又似鸡冠,有细孔,痒痛而出脓水。治法照鸡冠痔,

久熏久洗,贴解毒膏,掺天然散收功;有时痔不软化,必用化肉膏逐层蚀去,贴解毒膏,掺天然散,方可平复。"

"(五)鸡管痔:此痔亦如通肠漏,在未出气之前,先肿痛出脓,内有一硬管,时出脓水,以温水洗净,用手慢慢托进,实为不治之症,百中难痊一二。治法内服中九丸,兼服槐角丸加升麻五钱,外以马齿苋入熏洗汤中,久熏久洗,间有痊者。"

"(六)脱肛痔:此痔因受风寒湿热,致气虚下降不能上升而成,故治法以升提为主。方如下:当归一钱,白芷梢八分,赤芍七分,防风五分,川芎五钱,光连一钱,黄芩七分,木香一钱(另研),陈皮、枳壳、青皮、茯苓各七分,生地八分,升麻一钱,皂子七粒,甘草一钱。上水煎服,兼服中九丸。外用熏洗汤加倍子一两、明矾一两,合煎熏洗,至痔体软化时,再以生血养体之剂培养之,并时时以油润肛门,再贴蓖麻子饼,自上。又一单方,用上醋一盏,于罐内熬滚时,将烧红火砖淬入,乘热熏洗之。"

"(七)曲尺痔:此痔生于肛门侧边约一寸处,如疽如疖,穿头后,时出脓水不干,延至数日后,患部即肿起化脓,再数月后,又有一枚肿起成脓,脓水不干,延至穿溃三四孔后,内中即结成茧。治法内服中九丸兼槐角丸,外用药线插入,约三日间落茧,以三丫草通开探测之,使其迴转相通共成一处,用熏洗汤洗净,掺加味天然散收功。"

"(八)蝴蝶痔:此痔与鸡冠痔极相似,搔痒出水。治法亦与鸡冠痔同。"

"(九)盘肠痔:此痔因气血虚损,湿热掺入大肠所致,发时大肠即坠出约二三寸许,其痔核约如棉子大,肿痛非常,渐渐阴囊俱肿,成脓溃头,辛劳即发,常常脓水不干,饮食少进。治法照前内服托里排脓之剂,外敷麻凉膏以镇其痛,兼服中九、金蚣二丸,七日后视漏孔出脓时,即插干脓小药线,三日后如脓尚不止,复以小药线插之,至七日后茧即脱落。如此时小便不往龟头出而往漏孔出者,可以黄蜡做成一饼,放入孔内,再以加味天然散塞住漏孔,外贴解毒膏,以少饮茶水为佳,则小便自少,如此补塞数次,不过半月,每可收功。"

"(十)锁肛痔:此痔生于肛门弦内,有痔核数枚镇住肛门弦上,大便时即掉出,起身时又缩进,或辛劳及酒色过度时,即作肿作痛。治法待其

掉出时,洗净搽药,另以药线系于痔根,贴以化肉膏,两面夹攻,其核必落,俟核脱后,熏洗以生肌、平口。"

四、分痔与漏论治

《医学原理·卷之十一·痔门·治痔大法》:"痔病因风热燥三者归于大肠而成,必须清热凉血为本,当以槐花、条芩、黄连等清热,归、地凉血,枳壳疏大肠之滞,升麻清胃提气。如成漏,必须先以大剂参、芪、归、术为主以补之,外以附子为末,津唾捏作饼子如钱厚,以艾柱灸之,令微热,勿使痛,干则易之;或用十全大补汤浓煎成膏,贴之亦效。"

《一见能医·卷之七·病因赋下》:"痔漏沿肛湿热所致:湿热之气,下迫大肠,以致经脉横解,为痔漏之病。肛门边,内外有疮,成瘤不破者,曰痔。破溃出脓血者,曰漏。痔,宜清凉宽气,秦艽、苍术汤主之。漏,宜清热补养,加减地黄丸主之。"

五、病程分阶段论治

《灵验良方汇编·卷之二外科·治痔疮》:"凡人患痔,须及早服药内消,兼用药汤熏洗,更用敷药,自然消去。此最省力,若不及早医治,至于不能内消,则须用枯痔之方,则费力矣。又甚而至于日久成漏,须用针刀、挂线,则更为费力,且易损人,故断以及早使消为上策。"

《医学心悟·卷四·痔疮》:"方书有牝、牡、虫、血之异名,而其实皆大肠经积热所致。大法,宜用石菖蒲、忍冬藤煎水,以瓦罐盛药,对痔熏透,然后倾入盆中浸洗之,冷则加水,如此频频熏洗,并服加减六味丸及国老散,自然渐次消散,可免刀针药线之苦,此亦医痔之良法也。"

六、内治外治结合论治

《冯氏锦囊秘录·杂症大小合参卷十三·论痔(儿科)》:"痔者,肛门之傍,生疮肿痛者是也。亦有生疮有孔,恶水不干,而为漏者,皆由母食酒面爆炙,在胎受之,或因后天失调,心经蕴热,热传于肺,注于大肠而成者,宜内服凉血解毒之剂,外用熏洗可也。"

《外科十三方考·下编·痔漏门》:"凡人九窍之中,有小肉突出者,皆谓之痔,故有耳痔、鼻痔、牙痔等名,固不仅肛门一处为然也。肛门痔之种类极多,名状亦颇不一,故有区分为二十四痔者。未破者曰痔,已破而成管者曰漏(瘘),大别之则不外下列数种:凡肛门边生数疮,肿而突出,穿破后,脓出即散者,曰'牝痔'。凡肛门边突出肉球,形同鼠奶,而时流脓血者,曰'牡痔'。凡肠口颗颗发痛,且痛且痒,血出淋漓者,曰'脉痔'。凡肛门内结核有血,或发寒热,每遇大便即脱肛者,曰'肠痔'。凡饮酒后,即肿痛流血者,曰'酒痔'(色痔相同)。凡每值大便时即血流不止者,曰'血痔'。凡肛门肿痛,遇怒即发,怒息即安者,曰'气痔'。痔疮种类颇多,大致不出以上数种范围之外,其他种种,特其变态耳。但种别虽多,而治法则无大差异。内服中九丸以消脏腑之毒热,有时可兼服槐角丸,外用化肉膏贴于核上,俟肉黑后,刮去黑肉一层,又以化肉膏贴之,如是数次,其核自然腐尽,洗以熏洗汤,掺以加味天然散收功。"

七、痔病具体治法

1. 解热调血顺气

《仁斋直指方论·卷之二十三·诸痔·诸痔论》:"治法总要:大抵以解热调血顺气先之。盖热则血伤,血伤则经滞,经滞则气不运行,气与血俱滞,乘虚而坠入大肠,此其所以为痔也。诸痔出血,肛门间别有小窍,下如血线,不与便物共道。痔久不愈,必至穿穴,疮口不合,漏无已时,此则变而为瘘矣。前乎治法之外,抑犹有说焉。肠风、脏毒之与痔瘘,同出而异名也。岁积月累,淫蚀肠头,湿烂可畏,此果何物致然哉?虫是也。其间执剂又当为之化虫,不然古书何以谓之虫痔?气血下坠,冲突为痔,既不能坐,又不容行,立则愈觉其坠矣。惟高枕偃仰,心平气定,其肿自收。"

《普济方·卷二百九十五·痔漏门·诸痔》:"五痔者,一曰牡痔,二曰牝痔,三曰脉痔,四曰肠痔,五曰血痔……治法大抵以解热调血顺气先之,盖热则血伤,血伤则经滞,经滞则气不周行,气与血俱滞,乘而坠入大肠,此其所以为痔也。诸痔出血,肛门间别有小窍,下如血线,不与便物共道,痔久不愈,必至穿穴,疮口不合,漏无已时,此则变而为漏矣。盖肠风脏毒之与痔漏,同出而异名也,岁积月累,淫蚀肠头湿烂,可畏,此虫为之害也,其间执剂又当为之杀虫也。又有肠风痔、脉痔、雌雄痔,皆五痔之别名也,其状初生悉在肛边,或如鼠乳,或结小核,痒痛注闷,甚者身热恶寒,诸方论之,皆因房酒过度,久嗜甘肥,不慎醉饱以合阴阳,劳扰血脉,肠癖渗漏,冲注下部,肛边生疮,变为痔疾。治法始觉痔作,便服通气丸、槐角丸,热实者,服诸利汤,疏利脏腑,及浴洗熏熨,以取内消。切忌酒面、辛热、房室、肥腻。稍纵嗜欲,腐溃脓血,或逗流淫汁。岁月已深,穿穴成漏者,即须用寸金铤子三五次,痊愈,其次服饵调节,谨慎合宜,未有不瘥者矣。"

《医学原理·卷之十一·痔门·丹溪治痔活套》:"痔病皆由大肠经藏府皆虚,兼以外伤风湿,内蕴热毒。又或醉饱交接,或多恣自戕,以致气血下坠,结聚肛门,滞窒不散,冲突为痔。而有牝、牡、脉、肠、血、酒、气七者之殊。如肛旁生肉珠如鼠乳,时时滴溃脓血者,曰牡痔。如肛旁生疮肿痛,突出一枚,数日后脓溃,后即散,曰牝痔。如肠口颗颗发瘰,且痛且痒,出血淋漓,曰脉痔。如肠内结核有血,寒热往来,登厕脱肛,曰肠痔。如每遇大便清,血随下不止,曰血痔。如每遇饮酒,肿痛血流,曰酒痔。如每遇忧惧郁怒,便发肿痛,大便艰难,强力则肛门坠出不收,曰气痔。名虽不同,原其所由,未有不因气郁血热所致。治法必须清热凉血,疏郁行滞为先。盖热则血脉沸腾,血脉沸腾则经涩,经涩则气道不舒,气与血滞,乘虚坠入大肠而为诸痔。是以用芩、连、栀子、槐花等诸苦寒之剂以泄火,川归、川芎、桃仁等诸辛温以和血。如风邪在下,用秦艽、防风、升麻之类以提之;如燥热怫郁,则以大黄、麻仁之类以润之。"

《万氏家抄济世良方·卷三·痔漏》:"此因风热归于大肠也,治血为主。其肛边发露肉珠状,如鼠乳时滴溃脓血,曰牝痔;肛边生疮肿痛,突出一枚,数日脓溃即散,曰牡痔;肠口颗颗发瘰且痛且痒,出血淋沥,曰脉痔;肠内结核有血,寒热往来,登溷脱肛,曰肠痔。若血痔,则每遇大便清血随下而不止。若酒痔,则每遇饮酒发动疮肿痛而流血。若气痔,则忧恐郁怒,边临乎前立见肿痛,大便艰难,强力则肛出而不收矣。此诸痔之外证也。诸痔久不愈,必至穿穴为漏,治法总要大抵以解热调血顺气先之。"

《明医指掌·卷八·外科·痔漏证十一》:"歌:气血脉肠牝牡虫,七般痔状要精通。或因风

湿侵于外,醉饱过伤热蕴中。论:《经》云,因而饱食,筋脉横解,肠澼为痔。盖人之脏腑本虚,外伤风湿,内蕴热毒,醉饱交接,多欲自戕,以故气血坠下,结聚肛门,宿滞不散,冲突为痔,故古人有七痔之目。牡痔者,肛边发,露肉珠,状如鼠乳,时时滴溃脓血。牝痔者,肛边生疮,肿痛出血,其头反陷入。脉痔者,肠口频频发瘰,且疼且痒,出血淋漓。肠痔者,肠内结核,有血,寒热往来,登圊脱肛。血痔者,每遇大便,清血随下不止。虫痔者,肛门浸淫湿烂,内有蛲虫蚀其肠为疮。气痔者,大便难,强力努之则肛出不收。此七痔之状虽殊,大抵以解热、凉血、顺气为主。盖热则血伤,血伤则经滞,经滞则气不运,气与血俱滞,乘虚而坠入大肠,所以为痔。"

2. 泻火凉血,流湿润燥

《古今医统大全·卷之七十四痔漏门·治法》:"治痔漏大法以泻火凉血流湿润燥为主。东垣云:痔病皆湿、热、风、燥四气为病,其肿而后重者,湿兼热也;大便结者,燥兼热也;肠头成块者,湿也;大痛者,风热也。此皆脏气为病而显其形也。治宜行气和血,泻火疏风;流湿润燥,以调其内;淹洗涂敷,以治其外。肿痛虽定,而痔犹存也。若不去其根本,遇触即发。以枯药消去其痔,而绝其源。亦须调饮食、戒房劳、慎忧怒,内观自养,使火不起,可保全安,否则虽服良药,难复效也。"

3. 化湿热毒

《傅氏外科·青囊秘诀下卷·痔漏论》:"治之法,何能舍湿毒而他求乎?肛门虽去脾胃甚远,而化湿热之毒,则不能不假道于脾胃,肛门未受其益,而脾胃先受其损,所以多无成功也。故用药必须无损于脾胃,而有益于肛门,治之始能奏功也。"

4. 清凉宽气

《一见能医·卷之七·病因赋下》:"痔漏沿肛湿热所致:湿热之气,下迫大肠,以致经脉横解,为痔漏之病。肛门边,内外有疮,成瘰不破者,曰痔。破溃出脓血者,曰漏。痔,宜清凉宽气,秦艽、苍术汤主之。漏,宜清热补养,加减地黄丸主之。"

5. 凉血为主

《苍生司命·卷八(贞集)·痔漏证》:"其见症名状,种种不同,曰牛奶、曰鼠奶、曰鸡心、曰鸡冠、曰莲心、曰翻花、曰蜂窠、曰穿肠、曰外痔、曰内痔。名状虽有不同,皆因风、热、燥归于大肠而致。

当以治血为主。大法用芩、栀、连凉大肠,人参、黄连、生地、槐角生血凉血,当归和血,川芎、枳壳、升麻宽肠。风邪在下,以秦艽、防风、升麻之类提之;燥热拂郁,以大黄、麻仁、枳壳之类润之;更宜慎口节欲。"

《寿世保元·卷五·痔漏》:"治痔之法。不过凉血清热而已。"

《医学说约·杂症分目·血门·痔漏》:"痔者,食积大肠所致,所谓肠澼为痔也。虽有牛你鸡冠、翻花、蜂窠、穿肠等名,总以凉血为主,而泻火和血,或宽润升提,自宜兼治。谷道左右别出一孔流脓血水名曰痔漏,须以温暖内补凉剂外敷。"

《医宗说约·卷之五·痔》:"古人因形定名,分为九痔(牛奶、鸡心、莲花、鸡肝、翻花、蜂窝、穿肠、鼠奶、外痔),然不外醉饱入房,厚味发热,负重致远,以致湿热风燥流注肛门为肿为疮也。治法以凉血为主(用槐角、槐花、生地),佐以和血生血(用川芎、当归、桃仁),行气宽肠(用枳壳),清热(芩、连、山栀)行湿(黄柏、防己、泽泻),润燥(麻仁、大黄)疏风(秦艽、荆芥),下陷者升之(防风、升麻),气弱者补之(人参、黄芪),气不顺者和之(木香、槟榔)。其外治法,须分内外。痔生肛门之外,痛甚者清之、洗之,头大根小者线结之,头大根大者枯之;痔生于肛门之内,有唤痔等法,次序而行,庶获效也。"

6. 荡涤瘀热

《杂病广要·脏腑类·痔》:"痔证之方不一,东垣虽分湿、热、风、燥四治([按]《兰室》分此四证,宜参),大都不离荡涤瘀热之药,如猬皮、皂角、槟榔、大黄、桃仁之类在所必用,兼风毒则加羌、防、升、柴。甚则麻黄、藁本汗之,兼燥气则加秦艽、当归、黄芪,湿胜则加苍术、黄柏、泽泻、茯苓,兼热甚则加芩、连、郁李、生地,脓血则加甲片、归尾,酒痔则加葛根、赤小豆、地、芍、芩、半,气痔则加枳、橘、木香、紫苏,食积则加黄连、枳实、曲、柏,痛极则加乳、没,血多则加发灰,气虚则加参、芪,血虚则加胶、艾,不必拘执古方也。惟血痔诸药不应,石煤、槐花空心乌梅汤服神效。(《医通》)"

八、辨痔血便血论治

《四科简效方·甲集·下部诸证·痔血》:"痔血:此乃湿热蕴于大肠,血出不爽,或如箭射。亦

有肛门热痛者,虽久延而人不憔悴,治当清化,与便血迥殊。世人不为分别,往往误治。"

九、身心摄养论治

1. 慎起居节饮食

《医心方·卷第七·治诸痔方第十五》:"痔病禁忌:《千金方》云:禁寒冷食、猪肉、生鱼、菜、房内。病瘥之后,百日今通房内。又云:通忌莼菜。《极要方》云:禁肥肉生鱼。

可食物:《千金方》云:得食干白肉。《葛氏方》云:作鲭鱼胨姜齑,食之多少任人。《食经》云:椲实(主五痔);鲷(主去痔虫);蠡鱼(主五痔);海鼠(疗痔为验);竹笋(主五痔)。《本草》云:羊蹄主痔。《拾遗》云:鲫胨治赤白利及五痔。"

《简明医彀·卷之三·诸痔》:"欲调治,须断房室,戒厚味、怒气。"

《外科证治全书·卷三后阴证治·痈疽就简·痔疮》:"皆宜戒房劳,忌河豚、海腥、辛辣、椒酒等物。"

《杂病广要·脏腑类·痔》:"调摄法:《葛氏方》云,作鲭鱼鲙,姜齑食之,多少任人。(《医心》)《食经》云:椲实(主五痔),鲷(主去痔虫),蠡鱼(主五痔),海鼠(疗痔为验),竹笋(主五痔)。《本草》云:羊蹄主痔。《拾遗》云:鲫鲙主赤白利及五痔。(同上)禁寒冷、食猪肉、生鱼菜、房室,惟得食干白肉。病瘥之后,百日乃通房内。(《千金》)[按]此出五药散方后,然余药亦宜准之,仍录于此。

气血下坠,冲突为痔,既不能坐,又不容行,立则愈其坠矣。惟高枕偃仰,心平气定,其肿自收。(《直指》)忌吃生冷、硬物、冷菜之类,及酒、湿面、五辣、辛热、大料物及干姜之类,犯之无效。(《准绳》)当戒酒远色,少劳茹淡方妙。(《医通》)"

2. 导引

《诸病源候论·痔病诸候·诸痔候》:"《养生方·导引法》云:一足踏地,一足屈膝,两手抱犊鼻下,急挽向身,极势。左右换易四七。去痔、五劳、三里气不下。又云:踞坐,合两膝,张两足,不息两通。治五痔。又云:两手抱足,头不动,足向口面受气,众节气散,来去三七。欲得捉足,左右侧身,各各急挽,腰不动。去四肢、腰上下髓内冷,

血脉冷,筋急闷,痔。又云:两足相踏,向阴端急蹙,将两手捧膝头,两向极势,捺之,二七竟;身侧两向取势,二七;前后努腰七。去心劳、痔病。"

十、治疗注意事项

《三因极一病证方论·卷之十五·五痔证治》:"治之之法,切勿用生砒,毒气入腹,反至奄忽。近见贵人遭此,痛不忍言,因书以戒后学。"

《赤水玄珠·第三十卷·痔漏门》:"治痔切勿用生砒,毒气入腹,反至奄忽。忌吃生冷硬物冷菜之类及酒、湿面、五辣、辛热、大料物,及干姜之类,犯之无效。"

《松厓医径·卷下·痔漏》:"痔漏者,皆肠胃蕴热而成。丹溪云专以凉血为主,其理治本固当,常见人服凉血内剂,未获全效。切不宜用腐肉药取痔,多致殒命。"

《杂病广要·脏腑类·痔》:"外治例:今之治法,多用刀线割剔其痔,虽药可以封固,然其毒在肉,无由而去,必有再作之理,否则成漏,转而为难治之证。诸方多有服食敷贴之药,今人用之,少见有效。揆度其理,其病既有形于外,非服药之能愈,必须用去毒消痔之药点之,候其毒尽痔消,方可为愈。切不可用砒霜等毒药,恐致人奄忽,慎之慎之。(《大成》)"

【论用方】

一、治痔通用方

1. 黄芪丸(《外台秘要·卷第二十六·诸痔方二十八首》引《古今录验》)

疗痔。

黄芪 青葙子 漏芦 鳖甲(炙) 狼牙(各五分) 黄柏(四分) 犀角屑(八分) 斑蝥(去足翅,熬) 猬皮(四分,炙) 白矾(十分,烧去汁) 芫青(去足翅,熬) 地胆(去足翅,熬) 蜈蚣(各十枚,炙) 猪悬蹄甲(七枚,炙)

上十四味捣筛为散,蜜和丸如梧子大。空腹以饮服二丸,日二,增之,以知为度。忌一切油腻苋菜。

2. 猬皮散

1)《外台秘要·卷第二十六·五痔方一十二首》

疗五痔。

猬皮(炙) 鳖甲(炙) 当归(各六分) 黄芪 槐子 大黄(各八分) 蛇皮(炙,五寸) 露蜂房(炙,五分) 藁本 桂心(各五分) 猪后悬蹄甲(十四枚,炙)

上十一味捣为散。空腹以米饮服方寸匕,日二,渐加一匕半,不利。忌如前方。

2)《普济方·卷二百九十五·痔漏门·诸痔》

治痔。

猬皮(一枚) 黄牛角䚡(一对) 鲮鲤甲(三两) 猪牙皂角 野猪肉 旧箬叶(四两)

上用新瓶一只盛,新瓦子盖口,纸泥封,干后,煅过赤,放冷取出,研为散,入麝香少许。每服二钱匕,服用胡桃仁一枚,分作二服,研细,温酒调下,久患不过五七服瘥,夜卧更深服。

3. 蜂房膏(《外台秘要·卷第二十六·杂疗痔方五首》)

疗肾劳虚,或酒醉当风所损肾脏病所为酒痔,肛门肿生疮,因酒劳伤发,泻清血,肛门疼痛。

蜂房(三两,炙) 生槐白皮(十两) 楝实桃仁(各五十枚,熬) 白芷(二两) 赤小豆(一合,碎) 猪膏(一升半)

上七味㕮咀,绵裹,以苦酒一升渍一宿,下膏煎,取酒尽膏成,去滓,取杏子大绵裹纳肛门中,又酒服一方寸匕。

4. 槐黄散(《太平圣惠方·卷第六十·治五痔诸方》)

治五痔。

槐黄(两,微炒) 附子(一两,炮裂,去皮脐)

上件药,捣细罗为散。每于食前,以温粥饮调下一钱。

5. 白金散(《传信适用方·卷下》)

治久新痔痛如神。

海螵蛸(去粗皮,不拘多少)

上为细末。每用二三钱,生麻油调成膏,以鹅翎拂上。

6. 犀灰散(《传信适用方·卷下》)

治五种肠风泻血下痢。粪前有血号外痔,粪后有血号内痔,大肠不收号脱肛,谷道四面有胬肉如奶号鼠奶,头上有孔号漏,此药并皆治之。

黄牛角䚡(一个,刴) 蛇蜕(一条,全者)

猪牙皂角（五铤）　穿山甲（一处七十鳞,刿）

上四味同入瓷瓶内,黄泥封固,候干,先以小火烧,令烟出,方用大火煅,令通赤为度,候冷取出,研为细末。每服二钱,用胡桃肉一个,取四分中一分,烂研,同药用温酒调服,临卧服,来日辰时再服,取出恶物,永除根本。

7. 清心汤（《仁斋直指方论·卷之二十三·诸痔·诸痔证治》）

诸痔受病之源,此药主之。

黄连（净,一两）　茯神（去木）　微赤茯苓（各半两）

上为末,炼蜜丸如桐子大。每服一百丸,食前米饮下。患痔只是吃白米稀粥,疏其肠胃。

8. 黄连阿胶丸（《仁斋直指方论·卷之二十三·诸痔·诸痔证治》）

治诸痔,肺热或咯血。解热调血。用枳壳散送下,或黑豆煎汤下,解里热先用此。

黄连（净,三两）　赤茯苓（二两）　阿胶（炒,一两）

上黄连、茯苓同末,水调阿胶和,众手丸桐子大。每三十丸,食后米饮下。黄连、赤茯苓能抑心火,则肺得其清。

9. 枳壳散（《仁斋直指方论·卷之二十三·诸痔·诸痔证治》）

治诸痔,虚劳大便秘涩。

枳壳（五两,制）　甘草（炙,一两半,）　杏仁（去皮,炒）　阿胶（炒酥）　生地黄（各一两）

上细锉。每服三钱,姜五片,蜜三匙,乌梅一个同煎,空腹服。

10. 追风毒锉散（《仁斋直指方论·卷之二十三·诸痔·诸痔证治》）

治诸痔蕴热肿痛,脚气热多证。疏泄风毒。大便不通,加枳壳煎。

羌活（一两）　鸡心槟榔　防风　桑白皮（炒,各半两）　郁李仁（炒）　大黄（生,各一分）

上锉散。每服三钱,黑豆百粒煎服。热甚,大便秘,更加大黄。

11. 清凉饮（《仁斋直指方论·卷之二十三·诸痔·诸痔证治》）

治诸痔热证,大便秘结。

当归　赤芍药　甘草（炙）　大黄（米上蒸,晒,等分）

上为粗末。每服二钱,新水煎服。

12. 圣丸子（《仁斋直指方论·卷之二十三·诸痔·诸痔证治》）

诸痔通用。

楮藤子（重一两者,三个,去瓤,酥炙）　猪牙皂角（二两,酥炙）　猬皮（一个,炙令焦）　大皂荚刺（二两,烧,各存性用）　没药（别研）　槐角（各三分）　麝（少许）

上为末,酒面稀糊丸桐子大。每服三十丸,枳壳散送下。

13. 收痔丸（《仁斋直指方论·卷之二十三·诸痔·诸痔证治》）

诸痔通用。

透明阿胶（炒酥）　黄连（净）　贯众（各半两）　盈尺皂角（去弦核,醋炙焦）　猬皮（炙焦）　蜂房（炒焦）　蛇皮（略炒）　皂角刺（略炒）　穿山甲（插入热火灰中令焦）　猪后蹄垂甲（烧,以上各存性）　当归　川芎　槐花（并用二钱半）

上为末,米醋煮面糊丸桐子大。每服七十丸。调气用枳壳散下,消血热荆芥煎汤下,食前服。

14. 蜡矾丸（《仁斋直指方论·卷之二十三·诸痔·诸痔证治》）

治诸痔,诸痈恶疮,便毒。

明白矾煅为末,熔蜡丸桐子大。每服七丸,温熟水下。

15. 猪甲散（《仁斋直指方论·卷之二十三·诸痔·诸痔证治》）

治诸痔。

猪后蹄垂甲（不拘多少,烧存性）

上为末。陈米饮调二钱,空心服。

16. 青蛙丸（《仁斋直指方论·卷之二十三·诸痔·诸痔证治》）

治诸痔。

青色蛙（长脚者,取一个,烧存性）

上为末,雪糕丸桐子大。每服十五丸,空心先吃饭二匙,次以胡桃肉切细煎汤,调枳壳散送下。若产妇发痔,里急作疼,用黑豆一百粒,陈米一合,夹煎汤下,亦先吃饭二匙。

17. 五圣丹（《仁斋直指方论·卷之二十三·诸痔·诸痔证治》）

治痔。

雄黄　叶子雌黄　朴硝　绿矾　明白矾(各半两)

上件,各别磕碎,以银窝,一入雄黄,二入雌黄,三入朴硝,四入绿矾,五入白矾,圆瓦片盖定,炭火煅一日夜,看青烟出尽,有红烟上方好,候冷取出,纸衬顷地上,用盆盖,出火毒一日夜,入乳香、没药末各一钱,同研极细。每抄一匙,煎甘草汤调敷,外用鸡羽扫药末盖之,日二次,夜一次,自然干硬而脱,逐日须用葱白煎汤,入朴硝温洗,软帛拭干,然后敷药。

18. 猪胆膏(《仁斋直指方论·卷之二十三·诸痔·诸痔证治》)

治痔。

猪胆七枚,各取汁,以建盏盛,炭火熬成膏。用单纸摊敷,须先用槐根,取白皮煎汤温洗,然后敷药。

19. 刘寄奴汤(《类编朱氏集验医方·卷之六积聚门·痔漏》)

治痔疾。

刘寄奴　五倍子

上等分,研为细末。空心酒下,仍用其末敷乳上,遂愈。

20. 倍香膏(《类编朱氏集验医方·卷之六积聚门·痔漏》)

治痔疾。

五倍子(烧存性)　乳香(少许)　降真香(少许)

上为末。用津液调少许,搽痔上,其疼立止。

21. 蜗牛膏(《类编朱氏集验医方·卷之六积聚门·痔漏》)

治痔。

蜗牛(一枚)　麝香

上用小砂盒子盛蜗牛,以麝香掺之,次早取汁涂,妙。

22. 石膏熟艾散(《类编朱氏集验医方·卷之六积聚门·痔漏》)

熏痔疾。

荆芥　木鳖子(去壳)　熟艾(各等分)　软石膏(煅,钱半)

上㕮咀。每半两,水三升,橘叶五七十片,同入瓦罐中浑令香熟,却用小口酒壶盛药。坐其口上熏之,如药稍温,略略洗之,无时候。其药汁可作两日用。

23. 木鳖散(《类编朱氏集验医方·卷之六积聚门·痔漏》)

治痔不以内外,洗药。

木鳖子(去壳)　地骨皮　紫金皮　当归　枳壳(半两)

上用黑豆三合,先以豆煮软,水五升煎至四升,去滓,乘热熏洗。一方加樟木皮叶;一方有橘叶,皆有效。

24. 厚朴丸(《类编朱氏集验医方·卷之六积聚门·痔漏》)

治痔。

厚朴(剉)　生姜(各五两,切片,水两碗同煮干,焙之)　白术　麦蘗(炒)　神曲(炒,各一两)

上细末,面糊为丸。空心,米饮下三五十丸。

25. 荆芥散《类编朱氏集验医方·卷之六积聚门·痔漏》

洗熏痔疾。

荆芥　熟艾　木鳖子(去壳,各半两)　寒水石(煅,三钱)

上㕮咀。每服用半两,入橘叶四十九皮同煎,令香熟,却以有盖桶子,于盖子上开口,倾药汁在内,乘热熏,稍温则以手浇水,略略洗之。仍留汁更可用一次,有效。

26. 洗痔金花散(《秘传外科方·李防御五痔方》)

洗痔。

无名异(半钱)　黄柏(一两)　黄连(半两,生)　乌黑豆(半升)

上为末,温洗了,用海蛤散敷之。

27. 验过脏连方《苍生司命·卷八(贞集)·痔漏证(六十一)·痔方》

治痔。

当归　白芍　川芎　升麻(各一两)　生地(两半)　川连　槐花(各三两)　乌梅肉(七钱)

上为末,用雄猪大脏一段,洗净盛末在内,煮极烂捣如泥,再用淡酒稀面糊丸梧子大。每空心滚水或酒任下六七十丸,如下血,加白鸡冠花,烧存性加入极效。

28. 如神千金方(《立斋外科发挥·卷七·痔漏》)

治痔无有不效。

好信石(色黄明者,三钱,打如豆大) 明白矾(一两,为末) 好黄丹(水飞,炒变色,五钱) 蝎梢(七个,净洗瓦上焙干,研末) 草乌(紧实光滑者,去皮,生研末,一钱)

上用紫泥罐,先将炭火煅红,放冷拭净;先下明矾烧令沸,次下信石,入矾内拌匀,文武火煅候沸,再搅匀;次看罐通红烟起为度,将罐掇下,待冷取研末,方入草乌、黄丹、蝎梢三味,再同研极细,入瓷罐内收贮。如欲敷药,先煎甘草汤,或葱椒煎汤,洗净患处,然后用生麻油调前药,以鹅毛扫药痔上,每日敷药三次。之后,必去黄水如胶汁,然痔头渐消,看痔病年深浅,年远者,不出十日可取尽,日近者俱化为黄水,连根去净。更搽生好肉,药应是五痔皆去之。

29. 水澄膏(《立斋外科发挥·卷七·痔漏》)
治痔护肉。

郁金 白芨(各一两)

上二味,为细末。如内痔,候登厕翻出在外,用温汤洗净,不须坐,侧卧于床即出。用蜜水调令得中篦,篦涂谷道四边好肉,上留痔,在外以纸,盖药上良久,方用枯药搽痔上,用笔蘸温水于纸上,不令药干及四散。一方加黄连。

好白矾(四两) 生信石(二钱半) 朱砂(一钱,生研极细)

上各研为细末,先用砒入紫泥罐,次用白矾末盖之,用火煅,令烟断,其砒尽随烟去,止借砒气于矾中耳,用矾为极细末,看痔头大小,取矾末在掌中,更入朱砂少许,以唾调稀,用篦头涂痔上周遍,一日三上。候看痔头颜色焦黑为效,至夜自黄水出,切无他疑,水尽为妙,至中夜上药一遍,来日依然上药三次,有小痛不妨。换药时,以碗盛新水或温汤,在痔边用笔轻洗去痔上旧药,更上新药,仍用护肉药,次用荆芥汤洗之,三两日之后,黄水出将尽,却于药中增朱砂减白矾,则药力即缓,三两日方可增减,渐渐取之。庶不惊人,全在用药人,看痔头转色,增减厚薄敷药,方是活法,此药只是借砒信耳,又有朱砂解之。一方士将此二方在京治人多效,致富。一富人因验以百金求得之录于余,余虽未用,传人无不言效,但枯药赵宜真炼师已刊于《青囊杂纂》,如神千金方,未见刊传,大抵今人言能取痔者,皆此方也。恐气血虚或内邪者,

还当兼治其内,庶不有失。

30. 神应散(《赤水玄珠·第三十卷·痔漏门》)

治五种肠风下血。上厕粪前有血名外痔,粪后有血名内痔,大肠不收名脱肛,谷道四面有胬肉名奶痔,头上有孔漏出名肠风,并治之。

黄牛角䚡(一枚,酌中老,捶碎) 蛇蜕皮(一条,白者) 猪牙皂角(七茎) 穿山甲(七片) 刺猬皮(一两,剉)

上五味细剉,入瓷瓶内,以黄泥封固,候干,先用小火烧令烟出,后用大火煅令通赤为度;取出摊开,候冷,捣罗为末。服时先令患者临卧时细嚼胡桃仁一个如糊,用无灰好酒一盏送下,不可言语便睡,至五更时,以温酒调下药末三钱,至辰时,更进一服,虽年久,不过三服,立效。

31. 二八通玄丹(《赤水玄珠·第三十卷·痔漏门》)

治痔。

宣连(八两,用茱萸四两炒,去茱萸) 川归(二两) 乌梅肉 槐角 枳壳(各二两)

上为末,以雄猪肚一个,洗净,入药在内,外以韭菜四五斤,包其肚,用水醋共数碗,煮肚熟为度,去韭菜并肚,以药烂捣丸如桐子大。每服空心白汤下五七十丸。

32. 五痔散(《医学入门·外集卷七·通用古方诗括·杂病·痔》)

治五痔。

猪左悬蹄甲 鳖甲 猬皮 露蜂房(各五钱) 蛇蜕(一条)

俱炒焦为末。每二钱入麝少许,井水调服。治五痔不拘内外冷热,如牡痔倍鳖甲,牝痔倍猬皮,肠痔倍猪甲,血痔倍蛇蜕,脉痔倍蜂房。

33. 鹿茸丸(《普济方·卷二百九十五·痔漏门·诸痔》)

治诸痔漏、牡痔、脉痔、肠痔、血痔等。

鹿茸(酒浸炙令黄) 附子(炮裂,去皮脐) 龙骨(碎研) 黄芪(炙,剉) 桔梗(炒) 生干地黄 牛膝(去苗,酒浸焙) 芍药 人参 白茯苓(去黑皮,各一两一分) 枳壳(去瓤麸炒) 当归(切,焙) 猬皮(炙焦) 芎䓖 槐子(微炒) 白矾(煅令汁尽) 黄连(去须,各一两半) 蒲黄(炒,一两) 桂(去皮,三分)

上为末,炼蜜丸梧子大。每服三十丸,空心煎柏叶汤下,日晚再服。

34. 神效散(《普济方·卷二百九十五·痔漏门·诸痔》)

洗痔。凡富贵之人,多因嗜欲,酒色过度,喜怒不常,致生痔漏。或如鼠乳连珠,或粪门肠头肿,流脓漏血,其痛如割,不可忍者,但是诸肿痔漏及肠风下血,此药治之。

苦参 川椒 苦葫芦 芜荑子 槐花 枳壳 荆芥 金银花 小茴香 白芷 连翘 独活 麻黄 牡蛎(煅) 威灵仙 椿树皮(各二两)

上㕮咀。每服五钱,水六七碗,葱白三茎,煎五七沸服。洗法,先以盆盛药水,上�},先蒸后洗,却以乌龙膏贴之,临卧时,再以药滓熬水如前洗之,如此三五次,夜则以膏药贴之,常服葛花酒蒸香连丸多有验。加老黄茄子二个尤妙。

35. 立圣丸(《普济方·卷二百九十五·痔漏门·诸痔》)

治五痔及肠风下血。

槐花 枳壳(去瓤麸炒,二两半) 五倍子(去灰土) 黄芪(蜜炙,切) 槐荚(各二两) 猪垂蹄甲(二十一枚以上,并各炒焦,拣令净) 木贼(二两半) 何首乌(米泔浸软,以竹刀切作片子,焙干,于石臼内捣末,秤,和入诸药) 臭橘(一百枚) 刺猬皮(一枚) 皂荚针(四两) 楛藤子(三枚,炒,上四味各用藏瓶一枚盛,用盐泥固济,各留一穴出烟,以炭火烧,守候逐件烟尽退火,各放冷,取出研细) 皂子(各三两)

上为末,蜜丸桐子大。每服五十丸至百丸,温酒空心服。

36. 如圣丸(《普济方·卷二百九十五·痔漏门·诸痔》引《圣济方》)

治五种痔疾。

枳壳(去瓤麸炒) 威灵仙(去土) 陈橘皮(去白,各一两) 续断(炒) 白矾(飞过) 当归(炒) 干姜(炮) 附子(炮,去脐皮) 生地(焙,用熟干地黄) 连翘(炒) 槐荚子(各半两,炒香为度,取荚内子)

上为末,蜜丸桐子大。每服十丸,陈粟米饮下,空心食前,日二服。如年深者,加丸数,疼痛甚者,当日见效。

37. 如圣散

1)《普济方·卷二百九十五·痔漏门·诸痔》引《圣济总录》

治诸痔。

白猬皮(二枚,烧) 鸡冠花(炒) 皂荚针(炙,各二两) 栝蒌(一枚,烧) 胡桃(十枚烧) 槐花(二两,炒) 皂荚(二两,酥炙) 黄芪(炙) 枳壳(麸炒,各二两) 白矾 绿矾(各二两半,水飞)

上为散。每服二钱匕,酒和下,或作丸服。

2)《外科大成·卷二分治部上·下部后·痔漏主治方》

治内外一切诸痔,七日自落。

鸡粪(四两,用雌雄鸡二只,饿二日,次早用猪胰子切碎,拌糯米粉一二合,徐徐喂之,六七日接粪,四两为度,晒干听用) 雌黄(六钱) 雄黄(六钱) 明矾(一两) 皮硝(一两) 胆矾(五钱)

共为末,入倾银罐内,用瓦盖之,火煅青烟为度;取出,加乳香没药各三钱,冰片五分,共为末,瓷罐收封口。用唾津调敷痔上,良久去药,再上药,如此七次,看痔黑色,则不须上药,待七日,其痔自脱。略用生肌散,二三日收口。

38. 黑神散(《普济方·卷二百九十五·痔漏门·诸痔》引《博济方》)

治肠风痔疾。

羌活(去芦、头) 黄芪 黄荆实 蔓荆实 狗脊(火燎去毛) 枳壳(去瓤麸炒) 槟榔 栝蒌(以盛尽药为度,不拘枚数,去子留瓤)

上除栝蒌外,等分为末,入栝蒌中,盛于沙盒或瓦罐子内,盐泥固济,煅通赤,候冷取出药末,更别用药如后:

荆芥子 白芜荑(二味与前等分) 木香(比前减半)

上为散。每服一钱匕,空心茶酒调下,日三。

39. 诰后丸(《普济方·卷二百九十五·痔漏门·诸痔》引《圣济总录》)

治痔。

连翘 附子(泡,去皮脐) 桂(去粗皮) 槐荚 白矾(枯飞) 杜仲(去皮,炒) 枳壳(去瓤麸炒) 黄芪(剉) 当归(切,焙) 藁本(去土)

上件药等分为末,蜜丸桐子大。每服十丸,米饮下,空心,日二。

40. 藜芦汤(《普济方·卷二百九十五·痔漏门·诸痔》引《圣济总录》)

洗痔。

藜芦 附子 莽草 蛇床 羌活 独活 当归 苦参 芍药(各一两) 蜀椒(去目,半两)

上捣筛。每服两撮,生绢袋盛,桑、松柏枝各一握,生姜一块,拍破,银石器中以水三碗煎熟,去滓,倾入器中,乘热熏,候温洗之。

41. 拔毒散(《普济方·卷二百九十五·痔漏门·诸痔》)

敷扫痔肿毒处。

大黄 黄柏 白芷 石膏 黄芩(各五钱)白蔹 黄连 栀子(各三钱) 朴硝(五钱)

上末,用井花水调涂。

42. 宣毒散丸(《普济方·卷二百九十五·痔漏门·诸痔》)

治痔。

苦参 荆芥 当归 川芎 玄参 白芷(各半两) 牵牛(两半) 乌蛇(一条) 青黛(半两)

上先将牵牛、巴豆肥白者去壳十粒,慢火烧令色黑,去巴豆不用,则用牵牛同前九味为末,将煨熟大蒜擂细,看稀稠得所丸时,糊丸桐子大。每服,空心以盐酒送下一十丸。

43. 如神丸(一名乌蛇丸)(《普济方·卷二百九十五·痔漏门·诸痔》引《圣济总录》)

治肠风五痔。

乌蛇(酒浸去皮骨,炙) 大黄(湿纸裹煨)防风(去芦,各二两) 黄芪(剉) 秦艽(去苗)枳壳(去瓤炒) 猬皮(炙黑焦) 陈皮(浸去白,焙) 土蒺藜(炒去角,各一两半)

上为末,蜜丸桐子大。每日,空心酒下三十丸,夜卧更服,当日血止痛定。

44. 丁香烂饭丸(《普济方·卷二百九十五·痔漏门·诸痔》)

治痔。

丁香 木香 广术 三棱 丁皮(各二分)

上为末,水浸蒸饼丸如桐子大。每服三十丸,食后白汤下。

45. 枳壳黄芪丸(《普济方·卷二百九十五·痔漏门·诸痔》引《经验良方》)

治痔。

枳壳 黄连(各五两) 白鸡冠花 黄芪(各一两) 荆芥(二两半)

上为末,糊丸。每服三十丸,荆芥汤下。

46. 诃子散(《普济方·卷二百九十五·痔漏门·诸痔》)

洗痔。

诃子 甘草 大黄 荆芥 白芷 山赖子藿香 防风(各等分)

上药煎汤洗。

47. 三香丸(《普济方·卷二百九十五·痔漏门·诸痔》引《圣济总录》)

治五痔。

乳香(半两,研) 安息香 密陀僧(研,各一分) 巴豆(七粒,去皮油) 丹砂 麝香(研)砒霜(研,各半钱) 猬皮(一枚,炙,捣为细末)

上为末,用水化炊饼丸绿豆大。每服一丸,空心冷茶清下。

48. 黄连阿胶丸(《普济方·卷二百九十五·痔漏门·诸痔》引《永类钤方》)

治诸痔,解热调血。

阿胶(碎炒,一两) 茯苓(去皮,二两) 黄连(去须,三两)

上黄连、茯苓同为末,水调阿胶末,搜和丸如梧桐子大。每服二十丸,用枳壳丸散送下,或黑豆煎汤下。

49. 黄金散(《普济方·卷二百九十五·痔漏门·诸痔》)

治诸痔。

黄柏 黄芩 白芷 藿香 零陵香 甘草甘松(各等分)

上咬咀。黑豆一勺,相和水二碗,煮二十沸,去滓,洗却,为生肌药。

50. 七物汤(《普济方·卷二百九十五·痔漏门·诸痔》引《圣济总录》)

熏痔。

干虾蟆(一枚,剉碎) 皂荚(三挺,剉) 艾(一握) 鳖甲(二枚) 雄黄(一两) 麝香(一分) 草乌(二枚)

上剉,拌匀,穿地坑,内着熟火一斤,方砖一片,中心钻孔子,盖坑口,旋入药一撮,披衣坐上熏。

51. 催痔散(《普济方·卷二百九十五·痔漏

门·诸痔》）

治五种痔疾。

穿山甲（七片，火煅）　蝼蛄（一个，煅）　血余（一两，烧灰）　黄颡鱼（一个，粪缸内片时火煅过了）　脑子　麝香（各少许）

上为末，用贴。

52. 密陀僧丸（《普济方·卷二百九十五·痔漏门·诸痔》）

治一切痔疾，面色痿黄。

密陀僧（烧赤）　白矾灰（各一两）　槐子仁（炒）　鸡冠花　铛墨（各半两）　皂荚灰（一分）

上为末，以面糊丸桐子大。每服二十丸，煎柏叶汤下，空心服之。

53. 神妙汤（《普济方·卷二百九十五·痔漏门·诸痔》引《圣济总录》）

熏洗痔疾。

萆薢　栝蒌根　甘草　五倍子　豉　葱白（切）

上等分，研。每服一二两，水两碗，煎数沸，盆盛坐熏痔，候通手洗。

54. 五灰散（《普济方·卷二百九十五·痔漏门·诸痔》引《肘后方》）

治五痔，不问内、外、牝、牡、寒温、劳湿，悉主之。

鳖甲（治牡痔）　猬皮（治牝痔）　猪左悬蹄甲（治肠痔）　蜂房（治脉痔）　蛇蜕（治气痔，各等分）

上烧存性，随证倍一分为末，水花调二钱，空心临卧一服。一方有麝香，无猬皮，粥饮调下；一方亦以敷疮上，五剂不瘥，更服。一名鳖甲散，各半两，炙用。

55. 取痔千金方（《普济方·卷二百九十五·痔漏门·诸痔》引《家藏经验方》）

治痔。

砒霜（黄明，三钱）　白矾（明净者，十两）　虢丹（一钱，水飞过，炒）　蝎梢（以梢尾全者七个，洗净，瓦上焙干）　草乌头末（一钱，小而紧清者，去皮拣生用）

上用熟便铁铫，炭火煅红，放冷，揩拭净，先下白矾，烧令滚沸，次下砒霜，拌匀搅合，候沸定三两次了，矾干烟尽为度，放地上出火毒，研为末，方入草乌、虢丹、蝎梢，同研，收于新瓦罐内，埋地内干

处，二日取出。如痔痛，旋加乳香、没药末少许，入于前药内。如用，先以甘草水或葱水轻轻洗净，休破了（按：如破了痔头，成漏难治），以生芝麻油调或蜜调，毛翎扫痔头，或用笔点药少许于痔上，坐卧，以痔头向空处，椅子开穴坐，草席亦开穴，以肛门坐空处，待黄水自然滴下，十日内干，又五七日内，其疮干痂自落，连根去了，生好肉，平复。登厕于野处，不可登后架坑上，恐旧粪触了。忌房事、油腻等物一月，远者不出十日，可取尽，近者化为水，连根去，生好肉。

56. 五灰膏（《普济方·卷二百九十五·痔漏门·诸痔》引《危氏方》）

治脏腑一切蕴毒，发为痔疮，不问远年近日，形如鸡冠、莲花、核桃、牛乳，或内或外，并皆治之。

荞麦灰（半斗）　荆柴　老杉枝　山白竹蓟柴

上以四件柴竹截作一尺许长，以斧劈破成片，每取一束，晒干，于火上烧过，置坛内为炭，防为风所化，候烧尽，却以水于锅内煮出炭汁，又用酒漏，以布帛实其窍，置荞麦灰于酒漏内，以所煮四般炭汁淋之，然后取汁，于锅内慢火熬汁，约取一小碗，候冷入石灰、虢丹，相和成膏，以瓦罐贮之，上用石灰敷面，不令走气。临用时却去石灰，冷水调开，令病者以水洗净痔疮，仰卧，搭起一足，先以湿纸于疮四围贴护，却用竹篦挑药涂痔上，须臾痛息，用纸揩去药，再涂，如此三四遍，要痔疮如墨样黑方止，以水洗净。每日常置冷水一盆，以葱汤和之，洗三五遍，六七日脓秽出尽，其疮自消。

57. 上马散（《普济方·卷二百九十五·痔漏门·诸痔》引《杨氏家藏方》）

治五种痔疾，初可以消散，痛不可行坐者。

朴硝　薄荷　荆芥　枳壳　莲房（各等分）

上㕮咀。每服用一两，水三升，煎三五十遍，熏洗痔上，未效再用即愈。

58. 没药散（《普济方·卷二百九十五·痔漏门·诸痔》引《圣济总录》）

治五痔，消毒。

没药（一两）　黄矾　白矾　溺白垽（火煅，各半两）　麝香（一钱，研）

上研令匀。每用时，先以葱汤洗，拭净，以药干敷。

59. 花乳石散（《普济方·卷二百九十五·痔

漏门·诸痔》引《圣济总录》）

治五痔。

花乳石（一两，煅，研）　乳香（去石，研）　胆矾（研）　夜明砂　地龙（去土，细末）

上等分，研匀，用时，先以甘草汤洗痔净，以药干敷，令痔消释。

60. 黄柏散（《普济方·卷二百九十五·痔漏门·诸痔》）

涂痔漏。

黄柏　铅丹　黄连　腻粉　白矾

上等分为散。先煎葱汤洗后，用药散一钱匕，涂之，久患不过三度。一方无腻粉，唾津调涂。

61. 五物汤（《普济方·卷二百九十五·痔漏门·诸痔》引《圣济总录》）

熏洗诸痔。

莨菪子（二两）　白矾（一两，通明者，半两生用，半两铁器内盛，慢火煅过）　硼砂　马牙硝（各一分，以上四味一处，先碾碎）　朴硝（五两，同前四味一处研）

上用百沸汤一大碗，药末五钱匕浸，熏洗痔痛处，食后夜卧以衣覆护，只留痔疮处，仍避风。

62. 绿云汤（《普济方·卷二百九十五·痔漏门·诸痔》引《圣济总录》）

治痔疾。

卷柏　樗根白皮　贯众　地骨皮　朴硝（各一两）

上捣筛。每用十五钱匕，葱二枝，水五升煮至四升，去滓，乘热溻之。

63. 二黄散（《普济方·卷二百九十五·痔漏门·诸痔》引《圣济总录》）

涂痔。

黄柏（一两）　黄蜀葵花（一分）　生干地（半两）　白芨（半两）　青黛（二块）

上五味为散，先溻了，用朴硝水调涂之，干即易之，以瘥为度。

64. 乌玉丸（《普济方·卷二百九十五·痔漏门·诸痔》）

治内外翻花痔。

大黄（一两，炮）　厚朴（二钱半）　枳壳（一两）　猪牙皂角（半两）

上为末，搐芝麻丸桐子大。每服三十丸，用米

汤下。

65. 神验散（《普济方·卷二百九十五·痔漏门·诸痔》引《圣济总录》）

治痔。

当归（焙，一两）　白矾（二两）　桑蛾（二两，黄紫色者）　木耳（二两）

上为散。每服一钱匕，粟米粥调下，空心服。

66. 异功散（一名犀灰散）（《普济方·卷二百九十五·痔漏门·诸痔》引《传信适用方》）

治五种痔疾，肠风泻血，外痔内痔及脱肛，下部四边胬肉如乳，并皆治之。

黄牛角䚡（一枚，碎）　蛇蜕皮（一条白者）　猪牙皂角（五根）　鲮鲤甲（半两）

上入磁瓶内，黄泥封固，候干，先以小火烧令烟出，后用大火煅令通红为度，取出，摊冷，为散。先用胡桃肉一枚，分作四分，取一分，临卧时研如粉，温酒送下，便睡，先引出虫，至五更时，用温酒服药散二钱匕，至辰时更一服，虽患年深久，不过三服瘥，永除根。

67. 木瓜丸（《普济方·卷二百九十五·痔漏门·诸痔》引《圣济总录》）

治痔。

木瓜（一两，切成片，晒干为末，三分中留一分下药）　槟榔（二枚，为末）　白矾（一两）　甜硝（一分）

上用生面旋起酵，作一蒸饼料，拍匀，裹药，置火上，炙其饼香熟，乃去饼，捣药二百杵，如药干，即以面糊润之，为丸桐子大。每服二十丸，空心木瓜汤下。其药仍不可见铁犯火。

68. 木香散（《普济方·卷二百九十五·痔漏门·诸痔》引《圣济总录》）

贴痔。

木香　槟榔（大者）　黄连（各一分）　莽草（半两）

上为散。每服五钱匕，水二碗，煎二、三沸，薰洗后，用温水调匀，以纸花子贴之。

69. 三神丸（《普济方·卷二百九十五·痔漏门·诸痔》）

治僧痔、道痔。

枳壳（炒）　皂角（烧存性）　五倍子（等分）

上为末，蜜丸桐子大。每服二三十丸，温水，食前服。僧觉海少年患痔，其行业比冰霜，缘乃饱

食久坐,知痔疾不必酒色过度矣。

70. 莲子散(《普济方·卷二百九十五·痔漏门·诸痔》)

治痔。

莲子(十四个) 草芽茶(十四个) 乳香(随意入)

上捣了,以纸裹煨透,先以黄连汤洗患处,然后以药生贴之。

71. 三黄丸

1)《普济方·卷二百九十五·痔漏门·诸痔》

治痔。

黄连 黄柏 槐花(炒变色,各等分)

上捣末,面糊为丸。每三十丸,米饮下,酒亦可。

2)《普济方·卷二百九十六·痔漏门·诸痔》

治痔。

雄黄(一两) 硫黄(一两) 黄丹(二两)

上件研细末,入盏内,以黄丹盖定,用湿纸封却火烧,候青烟出为度,取出候冷,研细,以软柿干和为丸如绿豆大。每服十丸,若大肠出血有窍,或粪前出,以木通汤下;若粪后有血,甘草汤下。甚者加至十五丸,空心服。

72. 立效散(《普济方·卷二百九十五·痔漏门·诸痔》)

治风臁烂痔。

苦参 卷柏 泽兰叶(各一两)

上焙为末。每服二钱,无灰酒调下。

73. 乳香丸(《普济方·卷二百九十五·痔漏门·诸痔》)

治内外痔。

枳壳 槟榔(各四两) 皂角子(四十个,炒热)

上为末,用水糊丸桐子大。每服二十丸,酒下,米汤亦可,食前。

74. 宽肠丸(《普济方·卷二百九十五·痔漏门·诸痔》)

治痔。

黄连 枳壳 百药煎(各等分)

上为末,用水糊丸桐子大。每服三十丸,用米汤下。

75. 胜金丸(《普济方·卷二百九十五·痔漏门·诸痔》)

治痔疾。

雌黄(半两,研) 白矾(一两,研) 麝香(一钱,研)

上研匀,酸醋半盏,银器中慢火煎至一半,倾乳钵内,研令匀,再倾入器内,熬成膏,更入麝香少许,研,更入蒸饼心少许,和丸绿豆大。每服夜卧温浆水下十丸,仍用一丸,手心中浆水调开,涂痔上,三年者三五服瘥。

76. 应痛散(《普济方·卷二百九十五·痔漏门·诸痔》)

治痔。

荆芥穗 桑根白皮 地榆(各一两)

上为散。每三钱匕,水一碗,同臭橘二枚,拍破,煎三五沸,倾入,就熏疮,下的手,方可洗,仍服后药(至圣丸)。

77. 至圣丸(《普济方·卷二百九十五·痔漏门·诸痔》)

治痔。

臭橘(一斤,去瓤核,锉) 枳壳(半斤) 黄连(去须,五两)

上麸五升,于银石器内慢火炒,令麸黑,放地去火毒。不用麸,将药为末。用皂角一百枚,去黄,以水一升,于器内煮令熟烂如膏,与前药末同件和丸桐子大。每服二十丸,温米饮下,不拘时,日二。

78. 独圣散(《普济方·卷二百九十六·痔漏门·诸痔》)

治痔。

明矾(用四两,净) 信(二钱半) 朱砂(一钱)

上各研为末,先将信安瓶内,次用白矾盖之,用火煅看烟尽,候冷为末,包下。临用旋入朱砂,以香油调敷,日三次,第二日用温水洗去,再用药痔焦黑,渐加朱砂末,后用荆芥煎汤洗。盖朱砂能解信毒,故渐加也,用此药须用水澄膏,先护好肉。

79. 黄芪汤(《普济方·卷二百九十六·痔漏门·诸痔》)

淋洗痔疾。

黄芪 地骨皮 防风(三味等分,焙干)

上件㕮咀。每用半两,水三升,煎三五沸,滤去渣,通手淋洗。

80. 鸡冠散(《普济方·卷二百九十六·痔漏门·诸痔》)

淋渫药,治五痔肛边肿痛,或生鼠乳,或穿穴,或生疮,久不愈,变成漏疮。

鸡冠花　凤眼草(各一两)

上为粗末。每用药半两,水一碗半,煎三五沸,热淋渫患处。

81. 净固散(《普济方·卷二百九十六·痔漏门·诸痔》)

治痔。

当归(半两)　密陀僧(二钱半)

上末,酒调下。

82. 胜金散(《普济方·卷二百九十六·痔漏门·诸痔》)

1)治痔。

草乌(一个)　白姜(一指大)

上为末。每服用半钱,病人津唾调,毒在黑瘤上,自然脱落,遂用洗药。

2)治诸般痔疾。

贯众　草薢

上件等分,为细末,醋煮面糊为丸如梧桐子大。每服四十丸,空心食前热水送下,或入麝香少许作散子,每服二钱,阿胶汤调下或酒调下,得出秽脓血生肌为效。

83. 蜗牛膏(《普济方·卷二百九十六·痔漏门·诸痔》引《济生方》)

治痔。

蜗牛(一枚)　麝香(少许)

上用小沙盒子盛蜗牛,以麝香掺之,次早取汁涂痔。

84. 熊胆膏(《普济方·卷二百九十六·痔漏门·诸痔》引《危氏方》)

治痔。

熊胆　脑子(各研细)

上各少许,用井花水调,以鸡毛搽痔上。

85. 枯矾散(《普济方·卷二百九十六·痔漏门·诸痔》)

治痔。

枯矾　脑子(各等分)

上为末。先用鱼腥草,则是蕺菜浓煎汁,放温洗,次用少许敷痔上。

86. 必效丸(一名散结丸)(《普济方·卷二百九十六·痔漏门·诸痔》引《经验良方》)

治五痔结核。

黄芪(去芦)　枳壳(炒,去白)

上等分,为末,蜜丸桐子大。空心米饮下三十丸,气痔用饭丸。

87. 鸡子膏(《普济方·卷二百九十六·痔漏门·诸痔》引《圣济总录》)

治痔。

没药(半两,研)　麝香(一钱,研)

上用鸡子一枚,略取破顶头出,却用鸡子黄,入鸡壳内,续入药末,同黄一处调匀,用纸糊合顶,于饭上炊,令熟为度。分作四服,细嚼麦门冬汤下,食前。

88. 熊消丸(《普济方·卷二百九十六·痔漏门·诸痔》引《圣济总录》)

治痔。

威灵仙(净洗,火炒)　蝉壳(去土,净洗足去,焙干,各一两)

上为末,醋糊丸桐子大。每服二十丸至三十丸,米饮下。

89. 苦楝散(《普济方·卷二百九十六·痔漏门·诸痔》引《圣济总录》)

贴痔。

苦楝子(三枚)　白矾(一两)

上炒焦为散,入麝香研匀。临卧贴,空心吃嫩猪肥肉一顿,永瘥。

90. 熏痔丸(《普济方·卷二百九十六·痔漏门·诸痔》引《圣济总录》)

熏痔。

白鳝骨　韭子(等分)

上末,糊丸弹子大,火烧熏之。

91. 臭橘散(《普济方·卷二百九十六·痔漏门·诸痔》引《圣济总录》)

治痔。

臭橘　皂荚子

上不拘时多少。每服,一臭橘子眼七个,每眼子内安皂子一枚,放在藏瓶内,烧存性;取出放土内,出火气,隔一宿,细研,入麝香少许,食前米饮下一钱匕。

92. 枸杞散(《普济方·卷二百九十六·痔漏门·诸痔》引《圣济总录》)

治痔。

枸杞根　地龙

上枸杞根旋取新者，刮去荐赤皮，只取第二重薄白皮，曝干捣罗为末，每称一两，别入地龙末一钱和匀。先以热齑汁洗炸患处，掺药，日三次。

93. 硝石散（《普济方·卷二百九十六·痔漏门·诸痔》引《危氏方》）

治痔。

寒水石　朴硝（等分）

上末，以津润手指点药，敷疮上。

94. 治痔立效丸（《普济方·卷二百九十六·痔漏门·诸痔》）

治痔。

用百药研末。每服三钱，煮稀白粥搅匀食之；糊丸，米饮汤下亦得。

95. 乌金散（《普济方·卷二百九十六·痔漏门·诸痔》引《经验良方》）

治痔及赤白带，肠风。

用胡桃壳烧存性，为末。每服二钱，秤锤烧红淬酒调药。

96. 猪甲散（《普济方·卷二百九十六·痔漏门·诸痔》）

治痔。

用猪后蹄垂甲，不拘多少，烧存性为末，陈糕饮二钱，空心服。一方烧灰敷。

97. 青蛙丸（《普济方·卷二百九十六·痔漏门·诸痔》）

治痔。

用青色蛙长脚者，取一个烧存性，为末，雪糕丸桐子大。每服十五丸，空心先吃饭二匙，次以胡桃肉切细，煎汤调枳壳散下。若产妇发痔，里急作痛，用黑豆百粒、陈米一合，煎汤下，亦先吃饭二匙。

98. 通明丸（《普济方·卷二百九十六·痔漏门·诸痔》）

治痔。

用鸭嘴青胆矾煅为末，青蜜调，笔敷，可以消脱。

99. 蜗牛散（《普济方·卷二百九十六·痔漏门·诸痔》引《危氏方》）

治痔疮肿胀，作热如火。

用蜗牛螺一个，以冰片、脑子、麝香各少许，同入瓦器内，顿热瓦逼半日，自化成水。以少许点疮上立愈。一方无麝香，用玉器盛为水，羊尾笔涂。

100. 香胆丸（《普济方·卷二百九十六·痔漏门·诸痔》）

治牛痔及痔漏脱肛。

用九犍牛儿胆、胃各一个，以腻粉五十文、麝香二十文，将胃胆汁腻粉、麝香和匀，入牛胆内，悬于檐前四十九日。熟旋取为丸如麦粒，却送入疮内，后追退出恶物是验，疮口渐合，生面盖疮内一遍，出恶物。

101. 百中散（《普济方·卷二百九十六·痔漏门·诸痔》）

治痔。

用萆薢不拘多少，捣为散。每服二钱匕，精羊肉四两，批作四片，掺药却合如饮子，于炭火上炙熟细嚼，以酒半升送下。候肠痛，如人行五七里，方上厕，取下脓血及虫。只一服。

102. 小黄连丸（《普济方·卷二百九十六·痔漏门·诸痔》引《圣济总录》）

治五痔有头，如鸡冠者。

用黄连麸炒黄色，不拘多少为末，以鸡子清和丸桐子大，阴干。每服十五丸，于鸡鸣声未绝间，温酒下十服，取效。一方为末敷之，更加赤小豆。

103. 地肤子散（《普济方·卷二百九十六·痔漏门·诸痔》引《圣济总录》）

治痔。

用地肤子不拘多少，新瓦上焙干为末。每服三钱匕，陈米饮调下日三。

104. 驼粪熏痔方（《普济方·卷二百九十六·痔漏门·诸痔》引《圣济总录》）

治痔。

用驼粪不拘多少，阴干，不得见日，慢火煨成，烟熏。后痒甚，别用后方洗。

105. 淋渫方（《普济方·卷二百九十六·痔漏门·诸痔》引《圣济总录》）

治痔。

用恶实，一名牛蒡子，不拘多少，淘去浮者。每用一两，水二碗，浓煎乘热熏，候通手淋渫。

106. 神白散（《普济方·卷二百九十六·痔漏门·诸痔》引《圣济总录》）

治痔下部发肿如梅李子大，痛碍不能行者。

用半夏齐州者一枚,研令极细,入龙脑一分、皂子少许研匀,用津唾于手心,调令稀稠得所,摊软纸上贴之,冷如冰,良久,清水出,渐消,如未痊愈,再贴,去根本为妙。

107. 立效散(《普济方·卷二百九十六·痔漏门·诸痔》引《圣济总录》)

治痔疾,熏敷。

用蜣螂七枚,夜飞扑落者尤妙,入瓷盒子,固济,文火煅存性为末。先以温水洗之,用药末烧熏毕,复以药末糁之,用薄纸贴上。一方捣为丸塞下部,虫出瘥。

108. 刘寄奴汤(《普济方·卷二百九十六·痔漏门·诸痔》引《朱氏集验方》)

治痔。

刘寄奴　五倍子

上各等分,研细末。空心酒下,仍用其末敷痔上,即愈。

109. 倍香膏(《普济方·卷二百九十六·痔漏门·诸痔》引《朱氏集验方》)

治痔疾。

五倍子(烧存性)　乳香(少许)　降真香(少许)

上为末。用津液少许,搽痔上,其疼立止。

110. 木鳖散(《普济方·卷二百九十六·痔漏门·诸痔》引《卫生家宝方》)

治痔不论内外,洗药。

木鳖子(去壳,切作片,捣烂)　地骨皮　紫荆皮　当归　枳壳(各半两)

上先以黑豆煮软,水五升煮四升,去滓,乘热熏,通手淋洗,可用四次易之。如身体生疮,紫黑,添樟木皮或叶同煎洗。

111. 落痔膏(《普济方·卷二百九十六·痔漏门·诸痔》引《卫生家宝方》)

治男子妇人一十三般痔,万不失一。

灰苋灰(二斗)　纯白炭灰(一斗)

上各淋取灰汁五升,共一斗,以薄纸数重个簸箕内盛了,淋七度。取酽清灰汁入铛内煎一二合,却用风化石灰,入细绢罗子内罗过三五度。临时旋将汁少许,调风化石少许,篦子挑药点痔头,少时拭去又点,数度。如黑色,其痔自焦落,更看落后里面,以石榴子内平,便用盐汤洗,不得出风,后用封疮木槿散。

112. 半夏散(《普济方·卷二百九十六·痔漏门·诸痔》引《卫生家宝方》)

治诸般痔疾初生,急以此药治之。

半夏生为末,先以生姜汁浴谷道,次以半夏末泡汤洗,不过两三日即自消。

113. 夏枯草散(《普济方·卷二百九十六·痔漏门·诸痔》引《卫生家宝方》)

洗痔妙方。

夏枯草(一两)　荆芥(一两)　枳壳(半两)　轻粉(半钱)　龙胆草(半两)　朴硝(一两)　灯心(一握)

上为粗末。用水七碗煎至三碗,先乘热熏,通手洗之,冷即止。

114. 蝉蜕散(《普济方·卷二百九十六·痔漏门·诸痔》引《卫生家宝方》)

熏痔药。

蝉蜕　蛇床子　穿山甲　皂角刺　木鳖子

上等分,为粗末。不拘多少,烧熏痔,再用洗药。

115. 妙应散(《普济方·卷二百九十六·痔漏门·诸痔》引《卫生家宝方》)

治五痔结核痒痛,时有脓血,远年不瘥,并皆治之。

胡荽子(用纸盛锅内,慢火炒令香热)　芸苔子(用纸盛锅内炒)　破故纸(生用)

上件各等分,捣罗为末。每服抄三钱,煨核桃一个,烂嚼后,用米饮调下,空心服。此药服一月,永绝根本,但忌酒面毒物,一月次用洗者。

116. 矾石散(《普济方·卷二百九十六·痔漏门·诸痔》)

治痔。

白矾(二两)　硼砂(二钱)　辰砂(半钱)　麝香(五十文)　绿矾(半两)

上件为细末。每用少许,点在痔上即化,作水出,上药五七日了,便使后药:

土朱(五文)　牡蛎(五文)　白芨(三文)　白蔹(五文)

上为细末。敷在痔上,自然干脱落即愈。

117. 荆芥散(《普济方·卷二百九十六·痔漏门·诸痔》)

洗熏痔疾。

荆芥　熟艾　木鳖子(去壳,各半两)　寒水

石(煅,三钱,一作软石膏)

上㕮咀。每服用半两,入橘叶四十九皮同煎,令香熟。却以有盖橘子,于盖子上开口,倾药汁在内,乘热熏稍温,则以手盛水,略略洗之,仍留汁,更可用一次,有效。

荆芥水洗,用明矾为末,以米醋调,时复自手指调涂,然不可太多,后用橘叶烧干,去水气,煎汤熏洗更好。

118. 透肌散(《普济方·卷二百九十六·痔漏门·诸痔》)

治痔疾。

山慈菇(宜用根不用叶,焙) 白矾(生) 白芨 地茄儿(开紫花,结子下垂,瓣如御米相似,如春月寒食前后采,焙,以上四味各二两)

上件为细末,入飞罗面拌匀。每用少许,冷水调稀稠得所,贴患处,痛疽皆肿满,以药敷疮周围,留病处头脑,次用纸盖贴之。

119. 椿花散(《普济方·卷二百九十六·痔漏门·诸痔》)

淋渫痔疾。

臭橘 鸡冠花 椿花(三味,各等分)

上件㕮咀。每用药末二两,水三升,煎至五七沸,乘热淋渫。

120. 枳壳除痔丸(《普济方·卷二百九十六·痔漏门·诸痔》)

治痔。

大枳壳(四两,去瓤,别为末) 大草乌(四两,不去皮尖,别为末)

上以草乌细末,入猪大脏内,用醋四五斤,煮干如末烂,更加醋煮十分烂为度,余醋些小捣,候脏烂,却入前枳壳末,再捣匀丸如梧桐子大。每服二三十丸,温米饮送下,空心临卧时,忌热饮食,片时仍以臭椿皮煎汤洗。或谓审是热毒者气者合减草乌,增入黄连、槐花之类,当各有斟酌。

121. 生槐子煎(《普济方·卷二百九十六·痔漏门·诸痔》)

治痔,有外痔、有内痔,但辨下血即有内外之异。外痔下部有孔,每便血从孔中出;内痔每便即有便血,下血甚者,下血击地成孔。出血过多,身体无复血色,有痛者,有不痛者。

生槐子一斗,候莫坚硬时采,捣碎,绞取汁,日曝取稠;取地胆曝干,捣筛为散,和槐子煎作丸。以饮服十丸,日再,加至三十,丸如梧桐子大。兼以煎捻作丸,如枣核大,内下部中,日夜三四度。亦可捣苦参末代地胆草。

122. 黄芪十味散(《普济方·卷二百九十六·痔漏门·诸痔》)

治痔,有外痔、有内痔。生槐子煎,不觉可,宜合此散。

黄芪(五两) 苦参 玄参(各六两) 附子(炮) 大黄(各三两) 干姜(二两) 猥皮(炙,二两) 黄连(四两) 槐子(六合) 猪悬蹄甲(一具,炙)

捣筛为散。空腹以饮服方寸匕,日再服,渐加至二匕。忌猪肉。

123. 犀角方(《普济方·卷二百九十六·痔漏门·诸痔》)

治寒热头痛,及五痔、诸血痢。

用犀牛角为末服之,若食过多,令人烦,即取麝香少许,和水服之即效也。

124. 芎归丸(《医学原理·卷之十一·痔门·治痔方》)

治一切诸痔,下血不止者。此乃气虚血热所致,法当补气凉血。是以用黄芪补气,芎、归引槐花、地榆以凉血,阿胶、发灰以止血,佐神曲去积滞,荆芥以散风(一本有木贼)。

黄芪(甘温,两半) 川芎(辛温,五钱) 川归(辛甘温,一两) 槐花(苦寒,三两) 地榆(苦寒,一两) 阿胶(苦甘平,一两) 发灰(苦甘平,五钱) 神曲(辛平,一两) 荆芥(辛凉,一两)

共为末,炼蜜丸如梧子大。每空心以米饮下五七十丸。

125. 胆槐丹(《万氏家抄济世良方·卷三·痔漏》)

不问远年近日,痔疮并皆治之。

十月上已取槐角子,拣肥嫩结实者,用新黄瓦盆二个,如法固济,埋背阴墙下约二三尺深;预先寻取黑牛胆五六个,腊月八日取出,装胆内,高悬阴干,至次年清明日取出,盛好磁罐内。每日空心白汤送下,一日服一粒,二日服二粒,以渐加至十日则服十粒,十五日服十五粒止,以后一日减一粒,周而复始。

126. 生肌散

1)《万氏家抄济世良方·卷三·痔漏》

治痔。

乳香　血竭（各五钱）　没药（四钱）　全蝎（十个，炒）　轻粉　朱砂　黄丹（生用）　海螵蛸（去壳，煅存性，各三钱）　龙骨（二两，火煅红，好酒淬五次）　明矾（二钱半）　凤凰退（二钱，煅）　赤石脂（一两半，火煅，好酒淬七次）

上为细末，待疮洗净上之。

2)《外科正宗·卷之三下部痈毒门·痔疮论第三十·痔疮主治方》

治痔上枯药之后脱落、孔窍不收者，宜用此掺。

乳香　没药（各一两）　海螵蛸（水煮，五钱）　黄丹（飞炒，四钱）　赤石脂（煅，七钱）　龙骨（煅，四钱）　血竭（三钱）　熊胆（四钱）　轻粉（五钱）　冰片（一钱）　麝香（八分）　珍珠（煅，二钱）

共研极细末，瓷罐收贮。早晚日搽二次，盖膏渐敛而平。

127. 神茧散（《万氏家抄济世良方·卷三·痔漏》）

治诸痔有神效。

蚕茧纳入男子指甲，以满为度，外用童子发缠裹烧灰存性，蜜调敷之。

128. 枯痔方

1)《医宗说约·卷之五·痔》

凡痔疮泛出，即用此药涂之，痔自干黑枯落。欲用此方，四边好肉上先用护痔散护好。

明矾（四两）　白砒（四钱）　轻粉（三钱）　朱砂（三钱）

先将矾入铜勺内煅滚，次入砒末搅匀，以矾枯为度，去火毒片时；次入轻砂，再研极细，磁瓶收贮。每日辰、午、申三时，以温汤洗净，痔上唾津调涂，七八日其痔自然枯尽，方上生肌药。

2)《惠直堂经验方·卷三·痔漏门·枯痔方》

治痔。

金色密陀僧（五两）　生矾（一两）　枯矾（一两）

另用黄占三两，麻油三两，化开入前药末搅匀，众手为丸如桐子大，雄黄五钱、青黛二钱为衣。

先用白汤下八分，再加二分，渐加至二钱，其痔结成一块，从大便而下。

129. 护痔散（《医宗说约·卷之五·痔》）

治痔。

白及　大黄　苦参　绿豆粉　寒水石　黄柏（各等分）

为细末。熟水调涂四边好肉上，方上枯痔药。

130. 熊胆散（《医宗说约·卷之五·痔》）

治痔疮坚硬作痛，脱肛肿泛不收。

大冰片（一分）　熊胆（二分）

为末。先将大田螺一个，用尖刀挑起螺盖，入药在内，平放片时，待螺化出浆水，用鸡翎扫痔上，勤勤用之，立愈。

131. 清金散（《外科大成·卷二分治部上·下部后·痔漏主治方》）

治痔。

黄连（三钱）　枳壳（一钱）　陈皮（一皮）　乳香（一钱）　没药（五分）

用水二钟煎一钟，空心服。如肿痛甚者，外兼熏洗，用番丹敷，效。

132. 牛黄定痛丸（《外科大成·卷二分治部上·下部后·痔漏类方》）

治内外诸痔。

牛黄（五分）　胡黄连（四钱）　栀子（炒黑，五钱）　槐米（炒黑，一两）　苦食（用巴豆麻油炒黄，一两）

为末，糊丸黍米大。每服三分，卧时槐花汤下。

133. 榆羊丸（《洞天奥旨·卷九·脏毒痔漏疮》）

治痔疮，各痔无不神效。

地榆（二两）　当归（三两）　羊蹄后壳（三副，土炒）

共为末，饭为丸。日三服，于未饮食饭前服之，每服三钱，一月即愈，不再发。地榆出脏之湿热也，当归补新血也，羊蹄壳直达于直肠，故用此为使，且此物亦去湿热，故相济成功。

134. 煮线方（《张氏医通·卷十四·痔门》）

治瘰疬及痔根细者。

芫花（半两，勿犯铁）　壁钱（二钱）

用细白扣线三钱，同上二味，用水一碗，盛贮小瓷罐内，慢火煮至汤干为度，取线阴干。凡遇前患,用线一条,大者用二条,双扣扎于根蒂,两头留线,日渐紧之,其患自然紫黑,冰冷不热为度。轻者七日,重者十五日,后必枯落。后用珍珠、轻粉、韶粉、冰片为散,收口至妙。一方,用芫花根洗净捣汁,入壁钱浸线用之。

135. 落痔汤(一名起痔汤)《张氏医通·卷十四·痔门》

痔枯黑坚硬住药,待其裂缝自落,换落痔汤洗之。

黄连　黄柏　黄芩　大黄　防风　荆芥　栀子　槐角　苦参　甘草(各一两)　朴硝(五钱)

上作三服,用水煎洗。待痔落之后,搽生肌散。如痔傍肉不赤肿,枯黑即落,不必用此。

136. 护痔膏(《绛囊撮要·外科》)

用此药围护四边好肉,方上枯痔散。

白芨　石膏　黄连(各三钱)　冰片　麝香(各三分)

研末,鸡蛋白调成膏,涂好肉上。

137. 枯痔散

1)《绛囊撮要·外科·枯痔散》

自有此药,世上断无不愈之痔,真神方也。

红砒(不拘多少,放旧瓦上火煅,白烟将尽取起)　枯矾(各一钱)　乌梅(烧存性,二钱)

研极细末,用时以口津湿手,蘸药于痔身痔头上搓捻,一日二次,初敷不肿,五六日出臭水尽,其痔干枯,不用上药,轻者七八日全愈,重者半月收功。

2)《名家方选·下部病·痔》

治痔。

矾石(二两)　蟾酥(二钱)　轻粉(四钱)　砒石(一两)天灵盖(四钱)

上五味,烧二炷香,极末,贴痔上则即落。

3)《验方新编·卷七·脱肛·痔疮诸方》

治痔。

红砒(放旧瓦上火煅,白烟将尽取起,净末一钱)　枯矾(二钱)　真乌梅肉(烧存性,二钱)　朱砂(飞净,三分)

共研极细末。用时,以口津湿手指,蘸药于痔头、痔身上搓捻,一日二次。初敷不肿,五六日出臭水,出尽,其痔干枯,不用上药,轻者七八日全愈,重者半月收功,诸痔皆效。自有此药,世上断无不愈之痔,人多以砒霜毒药,不肯敷用,不知此

药有断根之功,且只用一钱,有益无损,切不可疑而自误也。

138. 消痔散(《惠直堂经验方·卷三·痔漏门》)

痔即拖出二三寸者皆可治。凡敷药先以温汤洗净患处。

乳香(二两,明亮者佳)　没药(二两,和尚头者佳)　大黄(三钱)　黄丹(五分)　朱砂(五分)　雄黄(五分)　五倍子(三钱,去虫,用铜锅炒至果壳色为度)

各药研极细末,以菜子油调匀,鸭毛蘸药轻敷患处,切忌指甲,立刻止痛收上。再加龙骨、血竭少许搅入前油药内,敷粪门,粪门烂者用此,不烂者不必用。待至好七八分时,用海螵蛸三分沁上,生肌,永不再发。各药俱忌铁器。

139. 蔡中军痔方(《惠直堂经验方·卷三·痔漏门》)

治痔。

熊胆(二分)　石蟹　胡连　明雄黄(各五分)　冰片(七厘)　三七(三分)　炉甘石(一钱)

如痒加枯矾共为细末,磁罐盛塞口。先将痔润湿,敷上少许,不可多用,多敷几次为妙,每晚用瓦松七枝,皮硝一钱,煎汤洗净,敷药便妙。

140. 千金枯痔方(《吴氏医方汇编·第五册·痔漏》)

治痔。

好信石(色代黄明者,打如豆大,三钱)　白明矾(为末,一两)　黄丹(水煮,飞,炒紫色)　蝎梢(洗净,瓦上焙干,为末,三钱)　草乌(紧实光润者,去皮,生研为末,一钱)

上用罐一个,以炭火烧红,俟冷拭净。先下矾,再烧令沸,次下信人矾内拌匀,文武火煅,俟沸再搅匀,瓷器盛之。如用,先煎甘草汤或葱椒汤,洗净患处。先以护药涂谷道四围,方用麻油调前药,以笔扫痔上,一日三次,必有脓水如胶而出,至晚洗净,来日再敷。欲速者,至晚夜再上二次。换药时,以新笔轻轻洗去旧药,仍以护药敷住,再上枯药。看痔头渐枯,年深者,不出十日可取尽近者,俱化为黄水,连根除矣。更上生肌之药,无不应也。如内痔不出者,用换痔散,神效。

141. 苍术泽泻丸(《脉因证治·卷四·痔漏》)

治痔。

苍术（四两）　枳子　泽泻（各二两）　地榆　皂角

饭丸。

142. 木槿散（《脉因证治·卷四·痔漏》）

治痔专封口，能干。

木槿花八九月采，阴干。用叶杵敷亦可。

143. 治痔酒胶方（《名家方选·下部病·痔》）

治痔。

当归　肉桂　菟丝子　麦门（各八钱）　白术　茯苓　红花　生地　香附　芍药（各四分）　甘草（二分）

上一剂，陈酒一升，冰糖十四钱，调和，一夜渍之，去滓服之。

144. 收痔散（《外科传薪集》）

治痔。

五倍子研细，用麻油调敷。

145. 消痔千金散（《经验奇方·卷上》）

治痔。

儿茶　黄连　寒水石（各五分）　硼砂　赤石脂　煅甘石（各三分）　熊胆（二分）　上梅冰（一分）

上药各研细末，和匀再研，储瓷瓶。清茶调敷患上，肿痛立止。

146. 治痔验方

1)《千金翼方·卷第二十四·疮痈下·肠痔第七》

疗痔方。

取故凿由一枚，烧作灰，以井华水空腹服一分。

取地黄末敷下部，日三夜一，良。

干姜　芫花　蜀椒（各一两半，汗）　猪悬蹄（十枚，烧）　附子（三枚，炮）　芍药　白薇　白蔹　大黄　牡蛎（熬）　桂心（各半两）　甘草（一两，炙）

上一十二味，捣筛为散。酒服方寸匕，日二。

腊月牛脾一具，炙熟食之令尽，即瘥。

牛脾一具熟煮，空腹食之尽，勿与盐酱等。一具不瘥，更一具，从旦至未令尽。

桑耳切三升，水一斗五升煮取三升，旦服一斗，日三，三日服一剂。

桑耳作羹臛，调和令美，空腹下饭取饱，不过三顿，瘥。

取生槐白皮十两，熟捣丸如弹丸，绵裹纳下部中，长吃蒿蓄菜，及煮汁作羹粥食之，大佳。

2)《孙真人海上方·痔》

肛门痔病苦恓惶，炒过胡荽子最良，细碾酒调三五服，自然动履得如常。

3)《外台秘要·卷第二十六·诸痔方二十八首》

掘地深一尺，圆径四寸，炭火烧令赤，去火，以鱼簿着口上，取莨菪子一合纳坑中烧烟出，痔人坐上，以被拥当汗出，密室内作之，以烟尽更着一合莨菪子熏，避风如发汗法则瘥。

4)《外台秘要·卷第二十六·五痔方一十二首》

《删繁》疗五痔，桃叶蒸痔方。

桃叶（一斛）　细糠　胡麻（各一斗，熬）

上三味合为一家蒸之，取细糠熟为度，纳小口瓮中，将肛门坐，桃叶气熏入肛门，虫当自死。

野葛末，以刀圭纳药中服，五日知，二十日瘥，三十日愈。

《广济》疗五痔方。

生槐煎（五分）　皂角（二两，炙，去皮子）　麝香（研）　鳗鲡鱼（炙）　雄黄（研）　莨菪（熬）　丁香　木香（各二分）

上八味捣筛，以槐煎和丸，分为五丸。取一净瓶可一升以来，掘地埋之，着一叠子于瓶上，钻叠子作孔，纳火瓶中，灰盖之，然后纳药一丸烧，以下部着叠孔上坐，便通汗，其尽一丸，药即止，内痔以药一丸纳下部立效，仍不及熏。忌鱼、热面等。

5)《外台秘要·卷第二十六·杂疗痔方五首》

《必效》疗痔及诸虫方。

石榴东引根（深者，取一握）

上一味，勿令见风，拭去土剉，又取鹿脯四指大一片，炙两畔令熟，捶碎擘，以水三升煮取一升，适寒温空腹顿服之，其患痔盛发者，服即定，诸虫无问赤白并出瘥。

6)《太平圣惠方·卷第六十·治五痔诸方》

治五痔必效方。

枳壳（二两，麸炒微黄，去瓤）　胡荽子（一合，

微炒）　皂荚（一挺，炙令黄，去皮子）

上件药，捣罗为末，炼蜜和丸如梧桐子大。每于食前，煎黄芪汤下三十丸。

治五痔熨药方。

桃叶（切，二升）　槐花（一升）　胡麻（一升）

上件药，合捣蒸之，以热熟为度，旋取一升，以绵裹熨痔上，冷即频换熨之。

治五痔悉主之方。

蛇蜕皮（二两）

上件药，烧为灰，入麝香一钱，同研令细。每于食前，以粥饮调下二钱。

桑耳（二两）

上件药，捣细罗为散。每于食前，以粥饮调下二钱。

苍耳茎叶（二两，五月五日采，阴干者）

上件药，捣细罗为散。每于食前，以清粥饮调下二钱。

牛角䚡（二两，炙令黄焦）

上件药，捣细罗为散。每于食前，以温粥饮调下一钱。

蒲黄（二两，微炒）

上件药，细罗为散。每于食前，以粥饮调下一钱。

茛菪子（一合，水淘去浮者，生用）

上件药，捣罗为末，以饧和丸如莲子大，绵裹纳下部中，日三四度易之。

槐根（五两，细研）　艾叶（三两）

上以水一斗煎至五升，去滓，冷暖得所，淋下部，日二用之。

猬皮（一枚，细研）

上入于瓶内，烧烟熏痔上瘥。

茛菪根（中指大）

上以湿纸裹，煨令熟，去纸，以蜜涂，纳下部中三分，冷即出之，有虫下便瘥。

上取槐脂捏作丸，半枣许大，每日纳下部中，不过十上瘥。

7)《博济方·卷五·疮科·治痔方》

治痔方。

黄柏　黄连　黄丹　腻粉　白矾

上为末。各用三钱，都一处和令匀，患者先煎葱汤洗，后用药末一钱涂之，久患不过三度，理之大有效。

8)《千金宝要·卷之五·痔第十七》

痔：以蒲黄水服方寸匕，日三良。又取桑耳作羹，空腹饱食之，三日食佳。

痔下血及新产漏下：好矾石一两　附子一两，末之，白蜜丸如梧子大。酒服二丸，日三。稍加，不过数日便断。百日服之，终身不发。一方有干姜一两。

五痔十年者：涂熊胆，取瘥止。一切方皆不及此神良。

又方，七月七日多采槐子，熟捣取汁，内铜器中，重绵密盖，着宅中高门上曝之二十日以上，煎成如鼠屎大，内谷道中，日三。亦主瘘及百种疮。

痔下血及新产漏下：常食蒿竹叶及煮羹粥大佳。

又方，虎头、犀角，末之，如鸡子大，和不经水猪脂大如鸡子，涂疮上取瘥。

久冷，五痔便血：灸脊中百壮。

五痔，便血失屎：灸回气百壮。穴在脊穷骨上。

9)《洪氏集验方·卷第三·治五种肠风痔疾》

治五种肠风痔疾，饶州王康孺翰林传。凡下血皆为肠风，粪后有血名内痔，粪前名外痔，大肠头出谓之脱肛，谷道四边有胬肉谓之鼠奶痔，头上出血谓之漏。此方通治之。

黄牛角䚡（一个）　猪牙皂角（二两）　蛇皮（一条）　穿山甲（二两）　大附子（一个，炮，去皮脐）　当归（半两，炒）　蒻叶（四两）　麝香（一钱）　猬皮（一个）

上件，一处砂瓶内，用炭火煅，令通赤。取出于地上，用盆合定，四畔用土覆之，去火毒，然后捣罗为细末。患者先用胡桃肉半个研烂，同酒半盏，调药末二钱，服之便效。

10)《箓竹堂集验方·卷五·罗浮山人集·痔漏门》

治痔疮并肠风下血。

槐花蕊（用二年陈者拣净，水洗，炒熟，三两）　枳壳（去穰，剉极薄片，麸炒老黄色，一两）侧柏叶（去梗用小枝，炒黑色，一钱）芝麻（一升，水浸少顷，以布袋盛之，木槌轻轻捶百余下，烈日晒干，微炒去衣）

上四味和匀，不拘时常用之，大有效验。

痔疮方：鱼鳖草，清晨煮，酒服。每日二服，五日止。

又用生黑芝麻为末二分，石灰入铁勺炒红一分，渐加对半，加雄黄少许，香油调搽。

鸡爪黄连　锦纹大黄（各等分）　冰片（少许）

上前二药为极细末，将粗者熬水洗疮，洁净。再用雄猪胆调细末药敷患处，数次即愈。

洗痔方：五月五日午时，收夏枯草煎汤洗之，神效。

治痔方：用妇人指甲，童子头发，春蚕茧，俱拈末，以蜜调搽患处妙。

治痔妙方，大小便时紧闭齿，神效。并治脱肛。

金淡底（四厘）　熊胆（水飞过，五厘）　冰片（一分）　蜒蚰（三条，用盐化水，去盐）

用京墨磨敷。如无蜒蚰，以蜗牛代之，或田螺亦可。

雪叶轻粉（一钱，碾碎）　杏仁（七个）　猪胆（一个）

共一处，晚洗净，搽。

11）《是斋百一选方·卷之十四·第二十二门·洗痔》

洗痔，天宁义老。

野苎根（一斤）　橡斗子（壳）

上共捣碎。用水一斗煮及七分，乘热以盆盛，先熏患处，候汤冷热得所，通手洗之，冷则止，药汁可留，暖用三五次甚妙。

洗痔，禹锡侄。

木鳖子　百药煎

二味等分，为粗末。每服一掬，布裹煎汤，以桶盛之，盖上穴一窍，先以药气熏蒸，候通手洗之。尝有一妇人患痔，已成漏疮，脱肛，用此而愈。

12）《是斋百一选方·卷之十四·第二十二门·治痔》

治痔，宋检法博古传，出《本草》：猬皮烧灰，酒调敷之。

又方，谢表之路分传：木槿花不拘多少，采时不得用手，以竹筋就寀子摘，以细篾串眼，在风头令干，每用时，以水煎沸数滚，用盆盛，先以气嘘，候通手洗之甚妙！

治痔，雪川一医家卖此药，甚神验，沈仁父司理传：赤雄鸡一只，用笼罩，饿三日，令腹空，移就别处，切精猪肉喂之，收其粪，入坩埚子，煅通红存性，入脑、麝少许。疮干用生麻油、轻粉调敷；湿即干掺。苏韬光家方用乌雄鸡，仍须眼足俱黑者。又脑、麝外，更用乳香少许，赤乌二色，更当以问医者。

治痔。

莲子（十四个）　草牙茶（十四个）　乳香（看上二药多少随意入）

上三味一处捣了，以纸裹煨透，先以黄连汤洗患处，然后以药生贴之。

治痔，汉阳章教授传：百药煎碾为细末，每服三钱，煮稀白粥搅匀，食之立愈，糊丸米饮汤下亦得。鸭脚草俗呼为耳环草，又名碧蝉儿花，用手挪软，纳患处即愈。

合肥陈学谕行之说名应，渠亲取效：穿山甲自尾根尽处，数除三鳞不用，取第四、第五、第六鳞横三行，烧存性，为末，用麝香少许，腊茶一匙同调，空心服，以澄下浓却敷其疮处，其冷如冰，即不痛，无不取效！

13）《是斋百一选方·卷之十四·第二十二门·灸痔法》

灸痔法：鸠尾骨尖少偃处即是穴，麦粒大艾炷灸七壮、十四壮，甚者止二十一壮。疮发即安，可除根本。

14）《传信适用方·卷下》

痔药方如神，朱周卿传。

连翘　枳壳（麸炒）

上等分，为粗末，煎热熏温洗。

15）《类编朱氏集验医方·卷之六积聚门·痔漏》

二妙散，治痔。

四君子汤　黄芪建中汤

上各一帖，加白扁豆、缩砂仁同煎。

16）《仁斋直指方论·卷之二十三·诸痔·诸痔证治》

敷痔方，治肠口热肿：朴硝二钱，硼砂半钱，末之，干掺。

又大黄、滑石等分，末之，井水调敷。

又朴硝、五倍子等末，敷之。

通用方：猪后蹄垂甲烧灰敷。

又水浸熊胆汁,以笔敷。

又鸭嘴青胆矾煅为末,用清蜜调,笔敷,可以消脱。

又鸡子一个煮熟,去黄取白,切,焙,明矾煅、白蔹各一钱,同末敷,有孔用纸拈蘸入。

熏洗方:槐花、荆芥、枳壳、艾叶水煎,入白矾熏洗。

又木鳖七枚,取仁,研土矾末二钱,少水煎熏二三次。

又藩蓠草根煎汤,先熏后洗。藩蓠花似小芙蓉。

又猬皮三指许,艾叶一团,如烧香法,置长桶中坐熏三次。

凡痔发于肛内者,须用熏洗;若肠口肿热,朴硝末新汲水调,常常淋之。

熏痔方:五倍子晒干,如烧香法置长桶内,坐熏患处,自然收缩。

治痔方:紫荆皮,新水煎,食前服。

又方,白芷末,用米饮调,食前服。

又方,赤蜈蚣焙干为末,入脑,以津唾调敷青纱上贴,或朴硝末掺亦得。

又方,五倍子焙黄,剉碎,每用一两,井水三大碗煎,乘热熏洗,拭干,烂石膏烧红,碗覆地出毒,细末敷。

17)《类编朱氏集验医方·卷之六积聚门·痔漏》:

单方,治诸般痔,并脱肛:白矾飞过,用童子小便调,以鸡毛拂上,一日愈,三日除根,终身不再作。亦不忌口。

洗熏痔疾:荆芥水洗;用明矾为末,以米醋调,时复自手指调涂,然不可大多;后用橘叶炒干,去水气,煎汤熏洗,便好。

治痔疾有头如鸡冠者:黄连末敷之即效,更加赤小豆尤佳。

18)《丹溪心法·卷二·痔疮二十六》

治诸痔疮。

槐花(四两) 槐角刺(一两,捶碎) 胡椒(十粒) 川椒(一两)

上用羖猪肚一个,入药在内,扎定口煮熟,去药,空心食猪肚。

大黄(三钱,煨) 牡蛎(一两,煅)

上为末。作十服,空心服。

又方,大蒜一片,头垢捻成饼子,先安头垢饼于痔上,外安蒜艾灸之。

19)《卫生易简方·卷之四·痔漏》

治五痔:用穿山甲一两烧存性,肉豆蔻仁三个,为末。米饮调二钱服;脓血甚者,加猬皮一两烧入服。

又方,用猬皮方三寸切,熏黄如枣大,熟艾三味。穿地作坑,取便熏之,以口中熏黄烟气为佳,三日更熏三度,永瘥,勿犯风冷。忌猪、鸡、鱼、生冷二十日。若痔破,以猬皮烧灰敷。

又方,凡血痔不瘥,亦可炙猬皮为末,米饮调方寸匕服。

治痔发疼痛或痒:用大枣一枚去皮,水银少许掌中以唾研极热,敷枣上,内下即瘥。

治五痔下血不止:用杏仁去皮尖、双仁,水一升研滤取汁,煎减半,投米煮粥,停冷空心食之。

治肠痔大便常血:用葱白三五斤煮汤,盆中坐立瘥。

治野鸡痔及下气,止嗽除风:用杏仁一两去皮尖、双仁研,水三升滤汁铛中熬,勿住手搅,候三分减二呷之。不熟及热即令人吐。

治肠痔大便常血:用赤小豆一升,苦酒五升,煮豆熟出,干复内酒中,候酒尽止,为末。酒调方寸匕服,日三度。

又方,用獭肝烧为末,每服一钱匕。

又方,用鲤鱼作鲙,姜虀食之任性。忌冷毒物。

又方,用鲫鱼作羹,任意食之。

治痔疾下血,疼痛不止:用望月砂慢火熬黄,为末。每服二钱,乳香半钱,空心温酒调下,日三四服。砂即兔粪也。

治痔及瘘疮:用狸骨炙黄为末,和麝香、雄黄为丸,服之甚效。亦可以肉作羹脯食之。

治痔:用木鳖子三枚去皮,研如泥,以百沸汤一碗半入盆内,坐上熏之,通手即洗,一日二三次。

又方,用连翘浓煎汤洗讫,刀上飞绿矾,入麝研细,贴疮。

又方,用仙人杖烧为末,每服方寸匕。

又方,用桑耳作羹,空心下饭饱食之,日三次食。待孔卒痛如鸟啄,取大、小豆各一升合捣,作两囊盛,蒸热更互坐之,即瘥。

治肠痔大便常下血：用槐上木耳为末，米饮调方寸匕服，日三度。

又方，用羊蹄根叶烂蒸一碗，食之立瘥。

又方，用蒲黄方寸匕，日三服。

又方，用木贼、枳壳各二两，干姜一两，大黄一分，四味并剉一处，炒黑为末。温米饮调二钱匕，食前服甚效。

治痔有头如鸡冠者：用黄连末敷之，或加赤小豆末尤良。

治痔瘘疮：用马兜铃于瓶中烧，熏病处。

治痔谷道中虫痒不止：用水银、枣膏各二钱同研，捻如枣形，薄绵裹，内下部，明日虫出。

治痔头出或痛不可忍：用枳壳于煻灰中煨热，微熨尽七枚立定，发即熨之。

治五痔不以年月久新：用枳壳末，炼蜜丸如桐子大，空心米饮下二十丸。

治痔疮：用檐边蜂窝煅过为末，以无根水调涂患处。

又方，用河边水漂出柳树赤须，煎汤洗极妙。

又方，用大甘草八寸，以长流水一碗蘸炙，务要炙一碗水干，剉细。酒、水各一盏煎至一盏，空心服。

又方，用田螺一个，挑开掩，入片脑一分，过一宿，取螺内水搽疮。先用冬瓜瓤煎汤洗净搽。

又方，用油麻花入在猪白肠内，缚定两头，锅内炙熟，放冷切片，蘸平胃散服效。

又方，用茅花、旧棕榈烧烟熏之。

又方，用苍耳子焙干，为末。每服一二钱，空心温酒或蜜汤调下。

治肺热肛门肿塞生疮：用白蜜一斤，猪胆一枚相和，微火熬令可丸，作三寸梃，涂油，内下部，卧令后重，须臾通泄。

治年久痔不瘥：用熊胆涂神效。

治痔有虫：用莨菪根寸馀，湿纸裹，煻灰煨熟，卧时蜜涂内下部，痔虫皆出。

治痔疮作疼：用漆草三两，叶揉软擦在痔疼处，少坐片时即愈。

治痔疾肿痛：用虎耳草晒干，入马子内，烧熏五七次瘥。

治外痔：用白头翁草，一名野丈人，以根捣细贴之，逐血止痛。主瘟疟、癥瘕、瘿气、金疮、鼻衄。

治五痔：用米泔待酸饮之。

20）《苍生司命·卷八（贞集）·痔漏证·痔方》

治痔主方。

当归　白芍　川连　甘草　荆芥　防风　川芎　枳壳　槐角　生地　条芩

治痔验方。

四物　防风　荆芥　升麻　白芷　条芩（酒炒）　槐花（炒）　枳壳　苍术　黄柏（酒炒）

治痔洗方。

枳树皮（削外粗皮，去里白留中间者，二两）　明矾（一两）　皮硝（五钱）　马齿苋

上四味煎汤，先薰后洗。马齿苋不拘多寡。

21）《外科经验方·痔疮》

治痔疮、下疳疮。

腊月取羊胆一枚，入片脑末一分，置风处，用时以凉水化开，频敷患处。内服槐子酒，或加味泻肝汤。熊胆更佳。如眼痛者点之尤效。

22）《扶寿精方·痔漏门》

痔漏门：牙猪大脏连肛门七寸长，盐水洗去秽气，以百草霜滚黑，煮热，换清水再煮至烂，空心点飞盐食，依法连食七日，间服后药。

当归（酒浸，焙干）　穿山甲（酥炙）　黄连（用木香五钱，同水浸一日，去木香晒干）　地骨皮　槐角子（瓦焙）　刺猬皮（一个，慢火酥炙黄色，各三两）

研为细末。每二钱空心酒下；以蜜炼数沸，入黄蜡等为丸梧桐子大，每三钱，酒下亦可。

又甘草煎汤洗浸，可救一时之急。

痔痛水不干：蜣螂一枚阴干，冰片少许，共为末，纸捻末入孔中，渐生肉，药自退出。

一方用乳、没、朱、雄、麝各二分，熊胆一分细研，田螺一个，以麝入在内，俟螺水加绿豆粉少许，为锭子，量疮孔大小，深浅塞之。

23）《急救良方·卷之一·痔漏第二十六》

治痔疮大便下血：用槐树上木耳为末，米饮调一钱，日三服。

治痔漏：用蜣螂不拘多少，焙干为末，先用白矾水洗净贴之。

又方，用槐花、炒枳壳去瓤各一两，为细末，醋糊为丸，如梧桐子大。每服二十丸，米饮汤，空心食前下。

又方，用凤眼草，赤皮葱，椒，三味捣渣，同煎

百滚,盛坐盆内,令热气熏痔。但通手洗之,如此不过三次,愈矣。

治五痔:用苍耳二两,捣为末。食前粥饮调下一钱,效。

鼠乳痔:用蜘蛛丝缠其上,自然消落。

治痔疮下血:用马齿苋洗去土,捣碎绞汁,缓火煎成膏,停冷。每日取少许,作丸,纳所患处。

肛门边肿硬,痒痛不可忍者:以白矾三分,碎研,用热童便二盏,化开洗痔上。一日二三次,效。

又方,用桃树根煮汁,一日二三次洗之。或用盐汤洗之。

又方,用枳壳烧烟熏;一方枳壳煎汤洗;一方枳壳为末,米饮调服,甚效。

又方,用鱼腥草(其状三角,一边青,山中多有之。其叶若荇菜,多生佛殿阴处。以指捻臭与鱼腥相似也)取一握,煎汤熏洗,仍以草捣痔,即愈。

治痔疮:用鳗鲡烧熏粪门,痔虫尽死。

治漏疮恶水自大肠出:用黑牵牛研细去皮,细末一分,入猪腰子内,以线扎青荷叶包,火煨熟,细嚼,温盐酒下。

24)《古今医鉴·卷之八·痔漏》

治痔疮方(周双桥传):用鳖鱼一个,放在坛内,入麝香一二分于内,烧滚水倾入坛内,泡鳖,令患人将大便坐于坛口上,热气熏蒸良久,将水洗痔,不记遍数,却将鳖头烧灰掺上,再将鳖肉作羹食之,神效。

治痔疮方。

刺猬皮 雄黄 北艾

上为末,每作核桃大灶子,用竹筒如小酒杯一杯大,长尺余,一头留节,钻一窍装入于内,烧烟令窍透疮口熏之,久则痒不可当,稍歇再熏。

25)《普济方·卷二百九十五·痔漏门·诸痔》

治五痔众医者所不能愈者。

秦艽 白芷 厚朴 紫参 乳发 紫菀(各一两) 雷丸 藁本(各二两) 石南 蠡虫(各半两) 贯众(三两) 蛀虫(半两) 猪后悬蹄(十四枚)

上为末,以羊髓脂煎和丸桐子大。每服空腹米饮下十五丸,日二服。若剧者,夜一服,四日后觉肛边痒,则止;八日后脓血尽,鼠乳悉瘥;满六十

日,则终身不复发,能久服益善。忌鱼猪肉等物。

治男子妇人痔疮。

黄连(一两) 松香(二两) 黄柏(一两) 铜青(二两) 明矾(一两生) 轻粉(三钱半)

上为末,干敷上。先用稻草一小把,盐一两,煎汤熏洗,每一日洗二三次,敷前药。

洗方,出《危氏方》。

黄连 黄芩 荆芥 蛇床子(各一两) 侧柏叶(四两) 槐条 镜面草 坷坡草(各一握)

上用新汲水煎,倾盆内熏,候通手却洗。

洗痔方。

海桐皮 荆芥 甘草节 苦参 葱 黑豆

上等分,剉成粗粒,水五升,煎汤洗,凡涂药一次,须洗一次。

痔疮方。

蛇蜕 草麻子 荆芥 油头发 皂角 穿山甲(各等分)

上先用轻粉煎汤,洗净疮口后,用六味烟熏。

治痔疮。

雄黄(半钱,细研) 没药(二钱半,明净者) 白矾(半熟半生) 五倍子(炮过) 五灵脂(一钱,去石,炼退头烟)

上研为极细末,用纸花子贴疮上。

熏洗方,出《经验良方》。

槐花(半两) 莲房(一个) 五倍子(三个,研细) 荆芥(五钱) 地榆皮(半两)

上为末。每服半两,水一碗,瓦器煎,入朴硝、白矾各三钱,先熏后洗之。

治痔方。

槐花(半斤,猪脏使五个盛,线缚砂锅煮热,取出槐花焙为末) 薄荷 百药煎 当归 黄连(各五两,为末)

上面糊丸桐子大。每服五十丸至百丸,空心米汤送下。

疗五痔众医所不能疗神方,出《肘后方》。

雷丸(半斤,熬) 蛀虫(半两) 石南草(半两) 藁本(二两) 猪后悬蹄(十四枚,烧令焦)

上捣下,以羊髓脂调和,先食,饮服十五丸,日再,剧者,夜又一服。十四日痒止,更八日脓血尽,鼠乳悉愈,满六十日终不发也。忌鱼猪肉,大神效。

洗法,出《三因方》。

海桐皮　蛇床子（各一两）　香南藤　葱白（切，各三两）

上水一斗，药五两，煎减半，去滓，候温，著手轻洗，以绢拭。一法用槐白皮煎，淋渫取佳。

治痔疮方。

当归　莲花蕊（各一两）　牵牛头末（四两）　红土（少许）

上用新瓦上焙干为末。每四钱，好酒调下，利三五行为度。如不利，来日再依前服，比及服药，休吃夜饭，来日早空心辰时前后先食熟肉四两，约至巳午时前后服药，大有神效，卯时即止。

治痔方。

苦参（四两半）　血竭（四钱）　椿树皮（二两，干者）　芜荑子（约二合，净）

上㕮咀。水半碗，酒半盏，煎六分，临发空心服。

熏药。

麻花（三钱）　蜈蚣（一条）　水银粉（一钱半）　婆娑石（二钱）　青气矾（二钱）　明矾（二钱）　雌黄（二钱）　雄黄（半钱）　血竭（一钱）

上将青、明、雌，火煅存性，研细，加血竭、雄黄为末，敷之，用唾调敷。

治痔良方功如神。

白矾　黄丹　焰硝（各等分）　斑蝥（不拘多少）

上先用黄丹、斑蝥同炒焦，取斑蝥煎汤了，去斑蝥，将已炒黄丹及白矾、焰硝，入在汤中，洗而后熏，冷时盛贮再暖，熏而复洗，须臾加丹、矾、硝三件，洗三次，过五日，其疾自干。浴此汤一次，用时须加三件。

治诸痔疾，《本事方》。

涂杉　朴硝　大黄　侧柏（各等分）

上㕮咀。瓦罐内煎二十沸，于罐上坐，堪下手，则洗之效。

熏洗方，出《危氏》。

槐花　荆芥　枳壳　艾叶（各等分）

上㕮咀，煎入白矾或明矾，泡熏洗佳。

洗痔方。

防风　当归　川芎（各等分）

上剉细，水煎去滓，令熟，温淋洗疮，用软帛拭干，敷煎药。

治痔神方。

黄葵（阴干）　风化朴硝（各等分）　脑子（少许）

上以蚯蚓置器中，掺药末于上，令作水，以桑叶贴之立愈。

治痔良方。

白莲花蕊　白牵牛头末　芜荑子（各三钱）

上入土朱少许，为末，空心热酒调敷。

理痔方。

五灵脂（四钱）　腻粉（半两）　麝香（三字）

上为末，先用甘草汤，后用唾津调，抹痔上，痔湿作干糁。

熏痔方。

官桂（三钱）　蛇床子（五钱）　蛇蜕（一条）

上为末。每服用一钱，煎汤熏洗。

收痔方。

白蔹　白芨（各一两）　黄皮（二两）

上末，轻粉、麝香各少许，麻油调敷，立效。

治痔疾肠风。

半夏（汤泡洗七次）　黄芪　枳壳

上为末，姜汁糊丸如桐子大，每服三十丸，温酒空心下。

痔疮方。

白矾　五倍子　黄丹（各等分）

上末，用桑叶，不语，唾敷上；用马齿苋煎汤熏洗后用。

治五痔必效方。

枳壳（二两，麸炒黄去瓤）　葫荽子（一钱，炒）　皂荚（去皮子，焙，一根）

上末蜜丸桐子大。每服食前，黄芪汤下三十丸。

治痔方。

猪牙皂角

上烧灰为细末。每服二钱，空心热酒下。

治痔取虫方。

甘遂（一钱，半生半炒）　瞿麦穗（一钱半）

上为末。用建猪腰子一个，批作四五片，作一重，掺药在内，止用纸裹，用米泔水浸湿，文武火烧熟，用无灰酒下，空心服之。忌冷水、甘草。

治痔疮。

五倍子（红色者，末，八分）　蛇蜕（烧灰，末，一两）

上匀，先以滴金煎汤熏，候冷洗了，却敷。雌痔系翻花痔，用雌蛇蜕，乃底处就地者；雄痔系牛奶痔，用雄蛇蜕，乃高蜕者。

治诸痔。

甘草　凤尾草

上各等分捣碎，先用瓶酒、井水空微微略呷三两口，即用此汤，乘热熏洗了却，用柳树蛀末、桑树蛀末、千年草（多年烂厦上草也）、乱头发、皂角，烧烟熏之，再用煎药，熏之、洗之。

洗痔妙方。

五倍子（一钱，炒）　枳壳（四钱，炒）

上哎咀。用布袋盛药瓶煎汤熏，通手洗之，冷住手，复倾在瓶内熨热，再熏洗，每日如此数次除根，药袋常浸瓶中。如未效，再修合治之。

治痔疮并枯瘤。

桑柴灰　火灰（各三升）

上用水十碗淋灰汁，煎成膏，稍涂患处。

治痔疮方。

川百药煎（三两一块，不要碎者）　干胭脂（五钱半）

上研为末，分作七服，每日五更用无灰酒调下一服，面朝东南方服。

疗治痔下部虫啮，出《肘后方》。

小豆（一升）　好苦酒（五升）

上煮豆令熟，出，曝干，复内令酒尽止，捣末，以酒服方寸匕，日三。

猪椒子（二升）　酒（一升）

上浸经五日，稍稍饮，一日令尽佳，酒蒸。

治痔疮。

苍耳　薄荷（各等分）

上药煎服，滓再服，熏洗之。

疗痔神方，出《肘后方》。

麝香（一字）　熊胆（一枚）

上和匀，井花水每日一服一钱匕，唯忌鸡鱼。一方，熊胆一味，津唾调涂疮上，未瘥，再涂，又涂真熊胆取瘥，不过三四涂，即愈。

治药方，出《传信适用方》。

连翘　枳壳（麸炒）

上等分为粗末，煎熏洗。

洗贴药，出《经验方》。

豆豉　朴硝（各等分）

上用罂子煮滚，即用数重纸裹瓶口，放桶内，却纸上取一孔透气熏痔，自焦自实。

治五痔悉主之。

蛇蜕皮（二两，烧灰）　麝香（一钱）

上末。每服二钱匕，粥饮调下空心。

熏痔散：用威灵仙三两，水一斗半，煎至七八沸，去火就盆上坐，令气熏，通手洗，冷再暖。

治诸痔，《海上》：用苍术二两，剉碎烟熏之，后使渫药。渫药，《海上》：用垂柳干叶煎汤淋洗之。

又方，用羊屎八十一枚，烧存性末，入麝香少许，以盐汤洗了，以淬液调涂即效。

洗法：用水鳖去壳烂研，白矾细研，槟榔末，等分，汤一大碗，浸放盆内，坐熏，通手淋洗。

一方，鳖仁研土矾末，水煎熏两三次。

洗贴药：用乌桕根浓煎服之，加玄参同煎汤，洗服。

治痔疮：用茄花不以多少，阴干为末，空心每服三钱，无灰酒下。

治痔疮：用辣芥茶煮熏洗。

治痔方：用黄葵不经手，入缸则烂，次用绵丧子蘸药成饼子，如膏药相似，先以甘草汤或葱汤洗净贴上，不一二日全消，神效。

治痔除根方：用拒霜花煎汤熏洗，隙用柳蛀末烧烟熏之。

治乍生痔疮：用荆芥浓煎汤，下服青州白丸子，一服便可。

治痔疮：用丸夫柴麻叶揉碎煎汤，熏洗立效。

治脱肛痔病等：用葱盐汤先洗却，将薄荷煎细研葱白滤汁去滓，入蜜调煎贴患处，用油单纸敷上贴之，坐卧俱可。

治五痔：用苍耳根，药干为末，水调服方寸匕，立效，清粥饮调下亦得，五月五日采为上，一方用子。

又方，用叶子作四片，菜油脚煎油擦之。

又方，用枳实为末，蜜丸桐子大，空心米饮下二十丸。

又痔方，用韭菜自然汁一碗，苍耳子叶汁一碗，调匀，日晒，洗除根。

又痔方，用磨刀水澄清，放温洗。

痔方，用神香明者烧灰，多烧烟坐身于瓶口上，熏三五次，除根。

又方，用降真香烧烟熏妙。

又方,用鸡子一个煮熟,去黄取白,切,焙,明矾煅、白蔹各一两,同末敷,有孔用纸捻蘸入。

熏洗方:用藩篱草根煎汤,先熏后洗,藩篱花似小芙蓉。

又方,用猬皮,如指许艾叶团,如烧香法,置长桶中,坐熏三次。

凡痔发于肛内者,须用熏洗,若肠口肿热,朴硝末新汲水调,常常淋之。

秘方,出《危氏方》:用川白芷煮白苎作线,快手紧结痔上,微痛不妨,其痔自然干痿而落,七日后安。一方白芷末用米饮调下。

治痔病:用蜒蝣壳烧作末服之。

熏洗方,出《肘后方》,治痔下部啮:用掘地作小坑,烧令赤,以酒沃中,杵吴茱萸三升内中极热,复开小孔子,以下部坐上,冷乃下,不过三度良。

又方,治五痔,不以年月远近:用枳壳为末,蜜丸桐子大,空心服二十丸,又为末,方寸匕。

治痔方:用骆驼脂作煎饼,空腹食之,勿令病人知。

一方,领下毛烧灰,拌鸡子酒服。

治痔方,出《肘后方》:用腊月牛皮一具,熟食之尽,瘥,勿与盐酱,未瘥再服。

用山豆根,水研服之,治痔。

用狸骨头烧灰和酒服二钱匕,治痔病。

用茱萸根浓煮水洗痔,有验,烧末服之。

治痔方:用连翘煎汤洗讫,刀上飞矾入麝香贴之。

疗痔方:用雀林草一大握,粗切,水二大升,煮一服顿服尽,三日重作一剂。

熏洗痔方,出《本事方》:用枳壳不拘多少为末,每服二钱,水一大碗,砂瓶内煎百沸,先熏后洗。一方煻灰中煨热,蒸熨七次立定。

疗一切痔,出《肘后方》:用浸石英酒,内鹿角胶服之。

治疮:用防风、荆芥、枳壳、朴硝、杉木各等分,入盐少许,熏洗即不痛。

淋洗药。

天仙子　荆芥　川椒　蔓荆子(各等分)

上以水煎洗。

治痔疾方。

荜茇　干姜　人参　茯苓(各一两)　胡椒

官桂(各一两)　诃子(一两半,炮,去核)

上为细末,炼蜜为丸如梧桐子大。空心温酒下十丸,妇人积年冷病,并宜服之。

治痔。

川乌(炮)　古石灰(等分)

上为细末,烧饭为丸梧桐子大。每服三十丸,食前酒或米饮下。

治痔:取猬皮合穿山甲等分烧存性,入肉豆蔻一半末之,空肚热米饮调二钱服之。

治肠风痔疾甚者,出《本草方》:以鲩皮骨烧灰研末,入鸡冠花末、白矾灰末和之,空腹服便瘥。

洗法:用鱼腥草煎汤温洗。

又马齿苋煎汤洗。

用盐汤频洗亦效。

木鳖子三个,捣如泥,入小盆中百沸,汤泡熏之,却洗效。

木槿花炒作茶,或煎汤洗。

用桃皮叶渍水浓研,滤清者于盆中洗之,即有虫出,熏洗。

马兜铃(并根)　雄黄　北艾　穿山甲　雷丸　猬皮　木鳖子　百药煎

上等分,㕮咀,有嘴瓶中烧熏。

治肠风痔疾,出《本草方》:以蛇皮及骨烧灰研末,米饮服。

治五痔,出《本草方》:以槐皮煎汤浸洗。

治五痔,出《本草方》:以槐花炒服。

治五痔,出《本草方》:用胡荽子煮汁冷,取服。

治痔,出《本草方》:取鳗鲡鱼烧熏下部,痔虫尽死。

治痔谷道痛,出《千金方》:取杏仁熬熏,杵膏敷之。

治痔方,出《本草方》:以木鳖子三枚,去皮杵碎,砂盆内研泥,以百沸汤一大碗,以上入盆器内,坐熏之,至通手即洗,一日不过三二次。

治痔疮,出《本草方》:以仙人掌为末,服方寸匕。

治痔,出《本草方》:用柿子根浓煮浸洗有验,或烧末服之亦可。

治痔疾有头如鸡冠者,出《本草方》:用黄连末敷之即瘥,更加赤小豆末尤良。

治痔杀虫,出《本草方》:以干苔煮汁服。

疗五痔阴蚀湿痹,出《本草方》:以龟甲煮汁浴渍之良。

治五痔病,出《本草方》:以麋肉熟同姜醋进,大有效。

治五痔,出《本草方》:以楮藤烧成黑灰,微存性,米饮调服。人多剔去肉作药瓢垂腰间。

治五痔,出《本草方》:以榧实常如果食之愈,过多则滑肠。

治五痔,出《本草方》:取鹰爪及背烧为末,和饮服之。一方鹰之头烧灰,和米饮服之。

治痔方,出《本事方》。

信砒(一两,烧烟尽) 谷精草(三钱) 白矾(一钱) 硇砂(三钱)

上为末,绵块点药扑上,如痔干,可用水调敷。

洗法:木槿花,无花用叶连根,不妨加朴硝,上煎木槿花泡,入朴硝令温洗,日三次,极妙。

治诸乳痔不问年深不愈者,出《经验方》。

生姜(不去皮二两) 杜牛膝(一两)

上搐烂酒半盏,炒令熟,再用酒半升煮数沸,去滓,空心服。如痔不入,却用五倍子为细末,用蜜调涂乳痔上,即收,用单纸涂药敷之。

敷痔方。

斑蝥(十个) 轻粉(半钱) 马牙硝(三十枚) 红椒(一钱) 黄皮(半钱)

上为末。先用皂角、荆芥,洗令净,拭干,用麻油调药。

26)《种杏仙方·卷二·痔漏》

洗痔:用山楂水煎,先熏后洗。以山楂肉为末贴之,不过三五次全好。

一方,用黑矾、皮硝,滚水泡,先熏后洗。

一方,用芒硝二两,自己小便二碗,同煎至一碗,频频洗之。

一方,用刺剌芽,浓煎水,先熏后洗。

27)《赤水玄珠·第三十卷·痔漏门》

洗痔方:轻者用朝东马齿苋、刘寄奴,浓煎汤熏,待温,却用手洗,拭干。重者加大青叶、梗,干者一半同煎。

丹溪治痔痒:用灰苋,带根煎浓汤,先熏,后洗。

又方,取河水频洗,用蜗牛涂之。

治痔:用雄鸡胆、片脑,和匀贴之。

28)《仁术便览·四·痔疮》

痔疮主方。

条芩 人参 黄连 生地 槐角子 当归 川芎 升麻 枳壳

上水一钟半,煎至一钟,空心热服。大便秘加酒少许。

治痔漏,远年不愈者:先以鸡子七个,每个入明矾一分,饭内蒸熟,每清晨服一枚,次用此方。黄连末八两,枳壳末六两,甘草末四两,雄猪脏一副,切作四五段,入药在内,两头线札,煮一日取出听用;后存汁一碗,将糯米一升,大麦仁一升,拌匀炒熟,连前药猪肠捣千下,为丸如梧子大。每服一百四五十丸,早中晚一日三次服。忌烧酒、椒蒜、煎炒物。

29)《万病回春·卷之四·痔漏》

又方,神效:用随河柳条根上须一把,花椒、芥菜子三味,不拘多少。煎水,先熏后洗,其虫头黑身白,俱从痔疮而出,立愈。

敷洗药。

皮硝(炒燥) 五倍子(炒) 黄柏(猪胆汁炒) 黄连 滑石(各二钱) 血竭 乳香 没药 密陀僧 荆芥(各三钱)

先将皮硝、五倍子煎汤,洗患处;后将药为细末,燥渗无水出,芝油调敷。

30)《万氏家抄济世良方·卷三·痔漏》

痔疮洗药方。

荆芥 芒硝 莲房 槐花 五倍子 白矾

煎汤,每日洗一二次。

敷药方:五倍子一个,钻一孔入水银一钱,用黄泥包固,火煅通红,冷定取出为末,用津吐调搽。加冰片半分更妙。如疼加乳香、没药少许。

治痔疮初发:以熊胆研细,人乳调搽一二次即平。

治痔疮方。

用大雄鸡一只,罩地板上不与食,伺饥甚别移于净地上,用猪胰子四两剉碎旋喂鸡,令其放粪,旋收藏,如此三二日候鸡粪至四两,晒干入后药:

透明矾(四两) 叶子雌黄(六钱) 胆矾(半两) 朴硝(一两) 雄黄(六钱)

上各另研为粗末,用宽高砂锅约贮药之余上有半节空者,先以鸡粪一两置锅底,次以晋矾一两,次以胆矾,次以雌黄,次以朴硝,次雄黄,然后尽下晋矾在内，次加鸡粪在上，然后以新碗盖锅顶，簇炭火煅青烟尽为度。放冷取出，入乳钵中，加乳香、没药各半两，同研极细末，以磁盒收贮。用药时以津吐于手心中，调匀，新笔蘸点患处，一日三五次，一夜二次。先以无心笔蘸温汤拭净，软绢挹干，然后敷药，庶得药力透肉，敷后黄水沥出不止最妙，虽多不妨，三日后其痔自干枯剥落。倘硬，煎汤频洗，白脱肠自红软收上，忌毒物、酒色，即除根矣。

治痔疮：用胡桃打开作两半去肉，入五倍子末仍合定，外用泥裹烧存性，为末，空心白汤调服。

31)《济世全书·艮集卷三·痔漏》

鲁藩韩内相传，治痔效方：皮硝一斤，入猪大肠内填实扎实，入罐内封固，火煅存性，取出为末。每服二钱，黄酒调下，一料除根。

洗痔妙方。

曲曲菜 小虫卧单 马齿苋 猪牙草 花椒 槐条 茄根

上煎水，先熏后洗。后用：

珍珠（煅，一钱） 琥珀（一钱） 片脑（二钱）

为末搽上。

洗痔妙方：用地茄根水煎洗之，三次即愈，神效。按上方，皆外敷贴、熏洗之剂。

32)《本草单方·卷九·痔》

又，水化鸡胆搽，亦效。（时珍方）

又，用金丝荷叶阴干，烧烟，桶中熏之。（时珍方）

又，用大蛞蝓一个，研如泥，入龙脑一字、胭脂坯子半钱，同敷之。先以石薜煮水熏洗，尤妙。（《大全良方》）

又，芥叶捣饼，频坐之。（《经效方》）

又，槐耳为末，每饮服方寸匕，日三，亦良。

大肠痔疾：蟾蜍一个，以砖砌四方，安于内，泥住，火煅存性，为末。以猪广肠一截扎定两头，煮熟，切碎，蘸蟾末食之，如此三四次，其痔自落也。

痔疮有核：白鹅胆二三枚，取汁，入熊胆二分、片脑半分，研匀，瓮器密封，勿令泄气。用则手指涂之，立效。（《保寿堂方》）

又，鸭胆涂痔核。良。（时珍方）

又，用马兰根捣敷片时，看肉平即去之，稍迟恐肉反出也。（《医学集成》）

33)《考证病源·考证病源七十四种·痔疾肠风湿热所致》

痔疾者，湿热之气所生也。譬如树生菌物必因湿热而生，遇凉则枯，其理一也。余制一方，用条芩、秦艽、生地、防风、青皮、槐米、黄连、当归、荆芥、甘草、枳壳、白术，水煎服，外用冰片三厘、熊胆三分、番木鳖一个，井水浓磨药汁敷之，即日奏效，治验多人。

34)《觇后方·治痔方》

治痔方：蓖麻叶揉碎煎汤，先熏后洗，仍用有片眼药擦于四围，断根。熏时用罐着药水微温，安在肛门周围，以绢绕罐口。

35)《外科大成·卷二分治部上·下部后·痔漏类方》

敷痔方。

胡黄连（五钱） 血竭 儿茶（各二钱） 熊胆（三钱） 冰片（一钱） 麝香（三分） 一加硼砂（一钱） 一加铅白霜（一钱）

为末，用苦食磨水调敷。

退管药线类方：

一用白砒一钱，雄黄五钱，为末，入罐封，打三香，水频擦盏。取出，加乳香、没药各五钱，用白芨些须，水调成线，以黄柏末为衣。

一用白砒五钱，雄黄五钱，朱砂五钱，水银三钱，白矾一两，为末，升打如前，做线。加鹿斤上炒黄为末，为衣。入疮不痛。

一用硼砂、雄黄各一两，为末，入罐内，盖白矾末一两，升打如前，糊和成线。入管内，七八日抽出管。易生肌药。

鼠疮，取麦粒大一粒，入疮内，日二次。不痛发肿，三日腐脱。多年结毒，甚效。

一用白砒末五钱，入铁锅内，次盖白矾末一两五钱，火煅矾枯，喷水一口于矾上。即以绵纸盖矾上，再随喷水三五口于纸上，即以锅盖盖之。看纸上有白霜为度。无霜再煅喷，如有霜，去纸。入去油乳香没药末，各钱许，盖矾上，离火候冷。取为末，用飞罗面打糊成条，插用，以管退为度。

一加蝎尾七个，生草乌末一钱。枯痔甚佳，搽如如圣散法。

制砒法：如砒一两，用黄连、黄柏、黄芩各五钱，甘草、绿豆各半合，水五碗，煎汤煮砒，以汁干为度，次再升打。若用生砒，则毒气入腹，反生奄忽。

做条有法：一用山慈菇粉，打糊和条。一做条时，以猪鬃为心，搓成条，略晒，抽出鬃，则药条成筒，用之以通气。

36)《经验丹方汇编·痔疮》

治痔油药。

苏合油　熊胆(各五分)　头生鸡子(二个，用清，煎油)

三味匀和，敷之神效。(《灵秘丹药》)

药水。

片脑(一分)　朴硝(五分)　熊胆(三分)　蜗牛　螺肉(各十两)　橄榄核(烧灰，五钱)

捣烂入药，浸一夜取水并药敷疮，无不断根。

37)《良朋汇集经验神方·卷之五(外科)·痔漏门》

痔疮方：翻白草，熬水熏洗效。

洗痔方

黑茄枝　马齿苋　瓦松　葱须子　陈蒜瓣　槐枝(各五钱)　花椒(六分)

水煎入罐内，坐在口上熏蒸，水着的手，倒在砂盏内烫洗其效。

38)《奇方类编·卷下·痔漏门·洗痔疮初起》

洗痔疮初起。

葱白(十根)　尾松(一两)　马齿苋(一两)　皮硝(一两)　五倍子(去虫，一两)　槐花(一两)

绢袋盛药煮水，每日熏洗七八次即愈，良方也。

39)《奇方类编·卷下·附录经验秘方·痔疮验方》

痔疮验方：用向东槐条，砂罐煎汤。以皮硝两许入汤，先熏后洗，熏时用衣服围住，勿令热气泄漏。

40)《灵验良方汇编·卷之二外科·治痔疮》

熏洗方

地骨皮(八两，寻得鲜者更佳)　槐角(八两)

共煎汤，乘滚热置小浴盆中，坐盆上熏片时，即以汤淋洗痔疮。其汤可三次热之，一日熏洗三次，然后另换地骨皮、槐角煎用。

鱼腥草　苦楝根　朴硝　马齿苋　瓦楞花(各一两)

共煎汤，同上法熏洗。

枳壳(三两)　癞虾蟆草(一名荔枝草，四季常有，面青背白、麻纹累累者是，三两)

共煎汤，同上法熏洗。洗后即搽后药，自然消去。

41)《外科全生集·卷一·阳症门·外痔》

外痔：以槐梅膏涂之，痛息，日涂两次，至愈乃止。内服杜痔丸，每早晚各服五钱。

42)《绛囊撮要·外科·治痔方》

治痔方。

老甘草(一斤)　青盐(半斤)

为末，水泛丸桐子大。每朝服三四钱即愈。

43)《绛囊撮要·外科·洗痔汤》

治肛门肿痛，下坠，无论新久，痛止肿消。

枳壳　天名精(各二两，一名地菘)

以河水三瓢煎数滚，先熏后洗，甚者三次即愈。

44)《串雅内外编·串雅外编·卷二杂法门·痔疮坐袋》

痔疮坐袋。

乳香　没药　龙骨　赤石脂　海螵蛸　轻粉　木鳖(各三钱)

共为末，以绢盛之。每日坐，不必洗。坐二十一日，无不愈。

45)《惠直堂经验方·卷三·痔漏门·奇验痔疮方》

奇验痔疮方，兼治脱肛立愈：核桃一个去内肉，入五倍子末，合好线扎定，外用黄泥入盐调和，团裹炭火煅过，至烟尽，去黄泥。研末，滚水吞下即愈。

46)《种福堂公选良方·卷二公选良方·内外科·痔漏》

熏洗痔方。

五倍子(三四个)　皮硝(一撮)

水二碗煎浓，先熏后洗，一二次即愈，绝妙。

点痔方。

银朱(三钱)　大雄黑背蜒蚰(三条)

共捣烂用盐泥封固作团，要留一孔，火升烟尽为度，取出用田螺水调搽即缩上。不用银朱，将上好黄丹拌之亦效。

蜒蚰(一条)　冰片(五厘)　胆矾(二厘)

和化蜒蚰水点之。

47)《吴氏医方汇编·第五册·痔漏》

治内外痔疮。

冰片(三分) 熊胆(三分)

葱汁化涂,槐白皮煎汤浴之。

48)《脉因证治·卷四·痔漏》

秘方,凉血为主:四君子、四物、黄芩(凉大肠)、枳壳(宽大肠)、槐角(凉血生血)、升麻。

煎洗秘方:五味子、朴硝、莲房、桑寄枝,先熏后洗。

腐痔核即为水。

硼砂(煅) 轻粉 炉甘石(煅)

上以朴硝淬洗辰砂,或加信煅,敷外四围,点核上。

贴痔:麝香、樟脑、朱砂,研,入山田螺内,待成水,抹头,不拘遍数,以干为度。

49)《名家方选·下部病·痔漏脱肛》

薰痔法:取马屎温而蒸之。

50)《名家方选·下部病·痔》

治痔疾大肿痛奇方。

桃仁 乳香(各一钱) 麒麟竭(三分)

上三味细末,和麻油涂之。

治瘀血痔痛。

当归 黑丑 连蕊(各五钱)

上三味为细末,酒送下,数日服之勿怠。

救痔痛疼甚难堪方。

青木叶(百枚许) 薄荷(十钱)

上二味,浓煎洗之。

治痔突出难愈者方:丁班鱼三个,生水吞之。

治痔方。

辰砂(少) 猪膏(二钱)

上二味,涂患处。

疗痔疾方。

莲叶 槙叶(各二钱) 甘草(五分)

上三味,水煎服。

又方,海带一味,煎汁洗腰下妙妙。

治五痔:熊胆一味,水解涂之,忽愈,他方皆不及此。

51)《罗氏会约医镜·卷十二·杂证·论痔漏》

薰痔神方:用白芷、黄柏、夏枯草、紫花地丁各五钱,明矾、皂矾、甘草各一钱,煎水,先熏后洗,二次立愈。后用便桶刮垢焙干,每一钱加冰片二分,

研末,摊纸上,按痔上,二次断根。

52)《益世经验良方·下焦·治痔漏脱肛门》

治痔疮奇方:用大蚯蚓七条,捣烂,将鸡蛋二个,同蚯蚓打匀,麻油煎热,空肚,酒送下。服三次即愈。

53)《古方汇精·卷二·疯痰疮毒类·痔疮方》

痔疮方。

大生地 马齿苋 象粪 鱼腥草 槐花 野茄根 凤尾草(各二两) 全当归 银花 胡黄连 野菊花 五倍子 密陀僧 龙骨 黄芩(各一两五钱) 白芷 赤芍 防风 元参 荆芥(各一两)

共炒研为细末,用瓷罐收贮,封口,勿泄气。每用五钱,加冰片三分,研细和匀,真麻油调敷。

54)《救生集·卷四·痔漏门》

痔漏方:小白豆三升,大冬瓜一个(去皮),切大方块同煮熟,淡饭就瓜豆吃。戒盐、酱厚味,吃尽即除根。

痔漏方,异人秘授,不可增减一味,服此内消尽根,无论远年皆愈。

槐角(净末,半斤) 广蚯蚓(猪油炒黄,净四两) 贯仲(炒黄,净三两) 黄芩(炒黄) 葱子(土炒焦色) 白芥子(土炒焦色,以上各一两) 人中白(烧红醋煅,四两) 良姜(土炒) 百草霜 刺猬皮(切碎炒黄) 象牙(土炒为末) 青黛 茅山小苍术(土炒,以上各五钱) 野鸡不翅(三个,醋浸炙末) 蝉蜕(八个,炒焦,去足,黄色,不翅即雉膵也)

上各药炼蜜为丸。先服五钱,白汤送下,十日后每服六钱,二十日仍服五钱,如痒甚,用槐皮、马齿苋、九里冈汤洗之。如无九里冈,止用二味亦可,炒药用槐条搅之。

痔疮方。

槐角(去核,四两,焙黄) 陈棕(四两,砂锅内烧成灰) 松叶(四两,焙焦)

同白矾四两入砂锅内,水煮干。上为末,每服三钱,黄酒送下,外用唾津调药末,抹患处。

痔疮方。

槐角(半斤) 地芋(四两) 枳壳(四两) 当归(四两,酒炒) 黄芩(四两,酒炒) 防风(四两)

上药为末,好酒糊为丸。米汤送下,每服三钱。

55)《喻选古方试验·卷二·痔漏》

槐汤灸痔:以槐枝煎汤,先洗痔,便以艾灸其上七壮,以知为度。(《传信方》)

《袖珍方》:用盆盛沸汤,以器盖之,留一孔,用韭菜一把,泡汤中,乘热坐孔上,先熏后洗,数次,自然脱体。一人患痔,诸药不效,用木耳煮羹食,遂愈。

《分甘余话》载新安罗医治痔方:用稀熬烧酒七斤,南荆芥穗四两,槐豆五钱,捣烂煎沸五次,空心任意服,甚效。

56)《验方新编·卷七·脱肛·痔疮诸方》

又方:白煮整鸡蛋,蘸真象牙末(假象牙不效)空心服之,每日二次。有人患痔二十余年,服至半月断根。

又方:榕树上吊生之须五两(此树惟福建、两广有之),皮硝五钱,煎水放瓦罐内,乘热坐上,先熏后洗,数日即愈。可以断根,效验之至。须系寄生,长数尺或丈余不等。

又方:小茴香二钱,研末,泡水服,轻者数次即愈,极效。

57)《杂病广要·脏腑类·痔》

治痔辅助方。

凡医痔之法,且如明日要下手([按]言用枯药),今日先与此药(用槐花、大黄、枳壳、木通、连翘、瞿麦、当归,半酒半水煎),所以宽大肠,使大便软滑,不与痔相碍,且不泄泻。痔头未脱落者,须要日日与之。以大黄一两煨,枳壳炒,当归酒洗一两,同为细末,丸如梧子大,好酒吞下。(《纲目》引周先生)

58)《外治寿世方·卷三·后阴·治痔方》

治痔方:又凤尾草熬水洗之。又以肥大枣一枚,剥去赤皮;取水银掌中,以唾研,令极熟,涂枣瓤上,纳下部中。瘥。又冬瓜煎汤洗之。又皮硝五钱,入小便壶内,开水冲出熏洗之。又郁金为末,水调敷之。又芥菜末捣饼,频坐之。又胡黄连末,用鹅胆汁调敷。又木槿根煎汤,先熏后洗。

又枯痔法:红矾五厘,蝎梢七个,白明矾五钱,共入银罐内,文火煅末;入朱砂四分、冰片五厘,同研。真麻油调涂。十八日瘥。此方乃专门医痔者所不乐闻也。

59)《外治寿世方·卷三·疔毒·疔毒痔疮》

疔毒痔疮:田螺入冰片,化水点之。

60)《奇效简便良方·卷四·痔漏脱肛·痔疮》

痔疮:顶大木瓜一个,泡高粱烧酒十斤,封埋地中,一月取出,随量饮之。或马齿苋(不拘鲜干),煮熟多食,并以汤熏洗。或苍耳为末,食前粥饮调服一钱。或核桃壳,五倍子填满,线扎好,黄泥封固,炭火煅黑烟净为度,取出研细,蜜丸,每服三钱。或皮硝、金银花、五倍子各三钱,煎水熏洗多次。

61)《经验奇方·卷上·消痔千金散》

又外痔用红枣去核,入铜青线扎,炭火上煅存性,研细末,痔湿干糁。干则以津润湿擦之。

62)《华佗神方·卷五·华佗治痔神方》

儿茶、麝香,唾津调敷。

先以皂角烟熏之,次以鹅胆汁调白芷末涂之。

赤足蜈蚣焙为末,与冰片少许同研,唾液调敷。

生槐(煎,五分) 皂角(二两) 麝香 雄黄 荑茗 丁香 木香 炙鳗鲤鱼(各二分)

上各药为五丸,取净瓶可容一升者,掘地埋之,着一叠子于瓶上,钻叠子作孔。纳火瓶中灰盖之,然后纳药一丸烧之,以下部着叠孔上坐,便通汗,尽一丸,药即止。

以无花果叶煎汤熏洗,能止痛,极有效。

63)《华佗神方·卷五·华佗治内外痔神方》

治内外痔神方,在肛门内外皆有之,遇大便即出血疼痛者是。

胡黄连(五钱) 血竭 儿茶(各二钱) 熊胆(三钱) 冰片(一钱) 麝香(三分)

共研细,水调敷,日凡三四次。

64)《太医院秘藏膏丹丸散方剂·卷一·附杂方·治痔疮神方》

治痔疮神方:用地龙,用阴阳瓦焙黄干,研细末,每用三钱,用黄酒下。

65)《太医院秘藏膏丹丸散方剂·卷三·洗痔良方》

洗痔良方。

川椒(三钱) 牛膝(三钱) 地骨皮(三

钱） 金银花（六钱） 黄芩（六钱） 良姜（三钱） 细辛（三钱） 荆芥（三钱） 皮硝（一两）白芷（四钱） 蝉蜕（三钱） 防风（三钱）

煎洗，以好为止。

66)《鲟溪秘传简验方·卷下·痔门》

五痔：槐实，剉末，米饮下一钱。

67)《历验再寿编·第十四方治内外痔疮》

内外痔疮：马齿苋煮熟多食之，以汤洗之，可痊。又用凤凰草熬水洗，亦可。

又方，用皮硝五钱，入小便，冲开水，熏洗之，神效。

68)《历验再寿编·第百五十八方治内外痔疮》

治内外痔疮：以朴硝置尿壶内利热水熏洗之，后以臭牡丹敷之至效。

二、治内痔方

1. 枳壳圆（《传信适用方·卷下》）

治内痔。

用好厚枳壳，不拘多少，去穰细切，麸炒黄色，为末，每末一两入胡桃肉一个，研匀，以蜜圆如弹子大。空心细嚼一圆，米饮或温酒下，兼用井花水淋洗。

2. 皂角煎丸（《仁斋直指方论·卷之二十三·诸痔·诸痔证治》）

治内痔，肠头里面生核，寒热往来。

满尺皂角（三锭，去弦核，醋炙） 刺猬皮（一两，炙黄） 白矾（煅，一两） 猪后蹄垂甲（十枚，烧存性） 桃仁（浸去皮尖） 川芎 北梗 甘葶苈（炒焦，各半两） 薏苡 白芷（各一分）

上为末，炼蜜丸如桐子大。每服五十丸，桑白皮煎汤下，仍以藩蓠草根煎汤熏洗。

3. 唤痔散

1)《医宗说约·卷之五·痔》

痔在肛门内肠头上，外面不见，痛苦不胜。用此药唤出痔来，以葱汤洗净上药。

磁石（活而吸铁者用，一两） 枯矾（五钱）干姜（炮，另研，三分） 草乌尖（生用，五分）

共研极细，用生姜汁或葱汁调涂肛门上，少顷肛自内脱出，痔疮上下洗净，四边好肉上用前护药，次上枯药，一日三上。洗用新笔蘸药洗之，如此六七日，脱尽痔根，即用生肌药，收口后用贴顶升阳散，收入其肠。内服槐角丸。

2)《验方新编·卷二十四·外科敷贴汇方》

治内痔不出。

炙焦猬皮 生草乌（各一钱） 枯矾（五分，炒盐） 冰片 麝香（各三分）

共研细。温水先洗肛门，津涎调药三钱，纳入肛内，内痔自出，预煎朴硝二两，葱头七个，将痔熏洗数次。

3)《吴氏医方汇编·第五册·痔漏》

治内痔不出。

乌梅（生用，一枚） 猬皮（煅，一钱） 枯矾（五钱） 食盐（炒，三钱） 冰片（三分） 麝（五厘）

共为细末。以温水洗净，蜜水调药三钱，填入肛门，片时即出。

4. 贴顶升阳散（《医宗说约·卷之五·痔》）

治痔。

蓖麻子（去壳，四五粒） 麝香（三分）

共捣如膏。将头顶心发去钱大一块，贴此药少顷，其肛即收入，如缓再用醋一口，喷患人面上，立收。

5. 二妙丸（《外科大成·卷二分治部上·下部后·痔漏主治方》）

治内痔，脏毒出血。

棉花子（一斤） 朴硝（四两）

入小酒瓶内，加老酒四碗，入瓶内封口，炭火煅，烟尽为度，取出为末。每服三钱，空心白酒调服，日进二次。忌生酒热物。

6. 番肛散（《外科大成·卷二分治部上·下部后·痔漏主治方》）

内痔服此一剂，即时番出。

枳壳（三两，生用） 陈皮（一两）

作一剂，水二钟煎一钟，空心服。外用唤痔散敷之。

7. 脏连丸（《良朋汇集经验神方·卷之五外科·痔漏门》）

治内痔或大肠有毒，小便有血或前或后。

黄连（四两，酒煮炒黑，为末） 猪大肠（五寸，去油）

将末装入大肠内扎住，用酒湿透入甑内蒸熟，连肠药末，共捣成膏，为丸桐子大。每服三钱，滚水送下，其病断根。

8. 治内痔验方

1）《普济方·卷二百九十五·痔漏门·诸痔》

治内痔大肠头痛。

仙茅　白术　卷柏（各一两）　郁李仁（三钱）

上为末。每服一钱，薄荷酒送下。

2）《外科全生集·卷一·阳症门·内痔》

内痔：候登厕翻出肛外，用温水洗净侧卧，其痔尽出，勿使收入。亦有痔自翻出，大如茶杯，形如一菌，粪从菌心而出，痛极难忍，上面如盆，四边高，中心陷下，如菌根。粪后用杜枸杞根捣烂，煎汁热熏温洗，洗净以洞天膏摊如菜碗大，中剪一孔，以一边剪开通孔，烘熔圈于菌根，贴于四边，围护好肉，诚恐上药药汁滴于好肉耳。每取枯痔药一二分，入杯津调，笔蘸拂菌之外面四旁，日夜各拂一次。菌之中心，通连肛门，大忌拂药，倘有流入，大痛难当。拂一两日，毒水流出，菌形渐缩而软。再拂一两日，渐硬而黑，菌边日有脱下。用药一钱，内再增朱砂一分，仍用津调，日夜照拂。俟菌缩小黑硬，再拂，拂至菌根自落痊愈。

3）《惠直堂经验方·卷三·痔漏门·内痔肿痛方》

内痔肿痛方：先用屋葱一把，野木连五六个经霜者，煎汤熏洗。再用鳖头煅存性，加冰片少许为末，以木鳖子去毛磨麻油调涂立效。或以熊胆磨麻油加冰片涂之亦效。此法兼治外痔。

4）《种福堂公选良方·卷二公选良方·内外科·痔漏》

缩痔秘方，内痔落下：用大团鱼头一个，火煅为末，搽痔上，即刻收进，亲验。

5）《名家方选·下部病·痔》

治内痔下血方。

柿（黑霜）

上方寸匕盐汤下。

6）《验方新编·卷七·脱肛·内痔不出》

内痔不出：草乌为末，口水调点肛门，痔即反出，乃可用药敷治。

7）《验方新编·卷七·脱肛·内痔肿痛》

内痔肿痛：猪大肠六两，蚯蚓（又名曲蟮）十余条，煮融，去蚓食肠，极效。

8）《华佗神方·卷五·华佗治内痔神方》

华佗治内痔神方：在肛门之内，大便时则出血，便毕以手按之，良久乃入。

内服用：生枳壳三两，陈皮一两，水煎服。

外用：生草乌尖一钱，刺猬皮末三钱，枯矾五分，冰片三分。各为细末，用葱汁调药，送入肛门，约一时许，其痔即翻出，洗净之。用鸡粪四两（取公鸡母鸡各一，饿之二日，次早以猪胰子切碎，拌糯米粉一二合，喂之。凡越六七日，得粪四两，晒干候用）、雌黄、雄黄各六钱，明矾、皮硝各一两，胆矾五钱，共为末，倾入银罐内，火煅出青烟为度。加乳香、没药各三钱，冰片五分。用唾津调敷，七日后其痔自脱。再用珍珠散敷之，使收口。内服收肛散。

三、治外痔方

1. 扁竹方（《普济方·卷二百九十六·痔漏门·诸痔》）

治外痔。

用捣扁竹绞取汁，溲面馎饦，空心吃，日三度，常吃。

一方扁竹叶捣汁服，根叶亦可。

2. 四效散（《普济方·卷二百九十六·痔漏门·诸痔》）

治外痔成疮，疼痛。

密陀僧（二钱，别研）　麝香（半钱）　片白脑子（半钱）　铜绿（一字）

上件同研极细，先以浆水浴疮拭干，次用药少许贴之。

3. 痔药膏子（《赤水玄珠·第三十卷·痔漏门》）

治外痔翻花脱出，黄水不止。肿痛病，并用银阔箆蘸药涂敷，日一次，重者五七次立愈。先用药水洗，拭干，却敷此膏。

用真桑灰不拘多少，淋浓汁两碗，熬至一碗，却入草乌片、大黄片各二钱，再慢火熬至半碗，入甘草一钱，数沸，下净细石灰半匙头，不可多，略沸三五次，用绢一重，花纸二重，如绞漆状滤过，再熬成膏，候冷，用真胆矾五分，研极细末，放入膏中，用瓦器盛贮封之。临甲入龙脑末，和匀敷之。

4. 二仙丹（一名赛金散）（《外科大成·卷二分治部上·下部后·痔漏主治方》）

治外痔。

金脚砒(二钱)　白矾(一两)

二味为末,倾银罐,煅烟尽为度,加瓦焙蝎尾七个,生草乌一钱,共末。敷如如圣散法。

5. 杜痔丸(《外科全生集·卷四·丸散类》)

治外痔。

地骨皮　生地(各三两)　黄芩　丹皮(各一两半)　槐花　焦苍术(各一两)　焦黄柏　甘草(各五钱)

共为细末,白蜜为丸。早晚每次每服五钱,白汤送下。

6. 治外痔验方

1)《千金翼方·卷第二十四·疮痈下·肠痔第七》

疗外痔方:麻子四升捣,生布袋盛,饭下蒸之,绞取脂铜盘盛暖之,以绵作贴子,坐使正,当蒸痔孔,须臾易之,更坐虫出。

又方:捣蒴藋绞取汁,溲面作馎饦,空腹吃,日三顿,常食良。

2)《是斋百一选方·卷之十四·第二十二门·治外痔》

治外痔:葱青内刮取涎对停,入蜜调匀,先以木鳖子煎汤熏洗,然后敷药,其冷如冰。

3)《普济方·卷二百九十五·痔漏门·诸痔》

治一切外痔翻花,鸡冠痔三十年者,大如蒸饼者亦可治,其功神效。

锅底煤　朴硝(半两)　雌黄(半两)　雄黄(半两)　胆矾(三钱)　白矾(四两半)

上合研细。依次干锅内以丸,碗盖之,锅上留分寸,恐药滚起。先发顶火,仍发底火,庶上下火力俱透,煅令青烟尽为度,取出,用纸摊在地上,出火毒。如白矾末甚煅过毕,取白矾再煅,以枯为度,然后一处研细,再入滴乳没药少许。每用甘草汤调敷,日四五次,夜间两次,自然焦黑硬,脱落无疮口,肠头三日自收。如日敷夜不敷亦可。凡欲敷药,先用温汤洗痔,揾干敷药,如再敷再洗再敷,三日觉疼无妨,直敷至干落为度。仍服钓肠丸,须依局方自合,方有异效。

4)《普济方·卷二百九十五·痔漏门·诸痔》

治外痔,亦治恶疮病疮。

真珠　雄黄　雌黄(各一两)　竹茹(二两)　猪膏(一斤)

上为末,内猪膏中和调;又切乱发半鸡子大,东向煎三上三下,发焦。出其痔先用盐汤拭洗,干后敷。

治外痔。

桑树皮灰　桐子壳灰　白炭灰　杂柴灰　石灰　蛎壳灰

上等分。用沸汤烧过各灰入锅内,煎取半碗了,却入石灰为度。

5)《本草单方·卷九·痔》

外痔肿痛。

蚰蛇胆研,香油调,涂,立效。《医方摘要》。

鸭跖草揉软,纳患处,即效。危亦林《世医得效方》。

用马齿苋汤洗净,捣活螺蛳敷上,其病即愈。《袖珍方》。

6)《肘后方·又牛奶外痔》

牛奶外痔:胆矾、青矾、明矾、芒硝各等分,瓦焙枯,用少许擦于眼头上二三次,水出自消。

7)《肘后方·外痔方》

外痔方:陈茶一握,蕲艾一握,煎水五六碗,先将五倍子七个入盆内,以前煎水倾入盆内,将身坐上,用衣围住蒸之,待水温,洗其疮即断根不发。

8)《种福堂公选良方·卷二公选良方·内外科·痔漏》

治外痔疼痛坐卧不得者:大田螺八九个,将针挑开靥盖,入冰片、白矾末少许在内,以螺尖埋土中,令其盖仰上,经一宿取螺水,以鸡毛搽痔上,六七次即消愈。

9)《喻选古方试验·卷二·痔漏》

外痔长寸:槐花煎汤频洗,并服之,数日自缩。(《集简》)

四、治牝痔方

1. 地榆散(《太平圣惠方·卷第六十·治痔生疮肿痛诸方》)

治痔疾生疮肿痛,下血不止。

地榆(刬)　黄芪(刬)　枳壳(麸炒微黄去瓤)　槟榔　当归(刬,微炒)　黄芩　赤芍药(以上各一两)

上件药,捣筛为散。每服四钱,以水一中盏煎至六分,去滓,每于食前温服。

2. 楮藤散(《太平圣惠方·卷第六十·治痔生疮肿痛诸方》)

治痔,下血不止,生疮肿痛。

楮藤子(一两,取仁) 鳖甲(一两,涂醋炙令黄) 当归(三分,剉,微炒) 黄芪(一两,剉) 槐子(一两,微炒) 川大黄(一两,剉碎,微炒) 露蜂房(三分,微炒) 蛇蜕皮(一两,烧灰) 藁本(半两) 桂心(半两) 猪后悬蹄甲(七枚,炙令焦黄)

上件药,捣细罗为散。每于食前,以粥饮调下二钱。

3. 黄芪散(《太平圣惠方·卷第六十·治痔生疮肿痛诸方》)

治痔,下部生疮肿痛,脓血不止。

黄芪(二两,剉) 赤小豆(一两,炒熟) 附子(一两,炮裂,去皮脐) 白蔹(一两) 桂心(一两) 黄芩(三分) 赤芍药(三分) 槐木子(一两,微炒) 枳壳(实)(一两,麸炒微黄)

上件药,捣细罗为散。每于食前,以温粥饮调下二钱。

4. 鳖甲散(《太平圣惠方·卷第六十·治痔生疮肿痛诸方》)

治痔,下部生疮肿,下血不绝,腹痛不止。

鳖甲(一两,涂醋炙令黄,去裙襴) 黄芪(一两,剉) 枳壳(一两半,麸炒微黄,去瓤) 当归(一两,剉,微炒) 桔梗(三分,去芦头) 赤芍药(三分) 槐子(二两,微炒) 桑木耳(一两,微炒) 生姜屑(半两,焙干)

上件药,捣细罗为散。每于食前,以粥饮调下一(二)钱。

5. 蜗牛散(《太平圣惠方·卷第六十·治痔生疮肿痛诸方》)

治痔,生疮肿痛,下血不止。

蜗牛(五枚,炙令黄) 蛴螬(三枚,炙令黄) 蝼蛄(三枚,炙令黄) 赤石脂(一分) 白龙骨〔二(一)分〕 麝香(一分,细研入)

上件药,捣细罗为散。每于食前,用粥饮调下一钱。

6. 露蜂房散(《太平圣惠方·卷第六十·治痔生疮肿痛诸方》)

治痔疾,风热毒气攻下部,生疮肿痛。

露蜂房(二两,微炒) 槐花(二两,微炒) 黄芪(二两,剉)

上件药,捣细罗。每于食前,以粥饮调下一钱。

7. 槟榔丸(《太平圣惠方·卷第六十·治痔生疮肿痛诸方》)

治痔疾,大肠疼痛生疮。

槟榔(二两,捣末) 白矾(三两,捣碎) 黄丹(一两)

上件药,将白矾黄丹,入瓷瓶子内,以五斤火烧令通赤,候冷取出,细研,入槟榔末,相拌令匀,炼蜜和丸如梧桐子大。每于食前,以粥饮下二十丸。

8. 马齿煎方(《太平圣惠方·卷第六十·治痔生疮肿痛诸方》)

治痔疾,生疮肿下血。

上取马齿苋,洗去土,熟捣绞取汁,缓火煎成膏,停冷,每日取少许作丸,纳所患处验。

9. 穿山甲散(《仁斋直指方论·卷之二十三·诸痔·诸痔证治》)

治痔、肛边生鼠孔,或成疮痛。

穿山甲(横取后段尾根尽处,一两,炙焦存性) 鳖甲(半两,酒炙酥) 麝(半钱,细研)

上为末。每服一钱半,用蜡茶半匙夹和,沸汤调下,防风煎汤调亦得,留滓敷痔。又方,单用穿山甲。

10. 黄芪丸(《普济方·卷二百九十八·痔漏门·牝痔》)

治牝痔下血,及治血痔。

黄芪(细剉) 枳实(去瓤麸炒,各三两) 乌蛇(酒浸炙去皮骨) 当归(切,焙) 赤石脂 猬皮(炙焦,各二两)

上细末,炼蜜丸梧桐子大。每服二十丸,空心酒下,日二。

11. 谷精汤(《普济方·卷二百九十八·痔漏门·牝痔》引《圣济总录》)

治牝痔,生疮熏洗。

谷精草 白矾 荆芥穗 臭橘(各半两)

上剉碎,用水三升,煎五七沸,去滓,乘热先熏,后温和洗之。

12. 白矾丸(《普济方·卷二百九十八·痔漏门·牝痔》引《圣济总录》)

治牝痔,下血不止。

白矾(炭火烧令汁尽,候冷研为末,一两)　黄芪(细剉)　枳实(去瓤麸炒,各二两)

上先捣黄芪细剉,枳实为细末,入矾末拌匀,炼蜜丸梧桐子大。每服二十丸,温酒送下,加至三十丸,日再。

13. 麝香散(《普济方·卷二百九十八·痔漏门·牝痔》)

治牝痔,及一切内外痔疮,痛不可忍者。

用栝蒌新黄大者一枚,以刀开下顶子、不去瓤,选不蛀皂荚子填满,却取开下顶盖,别用纸筋泥固济约三指厚,以炭火簇合烧令红,于一地坑内出火毒一宿,取出,入麝香末一钱,研令极细,入瓷盒盛。每服一钱匕,米饮调下,温酒亦得服,一剂永除根本。

14. 百宝丸(《普济方·卷二百九十八·痔漏门·牝痔》引《圣济总录》)

治牝痔下血,肛边生疮。

用枳实去瓤,麸炒一两,为细末,炼蜜和丸,分作二十五丸,与后散药同服。

15. 百宝散(《普济方·卷二百九十八·痔漏门·牝痔》引《圣济总录》)

治牝痔。

皂荚(不蛀者,四挺,烧灰,去皂子不用,研为末,入麝香半钱同研)　皂荚刺针(生,杵为末)

上取皂荚末,抄一钱匕,入皂荚针末半钱匕,以水一盏同煎七分,放温服,发痛时嚼百宝丸一丸,此散送下。

16. 嘉谷散(《普济方·卷二百九十八·痔漏门·牝痔》引《圣惠方》)

治牝痔,生疮肿痛,有血。

用陈粟米炒焦半升,为细末。每服一钱匕,空心白汤点下。次服藤子散。

17. 藤子散(《普济方·卷二百九十八·痔漏门·牝痔》引《圣济总录》)

治牝痔。

楂藤子(一枚)　鸡冠花(一两)　鲮鲤甲(七片)

上藏瓶内,盐泥固济,留一小眼子,用炭火烧烟绝为度,入麝香少许,同研细。每服一钱匕,温酒调下,日三,不拘时,与前药相间服。

18. 白矾汤(《普济方·卷二百九十八·痔漏门·牝痔》引《圣济总录》)

治牝痔,淋洗。

用白矾火上枯一两,研为末。每用半钱匕,沸汤浸,如人体温,淋洗。

19. 槟榔散(《证治准绳·类方第六册·痔》)

治风气稽留下部,结成牝痔,生疮下血,肿痛。

槟榔(剉,炒)　泽泻(酒浸)　瞿麦　甜葶苈(隔纸炒)　防己　藁本(去苗、土)　陈皮(去白,炒)　郁李仁(同陈皮炒)　滑石(各半两)　芫花(醋拌炒黄)　木香(各一两)　干漆(炒烟尽,一钱二分半)

上为细末。每服二钱,不拘时,温酒调下,日三。

20. 治牝痔验方(《太平圣惠方·卷第六十·治痔生疮肿痛诸方》)

治痔疾,下部生疮肿痛,宜服此方。

猬皮(一枚,炙令黄)　牛蒡子(一合,微炒)

上件药,捣细罗为散。每于食前,以粥饮调下一钱。

治痔疾,生疮破后,恐成瘘,宜服此方。

鹁鸽粪(半升)　麝香(半两,细研)

上件药,以鸽粪于净地上,周回用火烧令烟尽,取麝香,同细研为散。每于食前,以粥饮调下二钱。

治痔,生疮肿痛,下血不止。

白花蛇(二两,酒浸去皮骨,炙微黄)　羌活(三分)　楂藤子(一两,取仁)　当归(三分,剉,微炒)

上件药,捣细罗为散。每于食前,以温粥饮调下一钱。

五、治牡痔方

1. 鳖甲丸(《外台秘要·卷第二十六·杂疗痔方五首》引《删繁》)

疗虚劳寒,下痢不止,肛边转生肉如鼠乳在大孔旁,时时脓出,名牡痔。

鳖甲(炙)　干地黄　黄连　连翘(各七分)　栝蒌　黄芪　干姜(各六分)　蛴螬(五枚炙)　猬皮(炙)　续断(各五分)　附子(炮)　槐子　矾石(烧汁尽,各四分)

上十三味捣筛,以蜜丸如梧桐大。饮下二十丸,渐加至三十丸,日再。忌如常。

2. 皂荚丸(《太平圣惠方·卷第六十·治痔

肛边生鼠乳诸方》）

治痔肛边生鼠乳，及大腹疼痛，坐卧不得。

皂荚（十挺，不蚛肥长一尺者，汤浸去皮，涂酥炙令黄焦去子） 黄芪（剉，一两） 枳壳（一两，麸炒微黄去瓤） 麝香（半两，细研入） 当归（一两，剉，微炒） 桂心（一两） 槐耳（一两，微炒） 槐子（一两，微炒） 附子（二两，炮裂，去皮脐） 白礬（矾）（二两半，烧灰） 猬皮（一两，炙令焦黄） 乌蛇（二两，酒浸去皮须，炙微黄） 槟榔（一两） 鳖甲（一两，涂醋炙令黄，去裙襕） 川大黄（一两，剉碎，微炒）

上件药，捣罗为末，炼蜜和捣五七百杵，丸如梧桐子大。每日空心及晚食前，以温粥饮下三十丸。

3. 穿山甲散（《太平圣惠方·卷第六十·治痔肛边生鼠乳诸方》）

治痔，肛边生鼠乳，及成疮，痛楚至甚。

穿山甲（二两，炙令焦黄） 麝香（一分，细研）

上件药，捣细罗为散，入麝香，同研令匀。每于食前，煎黄芪汤调下二钱。

4. 鳖甲散（《太平圣惠方·卷第六十·治痔肛边生鼠乳诸方》）

治痔，肛边生鼠乳，气壅疼痛。

鳖甲（三两，涂醋炙令黄，去裙襕） 槟榔（二两）

上件药，捣细罗为散。每于食前，以粥饮调下二钱。

5. 槐子丸

1)《太平圣惠方·卷第六十·治痔肛边生鼠乳诸方》

治痔疾，鼠乳生肛边，烦热疼痛。

槐子仁（一两。微炒） 黄芩（一两）

上件药，捣罗为末，以水浸蒸饼和丸如梧桐子大。每服，于食前煎桑耳汤下二十丸。

2)《普济方·卷二百九十八·痔漏门·牡痔》引《圣济总录》

治牡痔，因醉饱，筋脉横解，肠癖成痔，每下鲜血。

槐实（微炒，三两） 猬皮（炙焦） 当归（切，焙） 附子（炮裂，去皮脐） 连翘 干姜（炮） 续断 黄芪

上为末，炼蜜丸梧桐子大。每服十五丸，空心米饮下，日晚再服，稍加至三十丸。

6. 槐白皮膏（《太平圣惠方·卷第六十·治痔肛边生鼠乳诸方》）

治痔疾，下部痒痛，肛边生肉，结如鼠乳，肿硬疼痛。

槐白皮（五两，剉） 赤小豆（五合，捣碎） 白芷（二两） 甘草（二两） 木鳖仁（二两） 槐子（三两，捣碎） 楝子（三两） 当归（三两）

上件药，细剉，以猪膏一斤半，以慢火煎，候白芷黄赤色，绵滤去滓，取膏涂摩痔上。

7. 虎骨膏（《太平圣惠方·卷第六十·治痔肛边生鼠乳诸方》）

治痔疾，肛边生鼠乳，痒痛不可忍。

虎头骨（一两，炙令黄） 犀角屑（一两）

上件药，捣细罗为散。以猪脂和如膏，涂痔上，日三五度用之。

8. 藜芦膏（《太平圣惠方·卷第六十·治痔肛边生鼠乳诸方》）

治痔疾，肛边生鼠乳。

藜芦（半两，去芦头） 川大黄（半两，剉碎） 黄连（半两，去须，微炒） 楝子（一十四枚，捣碎） 桃仁（一十四枚，汤浸去皮尖、双仁） 巴豆（三枚，去皮心，研碎）

上件药，以猪脂五合，煎二三十沸绵滤去滓，放冷，以涂痔上。

9. 槐角子丸（《普济方·卷二百九十八·痔漏门·牡痔》引《本事方》）

治痔有乳结核，作渴，疼痛风盛，热实。

皂角（醋炙） 黄芪 荆芥 穿山甲（灰炒） 木香 露蜂房 猬皮 鳖甲（醋炙） 桔梗 芍药（各二钱半） 大黄（半两）

上为细末，炼蜜为丸梧桐子大。每服三十丸，温汤下，食前日三服。一方加槐子。

10. 猬皮丸（《普济方·卷二百九十八·痔漏门·牡痔》引《圣济总录》）

治牡肛边生鼠乳，疼痛寒热，兼痔肠漏。

猬皮（炙焦） 槐木耳（炙） 附子（泡裂，去皮脐） 当归（剉，炒） 赤芍药 桑根白皮（剉） 白矾（灰） 楮根白皮（剉，各一两）

上为末，炼蜜丸梧桐子大。每服三十丸，食前粥饮下。

11. 槐皮膏（《普济方·卷二百九十八·痔漏门·牡痔》引《千金方》）

治痔疾下部痒痛，肛边内结如鼠乳，肿硬疼痛。

槐皮 楝实（各五两） 甘草 白芷（各一两） 桃仁（六十枚） 当归（三两） 赤小豆（二合）

上七味㕮咀。以成煎猪膏一斤，微火煎白芷黄，药成摩疮上，日再，并导下部。

12. 煮白丸（一名玉屑丸）（《普济方·卷二百九十八·痔漏门·牡痔》）

治痔疾有头，生于肛边如鼠乳，及生疮痛痒不止，下脓血，冷疼后重。

槐根白皮（去粗皮） 苦楝根（去皮，各三两） 椿根白皮（四两） 天南星 半夏（各半两） 威灵仙（一两） 寒食面（三两）

上为末，滴水丸梧桐子大，干之。每服三十丸。

13. 枳壳丸（《普济方·卷二百九十八·痔漏门·牡痔》引《圣济总录》）

治牡痔，肛边生鼠乳，出脓血。

枳壳（去瓤麸炒） 防风（酒浸一宿去火，焙） 槐花（麸炒） 荆芥穗 薄荷 甘草（炙，各半两）

上为细末，炼蜜丸梧桐子。每服二十丸，米饮下，不拘时，日三服。

14. 乳香散（《普济方·卷二百九十八·痔漏门·牡痔》引《王氏博济方》）

治牡痔生疮。

乳香 猪牙皂荚（剉） 鲮鲤甲（各二两） 箬叶（去头、粗梗，四两，剉） 黄牛角尖（长二寸者一对，剉） 蛇蜕（一条，头尾全者）

上入在沙罐子内，盖口泥盐固济晒干，用十二斤炭火煅，候碧烟出，去火放冷，取出细研。每服二钱，以胡桃一个，取肉细研，拌药，空心酒调下，吃五服见效。

15. 石榴散（《普济方·卷二百九十八·痔漏门·牡痔》引《圣济总录》）

治牡痔肛边生鼠乳。

醋石榴（一枚大者） 黄连（宣州者，去须）
白矾（熬，各一两） 谷精草（半两，炒焦）

上先石榴割下盖子，去里面子，三分取出一分，次将黄连、白矾同拍碎，入在石榴内，却用盖子掩定，湿纸裹，胶泥固济，炭火煅赤，候冷去泥，与谷精草同研极碎，入麝香一钱匕，空心热酒调下。

16. 荆槐散（《普济方·卷二百九十八·痔漏门·牡痔》引《圣济总录》）

治鼠乳痔，便血，疼痛不可忍者。

荆芥穗 槐花（炒） 枳壳（麸炒去瓤） 黄连（剉，各等分）

上为细末。每服二钱匕，米饮调下，不拘时。

17. 葱桃汤（《普济方·卷二百九十八·痔漏门·牡痔》引《圣济总录》）

治牡痔熏洗。

葱根 桃叶（各一握）

上切捣，以水三升，煎数沸去滓，入盆内，熏洗，日三两度。

18. 猪蹄灰丸（《普济方·卷二百九十八·痔漏门·牡痔》）

治牡痔生鼠乳，肛门痒痛不可忍，脓血出不绝。

猪悬蹄骨（焰火上烧灰，研，一两） 水银（三大豆许）

上先取水银用蒸枣肉二枚，入猪蹄灰和为丸鸡头实大。先用盐汤洗下部，内一丸，夜卧时再用，以瘥为度。

19. 矾香膏（《普济方·卷二百九十八·痔漏门·牡痔》引《圣济总录》）

治牡痔出脓血，疼痛不可忍。

白矾（半两） 木香（炮，捣灰，一分）

上用鸡子白，调成膏敷之。

20. 马蹄灰方（《普济方·卷二百九十八·痔漏门·牡痔》引《圣济总录》）

治牡痔䘌虫。

用马蹄一两，烧灰细研末，以猪脂调，涂纸上，纳下部中，日三五易，即瘥。

21. 治牡痔验方

1）《太平圣惠方·卷第六十·治痔肛边生鼠乳诸方》

治大肠久积风毒，痔下血不止，肛边生鼠乳，疼痛，久不瘥，宜用熏方。

榉树上菌子（一两） 鳗鲡鱼头（一枚） 黄牛角鰓（一两） 葫荽子（一合） 虾蟆（一枚）

上件药，捣罗为末，以水煎白胶香和丸如弹子大。于瓶内如装香法,烧一丸熏下部瘘。

治痔疾有头,生于肛边,如鼠乳,及生疮,痛痒不止,宜用此方。

菩萨草(三分) 黄连(三分,去须) 黄柏(三分,剉) 腻粉(一钱) 白矾(半两,烧灰) 地龙(三分,微炒) 麝香(一钱,细研)

上件药,捣细罗为散,入腻粉、麝香和匀。先以盐浆水洗痔后,以散敷之,日三四度用腻。

治痔疾,肛边生鼠乳,痒痛不可忍。

大鲤鱼肠(三条)

上炙令香,以绵裹一条,更互熨下部中,一炊久,虫当自出。

猪牙皂荚(一两,去黑皮,炙微黄)

上捣罗为末,以猪脂和丸如枣核大。上以赤绵裹一丸,纳入谷道中,当下积滞恶血,有头者自消。

又方:上用蜘蛛丝,缠系痔鼠乳头,不觉自落。

2)《普济本事方·卷第五·肠风泻血痔漏脏毒·痔有鼠乳方》

痔有鼠乳方。

皂角(去皮弦,醋炙) 黄芪(蜜炙) 荆芥穗 木香 露蜂房 猬皮(炙焦黄剉) 鳖甲(淡醋煮去裙膜,洗净,酸醋炙黄) 槐子 桔梗(炒) 穿山甲(剉碎,蚌粉炒) 芍药(各一两) 大黄(湿纸裹甑上蒸,半两)

上细末,炼蜜丸如梧子大。每服二三十丸,温汤下,食前日三服。未知,加至五十丸。

3)《普济方·卷二百九十八·痔漏门·牡痔》

治鼠乳痔,出《肘后方》:用蒲黄末,空心酒下方寸匕,日三服,一方粥饮下一钱。

治鼠奶痔:用牛角䚡烧作灰,空心酒服方寸匕。

六、治脉痔方

1. 枳壳散(《太平圣惠方·卷第六十·治痔肛边痒痛诸方》)

治痔疾,下部肿结,痒痛不止。

枳壳(二两,麸炒微黄去瓤) 槐子(两,微炒令香) 防风〔二(一)两,去芦头〕 羌活(一两) 黄芪(一两,剉) 白蒺藜(一两,微炒,去刺) 甘草(半两,炙微赤,剉)

上件药,捣细罗为散,每于食前,以粥饮调下二钱。

2. 蛇床散(《太平圣惠方·卷第六十·治痔肛边痒痛诸方》)

治痔疾,大肠久积风毒,下部痒痛不歇,似有虫咬。

蛇床子(一两) 萹蓄(一两) 黄芪(一两剉) 苦参(一两剉) 白桐叶(一两) 附子(一两,炮裂,去皮脐)

上件药,捣细罗为散。食前,粥饮调下二钱。

3. 薏苡散(《太平圣惠方·卷第六十·治痔肛边痒痛诸方》)

治痔疾久不瘥,肛边痒痛不止。

薏苡根(二两) 独活(二两) 枳实(二两,麸炒微黄) 莽草(一两,微炒) 猪后悬蹄甲〔二两,炙黄燥(焦)〕

上件药,捣细罗为散。每于食前,以黄芪汤调下二钱。

4. 桑木耳散(《太平圣惠方·卷第六十·治痔肛边痒痛诸方》)

治痔疾,肛边痒痛。

桑木耳(一两,微炒) 槐木耳(一两,微炒) 猬皮(一两,炙黄焦) 枳壳〔三(二)两,麸炒微黄去瓤〕 当归(一两,剉,微炒) 羌活(一两)

上件药,捣细罗为散。每于食前,以粥饮调下二钱。

5. 皂荚刺丸(《太平圣惠方·卷第六十·治痔肛边痒痛诸方》)

治痔疾,肛边痒痛不止。

皂荚刺(二两,烧令烟尽) 臭樗皮(一两,微炙) 防风(一两,去芦头) 赤芍药(一两) 枳壳(一两,麸炒微黄去瓤)

上件药,捣罗为末,用酽醋一升,熬一半成膏,次下余药,和丸如小豆大。每于食前,煎防风汤下二十丸。

6. 露蜂房丸(《太平圣惠方·卷第六十·治痔肛边痒痛诸方》)

治痔疾,肛边痒痛,发歇不止。

露蜂房(一两,微炒) 威灵仙(一两) 枳壳(二两,麸炒微黄) 皂荚〔一两,炙令黄燥(焦)〕 萹蓄(一两) 薏苡根(一两) 卷柏(一两,微炙) 桑花叶(一两)

上件药,捣罗为末,炼蜜和丸如梧桐子大。每于食前,以槐子汤下三十丸。

7. 槐荚煎丸(《普济方·卷二百九十八·痔漏门·脉痔》引《圣济总录》)

治脉痔,生疮下血,疼痛。

槐荚(一斤,洗净,并子烂研,入水半升同研挼取汁) 黄芪(剉) 白蜜(二两,与同熬槐荚成膏) 枳壳(一两,麸炒去瓤) 防风(去叉,各半两) 杏仁(汤去皮尖、双仁,麸炒研入) 皂荚子(炮,去皮,各二分)

上除前膏并杏仁外,捣罗为末,与杏仁和匀,以槐荚膏再和,杵二三百下,丸梧桐子大。每服二十丸,清米饮下,早晚食前服之。

8. 大圣散(《普济方·卷二百九十八·痔漏门·脉痔》《圣济总录》)

治脉痔下血,大肠肿痒。

枳壳(十四枚) 胡桃(十枚) 荆芥穗 木贼(各炒,一两) 延胡索(半两)

上将枳壳、胡桃同入藏瓶内,用泥固济,烧存性,捣,后三味为细末,再同研匀。每于食前服三钱匕,米饮调下。

9. 姜附汤(《普济方·卷二百九十八·痔漏门·脉痔》引《圣济总录》)

治脉痔有虫者时或痒痛,下血不止。

生姜 艾叶(各半两) 附子(炮裂,去皮脐) 枳壳(去瓤麸炒,各三分) 生地黄(一两半)

上咬咀。每服三钱匕,水一盏半煎至一盏,去滓,早晚食前服。

10. 阿胶汤(《普济方·卷二百九十八·痔漏门·脉痔》引《圣济总录》)

治脉痔,下部肿疼,生疮血出。

阿胶(炒) 艾叶 当归(切,焙) 青葙子(各一两)

上粗捣筛。每服五钱匕,水一盏半煎至一钟,去滓,早晚食前服。

11. 熏痔汤(《普济方·卷二百九十八·痔漏门·脉痔》引《圣济总录》)

治脉痔生疮,痒痛,下部如虫啮,亦治肠痔。

苦桃皮 李皮 萹蓄 苦参(各一两)

上剉碎,以水六升煎至四升,去滓,乘热熏洗,冷即再换,日三五次。

12. 楉根散(《普济方·卷二百九十八·痔漏门·脉痔》引《圣济总录》)

治脉痔,下部痒疼不止。

楉根(洗切) 枳壳(去瓤麸炒,各三两) 皂荚子(取仁炒,二两)

上为细末。每服二钱匕,温米饮调下,早晚食前服。

13. 露蜂房散(《普济方·卷二百九十八·痔漏门·脉痔》引《圣济总录》)

治脉痔,下部如虫啮,纳下部。

露蜂房 生螺属(各一两)

上烧灰,细研为末,以帛裹二钱匕,纳下部中,日晚再易。

14. 乌连汤(《普济方·卷二百九十八·痔漏门·脉痔》)

治血痔,下血不止,量冷热加减法。

黄连(去须) 乌头(炮,去皮尖,各等分)

上为剉散。每服二钱,水一盏半煎至七分,去滓,空心服。热则加黄连,冷加乌头,或大料煮芎劳汤加乌、连。

15. 槐白皮汤(《普济方·卷二百九十八·痔漏门·脉痔》引《肘后方》)

治脉痔有虫,下脓血不止。

用槐白皮二斤,细剉,以水一斗五升煎至一斗,去滓,入盆坐熏,冷即再热,虫当随便利自出;更捣槐白皮末,绵裹一钱,纳下部中。一方用槐白皮,一日一熏洗,依法。

16. 猬皮散(《普济方·卷二百九十八·痔漏门·脉痔》《肘后方》)

治脉痔,下部中如虫啮,敷痔。

用猬皮烧灰为末,每用少许,生油调敷之。

17. 椿皮圆(《类证普济本事方释义·卷第五·治肠风泻血痔漏脏毒》)

此因饱食、房劳,血渗大肠,腹中刺痛下血,谓之脉痔,热气蕴积,不能流畅,故投以苦寒燥剂,每多效验也。

臭椿根皮(刮去粗皮,焙干,四两,[按]宋本作臭椿花) 苍术 枳壳(各二两)

上细末,醋糊圆如梧子大。空心食前,米饮下三四十圆。

18. 治脉痔验方

1)《太平圣惠方·卷第六十·治痔肛边痒痛

诸方》

治痔疾,风毒攻注,肛门痒痛不止。

枳壳(一两) 蛇床子(一两) 防风(半两,去芦头) 荠草(半两) 桑根白皮(半两) 苦参(一两) 藁本(半两) 独活(半两) 牛蒡根(一两) 甘草(一两) 楸叶(三十片) 柳枝(剉二合)

上件药,都细剉,以水一斗煎取五升,去滓,于避风处,用软帛蘸汤,乘热熨痔上。

治痔疾,肛门边肿硬,痒痛不可忍,救急熨方。

芫花(三两) 风化石灰(三两) 灶突内黑煤(二两)

上件药,捣罗为末。分作两分,于铫子内点醋炒,候稍热,以帛裹熨之,冷则再换,自然肿消,痒痛俱息。

胡粉(半两) 水银(半两)

上件药,以枣瓤和研,令星尽,捏如莲子大,以绵裹,夜卧时,纳于下部中。

白矾(三分,剉)

上以童子热小便二盏,化白矾以洗痔上,日二用效。

2)《普济方·卷二百九十八·痔漏门·脉痔》

杀虫方,出《肘后方》治血痔,肛边生疮痒疼:用獭肝烧灰细研,空心米饮送下二钱匕,日晚再服。

桃叶熏洗方治脉痔,下部如虫啮:用桃叶一称,捣研蒸熟,纳小口器中,有覆熏之虫即出。

3)《脉因证治·卷四·痔漏》

脉痔方,血自肛门边另作窍:乌头(炮,去皮尖)、黄连各一两。

又方,亦妙:槐花、荆芥、石菖蒲各一两。

七、治肠痔方

1. 猪悬蹄青龙五生膏(《外台秘要·卷第二十六·肠痔方一十五首》引《删繁》)

疗肺虚劳寒损,至肠中生痔,名曰肠痔,肛门边有核痛,寒热得之,好挺出,良久乃缩,而疮生。

猪悬蹄甲(三枚,炙) 生梧桐白皮(四两) 生龙胆(五分) 生桑白皮(五分) 蛇蜕皮(五分) 雄黄(五分) 生青竹皮(六分) 生柏皮(七分,炙) 露蜂房(炙) 蜀椒(汗,各三分)

猬皮 附子(炮,各四分) 杏仁(二十枚,去皮)

上十三味切,绵裹,以苦酒二升浸一宿,于火上炙燥捣筛,以猪脂三升和,微火煎之如薄糖,敷并酒服如枣核。

2. 丹参散(《太平圣惠方·卷第六十·治痔肛边生核寒热诸方》)

治痔肛边生结核,发寒热,及疼痛不止。

丹参(三分) 猬皮〔一两,炙令香(黄)焦〕蛇蜕皮(一两,烧灰) 当归(三分,剉,微炒) 露蜂房(三分,微炒) 木香(三分) 猪后悬蹄甲(一两,炙令焦) 鳖甲(三分,涂醋炙令黄,去裙襕)

上件药,捣细罗为散。每于食前,以黄芪汤调下二钱。

3. 葫荽子散(《太平圣惠方·卷第六十·治痔肛边生核寒热诸方》)

治痔,肛边生结核,肿硬疼痛,发歇寒热。

葫荽子(一两,微炒) 枳壳(一两,麸炒微黄去瓤) 当归(一两,剉,微炒) 皂荚子仁(一两,微炒) 郁李仁(一两,汤浸去皮,微炒,别研入)

上件药,捣细罗为散。每于食前,以粥饮调下二钱。

4. 鳖甲散(《太平圣惠方·卷第六十·治痔肛边生核寒热诸方》)

治痔,肛边生结核,疼痛寒热。

鳖甲(一两,涂醋炙令黄,去裙襕) 猬皮(一两,炙令微黄) 蛇蜕皮(三分,烧灰) 露蜂房(三分,微炙) 槟榔(三分) 麝香(一分,细研)

上件药,捣细罗为散。每于食前,以粥饮调下二钱。

5. 猬皮丸(《太平圣惠方·卷第六十·治痔肛边生核寒热诸方》)

治痔疾,肛边生核,有头,牵引疼痛,寒热。

猬皮(一两,炙令焦黄) 槐木耳(一两,微炒) 附子(一两,炮裂,去皮脐) 当归(一两,剉,微炒) 赤芍药(一两) 桑根白皮(一两,剉) 白矾(一两,烧灰) 楮树根白皮(一两,剉)

上件药,捣罗为末,炼蜜和丸如梧桐子大。每于食前,以粥饮下三十丸。

6. 皂荚丸(《太平圣惠方·卷第六十·治痔肛边生核寒热诸方》)

治痔疾,肛边有结核,寒热疼痛,日夜不歇。

皂荚〔四枚(挺)去黑皮及子〕 栝蒌(一枚) 猬皮(二两) 白矾(二两)

上件药,都剉碎,入瓷瓶子内,烧令烟尽,冷了研为末,炼蜜和丸如梧桐子大。每于食前,以温水下二十丸。

7. 乌荆丸(《黄帝素问宣明论方·卷十三·痔瘘门·痔瘘总论》)

治肠风痔疾,大肠闭涩。

川乌头(二两,炮) 荆芥穗(四两)

上为末,醋面糊为丸如桐子大。每服二三十丸,温水下,日三服。

8. 猬皮散(《普济方·卷二百九十八·痔漏门·肠痔》)

治肠痔,生核肿痛,时下脓血。

猬皮(一枚,炙焦) 营实(蔷薇根是也) 枳壳(去瓤麸炒) 黄芪(剉,焙) 槐豆(炒) 桑耳(微炙,各一两) 人参 地榆(剉炒) 当归(切,焙) 乌贼鱼骨(去甲,各半两)

上为细末。空心煎木贼汤调下三钱,日晚服,以瘥为度。

9. 消毒散(《普济方·卷二百九十六·痔漏门·诸痔》)

治肠风外痒结核,或痒或痛,消毒定痛,令结核自散。

黄芪(一两半,蜜涂慢火炙) 荆芥穗(一两) 枳壳(三两,汤浸去瓤,切作片子,炒黄色) 薄荷叶(去土,半两) 槐花(一两,烧赤) 皂角子仁(一两,炒令香熟) 蜗牛(十四枚,各去壳,焙干)

上为细末,炼蜜为丸如梧桐子大。每服三十丸,清茶送下,食后。

10. 木贼散(《普济方·卷二百九十八·痔漏门·肠痔》)

治肠痔多年不瘥,下血不止。

木贼(二两) 枳实(二两,一作枳壳) 干姜(一两) 大黄(二钱半)

上并剉,一处炒黑色存性,为末。粟饮调二钱,食前服之。

11. 枳壳汤(《普济方·卷二百九十八·痔漏门·肠痔》引《圣济总录》)

治肠痔,肿生核,或发寒热。

枳壳(去瓤麸炒,一两) 黄芪(剉,二两)

芎䓖 丹参 当归(切,焙) 槟榔(剉,各一两半) 芍药 黄芩(去黑心,各一两一分)

上捣筛。每服五钱匕,水盏半煎八分,去滓,空心食前服。

12. 白术丸(《普济方·卷二百九十八·痔漏门·肠痔》引《圣济总录》)

治久积虚冷,肠风痔漏,面色痿黄,日渐羸瘦,虚少力等疾。

白术 厚朴(去粗皮,生姜炙,各三两) 陈橘皮(汤浸去白,焙) 干姜(炮) 黄芪(剉,各一两半) 当归(切,焙) 人参 甘草(剉,各一两)

上为末,炼蜜丸梧桐子大。空心米饮下,每服十五丸至二十丸。一方有熟干地黄。

13. 丹参散(《普济方·卷二百九十八·痔漏门·肠痔》引《圣济总录》)

治痔,肛边生结核,发寒热,及疼痛不止。

丹参(三分) 猬皮(一两,炙令黄焦) 蛇蜕皮(二两,烧灰) 当归(三分,剉,微炒) 木香(三分) 露蜂房(三分,微炒) 猪后悬蹄甲(一两,炙令焦) 鳖甲(三分,涂醋炙令黄,去裙襕)

上为细末。每服食前,以黄芪汤调下二钱。

14. 黄芪地黄丸(《普济方·卷二百九十八·痔漏门·肠痔》)

治肠风痔疾及风闭疼痛等,积年不瘥。

黄芪(剉) 生地黄(焙) 厚朴(去粗皮,生姜汁炙,各二两) 当归(焙,一两) 大黄(一两半)

上为末,炼蜜丸梧桐子大。每服二十丸,空心米饮下。

15. 威灵仙散(《普济方·卷二百九十八·痔漏门·肠痔》)

治肠痔止痛消肿。

威灵仙(四两,去土) 防风(二两,去叉) 枳壳(去瓤麸炒) 黄芪(剉,各半两)

上为细末。每服二钱匕,麝香熟米饮调下,日再服,不拘时候。常服祛风气,辟瘟疫,消肿满,除五痔等患。

16. 楮藤子丸(《普济方·卷二百九十八·痔漏门·肠痔》)

治肠风,下部肿痛,便血后重,坐卧不安。

楮藤子(半两) 威灵仙(拣净剉碎,水淘洗过,焙干) 大黄(炒过,各二两)

上为细末,炼蜜丸梧桐子大。每服三十丸,温米饮下,空心食前服。

17. 柏叶丸(《普济方·卷二百九十八·痔漏门·肠痔》)

治痔,肿肠风痛,时有脓血。

柏叶 乌梅肉(焙干,各一两) 皂荚(一挺,去皮并子,水浸透,捣碎取汁)

上皂荚除外,捣为末,将皂荚汁丸桐子大。每服十丸,温熟水下,食前服之。

18. 龙参丸(《普济方·卷二百九十八·痔漏门·肠痔》)

治肠痔,肛边肿痛,生核下血。

地龙(干者,一两) 苦参(一两) 乌头(去皮脐,半两,半生半炮)

上为细末,醋糊丸绿豆大。每服七丸至九丸,食前米饮下,日三服。

19. 地榆散(《普济方·卷二百九十八·痔漏门·肠痔》)

治肠痔,下部生核,肿痛寒热出血。

地榆 甘草(半炙半生) 陈槐皮(半炒半生,各一两)

上为细末。每服二钱匕,浓煎枳壳桑根白皮汤调下,空心食前三服之。

20. 栝蒌散(《普济方·卷二百九十八·痔漏门·肠痔》)

治肠痔下血。

栝蒌实(仁好者,一个) 乌梅肉(十个)

上先将栝蒌切下盖,少取瓤,以乌梅肉实其中,盖定,黄泥固济,候泥干,火煅存性,取出去泥,细研为散。每服二钱匕,空心温酒调下。

21. 枳实丸(《普济方·卷二百九十八·痔漏门·肠痔》)

治肠痔下血。

枳实(五两,去瓤麸炒,捣为末,炼蜜和丸如弹子大) 皂荚刺(烧存性,为末,一两)

上水一盏用药一丸,皂荚刺一钱同煎至七分,入麝香少许,放温服之。

22. 凤眼丹(《普济方·卷二百九十八·痔漏门·肠痔》)

治肠风痔。

凤眼草 槐角子(各半两)

上同捣丸花球大,再以薄绵裹,于热坑褥上端坐一昼夜,晓效。

23. 蜜草散(《普济方·卷二百九十八·痔漏门·肠痔》)

治肠胃风热毒,气结成痔,肿热痛作,脓血破后,久变漏疮者,此药频频淋洗,渐渐痊瘥,不瘥多洗。

甘草 柏皮(二味各半两) 莲蓬(新旧皆可) 五倍子 黄柏 大黄 黄连(去须) 黄芩(六味各一两)

上为末。每服用半两,水三升,煎三五沸,入朴硝二钱,候熔化乘热熏,候通手淋洗。

24. 穿山甲散(《普济方·卷二百九十八·痔漏门·肠痔》)

治肠风痔疾,疼痛难忍,或下血不止。

黄牛角(剉) 穿山甲(各半两) 蝉蜕(一分) 猪牙皂角(剉)

上件药入在瓦瓶罐子内,炭火烧留存性,为细末。每服二钱,胡桃酒调下,食前。

25. 胜雪散(《普济方·卷二百九十八·痔漏门·肠痔》)

治垂肠翻花,鼠奶等痔,热痛不可忍,或疤或疮者,皆并治。

片白脑子 松柏霜

上件半字,用好酒少许,研成膏子涂之,随手辄愈。

26. 鼍皮方(《普济方·卷二百九十八·痔漏门·肠痔》)

治肠痔疾甚者。

用鼍皮及骨烧灰研末,米饮服,又入红鸡冠花末,白矾灰末,和之,空腹服,便瘥。今医方鲜用鼍鼍甲者。

27. 仙人掌草方(《普济方·卷二百九十八·痔漏门·肠痔》)

治肠风下血。

仙人掌草二斤,与甘草浸酒服。

28. 獭灰方(《普济方·卷二百九十八·痔漏门·肠痔》)

治肠风下血不止。

用獭肝烧为末,服一钱匕。

29. 鳖甲圆(《类证普济本事方释义·卷第五·治肠风泻血痔漏脏毒》)

治肠痔。

鳖甲 猬皮(炙焦黑) 穿山甲(炙焦) 白

矾(枯) 附子 猪牙皂角(各半两,炙焦,存二分性) 麝香(一分,研)

上细末,研匀,蒸饼圆如梧子大。米饮下三十圆,食前,日三服。

30. 治肠痔验方

1)《外台秘要·卷第二十六·肠痔方一十五首》

治肠痔。

薤白(切,七合) 羊肾脂(一升)

上二味,缓火煎,令薤白黄,去滓顿尽,末瘥更服,即止,得脓血与粪相和即瘥。

白矾(烧汁尽) 附子(炮,去皮) 干姜(各一两)

上三味捣筛,蜜和,饮服二丸至三丸,日二服。

2)《太平圣惠方·卷第六十·治痔肛边生核寒热诸方》

治痔疾,肛边生结核,楚痛,寒热不可忍,坐药方。

当归(一两,剉,微炒) 杏仁(三分,煮软去皮,别研如膏) 白芷(一两) 桂心(三分) 芸薹子(一两,微炒)

上件药,捣细罗为散,以醋面和作饼子。坐之,五七度瘥。

治肺脏虚寒劳损,肠中生痔,肛边有结核,疼痛,发作憎寒壮热,肠多挺出,良久乃缩。宜服此膏方。

猪后悬蹄甲(三枚,炙令焦) 梧桐白皮(二两) 龙胆(一两,去芦头) 桑根白皮(一两) 蛇蜕皮(一两,烧灰为末) 雄黄(半两,细研) 青竹茹(三分) 柏白皮(一两) 露蜂房(三分,炙微黄) 川椒(半两,去目及闭口者,微炒去汗) 猬皮(一两,炙令黄) 附子(一两,炮裂,去皮脐) 杏仁(半两,汤浸去皮尖、双仁,捣如膏)

上件药,都细剉,用绵都包裹,以酽醋三升,浸一宿出之。以炼成猪脂三升,入药绵包子,及蛇皮雄黄杏仁,微火煎之,可减一半以来,沥干药包子,收膏于不津器中。每于食前,以温粥饮调下半匙。

又方:

鳖头(一分,炙令黄) 铁精(一分) 麝香(半钱)

上件药,都研如粉,日三五度,贴于痔上。

又方:

砒霜(一分) 甜葶苈(一分,微炒令香) 蜣螂(一两,微炙,取腹下肉)

上件药,都研为末,炼蜜和丸如莲子大。绵裹一丸,纳下部,不觉急逼,但且忍之,待苦急,可上盆子泻下恶脓,去病根本。

3)《普济方·卷二百九十八·痔漏门·肠痔》

治肠痔下血不止,出《肘后方》:上用蠡鱼作鲙,以姜蒜食之,忌毒物。

又方,用鲫鱼羹随意饱食。

治肠痔大便常血,出《肘后方》:用葱白三十个,煮作汤,盆中坐,立瘥。

又方,治肠痔大肠常血,出《肘后方》:用楮桃一斛蒸之,纳小口器中,以下部拓上坐,虫自出。

又方,用槐树耳捣末,米饮服方寸匕,日三。

疗治肠痔方,出《肘后方》:取枳根皮末,米饮服方寸匕,日三,亦可煮汁常饮。

又方,用枳壳烧末敷之,深者导之。

又方,用槐白皮末,以导之。

治肠痔大便血:用猬皮烧末,敷之。

治肠痔大便常有血方,出《千金方》:用蒲黄微炒为末,水服方寸匕,日三服,良妙。一方粥饮调下,食前服。

疗肠痔疾:以穿山甲烧灰,与少肉豆蔻末,米饮调服。

治肠痔下血:以虎杖根洗去皱皮,剉焙捣筛蜜丸如赤豆,陈米饮下。

治患肠痔大便常有血:取鲫鱼作羹,及随意任作饱食。

治肠痔,杀三虫,能进食:以枭耳一周年服之佳,七月七日九月九日并可采用。

疗患肠痔,每用大便常有血:以鲫鱼鲙姜齑食之佳,任性食多少瘥,忌冷毒物。

治肠痔生核,肿痛,熏洗方。

荆芥穗 黑狗脊 鲮鲤甲 枳壳(去瓤麸炒)

上等分,为粗末。每用一两,以水二升,煎数沸,去滓,乘热候通手淋洗。

治肠痔,出《本事方》。

槐花(炒) 白矾(枯,各一两) 附子(半两)

上为细末,蒸饼丸桐子大。每服二十丸,米饮下,食前三服。

治肠痔有血,出《肘后方》。

白蔷薇根（山上者） 枸杞根（曝干，各半两）

上为细末。每服二钱匕，温水调下，日三服，当更小肿，是中更七八转，弗瘥，服勿止。

治痔肿肠痛，初觉生核，熏渫。

荆芥穗 甘草（剉）

上等分，为粗末。每用两大匙，水一升半煎取一升，去滓，乘热熏之，候通手淋洗，避风盖覆。

治肠痔大便常血，出《肘后方》。

赤小豆（二升） 苦酒（五升，煮豆熟干，复内苦酒中，候酒尽）

上酒服方寸匕，日三度。

疗肠痔方，出《肘后方》。

生地黄（一斤，切） 酒（二斗）

上以酒渍地黄三日，随意饮多少即瘥。

又方，以繁蒌烧灰，矾石熬和为粉，涂之。

4)《类证普济本事方释义·卷第五·治肠风泻血痔漏脏毒》

治肠痔在腹内，有鼠乳下血方。

白臭芜荑 贯众 狼牙根 猬皮（炙焦） 椿东引根白皮 槐东引白皮（各一两） 雄黄（半两） 白鳝头（一个，炙焦）

上细末，用腊月猪脂糊圆，每一圆弹子大。棉裹，纳下部，日三易。

治痔有鼠乳结核作渴，疼痛方。

皂角（醋炙） 黄芪 荆芥 槐子 穿山甲 木香 露蜂房（炒焦） 猬皮（炙） 鳖甲（醋炙） 桔梗 芍药（各一分） 大黄（半两，生）

上细末，炼蜜圆如梧子大。每服二三十圆，温汤下，食前，日三服。未知，加至四五十圆。

治肠痔。

槐花（炒） 白矾（枯，各一两） 附子（半两）

上细末，蒸饼圆如梧子大。每服二十圆，米饮下，食前，日三服。

5)《串雅内外编·串雅外编·卷四取虫门·肠痔出血》

肠痔，出血：桃叶一斛，杵纳小口器中，坐蒸之，有虫自出。

6)《名家方选·下部病·痔》

治胀痔下血如注水者法：每遇更衣，取河水灌之妙妙。此法原坐《苏沉良方》，今用之神验无比，故再出之。

7)《外治寿世方·卷三·后阴·肠痔》

肠痔：以谷子烧末敷之，深者导之。又捣槐白皮作屑粉以导之。又以繁蒌烧灰，矾石熬和为粉，粉之。又肠痔出血者，葱白三斤，煎汤熏洗立效。

八、治气痔方

1. 桃仁散（《太平圣惠方·卷第六十·治气痔诸方》）

治气痔脱肛，肠胃久冷，腹胁虚胀，不思饮食。

桃仁（一两，汤浸去皮尖、双仁，麸炒微黄） 陈橘皮（一两，汤浸去白瓤，焙） 桂心（一两） 厚朴（一两，去粗皮，涂生姜汁炙令香熟） 肉豆蔻（半两，去壳） 木香（半两） 皂荚仁（二两，炒令黄熟） 白芍药（半两）

上件药，捣细罗为散。每于食前，以粥饮下二钱。

2. 当归散（《太平圣惠方·卷第六十·治气痔诸方》）

治气痔，肛肠疼痛。

当归（三分，剉，微炒） 木香（半两） 桂心（三分） 枳壳（三分，麸炒微黄去瓤） 附子（半两，炮裂，去皮脐） 干姜（半两，炮裂，剉）

上件药，捣细罗为散。每于食前，以粥饮调下一钱。

3. 神效散（《太平圣惠方·卷第六十·治气痔诸方》）

治气痔。

槐鹅（一两，剉，微炒） 皂荚子仁（半两，微炒） 丁香（半两）

上件药，捣细罗为散。每于食前，以粥饮调下一钱。

4. 硫黄丸（《太平圣惠方·卷第六十·治气痔诸方》）

治大肠积冷，气痔不瘥，大肠结涩疼痛，腹胁胀满。

硫黄（一两，细研） 猪牙皂荚（半两，炙令黑色） 川大黄（一两，剉碎，微炒） 木香（一两） 桃仁（一两，汤浸去皮尖、双仁，麸炒微黄）

上件药，捣罗为末，入硫黄研匀，炼蜜和捣三五百杵，丸如梧桐子大。每于食前，以温粥饮下二十丸。

5. 诃黎勒丸（《太平圣惠方·卷第六十·治气痔诸方》）

治气痔,下血疼痛不止。

诃黎勒(一两,煨用皮) 槐子仁(二两,微炒) 当归(一两,剉,微炒) 干姜(一两,炮,裂,剉) 陈橘皮(一两,汤浸去白瓤,焙)

上件药,捣罗为末,以汤浸蒸饼和丸如梧桐子大。每于食前,以枳壳汤下二十丸。

6. 续断丸(《太平圣惠方·卷第六十·治气痔诸方》)

治气痔,下血,肛边疼肿。

续断(一两) 皂角子仁(一两,炒黄) 黄芪(一两,剉) 猬皮(一两,炙令黄) 熟干地黄(二两) 干姜(半两,炮裂,剉) 附子(一两,炮裂,去皮脐) 白矾(一两,烧令汁尽) 蛇甲(一两,炙令黄) 枳实(一两,麸炒微黄) 槐子仁(一两,微炒) 当归(一两,剉,微炒)

上件药,捣罗为末,炼蜜和捣三五百杵,丸如梧桐子大。每于食前,煎丹参汤下三十丸。

7. 荆枳汤(《仁斋直指方论·卷之二十三·诸痔·诸痔证治》)

治气滞发痔。

荆芥穗 枳壳(炒) 槐花 香附 紫苏茎叶 甘草(炙,等分)

上为末。每服二钱,米汤调下。

8. 橘皮汤(《医方选要·卷之八·肠澼痔漏脱肛门》)

治气痔。

橘皮 枳壳(炒) 槐花(炒) 川芎(各一钱半) 桃仁(去皮,炒) 木香(不见火) 槟榔 紫苏 香附 甘草(炙,各一钱)

上作二服,水二盅,生姜三片、枣二枚,煎至一盅,食前服。

9. 乌蛇黄芪丸(《普济方·卷二百九十八·痔漏门·气痔》)

治气痔,大便闭涩,下血脱肛。

乌蛇(酒浸炙,取肉五两) 黄芪(一两半) 大黄(剉) 大麻子仁(炒,各二两) 独活(去芦头) 枳壳(去瓤麸炒) 人参 地骨皮(各一两) 诃黎勒皮(一分) 槟榔(剉,一两半) 羚羊角(镑,三两) 郁李仁(去皮,三分)

上为细末,炼蜜丸梧桐子大。空心温酒下二十丸,以利为度,未快利,即加数丸。

10. 黄芪散(《普济方·卷二百九十八·痔漏门·气痔》)

治大肠热,结成气痔。

黄芪(剉,二两半) 苦参 玄参(各三两) 附子(炮裂,去皮脐,一两半) 大黄(剉,炒,一两半) 干姜(炮,一两) 猬皮(烧焦) 黄连(去须,各二两) 槐子(炒,三合) 猪蹄(一具,烧焦)

上为细末。每服二钱匕,空心米饮下,日晚再服。

11. 黄芪汤(《普济方·卷二百九十八·痔漏门·气痔》)

治大肠风壅,积滞不利,变成气痔疼痛。

黄芪(剉,半两) 当归(切,焙) 大黄(剉,焙) 槟榔(煨,剉,各一两) 枳壳(炒) 防己 木香 黄芩(去黑心,各三分)

上咬咀。每服五钱,水盏半煎至八分,去滓温服。

12. 桃仁散(《普济方·卷二百九十八·痔漏门·气痔》引《圣惠方》)

治气痔脱肛,肠胃久冷,腹胁虚胀,不思饮食。

桃仁(一两,汤浸去皮尖,炒微黄) 陈橘皮(一两,汤浸去白皮瓤,焙) 桂心(一两) 厚朴(一两,去粗皮,涂生姜汁炙令黄熟) 肉豆蔻(半两,去壳) 木香(半两) 白芍药(半两) 皂荚仁(二两,炒令黄色)

上为细末。每于食前,以粥饮调下二钱。

13. 槐豆散(《普济方·卷二百九十八·痔漏门·气痔》)

治五痔下鲜血,多秘结,疼痛成气痔者。

槐豆(炒,二两) 皂荚子仁(三分,炒) 枳壳(去瓤麸炒) 防风(去叉) 桑耳(各一两)

上为细末。每服二钱,水煎樗根汤下,日三。

14. 威灵仙丸(《普济方·卷二百九十八·痔漏门·气痔》)

治气痔,治大便滞。

威灵仙(去土) 乳香(研) 枳壳(去瓤麸炒,各一两)

上为细末,粟米和丸梧桐子大。每服十五丸,米饮下,日三。

15. 卷柏散(《普济方·卷二百九十八·痔漏门·气痔》)

治因气成痔瘘。

卷柏　枳壳（去瓤麸炒）　猪牙皂角（各一两）

上入小藏瓶内，以盐泥固济，慢火烧透入，去火瓶，于地上用黄土掩一复时，取出药，入麝香一钱，同研极细。每服二钱匕，温酒送下，不拘时服。

16. 猬皮散（《普济方·卷二百九十八·痔漏门·气痔》）

治气痔。

猬皮（一枚，烧焦）　桂（去粗皮，一两）　磁石（烧灰醋浸十次，四两）

上为细末。每于食前空心米饮调下一钱匕，日晚再服。

17. 圣功丸（一名鸡冠丸）（《普济方·卷二百九十八·痔漏门·气痔》）

治气痔，下血，肛边疼痛。

鸡冠花　椿根皮（各等分）

上为末，炼蜜丸梧桐子大。每服三十丸。

18. 橘皮汤（《医学原理·卷之十一·痔门·治痔方》）

治气痔。

橘红（苦辛温，一钱）　枳壳（苦辛温，钱半）　紫苏（辛温，七分）　川芎（辛温，七分）　木香（苦辛温，六分）　槟榔（辛温，六分）　香附（苦辛温，七分）　桃仁（甘平，一钱）　槐花（苦辛温，三分）　甘草（甘寒，七分）

水二盅煎一盅，空心服。

19. 治气痔验方

1)《太平圣惠方·卷第六十·治气痔诸方》

治气痔，下血，肛边疼肿。

夜合叶（二两，干者）　枳壳（一两，麸炒微黄去瓤）　诃黎勒（二两，煨，用皮）

上件药，捣细罗为散。每于食前，以粥饮调下二钱。

硫黄（一两，细研）　木香（一两，末）

上件药，同研令匀。每于食前，以粥饮调下一钱。

地榆（一两，剉）　槟榔（一两）

上件药，捣细罗为散。每于食前，以粥饮调下一钱。

槐木耳（二两，微炒）　干姜（一两，炮裂，剉）

上件药，捣粗罗为散。每服三钱，以浆水一中盏煎至六分，去滓，每于食前温服。

枳壳树根白皮（一两，剉，微炒）　槐花（一两，微炒）

上件药，捣细罗为散。每于食前，以粥饮调下一钱。

鸡冠花（二两）　枳壳（一两，麸炒微黄去瓤）　臭椿树皮（二两，微炒）

上捣罗为末，炼蜜和丸如梧桐子大，每于食前，以黄芪汤下二十丸。

2)《普济方·卷二百九十八·痔漏门·气痔》

熏熨方，治气痔脱肛。

枳壳（去瓤麸炒）　防风（去叉，各一两）　白矾（熬令汁尽枯，一分，研）

上除白矾外，捣为粗末，入白矾拌匀，水三碗煎二碗，乘热熏之。仍以软帛蘸汤熨之，通手即淋洗。

掺药方，治气痔脱肛，良久乃收。

海螵蛸（研）　染胭脂（研，各半两）

上为末，同研匀。先以汤洗，略拭干，掺药少许。

治气痔。

鲮鲤甲（烧存性，一两）　肉豆蔻仁（三个）

同为末。米饮调下二钱服。脓血甚者，加猬皮一两烧入。中病即已，不必尽剂。

九、治酒痔方

1. 大黄散（《太平圣惠方·卷第六十·治酒痔诸方》）

治酒痔，下血如鸡肝，肛边出疮疼痛，因醉饱，气壅即发。

川大黄（一两，剉碎，微炒）　枳壳（一两，麸炒微黄去瓤）　甘草（半两，炙微赤，剉）　生干地黄（一两）　桑根白皮（一两，剉）　黄芪（一两，剉）　羚羊角屑（一两）　赤小豆花（一两）　当归（一两）

上件药，捣筛为散。每服四钱，以水一中盏煎至六分，去滓，不计时候温服。

2. 黄芪散（《太平圣惠方·卷第六十·治酒痔诸方》）

治酒痔，肛肠肿痛，下血不止。

黄芪（一两，剉）　赤芍药（一两）　枳壳（一两，麸炒微黄去瓤）　当归（一两，剉，微炒）　桑鸡

（一两，微炒）　槐子仁（一两，微炒）　乌蛇（一两酒，浸去皮骨，涂酥炙令黄）

上件药，捣细罗为散。每于食前，煎黄芪汤调下二钱。

3. 黄芪丸（《太平圣惠方·卷第六十·治酒痔诸方》）

治酒痔，风热壅滞大肠，下血疼痛。

黄芪（一两，剉）　蕤蓉子（三分，微炒，去刺）　猬皮（一两，炙令黄）　枳壳（二两，麸炒微黄去瓤）　槟榔（一两）　乌蛇（二两，酒浸去皮骨，炙微黄）　川大黄（三分，剉碎，微炒）　大麻仁（一两）　皂荚子仁（半两，微炒黄）

上件药，捣罗为末，炼蜜和捣三五百杵，丸如梧桐子大。每于食前，煎桑根白皮汤下三十丸。

4. 赤小豆散（《太平圣惠方·卷第六十·治酒痔诸方》）

治酒痔，大肠中久积热毒，下血疼痛。

赤小豆（一两，炒熟）　黄芪（一两，剉）　白蔹（半两）　赤芍药（半两）　生干地黄（一两）　桂心（半两）　黄芩（三分）　当归（三分，剉，微炒）

上件药，捣细罗为散。每于食前，以槐子仁汤调下二钱。

5. 干葛汤（《仁斋直指方论·卷之二十三·诸痔·诸痔证治》）

治酒痔。

白干葛　枳壳（炒）　半夏（制）　茯苓　生干地黄　杏仁（各半两）　黄芩　甘草（各一分）

上剉碎。每服三钱，黑豆百粒，姜五片，白梅一个，煎服。

6. 酒痔连丸（《脉因证治·痔漏》）

治酒痔。

黄连一味，酒浸，酒煮，酒丸，饮下。

7. 治酒痔验方

1)《太平圣惠方·卷第六十·治酒痔诸方》

治酒痔，肛边肿痛，及下血不止方。

鹅不食草（半两，去泥，焙干）　鸡冠花（半两，微炒）　郁金（半两）　麝香（二钱，研入）　当归（三分，剉，微炒）

上件药，捣细罗为散。每于食前，以粥饮调下二钱。

治酒痔，下血不止，下部疼痛至甚。

赤小豆（一合，炒熟）　当归（一两，剉，微炒）　白矾（一两，烧令汁尽）

上件药，捣细罗为散。每于食前，以蜜水调下一钱。

白蔹（三分）　黄芪（三分，剉）　赤小豆（三分，炒熟）

上件药，捣细罗为散。每于食前，以粥饮调下一钱。

治酒痔，风热壅滞大肠，下血疼痛。

黄芪（一两，剉）　枳壳（一两，麸炒微黄去瓤）　乌蛇（二两，酒浸去皮骨，涂酥炙微黄）　当归（一两，剉，微炒）　皂荚刺（一两，炙黄）

上件药，捣罗为末，炼蜜和丸如梧桐子大。每于食前，以粥饮下二十丸。

杏仁（四两，汤浸去皮尖、双仁，生研）　皂荚（五两，去皮子，生捣为末）

上件药，都以浆水内浸一宿，入锅内，以真酥二两　熬令稠可丸，即丸如梧桐子大。每于食前，煎柏叶汤下二十丸。

2)《奇效简便良方·卷四·痔漏脱肛·肛门酒痔》

肛门酒痔：全丝瓜烧存性，为末，每二钱酒送。

十、治虫痔验方

1)《外台秘要·卷第二十六·诸痔方二十八首》

疗痔方。

鲤鱼肠（可半升）

上一味择之令净，仍新鲜，取一方板可阔二尺以来，厚二寸，当中凿孔，深一寸半，圆如酱盏口大，布鱼肠于其内，以好麝香碎末渗鱼肠，取厚毡二三重，当心开孔，可板孔大小，铺坐以被拥之，数进食，可至两炊久，觉下部痛者，即是虫出也时，且更坐良久，取鱼肠细择之，恐虫入于肠中，虫可长一二寸许，细如网丝，斑作五色，每出不过十余枚，不问度数，虫尽则止。

2)《外台秘要·卷第二十六·痔下部如虫啮方九首》

文仲疗痔下部如虫啮方。

捣桃叶一斛，蒸之令热，纳小口器中，以布盖上坐之，虫死即瘥。《肘后》《崔氏备急》同一方有乌梅。

又方,掘地作小坑,烧令赤,以酒沃中,捣吴茱萸三升纳中,及热以板覆上,开一小孔,以下部坐上,冷乃下,不过三度即瘥。

3)《普济本事方·卷第五·肠风泻血痔漏脏毒》

《千金》熏虫痔方。

猬皮(方三指大,切) 薰黄(枣大,末) 熟艾(鸡子大)

上三味,穿地作孔调和取,便熏之口中,薰黄烟气出为佳,火气消尽即停;停三日将息,更熏之,凡三度永瘥。勿犯风冷,羹臛将补,忌猪鸡等。

4)《济世全书·艮集卷三·痔漏》

又一方,用猪肚上屎皮,贴在痔上夹住,引出小虫为效。

5)《本草单方·卷九·痔》

虫痔里急:槟榔为末,每日空心以白汤调服二钱。

6)《本草单方·卷九·痔》

痔漏有虫:用狗肉煮汁,空腹服,能引虫也。(《永类钤方》)

治虫蚀痔痒:乌鳢肠以五味炙香,贴痔漏及蚛骭疮,引虫尽为度。(《日华》)用肠切断,炙熟,帛裹坐之,引虫出。(时珍方)

7)《回生集·卷下·外症门·洗痔回春方》

洗痔回春方:河边柳根须一把,白芥子花椒各二钱,煎汤熏洗。其虫头黑身白,俱从疮出,立愈。

8)《益世经验良方·下焦·治痔漏脱肛门》

治痔经验方:用黑牛胆五个,俱实,以净槐米阴干,连胆捣丸,每日服三钱,盐汤送下,渐愈。
[按]粪前有血名外痔,粪后有血名内痔,大肠不收名肛痔,头有孔名漏,痔内作痒有虫名虫痔,并治之。

十一、治脱肛痔方

1. 槐皮膏(《外台秘要·卷第二十六·五痔脱肛方二首》引《千金》)

疗五痔脱肛,止痛痒血出方。

槐白皮(二两) 薰草 辛夷 甘草 白芷(各半两) 野葛(六铢) 巴豆(七,枚去皮) 漆子(六枚) 桃仁(十枚,去皮) 猪脂(半斤)

上十味切,以猪脂煎,三上三下,去滓,以绵沾膏塞孔中,日四五过,虫死瘥,止痒痛大佳。

2. 治脱肛痔验方

1)《外台秘要·卷第二十六·五痔脱肛方二首》

《必效》五痔脱肛方:以死蛇一枚指大者,湿用,掘地作坑烧蛇,取有孔板覆坑,坐上,虫尽出。

2)《简明医彀·卷之六·脱肛痔证》

脱肛痔证,皆因久患泻痢得之,大肠头自粪门出;亦有因大肠热而出者:宜用葱汤蒸洗,令软送上。或五倍子煎汤,入明矾熏洗而上。

脱肛痔主方。

龙骨 诃子肉 赤石脂 粟壳(水润去筋,醋炒,各二钱) 没石子(二个)

上为末。每服一钱,空心,米汤调下。热加芩、连。

又方,防风、荆芥煎汤洗,密陀僧、白矾、冰片为末,敷。

又方,蓖麻子研成膏,贴顶上,肠入即洗去。或苦参煎汤洗。

又方,肠头作痒,即有虫。以生艾、川楝根煎汤洗。

痔方。

黄丹 滑石

上为细末。水调,日上五次。托法见大人脱肛。

3)《外科十三方考·下编·痔漏门·脱肛痔》

脱肛痔,此痔因受风寒湿热,致气虚下降不能上升而成,故治法以升提为主。

当归(一钱) 白芷梢(八分) 赤芍(七分) 防风(五分) 川芎(五钱) 光连(一钱) 黄芩(七分) 木香(一钱,另研) 陈皮 枳壳 青皮 茯苓(各七分) 生地(八分) 升麻(一钱) 皂子(七粒) 甘草(一钱)

上水煎服,兼服中九丸。

外用熏洗汤加倍子一两,明矾一两,合煎熏洗,至痔体软化时,再以生血养体之剂培养之,并时时以油润肛门,再贴蓖麻子饼,自上。

又一单方,用上醋一盏,于罐内熬滚时,将烧红火砖淬入,乘热熏洗之。

十二、治野鸡痔验方

1)《卫生易简方·卷之四·痔漏》

治野鸡痔下血、肛痛并肠风泻血：用野猪肉细切，五味炙食。空心作羹亦得。

治野鸡痔下血肠痛：用鳢鱼一头，作鲙退食之。

治野鸡痔下血，肠风，明目：用槐叶一斤，蒸如茶法，研作末，如茶煎呷之。

治野鸡痔：用槐、柳汤洗便，以艾灸七壮，以知为度。

2)《普济方·卷二百九十六·痔漏门·诸痔》

治野鸡痔下血、肠风，明目，出《肘后方》：用嫩槐叶一斤，蒸如皂灸法，取药作末，浓煎呷之。

治五野鸡病，出《本草方》：以蛇婆炙食，亦烧末，每服一二钱匕。

治野鸡病，出《本草方》：以枳树根皮末，服方寸匕。

治五野鸡病，出《本草方》：以狖兽脂敷疮，亦食其肉血，亦坐其皮，积久其病皆差也。

治五野鸡病，出《本草方》：用粟米酸泔服。

治五野鸡病：取木通花上粉，内疮中良。

治野鸡病下血不止，肠疼痛，出《本草方》：以鲤鱼一头，如食法，作鲙蒜虀食之。

治外野鸡病下血，出《本草方》：以壁钱虫汁点疮上。

治五野鸡病脱肛下血，出《本草方》：以益母草炙令香，浸酒服之。

治五野鸡病，出《本草方》：以新绵纸一两，烧为末，以酒调下。

治五野鸡病，出《本草方》：以芜荑作酱食之，其气膻者良。

治外野鸡病，及疮有根者，出《本草方》：取乌烂死蚕敷疮上，在簇上乌自死者。

治五野鸡病，出《本草方》：以鲫鱼作鲙服之。

治五野鸡病，出《本草方》：以橡斗子中仁碎为粉，微熬水服，一二匕，一升合捣，作两囊蒸之，及热，更互坐之瘥。

治久野鸡痔，下血不止，肛边痛：用野猪肉二斤切，著五味炙，空心服，作羹亦得。

治野鸡病杀虫，出《本草方》：以山菌子煮汁服之。

十三、治鸡冠痔方

1. 四妙散（《普济方·卷二百九十五·痔漏门·诸痔》引《圣济总录》）

治莲花痔瘘及鸡冠痔等，贴痔。

白芨　白蔹　木鳖　桑螵蛸（各半两）

上为散。汤磨乳香调令稀稠得所，摊故帛上，贴之。次日连皮拆下，更无疮瘢，效。

2. 治鸡冠痔验方（《华佗神方·卷五·华佗治鸡冠痔神方》）

华佗治鸡冠痔神方：黄连末，敷之，加赤小豆末尤效。

十四、治沿肛疮验方

《秘珍济阴·卷之三·妇人杂病·沿肛疮》

沿肛疮（男妇俱有，患此最是恶疾）生于肛门外，合则如圆蛋，开如劈蛋，黄白俱有，痛极难忍，至数日则头发脱落，此病湘门常用：樟脑八分，明雄八分，儿茶五分，辰砂五分，连翘三分，花粉三分，黑砂一分，共碾细，捣饭为丸，黄丹一分为衣，分三次开水下。（乩方）

十五、治翻花痔方

1. 立效散（《普济方·卷二百九十六·痔漏门·诸痔》）

治翻花痔疮，及一切久不瘥诸恶毒疮。

鼠粘子草根（三两，碎切，熟捣）　柏皮（一两）

上为末。腊月猪脂封贴，立瘥。或猪胆和药匀。

2. 紫金膏（《普济方·卷二百九十六·痔漏门·诸痔》引《卫生家宝方》）

治一切翻花等痔妙方。

穿山甲（一两，煅过）　乳香（半钱，细研如粉）　没药（二钱，细研如粉）

上研匀。每用少许，以津调涂疮上即瘥。

3. 槟榔散（《普济方·卷二百九十六·痔漏门·诸痔》）

治痔如翻花，更衣则出谷道外，发即痛楚，或下血。

槟榔（一钱半）　黑牵牛（三钱）

上为细末。宿不晚食,早起食白煮肉六两,少顷以汁,调药饮之,至午下针头白虫等,不数行自止,食软饭三日,以威灵仙煎汤洗痔,自然脱落。

4. 中黄丸(《外科大成·卷二分治部上·下部后·痔漏类方》)

治番花痔。

缸砂(水浸半月,微煅,一两) 条芩(每斤用皂角子仁、侧柏各四两,水煮半日,汁干为度,用芩二两) 黄连 槐角子(各二两) 栀子 黄花地丁(各一两) 青黛(五钱)

为末,用大柿饼肉为丸桐子大。每服四五十丸,空心清汤送下。

5. 治翻花痔验方

1)《普济方·卷二百九十五·痔漏门·诸痔》

治翻花痔久不瘥。

地骨皮 乳香(各一两) 麝香(三分,炒末)

上为末。每服二钱,米饮送下,兼米饮敷疮上。

渫药。

马蹄香 苍术 荆芥(各二两)

上剉细。以水三升,煎数沸,先嘘后洗。

治翻花痔:用生木瓜为末,鲇鱼身上涎调贴,以纸拓上两三次即消。鲇鱼放则效,杀之则不效。

2)《万氏家抄济世良方·卷三·痔漏》

治翻花痔:用荆芥、防风、朴硝煎汤洗,次用木鳖子、郁金研末,入龙脑些少,水调敷。或用熊胆和匀贴之尤妙。

又方:用白鸡胆或二三枚取汁,熊胆二分半、片脑半分,共研一处,磁罐内收藏勿令泄气。如用,以手指擦立效。

3)《本草单方·卷九·痔》

反花痔疮:木瓜为末,以鳝鱼身上涎调,贴之,以纸护住。

4)《喻选古方试验·卷二·痔漏》

《古夫于亭杂录》载:经霜冬瓜皮同朴硝煎汤,治翻花痔立愈,或以萝卜代瓜皮亦可。端午日收桑叶,阴干为末,空心滚白汤下,治痔。

5)《华佗神方·卷五·华佗治翻花痔神方》

治肛门周围翻出如碗,肉色紫黑,疼痛异常,时流血水。

缸砂(一两,水浸半月,微煅) 条芩(二两,每斤用皂角、柏子仁、侧柏各四两,水煎煮半日,汁干为度) 黄连 槐角(各二两) 栀子 黄花地丁(各一两) 青黛(五钱)

共为末,用柿饼肉为丸大如梧子。每服四五十丸,空心清汤送下。

外用药水熏洗,后再用药线扎之。药线制法如下:

鲜芫花根(一钱) 雷丸(一钱) 蟾酥(一钱) 草乌(三钱)

水二碗,煎一碗,去渣取汁,以生丝一钱,入药汁内,以文火熬汁将干,取出晒干,再浸再晒,以汁尽为度,收藏候用,至六七月,取露天蛛丝合成药线。

十六、治妇人痔病方

1. 槐子仁散(《太平圣惠方·卷第七十二·治妇人痔病诸方》)

治妇人痔疾,肛门痒痛,下血不止。

槐子仁(一两,微炒) 营实 猬皮(炙令黄色) 桑耳 木贼 黄芪(剉) 当归(剉,微炒) 乌贼鱼骨(各一两) 皂荚子(半两,微炒) 麝香〔一(半)分,研入〕 枳壳(半两,麸炒微黄去瓤)

上件药,捣细罗为散,入研了药令匀。每服食前,以荆芥汤调下二钱。

2. 鳖甲散(《太平圣惠方·卷第七十二·治妇人痔病诸方》)

治妇人痔疾不止。

鳖甲(一两半,涂醋炙令黄,去裙襕) 露蜂房(微炙) 蛇蜕皮(烧灰) 猪左脚悬蹄甲(炙令黄) 猬皮(炙令黄,以上各一两) 麝香(一钱,研入)

上件药,捣细罗为散,入研了药令匀。每服食前,以干地黄汤调下一钱。若肛门有窍肿痛,敷之即瘥。忌苋菜。

3. 穿山甲散(《太平圣惠方·卷第七十二·治妇人痔病诸方》)

治妇人痔疾。

穿山甲(一两,炙令黄色) 樗藤子(一两,去壳,微炒) 麒麟竭(半两) 露蜂房(半两,微炙) 猬皮(一两,炙令黄) 麝香(一分,研入)

上件药,捣细罗为散,入研了药令匀。每服食前,以当归汤调下一钱。

4. 龟甲散(《太平圣惠方·卷第七十二·治妇人痔病诸方》)

治妇人痔疾,肛门肿痛下血。

龟甲(二两,炙微黄) 磁石(捣碎,水飞过) 败船茹 乱发灰 当归(剉,微炒) 赤芍药 木贼 延胡索 桑耳 黄芪(剉) 白瓷(细研水飞过,以上各一两) 麝香(一钱,细研)

上件药,都捣细罗为散。每于食前,以粥饮调下二钱。

5. 槐耳丸(《太平圣惠方·卷第七十二·治妇人痔病诸方》)

治妇人久痔,下脓血不止。

槐耳(二两,微炙) 牛角䚡(二两,炙令黄) 禹余粮(二两,烧醋淬三遍) 猪悬蹄甲(十枚,炙黄焦) 麝香(一分,研) 白蔹 黄芪(剉) 艾叶(微炒) 蒲黄 白马蹄(酒煮一宿,炙令黄) 续断 当归(剉,微炒) 熟干地黄 鳗鲡鱼头(炙微黄) 猬皮(炙令黄焦,以上各一两)

上件药,捣罗为末,炼蜜和丸如梧桐子大。每服食前,以粥饮下三十丸。

6. 猬皮丸(《太平圣惠方·卷第七十二·治妇人痔病诸方》)

治妇人久痔下脓血,疼痛肿闷。

猬皮(炙令黄焦) 续断 槐子(微炒) 连翘 附子(炮裂,去皮脐) 干姜(炮裂,剉) 黄芪(剉) 当归(剉,微炒) 白矾(烧令汁尽) 熟干地黄(以上各一两)

上件药,捣罗为末,炼蜜和捣三五百杵,丸如梧桐子大。每于食前,煎桑根白皮汤下三十丸。

7. 密陀僧丸(《太平圣惠方·卷第七十二·治妇人痔病诸方》)

治妇人痔疾,面色萎黄。

密陀僧(一两,烧令赤) 白矾灰(一两) 槐子仁(半两,微炒) 皂荚灰(一分) 鸡冠花(半两) 百草霜(半两)

上件药,捣细罗为散,以面糊和丸如梧桐子大。每服食前,以柏叶汤下一十丸。

8. 皂荚刺丸(《太平圣惠方·卷第七十二·治妇人痔病诸方》)

治妇人痔疾久不止。

皂荚刺(一两,炒令黄) 野狸头(一枚,烧灰) 猬皮(一片,炙令黄) 麝香(一分,研入) 乌蛇肉(一两,酒拌炒令黄) 槐子仁(一两,微炒) 楂藤子(一两,去壳,微炒) 麒麟竭(半两)

上件药,捣细罗为末,以面糊和丸如梧桐子大。每服食前,以当归汤下二十丸。

9. 硫黄丸(《太平圣惠方·卷第七十二·治妇人痔病诸方》)

治妇人痔疾久不止,脏腑虚冷,面色萎黄,食少无力。

硫黄(细研) 白矾灰 猬皮(炙令黄) 楂藤子(去壳,微炒) 附子(炮裂,去皮脐) 当归(剉,微炒) 木香(以上各一两) 猪牙皂荚(半两,炙焦) 乌贼鱼骨(半两)

上件药,捣细罗为末,以酒煮面糊和丸如梧桐子大。每服食前,生姜汤下二十丸。

10. 黄栝蒌散(《太平圣惠方·卷第七十二·治妇人痔病诸方》)

治妇人痔疾。

黄栝蒌(一枚) 白矾(三两) 猬皮(一片,剉)

上件药,都入瓷瓶内,盖口,以炭火渐断令通赤,候冷取出,细研。每服食前,以枳壳汤调下二钱。

11. 墨龙丸(《太平圣惠方·卷第七十二·治妇人痔病诸方》)

治妇人痔疾下血,疼痛不可忍。

黑龙尾煤 乱发灰 神曲(微炒,以上各一两)

上件药,捣罗为末,以枣肉和丸如梧桐子大。每于食前,以枳壳汤下二十丸。

12. 白矾丸(《太平圣惠方·卷第七十二·治妇人痔病诸方》)

治妇人痔疾久不瘥。

白矾灰 附子(炮裂,去皮脐,为末,各二两)

上件药,研令匀,以汤浸蒸饼和丸如梧桐子大。每服,荆芥汤下二十丸,日三服。

13. 熨枳壳散(《太平圣惠方·卷第七十二·治妇人痔病诸方》)

治妇人痔疾,痒痛不可忍。

枳壳(二两) 木香(半两) 鬼箭羽〔一(二)两〕 鬼臼(一两) 槐子仁(二两)

上件药,粗捣,以慢火炒令热,用青绢包裹,看冷暖熨之效。

14. 露蜂房散(《太平圣惠方·卷第七十二·治妇人痔病诸方》)

治妇人五痔,有头出脓,血不止。

露蜂房(半两,剪碎,微炒) 猬皮〔一两,烧焦(灰)〕 麝香(一两)

上件药,同研令细,旋取糁于痔头上。

15. 拘肠丸(《普济方·卷三百二十一·妇人诸疾门·痔》)

治诸般痔疾,肛边肿痒,或生痛脓血,或下血肠出不入,有效,此方不可乱传。

白矾 绿矾(各五钱) 诃子(十枚) 枳壳(五钱) 白附子(十个) 天南星(五钱) 半夏(三钱) 栝蒌(三钱) 猬皮(十个) 胡桃仁(十个) 鸡冠花(三钱)

上十一味,醋煮面糊为丸。每服二三十丸,用酒吞下,空心服之。

16. 治妇人痔病验方

1)《普济方·卷三百二十一·妇人诸疾门·痔》

治妇人久痛,心焦多怒,遂成痔疾,状如莲子,热肿而痛,出《大全良方》:上用熊胆入梅花脑子研,更用猪胆汁调开涂痔立愈。

疗痔热肿痛,出《大全良方》:蛞蝓大者一条,上研令烂,入研了龙胆一字,坯子半钱,研令停,敷之愈,先以石薜荔煮水重洗尤妙。

2)《四科简效方·丙集隐疾·阴痔》

阴痔(俗名茄子疾):枳壳煎汤熏洗,并研枳壳末,棉裹纳阴中。

十七、治小儿痔病方

1. 鳖甲散(《太平圣惠方·卷第九十二·治小儿痔疾诸方》)

治小儿痔疾,肛边生结核,疼痛,寒热。

鳖甲(一两,涂醋炙令黄,去裙襕) 猬皮(一两,炙令黄) 蛇蜕皮(烧灰,三分) 露蜂房(半两,微炙) 猪悬蹄甲(七枚,炙令焦) 槟榔(三分) 麝香(一分,细研)

上件药,捣细罗为散,入麝香,都研令匀。每服食前,以粥饮调下半钱,量儿大小,加减服之。

2. 桑木耳散(《太平圣惠方·卷第九十二·治小儿痔疾诸方》)

治小儿痔疾久不瘥,肛边痒痛。

桑木耳(微炒) 槐耳(微炙) 猬皮(炙令黄) 当归(剉,微炒) 羌活(以上各半两) 枳壳(一两,麸炒微黄去瓤)

上件药,捣细罗为散。每服,以粥饮调下半钱,日三四服,量儿大小,加减服之。

3. 榼藤子散(《太平圣惠方·卷第九十二·治小儿痔疾诸方》)

治小儿痔疾,下血无时。

榼藤子(一枚,去壳,微炙) 皂荚子(一百枚,与榼藤子瓤同以酥炒令黄) 牛角䚡灰(一两) 酸石榴皮灰(半两)

上件药,捣细罗为散。每服,以温酒调下半钱,日三四服,量儿大小,加减服之。

4. 龟甲丸(《太平圣惠方·卷第九十二·治小儿痔疾诸方》)

治小儿痔疾结硬,㽲痛不止。

龟甲(二两,涂醋炙令黄) 蛇蜕皮(一两,烧灰) 露蜂房(半两,微炙) 麝香(一分,细研) 猪后悬蹄甲(一两,炙微焦)

上件药,捣细罗为散,入麝香,都研令匀。每服,以温酒调下半钱,日三服,量儿大小,加减服之。

5. 槐鹅散(《太平圣惠方·卷第九十二·治小儿痔疾诸方》)

治小儿痔疾,下血不止,热毒气流注,发歇疼痛。

槐鹅 侧柏(炙微黄) 荆芥穗 棕榈(烧灰) 黄牛角䚡(烧灰) 牛膝(去苗,以上各半两)

上件药,捣细罗为散。每服,以粥饮调下半钱,日三服,量儿大小,加减服之。

6. 猬皮散(《太平圣惠方·卷第九十二·治小儿痔疾诸方》)

治小儿痔疾下血,大肠疼痛。

猬皮(炙令黄) 枳壳(麸炒微黄去瓤) 木贼 当归(剉,微炒) 槐鹅(微炙,各一两)

上件药,捣细罗为散。每服,以粥饮调下半钱,日三四服,量儿大小,加减服之。

7. 鸡冠花散(《太平圣惠方·卷第九十二·治小儿痔疾诸方》)

治小儿痔疾,下血不止。

鸡冠花（一两,焙令香）　棕榈（二两,烧灰）　羌活（一两）

上件药,捣细罗为散。每服,以粥调下半钱,日三四服,量儿大小,加减服之。

8. 黄芪散（《太平圣惠方·卷第九十二·治小儿痔疾诸方》）

治小儿痔疾,下血不止。

黄芪（剉）　枳壳（麸炒微黄去瓤）　侧柏叶（炙微赤,剉,各一两）

上件药,捣细罗为散。每服,以粥饮调下半钱,日三四服,量儿大小,加减服之。

9. 木贼丸（《太平圣惠方·卷第九十二·治小儿痔疾诸方》）

治小儿痔疾,痛不可忍。

木贼（一两）　楛藤子（二枚,去壳,涂酥炙黄）　乌贼鱼骨（二两）

上件药,捣罗为末,炼蜜和丸如绿豆大。不计时候,以温酒下五丸,看儿大小,以意加减。

10. 穿山甲散（《太平圣惠方·卷第九十二·治小儿痔疾诸方》）

治小儿痔生肛边如鼠乳及成疮,痛楚至甚。

穿山甲（二两,炙令黄）　麝香（半分,细研）

上件药,捣研令匀细。每于食前,煎黄芪汤调下半钱,量儿大小,加减服之。

11. 榉树菌子丸（《太平圣惠方·卷第九十二·治小儿痔疾诸方》）

治小儿痔,下血不止,肛边生鼠乳,疼痛。

榉树菌子（一两）　虾蟆（一枚,炙令黄）　葫荽子〔一个（合）〕　黄牛角䚡（一两,炙黄）　鳗鲡鱼头（一枚,炙令黄）

上件药,捣罗为末,以水煎白胶香和丸如弹子大。用瓶纳如装香法,烧一丸,熏下部瘥。

12. 槐子丸（《太平圣惠方·卷第九十二·治小儿痔疾诸方》）

治小儿痔疾,鼠乳生肛边,烦热疼痛。

槐子（一两,微炒）　黄芩（一两）　楛藤子（二枚,去壳,炙令黄）

上件药,捣罗为末,以水浸蒸饼和丸如绿豆大。每服以桑耳汤下五丸,日三四服,量儿大小,加减服之。

13. 丹石散（《婴童百问·卷之八·脱肛并痔症第七十一问》）

治外痔如神。

黄丹　滑石（各等分）

上为细末,新汲水调涂,日三五次上。

14. 胜雪膏（《婴童百问·卷之八·脱肛并痔症第七十一问》）

治随肠番花鼠奶等痔,热痛不可忍,或已成疮者,并皆治之。

片脑　铅白霜

上件各半字。用好酒少许,研成膏子涂之,随手则愈。

15. 治小儿痔病验方

1)《太平圣惠方·卷第九十二·治小儿痔疾诸方》

治小儿痔疾下血,发歇不定方。

荆芥　薄荷　枳壳（麸炒微黄去瓤,以上各一两）

上件药,捣细罗为散。每服,以粥饮调下半钱,日三四服,量儿大小,加减服之。

治小儿痔疾疼痛,肿硬不消,宜用坐药方。

蛇床子（半两,末）　荆芥（半两,末）　蜗牛（三七枚）

上件药烂研,涂在纸上。每发时,先用白矾热水,洗痔头子后,用被褥上安药纸,坐三两上瘥。

治小儿痔疾,下部痒闷,熨药方。

枳实（一两,麸炒微黄）　鬼箭羽　木香　鬼臼（以上各一两）

上件药,捣粗罗为散。以头醋和匀,炒令热,用青布裹熨,日二用之。

治小儿肠痔下血不止方。

楛藤子（三枚,大者）

上以七八重湿纸,裹煨良久,胀起取出壳用肉,细切碾罗为散。每服以黄芪汤调下半钱,量儿大小,加减服之。

牛角䚡（二两,炙令黄焦）

上捣细罗为散。每于食前以温酒调下半钱,量儿大小,加减服之。

猬皮（一枚）

上细剉,于瓶内烧烟,熏痔上瘥。

十八、治痔初起方

1. 败毒散（《罗氏会约医镜·卷十二杂证·论痔漏》）

治痔疮初起,先以此解散脾胃风邪,证属热者。

人参(随便) 茯苓 枳壳 甘草 川芎 羌活 独活 前胡 柴胡 桔梗(各等分)

姜引,宜多服。

2. 不换金正气散(《罗氏会约医镜·卷十二杂证·论痔漏》)

治痔疮初起,先以此解散脾胃风邪,但此属寒者。

厚朴(姜炒) 藿香 半夏 苍术 陈皮(各一钱) 甘草(五分)

姜枣引,加当归钱半、川芎一钱,更妙。

3. 治痔初起验方(《医宗说约·卷之五·痔》引《良方》)

治痔主方,诸痔初发,服一二贴即愈。

当归 生地 枳壳 连翘 槐角(黑牛胆制,五味为上多用) 升麻 黄芩 黄柏 黄连 陈皮 荆芥穗(六味为中稍减) 防风 地榆(为下少用)

上芩、连、柏冬月用五分,夏用一钱五分,春秋用七分,水二盅煎,空心服。大便燥结加酒蒸大黄三钱,炒麻仁末钱半。

十九、治久痔方

1. 千金小槐实丸(《外台秘要·卷第二十六·五痔数年不瘥方六首》)

主五痔十年方。

槐子(三斤) 龙骨(十两) 矾石(烧) 硫黄(各一斤) 白糖(二斤) 大黄(十两) 干漆(十两,熬)

上七味捣筛,石二种及糖,并细切,纳铜器中,一石米下蒸之,以绵绞取汁,以和药合作丸,并手捻之,丸如梧子大,阴干。一服二十丸,日三服。《深师》同。

2. 槐酒(《外台秘要·卷第二十六·五痔数年不瘥方六首》)

主五痔五十年不瘥方。

槐东南枝(细剉,一石) 槐东南根(细剉,二石) 槐白皮(剉,一石) 槐子(一石)

上四味,大釜以水十六石煮取五石,澄取渍,更煎,取一石六斗,炊两石黍米,上曲二斗酿之,搅令调,封泥七日。酒熟取清饮,日三四,适寒温量

性,常令小小醉耳,合时更煮滓,取汁涛米,洗器,不得用生水,此药忌生水故也。《深师》并《翼》同。

3. 白蔹散(《外台秘要·卷第二十六·五痔数年不瘥方六首》)

疗十年痔,如鼠乳脓出,便作血剧。

赤小豆(四分) 黄芪(三分) 芍药(二分) 白蔹(二分) 黄芩(三分) 桂心(三分) 附子(炮) 牡蛎(各二分,熬)

上八味捣筛为散,酒若泔汁服方寸匕,日三服。

4. 槐子丸(《外台秘要·卷第二十六·五痔数年不瘥方六首》引《深师》)

疗五痔数年不瘥。主燥湿痔,痔有雌雄,为病苦暴,有干燥肿痛者,有崩血无数者,有鼠乳附核者,有肠中烦痒者,三五年皆杀人。忌饮酒及作劳色,犯之即发。

槐子 干漆(熬) 椴木根皮(各四两) 秦芁 黄芩 白蔹 青木香 牡蛎(熬) 龙骨 附子(炮,八角者) 雷丸 蒺藜子 白芷 桂心 鸡舌香(各二两) 黄芪(二两)

上十六味捣筛,蜜和为丸。一服二十丸,日三服。忌猪肉、冷水、鸡、鱼、蒜、生葱。《千金翼》同,《千金翼》有丁香、茱萸根皮,无鸡舌香、椴木皮。

5. 小槐子丸(《太平圣惠方·卷第六十·治久痔诸方》)

治大肠积冷,久痔不瘥。

槐子仁(三两,微炒) 龙骨(一两) 白矾(二两,烧令汁尽) 硫黄(一两,细研) 枳实(二两,麸炒微黄) 干漆(一两,捣碎,炒令烟出) 桑木耳(一两,微炒)

上件药,捣罗为末,炼蜜和捣三二百杵,丸如梧桐子大。每于食前,以粥饮下二十丸。

6. 朱砂丸(《太平圣惠方·卷第六十·治久痔诸方》)

治久痔有头,疼痛,化为疮口,脓水不绝。

朱砂(三分,细研) 砒霜(半分) 巴豆(一两,去皮心研,纸裹压去油) 麝香(一分,细研) 乳香(一分,细研) 阿魏(一分,面裹煨面熟为度) 安息香(一分)

上件药,捣罗为末,以汤浸蒸饼和丸如绿豆大。每日空心,以枳壳汤下一丸,不过十日瘥。

7. 白矾散（《太平圣惠方·卷第六十·治久痔诸方》）

治久痔，肠胃风冷，及瘘，脓血不止等。

白矾（一两） 硫黄（一两，研） 乳香（一两，研） 黄连（一两，去须，为末） 黄蜡（一分）

上用大鲫鱼一头，不去鳞，除腹内物，入诸药末在内，以湿纸裹，又以麻缠了，盐泥固济，于煻火（灰）内煨令熟取出，却以慢火炙焦，捣细罗为散。每于食前，以粥饮调下二钱。

8. 黄芪膏（《太平圣惠方·卷第六十·治久痔诸方》）

治痔瘘，年月深远，兼杀虫。

黄芪（一两半，剉） 漏芦（一两半） 黄柏（一两半，剉） 槐子仁（一两半） 木通（一两半，剉） 苦参（一两半，剉） 狸骨〔二（三）两，捣为末〕 雄黄（三分，细研） 虎骨（三两，捣为末） 硫黄（一两，细研） 麝香（一钱，细研） 蜣螂末（半两）

上件药，又腊月猪脂三斤，炼诸药二十余沸，以布绞去滓，更入铛炼一两沸，又以绵绞过，以瓷盒盛之，下雄黄等，搅令匀。于故帛上贴之，日三两度换，虫出即瘥矣。

9. 乌蛇膏（《太平圣惠方·卷第六十·治久痔诸方》）

治痔疾，年月深远，傍生孔窍，有头，脓血出，疮痒痛难忍。

乌蛇（一两，烧灰） 马齿（一两，烧灰） 猬皮（一两半，烧灰） 乱发（三分，烧灰） 黄矾（三分，细研） 斑蝥（三分，去翅足，糯米拌抄黄色） 杏仁（四十九枚，去皮，研如膏） 麝香（一分，细研） 猪脂（一升，腊月者） 猪牙皂荚（一分，炙，捣末） 水银（三分，入少胡粉，点水研令星尽）

上件药，都研令极细，先煎猪脂候溶，滤去滓，入诸药煎三二十沸，欲成膏入麝香搅令匀，更煎三两沸，入黄蜡三两，候冷，置于瓷盒内。每以少许，贴于疮上，日三两度用之。

10. 槐枝酒（《太平圣惠方·卷第六十·治久痔诸方》）

治痔疾，数年不瘥，宜服此槐枝酒方。

槐枝叶（二斗，细研） 槐子仁（二升，捣碎） 苍耳茎叶（细剉，一斗）

上件药，入于釜中，以水一硕煮取五斗，去滓

澄清，看冷暖，入曲末五斤，糯米五斗，蒸令熟，都拌和，入瓮，如法盖覆。候酒熟，任性温温饮之，常令似醉，久服神效。

11. 白矾丸

1)《太平圣惠方·卷第六十·治久痔诸方》

治痔疾多年不瘥，下部肿硬疼痛。

白矾（半两，烧令汁尽） 附子（一两，炮裂，去皮脐） 桑黄（一两，剉，微炒）

上件药，捣罗为散，以温水浸蒸饼，和丸如梧桐子大。每于食前，以粥饮下十五丸，加至二十丸。

2)《普济方·卷二百九十八·痔漏门·久痔》

治五痔，连年不瘥，及瘘下脓血不止。

白矾（烧灰） 赤石脂（各一两） 附子（炮裂，去皮脐，一两半）

上为末，炼蜜丸梧桐子大。每服二十丸，空心煎干姜汤下，临晚食前再服。

12. 熊胆膏（《类编朱氏集验医方·卷之六积聚门·痔漏》）

治久年痔疾。

熊胆一味，涂之疮上，神效。

13. 宽肠丸散（《普济方·卷二百九十五·痔漏门·诸痔》）

治年深日近痔疾。

当归 荆芥 枳壳 香附 甘草（各等分）

上为末，米饮调下二钱。

14. 四香汤（《普济方·卷二百九十五·痔漏门·诸痔》引《圣济总录》）

治男子妇人久患痔，不论有疮无疮。

莎草根（一两） 黑狗脊（半两） 甘松 黄熟香（上好极香者，各一分）

上捣筛。每使五钱匕，水一碗，煎五七沸，盛在深盆中，便令患于上面坐，围衣被熏之，勿透气，候下得手，便淋渫患处，直候药冷即止，不得揩拭，便盖覆卧一时许。若渫了，临卧，将被以火焙，稍缓妙。

15. 榼藤子丸（《普济方·卷二百九十六·痔漏门·诸痔》）

治痔疮久不敛者。

刺猬皮 草乌头 川乌头 附子（一两） 白矾 猪牙皂角 榼藤子 皂角刺 枳壳（七味各

半两）

上件并剉碎，入沙罐内，炭火烧留性为末，酒煮面为丸如梧桐子大。每服二十丸，酒送下，日进二服，不拘时候。

16. 红花桃仁汤（《普济方·卷二百九十六·痔漏门·诸痔》）

治痔疾经年，因饱食筋脉横解，肠癖为痔，当去其筋脉横解，破血络是也，治法当补北方泻中央。

生地黄（一钱）　当归尾（半钱）　桃仁（十个）　红花（半钱）　汉防己（半钱）　黄柏（一钱半）　猪苓（半钱）　泽泻（八分）　防风（半钱）　麻黄（不去根，二分）　苍术（六分）

上件剉如麻豆大，都作一服，水三大盏煎至一盏，去滓，食前热服之。忌风处大小便。

17. 雷丸丸（《普济方·卷二百九十八·痔漏门·久痔》）

治五痔，瘘血日久，众药不瘥者。

雷丸（二两）　紫芝　白芷　紫菀（各二两）　贯众（五两）　秦艽（去苗、土）　厚朴（去粗皮，生姜汁炙，各一两）　薰本（去苗、土，二两）　乱发灰（三两）　䗪虫（炒）　石南（炒，各半两）　猪悬蹄（炙焦，十两）

上为末，炼羊脂丸梧桐子大。每服二十丸，空心煎米饮下，日晚再服。

18. 安息香丸（《普济方·卷二百九十八·痔漏门·久痔》）

治久患肠风，痔瘘诸疾。

安息香（一分）　阿魏（半分）　乳香（一钱，三味一处研）　丹砂（一分）　雄黄　龙脑　麝香（各二钱）　密陀僧（煅，二钱）　砒霜（一分，研细，更入绿豆末二钱同研）　巴豆（三粒，去皮心膜，水一大碗浸一日，六度换出，细研出油）

上先将安息香等三味，一处入瓷器内，用重汤煮，或于饭甑上蒸一次，再入净钵内烂研成膏，入诸药一处搜和丸如绿豆大。每服一丸，空心服。肠风泻血、五痔漏脓血不止或生鼠乳并以好茶下，卒心痛生姜汤，食积陈面汤，心腹诸气温酒，妇人心痛血气当归酒，饮泻水冷诸利饭饮，疟疾桃心汤下。

19. 猬皮散（《普济方·卷二百九十八·痔漏门·久痔》）

治丈夫妇人五痔，年久不瘥。

猬皮（一个，烧灰，研）　雄鳖头（三个，烧灰，研）　醋石榴皮　地榆　枳壳　槐花（各一两）

上除二味烧灰外，各细剉，一处炒令黑色为末，与灰研匀。每服二钱匕，温酒调下，食前服。

20. 贯众散（《普济方·卷二百九十八·痔漏门·久痔》）

治肠风痔瘘，久不瘥。

贯众（三两）　鸡冠花（五两）　甘草（炙，一两）　乌梅（去核，炒）　黄连（炒，各二两）　麝香当门子（二个，细研）

上为细末。每服二钱匕，米饮调下。更分一半药末，以面糊丸如绿豆大，每服二十丸，米饮下，相间食前服之。

21. 榼藤子散（《普济方·卷二百九十八·痔漏门·久痔》）

1）治肠风五痔，久不瘥。

榼藤子（烧存性）　茺蔚子（炒，各半两）　地榆　臭椿根（蜜炙焦色）　白矾（烧令汁尽，各一两）

上为细末。每服二钱匕，温酒一小盏，入麝香一字，同调下，空心食前服。

2）治痔瘘久不愈。

用榼藤子，不拘多少为散。先以蜜调少许涂瘘痔疮上，次用温酒调下一钱匕，食前服之。

22. 芍药丸（《普济方·卷二百九十八·痔漏门·久痔》）

治肠风痔瘘，久不瘥。

芍药　地龙（去土，炒）　大黄（剉，炒）　威灵仙（各一两）　木鳖子

上为细末。三分中减一分，米醋一盏熬成膏，和丸，二分如桐子大。每服五丸，茶清下，空心食前服。

23. 万金散（《普济方·卷二百九十八·痔漏门·久痔》）

治久患痔疾。

椿根（剉，一两）　楝实（去核，面炒）　胡粉（炒，各半两）　薰本（去苗、土，一分）　臭橘皮（去瓤切，炒，二两）

上为细末。每服一钱匕，热酒调下，半夜时服，天明再服。后用续随子，不计多少捣为末，煎汤淋洗三五次。

24. 黄连丸(《普济方·卷二百九十八·痔漏门·久痔》)

治痔疾,积年不瘥,或肠风泻血。

黄连(去须) 芜荑仁 楮藤子 白矾(各一两) 皂荚(炙,去皮子,一两半)

上为细末,以粟米糊研丸梧桐子大。空心米饮下二十丸,日晚再服,以瘥为度。

25. 天雄膏(《普济方·卷二百九十八·痔漏门·久痔》)

冷痔疮,久不瘥者,追风毒,去疼痛。

天雄(去皮脐,一枚) 天南星(一枚) 天麻(半两) 丹砂(研,一分) 黄蜡(半两)

上并生为末丸,先用生油少许,熔黄蜡,次入诸药熬成膏。每使时,用旧绵摊药贴疮,甚验。

26. 独圣散(《普济方·卷二百九十八·痔漏门·久痔》)

治年深痔疾不止。

用黄土如石者半两,烧令紫色,细研末,以腻粉一钱,药末二钱半,拌匀。临卧时酒调下,虫出是见效矣。

27. 比金散(《普济方·卷二百九十八·痔漏门·久痔》)

治久痔。

用蜀葵花叶,夏月收者,焙干为散。每服二钱匕,温酒调,五服效。

28. 熏痔立效方(《普济方·卷二百九十八·痔漏门·久痔》)

治痔瘘久不瘥者。

蛇蜕(四两,细剪令碎) 蝉蜕(四两,细剪令碎) 白矾(二两,生研) 皂荚(二挺,为末)

上拌匀。分为六贴,每月一贴,瓷碗内如烧香法,盛入桶内,烧令烟,就上熏之,烟尽即止。

29. 熏痔必效散(《普济方·卷二百九十八·痔漏门·久痔》)

治痔漏久不瘥者。

鲮鲤甲(二两,细剉) 黄牛角䚡(四寸,细剉) 铅丹(一两,研) 乳香(一分,研)

上为末拌匀。每用三五匕,如烧香法,坐盆器内,用版盖上,开窍坐,就疮熏之,烟尽即止。

30. 蜂窠膏(《普济方·卷二百九十八·痔漏门·久痔》)

治痔瘘,累经熏洗未效者。

蜂窠(烧灰,秤半两研) 蚰蜒(一个大者,研作膏) 水银粉(秤一两,研) 铅丹(秤一钱,研)

上将三味,研为末,和匀,膏内更入麝香半钱匕,同研令匀。每用少许敷疮。

31. 不换金散(《普济方·卷二百九十八·痔漏门·久痔》)

治肠风痔瘘,泻血久不瘥。

槐实(及时采炒) 臭椿根皮(剉,曝干) 荆芥穗(各一两)

上为细末。每服一钱匕,用粟米饮调下,年深者服二钱匕,日三服。

32. 槐白丸(《普济方·卷二百九十八·痔漏门·久痔》)

治肠风痔瘘,久不瘥。

槐白皮(四两,用煮枣肉四两,火上旋涂,慢火炙干绝为度) 槐花(炒) 白矾(烧令汁尽,各二两)

上为末,炼蜜丸梧桐子大。每服五十丸,米饮汤下,空心日三服。

33. 黑纸捻方(《普济方·卷二百九十八·痔漏门·久痔》引《杨氏家藏方》)

治痔瘘久不瘥,除疮口内黑肉。

密陀僧(煅) 黄连(去须) 沥青(等分)

上为末。用纸作捻,以津唾蘸药末捻入窍内,觉微痒即住,不可尽捻也。

34. 乌金散(《普济方·卷二百九十八·痔漏门·久痔》)

治久患痔疮,疼痛不可忍者。

乌驴乳(屋上尘煤是也,细研) 陈腊茶末(各一两) 腻粉(一字)

上细末,敷痔上,干者以油调涂之,一两次即消。

35. 金针散(《普济方·卷二百九十八·痔漏门·久痔》引《御药院方》)

治久痔,及肠下血,疼痛,诸药不瘥者。

皂荚刺(赤红者,炙) 破故纸(杵碎,纸上炒香,各等分)

上为细末。每服二钱,温酒调下,食前服。

36. 麝香散(《普济方·卷二百九十八·痔漏门·久痔》)

治远年痔疾,有脓血出,不可忍者。

麝香(半钱,研) 田螺(一个,烧灰研)

上细研末,用葱汤洗,次用药敷之。

37. 白玉丹(《普济方·卷二百九十八·痔漏门·久痔》引《三因方》)

治久年肠痔,下血,百药不效者。

凝水石(不拘多少,煅红,研细,水飞,再入窠中煅)

上糯米糊丸,如梧桐子大。陈米饮下五十丸,只用一服愈。

38. 石燕散(《普济方·卷二百九十八·痔漏门·久痔》引《肘后方》)

治肠风痔瘘,三十年不瘥,面色痿黄,饮食无味,及患脏腑伤重泄泻,暑月常泻不止,及诸般淋沥,久患消渴,妇人月水不调,赤白带下,多年不瘥,应是脏腑诸疾,皆治之。

用石燕不拘多少,净洗,每日空心取一枚,放坚硬无釉钵温水磨服之。如弹子大者分三服,晚食前再服。欲作散捣研为细末,水飞过,取白汁如泔乳者,澄去水,曝干,以瓷石协去杵头铁屑后,入硬坚瓷钵内,以硬乳捶研。每服半钱至一钱,清饭饮调下,温水亦得。此方偏痔,久年肠风等疾须常服,勿令歇,服及一月,勿歇即愈。

39. 朱砂丸(《普济方·卷二百九十八·痔漏门·久痔》)

治久痔生疮,出血不止。

白矾(半两) 雄黄(半两) 朱砂(半两)

以上三味,入瓷盒子内,水调,蚌粉固口缝,外用盐泥固济,候炭火烧通赤,取出放地上,去火毒,后入下项药:

麝香(一两,别研) 穿山甲(一两,置瓦上炙令黄赤色) 肥皂(一枚,去子,焙)

上件为细末,煮面和为丸如梧桐子大,朱砂为衣。每服十丸,温酒下,食前。

40. 黑地黄丸(《济阳纲目·卷九十五·痔漏·治痔漏日久虚寒方》)

治血虚久痔神妙,治痔之圣药也。

苍术(油浸) 熟地黄(各一斤) 五味子(半斤) 干姜(秋冬一两,夏半两,春七钱)

上为细末,枣肉丸如桐子大。每服百丸,食前米饭或酒下。

41. 黄芪圆(《类证普济本事方释义·卷第五·治肠风泻血痔漏脏毒》)

治远年肠风痔漏。

黄芪 枳壳 威灵仙(各二两) 续断(炒) 槐角子 北矾(枯) 当归(炒) 干姜 附子 生熟地黄 连翘(炒,各半两)

上细末,蜜圆如梧子大。米饮下三十圆,空心食前服。

42. 治久痔验方

1)《外台秘要·卷第二十六·五痔数年不瘥方六首》引《古今录验》

疗三十年痔,肛出下血如鸡肝,此肠痔;肛边生痤横肛中,此牡痔;肛边生乳,此牝痔,皆饱劳气所生方。

大黄(如金色者,十两) 滑石(七两,研碎) 芒硝(三两) 桑白皮(二两) 枣(三十枚) 黄芩(五两) 杏仁(二两,研)

上七味切,以酒一斗二升煮取二升,尽服之,当下。

2)《太平圣惠方·卷第六十·治久痔诸方》

治痔疾有头,数年不瘥,宜用此方。

鳗鲡鱼头(一两,炙黄) 木香(一两) 麝香(一两,细研) 砒霜(一分,细研) 粉脚(一两,细研) 白矾(一两,烧令汁尽) 猪牙皂荚(三分,炙黄焦)

上件药,捣罗为末,炼蜜蜡和丸,如莲子大。用绵裹一丸,纳下部中,觉腹内欲转,但且忍之,待忍不及,即上盆子,当下恶物。每日用之,以痔头消为度。

治痔疾多年不瘥,下部肿硬疼痛。

细墨(二两) 干姜〔一(二)两,炮裂,到〕

上件药,捣罗为末,以软饭和丸,如梧桐子大。每于食前,煎黄芪枳壳汤下二十丸,以瘥为度。

白矾(二两,烧令汁尽) 黄矾(三两,烧赤) 附子(二两,炮裂,去皮脐)

上件药,捣罗为末,以软饭和丸,如梧桐子大。每于食前,以粥饮下十丸。

治痔疾有头,多年不瘥,频发疼痛,坐立不得,宜用熨方。

臭黄(一分) 酸石榴皮(一分) 皂荚(一分) 莽草(一分) 杏仁〔二(一)分,汤浸去皮尖〕 藜芦(一分,去芦头) 柳蚛屑(三分)

上件药,捣罗为散,以油拌炒令热,绵裹熨痔上,日五七度瘥。

治痔瘘,积年不可者,神验熏药方。

鳗鲡鱼（半斤，五月五日采，曝干捣为末） 蜣螂（三枚，为末）

上件药，取成熟艾和药末，以青布卷之，安瓷瓶中，着火烧，坐向瓶上熏之，其虫及恶汁并出，不复再发。

3)《普济方·卷二百九十六·痔漏门·诸痔》

治痔疮才觉燃肿，及久年痔疾，出《千金方》：用熊胆为末，先以热水调化，用手蘸抹上，不住手，数十次后，用药水温热洗蒸，后如数次，可除根。

又方，用真胆矾、雄黄、轻粉、各分两为细末，用蜗牛二十一个，连壳捣烂，研如泥，用末和作膏子，如软不可入疮口，却将乌龙得生膏捏作小挺子，和蜗牛膏一处，填入痔漏疮内，又用黑膏药贴盖之，庶不透出。

治痔疮久不瘥者，洗药。

桃条 柳条 槐条 桑条 艾叶 荆芥 茄根 苍耳根 萱草根（各等分）

上每用三两㕮咀，水五碗煎三十沸，去滓洗。次用贴药。

五倍子（五个，灰火炮） 香白芷（二钱） 轻粉（二钱） 黄丹（二钱） 麝香（少许）

上为细末。匀疮干，葱白汁调搽，湿则干贴之。

熏痔方，治久痔不瘥。

臭椿皮（炮干，二两） 枳壳（去皮，三两） 蛇蜕（半两）

上捣筛，用一小罐盛，以厚纸一张盖口，系定，上剪一小眼子，文武火煨，热气从眼子内出，便骑罐熏之，如熏得热痛，以灯盏内油涂之，如此熏三五度立效。

治痔疾多年不瘥，下部肿硬疼痛，宜服。

细墨（二两） 干姜（二两，炮制，剉）

上为末，以软饭和丸梧桐子大。每于食前，黄芪枳壳汤下二十丸，以瘥为度。

治痔疮不问三十年久远疮皆可：片脑，不拘多少，点在蜗牛内一宿，蜗牛肉化为水，以鹅羽蘸疮。

上用寒水石为末，井花水空心调下半钱，服半月除根。

治痔疮久不瘥者：用活蜈蚣一二条，头尾足俱全者，放于香油中，用瓷器盛贮，托定不用留瓶口，七七四十九日，久留日数不妨。但蘸油点痔上，不

过十余次即愈。

4)《普济方·卷二百九十八·痔漏门·久痔》

治久年肠痔，下血，百药不效者：服白梅亦效。

5)《本草单方·卷九·痔》引《便民食疗》

年久痔漏：田龟二三个，煮取肉，入茴香、葱、酱，常常食。累验。此疾大忌糟醋等热物。

6)《惠直堂经验方·卷三·痔漏门》

神治远年内外痔。

雄猪大肠（三尺，去肛门七寸） 刺猬皮（三张，新瓦煅存性） 明矾 槐米（各四两）

上三味，为末，入大肠内，两头扎住，铜锅煮烂，捣匀成丸。每日清晨开水下四五钱，药完不拘内外痔即愈。如油腻难丸，可加炒米粉和之。

7)《名家方选·下部病·痔》

治旧年痔疮傅药方。

赤螺（三遍烧，十钱） 白粉（十钱） 轻粉（四钱） 樟脑（三钱） 龙脑（一钱） 麝香（三分）

上六味。和麻油傅之。

二十、治湿热痔方

1. 四黄汤（《医学原理·卷之十一·痔门·治痔方》）

治气虚不能拘摄湿热，以致下流大肠而作热症，法当补气调血为主，清理湿热为标。是以用人参、黄芪补气，当归、川芎、生地调血，芩、连、槐花以清湿热，佐枳壳疏郁，升麻提气。

人参（甘温，一钱） 黄芪（甘温，八分） 川归（辛甘温，一钱） 川芎（辛温，六分） 生地（甘寒，一钱） 黄芩（甘寒，二钱） 黄连（苦寒，二钱） 槐花（苦寒，三钱） 枳壳（苦辛温，一钱） 升麻（苦寒，七分）

水二盅，煎一盅服。

2. 益后汤（《傅氏外科·青囊秘诀下卷·痔漏论》）

肛门虽去脾胃甚远，而化湿热之毒，则不能不假道于脾胃，肛门未受其益，而脾胃先受其损，所以多无成功也。故用药必须无损于脾胃，而有益于肛门，治之始能奏功也。

山药（一两） 茯苓（一两） 白芍（一两） 玉米（一两） 地榆（三钱） 山甲（炒，一片）

水煎服,四剂宽快;再四剂愈后,将此方每味加十倍研末,炼蜜为丸梧子大,空心开水送服五钱,服完即愈。此方利水清热,无伤于脾胃,而有益于肛门,两全之道也。

3. 榆槐饮(《傅氏外科·青囊秘诀下卷·痔漏论》)

此症用榆槐饮亦效。

槐米(二钱) 地榆(三钱) 茯苓(三钱) 车前子(三钱)

水煎服,四剂痊愈。

4. 治湿热痔验方(《诊验医方歌括·下·痔疮》)

湿热下注,大便燥结,包粪难出,酿为痔患,初证宜攻,年久难愈。(轩)

泻叶,形尖而长,状如柳叶,用数十片沸水冲服,专利大便,下三焦之火,泻诸热湿邪积垢,并去烟毒。轻者服一二次,重至三次,有利无弊,通畅即止,用代茶饮,极稳极便,附记于此。

二十一、治痔疮夹瘀方

1. 逐淤汤(《仁斋直指方论·卷之二十三·诸痔·痔证治》)

通利大小便,取下黑物。

川芎 白芷 生干地黄 赤芍药 五灵脂 枳壳(制) 阿胶(炒) 蓬莪术 茯苓 茯神 木通 生甘草(各一分) 实大黄(生用) 桃仁(荡去皮,焙,各一分半)

上剉散。每三钱,井水一碗,姜三片,蜜三匙,煎服,以利为度。淤血作痛通用。

2. 治痔疮夹瘀验方

1)《仁斋直指方论·卷之二十三·诸痔·诸痔证治》

治诸痔方:凡痔皆因酒面炙爆,蓄热伤血,恶血结聚于下焦,不得疏通,于是下坠而为痔。患痔之人,下部留蓄血热,多致大小便不通,小腹结急,才得一通,又复闭塞,且有漱水之证,此下焦留蓄血热明矣。其下焦蓄血,亦以尺脉洪盛见之,合用逐淤汤主治,须得大小便通快,患处即以明白矾泡汤温洗,仍以葱汤再沃,次用桐壳灰、穿山甲尾间炙焦,地胆去翅足、秫米炒,各一分,为细末,入胆矾少许,研和,酒调,以笔蘸敷;少顷痛来,以葱汤沃去,准一时许,前药又增些胆矾,若痛,又以葱汤沃之;又等一时,药中又增些胆矾,并如前法,一日三次。用前药,其胆矾又以渐加多于第一日矣。后日三次用前药,其胆矾又以渐加多于第二日矣。痛则沃之以葱汤,三日以还,更不用药,只是明矾泡汤,与白汤相间淋洗,日三四次,十余日自然成痂,如柿干之状。无胆矾,以绿矾代之。

2)《名家方选·下部病·痔》

治瘀血痔痛一方。

当归 黑丑 连蕊(各五钱)

上三味为细末。酒送下,数日服之勿怠。

二十二、治热痔方

1. 清心汤(《普济方·卷二百九十五·痔漏门·诸痔》)

诸痛痒疮疡,皆属于心,心主血热,诸痔受病之原。

黄连(一两) 茯神(去木) 赤茯苓(各五钱)

上为末,蜜丸桐子大。每服一百丸,食前米饮下。止宜食白米粥,疏肠胃。

2. 立效散(《普济方·卷二百九十六·痔漏门·诸痔》)

治热痔。

用皂角火煨,去黑炭弦子,净取半斤,加沉香少许为末,醋糊为丸。每服三十丸,空心盐汤下。一方去皮弦,蜜涂炙酥,地上出火毒,芫荽擂和丸桐子大,茶汤下五十丸,或百丸。

3. 搜风顺气丸(《外科大成·卷二分治部上·下部后·痔漏主治方》)

治内热结闭,里急后重,并肠风脏毒下血。

大黄(五两,酒蒸黑色) 麻仁(微炒,去壳取仁) 郁李仁(滚水泡去皮,另研) 独活 车前子(酒浸) 菟丝子(酒煮) 枳壳(麸炒) 槟榔 山药 牛膝(酒浸) 山茱萸(酒浸,各二两) 羌活(一两)

共为末,炼蜜为丸桐子大。每服三十丸,茶酒任下。

二十三、治积滞痔疮验方

《证治准绳·类方·第六册·痔》
治积滞痔方神妙。

当归 川芎 黄连 全蝎 三棱 蓬术 羌

活　独活　山茱萸(去核,各半两)　枳壳(去瓤,十二两)　商陆(白者,一两)　巴豆(去壳,不拘数)　木香　甘草节　鼠粘子(炒)　苦参　藁本　猪牙皂角(去皮弦净)　柴胡　刺猬皮(炒,各一两)

上将巴豆二粒或三粒,入枳壳内,线扎定,却用醋煮烂吃,冷水洗净,去巴豆不用,晒焙干,入前药同为细末,醋煮面糊为丸如桐子大。每服三四十丸,空心醋汤下。更用五倍子、羌活、独活煎汤洗。如大便燥结,用煮过巴豆六七粒,加入同丸。一方,加白术、半夏、荆芥、薄荷、槟榔各一两。

二十四、治气虚痔方

1. 四君子汤〔《苍生司命·卷八(贞集)·痔漏证·痔方》〕

年高气弱,痔血不止者,此方主之。补气要药。

人参(一钱五分)　白术　茯苓(各二钱)　甘草(炙,八分)

水煎温服。

2. 提肛散(《医宗说约·卷之五·痔》)

治久痔气虚,肛门下坠,及脱肛便血,脾胃虚弱等证。

川芎　归身　白术　人参　黄芪　陈皮　甘草(各一钱)　升麻　柴胡　条芩　黄连　白芷(各五分)

水二盅煎八分。食远服,渣再煎。

二十五、治阴虚痔方

1. 地黄丸(《丹溪心法·卷二·痔疮二十六》)

治五痔,滋阴必用之。

地黄(酒蒸熟,一两六钱)　槐角(炒)　黄柏(炒)　杜仲(炒)　白芷(各一两)　山药　山茱萸　独活(各八钱)　泽泻　牡丹　茯苓(各六钱)　黄芩(一两半)　白附子(二钱)

上炼蜜丸如梧子大。空心服五十丸,米汤下。

2. 祛毒养荣汤(《寿世保元·卷五·痔漏》)

《内经》曰:二阴皆属肾,虽见症于大肠,实阴虚而火盛也。

当归(一钱)　芍药(二钱)　生地黄(酒洗一钱)　黄连(酒炒,一钱五分)　黄芩(一钱)　黄柏(酒炒,五分)　知母(一钱)　连翘(一钱)　升麻(五分)　荆芥(一钱)　槐角(二钱)　皂角子(二钱)　皂角刺(二钱)　天花粉(二钱)　黄芪(一钱)　人参(一钱)　甘草节(一钱)

上剉一剂,水煎,空心热服,远酒色,则全愈。

3. 脏连固本丸(《寿世保元·卷五·痔漏》)

凡人衣食丰饶,患痔必由于饮食色欲所致,及有乘酒醉犯房,欲要除根,必须服此滋阴补内之药,大戒醇酒厚味,寡欲可也。

怀生地黄(六两)　山药(四两)　山茱萸肉(四两)　白茯苓(去皮,三两)　牡丹皮(三两)　泽泻(一两)　黄连(四两)　黄柏(去皮,四两)　槐角(三两)　知母(去毛,三两)　人参(三两)　当归(二两)　皂角(二两)　天花粉(二两)

上各为细末。用雄猪大肠一段,去脂油,灌药末于内,两头丝线缚住;用糯米二升煮饭,将半熟时,捞起,去汤,将药肠盘藏于饭中;如蒸饭已熟,待冷些取出。去两头无药线缚之肠,将药肠入净石臼内杵烂,拣出肠渣筋;如不粘,加些饭杵之好,丸如梧桐子大,晒干。每服百丸,白滚水送下。

二十六、治气血不足痔方

十全大补汤(《外科大成·卷二分治部上·下部后·痔漏主治方》)

气血不足,不能长肉收口者。

黄芪(蜜炙)　当归(各二钱)　熟地(三钱)　川芎　白芍　人参　白术　茯苓(各一钱)　肉桂(五分)　甘草(五分)

用红枣二个,水二钟煎八分,食远服。脾胃弱者,加陈皮、炒砂仁各一钱。

二十七、治痔疼痛方

1. 槐白皮膏(《千金翼方·卷第二十四·疮痈下·肠痔第七》)

主下部痒痛痔疮方。

槐白皮(五两)　赤小豆(二合)　枳实　桃仁(各五十枚)　当归(三两)　白芷　甘草(各二两)

上七味,以成煎猪膏一斤,微火煎,白芷色黄,去滓。摩病上,兼导下部中。

2. 龟甲散(《太平圣惠方·卷第六十·治五痔诸方》)

治五痔,结硬焮痛不止。

龟甲(二两,涂醋炙令黄) 蛇蜕皮(一两,烧灰) 露蜂房(半两,微炒) 麝香(一分,研入) 猪后悬蹄甲(一两,炙令微黄)

上件药,捣细罗为散。每于食前,以温粥饮调下一钱。

3. 定痔散(《杨氏家藏方·卷第十三·肠风痔漏方五十九道》)

治五痔及内外痔疾,疼痛不可忍者。

防己(不以多少)

上件为细末。每用半两,浓煎瓦松汤三升调药,置桶中慢慢淋渫患处,候通手淋洗,日一二次。

4. 地榆散(《仁斋直指方论·卷之二十三·诸痔·诸痔证治》)

治痔生疮肿痛。

地榆 黄芪 枳壳 槟榔 川芎 黄芩 赤芍药 槐花 羌活(各半两) 白蔹 蜂房(炒焦) 甘草(炙,各一分)

上剉。每服三钱,新水煎服。

5. 皂刺丸(《仁斋直指方论·卷之二十三·诸痔·诸痔证治》)

治痔痛而复痒。

皂荚刺(二两,烧烟尽存性) 防风 槐花(各三分) 蛇床 白矾(煅) 白蒺藜(炒,去刺) 枳壳(制) 羌活(各半两) 蜂房(炒焦) 五倍子(各一分)

上为末,醋调绿豆粉为糊丸如小豆大。每服五十丸。以苦楝根煎汤下,仍用童子热尿入白矾末,浇洗肛门。

6. 墨雪膏(《类编朱氏集验医方·卷之六积聚门·痔漏》)

治痔头热肿,痛不可忍,睡卧不安。

蜒蚰虫(一个) 脑子(一撮)

上件放在砚上,用京墨同磨成水,涂上。随手无事。

7. 钓肠丸(《医方选要·卷之八·肠澼痔漏脱肛门》)

治新久诸痔,肛边肿痛,或时疮痒,有脓血。

栝蒌(烧存性,二个) 猬皮(烧存性,三个) 白矾(煅) 白附子(生用) 绿矾(煅) 天南星 鸡冠花(炒) 半夏(各五两) 胡桃仁(不油者,十五个) 枳壳(炒) 附子(炮,去皮脐)

诃子(去核,各二两)

上为细末,醋糊为丸如梧桐子大。每服三五十丸,临睡用温酒送下。远年不瘥者,服十日效,久服除根。

8. 秦艽白术汤(《外科经验方·痔疮》)

治痔疮作痛,大便干燥,或下血。

秦艽 桃仁(去皮尖,研膏) 皂角(煅存性) 枳壳(麸炒) 当归尾(酒拌) 泽泻 白术(各一钱二分) 地榆(一钱,血不止倍之)

作一剂,用水二钟煎八分,食前服。

9. 祛风润燥汤(《外科经验方·痔疮》)

治痔疮焮肿作痛,大便秘涩。

防风 荆芥 羌活 黄连 黄芩 秦艽 枳壳(各一钱半) 当归(酒拌) 皂角仁(去皮,烧存性) 桃仁(去皮尖,研了) 泽泻 红花(各一钱) 大黄(煅,二钱)

作一剂,用水二钟煎八分,食前服。

10. 能消丸(《普济方·卷二百九十五·痔漏门·诸痔》)

治五痔肿痛,下血不止,或营卫滞涩,身体疼痛,大便风闭不通。

威灵仙(十两) 木香(一两)

上为末,蜜丸桐子大。每服五十丸,荆芥汤下,不拘时。

11. 苦葫芦方(《普济方·卷二百九十六·痔漏门·诸痔》引《御药院》)

治诸疼痛不可忍。

用苦芦子,每服一钱,水一升,煎十余沸,滤去滓,熏疮,冷热得所,淋洗,隔一二日一次。

12. 止痛膏(《普济方·卷二百九十六·痔漏门·诸痔》)

治痔良方。

用大皂荚针七个烧存性,白矾一块大如指,飞过,并为末,入脑子少许,面油调匀敷患处,日两次易,大效,不可忍。

13. 矾硝散(《普济方·卷二百九十六·痔漏门·诸痔》引《卫生家宝方》)

治痔疾痛不可忍,屡试立效。

朴硝 白矾 五倍子(各等分,为细末)

上以朴硝先煎汤熏,候温即洗,用软帛渗干,却以水调二药末为膏,涂痔上。

14. 一井金散(《普济方·卷二百九十六·痔

漏门·诸痔》引《选奇方》）

治痔疮毒气溃作脓血，久不止，或结硬赤肿，痛不可忍者。

露蜂房（四两）　密陀僧（二两，别研）

上件将露蜂房剉碎，安一瓷罐子内，用黄泥固济，炭火煅令通红为度，放冷；取蜜蜂房研末，同密陀僧和匀；每用干贴疮口，如疮口大小，以纸捻子点任入疮口内，如结硬不消，用甘草汤调敷之，日三次用。

15. 连柏散（《普济方·卷二百九十六·痔漏门·诸痔》）

贴痔定疼痛。

黄连（去须，一两）　黄柏（去粗皮，二两）　腻粉（一钱）

上件为细末。先用浆水洗疮，后看疮大小，用药贴之，日三次。

16. 五灵脂散（《普济方·卷二百九十六·痔漏门·诸痔》）

疗一切痔疾痛肿胀，坐卧不安。

穿山甲（六十片，用前膊上者）　五灵脂（去石，炒，一两）　黄丹（一两）　白矾（一两）　轻粉（一两）

上件药用干锅子一只，入药在内，用瓦片盖定，瓦片上钻小窍子，盐泥固济，只留窍子，用炭火五斤，煅之烟出尽为度，碾为细末。空心先嚼胡桃肉一枚，酒一盏，候半时辰，再嚼胡桃肉一枚，酒一盏，调下药末一钱，如人行三五里间，又嚼胡桃一枚，酒一盏，煎药服之。

17. 蒜饼子（《普济方·卷二百九十六·痔漏门·诸痔》）

治风冷结滞成痔，疼痛难忍。

独头蒜（一两）　白胶香（三钱）

上件于沙盆内烂捣如泥，捻作小饼子，如当三钱，用大瓶一只，化炒，炭火上烧令烟出，在瓶上熏之。

18. 定痛散（《普济方·卷二百九十六·痔漏门·诸痔》）

治五痔及内外痔，疼痛不可忍。

防己（不拘多少，炙）

上件为细末。每用半两，浓煎瓦松汤三升，调药置桶中，慢慢熏渫患处，候通手淋洗，日一二次。

19. 龙脑散（《普济方·卷二百九十六·痔漏门·诸痔》引《杨氏家藏方》）

痔疮热痛。

鲫鱼（一枚，破开去肠肚，入谷精草填满，烧留性）

上件为细末，入脑子并蜜同调，敷之。

20. 六神丸（《普济方·卷二百九十五·痔漏门·诸痔》引《圣济总录》）

治五痔肿痛。

鹤虱　金星石（煅，酒淬二次，各一两）　蚖青（五十个，去足翅，生用）　白英仁（一百个）　磁石（煅，醋淬十次）　铅丹（研，各二两）

上为末，用荷叶四五重裹，于饭甑上蒸一馈，取出研匀；别取白矾一分，泡水，和丸桐子大。每服十丸，麝香酒下，临卧时连三服，未效，再一二服。

21. 当归郁李仁汤（《医学原理·卷之十一·痔门·治痔方》）

治大肠风秘结燥，湿热内攻以作痔痛。法当疏风润燥，通秘下湿热。

秦艽（苦辛平，一钱）　皂角（苦辛温，八分）　郁李仁（辛平，一钱）　麻仁（辛平，一钱）　川芎（辛温，一钱）　川归（辛甘温，二钱）　生地（甘寒，二钱）　枳壳（辛温，八分）　苍术（苦辛温，七分）　泽泻（咸寒，一钱）　大黄（苦寒，二钱）

水二大盅煎一盅，空心服。

22. 祛风解毒汤（《寿世保元·卷五·痔漏》）

治痔疮肿痛初起，立效。

黄连（一钱）　黄芩（一钱）　连翘（一钱五分）　赤芍（一钱）　枳壳（麸炒，一钱）　大黄（酒蒸，一钱五分）　苦参（一钱五分）　黄柏（一钱）　槐花（一钱）

上剉。水煎，空心服。为末，水泛为丸，用温水下，亦可。

23. 人中白散（《外科正宗·卷之三下部痈毒门·痔疮论第三十·痔疮主治方》）

治诸痔肿痛坚硬、坠重脱肛等症。

人中白（溺壶者佳，煅红，二两）　孩儿茶（一两）　黄柏　薄荷　青黛（各末，六钱）　冰片（五分）

共再研极细，先用温汤洗净，随后搽药患上，即卧勿动，其肿痛渐减，此药常有便于痔，故附录而用之。

24. 洗痔黄硝汤（《医宗说约·卷之五·痔》）

治痔疮肿痛。

用大黄二两，用水十二碗煎至八碗，再入朴硝一两，略滚，倾桶内熏洗之。

25. 内塞散（一名龙射丸）（《外科大成·卷二分治部上·下部后·痔漏主治方》）

如脏头收入，内有疼痛，用此药塞入谷道内三四夜，止疼收功，内痔肿痛尤佳。

牛黄　天竺黄　轻粉（各五分）　乳香　没药　薄荷叶（各一钱）　冰片（二分）

共为末，用蜒蚰捣烂为丸如枣核大，再研冰片为衣。卧时塞一丸入谷道内，七夜为止，除根不发。

26. 治痔疼痛验方

1）《千金翼方·卷第二十四·疮痈下·肠痔第七》

治下部痒痛，纯缘肿起，内欲生肉突出方。

大豆（三升，水七升，急火煮取四升）　槐白皮（切，六升）　甘草（三两，炙）

2）《太平圣惠方·卷第六十·治五痔诸方》

治五痔，肿硬，发歇疼痛久不瘥，宜服此方。

雷丸〔二（一）两〕　紫参（半两）　当归（一两）　白芷（半两）　槐子仁（一两，微炒）　乱发（一两，烧为灰）　贯众（三分）　黄芪（一两，剉）　蛴虫（一分，炒令微黄）　虻虫〔二（一）分，去翅足，炒令微黄〕　石南（三分）　藁本（一两）　猪后脚悬蹄甲（十枚，炙令黄焦）

上件药，捣罗为末，炼蜜和捣三二百杵，丸如梧桐子大。每于食前，以粥饮下三十丸。

治五痔有头，疼痛不可忍，宜用此药熏之，神效方。

槐胶（二两，用水煎成膏）　皂荚（二两，去皮子）　麝香（一分，细研）　鳗鲡鱼（半两）　雄黄（半两，细研）　丁香（半两）　莨菪子（半两）

上件药，捣罗为末，都研令匀，用槐胶膏和，分为五丸。取一净瓶纳，着炭火烧一丸，以物盖之，于盖子上钻一孔子，掘地埋瓶与地面平，于上正坐，当痔上熏之，日可二度，痔上汗出便瘥。

3）《集验方·卷第八·治痔疮及谷道痒痛方》引《证类本草》

治痔疾下血，疼痛不止方：以玩月砂不限多

少，慢火熬，令黄色为末，每二钱入乳香半钱，空心温酒调下，日三四服瘥。砂即兔子粪是也。

洗痔方：以连翘煎汤洗，讫，刀上飞绿矾入麝香贴之。

4）《类编朱氏集验医方·卷之六积聚门·痔漏》

治痔头热肿，痛不可忍，睡卧不安。

丁香（三粒）　脑子（一钱）　黄柏皮（不拘多少）

上为末，津液调，涂上。

5）《外科经验方·痔疮》

治痔疮痛不可忍。

槐树根（七两，不犯铁，捣碎）　片脑末（一分）　指甲草（七颗，蜀人呼为芒草，采喂猪，饥民亦食之，高二三寸）

作一剂，用水二钟煎一小盏，入冰片末，候温，频敷患处。内服槐子酒。无指甲草亦可。

6）《普济方·卷二百九十五·痔漏门·诸痔》

治诸痔痛。

大蜈蚣（一条）　大青州枣（三个）　白矾（一块如枣大）

上蜈蚣、白矾为末，用枣肉丸，分作二丸，烧烟，用竹筒透引烟熏痔。

治痔方。

白矾　乳香　泥矾（少许）

上为末，用好醋二升，熬成膏，痔上贴。

治痔肛门肿破痒痛不可忍，出《经验良方》。

百药煎　白矾（各一钱）

上研细末，用童子小便一盏，化药洗。

治痔发疼痛，出《肘后方》：用狸肉作羹作脯食，不过三顿，蒸此肉甚妙。

治痔疼痛下血不止：用坑月沙不限多少，慢火烧令黄色，为末。每三钱，入乳香半钱，空心温酒调下，日三四服瘥。砂即兔粪便是。

治痔疮痛：用驴肉一块煮熟捣烂，去脂膜，肥皂角八个去黑皮，焙干为末，以平胃散末五钱，米汤打糊为丸如桐子大，每服四五十丸，空心米汤下。

治痔头出或疼痛不可忍：用麝香当门子印成盐相和，以手涂痔头上，若令人着亦佳，其痛不可忍，不过两度永瘥。

疗痔正发疼痛：用姜屑二两小称以水三大合煮之，去滓，暖空腹服，隔日再服。忌猪肉、蒜等。

治痔下部痒痛如虫啮：用温溺令热，内少矾石以洗之良。

治痔下肿痛，出《本事方》：枳壳一两，陈粟米同炒令黄赤米不用，为末，每服二钱饭下。

秘方：白矾，用少许于新瓦上煅过为末，再入朱砂少许，以新汲井水调成膏，用旧伞纸上药，随疮大小贴之，先郁金国丹末，以鹅翎刷于疮四畔围护，恐伤好肉，仍用大青根、晚蚕沙煎水洗后，再上药，连服槐角丸、皂角丸，脏腑结热秘甚，八正散加灯心、枳壳、薄荷叶煎，再用大黄、莽草、荆芥穗、防风煎水洗效。

治痔谷道中虫痒不止，及正发疼痛，出《肘后方》。

水银　枣膏（各二钱）

上研和如枣核大，丝绵裹，纳下部，明日虫出，若痛加韶粉三大分，作丸内之。

治痔头肿，痛不可忍，睡卧不安，出《朱氏集验方》。

丁香（二粒）　脑子（一个）　黄白皮（不拘多少）

上为末，津液调涂上。

7)《济世全书·艮集卷三·痔漏》

治痔疮肿痛脱肛：生桐子去外皮，用肉捣烂煎水，先熏蒸，待温浸洗，不过二次全愈。以大豆汁煮取二升，渍，故帛薄之，冷则易之，日三五。

主方，治痔疮肿痛。

黄连（一钱）　黄芩（一钱）　黄柏（一钱）连翘（一钱）　赤芍（一钱）　栀子（一钱）　槐花（一钱）　苦参（一钱半）　大黄（一钱半）

上剉，水煎空心服。

8)《本草单方·卷九·痔》

痔疮风肿作痛：胡麻子煎汤，洗之，即消。

9)《串雅内外编·串雅内编卷四·单方外治门》

肛门痔痛：木鳖仁带润者雌雄各五个，研细作七丸，用碗覆湿处勿令干。每一丸以唾化开，贴痔上痛即止，一夜一丸自消。

先以甘草汤将痔洗净，后用五倍子七枚、荔枝草二两，砂锅煎水熏洗之，即愈。荔枝草一名癞虾蟆草，四季皆有，面青背白，麻纹垒垒，奇臭者是。

10)《名家方选·下部病·痔》

治痔疾大肿痛奇方。

桃仁　乳香（各一钱）　麒麟竭（三分）

上三味细末。和麻油涂之。

救痔痛疼甚难堪者方。

青木叶（百枚许）　薄荷（十钱）

上二味。浓煎洗之。

治痔痛方：茄茎剉，煎洗之。

11)《喻选古方试验·卷二·痔漏》

《肘后方》载治痔发痛如虫啮：菟丝子熬令黄黑，研末和鸡子黄涂之，亦治谷道中赤痛。

痔疮肿痛：虎耳草阴干，烧烟桶中熏之。

风痔肿痛，发歇不定者：白僵蚕二两，洗剉，炒黄为末，乌梅肉和丸梧子大。每姜蜜汤空心下五丸，佳。（《胜金方》）

12)《验方新编·卷七·脱肛·痔痛难忍》

痔痛难忍：木鳖子，水磨浓，搽（陈醋磨之更好）。初觉痛甚，少顷即止痛消肿，神效之至。或用纸浸汁贴之亦可。

又方：虾蟆头，阴干，烧烟熏之，奇效。

又方：鼻涕虫（形似蜗牛而无壳者即是）捣烂，和陈墨敷之，极效。

13)《华佗神方·卷五》

华佗治痔疮肿痛神方：以壁上背包蜒蚰一个，捣为泥，入冰片、薄荷少许，同敷极效。

二十八、治痔便秘方

1. 搜风顺气丸（《证治准绳·类方第六册·痔》）

治痔漏，风热秘结。

车前子（一两五钱）　大麻子（微炒）　大黄（五钱，半生半熟）　牛膝（酒浸）　郁李仁　菟丝子（酒浸）　枳壳　山药（各二钱）

上为末，炼蜜丸如桐子大。每服三十丸，温汤下。

2. 紫金锭（《万氏家抄济世良方·卷三·痔漏》）

治诸痔并便毒坚硬，痔未成脓，苦痛，大小便俱难，各进一锭，去后三次，痛即止，不日而消。此药解诸毒，疗诸疮，利关窍，通治百病神效，不可具述，凡居家出入不可无。治疾之功过于牛黄丸等剂。

山慈姑(去皮净焙)三两　文蛤(即五倍子捶破去内膜净)二两　麝香三钱　千金子(即续随子去油壳净)一两　红芽　大戟(一名紫大戟洗焙干一两半,江南产者佳,形如甘草而坚实,切不可误用绵大戟,江北有土大戟,红色者亦可用)

上各研为细末,以糯米粉糊和匀于木臼中杵十余下,每料分作六十锭,每服半锭,病重者或全服一锭,以酒或薄荷汤磨下,合日于端午七夕重阳,如欲急用辰日或天德月德日亦佳,勿令妇人、孝服、不具足人及鸡犬之类见之,要在净室焚香修制。

3. 治痔便秘验方(《普济方·卷二百九十五·痔漏门·诸痔》引《本事方》)

治因痔疾阻大便秘结。

牵牛(四两,瓦炒)　青皮(二两)　威灵仙　大戟　大黄(各一两)

上为末。量人大小,每服一二钱,用蜜酒调下,须用熟水漱口服。

二十九、治痔出脓方

1. 胆矾丸(《普济方·卷二百九十六·痔漏门·诸痔》)

治痔下脓血。

矾胆矾(一斤,用黄泥裹,炭火煅令通赤)　皂子(一升,煮去皮)　鸡冠花(一斤)　京三棱(一两)

上为细末,醋糊丸绿豆大。每服二十丸,米饮下。

2. 治痔出脓验方

1)《千金翼方·卷第二十四·疮痈下·肠痔第七》

疗痔下部出脓血,有虫,傍生孔方:取槐白皮一担,以水煮令极熟,出置木盆内,坐其中,欲大便状,虫悉出,冷复易之,不过二三度。

又方:煮槐根汁洗之。

又方:煮桃根汁洗之。

2)《本草单方·卷九·痔》

肠痔、气痔出脓:用穿山甲烧存性,研末一两,肉豆蔻三枚,为末。每米饮服二钱;甚者,加猬皮灰一两。中病即止。寇氏《衍义》。

3)《鳝溪秘传简验方·卷下·痔门》

肠痔脏毒,愈而频发,脓水常流,将成管漏:头蚕纸,晒燥,小刀刮下蚕空壳,阴阳瓦烘黄,好酒送下,连服十张除根。

三十、治痔出血方

1. 紫参丸(《小品方·卷第十·治颓脱肛痔下部诸疾众方》)

治五痔,大便肛边清血出,治久不瘥服之无不瘥方。

紫参　秦艽　乱发灰　紫菀　厚朴(炙,以上各一两)　藁本(二两)　雷丸(半斤)　白芷(一两)　蘆虫(半两,熬)　石南(半两,炙)　贯众(三两,去毛)　猪后悬蹄甲(十四枚,炙)　虻虫(半两,去翅足熬)

上十三味,捣筛,以羊脊骨中髓合猪脂各半升煎,和丸如梧子。未食,酒服十五丸,日再。亦可饮下。剧者夜一服。四日肛边痒止,八日脓血尽,鼠乳悉愈,满六十日终身不复发。久服益善。有痔病十八年,肛出长三寸,服此方即愈。亦治脱肛。有人热,可除羊髓,以赤蜜代。禁生冷、鱼肉。

2. 蒲黄汤(《千金翼方·卷第二十四·疮痈下·肠痔第七》)

治诸痔下血。

蒲黄(一升)　当归　白芷　白石脂(各三两)　黄连　芎藭　干地黄　甘草(各二两)

上八味㕮咀,以水一斗,煮取三升,分三服。

3. 黄连曲散(《外台秘要·卷第二十六·诸痔方二十八首》引范汪)

疗痔下血。

黄连(二两)　曲(一两)

上二味捣筛,薄蜜溲,先食以饮服五分匕,日三,不知,增至方寸匕。

4. 艾叶散(《太平圣惠方·卷第六十·治五痔诸方》)

治五痔下血不止。

白龙骨(一两)　艾叶(半两,炒令微黄)　黄芪(一两半,剉)　地榆(一两,剉)　枳实(一两,麸炒微黄)　白芍药(一两)　熟干地黄(一两)

上件药,捣粗罗为散。每服三钱,以水一中盏煎至六分,去滓,每于食前温服。

5. 密陀僧散(《太平圣惠方·卷第六十·治

五痔诸方》）

治五痔，下血疼痛不可忍。

密陀僧（半两，细研）　橡实（半两）　肉豆蔻（半两，去壳）　地龙（一两，微炒）　槟榔（一两）　榼藤子仁（一两，煨取肉用）

上件药，捣细罗为散。每于食前，以粥饮调下一钱。

6. 硫黄散（《太平圣惠方·卷第六十·治五痔诸方》）

治五痔，出血疼痛久不瘥。

硫黄（一两）　蛇黄（一两，金星者，火烧令赤碎）　白矾（一两，碎）　鳗鲡鱼头（一枚）　鲫鱼大者（一头，开肚取却肠，却入四味药安腹内，以散麻皮缠缚泥裹之，候干入炭上烧令烟尽，取出去泥）

上都研如粉。每于食前，以粥饮调二钱服之。

7. 猬皮丸

1)《太平圣惠方·卷第六十·治五痔诸方》

治五痔，下血疼痛，里急不可忍。

猬皮（二两，炙令焦黄）　槐子仁（一两，微炒）　龙骨（二两）　槲叶（一两，微炙）　干姜（半两，炮裂，剉）　熟干地黄（一两）　当归（一两，剉，微炒）　茜根（三分，剉）　附子（一两，炮裂，去皮脐）　芎藭（半两）　槟榔（一两）　黄芪（一两，剉）　吴茱萸（半两，汤浸七遍焙干，微炒）

上件药，捣罗为末，炼蜜和捣五七百杵，丸如梧桐子大。每于食前，以粥饮下三十丸。

2)《仁斋直指方论·卷之二十三·诸痔·诸痔证治》

治诸痔出血，里急疼痛。

槐花（微炒）　艾叶（炒黄）　枳壳（制）　地榆　当归　川芎　黄芪　白芍药　白矾（煅）　贯众（各半两）　猬皮（一两，炙焦）　头发（烧，三钱，各存性）　猪后蹄垂甲（十枚，炙焦）　盈尺皂角（一锭，去弦核，醋炙黄）

上为细末，炼蜜丸桐子大。每服五十丸，食前米饮下。

8. 黄芪丸

1)《太平圣惠方·卷第六十·治五痔诸方》

治五痔下血不止，疼痛，壅塞不通。

黄芪（一两，剉）　猬皮（一两，炙令焦黄）　当归（一两，剉，微炒）　桂心（三分）　槐子仁

（一两，微炒）　白矾（一两，烧灰）　麝香（一分，细研入）　枳壳（二两，麸炒微黄去瓤）　附子（一两，炮裂，去皮脐）　白花蛇肉（一两，酒浸炙微黄）

上件药，捣罗为末，炼蜜和捣三二百杵，丸如梧桐子大。每于食前，煎柏叶汤下三十丸。

2)《普济方·卷二百九十五·痔漏门·诸痔》引《济生方》

治五痔出血疼痛。

榼藤（煨，用肉半两）　川续断（酒浸）　黄芪（去芦）　贯众　附子（炮，去皮脐）　黄矾（别研）　猬皮（烧灰）　当归（去芦，酒浸）　阿胶（蛤粉炒，各一两）　麝香（别研，一字）

上为末，米糊丸桐子大。每服七十丸，空心米饮送下，气壮多热之人免服。

9. 槐子丸（《太平圣惠方·卷第六十·治五痔诸方》）

治五痔下血，疼痛不止。

槐子仁（一两，微炒）　龙骨（一两）　槲叶（三分，微炙）　干姜（三分，炮裂，剉）　当归（三分，剉，微炒）　茜根（三分）　附子（一两，炮裂，去皮脐）　黄芪〔三分（两），剉〕　川大黄（一两，剉碎，微炒）　乱发（一两烧灰）　吴茱萸（半两，汤浸七遍，焙干，微炒）　猪后悬蹄甲（七枚，炙令黄燥）

上件药，捣筛为末，炼蜜和捣五七百杵，丸如梧桐子大。每服，不计时候，以温粥饮下三十丸。

10. 槐黄散（《太平圣惠方·卷第六十·治五痔诸方》）

治五痔。

槐黄（两，微炒）　附子（一两，炮裂，去皮脐）

上件药，捣细罗为散。每于食前，以温粥饮调下一钱。

11. 椿根散（《太平圣惠方·卷第六十·治痔下血不止诸方》）

治痔疾，大肠风冷，下部疼痛，血不止。

臭椿树根（一两，剉）　地榆（一两，剉）　黄芪（一两，剉）　伏龙肝（一两，细研入）　当归（三分，剉，微炒）

上件药，捣细罗为散。每于食前，以粥饮调下二钱。

12. 没石子散（《太平圣惠方·卷第六十·治痔下血不止诸方》）

治痔疾,下血无度,或发或歇。

没石子(三枚,烧灰) 樗根白皮(三两,剉,炒微黄) 益母草(三分) 神曲(二两,微炒) 柏叶(一两) 桑耳(一两)

上件药,捣细罗为散。每于食前,以温粥饮调下一钱。

13. 麝香散(《太平圣惠方·卷第六十·治痔下血不止诸方》)

治痔疾,风毒流注大肠,下血不止。

麝香(一钱,细研) 干漆(半两,捣碎,炒令烟出) 炭皮(半两) 棕榈子(半两,烧灰) 荆芥子(半两)

上件药,捣细罗为散。每于食前,以温酒粥饮调下一钱。

14. 榼藤子散(《太平圣惠方·卷第六十·治痔下血不止诸方》)

治痔疾,下血无时。

榼藤子(二枚,取仁) 皂荚子(一百枚,与榼藤子仁同以酥炒黄) 牛角䚡灰(五两) 酸石榴皮灰(三两)

上件药,捣细罗为散。每于食前,以温粥饮调下一钱。

15. 皂荚子散(《太平圣惠方·卷第六十·治痔下血不止诸方》)

治痔疾,下血日夜无定,久不瘥者。

皂荚子仁(一百枚,麸炒微黄焦) 槐鹅(一两,微炒) 牛角尖屑(一两,微炒) 露蜂房(一两,微炒)

上件药,捣细罗为散。每于食前,以粥饮调下二钱。

16. 桑鸡丸(《太平圣惠方·卷第六十·治痔下血不止诸方》)

治痔疾,下血不止,神效。

桑鸡〔一两,微炒(炙)〕 槐鸡(一两,微炒) 猬皮(一两,微炒) 乱发灰(半两) 黄牛角䚡(一两,烧灰) 白矾(石矾灰)(一两) 枳壳(一两,麸炒微黄去瓤)

上件药,捣罗为末,煮槐胶和丸如梧桐子大。每于食前,煎槐枝汤下一(十)丸。

17. 槐角丸

1)《仁斋直指方论·卷之二十三·诸痔·诸痔证治》

治诸痔及肠风、下血、脱肛。

槐角(去梗,一两) 防风 地榆 当归 枳壳(麸炒) 黄芩(各半两)

上为末,酒面稀糊丸梧桐子大。每服三十丸,米饮下。

2)《外科经验方·痔疮》

治痔漏肿痛,或便血。

槐角(一两) 防风 地榆 枳壳(麸炒) 当归(酒洗,各一两)

为末,炼蜜丸梧桐子大。每服五十丸,空心滚汤下。

3)《普济方·卷二百九十五·痔漏门·诸痔》引《御药院方》

治肠风痔疾,大便涩滞,气结不通,饮食衰少,面黄肌瘦,或下血不止,或在便前,或在便后者宜服。

槐角(一斤,土炒令焦熟,拣净) 黄芪 枳壳(麸炒) 熟地(干) 当归 防风(各四两) 木香(一两)

上末,面糊丸桐子大。每服六七十丸,不拘时,温米饮下。

18. 芎归丸(《仁斋直指方论·卷之二十三·诸痔·诸痔证治》)

治痔下血不止。

川芎 当归 黄芪 神曲(炒) 地榆 槐花(微炒,各半两) 阿胶(炒酥) 荆芥穗 木贼 头发(烧存性,各一分)

上末,炼蜜丸桐子大。每服五十丸,食前米饮下。

19. 乌蛇散(《普济方·卷二百九十五·痔漏门·诸痔》引《圣济总论》)

治诸痔大肠下血。

乌蛇(去皮骨,酒浸炙) 猬皮(酒浸炙,各半两) 槐子(炒) 天麻 黄芪(剉) 桑黄(酒炙) 枳壳(炒,各一两) 桂(去粗皮) 附子(炮裂,去皮脐) 当归(焙,切) 赤芍药(炙,各三分) 白矾(烧令汁枯,半两) 麝香(研,二钱)

上为散。空心陈米饮调下二钱匕,日晚再服,温酒亦得。

20. 钓肠丸(《普济方·卷二百九十五·痔漏门·诸痔》引《危氏方》)

治久新诸痔,肛边肿硬,或生疮痒,时有脓血;

又治肠风下血,及肛门脱出,并宜服之;亦治男子妇人下血。

栝蒌(二枚,烧存性) 猬皮(二个,碎剉,罐内烧存性) 鸡冠花(剉,微炒,五两) 白矾(微烧) 绿矾(枯) 白附子(生用) 天南星(生用) 枳壳(去瓤麸炒) 附子(去皮脐,生用) 诃子(煨,去皮,各二两) 半夏(二两) 胡桃(取仁十五个,烧存性不油者,入罐内)

上为末,以醋糊丸桐子大。每服二十丸,空心临卧温酒下。远年不瘥者,服十日见效,久服永除根,并治肠风等疾。一方用鸡内金无胡桃。

21. 乳香丸(《普济方·卷二百九十五·痔漏门·诸痔》引《和剂方》)

治诸痔下血,肛边生肉,或结核肿痛,或生疮痒痛,或大便难,肛肠脱出;又治肠风下血,无问新久,及诸漏根在脏腑,悉能治之。

枳壳(麸炒) 牡蛎(火煅) 荜澄茄 芫青(去头翅足,炒黄色) 大黄(蒸,焙) 鹤虱(炒,各半两) 白丁香 乳香(研,各一两)

上为末,粟米糊丸梧桐子大。每服十丸至十五丸,如治肠风茶清下,诸痔煎薤白汤下,诸漏煎铁屑汤下,并煎服。一方无白丁香。

22. 艾叶散(《普济方·卷二百九十五·痔漏门·诸痔》引《圣惠方》)

治五痔下血不止,宜服。

艾叶(半两,炒微黄) 黄芪(一两半) 白龙骨(一两) 地榆(一两) 枳实(一两半,炒微黄) 白芍(一两) 熟地(干者,一两)

上捣罗为散。每服三钱,水一盏煎六分,去滓,食前温服。

23. 加味四君子汤(《普济方·卷二百九十五·痔漏门·诸痔》引《三因方》)

治五痔下血,面色痿黄,心忡耳鸣,脚弱气乏,口淡食不知味。

人参 茯苓 白术 甘草(炙) 黄芪 白扁豆(蒸,各等分)

上末。每服二钱,以汤点服。一方有五味子无甘草。

24. 密陀僧散(《普济方·卷二百九十五·痔漏门·诸痔》引《圣惠方》)

治五痔下血,疼痛不可忍。

密陀僧(半两,细灰) 橡实(半两) 肉豆蔻(半两,去壳) 地龙(一两,微炒) 楛藤子(一两) 槟榔(半两)

上为散。每服,食前以粥饮调下一钱。

25. 比圣丸(《普济方·卷二百九十六·痔漏门·诸痔》)

治营卫不调,肠癖下血,及药五痔下血不止,消散下部毒,不拘时,日二。

椿荚(十两,炒) 生草(二两) 甘草(二两,细剉,炙令赤色)

上为末,蜜丸桐子大。每服五十丸,空心米饮下。

26. 黄连丸(《普济方·卷二百九十六·痔漏门·诸痔》引《德生堂》)

治诸痔疮及便血不止。

黄连(一升,酒浸蒸) 苦参(二两)

上为末,黄连余酒面糊丸桐子大。每服五六十丸,米饭不时下。

27. 槐花枳壳散(《普济方·卷二百九十六·痔漏门·诸痔》)

治诸种痔疮便血等证。

槐花 黄连 枳壳(炒) 百药煎(各二两)

上为末。每服三钱,饭水空心调服。

28. 角煎丸(《普济方·卷二百九十六·痔漏门·诸痔》)

治痔病下血。

黄连(四两) 枳壳 当归尾 牙皂 香附子(各二两)

上为末,糯米为丸。每服三十丸,空心米汤下。

29. 厚朴煎(《普济方·卷二百九十六·痔漏门·诸痔》引《永类钤方》)

治五痔诸下血。肠胃本无血,缘气虚肠薄,自营卫渗入。

厚朴(五两) 生姜(五两,二味清炒金紫色) 白术(一两) 麦蘖 神曲(各一两,同炒紫色)

上为末,以面糊丸梧桐子大。疾空心米饮下百丸,平时三五十丸。

30. 猬皮散

1)《普济方·卷二百九十八·痔漏门·血痔》引《圣济总录》

治血痔。

猬皮（烧灰存性）　黄芪（剉）　熟干地黄（焙）　续断　柏叶　地榆（剉）　白芷　黄连（去须，各等分）

上捣罗为末。每服二钱匕，食前温汤下。

2)《普济方·卷二百九十八·痔漏门·血痔》引《海上名方》

治内痔，便血不止，有头久不瘥者。

用猬皮一个，烧灰存性为细末。每服二钱，入麝香少许，温酒米饮汤，皆可调服。一方无麝，白饮调下。

31. 地榆汤（《普济方·卷二百九十八·血痔门·血痔》引《圣济总录》）

治痔下血。

地榆　艾叶　枳壳（去瓤，麸炒）　黄芪　防风（去芦头）　龙骨　桑耳（各一两半）

上捣筛。每服五钱匕，水一钟，入生地黄一分拍碎，同煎至八分，去滓，空心温服，日晚再服。

32. 木香枳壳丸（《普济方·卷二百九十八·痔漏门·血痔》引《御药院方》）

治肠风，痔疾下血。

木香（二两）　黄芪　当归　江枳壳（麸炒去瓤）　防风　熟干地黄（各四两）　槐角子（一斤，炒）

上为细末，水煮面糊丸梧桐子大。每服三十五丸，清米饮下，温酒亦得，不拘时服。

33. 比金丸（《普济方·卷二百九十八·痔漏门·血痔》）

治血痔出脓血，及肠风瘘。

密陀僧　白矾　槐实（炒，为末）　皂荚（烧灰，研，各一两）

上将密陀僧、白矾捣碎，入瓦罐内，烧通赤，放冷，取出，捣细末，次入槐子末，皂荚灰和匀，用糯米饭为丸梧桐子大。每服十五丸，空心食前米汤下。

34. 赤石脂丸（《普济方·卷二百九十八·痔漏门·血痔》引《圣济总录》）

治血痔，下血至多。

赤石脂　白矾（烧令汁尽）　龙骨（各一两半）　杏仁（汤浸去皮尖、双仁，一百枚）

上为细末，炼蜜丸梧桐子大。空心枣汤下二十丸，日再服，以瘥为度。

35. 黄芪散（《普济方·卷二百九十八·痔漏门·血痔》引《圣济总录》）

治血痔下血。

黄芪（剉）　枳壳（去瓤麸炒，各三两）

上为细末。每服二钱匕，空心米饮下，日晚再服。

36. 枳实散（《普济方·卷二百九十八·痔漏门·血痔》）

治痔疮下血。

枳实（麸炒）　槐实（炒）　木贼（各半两）

上为细末。每服二钱匕，煎皂荚子汤下，不计时。一方无皂子，汤作丸，皆可服。

37. 何首乌丸（《普济方·卷二百九十八·痔漏门·血痔》引《圣济总录》）

治血痔，下脓血不止。

何首乌（去黑皮）　威灵仙（去苗、土）　枳壳（去瓤麸炒，等分）

上为细末，浸蒸饼丸梧桐子大。每服二十丸，温水下，早晚食前服。一方作散，粥饮下二钱。

38. 鹿角丸（《普济方·卷二百九十八·痔漏门·血痔》引《圣济总录》）

治痔疾下血。

鹿角（一两，烧红，候冷研）　芸苔（炒，研，半两）

上为细末，以醋煮面糊丸梧桐子大。每服十五丸，饮汤下，温酒亦得，食前服。

39. 荆芥散（《普济方·卷二百九十八·痔漏门·血痔》引《圣济总录》）

治痔下血。

荆芥穗（陈者）　狗脊（去毛，剉，各一两）

上为细末。每服二钱匕，浓煎木贼汤调下。若泻血甚者，加醋石榴皮等分为散，淡醋汤调下，不拘食服。

40. 白矾丸（一名**大效丸**）（《普济方·卷二百九十八·痔漏门·血痔》引《千金方》）

治痔下血，及新产漏下。

附子（炮）　好矾石（熬，各一两）

上为细末，白蜜丸梧桐子大。酒服二十丸，日稍加，不过数日便断，百日服之，终身不发。一方有干姜一两，痔近生者，二三丸。

41. 地榆丸（《普济方·卷二百九十八·痔漏门·血痔》引《圣济总录》）

治血痔。

用地榆为细末,每服二钱匕,饭饮调下日三。

42. 橘皮散(《普济方·卷二百九十八·痔漏门·血痔》引《圣济总录》)

治血痔。

用陈橘皮二斤,三五年陈者佳,捣炒令熟,乘热用绢袋二杖盛,橘皮缚定,更互坐上,冷即易,取瘥为度。

43. 桃根汤(《普济方·卷二百九十八·痔漏门·血痔》引《圣济总录》)

治血痔,淋洗。

用桃根半斤,细剉。用水一斗,煎至五升,去滓,温洗,日三五度。

44. 稻蒿洗方(《普济方·卷二百九十八·痔漏门·血痔》引《圣济总录》)

治血痔,风冷积年难瘥。

用稻蒿烧灰汤,洗淋下部,日三五度,取瘥为度。

45. 防风秦艽汤(《外科正宗·卷之三下部痈毒门·痔疮论第三十·痔疮主治方》)

治痔疮不论新久,肛门便血,坠重作疼者并效。

防风　秦艽　当归　川芎　生地　白芍　赤茯苓　连翘(各一钱)　槟榔　甘草　栀子　地榆　枳壳　槐角　白芷　苍术(各六分)

水二钟煎八分,食前服。便秘者加大黄二钱。

46. 三黄二地汤(《外科正宗·卷之三下部痈毒门·痔疮论第三十·痔疮主治方》)

治肠风诸痔,便血不止,及面色痿黄,四肢无力。

生地黄　熟地(各一钱半)　苍术　厚朴　陈皮　黄连　黄柏　黄芩　归身　白术　人参(各一钱)　甘草　防风　泽泻　地榆(各六分)　乌梅(二个)

水二钟,煎八分,食前服。

47. 粟壳散(《外科正宗·卷之三下部痈毒门·痔疮论第三十·痔疮主治方》)

治诸痔作疼及肠风下血,诸药不止者,宜服之。

粟壳(温汤泡去内穰,去蒂切丝,蜜水拌炒,二钱)　当归　陈皮　秦艽　黄芪　生地黄　熟地(各一钱)　黄柏　黄芩　人参　苍术　厚朴　升麻(各六分)　荷叶蒂(七个)　甘草(五分)　地

骨皮(一钱二分)

水二钟煎八分,食前服。或为细末,每服二钱,空心温酒调服。

48. 百草丸(《外科大成·卷二分治部上·下部后·痔漏类方》)

治血箭痔。

百草霜(四两)　黄芩　栀子(各一两)　黄连　槐花　地榆(各五钱)

为末,糊丸。每服三钱,清汤下。

49. 天中散(《外科大成·卷二分治部上·下部后·痔漏类方》)

漏疮并肠风下血。

粽子(用阴阳瓦焙存性)

为末。每服二钱,白滚酒送下,出汗为度。管多者间三日再服;肠风,一服即愈。

50. 凉血地黄汤(《外科大成·卷二·治部上·下部后·痔漏主治方》)

治痔肿痛出血。

归尾(一钱五分)　生地(二钱)　赤芍(一钱)　黄连(炒二钱)　枳壳(一钱)　黄芩(炒黑,一钱)　槐角(炒黑,三钱)　地榆(炒黑,二钱)　荆芥(炒黑,一钱)　升麻(五分)　天花粉(八分)　甘草(五分)

上一剂加生侧柏二钱,用水二大钟煎一钟,空心服三四剂,则痛止肿消,更外兼熏洗。

51. 生熟三黄汤(《外科心法要诀·卷九·臀部·痔疮》)

专医血箭痔如神。

生地　熟地(各一钱五分)　黄连　黄柏　黄芩　人参　苍术(米泔水浸炒)　白术(土炒)　厚朴(姜炙)　当归身　陈皮(各一钱)　地榆　防风　泽泻　甘草(生,各六分)　乌梅(二个)

水二盅,煎八分,食前服。

52. 治痔出血验方

1)《小品方·卷第十·治颓脱肛痔下部诸疾众方》

治五痔散,主酒客劳及损伤,治下部中傍孔,起居血纵横出及肉方。

赤小豆(四分,熬)　黄芪(三分)　附子(炮)　白蔹　桂心(各一分)　芍药　黄芩(各二分)

上七味,捣为散,以酒服方寸匕,日三,止血

大验。

藜芦　大黄　黄连（各半两）　练木子（十四枚）　桃仁（十四枚，去皮）　巴豆（四枚，去皮心）　蓖麻（十四枚，一名狗蝉）

上七味，咬咀。以猪肪一升，煎三沸下，去滓，敷赘肉上，日三。外著此膏，内服紫参丸，常并行。

2）《外台秘要·卷第二十六·大便下血风冷积年变作痔方三首》

崔氏疗大便急去血或至一升数合，而少血色，此是内伤风冷，积年多变作痔方。

大黄（五分）　甘遂（三分）　黄芩（二分）　干姜　附子（各四分，炮）　桃仁（三七枚，去皮尖）　葱白（七茎）

上七味以水六升煮取一升半，先服半升药稍安，又服半升，须臾血发，又服半升，未断候发日再作，不过三剂瘥。忌猪肉等。

《备急》疗大便血，风冷积年，多变作痔方。

烧稻藁灰，淋汁，煎热渍之三五度佳。

3）《外台秘要·卷第二十六·五痔方一十二首》

疗五痔下血不止方。

槐子　五色龙骨　檞叶（炙令紫色）　干姜　芎䓖　当归　茜根　吴茱萸（各六分）　白蔹　附子（五分，炮）　黄芪（八分）　大黄（十分）　猪悬蹄甲（十四枚，炙）　发灰（四分）

上十四味捣筛，蜜丸，空腹以饮服如梧子二十丸。日二，渐加至四十丸，若利恐多，以意减之。忌如前方。（出第四卷中）

4）《太平圣惠方·卷第六十·治痔下血不止诸方》

治痔疾，下血日夜无定，久不瘥者。

葫荽子（一两，微炒）　黄芪（二两，剉）　槐花（一两，微炒）

上件药，捣细罗为散。每于食前，以粥饮调下二钱。

黄牛角䚡（四两）　鳖甲（二两）　穿山甲（二两）

上件药，于好醋内蘸过，以大火烧令烟尽，候冷，捣细罗为散。每于食前，以粥饮调下一钱。

白龙骨（一两）　阿胶（一两，捣碎，炒令黄燥）　猬皮（一两，炙令微黄）

上件药，捣细罗为散。每于食前，以粥饮调下二钱。

木贼（二两，剉）　刺蓟（二两）　生干地黄（二两）

上件药，捣细罗为散。每于食前，以粥饮调下二钱。

治痔疾，下血不止，神效。

诃黎勒（三分，烧灰）　白龙骨（三分，烧赤）　白石脂（三分，烧赤）　当归（三分）　枳壳（三分，麸炒微黄去瓤）　麝香（一钱，细研）　皂荚〔三分，不蚛者，涂酥（醋）炙微黄，去皮子〕

上件药，捣罗为末，炼蜜和丸如梧桐子大。每服食前，以粥饮下十丸。

治痔疾下血，日夜不断，神效方。

白矾（五两）　绿矾（三两）　伏龙肝（二两）　黄丹（二两）　猬皮（二两）

上件药，捣碎，入瓷瓶子内，用炭火五七片烧炭尽为度，候冷取出，研如粉，以面糊和丸如梧桐子大。每于食前，以粥饮下十丸。

皂荚刺（二两）　樗根白皮（一两，微炙，剉）　荆芥子（一两）　赤芍药（半两）　槐鹅（半两）

上件药，捣罗为末，一半以陈醋一升熬成膏，一半拌和丸如绿豆大。每于食前，以粥饮下二十丸。

黄芪（一两，剉）　附子（一两，炮裂，去皮脐）　桂心（一两）　枳壳（一两，麸炒微黄去瓤）　皂荚（三挺，去黑皮，涂酥炙微黄，去子用）

上件药，捣罗为末，炼蜜和丸如梧桐子大。每于食前，以荆芥汤下二十丸。

5）《太平圣惠方·卷第六十·治五痔诸方》

治五痔，及肠风泻血等方。

鹰头草（半两）　甘菊花（半两）　地榆（半两，剉）　黄芪（一两，剉）　金萝藤（半两）　黄药（半两）　樀藤子（半两，煨用肉）

上件药，捣罗为末，以软饭和丸如梧桐子大。每于食前，以粥饮下三十丸。

治五痔下血不止，众治无效，宜服此方。

石南（一两半）　槐实（一两半，微炒）　黄芪（一两半）　贯众（一两，微炒）　附子（一两，炮裂，去皮脐）　猬皮（一枚，烧灰）　黄矾（一两，烧灰）　乌蛇（三两，酒浸去皮骨，涂酥炙黄）　白矾（一两，烧灰）　乱发灰（一两）　露蜂房（一两，

炙,微炒) 枳壳(一两,麸炒微黄去瓤)

上件药,捣罗为末,炼蜜和捣三二百杵,丸如梧桐子大。每于空腹及晚食前,煎桑枝汤下三十丸。

6)《鸡峰普济方·卷第六·治衄血等方·治肠痔下血》

治肠痔下血:如泥水久不瘥者:上用河水,每遇洗衣罢,便泠泼之,久泼为佳,无河水井水亦得。

7)《葄竹堂集验方·卷五·罗浮山人集·痔漏门》

治痔疮流血不止:杀猪时,候血去碗余,再取血一碗,即用碗盖锅内,重汤煮熟服。如心呕,用姜少许嚼之,服十数日全愈。

8)《仁斋直指方论·卷之二十三·诸痔·诸痔证治》

止血方:明血竭末敷之。

9)《类编朱氏集验医方·卷之六积聚门··痔漏》

治血痔方:端午日采踯躅者良,用新沙镶约盛得一升水,先以花内入水约八分许,将皮纸蜜糊,慢火久煎,临疾作时,和瓶置之桶内。以手指点破纸窍,坐桶上熏。凡用三次庶。

治五痔下血:橄榄核,细末,陈米饮调二钱。

10)《普济方·卷二百九十五·痔漏门·诸痔》

治大便血及五痔脱肛等,皆常用,有殊效者,出《肘后方》:用槐木上耳取末,服方寸匕,米饮下。

疗痔下血方:用蛇不问多少,煎煮纳消尽,去滓,用汁和婆罗粥著,少盐食之,大效,亦无所忌。

治五脏痔泻血,出《本草方》:以艾醋煎服之。

去痔疾泻血,出《本草方》:服胡桃初日一颗,五日加一颗,至二十颗止,常服能疗一切老痔疾。

治痔血,出《本草方》:用向东者柳根一把,捣绞汁,三升服之。

治五痔止血,出《本草方》:以鸲鹆炙食之,或为丸散饮食之。

11)《普济方·卷二百九十八·痔漏门·血痔》

治血痔箭痔,出《经验良方》:用苦楝子肉为细末,酒煮面糊丸梧桐子大。每服三十丸,苍耳子煎汤下,空心日三服。

治痔疾生疮肿,下血五十年,亦瘘,出《肘后方》:用熊胆涂于痔疮上,日三五度神效。

疗痔疾便血:用活鲫鱼一个,重八两者,洗净,鳞尾肠肚皆不去,用棕皮二两洗净,可截。先将棕一两铺在瓦罐内,次安鱼,上面却将棕一两盖之,即闭罐口,黄泥固济,火畔炙干。量罐子开一地坑子,先安小砖一块,后坐罐子,四面用熟炭火六七斤烧煅,烟绝,取罐子于净地,以瓦罐瓶合定,净土壅勿透气。经一宿出火毒,开取药细研。每服一钱,温米饮调下,空心食前服。忌动风物。

治血痔疼。

黄柏皮 龙脑 薄荷(各一两) 芽茶(一两半)

上将茶半两炒焦黄色,并和匀,瓷器盛,先将枳壳槐枝汤熏洗拭干,用前药末掺敷,一日七次。

治痔疾下血,日夜不定,久不瘥者,出《圣济总录》。

胡荽子(一两,微炒) 黄芪(二两,剉) 槐花(一两,微炒)

上为细末。每服食前,以粥饮调下二钱。

治血痔疼:用何首乌红者,不可犯铜铁器。如取用时,竹刀切碎,每以六两,酒一瓶,煎六七沸,去滓,空日一宿,次早五更,空心温服,每朝服尽。

12)《外科大成·卷二分治部上·下部后··痔漏主治方》

熏洗方,凡痔肿痛出血,及漏毒肿痛,俱效。

地骨皮 槐花 韭菜根 朴硝(各二两) 白矾(五钱) 苏叶(五钱) 葱头(七个)

用水十五碗,煎百沸,倾净桶内,令患者坐之,四围遮盖,勿令走气,先熏后洗,待痔出黄水为妙。

13)《惠直堂经验方·卷三·痔漏门·血痔方》

血痔方:用茅草烧灰,白酒调下。外用鹅胆调冰片涂之即消。

治血痔,兼下血能明目:槐子于冬月入牛胆内阴干,百日每日吞一枚。

14)《种福堂公选良方·卷二公选良方·内外科·痔漏》

止痔下血方。

蜒蚰(一条,用盐泥裹煨通红,去泥用) 硼砂 朱砂 雄黄 冰片

共为极细末,入龙骨少许更妙。大便时乘其

脱出,以细草纸盛药少许,托之,使入大效。

15)《吴氏医方汇编·第五册·痔漏》

治痔疮出血。

橡子(为面) 糯米(为面,各一升,炒黄)

滚水调作果子,饭上蒸熟,食之不过四五次,效。

16)《一见能医·卷之七病因赋下·痔漏沿肛湿热所致·血痔》

血痔,脓汁浊液,化生虫物,蠹食肛门,傍生小窍,滴血淋漓,射如血线:当以芜荑、艾叶、楝根等物,化虫可耳。外以血竭末敷之,或以鳗鱼骨烧烟熏亦效。

17)《脉因证治·卷四·痔漏》

痔血不止:检漆根灰,空心下。

18)《喻选古方试验·卷二·痔漏》

五痔下血:猬皮、穿山甲等分,烧存性,入肉豆蔻一半,空腹热米饮服一钱。(《衍义》)

痔漏出血:白芷为末,每米饮下二钱,神效,并煎汤熏洗。(《直指方》)

酒痔便血:青蒿用叶不用茎,用茎不用叶,为末,粪前冷水,粪后酒,调服。(《永类》)《医学集成》:黄连酒浸,煮熟为末,酒糊丸梧子大,每白汤下三四十丸。一方,用自然姜汁浸焙炒。

大肠火热,下血及痔:天名精取汁,每早空心和酒服一二杯。(喻嘉言)

肠痔出血:蒲黄末方寸匕,水服,日三。(《肘后》)

19)《四科简效方·甲集·下部诸证·痔血》

痔血,此乃湿热蕴于大肠,血出不爽,或如箭射。亦有肛门热痛者,虽久延而人不憔悴,治当清化,与便血迥殊。世人不为分别,往往误治。

归身(二钱) 地榆炭(一钱)

水煎服。

老丝瓜全烧存性,每服二钱,酒下。

新槐花炒研,酒服三钱,日三。

20)《奇效简便良方·卷四·痔漏脱肛·血痔》

血痔:荞麦面和猪胆汁为丸,每早开水下三钱,或血竭末敷。

21)《经验奇方·卷下·痔痛下血》

治痔痛下血。

当归 川芎 黄芪 神曲 槐花 地榆(各一两) 阿胶珠 血余炭 荆芥穗(炒炭) 木贼草(炒黑,各三钱)

上药共研细末,炼蜜为丸如桐子大。每服五十丸,食前米汤送下。

22)《华佗神方·卷五·华佗治痔疮出血神方》

治痔疮出血内服方。

当归尾(一钱五分) 生地(二钱) 赤芍(一钱) 黄连(二钱) 枳壳(一钱) 炒黄芩(一钱) 炒槐角(三钱) 炒地榆(二钱) 炒荆芥(一钱) 升麻(五分) 天花粉(八分) 甘草(五分) 生侧柏(二钱)

水煎服,三四剂后,即痛止肿消。

外用方。

地骨皮 槐花 韭菜根 朴硝(各二两) 白矾 苏叶(各五钱) 葱头(七个)

用水十五大碗,煎百沸,倾净桶内,令患者坐之,四周密闭,勿令泄气,先熏后洗,俟痔出黄水为度。

23)《华佗神方·卷五·华佗治血箭痔神方》

治血箭痔神方,与内痔同,但无痛痒耳。大便时不问粪前粪后,俱射血如箭。

百草霜(四两) 黄芩 栀子(各一两) 黄连 槐花 地榆(各五钱)

共为末,糊为丸。每服三钱,清汤下。

24)《鲟溪秘传简验方·卷下·痔门》

痔疾下血:益母草叶,捣汁饮。

血痔肠风:龟肉,煮烂,吃一碗,效。

肠风痔血:生豆腐渣,锅内炒燥,为末。每服三钱,白砂糖汤下,日三次。远年垂危者亦效。

又方:苦参取囫囵仁,每七粒以龙眼肉包之,每服三包,白汤下。重者,日服。忌荤、酒,戒鸭肉。

三十一、治痔出血后虚损方

1. 黄芪汤(《千金翼方·卷第二十四·疮痈下·肠痔第七》)

诸痔去血大虚。

黄芪 当归 芎䓖(各三两) 龙骨(一两) 芍药 桂心(各四两) 糖(一斤) 附子(炮,去皮) 甘草(各二两,炙)

上九味,㕮咀。以水一斗煮取三升二合,去

滓,入糖令消,分五服。

2. 当归汤(《千金翼方·卷第二十四·疮痈下·肠痔第七》)

诸痔去血过多,气息惙惙,不下食,或腹痛牵引下部。

当归　干姜　桂心　甘草(各三两,炙)　糖(八两)　牡丹　白芷　附子(炮)　芍药　人参(各二两)　干地黄(四两)

上一十一味,㕮咀。以水一斗煮取三升二合,去滓,纳糖令消,分为四服。

3. 内补汤方(《千金翼方·卷第二十四·疮痈下·肠痔第七》)

诸大去血,积日虚乏。

人参　续断　白芷　芍药　附子(炮)　当归　甘草(各三两,炙)　桂心　茯苓　干姜　芎䓖　干地黄　五味子　麦门冬(去心,各三两)　大枣(二十枚,去核)

上一十五味,㕮咀。以水一斗煮取四升,分四服。

4. 黄芪散(《太平圣惠方·卷第六十·治肠风痔疾失血后虚损诸方》)

治肠风痔疾,失血后虚损,皮肤干燥,四肢黄瘦,心神虚烦,少得眠卧,不能饮食。

黄芪(一两,剉)　酸枣仁(三分,微炒)　麦门冬(三分,去心)　枸杞子(三分)　熟干地黄(一两)　人参(一两,去芦头)　柴胡(一两,去苗)　白茯苓(一两)　防风(半两,去芦头)　白术(半两)　甘草(半两,炙微赤,剉)

上件药,捣筛为散。每服四钱,以水一中盏,入生姜半分,枣三(二)枚,煎至六分,去滓,不计时候温服。

5. 白术散(《太平圣惠方·卷第六十·治肠风痔疾失血后虚损诸方》)

治肠风痔疾失血后,虚损羸瘦,饮食无味,面色萎黄,四肢乏力。

白术(三分)　石斛(三分,去根,剉)　黄芪(一两,剉)　桂心(半两)　熟干地黄(一两)　续断(三分)　人参(一两,去芦头)　牛膝(一两,去苗)　天门冬(三分,去心)　肉苁蓉(一两,酒浸一宿刮去皱皮,炙干)　白茯苓(一两)　甘草(半两,炙微赤,剉)

上件药,捣罗(筛)为散。每服四钱,以水一中盏,入生姜半分,枣三粒,煎至六分,去滓,不计时候温服。

6. 内补黄芪丸(《太平圣惠方·卷第六十·治肠风痔疾失血后虚损诸方》)

治肠风痔疾,下血太多,虚羸无力。

黄芪(二两,剉)　白蒺藜(一两,微炒,去刺)　乌蛇肉(一两,酒浸炙微黄)　槐子仁(二两,微炒)　鹿茸(一两,去毛,涂酥炙微黄)　附子(一两,炮裂,去皮脐)　猬皮(一两,炙微黄)　枳壳(二两,麸炒微黄去瓤)　当归(一两,剉,微炒)　沉香(一两)　槟榔(一两)　厚朴(一两,去粗皮,涂生姜汁炙令香熟)

上件药,捣罗为末,炼蜜和捣五七百杵,丸如梧桐子大。每于食前,煎桑枝汤下三十丸。

7. 白术丸(《太平圣惠方·卷第六十·治肠风痔疾失血后虚损诸方》)

治久积虚冷,肠风痔瘘,下血太多,面色萎黄,日渐羸瘦。

白术〔三(二)两〕　陈橘皮(一两,汤浸去白瓤,焙)　人参(一两,去芦头)　甘草(半两,炙微赤,剉)　熟干地黄〔二(一)两〕　当归(一两,剉,微炒)　黄芪(一两,剉)　干姜(半两,炮裂,剉)　厚朴(一两,去粗皮,涂生姜汁炙令香熟)

上件药,捣罗为末,炼蜜和捣五七百杵,丸如梧桐子大。每于食前,以粥饮下三十丸。

8. 鹿茸丸(《太平圣惠方·卷第六十·治肠风痔疾失血后虚损诸方》)

治脏腑久虚,肠风痔瘘,下血太多,面色萎黄,日渐羸瘦。

鹿茸(一两,去毛,涂酥炙令黄)　附子(一两,炮裂,去皮脐)　续断(一两)　侧柏叶(一两)　厚朴(一两,去粗皮,涂生姜汁炙令香熟)　黄芪(一两,剉)　阿胶(一两,捣碎,炒令黄燥)　当归(一两,剉,微炒)

上件药,捣罗为末,炼蜜和捣五七百杵,丸如梧桐子大。每于食前,以粥饮下三十丸。

9. 治痔出血后虚损验方(《外台秘要·卷第二十六·诸痔方二十八首》)

疗诸痔,及下血不止转虚羸者,服之无不效方。

黄芪　枳实(各二大两半,细剉,熬令黄)　黄矾石(一大两,炭火烧经一伏时,仍数翻转令匀着

火,冷讫细罗去沙净)

上三味,先捣黄芪、枳实筛讫,然后和矾石更捣匀,蜜和丸。空腹以酒下二十丸,加至三十丸,日再服。忌荞面、猪肉、蒜、鱼、劳事,唯久服一年半年愈,良验。

三十二、治五痔食疗方

1. 黄芪粥(《太平圣惠方·卷第九十六·食治五痔诸方》)

治五痔下血不止。

黄芪(一两,细切)　粳米(二合)

上以水二大盏,煎黄芪取一盏半,去滓,下米煮粥,空腹食之。

2. 赤糊饼(《太平圣惠方·卷第九十六·食治五痔诸方》)

治五痔及泻血。

赤糊饼(三枚,市买者)　胡荽(五两,洗择,入少醋拌)

上空腹,以糊饼夹胡荽食之,不用别吃物,一两服血止。

3. 牛脾粥(《普济方·卷二百五十九·食治门·食治五痔诸疾》引《圣济总录》)

治诸痔。

腊月　牛脾(细切,一具)　米(三升)

上每用牛脾三两,米三合,煮粥食之,牛脾一具尽,即瘥。

4. 马齿菜粥(《普济方·卷二百五十九·食治门·食治五痔诸疾》引《圣济总录》)

治肠风五痔,热血血痢。

用马齿菜每日作齑食之,及下米作粥淡食。一方,马齿菜二大握,粳米三合,拌煮。

5. 桑耳羹臛(《普济方·卷二百五十九·食治门·食治五痔诸疾》引《圣济总录》)

治诸痔。

用桑耳不拘多少,取作羹臛,调和令羹熟,空腹随饭食之。

6. 糯米粥(《普济方·卷二百五十九·食治门·食治五痔诸疾》引《圣济总录》)

治肺痿劳嗽,胸膈痛,大便秘涩。

糯米(净淘,二合)　槟榔(炮,剉捣取末,一分)　大麻子(两合)　郁李仁(汤浸去皮,研成膏,一分)

上先研大麻子令烂,以水三升,与大麻仁搅匀,生绢滤取汁,煮糯米作粥,将熟,入槟榔末、郁李仁膏,搅匀,空心食之。

7. 槟榔粥(《普济方·卷二百五十九·食治门·食治五痔诸疾》引《圣济总录》)

治大肠风秘风毒下注。脚膝烦痛。

槟榔(水磨尽,一枚)　真酥(半匙)　生姜(自然汁,半盏)

上相和。以白米煮粥,入葱薤白,更煮数沸,入前三药,同煮至熟,空心顿服,食未利,晚食前再作。

8. 麻子粥(《普济方·卷二百五十九·食治门·食治五痔诸疾》引《圣济总录》)

治肠风秘结。

大麻子(半斤)　附子(二两,炮制,去皮脐,别捣末)

上将麻子淘净曝干,捣罗为末。每服二两,水一升半,研匀,细布绞取汁,入附子末一钱,再相和粟米一合,同煮粥,空心食,不得用漆匙。

9. 乌梅粥(《普济方·卷二百五十九·食治门·食治五痔诸疾》引《圣济总录》)

治肠风下血烦渴。

乌梅(捶碎,十颗)　粟米(淘净,少许)

上以水八合,浸一宿,去乌梅,取汁煮粥,每日空腹顿食之。

10. 桃花面(《普济方·卷二百五十九·食治门·食治五痔诸疾》)

治大便不通燥结,肠内胀痛。

新桃叶(二两半,或用干者四两,捣末)　白面(半斤)

上水和匀,薄切如常食,煮熟空心淡食之,至午时,腹中鸣,当下恶物,三五日内。忌热毒炙煿。

11. 治五痔食疗验方(《太平圣惠方·卷第九十六·食治五痔诸方》)

治五痔下血不止。

苍耳苗叶(一斤,细切)　粳米(三合)

上豉汁中,入米煮作羹,着少盐、葱白,空腹食之,作粥亦得。

杏仁(一两,汤浸去皮尖,双仁,研入,水一大盏绞汁)　粳米(二合)

上杏仁汁中,投米煮作粥,空心食之。

治五痔及煞诸虫方:鳗鲡鱼,治如食法,切作片,以盐椒葱白调和,炙熟食之。

治五痔瘘疮,宜服此方:鸳鸯一只,活食法煮令熟,细切,以五辛和食之,作羹亦妙。

治五痔下血不止,肛肠疼痛方:野狸一只,去皮肠胃及骨,薄切作片,着少面,并椒、姜、葱白、盐、醋调和,炙熟食之。或作羹食之,皆效。

又方:鸲鹆一只,去毛羽肠肚,炙令熟食之。作羹亦得。

又方:木槿花半斤,新者,于豉汁中,入椒、盐、醋、葱白相和,煮令熟。空腹食之。

又方:蒿竹叶半斤,切入豉汁中,煮作羹,着少盐、醋、椒、葱白调和。空腹食之。

治痔病下血不止方:桑耳二两,捣碎,每服一两,以水一大盏,煎取七分,去滓,着椒、葱白、粳米,煮作羹,空腹食之。

治久患野鸡痔,下血不止,肛边疼痛,食之十损无不瘥方:野猪肉一斤,切作片,着椒姜葱白,煮令熟,空腹食之,作羹亦得。

治野鸡痔,血不止,肛边疼痛方:鲤鱼一头,治如食法,细切作脍。以蒜酱盐醋食之。

【论用药】

中医古籍"痔漏"常常并见,且"痔漏"往往包含"痔疮""肛漏",故本节用药部分需要结合"肛漏"篇用药部分一起阅读,方为全面。

一、概论

《备急千金要方·卷二十三·痔漏方·五痔第三》:"论曰:夫五痔者,一曰牡痔,二曰牝痔,三曰脉痔,四曰肠痔,五曰血痔。牡痔者,肛边如鼠乳,时时溃脓血出。牝痔者,肛肿痛生疮。脉痔者,肛边有疮痒痛。肠痔者,肛边核痛,发寒热。血痔者,大便清血,随大便污衣。又,五痔有气痔,寒温劳湿即发,蛇蜕皮主之。牡痔生肉如鼠乳在孔中,颇出见外,妨于更衣,鳖甲主之。牝痔(《集验》作酒痔)从孔中起,外肿五六日自溃出脓血,猬皮主之。肠痔更衣挺出,久乃缩,母猪左足悬蹄甲主之。脉痔更衣出清血,蜂房主之。五药皆下筛等分,随其病倍其主药为三分,且以井花水服半方寸匕。病甚者,旦暮服之,亦可四五服。禁寒冷、食猪肉、生鱼、菜、房室,唯食干白肉。病瘥之后百日,乃可通房内。又用药导下部,有疮纳药疮中,

无疮纳孔中。又用野葛烧末,刀圭纳药中,服药五日知,二十日若三十日愈。痔痛通忌莼菜。"

《苍生司命·卷八(贞集)·痔漏证·痔方》:"痔漏诸药总考:按古方医痔漏下血,有用槐角灰者,有用柏叶灰者,有用露蜂房灰者,有用猬皮灰者,有用牛角腮灰者,有用胡桃灰者,俱以方寸匕酒调下,此皆枯痔之法也。

汤液之中,有用防风、秦艽者,有用皂角仁、荆芥、白芷者,此皆责之风热入脏也;有用芒硝、大黄者,有用槟榔、枳实者,此皆责之实热可下也;有用胡黄连、酒苦参者,有用石莲肉、番木鳖者,此皆责之实热可清也;有用桃仁、红花者,有用蒲黄、苏木者,此皆责之瘀血未消也;有用杏仁、麻仁者,有用地黄、黄柏者,此皆责其燥金无液也;有用地榆、蕲艾者,有用枯龙骨、鹿角霜者,此欲强止其血也;有用象牙、蜣螂者,有用人爪、蟹爪者,此欲放出其肛门外,施药以愈之也;有用熏洗法者,有用药坐者,无非枯痔止血之品也;有用插药者,有用挂线者,无非烂肌去腐之意也。听人对症而施之。"

《古今医统大全·卷之七十四痔漏门·治法》:"不饮酒人痔疮易治。丹溪云:痔漏因风、湿、燥、热归于大肠,金失所养,木寡于畏。其为变见名状,种种不同,曰牛奶,曰鼠奶,曰鸡心,曰鸡肝,曰莲花,曰翻花,曰蜂窝,曰穿肠,曰外痔。虽名状不一,而其因亦同焉。以苦寒泻火,芩、连、栀子、槐花之类;以辛温和血,当归、川芎、桃仁之类;风邪下陷,以秦艽、荆、防、升麻之类;燥热郁怫,以枳壳、麻仁、桃仁、大黄之类。不饮酒人庶几易治。"

《灵验良方汇编·卷之二外科·治痔疮》:"凡人患痔,须及早服药内消,兼用药汤熏洗,更用敷药,自然消去,此最省力。若不及早医治,至于不能内消,则须用枯痔之方,则费力矣。又甚而至于日久成漏,须用针刀、挂线,则更为费力,且易损人,故断以及早使消为上策。

大概药方用槐角、地榆以凉血,用芩、连、枳、柏以清热,用秦艽、防风以祛风湿,用芎、归、生地以和血、生血,用枳壳以宽肠,用升麻以升提,皆痔疮对症妙药,及早择而用之,自可内消。若大便结者,可加大黄三钱。若脓血出多而虚弱者,可加参、芪等补药。"

二、治痔专药

1. 丁香

《证类本草·卷第十二·丁香》："小者实,为之丁香。主风疳䘌,骨槽劳臭,治气,乌髭发,杀虫,疗五痔,辟恶去邪,治奶头花,止五色毒痢,正气,止心腹痛。"

《本草纲目·木部第三十四卷·木之一·丁香》："丁香……五色毒痢,疗五痔。(李珣)"

2. 干苔

《证类本草·卷第九·干苔》："干苔,味咸,寒,一云温。主痔,杀虫及霍乱呕吐不止,煮汁服之。又心腹烦闷者,冷水研如泥,饮之即止。又发诸疮疥,下一切丹石,杀诸药毒。不可多食,令人痿黄少血色。"

3. 山豆根

《本草纲目·草部第十八卷·草之七·山豆根》："山豆根……磨汁服,止卒患热厥心腹痛,五种痔痛。研汁涂诸热肿秃疮,蛇狗蜘蛛伤。(时珍)"

《本草易读·卷五·山豆根》："山豆根,苦,寒,无毒。泻热解毒,消肿止痛。治咽喉风痛,疗心腹胀痛。诸疮皆医,五痔并疗。解人马之急黄,平蛇犬之暴伤。"

4. 川楝子

《本草纲目·木部第三十五卷·木之二·楝》："治诸疝、虫痔。(时珍)"

5. 飞廉

《证类本草·卷第七·飞廉》："飞廉,味苦,平,无毒。主骨节热,胫重酸疼,头眩顶重,皮间邪风如蜂螫针刺,鱼子细起,热疮、痈疽、痔、湿痹,止风邪咳嗽,下乳汁。"

6. 马豆草

《滇南本草·第二卷·马豆草》："熬水洗五痔,神效。"

7. 马齿苋

《滇南本草·第二卷·马齿苋》："疗痔疮红肿疼痛,能催生下胎。叶捣汁服,能解铅毒。"

8. 天葵子

《本草纲目拾遗·卷四·草部中·千年老鼠屎》："千年老鼠屎,紫背天葵根也……性凉清热,治痈疽肿毒,疗疮瘰疬,跌扑疯犬伤,七种疝气,痔疮劳伤。(《百草镜》)"

9. 无花果

《本草纲目·果部第三十一卷·果之三·无花果》："实,气味:甘,平,无毒。主治:开胃,止泄痢。(汪颖)治五痔,咽喉痛。(时珍)

叶,气味:甘、微辛,平,有小毒。主治:五痔肿痛,煎汤频熏洗之,取效。(震亨)"

《本草征要·第四卷食疗·瓜果·无花果》："无花果,味甘,性平。入肺、脾、大肠三经。清肺清肠、和脾开胃。咽喉疼痛声嘶,大便不调生痔。此果有制为糖脯者,便于啖食。风下利固宜,便秘亦可畅行,乃调节大肠之食疗佳品。其叶煎汤熏洗,可治痔疮肿痛。"

10. 木槿花

《本草征要·第二卷·形体用药及专科用药·木槿花》："木槿花,味甘、淡,性凉。质滑无毒。清湿热,凉血热。久痢带下,痔疮出血,口内之疮频发,常用颇有效益。"

11. 木莲

《本草纲目·草部第十八卷·草之七·木莲》："固精消肿,散毒止血,下乳,治久痢肠痔,心痛阴癫。(时珍)"

《本经逢原·卷二·蔓草部·木莲》："木莲,薜荔实也。性耐风霜,严冬不凋,故能治一切风癣恶疮,为利水、治血、通乳要药……取藤捣绞汁治白癜风、瘰疬、恶疮、疥癣,消肿散毒。疗肠痔、心痛阴癫。但南方有瘴气人,不可用。"

12. 木贼

《本草纲目·主治第三卷·百病主治药·下血》："木贼:肠风下血,水煎服;肠痔下血,同枳壳、干姜、大黄,炒研末服。"

《本草汇言·卷之三·草部·木贼》："《嘉祐本草》又谓治隐癖积块、喉痹、肠痔,即去翳、障、臀、泪之意。"

13. 木鳖子

《本草纲目·草部第十八卷·草之七·木鳖子》："仁……治疳积痞块,利大肠泻痢,痔瘤瘰疬。(时珍)"

14. 五倍子

《证类本草·卷第十三·五倍子》："五倍子,味苦、酸,平,无毒。疗齿宣疳䘌,肺脏风毒流溢皮肤,作风湿癣疮,瘙痒脓水,五痔下血不止,小儿面鼻痔疮。"

《本草蒙筌·卷之四·木部·五倍子》:"治风癣痒瘙,并大人五痔下血。"

《雷公炮制药性解·卷五·木部·五倍子》:"五倍子,味苦酸,性平无毒,入大肠经。主齿宣疳蚀,风癣疥痒,肠风五痔,及小儿面鼻口耳疳疮,明目生津,止泻涩精。"

《神农本草经疏·卷十三·木部中品·五倍子》:"五倍子得木气而兼金水之性,其味苦酸涩,气平无毒。气薄味厚,敛也,阴也。入手太阴、足阳明经。《本经》主齿宣疳蚀,风湿癣疮,及小儿面鼻疳疮者,皆从外治。取其苦能杀虫,酸平能敛浮热,性燥能主风湿疮痒脓水。五痔下血者,大肠积热也。大肠与肺为表里,肺得敛肃则大肠亦自清宁也。藏器:疗肠虚泄利。《日华子》:主生津液,消酒毒。时珍谓其敛肺降火,化痰饮,止咳嗽、消渴、盗汗,敛溃疮、金疮,收脱肛、子肠坠下者,悉假其入肺清金,收敛固脱之功耳。"

《本草乘雅半偈·第十帙·五倍子》:"纟曰:木以肤名,精专皮外之肤矣。经云:夏日在肤,泛泛乎若万物之有余。又云五六月阳气在表,垂枝布叶,皆下曲如钩,为太阳沦肤之尽,太阴肤受之始,效象阴阳,累球叶底,小则如黍如粟,大则如菱如栗,名五倍子者以此。假木气以赋形,中有白膜如蠓蠛,缘湿以合感而应生,木肯自成,非关外物耳。故主肺脏风毒,流溢皮肤面鼻。正皮肤者肺之合,面鼻者肺之候也。若五痔下血,为肺脏之邪,出授大肠腑器;若齿宣疳蚀,为燥金上病,假合清肃以濡之;至于清暑止渴,疗咳嗽,通喉痹,化痰癖,逐淡阴,主泄痢,收肛脱,此属肺金腑脏之变肯。若小儿尿血,又属游溢精气,通调水导,下输膀胱,用泄金气之郁矣。"

15. 文蛤

《证类本草·卷第二十·上品·文蛤》:"文蛤,味咸,平,无毒。主恶疮,蚀五痔,咳逆胸痹,腰痛胁急,鼠瘘大孔出血,崩中漏下。"

《神农本草经疏·卷二十·虫鱼部上品·文蛤》:"文蛤即花蛤,大小背上有斑纹。得阴水之气,故其味咸气平无毒。《经》曰:硬则气坚,咸以软之。文蛤之咸,能消散上下结气,故主咳逆胸痹,腰痛胁急也。恶疮蚀,五痔,鼠瘘,大孔出血,崩中漏下,皆血热为病。咸平入血除热,故主之

也。更能止烦渴,化痰,利小便。"

《本草乘雅半偈·第十一帙·文蛤》:"纟曰:文蛤,生海湄沙碛,湿生也。湿以合感,故虫借合;表彩陆离,复名文蛤。两瓣函合,中含灵液,可菡可苕,流而不盈,故主火亢浸淫而蚀疮,水郁肠澼而五痔,至水亡润,火失炎,体用两竭,坎窜化息者,功力捷如影响。"

《本经逢原·卷四·介部·文蛤》:"文蛤咸寒,走足少阴经,为润下之味,故能止渴,利小便。《别录》治咳逆胸痹,腰痛胁急,鼠瘘崩中,即《本经》主恶疮蚀五痔之义,取咸能软坚入血分也。"

16. 文鳐鱼

《本草纲目·鳞部第四十四卷·鳞之四·文鳐鱼》:"肉……已狂、已痔。(时珍)"

17. 甘松香

《证类本草·卷第九·甘松香》:"陈氏云:主黑皮默黯,风疳齿蚀,野鸡痔。"

18. 艾叶

《本草纲目·草部第十五卷·草之四·艾》:"止崩血、肠痔血,拓金疮,止腹痛,安胎。苦酒作煎,治癣甚良。捣汁饮,治心腹一切冷气、鬼气。(甄权)"

19. 汉螺

《滇南本草·第三卷·汉螺》:"汉螺,味酸,有毒。疗痈疽毒疮。生山岩者,壳治反胃症。入冰片,治痔漏症。"

20. 石打穿

《本草纲目拾遗·卷五·草部下·石打穿》:"消宿食,散中满,下气,疗吐血各病,翻胃噎膈,疟疾,喉痹,闪挫,肠风下血,崩痢食积,黄白疸,疔肿痈疽,肺痈,乳痈,痔肿。"

21. 石灰

《神农本草经疏·卷五·玉石部下品·石灰》:"石灰烧青石而成,故其味辛,气温。《本经》不言其毒。观其主,皆不入汤,其为毒可知矣。火气未散,性能灼物,故主去黑子、息肉,及坠眉也。其主疽疡疥瘙,热气恶疮,癞疾死肌,髓骨疽者,皆风热毒气浸淫于骨肉皮肤之间。辛温能散风热毒气,且能蚀去恶肉而生新肌,故为诸疮肿毒要药也。辛而燥,故又能杀痔虫。古方多用合百草团末,治金疮殊胜者,以其性能坚物,使不腐坏,且血见石灰则止,而百草又能活血凉血故也。"

22. 石脂

《证类本草·卷第三·黑石脂》："《日华子》云：五色石脂，并温，无毒。畏黄芩、大黄。治泻痢、血崩带下、吐血、衄血，并涩精、淋沥，安心，镇五脏，除烦，疗惊悸，排脓，治疮疖痔瘘，养脾气，壮筋骨，补虚损。"

白石脂

《证类本草·卷第三·白石脂》："白石脂：味甘、酸，平，无毒。主养肺气，厚肠，补骨髓。疗五脏惊悸不足、心下烦，止腹痛下水、小肠澼热溏、便脓血、女子崩中、漏下、赤白沃，排痈疽、疮痔。"

赤石脂

《证类本草·卷第三·赤石脂》："赤石脂：味甘、酸、辛，大温，无毒。主养心气，明目益精。疗腹痛，泄澼，下痢赤白，小便利，及痈疽疮痔，女子崩中漏下，产难胞衣不出。久服补髓，好颜色，益智，不饥，轻身延年。生济南、射阳及泰山之阴。采无时。"

《神农本草经疏·卷三·玉石部上品·赤石脂》："赤石脂禀土金之气，而色赤则象火，故其味甘酸辛，气大温无毒。气薄味厚，降而能收，阳中阴也。入手阳明大肠，兼入手足少阴经。《经》曰：涩可去脱。大小肠下后虚脱，非涩剂无以固之，故主腹痛肠澼，及小便利，女子崩中漏下也。赤者南方之色，离火之象，而甘温则又有入血益血之功，故主养心气，及益精补髓，好颜色也。血足则目自明，心气收摄则得所养而下交于肾，故有如上功能也。痈疽因荣气不从所生，疮痔因肠胃湿热所致，甘温能通畅血脉，下降能涤除湿热，故主之也。"

青石脂

《证类本草·卷第三·青石脂》："青石脂，味酸，平，无毒。主养肝胆气，明目，疗黄疸、泄痢肠澼、女子带下百病，及疽痔、恶疮。久服补髓，益气，不饥，延年。生齐区山及海崖。采无时。"

23. 石硷

《本草纲目·纲目第七卷（下）·土之一·石硷》："杀齿虫，去目翳，治噎膈反胃，同石灰烂肌肉，溃痈疽瘰疬，去瘀血，点痣黡、疣赘、痔核，神效。（时珍）"

24. 仙人杖

《证类本草·卷第十三·仙人杖》："仙人杖：味咸，平（一云冷），无毒。主哕气呕逆，辟痁，小儿吐乳，大人吐食，并水煮服，小儿惊痫及夜啼，安身伴睡良。又主痔病，烧为末，服方寸匕。"

《神农本草经疏·卷十三·木部中品·仙人杖》："仙人杖，此笋之将成竹时立死者。得笋之气已过，禀竹之性未全，故味咸气平无毒。其功用在竹茹、竹黄之间。所主哕气呕逆、小儿吐乳、辟痁、大人吐食、痔疮者，竹茹之用也。疗小儿惊痫，及夜啼者，竹黄之用也。"

25. 仙人掌草

《证类本草·卷第三十·仙人掌草》："仙人掌草，生台州、筠州。味微苦而涩，无毒。多于石壁上贴壁而生，如人掌，故以名之。叶细而长，春生，至冬犹青，无时采。彼土人与甘草浸酒服，治肠痔泻血。不入众使。"

26. 白头翁

《本草征要·第三卷肺经及大肠经·清大肠·白头翁》："白头翁，味苦，性寒，无毒，入胃、大肠二经。得酒良。热痢温疟，血痔疝瘕，瘰疬秃疮，鼻衄齿痛。"

27. 白花地丁

《滇南本草·第三卷·白花地丁》："白花地丁，治痔生管。单剂煎服，点水酒服用。"

28. 白垩

《本草纲目·纲目第七卷（下）·土之一·白垩》："治鼻洪吐血，痔瘘泄精，男子水脏冷，女子子宫冷。（《大明》）"

29. 白蒺藜

《本草正·隰草部·白蒺藜》："味苦、微辛、微甘、微凉。能破癥瘕结聚，止遗溺泄精，疗肺痿、肺痈、翳膜目赤，除喉痹、癣疥、痔、瘰、瘢风，通身湿烂、恶疮、乳岩、带下俱宜。"

30. 白僵蚕

《本草纲目·虫部第三十九卷·虫之一·蚕》："白僵蚕……散风痰结核瘰疬，头风，风虫齿痛，皮肤风疮，丹毒作痒，痰疟癥结，妇人乳汁不通，崩中下血，小儿疳蚀鳞体，一切金疮，疔肿风痔。（时珍）"

《本草易读·卷七·白僵蚕》："治中风之失音，除久疟之结痰；退茎囊之痒痛，消皮肤之风疮。灭疮瘢而拔疔根，息金疮而疗风痔。"

31. 玄明粉

《证类本草·卷第三·玄明粉》："味辛、甘，性冷,无毒。治心热烦躁,并五脏宿滞、癥结。明目,退膈上虚热,消肿毒。此即朴硝炼成者。(新补见《药性论》并《日华子》)《仙经》:以朴硝制伏为玄明粉。朴硝是太阴之精华,水之子也。阴中有阳之药。太阴号曰玄明粉,内搜众疾,功莫大焉。治一切热毒风,搜冷,痃癖气胀满,五劳七伤,骨蒸传尸,头痛烦热,搜除恶疾,五脏秘涩,大小肠不通,三焦热淋,痁忤疾,咳嗽呕逆,口苦干涩,咽喉闭塞,心、肝、脾、肺脏胃积热,惊悸,健忘,荣卫不调,中酒中脍,饮食过度,腰膝冷痛,手脚酸,久冷久热,四肢壅塞,背膊拘急,眼昏目眩,久视无力,肠风痔病,血癖不调。"

《本草发挥·卷一·金石部》:"玄明粉,味辛、甘,冷,无毒。治心热烦躁,并五脏宿滞癥结,明目,退膈上虚热,消肿毒。大阴,号云治一切热毒风痃,癥气胀满,口苦干涩,咽喉闭塞,积热,惊悸健忘,荣卫不调,中酒中脍,饮食过度,四肢壅塞,肠风痔疾,血癖不消。"

32. 半边莲

《滇南本草·第三卷·半边莲》:"主治血痔、牡痔、牝痔、羊乳痔、鸡冠痔、翻花痔及一切疮毒,最良。枝叶熬水,洗诸毒疮癣,其效如神。"

33. 皮硝

《本草新编·卷之五(羽集)·朴硝》:"皮硝,乃硝皮而出之者也。只可用之以洗目,则老眼可复明,洗阴囊可以去湿,洗痔疮可以却疼,余无可用。"

34. 竹茹

《证类本草·卷第十三·竹叶》:"又云青竹茹,使,味甘。能止肺痿唾血,鼻衄,治五痔。"

《雷公炮制药性解·卷五·木部·竹叶》:"有一种苦竹叶,主舌疮目痛,去青刮取为竹茹,主胃热呕呃,除烦解渴,疗吐衄崩中,噎膈气溢,筋极五痔。"

35. 伏牛花

《证类本草·卷第十三·伏牛花》:"伏牛花,味苦、甘,平,无毒。疗久风湿痹,四肢拘挛,骨肉疼痛。作汤,主风眩头痛,五痔下血。"

《本草蒙筌·卷之四·木部·伏牛花》:"主大风遍身碎疼,疗湿痹四肢挛急。五痔下血堪止,风眩头痛能驱。"

36. 冰片

《雷公炮制药性解·卷五·木部·冰片》:"冰片,味辛苦,性温无毒,入肺肝二经。主心腹邪气积聚,喉闭乳蛾、舌肿、痔疮,通九窍,消风气,明耳目,杀诸虫,解蛊毒。"

《本草易读·卷七·片脑》:"辛,苦,无毒。聪耳明目,镇心秘精;通窍催生,散瘀除邪。祛目赤浮翳,内外障眼。治三虫五痔,骨痛肠脱。"

龙脑

《证类本草·卷第十三·龙脑香及膏香》:"《海药》:谨按陶弘景云,生西海律国,是波津树中脂也。如白胶香状。味苦、辛,微温,无毒。主内外障眼、三虫,治五痔,明目,镇心,秘精。"

龙脑香

《本草纲目·木部第三十四卷·木之一·龙脑香》:"内外障眼,镇心秘精,治三虫五痔。(李珣)"

37. 田螺

《本草纲目·介部第四十六卷·介之二·田螺》:"肉……利湿热,治黄疸。捣烂贴脐,引热下行,止噤口痢,下水气淋闭。取水,搽痔疮狐臭。烧研,治瘰疬癣疮。(时珍)"

38. 羊蹄

《证类本草·卷第十一·羊蹄》:"羊蹄,味苦,寒,无毒。主头秃疥瘙,除热,女子阴蚀,浸淫疽痔,杀虫。"

《本草蒙筌·卷之三·草部下·羊蹄根》:"羊蹄根,味甘,气寒。属水。无毒。叶如莴苣,多产道傍。根取醋摩。善走血分。主小儿头秃疥癞除热,治女子阴蚀浸淫杀虫。去痔疽,除风癣。"

《本草纲目·草部第十九卷·草之八·羊蹄》:"连根烂蒸一碗食,治肠痔泻血甚效。(时珍)"

39. 灯火

《本草纲目·火部第六卷·火之一·灯火》:"又治头风胀痛,视头额太阳络脉盛处,以灯心蘸麻油点灯淬之,良。外痔肿痛者,亦淬之。油能去风解毒,火能通经也。"

40. 芫花

《本草蒙筌·卷之三·草部下·芫花》:"汁渍线丝,系痔易落。"

41. 芸苔

《本草纲目·菜部第二十六卷·菜之一·芸苔》："气味：辛，温，无毒。主治：梦中泄精，与鬼交。(思邈)取油敷头，令发长黑。(藏器)行滞血，破冷气，消肿散结，治产难、产后心腹诸疾，赤丹热肿，金疮血痔。(时珍)发明：时珍曰，芸苔菜子、叶同功。其味辛气温，能温能散。其用长于行血滞，破结气。故古方消肿散结，治产后一切心腹气血痛，诸游风、丹毒、热肿疮痔诸药咸用之。"

42. 苍耳子

《证类本草·卷第八·菜耳实》："五月五日多取阴干，著大瓮中，稍取用之，皆能辟恶。若欲省病著疾者使服之，令人无所畏。若时气不和，举家服之。若病胃胀满，心闷发热即服之。并杀三虫，肠痔，能进食，一周年服之佳。"

43. 苍耳叶

《本草纲目·主治第三卷·百病主治药·下血》："苍耳叶：五痔下血，为末服。"

44. 芦荟

《证类本草·卷第九·芦荟》："芦荟：味苦，寒，无毒。主热风烦闷，胸膈间热气，明目镇心，小儿癫痫惊风，疗五痔，杀三虫及痔病疮瘘，解巴豆毒。"

《本草蒙筌·卷之四·木部·芦荟》："治小儿癫痫惊搐，疗大人疮瘘痔疽。"

《神农本草经疏·卷九·草部中品之下·芦荟》："芦荟禀天地阴寒之气，故其味苦，其气寒，其性无毒。寒能除热，苦能泄热燥湿，苦能杀虫，至苦至寒，故为除热杀虫之要药。其主热风烦闷，胸胁间热气，明目，镇心，小儿癫痫惊风，疗五痔。杀三虫者，热则生风，热能使人烦闷，热除则风热烦闷及胸膈间热气自解。凉肝故明目，除烦故镇心。小儿癫痫惊风，热所化也，五痔同为内热脾胃停滞之证，三虫生于肠胃湿热，痔病疮瘘亦皆湿热下客肠脏，致血凝滞之所生，故悉主之。能解巴豆毒，亦除热之力也。详其功用，是足厥阴、足太阴二经药，亦可兼入手少阴经。"

45. 杏叶草

《证类本草·卷第三十·杏叶草》："杏叶草，生常州。味酸，无毒。主肠痔下血久不瘥者。"

46. 旱莲草

《滇南本草·第二卷·旱莲草》："洗九种痔疮，良效。"

47. 吴茱萸

《本草易读·卷六·吴茱萸》："肠风痔血最灵，舌苦口疮亦效。"

48. 何首乌

《证类本草·卷第十一·何首乌》："味苦、涩，微温，无毒。主瘰疬，消痈肿，疗头面风疮，五痔，止心痛，益血气，黑髭鬓，悦颜色。久服长筋骨，益精髓，延年不老。"

《本草纲目·草部第十八卷·草之七·何首乌》："何首乌，味甘，性温，无毒，茯苓为使。治五痔腰膝之病，冷气心痛，积年劳瘦痰癖，风虚败劣，长筋力，益精髓，壮气驻颜，黑发延年，妇人恶血痿黄，产后诸疾，赤白带下，毒气入腹，久痢不止，其功不可具述。"

《雷公炮制药性解·卷三·草部中·何首乌》："味苦甘涩，温，无毒，十二经络所不收。观其藤夜交，乃补阴之剂也。消瘰疬，散痈肿，疗五痔，止肠风，乌须发，美容颜，补劳瘦，助精神，长肌肉，坚筋骨，添精髓，固腰膝，除风湿，明眼目，及治妇人产后带下诸血。"

《神农本草经疏·卷十一·草部下品之下·何首乌》："何首乌，本文味苦涩微温，《传》言味甘气温，其禀春深生气无疑。春为木化，入通于肝，外合于风，升也，阳也。入足厥阴，兼入足少阴经，故为益血祛风之上药……肠澼为痔，痔者湿热下流，伤血分而无所施泄，则逼近肛门肉分，进出成形为种种矣。风能胜湿，湿热解则痔将自平。"

《神农本草经读·本草附录·何首乌》："此外，如疽疮五痔之病，则取其蔓延则通经络。瘰疬之病，则取其入少阳之经。"

49. 龟甲(龟板)

《证类本草·卷第二十·上品·龟甲》："龟甲，味咸、甘，平，有毒。主漏下赤白，破癥瘕痎疟，五痔阴蚀，湿痹四肢重弱，小儿囟不合，头疮难燥，女子阴疮，及惊恚气心腹痛，不可久立，骨中寒热，伤寒劳复，或肌体寒热欲死，以作汤，良。"

《本草正·虫鱼部·龟板》："味微甘、微咸，性微寒。阴也。能治痰疟，破癥坚，祛湿痹、伤寒、劳役骨中寒热，消五痔、阴蚀诸疮。"

《本草乘雅半偈·第二帙·龟甲》："条曰：龟运任脉，而脉通于首，非肠也，会督脉于巅，交督脉于尾闾耳。如鹿会任脉于尾闾,交任脉于巅耳。故以督会任者,阳外而阴内,以任会督者,阳内而阴外。信夫龟形象离,而神在坎也。漏下癥瘕,五痔阴蚀,任之为病也,即坎失刚中用,离失虚中体耳。"

《本草易读·卷八·败龟板》:"甘,平,无毒。补心养肾,滋阴益智,续筋健骨,催生消疮。治劳热骨蒸,疗阴虚血衰,解腰腿酸痛,助腹体重弱。癥瘕麻痹之缓疾、泻痢咳嗽之陈疴、痔漏悉疗,崩带皆医,难产须用,久疟能断。"

《本经逢原·卷四·介部·龟板》:"龟板……其破癥瘕、痎疟、五痔、阴蚀湿痹、重著,皆秦龟之功用,以能入脾经治风湿也。"

50. 冻青子

《本草汇言·卷之十·木部·冻青子》:"冻青子,去风虚皮肤痛痒之药也(陈藏器)。曝干盐酒浸一夜(桂汝薪稿),九蒸九晒,每日空心酒吞百粒,善消痔疮。"

51. 没药

《雷公炮制药性解·卷五·木部·没药》:"没药,味苦辛,性平无毒,入十二经。主破癥结宿血,止痛,疗金疮、杖疮、痔疮,诸恶肿毒,跌打损伤。"

52. 阿胶

《本草易读·卷八·驴尿三百九十七·阿胶》:"辛,平,无毒。入厥阴肝。清肺养肝,滋肾益气,和血补阴。除风化痰,润燥定喘,利肠止血。除虚劳之咳嗽,息肺痿之吐脓,解肠风之下血,消水气之浮肿。腰腹骨节之痛,痈疽肿毒之疡,吐衄淋痔之血,崩带胎产之疴。善调经脉,亦安胎产。泄者忌用。"

53. 驴肉

《本草纲目·兽部第五十卷·兽之一·驴》:"补血益气,治远年劳损,煮汁空心饮。疗痔引虫。(时珍)"

54. 青桐

《本草汇言·卷之九·木部·青桐》:"青桐木皮,化五痔(《本经》)……究其青桐之性,清虚芳洁,散浊澄清,故淋痔、奔豚、脚气、痛虫之疾,咸得奏其用焉。"

55. 青鱼胆

《本经逢原·卷四·鱼部·青鱼》:"干青鱼胆,水磨点喉痹、痔疮,与熊胆同功。"

56. 青葙

《证类本草·卷第十·青葙子》:"青葙子,味苦,微寒,无毒。主邪气,皮肤中热,风瘙身痒,杀三虫,恶疮疥虱,痔蚀,下部蜃疮。"

《本草汇言·卷之三·草部·青葙》:"《别录》治恶疮疥痔疮及下部一切蜃疮,为厥阴风药。"

《本草乘雅半偈·第七帙·青葙》:"枭曰:青,东方色也。从生、从丹,木生火象也。葙,从相,相亦木相火行也。味苦气寒,逆从以风为因,以热为证,不能升出,赖宣扬横遍之令者相宜。顾皮肤部署,正木火升出授受之境耳,故主皮肤中,标见邪热热气为因证,而作风瘙身痒,及伏匿身中,而作三虫与痔蚀蜃痛者,皆木不授火,反乘脾土,致外见唇口青色者,亦相宜也。然则青葙功力,形气咸调,枭合诸家附列形证,自得之矣。"

57. 青蒿

《本草纲目·主治第三卷·百病主治药·下血》:"青蒿:酒痔下血,为末服。"

58. 苦芙

《本草纲目·草部第十五卷·草之四·苦芙》:"煎汤洗痔,甚验。(汪颖)"

59. 苦参

《本草汇言·卷之一·草部·苦参》:"又治厉风癞疾,遍身疙瘩,甚则眉发堕落,并一切风癣、风疮、瘙痒、风屑,及时疮破烂、脓水浸淫,或肠风下血、肠澼痔血诸证,统属湿热血瘀之病也。"

60. 茄蒂

《本草纲目·菜部二十八卷·菜之三·茄》:"蒂……烧灰,米饮服二钱,治肠风下血不止及血痔。(吴瑞)"

61. 刺猬皮

《证类本草·卷第二十一·中品·猬皮》:"猬皮,味苦,平,无毒。主五痔,阴蚀,下血赤白五色,血汁不止,阴肿痛引腰背,酒煮杀之……《药性论》云:猬皮,臣,味甘,有小毒。主肠风泻血,痔病有头,多年不瘥者,炙末,白饮下方寸匕。"

《本草蒙筌·卷之九·兽部·猬皮》:"主五痔血流大肠,理诸疝痛引小腹。治胃逆开胃气殊功,塞鼻衄消鼻痔立效。腹胀痛可止,阴肿痛能祛。"

《雷公炮制药性解·卷六·虫鱼部·刺猬皮》:"刺猬皮,味苦甘,性平,有小毒,不载经络,主五痔肠风泻血,翻胃鼻衄,腹痛,积疝阴肿痛。"

《神农本草经疏·卷二十一·虫鱼部中品·猬皮》："猬，鼠类，属水，其皮毛戟刺如针，属金，故味苦平。平即兼辛，大肠属金，以类相从，故能治大肠湿热、血热为病，及五痔，阴蚀，下血赤白五色，血汁不止也。阴肿痛引腰背，腹痛疝积，皆下焦湿热邪气留结所致，辛以散之，苦以泄之，故主之也。"

《本经逢原·卷四·兽部·猬皮》："《本经》主五痔阴蚀，取其锐利破血也。"

62. 虎耳草

《本草纲目·草部第二十卷·草之九·虎耳草》："气味：微苦、辛、寒，有小毒。独孤滔曰：汁煮砂子。主治：瘟疫，擂酒服。生用吐利人，熟用则止吐利。又治聤耳，捣汁滴之。痔疮肿痛者，阴干，烧烟桶中熏之。（时珍）"

63. 虎杖

《证类本草·卷第十三·虎杖根》："二月、三月采根，曝干。河东人烧根灰贴诸恶疮。浙中医工取根洗去皴皮，剉焙，捣筛蜜丸如赤豆，陈米饮下，治肠痔下血，甚佳。"

《本草纲目·主治第三卷·百病主治药·下血》："虎杖：肠痔下血，焙研，蜜丸服。"

64. 明月砂

《本草蒙筌·卷之九·兽部·兔头骨》："屎曝亦堪煎汁，玩月砂素传名，疗痘生眼内成疮。痔发肠头下血，并可服之。"

65. 河豚

《证类本草·卷第二十一·中品·河豚》："河豚，味甘，温，无毒。主补虚，去湿气，理腰脚，去痔疾，杀虫。江河淮皆有。"

66. 败酱

《证类本草·卷第八·败酱》："味苦、咸，平、微寒，无毒。主暴热火疮赤气、疥瘙、疽痔、马鞍热气，除痈肿、浮肿、结热、风痹不足、产后疾痛。"

《本草蒙筌·卷之二·草部中·败酱》："除肿痛排脓破血，破癥结催产落胎。去疽痔疥瘙，却毒风痿痹。鼻洪吐血能止，腹痛疑血可推。"

《本草乘雅半偈·第十一帙·败酱》："条曰：诠名败酱，烹之色臭相似，形脏腹肠之所需也。气平味苦，盖炎上作苦，苦性走下，苦肃肤腠，苦厚肠胃，平则无过不及矣。因名苦菜，月令小满，苦菜秀，白花整密敷布如盖。夏三月，此谓蕃秀，若所

爱在外，犹夏日在肤，泛泛乎，若万物之有余也。盖夏火主时，金遇庚伏，而乃白花金布，抑秉制为用，制则化生软。故从治暴热，火疮赤气，焦烁肺金肤皮形脏，而为疥瘙疽痔、马鞍热气者。热解则清而愈，此即点火成金，不烦另觅种子矣。"

《本经逢原·卷二·隰草部·败酱草》："败酱乃手阳明、厥阴药。善除暴热火疮，皆取苦寒散毒之用。其治疽痔、马鞍热气，以其性专下泄也。"

67. 金疮小草

《本草纲目·主治第三卷·百病主治药·下血》："金疮小草：肠痔下血，同甘草浸酒饮。"

68. 金盏草

《本草纲目·主治第三卷·百病主治药·下血》："金盏草：肠痔下血。"

69. 鱼腥草

《滇南本草·第一卷·鱼腥草》："鱼腥草，治大肠热毒，疗痔疮，五痔皆痊。"

《本草纲目·菜部第二十七卷·菜之二·蕺》："散热毒痈肿，疮痔脱肛，断痁疾，解硇毒。（时珍）"

《神农本草经疏·卷二十九·菜部下品·蕺（俗呼鱼腥草）》："蕺，生于下湿之地，得阴中之阳，故其味辛，气温。入手太阴经。能治痰热蕴肺，发为肺痈吐脓血之要药。辛温主散，故能治蠼螋溺疮。肺主气，辛温能散气，故多食令人气喘。肺与大肠为表里，大肠湿热盛则为痔疮，得辛温之气，则大肠清宁，故又为痔疮必须之药……蕺，只能消肺痈，治痔疮，余非所长。况多食令人气喘，发虚弱，损阳气，发脚气等害。慎之！慎之！"

《本草征要·第二卷·形体用药及专科用药·蕺菜》："有小毒。入肺、大肠二经。鼻中发腥臭，肺痈唾脓血。涂痔疮，熏肛脱。宽胸膈，除湿热。"

《本经逢原·卷三·菜部·蕺草》："鱼腥草方药罕用。近世仅以煎汤薰涤痔疮，及敷恶疮白秃。又治咽喉乳鹅，捣取自然汁灌吐顽痰殊效。《别录》主蠼螋尿疮，又云多食气喘，患脚气人勿食。《千金》言，素有脚气人食之一生不愈。时珍云，散热毒痈肿，脱肛断痁疾，解卤毒。合上诸治，总不出辟诸虫毒、疮毒。即治痔疮，亦是湿气生虫之患，专取秽恶之气，以治秽恶之疾，同气相感之力也。"

70. 泽兰

《本草蒙筌·卷之三·草部下·泽兰》:"破宿血去癥瘕殊功,行瘀血疗扑损易效。散头风目痛,追痛肿疮脓。长肉生肌,利门通窍……仍去痔收脱肛最捷,炙令香燥,渍酒饮之。"

71. 荆芥茎穗

《本草易读·卷四·荆芥茎穗》:"治中风口噤项直、口面㖞斜,疗诸血吐衄肠风、崩漏血痢。除目中之黑花,息产后之血晕。疗瘰疬疥痔之毒,背脊筋骨之痛。"

72. 茜草

《本草纲目·草部第十八卷·草之七·茜草》:"根……止鼻洪尿血,产后血晕,月经不止,带下,扑损淤血,泄精,痔瘘,疮疖排脓。酒煎服。(《大明》)"

《神农本草经疏·卷七·草部上品之下·茜根》:"《日华子》:味酸,止鼻洪,带下,产后血晕,乳结,月经不止,肠风痔瘘,排脓治疮疖,泄精尿血,扑损瘀血,皆取其凉血行血,苦寒泄热之功耳。"

73. 茺蔚

《本草纲目·草部第十五卷·草之四·茺蔚》:"活血破血,调经解毒。治胎漏产难,胎衣不下,血晕、血风、血痛,崩中漏下,尿血、泻血,疳痢、痔疾,打扑内损瘀血,大便、小便不通。(时珍)"

74. 胡荽

《证类本草·卷第二十七·胡荽》:"子,主小儿秃疮,油煎敷之。亦主蛊,五痔及食肉中毒下血。煮,冷取汁服。并州人呼为香荽,入药炒用。"

75. 胡黄连

《证类本草·卷第九·胡黄连》:"唐本云:大寒。主骨蒸劳热,补肝胆,明目,治冷热泄痢,益颜色,厚肠胃,治妇人胎蒸虚惊,治三消五痔,大人五心烦热。"

《神农本草经疏·卷九·草部中品之下·胡黄连》:"胡黄连得天地清肃阴寒之气,故其味至苦,其气大寒,性则无毒。善除湿热,故主久痢成疳,及冷热泄痢,厚肠胃。伤寒咳嗽者,邪热在手太阴、足阳明也。温疟骨蒸者,热在骨间也。理腰肾,去阴汗者,肾虚湿热下流客之,使热伏肾间也。小儿惊痫寒热,不下食者,热则生风,故发惊痫。热在胃口,故不下食也。心主色,脾胃主肌肉,

二经湿热去,则颜色自佳也。三消五痔,大人五心烦热者,无非湿热在肠胃,及火在五脏间也。大寒至苦极清之性,能清热自肠胃以次于骨,一切湿热、邪热、阴分伏热所生诸病,莫不消除。"

76. 胡燕

《证类本草·卷第十九·禽中·燕屎》:"唐本注云:《别录》云,胡燕卵,主水浮肿。肉,出痔虫。越燕屎亦疗痔,杀虫,去目翳也。"

77. 荔枝草

《本草征要·第二卷·形体用药及专科用药·荔枝草》:"荔枝草,味苦辛,性凉。清解热毒,咽喉肿痛能消。凉血利尿,浮肿溲浑可治。外用止血,研末涂痔。"

《本草纲目拾遗·卷五·草部下·荔枝草》:"性凉,凉血。葛祖遗方:治咽喉十八症,消痈肿,杨梅痔疮。"

78. 枳壳

《证类本草·卷第十三·枳壳》:"[臣禹锡等谨按]《药性论》云:枳壳,使,味苦、辛。治遍身风疹,肌中如麻豆恶痒,主肠风痔疾,心腹结气,两胁胀虚,关膈拥塞。根,浸酒煎含,治齿痛,消痰,有气加而用之。《日华子》云:健脾开胃,调五脏,下气,止呕逆,消痰,治反胃,霍乱,泻痢,消食,破症结痃癖,五膈气,除风,明目及肺气水肿,利大小肠,皮肤痒、痔肿可炙熨,入药浸软,剉,炒令熟。"

《雷公炮制药性解·卷一·果部·枳壳》:"疗肠风,攻痔疾,消水肿,除风痛。"

《本草正·竹木部·枳壳》:"枳壳……炙热可熨痔肿。"

79. 枳实

《证类本草·卷第十三·枳实》:"陈藏器本草云:枳实根皮主痔,末服方寸匕。"

80. 枳椇

《证类本草·卷第十四·枳椇》:"枳椇,味甘,平,无毒。主头风,小腹拘急。一名木蜜。其木皮,温,无毒。主五痔,和五脏。以木为屋,屋中酒则味薄,此亦奇物。"

《本草纲目·果部第三十一卷·果之三·枳椇》:"枳椇……木皮,气味:甘,温,无毒。主治:五痔,和五脏。(《唐本》)"

81. 威灵仙

《本草纲目·草部第十八卷·草之七·威灵

仙》:"此药治丈夫、妇人中风不语,手足不遂,口眼㖞斜,言语塞滞,筋骨节风,绕脐风,胎风头风,暗风心风,风狂大风,皮肤风痒,白癜风,热毒风疮,头旋目眩,手足顽痹,腰膝疼痛,久立不得,曾经损坠,臀腰痛,肾脏风壅,伤寒瘴气,憎寒壮热,头痛流涕,黄疸黑疸,头面浮肿,腹内宿滞,心头痰水,膀胱宿脓,口中涎水,冷热气壅,肚腹胀满,好吃茶滓,心痛,注气膈气,冷气攻冲,脾肺诸气,痰热咳嗽气急,坐卧不安,气冲眼赤,攻耳成脓,阴汗盗汗,大小肠秘,服此立通。气痢痔疾,瘰病疥癣,妇人月水不来,动经多日,气血冲心,产后秘涩,孩子无辜,并皆治之。"

82. 砒石

《本草纲目·石部第十卷·金石之四·砒石》:"蚀痈疽败肉,枯痔杀虫,杀人及禽兽。(时珍)"

《本草易读·卷八·砒石》:"辛苦而咸,大热,大毒。截疟除哮,烂肉蚀瘀。腐瘰病而消癥积,吐风痰而枯痔疮。最杀虫蚁,尤落胎孕。"

83. 砒霜

《神农本草经疏·卷五·玉石部下品·砒霜》:"砒霜禀火之毒气,得兼煅炼。《本经》虽云味苦、酸,而其气则大热,性有大毒也。酸苦涌泄,故能吐诸疟,风痰在胸膈间。大热大毒之物,故不可久服,能伤人也。更善落胎,及枯痔杀虫……其于钩吻、射罔之毒,殆又甚焉。奈何今人用之治疟,是以必死之药,治必不死之病,岂不误哉!除枯痔杀虫用于外傅之药,此外慎毋服之。切戒!切戒!"

84. 轻粉

《本草征要·第四卷外治·矿物药·轻粉》:"轻粉,性味同水银。恶疮溃疡,久不愈合,拔毒生肌,外用有益。成人盗汗,小儿夜啼,为末津调,用以涂脐。耳脓日久,口疮断续。疳蚀唇鼻,一切肿毒,用以外治,往往平复。手足皲裂,须发早白,涂之、染之收效亦速。痔疮日久,肛门下脱,烧烟先熏,煎汤坐浴。此药以外用为主,切勿内服。"

85. 韭菜

《本草正·菜部·韭菜》:"亦可洗肠痔、脱肛。"

86. 禹余粮

《本草易读·卷八·禹余粮》:"甘,微寒,无

毒。入足太阴脾、少阴肾、厥阴肝、手阳明大肠。固大肠而住崩中,止咳逆而破癥瘕,除烦满而疗痔疮,通血闭而息痛烦。"

87. 食茱萸

《证类本草·卷第十三·食茱萸》:"[臣禹锡等谨按]《药性论》云:食茱萸,畏紫石英。治冷痹,腰脚软弱,通身刺痛,肠风,痔疾,杀肠中三虫,去虚冷。"

88. 穿山甲

《本草衍义·卷十七·鲮鲤甲》:"鲮鲤甲,穴山而居,亦能水。烧一两存性,肉豆蔻仁三个,同为末,米饮调二钱服,治气痔。脓血甚者,加猬皮一两烧入。中病即已,不必尽剂。"

《本草易读·卷七·山甲》:"咸,微寒,有小毒。入足厥阴、阳明经。通经下乳,消肿止痛,排脓通窍,杀虫除惊。解痰疟寒热,退风痹强直,疗蚁瘘溃癞,平疥癣痔漏。"

89. 孩儿茶

《本草征要·第四卷外治·植物药·儿茶》:"儿茶,味苦,性涩。生肌收涩,生津化痰。一任金疮牙烂,尽教痔肿阴疳。口疮以蓬砂等分,研匀搽之有效。又能定痛生肌,故外科急需之。"

《本草从新·卷十五 火土部·孩儿茶》:"苦涩微寒,清上膈热,化痰生津,止血收湿,定痛生肌。涂金疮口疮(硼砂等分)、阴疳痔肿。"

90. 秦艽

《本草汇言·卷之一·草部·秦艽》:"又止肠风脏毒,痔血,白带,寒热骨蒸等证。统属阳明一经之病也。盖阳明有湿,则身体烦疼;阳明有热,则日晡潮热,骨蒸;阳明有风,则肠澼痔血,寒热淋带。秦艽专入阳明,故尽能去之……秦艽味苦辛温,感秋金之气,故入手足阳明经。苦能泄,辛能散,温能通,故主寒热邪气,湿热黄疸,肠红痔带,或机关不利。"

91. 都角子

《证类本草·卷第二十三·下品·都角子》:"都角子,味酸、涩,平,无毒。久食益气,止泄。生南方。树高丈余,子如卵。徐表《南方记》云:都角树,二月花,花连著实也。《海药》云:谨按徐表《南州记》云,生广南山谷。二月开花,至夏末结实如卵。主益气,安神,遗泄,痔,温肠。久服无所损也。"

92. 荷包草

《本草纲目拾遗·卷五·草部下·荷包草》："性微寒,治黄白火丹,去湿火,兼神仙对坐草用。清五脏,点热眼,止吐血,洗痔疮,调妇人经。忌盐。"

93. 鸲鹆

《证类本草·卷第十九·禽下·鸲鹆肉》："鸲鹆肉,味甘,平,无毒。主五痔,止血。炙食,或为散饮服之。"

94. 狼牙

《证类本草·卷第十·牙子》："牙子:味苦、酸,寒,有毒。主邪气热气,疥瘙恶疡,疮痔,去白虫。"

《本草乘雅半偈·第十一帙·狼牙》："系曰:狼牙象形,其善逐贪饕而肠直,治用类相同也。气寒味苦,有毒,逐邪热气,秉毒攻毒,捷如影响。盖风入虫成,热伤身窍,此以剧饮伤饱,至肠澼疳痔,阴蚀恶疡,饵服固多奇验,洗濯更易涤除也。"

《本草述钩元·卷十·毒草部·狼牙》："狼牙……方书治虫,多言五脏劳热之伤。夫劳热之伤,其本固气虚也(气虚者,寒也)。以故劳热,虚热耳。狼牙能救阴气之损,非专于苦寒主泻者。观《本经》言邪气热气,即继以疥瘙疡痔,并去白虫,是所云邪气热气,指阴中之气而言也。"

95. 益奶草

《本草纲目·草部第十四卷·草之三·益奶草》："益奶草(《拾遗》),藏器曰:味苦,平,无毒。主五痔脱肛,止血。炙令香,浸酒服。"

96. 益母草

《本草纲目·主治第三卷·百病主治药·下血》："益母草:痔疾下血,捣汁饮。"

97. 海蛤

《证类本草·卷第二十·上品·海蛤》："《日华子》云:治呕逆,阴痿,胸胁胀急,腰痛,五痔,妇人崩中带下病。"

98. 黄芪

《证类本草·卷第七·黄芪》："黄芪,味甘,微温。无毒。主痈疽久败疮,排脓止痛,大风癞疾,五痔鼠瘘,补虚,小儿百病,妇人子脏风邪气,逐五脏间恶血,补丈夫虚损,五劳羸瘦,止渴,腹痛,泄痢,益气,利阴气。"

《神农本草经疏·卷七·草部上品之下·黄芪》："黄芪禀天之阳气、地之冲气以生。故味甘微温而无毒。气厚于味,可升可降,阳也。入手阳明、太阴经。甘乃土之正味,故能解毒。阳能达表,故能运毒走表。甘能益血,脾主肌肉,故主久败疮,排脓止痛。风为阳邪,凡贼风虚邪之中人也,则病疠风。《经》曰:邪之所凑,其气必虚。性能实表,则能逐邪驱风,故主大风癞疾,五痔鼠瘘,补虚,兼主小儿天行痘疮之在阳分,表虚气不足者,小儿胎毒生疮疖。"

《神农本草经读·卷之一·上品·黄芪》："黄芪气微温,禀少阳之气入胆与三焦;味甘无毒,禀太阴之味入肺与脾。其主痈疽者,甘能解毒也。久败之疮,肌肉皮毛溃烂,必脓多而痛甚,黄芪入脾而主肌肉,入肺而主皮毛也。大风者,杀人之邪风也。黄芪入胆而助中正之气,俾神明不为风邪乱;入三焦而助决渎之用,俾窍道不为风所壅;入脾而救受克之伤;入肺而制风木之动,所以主之。癞疾,又名大麻风,即风毒之甚也。五痔者,五种之痔疮,乃少阳与太阴之火陷于下,而此能举其陷。鼠瘘者,瘰疬之别名,乃胆经与三焦之火郁于上,而此能散其郁也。其曰补虚者,是总结上文诸证,久而致虚,此能补之。"

99. 黄连

《本草纲目·主治第三卷·百病主治药·下血》："黄连,中部见血须用之。积热下血,四制丸服;脏毒下血,同蒜丸服;酒痔下血,酒煮丸服;肠风下血,茱萸炒过,丸服。"

100. 黄矾

《本草纲目·石部第十一卷·金石之五·黄矾》："疗疮生肉(苏恭)。野鸡瘘痔,恶疮疥癣(李珣)。治阳明风热牙疼(李杲)。"

101. 黄柏

《证类本草·卷第十二·柏木》："柏木(黄柏也):味苦,寒,无毒。主五脏肠胃中结热,黄疸,肠痔,止泄痢,女子漏下赤白,阴伤蚀疮,疗惊气在皮间,肌肤热赤起,目热赤痛,口疮。久服通神。"

《神农本草经疏·卷十二·木部上品·檗木(黄柏也)》："黄柏禀至阴之气,而得清寒之性者也,其味苦,其气寒,其性无毒,故应主五脏肠胃中结热。盖阴不足则热始结于肠胃。黄疸虽由湿热,然必发于真阴不足之人。肠澼痔漏,亦皆湿热伤血所致。"

102. 草薢

《神农本草经疏·卷八·草部中品之上·草薢》："草薢得火土之气,而兼禀乎天之阳气,故味苦甘平无毒。阳中之阴,降也。入足阳明、少阴、厥阴。为祛风除湿,补益下元之要药,故主腰背痛强,骨节风寒湿周痹。恶疮不瘳,热气伤中,恚怒,阴痿失溺,关节老血,老人五缓,正以苦能燥湿,甘入脾而益血,故悉主之。甄权又主冷风痹痹,腰脚瘫缓不遂,手足惊掣,男子腰痛久冷,肾间有湿,膀胱宿水。《日华子》主头旋痫疾,补水脏,坚筋骨,益精明目,中风失音。海藏主肝虚。李氏治白浊,茎中痛,痔漏坏疮。已上诸证无非阳明湿热流入下焦,客于肝肾所致。此药祛阳明之湿热以固下焦,故能去浊分清,而疗下元虚冷湿邪为病也。"

103. 野芫荽

《本草易读·卷五·野芫荽》："辛,平,无毒。辟臭气而通九窍,吐风痰而散疮肿,去目翳而开鼻塞,解耳聋而疗痔病。"

104. 野驼脂

《证类本草·卷第十八·野驼脂》："无毒。主顽痹风瘙,恶疮毒肿死肌,筋皮挛缩,踠损筋骨。火炙摩之,取热气入肉,又以和米粉作煎饼食之,疗痔。勿令病人知。脂在两峰内。生塞北、河西。家驼为用亦可。"

105. 蛇含草

《证类本草·卷第十·蛇全》："蛇全(合是含字):味苦,微寒,无毒。主惊痫,寒热邪气,除热,金疮疽痔,鼠瘘恶疮头疡,疗心腹邪气,腹痛湿痹,养胎,利小儿。一名蛇衔。"

《本草蒙筌·卷之三·草部下·蛇含草》："主惊痫寒热邪气,心腹邪气;除湿痹疽痔恶疮,鼠瘘恶疮。诸丹石燥毒殊功,但蛇蝎蜂伤悉效。"

106. 蛇床子

《本草述钩元·卷八·芳草部·蛇床子》："蛇床之用,所谓天气至地,地气至天者,于何征之。如本草强阴,是天气至地。而健忘丸用之,则地气至天也。此犹同宫水火之气耳,若上以治面疮,下以疗痔疾,夫非上下极至之征欤?"

107. 蛇蜕

《证类本草·卷第二十二·下品·蛇蜕》："蛇蜕,味咸,甘,平,无毒。主小儿百二十种惊痫,瘈疭,癫疾,寒热,肠痔,虫毒,蛇痫,弄舌摇头,大人五邪,言语僻越,恶疮,呕咳,明目。火熬之良。"

《本草蒙筌·卷之十一·虫鱼部·白花蛇》："蛇蜕 畏酒磁石,择端午日才收。去翳膜明澈双睛,止呕逆辟除诸恶。疗大人肠痔蛊毒,治小儿瘈疭惊痫。又火熬之,亦敷疮疹。"

《神农本草经疏·卷二十二·虫鱼部下品·蛇蜕》："善能杀虫,故主肠痔、虫毒、恶疮。"

108. 鹿角霜

《本草易读·卷八·鹿角霜》："益髓长肌,肥身悦颜。淋露折伤之苦,疮痔肿毒之疴。除赤白之漏下,助阴分而生子。"

109. 密陀僧

《证类本草·卷第四·密陀僧》："密陀僧,味咸、辛,平,有小毒。主久痢,五痔,金疮,面上瘢䵟,面膏药用之。"

《神农本草经疏·卷四·玉石部中品·密陀僧》："密陀僧感银铜之气而结,故其味咸辛,气平有小毒。久痢,五痔,大肠湿热积滞也。辛主散滞,咸主润下除热,大肠清宁,则久痢、五痔自瘳矣。"

110. 萹蓄

《证类本草·卷第十一·萹蓄》："萹蓄:味苦,平,无毒,主浸淫疥瘙疽痔,杀三虫,疗女子阴蚀。"

《本经逢原·卷二·隰草部·萹蓄》："萹蓄利水散湿热,治黄瘅霍乱,疗小儿魃病,女子阴蚀。《本经》专主浸淫疥瘙、疽痔,所主皆湿热之病,三虫亦湿热所化也。"

111. 酢浆草

《本草纲目·草部第二十卷·草之九·酢浆草》："主小便诸淋,赤白带下。同地钱、地龙,治沙石淋。煎汤洗痔痛脱肛甚效。捣涂汤火蛇蝎伤。(时珍)"

《本草汇言·卷之七·草部·酸浆草》："酸浆草,解毒凉血之药也(李时珍)。《唐本草》(《闵效轩集》)治男女大小诸热淋证,涩沥不通,及大便秘塞,或痔疮胀痛,或肛脱不收,或天行烦热,燥渴诸疾,凡属血热,咸宜用之。但酸寒清利,只宜热闭不通,如属胃虚自当逊避。"

112. 硫黄

《本草蒙筌·卷之八·石部·石硫黄》："塞痔

血,杀疥虫,坚筋骨,除头秃。"

《雷公炮制药性解·卷一·金石部·硫黄》:"硫黄,味酸,性大热有毒,入命门经。主下焦虚冷,阳绝不起,头秃,疽痔癣疥,心腹痃癖,脚膝冷疼,虚损泄精。"

《本草汇言·卷之十三·石部·石硫黄》:"缪仲醇先生曰:硫黄古方未有服饵者,农皇所用,止于治疮蚀疽痔等,而近世遂为尝服丸散,如来复丹、半硫丸、金液丹、黑龙丹诸方,称其功用,亦未能碑述。然而人身之中,阳尝有余,阴尝不足,病寒者少,病热者多。苟非真病虚寒,胡可服此大热毒药。世人徒知其取效轻捷,而不知其有酷烈之害也。韩退之作文戒服食,晚年服硫黄而死,可不惧哉。"

《本草乘雅半偈·第六帙·石硫黄》:"綦曰:石硫黄,偏得山石剽悍之性,阳燧为体,动流为用者也。气禀火温,味兼木酸,盖木从火得,风自火出故尔。合入厥阴,从乎中治,故主阴蚀疽痔,及恶血为眚,无以奉发美毛,正骨柔筋者,悉属阴凝至坚,对待治之,阳生阴长,阳杀阴藏矣。化金银铜铁奇物,此火之精,矾之液耳。"

《本经逢原·卷一·卤石部·石硫黄》:"《本经》治阴蚀疽痔乃热因热用,以散阴中蕴积之垢热,但热邪亢盛者禁用。"

113. 雄黄

《证类本草·卷第四·雄黄》:"雄黄:味苦、甘,平、寒、大温,有毒。主寒热,鼠瘘,恶疮,疽痔,死肌。"

《本草正·金石部·雄黄》:"去鼻中息肉、痈疽腐肉并鼠瘘、广疮、疽痔等毒。"

《本草乘雅半偈·第四帙·雄黄》:"綦曰:雄,大也,武也,以将群也;黄,中色,男女之始生也。雄而黄,纯而健者也。《千金》云:妇觉有妊,作绛囊盛佩,易女为男,此转阳精旋于地产耳。鼠瘘曰寒热病;恶疮疽痔,皆名死肌;百骸焦府,悉属地大故也。阴凝坚而黄中失,安能通理,雄力含弘而光大之,可称大黄,大黄赋名将军,此足当之矣。故功胜五兵,杀精物恶鬼邪气,百虫毒为害也。炼食之轻身神仙,地仙类耳。"

114. 紫芝

《本草纲目·菜部二十八卷·菜之五·紫芝一名木芝》:"疗虚劳,治痔。(时珍)"

115. 鹅胆

《滇南本草·第三卷·鹅》:"胆,搽疥癞、痔疮。"

《本草纲目·禽部第四十七卷·禽之一·鹅》:"胆,气味:苦,寒,无毒。主治:解热毒及痔疮初起,频涂抹之,自消。(时珍)"

116. 槐叶

《滇南本草·第一卷·槐槐角槐花》:"槐,七月采叶,阴干为末。治一切大小便下血,或痔疮疼痛,脓血不止,灯草煎汤服。采子服之,止血散疽。但性寒不可多食……槐角、槐花,味苦,性寒。功多大肠经。治五痔肠风下血、赤白热痢。枝洗疥癞,祛皮肤瘙痒之风。"

117. 槐米

《本草易读·卷七·槐米》:"苦,平,无毒。治五种痔疮,解一切血症。肠风泻血,吐衄崩漏。"

118. 槐花

《证类本草·卷第十二·槐花》:"槐花:味苦,平,无毒。治五痔,心痛,眼赤,杀脏藏虫及热,治皮肤风并肠风泻血,赤白痢,并炒服。"

《本草汇言·卷之九·木部·槐花》:"槐花凉大肠,清血热之药也。(李时珍)张元素方治肠风泻血(方吉人稿),湿热便红,气痔、酒痔、虫痔、脉痔,总因湿热,下干大肠血分,必须用之。如濒湖方称治赤白痢疾,往往用此取效,亦其意耳。然苦寒下降如脾弱胃寒之人,宜斟酌行之。"

《本草征要·第三卷·肺经及大肠经·槐花》:"槐花,味苦、酸,性寒,无毒。入肝、大肠二经。含蕊而陈者佳。微炒。止便红,除血痢,咸藉清肠之力。疗五痔,明眼目,皆资涤热之功。炒香频嚼。能治失音。子:名槐角,用颇相同,兼行血而降气,亦催生而坠胎。感天地阴寒之气,而兼木与水之化,故为凉血要品。血不热则阴自足,目疾与痔证交愈矣。"

119. 槐枝

《本草易读·卷七·槐白皮·槐枝》:"性同槐白皮。洗阴下湿痒,解赤白崩漏。煅黑揩牙,烧沥涂癣,酿酒疗风,烧灰沐发。洗疮最良,浴痔亦效。"

120. 槐实

《证类本草·卷第十二·槐实》:"槐实:味苦、酸、咸,寒,无毒。主五内邪气热,止涎唾,补绝伤,五痔,火疮,妇人乳瘕,子脏急痛……《日华子》云:槐子,治丈夫、女人阴疮湿痒,催生。吞七粒。又云槐皮草,治中风皮肤不仁,喉痹,浸洗五痔并一切恶疮,妇人产门痒痛及汤火疮。煎膏,止痛长肉,消痈肿。"

《本草纲目·木部第三十五卷·木之二·槐》:"槐实……《梁书》言:庾肩吾常服槐实,年七十余,发鬓皆黑,目看细字,亦其验也。古方以子入冬月牛胆中渍之,阴干百日,每食后吞一枚。云久服明目通神,白发还黑。有痔及下血者,尤宜服之。"

《雷公炮制药性解·卷五·木部·槐实》:"槐实,味苦,酸咸,性寒无毒,入心肝大肠三经。主五内邪热,肠风五痔,汤火疮疮,男子囊坠肿痛,阴疮湿证,妇人阴中痛痒,崩中漏下,明目补脑,杀虫去风,黑发延年……[按]槐实之苦,能泄心火,酸寒之性,能伐肝经。《经》曰:酸苦涌泄为阴,其功主降,故又入大肠,以理下焦诸证,且催产难,夫虫之生也因于湿,风之生也因于热,湿热既去,又奚庸虞。花枝皮叶,主治大同小异,久为痔疮要药。"

《神农本草经疏·卷十二·木部上品·槐实》:"槐实感天地阴寒之气,而兼木与水之化,故其味苦气寒而无毒。《别录》益以酸咸,宜矣。入手足阳明,兼入足厥阴经。其主五内邪气热者,乃热邪实也。涎唾多者,脾胃有热也。伤绝之病,其血必热。五痔由于大肠火热。火疮乃血为火伤。妇人乳瘕,肝家气结血热所成。子脏急痛,由于血热燥火。槐为苦寒纯阴之药,为凉血要品,故能除一切热,散一切结,清一切火。如上诸病莫不由斯三者而成,故悉主之。"

《本草乘雅半偈·第二峡·槐实》:"主治:主五内邪气热,止涎唾,补绝伤,五痔火疮,妇人乳瘕,子藏急痛……糸曰:冬取槐檀之火,槐当入肾,宜乎偏向于右,右为命门火藏故也。《淮南子》云:老槐生火,诚极阴生阳之象尔。亦可入肝,槐性畅茂,叶尤可玩,尝有香气,宛燕松风,是得木体之柔,诚肾肝之用。《庄周》云:水中有火,乃焚大槐。故从治壮火之侵淫肤肉,五内之真火息而邪火炽。《释木》云:槐叶昼聂夜炕。故从治太阴开折之不能从阖,而涎唾妄泄,厥阴阖折之不能转开,而乳瘕急痛,及风郁于中,而虫蚀成痔也。则凡能开不能阖,能阖不能开者,莫不迎刃而解。设"

或差池,未有不反实其实,虚其虚者矣。"

121. 槐蛾(槐耳)

《证类本草·卷第十三·桑根白皮》:"槐耳,用疗痔。"

《本草易读·卷七·槐白皮·槐蛾》:"槐蛾,辛,平,无毒。治五痔脱肛下血,疗妇人阴下生疮,止心痛而破血,益气力而去风。"

122. 蜈蚣

《神农本草经疏·卷二十二·虫鱼部下品·蜈蚣》:"今世又以之治小儿惊痫风搐,脐风口噤,与夫瘰疬、便毒、痔漏等证皆用之。"

123. 蜗牛

《本草纲目·虫部第四十二卷·虫之四·蜗牛》:"治小儿脐风撮口,利小便,消喉痹,止鼻衄,通耳聋,治诸肿毒痔漏,制蜈蚣、蝎虿毒,研烂涂之。(时珍)"

《雷公炮制药性解·卷六·虫鱼部·蜗牛》:"蜗牛,味咸性寒,有小毒,不载经络。主贼风口眼喝斜,惊风筋脉拘挛,收大肠脱肛痔痛,消渴累疮。火炒过用……有一种田螺,主眼赤热疮,醒酒渴,点痔疮。"

《本草易读·卷七·蜗牛》:"咸,寒,有小毒。解热消毒。除风痫脐风撮口,消肿毒痔漏喉痹。"

124. 蜗螺

《本草纲目·介部第四十六卷·介之二·蜗螺》:"肉……醒酒解热,利大小便,消黄疸水肿,治反胃痢疾,脱肛痔漏……烂壳……反胃膈气,痰嗽鼻渊,脱肛痔疾,疮疖下疳,汤火伤。(时珍)"

125. 蜣螂

《本草汇言·卷之十七·虫部·蜣螂》:"如《别录》方之塞下部引出痔虫,《日华》方之傅恶疮,拔呼疔毒,藏器方之行血堕胎,李时珍方之化鼻中息肉、小儿重舌诸证,皆取其咸能软坚,毒能攻毒,化生以成形而治化生以成病者。如奔豚痕积,痔虫疔毒,息肉重舌,自消解矣。缪氏曰:此药外用易臻厥功,内服非虚人所宜,有毒故也,非不得已,勿轻试。"

《本草易读·卷七·大蜣螂》:"塞下部引痔虫尽出,敷金疮令箭头自拔。利二便燥结,治泻痢赤白。涂一切恶疮疔毒,解诸般疳蚀蟨虫。除鼻下息肉,点舌下重舌。最坠胎孕,亦疗脱肛。"

627

126. 麂

《证类本草·卷第十八·麂》:"麂,味甘,平,无毒。主五痔病。炸出以姜、醋进之,大有效。"

127. 蔓椒根

《本草纲目·果部第三十二卷·果之四·蔓椒》:"根主痔,烧末服,并煮汁浸之。(藏器)"

128. 榧

《证类本草·卷第十四·榧实》:"榧实,味甘,无毒。主五痔,去三虫蛊毒,鬼疰。生永昌……《衍义》曰:榧实,大如橄榄,壳色紫褐而脆,其中子有一重粗黑衣,其仁黄白色,嚼久渐甘美。五痔人常如果食之愈,过多则滑肠。"

《本草蒙筌·卷之七·果部·榧》:"丹溪云:此肺家果也。非火不可啖,经火则熟;生食不宜多,引火入肺。大肠受损,滑泻难当。主五痔能使去根,杀三虫旋化为水。助筋骨健,调荣卫行。"

《神农本草经疏·卷二十三·果部三品·榧实》:"榧实禀土气以生。《本经》:味甘无毒。然尝其味多带微涩,详其用应是有苦,气应微寒。气薄味厚,阴也,降也。入手太阴、阳明经。五痔、三虫皆大肠湿热所致,苦寒能泻湿热,则肠清宁,而二证愈矣。"

《本草征要·第四卷食疗·瓜果·榧子》:"杀百种之虫,手到而痊,疗五般之痔,频尝则愈。"

129. 榼藤子

《证类本草·卷第十四·榼藤子》:"榼藤子,味涩、甘,平,无毒。主蛊毒,五痔,喉痹及小儿脱肛,血痢,并烧灰服。泻血宜服一枚,以刀剜内瓢,熬研为散,空腹热酒调二钱,不过三服必效……《衍义》曰:榼藤子,紫黑色,微光,大一二寸,圆扁。治五痔有功。烧成黑灰,微存性,米饮调服。人多剔去肉,作药瓢,垂腰间。"

130. 腐婢

《本草纲目·谷部第二十四卷·谷之三·腐婢》:"治热中积热,痔瘘下血。(时珍)"

131. 漏芦

《证类本草·卷第七·漏芦》:"漏芦,味苦、咸,寒、大寒,无毒。主皮肤热,恶疮,疽痔,湿痹,下乳汁,止遗溺,热气疮痒如麻豆,可作浴汤。久服轻身益气,耳目聪明,不老延年。"

《本草汇言·卷之三·草部·漏卢》:"漏卢,去风热,解疮痍(《别录》),寒而通利之药也。苦咸属阴(魏景山稿),性惟凉散,故本草主皮肤瘙痒,隐疹风毒,恶疮,及乳痈发背,痔毒肠风诸证,能理血排脓,引经脉,利筋骨,行脏腑,而古方以漏卢汤为痈疡科初起泄毒之首剂也。"

《神农本草经疏·卷七·草部上品之下·漏芦》:"漏芦得地味之苦咸,禀天气之大寒,故无毒。苦能下泄,咸能软坚,寒能除热。入足阳明、少阳、太阳,手太阴、阳明。寒而通利之药也。故主皮肤热,恶疮疽痔,湿痹,下乳汁。"

《本草易读·卷四·漏芦》:"咸,寒,无毒。入足阳明经。散热解毒,通经下乳,排脓止血,续筋长肉。疽痔疮瘰皆疗,泄精尿血悉医。"

132. 蜜佗僧

《本草蒙筌·卷之八·石部·蜜佗僧》:"禁久痢且治五痔,除白癜尤疗诸疮。"

133. 熊胆

《雷公炮制药性解·卷六·禽兽部·熊胆》:"熊胆,味苦,性寒无毒,入胆经。主时气热盛,变为黄疸,小儿风痰壅塞,惊痫疳䘌,杀虫散毒,可敷恶疮及痔。"

《本草蒙筌·卷之九·兽部·熊脂》:"胆味极苦,不附于肝……驱五疳杀虫,敷恶疮散毒。痔病久发不愈,涂之立见奇功。"

《神农本草经疏·卷十六·兽部上品·附熊胆》:"熊胆……极苦而寒,故又能杀虫,治恶疮,点痔。"

《本草易读·卷八·熊胆》:"苦,寒,无毒。凉心平肝,明目杀虫。治惊痫五痔,疗恶疮诸疳。"

134. 鹜

《本草纲目·禽部第四十七卷·禽之一·鹜肪》:"鹜……舌,主治:痔疮杀虫,取相制也。(时珍)"

135. 樗白皮

《证类本草·卷第十四·椿木叶》:"[臣禹锡等谨按]《药性论》云:樗白皮,使,味苦,微热,无毒。能治赤白痢,肠滑,痔疾,泻血不住。"

136. 槲若

《证类本草·卷第十四·槲若》:"槲若,味甘、苦,平,无毒。主痔,止血,疗血痢,止渴。取脉炙用之……《衍义》曰:槲若,亦有斗,但不及栎木,虽坚而不堪充材。叶微炙,炒槐花减槲叶之半,同为末,米饮调服,治初得肠风及血痔,热多者尤佳。

亦堪为炭,但不及栎木。"

137. 蛾蜡

《本草纲目·介部第四十六卷·介之二·蛾蜡》:"壳,主治:烧末服,治痔病。(藏器)"

138. 鲖鱼

《证类本草·卷第二十·上品·鲖鱼》:"鲖鱼,味甘,平,无毒。主五野鸡痔下血,瘀血在腹。似马鞭,尾有两歧,如鞭鲖,故名之。出江湖。"

139. 獭肝

《本草纲目·主治第三卷·百病主治药·下血》:"獭肝:肠痔下血,煮食之。"

140. 磨刀水(铁刀)

《本草纲目·金石部第八卷·金石之一·铁刀》:"磨刀水,服,利小便。涂脱肛痔核,产肠不上,耳中猝痛。(时珍)"

141. 薰草

《本草纲目·草部第十四卷·草之三·薰草》:"根茎中涕……主五痔脱肛有虫。(时珍,出《千金》)"

142. 瞿麦

《本草纲目·草部第十六卷·草之五·瞿麦》:"叶……痔瘘并泻血,作汤粥食。又治小儿蛔虫,及丹石药发。并眼目肿痛及肿毒,捣敷。治浸淫疮并妇人阴疮。(《大明》)"

143. 鳔胶

《本经逢原·卷四·鱼部·鳔胶》:"鳔胶,诸鱼之鳔皆可为胶,而石首鱼者胶物甚固,故啬精方用之合沙苑蒺藜名聚精丸,为固精要药。《丹方》又以一味炒研砂糖调,日服一钱匕,治痔最良,经久痔自枯落。"

144. 鳖甲

《证类本草·卷第二十一·中品·鳖甲》:"鳖甲,味咸,平,无毒。主心腹癥瘕、坚积、寒热,去痞、息肉、阴蚀、痔、恶肉,疗温疟、血瘕、腰痛、小儿胁下坚。"

《神农本草经疏·卷二十一·虫鱼部中品·鳖甲》:"鳖甲全禀天地至阴之气,故其味咸平无毒。润下作咸,象水明矣。本乎地者亲下,益阴何疑?甲主消散者,以其味兼乎平,平亦辛也。咸能软坚,辛能走散,故《本经》主癥瘕坚积寒热,去痞疾、息肉、阴蚀、痔核、恶肉。"

《本草乘雅半偈·第四帙·鳖甲》:"味咸走血

软坚,为厥阴肝,少阳胆、血分之气药也。盖肝藏血,设所藏非精,所守非神,致阴凝至坚,为癥瘕痞积、息肉恶肉、阴蚀痔核者,软之,决之,亦藉胆断使去者也。"

《本草易读·卷八·鳖甲》:"咸,平,无毒。入厥阴肝。攻一切癥块瘕癖,消诸般恶肉败血。腰痛胁坚,疟母痔核,肠痈疮肿,惊痫斑痘。"

145. 蘘荷根

《本草纲目·主治第三卷·百病主治药·下血》:"蘘荷根:痔血,捣汁服。"

146. 露蜂房

《证类本草·卷第二十一·中品·露蜂房》:"露蜂房,味苦,咸,平,有毒。主惊痫瘛疭,寒热邪气,癫疾,鬼精蛊毒,肠痔,火熬之良。"

《神农本草经疏·卷二十一·虫鱼部中品·露蜂房》:"故蜂房味苦,气平,性亦有毒。《别录》言:咸。当作辛咸。辛散苦泄,咸可软坚,故主惊痫瘛疭,寒热邪气,癫疾,鬼精蛊毒,肠痔等证也。"

《本草乘雅半偈·第十一帙·露蜂房》:"纂曰:黄蜂露处于显,其房倒垂而旋复;蜜蜂退藏于密,其房横列于四隅密者显之,动者静,静者动,开者阖,阖者开,枢机之为用乎。故主气上而惊,气下而痫,倒置开阖而瘛疭,乖错阴阳而寒热。阳重者狂,阴重者癫,有阴无阳者鬼精,有阳无阴者蛊毒。显者密而密者显,行布不碍圆通,圆通不碍行布矣。至若肠澼为痔,通因塞用,蜂肠百穿,象形对待法也。"

《本草易读·卷七·露蜂房》:"甘,平,有毒。手、足阳明药也。除惊痫瘛疭,解癫狂蛊毒,杀鬼精邪恶,祛蜂毒肠痔。"

《本经逢原·卷四·虫部·露蜂房》:"露蜂房,阳明药也。《本经》治惊痫癫疾,寒热邪气,蛊毒肠痔,以其能祛涤痰垢也。疮疡齿痛及他病用之者,皆取其以毒攻毒杀虫之功耳。"

三、治痔主治药

1. 治痔通用药

《证类本草·卷第二·序例下》:"五痔:白桐叶(寒),萹蓄(平),猬皮(平),猪悬蹄(平),黄芪(微温)。

[臣禹锡等谨按]《蜀本》:五灵脂(温),五倍子(平)。

《药对》：龟甲（平，主五痔，臣），赤石脂（大温，君），柏木（寒，主肠痔），榵子（平，臣），槐子（寒，君），蛇蜕（平），腊月鸲鹆（平，作屑，主五痔），鳖甲（平，主五痔，臣），腐木橚（寒，臣），竹茹（微寒，臣），葈耳（微寒，臣），榭脉（平，烧作散，主痔），槐鹅（微温），柏叶（平），艾叶（微温）。"

《太平圣惠方·卷第二·诸疾通用药·五痔》："五痔：桐叶（寒），萹蓄（平），猬皮（平），猪悬蹄（寒，平），黄芪（微温），槐实（寒），槐鹅（微寒），柏叶（平），艾叶（微温），赤石脂（大温），龟甲（平），鳖甲（平）。"

《神农本草经疏·卷二·〈续序例〉下·外科》："痔有内外二证，忌：破气，降，燥热，辛温。诸药俱见前。宜：凉血，活血，除大肠热，兼升。去血过多者宜补血，甘寒，苦寒，酸寒，佐以辛寒。生地黄、五倍子、黄连、黄芩、白芍药、地榆、猬皮、大小蓟、黄柏、侧柏叶、槐实、皂荚灰、熊胆、升麻、鳖甲、红蓝花、龙脑香、茜草、黄芪、赤石脂、猪悬蹄、蛇蜕、榵实、白矾、金银花、青黛、象牙末、蛙竹屑、牛角䚡、白蜡。"

2. 肠痔用药

《千金翼方·卷第一药录纂要·用药处方第四》："肠痔第三十四：石胆、硝石、丹砂、五石脂、水银、雄黄、殷孽、石硫黄、孔公孽、磁石、柏木、槐子、桐皮、飞廉、败酱、露蜂房、鳗鲡鱼、蛇蜕皮、蠹鱼、猬皮、鳖甲、猪后足悬蹄。"

3. 鼠漏并痔用药

《千金翼方·卷第一药录纂要·用药处方第四》："鼠漏并痔第三十五：黄芪、续断、连翘、夏枯草、王不留行、鼠尾草、萹蓄、通草、狼毒、败酱、桐叶、及己、蛇衔草、侧子、地榆、王瓜、昆布、牡蛎、蠹鱼、露蜂房、文蛤、龟甲、猬皮、鳖甲、蚺蛇胆、蛇蜕皮、斑蝥、虎骨、地胆、猪悬蹄、五石脂、陵鲤甲。"

四、治痔食物

1. 小麦曲

《证类本草·卷第二十五·小麦》："小麦曲止痢，平胃，主小儿痢，消食痔。"

2. 木耳

《本草纲目·菜部二十八卷·菜之五·木耳》："断谷治痔。（时珍）"

《本草征要·第四卷·食疗·菜蔬·木耳》："味甘，性平。入胃、大肠二经。利五脏，和胃肠，活血脉，使血凉。治出血，医痔疮。以楮、槐、榆、柳、桑五种树上所生者为良。常食有益。"

《本经逢原·卷三·菜部·木耳》："木耳禀湿土之气而生于朽株，故有衰精冷肾之患。然治痔疮䗪肿，崩中漏下大验。俱炒见烟为末，酒服方寸匕效。"

3. 白花菜

《本草纲目·菜部第二十六卷·菜之一·白花菜》："气味：苦，辛，微毒。颖曰：多食，动风气，滞脏腑，令人胃中闷满，伤脾。主治：下气（汪颖）。煎水洗痔，捣烂敷风湿痹痛，擂酒饮止疟。（时珍）"

4. 鸡鹕

《本草纲目·菜部二十八卷·菜之五·鸡鹕》："气味：甘，平，无毒。主治：益胃清神，治痔。（时珍）"

5. 苦菜、苦苣

《本草纲目·菜部第二十七卷·菜之二·苦菜》："张机曰：野苣不可共蜜食，令人作内痔。主治……血淋痔瘘（时珍）……又陆文量《菽园杂记》云：凡病痔者，宜用苦苣菜，或鲜或干，煮至熟烂，连汤置器中，横安一板坐之，先熏后洗，冷即止。日洗数次，屡用有效。"

6. 茄子

《滇南本草·第二卷·茄子东风草》："茄子，味甘，寒。治寒热，五脏劳症，瘟疾尸劳。用醋磨敷肿毒，散血，止乳疼，消肿，宽肠。烧灰米汤饮，治肠内风下血不止及血痔。多食损目，肚疼下痢；妇人多食伤子宫。"

7. 胡桃

《证类本草·卷第二十三·下品·胡桃》："胡桃，不可多食，动痰饮，除风，令人能食，不得并，渐渐食之，通经脉，润血脉，黑鬓发。又，服法：初日一颗，五日加一颗，至二十颗止之。常服，骨肉细腻光润，能养一切老痔疾。"

《神农本草经疏·卷二十三·果部三品·胡桃》："去五痔，取其润肠除湿之功也。"

8. 菠菜

《本草纲目·菜部第二十七卷·菜之二·菠薐》："气味：甘，冷，滑，无毒。士良曰：微毒。多食令人脚弱，发腰痛，动冷气。先患腹冷者，必破腹。不与鳝鱼同食,发霍乱……时珍曰:按张从正《儒门事亲》云:凡人久病,大便涩滞不通,及痔漏之人,宜常食菠薐、葵菜之类,滑以养窍,自然通利。"

9. 猪

《证类本草·卷第十八·豚卵》:"悬蹄,主五痔,伏热在肠,肠痈内蚀。[臣禹锡等谨按]五痔通用药云:猪悬蹄,平。药对云:微寒……[禹锡等谨按]孟诜云:大猪头,主补虚乏气力,去惊痫、五痔,下丹石……悬蹄,主痔、肠痈、内蚀。"

《雷公炮制药性解·卷六·禽兽部·猪肉》:"四蹄主挞伤下乳及诸疮,脏肠主内痔。"

《神农本草经疏·卷十八·兽部下品·猪悬蹄》:"其悬蹄,乃蹄甲之悬起不着地者。《本经》无气味,然为咸寒无毒之物。入手足阳明经药也。湿热下注则为五痔内蚀,热壅血滞则为肠痈,咸寒能除肠胃之热,故主之也。"

10. 猕猴桃

《证类本草·卷第二十三·下品·猕猴桃》:"陈藏器:味咸,温,无毒。主骨节风,瘫缓不随,长年变白,野鸡肉痔病,调中下气。"

11. 粟糖

《本草纲目·谷部第二十三卷·谷之二·粟米》:"粟糖,主治:痔漏脱肛,和诸药薰之。(时珍)"

12. 黑脂麻

《本草纲目·谷部第二十二卷·谷之一·白油麻》:"又按苏东坡与程正辅书云:凡痔疾,宜断酒肉与盐酪、酱菜、厚味及粳米饭,唯宜食淡面一味;及以九蒸胡麻(即黑脂麻),同去皮茯苓,入少白蜜为炒食之。日久气力不衰而百病自去,而痔渐退。此乃长生要诀,但易知而难行尔。据此说,则胡麻为脂麻尤可凭矣。"

13. 豭猪肉

《本草纲目·兽部第五十卷·兽之一·豕》:"豭猪肉……合百花菜、吴茱萸食,发痔疾……豭猪头肉(以下并用豭猪者良,獖猪亦可)……同五味煮食,补虚乏气力,去惊痫五痔,下丹石,亦发风气。(《食疗》)"

14. 鳅鱼

《本草纲目·鳞部第四十四卷·鳞之四·鳅

鱼》:"同米粉煮羹食,调中收痔。(吴球)"

15. 鮧鱼

《本草纲目·鳞部第四十四卷·鳞之四·鮧鱼》:"治口眼㖞斜,活鮧切尾尖,朝吻贴之即正。又五痔下血肛痛,同葱煮食之。(时珍)"

16. 鳠鱼

《证类本草·卷第二十·上品·鳠鱼》:"鳠鱼:味甘,寒,无毒。主湿痹,面目浮肿,下大水,疗五痔,有疮者不可食,令人瘢白。"

《神农本草经疏·卷二十·虫鱼部上品·鳠鱼》:"鳠鱼禀北方玄水之精,得中央阴土之气,故其色黑味甘,气寒无毒。乃益脾除水之要药也。土虚则水泛滥,土坚则水自清。凡治浮肿之药,或专于利水,或专于补脾,其性各自为用。惟鳠鱼色黑象水,能从其类以导横流之势。味甘土化,能补其不足以遂敦阜之性。补泻兼施,故主下大水及湿痹,面目浮肿,有神效也。五痔因湿热所生,水去则湿气自除。"

五、痔疮禁药

1. 白芥子

《神农本草经疏·卷二十七·菜部上品·白芥》:"白芥子,味极辛,气温,能搜剔内外痰结,及胸膈寒痰,冷涎壅塞者殊效。然而肺经有热,与夫阴火虚炎,咳嗽生痰者,法在所忌。其茎叶煮食,动风动气,有疮疡痔疾便血者,咸忌之。"

《本草征要·第一卷通治部分·治痰药·温化寒痰·白芥子》:"肺经有热,阴虚火亢者勿服。茎叶动风动气,有疮疡痔疾者俱忌。"

2. 蕈菌

《证类本草·卷第十·蕈菌》:"《食疗》云:菌子,发五脏风,壅经络,动痔病,昏多睡,背膊、四肢无力。"

六、痔疮禁忌食物

1. 生姜

《本草纲目·菜部第二十六卷·菜之一·生姜》:"时珍曰:食姜久,积热患目,珍屡试有准。凡病痔人多食兼酒,立发甚速。痈疮人多食,则生恶肉。此皆昔人所未言者也。"

2. 胡椒

《本草从新·卷十果部·胡椒》:"然损肺走

气,动火动血,损齿昏目,发疮痔脏毒。必阴气至足者,方可用。"

3. 莼菜

《证类本草·卷第二十九·莼》:"孟诜云:莼菜,和鲫鱼作羹,下气止呕。多食发痔。"

《本草纲目·草部第十九卷·草之八·莼》:"李廷飞曰:多食性滑发痔。七月有虫着上,食之令人霍乱。"

4. 酒

《本草发挥·卷三·米谷部》:"丹溪云:本草止言其热而有毒,不言其湿热。湿中发热,近于相火,大醉后振寒战栗者可见矣。又云:酒性喜升,气必随之。痰郁于上,溺涩于下,肺受贼邪,金体大燥,恣饮寒凉,其热内郁,肺气得热,必大伤耗。其始也病浅,或呕吐,或自汗,或疮疥,或鼻齄,或自泄,或心脾痛,尚可散而出也。其久也病深,或为消渴,为内疽,为肺痿,为内痔,为膨胀,为失明,为哮喘,为劳嗽,为癫痫,为难名之病。倘非具眼,未易处治,可不谨乎。"

《本草纲目·谷部第二十五卷·谷之四·红曲》:"瑞曰:酿酒则辛热,有小毒,发肠风痔瘘、脚气、哮喘痰嗽诸疾。"

《神农本草经疏·卷二十五·米谷部中品·酒》:"酒……又性喜升,气必随之,痰郁于上,溺涩于下,恣饮寒凉,其热内郁于肺与大肠。其始也病浅,或呕吐,或疮疥,或鼻齄,或泄利,或心脾痛,尚可散而去之。其久也病深,或消渴,或内疽,或肺痈,或鼓胀,或喉哑,或哮喘,或劳瘵,或痔漏,为状不一,非具眼未易处也。"

烧酒

《本草纲目·谷部第二十五卷·谷之四·烧酒》:"时珍曰:烧酒,纯阳毒物也。面有细花者为真。与火同性,得火即燃,同乎焰消。北人四时饮之,南人止暑月饮之。其味辛甘,升扬发散;其气燥热,胜湿祛寒。故能开怫郁而消沉积,通膈噎而散痰饮,治泄疟而止冷痛也。辛先入肺,和水饮之,则抑使下行,通调水道,而小便长白。热能燥金耗血,大肠受刑,故令大便燥结,与姜、蒜同饮即生痔也。若夫暑月饮之,汗出而膈快身凉;赤目洗之,泪出而肿消赤散,此乃从治之方焉。过饮不节,杀人顷刻。"

5. 雉肉

《证类本草·卷第十九·禽中·雉肉》:"山鸡,主五脏气,喘不得息者,食之发五痔。"

《本草蒙筌·卷之十·禽部·雉肉》:"雉肉……庖厨堪用,益少损多。九十月间,食之有补。五脏气逆喘息不止,及消渴小便多者殊功;肠胃气虚下痢无度,兼禁口大孔痛者立效。更主诸瘘,尤为要方。余月食之,生疮发痔。一说雉是离禽,明旺于火,丙午日遇,切忌沾唇。合胡桃肉食,发豆风心疼;合荞麦面食,生蛔虫腹痛。菌蕈木耳同食,发痔下血难休。"

《本草纲目·禽部第四十八卷·禽之二·雉》:"诜曰:久食令人瘦。九月至十二月稍有补,他月则发五痔、诸疮疥。不与胡桃同食,发头风眩晕及心痛。与菌蕈、木耳同食,发五痔,立下血。同荞麦面食,生肥虫。卵,同葱食,生寸白虫。自死爪甲不伸者,杀人……时珍曰:雉肉,诸家言其发痔、下痢人不可食,而《别录》用治痢、瘘何邪?盖雉在禽上应胃土,故能补中;而又食虫蚁,故能治蚁瘘,取其制伏耳。若久食及食非其时,则生虫有毒,故不宜也。能发痔及疮疥,令人瘦病者,为其能生虫,与鸡肉同也。"

6. 辣椒

《本草纲目拾遗·卷八·诸蔬部·辣茄》:"食之走风动火,病目发疮痔,凡血虚有火者忌服。"

7. 其他禁忌食物

《证类本草·卷第十九·禽下·鹑》:"鹑,补五脏,益中续气,实筋骨,耐寒温,消结热。小豆和生姜煮食之,止浅痢。酥煎,偏令人下焦肥。与猪肉同食之,令人生小黑子。又不可和菌子食之,令人发痔。"

《神农本草经疏·卷十九·禽部三品·诸鸡》:"同生葱食成虫痔。"

《本经逢原·卷三·菜部·生姜》:"目疾、痔疮勿食。"

【医论医案】

一、医论

1. 概论

《续名医类案·卷三十三外科·痔》

医学博士齐德之云:予读《养生必效方》,见干义传僧觉海,少年患痔疾,其行业比冰霜,此缘饱食久坐。知痔疾者,不必酒色过度矣。故《素

问》云：因而饱食，筋脉横解，肠澼为痔，治之故不同也。三神丸：枳壳、皂角、五倍，蜜丸，每服二三十丸。（《精义》）

黄履素曰：予中年患痔，点洗都不效，惟白萝卜煎汤频洗差佳。近读《环中集》，载冬瓜皮同朴硝煎洗翻花痔立愈。又曰：以萝卜代冬瓜亦效。冬瓜未之试，萝卜已验矣。

《续名医类案·卷三十三外科·痔》

李防御方，五痔者，贫富男女皆有之，富者酒色财气，贫者担轻负重，饥露早行，皆在心肝二经。喜则伤心，怒则伤肝，喜怒无常，风血浸于大肠，到谷道，无出路，结积成块。出血生乳，各有形相。妇人因经后伤冷，月事伤风，余血在心经，血流于大肠。小儿因利后，或母腹中受热也。先用水澄膏护其内，郁金、白芨各一两，或加黄连，右二味为末。如内痔，候登厕翻出在外，用温汤洗净，不须坐，侧卧于床即出，用蜜水调令得中，篦挑涂谷道四边好肉上，留痔在外，以纸盖药上。良久方用枯药搽痔上，用笔蘸温水于纸上不令药干及四散。枯药用好白矾四两，生信石二钱半，朱砂一钱，生研极细。右各研为细末，先用砒入紫泥罐，次用白矾末盖之，用火煅令烟断，其砒尽随烟去，止借砒气于矾中耳。用矾为细末，看痔头大小，取矾末在掌中，更入朱砂少许，以唾调稀，用篦头涂痔上周遍，一日三上，候看痔头颜色焦黑为度。至夜有黄水出，切勿他疑，水尽为妙。至中夜，上药一遍，来日依然药三次，有小痛，不妨换药。时以碗盛新水或温汤，在边用笔轻洗痔上旧药，更上新药，仍用护肉药，次用荆芥汤洗之。三两日后黄水出将尽，却于药中增朱砂，减白矾，则药力即缓。三两日方可增减，渐渐取之，庶不惊人。全在用药人看痔头转色，增减厚薄敷药，方是活法。此药只是借砒信气耳，又有朱砂解之。一方士将此二方，在京治人多效，致富。一富商因验，以百金求得之，录于予。予虽未用，传人无不言效，但枯药赵宜真炼师以刊于《青囊杂纂》，如神。《千金方》未见刊传。大抵今人言能取痔者，皆此方也。恐气血虚，或内邪者，还当兼治其内，庶不有失。（二条皆《外科发挥》）

《古今医案按·卷八·痔》

一妇产后痔作，疮有头如赤豆大，或下鲜血，或紫血，大便疼。与黑神散。又多食肉太饱，湿热

在大肠所为，以郁李仁去皮、麻仁、槐角各七分，枳壳、皂角仁各五钱，苍术、归尾、生地各三钱，大黄炒一钱六分，煎服。

[震按]此方与酒煮黄连丸及脏连丸，皆治痔痛下血之正法也。余如干柿烧灰，饮下；四时取其方，柏叶烧灰调服，亦佳。而道场慧禅师所云，平直量骨脊与脐平处椎上灸七壮；或年深，更于椎骨两旁各一寸灸如上数，无不除根者，此法犹可试。若骆谷驿吏用柳枝煎浓汤洗痔，随以艾炷灸痔上三五壮，因大泻鲜血秽物，极痛楚而痔随泯迹，此则不敢轻试者矣。予一徐姓友，先患内痔，复生外痔，外则肿痛出脓血，内又胀痛异常。每登圊后，内痔坠出，欲捺之进内，碍于外痔，欲俟其自收，则相抵痛极，以致行坐不得，昼夜侧卧而已。内服芩、连、槐花等药，外抹熊胆及冰片、田螺水等法，总不应，痛甚汗多困乏，稍进人参，则痛益加，无计可施。诊之右关尺沉大有力，因忆丹方有用荞麦面以猪胆汁收丸者，令其制服，计服猪胆二十枚，而内外之痔亦皆泯迹。

2. 论酒痔

《外科正宗·卷之三下部痈毒门·痔疮论第三十·痔疮治验》

一男子好饮多欲，内痔虚坠下血。以四物汤加芩、连，升麻、葛根，数服虚坠乃止。又以当归郁李仁汤二剂，痔肿亦消；更服脏连丸月余，便血亦止；又月余，兼节酒色不发。大抵醉饱入房，经脉横解，或精气一泄，脉络必虚，酒食之毒，乘虚流结；或淫极强固精气，以致败精浊血遂传大肠；又或饮食厚味，燥湿流注俱成斯疾。所受病者燥气也，为病者湿气也。初宜泻火和血、润燥疏风，久宜养血滋阴、健脾渗湿，治之自愈。若不节酒色，不慎起居，不戒口味，破必成漏，久则穿肠串臀，秽从孔出，臭水淋漓，昼夜无禁。凡得此者，虽不伤生，每苦瘀污，可叹息哉！

3. 论湿热痔疮

《辨证录·卷之十三·痔漏门》

人有肛门内外四旁，忽然生长红瘰，先痒后疼，后成为痔，日久不愈，此症皆湿热所成也。而得之故，纵饮者为多。江南人常生此症，因地气之湿热，又加酒热之毒，所以结于肛门边不能遽化。夫肛门通于大肠，凡有湿热亦随大便出，何以积而成痔？以湿热在大肠不能久留，势必尽趋于肛门，

而肛门为大肠锁钥，未免有关闭防范之意，不容湿热直出于门外，蓄积久湿热毒，肛门独受之矣。有毒必然外形，不生痔于肛门之内，必生痔于肛门之外，虽内外似乎少殊，而作楚则一也。然治之法，乌能舍湿热而他求乎？惟是肛门去脾胃甚远，化湿热之毒不能不假道于脾胃，肛门未必受益而脾胃先损，所以无成功耳。故用药必须无损于脾胃而有利于肛门者，治之始克奏功。方用益后汤：茯苓一两，白芍一两，地榆三钱，穿山甲一片（土炒，为末），山药一两，薏仁一两，水煎。

连服四剂而肛门宽快，又四剂内外之痔尽消，再将前方每味加增十倍，修合丸散，以蜜为丸。每日未饮之先滚水送下五钱。服一料自然全愈，不再发也。此方利水去湿热，既无伤脾胃，复有益肛门，盖两得之也。

4. 论热毒痔疮

《诊余举隅录·卷上·痔疮热毒重证》

痔证有七，一曰牡痔，二曰特痔，三曰脉痔，四曰肠痔，五曰血痔，六曰酒痔，七曰气痔。有藏肛门内者，有突出于外者，各审所因治之可已。辛卯，应试都门，镇江葛某患痔颇剧，每便一次，肛门肿痛异常，必呻吟半日许，头面臂腕，遍发疮斑。人误认气虚下坠，用补中益气方，病加剧。问治于余。余切其脉，六部数大，知是湿热蕴结，久久不化，酿而为毒，即肠痔、酒痔之类，非急为荡涤不可。用大承气去川朴加穿山甲、连翘、银花、生草为方。二剂，痛轻，又二剂，疮斑渐退。后合滋清法治之，月余而愈。惟愈后，当戒酒远色少劳茹淡方妙。若不守禁忌，后必复泛，久而不瘥，将变为漏。慎之戒之。

5. 论气血虚弱痔疮

《外科枢要·卷三·论痔疮》

儒者杨举元素阴虚，劳则肢体倦怠，两足发热，服清热等剂，热至腰膝，大便涩滞，饮食过多则泻。至年余，作渴吐痰，患痔出脓，仍不节劳，则忽恶寒发热，复患痛，脓水不止，气血虚甚。余用六味丸、补中益气汤，滋养化源。喜其慎疾，年余而痊。

《外科心法·卷五·痔》

一男子，患痔，脉浮鼓，午后发热作痛。以八珍汤加黄芪、柴胡、地骨皮，治之稍可。彼欲速效，用劫药蚀之，痛甚，绝食而殁。夫疮之溃敛，气血

使然也。脉浮鼓，日晡痛，此气血虚也。丹溪云：疮口不合，用大剂参、芪、术、归、芍补之外，以附子饼灸之，更以补药作膏贴之。

6. 论痔疮肿痛

《医心方·卷第七·治诸痔方第十五》

王及充迁安抚到官，乘骡马入骆谷数日。而宿有痔疾，其状如胡爪贯于肠，热如火。到一驿偃卧无计。有主邮者云：郎中此病，某曾患来，须灸即瘥。命所使为槐汤洗痔上，便灸之，到三四壮，忽觉一道热气戍然入腹中，因大转，先出血，后乃有秽，一时出，楚痛，泻后遂失胡爪所在，登骡马而驰。

《外科正宗·卷之三下部痈毒门·痔疮论第三十·痔疮治验》

一男子怯弱，内痔便血，面色痿黄。自服凉药、止血药不应，诊之脾脉虚而无力，此中气不足，不能统血，以补中益气汤十余服，精神顿倍，便血亦少；又以加味四君子汤兼前汤间服，月余不发。大抵此症所致之由不同，当究其因治之，如元气有余，形黑气盛，先粪而后紫血者，更兼脉实有力，此属有余，法当凉血止血，药应自效。至若形体瘦弱，面色痿黄，先鲜血而后粪者，更兼脉虚无力，此属不足，岂可反用凉药止之，致伤脾胃。此症若不温中健脾、升举中气，其血不得归原，故药难效。远其根本也。

《续名医类案·卷三十三外科·痔》

徐灵胎曰：脱肛多由浊气下降，湿痰毒火合并为害，故肿痛异常，此实症也，必清其大肠之火，而用外治之药以收之，无不立愈。其有虚人病后，清气下陷，则用补中益气以提之，乃十不得一者也。若不论何因，俱用升提收敛之法，肛门之痰火浊气，将升提而置之何地耶？且脱肛之疾，属实者多，又用温燥更非所宜。

7. 论便秘痔疮

《立斋外科发挥·卷七·痔漏》

一男子素不慎酒色，患痔焮肿，肛门坠痛，兼下血，大便干燥，脉洪大，按之则涩，以当归郁李仁汤加桃仁，四剂少愈；更以四物汤加红花、条芩、槐花，数剂而愈。大抵醉饱入房，则经脉横解；或精气脱泄，脉络一虚，酒食之毒，乘虚流注；或淫极，强固精气，遂传大肠，以致木乘火势而毁金；或食厚味过多，必成斯疾。夫受病者，燥气也；为病者，

湿热也,宜以泻火和血润燥疏风之剂治之。若破而不愈,即成漏矣。有串臀者,有串阴者,有穿肠者,有秽从疮口而出者,形虽不同,治法颇似。其肠头肿成块者湿热也,作痛者风也,大便燥结者火也,溃而为脓者热胜血也,当各推其所因而治之。

8. 论小儿痔疮

《保婴撮要·卷十四·痔疮》

一小儿痔疮,不时肿痛,服加味槐角丸而愈。至十四而复作,发热体倦,肛门坚肿,用地黄丸、八珍汤,坚肿渐消,血气渐愈。或间止药饵,劳役不节,诸症仍作,用前药随愈。毕姻后,肛门肿溃而串臀,用补中汤、地黄丸,臀间渐愈。或用追蚀等药,坚核虽消,痛伤元气,疮口不合,余用八珍汤、地黄丸,两月而敛。后不守禁忌,又且攻毒,以致屡发,元气日虚而殁。古人云:善服药不若善保养。信夫!

9. 论预后不良

《外科理例·卷四·痔漏一百十》

一人因痔疮怯弱,以补中益气汤少加芩、连、枳壳稍愈,后因怒加甚。时仲冬脉得洪大,予谓脉不应时,乃肾水不足,火来乘之,药不能治。果殁。火旺之月,常见患痔者肾脉不足,俱难治。

《外科枢要·卷三·论痔疮(六)》

上舍陆子藩,时仲冬,患痔作痛,右手浮大,左尺洪数。余曰:冬见夏脉,当壮水之主,以镇阳光。彼以为迂,别服芩、连之剂。越明年六月九日,复邀视之。痰涎上涌,日夜不寐,脉洪大而数,按之无力,左尺全无,足手肩膊逆冷。余曰:事急矣。彼云:但求少延数日,以待嗣子一见耳。勉用参、芪、归、术、炮姜之类,及六味丸料,加肉桂,至本月丁酉日,果殁。五行之理,信然!

10. 论痔疮误治

《续名医类案·卷三十三外科·痔》

一男子患痔,脉浮鼓,午后发热作痛。以八珍汤加黄芪、柴胡、地骨皮,治之稍可。彼欲速效,用劫药蚀之,痛甚绝食而殁。(凡用枯药者,宜先治其内,内愈而后可治其外也)

夫疮之溃敛,气血使然也。脉浮鼓,日晡痛,此气血虚也。丹溪云:疮口不合,大剂参、芪、术、归、芎补之,外以附子饼灸之,更以补药作膏贴之。

11. 痔疮轶事

《儒门事亲·卷八·外积形·痔一百三十九》

赵君玉常病痔,凤眼草、刺猬皮、槐根、狸首之类皆用之。或以干姜作末,涂猪肉炙食之,大便燥结不利,且痛。后数日,因病黄,大涌泻数次,不言痔作。麻先生偶记而书之。君玉自识戴人之后,痔更不发耳。

《本草纲目·草部第十六卷·草之五·青黛》

宗奭曰:青黛乃蓝为之者。有一妇人患脐下腹上,下连二阴,遍生湿疮,状如马爪疮,他处并无,热痒而痛,大小便涩,出黄汁,食亦减,身面微肿。医作恶疮治,用鳗鲡鱼、松脂、黄丹之药涂之,热痛甚。问其人嗜酒食,喜鱼蟹发风等物。急令洗其膏药。以马齿苋四两,杵烂,入青黛一两,再研匀涂之。即时热减,痛痒皆去。仍以八正散,日三服之,分败客热。药干即上。如此二日,减三分之一,五日减三分之二,二十日愈。此盖中下焦蓄风热毒气也。若不出,当作肠痈内痔。仍须禁酒色发风物。然不能禁,后果患内痔。

二、医案

1. 治痔验案

《续名医类案·卷三十三外科·痔》

临安曹五方,黄院荐引为高宗取痔得效,后封曹,官至察使。用好信石色黄明者三钱,打如豆大;明矾一两为末;好黄丹水飞炒紫色五钱;蝎梢七个,净水瓦上焙干研末;草乌紧实光滑者,去皮,生研末一钱。右用紫泥罐,先将炭火煅,放冷拭净,先下明矾烧令沸,次下信,入矾内拌匀,文武火煅,候沸再搅匀,看罐通红,烟起为度。将罐掇下待冷,取研末,方入草乌、黄丹、蝎梢三味,再同研极细末,瓷罐内收贮。如欲敷药,先以甘草煎汤,或葱椒煎汤,洗净患处,然后用生麻油调前药,以鹅毛扫痔上,每日敷药三次,必去黄水如胶汁然,痔头渐消。看痔病年深浅,年远者,不出十日可取尽。日近者,俱化黄水,连根去尽,更搽生好肉药。

薛立斋治一男子,痔疮肿痛,便血尤甚,脉洪且涩。《经》云:因而饱食,筋脉横解,肠澼为痔。盖风气通于肝,肝生风,风生热,风客则淫气伤精,而成斯疾。遂与黄连、当归、黄芪、生地、防风、枳壳、白芷、柴胡、槐花、地榆、甘草,治之渐愈,次以黄连丸而瘥。

予庚子除夕痔作，时官舍合肥，难得医者，取官局钓肠丸一百二十粒，分为二服，热酒并服之。中夜腹间微痛，下少结屎，旦起已安。治证具载本方，所以作效速者，以服多故耳。

葱青内刮取涎，对停入蜜调匀，先以木鳖子煎汤熏洗，然后敷药，其冷如冰。唐仲举云：常有一吏人苦此，渠族弟亲合与之，早饭前敷，午后以榜纸来谢，拜于庭下，疾已安矣。

郑器先用之，亲曾得效。其法鸠尾骨尖少偃处即是穴，麦粒大艾炷灸七壮，或十四壮，甚者二十一壮，上疮发即安，可除根本。（并《百乙方》）

2. 治外痔

《丁甘仁医案·卷八·外科案·痔疮》

吴左。外痔焮痛已止，脱肛未收。气虚不能收摄，阴虚湿热下注，大肠不清，传导变化乏力，苔薄腻，脉濡滑。姑拟补中益气，育阴清化。米炒南沙参二钱，蜜炙升麻五分，清炙黄芪二钱，炒扁豆衣三钱，朱茯神三钱，水炙桑叶三钱，净槐米（包）三钱，生白术二钱，土炒当归三钱，杜赤豆一两，灶心黄土一两（荷叶包，煎汤代水）。

潘左。外痔焮痛，脱肛便血，气阴两虚，大肠湿热留恋，今拟调益气阴，清化湿热。细生地四钱，粉丹皮一钱五分，京赤芍二钱，净槐米（包）三钱，抱茯神三钱，地榆炭三钱，脏连丸（包）一钱，橘白络各一钱，生苡仁三钱，全当归二钱，杜赤豆一两，干柿饼三钱。外用黄连膏。

3. 治脉痔

《奇症汇·卷之八·肛门》

《准绳》载：无择翁治脉痔外无形，而所下一线如箭，或点滴不已。此由脉窍中来也，用猬皮丸。

猬皮丸：猬皮（炙焦）一两、槐花（炒）、艾叶（炒黄）、猪后悬蹄垂甲（炙黄）十枚、盈尺皂角一挺（去弦核、醋炙黄）。为细末，蜜丸梧子大，每服五十丸，食前米饮送下。

4. 治肠痔

《扁鹊心书·卷下·肠痔》

肠痔，此由酒肉饮食太过，致经脉解而不收，故肠裂而为痔。服金液丹可愈，外取鼠腐（当是妇字）虫十枚，研烂摊纸上贴之，少刻痛止。若老人患此，须灸关元二百壮，不然肾气虚，毒气下注，则

难用药也。（凡系咳嗽吐血后，大肠并肺虚极，而热陷于大肠，多难收功，若专于治痔，而不顾本原，未有不致毙者）

《张聿青医案·卷十三·痔》

某。阳络伤则血外溢，血外溢则衄血，阴络伤则血内溢，血内溢则后血，此主便血而言其来于脏腑者也。便血频年累月，安有复能支持之理。此盖由湿热内郁，结成肠痔，血即由此而来，与所谓远血者有间。炒於苍术各一钱五分，炒防风一钱，川连炭五分，丹皮炭二钱，炒荆芥一钱五分，川柏炭一钱五分，赤猪苓各二钱，炒槐花二钱，泽泻一钱五分，大红鸡冠花三钱。

5. 治血痔

《孙文垣医案·卷二·三吴治验》

高仰山内人痔血里急后重。高仰山内人，痔血，里急后重。饮良入腹，大便即行，昼夜行五六度，五更咳嗽，喉中痰响，肌肉脱，口作渴。由服痔科凉血之药过多，致脾虚不能统血也。脉六部皆软弱无力。以四君子汤加荆芥穗、秦艽、陈皮、炮姜，四帖而饮食进，血全止，嗽定而睡宁。后减炮姜，倍加何首乌，又四帖，而数年不发矣。

《寿世保元·卷五·痔漏》

一论痔疮，脓血淋漓，口干作渴，晡热便血，自汗盗汗。以益气汤加茯苓、半夏、炮干姜，脾胃渐醒，后以六味丸兼进而愈。

《叶天士曹仁伯何元长医案·叶天士医案·痈疡痔漏门》

督脉虚，腰背痛，神倦，痔血。早服斑龙丸加五味；晚服归芍异功散，水泛丸。

《类证治裁·卷之七·痔漏论治·痔漏脉案》

某。痔血延久不痊，便后血色鲜紫，虽似肠胃远血，然恐肠尽肛头旧损所渗，沿便之一线而来，尾闾不禁，沧海易枯，无怪面色萎悴也。治用凉以润之，黑以止之，固以摄之。槐米（炒）、柿饼（煅）、乌梅（蒸烂）、侧柏叶（捣汁）、地榆（炒）、百草霜、熟地（杵膏），加炼蜜丸，服效。

《邵氏方案·卷之书·痔》

便血得止，而痔疡不减。拟从黑归脾。熟地、党参、冬术、白芍、木香、龙眼肉、参芦、黄芪、归身、枣仁、炙草、炒槐米。

《张聿青医案·卷十三·痔》

左。痔坠便血身热。风邪在表，湿热在府。

冬桑叶一钱,炒槐花二钱,川连炭五分,秦艽一钱五分,防风一钱,丹皮炭二钱,川柏炭三钱,荆芥炭一钱,炒枳壳一钱,皂荚子一钱五分(蜜炙)。

二诊:便血已止,肛门灼热湿热不楚也。川柏、炒槐角、秦艽、泽泻、地榆炭、黄芩炭、蜜炙皂角子。

《陈莘田外科方案·卷五·痔疮》

陈,左。先便后血,此远血也,血去过多,肝脾两伤,肝阴不足,肝火有余,而为痔疮。红肿而痛,脾虚气陷,致有肛脱红肿出水,渐有作腐之象,六脉濡细,舌苔糙白。乃本原病也,拟仿东垣法主之。人参芦、炙黄芪、柴胡(醋炒)、陈皮、野於术、归身、升麻(醋炒)、炙草。

《张聿青医案·卷十三·痔》

右。痔坠便血,肝火湿热下注于肠,不宜急切图功。黄柏炭二钱,炒槐米二钱,炒丹皮二钱,地榆炭二钱,川连炭三分,火麻仁一钱五分,龟甲心七钱(先煎),荆芥炭一钱五分,润肠丸一钱五分。

二诊:痔坠下血大减。再凉血宽肠。白术炭、煨天麻、白蒺藜、钩钩、煅石决明、茯苓神、丹皮炭、火麻仁、泽泻。

邵左。肺痈之后,湿热下趋大肠,每至大便,痔坠下血。日来胃钝少纳,中脘不舒。脉象微滑,舌苔黏腻。似不在阴虚之极、阴络损伤之例。良以湿热伤营,营络不固。非苦温不足以胜湿,非大苦不足以泄热而入肠中也。泽泻一钱五分,丹皮炭二钱,炒槐花二钱,防风炭一钱,於术(土炒)钱半,苍术八分(麻油炒黄),黄柏炭三钱,白茯苓三钱,红鸡冠花三钱。

二诊:培土燥湿泄热,下血稍减。若是阴虚而阴络不固,断不能如此和平也。前法再进一步。苍术一钱二分,防风炭一钱,黄柏炭三钱,丹皮炭二钱,荆芥炭一钱,当归炭一钱五分,土炒於术二钱,大红鸡冠花三钱,脏连丸二钱。

三诊:血色渐淡,大肠湿热稍清,而脾阳不能固摄之象也。再温脏清腑。苍於术各一钱五分,丹皮炭一钱五分,川连炭四分,黄柏炭三钱,炮姜炭六,云苓三钱,防风炭一钱,生薏仁四钱,泽泻一钱五分,大红鸡冠花三钱。

四诊:温脏清腑肠红大退。的是大肠湿热有余,而脾土真阳不足。非大苦不足以泄肠中之湿,非大温不足以复脾藏之阳气也。川连炭三分,黄柏炭二钱,焦茅术一钱五分,丹皮炭二钱,茯苓三钱,炮姜炭五分,泽泻一钱五分,炒於术一钱五分,大红鸡冠花三钱,黑地黄丸三钱。

五诊:血已止住。然血去阴伤,诸虚杂出。既节其流,再开其源。朱茯神三钱,女贞子三钱,柏子仁三钱,当归炭二钱,白芍一钱五分,旱莲草二钱,池菊花二钱,黑稆豆衣三钱,黑地黄丸三钱。

六诊:肠红之后,气觉上逆。再导湿热下行,而引入膀胱。冬瓜子、光杏仁、生米仁、通草、滑石、云茯苓、白蒺藜、池菊花、青芦尖。

七诊:阳气上逆不平,面色浮黄,筋脉跳跃。此由血去阴伤,不能涵养。再培土养肝。生於术、白茯苓、白蒺藜、黑豆衣、冬瓜子、生米仁、晚蚕沙、海蛤壳、炒竹茹。

八诊:神情稍振,面色浮黄稍退。再培土养肝,仍参理湿。於术、黑豆衣、女贞子、茯苓、生薏仁、泽泻、蚕沙、海蛤壳、炒竹茹、白蒺藜、生山药。

《爱月庐医案·痔血》

大肠湿火炽盛,内痔频发,穿于肛外不收,坠肿作痛,大便硬秘,汗水淋漓,系线之法尤恐痛楚难忍,即宜两相互济,庶可渐瘳。雅川连四分,槐米三钱,火麻仁二钱,煨枳壳一钱(炒),秦艽三钱,郁李仁三钱,条芩一钱半,福泻二钱,皂角子四粒,片槟榔一钱半,归尾二钱,生甘草四钱,生军三钱。

《剑慧草堂医案·卷中·痔血》

1)阴分不足,湿火下趋,为痔血漏卮,脉弦数。以滋清法。根地、知母、川郁金、槐米、茯苓神、银花、苡仁、龟板、川柏、川朴花、川贝、青陈皮、川斛、佩兰、柿霜。

复方:投滋清法,诸恙较减,脉濡弦。再宗原议增删。根地(砂仁末炒)、知母、桑叶、槐米炭、苡仁、炒归身、升麻炭、龟板、川柏、丹皮(焙)、银花炭、陈皮、焦白芍、侧柏炭、柿霜。

2)湿火下灼阴络,而为痔漏便血,脉濡弦。以滋清法。根地(蛤粉炒)、龟板、归身炭、丹皮(焙)、茯苓、苡仁、赤白芍、阿胶(蒲黄炒)、槐米(炒)、银花炭、陈皮、泽泻、柿霜、侧柏炭。

《陈莲舫医案·卷中·痔血》

左。痔血受伤,营虚热炽,阳明传送无权,大便坚结,数天一行,行而不畅,脉见弦大,舌苔光红。拟以清养。珠儿参、莲草、生当归、地榆、火麻仁、黑料豆、白芍、制元参、瓜蒌仁、女珍、丹参、新会、松子肉三十粒。

复：阳明郁热，痔血频仍，大便每每艰行。脉息弦细，虚多邪少，治以清养。洋参、旱莲、川斛、丹参、芝麻、料豆、当归、地榆、白芍、女珍、柏仁、新会、松子肉、红枣。

《凌临灵方·痔》

倪（二月）。阴虚湿火下注，肛门血痔，更衣见红，由来日久，即《内经》所谓阴络伤则血内溢是也。脉象弦数，拟宗丹溪槐角法。炒槐米、黑荆芥、丹皮（炒黑）、赤苓、地榆炭、女贞子、净银花（炒焦）、泽泻、炒枳壳、东白芍、米仁、车前草。血不止加柿饼炭。内外痔俱同法，漏管者，加象牙屑。

6. 治久痔

《外科正宗·卷之三·下部痈毒门·痔疮论第三十·痔疮治验》

一男子患痔十余年，头已穿溃，未及通肠，每发疼苦。以三品一条枪插至七日，痔变黑色，疮边渐渐裂缝，至十五日脱落；以凤雏膏搽至半月，敛口而平。

一男子患痔六年。每遇酒色劳役，痔则发肿，坚硬疼苦，十余日方得稍可。彼欲断其根，以枯痔散上至七日外，其痔渐黑裂缝，至十六日痔枯脱落，孔若鸡心，以生肌散逐日用之，内补养血健脾药而愈。

7. 治湿热痔疮

《张聿青医案·卷十三·痔》

左。每至大便，辄痔随便出，其则带红必睡卧良久，方得渐收。湿热压坠大肠。宜清府理湿，以望轻减。秦艽一钱五分，粉丹皮二钱，炙猬皮一钱，防风炭六分，当归炭二钱，炒槐花二钱，白茯苓三钱，侧柏炭三钱，鲜首乌五钱，槐角丸三钱（开水先服）。

《诊余举隅录·卷上·肛痔》

吴。肛痔系湿热下注，大肠之火相激而成，痔坠、下血，湿热迫血下注也。脉见寸关弦象，按之细弱，心肝脾三脏已虚，故时有心宕嘈杂，目眩便溏，心不生血，肝不藏血，脾不统血，血液已亏，法当补益，但肛痔滋水颇多，湿热尚甚，先以清理湿邪，续商进补。黄芩、地榆炭、炙草、归身炭、槐米、赤芍、柿饼炭、川柏、赤小豆。接服黑地黄丸、归脾丸。

又：肠痔下血之后自觉痔胀已松，乃湿从血泄之征，治宜益气理湿，气和则湿去，气旺则血生，既夺有形之血，必培无形之气，因气为血帅也。人参、冬术、白芍、茯神、地榆炭、黄芪、炙草、归身、陈皮、桂圆肉七枚，每包苦参子一粒。

8. 治火郁痔疮

《张聿青医案·卷十三·痔》

李左。咳嗽渐定，肛门痛胀，虚火郁于大肠也。炒槐花、淡芩、象贝母、冬瓜子、粉丹皮、炒杏仁、甘草、天花粉，枇杷叶膏三钱。

二诊：肛门痛胀大减，每至清晨，气冲欲咳，日间则干呛无痰，阴分日亏还恐传损。生地炭四钱，粉丹皮二钱，象贝母二钱，甜杏仁三钱，甘草三分，炒槐花二钱，青蛤散三钱，冬瓜子三钱，枇杷叶三钱（蜜炙），都气丸三钱（先服）。

9. 治痰湿痔疮

《张聿青医案·卷十三·痔》

尹左。肛门痔坠，脘痞不舒，食入腹满。此痰湿有余，湿压府气。不易图治也。焦白术、赤白苓、防风根、猪苓、泽泻、砂仁、制半夏、上广皮、煨葛根、制香附、生熟米仁。

二诊：肠痔下坠，肛门作痛。苟非湿热有余，则气坠何致作痛。然卧着之后，肛仍不收，中气亦未必实。拟汤丸并进，上下分治。野於术、川黄柏（姜汁炒）、泽泻、赤白苓、生米仁、制半夏、苍术（麻油炒黄）、猪苓，补中益气丸三钱（开水晚服）。

师曰：肛坠有二，一则气虚，一则湿坠，气虚不痛，此则作痛，故曰湿热也。（清儒志）

郑左。肛门胀硬作痛，海底穴筋掣，肾囊牵引，髀关疼痛，大便不畅，肉色不变。此由痰湿结聚，势成外疡，宜求玳门名家商治。炒小茴五分，川萆薢三钱，制半夏一钱五分，泽泻二钱，没药四分（去油），鹿角霜三钱，广橘红一钱，左秦艽一钱五分，云苓三钱，桑枝七钱（酒炒）。

迟左。便血仍然不止，其血滴沥而下。风湿热郁于大肠，肠痔情形。前法再进一筹。荆芥炭一钱，黄柏炭三钱，丹皮炭二钱，防风炭一钱，细生地四钱，柏叶炭三钱，地榆炭三钱，木耳炭二钱，炒槐花二钱，泽泻一钱五分，当归炭一钱五分，赤白苓各二钱。

二诊：加川连炭、血余炭、二妙丸。

10. 治气虚相关痔疾

（1）治气虚湿热痔疾

《凌临灵方·痔漏脱肛》

陈。气虚湿热下注，痔漏脱肛，脉象弦数，治宜调理。水泛补中益气丸四两、加味槐角丸四两，二丸和匀，每日清晨、午后、空心开水送下五钱。

《外科理例·卷四·痔漏一百十》

一人因痔，气血愈虚，饮食不甘，小便不禁，夜或遗精。此气虚兼湿热，非疮也。用补中益气汤加山药、山茱萸、五味子，兼还少丹治之而愈。

《陈莘田外科方案·卷五·痔疮》

张左。嗜饮之客，中虚湿胜，湿蒸化热，二气下注，肛旁肿腔乘痛渐成痔疮，脉右濡左大，舌苔白腻，中心罩灰黄。不仅湿热内蒸，肝火亦属偏旺也。拟清苦渗泄法。小川连、赤芍药、陈皮、大连翘、枳壳、甘草梢、真云术、防风根、瓜蒌、赤茯苓、桔梗、川通草、鲜佛手皮。

二诊：前方去佛手皮、炒云术、大连翘、陈皮，加制半夏、新会皮、火麻仁。

《旌孝堂医案·痔疮》

1）湿热下注大肠，致成外痔有年，气虚下陷，坠不可言，脉象细濡，拟方获效，方可渐入佳境。箭岚芪、土炒於术、升麻、柴胡、广陈皮、西洋参、炙甘草、当归、大白芍、胡黄连、槐角、干地黄、云茯苓、乌饭子、冬瓜仁。

二诊：西洋参、归身、大白芍、干地黄、赤小豆、野於术、大有芪、升麻、柴胡、木茯神、槐角（酒炒）、皂荚子、酸枣仁、甜瓜瓣、甘草、侧柏叶。

丸方：陈枳壳五钱，侧柏叶三两，黑芥穗八钱，槐角一两五钱（酒炒），水炒柴胡六钱，水炒升麻四钱，西洋参一两五钱，野於术一两五钱，归身一两五钱，大白芍二两，陈皮八钱，木茯苓神各一两五钱，箭岚芪一两五钱，干地黄四两，赤小豆皮二两，炙甘草五钱。上药共用河水浸透，熬取原汁，用阿胶四两收膏。每早晚一钱五分，开水和服。后加甜瓜瓣、皂角子（炒），减於术、黄芪。

2）湿热下移膀胱，遂致小便淋痛，久延非宜。萹蓄、瞿麦、川草薢、赤苓、泽泻、细木通、车前子、益元散、龙胆草、竹叶、灯心、西珀屑，又加八正散。

《邵氏方案·卷之书·二痔》

1）湿热郁蒸，为痔疡便难，舌苔黄厚。姑与生地黄连汤主方。中地、归身、麦仁、槐米、青皮、黄连、赤丹、蒌仁、侧柏、地榆三钱。

2）血分虚而湿热阻，发为疡，结于海底。细地、赤芍、米仁、刺猬皮、当归、丹皮、生草、黑山栀。

3）痔疡便难得减，而舌根苔尚白。湿热未夹。细地、归身、槐米、陈皮、米仁、黄柏、知母、半夏、泽泻。

4）暑风散，而湿热下注为痔。细地、黄芩、半夏、侧柏叶、黄柏、槐米、陈皮、刺猬皮。

5）病后气虚，湿热下注为痔。党参、茅术、丹皮、槐米、半夏、冬术、川柏、赤芍、当归、陈皮。

6）痔疡得减，而舌苔黄腻不化，正虚湿重。从前法损益。党参、茅术、半夏、苏子、归身、冬术、槐米、陈皮、芥子、侧柏。

7）痔疡略减，而湿热尚未尽化。党参、归身、陈皮、侧柏、白芍、谷芽、茅术、半夏、赤苓、槐米、米仁。

《诊余举隅录·卷上·肛痔》

吴。肛痔系湿热下注，大肠之火相激而成，痔坠、下血，湿热迫血下注也。脉见寸关弦象，按之细弱，心肝脾三脏已虚，故时有心宕嘈杂，目眩便溏，心不生血，肝不藏血，脾不统血，血液已亏，法当补益，但肛痔滋水颇多，湿热尚甚，先以清理湿邪，续商进补。黄芩、地榆炭、炙草、归身炭、槐米、赤芍、柿饼炭、川柏、赤小豆。接服黑地黄丸、归脾丸。

又：肠痔下血之后自觉痔胀已松，乃湿从血泄之征，治宜益气理湿，气和则湿去，气旺则血生，既夺有形之血，必培无形之气，因气为血帅也。人参、冬术、白芍、茯神、地榆炭、黄芪、炙草、归身、陈皮、桂圆肉七枚，每包苦参子一粒。

《叶天士曹仁伯何元长医案·叶天士医案·痈疡痔漏门》

阴伤，湿热下坠，肛痔，溺涩，精浊。生地、黄柏、丹皮、银花、槐米、知母、泽泻、川斛。

（2）治气虚下陷痔疾

《外科枢要·卷三·论痔疮》

一男子患此，服寒凉之剂，侵晨去后不实，食少体倦，口干作渴，小腹重坠。余用补中益气汤，而下坠顿止，用四神丸而食进便实，用地黄丸而疮寻愈。

一膏粱酒色之人，患之作痛。服苦寒之药，致臀肿硬，又加大黄，腹胀头痛。此足三阴亏损，而药复伤。余用补中益气汤，升补阳气，加参、苓、半夏、木香，以助脾气，数剂而愈。

《类证治裁·卷之七·痔漏论治·痔漏脉案》

王。气虚下陷，痔坠肿痛，兼脱肛脓血，用补中益气汤加槐米、茯苓,外用牡蛎粉、黄柏面安纸上,承以布托肛入,数次效。

（3）治气血虚弱痔疾

《外科枢要·卷三·论痔疮》

儒者杨举元素阴虚,劳则肢体倦怠,两足发热,服清热等剂,热至腰膝,大便涩滞,饮食过多则泻。至年余,作渴吐痰,患痔出脓,仍不节劳,则忽恶寒发热,复患痛,脓水不止,气血虚甚。余用六味丸、补中益气汤,滋养化源。喜其慎疾,年余而痊。

11. 治阴虚痔疾

《外科枢要·卷三·论痔疮》

一儒者,脓血淋漓,口干作渴,晡热便血,自汗盗汗。余谓:此肾肝阴虚也。不信,仍服四物、柏、知、连之类,食少泻呕。余先用补中益气汤加茯苓、半夏、炮姜,脾胃渐醒。后用六味丸,朝夕服,两月余,诸症悉愈。

12. 治劳累痔发

《外科枢要·卷三·论痔疮》

进士周希辅,素有疝痔,劳则小腹作痛,茎出白津,痔亦肿痛。若饮食劳倦,起居失宜,则发寒内热,肢体疲倦。服十全大补汤,诸症并退。彼欲去病根,乃用攻病生肌之药,肌体骨立。余用益气汤、地黄丸,元气渐复,但自弛调摄,不能痊愈。

《外科正宗·卷之三下部痈毒门·痔疮论第三十·痔疮治验》

一男子患痔,凡遇劳发肿作痛,以枳壳汤熏洗,内服防风秦艽汤,数服肿痛俱减,令彼常洗前汤,每月五六次,内与六味地黄丸加黄柏、知母服之不发。

13. 治痔疮肿痛

《外科理例·卷四·痔漏一百十》

一人痔疮肿痛,便血尤甚,脉洪且涩。《经》曰:因而饱食,筋脉横解,肠澼为痔。盖风气通肝,肝生风,风生热。风客则淫气伤精而成斯疾,与黄芪、黄连、当归、生苄、防风、枳壳、白芷、柴胡、槐花、地榆、甘草渐愈。次以黄连丸而瘳。

又有便血数年,百药不应,面色痿黄,眼花头晕,亦用黄连丸而愈。

《立斋外科发挥·卷七·痔漏》

一妇人患痔,肿焮痛甚,以四物汤加芩、连、红花、桃仁、牡丹皮,数剂稍止,又数剂而愈。

《外科心法·卷五·痔》

曹铨。因饮法酒,肛门肿痛,便秘脉实。服荆防败毒散不应,予用黄连内疏汤而愈。

《续名医类案·卷三十三（外科）·痔》

陈自明治一男子患痔,未成脓,苦痛,大便难,与神仙太乙丹一锭,去后二次,痛即止,不日而消。（见蛊门。）

薛立斋治一男子患痔,大便燥结,焮痛作渴,脉数,按之则热,以秦艽苍术汤,二帖少愈。更以四物汤加芩、连、槐花、枳壳,四剂而愈。

江夏铁佛寺蔡和尚,病肛门痔痛不可忍,有人教用木鳖仁带润者,雌雄各五个,乳细作七丸,碗覆温处,勿令干,每以一丸唾化开,贴痔上,其痛即止,一夜一丸自消也。后用治数人皆效。（《濒湖集》酒方）

张子和治赵君玉常,病痔。凤眼草、刺猬皮、槐根、狸首之类,皆用之。或以干姜末,涂猪肉炙食之,大便燥结不利,且瘤疑痿。后数日因病黄,大涌泻数次,不言痔作矣。

《类证治裁·卷之七·痔漏论治·痔漏脉案》

某。便燥出血,痔核肿痛。参东垣润燥通幽二汤,用熟地、生地、桃仁、麻仁、红花、当归（酒润）、杏仁、甘草、枳壳,蜜丸。此入血分润燥结,服效。

14. 治便秘痔疾

《外科理例·卷四·痔漏一百十》

一人素不慎酒色,患痔焮痛,肛门坠痛,兼下血,大便干燥。脉洪,按之则涩。以当归郁李仁汤加桃仁,四剂少愈。更以四物加红花、桃仁、条芩、槐花。数剂而愈。

《外科正宗·卷之三下部痈毒门·痔疮论第三十·痔疮治验》

一男子患痔,焮肿作痛,大便结燥,脉数有力。以内疏黄连汤二服,便行痛止。又以四物汤加芩、连、枳壳、天花粉,数剂而肿消,更以脏连丸一料而不复发。

15. 治脱肛痔疾

《陈莘田外科方案·卷五·痔疮》

谈左。中虚气陷,脱肛不举,复兼痔疮,舌白脉濡,拟进东垣法。补中益气汤入茯苓。

16. 治痔疾兼便溏

《邵氏方案·卷之书·痔》

1）便泄久久,气虚下陷。以东垣主方。丽

参、芦芪、苓皮、升麻、肉果、澄茄、冬术、归芍、柴胡、木香、吴萸。

2）素体血虚气滞为痔，加以腹膨便溏。治宜兼顾。参芦、於术、归芍、大腹皮、党参、苓皮、木香、鸡金散。

17. 治痔疾兼脘痛

《邵氏方案·卷之书·痔》

脘痛固减，而痔疡又发。治宜兼顾。肉桂、公丁香、猬皮、归尾、青皮、吴萸、荜澄茄、槐米、赤芍、陈皮。

18. 治莲花痔

《寿世保元·卷五·痔漏》

一治莲花痔疮。余绍坪得效。黄连三钱，乌梅三十个，大黄三钱，穿山甲（炒）三钱。上剉，水煎，空心服。

19. 治小儿痔疾

《保婴撮·卷十四·痔疮》

一小儿患痔，赤肿作痛。用黄连解毒汤而痛止；又用托里清肝散，及加味槐角丸而疮愈。

一小儿因饮食停滞，发热患痔，大便不利，肿痛寒热，不时发搐，此脾气伤而肝乘之也。先用保和丸末二钱，以柴胡、山栀汤调服，食消搐止；又用四味肥儿丸，数服而愈。

一小儿十二岁，不戒厚味醇酒，不时作痛，或大便秘结，小便涩滞。用龙胆泻肝汤治之而安。后饮烧酒，前症复发，遍身色赤烦躁，饮冷醋半钟，赤热悉退，肿痛顿减。

一小儿因乳母食炙煿之物，肛门肿痛。用清胃散母子并服，子又服四味肥儿丸而愈。后因乳母忿怒，胸胁作痛，频饮糖酒，儿病复作发搐，母先服加味小柴胡汤二剂，次服加味逍遥散，儿服四味肥儿丸而愈。

一小儿肛门肿痛，大便不通，服大黄之药，肿痛益甚，虚症并作，仍欲攻疮。余曰：此因脾气复伤而然也，用异功散加升麻、柴胡为主，佐以加味槐角丸，肿痛渐退；又用黄连解毒汤而出脓；用秦艽苍术汤而疮愈。

一小儿肛门肿痛，发热饮水，口鼻气热，此脾肺经实热。先用泻黄散二服而热退，又用枳壳散而痛止，用金银花散而肿痛消。后母食膏粱，儿患复作，母用清胃散而肿痛消。

一小儿误吞信石，遍身发赤，呕吐烦渴，肛门肿痛，便秘饮冷。服冷米醋一钟，赤晕立消，肿痛顿止；又用黄连解毒汤、金银花而愈。

20. 痔疮误治

《外科理例·卷四·痔漏一百十》

一人患痔，脉浮鼓，午后发热作痛。以八珍汤加黄芪、柴胡、地骨皮稍可。彼欲速效，以劫药蚀之，痛甚，绝食而殁。

夫疮之贵敛，气血使然也。脉浮鼓，日晡痛，此气血虚也。丹溪曰：疮口不合，补以大剂参、芪、归、术，灸以附子饼，贴以补药膏是也。

一人有痔，肛门脱出。此湿热下注，真气不能外举，其脉果虚。以四君子加芎、归、黄芪、苍术、黄柏、升麻、柴胡治之。更以五味子煎汤熏洗。彼以为缓，乃用砒霜等毒药蚀之而殁。夫劫药特治其末耳，能伐真元，鲜不害人，戒之。

《外科枢要·卷三·论痔疮》

侍御王两间长子患痔，作渴发热，尺脉洪数，按之无力。余曰：此肝肾阴精亏损，而虚火妄动，当滋化源。彼不信，吐吐痰声嘶，面赤体瘦而殁。

《外科心法·卷五·痔》

李遾，因痔疮怯弱，以补中益气汤，少加芩、连、枳壳，治之稍愈。后因怒加甚，时仲冬，脉得洪大。予谓脉不应时，此乃肾水不足，火来乘之，药不能治，果殁于火旺之月。尝见患痔者，肾脉不足，俱难治。

第二节

肛 痈

肛痈是直肠周围间隙发生急慢性感染而形成的脓肿。本病的发生的绝大部分与肛隐窝炎有关，其临床特点是发病急骤、疼痛剧烈，伴有高热，酿脓破溃后易形成瘘管。相当于西医学的肛门直肠周围脓肿。

【辨病名】

由于肛痈发生的部位不同，可有不同的名称，历代命名较复杂，明清以来，多称肛痈、肛门痈；有数处溃开者，名盘肛痈；生于肛门内外的称之为脏毒、偷粪鼠；生于会阴穴的称之为悬痈（须与喉科悬痈区分）；生于尾骨略上的称之为坐马痈；生于肾囊二旁大腿根里侧近股缝的称之为跨马痈；其他如上马痈、下马痈、臀痈、穿档发等也与本病有关。故在本节下，兼收古医籍中脏毒、偷粪鼠、悬痈、骑马痈、坐马痈、跨马痈、上马痈、下马痈等内容。

一、肛痈、肛门痈

《疡科心得集·卷中·辨肛门痈脏头毒偷粪鼠论》："如便通后其肿痛仍然不减，绕肛成脓者，为脏头毒；或左或右成脓者，为偷粪鼠；在两边出脓者，为肛门痈。"

《外科证治秘要·脱肛痔漏肛门痈偷粪鼠脏头毒》："肛门痈、偷粪鼠、脏头毒：湿热所结，由于酒色而成。初起寒热，绕肛红肿而痛，大便不通，最易成脓。或左或右成脓，小者名偷粪鼠，大者名肛门痈，绕肛成脓者名脏头毒。"

《医门补要·卷中·肛痈辨》："肛痈辨：肛门四围红肿作痛，速宜凉血利湿药消之。若消不去，一处出脓为肛痈，每易成漏。有数处溃开者，名盘肛痈，甚至大小便不通。须早顺下流势之处开门，免使溃大淌粪，不可收拾。如在大小便之介中处溃孔者，即海底漏，极难收口。"

二、盘肛痈

《杂病源流犀烛·卷二十八·前阴后阴病源流》："七曰肛内痈，俗名盘肛痈，生肛门口。"

三、脏毒

中医古籍脏毒含义大体有四：一指脏中积毒所致的痢疾；二指内伤积久所致的便血，血色黯，多在便后，属远血；三指肛门肿硬，疼痛流血；四指肛门痈。由于四者症状相互有一定联系，故阅读时需要根据语境辨别。脏毒四种含义在病机有一定的共同点，但在本节下主要收录与"肛痈"相关的古籍论述。

《外科启玄·卷之七·脏毒痔疮漏疮》："谷道生疽曰脏毒，最痛。初则内疏，次则内托。排脓溃后，慎房事，戒厚味气怒。若不谨守，恐生漏毒，亦有丧生者。黑者难治。"

《医学心悟·卷六·外科症治方药·悬痈》："悬痈，生于肾囊之后，肛门之前，又名海底漏，最难收功。脏毒，生于肛门之两旁。"

四、偷粪鼠

《外科证治全书·卷一·痈疽部位名记》："在臀为臀痈，为臀疽，为坐板疮。中尾骨尖为鹳口疽，尻骨前肛门后为涌泉疽，肛门两旁为脏毒，肛门内外为痔疮，肛门前阴根后中间为偷粪鼠，溃经走泄为海底漏，尻骨高骨略上为坐马痈，左臀下折纹中为上马痈，右臀下折纹中为下马痈，白为东瓜痈。其于孩儿也：为脱肛，为肛门作痒。在股外侧跨尖后为股阳疽，在胯骨节间为环跳疽，大腿外侧为附骨疽，大腿里侧为咬骨疽，股内合缝下近囊侧为股阴疽，右腿夹阴缝折纹中为阴疽，大腿正面膝盖上六寸高肉处为伏兔疽，大腿肚为肚痈，大腿里侧近膝为箕门痈，绕腿为腿游风，腿起云片茄色肿硬、毒攻牙龈为青腿牙疳。"

《外科证治秘要·辨证总论》："又有肛门肿痛，大者名肛门痈，小者名偷粪鼠。若肛门前、肾囊后生痈，名海底悬痈。此数者，皆易成管。"

五、痔痈

《杂病源流犀烛·卷二十八·前阴后阴病源流》："痔痈，生谷道左右。"

六、悬痈

悬痈有二义，一指生于任脉经会阴穴部位的痈，又名海底痈、骑马痈。二指悬雍垂所生的痈肿。本节收录内容为前者。

《济世全书·兑集卷八·下疳（附悬痈）》："凡毒生阴囊后、肛门前，谓之悬痈。"

《医学心悟·卷六·外科症治方药·悬痈》："悬痈，生于肾囊之后，肛门之前，又名海底漏，最难收功。"

《外科心法要诀·卷九·下部·悬痈》："悬痈毒生会阳穴，初如莲子渐如桃，三阴亏损湿热郁，溃久成漏为疮劳。注：此证一名骑马痈，生于篡间，系前阴之后，后阴之前屏翳穴，即会阴穴，系任脉经首穴也。初生如莲子，微痒多痛，日久焮肿，形如桃李。"

《疡医大全·卷二十三后阴部·悬痈门主论》："《鬼遗方》云：胯下两臀尖下，大道前（谷道）、小道后，水道成悬痈，皆是虚极人患此。近谷道左右，乃名痔痈。""王肯堂曰：悬痈生于篡间，谓前阴之后,后阴之前,屏翳处也,即会阴穴。属任脉别络,侠督脉冲脉之会,痈生其间,人起立则若悬然,故名悬痈,属足三阴亏损之证。"

《外科证治秘要·囊痈脱痈海底悬痈》:"海底悬痈,生于肾囊之后,谷道之前。成脓后易成漏管,属虚证。"

《吴氏医方汇编·第五册·悬痈》:"生于前阴之后,后阴之前,立若悬胆,故以名之。"

《杂病源流犀烛·卷二十八·前阴后阴病源流》:"悬痈,阴囊之后,谷道之前,为任脉别络,督冲二脉之会,其地肉理如缕,毒生其间,往往易溃难合。若三阴亏损之人,又挟湿热壅滞其地,便生悬痈。悬痈云者,痈形倒垂如悬物也。"

《类证治裁·卷之七·痔漏论治》:"跨马痈,一名悬痈。生肛门前阴根后交界处,初起如松子大,渐如莲子,后如桃李。"

《华佗神方·卷五·华佗悬痈神方》:"悬痈,一名骑马痈,俗名偷粪老鼠。"

七、骑马痈

《仁术便览·卷四·骑马痈》:"一名悬痈,骑马痈在肾囊下谷道上者。"

《疡医大全·卷二十三后阴部·骑马痈门主论》:"《心法》曰:骑马痈,亦名骗马坠,生于肾囊之旁,大腿根里侧股缝夹空中。"

《春脚集·卷之三·前后二阴》:"肾囊后生疮,名悬痈,又名骑马痈。"

八、跨马痈

《外科心法要诀·卷九下部·跨马痈》:"跨马痈生肾囊旁……此证一名骗马坠,生于肾囊之旁,大腿根里侧,股缝夹空中。"

《疡科捷径·卷中·下部·跨马痈》:"跨马痈生近肾囊,皆缘湿火肾肝伤。"

九、坐马痈

《外科心法要诀·卷九臀部·坐马痈》:"坐马痈属督脉经,尻尾略上湿热凝……[注]此证生于尻尾骨略上,属督脉经。"

《疡科捷径·卷中臀部·坐马痈》:"坐马痈生督脉经,位居尻尾湿瘀成。"

十、上马痈、下马痈

《外科心法要诀·卷九臀部·上马痈下马痈》:"上马痈与下马痈,上左下右折纹生……注:此证生于臀肉之下折纹中。"

《疡科捷径·卷中·臀部·上下马痈》:"上马痈同下马痈,生于左右折纹宗。"

【辨病因】

肛痈多由贪恋酒色、多食辛燥煎煿之物、情志不遂日久,或素体阴亏等造成。

一、酒色中伤

《疡医大全·卷二十三后阴部·骑马痈门主论》:"骑马痈门主论:骑马痈,皆由少年人不保重,或串花街柳巷,或贪倚翠偎红,忍精而战,耐饥而守,或将泄而提其气,或已走而再返其阳,或人方泄精,未经洗净,重与交合,皆足以生此恶毒也。"

《疡科心得集·卷中·辨肛门痈脏头毒偷粪鼠论》:"盖肛门为足太阳膀胱经所主(足太阳会阳穴在肛门之旁),是经为湿热所聚之腑,此处生痈,每由于酒色中伤,湿浊不化,气不流行者多。"

《外科证治全书·卷三前阴证治·筋脉·悬痈》:"悬痈多有由忍精提气而成,所谓欲泄不泄,化为脓血是也,最难疗治。"

《外科证治秘要·脱肛痔漏肛门痈偷粪鼠脏头毒》:"肛门痈、偷粪鼠、脏头毒,湿热所结,由于酒色而成。"

《华佗神方·卷五·华佗悬痈神方》:"悬痈一名骑马痈,俗名偷粪老鼠。多因嗜色忍精而发。"

二、饮食不节

《杂病源流犀烛·卷二十八·前阴后阴病源流》:"七曰肛内痈,俗名盘肛痈,生肛门口。乃蕴积热毒于大肠之间,或多食煎煿毒物,或湿热流注日深,皆致此症。"

《杂病源流犀烛·卷三·大肠病源流(大肠痈毒附)》:"脏毒:专由大肠血热,或平素喜食辛燥煎煿之物,而成病也。"

三、七情内伤

《简明医彀·卷之八·悬痈》:"《经》曰:气伤

痛,形伤肿。患于肛门之前、阴囊之后者,悬痈也。因于七情郁怒,气滞血凝,有强忍败精,有情欲不遂,皆能致此。"

《外科心法要诀·卷九臀部·上马痈下马痈》:"膀胱湿热忧愤起,黑陷属重高肿轻。注……属膀胱经湿热又兼七情不和,忧愤凝滞而成。"

四、素体阴亏

《医学心悟·卷四·痔疮》:"又肛门之前,肾囊之后,此间若有肿胀出脓,名曰悬痈,又名海底漏,最难收功。若生于肛门之两傍,则曰脏毒,较悬痈为轻耳,并用前药主之。此症皆由肾水不足,相火内烁庚金而致然也。患者速宜保养真元,用药扶持,庶可延生,辛毋忽视是祷。"

《杂病源流犀烛·卷二十八·前阴后阴病源流》:"五曰悬痈……若三阴亏损之人,又挟湿热壅滞其地,便生悬痈。"

【辨病机】

本病病机历代论述以阴虚与湿热为主,但在细节上各有侧重,有认为本病病机为"三阴亏损,湿热结聚",大体认为湿热与虚损并重;有认为疾病开始以湿热为主,迁延日久,反成虚劳;有认为本病主要为虚损。另外,也有认为本病病机夹瘀、夹毒。

一、湿热为主

《外科心法要诀·卷九臀部·坐马痈》:"坐马痈属督脉经,尻尾略上湿热凝……此证生于尻尾骨略上,属督脉经,由湿热凝结而成。"

《外科证治秘要·脱肛痔漏肛门痈偷粪鼠脏头毒》:"肛门痈、偷粪鼠、脏头毒,湿热所结,由于酒色而成。"

《寿山笔记·肛痈有虚实》:"肛痈之症,举世尽曰阴虚湿热,然小儿亦有患此者,虽曰阳有余,阴不足,然小儿无下虚之理,实皆湿热为患耳。故患是症者,切勿遽用补纳,致湿热之邪,锢闭不泄,转致攻窜不已也。且此症收疤甚难,地处空隙,其肉横纹,每一劳动,溃孔时时开合故也。始起湿热留顿,延至一二年,或不忌房事,或强制火动,反为真真阴虚,成痨不治。医者宜辨明施治可耳。"

1. 膀胱湿热

《外科心法要诀·卷九臀部·上马痈下马痈》:"膀胱湿热忧愤起,黑陷属重高肿轻。注……属膀胱经湿热又兼七情不和,忧愤凝滞而成。"

2. 湿热夹毒

《疡医大全·卷二十三后阴部·骑马痈门主论》:"王肯堂曰:骑马痈,乃手足三阴经所司,毒在肾经,湿热流于大小肠分,热血积而为毒。"

3. 肝肾湿火

《外科心法要诀·卷九·下部·跨马痈》:"跨马痈生肾囊旁,重坠肝肾火湿伤……由肝、肾湿火结滞而成。"

《疡医大全·卷二十三后阴部·骑马痈门主论》:"《心法》曰:骑马痈,亦名骗马坠,生于肾囊之旁,大腿根里侧股缝夹空中,由肝肾湿火结滞而成。"

《疡科捷径·卷中·下部·跨马痈》:"跨马痈生近肾囊,皆缘湿火肾肝伤。"

二、虚损为主

《吴氏医方汇编·第五册·悬痈》:"属足三阴亏损之症。"

《外科证治秘要·囊痈脱痈海底悬痈》:"海底悬痈,生于肾囊之后,谷道之前。成脓后易成漏管,属虚证。"

三、阴虚湿热并重

《外科正宗·卷之三下部痈毒门·悬痈论第三十四》:"夫悬痈者,乃三阴亏损、湿热结聚而成。"

《外科心法要诀·卷九·下部·悬痈》:"由三阴亏损,兼忧思气结,湿热壅滞而成。"

《疡医大全·卷二十三后阴部·悬痈门主论》:"蒋示吉曰:悬痈生于谷道之前,阴器之后,又谓海底穴也。乃三阴亏损,湿热结聚而成。"

《回生集·卷下·外症门·悬痈》:"由于三阴亏损,湿热结聚而成。此穴在于谷道之前,阴器之后,又为海底穴也。初生状如莲子,少痒多痛,日久渐如桃李,赤肿焮痛,溃后轻则成漏,重则沥尽气血,变为痨瘵不起者多矣。"

《疡科心得集·卷中·辨囊痈悬痈论》:"悬痈生于肾囊之后,谷道之前,又名海底漏,最难收功。

患此者,俱是极虚之人,由足三阴经亏损,湿热结聚而发。初生状如莲子,日久渐如桃李,赤肿焮痛,溃后轻则成漏,重则气血沥尽,变为痨瘵者多矣。"

四、湿瘀抟结

《疡科捷径·卷中臀部·坐马痈》:"坐马痈生督脉经,位居尻尾湿瘀成。"

【辨病证】

本病辨证当辨清虚实。根据发病部位,发于外者,肛门边突肿,多实多热,脉数有力,属阳易治;发于内者,肛门内结肿,脉数虚细,多阴虚湿热下注,属阴难治。根据病程,暴起即甚、发热焮肿作痛者多实;初起不觉,日久渐甚,或已溃而脓清不敛者,多虚。

一、辨症候

《外科正宗·卷之三·下部痈毒门·脏毒论第二十九》:"夫脏毒者,醇酒厚味、勤劳辛苦,蕴毒流注肛门结成肿块。其病有内外之别,虚实之殊。发于外者,多实多热,脉数有力,肛门突肿,大便秘结,肚腹不宽,小水不利,甚者肛门肉泛如箍,孔头紧闭,此为外发,属阳易治。宜四顺清凉饮、内消沃雪汤通利大小二便;痛甚者,珍珠散、人中白散搽之;脓胀痛者针之。发于内者,属阴虚湿热渗入肛门,内脏结肿,刺痛如钟,小便淋沥,大便虚秘,咳嗽生痰,脉数虚细,寒热往来,遇夜尤甚,此为内发,属阴难治。宜四物汤加黄柏、知母、天花粉、甘草,兼以六味地黄丸调治,候内脏脓出则安。又有生平情性暴急,纵食膏粱,或兼补术,蕴毒结于脏腑,火热流注肛门,结而为肿;其患痛连小腹,肛门坠重,二便乖违,或泻或秘,肛门内蚀,串烂经络,污水流通大孔,无奈饮食不餐,作渴之甚,凡犯此未得见其有生。又有虚劳久嗽,痰火结肿肛门如粟者,破必成漏,沥尽气血必亡。此二症乃内伤之故,非药可疗,不可勉治也。"

《外科大成·卷二分治部上·下部后·脏毒》:"脏毒者乃肛门肿痛也,而有内外虚实之殊。因厚味勤劳而得者,则脉数而有力,肛门边突肿,形如李核,大便利,小水赤,甚者肉泛如箍,坚痛如锥,此为外发,易治。初宜贵金丸、冲生散、一煎散

之类下之,外用金黄散,以清凉膏调敷。已成,胀痛者针之。如攻利不应者托之,外用神灯照照之,磨蟾酥锭涂之。其坚硬渐腐,俟有脓时,用珍珠散倍冰片,以猪脊髓调敷。因阴虚湿热下注者,则脉数细而虚,肛门内结肿,刺痛如锥,大便虚闭,小便淋涩,寒热痰嗽,遇夜尤甚,此为内发,难医。治宜四物汤加知母、黄柏、天花粉、甘草,兼六味地黄丸调之,五灰散托之。俟脓出,方安。因性急或兼补术,大热而成者,必痛连小腹,二便乖违,串蚀肛门,大孔无禁,食减作渴。因虚劳久嗽而得者,必肛门结肿如粟,破而成漏,沥尽气血而亡。此二症乃内伤所致,非药能疗。"

《不居集·下集卷之十八·诸漏·悬痈》:"[澄按]悬痈,一名海底漏,其症甚恶,然亦有二种。如发热焮肿作痛,小便赤涩,暴起即甚者,此不过肝经湿热下坠,可用外科治法,如龙胆泻肝汤,消肿解毒之法俱可。若肝肾不足,三阴亏损,初起不觉,日久渐甚,或已溃而脓清不敛者,必须大补气血,如八珍、十全、六味、四物、四君、补中益气之类,并用炙甘草法。若用寒凉解毒外科之法,则误矣。"

《外科心法要诀·卷九臀部·脏毒》:"脏毒毒注在肛门,内外虚实各有因,醇酒厚味兼辛苦,外属阳分内属阴。[注]此证有内外、阴阳之别。发于外者,由醇酒厚味,勤劳辛苦,蕴注于肛门,两旁肿突,形如桃李,大便秘结,小水短赤,甚者肛门重坠紧闭,下气不通,刺痛如锥,脉数有力,多实多热,属阳易治,宜服一煎散,能利二便,菩提露搽之;肿痛仍前,不全退者,脓将成也,宜服托里透脓汤;脓胀痛针之;脓出之后,治同溃疡门。发于内者,兼阴虚湿热,下注肛门,内结壅肿,刺痛如锥,大便虚闭,小水淋漓,寒热往来,遇夜尤甚,脉数微细,为虚为湿,属阴难治,宜服五灰散,脓毒自然溃出;脓生迟者,服十全大补汤托之,溃后按溃疡门。"

《外科证治全书·卷三后阴证治·痈疽就简·脏毒》:"脏毒者,醇酒厚味,勤劳辛苦,蕴毒流注肛门,结成肿块。其证有内外虚实之别,发于外者,肛门两旁突肿,形如桃李,大便秘结,小水短赤,甚者肛门重坠紧闭,下气不通,刺痛如椎,脉数有力,此属实热易治,用四顺清凉饮、内消沃雪汤通利大小便,外用田螺水搽之。发于内者,在肛门

内结肿,刺痛如椎,大便虚秘,小便淋漓,或咳嗽生痰,或寒热往来,遇夜则尤甚,脉数无力,此属阴虚,湿热渗注难治,用四物汤加焦黄柏、知母、甘草、木通,兼六味地黄丸调治自安。元气虚陷及溃脓水者,用补中益气汤加地黄、槐花、天花粉,或兼六味地黄汤,早晚轮服。”

《寿山笔记·肛痈有虚实》:“肛痈之症,举世尽曰阴虚湿热,然小儿亦有患此者,虽曰阳有余,阴不足,然小儿无下虚之理,实皆湿热为患耳。故患是症者,切勿遽用补纳,致湿热之邪,锢闭不泄,转致攻窜不已也。且此症收疤甚难,地处空隙,其肉横纹,每一劳动,溃孔时时开合故也。始起湿热留顿,延至一二年,或不忌房事,或强制火动,反为真真阴虚,成瘵不治。医者宜辨明施治可耳。”

《外科备要·卷一证治·臀部·脏毒》:“生于肛门两旁,有内外阴阳之别,总由醇酒厚味、勤劳辛苦,湿热蕴注也。发于外者属阳,初肿突如桃李,大便秘结,小水短赤,甚者肛门重坠,气闭不通,刺痛如锥,脉数有力,多实多热,宜一煎散(收)通利之,外用熊胆三分、冰片一分研末,水调鸡翎蘸搽,或用螺水法(菜)。如肿痛不退,欲成脓者,服托里透脓汤(霜)托之。脓熟胀痛者针之,外洗葱朴汤(剑)。发于内者属阴,初肿肛门内结,刺痛如锥,大便虚闭,小水淋漓,寒热往来,遇夜尤甚,脉数微细,为虚为湿,宜服五灰散(收)追毒溃出;脓生迟者,服十全大补汤(水)托之。溃后治法,俱按膏散丹药方选用收功。”

二、辨脉

《杂病源流犀烛·卷二十八·前阴后阴病源流》:“脉法,疮疡脉论曰:脉沉实,发热烦躁,外不焮肿赤痛,其邪乃深伏在里,宜先疏通。浮大以数,焮肿在外,当托里,恐邪入内。脉不沉不浮,内外症,宜审其经,当和荣卫。脉数身不热,为内有痈脓。脉数应发热,而反恶寒者,若有痛处,即此处发痈。若脉数不时见,当生恶疮。[鳌按]此段脉论,凡一身疮疡之脉皆然,不特指前阴后阴外症言也,医者知之。”

三、辨吉凶

1. 辨顺逆

《外科正宗·卷之三下部痈毒门·脏毒论第二十九·脏毒看法》:“初起肿痛,红色光亮,疼痛有时,肛门不坠、便和者易。已成焮赤肿痛,发热不渴,小便不数,展转自便者顺。已溃脓稠,色鲜不臭,焮肿渐消,疼痛渐减、能食者顺。溃后脓水渐止,新肉易生,不疼多痒,疮口易干者顺。

初起坚硬漫肿,内脏闭痛,小便频数,大便秘结者险。已成疼痛日甚,肿连小腹,肛门闭紧,下气不通者重。已溃臭水淋漓,疼痛不减,肿仍不消,身热唇焦者逆。”

《外科正宗·卷之三下部痈毒门·悬痈论第三十四·悬痈看法》:“初起如松子,渐大若梅李,红赤肿痛,光亮发热者轻。已成高肿作痛,根脚不散,皮薄易破,脓成胀痛者易。已溃脓稠而黄,气味不臭,焮痛亦消,痛止作痒者顺。初起色紫坚硬,根脚漫肿,痛连臀膝,二便不利者重。已成肿如黄瓜,紫斑腐烂,秽水无脓,痛甚气急者难。已溃秽脓不绝,疮口开张,肉不红活,虚热食少者逆。”

《外科心法要诀·卷九下部·跨马痈》:“初如豆粒,渐渐肿如鹅卵,陨坠壅重,色红焮痛,暴起高肿,速溃稠脓者顺;若漫肿平塌,微热微红,溃出稀脓者险,多成串皮漏证。”

《外科心法要诀·卷九臀部·坐马痈》:“坐马痈属督脉经,尻尾略上湿热凝,高肿速溃稠脓顺,漫肿溃迟紫水凶。[注]此证生于尻尾骨略上,属督脉经,由湿热凝结而成。高肿溃速脓稠者顺;若漫肿溃迟出紫水者险。虚人患此,易于成漏。”

《外科心法要诀·卷九臀部·上马痈下马痈》:“上马痈与下马痈,上左下右折纹生,膀胱湿热忧愤起,黑陷属重高肿轻。[注]此证生于臀肉之下折纹中,属膀胱经湿热又兼七情不和,忧愤凝滞而成。初起如粟,黄脓小疱,渐生焮痛,寒热往来,高肿红亮为轻,平陷黑硬为重。”

《疡科捷径·卷中臀部·坐马痈》:“坐马痈生督脉经,位居尻尾湿瘀成。高疼红肿脓稠顺,散漫脓清症不轻。”

《疡科捷径·卷中臀部·上下马痈》:“上马痈同下马痈,生于左右折纹宗。膀胱湿热凝于络,红肿为轻黑陷凶。”

2. 辨转归

《寿世保元·卷九·悬痈》："一论悬痈,此疮生谷道外肾之间。初发甚痒,状如松子,四十日赤肿如松,治迟则破,而大小便皆从此出,不可治矣。"

《外科证治全书·卷三前阴证治·筋脉·悬痈》："斯证溃后,一经走泄,即生管成漏,大小便从此浸出,血脉沥尽而死。证同怯损,诸漏可治,独此不能治,治则漏管愈大,遂成海底漏。"

【论治法】

治疗肛痈,当分清虚实论治。又需注意病程阶段,如肛痈初起未成脓时,可以消散;及脓已成,常需托脓外出;脓尽可用补养,急当收口。总须根据实际病情,辨清症候以施治。

一、概论

《杂病源流犀烛·卷三·大肠病源流(大肠痈脏毒附)》："脏毒……生在肛门内大肠尽处,往往溃烂至肛门外。治法大约与肠痈相仿,而主药必以忍冬藤、麦冬为主,并多加地榆、蒲黄,庶乎有瘳。"

《杂病源流犀烛·卷二十八·前阴后阴病源流》："至于臀痈,臀居少腹之后,属膀胱分野,阴中之阴也。道则远,位则僻,虽膀胱经本属多血,然气运不到,血亦罕至,比之他处,尤为吃紧。中年以后,最忌此处生痈,若参之脉症,见有虚弱,便当大补气血,方可保全。若用寻常疡科家驱热解毒之药,恐担延事势,虚虚之祸不免。故初起未成脓者,用隔蒜灸法,庶乎可散。若欲作脓,则必溃矣(宜内托羌活汤,痛甚者宜仙方活命饮)。若肿硬作痛,形气虚,邪气实也(宜托里消毒散、仙方活命饮)。若至溃后,尤宜补养(宜加味十全汤、人参养荣汤),以固其根本。倘失补养,其患尤在结痂之后,设使变症多端,则成恶候。其或胃气脱陷,肠鸣腹痛,神昏便溏,所谓寒变内陷,缓则不治者有之(宜托里温中汤)。其或脾胃虚寒,手足厥冷,饮食不入,呕逆吐泻者有之(宜附子理中汤)。其或真阳亏损,或误下,或脓血过多,失于补托,致上气喘急,自汗盗汗,气短头晕者有之(宜姜附汤)。其或气血虚,胃火盛而发渴者有之(宜竹叶黄芪汤)。其或命门火衰,不能生土,致脾胃虚寒,不思食,食不化,脐腹疼痛,夜多漩溺者有之(宜加减八味丸)。其或中气虚,诸药不应,或用药失宜,耗伤元气,虚症蜂起,但用此补中气,诸症自退者有之(宜参术膏)。其或元气本弱,又因凉药伤胃,饮食少思,或作呕泻等恙者有之(宜托里健中汤)。其或脾土素虚,且寒水反侮土,致饮食少思,呕吐泄泻者有之(宜托里益黄汤)。其或一切不足之症,不脓不溃,溃后发热恶寒,肌肉消瘦,饮食少思,睡卧不宁,盗汗不止者有之(宜托里养荣汤)。其或六郁内伤,脾胃受制,饮食不进,倦怠不安者有之(宜托里越鞠汤)。其或毒邪深固,色变紫黑者有之(宜回毒金银花汤)。其或肾水竭,口燥舌干者有之(宜五味子汤)。其或热毒上攻。致咽喉口舌生疮者有之(宜犀角膏)。其或溃破后,毒热未退,大疼不止,日夜坐卧不安者有之(宜止痛神功散)。以上种种,皆属恶候,其方药亦随症施治,无不各当者。但种种恶候,一切痈疽肿毒,皆能变生至此,不独臀痈为然也,虽详于此,固贵当局之通变耳。总之臀痈一症,必旬日收敛,方保无虞,若不慎房室,不节饮食,绵延成漏,则为终身之患。至臀痈之属,有骑马坠,生垂珠左右两处,此处微实,皮薄而纹紧,口亦难合,易成漏管,初起急宜消散(宜散毒饮子)。有腓腨,近骨难愈,防成漏管。有锐疽,生臀尖上,疡科书所谓发于尻者是也,其状赤而且坚,不急治,三十日死。有穿裆发,生背脊尽处,亦易成漏,当急治。有挽疽,俗名秤钩疮,生骶骨上,初发如小豆,后大亦不过如樱桃,酸疼之甚,身便弯折,不能直立,宜用围药移逼偏旁处,方可刺脓。以上臀痈所属五症,皆为要害吃紧,皆防成漏,甚则杀人。其治法于初起时,总须急为消散(俱宜仙方活命饮加羌活、黄柏或金线重楼)。或肿痛甚,尺脉紧,按之无力,用内托法(宜内托羌活汤),其壮实人,或汗(宜胜金丹)、或下(宜一粒金丹),老弱用补(宜十全大补汤)。各随所宜,不可拘执。不幸而竟至脓溃,其治法总与臀痈相仿,是在医者神而明之也。"

二、分阶段论治

《外科启玄·卷之七·脏毒痔疮漏疮》："谷道生疽曰脏毒,最痛。初则内疏,次则内托。排脓溃后,慎房事,戒厚味气怒。若不谨守,恐生漏毒,亦有丧生者,黑者难治。"

《杂病源流犀烛·卷二十八·前阴后阴病源流》:"六曰痔痛,生谷道左右,初起急宜发穴(宜发穴散),破后急用排脓(宜抽脓膏),脓尽急当收口(宜《精义》桃花散、平肌散),始终服药以大补脾脏为主,亦不可迁延时日,使成漏管。""七曰肛内痈,俗名盘肛痈,生肛门口……初起亦可消散(宜仙方活命饮),若既溃破,恐腐烂难堪,必致损命也。大约此症必以驱毒为急(宜肛内痈方),清热次之(宜槐花散),毋轻视也。"

《疡科心得集·卷中·辨肛门痈脏头毒偷粪鼠论》:"盖肛门为足太阳膀胱经所主(足太阳会阳穴在肛门之旁),是经为湿热所聚之腑,此处生痈,每由于酒色中伤,湿浊不化,气不流行者多。其始发也,恶寒身热,绕肛而痛,焮红漫肿,大便坚结不通,小便亦艰。初宜清泄肺胃,如鲜地、杏仁、槐米、地榆、芩、连、枳壳、芦根、蔗汁等类。若大便再不通行,即用凉膈散通腑,得大便一行,其湿毒随便而泄,或亦有不成脓者。如便通后其肿痛仍然不减,绕肛成脓者,为脏头毒;或左或右成脓者,为偷粪鼠;在两边出脓者,为肛门痈。投药宜用归尾、草薢、槐米、苡仁、丹皮、山栀等,清理下焦湿热。此证溃脓后,自热退身凉痛止,倘或肝肾充足,气血和谐,即可于十日之内收口矣。如延久不敛,每多成漏,总以升药条提之。此疡虽有三名,其实总归湿热下注而结。用药治法俱同,故并而论之。"

三、分虚实论治

《外科正宗·卷之三下部痈毒门·脏毒论第二十九·脏毒治法》:"初起寒热交作,大便坠痛,脉浮数者,宜用轻剂解散。已成内热口干,大便秘结,脉沉实而有力者,当下之。肛门肿痛,常欲便而下坠作痛者,导湿热兼泻邪火。肛门焮肿疼痛,小便涩滞,小腹急胀者,清肝、利小水。出脓腥臭,疼痛不减、身热者,养血、健脾胃,更兼渗湿。脓水清稀,脾胃虚弱,不能收敛者,滋肾气、急补脾胃。"

《外科证治秘要·脱肛痔漏肛门痈偷粪鼠脏头毒》:"肛门痈、偷粪鼠、脏头毒……治法:大便秘者宜凉膈散,或鲜首乌、黄芩、槐花、枳壳、芦根、金银花等。溃后宜补,兼去湿热。此三证最易成管,若一月之内,不能收功,必成漏管。"

四、分部位论治

1. 悬痈论治

《外科理例·卷三·悬痈一百三》:"悬痈原系肝肾二经阴虚,须一于补,尤恐不治,况脓成而又克伐,不死何待。常治初起肿痛,或小便赤涩,先以制甘草一二剂,及蒜灸,更饮龙胆泻肝汤。若发热肿痛者,以小柴胡加车前、黄柏、芎、归。脓已成,即针之。已溃用八珍汤,加制甘草、柴胡稍、酒炒黄柏、知母。小便涩而脉有力者,仍用龙胆泻肝汤,加制甘草。小便涩而脉无力者,用清心莲子饮,加制甘草。脓清不敛者,用大补剂,间以豆豉饼灸。或久而不敛者,亦用附子饼灸,并效。"

《古今医统大全·卷之八十外科理例上·悬痈》:"悬痈者,患于肛门之前,阴囊之后是也,治之不早,鲜不伤生。凡觉肿痛,急用甘草节煎汤服之,以缓其势,随以本方对证治之。焮肿发热者,清肝解毒,小柴胡、制甘草之属。肿痛甚者,解毒为主(以制甘草是也)。不作脓,或不溃者,血虚也,八珍汤。肿痛,小便赤涩者,肝经湿热也,宜分利清肝,龙胆泻肝汤是也。"

"凡治悬痈,初起肿痛,或小便赤涩,先用制甘草一二剂,及蒜灸,更以龙胆泻肝汤。若发热肿痛者,小柴胡汤加车前、黄柏、芎、归。脓已成,即针之。已溃,用八珍汤加制甘草、柴胡梢、酒黄柏、知母。小便涩而脉有力者,仍用龙胆泻肝汤加制甘草。小便涩而脉无力者,用清心莲子饮加制甘草。脓清不敛者,用大补剂,间以豆豉饼灸,或久而不敛者,亦用附子饼灸,并效。"

《外科枢要·卷三·论悬痈》:"悬痈谓疮生于玉茎之后,谷道之前,属足三阴亏损之症。轻则为漏,沥尽气血而亡,重则内溃而即殒。若初起湿热壅滞,未成脓而作痛,或小便涩滞,用龙胆泻肝汤。肿焮痛甚,仙方活命饮,并以制甘草佐之。如此虽患亦轻,虽积亦浅。若不能成脓,或脓成不溃者,八珍汤补之。若脓已成者,急针之。若其生肌收敛,肾虚,六味地黄丸。血虚者,四物加参、术。气虚者,四君加芎、归。脾虚者,补中益气汤。气血俱虚者,八珍汤,并十全大补汤。若用寒凉消毒,则误矣。"

《外科正宗·卷之三·下部痈毒门·悬痈论第三十四》:"夫悬痈者,乃三阴亏损、湿热结聚而成。此穴在于谷道之前,阴器之后,又谓海底穴也。初生状如莲子,少痒多痛,日久渐如桃李,赤肿焮痛,欲溃为脓,破后轻则成漏,重则沥尽气血变为痨瘵不起者多矣。初起时元气壮实,宜用九龙丹泻去病根;稍虚者内消沃雪汤利去湿热;亦有可消者,十中三四。如十余日后,肿势已成,不得内消,宜托里消毒散加山甲、皂角刺,服之自破。如肿高光亮,脓熟不破头者,用针急破之,秽脓一出,其患易安。如脓出之后,朝以六味地黄丸、午以十全大补汤加牡丹皮、泽泻温补滋阴。又有厚味膏粱气体壮实者,初服龙胆泻肝汤,溃服滋阴八味汤以清蕴热。体瘦房劳气血虚弱者,初服八珍汤加泽泻、制甘草,溃后十全大补汤加牡丹皮、熟附子。脾弱者,补中益气汤以滋化源。日久成漏者,国老膏化汤吞服蜡矾丸。首尾误服寒凉,损胃伤脾,冰凝气血,以致患孔渐开,秽脓不止者,亦定变成虚羸痨瘵,终为难愈。"

"悬痈治法:初起寒热如疟,喜复衣被,口干好饮热汤,宜当发散。已成焮热作痛,内热口干喜冷,大便秘涩者,微利之。日久内脓已成,不破头而胀痛者,急针之,法当补托。溃后脓水清稀,虚热不退,肿痛不消者,宜滋阴健脾。疮口不敛,饮食减少,余肿不消,新肉不生,峻补脾胃。"

《简明医彀·卷之八·悬痈》:"《经》曰:气伤痛,形伤肿。患于肛门之前、阴囊之后者,悬痈也。因于七情郁怒,气滞血凝,有强忍败精,有情欲不遂,皆能致此。治之不早,鲜不伤生。凡觉肿痛,急用大赤皮甘草连节数两,取长流水煎汁,空心饮。更制入药。先服败毒散,如寒热焮痛,清肝解热,小柴胡汤;如痛肿之甚,肝经湿热,龙胆泻肝汤。诸方皆制甘草为君,外用隔蒜灸法,脓成不穿,针之。"

"主方:甘草五钱,龙胆草、当归尾、金银花、生地黄、柴胡各三钱,泽泻、车前子、木通各五分,水煎,空心服。小便涩,倍车前子、木通、泽泻,加茯苓、黄柏、知母。发热加黄连、青皮。阴虚加四物汤。小柴胡汤,次服此方,以制甘草为主。不溃,用八珍汤加制甘草。无力,清心莲子饮。以上诸方,悉制甘草为君。久不收,服大补药,外用豆豉饼灸。"

《灵验良方汇编·卷之二外科·治悬痈方》:"悬痈乃三阴亏损,湿热结聚而成。此穴在于谷道之前,阴器之后,又谓海底穴也。初生状如莲子,少痒多痛,日久渐如桃李,赤肿焮痛,欲溃为脓。破后调理不慎,轻则成漏,重则沥尽气血,变为痨瘵不起者多矣。利去湿热,亦有可消者,十中三四。如十余日后,肿势已成,不得内消,宜托里消毒散(方见前加山甲,皂角刺,服之自破)。如肿高光亮,脓熟不破者,用针急破之,秽脓一出,其患易安。脓出之后,朝服六味地黄丸,午服十全大补汤加丹皮、泽泻,温补滋阴。脾弱者,补中益气汤,以滋化源。日久成漏者,炙甘草膏化汤,吞服蜡矾丸。若误服寒凉药,损胃伤脾,以致患口渐开,秽脓不止,定成虚痨难愈。"

《医学心悟·卷六·外科症治方药·悬痈》:"悬痈,生于肾囊之后,肛门之前,又名海底漏,最难收功。脏毒,生于肛门之两旁。初时肿痛,总由湿热相火,内灼庚金而然者,宜服国老散、加减地黄丸,并敷海浮散,贴膏药,此一定之治法也。内痔外痔,亦并可服前药,洗以忍冬藤、菖蒲草,兼用田螺水搽之,可以立消。脱肛属气虚,补中益气汤。亦有血虚火旺者,四物汤加升麻。"

《不居集·下集卷之十八·诸漏·悬痈》:"立斋曰:悬痈,谓疮生于玉根之后,谷道之前,属足三阴亏损之症,轻则为漏,沥尽气血而亡,重则内溃而即殒。大抵此症原属阴虚,肝肾不足之人,故多患之。虽专于补,犹恐不治,况脓成而又克伐,不死何俟?即寒凉之剂,亦不可过用,恐伤胃气。惟炙甘草一药,不损血气,不动脏腑,其功甚捷,最宜用之,不可忽也。""一儒者患悬痈,服坎离丸,及四物汤、黄柏、知母之类不应,脉浮洪,按之微细。余以为足三阴之虚,用托里散及补阴八珍汤渐愈;又用六味丸、补中益气汤,调补化源,半载而痊。"

《外科心法要诀·卷九·下部·悬痈》:"悬痈毒生会阳穴,初如莲子渐如桃,三阴亏损湿热郁,溃久成漏为疮劳。[注]此证一名骑马痈,生于篡间,系前阴之后,后阴之前屏翳穴,即会阴穴,系任脉经首穴也。初生如莲子,微痒多痛,日久焮肿,形如桃李。由三阴亏损,兼忧思气结,湿热壅滞而成。其色红作脓欲溃,若破后溃深,久则成漏,以致沥尽气血,变为疮劳。初起气壮实,尚未成脓,小水涩滞者,宜用九龙丹泻去病根;稍虚者,仙方活命饮,利去湿热,如法治之,遇十证可消三四。如十余日后,肿势已成,不能内消,宜服托里消毒散，或托里透脓汤自破；如不破，肿高、光亮、胀痛者，用卧针开之，秽脓一出，其肿全消者顺。朝服六味地黄丸，午服十全大补汤，温补滋阴。又有过食膏粱厚味，气实者初服龙胆泻肝汤，溃服滋阴八物汤。又有房劳过度，羸弱者，初服八珍汤，溃服十全大补汤，脾虚不食六君子汤。日久成漏者，国老膏化汤送服琥珀蜡矾丸。外治法按痈疽溃疡门。当戒房劳、怒气、鱼腥发物，慎重调理。"

《吴氏医方汇编·第五册·悬痈》："悬痈：生于前阴之后，后阴之前，立若悬胆，故以名之。属足三阴亏损之症。初起小便涩者，用清心莲子饮；焮痛者，须活命饮；脓成，须以八珍、十全、补中益气等汤调理。外用人参敷之。断不可妄用寒凉，致生漏管，无可挽回矣。"

《景岳全书发挥·卷四·外科钤·悬痈》："悬痈：欲其生肌收敛，肾虚，六味丸；血虚，四物加参、术；气虚，四君加芪、归；脾虚者，补中益气汤；归脾汤好。气血俱虚者，八珍并十全大补。莫若人参养荣汤。若用寒凉消毒，则误矣。热药亦不宜。

大凡疮疡等症，若肾经火气亢盛，致阴水不能生化，而患阴虚发热者，宜用坎离丸，取其苦寒能化水中之火，令火气衰而水自生。立斋用坎离丸苦寒能化水中之火，令火衰而水自生，若景岳必以为苦寒而有伤元阳之气矣。"

《疡医大全·卷二十三后阴部·悬痈门主论》："王肯堂曰：悬痈生于篡间，谓前阴之后，后阴之前，屏翳处也，即会阴穴。属任脉别络，侠督脉冲脉之会，痈生其间，人起立则若悬然，故名悬痈，属足三阴亏损之证。轻则为漏，沥尽气血而亡；重则内溃而即殒。原属肝肾二经，阴虚虽一，于补犹恐不治，若又加克伐，不死何待。（《准绳》）"

"《鬼遗方》云：胯下两臀尖下，大道前（谷道）。小道后，水道成悬痈，皆是虚极人患此。近谷道左右，乃名痔痈，宜急补脾脏，及发处贴药，即用发穴药。破后用抽脓膏，脓尽用合疮口药合之。慎勿过冬，即成冷漏，难治。"

"蒋示吉曰：悬痈生于谷道之前，阴器之后，又谓海底穴也。乃三阴亏损。湿热结聚而成。初生状如莲子，少痒多痛，日久渐如桃李，赤肿焮痛，溃而流脓，破后轻则成漏，重则气血沥尽，变为痨瘵不起之候者多矣。初起壮实者，泻其病

根；稍虚者，利其湿热；已成者，托里排脓；已溃者，温补滋阴。切忌寒凉损胃，冰凝气血，致生变证。（《说约》）"

"冯鲁瞻曰：悬痈者，谷道前后生疮是也。初发形如松子，渐如莲子，数十日后甚，赤肿如桃即破，破最难收。其治每用粉草一两，无灰酒煎服以解毒，此证多属阴虚，故不足人患之。大禁寒凉克削，肝肾虚极之证也。重为滋阴峻补，并为绝欲，急令收功，否则成漏痨瘵之根矣。（《锦囊》）"

"汪省之曰：悬痈即骑马痈也。此证多因酒色不慎，湿热壅滞而作，况谷道之前，乃任脉会阴发源之地，又乃肝经宗筋所会之处，患此多属肝肾二经阴虚。今人每以败毒流气等攻伐之剂治之，殊不知阴既虚矣，须一于补，尚恐不能成脓敛口，反加克伐，不死何待。（《理例》）"

《杂病源流犀烛·卷二十八·前阴后阴病源流》："五曰悬痈……悬痈云者，痈形倒垂如悬物也，初觉肿痛，或小便涩滞，可药以散之（宜仙方活命饮、龙胆泻肝汤并加制甘草）。即或不散，虽成亦轻，虽溃亦浅，其不脓不溃者，可药以补之（宜八物汤）。其脓成者，急为针刺。如不能收敛，或因肾虚（宜肾气丸），或因血虚（宜四物汤加参、术），或因气虚（宜四君子汤加芪、归），或因脾虚（宜补中益气汤），各随其虚而补之，自然毒散肌生。久成漏者，亦当药以补塞（宜十全大补汤、鼠矾丸），始终宜服国老膏。若误用寒凉消毒之剂，必致不能收口，沥尽气血而死，重则肉溃即损，最轻亦成漏管。"

《疡科心得集·卷中·辨囊痈悬痈论》："初起肿痛而小便赤涩者，肝经湿热也，龙胆泻肝汤主之；若焮肿发热者，清肝解毒，小柴胡去半夏、人参，加车前、黄柏、芍、归、甘草；已溃者，用八珍汤加制甘草、柴胡梢、酒炒黄柏、知母，切不可过用寒凉，损伤胃气；惟制甘草一药，名国老散，不损血气，不动脏腑，其功甚捷，最宜用之。"

《外科证治全书·卷三前阴证治·筋脉·悬痈》："悬痈：一名骑马痈，一名老鼠偷粪。生肛门前阴根近后阴两相交界之处。初起细粒，渐如莲子，数日大如桃李，其色红焮痛者，急用生甘草、熟军各三钱，酒煎空心服一剂即愈。如成脓，则用醒消丸，既溃兼以国老煎轮服，以速敛为贵。其色白坚硬者，用小金丹消之，如溃兼以鹿角胶三钱，清

晨酒化下,每日轮服,或用温补气血之剂,同小金丹早晚轮服亦妙,至愈乃止。斯证溃后,一经走泄,即生管成漏,大小便从此浸出,血脉沥尽而死。证同怯损,诸漏可治,独此不能治,治则漏管愈大,遂成海底漏。

悬痈多有由忍精提气而成,所谓欲泄不泄,化为脓血是也,最难疗治,以其部位皮肉与他处不同,盖他处皮肉,或横生或直生,俱易合口,而悬痈之处,横中有直,直中有横,一有损伤,不易收功。初起色赤焮痛者,用逐邪至神丹:银花四两、蒲公英二两、人参一两、生甘草一两、当归一两、大黄五钱、天花粉二钱,水煎服一剂消毒,二剂全愈。溃者三剂可以收功。此方用银花、蒲公英佐之参、归,又用大黄五钱攻逐,虚人似乎非宜,初起毒正盛,乘其初起之时,正气未衰,补而兼泻之药,方为得宜。倘因循失治,或畏缩不前,及至流脓出血,正气萧索,始用参、芪补气,往往用至数斤,尚不能复原,何不早用补药于化毒之中,正气无伤,毒又解散矣。"

《外科证治秘要·囊痈脱痈海底悬痈》:"海底悬痈……治法:国老膏专消此证。甘草一味,泉水炙熬膏服。用药如归尾、山栀、黄柏、草薢、苡仁、生地等味。"

《外科备要·卷一证治·下部·悬痈》:"一名骑马痈,生于篡间,系前阴之后,后阴之前屏翳穴,即会阴穴,任脉经首穴也。初生如莲子,微痒多痛,日渐凸肿,形如桃李,由三阴亏损,兼忧思气结,湿热壅滞而成。初起体气壮实,尚未成脓,小水涩滞者,宜用九龙丹(秋)泻去病根。脉虚者服仙方活命饮(天),常敷冲和膏(巨)。如法治之,遇十症可消三四。若十余日后肿势已成,不得内消,色红作脓者,服托里消毒散(为),托之不溃高肿光亮服托里透脓汤(霜)自破。如不破,脓熟胀痛者,用卧针开之,秽脓一出,其肿全消者顺,朝服六味地黄丸(五),午后服十全大补汤(水)温补滋阴。外治按膏丹各方拣择用之。又有过食膏粱厚味而生悬痈者,初起气实,宜服龙胆泻肝汤(荒),已溃服四物汤加花粉、泽泻、甘草、茯苓(名滋阴八物汤)。又有房劳过度,羸弱者,初服八珍汤(水),溃后加蜜芪、桂心;脾虚不食服六君子汤(水),外治同前。若破后溃深,日久成漏,浓煎甘草汤早晚吞送琥珀蜡矾丸(为),可愈。当戒房劳怒气、鱼腥发物,慎重调理。"

2. 骑马痈论治

《疡医大全·卷二十三后阴部·骑马痈门主论》:"治以七味圣神汤主之。盖此毒乃乘虚而入,必大补其血,而佐以逐邪之品,则病去如失,否则婉转留连,祸不旋踵,与其毒势弥漫,到后来发散,何不乘其初起正气未衰,一剂而大加祛逐之为快哉!方中妙在用金银花,而以当归补血为君,人参为佐,大黄为使,重轻多寡之得宜也。(《秘录》)

王肯堂曰:骑马痈,乃手足三阴经所司,毒在肾经,湿热流于大小肠分,热血积而为毒,缓治则成漏证,大小便俱从此出矣。此处不可用刀针,如用只可针一二分,慎之慎之。

《心法》曰:骑马痈,亦名骗马坠,生于肾囊之旁,大腿根里侧股缝夹空中,由肝肾湿火结滞而成,此处乃至阴之下,医治不可过用寒凉药。"

3. 跨马痈论治

《证治准绳·疡医卷之四·胫部·骗马坠》:"《鬼遗》云:垂珠左右两处起痈为骗马坠。初起大小不定,此处微实皮肉薄,纹紧,口亦难合。疮初起,宜以消散药贴令内消,此处亦易成漏疮。唯宜消散之,硬即恐缓慢难为功矣。又云:交燦一处,近棱线上亦为骗马坠,防漏(俗名跨马痈是也)。"

《外科心法要诀·卷九下部·跨马痈》:"红肿焮痛宜速溃,初清托里勿寒凉……此处乃至阴之下,医治不可过用寒凉。初宜服仙方活命饮消之,次服托里透脓汤。既溃之后,内外治法,俱按痈疽溃疡门。"

《疡科捷径·卷中下部·跨马痈》:"跨马痈生近肾囊,皆缘湿火肾肝伤。焮疼红肿为轻症,禁用寒凉托里良。"

4. 坐马痈论治

《外科心法要诀·卷九臀部·坐马痈》:"初宜艾壮隔蒜片灸之,以宣通结滞,令其易溃易敛,内服之药,与鹳口疽同。溃后内外俱按痈疽溃疡门。"

5. 上下马痈论治

《外科心法要诀·卷九臀部·上马痈下马痈》:"初服荆防败毒散以退寒热,次服内托羌活汤;脓势将成,服托里透脓汤。其余内外治法,俱按痈疽溃疡门。"

【论用方】

一、治脏毒方

中医古籍脏毒含义大体有四:一指脏中积毒所致的痢疾;二指内伤积久所致的便血,血色黯,多在便后,属远血;三指肛门肿硬,疼痛流血;四指肛门痈。本节下主要收录与"肛门痈"相关的古籍论述。

1. 黄连除湿汤(《外科正宗·卷之三下部痈毒门·脏毒论第二十九·脏毒主治方》)

治脏毒初起,湿热流注肛门,结肿疼痛,小水不利,大便秘结,身热口干,脉数有力,或里急后重。

黄连 黄芩 川芎 当归 防风 苍术 厚朴 枳壳 连翘(各一钱) 甘草(五分) 大黄 朴硝(各二钱)

水二钟煎八分,空心服。

2. 凉血地黄汤(《外科正宗·卷之三下部痈毒门·脏毒论第二十九·脏毒主治方》)

治脏毒已成未成,或肿不肿,肛门疼痛,大便坠重,或泄或秘,常时便血,头晕眼花,腰膝无力者。

川芎 当归 白芍 生地 白术 茯苓(各一钱) 黄连 地榆 人参 山栀 天花粉 甘草(各五分)

水二钟煎八分,食前服。

3. 内托黄芪散(《外科正宗·卷之三下部痈毒门·脏毒论第二十九·脏毒主治方》)

治脏毒已成,红色光亮,已欲作脓,不必内消,宜服此药溃脓。

川芎 当归 陈皮 白术 黄芪 白芍 穿山甲 角针(各一钱) 槟榔(三分)

水二钟,煎八分,食前服。

4. 黄连解毒汤(《外科正宗·卷之三下部痈毒门·脏毒论第二十九·脏毒主治方》)

治好饮法酒,纵食膏粱,积热流入大肠,致肛门结成肿痛,疼刺如钟,坚硬如石宜服。

治疗毒入心,内热口干,烦闷恍惚,脉实者宜用。

黄连 黄芩 黄柏 山栀 连翘 甘草 牛蒡子(各等分)

水二钟,灯心二十根,煎八分,不拘时服。

5. 金液戊土膏(《外科正宗·卷之三下部痈毒门·脏毒论第二十九·脏毒主治方》)

治脏毒出于骄奢情性,惯于急暴,烈火猖狂,思不如愿,水已枯竭,火不发泄,旺而又郁,郁而又旺,以致肛门结肿,毒攻内脏,痛如芒刺,炽如火炕,臭水淋漓,生命难望,宜服此药,免生惆怅也。

治脱疽及疔疮发背,纵食膏粱厚味醇酒,又或丹石补药,勉力房劳,多致毒积脏腑,久则胃汁中干,肾水枯竭,不能上制心火,以致消渴,消中消肾,饶饮多干,能食多瘦,九窍不通,惊悸健忘,此证若出,后必发疽,多难治疗,宜预服此,亦可转重就轻,移深居浅,又解五金八石之药毒。

人中黄 乌梅肉 胡黄连 白茯神 五味子(各一钱) 石菖蒲 远志肉 明雄黄 辰砂硝石(各三钱) 犀牛黄 冰片(各一钱) 金箔(二十张,为衣)

各乳细末,配准前数,共入乳钵内再研千转,于端午七夕,或二至二分吉辰,在净室中先将乌梅、地黄捣膏极烂和药,渐加炼蜜少许,徐徐添捣,软硬得中,每药一两分作十丸,金箔为衣。每服一丸,用人乳、童便共一大杯化药,随病上下,食前后服之。此药最解膏粱金石药毒,杀三尸,除痨热,极有奇功。又治烦癫,主安神志,避瘴避瘟,及诸邪魅,谵语妄想,失心丧志者俱效。修合之时,服药之际,俱忌妇人僧尼,孝服鸡犬等见之,此药用蜡封固收藏,勿泄药味,愈久愈效。

6. 珍珠散(《外科正宗·卷之三下部痈毒门·脏毒论第二十九·脏毒主治方》)

治肛门肿泛如箍,红紫急胀,坚硬痛极。本方加冰片研极细,猪脊髓调涂患上,早晚日用二次。

治下疳皮损腐烂,痛极难忍;及诸疮新肉已满,不能生皮。又汤泼火烧,皮损肉烂,疼痛不止者。

青缸花(五分,如无,用头刀靛花轻虚色翠者代之,终不及缸花为妙) 珍珠(一钱,不论大小以新白为上,入豆腐内煮数滚,研为极细无声方用) 真轻粉(一两)

上三味,共研千转,细如飞面,方入罐收。凡下疳初起皮损,搽之即愈。腐烂疼痛者,甘草汤洗净,猪脊髓调搽;如诸疮不生皮者,用此干掺即可生皮。又妇人阴蚀疮或新嫁内伤痛甚者,亦可此搽极效。汤泼火烧痛甚者,用玉红膏调搽之。

7. 一煎散(《外科大成·卷二分治部上·下部后·脏毒主治方》)

脏毒初起肿痛,服之立消。

当归尾　皂角刺　桃仁泥　穿山甲(炒)　甘草(各二钱)　黄连(一钱五分)　枳壳　槟榔　乌药　白芷　天花粉　赤芍　生地(各一钱)　红花(五分)　玄明粉　大黄(各三钱)

用水二钟,浸一宿,次早煎一滚,空心服之。俟行三四次,以薄粥补之。

8. 五灰散(《外科大成·卷二分治部上·下部后·脏毒主治方》)

治脏毒肿痛,生于肛门内者。

蜈蚣　穿山甲　生鹿角　血管鹅毛　血余(各煅存性,各研末)

各等分和匀。每服五钱,空心,用黄酒调服。

9. 菩提露(《外科心法要诀·卷九·臀部·脏毒》)

消积热痛,治脏毒坚疼焮肿。

熊胆(三分)　冰片(一分)

凉水十茶匙,调化开,搽于患处甚效。

10. 托里透脓汤(《外科心法要诀·卷九臀部·脏毒》)

托里透脓治痈疽,已成未溃服之宜。

人参　白术(土炒)　穿山甲(炒,研)　白芷(各一钱)　升麻　甘草节(各五分)　当归(二钱)　生黄芪(三钱)　皂角刺(一钱五分)　青皮(炒,五分)

水三盅煎一盅。病在上部,先饮煮酒一盅,后热服此药;病在下部,先服药后饮酒;疮在中部,药内兑酒半盅,热服。

11. 十全大补汤(《外科心法要诀·卷九臀部·脏毒》)

脓生迟者,服十全大补汤托之,溃后按溃疡门。

于八珍汤内加黄芪、肉桂,水煎服。

12. 四顺清凉饮(《外科证治全书·卷三后阴证治·痈疽就简·脏毒》)

脏毒者,醇酒厚味,勤劳辛苦,蕴毒流注肛门,结成肿块。其证有内外虚实之别,发于外者,肛门两旁突肿,形如桃李,大便秘结,小水短赤,甚者肛门重坠紧闭,下气不通,刺痛如椎,脉数有力,此属实热易治,用四顺清凉饮、内消沃雪汤通利大小便,外用田螺水搽之。

连翘　赤芍　防风　当归　山栀仁　生甘草　槟榔　木香(各一钱)　大黄(二钱,炒)

上酒水各半煎。

13. 内消沃雪汤(《外科证治全书·卷三后阴证治·痈疽就简·脏毒》)

治脏毒,运用时机见方"四顺清凉饮"。

青皮　陈皮　制乳香　制没药　当归　丹皮　甘草节　广木香　皂角刺　穿山甲　山栀　浙贝(各一钱五分)

上酒水各半煎服,便秘者加大黄。

14. 田螺水(《外科证治全书·卷三·后阴证治·痈疽就简·脏毒》)

治脏毒,运用时机见方"四顺清凉饮"。

用大田螺一个,刀尖挑起螺厴,入冰片末五厘,平放瓷盘内待片时,螺窍渗出浆水,用鸡翎蘸点患处。[按]此方治痔肿外痛亦妙。

15. 补中益气汤(《外科证治全书·卷三后阴证治·痈疽就简·脏毒》)

治脏毒,发于内者,在肛门内结肿,刺痛如椎,大便虚秘,小便淋漓,或咳嗽生痰,或寒热往来,遇夜则尤甚,脉数无力,此属阴虚,湿热渗注难治,用四物汤加焦黄柏、知母、甘草、木通,兼六味地黄丸调治自安。元气虚陷及溃脓水者,用补中益气汤加地黄、槐花、天花粉,或兼六味地黄汤,早晚轮服。

治劳倦伤脾,中气不足,清阳不升、体倦食少,气虚不能摄血等证。

人参(一钱)　黄芪(三钱,蜜炙)　白术(炒)　归身　橘皮(各一钱五分)　甘草(一钱,炙)　升麻　柴胡(各八分)

上加姜一片、枣三枚,水煎去渣温服。如病外证未痊,芪、术宜生用。

16. 六味地黄丸(《外科证治全书·卷三后阴证治·痈疽就简·脏毒》)

治脏毒,运用时机见方"补中益气汤"。

治肾水亏损,小便淋漓,头目眩晕,腰腿酸软,阴虚发热,自汗盗汗,憔悴瘦弱,精神疲倦,失音失血,水泛为痰,病为肿胀等证。此壮水制火之剂也。

熟地黄(八两,蒸捣)　山茱萸　山药(各四两,

炒）　丹皮（三两）　泽泻（三两）　白云苓（三两）

上为细末，和地黄膏加蜜丸桐子大。每服七八十丸，食前滚白汤或淡盐汤送下。

17. 加味脏连丸（《外科证治全书·卷三后阴证治·痈疽就简·脏毒》）

治脏毒。

黄连（八两）　枳壳（六两）　大麦馅子（一升）　甘草（四两）

先为粗末，装入犍猪大肠内，不拘几段，用线扎紧，酒水同煮极烂，捣成饼，晒干，为细末，水叠为丸。白汤送下二钱。

二、治偷粪鼠方

1. 矾蜡丸（《古方汇精·卷二·梅疮丹毒类》）

突生肛痈肿痛，若离寸许，名偷粪鼠。若生于谷道前，阴囊后，名骑马痈。极为痛楚，乃恶症也。男女患之，皆同治法。

生白矾　白蜡

上药等分为末，陈米饭为丸。每服五钱，空心开水送下。止痛消毒，三服取效。若既溃者，多服不至成漏，屡经试效。

2. 治偷粪鼠验方

1)《济世神验良方·外科附录》

治偷粪鼠。

槐角　枳壳（各三钱）　黄芩　生地（各二钱）　黄连（一钱五分）　穿山甲（炒）　蒲黄　僵蚕（各一钱）

作二帖煎服。如大便不通，加大黄二钱，煎一滚即服，忌口。

2)《疡医大全·卷二十三后阴部·痔疮门主方》

偷粪鼠：牛皮胶一两，好酒一碗，顿化服，一二次自消。

3)《类证治裁·卷之七·痔漏论治》

治偷粪鼠疮，生近肛门，溃脓后极易穿漏。肿痛时，用屋上干猫屎、金鱼同捣烂，敷患处立消。或用猫头骨炙灰研，同酒服，亦效。

三、治悬痈方

1. 加味小柴胡汤（《外科经验方·悬痈》）

治悬痈焮痛发热，小便赤涩，或憎寒发热。治囊痈腐烂，或饮食少思，日晡发热。

柴胡　人参　黄芩（炒）　川芎　白术（炒）　黄芪（盐水浸炒）　当归（酒洗）　甘草　黄柏（酒拌炒）　知母（酒拌炒，各一钱）　半夏（五分）

作一剂，水二钟煎八分，食前服。痛甚加黄连，小便不利加木通。

2. 清心连子饮（《外科经验方·悬痈》）

治悬痈势退，惟小便赤涩。

黄芩（五钱）　黄芪（蜜炙）　石莲肉（去心）　人参　赤茯苓（各七钱半）　车前子（炒）　麦门冬（去心）　甘草（炙）　地骨皮　制甘草（法见前）（编者按"炙甘草法"：大甘草，水一钟浸透，以慢火炙，水干为度。）

每服一两，用水二钟煎八分，食前服。如发热，加柴胡、薄荷。

3. 加味托里散（《外科经验方·悬痈》）

治悬痈，不消不溃。

人参　黄芪（盐水拌炒）　当归（酒一拌）　川芎　麦门冬（去心）　知母（酒拌炒）　黄柏（酒拌炒）　芍药（炒）　金银花　柴胡　制甘草（法见前，各一钱）

作一剂，用水二钟煎八分，食前服。

4. 加味十全大补汤（《外科经验方·悬痈》）

治悬痈溃而不敛，或发热饮食少思。

人参　黄芪（盐水拌炒）　白术（炒）　茯苓　熟地黄（酒拌，中满减五分）　当归（酒拌）　川芎　芍药（炒，各一钱）　肉桂　麦门冬（去心）　五味子（捣，炒）　甘草（炒，各五分）

作一剂，用水二钟煎一钟，食前服。茎肿加青皮，热加黄芩、柴胡，日晡热加柴胡、地骨皮，小便赤加酒制知母、黄柏，小便涩加车前子、山栀子，俱炒。

5. 败毒流气饮（《仁术便览·卷四·骑马痈·治悬痈》）

治悬痈。

人参　桔梗　枳壳　甘草　防风　柴胡　川芎　羌活　白芷　芍药　紫苏

上水一钟半煎，空心温服。

6. 将军散（《寿世保元·卷九·悬痈》）

治悬痈。

大黄（煨）　贝母　白芷　甘草节

上为末。酒调,空心服。虚弱,加当归一半。

7. 龙胆泻肝汤(《寿世保元·卷九·悬痈》)

一论肝经湿热,玉茎患疮,或便毒悬痈肿痛,或溃烂作痛,小便涩滞,或睾囊挂。

龙胆草(酒拌炒黄) 泽泻(各一钱) 车前子(炒) 木通 生地黄(酒炒) 当归尾(酒炒) 山栀(炒) 黄芩(炒) 甘草

上剉一剂,水煎,空心服。

8. 滋阴八物汤(《外科正宗·卷之三下部痈毒门·悬痈论第三十四》)

治悬痈初起,状如莲子,红赤渐肿,悠悠作痛者。

川芎 当归 赤芍 生地 牡丹皮 天花粉 甘草节(各一钱) 泽泻(五分) 大黄(便秘加,蜜炒,一钱)

水二钟,灯心二十根,煎八分,食前服。

9. 炙粉草膏(《外科正宗·卷之三下部痈毒门·悬痈论第三十四》)

治悬痈已成,服药不得内消者服之,未成者即消,已成者即溃,既溃者即敛,此治悬痈良药也。

大粉草(四两,用长流水浸透,炭火上炙干,再浸再炙,如此三度,切片) 甘草(三两) 当归身(三两)

水三碗,慢火煎至稠膏,去渣再煎,稠厚为度。每日三钱,无灰好热酒一大杯,化膏空心服之最妙。

10. 还元保真汤(《外科正宗·卷之三下部痈毒门·悬痈论第三十四》)

治悬痈已溃,疮口开张,脓水淋漓,不能收敛者。

当归 川芎 白芍 熟地 白术 茯苓 人参 黄芪(各一钱) 牡丹皮 枸杞子(各八分) 甘草(炙) 熟附子(各五分) 肉桂 泽泻(各三分)

水二钟,煨姜三片,大枣二枚,煎八分,食前服。

11. 滋阴九宝饮(《外科正宗·卷之三下部痈毒门·悬痈论第三十四》)

治悬痈,厚味膏粱,蕴热结肿,小水涩滞,大便秘结,内热口干,烦渴饮冷,及六脉沉实有力者服。

川芎 当归 白芍 生地 黄连 天花粉 知母 黄柏 大黄(蜜水拌炒,各二钱)

水二钟煎八分,空心服。

12. 九龙丹(《外科心法要诀·卷九·下部·悬痈》)

治悬痈。

木香 乳香 没药 儿茶 血竭 巴豆(不去油)

等分为末,生蜜调成一块,瓷盒收贮。临用时旋丸豌豆大,每服九丸,空心热酒一杯送下,行四五次,方食稀粥;肿甚者,间日再用一服自消。

13. 仙方活命饮(《外科心法要诀·卷九下部·悬痈》)

此方治一切痈疽,不论阴阳疮毒,未成者即消,已成者即溃,化脓生肌,散瘀消肿,乃疮痈之圣药,诚外科之首方也,故名之曰"仙方活命饮"。

穿山甲(炒,三大片) 皂刺(五分) 归尾(一钱五分) 甘草节(一钱) 金银花(二钱) 赤芍药(五分) 乳香(五分) 没药(五分) 花粉(一钱) 防风(七分) 贝母(一钱) 白芷(一钱) 陈皮(一钱五分)

上十三味,好酒煎服,恣饮尽醉。

14. 琥珀蜡矾丸(《外科心法要诀·卷九下部·悬痈》)

治悬痈,痈疽发背,疮形已成,而脓未成之际,其人即不虚弱,恐毒气不能外出,内攻于里。预服此丸,护膜护心,亦且活血解毒。

黄蜡(一两) 白矾(一两二钱) 雄黄(一钱二分) 琥珀(另研极细,一钱) 朱砂(研细,一钱) 白蜜(二钱)

上四味,先研细末,另将蜡、蜜入铜杓内熔化,离火片时,候蜡四边稍凝,方将药味入内,搅匀共成一块,将药火上微烘,急作小丸如绿豆大,朱砂为衣,瓷罐收贮。每服二三十丸,食后白汤送下。毒甚者,早晚服,其功最速。

15. 托里消毒散(《外科心法要诀·卷九下部·悬痈》)

治悬痈,痈疽已成,内溃迟滞者,因血气不足,不能助其腐化也,宜服。此药托之,令其速溃,则腐肉易脱,而新肉自生矣。

皂角刺(五分) 银花(一钱) 甘草(五分) 桔梗(五分) 白芷(五分) 川芎(一钱) 生黄芪(一钱) 当归(一钱) 白芍(一钱) 白术(一钱) 人参(一钱) 茯苓(一钱)

上十二味,水二盅煎八分,食远服。

16. 托里透脓汤(《外科心法要诀·卷九下部·悬痈》)

治悬痈,托里透脓治痈疽,已成未溃服之宜。

人参　白术(土炒)　穿山甲(炒,研)　白芷(各一钱)　升麻　甘草节(各五分)　当归(二钱)　生黄芪(三钱)　皂角刺(一钱五分)　青皮(炒,五分)

水三盅煎一盅,病在上部,先饮煮酒一盅,后热服此药;病在下部,先服药后饮酒;疮在中部,药内兑酒半盅,热服。

17. 六味地黄丸(《外科心法要诀·卷九下部·悬痈》)

治悬痈,秽脓一出,其肿全消者,证顺者。朝服六味地黄丸,午服十全大补汤。温补滋阴。

怀熟地(八两)　山萸肉　怀山药(炒,各四两)　白茯苓　丹皮　泽泻(各三两)

共为细末,炼蜜为丸如梧桐子大。每服二钱,空心淡盐汤送下。

18. 十全大补汤(《外科心法要诀·卷九下部·悬痈》)

治悬痈,秽脓一出,其肿全消者,证顺者。朝服六味地黄丸,午服十全大补汤。温补滋阴。

于八珍汤内加黄芪、肉桂,水煎服。

19. 八珍汤(《外科心法要诀·卷九下部·悬痈》)

治悬痈,房劳过度,羸弱者,初服八珍汤,溃服十全大补汤,脾虚不食六君子汤。

人参(一钱)　茯苓(一钱)　白术(一钱五分)　甘草(炙,五分)　川芎(一钱)　当归(一钱)　白芍(炒,一钱)　地黄(一钱)

上八味,水煎服。

20. 六君子汤(《外科心法要诀·卷九下部·悬痈》)

治悬痈,秽脓一出,其肿全消者,证顺者。

人参(二钱)　白术(土炒,二钱)　茯苓(一钱)　甘草(炙,一钱)　陈皮(一钱)　半夏(制,一钱五分)

上六味,姜三片,枣二枚,水煎服。

21. 悬痈饮(《绛囊撮要·外科》)

在肛门前阴根后交界处,初起如松子大,渐如莲子粗,十日后如桃李样,此方治之甚效。

甘草　金银花(酒炒,等分)

浓煎空心服;或即将此二味煎膏,晨用开水点服更妙。

22. 还元保真汤(《吴氏医方汇编·第五册·悬痈》)

治悬痈已溃,患口开张,脓水淋漓,不能收敛。

当归　川芎　白芍　熟地　白术　茯苓　人参　黄芪(各一钱)　丹皮　枸杞(各八分)　炙草　附子(各五分)　肉桂　泽泻(各三分)

煨姜、大枣煎服。

23. 生熟地黄丸(《疡医大全·卷二十三后阴部·悬痈门主方》)

治悬痈主方。

大熟地(九蒸九晒)　大生地(酒洗,各三两)　柏子仁(去壳,隔纸炒)　当归(酒蒸)　白芍(酒炒,各二两)　牡丹皮(酒蒸)　山药(乳蒸)　白茯苓(乳蒸,各一两五钱)　泽泻(水蒸,一两)　败龟板(童便浸,去墙酥炙,研为极细末)　远志肉(甘草水泡透,各四两)

共为细末,用金钗石斛四两、金银花十二两熬膏,和炼蜜捣丸。每早淡盐汤送下四钱。

24. 四神汤(《疡医大全·卷二十三后阴部·悬痈门主方》)

专治悬痈一切肿毒,不红不肿,气血虚者。

当归(八钱)　嫩黄芪　金银花(各五钱)　甘草节(二钱)

水酒各一碗煎服,仍以酒助药力。

25. 醒消丸(《外科证治全书·卷三前阴证治·筋脉·悬痈》)

治一切痈毒壅肿,血凝气滞,红热疼痛。其效如神。

制乳香(一两)　制没药(一两)　雄精(五钱)　麝香(三分)

上研和,取黄米饭一两捣烂,入药末再捣为丸萝卜子大,晒干,忌烘。每服三钱,热陈酒送下,醉盖取汗,待酒醒则痈消痛止矣。

26. 小金丹(《外科证治全书·卷三前阴证治·筋脉·悬痈》)

治一切阴疽、流注、痰核、瘰疬、乳岩、横痃等证。

白胶香　草乌　五灵脂　番木鳖(另有制法)　地龙(各一两五钱,末)　乳香(去油)　没

药（去油）　归身（各七钱五分,末）　麝香（三钱）　墨炭（一钱二分,即陈年锭子墨,略烧存性研细）

批:番木鳖,水浸半月,煮数沸,再浸热汤中数日,刮去皮心,用香油煎百余沸,捞出即入炒透细土粉内,拌至土粉油透,筛去土,另换再拌,如此三次油净,以木鳖用细土再炒,入盆中拌罨一夜去土用。

上各末称足,共归一处和匀,用糯米一两二钱研粉为厚糊和入诸末,捣千槌为丸如芡实大。此一料约为二百五十丸,晒干固藏。临用取一丸布包,放平石上隔布敲细入杯内,取好酒几匙浸药,用小杯合盖,约浸一二时,以银物加研,热陈酒冲服,醉盖取汗。凡流注等证初起,服消乃止。如成脓将溃,溃久者当以十丸作五日早晚服,杜其流走,庶不增出。但方内五灵脂与人参相反,不可与有参之药同日服。孕妇忌此。

27. 七厘丹（《疡科捷径·卷中·下部·悬痈》）

悬痈初起里实者用之。

姜黄（一两）　川乌（二钱五分）　乳香（去油,二钱五分）　雄黄（三钱）　没药（去油,二钱五分）　辰砂（二钱五分）　巴豆霜（一两）

为末,米浆作丸梧子大。每服七丸,陈元酒送下。

28. 治悬痈验方

1)《外科经验方·悬痈》

治悬痈:大甘草,水一钟浸透,以慢火炙水干为度。如未成脓者,四五剂;已成脓者,一二剂,酒煎空心服。如小便赤,更服清心莲子饮三四剂,及托里滋阴药。若溃而不敛,宜服大补气血药。不谨守者,必成漏证。

2)《简明医彀·卷之八·悬痈》

制甘草法,治悬痈肿痛,发热,不问肿溃,俱效。

甘草（赤皮,大者用四两,切十段）

用涧流水一大盏浸透,慢火炙干,又浸又炙,水尽为度。每服一两,无灰好酒一碗,煎七分去渣,空心服。

3)《疡医大全·卷二十三后阴部·悬痈门主论》

悬痈与骑马痈,惟制甘草内服外洗。

4)《疡医大全·卷二十三后阴部·悬痈门主方》

专治悬痈一切肿毒,不红不肿,气血虚者:甘草梢四两,水煎服。

敷法。

大黄（一两）　熟石膏（三钱）　紫金锭（一锭）

同捣碎,水调敷。

5)《四科简效方·乙集·下部诸证·悬痈》

生于肛前囊后,俗名偷粪老鼠:连节粉甘草四两,以东流水一碗,将甘草浸而炙,炙而浸,水完为度,研末,入皂角灰少许,分四服,白汤下,或酒煎服,频服自消。

6)《华佗神方·卷五·华佗悬痈神方》

治悬痈,一名骑马痈,俗名偷粪老鼠。多因嗜色忍精而发。

金银花（四两）　蒲公英（二两）　人参（一两）　当归（一两）　生甘草（一两）　大黄（五钱）　天花粉（二钱）

水煎服,一剂即消,二剂全愈。

四、治骑马痈方

1. 七味圣神汤（《疡医大全·卷二十三后阴部·骑马痈门主方》）

骑马痈门主方。

金银花（四两）　蒲公英（二两）　人参　当归　甘草（各一两）　大黄（五钱）　天花粉（二钱）

水煎服。一剂即消,二剂全愈,溃者三剂愈。

2. 治骑马痈验方

1)《仁术便览·卷四·骑马痈》

骑马痈在肾囊下谷道上者:用大粉草连节四两,长流山涧水一碗,以甘草炙,淬水尽一方为度。焙为末,入皂角灰少许,作四次煎服。

2)《吴氏医方汇编·第五册·便毒》

治骑马痈初起。

银花二两,煎水二碗;入大黄、当归各二两、牛膝三钱、车前子、生甘草、地榆各五钱,煎至半碗,空心服之。服后即睡卧,睡醒微泻而愈。忌房事三天。

3)《疡医大全·卷二十三后阴部·骑马痈门主方》引《新都治验》

治骑马痈已成脓者。

黄芪(三钱) 人参(二钱) 川芎 当归(各一钱) 白芷 防风 肉桂 甘草(各五分)

白水煎,一贴痛止,再服自溃,十贴肉生。

4)《春脚集·卷之三·前后二阴》

治谷道前,肾囊后生疮,名悬痈,又名骑马痈。验方。

金银花(四两) 蒲公英(二两) 天花粉(三钱) 全当归(二两) 生甘草(一两) 好人参(五分) 川大黄(五钱)

水煎服。此方颇效,莫嫌分两大。连服三四剂,即可全愈。

5)《经验良方全集·卷三·痈疽》

治骑马痈及一切成管经验方。

穿山甲(香油炙酥,一钱五分) 全当归(酒拌炒,一钱五分) 麝香(八分) 血竭(一钱八分) 珍珠(银锥煅,一钱二分) 象牙(煅,一钱八分) 乳香(去油,一钱八分) 没药(去油,一钱八分) 悬猪蹄左甲(炙酥,五钱,牡蛎粉炒)

以上九味,共为细末,用黄蜡一两,炼为细丸。每日空心开水送下七十丸,一服见效。二服除根。

五、治跨马痈验方

1)《经验丹方汇编·诸痈》

治跨马痈成脓者极妙。

黄芪(三钱) 人参(二钱) 川芎 当归(各一钱) 白芷 官桂 甘草 防风(各五分)

一贴痛止,再服内溃,十贴肉生。

2)《类证治裁·卷之七·痔漏论治》

治跨马痈,一名悬痈。生肛门前阴根后交界处,初起如松子大,渐如莲子,后如桃李。

用甘草梢四两,水煎服,即愈。外用生大黄三钱,熟石膏一两,紫金锭一块,同捣碎,水调敷,立止痛。

六、治上下马痈方

1. 内托羌活汤(《疡科捷径·卷中臀部·上下马痈》)

治上下马痈。

桂枝 当归 连翘 红花 陈皮 黄芪 防风 黄柏 苍术 甘草 羌活 藁本

2. 透脓散(《疡科捷径·卷中臀部·上下马痈》)

治上下马痈。

黄芪 川芎 归身 穿山甲 角针

【论用药】

治肛痈专药

1. 甘草

《本草蒙筌·卷之一·草部上·甘草》:"悬痈单服即散(凡毒生阴囊后、肛门前,谓之悬痈。以大横纹者五钱,酒煎服下即散)。咽痛旋咽能除。"

2. 龙骨

《本草正·虫鱼部·龙骨》:"亦疗肠痈脏毒、内疽阴蚀,敛脓敛疮,生肌长肉,涩可去脱,即此属也。"

3. 瓠芦

《玉楸药解·卷四·附谷菜部》:"瓠芦甘寒泻水,排停痰宿饮,消水肿黄疸,煮汁渍阴能通小便,煎汤滴鼻即出黄水,疗鼻塞牙疼,去胬肉老翳,治痈疽痔瘘,疥癣癫病。点鼻肉,吹耳脓,吐蛊毒,下死胎,灸下部悬痈,能吐能泄。"

4. 猪悬蹄

《本草蒙筌·卷之九·兽部·猪肤》:"悬蹄,去悬痈内蚀,仍理痔疮。"

【医论医案】

一、医论

《外科理例·卷三·悬痈》

一人脓熟不溃,胀痛,小便不利。急针之,尿脓皆利。以小柴胡加黄柏、白芷、金银花,四剂痛止。以托里消毒散数剂而愈。

常见患者多不肯针,待其自破。殊不知紧要之地有脓,宜急针之,使毒外发,不致内溃,故曰宜开户以逐之。凡疮若不针烙,毒气无从解,脓瘀无从泄。今之患者,反谓紧要之处,不宜用针,何相违之远耶。

《外科枢要·卷三·论悬痈》

通府张敬之患前症,久不愈。日晡热甚,作渴烦喘,或用四物汤、黄柏、知母之类,前症益甚。肢体倦、少食,大便不实,小便频数。谓余曰:何也?余曰:此脾虚之症,前药复伤而然。余遂用补中益气加茯苓、半夏,数剂饮食渐进,前症渐愈;更加麦门、五味，调理乃痊。《经》云：脾属太阴为阴土，而主生血。故东垣先生云：脾虚元气下陷，发热烦渴，肢体倦怠等症，用补中益气汤，以升补阳气，而生阴血。若误认为肾虚，辄用四物、黄柏、知母之类，反伤脾胃生气，是虚其虚矣。况黄柏、知母，乃泻阳损阴之剂，若非膀胱阳火盛而不能生阴水，以致发热者，不可用也。

一儒者患此，服坎离丸及四物、黄柏、知母之类，不应。脉浮洪，按之细微，余以为足三阴虚。用托里散，及补阴托里散渐愈；又用六味丸、补中益气汤，调补化源，半载而痊。大凡疮疡等症，若肾经阳气亢盛，致阴水不能化生，而患阴虚发热者，宜用坎离丸，取其苦寒，能泻水中之火，令阳气衰而水自生。若阳气衰弱，致阴水不能化生，而患阴虚发热者，宜用六味丸，取其酸温，能生火中之水，使阳气旺则阴自生。况此症属肾经精气亏损而患者，十有八九；属肾经阳气亢盛而患者，十无一二。然江南之人，患之多属脾经，阴血亏损，元气下陷。须用补中益气，升补阳气，使阳生而阴长。若嗜欲过多，亏损真水者，宜用六味丸，补肾经元气，以生精血；仍用补中益气汤，以培脾肺之生气，而滋肾水。《经》云：阴虚者脾虚也。但多误以为肾经火症，用黄柏、知母之类，复伤脾肺，绝其化源，反致不起。惜哉！

上舍刘克新，溃后作痛，发热口干，小便赤涩，自用清热消毒之药，不应。左尺洪数，余以为阳气盛而阴气虚也。先用四物汤加黄柏、知母等诸剂，泻其阳气，使阴自生，服数剂诸症渐愈。后用补中益气汤、六味地黄丸，补脾肺滋肾水，而疮口愈。

一儒者小便赤涩，劳则足软肿痛发热，口干舌燥，食少体倦，日晡益甚，此气血虚而未能溃也。遂用八珍加麦门、山药，倍用制甘草，数剂诸症悉退。但患处肿痛，此脓内焮也，又五剂，脓自涌出；又五十余剂，而疮口将完。又因劳役且停药，寒热作渴，肿痛脓多，用补中益气汤加炒山栀，二剂少愈；又以八珍汤加麦门、五味百余剂，肿痛悉去。喜其慎起居，节饮食，常服补剂而安。但劳则出脓一二滴，后惑于他言。内用降火，外用追蚀，必其收敛，致患处大溃，几至不起，仍补而愈。

《外科正宗·卷之三下部痈毒门·脏毒论第二十九·脏毒治验》

一监生素性急暴，每纵膏粱，因积毒流于大肠，内如针刺，外肛不肿，常欲后重，便则秘结，诊之脉空数而无力。此真气不足，邪火有余，内脏亏损症也。后必难痊，辞不可治。后请别医，用药月余，肛门内腐，败水无禁，复请视之。予曰：决不可疗也。脉来虚数，邪胜正也；手掌不泽，脾气败也；至夜发热，阴虚火旺；败水无禁，幽门已坏；面若涂脂，元气走散；鼻如烟煤，肺气将绝；口干舌燥，肾水已竭，犯此岂有不死之理？患者不服，强用解毒、滋阴药饵，不效而死。

《续名医类案·卷三十三（外科）·悬痈》

魏玉横治江云溪兄，初春患痔，即令服一气汤加减。不信，致卧月余，后遂成管。冬月复患悬痈，初时如大豆，半月来大如鸡卵，按之甚痛，行动有妨，幸未服药。脉之，惟左关尺略大而微，此脓尚未成也。仍与一气汤加减，大生地、麦冬、北沙参、甘杞子、生米仁、蒌仁、丹皮、地丁等，令服八剂。二剂知，四剂消其半，八剂完而全愈。

一男子患悬痈，脓不溃，胀痛，小便不利，急针之，尿脓皆利。更以小柴胡汤加黄柏、白芷、金银花，四剂痛止，以托里消毒四剂而愈。常见患者多不肯用针，待其自破。殊不知紧要之地，若一有脓，宜灸针之，使毒外发，不致内溃。故前人云：凡疮，若不针烙，毒结无从而解，脓瘀无从而泄。又云：宜开户以逐之。今之患者，反谓地部紧要，而不用针，何其悖哉。

一男子悬痈，脓熟不溃，脉数无力，此气血俱虚也。欲治以滋阴益血之剂，更针之使脓外泄。彼不从，仍用降火散毒药，致元气愈虚，疮势益甚，后溃不敛，竟致不救。夫悬痈之症，原系肝肾二经阴虚，虽一于补，尤多不治，况脓成而又克伐，不死何俟？常治初起肿痛，或小便赤涩，先以制甘草一二剂，及隔蒜灸，更饮龙胆泻肝汤。若发热肿痛者，以小柴胡汤加车前、黄柏、芎、归；脓已成即针之；已溃者，用八珍汤加制甘草、柴胡梢、酒炒知、柏；小便涩，而脉有力者，仍用龙胆泻肝汤加制甘草；小便涩，而无力者，用清心莲子饮加制甘草；脓清不敛者，用大补之剂，间以豆豉饼灸之；久而不敛者，用附子饼灸之并效。

薛立斋治一男子，患悬痈焮痛，发寒热，以小柴胡汤加制甘草，二剂少退。又用制甘草四剂而消。大抵此症属阴虚，故不足之人多患之。寒凉之药，不可过用，恐伤胃气。惟制甘草一药，不损气血,不动脏腑,其功甚捷,最宜用之,不可忽也。

一男子岁逾五十,患悬痈,脓清,肝肾脉弱,此不慎酒色,湿热壅滞也。然脓清脉弱,老年值此,甚难收敛。况谷道前任脉发源之地,肝经宗筋之所。辞不治,后果死。尝治此痈,惟泔水制甘草有效。已破者,兼十全大补汤为要法。

《临证一得方·卷三上下身内痈部·肛漏》

咳久失血,肺络内伤,移注大肠,肛门成痈。肺与大肠相为表里。今观症若是,非明徵乎? 但患由内致,久必成漏生管。剪割挂线,虽有其法,未敢轻信。治惟益阴以制阳,使火不上亢,红将自止而咳亦自平矣。然后依次调理,尽善不息。既免延怯于当前,可冀收功于后日,孰轻孰重愿足下自权之耳。制何首乌、石决明、北沙参、赤丹参、焦苡仁、炙元武版、川贝母、栝楼仁、侧柏叶、赤茯苓。

《爱月庐医案·肛痈》

1)体归阳盛,诚为松柏之资;质本阴虚,未得涵濡之用。况乎权操国政,地僻事繁,条教所施,悉本精神所注。即使节性提躬,怡情静养,犹惧不济,而复加以湿温久扰,则虚者愈虚,余湿不能尽化,注于会阴之间,酿成肛痈之候。起经两月有余,仍蔑一毫之效。根脚仍然木硬,脓流状若漏卮。脉细数而带弦,肝阳失潜。舌微黄而根腻,湿热未清。想下焦为深远之乡,药力难至;肛旁乃至阴之域,气血罕来。此虚处患症,不特难期速效,抑且有成漏之虑。幸而胃气无伤,中流犹可支持。附骥芜词,舜臣翁教政。细生地、生首乌、茯苓、东洋参、粉丹皮、净银花、陈皮、生米仁、福泻、白术、甘草、象牙屑。

2)一诊:症起略有半年,翻覆已经数次。静究其源,总由正气衰惫,余邪不宣化耳。想肛旁属太阳,与少阴肾相为表里。盖膀胱为聚湿之腑,少阴乃藏精之脏。此处生痈,每多翻花。况乎质本阴虚,肝肾早失涵濡之用,加以宵旰勤劳,以绥安黎庶,则虚者愈虚,余邪更难宣化矣。是以疮口不能痊愈,时有头晕气冲之患,按脉虚弱少神,左关独见弦象。以脉参症,日久根深于此,而谓能骤愈者,非也;于此而谓莫能愈者,亦非也。必得大剂穷源固本,阴阳并补而复深于涵养之功,以冀气机流畅,精血两充,自克渐臻康泰矣。复方呈政。别直参、大熟地、滁菊、炙甘草、茯苓、淡苁蓉、杜仲、杞子、野於术、制首乌、潼蒺藜、归身、龟板胶。

二诊:前拟阴阳并补一法,福体稍强,新肌略长,头晕气冲之患亦见渐平,此乃正复邪退之兆也。刻按脉息细数犹见少神,左关仍留弦象细数者,余邪未净也;少神者,元气未充也;带弦者,肝阳未熄也。度势揆情,总不外劳心所致耳。《经》云:君火一动,相火随之。二火频升,一水不能相济耳。虚体患此,奏效最难。非难以敛其疮口以治其标,实难以复其真阴,以固其本也。若夫徒进辛温以补气壮气,即以助火;专投滋腻以养阴,一阴不能自生,必得阴阳并补,庶乎阳生阴长而无偏胜之虞矣。仍宗前策增损,须臾更张,未知有合于尊意否耶。方凭熟地以为君,术草参苓作大臣,佐理芍归同杞菊,苁胶又使性和平。

二、医案

《外科理例·卷三·悬痈》

一人谷道前患毒,焮痛寒热。此肝经湿热所致,名曰悬痈,属阴虚。先以制甘草二服,顿退。再以四物加车前、青皮、甘草节、酒制黄柏、知母。数服而消。(此凭症也)

一人年逾五十,患悬痈,脓清脉弱。此不慎酒色,湿热壅滞而然。脓清脉弱,老年值此,何以收敛。况谷道前为任脉发原之地,肝经宗筋之所。予辞,果殁。治此痈惟泔水制甘草有效。已破者,兼十全大补汤为要。

一人患此,焮痛发寒热,以小柴胡汤加制甘草二剂少退,又制甘草四剂而消。[按]小柴胡清肝,制甘草解毒。大抵此症属阴虚,故不足之人多患之,寒凉之剂,不可过用,恐伤胃气。惟制甘草一药,不损气血,不动脏腑,其功甚捷。

一人肿痛,小便赤涩,以加减龙胆泻肝汤,加制甘草二剂,少愈。以参、芪、归、术、黄柏、知母、制甘草,四剂而溃。更以四物加黄柏、知母、参、芪、制甘草而痊。[按]此先泻后补,当时以有所据,但不知其脉耳。

一人肿痛未作脓,以加减龙胆泻肝汤二剂,少愈。再以四物加黄柏、知母、木通,四剂消。[按]此先治湿热后养血。

一人脓清不敛,内有一核,以十全大补汤加青皮、柴胡、制甘草,更以豆豉饼灸,核消而敛。(此凭症也)

一人久而不敛,脉大无力,以十全大补加五

味、麦门，灸以豆豉饼，月余而愈。（此凭症凭脉也）

一老年余而不敛，诊脉尚有湿热，以龙胆泻肝汤二剂，湿退。以托里药及豆豉饼灸而愈。（此凭症凭脉也）

一人肿痛发热，以小柴胡加黄连、青皮，四剂少愈。更以龙胆泻肝汤而消。（此凭症也）

一人脓熟不溃，脉数无力。此气血俱虚也，宜滋阴益气血之药。更针之，使脓毒外泄。彼反用败毒药，致元气愈虚，疮势愈盛，后溃不敛，竟致不救。［按］此不凭脉症而误治也。

《外科枢要·卷三·论悬痈》

尚书鲍希传，足发热。服四物、黄柏、知母之类，年余患囊痈。唾痰作渴饮汤，其热至膝，更加芩、连、二陈，热痰益甚。谓余曰：何也？余曰：此足三阴亏损，水泛为痰，寒凉之剂，伤胃而甚耳。遂先用补中益气，夕用六味丸，间佐以当归补血汤，半载乃愈。

赵州守患此症，肿多作痛，五月余矣。晡热口干，盗汗，食少体倦，气短脉浮数而无力，此足三阴气血亏损。用补中益气加制甘草、麦门、五味，三十余剂，食进势缓。又用六味丸料，五十余剂，脓溃疮敛；后因脓作痛少食，胁痛发热，又用前药，赖其禀实，慎疾而愈。

《外科正宗·卷之三下部痈毒门·脏毒论第二十九·脏毒治验》

一男子肛门肿突，红紫痛甚。以内消沃雪汤二服，大便已通数次，疼痛稍减；外肿上以珍珠散清蜜调搽，早晚二次，其肿渐消，更风凉血地黄汤而痊愈。

一妇人产后用力太过，肛门坠肿，疼苦之甚。先以枳壳、紫苏煎汤熏洗，后以珍珠散加冰片、猪脊髓调搽，内以四物汤加升麻、苍术、丹皮、枳壳服之而消。

一男子夏月好饮火酒，热毒流入肛门，结肿坚硬，形色紫黑，坠痛便秘。以黄连解毒汤加大黄、枳壳，二剂便通，疼痛稍止；又以四物汤合前汤数剂，其肿渐消。存坚肿栗大不散，以脏连丸服至月余而愈。

一妇人肛门肿突，坚硬痛极。用攻利、解毒药俱不应，以神灯照法照之，早晚二次，其疼方减。以蟾酥锭磨浓涂之，坚硬渐腐为脓；仍服内消沃雪

汤，二剂便通，疼苦减其大半。又以四物汤加黄柏、知母、厚朴、苍术，外以珍珠散加冰片、猪髓调搽，月余而平。

一男子素有内痔便血，常欲脱肛。一朝肛门坠重不收，肿痛突起，光亮紫色，此湿热流注结肿，固难收入。以黄连除湿汤二剂，外用珍珠散加冰片清蜜调涂，其肿痛渐减；后以补中益气汤加生地、黄连、苍术、天花粉、牡丹皮，服之数剂，其肿痛渐减而平。

《外科正宗·卷之三下部痈毒门·悬痈论第三十四·悬痈治验》

一男子结肿四日，作痒微痛。以九龙丹一服，利五六次，其肿渐消；又以四物汤加花粉、黄柏、知母而愈。

一男子患此十余日，焮肿作痛，至晚发热尤甚，又兼小水不利。以龙胆泻肝汤二服，小水稍通，微痛不止，此欲作脓，以托里消毒散加穿山甲、皂角刺、泽泻，二服而脓出，又以十全大补汤服之月余而敛。

一男子患此肿甚胀痛，此内脓已成。即针之，出臭脓碗许，疼痛顿减；以十全大补汤十余服而饮食渐进，焮痛亦消，惟疮口原溃之甚，不易完合，间用制甘草吞蜡矾丸，外以附子饼灸之，调理三月而愈。

一男子素有痰火，久服降下之药，致此结肿疼痛，脉细而数，此阴虚湿热流注而成，溃后必难收敛，辞不治。后果出臭脓，不禁日渐开大，发热不止，饮食不进，强以温中健脾、补托气血药，终至不应而殁。

《外科心法·卷五·悬痈》

黄吏部，谷道前患毒，焮痛寒热。此肝经湿热而致，名曰悬痈，属阴虚症。先以制甘草，二服顿退。再以四物加车前子、青皮、甘草节、酒制黄柏、知母，数服而消。又一弱人，茎根结核，如大豆许，劳则肿痛。先以十全大补汤去桂，加车前子、麦门冬、酒制黄柏、知母，少愈，更服制甘草渐愈，仍以四物、车前之类而消。又一患者，焮痛发热，以龙胆泻肝汤二剂，及制甘草四剂而溃，再用滋阴之剂而愈。若或脓未成，以葱炒热敷上，冷易之，隔蒜灸之，亦可。数日不消或不溃，或溃而不敛。以十全大补汤加柴胡梢为主，间服制甘草，并效。若不保守，必成漏矣。

一男子,年逾五十,患悬痈脓清,肝肾脉弱。此不慎酒色,湿热壅滞也。然脓清脉弱,老年值此,何以收敛?况谷道前为任脉发源之地,肝经宗筋之所。予辞不可治,后果死。尝治此痈,惟涧水制甘草有效。已破者,兼以十全大补汤为要法。

《续名医类案·卷三十三(外科)·悬痈》

薛立斋治尚宝鲍希,传足发热,服四物、知母、黄柏之类年余。患悬痈,唾痰,作渴饮汤,其热至膝,更加芩、连、二陈,热痰益甚。问故,曰:此足三阴亏损,水泛为痰,寒凉之剂伤胃而甚耳。遂朝用补中益气,夕用六味丸,间佐以当归补血汤,半载乃愈。

上舍刘克新,悬痈溃后作痛,发热口干,小便赤色,自用清热消毒之药不应。左尺洪数,此阳气盛而阴气虚也。先用四物汤加知母等诸剂,泻其阳气,使阴自生,数剂诸症渐愈。后用益气汤、地黄丸,补脾肺,滋肾水而愈。

一儒者患悬痈,小便赤涩,劳则足软肿痛,发热,口干舌燥,体倦,日晡益盛,此气血虚而未能溃也。遂用八珍加麦冬、山药,倍用制甘草,数剂诸症悉退。但患处肿痛,此脓内焮也。又五剂脓自涌出,又五十余剂而疮口将完。又因劳役且停药,寒热作渴,脓多肿痛,用补中益气汤加炒栀,二剂少愈。又以八珍汤加麦冬、五味,百余剂肿痛悉去。喜其慎起居,节饮食,常服补剂而安。但劳则脓出一二滴,后惑于他言,内用降火,外用追蚀,必其收敛,致患处大溃,几至不起,仍补而愈。

一男子悬痈肿痛,小便赤涩,以加减龙胆泻肝汤加制甘草,二剂少愈。以参、芪、归、术、知、柏、制甘草,四剂而溃。更以四物汤加知、柏、参、芪、制甘草而愈。

一男子患悬痈,脓清不敛,内有一核,以十全大补汤加青皮、柴胡、制甘草,更以豆豉饼灸之,核消而敛。

一男子患悬痈,久而不敛,脉大而无力。以十全大补汤加五味、麦冬,灸以豆豉饼,月余而愈。

一老人患悬痈,年余不敛。诊其脉,尚有湿热,以龙胆泻肝汤二剂,湿退。乃以托里药及豆豉饼灸之而愈。

一男子患此症,肿痛发热,以小柴胡汤加黄连、青皮,四剂少愈,更以加减龙胆泻肝汤而消。

马铭鞠治谈公武,患跨马痈,外势不肿,毒内攻,脓多,疮口甚小,突出如指大一块,触之痛不可忍,多饮寒剂,敷凉药,毒内攻,胃气俱损。令尽去围药,洗净疮口,但用一膏药以护其风,用大剂黄芪、山药、生地、白芷、牛膝、米仁、银花,杂以健脾药。十余剂脓尽,再数剂肉长,突出者平矣。后服六味丸斤许,精神始复。(《广笔记》)

薛立斋治黄吏部,谷道前患毒,焮痛寒热。此肝经血虚湿热所致,名曰悬痈,属阴虚症。先以制甘草,二服顿退。用以四物加车前子、青皮、甘草节、酒制知、柏,数服而消。

柴屿青以省觐舟行,舟人患骑马痈,哀号痛楚,怜而治之,先用大归汤十余剂,外贴回生膏,日令其以药水勤洗,继惟十全大补汤。因贫人,若无力购参,携有扁党参,给以半斤,始备药。又用玉蟾生肌散,人参末敷患处,调理月余而愈。

《临证一得方·卷三上下身内痈部·肛痈》

1)肛旁痈虽系湿热为患,究因先天不足,水不润金,肺阳下陷大肠,致溃久不敛。恐延内热,咳呛成怯最易。北沙参、杏仁霜、天冬肉、炙紫菀、煅牡蛎、炙鳖甲、海浮石、怀山药、粉萆薢、白芡实。

2)肛痈已溃,肉凸流脂,按脉虚数,纳减,乃中虚湿陷,未决奏功。潞党参、元武版、京川贝、焦远志,加真西琥珀、制首乌、生西芪、新会皮、炒柴胡、象牙屑、川石斛、炒子芩、福泽泻、炙升麻。

3)肛痈溃久,眼细根深,时作旁胀,加之胃痞作痛,气怯不舒,舌黄少液,咽痛且干,脉象弦细,乃水不涵木,木来侮土而虚阳上亢,湿热下注,漏怯之成势所必致。炙元武版、炒归身、煅牡蛎、炒菟丝子、麦冬肉、元生地、炒白芍、煅决明、炒茺蔚子。

4)肛痈延久,老脓成管,化头滋蔓不一,诊脉滑数,真水弱而湿蕴不清,患难体弗事霸术于贵体方宜。二原地、南沙参、粉萆薢、黄芩、怀山药、米仁、元武版、湖丹皮、海浮石、天冬、象牙屑。

《临证一得方·卷三上下身内痈部·肛漏》

肛痈肿胀。羚羊角、淡黄芩、炙升麻、生西芪、丹皮、陈皮、川草薢、福泽泻、炒川芎、炙鳖甲、槐米。

《临证一得方·卷三 上下身内痈部·脏毒》

1)脏毒由湿热下注而成。炒蒌仁、忍冬藤花、粉萆薢、土贝母、石决明、火麻仁、松子仁、甘草梢、制首乌、通天草。

复：加羚羊角。

2）阴亏者必阳旺，木火刑金致伤肺络，宜其上迫吐红下注成毒。盖肺气下坠大肠无所发泄而成斯疾也。蒂固根深之症非同肤浅。北沙参、苋麦冬、西洋参、赤丹参、蛤粉、炒阿胶、制首乌、石决明、川石斛、鲜藕汁、炙玄武板。

3）劳顿受寒，寒战身热，挟湿下注，睾丸肿胀，痛及内股，脉数弦硬，呛咳舌白，节劳，多药以消之。炒柴胡、赤茯苓、川楝子、小茴香、细石斛、霜桑叶、炙紫菀、地肤子、炒秦艽、砂仁壳、半夏曲、加荔子核。

复：肿减胀痛未除。炒柴胡、赤茯苓、广木香、粉草薢、炒秦艽、福泽泻、炒青皮、焦楂核、地肤子、加荔子核。

《临证一得方·卷三上下身内痛部·悬痈》

1）屏翳穴，一名会阴穴，为任脉经首穴也。今三阴亏损，外兼湿热，成为悬痈。宜节劳静养，庶得稍瘳，先以化湿主治。生首乌、黄芩、忍冬花、炒川芎、盐水炒泽泻、土贝母、赤苓、甘草节、天花粉。

2）海底结实经久，勿作轻视致延成漏。羚羊角、草薢、天花粉、柴胡、赤芍、滑石、土贝母、猪苓、焦夏曲、独活、黄芩、银花。

《临证一得方·卷三上下身内痛部·跨马痈》

肝肾并亏，湿痰交滞，便浊囊胀，后房结为痰核，已成跨马痈。粉草薢、土贝母、海浮石、羚羊尖、阿胶（蛤粉炒）、左牡蛎、淡黄芩、炒川白、焦楂核、淡竹叶。

复：已溃无脓，势必腐化。软柴胡、赤茯苓、黄芩、羚羊角、泽泻（盐水炒）、粉草薢、生西芪、广皮、土贝母、焦楂核。

《环溪草堂医案·卷四·横痃肾岩肛门痈漏管》

某。湿久蕴于下焦，气血凝滞而结痃。生于合纂之旁，滋蔓肛臀之际。初起数日即溃，火甚毒甚可知，溃后烂孔极深，迄今四五十日，新肉虽生而嫩，肛臀余肿仍僵。久卧床褥，脾胃之转输自钝，刻当痛楚，形容之色泽尤枯。调治方法，自宜补益，高明见解，大略相同。愚意虚处固虚，而实处仍实。拟用煎丸二方，各走一经，虚实兼顾。六君子汤去半夏、茯苓，加黄芪、归身、白芍、谷芽。

又丸方：川连（酒炒）一钱，胡连（酒炒）一钱，苦参（炒）一钱，黄柏一钱，当归三钱，乳香一钱，没药一钱，白芷一钱，犀黄二分，血珀四分，白矾三钱，刺猬皮（炙）一钱，象牙屑三钱，海螵蛸三钱。共为末，用黄占烊化作丸，每朝服五分。

[原注]凡极苦之药，直入下焦，坚阴而化湿热。用猬皮、牙屑之专消漏管者，引入患处。更用黄占以涩之固之，俾上中不受苦寒之药气，俾入下焦，其性始达。

[诒按]丸方用意极精。

《邵氏方案·肛痈》

1）嗜酒湿重之体，黄疸后加以肛漏，不能收功。现在湿尚不尽，不能遽补。冬术、归尾三钱、象牙屑、半夏、青皮、苓皮、白芍、刺猬皮、陈皮、米仁。

2）素有嗜好，肛门外疡，已耗气血，加以便泄半年，舌质红，脉细软，脾肾阴阳两伤。防其口糜、呃逆。丽参、炙草、补骨脂、霞天胶钱半、枸杞、白芍、归身、北五味、化肝煎、菟丝。

3）肛门外疡，脓水又多，加以便泄不止。久延殊非所宜。丽参、於术、归尾、刺猬皮、青皮、黄芪、苓皮、槐米、煨木香、陈皮。

4）正阴虚而湿痰下注，尾闾结核，不红不肿。丸以缓之。补中益气丸二钱（参、芪、术、归、芍、升、柴、苓、陈），大补阴丸二钱。

5）阴虚，湿热下注，从肛疡起，延及肾囊。以三妙主方。三妙丸、丹皮、象牙屑、归尾、细生地、赤芍、刺猬皮。

《陈莘田外科方案·卷一·肛痈》

马，左，饮马桥，三月十七日。真阴亏损，湿热下注，结为肛痈。溃孔成漏，脓水淋漓，已经半载，阴气更伤，乍寒乍热，咳呛火升。脉左细弦右数，舌苔糙黄。神色少华，渐延虚怯一路。最恐红症复来，即所谓天穿地漏也。拟滋水以制火，使水升火降，敷衍岁月而已。大补阴丸，入麦冬、天冬、沙参、象牙屑、川石斛、炙甘草。

二诊：糯稻根须、大熟地、大生地、青鳖甲、川黄柏、怀山药、淡天冬、象牙屑、龟腹板、炙甘草、东白芍、川石斛。

管，左，华阳桥。七月二十八日。咯血三载，屡屡复发。少阴不足，阳明有余。不足者，真阴虚。有余者，阳明大盛也。阴虚肺热，下移大肠，遂生肛痈。起经三月，溃已二旬向外。始则脓出浓厚,继则转清。外之肿势虽退,而作痛未除。其痛每以大便时则盛,可见疮口与肠头贯通,所以矢气则便从孔出也,此即成漏之象。脉右数左细,舌苔粉白。胃谷减少,大便燥结,阴分是虚,痰火内扰。本原之病,极难理治,莫作寻常痈而论之。拟仿丹溪法。大生地、北沙参、麦冬肉、丹皮、川贝、元武板、川柏、知母、云苓、瓜蒌霜、火麻仁、生甘草梢、水梨肉。

二诊:痛缓便通。瓜蒌仁、甘草梢、大生地、川贝、龟腹板、茯神、整玉竹、北沙参、知母、柏子仁、火麻仁、柏子仁。

三诊:西沙参、生白芍、黄柏、甘草梢、大生地、龟板腹、柏子仁、水梨肉、麦门冬、知母、云苓。

四诊:盐水炒熟地、盐水炒知母、云苓、旱莲头、草梢、盐水炙龟板、盐水炒川柏、女贞子、北沙参、麦冬肉。

五诊:大熟地、白芍、云苓、怀山药、淡天冬、丹皮、女贞子、甘草、西洋参、龟腹板。

六诊:大生地、生白芍、知母、茯神、麦冬、沙参、白花百合,煎汤代水。

刘,左,湖州。七月二十八日。肝肾阴虚,湿热下注,肛痛成漏,绵延半载。滋水淋漓,阴凥气更伤。舌红,苔白糙,脉息细数。难以除根者,仿丹溪法。大熟地、云苓、丹皮、龟板腹、怀山药、象牙屑、泽泻、东白芍。

二诊:腹中作胀。大熟地、云苓、丹皮、米仁、怀山药、象牙屑、泽泻、橘白、生白芍。

三诊:北沙参、川贝、橘白、福泽泻、麦门冬、白芍、云苓、草梢、大熟地、左牡蛎。

四诊:大生地、清阿胶、东白芍、北沙参、麦冬肉、甘草梢、象牙屑、龟腹板、知母、东川柏。

五诊:大生地、归身、云苓、丹皮、龟腹板、白芍、甘草梢、泽泻、北沙参、米仁。

肖,左,湖州。十一月初七日。咳嗽经久,肺热下移,大肠结为肛痛,溃脓之下,坚肿未化,最虑淹缠成漏。舌苔糙黄,脉来滑数。阴虚体质,怕有失血之虞。北沙参、真川贝、云茯苓、知母、整玉竹、天花粉、川柏、草梢、甜杏仁、细生地。

二诊:咳嗽肋痛,梦泄。大生地、云苓、川贝、藕汁、清阿胶、丝瓜络、知母、草梢、北沙参、牡丹皮、夜交藤。

三诊:大生地、沙参、川贝、龟腹板、清阿胶、麦冬、甘草、云苓、象牙屑、生白芍。

《陈莘田外科方案·卷一·悬痈》

解,左,桃花坞。二月十二日。阴虚体质,湿热下注,三阴结为海底悬痈,溃脓不畅,坚肿未化。其毒留恋,未可泛视,所虑淹缠成漏者。小生地、归身、土贝、泽泻、生绵芪、赤芍、丹皮、生草、川芎、瓜蒌根。

二诊:生绵芪、赤芍、赤苓、土贝、小生地、瓜蒌根、白桔梗、甘草梢、当归、连翘。

三诊:小生地、归身、云苓、忍冬藤、绵芪皮、赤芍、土贝、甘草梢、丹皮、米仁。

四诊:小生地、归身、丹皮、生绵芪、赤芍、泽泻、天花粉、云苓、甘草。

五诊:小生地、归身、米仁、忍冬藤、生绵芪、赤芍、土贝、甘草梢、川芎、云苓。

六诊:瓜蒌、甘草梢、小生地、归尾、槐米、福泽泻、生绵芪、赤芍、土贝、丹皮、忍冬藤、广陈皮。

苏,左,下津桥。十月初三日。阴虚湿热下注,结为海底悬痈。虽溃,脓泄不爽,坚肿未化。最虑淹缠成漏者。小生地、赤芍、土贝、生绵芪、天花粉、泽泻、归尾、丹皮、甘草梢。

二诊:大生地、白归身、云苓、泽泻、北沙参、赤芍药、丹皮、甘草梢、生绵芪、龟腹板。

三诊:大生地、归身、川柏、云苓、西洋参、赤芍、知母、甘草、生绵芪、龟板。

四诊:剪管。潞党参、归身、川贝、米仁、大生地、白芍、云苓、草梢、生芪、龟板。

五诊:潞党参、归身、知母、象牙屑、绵黄芪、东白芍、川柏、甘草梢、云苓、龟腹板。

六诊:潞党参、归身、川柏、云苓、绵黄芪、白芍、知母、生草梢、大生地、龟板。

七诊:大熟地、山萸肉、丹皮、怀山药、龟板、泽泻、潞党参、云苓、生草梢。

八诊:潞党参、怀山药、云苓、泽泻、大熟地、山萸肉、丹皮、象牙屑、淡天冬、龟腹板。

九诊:象牙屑、山萸肉、党参、大熟地、归身、云苓、泽泻、山药、白芍、丹皮。

《陈莘田外科方案·卷五·脏毒》

翟,左。仲夜以来,时令暑热,熏蒸太过,首先犯肺,脏不容邪还之于腑,始因少腹胀热,继而积痢,红紫兼有,肛内气坠作痒,舌苔糙黄,脉来左弦右濡数。怕成脏毒,治以疏通。广藿梗、广陈皮、

冬、甘草、云苓、象牙屑、生白芍。

赤芍、枳壳、瓜蒌、赤苓、紫厚朴、甘草梢、桔梗、制军、泽泻、楂炭。

二诊：前方去藿梗、瓜蒌、制军、楂炭，加甜冬术、淡芩、归尾、防风根。

魏，左。阴虚湿热蕴蒸，内肛作痛，大便下血，舌红苔糙，脉息濡数。虑成脏毒，冀消为吉。拟清化通腑法。细生地、肥知母、赤芍、瓜蒌仁、郁李仁、川黄柏、丹皮、枳壳、白杏仁、柏子仁、火麻仁。

孙，左。阴虚湿热下注，结为脏毒，脓从内出，余肿余坚不化，大便作痛，其邪留恋，极易淹缠成漏。拟清化法。细生地、天花粉、丹皮、茯苓、槐花米、当归、川黄柏、知母、赤芍、甘草节。

《陈莲舫医案·卷下·肛痈》

周，左。肛门结块，痛时发坚，将成肛痈，能否消退。珠儿参、料豆、黄芩、萆薢、炒槐米、女珍、山栀、米仁、黑地榆、泽泻、会皮、茯苓，松子仁三十粒。

左。吐血连次，肺热移于大肠，痈象将成。治以和养。珠儿参、川贝、川斛、料豆、炒槐米、杏仁、白芍、麻仁、地榆、蒌仁、生草、会红、枇杷叶、藕节。

《陈莲舫医案·卷下·脏毒》

张，左，三十九。脏毒绵延，内缩不见，脉象浮弦。治以和养。沙参、生草、龟板、郁李(打)、生地、炒知母、麻仁(打)、地榆、胡黄连、炒黄柏、蒌仁、石斛、忍冬藤。

第三节

肛 漏

肛漏，又名肛瘘，是指直肠、肛管与周围皮肤相通所形成的瘘管。多由肛门周围痈疽疮疡溃破经久不愈所致。临床特点为肛周反复流脓水、疼痛、瘙痒，并可从流脓外口触及或探及管道通向肛内。中医文献中"痔漏"常常并见，且"痔漏"往往包含"痔疮""肛漏"，故本节需要结合"痔"篇一起阅读，方为全面。

【辨病名】

一、肛漏的不同称谓

漏，是肌肤穿孔流脓水与血水一类的疾病。

肛漏属于"漏"的一种，即肛门周围发生的"漏"症，多由痔疮日久不愈发展而来，中医古籍一般称痔漏，或痔瘘。对于素无痔疮，肛门周围漏出脓血的"漏"症，可称为单漏。

《太平圣惠方·卷第六十·治痔瘘诸方》："夫痔瘘者，由诸痔毒气，结聚肛边。有疮或作鼠乳，或生结核，穿穴之后，疮口不合，时有脓血，肠头肿疼，经久不瘥，故名痔瘘也。"

《圣济总录·卷第一百四十三·久痔·痔瘘》："论曰：五痔之疾，或出鼠乳，或发寒热，或生疮，或痒痛，或下血。其证不一，治之不早，劳伤过度，则毒气浸渍，肌肉穿穴，疮口不合，时有脓血，故成痔瘘。《经》曰：痔久不瘥变为瘘。是也。"

《圣济总录·卷第一百四十三·久痔·痔瘘疼痛不可忍》："论曰：痔瘘盖缘寒湿与夫房室醉饱间得之，其作也，肛边肿痒，甚则疼痛不可忍。或蔓生数处，或似螺蛳，脓血与肌汁，绵绵而下，有孔不合，故谓之痔瘘。昔人论蛲虫居胴肠间，多则为痔。方论有用熏法，及化虫之药者。不可不察。"

《简明医彀·卷之三·诸痔》："破溃日久，脓血水出，名痔漏。"

《验方新编·卷七·脱肛·痔疮》："痔疮：凡人九窍中有小肉突起为痔，故有耳、鼻、牙痔等名，不独肛门一处也。肛门痔有数种，状亦不一，未破曰痔，已破曰漏。"

《杂病广要·脏腑类·痔》："又有无痔者，肛门左右另有一窍，流出脓血，名为单漏。"

二、漏的不同分类

漏病根据其发病特点不同，又可进行分类。

《万氏家抄济世良方·卷三·痔漏》："漏有八种：气漏(或肿或消乃气胀痛不可忍者是也)；风漏(痒甚者是也)；阴漏(男女水道生孔窍，小便出时痛者是也)；冷漏(多出白脓如豆汁、黄水者是也)；热漏(时常下鲜血者是也)；痔漏(痔疮日久不医破败者是也)；瘘姑漏(平地生孔窍，出红脓者是也)；瘘腮漏(因漏在平处，黑烂出黄水者是也)。"

《明医指掌·卷八·外科·痔漏证十一》："凡诸痔久不愈，必至穿肠而为漏，此因痔而成漏也，当凉血宽大肠自愈。亦有外伤四气，内窘七情，与夫饮食乖常,染触蠢动含灵之毒,未有不变为瘘疮,穿孔一深,脓汁不尽,得冷而风邪并之,涓涓而成漏矣。盖漏者,诸瘘之溃也。诸瘘者,如狼瘘、暴瘘、蚁瘘、蝼蛄瘘、砒蜉瘘、蜂瘘、蛴螬瘘、蜉蛆瘘、转筋瘘、瘰疬瘘之类。《内经》云:瘘即漏也。所谓漏者,以其穿孔而流脓水与血水,象缸瓮之漏孔故也。瘘者,如虫豸之穿蠹蛀孔也。如《巢氏病源》所谓十瘘、三十六瘘之说,名虽不同,其理一也,不必悉举。大抵漏有新久,新者带鲜红,或微肿,或小核。久者上槁,白肉黑烂,淫虫恶臭生焉。"

《洞天奥旨·卷九·脏毒痔漏疮》:"大约漏病有八:一曰气漏;二曰风漏;三曰阴漏;四曰冷漏;五曰色漏,俗名痔漏;六曰血漏,俗名热漏;七曰偏漏,俗名瘘椴漏;八曰瘘漏,俗各瘘腮漏。气漏者,时肿时消,疼胀难忍也。风漏者,孔窍作痒也。阴漏者,男妇阴内疼痛出水也。冷漏者,孔内出白脓也。色漏者,犯色流脓流精也。血漏者,时流鲜血也。偏漏者,肛门之外生孔窍,出脓血也。瘘漏者,疮口黑烂,出黄黑水也。"

《杂病广要·脏腑类·痔》:"瘘或作漏,变漏三种:冷漏,瘀脓漏,血漏。(《事证》)"

【辨病因】

肛漏多由痔疮发展而来,故其病因与痔疮类似,故痔疮病因亦为肛瘘病因,可参照前篇阅读。除此以外,肛漏又有其自身特点,兹收录于下。

一、概论

《医方选要·卷之八·肠澼痔漏脱肛门》:"肠澼者,大便下血也。《经》云:风客淫气,其精乃亡,邪伤肝也。因而饱食,筋脉横解,肠澼为痔。盖缘风气通于肝,肝生风,风生热。风客则淫气伤精,精亡则邪热伤肝。因饱行房,则筋脉横解,而肠澼、痔漏之证生焉。人之不避风毒,恣饮醇酒炙煿之物,纵欲喜怒无常,脏腑郁抑,饮食自倍,肠胃乃伤,阴阳不和,关格壅滞,热毒下注,血渗大肠,而成肠澼、痔漏之疾矣,俗谓之肠风、脏毒是也。"

《景岳全书·卷之四十七贤集·外科钤(下)·痔漏》:"立斋曰:痔,属肝脾肾三经,凡阴经亏损者难治,多成漏证。若肺与大肠二经,风热湿热者,热退自愈。若不守禁忌者,亦成漏证。此

因醉饱入房,筋脉横解,精气脱泄,热毒乘虚流注。或淫极强固其精,以致木乘火势而侮金。或炙爆厚味过多,或劳伤元气,阴虚火炽,皆成斯疾。若破而不愈,即成漏矣。有串臀者,有患阴者,有患肠者,有秽从疮口而出者,形虽不同,治颇相似。其肠头肿成块者,湿热也。作痛者,风热也。大便燥结者,火也。溃而为脓者,热胜血也。当各推其所因而治之。"

《张氏医通·卷七·大小府门·痔(漏)》:"漏,《经》云:陷脉为瘘。留连肉腠,因疮穿脓汁不尽,复感七情四气而成。近则常淡红,或微肿,或小核,久则上而槁白,内而黑烂,淫虫恶臭生焉。"

二、他病继发

1. 痔久不愈

《古今医统大全·卷之七十四痔漏门·病机》:"《经》云:诸痛疮疡,皆属于心。心主血,热而下迫于大肠,所以为痔也。诸痔出血,肛门别有小窍,下血如线,不与大便同道。痔久不愈,必至穿穴,疮口不台,漏无已时,此则变而为瘘矣。"

《经验丹方汇编·痔疮》:"肠僻为痔……若久而不愈,必至穿穴为漏矣。"

《杂病广要·脏腑类·痔》:"痔之疾五种……久而不治,血气衰弱,必然成漏。(《大成》)"

2. 肠风下血

《古今医统大全·卷之七十四痔漏门·病机》:"肠风下血乃痔漏之源:大便下血,先哲有粪前粪后远近之说,此一端也。大抵此则大肠已受湿热之伤,而但未形外也,此其所以为内痔者是也。人不知觉,悉谓肠风,复斋论深得病情,可谓详切著明矣。"

3. 肛痈日久

《疡科心得集·卷中·辨肛门痈脏头毒偷粪鼠论》:"如延久不敛,每多成漏,总以升药条提之。此疡虽有三名,其实总归湿热下注而结。用药治法俱同,故并而论之。[按]治漏管,又有挂割之法,最能败事,但增痛损神,漏终不去。盖肉理阻隔而成管。若不渐渐入药,腐脱拔去,焉能肌理沦浃?如近时诸葛静山治法最妙,惜其人已故,其法失传。"

三、酒色所伤

《寿世保元·卷五·痔漏》："夫痔漏之原，由乎酒色过度，湿而生热，充乎脏腑，溢于经络，坠于谷道之左右，冲突为痔，久而成漏者也。痔轻而漏重，痔实而漏虚。"

《傅氏外科·青囊秘诀下卷·痔漏论》："人有肛门先因有痔疮，因不慎酒色，遂至腐烂，变成漏疮，不能收口，生长肉管，流脓淌血，甚以为苦。"

1. 饮酒过度

《傅氏外科·青囊秘诀下卷·痔漏论》："人有大便时先射出血，而后便粪，人以为便血之病也，谁知是肛门内生血痔乎？夫痔久必变为漏，宜流脓血。但人之受病不同，而见症亦异。此症得于多饮烧酒，酿成热毒，走于直肠，不得连泄，乃结成小痔而不化，久则皮破血流，此乃血出于直肠之外，非出血直肠之中，乃膀胱之血也。膀胱化气而不化血，酒毒渗入膀胱，则酒气化水，出于阴器。酒毒燥血，无路可出，而毒结于直肠之外，毒而内攻，而直肠之痔生矣。然生痔必有其隙可乘，而膀胱之血注之久，且以血引血，不独膀胱之血尽归之矣。乘大便之开闭，血先夺门而出，故从大便而直射，正见其欲出之速耳。"

2. 忍精不泄

《古今医统大全·卷之七十四痔漏门·病机》："忍精不泄而成痔漏：若人醉饱行房，精气脱泄，其脉空虚，酒热之毒流著于脉，或因醉饱淫极而强忍泄，或因用药固精弗泄，停积于脉，归注大肠，以致木乘火势而侮燥金，以火就燥，则大肠闭而痔漏作矣。"

四、劳力所伤

《医门补要·卷上·痔漏》："大肠尽处为肛门，肺与大肠相表里，气主于肺。盖劳碌忍饥，或负重远行，及病后辛苦太早，皆伤元气。气伤则湿聚，湿聚则生热，热性上炎，湿邪下注，渗入大肠而成漏，时流脓水。"

五、风热所伤

《黄帝素问宣明论方·卷十三·痔瘘门·痔瘘总论》："夫肠风痔病者，所发手太阴、阳明经以应。'经脉'谓：肺与大肠为表里，主为传道，以行糟粕。肠风痔病有五种，其证亦异。盖因肠气虚而玄府疏，风邪乘而热自生。风温邪热，攻于肠中，致使大便涩而燥热郁，血热散而流溢冲，浸浚肠里，故以先血后便。热在下，先便后血，热在上，先血后便。久而不愈，乃作痔。"

《素问》云：因而饱食，筋脉横解，房室劳伤，肠癖为痔。风热不散，谷气流溢，传于下部，故令肛门肿满，结如梅李核。甚者而变成瘘也。五脏切宜保养，勿令受邪。"

六、久病虫蚀

《古今医统大全·卷之七十四痔漏门·病机》："痔漏病久致有虫生则为虫痔：《直指》云，痔漏患久，岁月积累，淫蚀肠头，湿烂可畏，此果何物致然哉？虫是也。其间用剂，又当为之化虫，不然古方何以谓之虫痔？"

七、药毒所伤

《类证治裁·卷之七·痔漏论治》："凡泽旁突起高阜为峙，窍中突出瘜肉为痔。故有眼痔、鼻痔、牙痔等名。至肛边肿痛发疮，《经》谓：醉饱入房，筋脉横解，肠澼为痔。又督脉生病，癃痔，言精气脱泄，阴火流注篡间，两阴之交。多患痔疾。然阴虚生热，或服饵辛毒，如椒酒及固精等药。盖川椒烧酒，最能发痔。或用热药，固精不泄，毒气流注，势必至穿漏矣。大肠燥秘，及忧恐气结，奔走劳动，致疮孔生管流脓，斯成漏矣。"

八、素体阴虚

《外科枢要·卷三·论痔疮》："痔属肝脾肾三经，故阴精亏损者难治，多成漏症。若肺与大肠二经风热、湿热者，热退自愈，不守禁忌者，亦成漏症。"

【辨病机】

一、湿热论

《寿世保元·卷五·痔漏》："夫痔漏之原，由乎酒色过度，湿而生热，充乎脏腑，溢于经络，坠于谷道之左右，冲突为痔，久而成漏者也。痔轻而漏重，痔实而漏虚。"

《一见能医·卷之七·病因赋下》："痔漏沿肛

湿热所致：湿热之气，下迫大肠，以致经脉横解，为痔漏之病。肛门边，内外有疮，成瘰不破者，曰痔。破溃出脓血者，曰漏。"

二、湿热夹虚论

《罗氏会约医镜·卷十二·杂证·论痔漏》："初起为痔，久则成漏。痔属酒色、郁气、血热，或有虫痔。漏属虚与湿热。"

1. 气虚湿热

《医门补要·卷上·痔漏》："大肠尽处为肛门，肺与大肠相表里，气主于肺。盖劳碌忍饥，或负重远行，及病后辛苦太早，皆伤元气。气伤则湿聚，湿聚则生热，热性上炎，湿邪下注，渗入大肠而成漏，时流脓水。"

2. 阴虚湿热

《外科证治秘要·脱肛痔漏肛门痈偷粪鼠胫头毒》："痔漏，属阴虚湿热。"

三、风热燥湿四气相合论

《古今医统大全·卷之七十四痔漏门·病机》："痔漏总为湿热风燥四气所成：初生肛门成瘰不破者，为痔；久而破溃脓血黄水浸淫，淋沥不止者，曰漏。此疾者皆由湿、热、风、燥四气相合而致之也。盖因人之纵欲恣饮，喜怒无常，脏腑抑郁，饮食自倍，肠胃乃伤，阴阳不和，关格壅滞，热毒下注，血渗大肠，而为肠澼痔漏之患矣。"

《脉因证治·卷四·痔漏》："因证：因虫就燥也。乃木乘火势而侮燥金，归于大肠为病，皆风、热、燥、湿为之也。盖肠风、痔漏总辞也，分之则异。若破者则谓之漏。大便秘涩，必作大痛。此由风热乘食饱不通，气逼大肠而作也。受病者，燥气也；为病者，胃湿也。胃刑大肠则化燥，化以乘燥热之实，胜风附热而来，是风、燥、湿、热四气而合。故大肠头成块，湿也；大痛者，风也；结燥者，主病兼受火邪也；不通者，热也。"

《奇效良方·卷之五十一·肠澼痔漏门》："且夫痔与漏，初致之由虽同，所患之病实异。初生肛边，成瘰不破者曰痔；破溃而出脓血，黄水浸淫，淋沥久不止者曰漏也。原此受病者，燥气也，为病者，湿热也，胃行大肠则化燥，火以乘湿，热之实也。若夫肠头成块者，湿也；作痛者，风也；脓血溃出者，热胜血腐也；溃成黄水者，湿热风燥也；大便

闭，作大痛者，风热郁滞，弗能通泄，气逼大肠而作也。大肠结燥者，主病兼受，火邪也。凡此疾者，皆由湿、热、风、燥四气相合而致也。而肠澼者，为大便下血也。盖因人之不避风毒，恣饮醇酒炙爆之物，纵欲，喜怒无常，脏腑郁抑，饮食自倍，肠胃乃伤，阴阳不和，关格壅滞，热毒下注，血渗大肠，其肠澼痔漏，不可得而无矣。《经》云筋脉横解，肠澼为痔者此也。"

四、肝筋为病论

《古今医统大全·卷之七十四痔漏门·病机》："痔漏有谓肝筋为病：《灵枢经》云，足太阳膀胱之脉及筋，皆抵腰中，入络肾，其支者贯臀足。故主筋为病则生此疾。由是推之，足厥阴之脉，环绕前后两阴，故亦能为痔矣。每见患痔发则色清痛甚，谓筋苦急而然也。"

【辨病证】

肛漏多由痔疮发展而来，故本部分内容可参阅"痔"篇。

一、辨症候

辨"肛漏"症候与"痔疮"难以分开。"肛漏"多为痔疮日久失治所致，须与"痔"篇章节对看。

《外科理例·卷四·痔漏一百十》："夫受病者燥湿也，为病者湿热也，宜以泻火和血润躁疏风之剂治之。若破而不愈，即成漏矣。有串臀者，有串阴者，有串阳者，有秽从疮口出者，形虽不同，治法颇似。其肠头肿成块者湿热也，作痛者风也，大便燥结者火也，溃而为脓者热盛血也，当各推其所因而治之。"

《古今医统大全·卷之七十四痔漏门·治法》："愈痔要戒酒色劳苦。《经》云：脉陷为漏，留连肉腠。先陷血脉，次陷肌肉腠理，是气不能荣运，遂作死肌，经久不愈，疮口不收，风寒袭之，血脉内脓水渐成鹅管之状。大抵漏疮多生于肛门之畔，始起如豆，忽便肿疼，长如梅李，五六日浓脓而止，稍可而不收口。过半月或一月复肿而痛溃脓，发歇无定，后渐脓水不干，终不能愈。"

《普济方·卷二百九十七·痔漏门·痔漏》："夫五痔之疾，或出鼠乳，或发寒热，或生疮，或痒痛，或下血，其证不一。治之不早，劳伤过度，则毒

气浸溃,肌肉穿穴,疮口不合,时有脓血,故成痔漏。《经》曰:痔久不瘥,变为漏是也。肠风痔病者。所发手太阴手阳明经。以应动脉。谓肺与大肠为表里。为传道以行糟粕。肠风痔疾有五种,其证亦异。盖阳气虚而元府疏,风邪乘而热自生,风湿邪热,攻于肠中,致使大便涩而燥热郁血,热散而流溢,冲侵肠里,故以先血后便为热在下,先便后血为热在上,久而不愈,乃作痔。《素问》云:因而饱食,筋脉横解,房室劳伤,肠癖为痔。盖以风热不散,谷气流溢,传于下部,故令肛门肿满,结如梅李核,甚者变成而为漏也。"

《张氏医通·卷七·大小府门·痔(漏)》:"其证有七……久而不瘥,变为瘘也。溃有血脓,都为热甚。至若溃出黄水,则为湿热矣。久而不愈,血气衰弱,以致穿穴成漏,又无痔而肛门左右,别有一窍,流出脓血者。俱当戒酒远色,少劳茹淡方妙。"

二、辨脉

《苍生司命·卷八(贞集)·痔漏证》:"凡诸症久不愈者,必至穿肠而为漏,是因痔而成漏也。治漏先须用补药,以补气血为主。脉小实者易治,浮洪而濡弱者难治。"

《寿世保元·卷五·痔漏》:"痔漏:脉沉小实者,易治。浮洪而软弱者,难愈。"

《罗氏会约医镜·卷十二·杂证·论痔漏》:"脉弦绝涩者难治,滑大柔和者易治。气虚者脉迟,血亏者脉涩。"

三、辨吉凶

《洞天奥旨·卷九·脏毒痔漏疮》:"夫湿热亦易消之病,何愈消而愈痛乎?皆因不守禁忌,贪色欲而不止,饕食味而无穷,遂至痔变为漏矣。痔易治而漏难治也。盖痔有诸形之异,而各无孔窍之破,服药尚无漏卮之虞。一至成漏,服饮食则泄气矣,吞药饵则损血矣,血损气泄,何能成功哉?况好色者多,断欲者少,欲奏异绩,实非易事。且肛门粪口,上通大小之肠,前达任脉,后达督脉,其皮肉横中有直,正中有斜,一经破损,难于生合,且成漏卮,损伤皮肉,尾闾不闭,其何能合乎?人肯节欲,则漏犹未甚,而无如明知故犯者,又甚多乎。所以漏病之轻重,专分于欲事之多寡。"

《医门补要·卷上·痔漏》:"大肠尽处为肛门,肺与大肠相表里,气主于肺。盖劳碌忍饥,或负重远行,及病后辛苦太早,皆伤元气。气伤则湿聚,湿聚则生热,热性上炎,湿邪下注,渗入大肠而成漏,时流脓水。由咳嗽延为漏者难治。"

《医门补要·卷中·痔疮》:"痔疮,湿热下注大肠,从肛门先发小疙瘩,渐大溃脓,内通大肠,日久难敛,或愈月余又溃,每见由此成痨者,乘初起服清热内消散数帖,可愈。若无咳嗽而成漏者,不治。"

《先哲医话集·虚劳发痔漏》:"虚劳有直肠疼痛,大便难,或发痔漏者,此皆以肺、大阳损伤,为难治。(北山友松)"

【论治法】

肛漏多为痔疮日久所致,其治法与痔疮治法有相同之处,故可同时参阅"痔"篇内容。但是肛漏常因"漏"而虚,故相比痔疮,运用补法的时机更多。

一、概论

《古今医鉴·卷之八·痔漏》:"夫痔漏者,肛门边内外有疮也。若成癀不破者,曰痔;破溃而出脓血、黄水,浸淫淋沥久不止者,曰漏也……治宜祛风除湿,清热解毒,斯得痔漏之要者也。"

《种杏仙方·卷二·痔漏》:"痔漏名有二十四,酒色气风食五事。未破名痔破为漏,祛风除湿解毒治。"

《万氏家抄济世良方·卷三·痔漏》:"此诸痔之外证也。诸痔久不愈,必至穿穴为漏,治法总要大抵以解热调血顺气先之。"

《张氏医通·卷七·大小府门·痔(漏)》:"治法宜补气生血。"

《外科证治全书·卷三后阴证治·痈疽就简·痔疮》:"痔已通肠,污从漏孔出者,用胡连追毒丸。如服后脓水反多者,药力到也,勿以为惧。待脓血追尽,用黄连闭管丸。漏有管者,用黄连闭管丸,早晚服一次,重者四十日可愈。"

"痔漏世人治法,多用刀针挂线,徒受苦楚,而内毒未除,外口难长,经年累月,难奏功效,岂果漏疮之不可治乎,抑酒色之戒不严,而治之不得其法耳。惟以补中消其湿热之毒,则何漏之不可痊哉。

方用青龟丸。

人有大便时,先泻血几许,而始便粪者,人以为便血病也,孰知肛门暗生血痔,日久变为漏管流脓血,不知受病不同,而见证亦异。此等之证,多得之饮烧酒过多,热入直肠,不得遽泄,结成小痔不化,久则皮破血流,乃出于直肠之外,非出于直肠之中,系膀胱之血也。用清源散。"

《外科备要·卷一证治·臀部·通肠痔漏》:"通肠痔漏,痔疮溃久,则成漏症,如污从漏孔出者,痔已通肠也。用胡连追毒丸(冬),酒服之,服后,脓水反多,药力到也,勿惧,常洗却毒汤(剑)。如漏中有管,用黄连闭管丸(冬)服之;若漏之四边有硬肉突起,丸内加僵蚕二十条,此丸通治遍身诸般漏症,可代刀针药线之力,且免痛苦。愈后,戒房劳、河豚、海腥、辛辣、酒等物。至于久患咳嗽而后生痔者,不治之症;久患痔而后咳嗽者,调治亦难。"

二、分痔与漏论治

本条内容可参见痔篇治法"分痔与漏论治"一节。

《古今医统大全·卷之七十四痔漏门·治法》:"痔与漏治法不同。丹溪云:治痔必须治血为主。大法用条芩凉大肠,人参、黄连、生地黄、槐角子生血凉血,当归和血,升麻、川芎、枳壳宽肠。漏疮须服补药,以生气血,参、耆、归、术主之,外以附子为末作饼子如钱厚,以艾灸之。随漏大小令微热,不可令痛,干则易之,再和再灸。如困且止,直至肉平为度,或用补气血药作膏贴之。"

《吴氏医方汇编·第五册·痔漏》:"《经》云:因而饱食,肠癖为痔。以此多见。亦有竭力远行,或酒色过度,起居不慎,以致浊凝于大肠,冲发肛门而成。初起形如鼠乳,未破者为痔,肿痛便难,当用六味槐角丸,外用凉水洗之。《医通》云:欲断其根,须用枯药;欲实其壳,必戒房劳。用药不可离荡涤瘀血、清热之剂。若久而不瘥,则内结成管,因而外溃,变为漏症,甚则穿臀、穿阴、穿肠,种种不一,又当用溃管丸,后以养元补阴为主。断不可妄用寒凉,以伤荣卫,慎之慎之!"

《罗氏会约医镜·卷十二·杂证·论痔漏》:"痔漏有五,曰牝、牡、气、血、酒之异。又有肠风痔、脉痔、雌雄痔,皆五痔之别名。此方书多立名色以炫人。而《内经》只云:'因而饱食,筋脉横解,肠澼为痔。'其始也,肛边状如鼠乳,久而不治,则傍穿数穴,腐溃脓血,即成漏矣。夫痔轻而漏重,痔实而漏虚,盖以痔止出血,始终是热,治宜凉血清热。漏流脓水,初宜凉血清热,兼用燥湿,久宜温散。以始是湿热,终属湿寒,不用温药,何以去湿而散寒乎!非止痔漏,百病多有始热而终寒者,其脉其证,显然可验。丹溪下血条云:'下血久而不愈者,后用温剂',正此义也。

凡痔属肝、脾、肾三经之证,若肺与大肠二经风热、湿热,热退自愈。不守禁忌,亦成漏证。此因酒色过度,或炙煿过食,或劳伤元气,阴虚火炽,皆成斯疾。其疮溃烂不一,治颇相似。其肠头成块者,湿热也。痛者,风热也。大便燥结者,火也。溃而为脓者,热胜血也,当各推所因而治之。

凡痔漏下血,服凉药不应者,必因中气虚,不能摄血,用补中升阳之药而愈。至如兼疝兼下疳者,皆肝肾不足之变证也,用地黄丸、益气汤以滋化源为善。若专用凉药治火者,无不致祸。且血气出于谷气,当以胃药收功,胃气一回,血自循经络矣。脉弦绝涩者难治,滑大柔和者易治。气虚者脉迟,血亏者脉涩。"

三、分阶段论治

《儒门事亲·卷四·痔漏肿痛十九》:"夫痔漏肿痛,《内经》曰:因而大饱,筋脉横解,肠澼为痔。痔而不愈,变而为漏,同治湿法而治之。可先用导水丸、禹功散;泻讫,次服枳壳丸、木香槟榔丸;更加以葵羹、菠菜、猪羊血等,通利肠胃。大忌房室,鸡、鱼、酒、醋等物勿食之。"

《寿世保元·卷五·痔漏》:"治痔之法,不过凉血清热而已。至于治漏,初则宜凉血清热燥湿,久则宜涩窍杀虫,而兼乎温散也。或曰:痔漏火是根原,何故而用温涩?殊不知痔止出血,始终是热;漏流脓水,始是湿热,终是湿寒,不用温药,何以去湿而化寒乎。非止痔漏,百病中多有始热百终寒者,如泻痢,如呕吐,初作则肠胃气实而热,久则肠胃气虚而为寒矣。"

《外科证治秘要·脱肛痔漏肛门痈偷粪鼠脏头毒》:"痔漏,属阴虚湿热。治法:初宜凉血,如川连、槐花等;久宜补阴,如大生地、五味,兼调脾胃,如党参、冬术。"

四、内治外治结合论治

《医方选要·卷之八·肠澼痔漏脱肛门》:"痔漏者,肛门边内外有疮是也。若成瘤不破者曰痔,破溃而出脓血,黄水浸淫,淋沥久不止者曰漏也。此疾皆由湿、热、风、燥四气相合而致也。痔有五种,谓牡痔、牝痔、脉痔、肠痔、血痔也。古方又有酒痔、气痔、虫痔、翻花、蝼蛄等。痔之名不一,究其所因,亦不过久嗜辛热炙煿新酒,及房劳、忧思,蕴积热毒愤郁之气所致也。或藏于肛门之内,或突于肛门之外;若蕴毒深者其状大,蕴毒浅者其状小,大者如莲花、鸡冠、核桃之状,小者如牛奶、鸡心、樱桃之类;或流脓水,或出鲜血,有妨行坐,久而不愈则成漏矣。治法:在外者宜点之,洗之;在内者宜祛其风而除其湿,消其热而解其毒。斯得治之法矣。"

《万氏秘传外科心法·卷之五·面图形十二症·痔漏》:"若漏痔或因附骨之症,或因痔窟之开,而不与生肌长肉,直至内溃,脓血淋滴。宜蜡矾针,以纳其穴,服上汤丸,以拔其毒。仍贴万灵膏,彻尽脓血,再上生肌散可愈。至若通肠翻花,须内消加敷方。上方均可服而愈。"

《医学说约·杂症分目·血门·痔漏》:"谷道左右别出一孔流脓血水名曰痔漏,须以温暖内补、凉剂外敷。"

五、常用治法

1. 补法

因肛漏为漏症,多为痔疮日久所致,久病多夹虚,故补法运用机会比痔疮多。

（1）补养气血

《医学正传·卷之五·痔漏》:"方法:丹溪曰,痔病,因风热燥归于大肠也,治血为主,大法用条芩凉大肠,人参、黄连、生地黄、槐角凉血生血,当归和血,川芎、升麻、枳壳宽肠。漏疮,先须用补药以补气血,参、芪、归、术为主,大剂服之。外以附子为末,津和作饼子如钱厚,以艾多灸之,漏大者艾炷亦大,漏小者艾炷亦小,灸令微热,不可令痛,饼干即易之,再和再灸。又以补气血药,作膏药贴之。"

《苍生司命·卷八（贞集）·痔漏证》:"凡诸症久不愈者,必至穿肠而为漏,是因痔而成漏也。

治漏先须用补药,以补气血为主。脉小实者易治,浮洪而濡弱者难治。"

《丹溪治法心要·卷五·痔漏》:"专以凉血为主。漏疮先服大剂补药,以生气血,参、芪、归、术、芎为主,外以附子末,津和作饼,如钱厚,安患处灸之,只令微热,不可令痛,干则易之,再以干者研末如前,作饼灸之。困倦且止,次日再灸,直至肉平为效,仍用前补气血药煎膏药贴,或用附子片灸亦可。肢体上痛疽疮疖,久不收口者,亦宜用此法。痔疮大法,用条芩凉大肠,人参、黄连、生地、槐角、凉血生血,芎归和血,枳壳宽肠,升麻升举,外用五倍、朴硝、桑寄生、莲蓬,煎汤熏洗。肿者,用木鳖子、五倍子为末敷。一方:黄连二两煎膏,更加等分芒硝,冰片一钱加入,痔疮敷上即消。原有痔漏,就肛门又生一块,皮厚肿作脓,就在痔孔出,作食积注下治之,黄连、阿魏、神曲、山楂、桃仁、连翘、槐角、犀角作丸服之。痔头向上,是大肠热甚,收缩而上,四物汤解毒,加枳壳、白术、槐角、秦艽洗,用荆芥、朴硝、桑寄生,定痛、去风、解毒、凉大肠热。如肿加五倍子、木鳖子。"

（2）养元气,补阴精

《外科枢要·卷三·论痔疮》:"其成漏者,养元气,补阴精为主。"

《景岳全书·卷之四十七贤集·外科钤（下）·痔漏》:"《治法》曰:初起焮痛便秘,小便不利者,宜清热凉血,润燥疏风。若气血虚,而为寒凉伤损者,宜调养脾胃,滋补阴精。大便秘涩,或作痛者,润燥除湿。肛门坠痛者,泻火导湿。下坠肿痛而痒者,祛风胜湿。小便涩滞肿痛者,清肝导湿。其成漏者,养元气,补阴精为主。大凡痔漏下血,服凉血药不应者,必因中气虚不能摄血,非补中升阳之药不能愈,切忌寒凉之剂。亦有伤湿热之食,成肠澼而下脓血者,宜苦寒之剂内疏之。脉弦绝涩者,难治,滑大柔和者,易治。经云:因而饱食,筋脉横解,肠澼为痔。其属肝脾肾也明矣。若有患痔而兼疝,患疝而兼下疳,皆属肝肾不足之变证,但用地黄丸、益气汤,以滋化源为善。若专服寒凉治火者,无不致祸。"

（3）温补其内

《杂病广要·脏腑类·痔》:"又有无痔者,肛门左右另有一窍,流出脓血,名为单漏。治之须用温暖之药补其内,又以生肌肉之药敷于外,其窍在皮肤者易愈，脏腑有损而生窍者未易治也。（《大成》）"

（4）清热补养

《一见能医·卷之七·病因赋下》："痔漏沿肛湿热所致：湿热之气，下迫大肠，以致经脉横解，为痔漏之病。肛门边，内外有疮，成瘤不破者，曰痔。破溃出脓血者，曰漏。痔，宜清凉宽气，秦艽、苍术汤主之。漏，宜清热补养，加减地黄丸主之。"

2. 泄火和血，润燥疏风

此治法为肛漏、痔疮共有。

《医方集宜·卷之十外科·治法·治痔漏法》："凡痔疮初起，先觉肛门燥痛，或生核形如鼠乳，身发寒热，先用疏利导湿之药以泄毒气，大抵受病者，燥气也。为痛者，湿热也。治宜泄火和血，润燥疏风，肿痛必消矣。"

《古今医统大全·卷之七十四痔漏门·治法》："治痔漏大法以泻火凉血流湿润燥为主。东垣云：痔病皆湿、热、风、燥四气为病，其肿而后重者，湿兼热也；大便结者，燥兼热也；肠头成块者，湿也；大痛者，风热也。此皆脏气为病而显其形也。治宜行气和血，泻火疏风，流湿润燥，以调其内，淹洗涂敷，以治其外。肿痛虽定，而痔犹存也。若不去其根本，遇触即发。以枯药消去其痔，而绝其源。亦须调饮食、戒房劳、慎忧怒、内观自养，使火不起，可保全安，否则虽服良药，难复效也。"

《脉因证治·卷四·痔漏》："治：以苦寒泻火，辛温和血润燥、疏风止痛。"

3. 化虫

《仁斋直指方论·卷之二十三·诸痔·诸痔论》："治法总要：大抵以解热、调血、顺气先之。盖热则血伤，血伤则经滞，经滞则气不运行，气与血俱滞，乘虚而坠入大肠，此其所以为痔也。诸痔出血，肛门间别有小窍，下如血线，不与便物共道。痔久不愈，必至穿穴，疮口不合，漏无时也，此则变而为瘘矣。前乎治法之外，抑犹有说焉。肠风、脏毒之与痔瘘，同出而异名也。岁积月累，淫蚀肠头，湿烂可畏，此果何物致然哉？虫是也。其间执剂又当为之化虫，不然古书何以谓之虫痔？气血下坠，冲突为痔，既不能坐，又不容行，立则愈觉其坠矣。惟高枕偃仰，心平气定，其肿自收。"

《普济方·卷二百九十七·痔漏门》："痔漏疼痛不可忍：夫痔漏盖缘寒湿与夫房室醉饱间得之，

其作也，肛边肿痒，甚则疼痛不可忍。或蔓生数处，或似螺蜆，脓血与肛汁绵绵，而有孔不合，故谓之痔疮。昔人论蛲虫居胴肠间，多则为痔。方论有用熏法，及化虫之药者，不可不察。"

4. 痔漏挂线法

挂线法为肛漏特色疗法，但也有医家认为不可轻用，详见"治疗注意事项"一节。

《医门补要·卷中·痔漏挂线法》："痔漏挂线法：用细铜针穿药线，右手持针插入漏管内，左手执粗骨针（要圆秃，头镌深长槽一条，以便引针），插入肛门内，钓出针头，与药线打一抽箍结，逐渐抽紧，加钮扣系药线梢，坠之七日管豁开，掺生肌药一月，收口。如虚人，不可挂线，易成痨不治。"

《外科十三方考·下编·痔漏门》："漏症治法：内服中九丸以消脏腑之热，并兼服槐角丸，以匡其不逮，外以三丫草插入孔内，以探测其深浅或曲折，然后将药线插入三次，外贴解毒膏，约六七日后茧落，以加味天然散生肌、平口。兹并将各种不同之痔疮疗法分记如后……

药线制法：硇砂一两，红砒一两，野芋三两，南星五两，灵仙五两。上先将砒、砂另研，次将余药入锅煎水，然后投入砒、砂，以过江蜘蛛丝一股，丝线一股，共成一线，入药水中，煮一炷香久，取出晒干，收贮备用。用时以三丫草带药线插入孔中，随即穿入肛门内，引出三丫草，药线即随之带出肛门，如法三次缠缚，系铜钱一枚于线端，每日解开收紧一次（名为催线），其漏孔遂逐渐裂开，得见里面血肉，随掺天然散，如此天天照样紧之，约七日后即可挂穿，铜钱亦即落下，当用熏洗汤洗净污浊，贴解毒膏生肌、平口收功。"

六、日常调摄法

《洞天奥旨·卷九·脏毒痔漏疮》："大约漏病有八……世人治法，多用刀针、挂线，益增疼痛，反耗气血，若不节食断色，未有能生之者。或用熏洗点搽之药多有愈者，然内无药饵疗之，亦虚岁月矣。人能绝嗜欲、慎气恼、淡滋味，内服丸散，外用洗敷，虽老人尚易奏绩，矧中年者哉？"

《杂病广要·脏腑类·痔》："调摄法……痔漏，若能味无味之味，正味足矣；事无事之事，百事备矣。若服饵调节，谨慎合宜，未有不瘥者也。若不知谨慎，强治无功。（《疡医大全》）"

治痔漏鹅口等症,患者欲坐不能,须用定铺极厚芦花坐垫,中开一洞,将患处坐向洞中,自无压挤伤疮之患。(同上)"

七、治疗宜忌

《傅氏外科·青囊秘诀下卷·痔漏论》:"人有肛门先因有痔疮,因不慎酒色,遂至腐烂,变成漏疮,不能收口,生长肉管,流脓淌血,甚以为苦。医人治法,多用刀针挂线,徒受苦楚,内毒未除,外口难长,经年累月,不能奏功。盖肛门之肉,不比他处之肉,非横生则纵生也。而肛门之肉有纵有横,最难生合。况大便不时经过,又易损伤,然经刀针挂线,是已伤而益伤,安能遽长皮肉乎?故刀线不可轻用,惟消其湿热之毒,内治为佳。然漏生既久,气血必虚,徒事止漏,反伤气血,亦难奏功也。方用青龟丸。"

《疡医大全·卷二十三后阴部·痔漏门主论》:"而痔类甚多,有因其形而名者;有因其部位前后左右内外而名者;既溃之后,每每多成漏管,不能收口者。非内服外洗,纯用苦寒,致令脾元日损,肌肉难生,即系医家妄用刀针,药线系扎,铅丸悬坠,利剪割切,良肉受伤,日施药纤,插入拔出,日逐将疮内四旁新肉磨成硬管,愈插愈深。此固医家之过,然病家见痔疮溃后,虽流脓血,不疼不痛,嗜饮者依然畅饮,好色者仍复贪欢,善啖者辛辣煎炒全不禁戒,虽无刀剪药线之害,亦断无不成漏者,所以致漏之源又伏。更有等自愚之辈,每言痔漏不可医痊,留此门户为湿热外渗之地,若收功完口,湿热反无门可出矣。殊不知肾开窍于二阴,谷道即肾之门户,若使终年破流血水,则真阴由此而耗,正气从此而亏,安能保其不成痨瘵乎!况湿热若果由大肠而来,自由大肠直出,岂有归大肠而不出,反由漏口徐徐而泄哉!是以痔贵早为培补,益气保元,不可用苦寒内服外涂淋洗,病者谨戒百日醇酒房劳,再无不收口之理。若不遵禁忌,虽有灵丹,亦难奏效。"

《疡科心得集·卷中·辨脱肛痔漏论》:"凡遇燉痛便秘,小便不利者,宜清热凉血、润燥疏风;若气血虚而为寒凉伤损者,宜调养脾胃、滋补阴精;若大便秘涩,或作痛者,润燥除湿;肛门坠痛者,泻火导湿;下坠肿痛而痒者,祛风胜湿;小便涩滞肿痛者,清肝导湿;其成漏者,养元气、补阴精为主。

大凡痔漏下血,服凉药不应者,必因中气虚不能摄血,非补中升阳之药不能愈也,切忌寒凉之剂。亦有伤湿热之食,或肠澼而下脓血者,宜苦寒之剂内疏之。凡痔漏脉弦绝涩者难治;滑大柔和者易治。《经》云:因而饱食,筋脉横解,肠澼为痔。其属肝脾肾明矣。若有患痔而兼疝,患疝而兼下疳,皆属肝肾不足之变证,但用黑地黄丸、益气汤,以滋化源为善。若专服寒凉治火者,无不致祸。凡痔疮溃久不愈,而成漏管者,若内服外洗,纯用苦寒,必致脾元日损,肌肉难生。若妄用刀针,药线系扎,铅丸悬坠,利剪割切,良肉受伤,反以致害。又或日将药纤插入拔出,致疮内四傍新肉磨成硬管,愈插愈深,遂成痼疾,此皆医之过也。"

《疡科心得集·卷中·辨肛门痈脏头毒偷粪鼠论》:"如延久不敛,每多成漏,总以升药条提之。此疡虽有三名,其实总归湿热下注而结。用药治法俱同,故并而论之。[按]治漏管,又有挂割之法,最能败事,但增痛损神,漏终不去。盖肉理阻隔而成管,若不渐渐入药,腐脱拔去,焉能肌理沦浃?如近时诸葛静山治法最妙,惜其人已故,其法失传。"

【论用方】

一、概论

《医方集宜·卷之十外科·治法·治痔漏法(附肠风毒)》:"凡痔疮初起,先觉肛门燥痛,或生核形如鼠乳,身发寒热,先用疏利导湿之药以泄毒气,大抵受病者,燥气也。为痛者,湿热也。治宜泄火和血,润燥疏风,肿痛必消矣。痔初起结燥肿痛,宜用秦艽防风汤、郁李仁汤、拔毒散敷。痔肿痛出血,宜用地榆散、槐角丸、脏连丸。痔漏日久脓血不止,宜用八珍汤加黄芩、黄连、防风,熏洗法、黄连丸。治久脱肛下血,宜用补中益气汤加川芎、黄连。痔疮日久,其粪秽从疮口中出名曰穿肠漏,宜大补气血。

肠风、脏毒,肠风者邪气外入随感随见,脏毒者蕴积之毒久而始见,盖因坐卧风湿、醉饱房劳、生冷停寒、酒面积热,以致血营失道,渗入大肠,此二症之所作也。宜用槐花散、结阴丹、四制香连丸、除湿和血汤。"

《傅氏外科·青囊秘诀下卷·痔漏论》:"人有

大便时先射出血，而后便粪，人以为便血之病也，谁知是肛门内生血痔乎？夫痔久必变为漏，宜流脓血。但人之受病不同，而见症亦异。此症得于多饮烧酒，酿成热毒，走于直肠，不得连泄，乃结成小痔而不化，久则皮破血流，此乃血出于直肠之外，非出血直肠之中，乃膀胱之血也。膀胱化气而不化血，酒毒渗入膀胱，则酒气化水，出于阴器。酒毒燥血，无路可出，而毒结于直肠之外，毒而内攻，而直肠之痔生矣。然生痔必有其隙可乘，而膀胱之血注之久，且以血引血，不独膀胱之血尽归之矣。乘大便之开闭，血先夺门而出，故从大便而直射，正见其欲出之速耳。

治法似宜急杜其血隙，使之无出路为第一策。然私窦既开，漏血易泄，不急清其上游之源，而但截其下流之隙，非计之善也。方用清源散：全蝎二两，土炒山甲二两，珍珠（豆腐煮）三钱，瓦松一条。研末，每日开水调一茶匙服之，服至一月即效。如不愿调服，用米饭捣烂，为丸梧子大，每日开水送下二十丸。服时必须戒酒色。

秘诀：清源全蝎用二两，山甲亦二上炒黄，珍珠三钱豆腐煮，瓦松一条阴干尝，每日开水调茶匙，服至一月妙无方。

又方：茯苓五钱，白芍五钱，白术五钱，白芷三钱，槐花三钱，人参三钱，地榆三钱，黄连三钱，车前子二钱，葛根二钱，三七参二钱，穿山甲（研冲）一钱。水煎，调山甲、三七参末冲服，三剂血减去黄连，再三剂则愈矣。严戒酒色三月可痊。此方妙在以黄连解酒热之毒，所谓先清其源也。盖上游无病，而下流自安。况诸药分配得宜，无非去湿化热之味，堵塞有方，何患洪水冲决哉？

秘诀：肉痔苓芍术五钱，芷槐三钱参榆连，车葛二钱三七参，一钱山甲冲服安，三剂去连再三剂，严戒酒色乃可痊。

方用止射丹亦效：黄芩三钱，槐花三钱，荆芥三钱，瓦松一条，生地一两，当归一两。水煎服，连服四剂则血干矣。或此方加十倍研末，炼蜜为丸梧子大，每服三钱，徐徐自愈。

秘诀：又有一名止射丹，芩槐荆芥俱三钱，瓦松一条地归两，连服四剂血自干。"

《外科全生集·卷一·阳症门·痔漏成管》："痔漏成管：以退管散五钱，黑糖拌，空心陈酒送下，管自退出乃止。或用双鳖丸亦可。"

《杂病广要·脏腑类·痔》："痔漏证状颇多，自属外科，不复繁引。既血自内出，不可全仗外敷，宜枳芷散（方阙。先君子曰：当是柏芷散，用侧柏、白芷，出《魏氏》，治便血）吞钓肠丸（见《和剂》）。痔正发而血多者，亦宜自里托之，宜《千金》内补散，减桂之半，加鳖头灰尤妙。（《要诀》）"

二、治痔漏专方

1. 香墨散（《太平圣惠方·卷第六十·治痔瘘诸方》）

治痔瘘，下脓血不止。

香墨（三分） 枳实（一两，麸炒微黄） 黄芪（一两，剉） 代赭（一两） 当归（一两，剉，微炒） 麝香（一分，细研） 白芍药（三分）

上件药，捣细罗为散，入麝香，更研令匀。每于食前，以粥饮调下一钱。

2. 臭樗皮散（《太平圣惠方·卷第六十·治痔瘘诸方》）

治痔瘘，下脓血不止。

臭樗皮（一两，微炙，剉） 酸石榴皮（一两） 地榆（一两，剉） 黄连（一两，去须） 艾叶（三分，微炒） 阿胶（一两，捣碎炒令黄燥）

上件药，捣细罗为散。每于食前，以粥饮调下二钱。

3. 内补丸（《太平圣惠方·卷第六十·治痔瘘诸方》）

治痔瘘积年不瘥。

黄芪（三分，剉） 槐耳（一两，微炙） 苦参（半两，剉） 白桐叶（三分） 龙骨（三分） 狸睛（一对，微炙） 漏芦（半两） 猬皮（一两，炙黄焦） 萹蓄（半两） 败酱（半两） 续断（半两） 木香（半两） 厚朴（一两，去粗皮，涂生姜汁炙令香熟） 硫黄（一两，细研） 猪后悬蹄甲（一两，炙黄焦）

上件药，捣罗为末，炼蜜和捣三五百杵，丸如梧桐子大。每于食前，以粥饮下二十九丸。

4. 硫黄丸（《太平圣惠方·卷第六十·治痔瘘诸方》）

治痔瘘肿痛，肿脓水不绝。

硫黄（一两，细研水飞过） 白矾（一两，烧灰） 附子（一两，炮裂，去皮脐） 皂荚针（一两，

烧为灰） 麝香（一分,细研） 猬皮（一两,烧为灰） 皂荚（二两,去黑皮,涂酥炙黄焦,去子）

上件药,捣罗为末,入麝香,研令匀,以醋煮面糊和丸如梧桐子大。每于食前,以温粥饮下十五丸。

5. 麝香丸（《太平圣惠方·卷第六十·治痔瘘诸方》）

治痔瘘疮肿疼痛,脓血不止。

麝香（半两,细研） 蜗牛子（二两,炙令微黄） 灶突墨（二两） 道人头（二两） 汉椒（二两,去目及闭口者,微炒去汗）

上件药,捣罗为末,炼蜜和捣三二百杵,丸如梧桐子大。每服食前,以粥饮下三十丸。

6. 硼（硇）砂丸（《太平圣惠方·卷第六十·治痔瘘诸方》）

治痔瘘,下血不止,肌体黄瘦,四肢无力。

硼（硇）砂（一两） 朱砂（一两） 黄丹（一两） 砒霜（半两）

上件药,都细研,入瓷盏子内,歇口,小火烧令烟出为度,停冷,又细研,再入火烧,如此七遍了;入麝香一分,同研令细,以面糊和丸如梧桐子大。每于食前,以枳壳汤下五丸。忌食热物。

7. 猬皮丸

1)《太平圣惠方·卷第六十·治痔瘘诸方》

治痔瘘,脓血不绝,发歇疼痛。

猬皮（一两,烧灰） 白矾（一两,烧灰） 皂荚刺（一两,烧灰） 硫黄（半两,细研） 附子（半两,炮裂,去皮脐） 槲藤子〔一分（个）,去瓤（壳）〕

上件药,捣罗为末,以醋煮面糊和丸如梧桐子大。每于食前,以温粥饮下二十丸。

2)《普济方·卷二百九十七·痔漏门·痔漏》引《济生方》

治五种痔漏。

猪左足悬蹄（烧灰存性） 猬皮（一枚,烧灰存性） 黄牛角䚡（烧灰成性） 贯众 槐角子（炮） 雷丸 鸡冠花 槐花（炒） 油发灰 黄芪（去芦） 香白芷 当归（去芦,酒浸） 枳壳（去瓤,生用） 玄参 黄连（去须） 防风（去芦） 鳖甲（醋炙,各半两） 麝香（别研,半钱）

上为末,米糊丸梧桐子大。每服七十丸,加至一百丸,空心米饮下。年高虚弱寒湿痔疾,不宜

服之。

3)《寿世保元·卷五·痔漏》

治痔漏累验,长葛张明山传。

刺猬皮（一个,连刺酒浸炙干） 当归（酒洗,二两） 槐角（酒浸炒,二两） 黄连（酒炒,二两） 地骨皮（酒炒干,二两） 甘草（蜜炙,二两） 乳香（二钱） 核桃（十个,内取膈三十六片）

上为细末,醋糊为丸,如梧桐子大。每服二十五丸,白汤或酒,早晚二服,一月后平复,神效。

8. 黄矾丸（《太平圣惠方·卷第六十·治痔瘘诸方》）

治痔瘘肿痛,脓血不止。

黄矾（三两） 乌蛇（六两,酒浸去骨皮,炙令黄） 黄芪（三两,剉） 枳壳（二两,麸炒微黄去瓤） 骆驼胸前毛（三两半,烧灰）

上件药,捣罗为末,炼蜜和捣三二百杵,丸如梧桐子大。每于食前,煎黄芪汤下二十丸。

9. 木贼丸（《太平圣惠方·卷第六十·治痔瘘诸方》）

治痔瘘,痛不可忍。

木贼（一两） 槲藤子仁（二枚,涂酥炙黄） 乌贼鱼骨（二两）

上件药,捣罗为末,炼蜜和丸如梧桐子大。每服,不计时候,以温粥饮下二十丸。

10. 露蜂房散（《太平圣惠方·卷第六十·治痔瘘诸方》）

治痔瘘,脓血出不止。

露蜂房（半两,炙黄） 猬皮（半两,炙令焦黄） 麝香（一钱）

上件药,都细研令匀。每日三五度,半钱敷之。

11. 二矾丸（《圣济总录·卷第一百四十三·久痔·痔瘘》）

治痔疮傍穿数穴,脓血不止,并肠风脱肛等疾。

白矾（烧令汁尽） 绿矾（烧过） 栝蒌（烧存性） 猬皮（烧存性） 诃黎勒（煨,去核） 枳壳（去瓤麸炒） 白附子（炮） 天南星（姜汁浸一宿,焙） 半夏（姜汁浸一宿,焙） 附子（炮裂,去皮脐,各二两） 鸡冠花（五两） 胡桃（烧灰,十五个）

上一十二味,捣罗为末,以醋煮面糊,丸如梧桐子大。每服二十丸,空心临卧温酒下。

12. 紫金丸(《圣济总录·卷第一百四十三·久痔·痔瘘》)

治痔瘘久不瘥,肛边穿穴,时出脓血。

龙脑 麝香 乳香 雄黄 密陀僧(并研,各炒,一两) 砒霜(半分) 丹砂 阿魏 安息香(各一分)

上九味,先将乳香、安息香、阿魏,以热水浸令通软,研如膏,次将龙脑、麝香、丹砂、密陀僧、雄黄,合研为末,砒霜入绿豆粉二钱,同研细;更用巴豆三粒,去皮心膜,压出油,亦研细,与前药一处研匀,却入前乳香等膏,和丸如绿豆大。每服一丸,空心清茶下。兼治肠风等疾。

13. 乳香丸(《圣济总录·卷第一百四十三·久痔·痔瘘》)

治一切痔瘘反花疮等疾。

乳香(研,半两) 生干地黄(瓦上煅醋浸焙干) 雄黄(研) 黄蜡(各一两) 麝香(研) 龙脑(研) 丹砂(研) 没药(研,各一钱半)

上八味,捣研为末,熔蜡为丸如梧桐子大。每服十丸,麦门冬熟水下,留少药末贴,欲贴时,先用橘叶葱汤洗之。

14. 六神丸(《圣济总录·卷第一百四十三·久痔·痔瘘》)

治痔瘘脓血不止。

鲮鲤甲(烧灰) 皂荚(刺烧灰) 猬皮(烧灰) 雄黄(研) 硫黄(研) 鹤虱(为末,等分)

上六味,再一处研匀,用麝香水煮面糊,丸如梧桐子大。每服十五丸,空心煎汤酒,或汤下,加至二十丸。

15. 鹤虱丸(《圣济总录·卷第一百四十三·久痔·痔瘘》)

治痔瘘脓血不止,积年不瘥。

鹤虱(炒) 雷丸 白矾灰(各一两) 皂荚刺 硫黄(研,各半两)

上五味,捣研为末,醋煮面糊和丸如梧桐子大。研雄黄为衣,每服二十丸,麝香温酒下,空心食前服。

16. 如圣饼(《圣济总录·卷第一百四十三·久痔·痔瘘》)

治痔瘘,及脏毒下血。

寒食面 铅丹(研) 白矾(烧令汁尽研) 轻粉(研) 硫黄(研,等分)

上五味,同研令匀,用倒流水拌和作饼如钱大。每发时,以慢火炙黄熟,一饼分四服,用温熟水嚼下,日午夜卧时服。

17. 麝香散

1)《圣济总录·卷第一百四十三·久痔·痔瘘》

治痔瘘。

麝香(研,三钱) 槐花(半生半炒) 荆芥穗(各一分) 千针草(去枝根,半两) 硇砂(研,三钱)

上五味,捣研为散。每服二钱匕,温酒调下,临卧时服。

2)《圣济总录·卷第一百四十三·久痔·痔瘘》

治诸痔疾有头,因穿破后成瘘,脓水经年不干。

麝香(研,半两) 鸽粪(一升)

上二味,先将鸽粪,于净地上火煅,烟尽候冷,与麝香同研为散。每服二钱匕,空心米饮调下,晚再服。

18. 当归汤(《圣济总录·卷第一百四十三·久痔·痔瘘》)

治痔瘘,消肿疼。

当归(切,焙) 大黄(煨,剉) 赤芍药 甘草(炙,各一两)

上四味,捣罗为粗末。每服二钱匕,水一盏煎至八分,去滓稍热服,微利一行为效。一方用乳香一钱,硇砂半钱,诃黎勒皮半两,同捣研为末,以大枣一枚去核,入药末二钱匕,枣肉用纸裹煨熟,分作两服,茶清嚼下,与前药相间服亦得。

19. 榼藤散(《圣济总录·卷第一百四十三·久痔·痔瘘》)

治诸痔瘘,脓血不绝、羸瘦。

榼藤子(三个,生油涂炙熟取肉) 续断 鸡冠花(炒) 乌贼鱼骨(去甲,炙,各一两)

上四味,捣罗为散。每服二钱匕,空心温酒调下,日晚再服。

20. 蜀椒榼藤子丸(《圣济总录·卷第一百四十三·久痔·痔瘘》)

治痔瘘不限年月深浅,肿痛穿穴,脓血不止。

蜀椒(去目并闭口,炒出汗木杵轻捣取红四两) 楂藤子(大者一个,劈破,炙)

上二味,捣罗为末,枣肉和丸如梧桐子大。每服十五丸,至二十丸,空心温酒下。

21. 鲮鲤甲散(《圣济总录·卷第一百四十三·久痔·痔瘘》)

治诸痔瘘,有疮脓出痛楚。

鲮鲤甲(炙,焦五两) 麝香(研,一分)

上二味,捣研为散。每服二钱匕,空心煎黄芪汤调下,日晚再服。

22. 韭根汤洗方(《圣济总录·卷第一百四十三·久痔·痔瘘》)

治诸痔瘘出脓水,疼痛不止。

韭根(曝干) 蜀椒(去目并闭口,炒出汗) 野李根 蛇床子 续断 芜荑仁 皂荚白皮 松脂(各一两) 白矾(半两)

上九味,细剉和匀。每度以二两用水三碗煎至二碗,滤去滓,乘热于盆内先熏后洗,日三。

23. 丹粉散(《圣济总录·卷第一百四十三·久痔·痔瘘》)

治痔瘘有疮成窍,脓血不止。

铅丹 盐豉(各一两) 腻粉(半两) 大蒜(一颗,去皮切)

上四味,先捣蒜令烂,后入余药,同捣作薄饼,焙干为细散。每以少许贴之,日三五次。

24. 丹砂涂敷方(《圣济总录·卷第一百四十三·久痔·痔瘘》)

治诸痔瘘疽疮。

丹砂 麝香 蛇蜕(烧灰,各一分)

上三味,同研令细 先以盐汤洗疮拭干,后涂敷,日三五度。

25. 如圣膏(《圣济总录·卷第一百四十三·久痔·痔瘘》)

治痔瘘有头,或如鼠乳。

芫花根(不计多少)

上一味,洗净阴干,木臼内捣,入水少许,绞取汁,于银石器内,慢火煎成膏,将丝线就膏内度过,以线系痔头,初时微痛心躁,候落以纸拈子膏药纳于窍内,永除根本,未落不得使水。

26. 螺皮丸(《圣济总录·卷第一百四十三·久痔·痔瘘》)

治五痔连年不瘥,渐成痔瘘。

螺皮(炙焦) 龙骨(各二两) 黄芪(细剉) 当归(剉,焙) 枳壳(去瓤麸炒) 干姜(炮,各一两半) 艾叶(三分) 附子(炮裂,去皮脐,二两)

上八味,捣罗为细末,炼蜜和丸如梧桐子大。每服三十丸,食前煎黄芪汤下。

27. 乳香没药散(《黄帝素问宣明论方·卷十三·痔瘘门·痔瘘总论》)

治五种肠风痔瘘,无问久新。

宣黄连 白矾(各一两) 谷精草(半两) 酸石榴(一个,用刀子割下盖子,里面取子三停一停,次将黄连、白矾碎纳入石榴内,用原盖子合用)

上以湿纸一张裹石榴,裹了后用胶泥拍作饼子,以炭火烧通赤为度,取出,去泥纸,后将谷精草于铫子内炒焦黄为度,与石榴研细后,抄药末一钱、乳香一钱、没药一钱,研细,拌匀。每服一钱,酒小半盏调下,日三服。

28. 鸡峰乌金散(《仁斋直指方论·卷之二十三·诸痔·诸痔证治》)

治痔漏。

穿山甲 刺猬皮 黄牛角心(各碎,炒黄) 猪牙皂角 槐子 皂荚刺 枳壳 贯众 阿胶(各等分,再夹和) 牛角鰓 猬皮 山甲(同炒黑)

上为末。每服一钱半,用胡桃肉研烂,并调酒,食前服。大肠有热,荆芥泡汤调下;漏血不止,当归煎汤调下。

29. 愈痔散(《御药院方·卷八·治杂病门》)

治男子、妇人一切肠风痔漏,无问新久,皆可服之,立效。

南乳香(另研) 槐花(微炒) 木香 商枳壳(麸炒去穰) 鹤虱 荜澄茄(去蒂) 白芜荑(各一两)

上为细末。始服后先嚼核桃一个,次用热酒一盏,调药二钱,空心食前,日进一服。忌发热风动气等物。

30. 槐角丸(《医方选要·卷之八·肠澼痔漏脱肛门》)

治五种肠风下血;痔漏、脱肛、下血,并宜服之。

槐角(去枝梗,炒,一两) 地榆 黄芩 当归

（酒浸焙）　防风（去芦）　枳壳（麸炒,各半两）

上为细末,酒糊丸如梧桐子大。每服三十、五十丸,空心米汤送下。

31. 秦艽防风汤（《医方选要·卷之八·肠澼痔漏脱肛门》）

治痔漏,每日大便时发疼痛,如无疼痛,非痔漏也。此药主之。

秦艽　防风　当归　白术（各一钱半）　黄柏　橘皮　柴胡　大黄（煨）　泽泻（各一钱）红花　桃仁　升麻（各三分）　甘草（炙,六分）

上作一服,用水二盏煎至一盏,空心服。

32. 秦艽当归汤（《医方选要·卷之八·肠澼痔漏脱肛门》）

治痔漏,大便结燥,疼痛。

秦艽　枳实（各一钱半）　当归　皂角仁（烧存性）　桃仁　泽泻　白术（各一钱）　大黄（煨,五钱）　红花（半钱）

上作一服,水二盏煎至一盏,空心服。

33. 鸡峰乌金散（《外科集验方·卷下·肠痈痔瘘论》）

治痔瘘。

黄牛角心　猪牙皂角　刺猬皮　穿山甲（以上,同炒焦黑）　皂荚刺　槐子　枳壳　贯众　阿胶（炒,各等分）

上为细末。每服一钱半,用胡桃肉研烂并酒调,食前服。大肠有热,荆芥泡汤调下;漏血不止,当归煎汤调下。

34. 五九散（《古今医鉴·卷之八·痔漏》）

治痔漏如神。

白牵牛（头末,一两）　大黄（一两）　五倍子（一两）　干莲蕊（一两）　矾红（五钱,以皂角炼红）　黄连（三钱）　当归（五钱）　没药（一钱）乳香（一钱,竹叶焙干）

上共为末。初服五分,二服六分,三服七分,四服八分,五服九分为止,每日清晨,用牙猪肉汤半碗,加无灰酒一小钟调下。忌猪肠、肚、驴肉、烧酒。

35. 三八全应丸（《古今医鉴·卷之八·痔漏》）

张明山方,疮漏效验。

刺猬皮（一个,连刺,酒浸晒干）　当归（酒洗,二两）　槐角（酒浸炒,二两）　黄连（酒炒,二两）　地骨皮（酒炒干,二两）　甘草（蜜炙,二两）　乳香（二钱）　核桃（十八个,内取隔三十六片）

上为末,醋糊为丸如梧子大。每服三十五丸,白汤或酒,早晚二服,一月后平复。

36. 地干丸（《古今医鉴·卷之八·痔漏》）

治痔漏通用。

槐角（二两,凉血）　当归身（一两）　黄芪（一两）　生地黄（二两,生血）　川芎（五钱）　阿脐（五钱,以上皆补虚）　黄连（一两,泻火）　连翘（一两,泻经脉中火）　黄芩（一两,泻大肠火）　枳壳（一两,宽肠）　秦艽（一两,去大肠风）　防风（一两）　地榆（一两,凉血）　升麻（一两,散火）　白芷（五钱,引诸药入大肠）

上为末,酒糊丸如梧子大。每服五六十丸,加至七八十丸,空心米汤下,或酒任下。

37. 追风补肾十漏十金丹（《古今医鉴·卷之八·痔漏》）

治漏,庚申甲子成除日合。

当归（二两）　人参（一两）　生地（一两）熟地（二两）　麦门冬（二两）　破故纸（二两）小茴（一两）　大茴（三两）　肉苁蓉（二两）　山药（二两）　白茯苓（二两）　鹿茸（一两）　大附子（一个）　川乌（一两）　丁香（五钱）　木香（一两）　青木香（一两）　砂仁（一两）　厚朴（一两）　青皮（一两）　陈皮（一两）　枳壳（二两）枳实（三两）　香附（四两）　乌药（一两）　白芷（二两）　肉豆蔻（一两）　天麻（一两）　杏仁（二两）　松节（四两）　硇砂（五钱）　乳香（一两）没药（一两）

上为末,炼蜜丸如弹子大,金箔为衣。每服一丸,空心酒化下。

38. 神效散（《普济方·卷二百九十五·痔漏门·诸痔》）

治洗痔。凡富贵之人,多因嗜欲,酒色过度,喜怒不常,致生痔漏。或如鼠乳连珠,或粪门肠头肿,流脓漏血,其痛如割,不可忍者,但是诸肿痔漏及肠风下血,此药治之。

苦参　川椒　苦葫芦　芫荽子　槐花　枳壳　荆芥　金银花　小茴香　白芷　连翘　独活　麻黄　牡蛎（煅）　威灵仙　椿树皮（各二两）　老黄茄子（二个）

上咬咀。每服五钱，水六七碗，葱白三茎，煎五七沸服。洗法：先以盆盛药水，上剉，先蒸后洗，却以乌龙膏贴之。临卧时，再以药滓熬水如前洗之，如此三五次，夜则以膏药贴之。常服葛花酒蒸香连丸多有验。

39. 黄柏散（《普济方·卷二百九十五·痔漏门·诸痔》）

涂痔漏。

黄柏　铅丹　黄连　腻粉　白矾

上等分为散。先煎葱汤洗后，用药散一钱匕，涂之，久患不过三度。一方无腻粉，唾津调涂。

40. 四妙散（《普济方·卷二百九十五·痔漏门·诸痔》引《圣济总录》）

治莲花痔瘘及鸡冠痔等，贴痔。

白芨　白蔹　木鳖　桑螵蛸（各半两）

上为散，汤磨乳香调令稀稠得所，摊故帛上，贴。次日连皮拆下，更无疮瘢效。

41. 鸡冠散（《普济方·卷二百九十六·痔漏门·诸痔》）

治五痔肛边肿痛，或生鼠乳，或穿穴，或生疮，久不愈，变成漏疮。

鸡冠花　凤眼草（各一两）

上为粗末。每用药半两，水一碗半，煎三五沸，热淋渫患处。

42. 香胆丸（《普济方·卷二百九十六·痔漏门·诸痔》）

治牛痔及痔漏脱肛。

用九犍牛儿胆胃各一个，以腻粉五十文、麝香二十文，将胃胆汁、腻粉、麝香和匀，入牛胆内，悬于檐前四十九日。熟旋取为丸如麦粒，却送入疮内，后追退出恶物是验，疮口渐合，生面盖疮内一遍，出恶物。

43. 乌木丹（《普济方·卷二百九十六·痔漏门·诸痔》）

治脏毒肠风痔漏泻血。

上楮子才熟，上生红子者，用酽醋浸七日，取出焙，用四两；苍术米泔浸五日，取出去黑皮焙二两；草乌头炮二两，同为末，醋为丸如梧桐子大。每服十五粒，酒空心吞下，米饮亦得。

44. 寸金锭子（《普济方·卷二百九十七·痔漏门·痔漏》引《御药院方》）

治一切痔漏，久不可忍者。

麝香　轻粉　硫黄　雄黄　雌黄　藤黄　砒霜　粉霜　黄丹（各二钱，别研）　黄漆　牡蛎　红藤根（各一两）

上为末，烧陈米饭和匀，捏如大枣子核。每用一锭子，纤在肛门内，可深二寸许，用定新砖毯儿两个烧赤，醋内蘸过，绵裹肛门外熨，冷即易一个。次日大便取下恶物立效。

45. 木香厚朴汤（《普济方·卷二百九十七·痔漏门·痔漏》引《宣明论》）

治痔漏脱肛，肠胃冷，腹胁虚胀，不思饮食。

木香　陈皮　桂心　桃仁　厚朴（各一两）　肉豆蔻　赤石脂（各半两）　大附子（二两，炮）　皂角子（二两，去皮子，酥煮黄）

上为末。每服二钱，温粥饮调下食前。

46. 螺皮丸（《普济方·卷二百九十七·痔漏门·痔漏》引《圣济总录》）

治五痔连年不瘥，渐成痔漏。

螺皮（炙焦）　龙骨（各二两）　黄芪（细剉）　当归（剉，焙）　枳壳（去瓤麸炒）　干姜（炮，各一两半）　艾叶（三分）　附子（炮裂，去皮，脐二两）

上为末，炼蜜丸梧桐子大。每服三十丸，食前黄芪汤下。

47. 愈痔散（《普济方·卷二百九十七·痔漏门·痔漏》引《御药院方》）

治男子妇人一切肠风痔漏，无问新久，皆可服之。

南乳香（另研）　槐花（微炒）　木香　商枳壳（去瓤，麸炒）　鹤虱　荜澄茄（去带）　白芜荑（各一两）

上为末。如服时先嚼桃核一个，次用热酒一盏，调药二钱，空心日进二服。忌发热风动气痔等物。

48. 楛藤子丸（《普济方·卷二百九十七·痔漏门·痔漏》引《宣明论》）

治肠风泻血，湿热内甚，因诸痔久而不治，乃变成漏。

黄芪　枳实　槐花　荆芥穗　凤眼草　楛藤子（一个，炙）　皂角（三百个，炙）

上为末，面糊丸梧桐子大。每服二三十丸，空心酒下，米饮亦得。忌油腻生冷、猪鱼鱼臭血等物。

49. 丹砂涂方（《普济方·卷二百九十七·痔漏门·痔漏》）

治诸痔漏疽疮。

丹砂　麝香　蛇蜕（烧灰，各一钱）

上研令细。以盐汤洗疮，拭干，后涂敷，日三二度。

50. 蒲黄散（《普济方·卷二百九十七·痔漏门·痔漏》引《儒门事亲》）

治下部痔漏。

蒲黄（一两）　血竭（半两）

上为细末。每用少许，贴于患处。

51. 砒黄敷方（《普济方·卷二百九十七·痔漏门·痔漏》）

治下部漏疮。

砒黄（研）　蛴虫（阴干为末，各半两）

上研令匀，敷疮口中，以帛裹定，日二次。

52. 青葱散（《普济方·卷二百九十七·痔漏门·痔漏》引《危氏方》）

治痔漏。

用葱青内刮涎，对停入蜜调匀。先以木鳖子煎汤熏洗，然后敷药，其冷如水。

53. 润肠丸（《普济方·卷二百九十七·痔漏门·痔漏》）

李方御传科治痔丸方，朝贵用之屡效。盖其用药简要有次第，制造有法无苦楚，而收效甚速。凡痔出外或翻花若莲花，复便血，疼痛不可坐卧，甚者用下药，早上药一次，午一次，晚一次，至夜看痔头上出黄水，漾如泉，当夜不可再上药，一二日为好。若年高人应外肾牵引疼痛，可以人用火烘热手，于大小便间熨之，其痛自安。黄水未尽，可再敷一日药，仍须勤就外科人早晚看照，黄水流至尽，是病根已去也。

大黄　枳壳　当归（各等分）

上为末，炼蜜丸梧桐子大。每服三十丸，白汤或蜜汤下，老弱人宜麻仁丸，或三黄丸。

54. 降真散（《普济方·卷二百九十七·痔漏门·痔漏》引《杨氏家藏方》）

治痔漏有窍子者。

铜绿（别研）　白矾（别研）　密陀僧（别研）　降真香　楮叶（各等分）

上件为细末。每用少许，以纸纴蘸药，捻入痔漏窍中。

55. 抵圣汤（《普济方·卷二百九十七·痔漏门·痔漏》引《家藏经验方》）

治痔漏。

用踯躅花十文，俗号蜘蛛花，煎汤后一两滚，热入朴硝十文，在滚的脚桶内，其上用板一片盖，令密当中穿一穴，坐上熏之。旋将五文荆芥细研入腊茶二钱，点饮尽之。候汤冷，即起。昔曾有夫妇俱病，因得此方，知其效也。

56. 玉粉散（《普济方·卷二百九十七·痔漏门·痔漏》）

治痔漏。

牡蛎烧煅入地坑，出火气为末。湿即干糁，如干即以津调敷。

57. 小乌玉丹（《普济方·卷二百九十七·痔漏门·痔漏》）

治痔漏疮。

乳香（半两，研）　麝香（二钱，研）　芝麻（一两，生用）　苦楝根（一两，去皮，生用）　槐角子（一两半，生用）　雷丸（一两，生剉碎）　乱油头发（三两，剪碎烧存性）　黄牛角䚡（三两，生用）　生猪前甲（四十九个，篓内烧灰存性）　南星（一两，生用）　穿山甲（四两，盐固济煅存性）　白矾（一两，飞过）　半夏（一两，生用）　枳壳（一两，烧）

上件各依法过度为细末，用好酒醋糊为丸如梧子大。每服二十丸，空心用米饮吞下，日进二服。如绿豆大，亦得，可服三十丸。忌鸡鹅肉、新姜豆腐淹藏等物。

58. 枳壳散（《普济方·卷二百九十七·痔漏门·痔漏》）

熏洗痔漏。

枳壳（二两）　贯众（二两）　荆芥（一两）　大白皮（一两）　黄连（半两）　蛇床子（半两）　苍耳根（一把）　干姜（半两，泡）　柏枝（一把）　薤头（一把）　黑豆（半升）　无名异（半两）　冬青叶（一把）　地骨皮（半两）

上件为粗末。每服一大合，用水三大碗煎至一碗，先熏后温洗，日二三次。

59. 五倍散（《普济方·卷二百九十七·痔漏门·痔漏》）

敷贴痔漏疮。

海螵蛸（二钱半）　五倍子（三钱，瓦上焙

干）　乳香（一钱半）　芜荑（半两）　豆粉（一钱，炒黑色）白鳝头（一对，烧存性）　龙骨（一分）　麝香（半字）

上为细末。先用药洗，候干如破有水干糁，如无水用津唾调涂疮。

60. 贯众散（《普济方·卷二百九十七·痔漏门·痔漏》）

治痔漏。

贯众（三个，大者一个，捣碎）　草薢（二两）　白芷（二两，好者）

上捣罗为细末。每服二钱，用胡桃酒调下，陈米饮亦得，空心午前服，十年患者服之立效。

61. 五圣丸（《普济方·卷二百九十七·痔漏门·痔漏》）

治肠风痔漏，子母痔，内痔，翻花痔。

肥皂角（三挺，慢火烧存性一分，去子）　青橘皮（半两，去瓤炒）　白矾（半两，焙）　干薄荷（半两）　乳香（一分）　雷丸

上一处捣罗为末，面和为丸如绿豆大。每服七十丸，用薄荷茶送下，日进三服，忌毒物。

62. 乌金散（《普济方·卷二百九十七·痔漏门·痔漏》）

治一切痔漏疮。

乌金子　枳壳　威灵仙（去土）　五倍子　紫河车（用煅者重）　黄牛角腮（以上六味各一两，同为细末）　皂角子　猪蹄甲（用猪蹄向后小爪不着地者甲）

上件入瓷罐子内，以瓦盖定，用雄白鸡粪，及黄土对停，入盐少许，和作泥，固济罐子。用木炭七斤煅，火尽为度。碾为末。每服二钱，入盐少许，空心温酒调下。

63. 万灵丸（《普济方·卷二百九十七·痔漏门·痔漏》）

治五种痔漏。凡谷道生瘤，似鼠奶，时时发动，或出血者，名曰酒痔，又曰冷痔。若生核子者，曰肠风。痔发时热，大便难下，脱肛，良久不入，名曰反痔。大便或出清血，名曰血痔。此冷搏结得之。

硫黄（二钱，别研）　白矾（二钱）　猪牙皂角（半两，炙）　附子（一两，炮，去皮脐）　皂角刺（一两，烧存性）　刺猬皮（一两，烧存性）　楂藤子（一两，生广中完者，色如肥皂子）

上件为细末，煮稀面糊为，如梧桐子。每服二十丸，空心温酒送下。如已有头者，用朱砂少许，同药一二五丸，一处研，细涂于头上，旬日自落，又用米醋调药三五丸，敷疮上，即愈。如疮在里面，即将米醋和槽拌药三两丸，烧熏之。

64. 艾叶散（《普济方·卷二百九十七·痔漏门·痔漏》）

熏漏疮。

鹤虱　艾叶　楂藤子　白胶香

上件各等分，剉为散。瓦瓶内烧烟，熏患处。

65. 龙骨散（《普济方·卷二百九十七·痔漏门·痔漏》）

治痔漏。

龙骨（煅）　白芷　黄丹　寒水石（煅，各等分）

上为末。糁疮口上。

66. 当归连翘汤（《万病回春·卷之四·痔漏》）

治痔漏。

当归　连翘　防风　黄芩　荆芥　白芷　芍药　生地　山栀　白术　人参　阿胶　地榆（各等分）　甘草（减半）

上剉一剂。乌梅一个，枣一枚，水煎，食前服。

67. 黑白散（《万病回春·卷之四·痔漏》）

治痔漏。

黑牵牛　白牵牛（各一钱半）

上二味各取头末，各一钱半。用公猪腰子一个，竹刀破开，去筋膜，入药末在内，线扎纸裹水湿，灰火内煨熟，去纸。空心嚼吃至已时，腹中打下先脓后血，毒气出尽，永不再发。必须忌半日饮食。

68. 消毒百应丸（《万病回春·卷之四·痔漏》）

治痔漏疮，并脏毒神效。

苍术　黄柏　槐花　金银花　当归　皂角（各四两）

上六味切片，分作四分。每分用水七碗煎至四碗，去渣，留药汁浸大黄片一斤，浸一宿，次日取出，安筛内晒干；如此将四次水浸晒尽为度；将大黄为细末，面糊为丸如梧桐子大。每一次六十四丸，空心熟白水送。忌厚味、胡椒、烧酒之类。

69. 神雷丸（《万病回春·卷之四·痔漏》）

治痔漏,溃出脓血。

芫荑仁(五分) 雷丸(白者,五分) 鹤虱(一钱) 木贼 黄芩 防风 茄子(各五分) 当归(酒洗) 龟板(酒洗) 鳖甲(酒洗) 蝉蜕 蚕蜕(各三分) 小枳实(酒洗,三分) 大黄(少许) 皂角刺(二十个,用黄蜡三钱炒)

上共作一服,水一大钟,乌梅一个,竹叶七片,无灰酒半钟,煎至八分,空心温服。用干煎精猪肉压之。服至八服,筋根出虫,后去皂角刺、蝉蜕不用。外用生肌药:白龙骨五分,赤石脂五分。二味用鸡胚胫皮包,入猪蹄角内火煅过,去胫角不用,将二味为末,入前汤药内,每帖加二味药一钱,再服四帖除根。忌酸辣、鸡鱼、面筋、发毒、动风之物,其余不忌,酒亦少用,忌烧酒,节欲色,戒恼怒。

70. 千金不易治漏仙方(《万病回春·卷之四·痔漏》)

治痔漏。

芫花根 川乌 草乌 南星 半夏 血竭 乳香 没药(各三钱,将上八味药用水数碗煮至二碗于后) 麝香(四厘) 黄蜡(一钱) 孩儿茶(二钱) 片脑(二厘)

用黄丝线合过街蜘蛛丝,用篾作圈网之,合丝搓成线入药水煮为度。用猪鬃引线穿入漏内,侯大便后带出线来扎紧,一日紧三遍。待八九日线落而肉平矣。如孔多者,医好一孔,外用此方,内服后平脏丸,除根。

71. 平脏丸(《万病回春·卷之四·痔漏》)

治漏疮,旬日见效。

黄连(酒炒) 枳壳(麸炒) 地榆 槐角(各一两) 莲蕊 当归(各三钱) 侧柏叶(一钱) 京墨(烧存性,五钱) 乳香 没药(各二钱)

上为末,水丸。每服百丸,空心,白汤送下。渐减至六十丸止。若加黑丑头末五钱共丸,尤效。

72. 白银锭子(《万病回春·卷之四·痔漏》)

治漏,止有一孔者,用此药不过十日痊愈,又不作痛,神效。

白芷(三两) 白矾(一两)

上二味共研为细末,铁杓熔成饼,再入炭火煅,令净烟取出,去火毒,为末。用面糊和为锭子成条插入漏内,直透里痛处为止。每一日上三次,至七日为止,至九日疮结痂而愈。如漏未痊,用后生肌药。

73. 生肌药(《万病回春·卷之四·痔漏》)

治痔漏。

乳香 没药 轻粉 海螵蛸(用三黄汤煮过) 寒水石(煅) 龙骨(煅,各等分)

上为细末。掺患处。止,用太平膏。

74. 太平膏(《万病回春·卷之四·痔漏》)

治痔漏。

防风 荆芥 栀子 连翘 黄芩 大黄 羌活 独活 当归 生地 赤芍 甘草 金银花 五倍子 两头尖 头发(各二钱) 白芨 白蔹 山慈菇(各一两) 香油(一斤)

上剉细。入油内浸一昼夜,用文火熬焦,去渣滓再熬,滴水不散;用上好黄丹水飞过,炒黑,用半斤入内再熬,滴水成珠为度;待温冷,再入乳香、没药、轻粉、血竭各二钱(为末),于内搅匀;如药色嫩,再入官粉五钱,亦佳。务要看其火色不老不嫩得所为妙。

75. 秘传神应膏(《万病回春·卷之四·痔漏》)

治痔漏如神。

片脑 熊胆 血竭 牛黄 乳香 没药(各五分)

上为细末,用蜗牛取肉捣成稀膏,每夜洗净拭干,将此膏搽上患处,数遍即愈。若蜗牛无鲜者,用干的放水碗内泡一宿去壳,内自然成肉;将前六味药要极细末,以蜗牛肉共捣,不要干了,要稀稠得所。用磁罐收贮固封,勿使风尘在内,则不效矣。

76. 却毒汤(《万病回春·卷之四·痔漏》)

熏洗痔漏。

五倍子 花椒 防风 侧柏叶 枳壳 葱白 苍术(各三钱) 瓦松 马齿苋 甘草(各五钱) 皮硝(一两)

上用水五碗煎至三碗,先熏后洗,一日三次。

77. 牛黄金花散(《万病回春·卷之四·痔漏》)

治痔漏。

黄连 黄芩 黄柏(各一钱,为细末) 真牛黄(三分)

上共研细。如痔疮,用蜜水调搽上,不过四五次。如是捻成锭子晒干,量疮眼大小纳入,不过二七即好。

78. 秘传隔矾灸法(《松崖医径·卷下·痔漏》)

治痔漏神效,此方购费珍价。

皂矾(一斤,用新瓦一片,两头用泥作一坝,再用香油刷,瓦上焙干,再着皂矾放在瓦上,微火煅枯,去砂研末) 穿山甲(一钱,入紫罐内,煅存性,取出研末) 小鳖子(如前法去壳,火煅,二钱五分,净研末) 乳香 没药(各一钱五分,研末临灸时加入)

上件共和匀一处,以冷水调,量疮大小,作饼子贴疮上,用艾炷灸三四壮,灸毕,就用熏洗药,先熏后洗,每日六度,三五日如前法灸妙,以瘥为节。

79. 秘传熏洗方(《松崖医径·卷下·痔漏》)

煎法灸毕,以此方熏洗,此方购费珍价。

皂矾(制法如前为末,约手规二把) 知母(四两,焙干为末,取一两净) 贝母(四两,为末,取一两净) 葱(七茎)

上件先将葱用水煎三四沸,倾入瓶内,再入前药,令患者坐于瓶口熏之,待水温,倾一半,洗疮处,留一半,俟再灸复热熏洗,以瘥为度。

80. 秘传涤风散(《松崖医径·卷下·痔漏》)

治痔漏及一切疯证,此方购费珍价。

川乌 草乌(并火炮,去皮尖) 苍术(米泔浸,各四两) 人参 白茯苓(各二钱) 两头尖(二钱) 僵蚕(七钱,用纸隔炒) 甘草(炙,三两) 白花蛇(酒浸三日弃酒,火炙去皮骨用) 石斛(酒浸,各一两) 川芎 白芷 细辛 当归(酒洗) 防风 麻黄 荆芥 全蝎(新瓦上焙干) 何首乌(米泔水浸,忌铁) 天麻 藁本(各五钱)

上为细末。每服三分或五分,临卧酒调服下,辄服同前,若不用酒者,茶清调服。忌多饮酒,并一切热物。

81. 秘传熏洗方(《松崖医径·卷下·痔漏》)

治痔漏神效。

黄连 黄柏 苍术 荆芥 枳壳 防风 苦参 玄明粉(各等分)

上细切,加过冬藤一握,水四五碗煎,至桶中,先熏后洗。

82. 三品锭子(《万氏家抄济世良方·卷三·痔漏》)

上品锭子:专治痔漏一十八证。

红矾(二两半) 乳香 没药 朱砂(去铁,各三钱) 牛黄(五分半) 硇砂(一钱四分,二分熟、一分生) 白信(一两,火煅)

中品锭子:专治翻花瘿瘤等痔。

白矾(一两八钱半,一作"三两八钱半") 乳香 没药(各五钱半) 朱砂(三钱) 牛黄(七分半) 硇砂(一钱,半生半熟) 金信(一两五钱,以火煅尽黑烟,只用淡清烟)

下品锭子:专治疔疮发背等症。

红矾(三两二钱) 乳香(六钱) 没药(五钱) 朱砂(三钱,一作"蟾酥三钱") 牛黄(四分半) 硇砂(二钱四分,半生半熟) 白信(三两,火煅黑烟尽,半日取起方可用)

各依法制,用面糊和匀捻成锭子,看疮漏大小深浅插入锭子。如肉内黑色,勿上生肌散,只待黑肉落尽方可。

83. 加味槐角丸(《万氏家抄济世良方·卷三·痔漏》)

治痔漏通用及治肠风下血。

槐角 生地(各二两) 当归身 黄芪 黄连 条芩 枳壳 秦艽 防风 连翘 地榆 升麻(各一两) 川芎 阿胶 白芷(各半两)

上为末,炼蜜丸或酒糊丸桐子大。每服五十丸渐加至七八十九、百丸,空心温酒或米汤下。

84. 痔漏退管丸(《万氏家抄济世良方·卷三·痔漏》)

治痔漏。

枳壳(一钱) 厚朴(六钱) 蟾酥(六分) 海洋(十二条,瓦焙干) 甘草(三钱) 草乌(五钱,甘草水煮三炷香) 母丁香(十四个)

上为末,入粉霜三钱,用槐角、风藤煎膏,为丸桐子大。不问内外痔,服丸药七日,后服煎药,七帖即愈。如痔漏有管者,服丸药二七日,煎药十四帖,其管即退。

打粉霜法:

水银(一两) 鹅管石 明矾 皂矾 食盐(各五钱) 雄黄(二钱) 朱砂(一钱) 牙硝(五钱)

上为末,入罐内,上用铁灯盏盖定,盐泥封固,水火打三炷香,取霜收用。

煎药方:

归尾 川芎 生地 黄连 条芩 山楂 连翘 秦艽 地榆 枳壳 白芍 槐角 槐花 白

芷（各等分）

每帖加雷丸五分，干棕根一两，人肥加升麻、麻黄各三分；弱者头帖下。如痔漏服丸药宜早空心，用银三钱，黑铅三钱煎汤送下丸药二分，申时服煎药一帖，神效。

85. 济生莲蕊散（《寿世保元·卷五·痔漏》）

专治通肠痔漏。

莲蕊（焙，一两）　当归（五钱）　五倍子（五钱）　黄连（五钱）　乳香（五钱）　没药（五钱）　矾红（四两）　黑丑头末（炒，一两）　锦纹大黄（半生半熟，一两）

上共九味，为细末。欲服药，前一日勿食晚饭，次日空心，用淡猪肉汁一钟，好酒一钟半，和猪肉汁煎，称药一钱二分调服。午后，于干净黄土上，大便见紫血为验，或如烂杏，五色相杂，亦为验矣。如散药难服，用酒糊丸如绿豆大，每服一钱五分，淡猪肉汤下。此方神效，不可轻忽。切忌烧酒色欲，发物鱼羊犬肉。

86. 润肠化毒丸（《济世全书·艮集卷三·痔漏》）

治痔漏方。

槐花（一两）　枳壳（麸炒，一两）　猬皮（二两）　雷丸（三钱）　蕲艾（一两）　栀子（一两）

上共为末，入公猪大肠内煮极烂，捣千下为丸。每服五六十丸，空心滚水送下。［按］上方治痔漏专攻之剂，壮盛者宜之。

87. 生肌散

1)《济世全书·艮集卷三·痔漏》

治痔漏。

五倍子（炒黄色，二两）　乳香　没药　孩儿茶（各一钱）　枯矾（五分）

上为末。每次用管吹入漏疮内。

2)《外科大成·卷二分治部上·下部后·痔漏主治方》

治痔漏。

盘鸡（一个，煅存性，每用一钱）　血竭　儿茶（各五分）　冰片（一分）

共为末，吹入漏孔内收口。

88. 三品一条枪（《外科正宗卷之三·下部痈毒门·痔疮论第三十·痔疮主治方》）

治十八种痔漏。凡用药线插入痔孔内，早晚二次，初时每次插药三条，四日后每次插药五六条，上至七八日，药力满足，痔变紫黑，方住插药；候痔四边裂缝流脓，至十四日期满痔落，用甘草汤洗净，换搽风雏膏或玉红膏，俱可生肌收敛。虚弱者兼服养血健脾之药，最为稳当。大抵医人能取痔者，皆此方也，不可轻其药而弃之。

上品锭子去十八种痔，中品锭子去五漏、翻花、瘿瘤、气核，下品锭子治瘰疬、疔疮、发背、脑疽等症。此为古之三品锭子，但药同而分两不同，治病故有分别。今注一条枪，本方三品以下之症，并皆用之，俱各相应，况又药品简易而不繁，是曰三品一条枪之说也。凡同志者随试而用之。

明矾（二两）　白砒（一两五钱）　雄黄（二钱四分）　乳香（一钱二分）

砒、矾二味，共为细末，入小罐内，加炭火煅红，青烟已尽，旋起白烟，片时约上下红彻住火；取罐顿地上一宿，取出约有砒、矾净末一两，加前雄黄二钱四分，乳香一钱二分，共研极细，厚糊调稠，搓成如线条阴干。凡遇前症有孔者，纴入孔内，无孔者，先用针放孔窍，早晚插药二次，插至三日后，孔大者每插十余条，插至七日，患孔药条满足方住。以后所患四边自然裂开大缝，共至十四日前后，其疔核、瘰疬、痔漏诸管自然落下，随用汤洗，搽上玉红膏，虚者兼服健脾之药。

89. 生肌凤雏膏（《外科正宗·卷之三·下部痈毒门·痔疮论第三十·痔疮主治方》）

生肌鸡卵凤雏膏，乳香轻粉不相饶。血衄再加白龙骨，生肌长肉发生苗。

用鸡蛋煮熟，去白用黄，十余个铜杓内熬油，倾入盏内，约油三钱加轻粉细末一钱，乳香、血衄、龙骨各末五分，共入油内和匀，每日早、午、晚鸡翎蘸涂患孔内，膏盖避风，深者半月，可以完口。

90. 加味蜡矾丸（《济阳纲目·卷九十五·痔漏·治痔漏日久虚寒方》）

治新久诸漏。

象牙（五钱）　露蜂房　僵蚕　蛇退　血竭　木香（各三钱）　乳香（二钱）　白矾（二两）

上为末，黄蜡四两溶化为丸。每服二十丸，温酒下。

91. 内生肌丸（《济阳纲目·卷九十五·痔漏·治痔漏日久虚寒方》）

治漏，生肌塞窍。

枯白矾　鹿角　芝麻（各一两）

上为末,炼蜜丸如桐子大。每服三十丸,温酒下。如窍塞后,去鹿角,加象牙一两,黄蜡为丸,常服断根。

92. 清润汤(《丹台玉案·卷之六·痔疮门·附痔漏》)

治一切痔漏。

防风 秦艽(各一钱五分) 生地 当归 川连 阿胶(各二钱)

水煎,食前服。

93. 秘灵丹(《丹台玉案·卷之六·痔疮门·附痔漏》)

治一切远年近日痔漏,神效。

血竭 乳香 没药 全蝎(去头足) 僵蚕 蝉蜕(各三钱) 大黄(酒蒸) 当归 象牙(剉末,各八分) 穿山甲(酥炙) 头发(煅) 珍珠(各四钱) 川连 槐花 琥珀(各五钱) 青黛 刺猬皮(各二钱五分,醋浸去刺炙)

上为末,以黄蜡八两熔化,入蜜一两同前末搅匀,众手为丸。每服二钱,空心清茶送下。

94. 蜡矾丸(《外科大成·卷二分治部上·下部后·痔漏主治方》)

大凡漏孔穿开,即服此丸,干脓收口,乃漏症紧要之药也。

黄蜡(一两) 白矾(一两三钱)

先溶蜡化,离火俟稍温,方下矾末,搅匀乘热搓成条,随烘随丸桐子大。每服六七十丸,白滚汤送下,日进三服。

95. 琥珀丸(《外科大成·卷二分治部上·下部后·痔漏主治方》)

大凡漏孔穿开,即服此丸,干脓收口,乃漏症紧要之药也。

白矾(一两) 象牙(一两) 血竭(三钱) 乳香(一钱) 没药(一钱) 麝香(三分) 蜂窠(煅,一钱)

共末,用黄蜡溶化,和药为丸。每服五七十丸,白滚汤下,日进二服。

96. 内消退管丸(一名血竭内消丸)(《外科大成·卷二分治部上·下部后·痔漏主治方》)

此能退管收口,不须外治,疮毒成漏,服此尤佳。

蜂房(带子者一个,煅存性) 刺猬皮(一个重五两者,煅存性) 血竭(二两) 象牙(醋炒为末,五钱) 僵蚕 蝉蜕 木香 火硝 乳香 没药(各三钱)

共末,用黄蜡八两,熬黑取起,待温入药,搅匀,丸桐子大。每服三钱,酒下,日进三服,连服七日,脓水更多,以后一日一服,半月后,毒将尽,肉长管出,渐渐剪去,用生肌散,如毒未尽,用火腿肉汤日洗二三次,干脓收口。

97. 养生丹(《外科大成·卷二分治部上·下部后·痔漏主治方》)

内消痔漏,百发百中。

母猪大肠(一尺,入朴硝四两,两头扎住入瓦罐,水三碗煮将干盐泥塞口勿泄气,炭火煅存性听用) 象牙(末,二两) 刺猬皮(二个,煅存性) 麝香(一钱) 猪悬蹄(二十四个,切片,土炒) 穿山甲(二十四片,土炒) 乳香 没药 雄黄 地榆(各三钱) 大黄(五钱) 青盐(七钱) 白芷(一两) 明矾(五钱) 小活龟(三个,连肉入罐内用泥封口煅存性) 蜂房(带子者一个,焙干为末) 黄牛角䚡(一个,煅存性) 朴硝(七钱) 槐花(五钱,炒) 黄蜡(一两) 自然铜(煅醋内七次,五钱)

共为末,炼蜜为丸。每服三钱,空心,老酒送下,日进二服,服至半月,出管,一月全愈,不用生肌。

98. 猬皮象龙丸(《外科大成·卷二分治部上·下部后·痔漏主治方》)

退管内消,不须挂线。

水银 雄黄 雌黄 矿石 禹粮石 明矾(各一两)

为末,入阳城罐内封固,火打三炷香,水擦盏底,俟香完,过宿取出,出火毒,听配后药:

猬皮(土炒) 山甲(土炒) 象牙(炒,各一两) 血竭(六钱) 乳香 没药 猪悬蹄(煅,各五钱)

共末,用黄蜡二两,溶化为丸绿豆大。每服五十丸,每日三服,用槐花汤送下。忌茶、酒、葱、蒜、椒、糟、房事。一月愈。

99. 玉红散(《外科大成·卷二分治部上·下部后·痔漏主治方》)

去漏腐肉,亦可点痔。

灵药 雄黄 白丁香(各一钱) 蟾酥 乳香 没药(各五分)

共为末,瓷罐收,任用。

100. 退管锭子(《外科大成·卷二分治部上·下部后·痔漏主治方》)

外漏用此二三次,硬管即出,如追透通肠,亦可以穿线,诸疮漏皆用。

灵药(二钱) 白丁香(一钱半) 雄黄(一钱) 蟾酥(一钱) 轻粉 乳香 没药(各五分) 麝香(二分) 蜣螂(三个,煅存性)

共末。饭为条,灯草粗二寸长,阴干,收用。

101. 药线(《外科大成·卷二分治部上·下部后·痔漏主治方》)

缚痔穿漏。

鲜芫花根(一钱) 雷丸(一钱) 蟾酥(一钱) 草乌(三钱)

水二钟煎一钟,去渣取汁。用生丝一钱,入药汁内,以文火煮汁将干,存汁一小酒钟,取起晒干。复浸汁内,又晒又浸,以汁尽为度。晒干包收听用。至六七月,取露天蜘蛛丝,做成药线,任用。

102. 青龟丸(《傅氏外科·青囊秘诀下卷·痔漏论》)

人有肛门先因有痔疮,因不慎酒色,遂至腐烂,变成漏疮,不能收口,生长肉管,流脓淌血,甚以为苦。医人治法,多用刀针挂线,徒受苦楚,内毒未除,外口难长,经年累月,不能奏功。盖肛门之肉,不比他处之肉,非横生则纵生也。而肛门之肉有纵有横,最难生合。况大便不时经过,又易损伤,然经刀针挂线,是已伤而益伤,安能遽长皮肉乎?故刀线不可轻用,惟消其湿热之毒,内治为佳。然漏生既久,气血必虚,徒事止漏,反伤气血,亦难奏功也。方用青龟丸。

乌龟(一个) 茯苓(五两) 薏苡仁(四两) 羊蹄后爪(四对) 土炒山甲(五钱) 人参(二两) 黄芪(八两) 当归(三两) 白芷(二两) 槐米(二两) 瓦松(二钱) 干青苔(一两)

共研末,将乌龟用石臼捣死,同药拌匀,锅内蒸熟,焙干为末,炼蜜为丸梧子大。每早开水送服三钱,服至半月漏自干,连服两月而漏痂满,一料服完痊愈。必须严戒酒色三月,不然不能奏功。此方去湿而不散气,散毒而不损血,补漏于无形,填隙于有孔。愿人坚持三月酒色之戒,以去十年之病也。

103. 参龟丸(《洞天奥旨·卷九·脏毒痔漏疮》)

治各痔漏神效。

人参(一两) 瓦松(干者,三钱,此物最不肯干,佩身半月即干,妙在取人之气) 茯苓(五两) 活龟(一个)

将前药各为末,以绵纸同龟包之十余层,则龟不能出。微火焙之,龟死则用武火焙之,龟死则将药末取出另包,惟焙龟干,捣碎再焙干,全身用之,同药蜜为丸,每日只消服三十丸,不必服一料,半料而漏管俱消而愈。此方至神至圣,但服此方,至须忌房事三月,鹅肉则终身忌之。犯则痛生,急以瓦松数条,加皮硝数钱,煎汤热熏温洗,可救。前方不可妄自加减,一加减则不效矣。用纸包龟者,取龟闻药而死也。尤善消痔漏也,否则功减半矣。

104. 四圣丹(《洞天奥旨·卷九·脏毒痔漏疮》)

治痔漏如神。

蜂房(一个,净,全用。去虫,将食盐填于孔内,阴阳瓦焙干,为末) 地龙(去泥净,阴阳瓦焙干,为末,五钱) 蜣螂(取米头者佳,阴阳瓦火焙干,为末,三钱) 广木香(末,三钱) 象牙(三钱) 乳香(去油,三钱) 爪儿血竭(净,末,五钱) 飞矾(末,三钱) 槐子(炒黄,为末,三钱) 没药(三钱) 提净黄蜡(八两,滚化)

入前药和匀,为丸。每日清晨酒服三钱,如不能饮,清汤下。

105. 狗肠丸(《洞天奥旨·卷九·脏毒痔漏疮》)

治漏疮神效。

黑狗肠一副,煮烂,加象牙末四两、细茶末四两、倍子末四两,连肠为丸如梧子。每服淡盐汤饥服三钱。如不能丸,少加煎蜜为丸,一料必愈。忌煎炒热物,尤忌房事。狗肠乃直也,象牙脱管也。

106. 内消痔漏丸(《奇方类编·卷下·痔漏门》)

治痔漏。

川连(酒炒) 槐花(炒) 冬青子(炒,各四两)

共为末,入猪大肠内,扎紧两头,煮熟捣如泥,入后药再捣成丸:

雄黄(水飞,一两) 朴硝(一两) 青黛(五钱) 白蜡(一两)

将白蜡熔化，青黛和匀取起，冷定再碾为末，合前药捣匀，如稍硬，加醋糊为丸桐子大。空心酒下百丸。愈后服香砂养胃丸一料。

107. 内消散（《吴氏医方汇编·第五册·痔漏》）

治痔漏。

小童龟（一个，将四足托住，酒醉死，泥封，烧灰存性） 穿山甲（拣极小片，一岁一片，蛤粉炒） 当归 甘草 川芎 僵蚕 黄连 枳壳（各五钱） 黄芩 象牙（炒，研） 苍术（各一两）黄芪（二两） 槐花（炒黄色，四两）

上为细末，炼蜜为丸如桐子大。每付三钱，白水送下。须服完一料，要勿间断，患自内消，永不再发。

108. 补漏丸（《吴氏医方汇编·第五册·痔漏》）

治痔漏。

地骨皮（五钱） 瓦松（五钱） 银花（五钱） 槐花（六钱，蜜炙） 猬皮（酒浸，连刺炒黄色，二钱）

共为细末，蒸饭为丸如桐子大。每服三钱，米汤送下。忌发物。外再用雀子卧单草煎汤熏洗，屡验。如好饮者，加黄连，吴萸水炒，三钱；壮盛者，九蒸大黄，神效。

109. 溃管丸（《吴氏医方汇编·第五册·痔漏》）

治痔漏。

露蜂房十数个，去其孔内虫蛀，以白矾末填满，中留数孔以巨胜子填之。上以青盐末罩，贮用黄土泥按蜂房大小作成盒，四围只须一指厚，里外俱用盐泥抹数次，晒干，将蜂房贮内，合住；再用盐泥固，缝须极密，再晒干；外再加盐泥包贮，晒半干；将盒下以三钉架起，上下贮火，务在下风视之。若有邪味，则无用矣。易，再烧之，俟火色透明取下，候冷轻轻去其灰土，视蜂房所烧之药，形如冰锥，吹去灰土。如用时，为细末。有药若干，加黄蜡若干，熔化为丸如桐子大。每服三钱，空心，无灰酒送下，以脱去恶管为度。以水洗净，膏药封之，再上细药更好。

110. 六味槐角丸（《吴氏医方汇编·第五册·痔漏》）

治痔漏及肠风下血。

槐角（炒，一两） 防风（五钱） 地榆（五钱） 当归（五钱） 枳壳（炒，五钱） 黄芩（酒炒，五钱）

共为细末，荷叶汁为丸如桐子大。每服三钱，白汤送下。

111. 通肠痔漏方（《吴氏医方汇编·第五册·痔漏》）

治痔漏。

龟板（酥炙） 槐花（炒黄） 肥皂核（炒黄色，各一两） 戌盖（一个，即狗头骨，用羊酥油炙）

上药共为末，醋煮鳖汤为丸桐子大。每服五十丸，日进三次，早晚空心白汤送下。如漏流脓，加酥炙番木鳖三钱同丸；年轻者，不过二两；重者，不过四两。除根。

112. 加味地黄汤（《吴氏医方汇编·第五册·痔漏》）

治痔漏验方。

六味本方，加黄柏、知母各一钱，麦冬、车前各三钱，水煎或作丸。

113. 化管生肌丸（《吴氏医方汇编·第五册·痔漏》）

治痔漏，半月可愈。

猪悬蹄（焙焦为末，五钱） 穿山甲（七片，土炒黑） 蜈蚣（三条，去头足，焙） 全蝎（三个，去足，焙） 僵蚕（洗净灰，醋煮，焙，五钱）

共为细末，黄蜡熔化，为丸黑豆大。空心，烧酒送下五七丸。

114. 神剑散（《吴氏医方汇编·第五册·痔漏》）

治漏疮。

硇砂 白砒 冰片 麝（各一分）

共为细末。以银针探至患根，点药于内，看四周青色为止。再上脱壳丹：

槐蛾（老嫩皆可，焙干） 大麦（炒） 梨树皮（土接向北者，焙干，各等分）

共为细末，香油拌沙粒，用筒一个，薄如纸，粗一分，长三指，将药灌满插入漏中，以物推入其内，与口平；或被脓水冲亏，再如法上之。候管自落，再上生肌灵药，永无患矣。

115. 青水灵药（《吴氏医方汇编·第五册·痔漏》）

治漏如神。

大虾蟆(去肠肚,一个)　轻粉(五钱)　雄黄(五钱)

共研细,填虾蟆肚,用线缝住,放阳城罐内,铁盏封固。先文后武火,盏内水滚,候水不滚时,药已成,取出。每药一钱,加冰片二分,用大米饭作饼,研泥合药为锭,如灯心样,插入漏孔,七日管即出。

116. 胡黄连追毒丸(《名家方选·下部病·痔漏脱肛》)

治痔漏不拘远近,有漏通肠,污物从孔出,先用此方追脓血。

胡黄连　刺猬皮(各一两)　麝香(三分)

上三味为末,陈米烂饭为丸麻子大。每服一钱,食前温酒送下。服后脓水益多者,是药之应也,勿恐矣。候脓水尽,宜用胡黄连闭管丸。

117. 胡黄连闭管丸(《名家方选·下部病·痔漏脱肛》)

治痔漏。

胡黄连(五钱)　穿山甲　石决明　槐花(各五十钱)

上四味为末,蜜丸麻子大。晨昏各一服,米汤饮下。重者四十日而愈。如漏之四边硬肉突起,蚕茧二十枚炒为末,和入药中。凡治遍身诸漏皆效。

118. 消管丸(《验方新编·卷七·脱肛·痔疮诸方》)

治痔漏。

苦参(四两)　川连(二两,酒炒)　当归　槐花　荜澄茄(各一两)　五倍子(五钱)

各为细末。用小鳖二个(约重八九两),真柿饼四两,二味共煮融,去鳖骨捣烂,入前药末,捣为丸。每空心服四钱,滚水送下,其管自出。此林屋山人经验方也。

119. 胎元七味丸(《验方新编·卷七·脱肛·痔疮诸方》)

专治痔漏,不拘远年近日,脓血通肠者,服之化管除根。

男孩脐带(三个,瓦上焙干存性)　犀牛黄(三分)　槐角子(五钱,肥大者,瓦上焙干存性)　刺猬皮(三钱,酥炙)　象皮(四钱,酥炙)　地榆(三钱,晒干)

共研细末,酥油为丸如麻子大。若不成丸,加

糯米粥少许,即成。每服七分,空心白滚水送下,三日化管止痛,七日平满,血清脓止,十日除根。

120. 除痔丸(《验方新编·卷七·脱肛·痔疮诸方》)

治痔漏。

当归　川连　真象牙末　槐花(各五钱)　川芎　滴乳香(各二钱)　露蜂窠(一个,槐树者佳,榆树上次之,炒)

共为末,黄蜡二两,溶化入药末为丸。每空心服三钱,漏芦煎汤送下,至五日,漏孔内退出肉管,待二三指长,剪去,再出再剪,管尽肌生而愈。神效之至。

121. 完善丸

1)《验方新编·卷七·脱肛·痔疮诸方》

专治痔漏,去管生肌。

夏枯草(八两)　甘草节(四两)　连翘(四两,去子,为末)　金银花(一斤)

煎浓汤为丸。每晨盐汤送下三钱,初起者一料全愈,久者两料除根。

2)《四科简效方·乙集下部诸证·痔漏》

治服追管、消管二丸,愈后不守禁忌,或食猪肝、番薯,犯酒色,而疮患复萌者。

夏枯花(十两)　连翘壳　甘草节(各五两)　净银花(四两)

共研细末,另以净银花一斤熬浓汁,法丸绿豆大。每晨空腹淡盐汤送三钱。起漏一二年者服一料,三五年者服二料,病可断根不发。

122. 追管丸(《四科简效方·乙集下部诸证·痔漏》)

治痔漏脏毒成管者。

胡黄连(姜汁炒)　刺猬皮(炙,各一两)

为末,入麝香二分研匀,饭丸麻子大。每服一钱。服完后,服消管丸。

123. 消管丸(《四科简效方·乙集下部诸证·痔漏》)

治痔漏脏毒成管者,服追管丸后服。

胡黄连(炒,取净末二两)　穿山甲(麻油炒黄,取净末)　石决明(煅,取净末)　槐米(微炒,取净末,各一两)

共研匀,炼蜜丸麻子大。每早晚服一钱,清米汤下,至重者四十日愈。如疮口四边有硬肉突出者,方中加蚕茧二十枚,炒研和入。

124. 羊胆膏(《外科备要·卷一证治·臀部·通肠痔漏》)

治痔漏并下疳疮。

腊月取羊胆一枚入片脑末一分,置风处挂干。用时以凉水化开,频敷患处,内服槐子酒,或加味泻肝汤。若得熊胆更妙。如眼痛者,贴之尤效。

125. 蜗牛膏(《外科备要·卷一证治·臀部·通肠痔漏》)

敷痔漏极效。

蜗牛(一个,负壳有角者佳)　冰片　麝香(各少许)

同研烂,以磁器盛,次早取汁敷痔上。

126. 治痔漏验方

1)《孙真人海上方·痔漏》

凡人痔漏痛成疮:遗种蚕蛾纸半张,碗内烧灰调好酒,服之去病水浇霜。

2)《外台秘要·卷第二十六·杂疗痔方五首》

《广济》疗痔瘘疽疮方。

光明砂(别研)　麝香当门子(别研)　蛇皮(五月五日者熬)

上三味等分研,先以盐汤洗拭干,于疮上敷少蜜,以散敷上,瘥止。

3)《太平圣惠方·卷第六十·治痔瘘诸方》

治痔瘘,下脓血不止。

何首乌(一两)　枳壳(二两,麸炒微黄去瓤)　威灵仙(一两)

上件药,捣细罗为散。每于食前,以温粥饮调下二钱。

木贼(一两)　猬皮(一两,炙令焦黄)

上件药,捣细罗为散。每于食前,以粥饮调下一钱。

远志(一两,去心)　棕榈皮(二两,烧灰)

上件药,捣细罗为散。每于食前,以粥饮调下一钱。

治痔瘘,涓涓出脓血,疼痛,日夜不止,渐加羸瘦,宜服此方。

磁石(二两)　白矾(二两)　绿矾(四两)

上件药,都捣细,入瓷瓶子内盛,以大火烧令通赤,候冷,将出,纸衬摊于地上。经宿,细研如粉,煮枣瓤和丸如绿豆大。每于食前,以粥饮下二十丸。

治一切痔瘘,不论浅深,必验方。

黄芪(一两,剉)　枳实(一两半,麸炒微黄)　萆薢(二两,剉)　白蒺藜(三两,微炒去刺)　菟丝子(二两,酒浸三日,曝干别捣末)　乌蛇(三两,酒浸去皮骨,微炙)

上件药,捣罗为末,炼蜜和捣三五百杵,丸如梧桐子大。每日空心及晚食前,以温粥饮下十五丸。

治瘘痔久不瘥,宜服此方。

硼(砒)砂(半两)　绿青(半两)　白龙骨(一两)

上件药,捣罗为末,煮面糊和丸如绿豆大。每于空心及晚食前,煎黄芩汤下十丸,以瘥为度。

治痔瘘疼痛,肿硬不消,宜用此熏方。

茛菪子　韭子　雄黄　吴茱萸　猪牙皂荚(以上并生用)　油头发(炒焦)　驴蹄(炙黄,以上各半两)

上件药,捣罗为末,黄蜡和丸如弹子大。用小口瓶子内,烧一丸熏痔瘘上,日可两度用之。

蛇床子(半两,末)　荆芥(半两,末)　蜗牛(三七枚)

上件药,一处烂研,涂在纸上。每发时,先用白矾热水洗痔头了,后用被褥上安药纸,坐三两上瘥。

治痔瘘下脓血,有疮窍,疼痛,宜用此方。

砒霜(半两,研如粉)　黄蜡(半分)

上件药,以铫子先熔蜡作汁,后入砒霜,搅和令匀。看疮口大小,捻为条子,每于发时,用绵裹纳疮窍子中,良久却取,或未有窍子,即纳下部中,良久却取出。日三两度用,即效。

治痔瘘有头,肿痛,下脓血,宜用此方。

麝香(一钱,细研)　雄鸽粪(一两,细研)

上件药,硝黑饧二两,和扰作饼子,当于疮上贴之,神效。

治痔瘘有头,疼痛下脓血,宜用此方。

茛菪子(一合,炒熟)

上捣罗为末,以牛皮胶煎汁,调和如膏,摊于帛上,贴痔瘘处,其痛立止。如有头,即渐渐消落。

又方,上用吐出蛔虫二枚,炙干,捣罗为末,贴瘘头上,当断脓血,贴五七度瘥。

又方,上以硫黄末少许,纳疮孔中,以艾烟熏之瘥。

又方,上用桃根煮汁,日二上洗之。

啄木鸟(一枚)

上烧为灰,细研。每服,以温酒调下二钱;又胆治瘑虫立死。

4)《蒙竹堂集验方·卷五·罗浮山人集·痔漏门》

治一应痔疮漏瘰疬点志方。

蛇含石(一两,醋煅七次) 大黄(㕮咀,四两)

用好石灰半升同炒灰黄为度,只用灰,去大黄不用;干碱四两,用水六碗,调和熬存二碗听用;芫花五钱为末,用头一次末方妙,前药俱投碱水内调和搽。如痔漏做细条子插进,五六日即退出管愈。

治内消痔漏不问通肠等漏验方。

棕榈灰(一两) 发余(二两) 枯矾(一两) 刺猬皮(一个,湿纸包入火煨过) 牛角笋(一个,烧灰) 防风(五钱) 苦参皮(二两) 槐角(五钱) 石菖蒲(一两) 地榆(五钱) 猪悬蹄(二十个,烧灰) 雷丸(一两) 胡麻仁(一两) 漏芦(一两) 芫荑(一两) 木耳(一两) 青皮(五钱)

共一处,加麝香五分,共末为丸。每服一钱,日服二三次。脓止,疼管出,生肌。

外洗方:茄根、葱、艾、苍耳草、五倍子、皮硝,更用花椒加上蜘蛛三五个。

治远年痔漏不成疮方;又十六痔,不拘牛奶、鸡冠血、箭婴桃、盘肠、莲花、番花子、母杨梅、人面等痔,并皆治之。

槐花(四钱) 皂刺(四钱) 皮硝(二钱) 黄连(一钱) 生地(一钱) 广木香(五分)

如此十五贴,全愈。

5)《是斋百一选方·卷之十四·第二十二门·治肠风痔漏神丹》

治肠风、痔漏神丹。

刺猬皮(一个,制钱器中,炒焦黑为度) 皂角刺(半两,烧存性) 硫黄(一蹲,研) 猪牙皂角(半两,去黑皮,涂蜜炙) 白矾 枳壳(剉碎,炒) 黄芪(蜜制赤) 附子(除去皮,各半两) 白鸡冠花子(一两)

上为细末,酒煮糊为丸如梧桐子大,每服七丸至十丸,空心食前温酒下,不饮酒用米饮送下。久年漏痔;服至三四十日,肉满平安;诸痔服之,即自

消;外痔,用药十丸,用朱砂细碾,蜜调涂之。常服永除根本。若服药觉热,加白鸡冠花子一两半或二两,更加三五丸服之,脏腑自调匀也。

6)《儒门事亲·卷十五·肠风下血第十一·治脱肛痔瘘》

治脱肛痔瘘。

胡荽子(一升) 乳香(少许) 粟糠(半升或一升)

上先泥成炉子,止留一小眼,可抵肛门大小,不令透烟火,熏之。

7)《金匮钩玄·卷第二·痔漏》

漏专以凉药为主,痔漏方。

人参 黄芪 当归 川芎 升麻 枳壳 条芩 槐角

8)《卫生易简方·卷之四·痔漏》

治痔漏并脱肛:用虎胫骨两节,蜜二两炙赤,捣末,蒸饼丸如桐子大。每服侵晨温酒下二十丸。

治痔漏:用萆薢、贯众等分为末。每服二钱,空心食前温酒调服。

治痔漏:用苍术二两,地榆两半,皂角一两去皮子,为末,水糊丸如桐子大。每服五六十丸,空心细嚼,糟姜温酒送下。

又方,用五倍子为末,每十分钟入龙骨末一分,先煎葱、椒飞盐汤洗净,用芭蕉叶剪如小钱大蒸熟,以药末少许铺匀钱上,以肛门封坐良久粘住,明日如前再贴,五七日可效。仍多用冬瓜瓤煎汤熏洗,永不发。桑药、薄油纸亦可为钱。

又方,用苦葫芦霜打过、干菜叶共煎汤洗。

又方,用明矾一小块,于锈铁上蘸陈米醋浓磨下,却将槐、柳、桑条,朴硝煎汤温洗,挹干。敷前磨汁,一夜敷五七次,数夜可愈。忌酒、炙爆辛辣热物。

又方,用蚕故纸每用张半,碗内烧灰存性,为末,酒调服。

又方,用胡荽子研烂,每服三钱,热酒调下。疮以河水洗。

又方,用独蒜一个捣如泥,以软帛包裹,捺入谷道中,坐定觉疼良久愈,须在僻静处治。

治痔漏脱肛:用川椒目二钱,空心水送下。

治痔漏:用艾灸对脐背脊,男三壮,女四壮。

又方,用枳壳为末,每服二钱,水二碗,沙瓶内煎百沸,先以熏蒸而后洗之。

又方,用蜗牛一枚,麝香少许。以小砂盒子盛蜗牛,麝香掺之,次早取汁涂患处。

又方,用蒲黄一两,血竭半两,为末。每用少许贴患处。

治痔瘘有头:用芫花入土根洗净,木臼捣,以少水绞汁,于银铜器内慢火煎成膏。将丝线于膏内渡过系痔,系时微痛,候心燥痔落时,以纸捻入膏药于窍内,永除根。

又方,有痔人宜常食榧子。

治肠风痔漏:用千年石灰二两,川乌一两炮,为末,酒糊丸如桐子大。每服十五、二十丸,空心温酒下,日二服。忌热物。

又方,用白芷米泔浸一宿,切片,焙干,为末。每服三钱,食前酒调下。

又方,用皂角去皮子,蜜炙为末,米糊丸如桐子大。每服二三十丸,食前米饮吞下。

又方,用朴硝井花水调洗或用蜜和硝调擦。

又方,用铜青、密陀僧各一钱,麝香少许,为末。津液调搽之。

治痔突出,坐立不便:用韭菜煎汤熏洗。

又方,用西瓜煮汤熏洗。

又方,用生姜片置疮上,以艾炷灸二壮,黄水即出自消。

治痔漏下血不止:用紫皮独蒜十个,大椒六十粒,豆豉四两,共捣烂,丸如弹子大。空心嚼一丸,盐汤下,日三服。

治痔漏下血痒痛:用槐花炒、枳壳去瓤各一两,为末,醋糊丸如桐子大。每服二十丸,空心食前米饮汤下。十服见效。

治痔漏:用白牵牛头末四两,没药一钱,为末。如欲服药,先一日休吃晚饭,明日空心将猵猪精肉四两,烧令香熟,薄批掺药在内裹之,细嚼吃尽,以面饼压之,取下脓血为效,量病大小、虚实加减服之。忌油腻、湿面、酒色。三日一服必效。

又方,用黑、白牵牛共一合,炒黄为末;猪肉四两切碎,炒熟,与末拌匀,只作一服,以新白米饭二三匙压之。取下白虫为效。

又方,用鲤鱼鳞二三甲,以薄绵茧裹如枣核样,内之痛即止。

又方,用荆芥、槐花等分为末,水煎一大碗服,或作丸服亦好。

又方,用豆豉(炒)、槐子(炒)等分为末。每服一两,水煎空心服。

又方,用凤眼草、赤皮葱、花椒捣碎,浆水滚过,置盆内,令热气熏痔,但通手即洗之,不过数次可愈。

9)《扶寿精方·痔漏门》

痔漏:牙猪大脏连肛门七寸长,盐水洗去秽气,以百草霜滚黑,煮热,换清水再煮至烂,空心点飞盐食,依法连食七日,间服后药。

当归(酒浸,焙干) 穿山甲(酥炙) 黄连(用木香五钱,同水浸一日,去木香晒干) 地骨皮 槐角子(瓦焙) 刺猬皮(一个,慢火酥炙黄色,各三两)

研为细末。每二钱空心酒下,以蜜炼数沸,入黄蜡等为丸梧桐子大。每三钱,酒下亦可。

又,甘草煎汤洗浸,可救一时之急。

痔痛水不干:蜣螂一枚阴干,冰片少许,共为末,纸捻末入孔中,渐生肉,药自退出。

一方用乳、没、朱、雄、麝各二分,熊胆一分细研,田螺一个,以麝入在内,俟螺水加绿豆粉少许,为锭子,量疮孔大小,深浅塞之。

10)《丹溪治法心要·卷五·痔漏》

痔漏,凉大肠血,宽大肠:枳壳去穰入巴豆,铁线缠煮透,去巴豆入药,用丸子捣烂,用煎药晒干用。

治漏疮。

川芎(五钱) 细辛 白芷(以上各二钱半)

上为末,每日作汤服之。病在下则食前服,病在上则食后服。看疮大小,取隔年黄麻根,刮去皮,捻成绳子入孔中,至不可入则止,日浅疮外膏药贴之。一人肛门生痔后不收口,有针窍三孔,劳力有脓,黄条芩、连翘、秦艽,上末之,曲丸。

11)《急救良方·卷之一·痔漏第二十六》

治痔漏:用蜣螂不拘多少,焙干为末,先用白矾水洗净贴之。

治漏疮恶水自大肠出:用黑牵牛研细去皮,细末一分,入猪腰子内,以线扎青荷叶包,火煨熟,细嚼,温盐酒下。

12)《古今医鉴·卷之八·痔漏》

秘方,治痔漏:用蜜半盏,炼成丝,用熊胆一分,入蜜内再炼,入水成珠不散,将猪综绵裹拈,成拈,将蜜搽在拈上,乃用真冰片、熊胆各半分,研细搽在拈上,插入漏眼内底,至尽头则止。如眼多,医好一个，不可一起上拈。如外皮肉溃烂，用黄蜡、黄丹、麻油煎膏，贴疮上，缚紧一七见效。如外肉效迟，恐疮久受风湿，用五倍子、花椒煎水洗，每一眼用拈三根，至夜换。

13)《普济方·卷二百九十六·痔漏门·诸痔》

治五痔漏疮，出《本草方》：用棘针根煮汁洗，棘针乃小枣刺也。

又方，用鸳鸯一只，治如食法，煮令极熟，切，以五味食之，或作羹食亦得。

又方，用蛴螬捣烂敷上。

治痔漏。

附子（一个） 脑子 麝香 没药（各一钱）

上为末，取薄荷自然汁丸梧桐子大。每服一丸，用蛙口涎沫调开，点痔一二丸，可治五人。

治肠痔漏，出《本事方》。

大黄 当归（川者） 苦参 牙皂（去皮）

上等分末，醋糊丸梧桐子大。每服二十丸，空心温酒下。

治痔疮漏。

猪牙皂角（七个，烧灰） 胡桃肉（七个，烧灰） 桦皮（七块，烧灰） 栝蒌（一个，烧灰存性）

上为细末。好酒调服，空心吃二服。

治痔疮未破者。

乳香（一钱） 硼砂（一钱） 雄黄（一钱）信（一钱）

上为细末，用猪胆调涂。

治脱肛痔漏，出《神效方》。

胡荽（一升） 乳香（少许） 粟糠（半升或一升）

上先泥成炉子，留一小眼，可抵肛门大小，不令透烟，火熏。

治痔漏乳子，出《经验良方》。

侧柏叶（二两） 乳香（二钱） 枳壳（去白，一两）

上为末，二钱，空心饭饮调下。

治痔漏疮方，出《本事方》。

鸡子（一枚，煮熟去黄取白切，焙） 白矾（明者，如皂角子大，匙上枯丸，用三分）

上为末，用温汤净拭干，用纸捻占药入疮孔内，立效，一日二易。

治男子妇人，诸般痔漏，出《本事方》。

黄牛角 狼毒（等分）

上为细末。翻花漏每服二钱，甘草汤下，合管漏姜汤下半钱，肠风米饮一钱，酸醋调一钱，滴珠漏山栀子三个，煎汤下。

熏漏疮。

苍耳 枳壳（各等分）

上件药捣粗末，水一碗装磁瓶内，煮汁浓，坐在上熏，妙。

治痔漏，出《神效方》：用黑白牵牛一合，炒黄为末，猪肉四两切碎炒熟，与末药搅匀，作一服，用新白米饮三二匙压之，取下白虫为效。

坐药，出《神效方》：用鲮鲤鱼二三甲，以敷绵布裹，如枣核样，纳之，痛即止。

出《危氏方》，治痔疮肛门周匝有孔十数，诸药不效：用狗肉蘸蓝汁，空心食，如不食狗肉，骡肉蘸汁亦可，七日自安。

治痔漏：用取向东生芭蕉根，擂烂炒熟，铺于软凳上，候冷坐，又易，不过三上，其疾立除，莫犯铁器。一方取汁热酒浸，空心服。

又方，用衮麻不以多少，将瓶儿盛水于火上煎百沸，将衮麻于瓶内水中蘸过，如法热将衮麻于疮上，如法紧坐衮麻热，最好如此，数次即愈，疮破者好治。

治痔漏：用茄花为末，香油调敷，或烧灰亦好用。

又方，用肥皂去子劈开，安蜜于内，火炙内令蜜干，如此三次，研为末，空心酒调服四十日愈。

痔除，漏孔自满，痔漏方：初觉粪门肿痛者，及以旧绣刀，磨水洗之。

又方，用槿花半开者，不犯手采，煎汤熏之。

治五般恶痔漏疮：用黑虎膏，丸如枣核样，随大小入穴，再用膏药贴上，仍用甘草漏芦煎汤下。

治诸疮中毒痔漏等，骨蒸弥良，用羊屎熏疮，治疮疥痔下血者，用水煮苏木汁，服之。

治痈疽痔漏疮，及小儿丹方：用水煮棘根汁洗之。

治痔漏疮：用马兜铃于瓶中烧熏病处，入药炙用。

治五痔漏疮杀虫方，出《肘后方》：用鳗鲡鱼一头，治如食法，切作片，炙着椒盐酱，调和食之。

治大肠痔漏并脱肛，出《肘后方》：用虎胫骨两节，蜜二两炙令黑捣末蒸饼，丸如桐子大，每服清晨温酒下二十丸,隔夜先和,大便后方服此药。

灸漏法:用葶苈子二合,豉一升,和捣熟作饼子如大钱,厚二分许,取一枚当疮孔上,作艾炷如小指大,灸饼上,三炷一易饼,三丸炷隔一日复一灸之。外台作瘰疬,古今录验云:不灸头疮,葶苈气入脑杀人。

又灸漏法,出《千金方》:用捣生商陆根,捻作饼子,如钱厚三分,安漏上,以艾灸饼上,干易之,灸三四升艾瘥。外台作瘰疬。

又方,七月七日日未出,取麻花,五月五日取艾等分,捣作炷,用灸疮上百壮。

治痔漏:以海豚鱼皮中肪摩疮,此鱼生大海中。

治痔漏瘘及蚘蚜:取鳢鱼肠以五味炙贴患处,良久虫出即去之。一方炙香,绵裹内谷道中,一食顷当虫出,鱼肠数易之,尽三枚瘥。鳢鱼即蠡鱼。

治痔瘘,出《本草》:用桐皮水煎服之。

治痔漏,出《本草》:单用醋林子,捣为末,酒调一钱比,服之甚效。

治五痔漏疮。

犍牛儿胆(一个) 猬胆(一个) 腻粉(四钱) 麝香(少许)

上四味,先将猬胆汁,调胆粉麝香和匀,入牛胆内悬于檐前,四十九日,熟旋取为丸如麻子大。送于疮口,渐合生面盖疮内,一遍出恶物效。

14)《种杏仙方·卷二·痔漏》

治痔漏:用马齿菜入花椒同煎水,洗三五次即效。

治痔漏,坐板疮,大便一切诸疮:用五倍子(炒)一两,白楝子八钱,水煮五六滚,先熏后洗。

治痔漏卧床,策杖方能移步者:用旱莲草一把(连须),先洗净,捣烂如泥,极热酒一盏冲入饮之。将渣捣烂,敷患处。重者不过三服。

治痔漏不论新久,服之断根:用鱼鳔、广胶、旧椅棕灰各一两。前二味切碎,用沙子同炒成珠,去沙子,将药碾末;柏子仁(炒)一两,四味末合一处。每服三服,空心黄酒调服。

治痔漏如神:用白毛乌肉鸡一只,皮硝四两,入锅内,连毛煮熟,取出去毛,将肠肚并毛入锅内,煮三四沸取出,将水入桶内,先熏后洗,待水冷又炖热,再洗。一日五七次。将肉切碎,上加皮硝四两,蒸熟,空心任意食之。

治痔漏:用大麻子棵一根,切粗片,水半桶,煎数沸,就桶盛坐在上熏之。待温,洗二三次。

治痔漏:用黄连四两,连翘、槐子、枳壳各一两,为末,入猪大脏内,煮熟,捣为丸如绿豆大。每五十丸,空心黄酒送下。

治肠风、痔漏、脏毒,亦能滋阴补弱:用黄柏一斤,分四份,一份酥炙,一份盐水浸,一份酒浸,一份童便浸。焙干,为细末。以猪脏一条,去筋膜,装药煮烂,同捣为丸如梧桐子大。每服五六十丸,空心好酒送下。

一方,用槐花子三四两,沸汤米桶,磁缸盛之,赤身坐缸口,以被围之。忌风。

15)《赤水玄珠·第三十卷·痔漏门》

《肘后方》治漏:蜂房一枚,炙黄赤色,为末,每用一钱,腊猪脂调附疮上。

16)《万病回春·卷之四·痔漏》

治痔漏秘方。

当归(八分) 川芎(五分) 芍药(八分) 生地黄(一钱) 荆芥(七分) 乌梅(一个) 防风 条芩 枳壳(去穰) 槐角 黄连 升麻(各五分)

上剉一剂。水煎,空心温服。

治痔漏效方:用极嫩木耳温水略煮,取出晒干为细末。初服一钱五分,用蜜水调服。一日加一分,加至三钱,每服倒退一分。服至一月通好。要忌口。若穿臀漏极痛者,用鱼鳔捣为泥贴之,其痛即止。

17)《万氏家抄济世良方·卷三·痔漏》

薰洗方。

五倍子 朴硝 桑寄生 莲蓬(各等分)

上以水煎,入白矾,先薰后洗。或以苦丝瓜、绿矾各等分,煎汤薰洗亦可。肿者用木鳖子、五倍子为末调敷。

治痔漏及脱肛便血。

当归(洗净全用,四两) 黄连(多用酒浸约三日净,四两) 防风(去芦,二两) 枳壳(水洗,去穰麸炒,二两)

上为末,以前浸黄连酒和成面糊丸桐子大。每服六七十丸,空心米饮或沸汤下。忌羊、鹅、鸡、鱼、炙炒一切热味。

又灸法:先须用补药以生气血,参、芪、归、术为主,大剂服之;外以附子末,津和作饼子如钱厚,以艾灸之。漏大，艾炷亦大；漏小，炷小。灸令微热，不可令痛，饼干则易之，再和再灸，如困且止。次日再灸，直至肉平为度，或仍前用补气血药作膏药贴之。

18)《济世全书·艮集卷三·痔漏》

治痔漏：用公猪肚一个，内入皂角刺一两、槐花一两缝住，煮烂去渣，任意食肚，不用盐酱，淡服二三枚极效。

治漏痔，肛门周围有孔数十，诸药不效：用熟大肉蘸浓盐汁，空心食之，七日自安。

治漏疮：土茯苓每服四两，水煎当茶食之，渣曝干，烙干饼食之。忌猪肉食及绿豆。

洗漏痔，鲁府田承奉传。

槐皮　槐子　槐花　蕲艾（焙干）

上煎水，先熏后洗令净，将真红铅捻入，不二三次拔去病根。

熏洗痔漏良方。

枳壳（三两）　当归（二两）　荆芥（二两）五倍子（二两）　黄葵花（二两）　木贼（一两）朴硝（一两）　甘草（一两）

水煎，乘热熏过，温洗。年深痛不止者，药到立已。

治漏疮，冬瓜瓢烧滚水入罐内，洗数次妙。

刺猬皮（一个，切碎）　艾（一块拳大）　头发（一两）　黑驴干粪（五六枚，醋浸晒干三四次）

地下为一小坑，入药留小口，点着，照粪门药熏半日，疮干为度。

治痔漏如神：先用猪涩脾三条，竹刀刮开，将鳖斩去头取血，将涩脾焙热，用鳖血涂上，乘热坐在粪门上，冷则再换，其痒不可当，冷则取出涩脾有小虫在上无其数，然后服后药：

蔓荆子（二钱）　槐花（二钱）　条芩（三钱）　黄连（二钱）　生甘草梢（五分）

上剉一剂，水煎，空心服。

19)《本草单方·卷九·痔》

痔漏疮发。

又，葱涎、白蜜和，涂之。先以木鳖子煎汤熏洗，其冷如冰，即效。一人苦此，早间用之，午刻即安也。（唐仲举方）

又，无名异炭火煅红，米醋淬七次，为细末。以温水洗疮，绵裹箸头蘸末，填入疮口，数次愈。（《简便方》）

下部痔漏：大露蜂房烧存性，研末，掺之；干则以真菜子油调。（唐氏《经验方》）

20)《衄后方·痔漏退管生肌》

痔漏退管生肌。

白芷梢（一钱五分）　猬皮（三钱）砂炒　蛤蝌（一个）

共为末。分三服，空心酒调下，自燃退管，极妙。

21)《外科大成·卷二分治部上·下部后·痔漏类方》

熏洗痔漏方。

瓦松　马兜铃　皮硝　文蛤　莲房　蜂房山桃树根

共一大剂，水一砂锅，煎浓汁，倾净桶内，坐熏。扎裙围之，俟稍温洗之，日三次。

一加马汗屉子。一用马齿苋煎洗。一用刺儿菜煎洗。

蜂窠漏：漏芦煎汤洗三五次。能退管生肌。

灸漏法：久漏脓水根深者，用硫黄、麦面、和大蒜捣为饼，三分厚，随疮大小贴之，炷艾一灸一，易二十一壮。隔三五日，方用退管药。

一用蝼蛄捣为饼，干者为末，水调作饼，贴疮上灸之，热则易之，五七壮止。经七日，管退而愈。

一用大附子末，水和为饼，灸之，次上生肌药。

一用骑竹马法，取穴灸之亦佳。

漏药制法。

蝉蜕（叶竹筒内，泥固，灰火煨过用）　蛇蜕（入胡桃壳内，铁线扎之，泥固，煅存性）　蛤蝌（贮瓶内，火煨，去头足）　地龙（敲去腹内泥，黄酒洗，文火顿干，新瓦炙）　蜗牛（用肉，如干者入水内泡一宿，其肉自生）　猪悬蹄　牛角䚡（俱酥炙十二次）　鹅翅翎　牛胶　鱼鳔（俱蛤粉炒）　刺猬皮（用酒醋童便浸炙）　蛤粉（紫口者，糠火煨）　露蜂房（乳浸，炙黑）　象牙（酥油炙）

家传痔漏方：喇叭花科（即二地黄苗也）三月内未开花时，连根采来，阴干。每用五钱，水三碗煎二碗，滚两三次；另用韭叶五钱，用酒水各一钟，煎八分，空心服，渣午后服，隔二日再一服。内外如式治之，一切新久痔漏，一月除根。

22)《张氏医通·卷七·大小府门·痔（漏）》

漏，治法宜补气生血。外以黑附子为末，唾津和作饼如钱厚，以艾灸之，随漏大小作炷，但灸微热,不可使痛。干则易,困倦则止,来日再灸,直至内平为效。仍须补药常服。

丹方治痔漏,以积年琉璃洗净油腻,火煅研细,以红酒服四钱,不过七日,其管自去。

丹方,以鳔胶一味,炒研为散,日用一钱匙,砂糖调服,服久痔自枯落。

一法,以降药纸条捻进,黑膏掩之自脱;以干漆灰捻进亦脱;或生漆涂入亦脱,以漆能破瘀血也。

大抵漏疮,孔中多有恶秽之物,以露蜂房、白芷、苦参煎汤无风处熏洗,日三次良。

有痔漏人,每日侵晨食狗肉,勿令间断。取其性温益肾,肾主二便。百日中管自消,不药而愈。

又法,外用土墼烧赤,放罐中。以乱发烧烟,日熏二三次,无论新久痔漏,日渐管脱焦枯而愈。

23)《经验丹方汇编·痔疮》

治痔漏。

犀角　象牙(各末)　乳香　没药(各一两)　明矾　黄占(各五钱)

铜器溶化占,入药,丸梧子大。取连翘、金银花二味贮瓶中,入好酒煎半日,去渣,酒服廿一丸自愈。(洪武帝亲验方)

胡连一两(末)　甲片(麻油炙)　石决明(煅)　槐花(炒,各五钱)

蜜丸。早晚各服一钱。

如四旁有硬肉突出,蚕茧二十个,炒研,入药即治,神效。(《单方全集》)

一用青苔(青石上出)焙末,加生矾少许,再研听用。先将瓦花一把水煎滚,加盐卤一碗,坐上浴洗,其痔渐渐缩小,揩干,将药抹上。但要痛三四次即愈,永不再发。(《外科秘录》)

24)《良朋汇集经验神方·卷之五(外科)·痔漏门》

痔漏神方(王千总方)。

槐角(四两,炒)　地龙(二两,去泥,醋炒)白丁香(二两,酒炒)　珍珠(煅,一钱二分)　象牙屑(煅,一两)　管仲(二两,炒)　蝉蜕(八个,全)　良姜(一两,炒)

上为细末,炼蜜为丸桐子大。每服三钱,白滚水送下,服至十三日,管子自落矣。取至二十日其病愈也。切忌房事、烧酒、气恼一月,永不再发。

治癣漏不拘何处,并杨梅人面生疮。

槐花　皂刺(各四钱)　皮硝(二钱)　黄连　生地(各一钱)　广木香(五分)

水二碗煎一碗,空心温服,渣再煎,十五贴痊愈。

治漏疮神方:一硫二汞三朱砂,四两雄黄交加,一斤铅矿碎如麻,制度休差毫发。平分两罐内,作用三文三武制,他但凭一字走天涯,胜似神仙点化。

先将此药共研一处,平分开入两个阳城罐内,上着灯盏盖定,着微火封完,去火以铁丝祥住,用盐泥将罐口严封,入八卦炉中先文后武各香三炷,用棉花作捻放盏内,不时添水,打香完把罐取下冷定,方开罐口,将盏底灵药扫下,为成极细末,入江米糊内合均,捻成极细捻子,入疮管内,待四五日,其疮管自出矣。疮管落了后,上生肌药,其妙如神。

熏洗漏疮方:川蚊蛤整大者,同核桃叶熬水,先熏后洗效。

治漏疮,有孔化管,生肌散。

枯矾(一钱)　白砒(八分)　朱砂(二分)蟾酥(二分)　没药　乳香(各三分)

上为细末,口津为条穿入孔内,外用膏贴之。

漏疮退管方(胡一鹏方):用白道地龙,火炙存性,为末,或一条二条黄酒送下。

治漏疮除根方。

没药　血竭(各五钱)　蜂房(烧存性)　蝉蜕(烧存性)　木香　麝香(各一钱)

为细末,熔化黄腊一两,入药末为丸黄豆大。早晚各一丸,烧酒送下。

治痔漏除根方。

槐耳　石脂(煅)　龙骨(煅)　雄黄　象皮　乳香　没药　象牙屑(炒)　刺猬皮(炒)血竭　青黛　明矾(生用,各五钱)　羊角海灯(佛前旧的煅,五钱)　猪悬蹄壳(十四个,煅)

为细末,米粉打糊为丸桐子大。每服一钱五分,白滚水送下,早晚服。戒房事,忌芝麻。

化管不疼方(药针)。

官桂　干姜　丁香(各一钱)　虾蟆(一只,去筋骨用腿肉)

上将前药为末,用腿肉捣烂合药作捻,如针插管孔内,一日一次。

乳香　木香　蝉蜕　僵蚕(各三钱)　没药

象牙末　血竭　羌活(各五钱)　碗大蜂房(一个,用食盐填满孔内,火煅存性)

研细,熔黄腊四两,为丸龙眼豆大。每日空心一丸,用酒化开服七日,其管自出,再用生肌散敷之。

玉末　水晶末　象牙末(各一两)

上合一处,每日空心白滚水送下一钱吃,即出管矣。

一方,水蓬花科煎膏,上于管内,其管自干。

河边柳根上须(一把)　花椒　芥子(各二钱)

水二碗煎,先熏后洗,其虫头黑身白,俱从漏疮而出,立愈。

25)《奇方类编·卷下·痔漏门》

治痔漏方。

乌梅肉(一斤)　白术(土炒,四两)

捣成膏,为丸桐子大。每服三钱,白汤下。

又方,皂矾枯为末二钱,饭粘为丸。晒干分作十服,十日空心服完即愈。

26)《外科全生集·卷四·敷药类·枯痔药》

枯痔药,治痔漏。

明矾(一两)　红砒　白砒(各三钱)

共入阳城罐内,外围炭火,烧至矾熔烟起,即砒毒,忌立上风闻气。俟烟尽矾枯,去炭,次日取出研粉,每取一钱,加水飞朱砂一分,再研和匀,临用以津调药,时拂乃愈。

27)《吴氏医方汇编·第五册·痔漏》

治漏便方:鸡肫内黄皮为末,五钱,黄酒送下。愈后终身不犯。

痔疮神效方。

当归　川黄连(酒炒)　象牙末(各五钱)小川芎(酒洗)　净槐花　乳香(各二钱)　露蜂房(槐树上佳,椒树上次之,微火炒)　黄蜡(二两)

溶蜡入前药末为丸如桐子大。每服五六十丸,空心漏芦汤送下。至五日,漏眼内退出肉管,待二三指长,用剪剪去,再退再剪。内管尽出,自然从内生肌长肉矣。神效。

痔疮神验方,脱管生肌:用立秋后马齿苋三十斤,取汁熬膏;用槐角三斤焙为末,和入膏内。每服三钱,空心、滚水送下。

退诸毒管。

蜈蚣(一条)　全蝎(一个,焙)　小蜂房(烧灰,一个)　猪悬蹄(泥包煨,一个)　大蜘蛛(泥包煨,用一个泥盒盛之,一个)

共为末,加冰片少许,陈麦粉炒过,打糊作线入筒内。

28)《惠直堂经验方·卷三·痔漏门》

痔漏奇方。

贯众(一斤,去毛切片,烧酒二斤煮干,又加烧酒一斤、铅粉一两同炒)　川草薢(一斤,用醋二斤煮炒)　槐角(八两,酒炒)　条芩(八两,酒炒)

初起如珠者或下血,止用此四味醋糊为丸,服之自消,如脏穿成漏者,加:

蝉蜕(八两,水酒拌炒)　槐角子(八两,酒炒)　苍耳子(捣去刺,八两,酒拌炒)　乳香(一两,去油)　雄黄(五钱)　儿茶(一两)　血竭(一两)　归尾(二两)　地榆(一两)　枳壳(二两,麸炒)

上药共为末,醋打面糊为丸如梧子大。每服三钱,每日三服,白滚汤下,空心服。

29)《惠直堂经验方·卷三·痔漏门》

痔漏方:五灵脂二斤,炒无烟为末,米糊为丸。每服三钱,海粉汤下。

痔漏神效方。

刺猬皮(一个,鲜者更佳)　蝉蜕(二两)　猪大肠(八寸,入皮硝二两)　防己(二两)　猪后悬蹄爪尖(二十四个)　黄牛角心尖(一对,以上共煅存性)　乳香(炙)　没药(各五钱,炙)　血竭(三钱)　麝香(二分)　蜂房(一个,瓦焙干,露天者佳)　穿山甲(五钱,炒)　象牙(三钱)　生地(一两)　金银花(一两)

为末,蜜丸。陈酒空心下三十丸。忌酒色、煎炒、鱼鲜、油腻、发物。

痔漏不用刀针。

独核肥皂(一个,砂锅内文火炙之,盖密以脆为度)　刺猬皮(二个,入砂罐内盖密,周围封固炭火煅过存性)　推粪虫(炙脆,四两)　象牙末(四两)　地龙(去土沙,四两)

上药为末,飞面打糊为丸。空心服三十丸,服完全愈。

痔漏神方。忌姜椒辛热,煎炒炙爆酒醴,及一切发风之物,愈后忌房劳一百二十日,永不复发。

芜荑仁　雷丸　当归　龟板(酒炙)　鳖甲

（各一钱,炙） 蝉蜕 蚕蜕（各八分） 枳壳 大黄（各五分） 乌梅（一个） 角刺（二十个,剉,同黄蜡一钱炒蜡尽） 竹叶（七片）

上药,用黄酒碗半煎七分,空心温服,以干猪肉压之,服至八日后,漏管虫根俱出,减去角刺、蝉蜕,另用鸡肫皮包龙骨五分、赤石脂五分,入猪蹄甲壳内,炭火煅过,去甲壳皮不用,将龙骨、石脂入药内,照前煎服,五七次除根。

痔漏落管方:倍子十两,水煎至如糊,入黄占十八两为丸。每日空心清汤下三钱。忌鹅、猪、羊、鱼、发物。

痔漏验方。

象皮（一斤） 槐米（一斤,炒淡黄色）

上药为末,蜜丸梧子大。早服三钱,晚服二钱,淡盐汤送下。

痔漏肠红方:棉花子,炒黄黑去壳为末,陈米糊入砂糖为丸如桐子大。每日空心清汤下三钱,服三斤断根。

痔漏内消散,一料可愈四人。

冬青子（四两） 雨前茶（四两） 青黛（四两） 象牙末（四两） 刺猬皮（瓦焙干） 蝉蜕（焙,各二两）

为末,以黄雄狗肠一条,煮烂捣匀为丸。每日清晨酒送下三五钱。

30)《疡医大全·卷二十三后阴部·痔疮门主方》

消痔脱管奇方。

刺猬（一个,皮纸湿包烧灰、存性） 牛角腮（一枝,烧灰存性） 猪悬蹄（二十个烧灰存性） 苦参（二两） 木耳 石菖蒲 陈棕（烧灰存性） 枯矾（各一两） 地榆 槐角子 胡麻仁 雷丸 防风 漏芦 芫荑 麝香（各五钱）

共磨细末,炼蜜为丸桐子大,每服一钱,日三服,白汤送下。

31)《种福堂公选良方·卷二公选良方·内外科·痔漏》

痔漏退管方。

象牙末（二两） 人脚指甲（炙,五钱） 牛骨腮（炙,一两） 猪脚格（炙,一两） 刺猬皮（锅内蜜滚炙干）

上为末,再将地榆、槐角二味,入猪脏内,煮熟捣烂,共捣,蜜丸。每服三钱,空心滚汤送下,其管自出,半月即愈。

又:白鸽粪一升,放罐内,以滚水冲入罐中,乘热病人坐于罐口上熏之,其管自落,数日即收口,要坐久忍痛。

又:用猪脏头水煮烂,或盐或酱油蘸吃,每日吃一个,吃至二三百个必愈。若脾胃畏油腻者,只吃近肛门处管一段亦可。再每日切荸荠蒂一片,吃数片,二物常兼吃更妙。

金余（即人手指甲） 银余（即人脚指甲,二味不计分量均在黄沙内炒脆） 真血余（二两） 血珀（五钱） 黄牛角鳃（火煅,四两） 羊角鳃（火煅,四两） 新象牙屑（烘,三两） 猪悬蹄壳（火煅,四两） 蟹爪尖（炒,一两） 蛜螂虫（瓦上煅,四十九个） 刺猬皮（二张,刮去毛,黄沙内炒） 陈松萝茶叶（烘,三两） 穿山甲（先用醋炒,再用酒炒,四两） 槐角子（炒,四两） 青黛（用水淘净,五钱） 地榆（炒,一两）

以上十六味,如法煅炼为细末,用黄犬大肠煮烂,加炼老白蜜为丸,如无犬肠以猪脏代之亦可。空心淡盐汤送下三钱,壮盛者加,或至五钱,虚人桂圆汤下。

痔漏插药方。

百草霜 黄连（各二钱半） 冰片（五分） 麝香（二分） 蛜螂虫 旱莲草头（五钱,炒） 蚂蟥（十五条,瓦上焙干）

共为细末,丸如粟米大。入管口自进药,三日后待管自化出,用长肉收功末药。

收功末药方。

轻粉 乳香 麝香 韶粉 东丹 血竭

共为末掺之。

又,雄大蛜螂,不拘多少,阴干生研,加冰片少许,将绵纸捻作条,用白芨水蘸湿,晒干待硬,再蘸湿,染药末于纸条上,量漏孔浅深插入,渐渐生肉,其条自然退出,用剪刀剪去外一段,即满膻矣。

治痔漏丸方。

刺猬皮（大者一张,小者二张,新瓦上炙脆为末） 象牙屑（一两） 绿豆粉（一两） 青黛（三钱） 槐花末（一两五钱） 陈细茶（五钱）

上共为末,用陈四糙米煮烂饭,和药打为丸。每服三钱,金银花汤送下,一料不效,二料永不再发。

治多年顽漏神验方:用大脚鱼一个,再取上好冰片三钱,钟乳石五钱,俱研极细末,放入脚鱼口内,放完将脚鱼扣住脚倒挂三四日,待脚鱼头肿大,取快刀杀下头来,用阴阳瓦两块对合,将鱼头装入瓦内,放炭火上,两头将盐泥封固,瓦上留一小孔出烟,待烟稍尽存性,将小孔封固,拿至地上,俟冷打开研细,用四五分,好酒送下。病重者两三服,其管自出,再用长肉药收功。

治漏疾秘方:香菜油一斤,以三十岁妇人血余二两,入油内熬煎去渣。每日用油一钟,煎鸡子三枚,将象牙细末三钱掺在内淡吃,连吃三五日。或将元米粉,掺象牙屑摊饼吃亦可。象牙末吃至一二斤,再无不效。此法不用刀针挂线,有管自然退出,屡试屡验。象牙要真,更要新而雪白者,锉碎,再用乳体细研。

治痔漏方:新象牙屑二斤为末,每早用熟鸡子三个,将牙末和吃,或入稀粥内吃亦可,服尽一料自愈。

露蜂房(一大个,每孔入盐填满煅存性) 僵蚕(二钱) 蝉蜕 木香(各二钱) 象牙末 猪胰油(打烂) 猪悬蹄(蜜炙,各五钱) 白颈蚯蚓(用石压去血,阴阳瓦焙干,净末一钱)

上共为细末,用黄占半斤溶化,将药渐入捣匀为丸如枣核大。每服一丸,空心好酒送下,连服三丸,疮口自消,隔一日第五日再服一丸,第七日再服一丸。痔管自退出矣。将玉簪花根三段,三日捣烂搽上自愈。

蛭蟾丹。

蚂蟥(十数条,将黄泥做成小管,如笔管大,入蚂蟥在内,上以瓷黄泥涂护之,以铁丝捆紧,外再以盐泥封固,炭火煅,以烟尽为度,取出去火毒,为末,二钱) 蟾酥(一钱) 熊胆(八分) 麝香(五分) 冰片(三分)

看漏浅深,用饭粒为条,插入尽头。久者五六条,近者二三条,其管化为脓水,用洗药。

洗方。

乌桕树根皮 枸杞根皮 槐花 五味子 水杨树杆须 瓦花 黄柏 荔枝草

上煎汤一大锅,先熏后洗,再以十宝丹收口。

十宝丹方。

龙骨(八分) 象皮(七分) 琥珀(六分) 血竭(五分) 黄丹(五分) 冰片(四分) 珍珠(二分,腐煮) 牛黄(二分) 乳香 没药(各一钱三分)

共为细末,收贮听用。

32)《脉因证治·卷四·痔漏》

痔漏方。

好腊茶 脑子

同研津调,纸花贴上。除根用后方。

白矾(枯二钱,生二钱) 乳香(三钱)

真香油同研为膏,纸花贴。如便秘,枳实,当归汤下三黄丸。

33)《名家方选·下部病·痔》

疗痔漏脱肛,诸痔,肿痛及淋痛:补中益气汤,本方内加智母、黄柏、红花水煎服。

34)《名家方选·下部病·痔漏脱肛》

治痔漏方。

荆芥 槐实 地黄(各八钱) 大黄(五钱)

上四味水煎,鹿胎子霜二十钱,分为七,临卧搅煎汤送下,凡七日服尽。

同洗方。

木天蓼 木绵实(各十分)

上二味煎汁,洗腰下最妙。

同傅药方。

蚯蚓油 蜗牛油 杉脂油 琥珀油(各等分)

上四味调和,傅患处。

35)《回生集·卷下·外症门》

痔漏神效丸方(江南锡山谢汉文桢氏传)。

当归(酒洗) 川连(酒洗) 象牙末(各五钱) 净槐花 小川芎(酒洗) 滴乳香(各二钱,箬叶去油) 露蜂房(一个,槐树上者佳,椒树上次之,微火炒)

共研细末,黄蜡二两熔化,入前药末为丸桐子大。每服五六十丸,空心煎漏芦汤送下,至五日漏孔内退出肉管,待二三指长用剪剪去,再退出再剪之,内管尽出,自然从内生肌长肉,愈矣,神验之极。

36)《益世经验良方·下焦·治痔漏脱肛门》

治痔漏方:用马钱子磨猪胆汁涂痔上,立愈。

37)《喻选古方试验·卷二·痔漏》

五痔肛肿,久不愈,变成瘘疮:鸡冠花、凤眼草各一两,水二碗,煎汤,频洗。(《卫生宝鉴》)

又方,耳环草(即淡竹叶)挼软,纳患处,效。

五痔诸瘘:金银花根茎叶皆可,不拘多少,入瓶内,以无灰酒浸,糠火煨一宿,取出,晒干,入甘

草少许,碾为细末,以浸药酒打面糊丸梧子大。每服五十丸至百丸,汤酒任下,此药并可治痈疽,且能止渴。(《外科精要》)

痔漏神方:赤白茯苓去皮、没药各二两,破故纸四两,石臼捣成一块,春秋酒浸三日,夏二日,冬五日,取出,木笼蒸熟,晒干为末,酒糊丸梧子大。每酒服二十丸,渐加至五十丸。(《集验》)

38)《验方新编·卷二十四·疔疮部·痔疮肿痛》

治痔漏:马齿苋煎水洗,内服生熟荸荠。

又,苦参、茵陈等分,煎水熏洗,兼治脱肛。

又,凤尾草、赤皮葱、川椒,共捣烂,煎汁熏洗。

又,白矾三分研,用热童便二杯调化,洗痔上,兼治肛门边肿硬痛痒。

又,桃树根,或鱼腥草,或梓桐树皮叶,或豨莶草连根,或莴苣菜,或枳壳皆可,煎汤熏洗,均极效。

又,蜒蚰捣烂,加冰片少许,搽痔疮上,立时效。

39)《奇效简便良方·卷四·痔漏脱肛》

痔漏:猪胆汁和荞面为丸服。

痔漏:陈年蜂窝一个,荔枝三个,瓦松五个,桃条柳条槐条各七寸,开口花椒、茴香各一撮,共熬水,入小坛内坐熏,俟水温洗之,数次愈。

40)《奇效简便良方·卷四·痔漏脱肛》

痔漏脱肛:丝瓜(烧灰)、陈石灰、雄黄各五钱,共末,猪胆汁、鸡子清和香油调敷之。

41)《太医院秘藏膏丹丸散方剂·卷二·洗痔漏神方》

洗痔漏神方:番大马一条,分为三节,每节用砂锅熬透,洗三日,或洗九日。

42)《华佗神方·卷五·华佗治久远痔漏神方》

华佗治久远痔漏神方。

墙上生之绿苔(刮下之,需五钱,火焙干为细末) 羊蹄壳(五副) 炒白术 白芷(各一两) 茯苓(二两) 槐花(五钱)

共为细末,米饭为丸。每日临卧,先服一钱,后压之,美膳一月即愈。

43)《鳝溪秘传简验方·卷下·痔门》

一切漏疮:故布裹盐烧亦,为末。每服一钱。

又方,桑树上寄生,为末,米饮下。

又方,金银藤并花,为末,每酒下三钱。

又方,生芸苔子,炙草。为末,每服二钱,水煎服。

又方,象牙屑,和粥食。

久近痔漏患三十年者:白莲花蕊一两五钱(焙),黑丑一两五钱(取头末),当归五钱(炒)。为末,每服二钱,空心酒下,服三服除根。忌发火等物。

疮久成漏:忍冬草,浸酒常饮。

三、治虚寒痔漏方

1. 木香厚朴汤(《黄帝素问宣明论方·卷十三·痔瘘门·痔瘘总论》)

治痔瘘脱肛,肠胃间冷,腹胁虚胀,不思饮食。

木香 桂心 桃仁 陈皮 厚朴(各一两) 肉豆蔻 赤石脂(各半两) 皂角子(三两,去皮,于醋炙黄) 大附子(三分,炮)

上为末。每服二钱,温粥饮调下,食前。

2. 十全大补汤(《济阳纲目·卷九十五·痔漏·治痔漏日久虚寒方》)

治痔漏日久,气血大虚,须用此大补,庶可取效。

人参 白术 白茯苓 甘草(炙) 当归 川芎 芍药 熟地黄 黄芪 肉桂(各一钱)

上剉,水煎服。

3. 桂附丸(《济阳纲目·卷九十五·痔漏·治痔漏日久虚寒方》)

治冷漏诸疮。

桂心 附子(炮制,米醋中浸,再炮三五次,去皮脐) 厚朴(姜制) 粉草(炙) 白术(各一两) 木香(二钱半) 乳香(研,二钱)

上为细末,炼蜜丸如桐子大。每服二三十丸,空心米饮下。

4. 骨碎补丸(《济阳纲目·卷九十五·痔漏·治痔漏日久虚寒方》)

治痈疽久不能瘥,疮口不合,变易为疳漏,败坏肌肉,销损骨髓,以致痿跛,宜此方主之。

骨碎补 补骨脂 熟地黄 当归 续断 石楠 石斛 牛膝 杜仲 草薢 附子 芍药 川芎 菟丝子 沙参 羌活 防风 独活 天麻 黄芪(各等分)

上为末,炼蜜丸。空心盐汤服。此方与大偻

方相表里。

5. 大偻方（《济阳纲目·卷九十五·痔漏·治痔漏日久虚寒方》）

阳气者,清则养神,柔则养筋,开阖不得,寒气从之,乃生大偻,宜用此方。

羌活 防风 细辛 附子 白术 当归 甘草 川芎 续断 白芍药 桂心 麻黄 黄芪 熟地黄(各等分)

此方与前骨碎补丸相表里。

四、治中虚痔漏方

六君子汤（《罗氏会约医镜·卷十二证·论痔漏》）

治痔漏日久,脉数而涩,饮食日减,肢体愈倦,一切不足之证。先当服补中,交服此方收功。

人参 白术 茯苓 甘草(炙) 陈皮 半夏(各一钱)

姜枣引。如中寒,上呕下泻,加炮姜。如气虚,加黄芪、扁豆。如体弱,兼脏毒下血,加芎、归、枳壳、槐花、地榆。

五、治气血不调痔漏方

芎归汤（《罗氏会约医镜·卷十二杂证·论痔漏》）

治气血不调,致痔漏、日下脓血等证。

当归(六钱) 川芎(三钱)

热加赤苓、槐花。冷加白苓、木香。热则血清而色鲜,冷则血浊而色黯。或再照命热加入。

六、治风热痔漏验方

《普济方·卷二百九十七·痔漏门·痔漏》引《本事方》

治痔漏,此因大肠感风热而生。

生砒(一字) 水银(一粒如米大) 真麝(一粒如小豆大) 腻粉(一字)

上件并乳入钵内研令极细,如痔或有珠子,将白矾荡洗净拭干,用手捻药皆在痔内上。觉得痒时便是药行,一日二次,又洗去,五日后住药见效。如或有孔,即用纸捻引药送入,令彻其内,更用纸贴孔前,一日两次,使药自然生合。

七、治湿热痔漏方

1. 香壳丸（《黄帝素问宣明论方·卷十三·痔瘘门·痔瘘总论》）

治湿热内甚,因而饱食,肠癖成痔,久而成瘘者,服之悉愈。

木香 黄柏(各三钱) 枳壳(去穰,炒) 厚朴(各半两) 黄连(一两) 猬皮(一个,烧) 当归(四钱) 荆芥穗(三钱)

上为末,面糊为丸如桐子大。每服二三十丸,温水,食前,日三服。

2. 楛藤子丸（《黄帝素问宣明论方·卷十三·痔瘘门·痔瘘总论》）

治肠风泻血,湿热内甚,因为诸痔,久而不治,乃变成瘘。

黄芪 枳实 槐花 荆芥穗 凤眼草(以上各一两) 楛藤子(一对,炙) 皂子(三百个,炙)

上为细末,面糊为丸如桐子大。每服二三十丸,空心,酒下,米饮亦得。忌油腻、冷、猪、鱼、臭血物等。

八、治血瘀痔漏方

逐瘀汤（《医方选要·卷之八·肠澼痔漏脱肛门》）

通利大小肠,取下恶物。凡痔漏热证用之,有瘀血作痛,服之见效。

川芎 白芷 枳壳(炒) 赤芍药 阿胶(炒成珠) 茯苓(去皮) 蓬术(煨) 生地黄 茯神(去木) 木通 甘草(生用) 五灵脂(各一钱) 桃仁(去皮尖,炒) 大黄(各一钱半)

上作一服,每服用水二盅,生姜三片、蜜三匙,煎至一盅,食前服,以利为度。

九、治漏下脓血方

1. 胆矾散（《杨氏家藏方·卷第十三·肠风痔漏方五十九道》）

治附骨漏疮,焮肿疼痛,侵溃脓水不绝,久不生肌。

胆矾(一两,火煅白色) 龙骨(半两,白色者) 白石脂(半两) 黄丹(二钱,火飞) 蛇蜕(一条全者,烧灰,别研) 麝香(半钱,别研)

上件除蛇蜕、麝香末外,四味研为细末,同蛇蜕、麝香末和匀。先用葱椒汤洗净、揾干,次用药少许,干掺疮口。如疮口小,用纸捻子点药纴入疮口内,日三次用之。

2. 代赭石丸（《仁斋直指方论·卷之二十三·诸痔·诸痔证治》）

治痔变为瘘,脓血不止。

代赭石（煅,醋淬,研） 磁石（煮米醋数沸,蘸七次,研） 白矾（煅） 牡蛎灰 龙骨（研） 猬皮（炙焦） 皂荚刺（烧） 猪后蹄垂甲（烧,各存性） 赤石脂 川椒（焙） 木贼 蜂房（炒）

上件等分,细末,神曲糊丸小豆大。每服五十丸,食前艾并生姜煎汤下,漏血处以熟艾糅合血竭塞,日三换。

3. 黄连丸（《医方集宜·卷之十外科·治方·痔漏》）

治痔漏日久,脓血不止,或大肠有热下血。

用川黄连,吴茱萸等分,用热汤浸湿,罨三日,炒去吴茱萸,各另为末,另丸,用米糊丸如桐子大。每服三二钱,温酒送下。如粪前红者服茱萸丸。粪后红者服黄连丸。

4. 紫金丸（《普济方·卷二百九十七·痔漏门·痔漏》引《王氏博济方》）

治痔漏久不瘥,肛边穴时出脓血。

龙脑 麝香 乳香 雄黄 密陀僧（并碎,各炒,一两） 砒霜（半分） 丹砂 阿魏 安息香（各一分）

上先将乳香、安息香、阿魏以熟水浸令通软,研如膏。次将龙脑、麝香、丹砂、密陀僧、雄黄合研为末;砒霜入绿豆粉二钱,同研细;更用巴豆三粒,去皮心膜,压去油,亦研细,与前药一处研匀,却入前乳香等膏和丸绿豆大。每服一丸,空心茶清下。兼治肠风等疾,妇人心痛血气当归酒下一丸,心痛水泻生姜汤下一丸,食泻面汤下,气痛温酒下一丸。

5. 莓根汤（《普济方·卷二百九十七·痔漏门·痔漏》）

治诸痔漏出脓水,疼痛不止。

莓根（曝干） 蜀椒（去目并合口,炒出汗） 蛇床子 续断 芫荑仁 野李根 皂荚白皮 松脂（各一两） 白矾（半两）

上细末。每度二两,用水三碗煎至二碗,滤去滓,乘热放盆内,先熏后洗,日三次。

6. 香墨散（《普济方·卷二百九十七·痔漏门·痔漏》引《圣惠方》）

治痔漏下脓血不止。

香墨（三分） 枳实（一两,麸炒微黄） 黄芪（一两,剉） 代赭（一两） 当归（一两,剉,微炒） 麝香（一分,细研） 白芍（三分）

上捣罗为散,入麝香更研令匀。每服食前以粥饮调下一钱。

7. 硫黄丸（《普济方·卷二百九十七·痔漏门·痔漏》引《圣惠方》）

治痔漏肿痛,脓血不止。

香墨（三分） 枳实（一两,麸炒微黄） 黄芪（一两,剉） 代赭（一两） 硫黄（一两,细研水飞过） 白矾（一两,烧灰） 附子（一两,炮制,去皮脐） 皂荚（一两,烧为灰） 麝香（一两,细研） 猬皮（一两,烧灰） 皂荚（一两,去黑皮,涂酥焦黄炙去子）

上捣为末,入麝香研令匀,以醋煮面糊为丸梧桐子大。每服食前温粥饮下十五丸。

8. 六神丸（《普济方·卷二百九十七·痔漏门·痔漏》）

治痔漏脓血不止。

鲮鲤甲（烧灰） 皂荚刺（烧灰） 雄黄 鹤虱（为末） 硫黄（研,各等分）

上为一处研匀,麝香水煮面糊丸梧桐子大。每服十五丸,空心煎汤酒或汤下,加至二十丸。

9. 鹤虱丸（《普济方·卷二百九十七·痔漏门·痔漏》）

治痔漏脓血不止,经年不瘥,亦杀虫。

鹤虱（炒） 雷丸 白矾灰（各一两） 皂荚刺 硫黄（研,各一两） 百部（两半）

上研为末,醋煮为丸如桐子大,雄黄为衣。每服二十九,麝香温酒下,空心服之。

10. 如圣饼（《普济方·卷二百九十七·痔漏门·痔漏》）

治痔漏脓血不止,脏毒下血。

寒食面 铅丹（研） 白矾（烧令汁尽,研） 轻粉（研） 硫黄（研,等分）

上研匀,用倒流水和作饼,如钱大。每病发时,以慢火炙黄熟,一饼分四服,用温热水嚼下,日日午时后服。

11. 麝香散（《普济方·卷二百九十七·痔漏门·痔漏》）

治痔漏。

麝香（三钱） 槐花（半生半炒） 荆芥穗（各

一钱) 千针草(去皮根,半两) 硼砂(研,三钱)

上研为散。每服二钱,温酒调下,临卧时服。

12. 熊胆散(《普济方·卷二百九十七·痔漏门·痔漏》引《御药院方》)

治痔漏疮口不合,脓汁清稀,肿硬不消。

熊胆(一钱) 雄黄 轻粉(各半钱) 麝香(一字)

上件研为细末,干掺药疮口上。

13. 楷藤散(《普济方·卷二百九十七·痔漏门·痔漏》引《圣济总录》)

治诸痔漏,脓血不绝,羸瘦。

楷藤(三个,生油涂炙热,取肉) 续断 鸡冠花(炒) 乌贼鱼骨(去甲,炙,各一两)

上为末。每服二钱匕,空心温酒调下,日晚再服。

14. 丹粉散(《普济方·卷二百九十七·痔漏门·痔漏》引《圣济总录》)

治痔漏有疮成窍,脓血不止。

铅丹 盐豉(各一两) 腻粉(半两) 大蒜(一颗,去皮切)

上先捣蒜令烂,后入余药捣作薄饼,焙干为细末。少许贴之,日三五次。

15. 蜀椒楷藤丸(《普济方·卷二百九十七·痔漏门·痔漏》)

治痔漏不限年月深浅,肿痛穿穴,脓血不止。

蜀椒(去目并合口,炒出汗,木杵轻捣取红,四两) 楷藤子(大者一个擘,破炙)

上为末,枣肉丸梧桐子大。每服十五丸至二十丸,空心温酒下。

16. 鲮鲤甲散(《普济方·卷二百九十七·痔漏门·痔漏》引《圣济总录》)

治诸痔漏有疮,脓出楚痛。

鲮鲤甲(炙焦,五分) 麝香(研,一分)

上为散。每服二钱,空心煎黄芪汤下,日晚再服。一方饭汤下。

17. 二白散(《普济方·卷二百九十七·痔漏门·痔漏》引《余居士选奇方》)

治痔漏脓汁逗流,疼痛不止。

寒水石(火烧赤放令冷) 白滑石(细研)

上件等分,同研匀,用新绵楷药扑疮口,频用。

18. 北亭散(《普济方·卷二百九十七·痔漏门·痔漏》)

治肠风痔漏,积年脓不干。

白矾(别研) 乳香(别研) 黄连(去须,以上三味各一两取末)

上件用大鲫鱼一枚,去肠并鳞,入药末在内,湿纸裹,麻皮缠,盐泥固济。文武火煨熟,去泥纸却,用慢火炙焦,同为细末。每服二钱,空心粟米饮调下。

19. 黄芪六一汤(《外科大成·卷二分治部上·下部后·痔漏主治方》)

漏孔穿开,脓水不绝者。

黄芪(六钱,蜜水拌炒) 甘草节(一钱)

水二钟煎八分,食远服,十余服,脓水自干。

20. 班龙灵龟化痔丸(《惠直堂经验方·卷三·痔漏门》)

治痔漏脓血淋漓。

人参(一两五钱) 鹿角尖(炙脆,八两) 龟板(四两,炙) 象牙屑(二两) 白术 茯苓(各一两五钱) 当归(四两) 穿山甲(炙,五钱) 生地 熟地(各四两) 槐角(炒,六两) 露蜂房(炙,八钱) 侧柏叶(蒸,阴干,一两) 白莲花瓣(二两)

上为末,炼蜜一斤,入白蜡二两,黄蜡八两,下药末,千捶丸梧子大。早晚各以药酒下百丸。

21. 治漏下脓血验方

1)《普济方·卷二百九十七·痔漏门·痔漏》

淋渫药,《御药院方》。治肠风痔漏,经久不瘥,痔已成漏,疮口脓汁涓涓不绝,及疮内有虫,痒痛不止,并宜淋洗之。如疮不破者,用后方干上药涂贴。

威灵仙(去土) 荆芥穗(去土) 商枳壳(去瓤,炒) 乳香(各一两) 细辛(二钱半,去苗) 凤眼草(二两)

上为粗末。每服用药三两,水一大升半煎至一升,滤去滓,稍热淋洗患处。如冷,再温热再洗一遍不用。如洗罢,用绵或白绢揩干上药。如疮破后,不须上药,只淋洗。

干上药,《御药院方》。如疮未破用前方淋渫讫,用此药涂之。

马牙硝(别研) 马勃(各半两) 轻粉(三钱半)

上为末。如疮痒痛不破者,觑疮大小用药多

少,津液调成膏,搽于患处。日用三五次。

治远年痔漏不瘥。

木香　丁香　黑牛末　白牛末(各一钱)

上为末,用鸡子二个,打开取黄,同煎药,一处调匀;再用鸡子壳盛药在内,纸封口。同煮熟分作四服,空心温酒下。

2)《济世全书·艮集卷三·痔漏》

治漏疮血水不止。

蛇皮(烧灰,三钱)　五倍子　龙骨(各五钱)　川续断(五钱)　麝香(少许)

上为末,用津吐调敷,湿则干掺,奇效。

3)《吴氏医方汇编·第五册·痔漏》

痔漏出水。

蜣螂(阴干,一个)　冰片(少许)

为细末。纸捻蘸末入孔内,渐渐生肉,药自退出矣。

十、治痔漏下血方

1. 黄芪丸(《普济本事方·卷第五·肠风泻血痔漏脏毒》)

治远年肠风痔漏。

黄芪(蜜炙)　枳壳(去穰细切麸炒黄)　威灵仙(去苗洗各二两)　续断(洗推去节锉焙)　槐角子　北矾(枯)　当归(洗去芦切焙干炒)　干姜(炮)　附子(炮去皮脐)　生干地黄　连翘(炒各半两)

上细末。炼蜜丸如梧子大。米饮下三十丸。

2. 黄芪葛花丸(《黄帝素问宣明论方·卷十三·痔瘘门·痔瘘总论》)

治肠中久积热,痔瘘下血疼痛。

黄芪　葛花　黄赤小豆花(各一两)　大黄　赤芍药　黄芩　当归(各三分)　猬皮(一个)　槟榔　白蒺藜　皂角子仁(炒,各半两)　生地黄(焙,一两)

上为末,炼蜜和丸如桐子大。每服二十丸至三十丸,煎桑白皮汤下,食前,槐子煎汤下亦得。

3. 加味四君子汤(《立斋外科发挥·卷七·痔漏》)

治痔漏下血,面色痿黄,心松耳鸣,脚弱气乏,及一切脾胃虚,口淡,食不知味。又治中气虚不能摄血,致便血不禁。

人参　白术(炒)　茯苓　白扁豆(蒸)　黄

芪(炙)　甘草

为末。每服三钱,白滚汤点服。

4. 黑丸子(《普济方·卷二百九十七·痔漏门·痔漏》引《危氏方》)

专治久年痔漏下血。

干姜　百草霜(一两)　木馒头(二两)　乌梅　败棕　柏叶　油发(各五钱)

以上烧灰存性,却入后药:

桂心(三钱)　白芷(五钱,各不见火)

上为末,醋糊为丸梧桐子大。空心米饮下三十丸。

5. 葛花黄连丸(《普济方·卷二百九十七·痔漏门·痔漏》引《德生堂》)

治凡受痔漏便血之证,皆富贵人也。因嗜欲恣情,酒色无厌,或食煎爆之肉,大肠受热毒之深,故有斯疾;或痔如鼠奶奶,连珠翻花鸡冠之状,其形不一;或在大肠头上,粪门左右,肿痛流脓出血,发不时,面色萎黄,饮食减少;或有粪后便血红黑,又有长丝缕之血,起卧艰难,并宜服之。

黄连(一斤,酒蒸浸去酒,晒干)　枳壳(半斤,去瓤炒)　干葛(四两)　葛花(四两,如无以葛代之)　槐花(四两)　木香(三两)

上为末,留浸黄连酒作面糊丸如桐子大。每服五十七十丸,饭水下,酒亦可,不拘时,日进三服。

6. 麝香散(《普济方·卷二百九十七·痔漏门·痔漏》引《御药院方》)

治下部脱血,或疮痔漏,久不瘥。

麝香　血竭(各半两)　猬皮(一两)

上先研猬皮、血竭为末,次入麝香拌匀。每服半钱,温酒一盏调匀,食前日二服。

7. 枳壳散(《普济方·卷二百九十七·痔漏门·痔漏》)

1)《御药院方》治肠风痔漏,便血无数,疼痛不可忍者。

枳壳(麸炒去瓤)　槐子(微炒黄色)　荆芥穗(各半两)

上为末。每服三钱,粟米粥调下,如人行一二里地,再用粥压之。空心日进三二服。

2)治肠风痔漏。

枳壳　木鳖子　防风　草薢(各二钱)

上为末。每用药半两,水三升,煎至三五沸,荡三五次效。

8. 枳壳丸（《普济方·卷二百九十七·痔漏门·痔漏》）

治肠风痔漏，久不瘥者。

先穗子（三两）　皂角（一两，去皮，酥炙黄）　枳壳（二两，去瓤生）

上为末，炼蜜丸梧桐子大。空心五十丸。

9. 枳壳荆芥散（《普济方·卷二百九十七·痔漏门·痔漏》）

治肠风痔漏，并脏毒下血，脱肛疼痛。

荆芥　防风　栝蒌　木通　当归　皂角刺　甘草　陈皮　茯苓　枳壳（各等分）

上为末。每服半两，水一盏煎至七分，和滓空心温服。后用淋洗药：

甘松　凤眼草　蒴藋（用根叶茎全）　华葱（各等分）

上为粗末。每服用药一两，水二碗，煎三五沸，痒痛时澡洗。

10. 乌玉丹（一名黑玉丹）（《普济方·卷二百九十七·痔漏门·痔漏》引《直指方》）

治丈夫妇人肠风痔漏，着床，大肠头疼不可忍者，服此药，三四次见效。初得此疾发痒疼痛，谷道四周多生硬核，此是痔。如破是漏，只下血是肠风。皆因酒色滞气风食，五事过度，即成此疾。人多以外医涂治。病在肠，自有虫，若不去根本，其病不除，此药的有神效。

棕榈　乱头发（皂角水净洗，各二两）　雷丸　芝麻（各一两）　苦楝根（二两半）　猬皮　牛角䚡（三两，治洗净）　乳香　麝香（各半两）　猪蹄甲（后脚者，四十九个，洗净）

上除乳、麝外，用藏瓶或沙盒盛，盐泥固济，周回用火煅烟尽存性，不可以太过，便去火；入乳、麝再研细，用酒打糊丸如梧桐子大。空心食前胡桃酒下二三十丸。杨氏方名棕榈丸，添不蛀皂角一两半，余同。一方加槐角四两烧灰存性，榅藤子一两二钱半炒，苦楝根减一半，牛角䚡四两，猪蹄甲用二十五个，麝用二钱，芝麻、乳、麝、雷丸、苦楝根、榅藤子不烧外，余药各烧灰，不用藏瓶。每服五十粒，荆芥茶或酒米饮任下。

11. 秦艽苍术汤（《普济方·卷二百九十七·痔漏门·痔漏》引《卫生宝鉴》）

肠风痔漏者总辞也，分之则异。若破者谓之痔漏，大便秘涩，必作大痛。此由风热乘食饱不通，气逼大肠而作也。受病者燥气也，为病者胃热也，胃刑大肠，则化燥，火以乘燥热之实，胜风附热而来，是湿、热、风、燥四气合。故大肠头成块者湿也；作大痛者，风也；大便燥结者，主病兼受火邪热盛也。去此四者，其西方肺主诸气，其体收下，亦助病为邪，须当以破气药兼之，治法全矣。以剉汤与之，其效如神。

秦艽（一钱）　当归（三分，酒浸）　泽泻（二分）　苍术（七分）　防风（半钱）　大黄（少许）　黄柏（四分，酒洗）　槟榔（二分）　皂角（烧存性，去皮，一钱）　桃仁（汤洗去皮，一钱半）

上将槟榔、桃仁、皂角仁另为末外，㕮咀，都作一服，水五盏，去滓；入槟榔等三味，再煎，去滓，空心服。一方青皮半钱，木香三分同煎。病大者再服而愈。生冷硬物冷茶之类，及酒食大面料干姜之类，犯之其药不效。如有白脓，加白葵花去萼，青皮半钱不去白，入正药中同煎。又用木香三分，为细末，同槟榔等三味，再上火同煎，依上法服饵。古人治此疾多以岁月除之，此药一服立愈，病大者再服而愈。

12. 神丹（《普济方·卷二百九十七·痔漏门·痔漏》引《危氏方》）

治肠风痔漏。

刺猬皮（一个，制铁器中炒黑色为度）　皂角刺（烧灰存性）　硫黄（研）　猪牙角（去黑灰，涂蜜炙）　白矾　枳壳（剉碎，炒）　黄芪（蜜炙赤）　附子（除去皮，各半两）　白鸡冠花（一两）

上为细末，酒煮糊为丸梧桐子大。每服七丸至十丸，空心食前温酒下，不饮酒米饮下。久年痔漏服至三四十日，肉满平安，诸痔服之即自消。外痔用药十丸，同朱砂细碾，蜜调涂。常服永除根本，若服药觉热，加白鸡冠花子一两半或二两，更加三五丸服之脏腑自调匀也。

13. 八宝散（《普济方·卷二百九十七·痔漏门·痔漏》）

治肠风痔漏。

大附子（一个，去皮脐）　南乳香（二钱半）　猬皮（一个，烧灰）　皂角针（一两，烧灰）　榅藤子（一个，去皮脐）　猪牙皂（一两，去皮）　白矾（半两，枯）　硫黄（二钱半）

上为末。醋糊丸小豆大。每服七丸，温酒下，日进一服,二日进二服止,假令十日进三次。忌诸发毒物。

14. 槐荆丸

1)《普济方·卷二百九十七·痔漏门·痔漏》引《御药院方》

治男子妇人肠风痔漏。先脏腑后便血。

槐花(微炒) 荆芥穗(去土) 枳壳(麸炒去瓤,各一两) 白矾(生) 薄荷叶 郁金(各半两)

上为末,水面糊丸梧桐子大。每服六七十丸,空心粥饮下,日进二服。

2)《普济方·卷二百九十七·痔漏门·痔漏》引《儒门事亲》

治痔漏。

槐花 荆芥

上等分为末。每服一两,水煎,空心下。

15. 牵牛丸(《普济方·卷二百九十七·痔漏门·痔漏》)

治肠风痔漏。

黑牵牛(生熟各半) 猪牙皂角(去皮) 何首乌 香附子 草乌头(切破,冷水浸,秋冬七日、夏三日,等分)

上为末,醋打面糊为丸如桐子大。令患人勿食晚饭,次日五更饱食烧熟猪肉一顿,少时酒送下五七丸,药行息时令冷水饭频频压之。大忌热物。后用熟热乌头,于疮上时时换灸之。

16. 二圣散(《普济方·卷二百九十七·痔漏门·痔漏》)

治肠风痔漏,不问有无疙疸破不破者,皆治之。

枳壳(二两,用麦芽炒过,去瓤用) 黄芪(二两) 破故纸(两,微炒)

上一处为细末。空心好酒调下三大钱,如不饮,米汤调下。忌食烧肉、热面、鸡鲊、牛马肉、葱蒜韭,并动风之物一月。

17. 管仲散(《普济方·卷二百九十七·痔漏门·痔漏》引《御药院方》)

治肠风痔漏。

管仲 红藤(各四两,上等好者)

上为粗末。分作四分服,用绵纸包作四裹,每服一包,上好酒一升,煎至五合用小口器温服。药渣收着,候四服药滓一处,用水碗半煎至五沸,用

小口器盛,放被儿内,熏著疮门,就热通手洗。如虫子死后,不痛便瘥。

18. 净固丸(《普济方·卷二百九十七·痔漏门·痔漏》引《儒门事亲》)

治痔漏下血痒痛。

槐花(炒) 枳壳(去瓤,各一两)

上为末,醋糊丸梧桐子大。每服二十丸,米饮下,空心,十服见效。

19. 玉屑散(《普济方·卷二百九十七·痔漏门·痔漏》)

治肠风痔漏。

用葫芦壳烧灰,出火气,研极细,清晨饮汤调下。

20. 侧金散(《普济方·卷二百九十七·痔漏门·痔漏》《杨氏家藏方》)

治痔漏,窍下血疼痛。

干黄蜀葵花 黄柏(去粗皮,蜜炙) 黄丹(飞过) 韶粉(以上四味各半两) 麝香(一钱,别研)

上件前二味捣罗为末,同后三味研匀,每用于患处干贴之。

21. 立验膏(《普济方·卷二百九十七·痔漏门·痔漏》引《杨氏家藏方》)

治痔漏正发,忽肠头不止血者,贴之,永除其根。

用活黄鳝鱼一条,以刀断其首,沥血于掌中;急以大活蜘蛛一枚,以手指只就掌中研蜘蛛,去蜘蛛皮,刮于瓷瓦器内收。于发时涂敷,不过三二次瘥。

22. 皂角子散(《普济方·卷二百九十七·痔漏门·痔漏》)

治肠风痔漏下血,经久不瘥者。

皂角(一百枚,烧留性,研末) 楮藤子(一枚,全者,去壳研,不可捣)

上件为细末。每服二钱匕,分热酒下,如人行一二十里许,再饮热酒一盏,投之。

23. 槐角地榆丸(《外科大成·卷二分治部上·下部后·痔漏主治方》)

痔漏肿痛出血。

槐角(四两,炒黄) 地榆(炒黑) 地黄(炒焦) 黄芩(炒) 荆芥(炒,各二两) 枳壳(一两五钱) 归尾(一两)

共为末,炼蜜为丸桐子大。每服三钱,空心白滚汤送下,日用二服。忌煎炒热物。

24. 苦参地黄丸（《外科大成·卷二分治部上·下部后·痔漏主治方》）

痔漏出血,肠风下血,酒毒下血。先红为肠风,后红为酒毒。

苦参(切片,酒浸湿,蒸晒九次为度,炒黄为末,净一斤) 地黄(四两,酒浸一宿,蒸熟捣烂,加蜂蜜和苦参为丸)

每服二钱,白滚汤或酒送下,日服二次。

25. 扁柏丸（《外科大成·卷二分治部上·下部后·痔漏主治方》）

治痔漏、肠风、脏毒等下血,及吐血、血崩等症。

生侧柏叶(一斤,用白矾四两入铜锅内,水五六碗煎干为度,晒干,炒焦枯) 青州柿饼(十个,烧灰) 旧陈棕(烧存性,二两) 血余灰(一两) 槐花(四两,炒焦)

共为末,炼蜜为丸。每服三钱,空心白酒送下,日进三服,以止为度。

26. 猪脏丸（《灵验良方汇编·卷之二外科·治痔疮》）

治大便痔漏下血。

用雄猪大脏一条,以槐花炒为末,填入脏内,两头扎定,瓦器内米醋煮烂,捣和,再加糕糊为丸桐子大。每服六七十丸,食前当归酒下或米饮下。

27. 茯苓石脂汤（《四圣心源·卷九·疮疡解·痔漏根原》）

治痔漏肿痛下血。

茯苓(三钱) 丹皮(三钱) 桂枝(三钱) 芍药(四钱) 甘草(二钱) 干姜(二钱,炒) 赤石脂(三钱) 升麻(一钱)

煎大半杯,温服。肛热加黄连,木燥加阿胶。

28. 痔漏肠红方（《罗氏会约医镜·卷十二杂证·论痔漏》）

治痔漏下血,十日全愈,其效无比。

黄连(一两,好米酒浸一夜,捞起阴干,余酒后用) 百草霜(用茅柴烧者,不用松柴烧者,一两,二味共研末)

乌梅蒸软,取肉一两,用前浸黄连酒蒸烂,三味同捣为丸,干加前酒。每空心酒下四五十丸,三日见效。

29. 治痔漏下血验方

1)《普济方·卷二百九十七·痔漏门·痔漏》

治风肠痔漏,不问有头无头,定三日安,出《本事方》。

藜芦(烧灰,半两) 皂角针(只用针不用皮,条炒,二钱) 天麻(半两) 干姜(半两) 莲子草(一两) 真麝(半钱) 橘子硫黄(一两) 苦栝蒌(一个大者) 明矾(一两)

上将栝蒌开一孔如小钱大,入矾并硫黄在内,却将原掩合定,藤纸糊却,瓦罐子盛坐砖上,炭火煅令烟尽为度。瓶内闷死后,冷取出,研细。同前六味药末和匀,炼蜜丸梧桐子大。每服十丸至十五丸,空心温酒下,日三服,三日效。油面腌藏,牛马肉,鱼腥生冷,行房,行远,劳力,一切忌之。

治痔漏翻花泻血,出《验良方》。

狐狸手足(一副,阴干) 穿山甲 猬皮(各三两) 川芎 黄明胶 乳香 白附子 川乌头 五灵脂(各二两)

上为粗末,砂锅固济,极干,用炭火煅通赤,去火,坩埚研为末,入麝香研。芫荽酒调下二钱,日三服。

治血漏疮,出《本草》:用雄黄末如豆大许,纳疮中,又服五钱比,血皆止。

治痔漏下血不止,出《神效方》。

紫皮蒜(十个,独科者炒) 大椒(六十枚) 豆豉(四两)

上捣烂为泥,丸弹子大。空心细嚼一丸,盐汤下,日三服。

熏渫药,出《神效方》。

凤眼草 赤皮葱 椒(各等分)

上同浆水滚过,坐盆令热气熏痔,但通手渫之,如次不过三次愈。

洗药,出《经验良方》,治痔漏下血。

荆芥 枳壳(各等分) 马鞭草(多使)

上焙干,为粗末。煎汤熏洗。

治肠风痔漏。

京三棱(用黑豆炒,切作片子) 马兜铃 谷精草(各等分)

上为散,水同煎,熏洗效。

治肠风痔漏,出《本事方》。

赤芍药 官桂(去皮) 甘草(炙,等分)

上咬咀。每服二钱,生姜二片,白糖一块,水一盏煎七分,去滓,空心服之。

治肠风痔漏:用诃子不以多少和皮,于灰内烧炮黄色为末。先用槐枝煎汤洗疮,将药末贴,次日再用凤眼草煎汤,洗贴药,次用地蓬毛贴,令病人自用津唾调搽。如疮有青水出,速治,如脓出难医。仍用纸捻入疮内,用药仍服匀肠丸。

治肠风痔漏,出《本事方》:用鲫鱼一尾,破开尽去肠,入白矾令满,瓦上烧过,并为细末。用鸡毛卷药敷治,立效。一方败棕皮包纸裹煨香熟,去纸,熨斗内烧,带生存性为末。每服一钱,空米饮下。一方瓦上烧为灰,软饭丸桐子大。每服二十丸,粥饮下。

河水方,出《本事方》治痔漏下血不止,翻花痔:用城市河中水一桶,脱衣坐水中,频洗即止。痔亦可,不过三五次立效。

治肠风痔漏,出《本事方》:上用鸡冠花,不以多少,浓煎汤洗,每服一钱空心下。井水亦得。久患者皆瘥,并与数人用皆然,神妙可惊不类他药。

治肠风痔漏:用沙糖打却,将样子蘸糖,和荆芥细末,空心服之。

治痔瘘,出《本草》:并泻血,以瞿麦作汤粥食,并得。

治痔漏肠风方:用云台子四两为末,用好酒面糊丸梧桐子大。每服三十丸至五十丸,温酒送下,日进一服。

2)《本草单方·卷九·痔》

痔漏下血:蚕纸半张,碗内烧灰,酒服自除。(《备急方》)

肠风痔漏:熊胆半两,入片脑少许研,和猪胆汁,涂之。(《寿域方》)

十一、治痔漏便秘方

1. 秦艽苍术汤(《立斋外科发挥·卷七·痔漏》)

治肠风痔漏,大小便秘涩。

秦艽 苍术(米泔水浸炒) 皂角仁(烧存性) 桃仁(各一钱半) 黄柏(酒制) 泽泻 当归尾(酒拌) 防风(各一钱) 槟榔(五分) 大黄(炒,量入)

作一剂,水二钟煎八分,空心服。

2. 当归郁李仁汤(《立斋外科发挥·卷七·痔漏》)

治痔漏,大便结硬,大肠下坠出血,若痛,不能忍者。

当归尾(酒拌) 郁李仁 泽泻 生地黄 大黄(煨) 枳壳 苍术 秦艽(各一钱) 麻子仁(一钱五分) 皂角仁(一钱,另为细末)

作一剂,水二钟煎八分,入皂角末,空心服。

3. 搜风顺气丸(《证治准绳·类方第六册·痔》)

治痔漏,风热秘结。

车前子(一两五钱) 大麻子(微炒) 大黄(五钱,半生半熟) 牛膝(酒浸) 郁李仁 菟丝子(酒浸) 枳壳 山药(各二钱)

上为末,炼蜜丸如桐子大。每服三十丸,温汤下。

十二、治痔漏疼痛方

1. 万金丸(《圣济总录·卷第一百四十三·久痔》)

治肠风痔疾,远年不瘥,疼痛不可忍者。

安息香 乳香 丁香 木香 沉香(剉) 无食子 肉豆蔻(去壳) 当归(切,焙) 麒麟竭 没药 密陀僧(煅) 阿魏(各半两) 巴豆(去皮心膜,醋煮) 砒霜(入绿豆半两同研,各三分)

上一十四味,先将乳香安息香阿魏麒麟竭没药等细剉,水少许浸一宿,来日细研如膏,余药捣罗为末,与膏同研,丸如黄米大。每服一丸,空心冷茶咽下。

2. 比金丸(《圣济总录·卷第一百四十三·久痔》)

治痔疾疼痛不可忍,及下血。

槲藤子 附子(炮裂,去皮脐) 硫黄(研) 白矾(烧令汁尽) 螺皮(炙焦) 枳壳(去瓤麸炒) 猪牙皂英(酥炙,各半两)

上七味,捣罗为末,酒煮面糊丸如梧桐子大。每服十九,米饮或酒下,不拘时候。

3. 能消丸(《圣济总录·卷第一百四十三·久痔》)

治痔疾疼痛,如锥刀刺,不可忍。

威灵仙(去苗、土,四两,一名能消) 卷柏(去根) 防风(去叉) 猬皮(烧灰存性) 阿胶(炙燥,各半两) 糯米(炒,一合)

上六味,捣罗为末,炼蜜丸如梧桐子大。每服十丸,加至二十丸,人参汤下,日三,不拘时。

4. 栝蒌散(《圣济总录·卷第一百四十三·久痔》)

治痔瘘疼痛,行履不得。

大栝蒌(一枚,开口) 猪牙皂荚 白矾(各半两) 鲤鱼皮 鳖甲(去裙襕) 刺猬针(各一分)

上六味,除栝蒌外,同为粗末,入在栝蒌内,用盐泥固济候干,用炭五斤,煅令通赤,放冷取出,捣罗为散。每服二钱匕,研胡桃酒调下。

5. 祛痛散(《圣济总录·卷第一百四十三·久痔》)

治痔疾疼痛不可忍,及肠风下血。

皂荚子(不蚛者,一枚,麸二升同炒麸焦黑,去麸) 薄荷(干者,三两,剉)

上二味,捣罗为散。每服二钱匕,米饮调下,空心服。

6. 荆兰汤(《圣济总录·卷第一百四十三·久痔》)

治五痔,痛不可忍。

荆芥穗 贯众 甘草 蜀椒(去目) 泽兰 芍药(各二两)

上六味,粗捣筛。每用三大匙,水三碗煎沸,倾盆内,先坐熏之,覆令密,勿泄出药气,通手即淋渫。

7. 试虫散(《圣济总录·卷第一百四十三·久痔》)

治五痔痛甚。

臭椿根 地骨皮 景天(阴干,各二两,护火草是也) 马牙硝(一两)

上四味,捣为细散。用精猪肉一大片,掺药三钱匕在肉上,就上坐一二时,起看有虫即去,无即已。

8. 荆芥汤洗方(《圣济总录·卷第一百四十三·久痔》)

治五痔疼痛,及阴湿痒。

荆芥穗 臭橘 厚朴(去粗皮,各半斤)

上三味,粗捣筛。每用二两,水五升煎取三升,避风处淋渫。

9. 枳壳散熨方(《圣济总录·卷第一百四十三·久痔》)

治诸痔有头,疼痛不可忍。

枳壳(四两) 诃黎勒皮(二两)

上二味,粗捣筛,同炒令热,以绵裹热熨之,冷即再炒。

10. 白矾散(《圣济总录·卷第一百四十三·久痔》)

治痔瘘出脓血,疼痛不可忍。

白矾(飞研,半两) 木香(炮,一分,为末)

上二味研匀。每用少许,以鸡子白调涂痔瘘上。

11. 止痛膏(《圣济总录·卷第一百四十三·久痔》)

治肠风痔瘘有头,下脓血,疼痛不可忍。

莨菪子(一合) 牛皮胶(一两)

上二味,先研莨菪子为末,次用胶清调成膏,摊纸上贴之,有头者自消。

12. 威灵仙丸(《圣济总录·卷第一百四十三·久痔》)

治肠风痔瘘,肛边鼠乳,疼痛不可忍。

威灵仙(净洗,焙干,二两) 木香(一两)

上二味,捣罗为细末,炼蜜和丸如梧桐子大。每服二十丸,加至三十丸,不拘时候,煎荆芥汤下。服药后,忌茶半日,恐冷即腹痛,男子妇人皆可服。

13. 血竭散

1)《类编朱氏集验医方·卷之六积聚门·痔漏》

治痔瘘痛不可忍者。

血竭

细末,用自津唾调涂。

2)《普济方·卷二百九十七·痔漏门》引《危氏方》

治痔漏,疼痛不可忍。

血竭 牡蛎灰 发灰(各等分)

上细末,入麝香少许,自以津唾调敷。如更痛,研杏仁膏调药敷之。

14. 麝香猬皮丸(《普济方·卷二百九十七·痔漏门·痔漏》)

治肠风痔漏,疼痛不止,大便下血,时举发。

鸡冠花(八两,微炒存性) 牛角䚡(烧存性) 贯众(去毛净) 槐花(微炒) 油发灰 香白芷 当归 枳壳(去瓤) 玄参 黄连 黄芪 防风(去芦,半两) 鳖甲(一钱,炙黄色) 麝香(半钱,别研) 猬皮(烧存性用,一个) 诃子(去

核,半两净,微炒) 猪左悬蹄(五个,烧存性)

上入麝香和末,为丸梧桐子大。每服三十丸至四十丸,空心饮下。忌动风发病之物。

15. 樗藤子丸(《普济方·卷二百九十七·痔漏门·痔漏》引《御药院方》)

治风癣下血,痔漏结核疼痛。

樗藤子(一个重七钱,酥炙和皮用) 茴香(炒) 皂角刺(烧存性) 猬皮(烧存性) 枯白矾 白附子(炮) 枳壳(麸炒去瓤) 樗皮(焙干,各半两) 乳香(二钱)

上为末,醋面和丸梧桐子大。每服四五十丸,温酒食前服。如有痔疮疼痛,醋研五七丸,津唾涂患处。

16. 秦艽白术丸(《普济方·卷二百九十七·痔漏门·痔漏》)

治痔漏疾并痔漏有脓血,大便燥硬而作疼痛,不可忍者也。

秦艽(一两,去芦) 当归(半两,酒治) 桃仁(一两,汤浸去皮,炙) 地榆(三钱) 枳壳(麸炒,半两) 皂角仁(一两,烧存性,去皮) 泽泻(半两) 白术(半两)

上同为细末,和桃仁泥子研匀,煎热汤白面为丸如鸡豆仁大,令药光滑,焙干。每服二丸,白汤送下,空心宿食消尽服之,待少时以美膳压。忌生冷、硬物、冷水菜之类,并湿面酒及五辣辛热大科葱之类,犯之则药无效矣。数服而愈。

17. 秦艽羌活汤(《普济方·卷二百九十七·痔漏门·痔漏》)

治痔漏成块下垂,极疼不任其痒。

升麻(半钱) 柴胡(半钱) 黄芪(一钱) 炙甘草(半钱) 防风(七分) 藁本(三分) 细辛(少许) 红花(少许) 羌活(一钱二分) 秦艽(一钱) 麻(半分)

上件剉如麻豆大,都作一服,水二盏煎至一盏,空心服之。忌禁如前。

18. 茶蒳散(《普济方·卷二百九十七·痔漏门·痔漏》)

治诸般痔漏,下血疼痛。

黄牛角䚡(二两) 蛇蜕 猪牙皂(剉) 刺猬皮(剉) 棕榈皮(剉) 牛鼠狼皮 茶蒳叶(剪碎,以上六味各半两) 穿山甲(七十片) 贯众(一两) 乳发(一分)

上件拌匀,入瓷罐内,以盐泥固济了,晒干。用炭火煅通红为度候冷取出,研细末。每服二钱,胡桃肉半枚,次以温酒调药同下,临卧至五更初,又服一服,至辰时又服一服。如此服三日,永除根本。

19. 清金养荣汤(《外科大成·卷二分治部上·下部后·痔漏主治方》)

痔漏肿痛,大便燥急,里急后重者。

当归(二钱) 白芍(八分) 熟地(二钱) 黄连(二钱) 连翘(一钱) 黄芩(一钱五分) 熟大黄(钱半) 枳壳(二钱) 麻仁(二钱) 茯苓(一钱) 天花粉(一钱) 甘草(五分)

用水二钟煎一钟,食前服。忌辛热等物。

20. 通圣散(《外科大成·卷二分治部上·下部后·痔漏主治方》)

痔漏肿痛,大便闭结不通。

防风(八钱) 荆芥 赤芍 归尾 栀子 连翘 黄芩 白术(各一钱) 薄荷(八分) 川芎(五分) 甘草(五分) 桔梗(八分) 石膏(八钱) 滑石(二钱) 大黄(五钱) 朴硝(三钱)

每剂加漏芦一两,生姜三片,红刺七个,灯心三十根,用水煎服。泻二三次,食凉粥止之。忌荤腥油腻三五日。但有热毒内结者,服此一剂,泻去余毒,次服清金散三四剂,退肿止痛。

21. 黑玉丹(《吴氏医方汇编·第五册·痔漏》)

治新久肠风痔漏,着床疼痛,不可忍者。

刺猬皮 槐角(各三两) 猪后悬蹄甲(四十九个) 牛角䚡(剉) 乱发(皂角水洗) 败棕(各二两,以上六味俱装锅内,烧存性) 苦楝皮(一两二钱五分) 芝麻(生用) 雷丸(各一两) 乳香(五钱) 麝香(一钱)

上为末,酒煮面糊丸如桐子大。每服八粒,先嚼胡桃一枚,以温酒吞下;或海藻煎汤,酒吞下,空心食前,日三服。切忌别药,不过三五日,即除根矣。

22. 治痔漏疼痛验方

1)《圣济总录·卷第一百四十三·久痔》

治五痔痛不可忍,淋渫汤方。

黄芩(去黑心) 木通(剉) 栀子仁 甘草(炙,剉) 太阴玄精石 萹蓄(各二两) 朴硝(一两)

上七味,粗捣筛。每用七钱匕,水三碗,煎沸倾盆内,先坐熏之,候通手,即淋渫,冷即止,熏时令密复,勿泄药气。

治诸痔有头,疼痛不可忍,熏洗方。

地菘(一斤) 槐皮(二两) 葱根(一握) 韭根(一握)

上四味细剉,以水五升煎至三升,盆内盛,先坐乘热熏,通手即淋洗,日三次用。

治痔疼痛,烟熏方。

白鳝鱼骨 熟艾(等分)

上二味剉碎,同和匀,用新盆子一个,盛药在内,以火烧药,候烟出,盆上坐熏之,烟尽即止。

治大肠痔瘘,脱肛疼痛。

虎脚指(两节)

上一味,以蜜二两炙令赤,捣罗为末,炊饼丸如梧桐子大。每服空心温酒下二十丸。

2)《普济方·卷二百九十七·痔漏门·痔漏》

治痔漏有头,疼痛下脓血:用吐出烟虫二枚,炙干捣罗为末,贴满头上。当断脓血,贴五七度瘥。又方,用硫黄末少许,内疮孔中,以艾熏之瘥。

治痔漏疳蚀恶疮:用端五日,取蟾酥,以朱砂麝香为丸,如麻子大,纳孔中。

治痔漏疼痛,肿硬不消,用此熏方,出《圣惠方》。

莨菪子 蒴子 雄黄 吴茱萸 猪牙皂角(以上并生用)

上捣为末,黄蜡为丸弹子大。用小口瓶子内烧一丸,熏痔漏上,日可两度用之。

3)《普济方·卷二百九十七·痔漏门·痔漏疼痛不可忍》

治痔疮疼不可忍,宜用治之。出《德生堂方》。

绿豆粉(一斤) 蜗牛(一百五十个,二味一处炒锅内文武火炒黄,去蜗牛,摊在地上出火毒后加) 没药 乳香 轻粉(三两) 绿豆(一两)

与没药等四味各三钱,同研细末,每用少许,凉水敷贴疮上,即住疼痛。

治痔疾肛门边肿硬,痒痛不可忍救,急熨之:白矾三分,碾。以童子热小便二盏化白矾以洗痔上,二日立效。

4)《济世全书·艮集卷三·痔漏》

治痔并漏极痛者。

橄榄核(烧灰存性,一钱) 熊胆(五分) 冰片(二分)

上为细末,先将冬瓜皮煎汤洗净;如无,臭桐叶汤洗。将指蘸药,抹上一二次立已。

5)《太医院秘藏膏丹丸散方剂·卷一·附杂方》

治痔漏疮肿疼方:椒目一撮,碾细,空心白水调服三钱,甚效。

十三、治痔漏虫蚀验方

1)《普济方·卷二百九十七·痔漏门·痔漏》

治痔瘘,出《本草》:以蜣螂为丸,塞下部,引痔虫出尽,永瘥。

2)《赤水玄珠·第三十卷·痔漏门》

丹溪治肠风痔漏,有虫如丝细,黑头,取去除根。

瞿麦(半斤) 猪牙皂角(一寸)

上为末,入猪腰子一双内,用米泔煮,空心食之,少顷肚痛上攻,虫皆随出,作地坑埋之。薄粥补之。

十四、治杨梅痔漏验方

《良朋汇集经验神方·卷之五(外科)·痔漏门》

治杨梅痔漏方。

大鳖甲(三个,去肉,汤洗净) 刺猬皮(一个,火炙黄色) 象牙末(三钱)

为细末,枣肉为丸樱桃大。每服一丸,童便送下。服七日后,仍用三味末,猪胆外调敷患处。

十五、治痔漏日久不愈方

1. 二香散(《普济方·卷二百九十七·痔漏门·痔漏》引《杨氏家藏方》)

治远年冷漏。

香鼠(一枚,令炙焦) 麝香(少许,同研)

上为细末,和匀。每用少许,干糁疮口,先以温汤洗之过拭干,次用上件药糁。如疮口深,脓出,药不能入血者,用纸捻蘸药纴在疮内,自然脓出少,从里生肉面外。有脚底被签破,及百日疮不合口,贴此药遂瘥。

2. 抵金膏(《普济方·卷二百九十七·痔漏

门·痔漏》)

治诸般痔漏,久不愈者。

花蕊石(火煅过,醋滴研碎) 生硫黄(细研) 黄丹(细研) 牡蛎(火煅过,研如粉) 蚌粉(细研,以上五味各二两) 自然铜(一两,火煅,醋滴研碎)

以上六味,同研匀用。清油三十二两,入铜锅内,用炭火熬去油十两。次入后药:

草乌头(四两,连皮尖生用) 骨碎补(去毛) 汉防己 龙骨 乌药 虎骨(如无用败皂,五味各二两)

以上六味并为细末,入前油锅内熬成稠膏。次入后药:

乳香 没药 血竭 白胶香 安息香(以上五味各二两,并为细末)

上件同入前锅内,急将枝子搅匀,少时取出,以盒子盛之,不得盖收。三日后火力定。每服一小匙,温酒下,不计时候。

3. 万金丸(《普济方·卷二百九十七·痔漏门·痔漏》)

治一切痔漏,久不瘥者。

木贼 何首乌 荆芥穗 防风(去芦头) 鸡冠花(焙) 枳壳(去瓤麸炒) 五倍子 黄芪(剉,焙) 槐花 槐角(以上十味各一两,同为末) 皂角子 猪蹄甲(用猪蹄向后小爪不着地甲) 皂角刺 麝香皮子 榼藤子 百药煎 刺猬皮(七味各一两,入磁罐内固济了,候干用炭火盐泥煅至青烟出,与前药末同研细,次入麝香二钱)

上件为末,酒煮面糊为丸如梧桐子大。每服五十丸,食前米饮下。病久者当常服,即去根本。

4. 平肌散(《万氏家抄济世良方·卷三·痔漏》)

治漏疮久不合。

黄狗头骨 乱发 穿山甲(各烧灰为末,等分)

上令匀,干掺患处,如干则用津唾调敷。

5. 鲫鱼散(《万氏家抄济世良方·卷三·痔漏》)

治痔漏久不愈。

鲫鱼一个,破开去肠,入白矾令满,瓦上烧存性为末,用鸡毛卷药敷之立效。

6. 收功补漏丸(《寿世保元·卷五·痔漏》)

一论痔漏多年不瘥之神方也。临川徐学韦验。

白茯苓(去皮) 赤茯苓(去皮) 没药(各二两) 破故纸(四两)

上药,俱不犯铁器,于石臼捣成块。春秋酒浸三日,夏二日,冬五日。取出,木笼蒸熟,晒干为末,酒糊为丸如梧桐子大。每服二十丸,缓缓加至五十丸,空心,温酒送下。予尝以此方,加入全料六味地黄丸,同作一处,同丸服,治年久漏不愈者,一料全愈。

7. 八味地黄丸(《外科大成·卷二分治部上·下部后·痔漏主治方》)

补肾滋阴,益气养血。治久漏,脓水清稀,不能收口,服此补阴助阳,通畅脾胃,肌肉易长,脓水易干,刻日见效。

依六味地黄丸方加大附子、肉桂各二两。依古方,以地黄用人乳浸九次蒸晒为异耳。

8. 墙苔散(《洞天奥旨·卷九·脏毒痔漏疮》)

秦真人传,治痔漏久不愈者,神效不测。

绿苔(要墙上生者,刮下五钱,火焙干,为细末) 羊爪壳(五副,用后蹄,不用前爪) 炒白术(二两) 茯苓(二两) 槐花(五钱) 白芷(一两)

共为细末,米饭为丸。每日临卧,先服一钱,后压之美膳,一月即内消,管化乌有矣。

9. 治痔漏日久不愈验方

《济世全书·艮集卷三·痔漏》

治久冷漏疮:用活鳝鱼五六条掷地,以竹针贯之,覆疮良久,当有虫如线,复之使尽,用槟榔、黄连末敷,明日以干艾作汤,投白矾二三钱洗,不月而愈。

十六、痔漏收口方

1. 生肌药丁(《外科大成·卷二分治部上·下部后·痔漏主治方》)

漏疮去后,用此收口。

珍珠 象牙 龙骨 儿茶 花蕊石 血竭(各一钱) 轻粉 白芷 白蔹 朱砂(各五分) 冰片(三分)

共为末,饭为条,阴干收用,不可加减。

2. 生肌散(《外科大成·卷二分治部上·下部后·痔漏主治方》)

用线挂开者,此药收口,诸疮长肉收口。

炉甘石(一两,煅,三黄汤内七次) 木香 降香 乳香 没药 血竭 儿茶 黄柏 黄连 白芷 白蔹(各五钱) 龙骨(三钱) 冰片(一钱) 麝香(三分) 赤石脂(一两,煅) 黄丹(一两,飞七次) 海螵蛸(汤泡去皮,五钱)

共为末用。

3. 珍珠散(《外科大成·卷二分治部上·下部后·痔漏主治方》)

长肉生肌收口。

珍珠 石膏(炒) 赤石脂 轻粉(各一钱) 白龙骨(三钱) 冰片(二分) 孩儿骨(五分,狗胎骨亦可)

共末收用。一加象牙一钱。

十七、痔漏巩固方

收功尽根丸(《外科大成·卷二分治部上·下部后·痔漏主治方》)

痔漏服药全愈,须服此药,庶不再发。

枯矾 雄黄 文蛤(炒) 乌梅肉(炒,各三钱) 冰片(一分)

共末,炼蜜为丸。分五服,每日一服,空心白滚汤送下。

【论用药】

中医古籍"痔漏"常常并见,且"痔漏"往往包含"痔疮""肛漏",故本节用药部分需要结合"痔"篇用药部分一起阅读,方为全面。

一、概论

《汤液本草·卷之二·东垣先生用药心法·用药凡例》:"凡痔漏,以苍术、防风为君,甘草、芍药为佐。详别证加减。"

《金匮钩玄·卷第二·痔漏》:"漏专以凉药为主。"

《古今医统大全·卷之七十四痔漏门·治法·不饮酒人痔疮易治》:"丹溪云:痔漏因风、湿、燥、热归于大肠,金失所养,木寡于畏。其为变见名状,种种不同,曰牛奶,曰鼠奶,曰鸡心,曰鸡肝,曰莲花,曰翻花,曰蜂窝,曰穿肠,曰外痔。虽名状不一,而其因亦同焉。以苦寒泻火,芩、连、栀子、槐花之类;以辛温和血,当归、川芎、桃仁之类;风邪下陷,以秦艽、荆、防、升麻之类;燥热郁怫,以枳壳、麻仁、桃仁、大黄之类。不饮酒人庶几易治。"

《医方考·卷六·虫门第六十五·痔漏诸药总考》:"昆按:古方医痔漏下血,有用槐角灰者,有用柏叶灰者,有用猬皮灰者,有用露蜂房灰者,有用牛角腮灰者,有用胡桃灰者,俱以方寸匕酒调下,此皆枯痔之法也。汤液之中,有用防风者,有用秦艽者,有用皂角仁者,有用荆芥、白芷者,此皆责之风热入脏也;有用芒硝、大黄者,有用槟榔、枳实者,此皆责之实热可下也;有用胡黄连者,有用酒苦参者,有用石莲肉者,有用番木鳖者,此皆责之实热可清也。有用桃仁、红花者,有用蒲黄、苏木者,此皆责之瘀血未消也。有用杏仁、麻仁者,有用地黄、黄柏者,此皆责其燥金无液也。有用地榆、蕲艾者,有用枯龙骨、鹿角霜者,此欲强止其血也。有用象牙、螳螂者,有用人爪、蟹爪者,此欲放出其肛而外施药以愈之也。有用熏法者,有用洗法者,有用药坐者,无非枯痔止血之品也。有用插药者,有用挂线者,无非烂肌去腐之辈也。呜呼!任医犹任将,用药犹用兵。神于兵者,叠石可以为营,驱牛可以破敌。神于药者,心解而机自灵,见超而术自神,有不拘拘于纸上之陈言矣。"

二、治肛漏专药

1. 土贝母

《本草正·山草部·土贝母》:"土贝母……味大苦,性寒。阴也,降也。乃手太阴、少阳,足阳明、厥阴之药。大治肺痈、肺痿、咳喘、吐血、衄血,最降痰气,善开郁结、止疼痛、消胀满、清肝火、明耳目,除时气烦热、黄疸、淋闭、便血、溺血,解热毒,杀诸虫,及疗喉痹、瘰疬、乳痈、发背、一切痈疡肿毒、湿热恶疮、痔漏、金疮出血、火疮疼痛。为末可敷,煎汤可服。性味俱厚,较之川贝母清降之功,不啻数倍。"

2. 土茜草

《本草纲目拾遗·卷三·草部上·土茜草》:"土茜草……药鉴 1598 云:功专活血、治跌扑、痈毒、癥瘕、经闭便血、崩中带下、痔漏风痹、鬼箭风、臌胀、黄疸、蛇伤。"

3. 山慈姑

《滇南本草·第三卷·山慈姑》:"山慈姑……止咳嗽,治喉痹,止咽喉痛,止血涩血,大肠下血,痔漏疮痈之症。"

4. 川芎

《证类本草·卷第七·芎䓖》:"芎䓖……日华子云:畏黄连。治一切风,一切气,一切劳损,一切血,补五劳,壮筋骨,调众脉,破症结宿血,养新血,长肉,鼻洪,吐血及溺血,痔瘘,脑痈,发背,瘰疬,瘿赘,疮疥及排脓,消瘀血。"

《本草纲目·草部第十四卷·草之三·芎䓖》:"芎䓖……一切风,一切气,一切劳损,一切血。补五劳,壮筋骨,调众脉,破症结宿血,养新血,吐血鼻血溺血,脑痈发背,瘰疬瘿赘,痔瘘疮疥,长肉排脓,消瘀血(大明)。"

5. 女贞子

《本草正·竹木部·女贞子》:"女贞子,味苦,性凉。阴也,降也。能养阴气,平阴火,解烦热骨蒸,止虚汗、消渴及淋浊、崩漏、便血、尿血、阴疮、痔漏疼痛,亦清肝火,可以明目、止泪。"

6. 马牙半支

《本草纲目拾遗·卷五·草部下·马牙半支》:"性寒,消痈肿,治湿热,利水和血,肠痈痔漏。"

7. 马兰

《本草纲目·草部第十四卷·草之三·马兰》:"马兰……根、叶……主诸疟及腹中急痛,痔疮(时珍)。

【发明】时珍曰:马兰辛平,能入阳明血分,故治血与泽兰同功。近人用治痔漏云有效,春夏取生,秋冬取干者,不用盐醋,白水煮食,并饮其汁。或以酒煮焙研,糊丸,米饮日日服之。仍用煎水入盐少许,日日熏洗之。《医学集成》云:治痔用马兰根,捣敷片时,看肉平即去也。稍迟,恐肉反出也。"

《本经逢原·卷二·芳草部·马兰》:"马兰……马兰入阳明血分,与泽兰功用相近。故能破宿生新。丹方治妇人淋浊、痔漏有效。"

8. 马兜铃

《证类本草·卷第十一·马兜铃》:"马兜铃:味苦,寒,无毒。主肺热咳嗽,痰结喘促,血痔瘘疮。"

《本草蒙筌·卷之二·草部中·马兜铃》:"烧烟熏痔瘘瘍疮,煎汤劫痰结喘促。"

《雷公炮制药性解·卷三·草部中·马兜铃》:"马兜铃,味苦,性寒无毒,入肺经。主清肺,除咳嗽痰喘,治血痔漏疮。根名青木香,下毒甚速。[按]马兜铃专主手太阴经,何以治痔漏之证也?良以肺与大肠相为表里,肺遗热于大肠,故有此证,令清其表而里病自愈矣。"

《本草正·蔓草部·马兜铃》:"若治痔瘘肿痛,用马兜铃于瓶中烧烟熏病处,良。"

《本草汇言·卷之六·草部·马兜铃》:"又言能消血痔瘘疮,无非气郁血热所致,况痔病属大肠,大肠与肺通表里,此药能清脏热,则腑热亦清矣,故亦主之。"

《神农本草经疏·卷十一·草部下品之下·马兜铃》:"马兜铃感冬气而生,故味苦气寒而无毒,亦应有辛,兼金气也。入手太阴经。苦善下泄,辛则善散,寒能除热,而使气下降。咳嗽者,气升之病也。气降热除,嗽自平矣。痰结喘促,亦肺热病也,宜并主之。血痔瘘疮,无非血热,况痔病属大肠,大肠与肺为表里,清脏热则腑热亦清矣,故亦主之。"

《本草乘雅半偈·第十帙·马兜铃》:"粂曰:形似马兜之铃,高悬四裂,肺金之象也。气味苦寒,对待肺热叶焦,为咳为喘为痰结或移热于腑;为痔为漏为肠痈;或发于广颡,为瘘为疮为瘰疬;或失于游溢,为癃,为淋,为水肿;或横乘火位,为哕为呃为心痛,莫不以热为本,以肺为标,宜虚其实,毋虚其虚。"

《本草易读·卷五·马兜铃》:"苦,寒,无毒。手太阴肺药也。清肺热而降气,止痰咳而定喘。血痔瘘疮之疾,水肿心痛之疴。"

9. 天名精

《证类本草·卷第七·天名精》:"《别录》一名天蔓菁,南人名为地菘,味甘、辛,故有姜称。状如蓝,故名蛤蟆蓝,香气似兰,故名蟾蜍兰。主破血,生肌,止渴,利小便,杀三虫,除诸毒肿,疔疮,瘘痔,金疮内射。身痒,瘾疹不止者,揩之立已,其豨莶苦而臭,名精乃辛而香,全不相类也。"

《神农本草经疏·卷七·草部上品之下·天名精》:"天名精禀天地清阳之气,故味甘辛,气寒而无毒。阴入血,甘亦入血,辛能散结,寒能除热,故主瘀血,血瘕欲死,下血,止血。小便不利由于内热,除热则小便自利也。小虫者,湿热所生也。辛寒能散湿祛热,则小虫自除也。除痹者,去湿之功也。除胸中结实,止烦渴,祛热散结益阴之功也。逐水者,湿热散则水自消也。《唐本》注云:即鹿活草也。《别录》:一名天蔓精。南人呼为地菘,非鹤虱,亦非豨莶,乃荔枝草也。为消痔疮之圣药。味甘辛,故有姜称。其主破血,生肌,利小便,杀三虫,除诸毒肿,疗疮瘘痔,金疮内射,身痒瘾疹不止者,揩之立已,凉血除热散结之力也。"

10. 天花粉

《本草纲目·草部第十八卷·草之七·栝蒌》:"治热狂时疾,通小肠,消肿毒,乳痈发背,痔瘘疮疖,排脓生肌长肉,消扑损瘀血。(《大明》)"

《本草正·蔓草部·天花粉》:"味苦,性寒。气味颇轻,有升有降,阴中有阳。最凉心肺,善解热渴,大降膈上热痰,消乳痈肿毒、痔瘘、疮疖,排脓生肌长肉,除跌扑瘀血,通月水,除狂热,去黄疸,润枯燥,善解酒毒,亦通小肠,治肝火疝痛。"

11. 木棉子

《本经逢原·卷三·灌木部·木棉子》:"木棉叶青花黄茎赤,棉白、子黑,允为温走命门之品。取子烧存性,不独解霉疮毒,而痔漏脱肛下血,每服半两,黑豆淋酒服之。"

12. 五倍子

《本草易读·卷七·五倍子》:"敛一切溃疮,金疮脱肛,子肠下坠,收诸般湿烂,脓水牙宣,痔瘘下血。住泄痢而止呕吐,乌须发而止肿毒。目赤喉痹最宜,口疮鼻蚀亦良。"

13. 文蛤

《本草蒙筌·卷之十一·虫鱼部·文蛤》:"收涩崩中带下,消平鼠瘘痔疮。"

《本草正·虫鱼部·文蛤》:"止咳嗽、消渴、呕血、失血、肠风脏毒、滑泄久痢、痔瘘下血不止,解蛊毒、虫毒、妇人崩淋带浊、子肠不收、小儿夜啼、脱肛,俱可为散服之。若煎汤用,可洗赤眼湿烂、皮肤风湿癣癞、肠痔脱肛。"

14. 孔公孽

《证类本草·卷第四·孔公孽》:"孔公孽:味辛,温,无毒。主伤食不化,邪结气恶,疮疽瘘痔,

利九窍,下乳汁,男子阴疮,女子阴蚀,及伤食病,常欲眠睡。"

15. 石灰

《证类本草·卷第五·石灰》:"《日华子》云:味甘,无毒。生肌长肉,止血,并主白癜,疬疡,瘢疵等。疗冷气,妇人粉刺,痔瘘疽疮,瘿赘疣子。"

《本草正·金石部·石灰》:"如散血定痛,敷痈毒,消结核、瘿瘤、恶疮、腐肉、白癜、黟斑、息肉,收脱肛、阴挺,杀痔漏、诸虫,止金疮血出,生肌长肉。或为末可掺,或用醋调敷,俱妙。"

16. 石荠苧

《本草纲目·草部第十四卷·草之三·荠苧》:"藏器曰:味辛,温,无毒。主风冷气,疮疥瘙痒,痔瘘下血,煮汁服之。"

17. 石脂

《本草纲目·石部第九卷·金石之三·五色石脂》:"治泄痢,血崩带下,吐血衄血,涩精淋沥,除烦,疗惊悸,壮筋骨,补虚损。久服悦色。治疮疖痔漏,排脓。(《大明》)"

《本草正·金石部·石脂》:"调中则可疗虚烦惊悸,止吐血、衄血,壮筋骨,厚肠胃,除水湿、黄疸、痈肿疮毒,排脓长肉,止血生肌之类是也;固下则可治梦泄遗精、肠风泻痢、血崩带浊,固大肠,收脱肛、痔漏、阴疮之类是也。"

18. 石燕

《本草纲目·石部第十卷·金石之四·石燕》:"疗眼目障翳,诸般淋沥,久患消渴,脏腑频泻,肠风痔瘘,年久不瘥,面色虚黄,饮食无味,妇人月水湛浊,赤白带下多年者,每日磨汁饮之。一枚用三日,以此为准。亦可为末,水飞过,每日服半钱至一钱,米饮服。至一月,诸疾悉平。(时珍)"

《雷公炮制药性解·卷一·金石部·石燕》:"石燕,性凉无毒,味与经络,诸书不载。主五淋小便不利,肠风痔瘘。"

19. 东壁土

《本草蒙筌·卷之八·石部·东壁土》:"治春月寒热瘟疟,去下部痔瘘脱肛。"

20. 甲香

《证类本草·卷第二十二·下品·甲香》:"《海药》云:和气清神,主肠风瘘痔。陈氏云:主

甲疽,瘘疮,蛇、蝎、蜂螫,疥癣,头疮,馋疮。"

21. 田螺

《本草易读·卷八·田螺》:"甘,大寒。无毒。泻热利湿,止渴醒酒。治脚气黄疸,噤口毒痢,解目热赤痛,痔瘘狐臭。"

22. 代赭

《证类本草·卷第五·代赭》:"《日华子》云:代赭,畏附子。止吐血,鼻衄,肠风痔瘘,月经不止,小儿惊痫,疳疾,反胃,止泻痢,脱精,尿血,遗溺,金疮长肉,安胎,健脾,又治夜多小便。"

23. 白芨

《本草发挥·卷二》:"东垣云:白及,味苦、辛、甘,阳中阴也。主痈肿恶疮,败疽发背,瘰疬,肠风痔漏,汤火疮。"

《本草纲目·草部第十二卷·草之一·白芨》:"止惊邪血邪血痢,痈疾风痹,赤眼癥结,温热疟疾,发背瘰疬,肠风痔瘘,扑损,刀箭疮,汤火疮,生肌止痛。(《大明》)"

24. 白芷

《证类本草·卷第八·白芷》:"《日华子》云:治目赤胬肉,及补胎漏滑落,破宿血,补新血,乳痈发背,瘰疬,肠风,痔瘘,排脓,疮痍疥癣,止痛,生肌,去面皯疵瘢。"

《本草蒙筌·卷之二·草部中·白芷》:"白芷……去肺经风寒,治风通用;疗心腹血痛,止痛多宜。外散乳痈背疽,内托肠风痔瘘。排脓消毒,长肉生肌。一切疮疡,并用调治。"

《药鉴·新刻药鉴卷之二·白芷》:"外散乳痈背疽,内托肠风痔瘘。"

《本草正·芳草部·白芷》:"其气辛香达表,故治疮疡,排脓止痒定痛,托痈疽、肺痈、瘰疬、痔瘘,长肉生肌。"

《本草新编·卷之三角集·白芷》:"治头痛,解寒热中风,止崩漏、赤白带,血闭能通,散目中痒,止痢消瘕,治风通用,定心腹血痛;尤可外治各疮痈痔漏,消毒生肌,杀蛇虫,此药可为臣使,未可恃之为君,只外治可以为君耳。盖白芷辛散,多服恐耗散元阳也。"

《本草易读·卷三·白芷》:"辛,温,无毒。手足阳明,手太阴药也。解三经风热之燥痒,除阳明头目之昏痛,调血崩血闭之大症,住鼻衄鼻渊之细痾。痔漏疮痈最宜,瘰疬疥癣亦医。"

25. 白垩

《证类本草·卷第五·白垩》:"《日华子》云:白善,味甘。治泻痢,痔瘘,泄精,女子子宫冷,男子水脏冷,鼻洪,吐血。本名白垩,入药烧用。"

26. 白棘

《本经逢原·卷三·灌木部·白棘》:"白棘乃小枣树上针,故能决刺破结。《本经》主痈肿溃脓,与皂刺不甚相远。《别录》治丈夫虚损、阴痿、精自出,补肾气,益精髓,疗喉痹不通。又治腹胁刺痛,尿血痔漏,皆取其透达肝肾二经也。"

27. 白蔹

《证类本草·卷第十·白蔹》:"《日华子》云:止惊邪,发背,瘰疬,肠风痔瘘,刀箭疮,扑损,温热疟疾,血痢,汤火疮,生肌止痛。"

《本草纲目·草部第十八卷·草之七·白蔹》:"治发背瘰疬,面上疱疮,肠风痔漏,血痢,刀箭疮,扑损,生肌止痛。(《大明》)"

《本草易读·卷五·白蔹》:"甘,苦,辛,平,无毒。除热散结,止痛生肌。解痈疽疮肿,疗金疮折伤。治小儿惊痫,平女子阴肿。肠风痔漏之疾,面疮瘰疬之疴。"

28. 丝瓜

《本草纲目·菜部二十八卷·菜之三·丝瓜》:"煮食,除热利肠。老者烧存性服,去风化痰,凉血解毒,杀虫,通经络,行血脉,下乳汁,治大小便下血,痔漏崩中,黄积,疝痛卵肿,血气作痛,痈疽疮肿。"

《本草征要·第二卷形体用药及专科用药·头面七窍·丝瓜络》:"丝瓜络……通经络,行血脉,去风化痰,凉血解毒。风热袭络,项僵头木;喉闭龈肿,痄腮时毒;肠风痔漏,下血危笃;乳汁不通,烧研酒服。"

29. 地榆

《本草蒙筌·卷之三·草部下·地榆》:"止痔瘘来红,禁肠风下血。散乳痈,愈金疮。因性沉寒,故诸血热者可用。倘若虚寒水泻冷痢,切宜忌之。"

《本草正·山草部·地榆》:"地榆,味苦、微涩,性寒而降。既清且涩,故能止吐血、衄血,清火明目,治肠风血痢及妇人崩漏下血、月经不止、带浊、痔漏、产后阴气散失;亦敛盗汗,疗热痞,除恶肉,止疮毒疼痛。凡血热者,当用;虚寒者,不相宜也。作膏可贴金疮,捣汁可涂虎、犬、蛇、虫伤毒,饮之亦可。"

30. 芍药

《证类本草·卷第八·芍药》:"《日华子》云:治风补劳,主女人一切病,并产前后诸疾,通月水,退热除烦,益气,天行热疾,瘟瘴惊狂,妇人血晕,及肠风泻血,痔瘘,发背疮疖,头痛,明目,目赤胬肉。赤色者多补气,白者治血,此便芍药花根。"

《本草纲目·草部第十四卷·草之三·芍药》:"女人一切病,胎前产后诸疾,治风补劳,退热除烦益气,惊狂头痛,目赤明目,肠风泻血痔瘘,发背疮疖。(《大明》)"

白芍

《本草易读·卷三·白芍》:"固腠理而敛汗,和血脉而收气,解腹痛而平肝,除后重而止痢。心痞胁痛之疾,鼻衄目涩之疴,痈肿疝瘕之凝,痔瘘疮疖之科。平肺胀之喘逆,伸足挛之拘急。"

31. 灰挑银粉菜

《滇南本草·第二卷·灰挑银粉菜》:"主治一切五痔漏疮。煎水洗之,其效如神。即治癫亦佳。"

32. 冰片

《本草正·竹木部·龙脑》:"通耳窍,散目热,去目中赤肤翳障,逐三虫,消五痔,疗一切恶疮聚毒、下疳、痔漏疼痛。"

33. 芜荑

《证类本草·卷第十三·芜荑》:"孟诜云:主五脏、皮肤、肢节邪气。又热疮,捣和猪脂涂,瘥。又和白蜜治湿癣,和沙牛酪疗一切疮。陈者良。可少食之,伤多发热心痛,为辛故也。秋天食之尤宜人。长食治五痔,诸病不生。《日华子》云:治肠风痔瘘,恶疮疥癣。"

《本草蒙筌·卷之四·木部·芜荑》:"主五内邪气,杀寸白三虫。化食除肠风,逐冷止心痛。散皮肤骨节风湿,疗痔瘘疥癣疮痍。"

《雷公炮制药性解·卷五·木部·芜荑》:"芜荑,味辛,性温无毒,入肺脾二经。主五内邪气,肠风痔漏,疥癣风热,皮肤骨节间风湿,除冷气,化宿食,消疳积,杀诸虫。"

《本草正·竹木部·芜荑》:"芜荑,味辛,平,性温。主心腹冷气、癥积疼痛,散肌肤风湿淫淫如虫行,杀三虫,去寸白及诸恶虫毒,疗肠风痔漏、恶

疮。和猪脂捣,涂热疮;和蜜,可治湿癣。"

34. 芸苔

《本经逢原·卷三·菜部·芸苔》:"其子打油,名香油,痈疽及痔漏中生虫,以香油涂之即尽。"

35. 芦荟

《雷公炮制药性解·卷四·草部下·芦荟》:"味苦,性寒,无毒,入心肝二经。消风热,除烦闷,明眼目,治惊痫,杀三虫,疗五疳及疥癣、痔漏诸疮,解巴豆毒。"

《本草正·竹木部·芦荟》:"治小儿风热急惊、癫痫、五疳、热毒,杀三虫及痔漏、热疮。单用,杀疳蛔;吹鼻,治脑疳、鼻热、鼻痒、鼻痔;研末,敷虫牙;同甘草,敷湿癣,杀虫,出黄水,极妙。"

《本草乘雅半偈·第十帙·芦荟》:"枭曰:卢,饮区也,饭器也,腹前也。会,总合也,终始大计也。宜入足阳明胃。胃,饮腑也,谷委也,行身之前也,精气之总合也,经脉终始之大计也。味大苦,气大寒,主濡阳明燥化,待标盛二阳,阴胃家邪实虫结者也。故治五疳惊风,先因于风也。《经》云,风为阳邪。又云:风者百病之始也。致阳明失于游溢,遂成谷郁饮留,为燥为标,为实为结耳。《经》云:风中于前,阳明受之。故逐阳明之风,其力转胜。若小儿惊痫,多从胎受,胎系腹前故也。五痔疮瘘,亦生于风。《经》云:劳汗当风,陷脉为瘘。又云:风客淫气,精乃亡,邪伤肝也。因而饱食,筋脉横解,肠澼为痔。至主镇心黄汗,此属心脾,并可绝其上源。"

36. 吴茱萸

《本草正·果部·吴茱萸》:"止痛泻、血痢,厚肠胃,去湿气、肠风、痔漏、脚气、水肿。"

37. 沙苑蒺藜

《本草从新·卷三草部·沙苑蒺藜》:"补肾固精。苦温补肾,强阴,益精明目。治虚劳腰痛,遗精带下,痔漏。"

38. 没药

《证类本草·卷第十三·没药》:"没药,味苦,平,无毒。主破血止痛,疗金疮杖疮,诸恶疮痔漏,卒下血,目中翳晕痛肤赤……主折伤马坠,推陈置新,能生好血。凡服皆须研烂,以热酒调服,近效。堕胎心腹俱痛及野鸡漏痔,产后血气痛,并宜丸散中服尔。"

《本草正·竹木部·没药》："没药,味苦,气平。能破血散血,消肿止痛,疗金疮、杖疮、诸恶疮、痔漏、痛肿,破宿血癥瘕及堕胎、产后血气作痛。"

《神农本草经疏·卷十三·木部中品·没药》："没药禀金水之气以生,故味苦平无毒。然平应作辛,气应微寒。气薄味厚,阴也,降也。入足厥阴经。凡恶疮痔漏,皆因血热瘀滞而成。外受金刃及杖伤作疮,亦皆血肉受病,血肉伤则瘀而发热作痛。此药苦能泄,辛能散,寒能除热,水属阴,血亦属阴,以类相从,故能入血分散瘀血,治血热诸疮,及卒然下血证也。"

《本草易读·卷七·没药》："辛,苦,无毒。散血消肿,定痛生肌。疗诸疮金疮杖疮,破癥瘕宿血瘀血。平产后血刺,兼坠胎孕,除目中障翳,亦解痔漏。"

39. 鸡冠

《本草纲目·草部第十五卷·草之四·鸡冠》："苗:气味,甘,凉,无毒。主治:疮痔及血病(时珍)……花:气味,同上。主治,痔漏下血,赤白下痢,崩中赤白带下,分赤白用。(时珍)"

《本草易读·卷四·鸡冠》："甘,凉,无毒。赤白带痢皆医,痔漏崩中悉疗。子同治。"

40. 刺猬皮

《本草征要·第三卷·肺经及大肠经·刺猬皮》："味苦,性平。入胃、大肠二经。炒用。降逆定痛,凉血止血。反胃吐食、腹疼不歇;肠风痔漏,脱肛肛裂;五色痢疾、疝气阴蚀;遗泄频频、寒精自出;鼻衄鼻息,为末裹塞。"

《本草易读·卷八·猬皮》："苦,平,有小毒。治肠风泻血,疗痔漏阴蚀,除腹痛疝积,消阴肿鼻衄。"

41. 雨韭

《本草纲目拾遗·卷七·花部·雨韭》："散一切疔肿,消痔漏,明目。"

42. 郁金

《本草正·芳草部·郁金》："若治痔漏肿痛,宜水调敷之。"

43. 虎牙半支

《本草纲目拾遗·卷五·草部下·虎牙半支》："汪连仕《采药书》:虎牙半支性寒凉无毒,叶片大者,羊角半支;叶扁大者,马牙半支,俱生阴山谷中,治疗肿火毒痔漏,神效。"

44. 明月砂

《本草纲目·兽部第五十一卷·兽之二·兔》："主治:目中浮翳,劳瘵五疳,疳疮痔瘘,杀虫解毒。(时珍)发明:时珍曰,兔屎能解毒杀虫,故治目疾、疳劳、疮痔方中往往用之。诸家本草并不言及,亦缺漏也。"

《神农本草经疏·卷十七·兽部中品·兔头骨》："屎,一名明月砂。明目,治目中翳膜,劳瘵,五疳,痔瘘,杀虫,解毒。"

《本草易读·卷八·明月砂》："善平痔瘘,尤治疳疮。"

45. 败瓢

《本草纲目·菜部二十八卷·菜之三·败瓢》："消胀杀虫,治痔漏下血,崩中带下赤白。(时珍)"

46. 金凤毛

《本草纲目拾遗·卷七·花部·金凤毛》："治耳疔、痔漏。"

47. 金刚草

《本草纲目拾遗·卷四·草部中·金刚草》："治肺痈、痔漏、疔肿。"

48. 金线矾

《证类本草·卷第三·金线矾》："《广州志》云:生波斯国。味咸、酸、涩,有毒。主野鸡瘘痔,恶疮疥癣等疾。打破内有金线纹者为上。多人烧家用。"

49. 金钱草

《本草纲目拾遗·卷三·草部上·金钱草》："跌打损伤,疟疾,产后惊风,肚痈、便毒、痔漏,擦鹅掌风。汁漱牙疼。"

50. 鱼鲊

《本草纲目·鳞部第四十四卷·鳞之四·鱼鲊》："治聤耳痔瘘,诸疮有虫,疗白驳、代指病,主下痢脓血。(时珍)"

51. 孟娘菜

《证类本草·卷第六·孟娘菜》："孟娘菜,味苦,小温,无毒。主妇人腹中血结,羸瘦,男子阴囊湿痒,强阳道,令人健行,不睡,补虚,去痔瘘、瘰疬、瘿瘤,作菜。"

52. 贯众

《本草纲目·主治第三卷·百病主治药·下

血》："贯众：肠风、酒痢、痔漏、诸下血,焙研米饮服,或醋糊丸服。"

53. 茜草

《本草易读·卷五·茜草》："苦,酸,无毒。补中益气,祛寒除湿。解黄疸而通经,止风痹而活血。吐衄崩中,便血诸血。治痔瘘疮疖,息扑损诸伤。"

《证类本草·卷第七·茜根》："《日华子》云:味酸。止鼻洪,带下,产后血晕,乳结,月经不止,肠风,痔瘘,排脓,治疮疖,泄精,尿血,扑损,瘀血,酒煎服。杀蛊毒,入药剉、炒用。"

54. 胡荽子

《本草纲目·主治第三卷·百病主治药·脱肛》："胡荽子：痔漏脱肛,同粟糠、乳香烧烟熏。"

55. 南扁豆

《滇南本草·第二卷·南扁豆》："根,治大肠下血、痔漏、冷淋。"

56. 枳实

《本草蒙筌·卷之四·木部·枳实》："根皮,主痔瘘来红,及肠风脏毒。"

57. 柿饼

《本草易读·卷六·柿饼》："甘,涩,平,无毒。涩肠开胃,消痰止渴,止血杀虫,退热解毒。消腹中宿血,吐血咯血,止痔漏下血,肠澼血淋。"

58. 柿霜

《本草述钩元·卷十七·山果部·柿》："柿霜……柿树四月开花结实,至八九月乃熟,是固受金气之专矣。丹溪谓其属金而有土者,以孕蓄于土旺之后,而归金以成也,又谓属阴而有收意,亦本此旨。绎其主治,似于肺大肠之功为专。乃有以开胃健脾属诸性冷之味,于义何居?《经》曰:气之清者,上注于肺,浊者下走于胃。是以天气谷气分清浊,似乎肺胃之所受有二。然更云真气者,与谷气并而充身。是肺胃所受,其气又合而一也。兹味性冷,入胃后能令上焦天表之阳,因有专金母气,而阴即生化于其中,使上焦心肺有热,致金气之生化有亏,则所谓肺之浊气下注于经者,胃先受之。胃受亢阳之气,则胃中津液,由热化痰,复由痰滋热。惟柿金气之专,属阴而有收者,乃可以对待。然则所谓开胃健脾者,为其开胃中痰热之结滞,而令脾气得运行之常也。(故反胃可疗,而消痰止渴胥有功)胃得甘冷之益,则胃中清气上至

于肺,乃俾肺与大肠之一气流贯者,得循天度而还其阳中之阴,金气不亏生化则营卫和,此吐咯下血、淋澼痔漏之所以治。而止热嗽,疗肺痿,润声喉,尤其首及者也。至于由肺而先清胃,即由胃而还清肺,岂非真气谷气并而充身之明验乎?风寒作嗽者,忌之。冷痢滑泄,肠胃虚脱者,忌之。不宜与蟹同食,令人腹痛作泻。(仲淳)"

59. 虾蟆

《证类本草·卷第二十二·下品·虾蟆》："《本经》云:虾蟆一名蟾蜍,误矣。《日华子》云:虾蟆,冷,无毒。治犬咬及热狂,贴恶疮,解烦热,色斑者是。又云:蟾,凉,微毒。破癥结,治疳气,小儿面黄,癖气,烧灰油调敷恶疮,入药并炙用。又名蟾蜍,眉酥治蚛牙,和牛酥摩敷腰眼并阴囊,治腰肾冷并助阳气。以吴茱萸苗汁调妙。粪敷恶疮、疔肿,杂虫咬。油调敷瘰疬、痔瘘疮。"

《雷公炮制药性解·卷六·虫鱼部·虾蟆》："虾蟆……眉酥,主蚛牙恶疮疔肿,瘰疬痔漏,助阳,其肪涂玉,即刻之如蜡。"

60. 禹余粮

《证类本草·卷第三·禹余粮》："[臣禹锡等谨按]《药性论》云:禹余粮,君,味咸。主治崩中。萧炳云:牡丹为使。《日华子》云:治邪气及骨节疼,四肢不仁,痔瘘等疾。久服耐寒暑。又名太一余粮。"

《本草纲目·石部第十卷·金石之四·禹余粮》："治邪气及骨节疼,四肢不仁,痔瘘等疾。久服耐寒暑。(《大明》)催生,固大肠。(时珍)"

《雷公炮制药性解·卷一·金石部·禹余粮》："禹余粮,味甘,性寒无毒,不载经络。主咳逆寒热烦满,崩中血闭癥瘕,骨节疼痛,四肢不仁,大热痔瘘。"

61. 胖大海

《本草纲目拾遗·卷七·果部上·胖大海》："味甘淡,治火闭痘,服之立起。并治一切热症劳伤,吐衄下血,消毒去暑,时行赤眼,风火牙痛,虫积下食,痔疮漏管,干咳无痰,骨蒸内热,三焦火症,诸疮皆效,功难尽述。"

62. 穿山甲

《证类本草·卷第二十二·下品·鲮鲤甲》："《日华子》云:凉,有毒。治小儿惊邪,妇人鬼魅悲泣及痔漏、恶疮、疥癣。"

《本草蒙筌·卷之九·兽部·鲮鲤甲》:"主五邪鬼魅,惊啼悲伤;疗蚁瘘恶疮,疥癣痔漏。"

《雷公炮制药性解·卷六·虫鱼部·穿山甲》:"穿山甲,味甘咸,性微寒有毒,不载经络。主五邪惊悸,妇人鬼魅悲伤,山岚瘴疟,恶疮疥癣,蚁漏痔漏,亦能去风,炙黄用。"

《本草正·虫鱼部·穿山甲》:"疗小儿五邪惊啼、妇人鬼魅悲泣,下乳汁,消痈肿,排脓血,除疮疥、痔漏,通窍杀虫。"

63. 莴苣

《本草纲目·菜部第二十七卷·菜之二·莴苣》:"子,入药炒用。主治:下乳汁,通小便,治阴肿、痔漏下血、伤损作痛。(时珍)"

64. 桐叶,桐皮

《证类本草·卷第十四·桐叶》:"桐叶:味苦,寒,无毒。主恶蚀疮著阴。皮,主五痔,杀三虫,疗贲豚气病……《子母秘录》:治痈疮疽、痔瘘恶疮,小儿丹。用皮,水煎,敷。"

65. 栝蒌

《证类本草·卷第八·栝蒌》:"《日华子》云:栝蒌子,味苦,冷,无毒。补虚劳,口干,润心肺,疗手面皱,吐血,肠风泻血,赤白痢,并炒用。又栝蒌根,通小肠,排脓,消肿毒,生肌长肉,消扑损瘀血,治热狂时疾,乳痈,发背,痔瘘,疮疖。"

66. 蚌

《证类本草·卷第二十二·下品·蚌》:"蚌,冷,无毒。明目,止消渴,除烦,解热毒,补妇人虚劳,下血并痔瘘,血崩带下,压丹石药毒。"

67. 铁胤粉

《证类本草·卷第四·铁华粉》:"[臣禹锡等谨按]《日华子》云:铁胤粉,止惊悸,虚痫,镇五脏,去邪气,强志,壮筋骨。治健忘,冷气,心痛,痃癖癥结,脱肛痔瘘,宿食等,及敷竹木刺。其所造之法,与华粉同,唯悬于酱瓿上,就润地及刮取霜时研,淘去粗汁咸味,烘干。"

68. 铁落

《证类本草·卷第四·铁落》:"[臣禹锡等谨按]《日华子》云:铁液,治心惊邪,一切毒蛇虫及蚕、漆咬疮,肠风痔瘘,脱肛,时疾热狂,并染鬓发。"

69. 殷孽

《证类本草·卷第四·殷孽》:"[臣禹锡等谨按]《日华子》云:殷孽,治筋骨弱,并痔瘘等疾及下乳汁。"

70. 烟药

《证类本草·卷第三·烟药》:"烟药:味辛,温,有毒。主瘰疬,五痔瘘,瘿瘤疮根恶肿。"

71. 海豚鱼

《证类本草·卷第二十·上品·海豚鱼》:"海豚鱼,味咸,无毒。肉主飞尸、蛊毒、瘴疟,作脯食之。一如水牛肉,味小腥耳。皮中肪,摩恶疮,疥癣,痔瘘,犬马病疥,杀虫。"

72. 海螺

《本草纲目·介部第四十六卷·介之二·海螺》:"海螺……甲香……和气清神,主肠风痔瘘。(李珣)瘘疮疥癣,头疮馋疮甲疽,蛇、蝎、蜂螫。(藏器)"

73. 通草

《本草征要·第三卷·肾与膀胱经·通草》:"通草之花上粉,外治痔瘘恶疮,纳之多效。苏颂谓其疗胸中伏气攻胃咽。咽喉不利,如存异物者,用之亦有效。惜药肆不备。"

74. 黄连

《本草正·山草部·黄连》:"黄连……上可治吐血、衄血,下可治肠澼便红,疗妇人阴户肿痛,除小儿食积热疳,杀蛔虫,消恶疮痈肿,除湿热、郁热;善治火眼,亦消痔漏;解乌、附之热,杀巴豆之毒。"

75. 黄柏

《本草乘雅半偈·第五帙·柏木》:"[枀曰]:树高根结,经冬不凋,味大苦,气大寒,禀太阳高广之象,得太阳寒水之化,以待极阴中见之热,此秉土制为用,所以防水也。如是则气专力备,解五脏肠胃中缘热为因,致疽痔泄漏,阴伤蚀疮,种种证形,热解则清而愈矣。设散漫流注之火热,所当避忌,如火实类结,亦可假用火空则发之义耳。"

76. 萆薢

《本草纲目·草部第十八卷·草之七·萆薢》:"根……治白浊茎中痛,痔瘘坏疮。(时珍)"

《本草易读·卷五·萆薢》:"甘,苦,无毒。入足阳明、厥阴经。除腰脊之痛强,散骨节之风湿,疗痔瘘之坏疮,起腰脚之瘫痪。溺数茎疼之疾,白浊阴痿之疴;益精明目最良,中风失音亦效。"

77. 雀麦

《本草纲目拾遗·卷三·草部上·雀麦》:"性热气烈,伤人肌肤,立能溃肿,须米醋炒用,腐肠之品,不入汤剂,惟外治点痔漏用之。(汪氏方)"

78. 野芋艿

《本草纲目拾遗·卷八·诸蔬部·野芋艿》:"合麻药,治跌打损伤,痔漏麻风,敷肿毒,止痛,治疮癣,捣敷肿伤。"

79. 蛇床子

《本草易读·卷三·蛇床子》:"苦,平,微温,无毒。入脾、肝、肾三经。暖补命门,温养子宫。起丈夫玉茎痿弱,兼洗湿痒,除女子玉门寒冷,并治肿痛。腰膝痛酸,肢节顽痹,扑损瘀血,赤白带漏。洗疥癣痂癞之毒,熏痔漏顽恶之疮。一身尽痒,非此莫浴,小便自遗,用之立收。大益男子之阳事,尤治小儿之痫病。最漱牙痛,亦敛阴汗。"

80. 蛇蜕

《本草纲目·鳞部第四十三卷·鳞之二·蛇蜕》:"时珍曰:入药有四义:一能辟恶,取其变化性灵也,故治邪僻、鬼魅、蛊疟诸疾;二能去风,取其属巽性窜也,故治惊痫、癜驳、喉舌诸疾;三能杀虫,故治恶疮、痔漏、疥癣诸疾,用其毒也;四有蜕义,故治翳膜、胎产、皮肤诸疾,会意从类也。"

《本草述钩元·卷二十八·鳞部·蛇蜕》:"蛇蜕……又如小儿重舌口紧,于大人喉风、木舌及痔漏、疔肿,皆其病于阴血之风而患在表分者,用之为最切耳。"

81. 假苏

《本草纲目·草部第十四卷·草之三·假苏》:"茎穗……散风热,清头目,利咽喉,消疮肿,治项强,目中黑花,及生疮阴㿗,吐血衄血,下血血痢,崩中痔漏。(时珍)"

82. 续断

《证类本草·卷第七·续断》:"《日华子》云:助气,调血脉,补五劳七伤,破癥结瘀血,消肿毒,肠风,痔瘘,乳痈,瘰疬,扑损,妇人产前后一切病,面黄虚肿,缩小便,止泄精,尿血,胎漏,子宫冷。"

《本草蒙筌·卷之一·草部上·续断》:"续筋骨调血脉,专疗跌扑折损;消肿毒生肌肉,善理金疮痈伤。乳痈瘰疬殊功,肠风痔瘘立效。"

《药鉴·新刻药鉴卷之二·续断》:"消肿毒、生肌肉,会理金疮痈疡。乳痈瘰疬殊功,肠风痔瘘立效。"

《本草正·隰草部·续断》:"凡用此者,用其苦涩。其味苦而重,故能入血分,调血脉,消肿毒、乳痈、瘰疬、痔瘘,治金损跌伤,续筋骨血脉;其味涩,故能止吐血、衄血、崩淋、胎漏、便血、尿血,调血痢,缩小便,止遗精带浊。"

《本草汇言·卷之三·草部·续断》:"又治崩中淋血,肠风下血,痔瘘留血,折伤瘀血诸疾,大抵所断之血脉,非此不续,所伤之筋骨,非此不养,所滞之关节,非此不利,所损之胎孕,非此不安,久服常服,能益气力,有补伤生血之效,补而不滞,行而不泄,故女科、外科取用恒多也。"

《本草新编·卷之二(商集)·续断》:"续断……他本谓其能愈乳痈、瘰疬、肠风痔瘘,岂有气温之药,而能愈温热之病乎?恐非可信之论也。"

83. 斑庄根

《滇南本草·第二卷·斑庄根》:"治筋骨疼,痰火痿软,手足麻木战摇,五淋白浊,痔漏疮痈,妇人赤白带下。"

84. 鼋甲

《本经逢原·卷四·介部·鼋甲》:"鼋甲炙,黄酒浸,治瘰疬,杀虫,逐风,恶疮痔瘘,风顽疥疮,功同鳖甲。但鳖走肝,而鼋走脾,故其主治稍有不同。"

85. 萹蓄

《本草正·隰草部·萹蓄》:"萹蓄,味苦、涩。利小便,除黄疸,杀三虫,去下部湿热浸淫、阴蚀、疮疥、痔漏。"

86. 硝石

《雷公炮制药性解·卷一·金石部·硝石》:"硝石,味苦辛,性大寒有毒,入心脾二经。主六腑积聚燥急,留血闭藏,天行疫痢,伤寒发狂,停痰作痞,肠风痔漏,推陈致新,解诸石药毒。"

87. 硫黄

《证类本草·卷第四·石硫黄》:"石硫黄:味酸,温、大热,有毒。主妇人阴蚀,疽痔,恶血,坚筋骨,除头秃,疗心腹积聚,邪气冷癖在胁,咳逆上气,脚冷疼弱无力,及鼻衄,恶疮,下部䘌疮,止血,杀疥虫……壮阳道,治疢癖冷气,补筋骨劳损,风劳气,止嗽上气,及下部痔瘘,恶疮疥癣,杀腹藏虫,邪魅等……主风冷虚惫,肾冷,上气,腿膝虚赢,长肌肤,益气力,遗精,痔漏,老人风秘等。"

88. 紫花地丁

《滇南本草·第三卷·紫花地丁》:"紫花地丁,味苦,性寒。破血,解诸疮毒。攻痈疽肿毒。治疥癞癣疮,九种痔疮,消肿……主治一切痈疽发背,痔漏,疔肿瘰疬,无名肿毒恶疮,服之,点无灰酒下。"

89. 蒺藜

《证类本草·卷第七·蒺藜子》:"兼主痔漏,阴汗及妇人发乳,带下。"

《本草蒙筌·卷之一·草部上·蒺藜子》:"除喉痹头疮,消痔瘘阴汗。"

《本草易读·卷四·蒺藜》:"治诸风病疡,身体瘙痒之疾,疗诸结癥积,喉痹乳闭之疴。止遗尿泄精,并止溺血带下,解头痛咳逆,并解肺痿奔豚。平痈肿而消阴癥,医痔漏而杀蛔虫,却吐脓而平燥热,去胸满而治腰痛。有催生坠胎之能,擅长肉生肌之功。"

90. 槐白皮

《本草易读·卷七·槐白皮》:"苦,平,无毒。淋阴囊坠肿,漱口齿痔䘌,除皮肤麻木,浴阴下痒痛。一切恶疮,五般痔瘘。喉痹亦治,汤火悉疗。煎膏,除痛生肉,消肿止血。根皮尤良。"

91. 槐角子(槐实)

《本草蒙筌·卷之四·木部·槐实》:"主五内邪热,去五痔肿疼……花味甚苦炒黄,亦凉大肠去热。理肠风泻血及皮肤风,止痔瘘来红并赤白痢。去胃脘卒痛,杀腹脏蛔蚘……槐耳,系菌,亦树所生。坚如桑耳者良,用作细末酒服。去妇人阴中疮痛,治痔瘘谷道血流。"

《本草易读·卷七·槐角子》:"苦,寒,无毒。祛风退热,明目益气,凉中润肝,堕胎催生。治五痔疮瘘,疗阴疮湿痒。消娣科之乳痕,止子脏之急痛。"

《本经逢原·卷三·乔木部·槐实》:"槐者虚星之精,益肾清火,与黄檗同类异治。盖黄檗专滋肾经血燥,此则专滋肾家津枯。观《本经》主治,皆脾胃有热阴津不足之病,止涎唾。肾司闭藏之职也,下焦痔瘘肠风,风热便血,年久不止者,用此一味熬膏炼蜜收服。妇人乳痕、子脏急痛,皆肝家血热之患,用以清热滋燥,诸证自安。上皆指槐角而言。其角中核子专主明目,久服须发不白,益肾之

功可知。惟胃虚少食及孕妇勿服。槐枝烧灰涂炉精疮,有清火润燥之功,《千金方》也。"

92. 槐寄生

《滇南本草·第一卷·寄生草》:"寄生草,味苦、甘,性微温。生槐树者,主治大肠下血,肠风便血,痔漏。"

93. 槐蕊

《本草正·竹木部·槐蕊》:"槐蕊,味苦,性寒。清心、肺、脾、肝、大肠之火,除五内烦热、心腹热疼,疗眼目赤痛热泪。炒香嚼咽,治失音、喉痹,止吐血、衄血、肠风、下血、妇人崩中漏下及皮肤风热,凉大肠,杀疳虫,治痈疽疮毒、阴疮湿痒、痔漏,解杨梅恶毒、下疳伏毒,大有神效。"

94. 蜈蚣

《本草正·虫鱼部·蜈蚣》:"蜈杀诸蛇、虫、鱼、鬼疰诸毒,去三虫,攻瘰疬、便毒、痔瘘,丹毒,亦疗小儿惊风、脐风、丹毒、秃疮。"

《本草述钩元·卷二十七·虫部·蜈蚣》:"若痔漏、便毒、丹毒等病,俱不出以毒攻毒从治之义求之,正以其火金相驳则有毒故也。"

95. 蜗牛

《本草正·虫鱼部·蜗牛》:"生研汁饮,消喉痹,止消渴、鼻衄,通耳聋,治肿毒、痔漏,疗小儿风热惊痫。"

96. 蜣螂

《本草纲目·虫部第四十一卷·虫之三·蜣螂》:"治大小便不通,下痢赤白,脱肛,一切痔瘘疔肿,附骨疽疮,疬疡风,灸疮,出血不止,鼻中息肉,小儿重舌。(时珍)"

《神农本草经疏·卷二十二·虫鱼部下品·蜣螂》:"古今方书以之治一切痔瘘,及疗肿疽疮,出箭镞之用。"

97. 蜘蛛

《本草蒙筌·卷之十一·虫鱼部·蜘蛛》:"丝网……系瘤赘烂消,缠痔瘘脱落。(此用花蜘蛛丝尤妙)"

98. 漏芦

《本草蒙筌·卷之一·草部上·漏芦》:"治身体风热恶疮,去皮肤瘙痒瘾疹。主乳痈发背,理痔瘘肠风。补血排脓,生肌长肉。引经脉,下乳汁,续筋骨,疗折伤。止遗溺泄精,除风眼湿痹。"

《本草正·隰草部·漏芦》:"味微咸,性寒。

有小毒。主热毒恶疮、瘰疬、乳痈、痔漏,排脓长肉,止金疮血出。"

99. 熊胆

《本草正·禽兽部·熊胆》:"亦治鼻疮、热疮、痔漏肿痛。"

100. 樗白皮

《本草蒙筌·卷之四·木部·樗根白皮》:"止女人月信过度,久痢带漏崩中。禁男子夜梦遗精滑泄,肠风痔瘘。缩小水,驱蛔虫。"

《雷公炮制药性解·卷五·木部·樗白皮》:"樗白皮,味苦涩,性寒无毒,入心肝脾三经。主月经过度,带漏崩中,梦泄遗精,肠风痔漏,久痢脱肛。缩小便,除疮疥,祛鬼疰,杀传尸,解蛊毒,逐蛔虫。"

101. 橡实

《本经逢原·卷三·果部·橡实》:"橡实消谷止痢,厚肠胃,令人强健,且能治痔漏脱肛。"

102. 醋林子

《证类本草·卷第三十·醋林子》:"味酸,性温,无毒。善疗蛔咬心痛及痔漏下血,并久痢不瘥。尤治小儿疳,蛔咬心,心腹胀满,黄瘦,下寸白虫。单捣为末,酒调一钱匕,服之甚效。"

103. 蝮蛇

《证类本草·卷第二十二·下品·蝮蛇胆》:"《唐本》注云:蛇屎,疗痔瘘,器中养取之……《药性论》云:蝮蛇胆,君。治下部虫,杀虫良。蛇,主治五痔,肠风泻血。"

104. 僵蚕

《本草正·虫鱼部·僵蚕》:"可敷丹毒疔肿,拔根极效;灭头面黩斑及诸疮瘢痕、金疮、痔瘘、小儿疳蚀、牙龈溃烂、重舌、木舌及大人风虫牙痛、皮肤风疹瘙痒。"

105. 瞿麦

《证类本草·卷第八·瞿麦》:"《日华子》云:瞿麦,催生,又名杜母草、燕麦、蒠麦,又云石竹。叶治痔瘘并泻血,作汤粥食并得。子治月经不通,破血块,排脓。叶治小儿蛔虫,痔疾煎汤服。丹石药发并眼目肿痛及肿毒,捣敷。治浸淫疮并妇人阴疮。"

106. 鳗鲡鱼

《证类本草·卷第二十一·中品·鳗鲡鱼》:"鳗鲡鱼:味甘,有毒。主五痔,疮瘘,杀诸虫……[臣禹锡等谨按]孟诜云:杀诸虫毒,干末空腹食

之,三五度瘥。又,熏下部痔,虫尽死。患诸疮瘘及疬疡风,长食之甚验……《日华子》云:海鳗,平,有毒。治皮肤恶疮疥,疳䘌,痔瘘。"

《本草蒙筌·卷之十一·虫鱼部·鳗鲡鱼》:"杀诸虫,压诸草石药毒;调五脏,除五痔瘘疮疡。去皮肤风疹,瘙痒如虫行;逐腰背风湿,浸淫若水洗。"

《本草纲目·鳞部第四十四卷·鳞之四·鳗鲡鱼》:"骨及头,主治:炙研入药,治疳䘌肠风崩带。烧灰敷恶疮。烧熏痔瘘,杀诸虫。(时珍)"

《雷公炮制药性解·卷六·虫鱼部·鳗鲡鱼》:"鳗鲡鱼,味甘性平,有微毒,不载经络。主虚劳不足,阳事衰微,传尸鬼疰,蛊毒诸虫,妇人阴疮虫痒带下,皮肤恶疮,疳䘌痔漏,腰背间风寒湿痹,诸般草石药毒,脚气疬疡风,白剥风。"

《神农本草经疏·卷二十一·虫鱼部中品·鳗鲡鱼》:"鳗鲡鱼禀土中之阴气,故其味甘,其气寒。其形类蛇,常与水蛇同穴,故其性有小毒。甘寒而善能杀虫,故骨蒸劳瘵,及五痔疮瘘人常食之有大益也。烧烟辟蚊,熏屋舍竹木断蛀虫,置骨于衣箱子断蠹。其杀诸虫之验可证矣。腹下有黑斑,背上有白点者,毒甚不可食。重三四斤,及水行昂头者,不可食。妊娠食之,令胎有疾。脾胃薄弱易泄者,勿食。"

海鳗鲡

《本草纲目·鳞部第四十四卷·鳞之四·海鳗鲡》:"肉……专贴一切冷漏、痔瘘、瘭疮引虫。(时珍)"

107. 鳖甲

《本草正·虫鱼部·鳖甲》:"亦消疮肿、肠痈、扑损瘀血,敛溃毒,去阴蚀、痔漏、恶肉。"

108. 麝香

《本草正·禽兽部·麝香》:"治小儿惊痫客忤,镇心安神,疗鼻塞不闻香臭,目疾可去翳膜,除一切恶疮、痔漏肿痛、脓水腐肉,面黩斑疹。"

109. 鼹鼠

《证类本草·卷第十八·鼹鼠》:"今按陈藏器本草云:鼹鼠肉主风,久食主疮疥痔瘘。膏堪摩诸恶疮。"

三、治肛漏主治药

1. 痔漏通用药

《本草纲目·主治第三卷·百病主治药·痔

漏》:"初起为痔,久则成漏。痔,属酒、色、郁、气、血、热,或有虫;漏,属虚与湿热。"

(1) 内治

[草部]

黄连:煮酒丸服。大便结者,加枳壳。

黄芩、秦、白芷、牡丹、当归、木香、苦参、益母草:饮汁。

茜根、海苔、木贼:下血,同枳壳、干姜、大黄,炒焦服之。

蘘荷根:下血,捣汁服。

苍耳茎、叶:下血,为末服。

萹蓄:汁服。

苦杖:焙研,蜜丸服。

酢浆草:煮服。

连翘、旱莲:捣酒服。

蒲黄:酒服。

羊蹄:煮炙。

忍冬:酒煮丸服。

草薢:同贯众末,酒服。

何首乌、樏藤子:烧研,饮服。

牵牛:痔漏有虫,为末,猪肉蘸食。

[谷菜]

神曲:主食痔。

赤小豆:肠痔有血,苦酒煮晒为末服。

腐婢:积热痔漏下血。

粟糠、粟浆:五痔饮之。

糯米:以骆驼作饼食。

胡麻:同茯苓入蜜作糁,日食。

胡荽子:炒研,酒服。

芸苔子:主血痔。

莙荙子:治漏,同诸药、鲫鱼烧研服。

莴苣子:痔瘘下血。

桑耳:作羹食。

鸡㙠、槐耳:烧服。

[果木]

胡桃:主五痔。

橡子:痔血,同糯米粉炒黄和蒸,频食。

杏仁汁:煮粥,治五痔下血。

莲花蕊:同牵牛、当归末,治远年痔漏。

黄柏:肠痔脏毒,下血不止,四制作丸服。

槲芽:肠痔下血,作蔬及煎汁服。

梧桐白皮:主肠痔。

苦楝子:主虫痔。

槐实:五痔疮瘘,同苦参丸服,或煎膏纳窍中。

槐花:外痔长寸许,日服,并洗之。

槐叶:肠风痔疾,蒸晒,代茗饮。

枳实:蜜丸服,治五痔。

冬青子:主痔,九蒸九晒吞之。

紫荆皮:煎服,主痔肿。

伏牛花:五痔下血。

赤、白茯苓:同没药、破故纸酒浸,蒸饼研丸服,治痔漏效。

槲若:血痔,同槐花末服。

椒目:痔漏肿痛,水服。

都桷子、枳椇木皮、醋林子:痔漏下血。

蔓椒根:主痔,烧末服,并煮汁浸之。

槟榔:虫痔,研末服。

[服石]

针线袋:烧灰水服。

新绵灰:酒服二钱。

石灰:虫痔,同川乌头丸服。

赤石脂、白石脂、白矾:痔漏,同生盐末,白汤服五钱。

石燕:治肠风痔瘘年久者。

禹余粮:主痔漏。

[虫鳞]

蚕纸灰:酒服止血。

蟾蜍:烧研,煮猪脏蘸食。

蛴蜋:食之。

蚌:食之,主痔。

鲨鱼:杀虫痔。

鲋鱼:主五痔下血,瘀血在腹。

鲕鱼:五痔下血肛痛,同葱煮食。

鲫鱼:酿白矾烧研服,主血痔。

鼍皮骨:烧服,杀痔虫。

鲮鲤甲:烧服,杀痔虫。

[禽兽]

鹰嘴爪:烧服,主五痔虫。

鹰头:痔瘘,烧灰入麝香,酒服。

鹳鹆:五痔止血,炙或为末服。

竹鸡:炙食,杀虫痔。

鸳鸯:炙食,主血痔。

猬皮:痔漏多年,炙研饮服,并烧灰涂之。

鼹鼠:食之,主痔瘘。

獭肝：烧研水服，杀虫痔。

土拨鼠：痔瘘，煮食。

狐四足：痔瘘下血，同诸药服。

野狸：肠风痔瘘，作羹臛食。

野猪肉：久痔下血，炙食。

豭猪头：煮食，主五痔。

犬肉：煮食，引痔虫。

牛脾：痔瘘，腊月淡煮，日食一度。

牛角䚡：烧灰酒服。

虎胫骨：痔瘘脱肛，蜜炙丸服。

（2）洗渍

苦参、飞廉、苦芙、白鸡冠、白芷、连翘、酢浆草、木鳖子：洗并涂。

稻藁灰：汁。

胡麻、丁香、槐枝、柳枝：洗痔如瓜，后以艾灸。

芜荑、棘根、木槿根：煎洗。花，末敷之。

仙人杖、桃根、猕猴桃、无花果、冬瓜、苦瓠、苦荬菜、鱼腥草：煎洗，并入枯矾、片脑敷。

马齿苋：洗，并食之。

葱白、韭菜、五倍子、童尿。

（3）涂点

胡黄连：鹅胆调。

草乌头：反内痔。

白头翁：捣烂。

白芨、白蔹、黄连：汁。

旱莲：汁。

山豆根：汁。

土瓜根、通草、花粉、繁缕：敷积年痔。

荞麦秸灰：点痔。

芦荟、耳环草、龙脑：葱汁化搽。

木瓜：鳝涎调，贴反花痔。

桃叶：杵，坐。

血竭：血痔。

没药、楮叶：杵。

孩儿茶：同麝香，唾调贴。

无名异：火煅醋淬研，塞漏孔。

密陀僧：同铜青涂。

黄丹：同滑石涂。

石灰：点。

硇砂：点。

石胆：煅，点。

孔公薜、殷薜、硫黄、黄矾、绿矾、水银：枣研塞漏孔。

铁华粉。

［虫鱼］

白蜜：同葱捣涂。肛门生疮，同猪胆熬膏导之。

乌烂死蚕、露蜂房、蛞蝓：研，入龙脑敷之。

蜈蚣：痔漏作痛，焙研，入片脑敷之。或香油煎过，入五倍子末收搽之。

蜣蜋：焙末，搽之。为末，入冰片，纸捻蘸入孔内，渐渐生肉退出。

蛴螬：研末敷。

田螺：入片脑取水搽，白矾亦可。

甲香：五痔。

鱼鲊、鱼鲙、海豚鱼、鳝鱼、鳢鱼：炙贴，引虫。

鲤鱼肠、鲤鱼鳞：绵裹坐，引虫。

蝮蛇屎：杀痔瘘虫。

蚺蛇胆、蛇蜕、啄木：痔瘘，烧研纳之。

胡燕屎：杀痔虫。

鸡胆：搽。

鸭胆、鹅胆、牛胆、鼠膏、猬胆、熊胆：入片脑搽。

麝香：同盐涂。

狨肉及皮。

［人部］

男子爪甲灰：涂之。

（4）熏灸

马兜铃、粟糠烟、酒：痔蚀，掘土坑烧赤沃之，撒茱萸入内，坐之。

艾叶：灸肿核上。

枳壳：灸熨痔痛，煎水熏洗。

干橙烟、茱萸：蒸肠痔，杀虫。

灯火：淬痔肿甚妙。

毡袜：烘熨之。

鳗鲡：烧熏痔瘘，杀虫。

羊粪：烧熏痔瘘。

猪悬蹄：烧烟。

2. 通肠漏用药

《神农本草经疏·卷二·〈续序例〉下·外科》："通肠漏，忌：破气，下，发散，温燥，辛热。诸药俱见前。宜：凉血，清利湿热，解毒，消漏管，补气血，长肉。

槐实、黄连、黄芩、青黛、地榆、白及、忍冬、半枝莲、生地黄：以上凉血解毒。

猪悬蹄、刺猬皮、黄牛角鰓、蚌竹屑、明矾、金头蜈蚣：以上消漏管。

黄芪、熟地黄、当归、人参、白芍药、五味子、牛膝、山药、枯矾、黄蜡、白蜡、麻皮灰、铅华、月经布、没食子：以上补气血长肉。

天明精、地骨皮（俱要鲜者）、皮硝、文蛤：以上煎浓汤熏洗。"

四、治肛漏食物

1. 牛脾

《本草纲目·兽部第五十卷·兽之一·牛》："脾，主治：补脾（藏器）。腊月淡煮，日食一度，治痔瘘。和朴硝作脯食，消痞块。（时珍，出《千金》《医通》）"

2. 茶叶

《本草征要·第四卷·食疗·茶叶》："味甘、苦，性微寒，无毒。入心、肺二经。畏威灵仙、土茯苓，恶榧子。消食下痰气，止渴醒睡眠，解烤炙之毒，消痔瘘之疮，善利小便，颇疗头疼。"

3. 鲚鱼

《本草纲目·鳞部第四十四卷·鳞之三·鲚鱼》："鲊，主治：贴痔瘘（时珍）。"

4. 鲤鱼

《本草纲目·鳞部第四十四卷·鳞之三·鲤鱼》："肠，主治：小儿肌疮（苏恭）。聤耳有虫，同酢捣烂，帛裹塞之。痔瘘有虫，切断炙熟，帛裹坐之。俱以虫尽为度（时珍）……鳞，主治：产妇滞血腹痛，烧灰酒服。亦治血气。（苏颂）烧灰，治吐血，崩中漏下，带下痔瘘，鱼鲠。（时珍）发明：时珍曰，古方多以皮、鳞烧灰，入崩漏、痔瘘药中，盖取其行滞血耳。治鱼鲠者，从其类也。"

五、肛漏禁药

1. 胡椒

《神农本草经疏·卷十四·木部下品·胡椒》："胡椒……然而血分有热，与夫阴虚发热咳嗽，吐血，咽干口渴，热气暴冲目昏，口臭，齿浮，鼻衄，肠风脏毒，痔漏泄澼等证，切勿轻饵。误服之，能令诸病即时作剧。慎之！慎之！"

2. 莼

《本经逢原·卷二·水草部·莼》："莼性味滑。常食发气，令关节急。患痔漏、脚气、积聚，皆不可食，为其寒滑伤津也。"

3. 慈菇

《本草纲目·果部第三十三卷·果之六·慈菇》："根，气味：苦、甘，微寒，无毒。《大明》曰：冷，有毒。多食，发虚热及肠风痔漏，崩中带下，疮疖。以生姜同煮佳。怀孕人不可食。"

《本草从新·卷十果部·慈菇》："多食发肠风痔漏。"

六、肛漏禁食

1. 江鲚

《本经逢原·卷四·鱼部·江鲚》："甘平，小毒……诸鱼皆用翅尾游行，惟鲚不劳翅尾，逐队齐行，故以命名。种类不一，独产江水中者应春而起，味极鲜美，性专降泄，故败疽、痔漏人忌食，诸鲚皆然。"

2. 螺蛳

《本草汇言·卷之十九·介部·螺蛳肉》："但寒而有毒，如胃中有冷饮，腹中有久泄不实，并有冷痕宿疝，或有久溃痈疮未敛，及痔漏、瘰疬、破烂诸疾，不宜食之，食之恐生努肉。"

【医论医案】

一、医论

1. 论痔漏正虚湿热

《辨证录·卷之十三·痔漏门》

人有肛门边先生小疖，每因不慎酒色，遂至腐烂变成痔漏疮，不能收口，后长生肉管，每岁一管，流脓淌血，甚至为苦。世人治法，多用刀针挂线，徒受苦楚，而内毒未除，外口难长，经年累月，难以奏功。岂果漏疮而终不可治乎，抑酒色之戒不严，而治之不得其法。盖肛门之肉，不比他处之肉，而肛门之皮，亦不比他处之皮。他处之皮肉，非横生则纵生也。惟肛门之皮肉，有纵有横，最难生合。况大便不时出入，又加以刀针挂线，切勿轻用。惟消其湿热之毒，内治为佳。然而漏生既久，毋论漏不可止，而气血反伤，终难奏效也。方用补中用消，则何漏之不可痊哉。方用青龟丸：

乌龟一个，茯苓五两，薏仁六钱，羊蹄后爪四副,穿山甲五钱(俱用土炒),人参二两,青苔(干者)一两,黄芪八两,当归三两,瓦松二条(阴干,不可火焙),白芷一两,槐米一两。各为细末。将龟用石臼捣死,以药末拌之,饭锅内蒸熟,将龟肉与甲火焙干,为末,同前药用蜜为丸。每日服三钱,服至一月而漏疮干,服至二月漏疮满,服完全愈,不再发。但服药时务必独宿,戒酒色三月。倘服药时不断酒色,不能奏功,不可不慎。

此方治漏实有神效,非世上大概之方。况虽去湿而复不散气,虽败毒而又不损血,补破于无形,填隙于有孔。我愿人敬服此方,坚守三月之戒,以去十年之病也。

2. 论痔漏气虚湿热

《外科心法·卷五·痔》

刘商,有痔,肛门脱出。此湿热下注,真气不能升举。诊其脉果虚。遂以四君子汤加黄芪、芎、归、苍术、黄柏、升麻、柴胡服之,更以五倍子煎汤薰洗。彼以为缓,乃用砒霜等毒药饮之而殁。夫劫药特治其末,且能伐真元,鲜不害人。慎之,慎之!

3. 论痔漏虫蚀

《普济方·卷二百九十七·痔漏门·痔漏》

天圣年间知濠州马忠肃家有媪,病漏疮已十年。一日老兵扫庭下,且言前数日过市,有医自远来,诸漏疮可治,顷刻之力。媪曰:吾更医多矣,不信也。其党有以白忠肃公者,即为召医视之,可治无妨,需活鳝、竹针五六与之。医乃掷鳝因屈槃以竹针贯之,覆疮良久,取视有白虫数十针著鳝,医即令置杯水中,如动如线。复覆之,又得十余。如是五六,医者曰虫固未尽,然其余皆小虫,竟请以常用药敷之。时家适有槟榔黄连散即敷之,明日以干艾汤投白矾三二钱洗疮,然后敷药。盖老人血气冷,必假艾叶以作阳,而艾性亦能杀虫也。如是者再,即生肌,不一月而愈。如其言,医曰疮一月不治即有虫,虫能蠕动,气血一随之,病漏不可遂合,合则结痛,实虫所为也。医无名于世,而治疾有效,亦良医也。(《医说》)

4. 论血痔成漏

《辨证录·卷之十三·痔漏门》

人有大便时先射血几许,而始溺粪者,人以为便血病也,谁知肛门暗生血痔乎。夫痔久必变为漏,宜流脓血。不知受病不同,而见症亦异。此等

之症,多得之饮烧酒过多,热走于直肠而不得遽泄,乃结成小痔不化,久则皮破而血出。此血乃外出于直肠之外,而非出于直肠之中,乃膀胱之血也。夫膀胱化气而不化血,酒毒渗入膀胱,将酒气化水出于阴器,而酒毒烁血不能从阴器而出,势不得不趋大肠肛门而出矣。无奈门径各别,户口牢关,无可出路,而酒毒结于直肠之外,毒向内攻,而直肠之痔生矣。痔生必破,乘隙而膀胱之血注之,久且以血引血,不独膀胱之血尽归之也,乘大便之开关,血先夺门而出,故先大便而出射,正见其欲出之速耳。治之法似宜急填其隙,使血出之无路为第一策。然私窦既开,漏卮易泄,不亟清其上游之源,而但截其下流之隙,非计之善也。方用清源散:

黄连三钱,茯苓五钱,白芍五钱,葛根二钱,白芷三分,槐花三钱,地榆三钱,人参三钱,穿山甲(土炒,为末)一钱,白术五钱,车前子二钱,三七根末三钱。水煎,调末。服三剂,血较前更多,三剂后减去黄连,再用三剂,血止而痔愈矣。愈后必务断酒,终身不可服。若女色止忌三月,永不再发。倘不能禁,不必为之治疗,必先说过而后医也。

此方妙在用黄连之多,以解酒热之毒,所谓先清其源也。上游无病而下流自然安闲,况诸药又分配得宜。无非去湿化热之味,堵截之方,又何能加于此哉。

5. 论痔漏下血

《续名医类案·卷三十三外科·痔》

一妇人素患痔漏,每因热则下血数滴,以四物汤加黄连,治之即愈。后为大劳,疮肿痛,经水不止,脉洪大,按之无力。此劳伤血气,血动而然也。用八珍汤加芩、连、蒲黄,二剂而止。后去蒲黄、芩、连,加地骨皮,数剂而安。丹溪云:妇人崩中者,由脏腑伤损冲任二脉,血气俱虚故也。二脉为脉经之海,血气之行,外循经络,内经脏腑。若血气调适,经下依时。若劳动过极,脏腑俱伤,冲任之气虚,不能约制其经血,故忽然而下,谓之崩中暴下。治宜大补气血之药,举养脾胃,微加镇坠心火之药,治其心,补阴泻阳,经自正矣。

6. 论痔漏肛脱

《续名医类案·卷三十三外科·痔》

一男子有痔漏,每发如厕肛脱,良久方上。诊其脉细而微,用补中益气汤三十余剂,遂不再作。

丹溪曰：脱肛属气热气虚,血虚血热。气虚者补气,参、芪、芎、归、升麻;血虚者四物汤;血热者凉血,四物汤加黄柏。肺与大肠为表里,故肺脏蕴热,则肛门闭结,肺脏虚寒,则肛门脱出。故妇人产育用力,小儿久痢,均致此病。治之必须温补肺脏肠胃,久则自然收矣。[雄按]此症必见此脉,始可用此药。

7. 论痔漏久咳

《临证一得方·卷三上下身内痈部·肛漏》

肺主气,咳久伤络未由宣泄,由脏及腑,肛患穿溃,幸脉象尚和,未见细数,急宜珍重,庶不致延入怯门。若论刀针诸法,敬谢不敏,窃恐非徒无益,反致弄巧成拙耳。戒之,慎之。北沙参、川石斛、冬桑叶、广橘白、炙龟板、光杏仁、川贝母、炙紫菀、麦冬肉、石决明、炒荸仁。复:加制首乌、怀熟地,去杏仁、桑叶。

8. 论妇人痔漏

《景岳全书·卷之四十七贤集·外科钤(下)·痔漏》

一妇人,素患痔漏,每因热则下血数滴,以四物汤加黄连,治之即愈。后为大劳,疮发肿痛,经水不止,脉洪大无力。此劳伤血气,火动而然也。用八珍汤加芩、连、蒲黄,二剂而止。后去蒲黄芩连加地骨皮,数剂而安。丹溪曰:妇人崩中者,由脏府伤损冲任二脉,血气俱虚故也。若劳动过极,脏府俱伤,以致冲任气虚,不能约制经血,故忽然而下,谓之崩中暴下,治宜大补气血之药,举养脾胃,微加镇坠心火之剂,以治其心,补阴泻阳,经自正矣。(俱薛按)

9. 论痔漏误治

《外科理例·卷四·痔漏一百十》

一富人痔漏,口干,胃脉弱。此中气不足,津液短少,不能上润而然。治以黄芪六一汤、七味白术散。或曰:诸痛疮疡,皆属心火。宜服苦寒以泄火,因致大便不禁而殁。

夫诸痛疮疡皆属心火,言其常也,始热终寒,则反常矣。

二、医案

1. 治痔漏中虚湿热

《临证一得方·卷三上下身内痈部·痔漏》

中虚湿热,下陷成痔,脉弦数,久则生管成漏,

拟化湿补中。潞党参、焦茅术、炙升麻、生西芪、焦米仁、焦白术、炒川柏、粉萆薢、象贝母、炒青皮。

2. 治痔漏气虚湿热

《外科心法·卷五·痔》

徐生,因痔气血愈虚,饮食不甘,小便不禁,夜或遗精。此气虚兼湿热而然,非疮故也。以补中益气汤加山茱萸、山药、五味子,兼还少丹,治之而愈。

3. 治痔漏胃肠虚弱

《外科心法·卷五·痔》

一男子,年逾四十,有痔漏,大便不实。服五苓散,愈加泄泻,饮食少思。予谓非湿毒,乃肠胃虚也,当以理中汤治之。彼不为然,仍服五苓散,愈甚。复请予,乃以理中汤及二神丸,月余而平。

4. 治痔漏营卫两亏

《临证一得方·卷三上下身内痈部·痔漏》

营卫两亏治宜填补。潞党参、大熟地、制冬术、沙苑子、怀山药、生西芪、杜阿胶、炙升麻、肥玉竹、炙甘草。

5. 治痔漏肺肾两虚

《马培之医案·肛漏》

肛有漏卮,阴气先亏于下,子病及母,致生喘咳,宜金水并调。北沙参、女贞子、全归、马料豆、沙苑子、淮山药、淮牛膝、大麦冬、茯苓、杏仁、莲子。

6. 治漏下脓血

《续名医类案·卷三十三外科·痔》

朱丹溪治一人,肛门生疮,后不收口,针穷三孔穴边血胀,用黄芪、条芩、连翘、秦艽,末之,神曲丸服。

7. 治痔漏肛脱

《景岳全书·卷之四十七贤集·外科钤(下)·痔漏》

一男子,患痔漏,每登厕则肛门下脱作痛,良久方收,以秦艽防风汤,数剂少愈。乃去大黄加黄芪、川芎、芍药,而痛止。更以补中益气汤,二十余剂后,再不脱。

8. 治痔漏久咳

《凌临灵方·痔漏脱肛》

陈。气虚湿热下注,痔漏脱肛,脉象弦数,治宜调理。水泛补中益气丸四两,加味槐角丸四两。二丸和匀,每日清晨午后空心开水送下五钱。

9. 治痔漏疼痛

《外科理例·卷四·痔漏一百十》

一人患痔成漏,登侧则痛。以秦艽防风汤加条芩、枳壳,四剂而愈。以四物加升麻、芩、连、荆、防,不复作。

一人患痔漏,登侧则肛门下脱作痛,良久方收。以秦艽防风汤数剂少愈,乃去大黄加黄芩、川芎、芍药而痛止。更以补中益气汤二十余剂,后再不脱。

一妇患痔漏焮痛甚,以四物加芩、连、红花、桃仁、牡丹皮。四剂少止,又数剂而愈。

《续名医类案·卷三十三(外科)·痔》

一男子患痔成漏,每登厕则痛,以秦艽防风汤加条芩、芎、归,一帖即痊。如肛门下脱,作痛良久,加以大黄汁、枳壳,四剂而愈。以四物加升麻、芩、连、荆、防,不复作。

10. 治痔漏疮怯

《临证一得方·卷三上下身内痈部·痔漏》

肝肾内亏,湿邪因之下注。痔疡经久成漏,化头肉凸,经庸手剪割复戕元气,咳嗽内热,已成疮怯,难保无妨。北沙参、金石斛、生谷芽、生於术、稽豆皮、苋麦冬、云茯神、广橘白、生西芪、福泽泻。

11. 治痔漏将作

《孙文垣医案·卷二·三吴治验》

闵文川公肛生一毒脓溃不收口。闵文川先生,肛上生一肿毒,月余脓溃矣,但稍动则出鲜血不止,大便结燥,胸膈饱胀,饮食不思。脉两寸短弱,关弦,尺洪滑。此气虚血热,陷于下部。法宜补而升提也者,不然痔漏将作,可虑也。黄芪二钱,归身、地榆、槐花、枳壳各一钱,升麻、秦艽各七分,荆芥穗五分,甘草三分。服后胸膈宽,惟口苦甚,前方加酒连、连翘各五分而愈。

12. 治痔漏脉实

《外科心法·卷五·痔》

一男子,患痔漏,脓出大便,诸药不应,诊其脉颇实。令用猪腰子一个切开,入黑牵牛末五分,线扎,以荷叶包煨熟。空心细嚼,温盐酒送下,数服顿退。更以托里药而愈。

13. 治痔漏成管

《环溪草堂医案·卷四·横痃肾岩肛门痈漏管》

某。疡漏久而成管,用消管丸缓缓图治。胡

黄连一两,刺猬皮一两(炙),象牙屑一两,五倍子一两(炙),蟾酥(酒化)三钱,陈硬明角灯二两(炙)。上药为末,炼蜜丸。用上好雄精三钱,泛上为衣。每朝三钱,金银花汤送下。

[诒按]方意极佳。惟蟾酥大毒走窜之品,拟减半用之。

14. 治痔漏日久

《临证一得方·卷三上下身内痈部·痔漏》

痔漏经久,脂水常流,津液因之渐耗。虽起由湿热,实则三阴内亏,真元不固,肝阳得以扰动,脉形虚弦,此其徵也。宜耐性调治,冀得带疾延年,不增干咳诸款已为幸事。勿事霸图,免致变端蜂起。提潞党、玄武板、赤丹参、煅石决、焦苡仁、西洋参、制首乌、粉丹皮、浙贝母、粉草薢、生西芪、白云芩。

复:生洋参、女贞子、煅牡蛎、粉草薢、湖丹皮、潞党参、川石斛、制首乌、象牙屑、湘莲肉、元武板、花粉片。

《马培之医案·肛漏》

肛漏一年,阴气耗泄于下,阳伤于上,冬春咳嗽恶寒,肝气拂郁,肚腹作痛。入夏以来呛咳益加,咽痛妨食,痰多作恶,腹痛频频,大便时溏,脉来尺寸弱而急,肺肾并亏,肝木侮土,势入损门,殊属重候。拟养荣柔肝,兼补肺滋肾。东洋参、白芍、当归、炙甘草、冬虫草、淮山药、莲子、沙苑子、甜杏仁、大生地(蛤粉炒)、橘红、大麦冬。

第四节

脱 肛

脱肛是肠头突出肛门的疾病,相当于西医的肛管直肠脱垂。临床表现为直肠黏膜、肛管、直肠全层,甚至部分乙状结肠向下移位,翻出肛门之外。本病特点为直肠黏膜及直肠反复脱出肛门,伴肛门松弛。任何年龄皆可发病,以儿童、老年人、久病体弱、经产妇及身高瘦弱者多见。

【辨病名】

一、脱肛的不同称谓

本病病名较为简单,一般即称为"脱肛",有时亦称"肠随肛出""肛门脱出"等,多为通俗易懂的描述。

1. 脱肛

《太平圣惠方·卷第六十·治脱肛诸方》:"夫脱肛者,为肛门出也。多因久痢,大肠虚冷所为。肛门为大肠之候,大肠虚而伤于寒,痢而用气呕,其气下冲,则脱出。因谓之脱肛也。"

《证治汇补·卷之八·下窍门·脱肛》:"外候:因气血空虚,不能内守,肛门无力收摄,以致或大或小块物外坠,有似去白之卵黄,故曰脱肛。(《绳墨》)"

2. 肠随肛出

《普济方·卷四十·大肠腑门·脱肛》:"治肠随肛出。"

二、按疾病命名

脱肛如与其他疾病有关,可加以描述,如痢疾之后的脱肛,可称"痢后脱肛";与痔疾有关,可称"五痔脱肛"等。

1. 痢后脱肛

《圣济总录·卷第七十八·痢后脱肛》:"痢后脱肛,论曰:下痢脱肛者,因大肠虚弱,冷气淹滞。至圊不能便。极力于下。肛门脱出,故谓之脱肛,温其脏则愈,古方有坐汤温熨之疗,皆良法也。"

《证治准绳·类方第六册·脱肛》:"治久痢大肠脱。"

《种福堂公选良方·卷二公选良方·内外科·脱肛》:"治痢后脱肛。"

2. 五痔脱肛

《外台秘要·卷第二十六·五痔脱肛方二首》:"《千金》疗五痔脱肛,槐皮膏止痛痒血出方。"

三、按人群命名

1. 产后脱肛

《罗氏会约医镜·卷十一·杂证·论脱肛》:"产后脱肛,方新,治妇人当生,用力太过,脱肛莫收。"

2. 小儿脱肛

《太平圣惠方·卷第九十二·治小儿脱肛诸方》:"夫小儿脱肛者,为肛门脱出也。肛门为大肠之候,小儿多因利大肠,大腹虚冷,即肛门脱出,故

谓之脱肛也。"

《幼幼新书·卷第二十九·脱肛第十二》:"《巢氏病源》小儿脱肛候:脱肛者,肛门脱出也。肛门大肠之候,小儿患肛门脱出,多因利久肠虚冷,兼因䏜气,故肛门脱出,谓之脱肛也。"

《小儿卫生总微论方·卷十一·脱肛论》:"小儿脱肛者。谓大肠肛头脱出也。"

【辨病因】

肠风痔漏,泻痢日久,男子房欲过度,产妇用力太早,小儿叫啼伤气,过服寒凉、破气药物,老人气血已衰,小儿气血未旺等因素皆可导致脱肛。

一、概论

《三因极一病证方论·卷之十二·脱肛证治》:"又妇人产蓐用力过多,及小儿叫呼,及久利后,皆使肛门滞出。"

《妇人大全良方·卷之八·妇人脱肛候方论第十四》:"夫肛门者,大肠候也。大肠虚冷,其气下冲,肛门反出。亦有因产用力,努䏜气冲,其肛亦令反出也。"

《古今医鉴·卷之八·脱肛》:"夫脱肛者,肛门翻出也,乃虚寒下脱。其病或由肠风、痔漏,久服寒凉,坐努而下脱;或因久痢里急,窘迫而脱下;又有产妇用力过多,及小儿叫号怒气,久痢、久泻不止,风邪袭虚而脱也。"

《证治汇补·卷之八·下窍门·脱肛》:"内因:肠风痔漏,久服寒凉,坐努下脱;久痢久泄,里急后重,窘迫下脱;男子房欲过度,产妇用力太早,小儿叫号伤气,俱有此症。(《医鉴》)"

《临证指南医案·卷七·脱肛》:"脱肛一症,其因不一。有因久痢久泻,脾肾气陷而脱者;有因中气虚寒,不能收摄而脱者;有因酒湿伤脾色欲伤肾而脱者;有因肾气本虚,关门不固而脱者;有因湿热下坠而脱者。又肛门为大肠之使,大肠受寒受热,皆能脱肛。老人气血已衰,小儿气血未旺,皆易脱肛。"

《幼科释谜·卷四·脱肛肛痒》:"致脱之故,还宜细详。风木克土,脾胃是伤。暑湿风热,俱聚其方。清浊既混,洞泄莫当。久则肠虚,传送力尪。风冷所袭,肛脱为殃。他如久痢,努力是妨。禀赋怯弱,神气洸洸。皆能致脱,病非孔臧。"

《金匮启钥（妇科）·卷三·脱肛痔瘘论》："手太阴肺中焦起，下络大肠，由此观之，肛乃大肠之铃键。肺有实热，则天气不下降，而有秘结之证。肺若虚寒，则阳气下陷，而有肛门翻出之病。妇人而抱此疹者多，当因产努力过甚，或泻泄无休，致有此证。"

《疡科心得集·卷中·辨脱肛痔漏论》："夫脱肛之证，有因久痢久泻，脾肾气陷而脱者；有因中气虚寒，不能收摄而脱者；有因酒湿伤脾，色欲伤肾而脱者；有因肾气本虚，关门不固而脱者；有因湿热下坠而脱者。又肛门为大肠之使，大肠受寒受热，皆能脱肛。老人气血已衰，小儿气血未旺，皆易脱肛。"

《医述·卷九·杂证汇参·脱肛》："肠风痔漏，久服寒凉，坐努下脱，泻痢后重，窘迫下脱，男子房劳过度，产妇用力太早，小儿号叫伤气，皆有此证。（《医鉴》）

肛门为大肠之使，大肠者传导之官，肾者作强之官。丈夫酒色过度，肾虚则泄母气，肺虚则大肠无所主，故肛脱。（《证治准绳》）

脱肛一证，其因不一，有因久痢久泻，脾肾气陷而脱者；有因中气虚寒，不能收摄而脱者；有因酒湿伤脾，色欲伤肾而脱者；有因肾气本虚，关门不固而脱者；有因湿热下坠而脱者。又肛门为大肠之使，大肠受寒受热，皆能脱肛。老人气血已衰，小儿气血未旺，皆易脱肛。"

《不知医必要·卷二·脱肛》："大肠与肺为表里，肺虚则大肠滑脱。故有因久泻久痢，脾肾气陷而脱者；有因中气虚寒，不能收摄而脱者；有因色欲伤肾而脱者；有因酒湿伤脾而脱者；有因肾气本虚而脱者；有因过服寒凉而脱者；亦有因湿热下坠而脱者。"

《灸法秘传·应灸七十症·脱肛》："肺与大肠相为表里，故肺热则肛藏，肺虚则肛脱。或因肠风痔漏，或因久痢久泻，或因产妇用力太早，或因小儿叫啼伤气。总须上灸百会，下灸会阳。"

《医学妙谛·卷下·杂症》："陈参曰：脱肛一症，有因泻痢气陷而脱者，有因中气虚寒不能收摄而脱者，有因酒湿欲伤而脱者，有因肾虚湿注而脱者。或年老气血已衰，或年少气血未旺，亦致脱肛。"

二、过劳所伤

1. 产育劳伤

《诸病源候论·妇人杂病诸候四·脱肛候》："肛门，大肠候也。大肠虚冷，其气下冲者，肛门反出。亦有因产，用力努偃，气冲其肛，亦令反出也。"

《赤水玄珠·第十五卷·脱肛门》："妇人有此疾者，多由产育用力过多。"

2. 色欲过度

《不知医必要·卷二·脱肛》："有因色欲伤肾而脱者。"

三、酒湿所伤

《不知医必要·卷二·脱肛》："有因酒湿伤脾而脱者。"

四、虫蚀所伤

《内科通论·杂病广要·脏腑类·附脱肛》："黄桂峰云：亲见一人，里急后重，肛脱红肿，百药皆试，乃有虫在肛故也。（同上）"

五、误治所伤

《太平圣惠方·卷第九十二·治小儿脱肛诸方》："夫小儿脱肛者，为肛门脱出也。肛门为大肠之候，小儿多因利大肠，大腹虚冷，即肛门脱出，故谓之脱肛也。"

《推求师意·卷之下·小儿门·脱肛脱囊》："脱肛脱囊，脱肛因下痢肠虚冷兼用驱气故也。"

《不知医必要·卷二·脱肛》："有因过服寒凉而脱者。"

六、他病继发

《诸病源候论·小儿杂病诸候六·脱肛候》："脱肛者，肛门脱出也。肛门，大肠之候，小儿患肛门脱出，多因痢大肠虚冷，兼用艬气，故肛门脱出，谓之脱肛也。"

《太平圣惠方·卷第九十三·治小儿久痢脱肛诸方》："夫小儿痢脱肛者，皆因久痢，大肠虚冷所为也。肛门为大肠之候，大肠伤于寒痢，而用力，其气下冲，则肛门脱出，因谓之脱肛也。"

《小儿卫生总微论方·卷十一·脱肛论》："小

儿脱肛者,谓大肠肛头脱出也。此因泻痢日久肠滑,冷气相搏,里急下重而便难,用力努䐴,致肛头脱而下出。寒冷干乘,不能收返得入。"

《赤水玄珠·第十五卷·脱肛门》:"小儿有此疾,皆因久痢,大肠虚冷所为也。有肠头作痒者,此系肠中有虫。"

《简明医彀·卷之六·脱肛痔证》:"脱肛痔证,皆因久患泻痢得之,大肠头自粪门出。亦有因大肠热而出者。"

《幼科证治大全·脱肛》:"小儿脱肛者,皆因久患泻痢得之,大肠头自粪门出而不收也,此大肠虚滑也。"

七、体质因素

1. 禀赋不足

《不知医必要·卷二·脱肛》:"有因肾气本虚而脱者。"

2. 年老体衰

《万病回春·卷之四·脱肛》:"脱肛者,肺脏蕴热,肛门闭结;肺脏虚寒,肛门脱出。用参芪汤加减。凡泻痢久虚,或老人气血虚惫,或产妇用力过度,俱有脱肛也。小儿亦有脱肛症者。"

【辨病机】

脱肛的病机有气虚下陷、虚寒、热极、湿热等。

一、概论

《明医指掌·卷六·脱肛证十四》:"歌:肺经蕴热肛门闭,肺气虚时脱出肛。更主血虚与血热,须知治疗不相同。论:夫肺与大肠相为表里,故肺脏蕴热,则肛门闭结,热极反挺出其肛也。肺气不足,不能收敛,则肛门脱出,故妇人生产用力过者,及小儿痢久不已者,多致脱肛,即可见也。亦有血热、血虚,亦令脱肛也,审而疗之。"

《外科证治全书·卷三·后阴证治·脱肛》:"脱肛属气虚,有虚寒而脱者,有热极而脱者,寒则洞泄不涩,热则涩。"

《外科证治秘要·脱肛痔漏肛门痛偷粪鼠脏头毒》:"脱肛脏头脱垂于肛外,谓之脱肛。有气虚,有湿热,有寒,有热。"

二、气肌下陷论

《神仙济世良方·下卷·治脱肛方》:"治脱肛

者,久则涩痛,人以为肠虚下陷,谁知是阳气之衰,不能升提乎。夫脱肛半成于脾泻,多亡阴必至下坠,下坠之甚,则气亦下陷,而肠中湿热之污秽反不能速去,为快反用力虚努,而肠随下矣。"

脾肾气陷

《不知医必要·卷二·脱肛》:"故有因久泻久痢,脾肾气陷而脱者。"

《医学摘粹·杂证要法·虚证类·脱肛》:"脱肛者,脾肾之气陷也。脾主升,肾主固,脾升可以提摄,肾固可为管钥,如脾气陷而无提摄之力,肾气陷而失管钥之权,则肛门乃脱落矣。如因脾肾气陷而为脱肛者,以补中益气汤主之。"

三、脏腑虚损论

1. 肺虚

《赤水玄珠·第十五卷·脱肛门》:"脱肛之症,前人以为肺气虚寒。盖肺与大肠为表里,肺脏蕴热则闭结,虚寒则脱。"

《小儿推拿方脉活婴秘旨全书·卷二·脱肛症歌》:"肺气虚时脱出肛,小儿此症不须慌,泻痢久而气下坠,涩肠文蛤好推详。"

《证治汇补·卷之八·下窍门·脱肛》:"大意:肺与大肠,相为表里,故肺热则肛藏,肺虚则肛脱。(《心法》)"

《医述·卷九·杂证汇参·脱肛》:"肺与大肠相为表里,肺实则肛藏,肺虚则肛脱。(朱丹溪)"

《不知医必要·卷二·脱肛》:"大肠与肺为表里,肺虚则大肠滑脱。"

《灸法秘传·应灸七十症·脱肛》:"肺与大肠相为表里,故肺热则肛藏,肺虚则肛脱。或因肠风痔漏,或因久痢久泻,或因产妇用力太早,或因小儿叫啼伤气。总须上灸百会,下灸会阳。"

2. 肺肾虚弱

《古今医鉴·卷之八·脱肛》:"盖肺与大肠为表里,肛者,大肠之门,肺实热则闭结,肺寒虚则肛出。肾主大便,故肺肾虚者,多有此证。"

《杂病源流犀烛·卷三·脱肛源流》:"脱肛之由,《回春》曰:脱肛者,肛门翻出也。肺与大肠为表里,肾主大便,肺肾虚者,多有此症,参芪汤升之。"

3. 肾虚

《外科枢要·卷三·论脱肛》:"脱肛属大肠气

血虚而兼湿热。有久痢气血俱虚而脱者,有因肾虚而脱者,有中气虚而脱者,有因肾虚而脱者……肺与大肠为表里,肛者大肠之门,肺实热则秘结,肺虚寒则脱出,肾主大便,故肾虚者多患此症。"

《不知医必要·卷二·脱肛》:"有因色欲伤肾而脱者……有因肾气本虚而脱者。"

四、虚寒论

《幼幼新书·卷第二十九·脱肛第十二》:"《圣惠》:夫小儿痢脱肛者,皆因久痢,大肠虚冷所谓也。肛门为大肠之候,大肠伤于寒,痢而用力,其气下冲,则肛门脱,因谓之脱肛也。《婴童宝鉴》:小儿肠脱为泻痢久不瘥,冷极肚肠滑。"

《良朋汇集经验神方·卷之三·脱肛门》:"脱肛症者,肛门脱出皆因虚寒之故也。"

1. 中气虚寒

《不知医必要·卷二·脱肛》:"有因中气虚寒,不能收摄而脱者。"

2. 大肠虚寒

《诸病源候论·痢病诸候·脱肛候》:"脱肛者,肛门脱出也,多因久痢后大肠虚冷所为。肛门为大肠之候,大肠虚而伤于寒,痢而用气喱,其气下冲,则肛门脱出,因谓脱肛也。"

《圣济总录·卷第七十八·痢后脱肛》:"痢后脱肛,论曰:下痢脱肛者,因大肠虚弱,冷气淹滞。至圊不能便。极力于下。肛门脱出,故谓之脱肛。"

《圣济总录·卷第一百七十九·小儿下痢后脱肛》:"论曰:肛门者,大肠之候,若小儿大肠虚冷,久痢不已,躯气于下,里急后重,或致用力,则其气下坠,故令肛门脱出,是为下痢脱肛之病。"

《三因极一病证方论·卷之十二·脱肛证治》:"肛门为肺下口,主大肠,肺脏实则热,热则肛门闭塞;腑虚则大肠寒,寒则肛门脱出。"

3. 下焦阳虚

《医法圆通·卷二·脱肛》:"按脱肛一证,有下焦阳衰而不能统束者,有三焦火旺而逼出者。"

五、火盛论

1. 大肠火盛

《神仙济世良方·下卷·论脱肛方》:"然亦有不大便而脱肛者,人以为气虚下陷也,谁知是大肠之火奔迫而出。大肠属金,畏火也。火性炎上,如何返下逼,而逼肠之脱乎?夫肛乃魄门也,原属肺,肺与大肠为表里,有唇齿之相关,大肠火气之炎烧,而肺居膈上,远不可救,乃下走肛门也。"

2. 三焦火旺

《医法圆通·卷二·脱肛》:"按脱肛一证,有下焦阳衰而不能统束者,有三焦火旺而逼出者。"

六、湿热下坠论

《不知医必要·卷二·脱肛》:"亦有因湿热下坠而脱者。"

【辨病证】

脱肛病机较为复杂,不惟气血虚损、气机下陷可以导致脱肛,大肠热甚下攻、肛门壅肿用力强挣等也可导致脱肛。故需根据临床实际,辨清寒热虚实、在气在血,方为稳妥。

一、辨症候

1. 辨寒热虚实

《医宗说约·小儿科卷之四·脱肛》:"小儿脱肛有二症,泻痢之后气虚应,补中益气去当归,外用熏洗能接命;若还便秘努力来,清火润燥方相称。"

《张氏医通·卷十一·婴儿门上·脱肛》:"实热则大便秘结,虚寒则肛门脱出。因吐泻脾虚,肺无所养,故大肠气虚下脱也,补中益气为主。若脱出绯赤,或作痛者,血虚有热也,本方加丹皮、芍药,甚则加川连,外用槐角煎汤熏洗。若色淡不肿不痛,无血,此属气虚,只用补中益气以升举之,或加乌梅以收敛之。大凡手足指热,属胃热。手足指寒,属胃寒。若小儿肛痒或嗜甘肥,大肠湿热壅滞,或湿毒生虫而啮蚀肛门者,内服肥儿丸,外以雄黄、铜绿为散纳肛门。若因病不食,虫无养而蚀肛者为狐惑,黄连犀角散。若蚀肛透内者不治。"

《医学心悟杂症要义·大便不通》:"脱肛亦有二症,一因气盛下陷而脱者,补中益气汤;一因肠胃有火,肿胀下脱者,四物加升麻、黄芩、荷叶之属。"

《疡医大全·卷二十三后阴部·脱肛门主论》:"林氏曰:或问方书云,脱肛有气虚者,有血虚者,有血热或火盛者,人患此四者甚多,何遂至于脱肛也？答曰：肛乃大肠之尽处，凡有形之糟粕从此而出，为人一身之门户，虚滑则滞下不收，枯燥则坚涩而难于转出，皆足以致病，而必责之于一气。盖凡有形之物，全赖无形之元气以转运出入，且肺与大肠为表里，而肺正统一身之元气，故人之登圊，亦由元气为之传导，使大肠有形之糟粕，得以传导而出，出已则清升之气复自下而上达于脏腑腠理四肢，是为常度。若脾肺久虚，气血亏损，则统运转输之机不利，全藉勉力努送而出。久久气滞，则肛门因之脱下矣。其次有病久气虚，气陷而自脱者；亦有气虚不能传导，而血随因之枯涩，于是努力挣脱者；有阳明燥火亢极而热结便燥难出，因用力强挣，火性下迫肛门脱出者；有老年血燥，或产后血虚，液燥结滞难下，气弱无力以送，勉强挣脱者；有久泻或久痢，气血两虚，湿热下陷于大肠，因而滑脱者；有小儿亦因泻痢气虚，湿火下迫而脱者，总由气血不和，失其转输传导出入升降之常度，则有是证。自在医者参其脉证，体其虚实以治之。（《活人录汇编》）"

《杂病源流犀烛·卷三·脱肛源流》："脱肛，大肠气虚病也。大肠之气，虚衰下陷，又或兼有湿热，故成此症。"

《幼科释谜·卷四·脱肛肛痒》："肺为华盖，表里大肠，大肠有户，肛门是张。肛即肠头，本属内脏，其气通流，来往输将。肺如实热，肠结非常，肺如虚寒，肠出而长。虚寒实热，此其大纲。"

《外科备要·卷二证治·婴儿部·脱肛》："小儿清气下陷脱肛于外，阳虚自汗，懒言食少，脉洪而虚者，宜服补中益气汤加羌活、白芍、煨姜主之。若虚寒脱肛，脉必沉细，四肢稍冷，面色青黄，唇口淡白及久脱肠滑者，用蜜芪、蜜炙粟壳、面煨诃子、肉蔻、木香、炒芍、当归、焦术、人参、炙草、桂心、乌梅引，煎服数剂，外洗葱汤，用软绵轻轻揉入。一有湿热郁结脱肛于外，肿硬疼痛者，用制苍术、防风、赤茯苓、赤芍、花粉、炒枯芩、生地、苦参、槐米、芥穗、葱白煎服，外敷蟠龙散。一有生脏毒，肌门翻出者，当服脏连丸，外治俱用五倍子、葱头、朴硝，煎汤熏洗肿处，拭净，涂以坎宫锭子。一方取龟头或鳖头，烧灰存性，研细，麻油调敷，效。一方用生铁煮汁日洗。"

（1）辨虚实

《麻疹阐注·卷三·麻后脱肛》："麻后脱肛，有实有虚。一由大肠积热，下攻脱肛，肿硬疼痛，或时下血，或粪细小，唇赤齿燥，其腹坚实，其脉洪数有力，宜甘桔升麻汤，加枳壳、蒌仁、黄芩、山楂、白芍、滑石、元参、丹皮、黑荆芥之类。一由气血两虚，不能内守，遂致脱肛，面青唇淡，指梢或冷，精神倦怠，其脉沉细无力，宜补中益气汤，加羌活、白芍、煨姜主之，或四君加黄芪、升麻，或四物加黄芪、升麻。或血热肠风，加黄柏、荆芥、槐花，斟酌用之。虚甚者，十全大补，加升提药。"

《医述·卷九·杂证汇参·脱肛》："脱肛有虚有实，虚者一努便脱，色淡而不甚肿，宜补中益气汤，陷者举之；实者肛门壅肿，努甚脱出，色如紫李，身热脉大，此为湿热下逼，宜芩、连、山栀，佐以升提之味。"

《内科通论·杂病广要·脏腑类·附脱肛》："《四十八难》曰：病之虚实，出者为虚，入者为实。肛门之脱，非虚无故然哉。盖惟实则温，温则内气充而有所蓄；惟虚则寒，寒则内气馁而不能收。而况大肠之厚薄，膏脂之瘠肥，亦视夫内气之虚实何如耳。大凡脱肛，须以温汤浇令和软，然后摩挲而入，治法以温敛行之。具有产妇用力过多，及小儿叫号弩气，久痢不止，风邪袭虚，亦有此证。（《直指》）"

《医法圆通·卷二·脱肛》："按脱肛一证，有下焦阳衰而不能统束者，有三焦火旺而逼出者。因下焦阳衰而致者，由其人或房劳过度，或大吐大泻大病后，元气损伤，不能收束。其人定见少气懒言，精神萎靡、面白唇青、喜食辛辣热物者是也。法宜温固脾肾之阳，阳回气足，肛脱自收，如附子理中汤加葛根、黄芪建中汤，与市习之补中益气汤之类。"

《不知医必要·卷二·脱肛》："亦有因湿热下坠而脱者。然热者必热赤肿痛，乃系实症。不然非气虚，即阳虚也。须用温补升提之药始效。"

（2）辨寒热

《活幼心书·卷上·决证诗赋·脱肛》："肛门出露久难收，再感风伤事可忧，况自先传脾胃弱，更详冷热易为廖。"

《医方考·卷三·脱肛门第二十二》："叙曰：脱肛，一也，有寒热之判焉。又能进之而辨气血中之寒热，则精艺者也。"

《简明医彀·卷之三·诸痔·脱肛》："《经》

曰：下者举之，滑者涩之。先哲皆谓气虚有热；或谓大肠热甚故出；或谓大肠与肺为表里，肺经蕴热，则肛门闭结，虚寒则滑出不收。或因用力，或因痢后，细推寒热治理，小儿患多。"

《辨证录·卷之十·脱肛门》："人有不必大便而脱肛者，疼痛非常，人以为气虚下陷也，谁知大肠之火奔迫而出之乎。夫大肠属金，原属于肺，肺与大肠为表里，休戚相关。大肠不胜火气之炎烧，不得已欲求救于肺，而肺居膈上，远不可救，乃下走肛门，聊为避火之计。肛门既属于肺，大肠畏火，岂肛门独不畏火耶。况魄门与大肠，既有同气之好，祸难相救，宁忍坐弃，故以己之地方甘心让客，而己身越境，以避其气，此肛门、直肠所以脱出于粪门之外也。疼痛者，火焚被创，无水以养，故干燥而益疼也。"

《内科通论·杂病广要·脏腑类·附脱肛》："大肠受热则赤肿，受寒则白滑，当审其因证。绯赤肿痛，不可用热汤熏洗，尤忌五倍子等酸涩收敛，汤气蒸发，则愈肿愈痛，宜熊胆磨水点之。病劳人脱肛，骨肉相失，声散呕血，阳事不禁，梦寐交侵，呼吸不相从，昼凉夜热者死。唾脓血者亦死。其脉不数而有根蒂，及颊不赤者生。（《医通》）"

《医法圆通·卷二·脱肛》："按脱肛一证，有下焦阳衰而不能统束者，有三焦火旺而逼出者……因火旺逼出者，或由过食厚味、醇酒、椒、姜辛辣之物，热毒流注下焦，或感受外热燥邪，流注肠胃，热邪从下发泄，火气下趋，渐渐逼迫，直肠遂出。其人定见躁烦，善饮清凉，或大便不利，或小便赤热，或善食易饥，种种病情者是也。法宜清热，如黄连解毒汤、三黄石膏汤之类，专清肠胃之热，热清而肠自收矣。"

2. 辨气血

（1）辨气虚

《明医指掌·卷六·脱肛证十四》："气虚：气虚不能收敛，脉虚，或久病后脱肛，补中益气汤。丹溪云：气虚者，宜大补元气兼升提，人参、黄芪、川芎、当归、芍药、升麻、柴胡，外肥皂水洗之。"

（2）辨气陷

《辨证录·卷之十·脱肛门》："人有脱肛者，一至大便，则直肠脱下，而不肯收，久则涩痛，人以为肠虚下陷也，谁知阳气之衰，不能升提乎。夫脱肛之症，半成于脾泄，泄多则亡阴，阴亡必至下坠，

而气亦下陷，肠中湿热之污秽，反不能速去为快，于是用力虚努，过于用力，直肠随努而下矣。迨至湿热之邪已尽，脱肛之病已成。"

（3）辨气热

《明医指掌·卷六·脱肛证十四》："气热：气热及内有热，脉数者，三补丸加柴胡、升麻。又有气热盛而脱肛者，条芩六两、升麻一两，神曲糊丸，空心白汤下五钱。"

（4）辨血虚

《明医指掌·卷六·脱肛证十四》："血虚：血虚者，或因失血后，脉芤涩，四物汤加黄芪、升麻、柴胡。外用五倍子为细末涂之，以手托而上之，至五六次，待收乃止。"

（5）辨血热

《明医指掌·卷六·脱肛证十四》："血热：内原有热证，血虚，脉数而虚者，四物汤加炒黄柏、柴胡、防风、秦艽、升麻，或凉血地黄汤加升麻、柴胡、防风、秦艽。"

二、辨色脉

1. 从色而辨

《幼幼新书·卷第二十九·脱肛第十二》："《玉诀》小儿泻血、脱肛候歌：脱肛泻血本因伤，冷热攻脾损大肠。消渴口疮添上热，气虚浮肿面青黄。此患先调胃气，后下虚积，次和脏腑即安。"

"《石壁经》三十六种内翻花脱肛候歌：本为医人下药凉，致令冷气入回肠。鼻头（一云鼻根）只见多青脉，唇白相兼更齿旁（一云根黄）。初患百朝常此候，若经年月脸生光。眉红好哭唇干燥，形候分明要审详。只当温大肠、止渴、调气则愈，慎不可食冷药也。"

2. 从脉而辨

《医学原理·卷之八·脱肛门·脱肛脉法》："脱肛脉法，脉沉而无力者为脱肛。"

《寿世保元·卷五·脱肛》："脱肛，脉小而缓者，易愈。"

三、辨吉凶

《证治汇补·卷之八·下窍门·脱肛》："死症：如元气大脱，饮食不进，气逆肿喘者，不治。（《类案》）"

《内科通论·杂病广要·脏腑类·附脱

肛》:"病劳人脱肛,骨肉相失,声散呕血,阳事不禁,梦寐交侵,呼吸不相从,昼凉夜热者死。唾脓血者亦死。其脉不数而有根蒂,及颊不赤者生。(《医通》)"

【论治法】

脱肛论治需分清脏腑虚实寒热、辨明病在气分血分,因时审慎。若脱肛因泄利、痔漏、便秘日久而起,还需兼顾相关疾病的治疗,疗效方能持久。

一、概论

《古今医鉴·卷之八·脱肛》:"治:若大肠湿热,用升阳除湿汤;若血热,用四物汤加条芩、槐花;血虚,四物汤加白术、茯苓,兼痔,加槐花、黄连、升麻;虚热,用补中益气汤加芍药;肾虚,六味地黄丸。"

《赤水玄珠·第二十六卷·脱肛门》:"脱肛乃肠胃有积滞,以致湿热之气下流,蕴于肛门而然也。法当推逐其积。又或贪坐冷地,热为寒凝,结为内痔,致每登厕肛即脱下。此当从痔而治,痔消而肛自收也。有泄利日久,中气虚而下陷者,宜大补中气,兼为升提。从推、从补、从升,皆当看症。又有肛上生虫者,予友黄桂峰丈,治一人肛出,百方不应,乃以生猪肚子一具,刮下垢物,用纱囊盛之,罨于肛上一夜,次早细虫不计其数,尽丛于囊垢上,肛即收入,此亦湿热之所生也。"

《医学说约·杂症分目·火门·脱肛》:"脱肛属气虚血虚与热,他病后气陷脉虚宜补气,病彼血虚脉涩宜补血,阳明火性下迫脉数宜清火,老人血燥、产后血虚脉涩无力宜滋补,久痢脉虚宜补脾,小儿久泻脉弱宜补益,皆宜兼用升提。"

《张氏医通·卷七·大小府门·脱肛》:"《难经》云:出者为虚。肛门之脱,非虚而何。况大肠与肺为表里,肺脏蕴热则闭,虚则脱。须升举而补之,慎不可用坠气之药。产育及久痢用力过多,小儿气血未壮,老人气血已衰,故多患此疾,是气虚不能约束禁固也。大剂补中益气汤为主,升麻须用醋煮。泻痢后大肠气虚,肛门脱出,不肿不痛,属气血虚,补中益气加伏龙肝。赤肿有痛,宜兼凉血祛风,加羌、防、芍药。里急下重有脓血,加木香、乌梅。大肠热甚而脱,升麻汤加羌、防、芩、连。

肠风下血而脱,人参胃风汤。老人虚人,用力过度而脱者,十全大补汤。肠胃燥涩,大便秘结,努挣太过,因而脱肛者,人参固本丸加槐角凉补以润之。有肠头作痒,即腹中有虫。丈夫因酒色过度所致,大肠者传道之官,肾者作强之官。盖肾虚则泄母气,肺热则大肠不收,故成脱肛。治法,内服黄连犀角散,外用朴硝煎汤洗之。大肠虚而挟热,肛门红肿,槐花、槐角等分,羊血拌,炙熟为末,以酒送下。大肠受热则赤肿,受寒则白滑,皆能脱出。当审其因证,寒者,以香附、荆芥、胡葱煎汤洗之。热者,以五倍子、朴硝、白矾煎汤洗之。风热,以荆芥、薄荷、朴硝煎汤洗之。绯赤肿痛。不可用热汤熏洗,尤忌五倍子等酸涩收敛,汤气蒸发,则愈肿愈痛,宜熊胆磨水点之;或田螺去靥,入冰片少许,埋地一宿,化水点之。病劳人脱肛,骨肉相失,声散呕血,阳事不禁,梦寐交侵,呼吸不相从,昼凉夜热者死,唾脓血者亦死。其脉不数而有根蒂,及颊不赤者生,小儿脱肛,鳖头烧灰涂之。"

《冯氏锦囊秘录·杂症大小合参卷十三·脱肛大小总论合参》:"夫肺与大肠为表里,肛者大肠之门也。肺实则温,温则内气充而有所蓄,虚则寒,寒则内气馁而不能收,是以肠头出露矣。多得于大痢不止,里急后重,努力肛开,外风所吹而致者;或伏暑暴注,洞泻肠头不禁者;或禀赋怯弱,易于感冷,啼叫努气,大肠虚脱者。盖泻痢未有不因风暑湿热伤脾,脾虚则肺气既弱,大肠亦虚,土为金母,母虚不能生金,是以少被风冷,则肠头即为虚脱。治宜补脾温胃,使金母之益而上升,次投固肠之剂,外用熏掺等方,若久出而坚者,先以温暖药汤烧软,渐渐纳入。若肠头作痒者,多因大肠湿热生虫而蚀肛门,上唇有疮,虫蚀其脏;下唇有疮,虫蚀其肛,久则齿根无色,舌上尽白,四肢倦怠,唾血如粟,心内懊恼,而为危症,初治宜服化丸,外用生艾,用楝根煎汤熏洗,至若蚀肛透内者不治。

肛门为大肠之使,大肠受热受寒,皆能脱肛。且大肠者传导之官,肾者作强之官,酒色过度,则肾虚而盗泄母气,肺因以虚,大肠气无所主,故令脱肛。小儿血气未壮,老人血气已衰,皆有此症。又按,丹溪所论,脱肛因气虚血虚者固多,亦有因气热血热者,宜兼脉候详察。气虚者补气,参芪、术草制、升麻之类;血虚者四物汤;血热者凉血四物汤,加炒柏;气热者条芩、升麻之类,并宜升提。

谷道痒痛,多因湿热生虫,欲成痔瘘,宜以雄黄和艾烧烟熏之,或用桃叶一斛蒸之极热,纳小口瓶中,坐熏立死。"

《内科通论·医碥卷之四·杂症·脱肛》:"气虚不能收者,宜补气以升提之,血虚加血药,寒者以香附、荆芥等分煎汤洗。若大肠受热而突出者,朴硝煎汤洗之。肠风者,凉血清肠散。(虚寒者不痛,其脱而出、托而入必滑;实热者必痛而肿,突而出、托而入必涩)虚而挟热者,槐花散、薄荷散。日久不愈,常宜服收肠养血和气汤,更须涩之,龙骨散、涩肠散。外用五倍末糁蕉叶上托之,数次即不复脱。生铁三斤,水一斗,煮取五升洗,内服磁石散。一法,鳖头烧灰涂。"

《杂病源流犀烛·卷三·脱肛源流》:"脱肛症治,《直指》曰:脱肛一症,气聚不散也,里急而不得出,外胀而不得入,先以枳壳散糁敷,则气散肿消矣。又曰:《难经》云,病之虚实,出者为虚,入者为实,肛门之脱,非虚之故然哉。其有产妇用力过多,及小儿叫号弩气,并久痢不止,风邪袭虚,亦有此病。(据此,则脱肛之症,《回春》专以肠痔当之,非也,肠痔只脱肛中一症耳)《入门》曰:脱肛者,气下陷也。肺主魄门,肺热则肛门缩入,肺寒则肛门脱出,必须温肺补胃,如补中益气汤加诃子、樗根皮少许,或猬皮散俱可。其血热者,四物汤加黄柏、升麻,虚热者,缩砂散。"

《罗氏会约医镜·卷十一·杂证·论脱肛》:"大肠与肺为表里,肺热则大肠燥结,肺虚则大肠滑脱,此固然也。但肺之虚,非因脾虚不能生金,即因肾虚子盗母气。治之者,宜以肺为主,而脾肾为之源也。然其致此之由,不仅中气虚寒,不能收摄之一端也。有因久痢,里急后重而致者;有因酒湿伤脾,色欲伤肾而致者;有因肾气本虚,关门不固而致者;有因湿热下坠而致者。然热者必有热证,如无热证,便是虚证。且气虚即阳虚,必用温补。《内经》曰:'下者举之';徐之才曰:'涩可去脱',皆良法也。故古人之治此者,用参、芪、术、草、升麻之类以升之、补之;五味、乌梅之类以固之、涩之。外用熏洗收涩之药,无有不愈。"

《金匮启钥(妇科)·卷三·脱肛痔瘘论》:"手太阴肺中焦起,下络大肠,由此观之,肛乃大肠之铃键。肺有实热,则天气不下降。而有秘结之

证。肺若虚寒,则阳气下陷,而有肛门翻出之病。妇人而抱此疹者多,当因产努力过甚,或泻泄无休,致有此证。其治法亦比一而足也。如因湿热所致,当服升阳除湿汤。若因血热生病,则用四物汤加槐花、黄连、升麻。中风虚弱,补中益气汤加芍药,重用白术。中气虚寒,仍用上汤加半夏、炮姜、五味。肺气弱,亦上汤加阿胶、五味、山药、炮姜,甚加附子。且夫阳主晋升,阴主退敛。设肾中阴精不足,则不能收,以六味丸或大补元煎滋其阴,其脱自收矣。设肾中之阳气有亏,则不能升,以八味丸或右归丸,壮其阳,则脱自升矣。如泻泄而下脱者,宜用举元煎或九气丹,使其脾肾气足而自愈。"

《疡科心得集·卷中·辨脱肛痔漏论》:"《经》曰:陷者举之。徐之才曰:涩可去脱。皆治脱肛之法也。考叶天士先生治脱肛之证,不越乎升举、固摄、益气三法。如气虚下陷而脱者,宗东垣补中益气汤举陷为主;如肾虚不摄而脱者,宗仲景禹余粮石脂丸及熟地、五味、菟丝辈,固摄下焦阴气为主;如肝弱气陷,脾胃气虚下陷而脱者,用摄阴益气,兼以酸苦泄热为主;如老年阳气下陷,肾真不摄而脱者,又有鹿茸、阳起石、补骨脂、人参等提阳固气一法。观其案中所载诸条,亦云备矣。医者宜奉以为宗也。又汪切庵云:有气热血热而肛反挺出者,宜用芩、连、槐、柏及四物、升、柴之类,苦味坚阴。然斯证虽多,但苦寒之味不可恃为常法耳。"

《证治针经·卷三·脱肛》:"《医级》云:虚而挟火,补中加连;利而过扣,六物升举。元虚不摄,参茸亟进;火盛常脱,升连必投。"

《医述·卷九·杂证汇参·脱肛》:"《经》曰:下者举之。徐之才曰:涩可去脱。先生治此证,亦不越乎升举、固摄、益气三法。如气虚下陷者,宗东垣补中益气汤,举陷为主;肾虚不摄者,宗仲景禹余粮石脂丸,及熟地、五味、菟丝辈,固摄下焦阴气为主;肝弱气陷,脾胃气虚下陷者,用摄阴益气,酸苦泄热;老年阳气下陷,肾真不摄者,又有鹿茸、阳起石等,升阳固气。汪切庵云:有气血热而肛挺出者,用芩、连、槐、柏及四物、升、柴之类。(《临证指南》)"

《类证治裁·卷之七·脱肛论治》:"脱肛,元气陷下症也,惟气虚不能禁固。故凡产后,及久

痢,用力多,老人病衰,幼儿气血不足,多有之。大剂补中益气汤,升麻用醋炒。《入门》曰:肺主魄门,肺热则肛门闭,肺寒则肛门脱,必温补肺气,前汤加诃子、樗根皮。以肺与大肠相表里也。如脾胃虚寒,泻痢而滑脱者,胃关煎加乌梅、五味。脾虚下陷而脱者,补中益气汤。肝肾阴虚而下陷者,补阴益气煎。虚中夹火,或热赤肿痛,补中益气汤加芩、连、槐花之属。产后脱肛,六物煎加升麻,或殿胞煎加人参。仍用温汤洗而收之。有湿热下坠,疼痛脱肛者,抽薪饮,或大分清饮。肠风下血脱肛者,人参胃风汤。便秘努挣致脱者,人参固本丸加槐角。兼痔而痛者,四物汤加槐花、黄连、升麻。外煎洗法。寒者,以荆芥、胡葱煎洗,以伏龙肝、鳖头骨灰、百药煎研末,油调敷。热者,以朴硝、白矾汤洗,以黄柏面、牡蛎粉掺搽。焮赤肿痛,以田螺去靥,入冰片,化水搽之。小儿脱肛,鳖头炙灰涂之。肛头痒,朴硝煎汤熏洗。

《内经》曰:下者举之。徐之才曰:涩可去脱。治脱肛之法也。古人多用参、芪、归、术、川芎、甘草、升麻之类以升之补之,或兼用乌梅、五味之属以固之涩之。外仍用熏洗收涩之药,则无不愈矣。

肛头痒痛,风湿火兼病也。大肠受湿,流注肛头,则作痒,秦艽羌活汤。得风与湿热,则生虫而痒,神应黑玉丹、萹蓄汤,外以苦楝根煎汤洗。若虫蚀其肛,则上唇有疮,化䘌丸。大肠有火,则肛门作痛,七圣丸、秦艽白术丸。甚或便燥,肠头努出,下血,当归郁李仁汤。丹溪曰:凡醉饱入房,忍泄前阴之气,归于大肠,木乘火势,而侮燥金,故火就燥也,大便必秘。其疾甚者,必以苦寒泻火,以辛温和血,润燥疏风止痛,是其治也。宜秦艽白术丸、宽肠丸、当归郁李仁汤。"

《内科通论·杂病广要·脏腑类·附脱肛》:"《内经》曰:下者举之。徐之才曰:涩可去脱。皆治脱肛之法也。故古人之治此者,多用参、芪、归、术、川芎、甘草、升麻之类以升之补之,或兼用北五味、乌梅之类以固之涩之,仍外用熏洗收涩之药,则无有不愈。泻痢不止而滑脱者,胃关煎,或加乌梅、北五味、文蛤、木香之属以佐之。凡虚中挟火,或热赤,或肿痛,宜用补中益气汤,加黄芩、黄连、槐花之类,加减治之。(《景岳》节录)"

《医学妙谛·卷下·杂症》:"《经》云:下者举之。徐之才曰:涩可去脱。皆治脱肛之法。《叶

天士指南》治此症不外升举、固涩、益气三法。对气热血热肛而反挺出者,则用芩、连、槐、柏皮、四物、升柴之类。然亦间有此症,非可训之法,存之以备一说。脱肛症不宜过用苦凉,大约以叶氏治法为正。"

《诚求集·脱肛》:"脱肛,多因泻痢气陷而成。其色赤而痛者,补中汤送下香连丸。血痢后,佐以四物汤加丹皮。若不赤,不甚痛,体倦少食,但用升补,或兼收涩。亦有不必因乎泻痢者,皆由肺气虚寒。盖肺与大肠为表里,肺实则肛藏,肺虚则肛脱也。治宜温脾肺,使土金相生,参苓白术散加减,多服乃效。有痘后遍生疮,如常洗浴者,里虚而脱,日渐赢瘦者,以清热解毒为主,外用蓖麻子,研贴顶心。"

二、分寒热虚实论治

《医学心悟杂症要义·大便不通》:"脱肛一症,各家所论,纷纭不一,有主气陷者,有主湿热者,其实虚者居多,二者相兼之症更多也。初起或当用清,若清之三五服不愈者,仍以固气为主,所谓陷者举之也。应用升麻、秦艽、荷叶等药,加入补入益气汤内,《景岳全书》立有专门,一以补气为主;《临症指南》亦然,即治湿热方内,必加人参,更有补脾温肾这法,可知此症,断不一味清凉也。《本草纲目》附方,鳖头焙焦为末,黄酒冲服,每获奇效,可与补中益气汤轮流间服。此症大便滑顺者易治,用药收摄之后,大便不甚努力,则收者不复则脱矣。若大便干燥者,必努力而后出,则肛门随收随脱,多成败症。故只可固气,不可涩肠,赤石指、龙骨、诃黎勒、肉豆蔻、粟壳、连蕊皆不可用也。"

《疡医大全·卷二十三后阴部·脱肛门主论》:"自在医者参其脉证,体其虚实以治之。(《活人录汇编》)又曰:久病虚陷自脱者,脉必虚微无力,以补气升提为主;气虚血竭,努力挣脱者,脉必涩弱而虚数,当以益气之中,加补血润燥升清之剂;大肠实火燥结,肛门肿痛而下迫者,其脉洪大而数,或沉实有力,以清火解毒之中,佐以升提;老年产后,总由气虚血少,脉必涩数无力,当以滋补升提;久泻久痢,无论大小脉,必虚微沉弱,虽主补益升提;倘余病未清,则清补相兼。(《活人录汇编》)"

《杂病源流犀烛·卷三·脱肛源流》:"脱肛，大肠气虚病也。大肠之气，虚衰下陷，又或兼有湿热，故成此症。虽治不同，要以升提为主(宜人参、白术、升麻、炙甘草)。李士材云:脱肛一症，最难用药，热则肛门闭，寒则肛门出，宜内外兼治。诚哉是言也(内宜服磁石散，外宜用铁铧汤洗)。总之，脱肛或由于气虚者，补益为急(宜补中益气汤重用参、芪、升麻);或由于胃家之热，移注大肠者，兼宜清热(宜四君子汤兼黄连、黄柏);而外以涩剂煎汤洗之自平。又或脱肛而痛，由热留于下者，当清理大肠(宜槐花、木香);由于寒者，急用温剂(宜理中汤)。此治脱肛之大法也。至其虚实寒热，变迁不同，是在临症按脉时，神而明之，庶无差误。"

《内科通论·杂病广要·脏腑类·附脱肛》:"脱肛者，乃大肠热甚也。或久洞泄，或肠风下血，小儿叫呼，并久痢，妇人产育，用力过多，皆致肛门脱出。热甚与肠风者，用凉血清肠散。久泻痢者，补养脾胃，参术实脾汤。用力过多者，十全大补汤。俱加升提之药。然亦有脏寒而致者，此由脏腑([按]谓肺、大肠)气虚生寒，不能禁故也。必须温肺藏，补脾胃，久则必收矣。(《统旨》)"

《外科证治秘要·脱肛、痔漏肛门痈偷粪鼠脏头毒》:"脱肛脏头脱垂于肛外，谓之脱肛。有气虚，有湿热，有寒，有热。治法:气虚补中益气汤。湿热宜川连、淡芩、白芷、赤芍。虚寒滑脱宜牡蛎、余粮石、五味、粟壳、白术、黄芪等味。实火宜黄芩、黄连、槐花、川柏及四物、升、柴之类。"

三、分气血论治

《丹溪心法·卷三·脱肛二十八》:"脱肛属气热、气虚、血虚、血热。热虚者，补气，参、芪、芎、归、升麻。血虚，四物汤;血热者，凉血，四物汤加炒柏;气热者，条芩六两，升麻一两，曲糊丸，外用五倍子为末，托而上之。一次未收，至五七次，待收乃止。又东北方壁土泡汤，先熏后洗。

附录:肺与大肠为表里，故肺藏蕴热，则肛门闭结;肺藏虚寒，则肛门脱出。又有妇人产育用力，小儿久痢，皆致此。治之必须温肺藏，补阳胃，久则自然收矣。"

《金匮钩玄·卷第二·脱肛》:"脱肛，气热、气虚。气虚补气，用人参、当归、黄芪、川芎、升麻。血虚者，四物汤。血热者凉血，四物汤加黄柏炒。"

《赤水玄珠·第十五卷·脱肛门》:"丹溪曰:有气虚、气热、血虚、血热。气热者，条芩六两，升麻一两，为末，面糊为丸服之，其证肛脱红肿者是也。气虚者，参芪、芎归、升麻，或加白术、诃子，有热加条芩，其证多于劳倦房欲而发者是也。血热者，四物汤加炒黄柏，其证多于好酒及辛辣之物而发，及便血也。血虚者，用四物汤加升麻、荆芥，其证下血过多，面色痿黄者是也。"

《医学原理·卷之八·脱肛门·丹溪治脱肛活套》:"丹溪治脱肛活套:脱肛之症，有气热血热，有气虚血虚。有此四者之分，当求各因而疗。如因气虚者，宜以参、芪、归、芎之类补中兼举。如气热者，以人参、条芩、升麻之类。如血虚者，以四物倍当归，加人参，佐以升麻。如血热者，以四物加生地、炒黄柏、升麻之类，外以酸涩之剂托之可也。"

四、分阶段论治

《赤水玄珠·第十五卷·脱肛门》:"生生子曰:脱肛之症，多由肠内有积而清气不升，如痢疾里急后重而下脱也。治当从滞下门，先推去积滞，然后升补。积滞去而清气自升，不复脱下。其或因下血及痢疾之后，脱而不收者为虚，升补之药看气血孰重。脱之已久，当以涩剂收之，肠胃有风，脱而下血者，以风药举之。脱久亦有虚寒者，当温药微洗，内服大补之剂。""截肠病，其证大肠头出痛苦，干又落，落又出，肠尽则死。初出寸余时，治之以芝麻油一盏，以臀坐之，饮火麻子汁数升愈。"

《内科通论·杂病广要·脏腑类·附脱肛》:"脱肛之症，多由肠内有积而清气不升，如痢疾里急后重而下脱也。治当从滞下门，先推去积滞，然后升补，积滞去而清气自升，不复脱下。其或因下血，及痢疾之后，脱而不收者，为虚，升补之药，看气血孰重。脱之已久，当以涩剂收之。肠胃有风，脱而下血者，以风药举之。脱久亦有虚寒者，当温药微洗，内服大补之剂。(《赤水》)"

五、常用具体治法

1. 补法

（1）升补

《种杏仙方·卷二·脱肛》:"脱肛气虚寒脱下，多因血痔久痢泻。治当补气要升提，清除湿热效奔马。"

《医学原理·卷之八·脱肛门·治脱肛大法》:"治脱肛大法:肺与大肠,相为表里,若肺经蕴热,则肛门秘结;肺藏虚陷,则肛门脱出。是以妇人产后及小儿久痢之后,皆能致此症者,盖由气血虚脱之故也。治法必须以升补气血为主,久则自然收矣。涩药亦可用。"

《明医指掌·卷六·脱肛证十四》:"气虚:气虚不能收敛,脉虚,或久病后脱肛,补中益气汤。丹溪云:气虚者,宜大补元气兼升提,人参、黄芪、川芎、当归、芍药、升麻、柴胡,外肥皂水洗之。"

《辨证录·卷之十·脱肛门》:"人有脱肛者,一至大便,则直肠脱下,而不肯收,久则涩痛,人以为肠虚下陷也,谁知阳气之衰,不能升提乎?夫脱肛之症,半成于脾泄,泄多则亡阴,阴亡必至下坠,而气亦下陷,肠中湿热之污秽,反不能速去为快,于是用力虚努,过于用力,直肠随努而下矣。迨至湿热之邪已尽,脱肛之病已成,必须升提阳气,佐之去湿去热之剂。然而,提气非用补气之药则气不易升,补气不用润肠之味则肛无难脱,要在兼用之为妙也。

方用提肠汤:人参三钱,黄芪五钱,当归三钱,白芍一两,升麻一钱,茯苓三钱,槐米一钱,薏仁五钱。水煎服。连服四剂,肛肠渐升而入。再服四剂,不再脱。此方补气以升提,则气举于上焦,一身之滞气自散。润肠则肠滑,湿热自行矣。

此症亦可用加味补血汤:黄芪、当归各五钱,升麻一钱,北五味子十粒,连服十剂全愈。"

《外科证治全书·卷三·后阴证治·脱肛》:"脱肛属气虚,有虚寒而脱者,有热极而脱者,寒则洞泄不涩,热则涩。总以大补元气兼升提为主。补中益气汤,寒加苍术、炮姜;热加芩、栀、槐花;血虚倍归身加熟地。外用肥皂水洗,五倍子末涂之。又方,赤石脂、伏龙肝、白矾为末敷之。"

《神仙济世良方·下卷·治脱肛方》:"治脱肛者,久则涩痛,人以为肠虚下陷,谁知是阳气之衰,不能升提乎?夫脱肛半成于脾泻,多亡阴必至下坠,下坠之甚,则气亦下陷,而肠中湿热之污秽反不能速去,为快反用力虚努,而肠随下矣。治之法,必须升提而少佐之去湿去热补气之品,润肠之味兼用为妙也。方用:人参三钱,黄芪五钱,当归三钱,白芍一两,升麻一钱,白茯苓三钱,槐米一

钱,薏仁五钱。水煎。连服四剂而渐入,再四剂可痊愈也。"

《医门补要·卷中·肛脱不收》:"肛脱日久不收,则脂液必干,尤难猝上,乃气虚不固,内进益气汤,提下陷之气,外以熏洗方。但内肠得暖可收,遇冷则坠也。须月余方复原。"

(2) 补涩

《医述·卷九·杂证汇参·脱肛》:"《本草》云:补可去弱,涩可去脱。肛脱甚者,既补之必兼涩之,不涩于内,亦须涩于外。古方用五倍子末托而上之,一次未收,至五七次必收,并可煎汤入白矾温洗。脱肛,审系寒证,以香附、荆芥煎汤洗之;热者,以五倍子、朴硝煎汤洗之。(《证治准绳》)"

(3) 补清

《奇效良方·卷之五十二·脱肛门》:"脱肛之证,《难经》云:虚实出焉。出者为虚,入者为实。肛门之脱,非虚无故然哉。盖实则温,温则内气充,有气蓄;虚则寒,寒则内气馁而不能收。况大肠有厚薄,与肺为表里,肺藏蕴热则闭,虚则脱,三因之论,且妇人有此疾者,产育用力过多,少儿此疾,皆因久利,大肠虚冷所为也。肛门为大肠之候,大肠伤于寒利,而用力努躘,其气下冲,肛门脱出也。用香附子荆芥等分,煎汤洗之,或以五倍子碾为细末,放于纸上,托入肛,缓缓揉入。若或长久,男子变成肠风痔漏,肠出不收,至于出数寸者,以五倍子朴硝等分,煎汤洗之,亦用木贼烧灰,不令烟尽,入麝香少许,大便了,贴少许,效。又有久痢脏虚,皆能令人肛门突出。有肠头作痒,即腹中有虫,丈夫由此,酒色过度。大肠者,传道之官,肾者,作强之官,盖肾虚而泄,母气因肺虚,是以大肠气无所主,故自肛脱。治法实原气去蕴热之剂,外用前药洗之,医治无不愈矣。"

2. 温法

《备急千金要方·卷十八·大肠腑方·肛门论第三》:"论曰:肛门者,主大行道,肺、大肠候也,号为通事令史。重十二两,长一尺二寸,广二寸二分。应十二时。若脏伤热,则肛门闭塞大行不通,或肿缩入生疮。若腑伤寒,则肛门开大行洞泄,肛门凸出,良久乃入。热则通之,寒则补之,虚实和平,依经调理。"

《圣济总录·卷第七十八·痢后脱肛》:"论曰:下痢脱肛者,因大肠虚弱,冷气淹滞,至圊不能

便,极力于下,肛门脱出,故谓之脱肛,温其脏则愈,古方有坐汤温熨之疗,皆良法也。"

（1）温敛

《仁斋直指方论·卷之十四·脱肛·脱肛方论》:"《四十八难》曰:病之虚实,出者为虚,入者为实。肛门之脱,非虚无故然哉?盖惟实则温,温则内气充而有所蓄。惟虚则寒,寒则内气馁而不能收,而况大肠之厚薄,膏脂之瘠肥,亦视夫内气之虚实何如耳。大凡脱肛,须以温汤浇,令和软,然后摩挲而入。治法以温敛行之。其有产妇用力过多,及小儿叫号弩气,久痢不止,风邪袭虚亦有此证。凡肠头作痒,即是腹中有虫,生艾、苦楝根煎汤熏洗。仍以干艾、生姜煎服。其脱肛、肠风、痔漏者,登溷不可用旧纸,若包裹汤药杂物,尤不可用,才有一毫染污其间,立见痛肿。如此急以温汤涤之,患在肛肠,登溷后须用一洗。"

（2）温肺补土

《证治汇补·卷之八·下窍门·脱肛》:"治法:病之虚实。入者为实。出者为虚。（《难经》）肛门脱出,非虚而何。治须温肺脏,补肠胃,耐心久服,渐见收缩也。（《汇补》）"

（3）温胃

《医方选要·卷之八·肠澼痔漏脱肛门》:"若夫脱肛者,乃虚寒下脱。其病或由肠风、痔漏久服寒剂,坐努而下脱;或因久痢里急,窘迫而脱也;其有产妇用力过多,及小儿叫号努气,久痢不止,风邪袭虚而脱也。治法:内宜温胃厚肠,收敛解毒之剂;外宜温汤频洗,令和软,然后摩挲而入,则自愈矣。"

3. 收纳肾气

《医法圆通·卷三·辨认阴盛阳衰及阳脱病情·肛脱不收》:"凡素秉不足之人,或因大泄,或因过痢,以致肛脱不收。此是下元无火,不能收束,法宜回阳,收纳肾气,或灸百会穴,亦是良法。"

4. 凉血祛风

《医辨·卷之中·脱肛》:"寒者,以香附子、荆芥等分,煎汤洗之。热者,以五倍子、朴硝煎汤洗之。亦用木贼烧灰,不令烟尽,入麝香少许,大便了,贴少许。或以五倍子末摊纸上贴肛,缓缓揉入。大肠热甚与肠风者,凉血清肠散。

泻痢后大肠气虚,肛门脱出,不肿不痛,属气血虚,宜补气血为主。赤肿有痛,宜凉血祛风为

主。补气血,八珍汤、十全散。凉血,生地、赤芍、槐花、槐角、黄栝蒌、鸡冠花。疏风,防风、羌活、荆芥。生铁三斤,水一斗,煮取五升,出铁,以汁洗。内服磁石散。"

5. 清法

《神仙济世良方·下卷·论脱肛方》:"然亦有不大便而脱肛者,人以为气虚下陷也,谁知是大肠之火奔迫而出。大肠属金,畏火也。火性炎上,如何返下逼,而逼肠之脱乎?夫肛乃魄门也,原属肺,肺与大肠为表里,有唇齿之相关,大肠火气之炎烧,而肺居膈上,远不可救,乃下走肛门也。此等之症用升提之法,全然不效,反增其苦。治之法,宜多泻其肠中之火,火息而金生,而金自安矣。方用:元参一两,石膏三钱,熟地一两,陈皮三钱,地榆三钱,当归三钱,槐花三钱（炒黑）,荆芥三钱。水煎服。一剂而痛安,再剂而肠升,三剂而痊愈也。此方胃肾同治,兼清大肠之火,水源不断,火气自消,故园有可归之途,有不急返者乎,此必然之理也。"

《辨证录·卷之十·脱肛门》:"人有不必大便而脱肛者,疼痛非常,人以为气虚下陷也,谁知大肠之火奔迫而出之乎?夫大肠属金,原属于肺,肺与大肠为表里,休戚相关。大肠不胜火气之炎烧,不得已欲求救于肺,而肺居膈上,远不可救,乃下走肛门,聊为避火之计。肛门既属于肺,大肠畏火,岂肛门独不畏火耶?况魄门与大肠,既有同气之好,祸难相救,宁忍坐弃,故以己之地方甘心让客,而己身越境,以避其气,此肛门、直肠所以脱出于粪门之外也。疼痛者,火焚被创,无水以养,故干燥而益疼也。此等之病,用升提之法,全然不效,反增其苦楚。盖升提之药,多是阳分之品,阳旺则阴虚,阴虚则火益胜,安有取效之日哉?治法宜急泻其肠中之火,火息而金自出矣。然而大肠之火不生于大肠也。胃火盛而大肠之火亦盛,肾水干而大肠之水亦干,单治大肠之火,而不泻胃中之火,单治大肠之水,而不益肾中之水,则大肠之水不生,而大肠之火亦不息,何以使大肠之气返于腹中,肛门之肠归于肠内哉?

方用归肠汤:玄参一两,石膏三钱,熟地一两,丹皮三钱,当归三钱,地榆三钱,槐花二钱,荆芥（炒黑）三钱,水煎服。一剂痛安,再剂肠升,三剂全愈。

此方胃肾同治,兼去清大肠之火。水源不断,则火气自消,有不急返者乎。客去而主归,此必然之理也。此症用榆地玄归汤亦效。"

《临证指南医案·卷七·脱肛》:"《经》曰:下者举之。徐之才曰:涩可去脱。皆治脱肛之法也。观先生治脱肛之症。亦不越乎升举、固摄、益气三法。如气虚下陷而脱者,宗东垣补中益气汤,举陷为主。如肾虚不摄而脱者,宗仲景禹粮石脂丸,及熟地、五味、菟丝辈,固摄下焦阴气为主。如肝弱气陷,脾胃气虚下陷而脱者,用摄阴益气,兼以酸苦泄热为主。如老年阳气下陷,肾真不摄而脱者,又有鹿茸、阳起石等提阳固气一法。汪切庵云:有气热血热而肛反挺出者,宜用芩、连、槐、柏,及四物、升、柴之类。愚谓即或间有此症,终非可训之法,存之以质君子。(邹滋九)

徐评脱肛多由浊气下降,湿痰毒火合并为害。故肿痛异常此实症也,必清其大肠之火,而用外治之药以收之,无不立愈。其有虚人病后清气下陷,则用补中益气之法以提之,十不得一者也。乃不论何因,俱用升提收敛之法。肛门之痰火浊气,将升提而置之何地耶。又脱肛之疾属热多,又用温燥,更非所宜。"

六、痢疾脱肛论治

《赤水玄珠·第八卷·痢门·痢疾肛脱》:"初起里急后重脱肛,此为邪压大肠,其气不得宣通而脱下也,宜木香导滞汤。内有木香、槟榔调其气,黄芩清上热,大黄下其积滞,归、芍活其血而愈也。若用推积滞调气之后脱肛者,此为气虚,宜补而升之。痢久气血俱虚,虚中有寒,滑下不收者,补中加温涩之剂,如真人养脏汤之类。有湿热在大肠,因里急后重而脱肛者,宜清之,如《保命集》地榆芍药汤之类是也。"

七、妇人脱肛论治

《古今医统大全·卷之八十三妇科心镜(下)·妇人脱肛候》:"妇人脱肛,与男子同治。惟因产时用力,努出肛门,虽病机不同,治法无异,升提收涩,甚者灸百会穴无不愈。"

八、小儿脱肛论治

《幼幼新书·卷第二十九·脱肛第十二》:

"《玉诀》小儿泻血、脱肛候歌:脱肛泻血本因伤,冷热攻脾损大肠。消渴口疮添上热,气虚浮肿面青黄。此患先调胃气,后下虚积,次和脏腑即安。"

"《石壁经》三十六种内翻花脱肛候歌:本为医人下药凉,致令冷气入回肠。鼻头(一云鼻根)只见多青脉,唇白相兼更齿旁(一云根黄)。初患百朝常此候,若经年月脸生光。眉红好哭唇干燥,形候分明要审详。只当温大肠、止渴、调气则愈,慎不可食冷药也。"

《保婴撮要·卷八·脱肛》:"脱肛:夫肺与大肠相为表里。肛者,大肠之魄门是也。巢氏云:实热则大便秘结,虚寒则肛门脱出。此多因吐泻,脾气虚,肺无所养,故大肠之气虚脱而下陷也。用补中益气或四君子为主。若脱出绯赤,或作痛者,血虚而有热也,用补中益气汤,佐以四物、牡丹皮。微者或作痛者,气虚而有热也,佐以四君、牡丹皮。大凡手足指热者,属胃气热;手足指寒者,属胃气寒。"

《证治准绳·幼科卷之九·肺脏部肾脏部·脱肛》:"(曾)肺与大肠为表里,肛者大肠之门,肺实热,则闭结不通,肺虚寒,则肠头出露,有因痢久里急后重,努力肛开,为外风所吹,或伏暑作泻,肠滑不禁,或禀赋怯弱,易于感冷,亦致大肠虚脱。凡小儿所患泻痢,皆因暑湿风热乘脾胃虚而得,盖风属木,木胜则制土,土主脾胃,虚而受制,又湿喜伤脾,因虚受湿,不能分别清浊,水谷交杂,则为洞泄,洞泄既久,大肠亦虚,大肠乃手阳明燥金,而土虚不能生金,金气既虚,则传送之道亦虚,又为风冷所袭,故肛门脱而不收。法宜补脾温胃,使金得受母之益而气实,宜藿香饮(不乳食)、匀气散(疝)、平胃散(不乳食)主之,次则内投固肠之剂,用健脾饮(不乳食)养脏汤(痢)服饵,外以敷贴之法,用伏龙肝散敷之,及萆麻膏贴囟门,使引气上,令其自收,如收尽,仍以水洗去其膏。及有邪热积滞于大肠,未经疏涤,亦成此疾,其肛门色红而软,肺脉浮数,右手指纹紫见,身微有热,时或烦躁,先投清肺饮(嗽)疏解,次用薄荷散、蟠龙散为治,间服万安饮亦佳。(薛)巢氏云:实热则大便秘结,虚寒则肛门脱出,此多因吐泻脾气虚,肺无所养,故大肠之气虚,脱而下陷也,用补中益气或四君子为主。若脱出绯赤,或作痛者,血虚而有热也,用补中益气汤佐以四物、牡丹皮;微者或作痛者,气虚而有热也,佐以四君、牡丹皮。大凡手足指热者属胃气热,手足指寒者属胃气寒。汤氏方治脱肛大肠自粪门出,宜用葱汤熏洗令软,款款送上。此因泻利得之者,亦可服泻利之药,然后用槐花等药。又有用一味五倍子煎汤,入朴硝熏洗而缩者。又有用真蒲黄碾极细,以猪脂拌匀,敷肛门上而入者。

《全婴方》用涩肠散,兼有痔证肿痛者,用黄丹、滑石等分,井水调涂即消,并用铅白霜半钱,片脑半字,好酒调敷肿处,甚佳。黄连解毒汤亦可服。用苦参汤洗亦效。亦有密陀僧、白矾、脑子末之敷上,更用荆芥、防风等项洗之。用生栝蒌根者效。”

《婴童类萃·下卷·脱肛论》:“肺与大肠为表里,盖肺蕴热则秘结不通,肺脏虚寒则肛门外脱。因儿久患泻痢,肠胃内虚,或因病后气虚下陷,亦令脱肛。下失久不治,外为风湿所乘,则为终身之痼疾矣。凡脱肛之症,内用调理之药为主;外用洗托之药方得效也。又有父母有痔,生儿有此,照痔症调理之。参苓白术散、助胃膏、启脾丸三方并效。”

《幼科折衷·上卷·痢疾·附脱肛》:“总括肛门露出久难收,再感风伤事可忧;况是先传脾胃弱,更详冷热易为瘳。

夫肺与大肠相为表里,肛者,大肠之魄门是也。巢氏曰:实热则为大便闭结,虚寒则肛门脱出。有因痢久,里急后重,努力肛开,为外风所吹。或伏暑作泻,肠滑不禁。或禀赋怯弱,易于感冷,亦令大肠虚脱。凡小儿所患泻病,皆因暑湿风热,乘脾胃虚而得。盖风属木,肝木胜则制土,土主脾胃,虚而受制。又湿喜伤脾,因虚受湿,不能分别清浊,水谷交杂则为洞泻。洞泻既久,大肠亦虚。大肠乃手阳明燥金,土虚不能生金,金气既虚则传送之道亦虚。或又为风冷所袭,致肛门脱而不收。法当补脾温胃,宜补中益气汤倍加木香、白芍、粟壳、砂仁、地榆之类,外用伏龙肝敷之及蓖麻膏贴囟门使引上,令其自收,如收尽仍以水洗去其膏。及有湿热积滞于大肠,未经疏荡亦成此疾,宜芍药汤少加大黄以泻其积滞之气,痢止而肛不复脱矣,外宜蟠龙散敷之。大凡手足指热者属热,指寒者属虚,亦是一看法。

久痢不止,将核桃壳烧灰存性为末,看大小,

酒服之。或用山楂为末,红者白糖拌,白者红糖拌亦妙。

大抵治痢疾,一二日元气未虚,治宜疏通积滞,此通因通用之法。三四日后不可疏通,恐元气虚也,当清热解毒、调养脾胃为主。”

《外科大成·卷四小儿部·脱肛》:“脱肛者,肺实热则秘结,肺虚寒则脱出,用补中益气汤,加羌活、白芍、煨姜主之。又绯红作痛者,血虚有热也,佐以丹皮、四物。微红作痛者,气虚有热也,佐以丹皮、四君。再审手足,指热属胃热,指寒属胃寒,宜消息之。积热者,升麻一两,条芩六钱,水煎服。”

《幼科汇诀直解·卷之四·脱肛》:“脱肛,因大肠湿热下迫故也,宜清热升提其气,升麻神应丸。泄泻久不止而脱肛者,气下陷,补气升阳汤。”

《外科心法要诀·卷十六·婴儿部·脱肛》:“小儿脱肛肺虚源,补中益气汤居先,肿硬作痛除积热,脏毒翻肛脏连丸。

[注]此证由小儿气虚,肛脱于外,用补中益气汤加羌活、白芍、煨姜主之。如肿硬疼痛者;有湿热在内,当用清热除湿之剂以清之;若生脏毒,肛门翻出者,以脏连丸为主。外治以五倍子、老葱头、朴硝煎汤洗之。肿用坎宫锭子涂之,俱效。”

《幼科心法要诀·杂证门·气虚脱肛》:“泻痢日久中气陷,肛松肠薄滑而脱,面色青黄指梢冷,脉来沉细唇淡白。补中益气汤方升举,真人养脏方固滑脱,外用涩肠散方调敷,气升肛涩肠自合……涩肠散:诃子、赤石脂、龙骨(煅)各等分,共为细末,用腊茶调敷,和药掺肠头上,绵帛揉入。”

《麻科活人全书·卷之三·吐利并作下滞里急后重脱肛第七十一》:“发热之时吐利并,任他吐利不须惊。胞胎蓄毒从斯解,肠胃停污自此清。发热蒸蒸吐利并,或时滞下作肠鸣。火邪内迫宜清解,法向时行麻症寻。自利甚时多变更,里急后重症随生。须为通利泄其毒,若犯涩剂病更增。麻症脱肛何所因,火邪内迫后重成。升提清热是神手,若作气虚定伤人。久泻脱肛气血伤,治法不可一例拘。养血升提成妙用,破滞用下更增危。

麻本胎毒,发热之时,吐利并作,毒火因之而解,此为美候。如吐利并作,或时下滞,或作肠鸣,亦是火邪内迫而然,纯是热候,不可作寒而治。治

法总宜清解,依麻科凭症施治,庶保无虞,如上焦火甚者则吐,下焦火甚者则泻,中焦火甚者则吐泻并作。(朱曰此三句。抉出吐泻之因)自利甚者,则必见里急后重而为滞下矣。如见里急后重之症,而病者不耐,猛力下气催便,而脱肛之症,又势所必致也。如麻发热之时,吐多者,以竹茹石膏汤去半夏、加柿蒂主之。自利甚者,以秘本猪苓汤去升麻、甘草分利之。发热时吐利并作者,以三苓散加竹茹、柿蒂、滑石主之。(朱曰:柿蒂敛内蕴之热,既有竹茹、石膏以清热,更加柿蒂以敛之,止吐自速)下滞以加味黄芩汤去白芍药、甘草,加枳实、连翘、牛蒡子、青皮以治之。麻收后热毒未曾解尽,有下积滞者,当以连石茱萸丸去升麻、干葛、甘草、白芍药,加枳壳、山楂肉、麦芽、青皮治之。但方中茱、萸,若非阴寒膈寒而挟有热者,亦须除去。[愚按]下积滞之症,非仅麻收后有之,即将出正出之时,亦常有见者。愚谓不拘先后,但麻见有下积者,则当以清热导滞汤去白芍药、厚朴、甘草、当归、淡竹叶,加山楂肉、麦芽治之,更为妥当。自利甚而变为里急后重者,以黄连解毒汤加连翘、牛蒡子、青皮治之。若小便短少者,更加木通、滑石治之。如里急甚者,则当加半生半炒黑白丑牛以利之,或以铜壁山人黄芩汤去人参、赤芍、甘草,加连翘、牛蒡子、丑牛以利之,或以加味黄芩汤去白芍、甘草,加枳实、木通、连翘、牛蒡子、丑牛以利之。若夫脱肛之症,多见于将收已收之后,而治法有不可一例者。若因毒火内迫,大肠枯涩,肺金受伤,不能传送,致成里急后重之症,而病者难忍不耐,用力送气催便,以冀稍松,适肛脱出,不可认作气虚施治。治法总宜清热解毒,导利行滞,泻火清金,兼用升提之品。以加味导赤散去薄荷、淡竹叶,加当归尾润肠胃、破恶血而养心血,牛蒡子以消毒,枯黄芩泻肺火以凉肺血,枳壳以破气滞,滑石通利六腑九窍以荡热散湿。上五味各八分,丑牛四五分以除壅滞;丹皮四五分,以开陷伏之邪,使之外散;升麻五六分,以升散大肠、胃、胆、三焦之火热。如兼有潮热者,加鲜地骨皮二三钱治之。若因久泻而脱肛者,亦以加味导赤散去薄荷、竹叶,加当归身钱许、川芎钱许、升麻六七分,以养血理气,升散大肠、胃、胆、三焦之火热。而枳壳、丑牛,又不宜概用矣。

朱曰:麻证脱肛与气虚脱肛不同,所示清热解毒诸法,允为合拍。”

《幼科释谜·卷四·脱肛肛痒·肛病原由症治》:“巢元方曰:肺与大肠为表里。肛者,大肠之门。肺实热则闭结不通,肺虚寒则肠头出露。有因痢久里急后重,努力肛开,为外风所吹;或伏暑作泻,肠滑不禁;或禀气怯弱,易于感冷,亦致大肠虚脱。凡小儿所患泻痢,皆因暑湿风热,乘脾胃虚而得。治法宜补脾温胃,使金得受母之益而气实,宜藿香饮;次则内投固肠之剂,健脾饮、养脏汤;外以伏龙肝散敷之,令其自收。”

《疡科捷径·卷下·小儿杂症·小儿脱肛》:“小儿肛脱肺虚看,宜服补中益气安。肿痛硬坚皆积热,翻肛脏毒脏连丸。”

《大医马氏小儿脉珍科·卷上·脱肛论治》:“[按]《脉诀》云:大肠与肺为传送,何也?盖肺与大肠为表里。肛者,大肠之门,大肠热则结,闭而不通,虚寒则肠头出露。有因痢久,里急后重,努力肛门,更为外风所袭,则肛脱;或为湿热作泻,肠滑不禁;或禀赋怯弱,脾胃虚冷,亦致虚脱,盖大肠燥,而土虚不能生金,金气既虚,则传送之道亦虚,又为风冷所袭,故肛门脱而不收。治宜补脾温胃,脾土得温,使金得受母之益,后用参苓白术散,或用助胃膏以服之,外用赤石脂以贴之。既上服参苓白术散或平胃散,间投豆蔻丸,以止涩之。如此治疗,宜无不收,病自愈矣。”

《陈氏幼科秘诀·脱肛》:“夫肺与大肠为表里。肛者,大肠之门。肺经实热则秘结不通,肺若虚寒则肠头出露。有因泻痢久,脾土虚,不能生肺金,故肛门脱而不收。宜补脾温胃,使金受母之益而气实,次则内投固肠之剂,外用敷洗之药。”

九、治法禁忌

《医述·卷九·杂证汇参·脱肛》:“脱肛,绯赤肿痛,不可用热汤熏洗,尤忌五倍子等酸涩收敛。汤气蒸发,则愈肿愈痛。宜熊胆磨水点之,或用田螺入冰片少许,化水点之,或鳖头烧灰涂之。(张路玉)”

【论用方】

一、概论

《校注妇人良方·卷八·妇人脱肛方论第十

五》:"夫脱肛者,大肠之候也。大肠虚寒,其气下陷,则肛门翻出。或因产努力,其肛亦然也。

[愚按]前症若大肠湿热,用升阳除湿汤。若血热,用四物、条芩、槐花。血虚,用四物、白术、茯苓。兼痔痛,用四物、槐花、黄连、升麻。中风虚弱,用补中益气、芍药、白术。中气虚寒,加半夏、炮姜、五味。肾虚,用六味丸。虚寒,用八味丸。夫肺与大肠为表里,肛者大肠之门,肺实热则秘结,肺虚寒则脱出。肾主大便,故肺肾虚者,多有此症。"

《仁斋直指方论·卷之二·证治提纲·脱肛》:"脱肛一证,气聚不散也,里急而不得出,外胀而不得入,先以枳壳散作剂,又以枳壳烧灰存性,细末掺敷,或津唾调敷,气散则肿消矣。仍用生姜汁调五苓散如膏,入新水研散,略煎,吞黄连阿胶丸。虽然,此论肛门挟热而肿胀也,其或肠中虚薄不收,则理中汤、钓肠丸、养脏汤辈主治,乌贼骨、木贼草敷之。"

《丹溪治法心要·卷六·脱肛》:"气热、气虚、血热、血虚。气热者,黄芩(条子者)六两,升麻一两为末,曲丸;气虚者,补气用人参、黄芪、川芎、当归、升麻之类;血虚,四物汤;血热者,凉血,以四物汤加炒黄柏。一方,治脱肛用五倍为末,托而上之。一次未收,至五七次必收,乃止。"

《云林神彀·卷三·脱肛》:"脱肛:肺脏若虚寒,肛门即脱出,升补元气回,此是真仙术。提气散内芍当归,升麻柴胡与参芪,白术羌活炙甘草,炒干姜治肺寒虚。(十味)洗法:白矾五倍剉,水煎温洗荷叶托。或用死鳖头烧灰,敷于肛上即安乐。"

《寿世保元·卷五·脱肛》:"夫脱肛者,肛门翻出也。盖肺与大肠为表里,肛者大肠之门,肺实热则闭积,虚寒则脱出。肾主大便,故肺肾虚者,多有此症。若大肠湿热,用升阳除湿汤。若血热,用四物加条芩、槐花。血虚,四物加白术、茯苓。兼痔,加黄连、槐花、升麻。虚弱,用补中益气汤加芍药。肾虚,加六味地黄丸主之。"

《简明医彀·卷之三·诸痔·脱肛》:"《经》曰:下者举之,滑者涩之。先哲皆谓气虚有热;或谓大肠热甚故出;或谓大肠与肺为表里,肺经蕴热,则肛门闭结,虚寒则滑出不收。或因用力,或因痢后,细推寒热治理。小儿患多。

主方:白术、茯苓、当归、川芎、芍药(酒炒)、生地、升麻各一钱,桔梗、炙草各五分。加姜、枣水煎,空心服。虚加参、芪;热加芩、连;滑脱倍升麻,加诃子、五倍子,醋糊丸服。"

《简明医彀·卷之六·脱肛痔证》:"皆因久患泻痢得之,大肠头自粪门出。亦有因大肠热而出者,宜用葱汤蒸洗,令软送上。或五倍子煎汤,入明矾熏洗而上。

主方:龙骨、诃子肉、赤石脂、粟壳(水润去筋,醋炒)各二钱,没石子二个。上为末,每服一钱,空心米汤调下。热加芩、连。"

《麻疹阐注·卷三·麻后脱肛》:"有实有虚,一由大肠积热,下攻脱肛,肿硬疼痛,或时下血,或粪细小,唇赤齿燥,其腹坚实,其脉洪数有力。宜甘桔升麻汤加枳壳、蒌仁、黄芩、山楂、白芍、滑石、元参、丹皮、黑荆芥之类。一由气血两虚,不能内守,遂致脱肛,面青唇淡,指梢或冷,精神倦怠,其脉沉细无力。宜补中益气汤加羌活、白芍、煨姜主之;或四君加黄芪、升麻;或四物加黄芪、升麻;或血热肠风,加黄柏、荆芥、槐花,斟酌用之。虚甚者,十全大补加升提药。"

《医述·卷九·杂证汇参·脱肛》:"治脱肛,古人用参、芪、归、术、甘草、升麻升补之,或兼用五味、乌梅固涩之;外用熏洗收涩之药,则无不愈。凡中气微虚而脱者,宜四君子汤、五味异功散;中寒吐泻而脱者,宜五君子煎、温胃饮;泻痢不止而滑脱者,宜胃关煎加乌梅、五味、文蛤、木香以佐之;脾虚下陷而脱者,宜补中益气汤、举元煎;阴虚肝肾不足而下陷者,宜补阴益气煎;阴中阳虚而脱者,宜理阴煎或大补元煎;虚中挟火,热赤肿痛者,宜用补中益气汤加芩、连、槐花之类。然必真有火证火脉,方可酌用寒凉。若非实火,则大忌苦寒,防其沉降败脾也。若产妇用力太过,肛门脱出者,宜六物煎加升麻,或殿胞煎加人参,仍用温汤洗而收之。若湿热下坠,疼痛脱肛,甚者宜抽薪饮、大分清饮,微者约营煎。(张景岳)"

《外科证治全书·卷三后阴证治·痈疽就简·脱肛》:"脱肛属气虚,有虚寒而脱者,有热极而脱者,寒则洞泄不涩,热则涩。总以大补元气兼升提为主。补中益气汤,寒加苍术、炮姜;热加芩、栀、槐花;血虚倍归身加熟地。外用肥皂水洗,五倍子末涂之。又方,赤石脂、伏龙肝、白矾为末敷之。"

《内科通论·杂病广要·脏腑类·附脱肛》："气虚不能收敛,脉虚或久病后脱肛,补中益气汤。(《指掌》)"

《药症忌宜·正文》："肠鸣脱肛属气虚,兼有湿热。忌同大肠虚。宜补气,升提,除湿热。人参、黄芪、炙草、白术、莲肉、白扁豆、升麻、干葛、柴胡、黄柏、防风、白芍药、黄连、黄芩、樗根白皮。外用五倍子敷之。"

《治痢捷要新书·张氏医案跋·脱肛》："张仲景曰:下痢便脓血者桃花汤主之。丹溪注曰:桃花汤主法下焦血虚且寒,故非干姜之温,石脂之涩且重不能止血,用粳米之甘引入肠胃。戴元礼曰:脱肛一症,最难为药,热则肛门闭塞则肛门脱宜用磁石细末,每空心米汤饮下二钱,外用铁锈磨汤温洗。熊立品曰:痢下脓血,有误服补药汤,有误服凉药而致脏寒脱肛者,宜四君子汤加升麻、木香,或真人养脏汤,或用五味子、枯矾煎汤温浴,其肛自上,内服补中益气汤升提之,有热加黄连。[愚按]痢久脱肛,内服升提之药,外用朴硝、白矾水温洗拭净,再将旧鞋底烤热喷醋托之自上。"

二、治脱肛通用方

1. 猪肝散(《外台秘要·卷第二十六·肛门凸出方三首》引《删繁》)

疗肛门,主大肠寒应肛门寒,则洞泻凸出。

猪肝(一斤炙,令黄燥) 黄连 阿胶(炙) 芎䓖(各二两) 乌梅肉(五两,熬) 艾叶(一两,熬)

上六味捣筛。平旦空腹温服方寸匕,日再,若不能酒,白饭服亦得。

2. 壁土散(《外台秘要·卷第二十六·肛门凸出方三首》引《千金》)

治肛门凸出。

故屋东壁土(一升,碎研) 皂荚(三挺,长者)

上捣土为散,裹敷肛门,其头出处,取皂荚炙暖更递熨之,取入则止。

3. 收肛散(《杨氏家藏方·卷第二十·杂方五十八道》)

治脱肛。

鳖头(一枚,烧灰)

上件令极细。候肠头出,以药干掺在上,用纸衬手,轻轻操入。

4. 猬皮散(《仁斋直指方论·卷之十四·脱肛·脱肛证治》)

治肛门脱出不收。

猬皮(一个,罐内烧令焦黄存性) 磁石(半两,法醋煎数沸,蘸磁石七次,为末,) 辣桂(三钱) 鳖头(一枚,慢火炙令焦黄)

上细末。每服二钱,食前米饮调下。仍以破草鞋底炙上面熨,按令入。

5. 磁石散(《仁斋直指方论·卷之十四·脱肛·脱肛证治》)

治脱肛。

磁石(半两,蘸入煎沸醋中,凡七次)

上为末。每服一钱,空心米饮调下。

6. 钓肠丸(《仁斋直指方论·卷之十四·脱肛·脱肛证治》)

治大肠虚冷,脱肛不收及肠风诸痔。

白矾(枯) 绿矾(枯) 诃子(煨,取肉) 枳壳(去瓤麸炒) 白附子 生南星 生半夏 生附子(去皮脐,以上各一两) 黄栝蒌(一个,烧存性) 猬皮(一个,剉碎,磁罐烧存性) 鸡冠花(剉,炒,二两半) 胡桃仁(七个,不用油者,罐内烧存性)

上细末,醋煮面糊丸桐子大。每服二十丸,空心温酒下,或枳壳散送下。

7. 缩砂汤(《仁斋直指方论·卷之十四·脱肛·脱肛证治》)

治大肠虚而挟热,脱肛红肿。

缩砂 黄连 木贼

上末。每二钱,米饮调下。

8. 铁粉散(《仁斋直指方论·卷之十四·脱肛·脱肛证治》)

治大肠本虚,风毒客热乘之,脱肛红肿。

铁粉(研细)

上入白蔹末,夹和敷之,即按入。

9. 桑螺膏(《仁斋直指方论·卷之十四·脱肛·脱肛证治》)

治脱肛。

桑樕上缘桑螺子(烧存性)

上末,以猪膏和涂,雨后缘桑者佳。

10. 橡斗膏(《仁斋直指方论·卷之十四·脱肛·脱肛证治》)

治脱肛。

橡斗子烧存性,猪脂和敷。

11. 木贼散(《仁斋直指方论·卷之十四·脱肛·脱肛证治》)

治脱肛不热。

木贼烧存性为末,糁以帛按入。

12. 独虎散(《仁斋直指方论·卷之十四·脱肛·脱肛证治》)

治脱肛不收。

五倍子半两末,井水三碗,入磁瓶慢火煎半,续入朴硝、荆芥穗各一钱,乘热熏洗,仍以五倍子末敷之。

13. 石灰方(《仁斋直指方论·卷之十四·脱肛·脱肛证治》)

治大肠积冷,久年脱肛。

石灰炒热,以帛包裹,肛坐其上,冷又别换,仍以海螵蛸末敷。

14. 败毒散(《仁斋直指方论·卷之十四·脱肛·脱肛证治》)

小儿痢后,风邪入大肠,脱肛不收,以此散风邪,加陈米煎。伤寒热证通用。

人参　赤茯苓　川芎　北梗　羌活　独活　前胡　柴胡　枳壳(制)　甘草(炒,等分)

上剉散。每服三钱,姜五片,煎服。

15. 桑叶方(《仁斋直指方论·卷之十四·脱肛·脱肛证治》)

黄皮桑模,取叶三升,煎带温。上以布盛,罨小儿肛门,轻手按入,次用门臼中细尘,绵包扑之。

16. 香荆散(《丹溪心法·卷三·脱肛二十八》)

治肛门脱出,大人小儿皆主之。

香附子　荆芥(等分)　砂仁

上为末。每服三钱,水一碗,煎热,淋洗;每服三钱,煎服亦可。

17. 猬皮散(《医方选要·卷之八·肠澼痔漏脱肛门》)

治肛门脱出不收。

猬皮(罐内烧令焦黄存性,一个)　磁石(火煅,于醋内蘸淬七次,半两)　辣桂(三钱)　鳖头(慢火炙令焦黄,一枚)

上为细末。每服三钱,食前米饮调下,用鞋底炙热熨按肛上托入。

18. 槐角丸(《医方选要·卷之八·肠澼痔漏脱肛门》)

治五种肠风下血;痔漏、脱肛、下血,并宜服之。

槐角(去枝梗,炒,一两)　地榆　黄芩　当归(酒浸焙)　防风(去芦)　枳壳(麸炒,各半两)

上为细末,酒糊丸如梧桐子大。每服三十、五十丸,空心米汤送下。

19. 文蛤散〔《古今医统大全·卷之八十三妇科心镜(下)·妇人脱肛候》〕

治脱肛。

五倍子为末,水煎浸洗,更入白矾、蛇床子尤佳。洗用赤石脂末掺在桑叶上或芭蕉叶上,托上,其长尺余。用煎汤在高器候温,浸洗良久,自然缩上。日逐换洗,久则自收。其治脱肛服药堵方,皆与男子脱肛门参用。

20. 三神丹(《普济方·卷四十·大肠腑门·脱肛》引《十便良方》)

治大便风冷脱肛,兼腰痛不可忍。

石灰　白矾　黄丹(各一两)

上研以油和为饼子,新瓦上烧令通赤,放冷细研,又和又烧,如此三度,为末,入麝香末一分,更研匀。每服一钱,食前艾叶粥饮调下。

21. 蛇床散(《普济方·卷四十·大肠腑门·脱肛》引《经验良方》)

治脱肛。

蛇床子　甘草(各一两)

上为末。热汤调服一钱,日进三服。

22. 麝香丸(《普济方·卷四十·大肠腑门·脱肛》)

治脱肛。

麝香(半两)　鹿茸(炙,二两)

上为末,醋煮面糊丸如梧桐子大。每服三十丸,粥饮下,不拘时候,日三服。一方煮枣瓤和丸。

23. 紫蕺膏(《普济方·卷四十·大肠腑门·脱肛》引《医方大成》)

治脏热,肛门脱出。

用紫蕺一大握,又名鱼腥草,擂烂如泥。先用朴硝水洗净肛门,用芭蕉叶托入,却用药贴于臀下稳坐,自然收入。

24. 浮萍散（《万病回春·卷之四·脱肛》）

治脱肛。

于秋暮取霜露打过浮萍，不拘多少，以净瓦摊开阴干。其瓦一日一易，不可见日，务要阴干，用纸包起。凡有前疾者，临时研为细末。先取井中新汲水洗净脱出肛，次以药末掺上，其肛徐徐即进，一时即愈。不拘男妇大小儿并治。

25. 凉血清肠散（《证治准绳·类方第六册·脱肛》）

治脱肛，大肠热甚与肠风者。

生地黄　当归　芍药（各一钱二分）　防风　升麻　荆芥（各一钱）　黄芩（炒）　黄连　香附（炒）　川芎　甘草（各五分）

上水煎服。

26. 参术实脾汤（《证治准绳·类方第六册·脱肛》）

治脱肛，久泻痢，需补养脾胃者。

白术（黄土炒，二钱）　人参（二钱）　肉果（面裹煨，一钱半）　白茯苓　白芍药（炒）　陈皮（各一钱）　附子（炮，八分）　甘草（炙，七分）

用水二盅，生姜三片，枣二枚，煎一盅服。下陷加升麻。

27. 升阳除湿汤（《寿世保元·卷五·脱肛》）

治脱肛大肠湿热者。自下而上者，引而竭之。

升麻（八分）　柴胡（八分）　防风（一钱五分）　麦芽（三钱）　泽泻（三钱）　苍术（一钱五分）　陈皮（二钱）　神曲（二钱）　猪苓（二钱）　甘草（八分）

上剉。水煎，空心，温服。胃寒肠鸣，加益智仁一钱五分，半夏二钱。

28. 提气散（《寿世保元·卷五·脱肛》）

治脱肛，脾肺虚寒下脱，肛门翻出。

黄芪（二钱，蜜炙）　人参（三钱）　白术（二钱，去芦，炒）　当归身（三钱）　白芍（二钱，炒）　干姜（八分，炒）　柴胡（八分）　升麻（四分）　炙甘草（八分）　羌活（一钱五分）

上剉，水煎服。

29. 倍矾煎（《种福堂公选良方·卷二公选良方·内外科·脱肛》）

治脱肛。

五倍子（三钱）　白矾（少许）

上为末，水一碗，煎汤洗之立效。若妇人产后脱肛，五倍子末掺之。

30. 缩肛散（《种福堂公选良方·卷二公选良方·内外科·脱肛》）

治脱肛。

鳖头（一个，煅）　枯矾（三分）　五倍子（煅，三分）

共研极细，掺之。

31. 治脱肛通用验方

1）《备急千金要方·卷二十四·解毒杂治方·脱肛第六》

肛门主肺，肺热应肛门，热则闭塞，大便不通，肿缩生疮兑通方。

白蜜三升，煎令燥，冷水中调可得为丸，长六七寸，纳肛门中，倒向上，头向下，少时取烊，斯须即通洞泄。

2）《外台秘要·卷第二十六·脱肛历年不愈方三首》

《集验》疗脱肛历年不愈方：以生铁三斤，以水一斗煮，取五升以洗之，日再。

《千金》疗脱肛历年不愈方：以死鳖头一枚，烧令烟尽，作屑以敷肛门上，手按之令入，兼灸横骨一百壮。

又方，以铁精粉上，按令入即愈。

3）《外台秘要·卷第二十六·脱肛方三首》

《小品》疗脱肛熏方：以女菱一升，以器中烧，坐上熏肛门即愈。

4）《外台秘要·卷第二十六·猝大便脱肛方六首》

《肘后》疗猝大便脱肛方：灸顶上回发中百壮。

又方，以豆酱清合酒涂之。

又方，烧虎骨末，水服方寸匕，日三即瘥。

《范汪》疗猝大便脱肛方：以绿桑枝螺取烧末，猪脂和敷之，立缩，亦可末以粉之。

又方，灸鸠尾骨上七壮。

5）《太平圣惠方·卷第六十·治脱肛诸方》

治脱肛不瘥。

鳖头（一枚，烧灰）　蒲黄（半两）　白蔹（一两）

上件药，捣细罗为散。敷于肛上，按抑令入，日三四度瘥。

生铁（五斤）

上以水一斗煮取五升，日三度洗之。

治脱肛泻血不止。

太(石)耳(五两，微炒)　白矾(一两，烧灰)　密陀僧(一两，细研)

上件药，捣罗为末，以水浸蒸饼和丸如梧桐子大。每于食前，以粥饮下二十丸。

附子〔一两，焙(烧)令熟，于地上用盏盖出火毒〕桑黄(一两，微炙)

上件药，捣罗为末，炼蜜和丸如梧桐子大。每于食前，以粥饮下二十丸。

治脱肛不缩方。

石榴根　茜根(各一握)

上件药，细到，用好酒一大盏煎至七分，去滓，分温二服。

又方，上取生韭一斤，细切，以酥拌炒令熟。分为两处，以软帛裹，更互熨之，冷即再易，以入为度。

五花精叶(不限多少，阴干)

上捣细罗为散。每于食前，以粥饮调下二钱，兼涂肠头亦瘥。

蛇床子(一两)

微炒，捣罗为末，贴之效。

6)《医心方·卷第七·治脱肛方第九》

治脱肛方：取女萎一升，火烧以烟熏肛，即愈。

《葛氏方》治卒大便脱肛方：灸顶上回发中，百壮。

又方，熬石灰令热，故绵裹之，坐其上，冷又易之，并豆酱渍，合酒涂之。

若肠随肛出转广不可入者：捣生栝蒌，取汁，温，以猪膏纳中，手洗，随按抑自得缩入也。

又方，熬石灰令热，布裹以熨之，随按令入。

治脱肛历年不愈：死鳖头一枚，烧令烟绝，治作屑，以敷肛门，上进，以手按之。

又方，灸龟尾立愈，即后穷骨也。

治积冷利脱肛方：枳实一枚，石上摩令滑泽，钻安把，蜜涂，炙令微暖，熨之。冷更易之。

病寒冷脱肛方：灸脐中，随年壮。

治脱肛出方。

磁石(四两)　桂(一尺)　猬皮(一枚，炙令黄)

合捣下筛，服方寸匕，日一，十服即缩。

《范汪方》治脱肛方：生铁三斤以水一斗，煮取五升，出铁，以汁洗上，日三。

《医门方》疗大肠寒则肛门洞泻凹出方。

鳖头(一枚，烧令烟绝)　铁精(一两)

捣筛为散，粉上令遍。

7)《儒门事亲·卷十五·肠风下血第十一·治脱肛痔瘘》

治脱肛痔瘘。

胡荽子(一升)　乳香(少许)　粟糠(半升或一升)

上先泥成炉子，止留一小眼，可抵肛门大小，不令透烟火，熏之。

8)《儒门事亲·卷十五·肠风下血第十一·治脱肛》

治脱肛。

曼陀罗花子　莲壳(一对)　橡碗(十六个)

上捣碎，水煎三五沸，入朴硝，热洗，其肛自上。

9)《仁斋直指方论·卷之十四·脱肛·脱肛证治》

小儿灸法百会穴，直取前后发际，折中，横取两耳尖，折中，在顺之中心端，正螺毛处是也。两手握蒜炙灸，则肛肠自收。

10)《金匮钩玄·卷之三·小儿科·脱肛》

戴云：脱肛者，大肠脱下之说。东北方陈壁上土，汤泡，先熏后洗。亦可用脱囊药服之。

11)《卫生易简方·卷之四·脱肛》

治脱肛：用梁上倒挂尘、鼠粪，桶内烧烟熏之。

又方，用绿桑螺烧灰，猪脂和敷立缩；亦可生作末敷。已上俱先用白矾、葱、椒煎汤浴洗，拭干敷。

又方，用香附子、荆芥穗等分为末。每服三匙，水一碗半；煎热淋洗。

又方，用五倍子为末，每用三钱，入白矾一块，水二碗，煎洗立效。

又方，用木贼烧存性，为末，掺肛门上，按入即愈。

又方，用浮萍为末，干贴患处。

治谷道赤肿：用杏仁熬作膏敷之。

治脱肛：用卷柏为末，干敷之自上。

又方，用甑带烧灰为末，敷之亦妙。

12)《扶寿精方·脱肛门》

脱肛门：赤石脂碾细，水合包大蜘蛛一个，麝一分在内,烧为炭,覆地上为末,用少许托在肛门上即收。

又,以狗悬后二足控取涎,敷肛上即收。

13)《普济方·卷四十·大肠腑门·脱肛》

治脱肛不收。

赤石脂　白矾(半生半熟)

上为末擦洗敷之,用净物托进肛门。

治肠脱肛出,转久不可收入,出《经验良方》:用生栝蒌根为粉,以猪脂膏温涂,随手抑按,自能缩入。

治脱肛,出《经验良方》:用磨刀水下铁浆,以毛翎涂少许于肛门上,却以磁石煎汤。空心服半盏许。一方用磨刀水洗。

又方,出《经验良方》:用贴水荷叶焙为细末,好酒调下二钱。又将荷叶一片,将药末二钱放在叶上,令病人在叶上坐即入。

又方,出《经验良方》:用淡竹叶不拘多少,浓煎汤洗,立效。

治大肠脱肛:用草果(蓖麻子)去壳捶碎,解头上髻发开,留此药于脑上髻发中,少缚定,待肠头收上门边,即急去了药。

治脱肛痔病等证:用葱盐汤洗之,却将薄荷煎细研葱白涕汁,去滓,入蜜调煎,贴患处。用油单纸敷药贴之,坐卧亦可。

用蛇床子一两,炒为末贴之。

治脱肛肠出,出《经验良方》:用黄连研细末,冷水调,常涂肠头。

治卒大便脱肛,出《肘后方》:用豆酱清合酒涂之。

治大人小儿肠头出,出《经验良方》。

百草霜　五倍子

上为末,醋熬成膏子,以鹅毛敷上即入。

治大人小儿脱肛,每天冷及换冷食,即暴痢不止,肛则下脱,久疗不瘥者:用紫堇草,春间收紫堇花二斤,曝干捣为末,加磁石末七两,相和研细。涂肛上内入,即使人噀冷水于面上,即吸入肠中。每日一涂药噀面,不过六七度即瘥。又以热酒半斤,和散一方寸匕,空腹服之,日再,渐加至二方寸匕,以知为度。五岁以下小儿,即以半杏子许,散和酒令服之亦佳。忌生冷陈仓米等。

治脱肛:用防己实焙干为末,如煎茶法煎服。

治大肠脱肛,久积虚冷,每因大便脱肛,收不

得:用蜗牛,生研敷上即收。一方烧灰猪脂,和敷则缩。

治下部脱肛:用莨菪子焦炒,研细末敷之。

治脱肛:用益母草炙令香,浸酒服之。

14)《种杏仙方·卷二·脱肛》

治肠出不收:用生姜自然汁一合,蜜一合,和匀,用鸡翎扫上即收。

15)《万病回春·卷之四·脱肛》

大凡脱出肛门不收,用热尿洗后,用烘热鞋底揉进,恐迟则冷燥难进;或用冰片点上,亦收。

16)《鲁府禁方·卷二寿集·脱肛》

脱肛方:蝉蜕(焙黄),为末,点即上。

17)《济阳纲目·卷九十六·脱肛·治脱肛杂方》

治脱肛。

荆芥　龙脑　薄荷　朴硝(各等分)

上煎汤,朝朝洗之,肠头自入。

治男子女人脱肛。

五倍子　荆芥

上用小便浓煎洗之。

治肠风及脱肛不收,有血下:用皂角三茎槌碎,水一碗揉令皂角消尽,用绢二重滤取清汁数分,将脱肛肠浸在药中,其肠自收,不用手托,如大肠收了更用汤荡其脱肛上下,令皂角气行,则不再作,三次荡愈。

治诸般痔脱肛:以死蛇一条如指大,湿者用掘地坑烧之,将有孔板盖坑上,坐熏之,烟绝为愈,大效。

治肠头出:用皂角熏,次用蚰蜒一个,入蜜浸,去蚰蜒,将蜜调土朱敷上即入。一女子脱肛,医用糯米一勺浓煎饮,去米候洗肛温柔,却先以砖一片火烧通红,用醋沃湿,以青布铺砖上,坐肛于青布上,如热则加布令厚,其肛自吸入腹中而愈。

治脱肛:用曼陀罗花子连壳一对,橡子十六个捣碎,水煎三五沸,入朴硝热洗,其肛自收。

治肠随脱肛出,转久不可收入:捣生瓜蒌取汁浸之猪肉汁中,洗手随按之令暖,自得入。

治大肠头出,苦干又落,落又出,名截肠病,肠尽则死,初出寸余时治之:以芝麻油一盏,以臀坐之,饮大麻子汁数升愈。

治脱肛:赤石脂碾细,水和,包大蜘蛛一个、麝一分,在内烧为炭,覆地上为末,用少许托在肛门

上,即收。

18)《本草单方·卷九·脱肛》

大肠脱肛:蜗牛壳去土,研末,羊脂熔化调涂,送入即愈。(李延寿方)

桑上蜗牛烧灰,和脂,涂,尤妙。(《范汪方》)

又蜣螂烧存性,为末,入冰片研匀,掺肛上,托之即入。(《医学集成》)

又狗涎抹之,自上也。(《扶寿精方》)

又不蛀皂角五挺捶碎,水挼取汁二升,浸之,自收上。收后,以汤荡其腰肚上下,令皂角气行,则不再作。仍以皂角去皮酥炙,为末,枣肉和丸。米饮下三十丸。(《圣惠方》)

大肠脱肛,下三五寸者:用大田螺二三枚,将井水养三四日去泥。用鸡爪黄连研细末,入厣内,待化成水,以浓茶洗净肛门,将鸡翎蘸扫之,以软帛托上,自然不再发也。(《经验方》)

19)《本草单方·卷九·脱肛》

"大肠脱肛,久积虚冷。

以鳖头灸,研。米饮服方寸匕,日二服。仍以末涂肠头上。《千金方》

脱肛,历年不入者。

生铁二斤,水一斤,煮汁五升,洗之,日再。《集验方 1170》"

20)《简明医彀·卷之三·诸痔·脱肛》

《简便方》老幼脱肛:香附子、荆芥穗,或莲蓬壳,橡斗壳煎洗。

又用朴硝汤洗,次鱼腥草捣烂坐肛门下;或石灰炒熟包坐肛下;或五倍子、明矾煎洗;或桑叶、桃叶汤洗,蓖麻仁捣涂顶心。

又赤石脂或五倍子,或龙骨、木贼(烧),或黄柏、软石膏、滑石,皆可研末,掺草纸上烘热托上;或梁上尘、鼠粪桶内烧熏自上。

21)《简明医彀·卷之六·脱肛痔证》

又方,蓖麻子研成膏,贴顶上,肠入即洗去。或苦参煎汤洗。

又方,肠头作痒,即有虫。以生艾、川楝根煎汤洗。

痔方:黄丹、滑石,为细末,水调,日上五次。

22)《良朋汇集经验神方·卷之三·脱肛门》

凡脱肛出门不收者,用热尿洗,再用烤热鞋底揉进。

又方,明矾煅研末,先将香油、茶搽上,次以药托入。如年久者,荷叶煅热托入。

又方,蝉蜕为末,用菜油调敷立收。

治暴痢脱肛:以生铁二斤,水一斗煮五升,出铁将汁洗之愈。

治大人小儿脱肛流血:杏仁炒,捣作膏敷之即收。

23)《奇方类编·卷下·疮毒门·治脱肛》

治脱肛:五倍子八个川椒二十粒葱二根,米泔水煎洗。

24)《灵验良方汇编·卷之一内科·治脱肛》

治脱肛:用五倍子三钱、明矾二钱,俱研为末,水二碗,煎汤热洗立收。若脱至三五寸者,依上法洗后,再用赤石脂为末,以油纸托上,四围皆掺之,甚妙。若脱更长者,以两床相并,中空尺许,以磁瓶盛汤,令病人仰卧浸瓶中。久则易汤,以收尽为度。

又方,用桑叶、桃叶煎汤,入矾末,洗之则愈。

又方,用蓖麻子捣膏药,贴头顶心,即不下脱。

又方,用石灰炒热,以帛包裹,令患人坐其上,冷则易之。

25)《绛囊撮要·内科·治脱肛方》

治脱肛方:五倍子末三钱,白矾一块,水一碗煎汤洗之。再用木贼草烧灰。搽肛上即收。

26)《种福堂公选良方·卷二公选良方·内外科·脱肛》

又,用爬墙草煎汤温洗浸,肛随浸随缩上。此草地上生根,一路沿墙而上者,但有二种:一种叶大似丝瓜叶者,不可用;须小叶如茶匙样光亮者。

27)《罗氏会约医镜·卷十一·杂证·论脱肛》

脱肛:用枳壳、防风各一两,枯矾二钱,煎水,乘热熏洗。

又方,用赤皮葱、韭菜各带根煎汤,入大枫子、防风末数钱,乘热熏洗。

又方,用五倍子煎汤洗,随以赤石脂末掺上托入。

久痢脱肛:用诃子、赤石脂、龙骨各二钱,研细末,以茶少许和药,掺肛上,绢帛揉入。

又方,用鳖头(煅,存性)入枯矾少许掺上托入。

又方,用伏龙肝、鳖头骨五钱,五倍子二钱,共研末,先以紫苏煎汤温洗,后用麻油调药敷上。

肛门肿痛：苎麻根捣烂坐之。

又方，用苎麻根煎洗，外以木贼研末敷。

泻痢至于脱肛者：用石榴皮、陈壁土，少加明矾，煎洗，再用五倍子炒研末，敷托而上。

28)《益世经验良方·下焦·治痔漏脱肛门》

治脱肛不收：用鲜橘叶数十片，浓煎汁洗之即收进。

治脱肛熏洗法：用赤皮葱、韭二味，各带根煎汤，入大枫子、防风末各数钱，乘热熏洗，立收上。

29)《喻选古方试验·卷二·肠风下血脱肛》

虫蚀肛烂，见五脏即死：以猪脂和马蹄灰绵裹导入下部，日数度瘥。（《肘后》）

脱肛不收：方用甲鱼（即鳖）首烧灰，和麻油敷肛上，纳入三四度即愈，试验。

30)《郎中医话·正文·脱肛方》

脱肛方：五味子一分，酸石榴皮一分，鳖头一分，龙骨一分，外代梅片二分，麝香一分。用热鞋底粘着药面托上，即愈。

31)《验方新编·卷七·脱肛·大肠脱肛不收》

大肠脱肛不收：蜗牛（身有螺蛳壳，头有双须者是）瓦上焙枯，研末，一两，猪油调敷，立效。桑树蜗牛更好。

又方，脚鱼头焙枯研末，麻油调敷，或以纸托患处，神效。

又方，大螺蛳一个，顶上梅花冰片一分，即时水出，敷之，甚效。

又方，蝉蜕研末，香油调搽，奇效无比。

32)《奇效简便良方·卷四·痔漏脱肛·脱肛》

脱肛：旧草鞋底烘热揉上。

又指甲烧灰存性，先以麻油润之，后以指甲灰掺之。

又万年青煎水熏洗。

又五倍子末敷。

又芫荽一片烧烟熏之。或木贼烧存性，为末，掺之按之。或瓜子壳六钱（一半生，一半煅），共研末，黄酒下。或烧酒糟，装二口袋内，蒸热作垫子，坐冷即换。

痔漏脱肛：丝瓜（烧灰）、陈石灰、雄黄各五钱，共末，猪胆汁、鸡子清和香油调敷之。

33)《医学衷中参西录·医话》

答庞莫问大便脱肛治法：脱肛之症，用曼陀罗煎浓汤洗之甚效。仆常用鲜曼陀罗四五斤，煎取浓汁两三大碗。再以其汁煎羊肉二三两，取浓汁一大碗。再用党参二两，轧细末调汁中，晒干。每用四五钱，水煎融化洗之，数次可全愈。

三、治气虚气陷脱肛方

1. 洁古参芪汤（《医学原理·卷之八·脱肛门·治脱肛方》）

治气虚不能拘摄湿热，以致下流脱肛。法当益气为本，清湿热为标。故用参、芪以补气，黄连、薄荷、连翘清湿热，防风、升麻以提气。

人参（甘温，三钱）　黄芪（甘温，四钱）　薄荷（辛凉，七分）　黄连（苦寒，一钱）　连翘（苦寒，七分）　防风（辛温，七分）　升麻（苦寒，一钱）

水煎，食前服。外以鳖头骨、五倍子焙干，为末托之。

2. 参术芎归汤（《证治准绳·类方第六册·脱肛》）

治泻痢，产育气虚脱肛，脉濡而弦者。

人参　白术　川芎　当归　升麻　白茯苓　山药　黄芪（酒炒）　白芍药（炒，各一钱）　炙甘草（五分）

上生姜水煎服。

3. 诃子人参汤

1)《证治准绳·类方第六册·脱肛》

治泻痢，产育气虚脱肛，脉濡而弦者。

诃子（煨，去核）　人参　白茯苓　白术　炙甘草　莲肉　升麻　柴胡（各等分）

上水加生姜煎服。

2)《不知医必要·卷二·脱肛列方》

补治脱肛。

党参（去芦，米炒，二钱）　白术（净炒）　莲仁（去心，炒）　归身　茯苓（各一钱五分）　升麻（蜜炙，五分）　柯子（杵，一只）　炙草（七分）

加生姜二片煎。如脏寒，加干姜随宜，或再加附子。

4. 补中益气汤（《杂病源流犀烛·卷三·脱肛源流·治脱肛方七》）

治一切肛门下脱，照后加用。

人参(随便,或以时下生北条参三钱代之)黄芪(蜜炙,二三钱) 白术(钱半) 当归(土炒) 甘草(炙,各一钱) 陈皮(八分) 升麻(酒炒,八分) 柴胡(酒炒,四分)

加乌梅三个,五味子五分,姜枣引。如虚中挟火,或热赤肿痛,加黄连、黄芩、槐花之类。然非真有火证、火脉,切忌加入,以防苦寒败脾。如久痢虚弱,而复里急后重者,加白芍钱半,大腹皮毛、槟榔各一钱。如泄泻不止者,加萆薢三钱,泽泻一钱,木瓜一钱三分,煨木香三分。湿泻者,加苍术钱半。

5. 加味补中益气汤(《不知医必要·卷二·脱肛列方》)

凉补,治脾虚下陷而有热者。

炙芪 党参(去芦) 白术(净) 槐花(各一钱五分) 当归 黄芩(各一钱) 升麻(五分) 柴胡(七分) 陈皮(六分) 炙草(七分)

如无热则去黄芩、槐花,加北味七分,姜枣同煎。

6. 参芪白术汤(《不知医必要·卷二·脱肛列方》)

补,治泻痢与产育气虚脱肛。

党参(去芦,米炒,二钱) 炙芪白术(净炒) 肉蔻霜 茯苓(各一钱五分) 淮山(炒,二钱) 升麻(蜜炙,六分) 炙甘草(七分)

加生姜二片煎,或加制附子五分。

7. 治气虚气陷脱肛验方

1)《仁术便览·卷三·脱肛》

气虚不能固,而下脱也。治方脱肛,多主气虚。

人参 黄芪 川芎 当归 升麻

血虚者加芍药、地黄;血热者加炒黄柏。虚寒者加炒黑干姜。水二钟,空心,煎服。外以五倍子细末,托而上之。

2)《神仙济世良方·下卷·治脱肛方》

治脱肛者,久则涩痛,人以为肠虚下陷,谁知是阳气之衰,不能升提乎。夫脱肛半成于脾泻,多亡阴必至下坠,下坠之甚,则气亦下陷,而肠中湿热之污秽反不能速去,为快反用力虚努,而肠随下矣。治之法,必须升提而少佐之去湿去热补气之品,润肠之味兼用为妙也。

人参(三钱) 黄芪(五钱) 当归(三钱)

白芍(一两) 升麻(一钱) 白茯苓(三钱) 槐米(一钱) 薏仁(五钱)

水煎。连服四剂而渐入,再四剂可痊愈也。

3)《急救广生集·卷九·外治补遗·气虚脱肛》

气虚脱肛:泻痢日久,中气下陷,肠胃薄甚,肛门滑脱不收。宜用诃子、赤石脂、龙骨(煅)各等分。共为细末,腊茶调和,以药掺肠头上,用绵帛揉入。

四、治虚寒脱肛方

1. 举肛丸(《医方考·卷三·脱肛门第二十二》)

泄泻虚寒脱肛者,此方主之。

半夏 天南星 枯白矾(各五钱) 枯红矾 鸡冠花(炒) 白附子(各五两) 诃子肉(煅) 黑附子(生) 枳壳(各一两) 猬皮(二枚,炙) 栝蒌(一枚,烧存性) 胡桃仁(十五枚,烧存性)

共为末,醋糊作丸。空心温酒下三十丸。

2. 参芪汤(《万病回春·卷之四·脱肛》)

脱肛症者,肛门翻出,虚寒脱出。肺脏虚寒,肛门脱出。用参芪汤加减。

人参 黄芪(蜜水炒) 当归 生地黄 白术(去芦) 芍药(炒) 茯苓(去皮,各一钱) 升麻 桔梗 陈皮(各五分) 甘草(炙,五分)

肺脏虚寒,加干姜(炒)五分。上判一剂。姜、枣煎,食前服。

3. 参术实脾汤(《济阳纲目·卷九十六·脱肛·治肛门寒脱方》)

治久泻痢,寒滑脱肛。

白术(黄土炒) 人参(各二钱) 肉豆蔻(麸煨,一钱半) 白茯苓 白芍药(炒) 陈皮(各一钱) 附子(炮,八分) 甘草(炙,七分)

上判,加生姜三片、枣二枚,水煎服。下陷,加升麻。

4. 诃子皮散(《济阳纲目·卷九十六·脱肛·治肛门寒脱方》)

治寒滑气泄不固,形质不脱。

御米壳(炒,五分) 诃子皮(煨,去核,七分) 干姜(炮,六分) 陈皮(五分)

上判,水煎服。或为末,白汤调服亦可。

5. 猬皮散(《济阳纲目·卷九十六·脱肛·

治肛门寒脱方》）

治肛门或因洞泄或因用力，脱出不收。

猬皮（一个，罐内烧存性）　磁石（半两，火煅，醋淬七次）　桂心（三钱）

上为细末。每服三钱，食前米饮调下，用鞋底炙热熨按肛上托入。忌举重及房室。治女人阴脱，加鳖头一枚，慢火炙焦黄研入。

6. 乳香丸（《济阳纲目·卷九十六·脱肛·治肛门寒脱方》）

治诸痔并肠风下血，肛边或生核肿痛，或已成疮，大便艰难，肛肠脱出。

乳香（另研）　白丁香（各二钱半）　枳壳（麸炒）　大黄（蒸，焙干）　牡蛎（煅）　荜澄茄　芜青（去头足，糯米炒）　鹤虱（炒，各一两，一方各五钱）

上为细末，用米糊丸如桐子大。每服三十丸，肠风腊茶清下，诸痔煎薤白汤下，诸漏铁屑煎汤下，并空心食前服。

五、治阴虚脱肛方

1. 洁古归参汤（《医学原理·卷之八·脱肛门·治脱肛方》）

治阴血亏败，无以羁承肠藏，以致湿热下流，肛门下脱。法当益血清热。故用人参、川归、芎、地、芍以补血，薄荷、荆芥、条芩以清热，升麻以提气。一本有黄芪。

人参（甘温，一钱）　川归（辛甘温，二钱）　川芎（辛温，七分）　生地（甘寒，七分）　白芍（酸寒，二钱）　薄荷（辛温，七分）　荆芥（辛凉，一钱）　条芩（苦寒，一钱）　升麻（苦寒，一钱）

水二盅煎一盅，食前服。

2. 补阴益气汤（《不知医必要·卷二·脱肛列方》）

补，治阴虚肝肾不足而下陷脱肛者。

熟地（三钱）　党参（去芦，米炒）　淮山（炒，各二钱）　当归（一钱五分）　陈皮（七分）　升麻（蜜炙，五分）　炙草（一钱）　生姜（二片）

六、治肠虚脱肛方

1. 猪肝散（《太平圣惠方·卷第六十·治脱肛诸方》）

治大肠虚寒，肛则洞出。

猪肝（一片，薄切爆干）　黄连（二两，去须）　阿胶（一两，捣碎，炒令黄燥）　芎䓖（一两）　乌梅肉（二两半，微炒）　艾叶（一两，微炒）

上件药，捣细罗为散。每于食前，以粥饮调下二钱。

2. 收肠养血和气丸（《证治准绳·类方第六册·脱肛》）

治脱肛，日久肠虚，大肠不时脱。

白术（炒）　当归　白芍药（炒）　川芎　槐角（炒）　山药　莲肉（各一两）　人参（七钱）　龙骨（煅）　五倍子（炒）　赤石脂（各五钱）

上末之，米糊丸如梧桐子大。每服七十丸，米饮送下。

3. 龙骨散（《证治准绳·类方第六册·脱肛》）

治大肠虚，肛门脱出。

龙骨　诃子（各二钱半）　没石子（二枚）　粟壳　赤石脂（各二钱）

上末之。每服一钱，米饮调下。

4. 治肠虚脱肛验方

《太平圣惠方·卷第六十·治脱肛诸方》

治大肠风冷，脱肛兼腰痛不可忍者，宜服此方。

石灰（一两）　白矾（一两）　黄丹（一两）

上件药同研，以油和为饼子，于新瓦上烧令通赤，放冷，细研，又和又烧，如此三度，即捣罗为末，入麝香末一分，更研令匀。每于食前，以艾叶粥饮调下一钱。

治大肠虚冷，脱肛，宜服此方。

干蜗牛子（一百枚，微炒，捣罗为末）　磁石（二两，捣碎，淘去赤汁）

上件药，以水一大盏，煎磁石五钱，至五分，去滓，调蜗牛末一钱服之，日三服。

又方，上用铁粉敷肛上，以物按入，每出敷之，以瘥为度。

治大肠久积虚冷，每因大便脱肛，收不能入，宜用此方：上熬石灰令热，以故帛裹坐其上，冷即换。

又方，蜗牛子一两烧灰，以猪脂和涂之，立缩。

又方，屋东壁土一合细研，以土敷肛头出处，取皂荚三挺，炙热，更替熨之，以入为度。

又方,鳖头一枚烧灰,细研如粉,敷肛门头出处。

治大肠风冷,下血不止,脱肛疼痛,宜服此方。

野狸(一头)

上以大瓷瓶一所,可容得者,纳于瓶中,以厚泥固济,候瓶干,以大火烧之,才及烟尽,住火候冷,取出,入麝香末半两,研令匀,于瓷器中收之。每于食前,以温粥饮调下二钱。

七、治酒湿脱肛方

升阳除湿汤(《不知医必要·卷二·脱肛列方》)

和,治酒湿脱肛。

白术(净)　葛花　茯苓(各一钱五分)　升麻(六分)　泽泻(盐水炒)　苍术(米泔水浸)神曲(各一钱)　甘草(五分)

加生姜二片煎。

八、治热证脱肛方

1. 缩砂散(《证治准绳·类方第六册·脱肛》)

治大肠虚而挟热,脱肛红肿。

缩砂仁　黄连　木贼(各等分)

上为细末,每服二钱,空心米饮调下。

2. 三补丸(《明医指掌·卷六·脱肛证十四》)

治热盛脱肛。

黄芩(炒,一两半)　黄柏(炒,一两半)　黄连(炒,二两半)

末之,炼蜜丸如桐子大。每七十丸,空心白汤送下。

3. 凉血清肠汤(《不知医必要·卷二·脱肛列方》)

凉兼补,治大肠血热脱肛。

生地(二钱)　当归　白芍(酒炒)　槐花(炒,各一钱五分)　黄芩(一钱)　川芎(五分)升麻(六分)　甘草(七分)

4. 治热证脱肛验方

1)《万氏家抄济世良方·卷三·脱肛》

治积热脱肛。

条芩(六两)　升麻(一两)

共为末,面糊丸服。

2)《万氏家抄济世良方·卷三·脱肛》

治脱肛气热者神效,亦治痔疮。

熊胆(五分)　孩儿茶(三分)　冰片(一分)

上为细末,以人乳调搽肛上,热汁自下而肛即收。

3)《神仙济世良方·下卷·论脱肛方》

然亦有不大便而脱肛者,人以为气虚下陷也,谁知是大肠之火奔迫而出。大肠属金,畏火也。火性炎上,如何返下逼,而逼肠之脱乎?夫肛乃魄门也,原属肺,肺与大肠为表里,有唇齿之相关,大肠火气之炎烧,而肺居膈上,远不可救,乃下走肛门也。此等之症用升提之法,全然不效,反增其苦。治之法,宜多泻其肠中之火,火息而金生,而金自安矣。

元参(一两)　石膏(三钱)　熟地(一两)陈皮(三钱)　地榆(三钱)　当归(三钱)　槐花(三钱,炒黑)　荆芥(三钱)

水煎服。一剂而痛安,再剂而肠升,三剂而痊愈也。此方胃肾同治,兼清大肠之火,水源不断,火气自消,故园有可归之途,有不急返者乎,此必然之理也。

九、治大肠湿热脱肛方

1. 约营煎(《罗氏会约医镜·卷十一杂证·论脱肛》)

治湿热下坠,疼痛肛脱。

苍术　白芍　甘草　续断　地榆　黄芩　槐花　荆芥(各一钱)　升麻(八分)　乌梅(二个)

如血热而燥者,去苍术,加生地。

2. 治大肠湿热脱肛验方(《华佗神方·卷十八·华佗治肛门生蛇神方》)

是为大肠湿热所致,肛门间忽伸出一物,似蛇非蛇,出入自由,治宜内用消药,外用点药。方用:当归、白芍各一两,地榆五钱,莱菔子三钱,枳壳、槟榔、大黄各一钱。水煎,饭前温服一剂。外以木耳一两,煎汁洗之。洗后再用龙脑一分,研末点之,伸出物自缩进而愈矣。

十、治食积脱肛方

致新汤(《赤水玄珠·第二十六卷·脱肛门》)

治食积肠胃,脱肛,不时用此消而推之。

木香（二分） 槟榔（五分） 京三棱（醋煨） 山楂 枳壳 桃仁（各七分） 滑石（一钱五分） 黄连（吴茱萸制，三分）

上水煎，食前服。积甚者，遇仙丹下之（方见《类编朱氏集验医方·卷六积聚门》）。

十一、治阳证脱肛方

1. 薄荷散（《证治准绳·类方第六册·脱肛》）

治阳证脱肛。

薄荷 骨碎补 金樱根 甘草

上水煎，入酒一匙，空心服。

2. 蟠龙散（《证治准绳·类方第六册·脱肛》）

治阳证脱肛。

地龙（一两） 风化硝（二两）

上末之。用一二钱，肛门湿则干涂，燥则清油调涂，先以见毒消、荆芥、生葱煮水，候温洗，轻轻拭干，然后传药。

十二、治阴证脱肛方

1. 猬皮散（《证治准绳·类方第六册·脱肛》）

治肛门脱出不收。

猬皮（一张，罐内烧存性） 磁石（半两，火煅醋淬七次） 桂心（三钱） 鳖头（一枚，慢火炙焦黄）

上为细末。每服三钱，食前米饮调下。

2. 伏龙肝散（《证治准绳·类方第六册·脱肛》）

治阴证脱肛。

伏龙肝（一两） 鳖头骨（五钱） 百药煎（二钱半）

上末之。每用一二钱，浓煎紫苏汤，候温洗，和清油调涂，并如前法。

十三、治痔病脱肛方

1. 槐皮膏（《外台秘要·卷第二十六·五痔脱肛方二首》引《千金》）

疗五痔脱肛，槐皮膏止痛痒血出方。

槐白皮（二两） 薰草 辛夷 甘草 白芷（各半两） 野葛（六铢） 巴豆（七枚，去皮） 漆

子（六枚） 桃仁（十枚，去皮） 猪脂（半斤）

上十味切，以猪脂煎，三上三下，去滓，以绵沾膏塞孔中，日四五过，虫死瘥，止痒痛大佳。

2. 金凤膏（《普济方·卷四十·大肠腑门·脱肛》）

治痔疮破者脱肛。

鲜鱼胆（一个） 龙脑（一钱） 麝香（五分） 飞矾（五分） 黄连末（少加些，炒）

上为末，用鲜鱼胆调涂，五六次立效。

3. 丹石散（《赤水玄珠·第二十六卷·脱肛门》）

治外痔脱肛如神。

黄丹 滑石（等分）

为细末。新汲水调涂，日三五次愈。

4. 胜雪膏（《赤水玄珠·第二十六卷·脱肛门》）

翻花等痔，热痛不可忍，或已或疮。

冰片 铅霜

上末，好酒研成膏，涂上即愈。

5. 僧矾散（《赤水玄珠·第二十六卷·脱肛门》）

治脱肛并痔。

密陀僧（二钱） 枯矾（一钱） 冰片（少许）

为末，敷上，先用苦参汤或防风荆芥汤洗。

6. 苦参汤（《赤水玄珠·第二十六卷·脱肛门》）

治脱肛并痔。

枳壳 黄连 大黄 甘草 荆芥 苦参 芍药 黄芩（各等分）

上每五七钱，加车前子、茅草同煎熏洗。

7. 治痔病脱肛验方

1)《外台秘要·卷第二十六·五痔脱肛方二首》

《必效》五痔脱肛：以死蛇一枚指大者湿用，掘地作坑，烧蛇取有孔板覆坑，坐上，虫尽出。

2)《普济方·卷四十·大肠腑门·脱肛》

治痔漏脱肛，出《肘后方》：用虎胫骨两节，酥（蜜）二两，涂骨上炙令赤。捣末，水浸蒸饼为丸如梧桐子大。侵晨温酒服二十丸，隔晚先利过大肠，然后服。

治肛门凸出：烧虎骨末，水服方寸匕，日三服良。

3)《赤水玄珠·第二十六卷·脱肛门》

凡肠头作痒,多是有虫:用生艾、川楝根煎汤熏洗。

4)《本草单方·卷九·脱肛》

《儒门事亲》治痔漏脱肛。

胡荽子(一升)　粟糠(一升)　乳香(少许)

以小口瓶烧烟,薰之。

又酢浆草煎汤洗,甚效。亦捣涂汤火伤。时珍方。

十四、治泻痢脱肛方

1. 赤石脂散(《太平圣惠方·卷第五十九·治痢下脱肛诸方》)

治大肠风冷,久痢不瘥,脱肛。

赤石脂(一两)　当归(半两,剉,微炒)　蓬莪术(半两)　龙骨(一两)　肉豆蔻(半两,去壳)　白石脂(一两)　黄连(半两,去须,微炒)　白芍药(半两)　厚朴(半两,去粗皮,涂生姜汁炙令香熟)

上件药,捣细罗为散。每于食前,以粥饮调下二钱。

2. 莨菪丸(《太平圣惠方·卷第五十九·治痢下脱肛诸方》)

治痢疾时久不瘥,变种种痢,兼脱肛。

莨菪子(一斤,水淘去浮者,水煮令芽出,曝干炒令黄黑色,细碎研)　酽醋(二升)　青州枣(一升,煮去皮核)

上以醋煮二味为膏,候可丸,即丸如梧桐子大。每于食前,以粥饮下二十丸。

3. 芜荑丸(《太平圣惠方·卷第五十九·治痢下脱肛诸方》)

治久痢不瘥,有虫,兼下部脱肛。

芜荑(两,微炒)　黄连(一两,去须,微炒)　蚺蛇胆(半两)

上件药,捣罗为末,炼蜜和丸如梧桐子大。每服,以杏仁汤下三十丸,日再服。

4. 龙骨散(《太平圣惠方·卷第五十九·治痢下脱肛诸方》)

治诸痢疾,脱肛久不止。

龙骨(一两)　艾叶(一两,微炒)　鳖头骨(三枚,涂酥,炙令焦黄)

上件药,捣细罗为散。每于食前,以粥饮调下二钱。

5. 卷柏散(《太平圣惠方·卷第五十九·治痢下脱肛诸方》)

治久痢不瘥,脱肛。

卷柏(一两)　龙骨(一两)　诃黎勒(一两,煨用皮)　黄连(一两,去须微炒)　缩朱(一两,去皮)　荜茇(一两)　肉豆蔻(一两,去壳)　白石脂(一两)

上件药,捣细罗为散。每于食前,以粥饮下二钱。

6. 磁石散(《圣济总录·卷第七十八·痢后脱肛》)

治肛门不收,里急后重。

磁石(火煅醋淬,四两)　桂(去粗皮,一两)　猬皮(一枚,炙令黄熟)

上三味,捣罗为末。每服二钱匕,米饮调下,慎举重及急衣带,断房室,周年乃佳。

7. 蜗牛散(《圣济总录·卷第七十八·痢后脱肛》)

治痢后脱肛。

蜗牛(三七枚,烧灰细研)　磁石(火煅醋淬,一两,细研)

上二味,重合研如粉。每服二钱匕,空心米饮调下,日午再服。

8. 莨菪散(《圣济总录·卷第七十八·痢后脱肛》)

治痢后脱肛。

莨菪子(炒黄,半两)　鳖头(二枚,烧灰)　铁精(半两,研)

上三味,捣罗为末。每服二钱匕,空心米饮调下,日晚再服,仍将药末少许裹肛上,炙故麻履底按入,即不出。

9. 黑圣散(《圣济总录·卷第七十八·痢后脱肛》)

治泻痢日久,脱肛疼痛。

大蜘蛛(一枚,用瓠子叶两重裹以线系定,合子内烧令黑色勿太过)

上一味细研,入黄丹少许研匀。每先用白矾、葱、椒煎汤,洗浴拭干后,将药渗在软帛子上,将手掌按托上,肛头即不下。

10. 壁土散(《圣济总录·卷第七十八·痢后脱肛》)

治肛门脱出。

故屋东壁上土（五合）　皂荚（三挺,各长一尺者）

上二味,捣罗土为细末,敷肛头,取皂荚炙暖,更互熨入则止。

11. 蒲黄敷（《圣济总录·卷第七十八·痢后脱肛》）

治脱肛不收。

上用蒲黄一味,以猪脂和,敷肛上,手按抑令入,日二三愈。

12. 枳实熨方（《圣济总录·卷第七十八·痢后脱肛》）

治积冷下痢脱肛。

上用枳实一枚,石上磨令滑泽,钻安柄子,蜜涂炙令暖熨之,冷更易之,肛缩入即止。

13. 地榆芍药汤（《普济方·卷四十·大肠腑门·脱肛》）

治泄痢脓血,乃至脱肛。

苍术（八两）　地榆（三两）　卷柏（三两）芍药（三两）

上㕮咀。每服一两,水一大盏半煎一盏,温服。

14. 涩肠散（《证治准绳·类方第六册·脱肛》）

治久痢大肠脱。

诃子　赤石脂　龙骨（各等分）

上末之,腊茶少许和药掺肠头上,绢帛揉入。又以鳖头骨煅,少入枯矾为末,入药同上。

15. 真人养脏汤（《济阳纲目·卷二十二下·滞下·治痢脱肛方》）

治冷热不调,下痢赤白,里急后重,腹痛脱肛。

治大人小儿脏腑受寒,冷热不调,下痢赤白,或便脓血如鱼脑,里急后重,脐腹绞痛,或脱肛坠下,酒毒湿热便血,并皆治之。

人参　当归　诃子（去核）　木香　甘草（炙）　肉豆蔻（面裹煨,各一钱）　芍药（炒）　白术（各一钱半）　肉桂（五分）　罂粟（去蒂盖,蜜炙,二钱）

上㕮咀作一服,用水一盏半煎至八分,去渣,食前温服。忌酒面、生冷、鱼腥、油腻之物。脏腑滑泄,夜起久不瘥者,可加附子四片,煎服。

16. 地榆芍药汤（《济阳纲目·卷二十二下·滞下·治痢脱肛方》）

治泄痢脓血,乃至脱肛者。

苍术（八两）　地榆　卷柏　芍药（各三两）

上㕮咀。每服二两,水煎,温服,病退勿服。

17. 实肠丸（《济阳纲目·卷二十二中·泄泻·治久泻脱肛方》）

治久泻久痢,脱肛坠下,虚滑不禁。

臭椿树根皮（切碎,酒拌炒,不拘多少）

上为末,用真阿胶水化开,丸如桐子大。每服三十五丸,空心米汤下。

18. 润肠散（《种福堂公选良方·卷二公选良方·内外科·脱肛》）

治痢后脱肛。

鳖头灰　五倍末　伏龙肝　生矾末　赤石脂　诃子肉（各五钱,俱晒干）

上为极细末,葱汤洗净,掺于肠头上,频频换之,以愈为度。

19. 治泻痢脱肛验方

1)《普济方·卷四十·大肠腑门·脱肛》

治积痢随肛,出《千金方》:枳实石上磨令滑,钻安柄,蜜涂,炙令暖。熨之冷更易,取缩入止。

治赤白痢脱肛:用木瓜一握,百药煎一块,陈白梅三个,以水一碗煎至半碗,无时服。

2)《医方考·卷三·脱肛门第二十二·丹溪脱肛方》

丹溪脱肛方。

人参　黄芪　川芎　当归　升麻

久泻脱肛者,此方主之。

3)《济阳纲目·卷二十二中·泄泻·治久泻脱肛方》

丹溪方治久泄,谷道不合,或脱肛,此元气下陷,及大肠不行收令而然。

白术　芍药（炒）　神曲（炒）　陈皮　肉豆蔻（煨）　诃子肉　五倍子　乌梅（捣）

上为末,和丸。以四君子汤加防风、升麻煎汤下。

4)《本草单方·卷九·脱肛》

久痢脱肛:白龙骨粉扑之。（姚和众方）

一用虎骨烧末,水服方寸匕,日三。（《外台》）

又赤石脂、伏龙肝为末,敷之。一方加白矾。

5)《外治寿世方·卷一·泻痢·泻痢至于脱肛》

泻痢至于脱肛：石榴皮，陈壁土，加明矾（少许），浓煎熏洗。再用五倍子炒研细末。敷托而上。

6)《外治寿世方·卷一·泻痢·痢后脱肛》

痢后脱肛：五倍子三钱研末，白矾一块，水煎洗。并可研末涂少许于肛门四旁。

又五倍子炒黄为末，放热鞋底上熨之。

又经霜浮萍草，新瓦焙干为末，热鞋底上熨之。

7)《奇效简便良方·卷三·便淋泻痢·暴痢脱肛》

暴痢脱肛：生铁二斤，水一斗，煎五升洗。

十五、治肠随肛出方

1. 乳香丸（《医方选要·卷之八·肠澼痔漏脱肛门》）

治脱肛肠出。

乳香（另研）　白丁香（各二钱半）　枳壳（麸炒）　芫青（去头足，糯米炒）　大黄（蒸，焙干）　鹤虱草（炒）　荜澄茄　牡蛎（煨，各一两）

上为细末，粟米糊为丸如梧桐子大。每服三十丸，肠风腊茶清送下，诸痔煎薤白汤送下，诸漏铁屑煎汤下，空心服。

2. 硇砂丸（《普济方·卷四十·大肠腑门·脱肛》）

治冷热不和，下部痛，里急后重，虚滑或结涩，肠头脱出。

硇砂（飞，一两）　硫黄（研）　白矾（研，各一分）

以上三味同研匀，用莱菔一枚重五两者，割开，留元盖子，剜作坑子，填上件末在内，将元盖用竹签定；以面剂十五两裹了，开地坑一个方一尺，铺马粪厚三寸，安面球在上，更以马粪盖之，发火烧，候通黑，即止去面；将莱菔药和烂捣如膏，更入后药：

肉豆蔻（去壳）　葫芦巴（各半两）　诃黎勒皮　附子睨香子（一分，炒）　补骨脂（炒，各一两）

上六味为末，通前药膏同捣，滴好酒少许，和纳令匀，丸如梧桐子大。每服十五丸至二十丸，空心食前，温米饮下。

3. 治肠随肛出验方

1)《小品方·卷第十·治颓脱肛痔下部诸疾众方》

治若肠随肛出，转广不可入，一尺来者方：捣生栝蒌，取汁温服之，以猪肉汁洗手，随抑按，自得入。

若肠随肛出方：熬石灰令热，布裹熨之，随按令入，冷即易。

2)《普济方·卷四十·大肠腑门·脱肛》

治肠随肛出：用羊脂以铁精粉敷其上，乃以布裹脂，炙令温接内。仍以酒服磁石末一钱，日三服之。

十六、治脱肛失血方

1. 文蛤散（《世医得效方·卷第七大方脉杂医科·失血·脱肛》）

治大肠寒，肛门脱出不收，用力过多，及小儿叫呼久，痢后，皆使脱肛。

五倍子

上为末，水煎汁浸洗，更入白矾、蛇床子尤佳。洗后用赤石脂为末，以少许掺在芭蕉上，频用托入。或长尺余者，以两床相接，中空一尺，以瓷瓶盛药水满，架起，与床平，令病者仰卧，以其所脱浸在瓶中。换药，逐日如此浸，缩尽为度。

2. 木贼散（《世医得效方·卷第七大方脉杂医科·失血·脱肛》）

上用木贼一味，为末，掺肛上。

3. 槐花散（《世医得效方·卷第七大方脉杂医科·失血·脱肛》）

治脱肛。

槐花　槐角

上等分，炒香黄为末，用羊血蘸药，炙热食之，以酒送下，或以猪膏去皮，蘸药炙服。

4. 香荆散（《世医得效方·卷第七大方脉杂医科·失血·脱肛》）

治肛门脱出，大人小儿悉皆治之。

香附子（一两半，炒去毛）　荆芥穗（二两）

上为末。每服三匙，水一大碗，煎热淋洗。

5. 治脱肛失血验方

1)《世医得效方·卷第七大方脉杂医科·失血·脱肛》

灸法：病寒冷脱肛出，灸脐中，随年壮。脱肛历年不愈，灸横骨百壮。又灸脊穷骨上，七壮。

2)《喻选古方试验·卷二·肠风下血脱肛》

下血脱肛：白鸡冠花、防风等分为末，糊丸梧子大，空心米饮服七十丸。一方，白鸡冠花炒，棕榈灰、羌活各一两为末，米饮下二钱。（《永类钤方》）

十七、治妇人脱肛验方

1)《医心方·卷第二十一·治妇人脱肛方第十八》

《千金方》治脱肛若阴下脱方：以铁精敷上，灸布令暖，以熨肛上，渐推纳之。

《集验方》治妇人脱肛若阴下脱方：蛇床子布裹，灸熨之，亦治产后阴中痛。

2)《妇人大全良方·卷之八·妇人脱肛候方论第十四》

治大肠久积虚冷，每因大便脱肛收不得。（出《圣惠方》）

蜗牛（一两，去壳，生研）

猪脂和，敷之立缩。

姚和众治男子、女人、小儿大肠虚冷，肛门脱出：以铁精粉敷之良。

3)《产论翼·复肛》

复肛：令妇人侧卧，着枕于耳垂下。温汤葱汁之类，蒸温其脱肛。海罗灯油之类，涂润之。襞叠聚束，右手载之。令妇身极反就势推送，意一如纳肠法，即得收口。复后须要令大便不结，大便结，必复脱出。

4)《罗氏会约医镜·卷十一·杂证·论脱肛》

产后脱肛方新，治妇人当生，用力太过，脱肛莫收。

当归（土炒，二钱） 黄芪（蜜炙，三钱） 白术（钱半） 川芎（七分） 白芍（酒炒，一钱） 丹参（二钱半） 益母草（二钱） 甘草（炙，一钱） 升麻（八分）

酒引。如血气切痛，加山楂二钱，外用蓖麻子肉钱半，捣烂，贴头顶心，收即去之。下用熏洗法。

5)《外治寿世方·卷四·妇科·产后脱肛》

产后脱肛：荆芥末，鳖头灰蜜调涂肛上。以陈年草鞋一只烘热，缓托上。数次可愈。

十八、治小儿脱肛方

1. 备急鳖头丸（《外台秘要·卷第三十六·小儿脱肛方六首》）

疗少小积痢久下，下后余脱肛不瘥，腹中冷肛中疼痛，不得入者方。

死鳖头（一枚，炙令焦） 小型猬皮（一枚，炙焦） 磁石（四两） 桂心（三两）

上四味捣筛，蜜丸如大豆。三岁至五岁，服五丸至十丸，日三，儿渐大以意加之。

2. 龟头散（《太平圣惠方·卷第九十二·治小儿脱肛诸方》）

治小儿大肠虚冷，久脱肛。

龟头（一枚，枯头者，涂酥炙令黄焦） 卷柏（一两） 龙骨（一两）

上件药，捣细罗为散。以散一钱敷上，按按纳之。

3. 附子散（《太平圣惠方·卷第九十二·治小儿脱肛诸方》）

治小儿脱肛。

附子（一两，生，去皮脐） 龙骨（一两）

上件药，捣细罗为散。每用散一钱，敷在肛上，按按令入，频频用之，以瘥为度。

4. 黄连丸

1)《太平圣惠方·卷第九十三·治小儿久痢脱肛诸方》

治小儿久痢，肠头挺出。

黄连（一两，去须，微炒） 蚺蛇胆（半两） 芜荑（一两，微炒）

上件药，捣罗为末，用软饭和丸如绿豆大。每服，以粥饮下五丸，日三四服，量儿大小，以意加减。

2)《圣济总录·卷第一百七十九·小儿下痢后脱肛》

治小儿脱肛。

黄连（去须） 黄柏（去粗皮，炙，各半两）

上二味，捣罗为末，炼蜜和丸如麻子大。每服五丸至七丸，早晚食前米饮下，更量儿大小加减。

5. 蚺蛇胆丸（《圣济总录·卷第一百七十九·小儿下痢后脱肛》）

治小儿痢后，肠头脱出。

蚺蛇胆（去皮，汤浸软，一枚） 乌梅（焙干，七

枚) 芫荑仁(炒,研) 黄连(去须,各一两)

上四味,捣研三味为细末,以蚺蛇胆和捣,如硬更加炼蜜少许和丸如麻子大。每服三丸至五丸,米饮下日三,更量儿大小加减。

6. 地龙散(《圣济总录·卷第一百七十九·小儿下痢后脱肛》)

治小儿因患泻痢后,脱肛不得收。

地龙(炒) 干姜(炮) 当归(切,焙) 缩砂仁(各一分)

上四味,捣罗为散。每服半钱匕,生蜜少许和,热酒调下,日三。

7. 蛇床子散(《圣济总录·卷第一百七十九·小儿下痢后脱肛》)

治小儿脱肛,先用洗药。

蛇床子 藜芦 槐白枝 苦参 芫荑仁 白矾(各一两)

上六味,捣罗为散。每用半两,水三升煎取一升,密室中洗肛门,一日一度,仍敷后方黄芪散。

8. 黄芪散(《圣济总录·卷第一百七十九·小儿下痢后脱肛》)

治小儿脱肛,洗后敷。

黄芪(剉,炒,三分) 附子(去皮脐,生用) 桑黄(蜜炙熟,各一两) 白矾(烧灰,半两)

上四味,捣罗为散。以新绵揾药敷之,更以手按入肠头。

9. 鳖头散(《圣济总录·卷第一百七十九·小儿下痢后脱肛》)

治小儿脱肛。

鳖头(一枚,烧灰存性) 茛菪子(炒,三分)

上二味,捣罗为散。先以新砖一片烧赤,以醋半升泼之,候冷热得所,即掺药于砖上坐之,三两次即瘥。

10. 赤石脂散(《小儿卫生总微论方·卷十一·脱肛论》)

治因泻痢努躯气下,推出肛头不入。

真赤石脂 伏龙肝(等分)

为细末。每用半钱,敷肛头上,频用按入。

11. 蛛丹散(一名黑神散)(《小儿卫生总微论方·卷十一·脱肛论》)

治因泻痢脱肛疼痛。

以大蜘蛛一个,瓠叶重裹系定,入合子内,烧黑灰存性。入黄丹少许研匀。凡用先煎白矾葱椒

汤洗,拭干,将药末掺在软绵上,手掌援按入收之,甚妙。亦治大人。又一方桑叶裹,盐泥固烧。

12. 芫荑丹(《小儿卫生总微论方·卷十一·脱肛论》)

治久痢大肠虚冷,肛门脱出。

白芫荑(去枝,一两,微炒) 鳖甲(一两,酥炙黄去裙襕) 蜗牛壳(一两,炙焦) 磁石(烧醋淬十次,研水飞) 黄连(去须微炒,半两) 蚺蛇胆(半两)

上为细末,软饭和丸黍米大。每服十粒,粥饮下,乳食前。

13. 二金散

1)《小儿卫生总微论方·卷十一·脱肛论》

治久痢肠头虚冷,肛门脱出。

龙骨(一两,煅) 枯鳖壳(半枚,涂酥炙黄,用一两)

上为细末。每用一字或半钱,干掺上,援按纳之。

2)《普济方·卷三百九十八·婴孩下痢门·脱肛》

治小儿久痢,大肠虚冷,肛门脱出。

龙骨(一两) 龟(一枚,活者,涂酥炙黄)

上为细末。每用一字至半钱,干贴脱肛门上,按内之。一方用龟头。

14. 缩沙散(《小儿卫生总微论方·卷十一·脱肛论》)

治小儿滑泄,肛头脱出。

以缩沙一两,去皮为末。每用一钱,以猪腰子一片批开,入药末在内,绵系,米泔煮熟,与儿食之。次服白矾丸。如脱肛气逆,遍身虚肿,喘急者不治。

15. 白矾丸(《小儿卫生总微论方·卷十一·脱肛论》)

治小儿滑泄,肛头脱出。参见上方"缩沙散"。

枯白矾 淀粉 寒水石(煅,各等分)

上为细末,烂饭研匀,和丸黍米大。每服五丸,煎乌梅汤送下,乳食前。

16. 斗门散(《小儿卫生总微论方·卷十一·脱肛论》)

治小儿泻痢多时,青黄羸瘦,脱肛不收。

诃子肉 枳壳(去穰麸炒黄) 地榆(各等分)

上为细末。每服一钱,米饮调下,一岁下者半钱,乳食前。

17. 栝蒌丸(《世医得效方·卷第十二小方科·脱肛》)

治初病脱肛,鼻梁青脉,唇白,齿根焦黄,久病两颊光,眉赤唇焦,多啼哭。

黄栝蒌(一个)　白矾(半两)

上将白矾入栝蒌内固济,火煅,为末,米糊丸。每服三十丸。米汤送下。

18. 龙骨散(《世医得效方·卷第十二小方科·脱肛》)

治大肠虚,肛门出。

龙骨　诃子肉(炒,各二钱半)　没石子(大者,二枚)　罂粟壳(去顶,醋炙)　赤石脂(各二钱)

上为末。每服一钱,米饮调下。

19. 水圣散子(《世医得效方·卷第十二小方科·脱肛》)

治脱肛不收。

上用浮萍草不以多少,杵为细末,干贴患处。

20. 紫藏膏(《世医得效方·卷第十二小方科·脱肛》)

治脏热肛门脱出。

上用紫藏一大握,又以鱼腥草擂烂如泥,先用朴硝水洗,掺肛门,用芭蕉托入,却用药于臀下贴坐,自然致入。

21. 地榆散(《普济方·卷三百九十八·婴孩下痢门·脱肛》)

治小儿因患泻痢后,脱肛不得收。

地榆(炒)　干姜(炮)　当归(切,焙)　缩砂仁(各一分)

上为散。每服半钱,生姜蜜少许,和热酒调下,日三服。

22. 鳖头散(《普济方·卷三百九十八·婴孩下痢门·脱肛》)

疗小儿久痢脱肛。

东壁土(五分)　鳖头(一枚,炙焦)　五色龙骨(五分)　卷柏(四分)

上捣散。以粉敷之,按内之,即瘥。一方无壁土、卷柏。

23. 妙应散(《普济方·卷三百九十八·婴孩下痢门·脱肛》)

治小儿久痢,大肠虚冷,脱出肛门。

莨菪子(半两,淘去浮者,炒令黑色)　天台乌药(半两,以上捣罗为末次入)　白面(一分)　龙脑(五分)

上都拌匀。每服一字,蜜汤调下,乳食前服。

24. 抵圣散(《普济方·卷三百九十八·婴孩下痢门·脱肛》)

治小儿腹中虚痛,肛门脱出。

用五倍子不拘多少,为末,炼蜜调入如膏,摊油纸上贴之,托入。一方入茶少许,掺肠头上,绢帛揉入。一方,掺患处,以物衬手揉入。切忌吃发风毒物。

25. 钩藤丸(《普济方·卷三百九十八·婴孩下痢门·脱肛》)

治脱肛及诸痔下脓不止。

白矾　绿矾　诃子　苦栝蒌(烧)　枳壳(炒)　白附子(制)　南星(生)　鸡冠花(炒)　附子(去皮)　半夏猬(破瓶内烧存性)　胡桃肉(不油者,烧存性)

上各等分为末,面糊丸如麻子大。每服二十丸,空心送下。

26. 木鳖子丸(《普济方·卷三百九十八·婴孩下痢门·脱肛》)

治小儿久痢,肠滑脱肛。

沉香(二钱)　枳壳(半两,麸炒去瓤)　五灵脂(半两,微炒)　木鳖子(连壳秤半两,去壳用)

上件,前三味为细末,次入木鳖子同研细,醋煮面糊为丸如黍米大。二岁儿,每服三十丸,醋调茶清送下,乳食前服。

27. 归肠散(《普济方·卷三百九十八·婴孩下痢门·脱肛》)

治小儿肠虚脱肛。

橡斗子(半两,蜜炙黄)　木贼(半两,烧灰留性)

上件为细末。每服一钱,陈米饮调下,乳食前服。

28. 收肛散(《普济方·卷三百九十八·婴孩下痢门·脱肛》)

治小儿脱肛。

用团鱼头不拘多少,烧灰存性,入麝香一钱,为细末,掺在肛上。一方,无麝香,用鳖头甲灰,取粉扑之。

29. 象豆丸(《证治准绳·幼科卷之九·肺脏部肾脏部·脱肛》引《聚宝方》)

治诸痢脱肛。

藤子(一名象豆,出广南山林间,如通草藤,紫黑)

上一味为末。每服二钱,血痢,热酒调下,三服必效。白痢,倾打破取仁子碎碾,银器中慢火炒黄褐色,碾细,罗一两遍后,若带白时再炒褐色,为末,宿蒸饼汤浸,却握干和丸豌豆大,略焙干。每服十五丸至二十丸,仓米饮温下,空心,食前服,痢瘥即止。虫毒五痔、小儿脱肛,并可为末,酒调下,立愈。

30. 五倍子散(《证治准绳·幼科卷之九·肺脏部肾脏部·脱肛》)

治小儿脱肛。

五倍子 地榆(各等分)

上为细末。每服半钱或一钱,空心米饮调下。

31. 蓖麻膏(《证治准绳·幼科卷之九·肺脏部肾脏部·脱肛》)

治暴患脱肛。

蓖麻子(一两)

上件,烂杵为膏,捻作饼子,两指宽大,贴囟上。如阴证脱肛,加生附子末,葱蒜同研作膏,依前法贴之。

32. 固肠丸(《婴童类萃·下卷·脱肛论》)

治气虚脱肛。

龙骨(煅) 诃子 没石子 粟壳 赤石脂

等分,为末,糊丸,米汤下。

33. 五倍子汤(《婴童类萃·下卷·脱肛论》)

治脱肛。

五倍子(一两) 白矾(五钱)

水煎,先熏后洗,拭干。用木贼草散托上。

34. 木贼草散(《婴童类萃·下卷·脱肛论》)

治脱肛。

木贼灰(五钱) 龙骨(煅) 枯矾(各一钱五分)

为极细末,软绢托上即睡。

35. 鳖头散(《婴童类萃·下卷·脱肛论》)

治脱肛不收。

鳖头(一个,烧存性) 赤石脂(一钱) 冰片(少许)

碾为极细末。艾汤洗净,绢拭干用之。

36. 苦参汤(《婴童类萃·下卷·脱肛论》)

治脱肛并痔。

苦参(一两) 荆芥 防风 当归 甘草 莲蓬壳 石榴皮(各五钱)

水煎,先熏后洗。

37. 升麻神应丸(《幼科汇诀直解·卷之四·脱肛》)

湿热脱肛。

升麻 防风(各五钱) 当归 生地 黄连(各一两)

上为末,蜜丸梧桐子大。每服一钱,空心白汤下。

38. 补气升阳汤(《幼科汇诀直解·卷之四·脱肛》)

气虚下陷。

人参 白术(炒,各一钱) 升麻 防风 当归(各八分) 地榆 乌梅(各七分) 莲子(去心,三钱)

上加大枣一枚,水煎,空心服。

39. 升麻和气饮(《幼科汇诀直解·卷之四·脱肛》)

治脱肛。

半夏 当归 苍术 赤茯苓 桔梗 陈皮 甘草 枳壳 僵蚕 干葛 赤芍 白芷 升麻

上用灯心十五根,煎服。

40. 坎宫锭(《疡科捷径·卷下·小儿杂症·小儿脱肛》)

治热肿诸疡并痔疮。

京墨(一两) 牛黄(三分) 麝香(五分) 胡黄连(五分) 熊胆(七分) 儿茶(二钱) 冰片(七分)

上研细末,猪胆汁、姜汁、大黄汁、米醋相和成锭,凉血磨涂。

41. 敷肛散(《陈氏幼科秘诀·脱肛》)

治脱肛。

龙骨(煅) 赤石脂(煅) 诃子肉(各三钱)

共为末。每用四五分敷上,每日敷三次即愈。先用荆芥穗、香附煎汤洗之。

42. 治小儿脱肛验方

1)《外台秘要·卷第三十六·小儿脱肛方六首》

疗小儿脱肛方:灸顶上旋毛中三壮,即入。

又方,灸尾翠三壮愈。(《千金》同)

又方,灸脐中三壮愈。(《千金》云:随年壮)

2)《太平圣惠方·卷第九十二·治小儿脱肛诸方》

治小儿脱肛,久不瘥方。

鳖甲(三枚,枯者,涂酒炙令黄焦) 莨菪子(半两,水淘去浮者,煮令牙出,候干炒令黄黑色)

上件药,细研为散。每空腹,以粥饮调下半钱,量儿大小,以意加减。

雀粪(半两) 干姜(一分,炮裂,碎剉)

上件药,捣细罗为散。每服一钱,白面半匙同溲作馎饦,煮熟,入盐醋少许,每日早晨一服,量儿大小,以意增减服之。

龟头(一两,炙令黄) 龙骨(一两)

上件药,捣细罗为散。每用一钱粉肠头,按纳之,日三上用之。

3)《医心方·卷第二十五·治小儿脱肛方第八十四》

《病源论》云:小儿患脱肛门,(脱)出多因利,大肠虚冷兼因䆿气故也。

《苏敬本草注》云:烧鳖头为灰,涂(服)之。

《本草拾遗》云:有以似为药者,蜗牛、鳖头,脱肛皆烧末,敷之自缩。

《录验方》:取铁精粉推纳之。

又方,宜灸龟尾骨上三七丸。

《葛氏方》:熬石灰令热,故绵(帛)裹坐其上,冷复易之。

《千金方》:灸顶上施毛中即入。

《产经》云:生铁三斤,以水一斗,煮取五升,以汁洗,日三,乃以蒲黄敷上,良。

4)《圣济总录·卷第一百七十九·小儿下痢后脱肛》

治小儿下痢久不瘥,肛肠下脱:用大蜘蛛湿纸裹,烧焦存性,入麝香少许,同研细,先用温汤淋洗肛边,软帛揾干,掺药敷之立效。

治小儿脱肛。

莨菪子(炒) 橡实(五枚) 曼陀罗(一枚)

上三味,捣罗为末,干掺在上,以手按入,续令嚏喷,更不脱下。

5)《幼幼新书·卷第二十九·脱肛第十二》

《颅囟经》治孩子脱肛方:上用苦葫芦一个,并子细捣,时时水调服之。切忌动风之物。如泻

血用栝蒌一个,慢火烧令熟,细研为末,熟水下一钱。

《颅囟经》又方。

大黄(二两) 木贼草(一分,炙) 白矾(半两,烧灰)

上为细末,空心,米饮下半钱。

《葛氏肘后》卒脱肛方:上烧蜘蛛为灰,敷肛上。

长沙医者丁时发传治小儿脱肛不收方。

卷柏(二钱) 鳖(一枚,火煅) 白矾(一钱,火煅)

上件为末,先用盐水洗,次用药涂脱肛上,立瘥。

《万全方》灸法:治小儿脱肛泻血,灸第十二椎下节间,名接脊穴,灸一壮,炷如小麦大。

6)《小儿卫生总微论方·卷十一·脱肛论》

治小儿泻痢多时,青黄羸瘦,脱肛不收:香附子、荆芥穗等分,为粗末。每用三匙,以水一大碗,煎十数沸,淋斜。

治小儿肛头脱出:以故麻鞋底炙热得所,按令入,频频按之,即不出。或烧鳖头灰研细敷上,然后按入,永瘥。又以木贼烧存性为末掺上,用手捼按令入。

又方,以白龙骨研如粉扑之。又以鳖头烧灰细末扑之。

又方,以沿桑螺烧末,和猪膏敷上,立缩收之。此螺全似蜗牛而微黄小,雨后沿桑而生。

又方,以虎骨烧末,水调服半钱,或一钱,日三,甚良。

治小儿大肠随肛带出,转久不能收之:以生栝蒌取汁涂之,以猪肉汁蘸手,随捼之,令暖自入。

又方,以干胡荽切一升,烧烟熏之,则缩入。

又方,以木贼不拘多少,烧存性为末,掺上,捼按之。

又方,以浮萍草不拘多少,晒干杵为细末,干贴上。以蝴蝶儿不拘多少,阴干为末,涂手心,按上即止。

7)《世医得效方·卷第十二小方科·滞颐·脱肛》

痢频脱肛黑色生壳:上用巴豆壳烧灰,芭蕉自然汁煮,入朴硝少许,洗软,用真清油点三滴,放三角,白矾煅过研烂,真龙骨少许同研,掺肛头,用芭

蕉叶托上,勿令便去,出入令大儿抱定。

8)《婴童百问·卷之八·脱肛并痔症第七十一问》

汤氏方治脱肛、大肠自粪门出:宜用葱汤熏洗,令软,款款送上,此因泻利得之者,亦可服泻利之药,然后用槐花等药。又有用一味五倍子煎汤,入朴消熏洗而缩者;又有用真蒲黄碾极细,以猪胆拌匀敷肛门上而入者;《全婴方》用涩肠散。兼有痔症肿痛者,用黄丹、滑石等分,井水调涂即消,并用铅白霜半钱,片脑半字,好酒调敷肿处甚佳;黄连解毒汤亦可服;用苦参汤洗亦效;亦有密陀僧、白矾、片脑末敷上,再用荆芥、防风等项洗之;用生栝蒌根者效。

9)《普济方·卷三百九十八·婴孩下痢门·脱肛》

治小儿脱肛。

莨菪子(炒) 橡实(五枚) 曼陀罗(一枚)

上为末,干糁在上,以手按入,续令嚏喷,更不脱下。

治小儿久痢后,大肠头脱出不进。

诃子(炮) 赤石脂 龙骨(各等分)

上为末,腊茶少许,和药糁肠头上,绢帛揉入,甚妙。又治痢,米汤送下。

治小儿大肠虚冷,肛门脱出,多因下痢得之。

黑狗脊(剔) 荆芥(剉,各一两)

上以水二升,煎令沸,先嘘后洗,立效。

治小儿下痢,肛肠下脱久不瘥方:用大蜘蛛,湿纸裹,烧焦存性。入麝香少许,同研细。先用温汤淋洗肛边,软帛搵干,糁药敷之,立效。一方治卒脱肛者,无麝香更烧桑叶熏。

治大肠虚,肛门出,洗方:用香附子、荆芥、皂角煎水洗。

又方,以葱汤洗令软,用芭蕉叶托上。

又方,用五倍子、朴硝、大腹皮煎水洗。以赤石脂末糁在芭蕉叶上托入。

贴:用草麻子四十九粒,研烂。水调作饼子,贴囟门顶上,收上,即洗之。

治小儿若五岁以下脱肛:以紫草汁半合子,调散,和酒令服之。忌生冷、陈仓米等。

治肠头作痒,即是有虫:用生艾、苦楝根煎汤熏洗。

治小儿痢脱肛:用白龙骨末敷肛门肠头上,不

过三上瘥。

治泻痢后脱肛:用陈槐花,不拘多少,为末,陈米饮调下。

治小儿因痢后䐴气下推出肛门不入方:用细墨末,每服以温酒调下一字,日三服。

又方,用鳖头一枚,炙令焦,为末。以米饮调下半钱,日三服。一方用马蔺花半两,捣细散,以浆水先洗拭干,糁药末半钱于故绵子上,按入。每日用之,以瘥为度。

又方,用生铁二斤,以水三碗,煮取一碗,候冷暖得所,洗之立瘥。

治小儿大肠虚冷脱肛方:用莨菪子一两,炒令黑色为末。先以暖水净洗,干拭,涂药半钱,却内入肠,不过三上,不出。便以芸薹子,熟研为末一钱,以醋调涂胡饼上,炙干,分减与食之。

又方,为女萎五两,烧熏下部,三五上瘥。

治小儿脱肛:先用麻油汤热熏患处,候温,旋洗之,即以五倍子细末,多糁,软手揉入。切忌食发风等毒物,又勿令为外风所伤。

治小儿脱肛血痢:以楖藤子烧灰服。

治脱肛及诸痔下脓不止:用水杨梅根煮水,熏洗。用马恰叶托上。

10)《证治准绳·幼科卷之九·肺脏部肾脏部·脱肛》

(茅先生)方用破故纸一两,于瓦上焙干为末,每服一字或半钱,米饮调下。吴茱萸末亦可。

《婴孺》用黄连、黄柏,二味为末,蜜丸桐子大。饮下三丸,日三四服。

(庄氏)用干莲蓬焙干为末,米饮调下一二钱。

(汤氏)治大肠虚弱,肛门脱下方。

龙骨 诃子(煨去核,各一两) 没石子(大者,二枚) 罂粟壳(去核,醋涂炙,二钱)

上为末,白汤点服。仍用葱汤熏洗令软,款款以手托入。用新砖瓦烧红,以醋浇之,气上,即用脚布叠数重压定,使热气上透,不可过热,令病者以臀坐于布上,如觉布温,逐旋减之,以常得温热为度。并常服前药。

《朱氏家传》治小儿脱肛方:上用磁母石,以石碾为末,面糊为丸如绿豆大。熟水下五七丸。后以磨刀水洗脱肛处,立效。

脱肛:用东北方陈壁泥土,汤泡,先洗下,后熏上。

《保生信效》治久病肠风痔漏,肠出不收,至有出数寸者,苦楚良极。小儿久泻痢,亦名此疾:先用五倍子四两,以水五升,煎汤一两沸,投入朴硝四两,通手淋洗,至水冷即止。若觉热痛,即津唾调熊胆涂之,痛即止,当渐收,甚者不过淋洗三五次收尽。窃详此药朴硝能软,五倍子能收,二物相须以为用也。或更以干蜘蛛末掺之,乘热以软帛揾入,尤妙。

《九籥卫生》疗小儿脱肛方。

香附子　荆芥穗(各等分)

上,同为粗末。每用三匙,水一大碗,煎十数沸,淋渫。

小儿脱肛泻血,秋深不痊:灸龟尾一壮,炷如小麦大,脊端穷骨也。

小儿脱肛者:灸脐中三壮。

小儿脱肛久不瘥,及风痫中风,角弓反张,多哭言语不择,发无时节,盛即吐沫者:取百会一穴,灸七壮。在鼻直入发际五寸顶中央旋毛中,可容豆,炷如小麦大。

11)《婴童类萃·下卷·脱肛论》

单方:磁石醋煅七次,每服一钱,醋汤下;石榴皮汤亦效。

12)《医宗说约·小儿科卷之四·脱肛》

小儿脱肛,大肠头自粪门而出,久不收进,则硬燥难入:法用莲须葱叶斤许,煎汤数碗,乘热放桶内,令小儿坐上熏之,后慢慢洗软;用冰片三四分为末,敷上,肛自收矣。

一用五倍子煎汤熏洗。

一用陈壁土煎汤熏洗。

一用鳖头骨烧灰存性,香油调敷。

一用五倍末敷上托入。一用蓖麻子捣烂,贴头顶上,肠入去之。

小儿大便秘结,努力脱肛,肛门焦痛,或时下血:用元明粉一钱,当归一钱,杏仁、桔梗各八分,甘草、升麻各二分,水煎服。

13)《幼科铁镜·卷五·灸脱肛》

灸脱肛:脱肛,灸龟尾穴。症暂用补中益气汤十服,此乃肺气下陷。

14)《良朋汇集经验神方·卷之四·脱肛门》

专治小儿脱肛。

苦参　五倍子　东壁土(各等分)

上三味煎汤洗,再用木贼为末上之即收。

15)《幼科汇诀直解·卷之四·脱肛》

治大肠虚而挟热,肛门红肿。

砂仁　黄连　木贼　槐花米(炒)

上各等分,为末。米汤送下。

治脱肛方。

蛇床子　甘草(各一两)

上为末。每用二钱,煎汤洗,效。

治肛门肿热毒,即愈。

防风　蒺藜　槐角　黄连(各一两)　陈冬瓜皮(二两)

上为末。空心酒下,或为散亦可。

治小儿脱肛:盖菜籽炒为末,点猪肝服。不效,宜灸龟尾穴三壮即愈。

16)《串雅内外编·串雅外编卷二·熏法门·小儿脱肛》

小儿脱肛:先以五倍子、艾绒卷成筒,放便桶内,以瓦盛之,令病者坐桶上,以火点着,使烟熏入肛门,其肛自上。随将白矾研末擦之,其肛自紧,再不复发。

17)《惠直堂经验方·卷四·儿科门·小儿脱肛方》

小儿脱肛方:鳖头烧灰存性,为末,加冰片少许,麻油调搽即愈。

18)《验方新编·卷七·脱肛·小儿脱肛》

凡小儿脱肛不收,久则坚硬难入:用连须葱斤许,煎汤入桶内,坐上乘热熏之,随后慢慢洗软,再照以上各方用药敷之,即上。

又方,五倍子为末,铺纸上,卷成筒,烧燃放便桶内,令其坐上,使烟气熏入肛门,自上。或用五倍子煎汤熏洗亦可。后将白矾末,搽肛门上,可不再脱。

又方,辣椒(又名青椒,又名辣子)多食,极效。有一小儿,脱肛数月,百药不效,后食辣椒数次,肛即缩上,并不再脱,屡试如神。此物味最辣,食宜多,食少而不辣者不效。并治大人脱肛及痔疮、肠风下血,俱极神验,食后下血更多,即易愈也。

19)《幼科切要·脱肛门》

脱肛:以鳖头烧灰研细,以麻油调匀涂之,外用尿泡桐叶托进。

小儿脱肛:用陈壁土、地瓜根煎水温洗,用菜叶抬手托进,帕子兜起,大裹脚从屁凹勒住,负于大人背上;外用蓖麻叶捣烂,包小儿囟门,一时即收。内服：黄芩、连翘、升麻、西风、桔梗、甘草各一钱，车前为引。

20)《奇效简便良方·卷三·小儿·小儿脱肛》

小儿脱肛：蓖麻子四十九粒（研烂），水调作膏，贴顶心，立效。

21)《华佗神方·卷八·华佗治小儿脱肛神方》

文蛤（四两）　朴硝（四两）

以水二升，煎汤。入朴硝，通手淋洗。至水冷方止，若觉热痛，可用熊胆加龙脑化涂之。

【论用药】

一、概论

《外科枢要·卷三·论脱肛》："（男妇同治）脱肛属大肠气血虚而兼湿热。有久痢气血俱虚而脱者，有因肾虚而脱者，有中气虚而脱者，有因肾虚而脱者。湿热者，升阳除湿汤。血热者，四物加条芩、槐花。血虚者，四物加白术、茯苓。兼痔而痛者，四物加槐花、黄连、升麻。久痢者，补中益气汤加酒炒芍药。中气虚陷者，前汤加半夏、炮姜、茯苓、五味。肾虚者，六味丸。虚寒者，八味丸。肺与大肠为表里，肛者大肠之门，肺实热则秘结，肺虚寒则脱出，肾主大便，故肾虚者多患此症。"

《药鉴·新刻药鉴卷之一》："论升麻、柴胡、槟榔、木香四味同用功效。病在上膈，法当用木香、槟榔以降之。病在下膈，法当用升麻、柴胡以提之，此常理也。然或泄泻脱肛后重，疼不可忍，是乃气下陷也，法当举之，以升麻、柴胡，和之以木香，攻之以槟榔。或曰：四药同剂，不无升降混淆，奚有治病归一之功也。曰，天生药石治其病，各有其能，如仲景立大柴胡汤，用柴胡、大黄同剂，以治伤寒表里俱见之症，然柴胡升散外邪，大黄降泄内实，使病者热退气和而愈。故用升麻、柴胡，自能升清气而上行；槟榔、木香，自能逐浊气而下降，能使脱肛举而后重除，自可同剂而成功矣。何疑之有。"

《医学研悦·治杂症验方研阅卷之七·脱肛》："脱肛气虚，参芪归升，血虚加柏，淋洗宜清，倍矾煎汤。莎芥亦灵，龙骨贼末，倍末堪兴。"

《证治汇补·卷之八·下窍门·脱肛》："用药：主以补中益气汤。挟热，加黄芩、槐花。挟寒，加木香、炮姜。止涩，加赤石脂、禹余粮。兜住，加诃子、椿皮。外用香荆散浴之即收。或五倍为末，托而上之，或用葱头汤熏洗；又有肛门燥涩，大便努责而下脱者，此属内热，用收肛散治之。（《汇补》）"

《吴氏医方汇编·第五册·脱肛》："脱肛属大肠气虚而兼湿热也。亦有久痢气血俱虚而脱者；有因肾虚而脱者；有因中气虚而脱者。湿热者，升阳除湿汤；血热者，四物加条芩、槐花、黄连、升麻。久痢者，补中益气汤加酒炒芍药；中气虚陷者，前汤加半夏、炮姜、茯苓、五味；肾虚者，六味丸；虚寒者，八味丸。肺与大肠为表里，肺实热则秘结，肺虚寒则脱出。肾纳气，如肾虚者多患此症。"

《奇效良方·卷之五十二·脱肛门》："脱肛之证，《难经》云：虚实出焉。出者为虚，入者为实。肛门之脱，非虚无故然哉。盖实则温，温则内气充，有气蓄；虚则寒，寒则内气馁而不能收。况大肠有厚薄，与肺为表里，肺藏蕴热则闭，虚则脱，三因之论，且妇人有此疾者，产育用力过多，少儿此疾，皆因久利，大肠虚冷所为也。肛门为大肠之候，大肠伤于寒利，而用力努�

，其气下冲，肛门脱出也。用香附子、荆芥等分，煎汤洗之，或以五倍子碾为细末，放于纸上，托入肛，缓缓揉入。若或长久，男子变成肠风痔漏，肠出不收，至于出数寸者，以五倍子、朴硝等分，煎汤洗之，亦用木贼烧灰，不令烟尽，入麝香少许，大便了，贴少许，效。又有久痢脏虚，皆能令人肛门突出。有肠头作痒，即腹中有虫，丈夫由此，酒色过度。大肠者，传道之官，肾者，作强之官，盖肾虚而泄，母气因肺虚，是以大肠气无所主，故自肛脱。治法实原气去蕴热之剂，外用前药洗之，医治无不愈矣。"

《外科备要·卷二证治·婴儿部·脱肛》："小儿清气下陷脱肛于外，阳虚自汗，懒言食少，脉洪而虚者，宜服补中益气汤生加羌活、白芍、煨姜主之。若虚寒脱肛，脉必沉细，四肢稍冷，面色青黄，唇口淡白及久脱肠滑者，用蜜芪、蜜粟壳、面煨诃子、肉蔻、木香、炒芍、当归、焦术、人参、炙草、桂心、乌梅引，煎服数剂，外洗葱汤，用软绵轻轻揉入。一有湿热郁结脱肛于外，肿硬疼痛者，用制苍术、防风、赤茯苓、赤芍、花粉、炒枯芩、生地、苦参、槐米、芥穗、葱白煎服，外敷蟠龙散咸。一有生脏毒,肌门翻出者,当服脏连丸收,外治俱用五倍子、葱头、朴硝,煎汤熏洗肿处,拭净,涂以坎宫锭子巨。一方取龟头,烧灰存性,研细,麻油调敷,效。一方用生铁煮汁日洗。"

二、治脱肛专药

1. 川椒

《本草正·竹木部·川椒》:"川椒,味辛,性热。有小毒。本纯阳之物,其性下行,阳中有阴也。主温中下气,开通腠理,散肌表寒邪,除脏腑冷痛,去胸腹留饮、停痰、宿食,解郁结,温脾胃,止咳逆、呕吐,逐寒湿风痛,疗伤寒、温疟、水肿、湿疸,除齿痛,暖腰膝,收阴汗,缩小便,温命门,止泄泻、下痢、遗精、脱肛,杀蛔虫、鬼疰、蛊毒、蛇虫诸毒。久服之能通神明,实腠理,和血脉,坚齿牙,生须发,明耳目,调关节,耐寒暑。若中其毒,惟冷水、麻仁浆可以解之。"

2. 无食子

《本草述钩元·卷二十三·乔木部·无食子》:"无食子,一名没石子。出波斯国及大食诸番。虫蚀成孔者入药。味苦,气温。主温中和气,益血生精,乌髭发。治肠虚冷痢,阴疮、阴汗、阴毒痿、(烧灰用)脱肛及齿病,小儿疳䘌冷滑不禁。为固涩精气要药。"

3. 木竹子

《本草纲目拾遗·卷八·果部下·木竹子》:"木竹子,出广西,皮色形状如大枇杷,肉味甘美,秋冬实熟。味甘性平,治吐逆不食,关格闭拒不通,脾虚下陷,肛门坠脱不收;清热,凉大肠,去积血,利百脉,通调水脏,止渴生津,解暑,消酒,利耳目,治咳嗽上逆。"

4. 木贼

《本草纲目·草部第十五卷·草之四·木贼》:"茎,气味:甘、微苦,无毒。时珍曰:温。主治……解肌,止泪止血,去风湿,疝痛,大肠脱肛。(时珍)"

《本草备要·草部·木贼》:"木贼,轻,发汗,退目翳。温微甘苦,中空轻扬,与麻黄同形、性;亦能发汗解肌,升散火郁、风湿,入足厥阴,少阳血分。益肝胆,治目疾,退翳膜(翳乃肝邪郁遏,不能上通于目),及疝痛脱肛,肠风痔瘘,赤痢崩中诸血病。"

《本草易读·卷四·木贼》:"味甘,微苦,无毒。除目翳,消积块。止崩中赤白,疗肠风泻痢。提月水滑流,收大肠脱肛。解肌止泪而涩血,祛风除湿而治疝。"

《得配本草·卷三·草部·木贼》:"木贼,甘、微苦,微温。入足厥阴经血分。散肝木之风湿,升血中之郁火,解肌发汗,去目翳,疗肠风。虚者可代麻黄。得余粮石,治赤白崩中。配槐子,治肠澼。配地榆,治脱肛。"

5. 木棉子

《本经逢原·卷三·灌木部·木棉子》:"木棉子,辛温微毒。发明:木棉叶青花黄茎赤,棉白、子黑,允为温走命门之品。取子烧存性,不独解霉疮毒,而痔漏脱肛下血,每服半两,黑豆淋酒服之。其油燃灯能昏人目,以其助淫火也。"

6. 五倍子

《本草纲目·虫部第三十九卷·虫之一·五倍子》:"气味:酸,平,无毒。主治……敛肺降火,化痰饮,止咳嗽、消渴、盗汗、呕吐、失血、久痢、黄病、心腹痛、小儿夜啼,乌须发,治眼赤湿烂,消肿毒、喉痹,敛溃疮、金疮,收脱肛、子肠坠下。(时珍)"

《神农本草经疏·卷十三·木部中品·五倍子》:"时珍谓其敛肺降火,化痰饮,止咳嗽,消渴,盗汗,敛溃疮,金疮,收脱肛,子肠坠下者,悉假其入肺清金,收敛固脱之功耳。"

《本草汇言·卷之十七·虫部·五倍子》:"五倍子涩津收液,敛气止血之药也(方龙潭)……如寇氏方之消五痔下血,掺之即愈。藏器方之治肠虚泄利,投之即止。又如《日华子》之开喉痹,止自汗,化酒积,收脱肛,止咳嗽,生津液者,亦敛而收之,敛而降之,敛而止之,敛而聚之之意也。"

《本草征要·第四卷外治·动物药·五倍子》:"外治:掺口疮,须臾可食,洗脱肛,顷刻能收。"

《玉楸药解·卷六·鳞介鱼虫部》:"五倍子味酸,气平,入手太阴肺、手阳明大肠经。收肺除咳,敛肠止利。

五倍酸收入肺,敛肠坠,缩肛脱,消肿毒,平咳逆,断滑泄,化顽痰,止失红,敛溃疮,搽口疮,吹喉痹,固盗汗,止遗精,治一切肿毒痔瘘,疥癞金疮之类。"

《本草求真·上编·卷二收涩·五倍子》:"讵知火浮肺中,无处不形。在上则有痰结咳嗽,汗出口干吐衄等症。在下则有泄痢五痔,下血脱肛,脓水湿烂,子肠坠下等症。"

《本草述钩元·卷二十七·虫部·五倍子》:"味涩而苦酸,气平,气薄味厚。敛也,阴也。入足少阴厥阴、手太阴、足阳明经。敛肺降火,化痰止嗽。治消渴盗汗,热泄久痢,脏毒下血,虚劳遗浊,风眼赤烂,牙龈疳臭,咽中悬痈。疗风湿、癣疥痒脓水,敛溃疮金疮,收脱肛子肠坠下。"

7. 升麻

《本草正·山草部·升麻》:"味微苦,气平。气味俱轻,浮而升阳也。用此者,用其升散提气,乃脾、胃、肺与大肠四经之药。善散阳明经风寒、肌表邪热,提元气之下陷,举大肠之脱泄,除阳明温疫表邪,解肤腠风热斑疹。引石膏,除齿牙臭烂肿痛;引葱头,去阳明表证头疼;佐当归、肉苁蓉,可通大便结燥。凡痈疽、痘疹,阳虚不能起发,及泻痢、崩淋、梦遗、脱肛,阳虚下陷之类,用佐补剂,皆所宜也。若上实气壅,诸火炎上及太阳表证,皆不宜用;且其味苦气散,若血气太虚及水火无根者,并不可用。"

《本草汇言·卷之一·草部·升麻》:"升麻散表升阳之剂也(李东垣)……或男子湿热下注,腰膝沉重;或疮毒内陷,紫黑胀痛;或大肠气虚,肛坠不收,升麻悉能疗之。"

《本草征要·第二卷·形体用药及专科用药·升麻》:"禀极清之气而升,得阳气之全者也。故宣腠辟邪。头、喉、口齿皆在高巅之上,风邪、斑疹皆在清阳之分,总获其升清之益。凡气虚下陷,如泻痢崩淋,脱肛遗浊,须其升提,虚人之气,升少降多。《内经》曰:'阴精所奉其人寿,阳精所降其人天'。东垣取入补中汤,独窥其微矣。"

《本草通玄·卷上·草部·升麻》:"升麻,辛平,入脾胃二经。主头额间痛,牙根疼烂,肌肉间风热,解百毒,杀鬼邪,辟瘟疫,消斑疹,行瘀血,治阳陷眩晕及胸胁虚痛,久泻脱肛,遗浊崩带。"

《本经逢原·卷一·山草部·升麻》:"升麻属阳性升,力能扶助阳气,捍御阴邪,故于淋带泻痢脱肛方用之,取其升举清阳于上也。"

《本草求真·上编·卷三散剂·升麻》:"升麻,(山草)升阳散热。升麻(专入脾胃,兼入肺大肠),似与葛根一类,但此辛甘微苦,能引葱白入肺,发散风寒出汗;引石膏能治阳明顶巅头痛齿痛;引参芪能入脾胃补脾;且同柴胡能引归芪白术甘温之药,以补卫气之散,而实其表。并治一切风陷下痢,(后重里急,症不一端,有应用承气大下者,有应用升柴上升者。要在辨症明确,以识升降之宜耳。不得概以升举为事也!)久泄(《经》曰:清气在下,则生飧泄),脱肛。"

《本草便读·草部·升麻》:"升至阴于下极,达胃疏风。鼓脾土以上行,入肠治利。辟邪解毒,辛甘发散为阳。治痘消癥,宣透松肌有效。带下脱肛等证,陷者举之。"

8. 凤尾草

《滇南本草·第二卷·凤尾草》:"又治脱肛,敷囟门即入,随后换药,神效。"

9. 甘草

《本草纲目拾遗·卷八·诸蔬部·石耳》:"性寒,或曰平,味甘腴,无毒。《药性考》石耳寒平,石崖悬珥,气并灵芝。久食色美,益精悦神,至老不毁。泻血脱肛,灰服愈矣。"

10. 石灰

《本草纲目·石部第九卷·金石之三·石灰》:"散血定痛,止水泻血痢,白带白淫,收脱肛阴挺,消积聚结核,贴口喎,黑须发。(时珍)"

《本草正·金石部·石灰》:"石灰,味辛,温,有毒。能止水泻、血痢,收白带、白淫,可倍加茯苓为丸服之。此外,如散血定痛,敷痈毒,消结核、瘿瘤、恶疮、腐肉、白癜、䵟斑、息肉,收脱肛、阴挺,杀痔漏、诸虫,止金疮血出,生肌长肉。或为末可掺,或用醋调敷,俱妙。"

《玉楸药解·卷三·金石部》:"石灰味辛,性温,入手太阴肺、手阳明大肠经。止血化积杀虫。石灰温暖燥烈,收湿驱寒,治痈疽疥癣,瘰疬癥瘕,痔瘘瘿疣,白癜黑痣,松刺瘜肉,水泄红烂,赤带白淫,脱肛阴挺,囊坠发落,牙疼口喎,止痛合疮,生肌长肉,坠胎杀虫,染发乌须,收金疮血流。但可外用熏敷涂,不可服饵。"

11. 石脂

《本草正·金石部·石脂》:"石脂,味甘、涩,性温、平。脂有五色,而今之入药者,惟赤白二种。乃手、足阳明、足厥阴、少阴药也。其味甘而温,故能益气调中;其性涩而重,故能收湿固下。调中则可疗虚烦惊悸,止吐血、衄血,壮筋骨,厚肠胃,除水湿、黄疸,痈肿疮毒,排脓长肉,止血生肌之类是也;固下则可治梦泄遗精、肠风泻痢、血崩带浊,固大肠,收脱肛、痔漏、阴疮之类是也。"

赤石脂

《本草征要·第三卷肺经及大肠经·涩大肠·赤石脂》:"久患肠澼,频频脱肛。生肌长肉,外治痈疡。石脂固涩,新痢家忌用。"

《要药分剂·卷九·涩剂·赤石脂》:"补心血,生肌肉,厚肠胃,除水湿,收脱肛。(《纲目》)"

《本草通玄·卷下·金石部·赤石脂》:"赤石脂,甘酸辛温。补心血,生肌肉,厚肠胃,除水湿,收脱肛。好古曰:涩可去脱,石脂为收敛之剂,赤者入丙丁,白者入庚辛。泻痢初起者,勿用。火煅。"

《长沙药解·卷一》:"赤石脂酸收涩固,敛肠住泄,护心止痛,补血生肌,除崩收带,是其所长。最收湿气,燥脾土,治停痰吐水之病。更行瘀涩,破凝滞,有催生下衣之能。兼医痈疽、痔瘘、反胃、脱肛之证。"

《得配本草·卷一·石部·赤石脂》:"甘、酸、温涩。入手少阴、足阳明经。厚肠胃,除水湿。收脱肛,止崩带,下胞胎,补心血,生肌肉(能助火以生土,故长肌肉)。得干姜、胡椒,醋糊丸,治大肠寒滑,小便精出。配干姜、粳米,治久痢脓血(以其直入下焦,故为久痢之要药)。配破故纸,治经水过多。配伏龙肝为末,敷脱肛。"

12. 石榴皮

《本草纲目·果部第三十卷·果之二·安石榴》:"酸榴皮,主治:止下痢漏精。(《别录》)治筋骨风,腰脚不遂,行步挛急疼痛,涩肠。取汁点目,止泪下。(权)煎服,下蛔虫。(《藏器》)止泻痢,下血脱肛,崩中带下。(时珍)"

《本草备要·果部·石榴皮》:"石榴皮,涩肠,外用染须。酸涩而温。能涩肠,止泻痢下血(煅末服),崩带脱肛(泻痢至于脱肛者,以石榴皮、陈壁土加明矾少许,浓煎熏洗,再用五倍子炒研,敷托而止之)。"

《玉楸药解·卷四·果部》:"石榴皮味酸,性涩,入手阳明大肠、足厥阴肝经。敛肠固肾,涩精止血。石榴皮酸涩收敛,治下利遗精、脱肛便血,崩中带下之病,点眼止泪,涂疮拔毒。"

13. 龙骨

《本草纲目·鳞部第四十三卷·鳞之一·龙》:"益肾镇惊,止阴疟,收湿气脱肛,生肌敛疮。(时珍)"

《本草正·虫鱼部·龙骨》:"龙骨,味甘,平,性收涩。其气入肝、肾。故能安神志,定魂魄,镇惊悸,涩肠胃,逐邪气,除夜梦鬼交、吐血衄血、遗精梦泄,收虚汗,止泻痢,缩小便,禁肠风下血、尿血、虚滑脱肛、女子崩淋带浊、失血漏胎、小儿风热惊痫,亦疗肠痈脏毒、内疽阴蚀,敛脓敛疮,生肌长肉,涩可去脱,即此属也。制须酒煮、焙干,或用水飞过,同黑豆蒸熟,晒干用之。"

《本草征要·第三卷心经及小肠经·止盗汗自汗·龙骨及龙齿》:"养精神,定魂魄。涩精而遗泄能收,固肠而崩淋可止。缩小便,止自汗,生肌肉,收脱肛。"

《本草备要·鳞介鱼虫部·龙骨》:"龙骨,涩,泻,固肠,镇惊。甘涩微寒。入手、足少阴(心、肾)、手阳明(大肠)、足厥阴(肝)经。能收敛浮越之正气,涩肠益肾,安魂镇惊,辟邪解毒。治多梦纷纭,惊痫疟痢,吐衄崩带,遗精脱肛。"

《本经逢原·卷四·龙蛇部·龙骨》:"止涩药中加用之,止阴疟,收湿气,治休息痢、久痢脱肛,生肌敛疮皆用之。但收涩太过,非久痢虚脱者切勿妄投。火盛失精者误用,多致溺赤涩痛,精愈不能收摄矣。"

《长沙药解·卷四》:"龙骨蛰藏闭涩之性,保摄精神,安惊悸而敛疏泄,凡带浊遗泄,崩漏吐衄,一切失精亡血之证皆医,断鬼交,止盗汗,除多梦,敛疮口,涩肠滑,收肛脱。"

《本草述钩元·卷二十八·鳞部·龙》:"味甘平,气微寒。阴中之阳。入足厥阴少阳少阴,兼入手少阴厥阴阳明经。安魂魄,固脱气,治夜卧自惊汗出,止虚汗,缩小便。疗多寐泄精,小便泄精,久泻休息痢。收湿气脱肛。止消渴,鼻衄,二便下血。并主小儿热气惊痫,女子崩中带下。"

14. 东壁土

《证类本草·卷第五·东壁土》:"东壁土,主下部疮,脱肛。"

《本草蒙筌·卷之八·石部·东壁土》:"治春月寒热瘟疟,去下部痔瘘脱肛。"

《本草纲目·第七卷(下)·土之一·东壁

土》："主治：下部疮，脱肛。(《别录》)"

《神农本草经疏·卷五·玉石部下品·东壁土》："东壁土先得太阳真火之气，其气温和，其味甘，无毒。脾主四肢而恶湿，下部生疮，湿气侵脾也。得阳气之壮，故能燥湿除疮。脱肛亦大肠湿热所致，甘温而燥，故亦主之。"

《本草述钩元·卷三·土部·东壁土》："东壁土。向东先见晓日，得初阳少火之气者。若当午向南，则壮火气衰，不用。(宗奭)气味甘温。治下部疮，脱肛，止泄痢霍乱烦闷及温疟……下部生疮，湿气侵脾也，得阳气之壮，故能燥湿除疮。脱肛亦大肠湿热所致，甘温而燥。故亦主之。其止泄痢霍乱烦闷者，甘能补脾胃，温能和中也。又土得太阳初气，能祛暑湿之邪，故主温疟。(仲淳)肛门凸出，故屋东壁上土一升，研末，以长皂荚揾末粉之，仍炙皂荚，更互熨之。"

15. 田螺

《得配本草·卷八·介部·田蠃》："甘，大寒。煮汁疗热，醒酒利湿热。除黄疸，脚气上冲，小腹急硬，俱此治之。连肉烧存性，研末，香油调，搽瘰疬溃破。入冰片化水，治痔漏疔肿。入川连末，良久取汁，点目止痛，及大肠脱肛。"

16. 生卷柏

《本草择要纲目·热性药品·生卷柏》："生卷柏，一名长生不死草。凡用以盐水煮半日，再以井水煮半日，晒干焙用。气味：辛平无毒。主治：五脏邪气，女子阴中寒热痛，癥瘕血闭绝子。久服轻身和颜色。止咳逆，治脱肛，散淋结，头中风眩痿躄，强阴益精，通月经，镇心，除面皯头风，暖水脏。生用破血，炙用止血。"

17. 生栝蒌汁

《本草从新·卷五草部·栝蒌仁》："脱肛：生栝蒌汁温服，以猪肉汁洗手，按令自入。"

18. 生铁

《证类本草·卷第四·生铁》："微寒，主疗下部及脱肛。"

《本草蒙筌·卷之八·石部·生铁》："味辛，气微寒。无毒。出闽广，畏磁石。铸器皿堪用，拍片段弗能。凡入方剂拯疴，难作丸散正用。须煅过，粗赤汁淘净；复烧红，酒或水任煎。脱肛及熊虎咬伤，取汤日洗；被打致血凝骨节，用酒时尝。"

19. 白矾

《本草蒙筌·卷之八·石部·矾石》："洗脱肛涩肠，敷脓疮收水。"

《本草正·金石部·白矾》："味酸、涩，性凉。有小毒。所用有四：其味酸苦，可以涌泄，故能吐下痰涎，治癫痫、黄疸；其性收涩，可固脱滑，故能治崩淋带下、肠风下血、脱肛阴挺，敛金疮，止血……其性毒，大能解毒定痛，故可疗痈疽疔肿、鼻齆息肉、喉痹、瘰疬、恶疮、疥癣，去腐肉，生新肉及虎、犬、蛇、虫、蛊毒。或丸或散，或生或枯，皆有奇效。"

矾石

《本草纲目·石部第十一卷·金石之五·矾石》："时珍曰：矾石之用有四：吐利风热之痰涎，取其酸苦涌泄也；治诸血痛、脱肛、阴挺、疮疡，取其酸涩而收也；治痰饮、泄痢、崩带、风眼，取其收而燥湿也；治喉痹、痈疽、中蛊、蛇虫伤螫，取其解毒也。"

《雷公炮制药性解·卷一·金石部·矾石》："矾石……味酸。性寒无毒，入肺肝二经。主寒热泄痢，白沃阴蚀，诸恶疮癣，清喉痹，除目痛，祛固热，禁泄泻，收脱肛，同皂荚可吐风痰，和蜜、蜡能消痈肿。光明如水晶者佳，甘草为使，恶牡蛎畏麻黄。"

《本草新编·卷之五(羽集)·矾石》："矾石，味酸，气寒，无毒。去鼻窍之肉，除骨髓之热，劫喉痹，止目痛，禁便泻，塞齿疼。洗脱肛而涩肠，敷脓疮而收水，吐风痰而通窍，平痈肿而护膜。外治甚效，而内治亦神，然可暂而不可常者也。"

20. 冬瓜藤

《本草纲目·菜部二十八卷·菜之三·冬瓜》："藤，主治：烧灰，可出绣黡。煎汤，洗黑䵟并疮疥。(《大明》)捣汁服，解木耳毒。煎水，洗脱肛。"

21. 奴会子

《证类本草·卷第十二·奴会子》："[谨按]《拾遗》云：生西国诸戎。大小如苦药子。味辛，平，无毒。主治小儿无辜疳冷，虚渴，脱肛，骨立瘦损，脾胃不磨。"

22. 百药煎

《要药分剂·卷九·涩剂·百药煎》："百药煎，味酸咸。微甘。性收。无毒。主治：主清肺化痰定嗽,解热生津止渴,收湿消酒,乌须发。止下血,久痢脱肛,牙齿宣䘌,面鼻疳蚀,口舌糜烂,风湿诸疮。(《纲目》)归经:入心肺二经,为收摄之品。"

23. 竹叶

《本草纲目·木部第三十七卷·木之五·竹》:"淡竹叶,气味:辛,平、大寒,无毒。权曰:甘,寒……煎浓汁,漱齿中出血,洗脱肛不收。(时珍)"

《长沙药解·卷三》:"竹叶甘寒凉金,降逆除烦,泻热清上之佳品也。其诸主治,降气逆,止头痛,除吐血,疗发黄,润消渴,清热痰,漱齿衄,洗脱肛。"

24. 羊脂

《本草纲目·兽部第五十卷·兽之一·羊》:"脂青羊者良。气味:甘,热,无毒。《丹房镜源》云:柔银软铜。主治:生脂,止下痢脱肛,去风毒,妇人产后腹中绞痛。(思邈)"

《本经逢原·卷四·兽部·羊》:"羊脂生,主下痢脱肛,取润之导之,补中寓泻也。"

25. 防己实

《本草纲目·草部第十八卷·草之七·防己》:"实,主治:脱肛。焙研,煎饮代茶。(《肘后》)"

26. 苍耳子

《本草蒙筌·卷之二·草部中·莫耳实》:"痔发肛门,煎汤熏妙。"

27. 苎麻根

《本草征要·第二卷·形体用药及专科用药·苎麻根》:"味甘,性寒,无毒。安胎,止血。提气,固摄。胎动不安,肛门下脱。痰哮时作,小便带血。"

《本草撮要·卷一草部·苎根》:"苎根,味甘。入手足太阴经。功专凉血,止漏胎。得建莲、糯米能固胎元;汁能化血为水;皮与产妇作枕止血晕,安腹上止产后腹痛;捣根贴赤游丹毒、痈疽发背、金疮折伤……脱肛以之熏洗亦佳。"

28. 皂荚

《本草纲目·木部第三十五卷·木之二·皂荚》:"烧烟,熏久痢脱肛。(汪机)"

《本草正·竹木部·皂角》:"皂角,气味辛、咸,性温。有小毒……消肿毒及风癣疥癞。烧烟,

熏脱肛肿痛。可为丸散,不入汤药。"

《本草易读·卷七·皂角》:"辛,咸,温,有小毒。入手太阴、阳明。祛风化痰,消肿通窍,破症杀虫,通肠坠胎。疗胀满而消谷,除咳嗽而定喘。开中风之噤口,熏久痢之脱肛,起风痹之死肌,解喉痹之塞满。取精汁熬膏,贴一切肿毒,合苍术烧烟,辟诸般瘟疫。确有明目益精之能,操治癫平疥之权。"

《长沙药解·卷三》:"皂荚辛烈开冲,通关透窍,搜罗痰涩,洗荡瘀浊,化其黏联,胶热之性,失其根据,攀附之援,脏腑莫容,自然外去,虽吐败浊,实非涌吐之物也。其诸主治,开口噤,通喉痹,吐老痰,消恶疮,熏久利脱肛,平妇人吹乳,皆其通关行滞之效也。"

《要药分剂·卷二·宣剂下·皂荚》:"治中风口噤,久痢脱肛,咽喉痹塞,风疬疥癣。(士瀛)"

《本草述钩元·卷二十三·乔木部·皂荚》:"亦名皂角。一种小如猪牙,一种长而肥厚多脂良。一种长而瘦薄枯燥者,不取。味辛微咸,气温,有小毒,气味俱厚。浮而散,阳也。入足厥阴经气分,及手太阴、手足阳明经气分。搜肝风,泻肝气,通关节,开痰涩……治风疬杀虫,散疮肿(和酒煎膏,贴一切肿毒止痛),风痹,除死肌疥癣,烧烟熏久痢脱肛。"

29. 龟

龟甲

《证类本草·卷第二十·上品·龟甲》:"《药性论》云:龟甲,畏狗胆,无毒。烧灰治小儿头疮不燥。骨带入山令人不迷。血治脱肛,灰亦治脱肛。"

《本草纲目·介部第四十五卷·介之一·水龟》:"龟甲……烧灰,治脱肛。(甄权)"

《本草正·虫鱼部·龟板》:"味微甘、微咸,性微寒。阴也。能治痰疟,破癥坚,祛湿痹、伤寒、劳役骨中寒热,消五痔、阴蚀诸疮。下甲能补阴血,清阴火,续筋骨,退劳热,疗腰脚酸痛,去瘀血,止血痢,漏下赤白,利产难,消痈毒。烧灰,可敷小儿头疮难燥、妇人阴疮、臁疮,亦治脱肛。"

龟血

《本草蒙筌·卷之十一·虫鱼部·龟甲》:"血涂脱肛,缩肠。"

《本草纲目·介部第四十五卷·介之一·水龟》:"血,气味:咸,寒,无毒。主治:涂脱肛。(甄权)"

30. 诃子

《本草备要·木部·诃子》:"治冷气腹胀,膈气呕逆,痰嗽喘急(肺挟痰水,或被火伤,故宜苦酸以敛之),泻痢脱肛,肠风崩带(皆取其酸涩),开音止渴(肺敛则音开,火降则渴止。古方有诃子清音汤)。然苦多酸少,虽涩肠而泄气,气虚及嗽痢初起者,忌服。"

《得配本草·卷七·木部·诃黎勒》:"诃黎勒,一名诃子。苦、酸,温。入手太阴、阳明经。敛肺降火,止胎漏,疗崩带。治肾气奔豚,止痰嗽喘急,收泻血脱肛,去心腹胀满。"

31. 鸡冠花

《得配本草·卷三·草部·鸡冠花》:"鸡冠花,甘,凉。入血分。治痔瘘下血,赤白下痢,崩中带下。得椿根白皮,治结阴便血。配防风,治下血脱肛。"

32. 刺猬皮

《本草征要·第三卷肺经及大肠经·清大肠·刺猬皮》:"刺猬皮,味苦,性平。入胃,大肠二经。炒用。降逆定痛,凉血止血。反胃吐食,腹疼不歇。肠风痔漏,脱肛肛裂。五色痢疾,疝气阴蚀。遗泄频频,寒精自出。鼻衄鼻息,为末裹塞。"

《得配本草·卷九·兽部·猬》:"苦,平。治肠风,疗反胃,破畜血,止鼻衄(以末吹鼻)。配磁石、桂心,治脱肛。"

33. 金樱子

《本草述钩元·卷二十四·枳·金樱子》:"金樱根气味与子同。《准绳》用治阳证脱肛,下寸白虫。取东行根同糯米,水煎,空心服,神效。醋煎服,化骨硬。"

34. 鱼腥草

《本草纲目·菜部第二十七卷·菜之二·蕺》:"散热毒痈肿,疮痔脱肛,断痁疾,解硇毒。(时珍)"

《本草征要·第二卷·形体用药及专科用药·蕺菜》:"蕺菜,一名鱼腥草,以其味如鱼气也。味辛,气腥,性微温。有小毒。入肺、大肠二经。鼻中发腥臭,肺痈唾脓血。涂痔疮,熏肛脱。宽胸膺,除湿热。"

35. 卷柏

《证类本草·卷第六·卷柏》:"味辛、甘,温、平、微寒,无毒。主五脏邪气,女子阴中寒热痛,癥瘕,血闭,绝子,止咳逆,治脱肛,散淋结,头中风眩,痿蹶,强阴益精。"

《本草蒙筌·卷之一·草部上·卷蘗》:"止脱肛而散淋结,除啼泣以驱鬼邪。"

《神农本草经疏·卷六·草部上品之上·卷柏》:"《别录》又谓:止咳逆,治脱肛,散淋结,头中风眩,其亦辛能散结,辛能润燥,甘能缓中,甘能益血之谓欤!"

《得配本草·卷四·草部·卷柏》:"卷柏,辛,平。除五脏邪气,治阴中作痛。收脱肛,暖水脏,疗风眩,消癥瘕。配地榆,治下血。配侧柏,治肠红。生在山上者。盐水煮,晒干用。"

《本草求真·上编·卷五血剂·凉血》:"至于肠红脱肛,血出不止,则有炒卷柏可治。"

《本草撮要·卷一草部·卷柏》:"卷柏,味辛平,入足厥阴经。功专破血通经。治癥瘕淋结。炙用辛温止血,治肠风脱肛。俗名万年松,盐水煮半日,井水煮半日,焙用。"

36. 荆芥

《玉楸药解·卷一·草部》:"荆芥味辛,微温,入足厥阴肝经。散寒发表,泄湿除风。治鼻口㖞斜,肢体痿痹,筋节挛痛,目弦头旋之证,消疮痈疥癞,痔瘘瘰疬,除吐衄崩漏,脱肛阴癞。"

《本草述钩元·卷八·芳草部·荆芥》:"茎穗味辛微苦,气温,性微凉,气味俱薄,浮而升也,肝经气分药。能搜肝气……消疮肿,并寒热鼠瘘瘰疬。方书治鼻证,瘛疭狂痫,痰饮咳嗽,呕吐,二便秘淋,脚气脱肛。"

37. 茜草

《得配本草·卷四·草部·茜草》:"茜草,畏鼠姑。制雄黄。苦,凉。入足厥阴经血分。行血通经。除霉毒,疗乳痈。配黑豆、炙甘草,煮,治血渴。配石榴皮,治脱肛。佐乌梅、生地,治鼻衄不止。佐阿胶、侧柏,疗妇人败血。勿犯铅、铁器。酒炒,行血。童便炒,止血。血虚吐衄,泄泻不食,二者禁用。"

38. 胡黄连

《本草正义·卷之二·草部·胡黄连》:"[寿颐按]胡连情性,悉与川连同功,惟质重色黑,沉降之性尤速,故清导下焦湿热,其力愈专。其效较川连为捷,凡热痢、脱肛、痔漏、疮疡、血痢、血淋、溲血、浊血,及梅毒疳疮等证,湿火结聚,非此不能直达病所,而小儿疳积腹膨之实证,亦可用之。盖苦降直坠,导热下趋,最为迅疾,且不致久留中州,妨碍脾胃冲和之气耳。"

39. 枳实

《证类本草·卷第十三·枳实》:"治积痢脱肛。枳实,石上磨令滑钻著柄,蜜涂火炙令暖,更易熨肛,取缩即止。"

40. 轻粉

《本草征要·第四卷外治·矿物药·轻粉》:"痔疮日久,肛门下脱,烧烟先熏,煎汤坐浴。此药以外用为主,切勿内服。"

41. 秦艽

《药论·散剂·散风》:"秦艽入肝、胆。寒湿风痹、肢节疼痛而立解;遍身黄疸、骨蒸邪气而并除。下水利便,不拘大小;疗风血痹,无问久新。肠风脏毒,痔漏脱肛。入阳明而利大肠,去风寒而止疼痛。得羌活能治上焦之邪气,萆薢善调中焦之软弱,加防己尽扫足膝之湿痹。用酒洗功捷,利湿而驱风。"

42. 荷叶

《本草崇原·卷上本经上品·荷叶》:"气味苦平,无毒。主治血胀腹痛、产后胎衣不下,酒煮服之。(《拾遗本草》)治吐血、衄血、血崩、血痢、脱肛、赤游火丹、遍身风疡、阳水浮肿、脚膝浮肿、痘疮倒靥。(《新增》附)"

43. 莨菪

《本草纲目·草部第十七卷·草之六·莨菪》:"炒焦研末,治下部脱肛,止冷痢。主蛀牙痛,咬之虫出。(甄权)"

《本草易读·卷五·莨菪子》:"苦,辛,热,有毒。疗癫疾风痫,治肉痹拘急。熏虫牙而洗阴汗,止冷痢而收脱肛。"

44. 桂枝

《长沙药解·卷二》:"桂枝温散发舒,性与肝合,得之脏气条达,经血流畅,是以善达脾郁。经脏荣舒,而条风扇布,土气松和,土木双调矣。土治于中,则枢轴旋转,而木气荣和,是以既能降逆,亦可升陷,善安惊悸,又止奔豚。至于调经开闭,疏木止痛,通关逐痹,活络舒筋,嚏塞痞痛之类,遗

浊淋涩之伦,泄秽、吞酸、便血之属,胎坠、脱肛,崩中带下之条,皆其所优为之能事也。"

45. 桔梗

《本草害利·肺部药队·泻肺猛将·苦桔梗》:"利:甘辛微苦,入脾、胃、大肠、肺四经。表散风邪,升散火郁,能升阳气于至阴之下,引清气上行。凡气虚下陷者,须其升提阳气,阳气升,故能杀精鬼,辟瘴而解百药毒;治寒热下痢脱肛,崩中带下,透痘疹。阴虚火升者,忌用。"

46. 栝蒌实

《长沙药解·卷三》:"栝蒌实肃清凉润,善解郁烦,浊气郁蒸,涎沫黏联,心绪烦乱,不可言喻者得之,肺府清洁,神气慧爽,洗心涤肺之妙药也。其诸主治,消咽痛,治肺痿,涤痰涎,止咳嗽,通乳汁,下胞衣,理吹奶,调乳痈,解消渴,疗黄疸,通小便,润大肠,断吐血,收脱肛,平痈肿,医疮疡。"

47. 铁华粉

《证类本草·卷第四·铁华粉》:"铁胤粉,止惊悸,虚痫,镇五脏,去邪气,强志,壮筋骨,治健忘,冷气,心痛,疰癖癥结,脱肛痔瘘,宿食等,及敷竹木刺。其所造之法,与华粉同,唯悬于酱瓿上,就润地及刮取霜时研,淘去粗汁咸味,烘干。"

48. 铁落

《证类本草·卷第四·铁落》:"〔臣禹锡等谨按〕《日华子》云:铁液,治心惊邪,一切毒蛇虫及蚕、漆咬疮,肠风痔瘘,脱肛,时疾热狂,并染髭发。"

49. 铁精

《证类本草·卷第四·铁精》:"平,微温。主明目,化铜。疗惊悸,定心气,小儿风痫,阴㿗脱肛。"

50. 益奶草

《证类本草·卷第六·益奶草》:"味苦,平,无毒。主五野鸡病,脱肛,止血。炙令香浸酒服之。"

51. 浮萍

《本草从新·卷六草部·水萍》:"大肠脱肛:用紫背浮萍为末,干贴之。"

52. 梧叶皮

《本经逢原·卷三·乔木部·梧叶皮》:"《本经》治五痔、杀三虫,今人煎汤熏洗肠痔脱肛,即《本经》治五痔之应。"

53. 曼陀罗

《本草纲目·草部第十七卷·草之六·曼陀罗花》："主治：诸风及寒湿脚气，煎汤洗之。又主惊痫及脱肛，并入麻药。（时珍）"

54. 蚯蚓

《珍珠囊补遗药性赋·卷四·虫鱼部》："杀伏尸鬼疰三虫，地龙俗名蚯蚓。正风贼斜喎肛脱，蜗牛本是蛞蝓。"

《本草正·虫鱼部·蚯蚓》："蚯蚓，味咸，性寒。沉也，阴也。有毒。能解热毒，利水道，主伤寒、瘅疟、黄疸、消渴、二便不通，杀蛇瘕、三虫、伏尸、鬼疰、蛊毒、射罔药毒，疗癫狂、喉痹、风热赤眼、聤耳、鼻息、瘰疬、阴囊热肿、脱肛。"

白颈蚯蚓

《本草纲目·虫部第四十二卷·虫之四·蚯蚓》："白颈蚯蚓……主伤寒疟疾，大热狂烦，及大人、小儿小便不通。急慢惊风、历节风痛，肾脏风注，头风齿痛，风热赤眼，木舌喉痹，鼻息聤耳，秃疮瘰疬，卵肿脱肛，解蜘蛛毒，疗蚰蜒入耳。（时珍）"

55. 蛇床子

《本草备要·草部·蛇床子》："蛇床子，补肾命，去风湿，辛苦而温。强阳益阴，补肾祛寒，祛风燥湿。治痿囊湿，女子阴痛阴痒（湿生虫，同矾煎汤洗），子脏虚寒，产门不闭（炒热熨之），肾命之病；及腰酸体痛，带下脱肛，喉痹齿痛，湿癣恶疮（杀虫止痒），风湿诸病。"

《长沙药解·卷四》："蛇床子温燥水土，暖补肾肝，壮阳宜子，男女皆良。疗前阴寒湿肿痛，理下部冷痹酸疼，断赤白带下，收溲尿遗失，浴疥癣痂癞，熏痔漏顽疮，打扑、惊痫、脱肛、脱阴并效，漱牙痛，吹聤耳，浴男子阳痿绝佳。"

56. 粟糖

《本草纲目·谷部第二十三卷·谷之二·粟米》："粟糖，主治：痔漏脱肛，和诸药薰之。（时珍）"

57. 粟壳

《本草正·谷部·粟壳》："粟壳，味微甘，性多涩。泡去筋膜，醋拌炒用。甚固大肠，久痢滑泻必用，须加甘补同煎；久虚咳嗽，劫药欲用，须辨虚实；脱肛、遗精，俱所当用；湿热下痢，乃非所宜。"

《神农本草经疏·卷三十·米谷部·粟壳》："味酸、涩，微温，无毒。古方治嗽，及泻痢、脱肛、遗精，多用之，今人亦效尤辄用，殊为未妥。不知咳嗽惟肺虚无火，或邪尽嗽不止者，用此敛其虚耗之气。若肺家火热盛，与夫风寒外邪未散者，误用则咳愈增而难治。泻痢脱肛由于下久滑脱，肠虚不禁；遗精由于虚寒滑泄者，借用酸涩收敛之气以固虚脱。"

《本草通玄·卷上·谷部·粟壳》："粟壳，酸涩微寒。止泻利，固脱肛，治遗精，除久咳。粟壳酸涩收敛，其性紧急，非久嗽泻者不敢轻投也。世俗闻而畏之，概不肯用，不知久利滑脱者，非此不除。因噎而废食，良医不为也。水洗，去蒂及根膜，取薄皮，醋炒。"

《本草易读·卷五·粟壳》："酸，涩，微寒，无毒。敛肺涩肠。止泻痢而固脱肛，疗遗精而止久嗽。"

58. 酢浆草

《本草纲目·草部第二十卷·草之九·酢浆草》："主治：杀诸小虫。恶疮病瘘，捣敷之。食之，解热渴（《唐本》）。主小便诸淋，赤白带下。同地钱、地龙，治沙石淋。煎汤洗痔痛脱肛甚效。捣涂汤火蛇蝎伤（时珍）。"

《本草汇言·卷之七·草部·酸浆草》："酸浆草解毒凉血之药也（李时珍）。《唐本草》（《闵效轩集》）治男妇大小诸热淋证，涩沥不通，及大便秘塞，或痔疮胀痛，或肛脱不收，或天行烦热，燥渴诸疾，凡属血热，咸宜用之。但酸寒清利，只宜热闭不通，如属胃虚自当逊避。"

《得配本草·卷四·草部·酢浆草》："酢浆草，即酸浆草，制砂汞、硇矾、砒石。酸，寒。入手阳明，兼太阳经。治淋带，解热毒，洗痔痛脱肛，涂汤火蛇蝎伤。配车前草汁、沙糖，通二便。"

59. 紫堇

《证类本草·卷第三十·紫堇》："味酸，微温，无毒……单服之，疗大小人脱肛等。"

紫堇花

《本草纲目·菜部第二十六卷·菜之一·紫堇》："花，气味：酸，微温，无毒。主治：大人、小儿脱肛。（苏颂）"

60. 蛞蝓

《证类本草·卷第二十一·中品·蛞蝓》："蛞蝓，味咸，寒，无毒。主贼风喎僻，轶筋及脱肛，惊痫挛缩。"

《得配本草·卷八·虫部·蛞蝓》:"蛞蝓,即蜓蚰螺畏盐。咸,寒。主治贼风、喝僻、铁筋,及脱肛、惊痫、挛缩,消痰核。得京墨研,涂痔疮肿痛。生捣,涂蜈蚣咬伤。"

61. 缘桑螺

《证类本草·卷第二十一·中品·缘桑螺》:"主人患脱肛:烧末,和猪膏敷之,脱肛立缩。此螺全似蜗牛黄,小雨后好缘桑叶。《范汪》脱肛:绿桑树螺烧之,以猪脂和,敷之立缩,亦可末敷之。"

62. 蓖麻子

《本草蒙筌·卷之三·草部下·蓖麻子》:"涂巅顶,收生肠脱肛甚捷。"

63. 槐蛾

《本草易读·卷七·槐白皮·槐蛾》:"辛,平,无毒。治五痔脱肛下血,疗妇人阴下生疮,止心痛而破血,益气力而去风。"

64. 槐耳

《本草纲目·菜部二十八卷·菜之五·木耳》:"槐耳……主治:五痔脱肛,下血心痛,妇人阴中疮痛。(苏恭)"

《本经逢原·卷三·菜部·桑耳》:"槐耳治五痔脱肛。"

《本草述钩元·卷十五·菜部·木耳》:"槐耳,气味苦辛平。主五痔脱肛下血,肠痔下血。"

65. 蜗牛

《证类本草·卷第二十一·中品·蜗牛》:"味咸,寒。主贼风喝僻,踠跌,大肠下脱肛,筋急及惊痫。"

《本草蒙筌·卷之十一·虫鱼部·蜗牛》:"收脱肛,止消渴。"

《本草纲目·虫部第四十二卷·虫之四·蜗牛》:"蜗牛,气味:咸,寒,有小毒。畏盐。主治:贼风喝僻,踠跌,大肠下脱肛,筋急及惊痫。(《别录》)生研汁饮,止消渴(甄权)。治小儿脐风撮口,利小便,消喉痹,止鼻衄,通耳聋,治诸肿毒痔漏,制蜈蚣、蝎蚕毒,研烂涂之。(时珍)"

《雷公炮制药性解·卷六·虫鱼部·蜗牛》:"味咸性寒,有小毒,不载经络。主贼风口眼喝斜,惊风筋脉拘挛,收大肠脱肛痔痛,消渴累疳。火炒过用。"

《本草正·虫鱼部·蜗牛》:"蜗牛(负壳而行者),味咸,性寒。有小毒。能清火解热。生研汁饮,消喉痹,止消渴、鼻衄,通耳聋,治肿毒、痔漏,疗小儿风热惊痫;加麝香捣罨脐间,大利小便,亦敷脱肛及治蜈蚣蚕毒,俱宜研烂敷之。"

《本草崇原·卷中本经中品·蜗牛》:"蜗牛,气味咸寒,有小毒。主治贼风喝僻,踠跌,大肠脱肛,筋急,及惊痫。(《别录》附)"

《本草新编·卷之五(羽集)·蜗牛》:"蜗牛,味咸,气寒,有小毒。杀虫,主贼风口眼喝斜,治惊痫筋脉拘挛,收脱肛,止消渴。"

《得配本草·卷八·虫部·蜗牛》:"蜗牛,即负壳蜒蚰。畏盐。咸、寒。有小毒。主消渴脱肛,筋急惊痫。入婴儿药,大有解热消毒之功。得蟾酥麝香、藤黄,涂消痈毒。入麝香化水,涂痔疮肿痛。和面,捣敷疖腮肿痛。和白梅肉、生矾、枯矾,治喉塞口噤。加麝香,捣贴脐下,治小便不通。"

66. 蜗螺

《本草纲目·介部第四十六卷·介之二·蜗螺》:"肉,气味:甘,寒,无毒。主治:烛馆,明目下水。(《别录》)止渴(藏器)。醒酒解热,利大小便,消黄疸水肿,治反胃痢疾,脱肛痔漏。(时珍)"
"蜗螺烂壳……主治:痰饮积及胃脘痛。(震亨)反胃膈气,痰嗽鼻渊,脱肛痔疾,疮疖下疳,汤火伤。(时珍)"

67. 蜣螂

《本草纲目·虫部第四十一卷·虫之三·蜣螂》:"治大小便不通,下痢赤白,脱肛,一切痔瘘疔肿,附骨疽疮,疬疡风,灸疮,出血不止,鼻中息肉,小儿重舌。(时珍)"

《本草易读·卷七·大蜣螂》:"咸,寒,有毒。治小儿惊痫瘛疭,腹胀寒热。治大人癫疾阳狂,腹满奔豚。塞下部引痔虫尽出,敷金疮令箭头自拔。利二便燥结,治泻痢赤白。涂一切恶疮疔毒,解诸般疳蚀䘌虫。除鼻下息肉,点舌下重舌。最坠胎孕,亦疗脱肛。"

68. 榼藤子

《证类本草·卷第十四·榼藤子》:"味涩、甘,平,无毒。主蛊毒,五痔,喉痹及小儿脱肛,血痢,并烧灰服。"

《本草纲目·草部第十八卷·草之七·榼藤子》:"仁,气味:涩、甘,平,无毒。主治:五痔蛊毒,飞尸喉痹。以仁为粉,微熬,水服一二匕。亦和大豆澡面,去䵟䵔。(藏器)治小儿脱肛血痢泻血,并烧灰服;或以一枚割瓤熬研,空腹热酒服二钱。不过三服,必效。(《开宝》)"

69. 磁石

《玉楸药解·卷三·金石部》:"吸铁石味辛,微寒,入足少阴肾、手太阴肺经。补肾益精。吸铁石收敛肺肾,治耳聋目昏,喉痛颈核,筋羸骨弱,阳痿脱肛,金疮肿毒,咽铁吞针,敛肝止血,种种功效,悉载《本草》。庸工用之,殊无应验,非药石中善品也。"

《得配本草·卷一·石部·磁石》:"除烦闷,逐惊痫,聪耳明目……和面糊调涂囟上,治大肠脱肛(入后洗去)。地榆汁煮,火煅醋淬用。入肠恐致后患,纱包入药煎,但取其气为妥。诸石有毒,不宜久用。独磁石性禀冲和,常服亦可。"

70. 蜘蛛

《珍珠囊补遗药性赋·卷四·虫鱼部》:"劳热骨蒸专鳖甲,脱肛狐臭尚蜘蛛。鳖甲,味咸平无毒,处处有之,治崩疗疟,主癥瘕痃癖,不可与鸡子同食,合苋菜食则伤人。蜘蛛,性冷无毒,处处有之,然多种,身有毛刺及五色并薄小者,并不可用。"

《本草纲目·虫部第四十卷·虫之二·蜘蛛》:"主口㖞、脱肛、疮肿、胡臭、齿䘌。(时珍)"

71. 罂粟壳

《本草纲目·谷部第二十三卷·谷之二·罂子粟》:"主治:止泻痢,固脱肛,治遗精久咳,敛肺涩肠,止心腹筋骨诸痛。(时珍)发明……时珍曰:酸主收涩,故初病不可用之。泄泻下痢既久,则气散不固,而肠滑肛脱。咳嗽诸痛既久,则气散不收,而肺胀痛剧。故俱宜此涩之固之,收之敛之。"

《本草备要·谷菜部·御米壳》:"御米壳,即罂粟壳。涩肠,敛肺,固肾。酸涩微寒。敛肺涩肠而固肾。治久嗽泻痢,遗精脱肛,心腹筋骨诸痛(东垣曰:收涩固气,能入肾,故治骨病尤宜),嗽、痢初起者忌用(丹溪曰:此是收后药,要先除病根)。"

《得配本草·卷五·谷部·御米》:"壳,得醋、乌梅、橘皮良。酸、涩、微寒。入足少阴经。止久嗽久痢,固脱肛,涩遗精,止心腹筋骨诸痛。得乌梅为末,治久嗽自汗。"

72. 蕨花

《本草蒙筌·卷之六·菜部·蕨》:"花留年久,能治脱肛,研细敷之,即时收涩。"

73. 樗白皮

《雷公炮制药性解·卷五·木部·樗白皮》:"味苦涩,性寒无毒,入心肝脾三经。主月经过度,带漏崩中,梦泄遗精,肠风痔漏,久痢脱肛。缩小便,除疮疥,祛鬼疰,杀传尸,解蛊毒,逐蛔虫。蜜炙用。"

74. 橡子

《本经逢原·卷三·果部·橡实》:"橡实,苦温,无毒。发明:橡实消谷止痢,厚肠胃,令人强健,且能治痔漏脱肛。"

《玉楸药解·卷四·果部》:"橡子味苦,性涩,气平,入足太阴脾、手阳明大肠经。健脾消谷,涩肠止利……苦涩收敛,暖胃固肠,消食止泄,治泄利脱肛,断痔瘘失血,磨涂痈疽坚硬不消。"

75. 鲫鱼头

《本草纲目·鳞部第四十四卷·鳞之三·鲫鱼》:"主治:小儿头疮口疮,重舌目瞖。(苏恭)烧研饮服,疗咳嗽(藏器)。烧研饮服,治下痢。酒服,治脱肛及女人阴脱,仍以油调搽之。酱汁和,涂小儿面上黄水疮。(时珍)"

76. 磨刀水

《本草纲目·金石部第八卷·金石之一·铁刀》:"磨刀水,服,利小便。涂脱肛痔核,产肠不上,耳中猝痛。(时珍)"

77. 甑带

《证类本草·卷第十一·甑带灰》:"主腹胀痛,脱肛。"

《本草纲目·服器部第三十八卷·服器之一·甑》:"甑带,气味:辛,温,无毒。主治:煮汁服,除腹胀痛,脱肛,胃反,小便失禁、不通及淋,中恶尸注。烧灰,封金疮,止血,止痛,出刃。(苏恭)"

78. 薰草

《本草纲目·草部第十四卷·草之三·薰草》:"根茎中涕,主治:伤寒寒热出汗,中风面肿,消渴热中,逐水。(《别录》)主五痔脱肛有虫(时珍,出《千金》)。"

79. 蟾蜍

《本草纲目·虫部第四十二卷·虫之四·蟾

蜍》："治一切五痔八痢,肿毒,破伤风病,脱肛。(时珍)"

《要药分剂·卷七·泻剂下·蟾蜍》："治小儿面黄癖气,杀疳虫,除湿发汗退热,治疮疽发背,一切五痔八痢,破伤风,脱肛鼠漏。"

80. 鳖头

《证类本草·卷第二十一·中品·鳖甲》："头烧灰疗脱肛……头血涂脱肛,又烧头灰,亦治。"

《本草蒙筌·卷之十一·虫鱼部·鳖甲》："头烧灰存性,收脱肛如神。(头血涂脱肛亦效)"

《本草纲目·介部第四十五卷·介之一·鳖》："头(阴干),主治:烧灰,疗小儿诸疾,妇人产后阴脱下坠,尸痒心腹痛。(恭)敷历年脱肛不愈(《日华》)。"

《本草纲目·介部第四十五卷·介之一·鳖》："头血……盖鳖血之性,急缩走血,故治口㖞、脱肛之病。"

《药性切用·卷之六中·介部·鳖甲》："鳖头:治脱肛、阴挺。"

《本草述钩元·卷二十九·介部·鳖》："头,主脱肛。猬皮散,治肛门脱出不收:猬皮、磁石、桂心、鳖头为细末服。伏龙肝散,治阴证脱肛:伏龙肝、鳖头骨、百药煎为末,紫苏汤温洗,清油调涂。头血,治风中血脉,口眼㖞僻,涂脱肛。"

三、脱肛主治药

《证类本草·卷第二·序例下》："脱肛:鳖头(平),卷柏(温,平,微寒),铁精(微温),东壁土(平),蜗牛(寒),生铁(微寒),青葙子(微寒),苦参(寒),蛼(音髯),蛇胆(寒),蝮蛇胆(微寒),大蒜(温),戎盐(寒)。[臣禹锡等谨按]《药对》:艾叶煎(微温。臣),马鞭草(平)。"

《本草纲目·主治第三卷·百病主治药·脱肛》："脱肛:有泻痢,痔漏,大肠气虚也。附肛门肿痛。"

（1）内服

［草部］

防风:同鸡冠花丸服。

茜根:榴皮煎酒服。

蛇床子:同甘草末服。

黄栝蒌:服汁,或入矾煅为丸。

防己实:焙煎代茶。

楒藤子:烧服。

卷柏:末服。

鸡冠花:同棕灰、羌活末服。

益母草:浸酒服。

紫堇花:同磁石毛服,并敷。

阿芙蓉。

［果木］

荷钱:酒服,并敷。

蜀椒:每旦嚼一钱,凉水下,数日效。

槐角:同槐花炒末,猪肾蘸食。

花构叶:末服,并涂。

诃黎勒、桑黄:并治下痢肛门急疼。

甄带:煮汁。

［石虫］

磁石:火煅醋淬末服,仍涂囟上。

百药煎:同乌梅、木瓜,煎服。

［介兽］

鳖头:烧服,并涂。

虎胫骨:蜜炙丸服。

猬皮灰:同磁石、桂心服。

（2）外治

［草部］

木贼、紫萍、茛苕子、蒲黄、蕙草根中涕:并涂。

苎根:煎洗。

苦参:同五倍子、陈壁土煎洗,木贼末敷之。

香附子:同荆芥煎洗。

女菱:烧熏。

曼陀罗子:同橡斗、朴硝煎洗。

酢浆草:煎洗。

［菜谷］

生萝卜:捣贴脐中,束之。

胡荽:烧熏。

胡荽子:痔漏脱肛,同粟糠、乳香烧烟熏。

蕺菜:捣涂。

粟糠:烧熏。

榴皮:洗。

枳实:蜜炙,熨。

橡斗:可洗可敷。

巴豆壳:同芭蕉汁洗后,以麻油、龙骨、白矾敷。

皂荚:烧熏,亦炙熨。

黄皮桑树叶:洗。

龙脑：敷。

槿皮：洗。

故麻鞋底：同鳖头烧灰敷之。

［土金石部］

东壁土：敷。

孩儿茶：同熊胆、片脑敷。

梁上尘：同鼠屎烧熏。

石灰：炒热坐。

食盐：炒坐。

赤石脂、铁精、铁华粉：并敷。

生铁汁：热洗。

朴硝：同地龙涂。

白矾。

［虫介鳞兽］

蛞蝓、缘桑螺：烧灰。

蜗牛：烧灰。

蛴螬：烧灰。

蜘蛛：烧灰，并涂。

蛱蝶：研末，涂手心。

蛤蟆皮：烧熏。

五倍子：可敷可洗。

田螺：捣坐，化水洗。

烂螺壳、龟血、鳖血、鲫鱼头灰、白龙骨、狗涎、羊脂、败笔头灰：并涂。

熊胆：贴肛边肿痛极效。

四、治脱肛食物

1. 韭

《本草纲目·菜部第二十六卷·菜之一·韭》："饮生汁，主上气喘息欲绝，解肉脯毒。煮汁饮，止消渴盗汗。熏产妇血运，洗肠痔、脱肛。（时珍）"

2. 萝卜

《得配本草·卷五·菜部·萝卜》："萝卜，即莱菔根，伏硇砂。辛、甘、冷。入手足太阴、阳明、少阳经。祛邪热，宽胸膈，制酒面毒，消豆腐积。治喉痹口疮，偏正头痛，肺痿失音，咳嗽吐衄，痰癖食积，噤口痢疾，大肠脱肛，小便淋浊，及汤泡火灼，跌扑损伤。"

3. 猪肝

《本经逢原·卷四·兽部·猪》："用肝者，肝主藏血，血病用为响导，故脱肛、肝虚、雀目

用之。"

五、脱肛禁药

缩砂仁

《本草述钩元·卷八·芳草部·缩砂密》："缪氏云：此味固辛温阳药。凡腹痛属火，泻滞得之暑热，胎动由于血热，咽痛由于火炎，肿满由于湿热，咳逆由于火冲迫肺，及小儿脱肛由于气虚，皆难概用。本非肺经药亦有用之于咳嗽者，乃寒邪郁肺，气不得舒之证，非此弗用。性燥火炎者，忌之。胎妇气虚，多服反致难产，不可不知。（士材）"

【医论医案】

一、医论

1. 论秋燥脱肛

《诊余举隅录·卷上·秋燥脱肛证》

春分以后，地气动而湿胜，秋分以后，天气肃而燥胜，秋燥致病，气分先受，治肺为急，人皆知之。然肺与大肠相表里，其为金也则一。燥从下受，往往大肠液涸，症转为危。辛卯秋，入都应试毕，吾友史怡之遣人持书，邀余往诊，脉象细数，舌微有黄苔而干，大肠燥结，便后脱肛，人见形容瘦弱，以脱肛为气虚，进以补中益气汤加味，遂至异常疼痛，日夜呻吟，安寐既不能，饮食尤少进。余思瘦人多火，此症系伏火为患，现届秋月燥令，燥火二气相并，庚金受灼殊甚，又服补气之剂，火得补而益炽病安得不剧。因用地冬润肠膏，二剂，大便润，疼痛平，能安睡矣。再用生地黄煎去竹沥、姜汁，三剂，诸恙大减，饮食如恒。后又服滋养药，十余服而愈。

论脱肛一症，小儿气血未壮，老人气血已衰，或产育及久痢用力过多，每患此疾，《难经》云：大肠与肺相表里，肺藏蕴热则闭，虚则脱，须升举而补之。盖缘气虚不能约束故也。后人宗其议，遇脱肛症，不问何因，率用补中益气汤为主方，岂知治者愈是，病者愈苦。症情百出，安能以一法绳乎。如此症，燥火烁金，非清润不可，若一于升补，邪愈实，血愈枯，后恐变不可测。昔人于大肠燥结门，有气血耗竭，呕逆不食，便如羊矢之戒，岂无所见而云然哉。

2. 论湿热脱肛

《回春录·内科·脱肛》

高若舟之庶母，患脱肛。孟英脉之，弦而滑，溲涩苔黄。曰：虽属高年，非虚证也。清其湿热而痊。

东垣云：中年以后，已行降令，清阳易陷，升举为宜。

吾师赵菊斋者，年逾花甲，偶因奔走之劳，肛翻患痔，小溲不行。医者拟用补中益气汤及肾气丸等法。孟英按其脉，软滑而数，苔色腻滞。曰：此平昔善饮，湿热内蕴，奔走过劳，邪乃下注，想由其强忍肛坠之势，以致膀胱气阻，溲涩不通，既非真火无权，亦拒清阳下陷。师闻而叹曰：论证如见肺肝，虽我自言，无此明切也。方以：车前、通草、乌药、延胡、栀子、橘核、金铃子、泽泻、海金沙，调膀胱之气化而渗水。服之，溲即渐行。改用：防风、地榆、丹皮、银花、荆芥、槐蕊、石斛、黄连、当归，清血分之热而导湿，肛痔亦平。设不辨证而服升提温补之方，则气愈窒塞，浊亦上行，况在高年，告危极易。

3. 论肠随肛脱

《奇症汇·卷之八·肛门》

夏子益《奇疾方》云：有人患大肠头出寸余，痛苦，干则自落，落又出，名为截肠病，肠尽则死。但初觉截时，用器盛脂麻油坐浸之，饮大麻子汁数升即愈。

［源按］此症为风邪客于大肠，盖风性善行，因逼迫而下，故肠头外出，然风又生燥，燥则营血不能贯润，故干而自落，落后复迫大肠又下，故又干而落。麻油润燥祛风，以治其外，大麻子汁驱一切恶风，而更能润内，内外兼治，病故即安。

《奇病方》云：有人患粪门内拖出一条，似蛇非蛇，或进或出，又安然无碍。此怪物长于直肠之间，非蛇也，乃肉也，但伸缩如意，又似乎蛇。法当内用汤药，外用点药，自然消化矣。内用逐去杀蛇丹饭前服，二剂后，外用冰片点之。先用木耳一两，煎汤洗之，洗后将冰片一分，研末而扫，扫尽即缩进而愈。

《医述·卷九·杂证汇参·脱肛》

沈长观肠头忽出寸许，痛苦难忍，干则退落，又出又落，二十余日，如是者三。外科始称肛痈，继莫能治。一日赴王士林家求治，曰：此名截肠

病。出夏子益奇方，此时尚可为，再出再落，不可救矣。令以臀坐浸麻油内，饮麻子汁，数日而愈。（《吴医汇讲》）

4. 论痔漏脱肛

《立斋外科发挥·卷七·痔漏（附便血脱肛）》

一男子有痔漏，每登厕肛脱，良久方上，诊其脉，细而滑，用补中益气汤，三十余剂，遂不再作。丹溪云：脱肛属气热、气虚、血虚、血热。气虚者补气，参、芪、芎、归、升麻。血虚者四物汤。血热者凉血，四物汤加黄柏。肺与大肠为表里，故肺脏蕴热，则肛闭结。肺脏虚寒，则肛门脱出。有妇人产育用力，小儿久痢，亦致此。治之必须温肺腑肠胃，久则自然收矣。

5. 论痢疾脱肛

《普济方·卷四十·大肠腑门·脱肛》

诃子皮散（《兰室秘藏》方）。癸卯冬，枢密院判白文举家老仆，面尘脱色，神气特弱，长跪曰：病脱肛日久，服药未验，近日复下赤白脓痢，作里急后重，白多赤少，不任其苦。余乃曰：此非肉食膏粱，必多蔬食，或胃气不节，其寒一也；天气虽寒，衣盖犹薄，其寒二也；况天气应时，其寒三也。不禁而肠头脱下者，寒也。真气不禁，形质不收，乃血滑脱也，此乃寒滑气泄不固，故形质下脱也。当疗之以涩去其脱而除其滑，微酸之味固气上收，以大热之剂，而除寒补阳，以补气之药升阳益气。

御米壳（去花萼，蜜炒）半钱、诃子（煨去核）七分、干姜（炮）六分、橘皮半钱。上为末，分作二服。每服水二盏煎至一盏，和滓空心温服。一服减半，再服痊愈。

6. 论妇人脱肛

《证治准绳·女科卷之三·杂证门下·脱肛》

（大）脱肛者，大肠之候。大肠虚寒，其气下陷则肛门翻出，或因产努力，其肛亦然也。

（薛）前证若大肠湿热，用升阳除湿汤。若血热，用四物、条芩、槐花。血虚，用四物、白术、茯苓。兼痔痛，用四物、槐花、黄连、升麻。中风虚弱，用补中益气汤加芍药、白术。中气虚寒，加半夏、炮姜、五味。肾虚，用六味丸。虚寒，用八味丸。夫肺与大肠为表里，肛者大肠之门，肺实热则秘结，肺虚寒则脱出。肾主大便，故肺肾虚者，多用此证。一妇人脱肛，用补中益气、加味归脾各百

余剂而愈。后因分娩复脱,仍以前药各二百余剂始愈。

7. 论小儿脱肛

《保婴撮要·卷八·脱肛》

一小儿痢后脱肛,饮食少思,面色青黄,余谓脾土亏损,肝木所胜也。不信,另服消导克滞之剂,腹痛膨胀,倦怠作呕,余曰:脾气虚甚矣。又不信,恪服前药,腹益胀重坠,四肢浮肿。复请治之,仍欲克滞。余曰:腹胀重坠,脾气下陷也。先用五味异功散加木香、四剂,更手足冷,又加干姜,四剂而腹胀诸症渐愈。后因饮食过多,作泻脱肛,用补中益气汤加木香及五味异功散而愈。

一小儿脱肛半载,侵晨便泄,两目白多,用升补脾气之剂,不应。余曰:肾开窍于二阴,此属肾虚也。用四神、地黄二丸及补中益气汤,月余而愈。

《普济方·卷三百九十八·婴孩下痢门·脱肛》

夫肛门者大肠之候,若小儿大肠虚冷,久痢不已,驱气于下,里急后重,或致用力,则其气下坠,故令肛门脱出,是为下痢脱肛之病。《难经》曰:出者为虚,入者为实。杨氏曰:惟实则温,温则内气充而有所蓄;惟虚则寒,寒温肥瘦,内气之虚实何如耳。凡治脱肛,先以温汤洗软,渐渐纳入,及小儿啼叫努气,久痢不止,风邪袭虚,亦有此证。《全婴方》云:王伯广教授子三岁,肛肠脱出,经旬不入,但连声而哭,自用《千金方》鳖头灰散并敷法,不效,召愚治之。先以冷水净洗,用涩肠散掺于肠头上,以绢帛揉入之,从此如旧。又一儿四岁,亦肛脱出,主人心急,以手揉。因指甲伤破,流血肿痛,状若红柿,经三日不入,召愚视之。亦用水洗,以涩肠散顿掺于上,至三五日,皱而痒,脱落黑皮,肠小自然而入。

二、医案

1. 治气陷脱肛

《临证指南医案·卷七·脱肛》

翁(六五)。湿热皆主伤气,气下陷坠肛而痛。溲溺后,阴囊筋牵着于肛,其痛为甚。夫厥阴肝脉绕阴,按脉濡弱,决非疏泄主治。议进陷者举之,从东垣补中益气汤。(湿热气虚下陷)

孙。面色痿黄,腹痛下血,都因饮食重伤脾

胃,气下陷为脱肛。经月不愈,正气已虚,宜甘温益气,少佐酸苦。务使中焦生旺,而稚年易亏之阴自坚,冀有向安之理。(气虚下陷)人参、川连、炒归身、炒白芍、炙草、广皮、石莲肉、乌梅。

又,肛翻纯血,不但脾弱气陷,下焦之阴亦不摄固。面色唇爪,已无华色,此益气乃一定成法,摄阴亦不可少。然幼稚补药,须佐宣通,以易虚易实之体也。人参、焦术、广皮、白芍、炙草、归身、五味、升麻(醋炒)、柴胡(醋炒)。

《古今医案按·卷八·脱肛》

薛立斋治余时正,素有痔,每劳役,脱肛肿痛出水。此中气下陷,用补中益气加茯苓、芍药,十余剂而愈。

《也是山人医案·脱肛》

骆(八岁)。稚年肛坠,拟升提法。焦白术二钱,炒白芍一钱五分,炒广皮一钱,炒归身一钱,炙草四分,乌梅肉八分,柴胡(醋炒)六分,升麻(醋炒)五分。

苏(六八)。肛挺翻出,痛坠窘迫,向暮之年,气虚下陷。与冲子升柴可举迥异,但是痛必有瘀热蕴结于下,益气摄阴之中,少佐苦泄。所谓临症权衡,当以如盘走珠可也。熟地炭三钱,党参一钱,炒白芍一钱五分,归身一钱五分,焦白术二钱,炙草五分,炒黄柏一钱,五味子一钱五分。

2. 治阴阳两虚脱肛

《也是山人医案·脱肛》

吴(五八)。向衰肛坠,起于痢病初愈,非独气虚下陷,而痢必伤阴。议投温补内托,迥异升提。熟地炭四钱,补骨脂一钱,茯苓三钱,当归一钱五分,五味子一钱五分,炙草五分,鹿角霜三钱,大茴香四分。

3. 治肾虚不摄脱肛

《临证指南医案·卷七·脱肛》

某。便后,少腹痛肛坠,溺则便滑。肾虚不摄(肾气不摄)。熟地炭、五味、萸肉炭、茯苓、炒远志、炒菟丝子。

某。肛坠尻痛,利多伤阴。熟地炭、五味、茯神、炒山药、炒楂肉、炒菟丝子,煎送禹粮石脂丸。

王(六二)。阳气下陷,肾真不摄,肛坠气泄如风。向老下元阳愈,非升柴能举其陷。人参、鹿茸、补骨脂、炒大茴香、茯苓,调入阳起石三分。

吴（五六）。脱肛漏血，遇劳即发，病经十六载。色萎黄，背脊痛，诊脉尺中下垂。法当升阳摄阴，兼理奇脉。斑龙丸加五味子，蜜丸。

4. 治脾胃虚弱脱肛

《外科枢要·卷三·论脱肛》

一男子脾胃素弱，或因劳倦，或因入房，肛门即下，肿闷痛甚。用补中益气汤加麦门、五味，兼六味丸而愈。后因过饮，下坠肿痛，误用降火消毒，虚症蜂起。余用前汤加炮姜、木香，一剂，再用前汤，并加减八味丸，两月而安。

5. 治脾肾虚寒脱肛

《外科枢要·卷三·论脱肛》

一儒者面白神劳，素畏风寒，饮食喜热，稍多必吞酸作泻，吸气觉冷，便血盗汗。余以为脾肾虚寒，用补中益气加炮姜、肉桂，五十余剂，八味丸斤许，诸症悉愈。

6. 治湿热脱肛

《古今医案按·卷八·脱肛》

震治一人脱肛肿痛出水，尺脉洪数。用樗根白皮、川柏、诃子肉、没石子、鳖头灰而愈。其人好酒形实，乃湿热下注，非气虚下陷也。

《费绳甫先生医案·脱肛》

脱肛作痛，时常带血。脾土久虚，中无砥柱，湿热下注，销铄营阴，肾阴更亏，肝阳上升，挟湿痰阻气。胸脘不舒，内热口干，脉来沉细而弦。治宜益肾清肝。北沙参四钱、冬瓜子三钱、赤茯苓二钱、大麦冬三钱、炒槐米三钱、川石斛三钱、川楝肉（切）一钱半、冬青子四钱、生谷芽四钱、薄橘红七分、生杜仲三钱、忍冬藤三钱。

改方：加西洋参一钱、黑料豆三钱。

7. 治劳役脱肛

《外科枢要·卷三·论脱肛》

举人于时正，素有痔。每劳役便脱肛，肿痛出水，中气下陷也。用补中益气汤加茯苓、芍药十余剂，中气复而即愈。后复脱作痛，误服大黄丸，腹鸣恶食几危。余用前汤，加炮姜、芍药，诸症渐愈，后去姜，加熟地、五味，三十余剂而愈。

8. 治积滞脱肛

《孙文垣医案·卷一·三吴治验·沈继庵下痢脱肛内人干霍乱》

沈继庵先生，下痢十二日，腹痛，脱肛，后重，嗳气，不知饥。一友用补中益气加白芍药，腹痛愈加，后重亦甚。予脉之，右关滑大搏指，曰：此积滞固结肠胃间，故后重脱肛也。当为推荡，以其素弱多郁，不敢，只为调气而兼消导。木香、山楂、槟榔、枳实、川芎、白芍药、黄连、黄芩、秦艽。服后稍宽。次日用七伤丸，二帖痊愈。

9. 治因虫脱肛

《医述·卷九·杂证汇参·脱肛》

一人里急后重，肛脱红肿，百药无效，乃有虫在肛故也。令刮猪肚垢腻入花椒末拌涂肛上，以布袋兜之，再用温汤熏洗；少顷，肛收，袋上小虫不计其数，从此疾不复发。（《赤水玄珠》）

10. 治痢疾脱肛

《针灸资生经·第三·脱肛》

人有小女患痢脱肛，予传得一方。用草茶叶一握、姜七片，令煎服而愈，然不知其方所自来也。后阅坡文，始知生姜哎咀煎茶，乃东坡治文潞公痢之方也，故附于此。

《诚求集·脱肛》

痢后脱肛，食少，面青黄，服克滞之药，腹痛膨胀，倦怠作呕，渐且结重坠，四肢浮肿。立斋云：此土虚木侮之症也。至于腹胀重坠，气更下陷矣。用异功散加木香，四剂而手足转冷，更加干姜，胀坠诸症渐安。后复伤食，作泻、脱肛，同补中汤，加木香及异功散，愈。

《凌临灵方·噤口痢脱肛》

陈（五岁，七月）。痢经一月，赤白相杂，检阅前医数方一派攻伐，遂致肝脾营阴受伤，肠胃脂膏殆尽，气虚下陷，圊时后重脱肛，眼眶内陷，神烦，全不思食，延成襟口重症，慎防汗喘虚脱之变，脉虚数近弦，舌苔光红，姑拟人参石莲饮为法，冀其转机，附方请正。台参须、鲜佛手露、蒿露各一两（代水炖冲）、江枳壳、地榆炭、泽泻、红白扁豆花各十朵（焙，研分冲）、石莲肉、东白芍（东壁土炒）、煨木香（真川连拌）、车前草、真野术（陈壁土炒）、真陈不臭阿胶（藕粉炒成珠）、抱木神（辰砂拌）、陈年糕片（绵包入煎）。

11. 治便秘脱肛

《诚求集·脱肛》

十四岁。大便燥涩，努力脱肛，肛门焦痛，时或血下。用玄明粉、当归、杏仁、桔梗、甘草、升麻，一剂痛减，便顺。遂去玄明粉加白芍、黄柏，再剂而安。

12. 治脱肛经久不愈

《诚求集·脱肛》

脱肛半载,清晨便泄,两目白多黑少,服升补脾气药,不应。盖以肾开窍于二阴,前症乃肾虚症也。用四神、六味二丸加减,间以补中汤,两月而瘥。

13. 治妇人脱肛

《赤水玄珠·第十五卷·脱肛门》

一女子脱肛,用糯米一勺,浓煎饮,去米洗肛温柔,先以砖一片,火烧通红,用醋沃湿,以青布铺砖上,坐肛于青布上,如太热,加布令厚,其肛暖自收入。

14. 治小儿脱肛

《保婴撮要·卷八·脱肛》

一小儿痢久脱肛,目睛多白,面色渐黄,余用补中益气汤、六味地黄丸,调补脾肾而瘥。

一小儿小便先频数涩滞,次下痢脱肛,久而不愈,余以为禀父肾虚,用六味地黄丸寻愈,后患泄泻咳嗽声喑,亦用前丸而瘥。

一小儿脱肛,用寒凉之药,肢体倦怠,饮食少思,肛门重坠,此脾气虚而中气下陷也,用补中益气汤加酒炒芍药、白术、茯苓而瘥。

一小儿肛门肿痛,出血水,年余未愈,忽吐血便血,皆成紫块,此肠胃积热,用《圣济》犀角地黄丸顿止。更用金银花、甘草为末,白汤调服,半载而瘥。

一小儿脱肛,杂用除湿祛风收涩等药,面黄体倦,少食便血,余欲升补脾气以摄其血,反服四物、槐花之类,而血亦甚,更加作呕,余先用四君、木香治之,形气渐充,便血顿止。又用补中益气汤,更以草麻仁涂顶心而愈。

一小儿因咳嗽,服化痰等药,或作或彻,服滚痰丸,更吐泻,手足指冷,眉目发搐,肛门脱而不赤,余朝用补中益气汤,夕用六君子汤治之,诸症渐愈;但脱肛未入,恪服补中益气汤而愈。

一小儿患痢脱肛,色赤或痛,用补中益气汤送香连丸而愈。后伤食用泻,肛复脱不入,仍用前汤,更以草麻仁研涂顶门而愈。

《孙文垣医案·卷四·新都治验》

侄孙女十岁大便脱肛鼻中出血。族侄孙女,年甫十岁,大便脱肛,鼻中时常出血,夜多咬牙,肚热面黄,将成疳症,以山楂、青蒿、枳实、升麻、酒连、滑石各一两,甘草、芦荟、干蟾各五钱,俱研末,神曲糊为丸,一料瘥愈。

《证治摘要·卷下·痔(脱肛)》

一小儿三岁,痢后脱肛四寸,动则肛触衣而痛,日夜号泣。里医疗之不愈,经半年。予以陈壁土五倍子,煎汁,洗之,傅五倍子末,与柴胡去半夏加芪归升麻赤石脂汤,七日而半收,十五日而全愈。

《诚求集·脱肛》

三岁。时大便出血,忽患脱肛,色赤而肿。审知其乳母嗜酒,且喜食辛辣之物。遂用四物汤加黄连、黄柏、升麻(即隐合清散),子母并服而愈。

第六章

男性前阴疾病

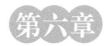

本章男性前阴疾病包含子痈、囊痈、水疝三种,对此进行总结论述。

第一节
子 痈

子痈指肾子坠痛、红肿,迟则溃烂难治,是睾丸及附睾的化脓性疾病。中医称睾丸和附睾为"肾子",故以名之。临证又分急性子痈与慢性子痈,以睾丸或附睾肿胀疼痛为特点。本病相当于西医学的急、慢性附睾炎或睾丸炎。

【辨病名】

《外科证治全生集·卷一·部位论名》:"肾子疼,曰子痈。"

《外科证治全书·卷三前阴证治·筋脉·子痈》:"肾子作痛,下坠不能升上,外现红色者,子痈也。或左或右,故俗名偏坠,迟则溃烂莫治。"

《经验选秘·卷二》:"子痈,肾子作痛而不升上,外观红色者是也,迟则成为溃烂致命。"

【辨病因病机】

外感六淫或过食辛辣炙煿,湿热内生;或房事不洁,外染湿热秽毒;或跌仆挫伤,气血凝滞,经络不通,均可导致本病发生。而临床上更为常见的则是情志不畅,郁怒伤肝,肝郁气结,以致郁久化热,热灼经脉,血瘀痰凝,发为本病。

《医方考·卷五·七疝门第五十九·虎潜丸》:"邪之所凑,常乘其虚。怫郁而睾丸肿大者,肝气乘肾之虚也。悲哀不药而消者,气有所泄也。先医云:肝肾之病同一治。故黄柏、知母、熟地、芍药、牛膝、当归、锁阳,味厚之品也,可以补肾,亦可以补肝。龟得天地之阴气最厚,虎得天地之阴气

最雄,以血气中之阴类以补阴,欲其同气相求耳;阴皮者,取其能推陈腐之气。羊肉者,取其能补五脏之阳也。或问:何以不用橘核仁、细辛、枳实、川楝子、青皮之辈?余曰:此皆破气药也,昔医固多用之,然而治标云尔,况蹈重虚之戒乎?气实者用之可也。"

《程杏轩医案·初集·吴礼庭兄时感肿腮消后睾丸肿痛》:"礼兄平素体虚,时感寒热,耳旁肿痛,维时此证盛行,俗称猪头瘟。医与清散药两剂,耳旁肿消,睾丸旋肿,痛不可耐,寒热更甚。予思耳旁部位属少阳。睾丸属厥阴肝胆相为表里,料由少阳之邪,不从表解,内传厥阴故耳。仿暖肝煎,加吴萸一剂而效。同时族人泽瞻兄病此,予诊之曰:得无耳旁肿消,睾丸肿痛乎?泽兄惊曰:子何神耶?亦用煎法治愈。后阅会心录,载有肿腮一证,云医不知治,混投表散,邪乘虚陷,传入厥阴,睾丸肿痛,耳后全消,昔贤之言,洵不诬也。"

《本草正义·卷之四·草部·紫背天葵》:"寿颐谓:囊痈、子痈,多属厥阴湿热。"

【辨病证】

本病可突然发病,疼痛程度不一,行动或站立时加重。疼痛可沿输精管放射至腹股沟及下腹部,伴有恶寒发热、口渴欲饮、尿黄便秘等症状。附睾可触及肿块,触痛明显。化脓后阴囊红肿。临床较多见慢性发病。

《外科证治全生集·卷一·阳症门·子痈》:"肾子作痛而不升上,外现红色者是也。迟则成患,溃烂致命。"

《王孟英医案·卷一·湿温》:"庆云圃观察令郎,恩荫堂司马,陡患偏坠,医与茴香、芦巴、乌药、荔核等剂,遂痛不可忍。浼赵棠村醮尹邀孟英视之,按其脉肤甚热,曰:非疝也。睾丸肿痛,必偏于右,此湿热时邪也。设以疝治之必成痈。按法治

之,果覆杯而痛减,三服而便行热退。因食羊肉,肿痛复作,再与清解,谆嘱慎口腹而瘳。"

【论治法】

急性发病多采用清热利湿、解毒消肿之法。

《齐氏医案·卷四·中湿(附:脚气四案)》:"余在楚归船上受湿,忽右睾丸肿如鸡卵,发热疼痛,以湿热药治之不应。余意必是因感寒湿在睾丸中,即煎六味地黄汤料,加柴胡、羌活、吴萸、肉桂各一钱,独活五分,一服而热退,再服而肿消。愚于迩来,常以此法治偏坠者,甚神。录之以告同志。"

《本草正义·卷之四·草部·紫背天葵》:"又引《经验集》荔枝核十四枚,小茴香二钱,紫背天葵四两,蒸白酒频服,治诸疝初起,寒热疼痛,欲成囊痈者。寿颐谓囊痈、子痈,多属厥阴湿热,不比寒疝之宜于温药,此方以荔茴之温,宣通气滞,而以天葵之凉,泄化湿热,立法颇良,惟用酒服,则仍以寒疝为宜,而厥阴湿热之壅,非其治也。"

《彤园医书(小儿科)·卷之二·疝证门·小儿阴肿》:"阴器者,诸筋之总会也。因邪客于少阴厥阴之经,湿热之气与风冷之气相搏,气不宣通,故结聚而阴囊肿大。总之风盛多痒,湿盛多坠,热盛多痛。如肾茎与肾囊俱肿,痒痛重坠者,风湿袭于下也,服疏风五苓散;如只肾囊色赤肿痛,光亮尿秘者,心火移热于小肠也,服加味五苓散;更有偏坠一症,或左或右,睾丸肿突,因食积不消,湿气下注也,服加味守效丸。"

《邹亦仲医案新编·疝痛自少阳传来症》:"少腹睾丸肿痛者,病在厥阴分野,邪由少阳传来也。治宜先和解少阳以断来源,则痛当自已。与小柴胡汤,君以黄芩,佐以茴香、橘荔二核,标本同治。一剂痛休,少阳诸候不见,遂护痊愈。"

【论用方】

一、治子痈常用方

1. 枸橘汤

1)《外科证治全生集·卷四·煎剂类》
治子痈。

枸橘(全枚) 川楝 秦艽 陈皮 防风 泽泻 赤芍 甘草(各一钱五分)

煎服。

2)《外科证治全书·卷三前阴证治·筋脉·子痈》

治子痈未成脓时。

枸橘(全个) 川楝子 秦艽 陈皮 赤芍 生甘草 防风 泽泻(各三钱)

上水煎,食前顿服。[按]此方当加柴胡一钱五分为妥;热病者,更加栀仁一钱,或黄芩一钱。

3)《经验奇方·卷上》

专治子痈,肾子作痛,而不升上,外现红色者是也。此症宜速治,迟则溃烂致命,慎之慎之。

枸橘(一枚,无则小橘子代) 川楝 秦艽 赤芍 泽泻 防风 生甘草 陈皮(各一钱五分)
水煎温服,二三剂即愈。

2. 虎潜丸(《医方考·卷五·七疝门第五十九》)

气疝者,拂郁则睾丸肿大,悲哀则不药而消,宜此方主之。

黄柏(盐酒炒) 知母(盐酒炒) 熟地黄(各三两) 白芍药(酒炒) 陈皮(盐水润,晒干) 牛膝(各二两) 龟板(四两,酥炙) 锁阳(酒润,晒干) 当归(各一两半,酒洗) 虎胫骨(一两,干酥)

羊肉为丸。

3. 小安肾丸(《重订通俗伤寒论·第九章伤寒夹证·第八节夹痛伤寒》)

专治肾气虚寒,男子睾丸肿痛,妇女小腹胀疼,及阴盛格阳,牙龈动摇出血。

制川乌 川楝子 制香附(各四两)

食盐二两,河水二升,煮尽为度。晒干后入药,小茴香三两,熟地二两,花椒一两,酒糊丸。每服二三钱,温酒送下。

4. 木肾方(《大方脉·伤寒杂病医方·卷六·医方祛寒门》)

治睾丸肿坠,不热不痛者。

制南星 苍术 白芷(各一两) 炒橘核 炒神曲 制半夏 泡炒吴萸 楂肉 川芎(各五钱)
研末。酒水每下二钱。

二、治子痈常用验方

1)《明医杂著·卷之五·拟定诸方》
一小儿,睾丸肿硬,小便黄涩,用小柴胡汤加山栀、车前子并芦荟丸而消。

2）《疡医大全·卷二十四前阴部·阴肿如斗门主方》

治肾囊睾丸肿大。棉花子仁一两，煎汤常洗，自消。

3）《外科证治全书·卷三前阴证治·筋脉·子痈》

治小儿偏坠，肾囊子或一个肿大，一个小：用香薷、厚朴、枳壳（姜汁炒）、木通、扁豆、生姜、甘草、车前叶煎服；或用万年青根五寸，去黑皮捣碎，白酒煎服，不吃渣，即愈。

4）《验方新编·卷六·前阴》

肾子作痛外现红色而不升上，此名子痈，迟则成功溃烂致命，其未成脓时，用枳橘一个，川楝、秦艽、陈皮、赤芍、甘草、防风、泽泻各一钱五分，一服即愈。此林屋山人经验方也。

5）《叶氏医案存真·卷三》

厥阴腹痛引胸胁，便难，睾丸肿：当归须、延胡索、小茴香、桃仁泥、川楝子、官桂。

【论用药】

鉴于本病多因肝气郁结或湿热下注所致，故临床用药常使用清利湿热、疏肝理气之品。

1. 枸橘

《外科证治全生集·卷三·诸药法制及药性·枸橘》："枸橘，陈者佳，全用疗子痈。"

《本草纲目拾遗·卷六·木部·枸橘》："枸橘，疗子痈及疝气，俱取整个枸橘，煅存性，研末，陈酒送服。"

2. 薏苡仁

《金匮启钥（妇科）·卷四·胎水肿满论》："一方治子痈，用薏苡仁煮汁饮之。"

3. 皂荚

《本草崇原·卷中·本经中品·皂荚子（附）》："治疝气，并睾丸肿痛。"（隐庵增附。）

【医案】

《里中医案》

常州尹文辉，嗜火酒。闽中溪水涨，涉水里许，腹痛半月后右睾丸肿大。余曰：嗜火酒则湿热蕴于中，涉大水则湿寒束于外，今病在右者，脾湿下注睾丸也。以胃苓汤加黄柏、枳壳、茴香、川楝

子，数剂差减，即以前方为丸，服十五斤乃愈。

《幼科医验·卷下·腹痛》

一儿，坐于石上，寒气入于厥阴，致肾囊睾丸肿大作痛。法宜疏肝散逆，兼通太阳之里。柴胡、青木香、青皮、木通、金铃子、猪苓、建泽泻。

《王旭高临证医案·卷之四·外疡门》

许，寒气入于厥阴，湿热随经下注。睾丸肿胀，少腹结硬肿痛。防成缩脚小肠痈重症。川楝子、吴茱萸、枳壳、归尾、焦楂肉、橘核、小茴香、草薢、焦黑栀、葱白头。

《临证指南医案·卷一·肝风》

沈，年岁壮盛。脘有气瘕，嗳噫震动，气降乃平，流痰未愈，睾丸肿硬，今入夜将寐。少腹气冲至心，竟夕但寤不寐，头眩目花，耳内风雷，四肢麻痹，肌腠如刺如虫行。此属操持怒劳，内损乎肝，致少阳上聚为瘕，厥阴下结为疝。冲脉不静，脉中气逆混扰，气燥热化，风阳交动，营液日耗，变乱种种，总是肝风之害，非攻消温补能治，惟以静养。勿加怒劳。半年可望有成。（怒劳伤肝结疝瘕）阿胶、细生地、天冬、茯神、陈小麦、南枣肉。

《临证一得方·卷三·上下身内痛部·脏毒》

劳顿受寒，寒战身热，挟湿下注，睾丸肿胀，痛及内股，脉数弦硬，呛咳舌白，节劳，多药以消之。炒柴胡、赤茯苓、川楝子、小茴香、细石斛、霜桑叶、炙紫菀、地肤子、炒秦艽、砂仁壳、半夏曲、加荔子核。

复：肿减胀痛未除。炒柴胡、赤茯苓、广木香、粉草薢、炒秦艽、福泽泻、炒青皮、焦楂核、地肤子、加荔子核。

《陈莘田外科方案·卷一·子痈》

宋，左，北圻，六月初九日。始因湿温寒热，痧秽阻气，左睾丸胀大作痛，渐成子痈。身热气促，舌苔干黄，脉息细数，势有正不克邪之险。广藿梗、金铃子、陈皮、六一散、炒赤芍、大豆卷、白杏仁、大连翘、佩兰叶、江枳壳、川通草。

二诊：广藿梗、姜半夏、金铃子、赤苓、广陈皮、紫厚朴、江枳壳、炒延胡、赤芍、广木香、佩兰叶。

李，左，吴江，七月初二日。久疟阴虚，湿热下注，肝络失宣，左睾丸胀大，囊肿而痛，渐成子痈。舌红苔黄，脉息细数。且以疏泄分渗。老苏梗、小青皮、土贝、炒延胡、金铃子、枳壳、益元散、单桃仁、佩兰叶。

二诊：冬桑叶、赤芍药、青皮、益元散、全瓜蒌、当归须、牡丹皮、金铃子、枳壳、佩兰叶、荷梗、延胡索。

三诊：藿梗、青皮、益元散、赤芍、延胡、炒金铃、枳壳、佩兰叶、归尾、木香、通草。

四诊：川黄连（吴萸下）、赤芍、黑山栀、泽泻、益元散、牡丹皮、青皮、土贝母、金铃、延胡索、橘核。

五诊：子痈渐小。广木香、金铃、炒延胡、赤苓、川黄连、赤芍、小青皮、橘核、枳壳、泽泻、当归须、佩兰叶。

六诊：整玉竹、归身、石决明、丹皮、云茯苓、柏子仁、白芍、宣木瓜、泽泻、甘草、淮小麦。

袁，左，德清，七月初四日。肝肾阴虚，湿热下注，子痈成漏。滋水淋漓，睾丸胀大，营卫不和也。舌苔糙，脉息细小。病经三月，药力难以骤效者。拟养肝泄肝法。制首乌、柏子仁、生鳖甲、丹皮、东白芍、云茯苓、石决明、白归身、泽泻、真川贝。

二诊：胸闷气逆，胃呆。西洋参、半曲、云苓、丹皮、石决明、竹茹、金石斛、陈皮、甘草、泽泻、枳壳、佛手皮。

三诊：西洋参、川贝、生鳖甲、云茯苓、丹皮、制首乌、陈皮、石决明、佛手皮、泽泻、草节。

四诊：制首乌、归身、生鳖甲、云苓、西洋参、大生地、白芍、左牡蛎、泽泻、牡丹皮。

五诊：人参须、川贝、橘白、云苓、川石斛、制首乌、归身、丹皮、甘草、芍药。

六诊：广橘白、人参须、制首乌、生鳖甲、云苓、稽豆衣、大生地、生白芍、石决明、生甘草、白归身。

七诊：人参须、归身、柏子仁、石决明、夜交藤、大生地、白芍、甘草节、生鳖甲、茯苓、真川贝。

八诊：人参须、大生地、柏子仁、白芍、粉甘草、白归身、生鳖甲、归腹板、云苓、牡丹皮。

九诊：人参须、归身、云茯苓、丹皮、川石斛、夜交藤、白芍、生甘草、泽泻、陈皮、鲜稻叶。

十诊：人参须、川石斛、炙陈皮、生米仁、云苓、制首乌、白归身、牡丹皮、甘草梢、赤芍。

十一诊：人参须、白归身、甘草节、生鳖甲、制首乌、东白芍、川贝母、象牙屑、云茯苓。

十二诊：人参须、归身、云苓、甘草、稽豆衣、制首乌、白芍、川贝、橘白、象牙屑。

十三诊：西洋参、半夏、石决明、泽泻、云茯苓、金石斛、陈皮、江枳壳、丹皮、米仁、佛手皮。

十四诊：西洋参、石决明、嫩钩钩、丹皮、生甘草、云茯苓、白蒺藜、川贝母、泽泻、甘菊花、鲜稻叶。

十五诊：冬桑叶、制半夏、赤苓、石决明、甘菊花、牡丹皮、广橘红、生甘草、嫩钩钩、川通草、荷叶边。

十六诊：金石斛、江枳壳、川通草、丹皮、广陈皮、青荷梗、制半夏、全瓜蒌、赤苓、黑栀、真川贝、竹茹。

十七诊：暑风已清，湿热未化，纳少胸痞。制半夏、炒枳壳、云苓、福泽泻、川石斛、瓜蒌皮、广橘白、六神曲、生米仁、牡丹皮、川通草、佛手皮。

十八诊：西洋参、制半夏、川石斛、白归身、云茯苓、生谷芽、制首乌、炙橘红、甘草、生白芍、生米仁，煎汤代水。

十九诊：人参须、归身、川贝、生鳖甲、云茯苓、白芍、橘白、象牙屑。

二十诊：六味丸去茱萸、泽泻，加参须、天冬、白芍、交藤、龟板、牙屑。

廿一诊：人参须、怀山药、茯苓、甘草、淡天冬、大熟地、白芍、象牙屑、夜交藤、败龟板。

廿二诊：六味丸去泽泻，入人参、杜仲、龟板、象牙屑、夜交藤。

廿三诊：六味丸去泽泻，入人参、夜交藤、象牙屑、龟板、左牡蛎、糯稻根须。

廿四诊：六味丸去泽泻，入天冬、参须、龟板、象牙屑、杜仲、稻根须。

廿五诊：人参须一钱，山萸肉一钱五，厚杜仲（温水炒）三钱，龟板腹一两，怀山药三钱，大熟地（温水炒）一两，云苓四钱，沙苑蒺藜（盐水炒）三钱，象牙屑五钱，女贞子三钱。

廿六诊：人参、大熟地、象牙屑、云苓、麦冬、五味、怀山药、龟腹板、杜仲、山萸肉。

廿七诊：人参、怀山药、象牙屑、云苓、天冬、熟地、山萸肉、龟腹板、沙苑子、五味子。

廿八诊：台人参、炙甘草、淡天冬、麦门冬、云苓、元武版一两，大生地五钱，象牙屑、大熟地一两，五味子五分，怀山药、东白芍三钱。

廿九诊：人参三钱，熟地一两，麦冬三钱，龟板一两，山药三钱，生地五钱，天冬三钱，炙草五分，牙屑四钱,归身,白芍。

三十诊:人参须二钱,大生地五钱,东白芍二钱,象牙屑五钱,大熟地一两,云苓四钱,淡天冬三钱,麦冬肉二钱,归身二钱,龟腹板一两,炙甘草五分。

膏方:子痈成漏,敛而未痊。人参须、东白芍、象牙屑、淡天冬、左牡蛎、白归身、龟腹板、大熟地、云茯神、怀山药、山萸肉、厚杜仲、炒蒺藜、夜交藤、粉甘草、清阿胶。上药,系法制度。用阴阳水,武火煎三汁,滤去渣,再以文火慢熬至稠厚,将阿胶熔化,次将参须汤调和收膏,磁器收贮。每日早晚,挑膏四五钱,淡盐汤冲下。

刘,左,北拆。暑湿热化毒,外候臀部结疽,溃者溃,肿者肿,毒留不化,虑其滋蔓。青蒿梗、牛蒡、赤芍、益元散、牡丹皮、连翘仁、枳壳、土贝、川通草、佩兰叶、荷梗。

二诊:四围红晕。黄防风、赤芍、甘草梢、角针、瓜蒌根、连翘仁、归尾、白桔梗、土贝、陈皮。

三诊:广藿梗、淡黄芩、牛蒡、益元散、枳壳、黄防风、连翘、土贝、佩兰叶、赤芍。

四诊:湿温蕴滞肝络,右睾丸胀大,红肿而痛,已成子痈。寒热往来已盛,来势甚速,恐难消退者。广木香、金铃子、归尾、泽泻、小青皮、川黄连、炒延胡、橘核、赤苓、益元散。

五诊:暑湿热为病。广藿梗、金铃子、枳壳、益元散、小川连(淡萸一分,同炒)、归尾、白杏仁、炒延胡、赤芍、川通草、姜半夏、佛手皮。

六诊:寒热。佩兰叶、广藿梗、青皮、赤芍、泽泻、牡丹皮、枳壳、冬桑叶、橘核、归尾、赤苓、黑山栀、佛手皮。

七诊:形寒,身热得汗而退,蒸脓象也。青荷梗、佛手皮、冬桑叶、郁金汁、瓜蒌、川通草、白杏仁、陈皮、牡丹皮、枳壳汁、桔梗、赤苓、姜半夏、白蔻仁。

八诊:蒸脓寒热,浮碎流水,大便未下。冬桑叶、姜半夏、赤芍、角针、江枳壳、牡丹皮、全瓜蒌、归尾、桔梗、甘草梢、陈皮。

九诊:已溃,大便未下,胃呆舌厚。西洋参、归身、瓜蒌、甘草、云苓、生绵芪、赤芍、陈皮、土贝、枳壳、稻叶。

十诊:腐肉未去。西洋参、川贝、云苓、归身、生绵芪、麦冬肉、橘白、甘草梢、赤芍、鲜稻叶、桔梗。

十一诊:西洋参、归身、云苓、忍冬藤、生绵芪、麦门冬、赤芍、甘草、薏苡仁、川贝、稻谷一两。

十二诊:少腹之下肿硬。西洋参、旋覆花、金铃子、橘核、石决明、火麻仁、夜交藤、当归须、小青皮、蒌仁、柏子仁、藕汁。

十三诊:旋覆花、金铃子、青皮、泽泻、当归须、赤芍、夜交藤、真橘核、丹皮、土贝、柏子仁、鲜藕汁。

十四诊:少腹结硬稍软,囊痈仍然,夜寐不安。细生地、夜交藤、川贝、甘草、赤芍、白归身、石决明、橘白、橘核、茯神、金铃子。

十五诊:少腹结硬未化。西洋参、白归身、金铃子、橘核、茯苓、丹皮、柏子仁、赤芍、炒延胡、土贝、石决明、鲜藕汁。

十六诊:腹痛稍止。西洋参、旋覆花、赤苓、泽泻、赤芍、白归身、石决明、丹皮、土贝、青皮。

十七诊:西洋参、归身、橘核、丹皮、云苓、制首乌、赤芍、甘草、石决明、陈皮、土贝。

十八诊:少腹结硬,消未能尽。首乌制、云苓、陈皮、石决明、赤芍、归身、甘草、土贝、嫩钩钩、丹皮、橘核、藕汁。

林左,唯亭,十月初二日。湿温蕴于肝络,气阻不宣,左偏子痈,肿痛,溃脓穿膜通胯,粪从孔出,鸣响作痛,舌白,脉濡。理之棘手。川桂木、韭菜根、青皮、云苓、生白芍、当归须、猴鼠粪、橘核、泽泻、小茴香。

钱,左,九房巷,十月廿五日。寒凝气滞,睾丸胀大作痛不已,寒热往来,渐成子痈。难已消退。老苏梗、金铃子、橘核、赤苓、赤芍药、当归须、炒延胡、枳壳、草薢、荔枝核。

二诊:广木香、金铃子、赤芍、泽泻、小青皮、当归尾、炒延胡、橘核、赤苓、江枳壳、荔枝核。

三诊:广木香、金铃子、归尾、泽泻、小青皮、川连子、炒延胡、橘核、赤苓、制香附、荔枝核。

四诊:作痛不止,大便溏薄。苏梗、金铃、橘核、泽泻、归尾、茴香、青皮、延胡、赤芍、乌药、木香、荔枝核。

五诊:老苏梗、青皮、赤芍、金铃、全当归、荔核、吴萸、橘核、延胡、泽泻、小茴香、土贝。

六诊:木香、延胡、橘核、云苓、归尾、青皮、金铃、枳壳、泽泻、炒赤芍、茴香、荔核。

七诊：旋覆花、金铃子、当归尾、豭鼠矢、炒延胡、韭菜根、赤芩、制首乌、小青皮、橘核。

八诊：川桂木、韭菜子、金铃子、橘核制、香附、当归尾、豭鼠矢、延胡索、枳壳、小青皮、荔枝核。

九诊：川桂木、青皮、韭菜根、赤芩、当归尾、广木香、橘核、豭鼠矢、泽泻、乌药、荔核。

十诊：肾囊渐小。川桂木、香附、韭菜根、云苓、柏子仁、当归尾、青皮、鼠矢、泽泻、橘核。

十一诊：桂枝、韭菜根、橘核、牡蛎、云苓、归身、豭鼠矢、青皮、泽泻、白芍、荔核。

十二诊：桂枝、金铃、白芍、荔核、归身、青皮、橘核、茴香、泽泻、延胡。

十三诊：制香附、归身、金铃、橘核、柏子仁、小青皮、白芍、延胡、云苓、木瓜、荔核。

李，左，桃花坞，九月廿三日。风邪引动湿热，而为寒热有汗不解，胸闷头胀，肾囊肿胀流水，势有作腐之象，乃脱囊是也。来势甚速，最恐邪陷之险。苏梗、杏仁、广陈皮、连翘、丹皮、豆卷、姜夏、江枳壳、赤芍、通草、赤芩。

二诊：冬桑叶、姜半夏、赤芩、金铃子、大连翘、牡丹皮、广陈皮、通草、真橘核、江枳壳。

三诊：金铃子散合化肝煎，加赤芩。

四诊：萆薢、猪苓、炒延胡、冬术、赤芩、泽泻、川柏、青皮、金铃子。

《陈莘田外科方案·附陈憩亭方案六则·子痈》

徐，左。湿热化毒，下注厥阴，浊气凝聚，始先白浊，继以睾丸肿胀，色红作痛，小溲短赤，舌糙，脉弦数。子痈象也，防其成功增重，冀消为幸。金铃子、归尾、车前、楂炭、青皮、荔枝核、延胡索、木通、焦栀、枳壳、川柏、仙遗粮。

二诊：子痈肿痛虽减，而淋浊依然，厥阴之病气渐有宣泄之机，而转染之毒留恋不楚，慎防腐烂，疳蚀之患，还宜慎之。川连、土茯苓、归尾、橘核、草梢、胆草、木通、金铃子、青皮、通草、淡竹叶。

《曹沧洲医案·疝气门》

1）睾丸胀大作痛，舌中灰，郁而化热，最防聚成子痈，未可忽。苏子、延胡索、土贝、丝瓜络、金铃子、青皮、忍冬藤、橘核、四制香附、法半夏、归尾、路路通。

2）林。寒热不透，睾丸肿大，症势方张，最防酿成子痈。柴胡、淡豆豉、制香附、枸橘、青皮、黑山栀、金铃子、车前子、赤芍、橘核、土贝、延胡索、泽泻。

3）周朱。睾丸肿胀，防结子痈，呕吐不能食。宜肝胃两治。旋覆花三钱五分（包），法半夏三钱五分，两头尖三钱（包），火麻仁泥一两，代赭石四钱（先煎），川楝子三钱五分（小茴香五钱同炒），车前子三钱（包），泽泻三钱，煅瓦楞粉一两（包），延胡索三钱五分（醋炒），莱菔子三钱，楂炭三钱，橘核三钱。

4）郁。睾丸肿胀，腰酸痰黏，不易吐，头晕。老苏梗三钱，枸橘二钱，丝瓜络三钱、橘核一钱，四制香附三钱五分，青皮一钱，两头尖二钱（包），六曲四钱，金铃子三钱，延胡索三钱五分，车前子四钱（包），楂炭三钱，桑枝五钱。

5）邹。湿走厥少络，睾丸肿大，焮热作痛，动则气急，溲少而赤，便少。宜疏泄分利主之。四制香附、枸橘、土贝、忍冬藤、金铃子、赤芍、丝瓜络、青皮、延胡索、赤芩、归尾、橘核、桑枝、路路通。

《医验随笔·沈鲐翁医验随笔》

钱少和世丈子痈，与疝气有别，实则异名同类。《经》云：男子任脉为病，内结七疝。巢元方立癀之名者，内里脓血是也。癀者，小泄不通之谓也。左睾丸属肝，脉象弦急，气逆，口干。高年恐父痛厥，现在小溲三日不利，肾子胀痛，外皮红肿，湿热下注也。姑先通调水道。水道不通，湿热愈形阻滞矣。赤芍、车前子、滑石、石决明、黄柏、龙胆草、甘草梢、竹茹、川楝、橘核、通草、薏仁、萆薢。

《竹亭医案·卷之六》

山西张兆文睾丸肿痛偏左，证名偏坠治验。

山西张兆文，仲夏中浣。睾丸肿痛偏左，证名偏坠。脉象沉弦，受寒所致，温舒下焦为妥。川楝核三钱（研），小茴香一钱半，枳壳一钱半，甘草四分，山楂核三钱，淡茱萸三分，柴胡三分，青皮一钱，广木香六分，赤茯苓二钱。加荔枝核三钱，研，炒黄。煎服一剂，坠痛大减，即坐立步行亦大缓矣，再剂全愈。

《陈莲舫医案·卷下·子痈》

左。肾囊肿痛，疝气起因，将变子痈，形寒形热,蒸脓之势。脉息沉弦,治以疏和。川楝、青皮、橘核、木香、赤芍、延胡、枳壳、蚕沙、大力、当归、香附、炒桃仁、丝瓜络。

《存粹医话·答吕蛰安君问睾丸病》

南豆芽菜胡同三十九号,吕君来函问曰:有友于民国三四年间从军,因郁结劳力,致左睾丸发肿皮破,曾在协和医院诊治,病丸割去,右如故。历十二年之久,因受寒急肾部壅肿坠痛,先经西医施治,痛虽止,但睾丸周围结成硬块,又经中医诊治服药数剂,而在距睾丸右方约指许下边溃破,现在施治,口尚未封,溃口约长四分,已生浅红色肌肉,口仍偶流淡红色脓水,微而不多,囊皮松,无腐状。睾丸之左上方之块约七八分及下方之块约三四分大,似与睾丸连合,睾丸中一部分柔硬度如原状,连块处柔硬状较原状似坚,全部无寒热,状温和,左下方之块触之微感痛,余无痛状,据西医云,非仍割去睾丸不可,否则将来甚危险。又云年三十余岁,体质瘦健,舌苔近见白薄润,津液充,食量甚健,二便亦调,声音如常,步履如常,惟不耐久。

答曰:孝子痈、小肠气之分别,在扪之子与皮黏合者,子痈也;子与皮相离者,小肠气也。今来函云,块似与睾丸连合,当是子痈,病在子而不在囊。王洪绪《外科全生集》,载子痈肾子作痛,不升上外现红色,用枸橘汤,为枸橘全枚及川楝、秦艽、陈皮、防风、泽泻、赤芍、甘草各钱半。我乡马培之先生传验方,用橘核、荔枝核、土茯苓根、忍冬藤、角刺研末调入鳝涎服,今已溃破,忌用角刺,如用马方可去此味,其方最要在鳝涎一味,万不可少。又此症因湿邪流入,久而凝结者甚多,则须用苍术、酒炒柏、泽泻、青皮、金铃、乌药、吴萸、桂枝、盐炒草薢、生姜等以为方,察其体质之偏寒偏热,而于草薢、黄柏之寒,吴萸、桂枝之温,其分量酌多少而用之。敬就所知以复。

第二节

囊 痈

囊痈是发于阴囊部位的急性脓肿,多因湿热下注所致。其临床特点是阴囊红肿坠痛,寒热交作,小便赤涩,口干。《外科大成》云:"夫囊痈者,阴囊红肿热痛也。"

【辨病名】

本病尚有"悬痈""绣球风"之名。

《丹溪手镜·卷之下·肺痿肺痈肠痈》:"(囊痈)乃湿热下注也,浊气流入渗道,因阴道亏,水道不利而然,脓尽自安。"

《脉因证治·卷三·痈疽》:"囊痈乃湿热下注也。有作脓者,此浊气顺下,将流入渗道,因阴气亏水道不利而然。脓尽乃安。"

《医方集宜·卷之十·外科·形证》:"囊痈者,是阴囊上红肿连小腹痛。"

《外科启玄·卷之四·肾阴发》:"此疮发于肾囊,一名悬痈,又名囊痈,乃冲任脉所会之处,发者言大也,比痈更大也。况胞乃空囊之处,气血凝聚,能作肿大也。亦有胞腐了止存睾丸亦不死,亦有俱腐落而不死者也。"

《秘方集验·卷之下·疝气诸症》:"如阴囊红肿,发热,小便赤涩,内热口干,坠重作痛,乃囊痈之候,不宜用疝家热药,清肝渗湿汤主之。"

《外科大成·卷二分治部上(痈疽)·下部前·囊痈》:"夫囊痈者,阴囊红热肿痛也。"

《洞天奥旨·卷六·肾阴发》:"肾阴发者,发于肾囊,乃生于囊之下,粪门谷道之前,乃任督脉所起之处也,俗名囊痈。"

《验方新编·卷六·前阴·阴囊奇痒不止》:"(阴囊奇痒不止)名肾囊风,又名绣球风,已破者为肾囊痈。"

【辨病因】

囊痈之病因,历代医家观点较为相似,认为是脏腑湿热内生,下注于肝肾之络,使阴囊部形成痈肿。

《外科枢要·卷三·论囊痈》:"囊痈属肝肾二经,阴虚湿热下注。"

《古今医统大全·卷之八十外科理例上·囊痈》:"囊痈之患,湿热下注也。"

《万氏家抄济世良方·卷四·痈疽》:"囊痈者,湿热下注也。"

《外科正宗·卷之一·痈疽门·治病则例歌第八》:"盖男子之囊痈,泻肝经之湿热。"

【辨病机】

囊痈之病机,历代医家认为均是湿热下注肾囊使阴囊部湿热凝结,气血壅滞,乃成痈肿。

《医方集宜·卷之十·外科·形证》:"囊痈者,是阴囊上红肿连小腹痛,多因肝经湿热渗入膀胱以致,气凝滞或受寒邪结而不散气不能上升,郁而为热,湿热相蒸,污浊而成脓矣,惟好饮酒及怒气人多有之。"

《医方集宜·卷之十外科·治法·治囊痈法》:"凡囊痈之病,多是阴道亏虚、湿热不利以致发热肿痛、小便秘涩。"

《证治准绳·疡医卷之四·下部·囊痈》:"囊痈,湿热下注也。有作脓者,此浊气润下,将流入渗道,因阴道或亏,水道不利而然,脓尽自安,不药可也,惟在善于调摄耳。"

《丹台玉案·卷之六·乳痈门·附囊痈》:"囊痈者,乃阴虚湿热流注于囊,结而为肿,至溃之后,睾丸悬挂,犹不伤人,其毒从外发。治当补阴,清利湿热为主。"

《外科心法要诀·卷九·下部·肾囊痈》:"此证生于肾囊,红肿,焮热疼痛,身发寒热,口干饮冷,由肝、肾湿热下注肾囊而成。"

《外科证治秘要·囊痈脱痈海底悬痈》:"囊痈属肝经湿热。初起寒热,囊肿色红,易于成脓。"

【辨病证】

本病初起阴囊部出现红肿、灼热,压痛明显,腹股沟淋巴结肿大。阴囊肿胀进展较快,甚则肿大如瓢,坠胀疼痛。可伴有发热畏寒、口干、喜冷饮、小便赤热、大便干结等全身症状。若治疗不及时,身热不退,肿痛不减,可致成脓。

《医方集宜·卷之十·外科·形证》:"囊痈者,是阴囊上红肿,连小腹痛。"

《医方集宜·卷之十·外科·治法》:"凡囊痈之病,多是阴道亏虚、湿热不利以致发热肿痛、小便秘涩。"

《丹台玉案·卷之六·乳痈门·附囊痈》:"囊痈者,乃阴虚湿热流注于囊,结而为肿。至溃之后,睾丸悬挂,犹不伤人,其毒从外发。"

《外科心法要诀·卷九·下部·肾囊痈》:"此证生于肾囊,红肿,焮热疼痛,身发寒热,口干饮冷。"

《外科证治秘要·囊痈脱痈海底悬痈》:"初起寒热,囊肿色红,易于成脓。"

【论治法】

本病病机不离湿热下注,故临床治疗以清热利湿为主,兼滋养肾阴。若脓溃出血,则当和血养血,临床需辨证施治。

一、内治法

1. 补阴清热利湿

《外科正宗·卷之三·下部痈毒门·囊痈论第三十三》:"治当补阴、清利湿热,取效者十有八九。近时人误用疝家热药,多致热甚为脓,虑难收敛。"

2. 泄肝滋肾

《古今医彻·卷之三杂症·痈症·囊痈》:"治之者,宜泻肝经之湿热,滋肾阴之不足,切勿投香燥药,反助其邪,甚至溃烂,睾丸悬挂。如法疗之,无有不痊。"

3. 和血法

《金匮翼·卷八·疝症统论·和血之剂》:"子和所谓血疝,即今人所谓囊痈也。睾丸肿痛,溃出脓血,以病在血分,故名血疝。血行则疝亦愈,故当和血。"

4. 分证施治

《外科枢要·卷三·论囊痈》:"若小便涩滞者,先分利以泄其毒,继补阴以令其自消。若湿热退而仍肿痛,宜补阴托里,以速其脓。脓焮而便秘者,热毒壅闭也,先用托里消毒散,后用针以泄之,脓去即解。若脓去而肿痛不减者,热毒未解也,用清肝养荣汤。口干而小便数者,肾经虚热也,六味丸。内热晡热者,肝经血虚也,四物加参、术。体倦食少者,脾气虚热也,补中益气汤。脓水清稀者,气血俱虚也,十全大补汤。此症虽大溃,而睾丸悬露,治得其法,旬日肉渐生而愈。若专攻其疮,阴道益虚,则肿者不能溃,溃者不能敛,少壮者多成痼疾,老弱者多致不起。亦有患痔漏,久而串及于囊者,当兼治其痔,切忌寒药克伐,亏损胃气。"

《医方集宜·卷之十外科·治法·治囊痈法》:"凡囊痈之病,多是阴道亏虚、湿热不利以致发热肿痛、小便秘涩。治宜滋阴除湿托里之药而散之；或成脓必须兼用补剂庶易于收敛。囊痈初起，红肿未作脓者宜疏肝导湿，用疏肝饮子；红肿作痛发热者宜用龙胆泻肝汤加减，用牡蛎散敷；脓成肿痛宜用消毒托里散；囊痈肿如水晶，作痒痛出水，小腹按之作水鼓，小便频数此，因醉后饮水入房，湿毒聚于囊中，名水疝也，宜用导水丸、五苓散加、黑牵牛、小茴香；溃后脓清不敛宜用加味十全散、补中益气汤、紫苏末敷。溃后囊腐，睾丸挂悬宜用八珍汤加黄芪、黄柏、知母、紫苏末敷；溃后久不收敛，脓清作渴，脉大者不治。"

《古今医统大全·卷之八十外科理例上·囊痈》："有作脓者，此浊气顺下将流入渗道，因阴道或亏，水道不利而然，脓尽自安，不药可也，惟在善于调摄耳。又有因腹肿渐流入囊，肿甚，则囊自裂开，睾丸悬挂，水出，以杉木炭末敷，外以紫苏叶包裹，仰卧养之……常治肿痛，小便秘滞者，用除湿为主，滋阴佐之。肿痛已退，便利已和者，除湿滋阴药相兼治之。欲其成脓，托里为主，滋阴佐之，候脓成即针之，仍用托里滋阴。若湿毒已尽者，专用托里。如脓清或多、或敛迟者，用大补之剂，或附子饼灸之。脓成胀痛者，急针之，更饮消毒之剂；肿痛，未作脓者，疏导肝之滞湿；肿硬发热，清肝降火；凡脓清不敛，大补血气；已溃者，滋阴托里。"

《证治准绳·疡医卷之四·下部·囊痈》："《外科精要》云：痈疽入囊者死。囊属厥阴，今以死言之，将以为属少阴肾经邪？予亲见入囊者七八人，悉以湿热入肝经施治，而用补阴药佐之，虽脓溃皮脱，睾丸悬挂可畏者，皆不死。但不知下虚年老者如何耳。囊痈，湿热下注也，有作脓者，此浊气润下，将流入渗道，因阴道或亏，水道不利而然，脓尽自安，不药可也，惟在善于调摄耳。又有因腹肿，渐流入囊肿甚，而囊自裂开，睾丸悬挂水出，以麸炭（杉木炭）末敷，外以紫苏叶包裹，仰卧养之。大抵此证属阴道亏，湿热不利所致。故滋阴降湿药不可缺。常治肿痛，小便秘滞者，用除湿为主，滋阴佐之，肿痛已退，便利已和者，除湿滋阴药相兼治之。欲其成脓，用托里为主，滋阴佐之。候脓成即针之，仍用托里滋阴。若湿毒已尽者，专用托里，如脓清或多或敛迟者，用大补之剂，或附子饼灸之。"

《外科正宗·卷之三下部痈毒门·囊痈论第三十三·囊痈主治方》："内服木香补肾丸，戒食生冷，兼忌房事百日为妙。"

《景岳全书·卷之四十七贤集·外科钤（下）·囊痈》："立斋曰：囊痈，属肝肾二经，阴虚湿热下注也。肿痛未作脓者，疏肝导湿。肿硬发热者，清肝降火。已溃者，滋阴托里。大抵此证，属阴道亏，湿热不利所致，故滋阴除湿药不可缺。常治肿痛小便秘涩者，用除湿为主，滋阴佐之。肿痛已退，便利已和者，除湿滋阴药，相兼用之。欲其成脓，用托里为主，滋阴佐之，候脓成，即针之，仍用托里滋阴。湿毒已尽者，专用托里。如脓清，或多，或敛迟者，用大补之剂，及豆豉饼灸之。若溃后，虚而不补，少壮者成漏，老弱者不治。脓清作渴脉大者，亦不治。"

"若小便涩滞者，先用分利，以泄其毒，继补阴，以令其自消。若湿热退，而仍肿痛，宜补阴托里，以速其脓。脓肿而便秘者，热毒壅闭也，先用托里消毒散，后用针以泄之，脓去即解。若脓去而肿痛不减者，热毒未解也，用清肝益营汤。口干而小便数者，肾经虚热也，六味丸。内热晡热者，肝经血虚也，四物加参、术。体倦食少者，脾气虚热也，补中益气汤。脓水清稀者，气血俱虚也，十全大补汤。此证虽大溃，而睾丸悬露，治得其法，旬日间肉可渐生而愈。若专攻其疮，阴道益虚，则肿者不能溃，溃者不能敛，少壮者成痼疾，老弱者多致不起。亦有患痔久漏，而串及于囊者，当兼治其痔，切忌寒药克伐，亏损胃气。马益卿曰：囊痈者，湿热下注也。有作脓者，此浊气下流入渗道，因阴道或亏，水道不利而然。脓尽自安，不药可也，惟在善于调摄耳。又有因腹肿渐流入囊，肿甚而囊自裂开，睾丸悬挂水出，以麸炭末敷之，外以紫苏包裹，仰卧而养之。痈疽入囊者，予尝治数人，悉以湿热入肝经施治，而用补阴佐之，虽脓溃皮脱，睾丸悬挂，皆不死。"

《外科大成·卷二分治部上（痈疽）·下部前·囊痈》："夫囊痈者，阴囊红热肿痛也。由肝肾阴虚，湿热下注所致。治以补阴为主，清热渗湿之药佐之。如初起肿痛小便涩滞者，清肝渗湿汤，或送六味地黄丸。因寒中未经发散者，用绀珠丹汗之，次用滋阴清湿等药。焮肿便闭者，服神授卫生散。已成者，托里消毒散，去桔梗，加泽泻、穿山甲,外用如意金黄散,葱汤和蜜调敷。坚硬无脓,紫色作烂,欲外腐也,蟾酥锭为末,掺之,膏盖,服滋阴药,俟腐脱,搽红黑二膏。如余肿俱消,惟一处不消,欲作脓也,托里消毒散倍用皂角刺透之。脓热作胀针之,以免遍溃其囊,法以油头绳扎住肾子,开海底穴,脓出自尽,服十全大补汤加牛膝、丹皮。脓出而仍肿痛者,热未解也,托里消毒散加胆草、栀子、柴胡。余肿俱退,只一条不消者,肝虚也,六味地黄丸去茯苓加五味子,兼补中益气汤加茯苓。口干便数者,肾虚也,六味地黄丸。因膀胱酒毒所乘者,六味地黄丸料加车前子、牛膝。内热晡热肝虚也。四物汤加参、术。体倦食少者,脾虚也,补中益气汤。脓水清稀者,气血虚也,十全大补汤。久而不敛者,大补汤加麦冬、五味子,外兼豆豉饼灸之。睾丸悬露者,杉木灰托之,紫苏叶包之,或莹珠膏代之。内外得法,旬日可瘥。若攻其毒,则阴道愈虚。投淡渗之药,则真阴愈损。虽少壮者,多成痼疾,况虚弱者乎。更误作疝治,投以热药,必难收敛,以至脓清,脉大者不治。

囊痈与疝气相类,但痈则阴囊红肿热痛,内热口干,小便赤涩。若疝则小腹痛牵引肾子,少热多寒,好饮热汤为异耳。若水疝,虽肿而光,虽痛有时不红不热,按之软而即起为异耳。宜以针引去水气则安,内服本门之药。不作。”

《洞天奥旨·卷六·肾阴发》:“症重者多胞腐,有腐烂而止存睾丸,亦有俱腐落而不死者,以用药调理之善也,方用逐邪至神丹最奇,已未溃俱可用。若八仙丹虽亦神奇,然止可用之于囊痈未溃之前,而不可施之已溃之后也。逐邪至神丹治便毒初起,或左或右,并治囊痈。”

《外科心法要诀·卷九·下部·肾囊痈》:“初起宜服荆防败毒散汗之,外用葱、盐熬汤烫之;寒热已退,宜服清肝渗湿汤消解之;不应者,脓势将成也,急服滋阴内托散;若气怯食少者,宜服托里透脓汤,外用二味拔毒散圈敷肿根。脓胀痛者,用卧针针之,出稠脓者顺,出腥水者险,宜服托里排脓汤,外用琥珀膏贴之;俟肿消、脓少、痛减时,用生肌散、生肌玉红膏以生肌敛口。此痈本于肝、肾发出,以滋阴培补气血为要。生肌敛口时,朝服六味地黄汤,暮服人参养荣汤,滋补之甚效。”

《杂病源流犀烛·卷二十八·前阴后阴病源流》:“法宜消毒为主,兼用补剂,若专攻其疮,致阴

道愈虚,必生他患,此囊痈所以为治,大概然也。若其详悉为治,又有可得举者。初起时,但觉赤肿胀痛,小便涩滞,寒热作渴,当即清肝火分,消湿热(宜以黑龙汤吞滋肾丸)。如因入房太甚,或淫邪不轨,囊肿如斗,小腹胀急,小便结涩,寒热大作,口渴痰壅,则危同反掌,治之急急(宜肾气丸料煎吞滋肾丸)。渗利湿热,肿痛仍在者,宜补阴托里,以速其脓而针之。若至便秘,乃热毒壅滞也(宜托里消毒饮);或不减,是热毒未解也(宜清肝益荣汤)。若脓已成,急托脓解毒(宜仙方活命饮);或溃后皮脱,并睾丸悬挂,甚至脱出,其玉茎半腐,亦无害,惟宜大补气血,大补脾胃(宜托里散加黄芪、故纸、五味子、菟丝子,或四物汤加参、术,吞肾气丸)。”

二、外治法

1. 外敷法

《万氏家抄济世良方·卷四·痈疽》:“囊痈者,湿热下注也。有作脓者,脓尽自安,不药可也,太乙膏可贴。”

《外科正宗·卷之三·下部痈毒门·囊痈论第三十三》:“外敷如意金黄散,俱可内消。”

《外科心法要诀·卷九·下部·肾囊痈》:“此证若失治,溃深露睾丸者险,然不可弃而不治,宜杉木灰托之,苏子叶包之,患者仰卧,静以养之,或可取效。”

《杂病源流犀烛·卷二十八·前阴后阴病源流》:“外仍涂药(宜白鼠膏),自然平复,切不可专用寒凉攻伐,及渗利损阴,乃促之死矣。如皮脱者,以鲜荷叶包之,其皮自生。”

《救生集·卷一·气痛门》:“囊痈乃阴虚湿热,流注子囊结而为肿,至溃后二子悬挂者,犹不伤命。以其毒从外发,治当补阴利湿清热,取效者十有八九。凤仙花子、甘草等分,为末,麻油调敷,即生肉。”

《验方新编·卷六·前阴·阴囊肿烂肾子落出》:“此名囊脱,又名囊痈。用紫苏煎汤,日日洗之。并用紫苏叶、梗为末日敷,用青荷叶包好。”

2. 针灸法

《外科正宗·卷之三下部痈毒门·囊痈论第三十三·囊痈主治方》:“候取天晴日,患者平身仰卧,取木肾子根下硬根尽处以墨点记,用安豆大艾

柱,三年之内灸七壮,年久者灸九壮、十一壮为止。"

《外科大成·卷二分治部上(痈疽)·下部前·囊痈》:"忽然囊红发热,阴子一大一小,状若伤寒,其发迅速者,卵子瘟也。宜灸肩尖穴,七壮或九壮,即愈。患左灸右,患右灸左。取穴法,立棍一条,伸手扶棍,以手与肩平为则,则肩上有窝,窝即穴也。"

《疡医大全·卷八·论刀针砭石法》:"一人患囊痈,脓熟肿胀,小便不利,几殆。急针之,脓水大泄,气通而愈。"

【论用方】

1. 茱萸内消丸(《太平惠民和剂局方·卷之五·宝庆新增方》)

治肾与膀胱经虚,为邪气所搏,结成寒疝,伏留不去,脐腹疞刺,小肠气痛,奔豚痃癖,疼不可忍;阴核偏大,肤囊痈肿,结硬牵急,重大滋长,瘙痒疼痛,时出黄水、疮疡,腰腿沉重,足胫肿满,行步艰难,累经治疗,不见减瘥。服之渐渐内消,不动大肠,亦不搜绞,补虚消疝,温养肾经。此药不热,无毒,若志心服饵,其效如神。

吴茱萸(汤洗七次,焙) 陈皮(去白) 川楝(蒸,去皮、核) 肉桂(去粗皮,不见火) 马蔺花(醋炙) 青皮(去白) 山药(焙) 茴香(炒) 山茱萸(去核,各二两) 木香(不见火,一两)

上为细末,酒糊丸如梧桐子大。每服三十丸至五十丸,空心,温酒或盐汤吞下。

2. 龙胆泻肝汤

1)《钱氏小儿直诀·卷四》

治肝经湿热,或囊痈便毒,小便涩滞。

龙胆草(酒炒,五分) 车前子(炒) 木通 当归尾 泽泻(各三分) 甘草 黄芩 生地黄 山栀(各三分)

上水煎服。

2)《医方集宜·卷之十外科·治方·囊痈》

治囊痈红肿作痛发热。

龙胆草 当归尾 车前子 木通 生地黄 泽泻 山栀子 黄芩 甘草

白水煎服。

3)《济世全书·兑集卷八·便毒》

治肝经湿热,两拗肿痛,或腹中疼痛,或小便涩滞,兼治玉茎生疮,或便毒,悬痈,囊痈肿痛溃烂,睾丸悬挂。

龙胆草(酒拌炒黄) 泽泻(各一钱) 车前子(炒) 木通 当归(酒拌) 生地黄(酒拌) 山栀(炒) 黄芩(炒) 甘草(各五分)

上水煎,空心温服。治便毒初起,用大黄三钱,枯矾一钱,为末,好酒调服。日久加穿山甲炒。

4)《外科证治全书·卷五·通用方》

治肝经湿热,小便赤涩,或囊痈,下疳、便毒、杨梅,凡肝经有余之证宜服之。

龙胆草 归尾 防风 知母 木通 丹皮 甘草(各二钱) 连翘 黄芩 金银花 天花粉 赤芍(各一钱五分)

上水煎,去渣,温服,或对陈酒一杯服。

3. 加味龙胆汤(《外科枢要·卷四·治疮疡各症附方》)

治肝经湿热,或囊痈便毒,下疳悬痈,肿焮作痛,小便涩滞;或妇人阴疮痒痛;或男子阴挺肿胀,或出脓水。

龙胆草 泽泻(各一钱) 车前子 生地黄 木通 当归尾 山栀 枯黄芩 炙甘草(各五分)

上水煎服。

4. 加味小柴胡汤(《外科经验方·囊痈》)

治囊痈腐烂,或饮食少思,日晡发热。

柴胡 人参 黄芩(炒) 川芎 白术(炒) 黄芪(盐水浸炒) 当归(酒洗) 甘草 黄柏(酒拌,炒) 知母(酒拌炒,各一钱) 半夏(五分)

作一剂,水二钟煎八分,食前服。痛甚加黄连,小便不利加木通。

5. 升麻桃仁汤(《医方集宜·卷之四诸疝门·治方·升麻桃仁汤》)

治囊痈。

升麻 穿山甲 白芷 桃仁 红花 青皮 赤芍药 甘草 乳香 当归须

水二钟,姜三片,煎八分,食前服。

6. 疏肝饮子(《医方集宜·卷之十外科·治方·囊痈》)

治囊痈初起红肿未成脓者。

木通 青皮 甘草梢 柴胡 赤茯苓 陈皮 苍术 红花 小茴香 龙胆草

便秘加桃仁、大黄,姜三片,食前服。

7. 牡蛎散(《医方集宜·卷之十外科·治方·囊痈》)

治囊痈红肿。

用牡蛎为末,以醋水调敷。

8. 消毒托里散(《医方集宜·卷之十外科·治方·囊痈》)

治脓成胀痛。

青皮　黄芪　白芷　金银花　黄柏　当归　芍药　甘草

白水煎服。

9. 导水丸(《医方集宜·卷之十外科·治方·囊痈》)

治囊肿如水晶,痒痛出水,小腹按之如水鼓。

大黄　黄芩(各二钱)　黑牵牛(头末)　滑石(各四两)

上为末,醋丸如桐子大。每服三四十丸,临睡用温水送下。

10. 加味十全散(《医方集宜·卷之十外科·治方·囊痈》)

治囊痈溃后脓清不敛。

人参　白术　茯苓　陈皮　贝母　香附子　当归(酒炒)　川芎　黄芪(盐水炒)　芍药　熟地　桔梗(炒)　甘草(炙)

11. 小芦荟丸(《古今医鉴·卷之十三·诸疳》)

治疳积、瘰疬、结核,耳内生疮,或疝气、囊痈,下疳溃烂,或茎出白津,股腹有疮,或体瘦热渴,大便不调,牙龈蚀落,颊腮腐烂等证。

胡黄连(一两)　黄连(一两)　芦荟(一两)　木香(一两)　白雷丸(一两)　青皮(一两)　鹤虱草(一两)　白芜荑(炒,一两)　麝香(二钱)

上为细末,蒸饼为丸如麻子大。每服一钱,空心米汤下。

12. 加味泻肝汤(《证治准绳·疡医卷之四·下部·囊痈》)

治肝经湿热不利,阴囊肿痛;或溃烂皮脱,睾丸悬挂;或便毒及下疳肿痛,或溃烂,并皆治之。

龙胆草(酒拌,炒)　当归尾　车前子(炒)　泽泻　生地黄　芍药(炒)　黄连(炒)　黄柏(酒拌,炒)　知母(酒拌,炒)　防风(各一钱)　甘草梢(五分)

作一剂。水二盅煎八分,食前服。外敷乌金散。

13. 石灰散(《证治准绳·疡医卷之四·下部·囊痈》)

治肾漏,阴囊先肿后穿破,出黄水,疮口如鱼口,能致命。

上用五倍子同石灰炒黄色,去灰摊地,出火毒,砂盆内研细末。不犯铜铁,干掺上五七次可。

14. 乌金散(《证治准绳·疡医卷之四·下部·囊痈》)

治肾漏,阴囊先肿后穿破,出黄水,疮口如鱼口,能致命。

麸炭　紫苏叶(各等分)

上为末,香油调搽。

15. 清肝渗湿汤

1)《外科正宗·卷之三下部痈毒门·囊痈论第三十三·囊痈主治方》

治囊痈肝经湿热结肿,小水不利,发热焮痛者。

川芎　当归　白芍　生地　柴胡　龙胆草　山栀　天花粉　黄芩(各一钱)　泽泻　木通　甘草(各五分)

水二钟,灯心二十根,煎八分,食前服。

2)《彤园医书(外科)·卷之五肿疡初起·秋字号》

治肾囊痈初起。

条芩　生地　栀子　川芎　赤芍　当归　柴胡　花粉　泽泻　木通　甘草梢　酒炒胆草(等分)

服数剂。

3)《古今医彻·卷之三杂症·痈症·囊痈》

治囊痈。

当归　白芍药　生地　柴胡　龙胆草(酒炒)　泽泻　山栀(炒黑,各一钱)　川芎　甘草(各五分)

灯芯一握,水煎。

16. 滋阴内托散(《外科正宗·卷之三·下部痈毒门·囊痈论第三十三·囊痈主治方》)

治囊痈已成,肿痛发热,服之有脓即可穿溃也。

当归　川芎　白芍　熟地　黄芪(各一钱半)　皂角针　泽泻　穿山甲(各五分)

水二钟,煎八分,食前服。

17. 导水消肾丸(《外科正宗·卷之三下部痈毒门·囊痈论第三十三·囊痈主治方》)

治囊痈内伤生冷,外受风寒,以致寒湿侵入囊中,小者如升,小者若斗,皮肤顽厚,阳物短缩,小水不利,不痛多冷,俗称沙疝是也。宜服此药引导水气,日久渐消,终身不为废疾也。此方常验。

茅山苍术(一斤,米泔水浸,切片炒黄) 木通(半斤) 肉桂(一两,刮去粗皮) 牵牛(二两,微炒) 木香(一两)

共为细末,陈米粉打糊丸如桐子大。每服百丸,空心白滚汤、清米汤任下。忌生冷面食,此囊虽夏月炎天,亦以衣被覆之为妙。

18. 木香补肾丸(《外科正宗·卷之三下部痈毒门·囊痈论第三十三·囊痈主治方》)

治偏坠一名木肾。不疼不痒,渐渐而大,最为顽疾,有妨行动,多致不便,但灸后宜服此药,俱可内消。此药功效不独治疝,中年后宜服之,益寿延年,黑发、壮筋、填髓、明目、聪耳、补肾,助元阳、调饮食,其功不可尽述。妇人服之,颜如童女,肌肤莹洁如玉。又精寒血冷,久无嗣息者服之更妙。

淮庆生地(四两,酒煮,捣膏) 菟丝子 肉苁蓉 黄精 黑枣肉 牛膝 蛇床子(微炒) 茯苓 远志(各一两二钱) 当归身(二两四钱) 丁香(三钱) 大茴香 木香(各六钱) 枸杞子(一两五钱) 巴戟 杜仲(各一两) 青盐(五钱) 人参(五钱)

上为细末,炼蜜丸如梧桐子大。每服六七十丸,空心温酒送下。又诸疝不常举发者,服之亦宜。

19. 加味龙胆泻肝汤(《景岳全书·卷之五十七宇集·古方八阵·寒阵》)

治肝经湿热,或囊痈便毒,下疳悬痈,肿㽲作痛,小便涩滞;或妇人阴疮痒痛;或男子阴挺肿胀,或出脓水。

龙胆草(酒炒,一钱) 车前子(炒) 当归尾 木通 泽泻(大人倍用) 甘草 黄芩 生地 山栀(大人倍用)

上水煎。若治小儿,子母同服。

20. 八仙丹(《洞天奥旨·卷六·肾阴发》)

治囊痈。

大黄(二钱) 金银花(四两) 当归尾(一两) 玄参(二两) 柴胡(三钱) 炒栀子(三钱) 黄柏(三钱) 贝母(三钱)

水煎服。一剂轻,二剂全愈。若已出毒,此方不可用矣。

21. 碧玉膏(《疡医大全·卷七·痈疽门膏药主方》)

贴痈疽发背,瘰疬马刀,乳痈乳岩,流火流注,肿块风毒,横痃痔漏,囊痈,冬瓜痈,贴骨疽,一切腰背臀腿毒疖,多骨疽,蟮拱头,脚隐漏蹄等证。

草麻仁(去皮尖,捣烂) 杏仁(去皮,捣烂,各四十九粒) 铜绿(二两七钱,用水一碗,将铜绿研细,投入水中,搅匀) 片松香(五斤,研细,节过听用)

用真麻油十二两,入锅内熬滚,次下草麻、杏仁,熬至滴水成珠为度,夏布滤去渣,将油复入净锅内,用文武火熬滚,徐徐投下松香末,用桃槐枝不住手搅匀,倾入磁盆内,候膏将凝,然后加水浸之,用手揉扯以去火毒,另用瓷罐或铜杓盛贮数月后,用热汤炖化,摊贴。此膏活血止痛,拔毒消肿,敛毒透脓,去腐生新。

22. 黑龙汤(《杂病源流犀烛·卷二十八·前阴后阴病源流·治前阴后阴疮疡方八十九》)

治囊痈。

龙胆草(炒黑) 柴胡 木通 当归 甘草节 金银花 皂角 赤芍 吴萸(水拌炒) 防风 黄连(等分)

水煎一服。肿痛止后,加川芎、茯苓。

23. 滋肾丸(《杂病源流犀烛·卷二十八·前阴后阴病源流·治前阴后阴疮疡方八十九》)

治囊痈。

黄柏(盐酒炒) 知母(酒浸,各一两) 肉桂(五钱)

蜜丸,盐汤下。

【论用药】

1. 甘草

《本草纲目·主治第四卷·百病主治药·痈疽》:"甘草:行污浊之血,消五发之疽,消肿导毒。一切发背痈疽,用末和大麦粉,汤和热敷,未成者内消;已成者,即溃。仍以微灸一两,水浸一夜,服之;或以黑铅汁,淬酒服;或取汁,熬膏;阴囊痈,水炙煎服,二十日即消。"

2. 千年老鼠屎

《本草纲目拾遗·卷四·草部中·千年老鼠屎》:"《经验集》:凡疝初起,必发寒热疼痛,欲成囊痈者,用荔枝核十四枚,小茴香二钱,紫背天葵四两,蒸白酒二坛,频服即愈。"

【医论医案】

一、医论

《续名医类案·卷三十三外科·囊痈》

一弱人患囊痈,脓熟胀痛,大小便秘结。针之脓出三碗许,即鼾睡,觉而神思少健。但针后虽敷解毒药,亦溃尽矣,故用托里药,三十余剂始痊。大抵此症属阴道亏,湿热不利所致,故滋阴除湿为要。常治肿痛,小便秘涩者,用除湿为主,滋阴佐之;肿痛退,便利和者,除湿滋阴相兼治之;欲其成脓,用托里为主,滋阴佐之;脓成即针之,仍用托里滋阴;湿毒已尽,专用托里;如脓清,或多或敛迟者,用大补之剂,及豆豉饼或附子饼灸之。如卢武选封君,年逾五十患此,疮口年余不敛。诊之,微有湿热,以龙胆泻肝汤治之,湿热悉退,乃以托里药及豆豉饼灸之而愈。次年复患,湿热颇盛,仍用前汤四剂而退,又以滋阴药而消。若溃后虚而不补,少壮者成漏,老弱者不治。脓清作渴,脉大者,亦不治。

朱丹溪曰:痈疽入囊者,予尝治数人,悉以湿热入肝经施治,而用补阴佐之。虽脓溃皮脱,睾丸悬挂,皆不死。(《外科心法》)

二、医案

《外科枢要·卷三·论囊痈》

给事陆贞山,肿赤胀痛,小便涩滞,寒热作渴,此肝肾阴虚湿热下注也。当清肝火除湿毒,遂用柴胡、炒龙胆、吴茱萸、炒黄连、当归、银花、皂角刺、赤芍药、防风、木通、甘草节,一剂肿痛渐退;少加防风、木通、川芎、茯苓作饮;下滋肾丸以补阴,其热肿俱退。但内有一条筋不消,此肝经血虚气损也。当滋肾水,用六味丸料,去茯苓加五味,二剂;再用补中益气加茯苓作饮,送滋肾丸,筋顿消而愈。

京兆朱二峰,阴囊胀痛,彼以为疝。余诊其脉数而滑,此囊痈也。因肝肾二经阴虚湿热所致,脓

已成矣。服活命饮一剂而溃,更用补阴托里而敛。

知州王汝道,先晡热发热,肢体倦怠,入房则腿足酸软,足心热至腿膝,六脉洪数,两尺为甚。余以足三阴虚,欲滋补化源。彼反服苦寒降火之剂,后阴囊肿胀,用治疝之药,肿胀益甚,形气愈虚。服温补之药,肿痛上攻,小便不利,两尺脉洪滑,按之虚甚。余曰:此囊痈也,因气血虚而不能溃也。用补中益气汤加山药、山茱萸、车前子、柴胡、山栀,一剂肿胀顿消;随用六味丸料加车前、牛膝、柴胡、山栀,一剂小便渐通。乃用活命饮,与前二药消息兼用,至二十余剂,囊裂出秽脓甚多。乃用托里消毒散,六剂脓秽清;又用托里散数剂,脓水渐少;更用补阴托里散,及十全大补,五十余剂而痊。

儒者陈时用,考试不利。一夕饮烧酒入房,妻不纳。翌日,阴囊肿胀焮痛,遣人求治。余以除湿热、清肝火之剂,城门夜闭,不及归服。翌早报云:夜来阴囊悉腐,玉茎下面贴囊者亦腐,此肝火挟酒毒而湿热炽盛也,仍以前药,加参、芪、归、术,四剂腐肉尽脱,睾丸悬挂,用大补气血,并涂当归膏,囊茎全复而愈。

一膏粱之客,阴囊肿胀,小便不利,此中焦积热,乘虚下注。先用龙胆泻肝汤加黄柏、知母、黄连、牛膝,四剂渐愈;后用补阴八珍汤加柴胡、山栀而愈。后不守禁忌,前症复作,仍用补阴八珍汤、补中益气汤、六味丸而痊。又因劳发热,自用四物、黄柏、知母之类,虚症悉具,疮口开大。余谓:五脏气血俱虚也。朝用补中益气,夕用六君子加当归,各五十余剂,疮口渐敛;又用六味丸,调补全愈。

府庠李达卿,素肾虚发热,久服黄柏、知母之类,形体渐瘦,遗精白浊,晡热唾痰。余曰:此肾水亏损,虚火内炽。用补中益气之类,加麦门、五味,前症将愈;又别用清热凉血之剂,饮食少思,唾痰不止。余以为脾肺复虚,不能摄涎归源,仍用前汤加茯苓、半夏而愈。后入房头晕,吐痰,腰骨作痛,大小便道牵痛。余曰:此精已耗而复竭所致,危殆之症也。遂朝用前汤加麦门、五味,夕用六味丸料加五味子、萆薢,五十余帖,诸症顿退。后又入房,阴囊阴茎作痛,别用淡渗之剂,阴囊内溃。余用补阴托里之剂,出脓甚多,喜肿消痛止,竟不善调养,以致大便不通,小便如淋,痰

涎上涌。余曰：肾虚之症复作矣，诚为可虑。有保其可生者，用礞石滚痰丸、牛黄清心丸之类，吐痰愈加。余曰：非惟无以保其生而反促其危矣。固辞不治，后果殁。

一男子醉而入房，阴囊肿胀大如斗，小腹胀闷，小水淋赤，发热口干，痰涎壅甚，此膀胱阴虚酒毒所乘也。用六味丸料加车前、牛膝作饮，下滋肾丸，诸症顿退。再加五味、麦门，二剂而愈。却以补中益气加麦门、五味，调理而康。若用淡渗，复损真阳，决致不起。

《古今医统大全·卷之八十外科理例上·囊痈》

一人囊痈，未作脓而肿痛，以加减龙胆泻肝汤，二剂少愈，更以四物加木通、知母、黄柏而消。

一人脓熟作胀，致小便不利，急针之，脓出，以小柴胡加黄柏、白芷、金银花，四剂少愈，更以托里散，数剂而消。

一人年五十，阴囊肿痛，得热愈盛，服蟠葱散不应，肝脉数，此囊痈也，乃肝经湿热所致。脓已成，急针之，以龙胆汤，脉证悉退。更服托里滋阴药，外敷杉木炭、紫苏末，月余而愈。

一人焮肿痛甚，小便涩，发热脉数，以龙胆泻肝汤，倍车前、木通、泽泻、茯苓，病去半；仍以前汤加黄柏、金银花，四剂，又减二三，便利如常，惟一处不消，此欲成脓，再用前汤加金银花、皂角针、白芷，数剂，惟肿痛，脉滑数，乃脓已成，针之，肿消，投滋阴托里药，及紫苏末敷之，愈。

《证治准绳·疡医卷之四·下部·囊痈》

一人年逾六十，阴囊溃痛不可忍，睾丸露出，服龙胆泻肝汤，敷麸炭、紫苏末不应。薛意此湿气炽盛，先饮槐花酒一碗，次服前汤少愈，更服托里加滋阴药而平。设以前药不应，加之峻剂，未有不损中气以致败也。

一弱人，肿痛未成脓，小便赤涩，以制甘草、青皮、木通、黄柏、当归、麦门，四剂少愈，以清心莲子饮，四剂而消。

一人病势已甚，脉洪大可畏，用前汤二剂，肿少退，以仙方活命饮二剂，痛少止，脉洪数，脓已成须针之，否则阴囊皆溃。彼不信，更他医，果大溃，睾丸挂，复求治。脉将静，以八珍汤加黄芪、黄柏、知母、山栀，更敷紫苏末，数日而瘥。

一人连日饮酒，阴挺并囊湿痒，服滋阴等药不应。薛谓：前阴肝脉络也，阴气从挺而出，素有湿，继以酒为湿热，合于下焦而然，《经》曰：下焦如渎。又云：在下者，引而竭之。遂以龙胆泻肝汤，及清震汤而愈。此或不应，宜补肝汤及四生散治之。

知州王汝道，先晡热发热，肢体倦怠，入房则腿足酸软，足必热至腿膝，六脉洪数，两尺为甚。余以足三阴虚，欲滋补化源。彼反服苦寒降火之剂，后阴囊肿胀，用治疝之药，肿胀益甚，形气愈虚。服温补之剂，肿痛上攻，小便不利，两尺脉洪滑，按之虚甚，余曰：此囊痈也，因气血虚而不能溃。先用补中益气汤加山药、山茱萸、车前子、柴胡、山栀，一剂肿胀顿消，随用六味丸料加车前、牛膝、柴胡、山栀，一剂小便渐通，乃用活命饮与前二药，消息兼用至二十余剂。囊裂出秽脓甚多，乃用托里消毒散六剂，脓秽清，又用托里散数剂，脓水渐少，更用补阴托里散，及十全大补汤五十余剂而痊。一人年逾五十，患此疮口不敛，诊之微有湿热。治以龙胆泻肝汤，湿热悉退，乃以托里药，及豆豉饼灸而愈。次年复患湿热颇盛，仍用前汤四剂而退，又以滋阴药而消。若溃后虚而不补，少壮者成漏，老弱者不治。脓清作渴，脉大者，亦不治。一人患此久不敛，以十全大补汤加五味、麦门，灸以豆豉饼，月余而平。一弱人，脓熟胀痛，大小便秘，急针之，脓出三碗许即鼾睡，觉神思少健。但针迟，故用托里药，至三十余剂始瘥。若服解毒药，即溃尽矣。

《外科正宗·卷之三下部痈毒门·囊痈论第三十三·囊痈治验》

一男子风寒未经发散，寒中肾囊，作肿痛甚。以万灵丹一服洗浴发汗，寒邪顿退；又以四物汤加泽泻、苍术、山栀、天花粉，外敷如意金黄散数次而痊消。

一男子囊肿甚大，不热胀痛，按之软而即起。此湿水流注，聚而不散，以披针导去黄水碗许，以导水消肾丸服月余而肿消。又以木香补肾丸服之不作。

一男子患此十余日，肿甚胀痛，内脓已成。针之出脓碗许，以十全大补汤加泽泻、丹皮十余剂而收敛。

一老年人素有疝气，因怒伤肝，举发疼痛。自服盘葱散热药，肿痛益甚，视之肾囊半边坚硬，皮损紫黑,此欲腐烂见睾丸候也。彼不为信,尚欲内消,请别医治之,内服龙胆泻肝汤,外敷四黄散寒凉等药,坚硬果腐,饮食少进,虚热不睡,痛甚昏愦,又复请治。予曰:凡病有主末,治有权宜,初起以药治疝非疝也。凡疝为患,小腹作疼,牵引肾子,多寒少热,好饮热汤。此症乃恼怒伤肝,阴虚湿热为患,其囊红肿发热,小便赤涩,内热口干,坠重作痛,此为囊痈之候。初宜清利湿热,而返用疝家热药;已成宜用补阴,况又用泻肝凉剂,此年老气血有亏,攻补机关已误,其疾岂有不致危亡者。即当养气血、固根本为主,而佐以安神定痛之药接补元气,死生在进退之间尚可转也。随以八珍汤加麦冬、五味子、远志、牡丹皮,外以甘草汤淋洗腐上,将已坏黑肉尽行剪落,其睾丸已露;数日后,其患得于补力,前症渐退,饮食渐进,外腐已尽,肾子已突大半。搽玉红膏,外以膏盖,长肌渐收,调理半年外而得始安。

一男子肿痛十余日,坚硬无脓,囊头肿上紫色作烂。此欲外腐,以蟾酥锭为末掺上膏盖,三日腐肉脱下,搽玉红膏、太乙膏掩之,内服补阴滋肾药而安。

一男子欲后受寒,致阴囊牵引小腹作痛,恶寒发热,诊之脉紧数而无力。以五积散一服,寒热乃退,痛亦稍止,更以八珍汤加肉桂、丹皮、泽泻,数服而愈。

《续名医类案·卷三十三外科·囊痈》

一男子患囊痈,肿痛发热,以小柴胡汤加黄连、青皮,四剂少愈,更以加减龙胆泻肝汤而愈。

一男子囊痈,脓热作胀,致小便不利。令急针之,以小柴胡汤加黄柏、白芷、银花,四剂少愈,更以托里消毒散,数剂而痊。

一男子患囊痈,久而不敛,以十全大补汤加五味子、麦冬,灸以豆豉饼,月余而平。

一弱人囊痈肿痛,未成脓,小便赤涩,以炙甘草、青皮、木通、黄柏、当归、麦冬,四剂少愈,以清心莲子饮而消。

一男子患囊痈,病势已甚,脉洪大可畏,用前汤二剂,肿少退,以仙方活命饮二剂,痛少止。脉之滑数,乃脓已成,须针之,否则囊皆溃。不信,遂更他医,果大溃,睾丸悬挂。复求治,诊之,脉将静,以八珍汤加黄芪、知、柏、山栀,更敷紫苏末,数日而痊。此症势虽可畏,多得保全,患者勿惧。

薛立斋治胡同知,年逾五十,阴囊肿痛,得热愈甚,服蟠葱散等药不应。肝脉数,此囊痈也,乃肝经湿热所致。脓已成,急针之。以龙胆泻肝汤,脉症悉退。更以托里滋阴药,外搽杉木灰、紫苏末,月余而愈。此症虽溃尽无害,患者审之。

柏道官六十余,阴囊已溃,痛不可忍,肾丸露出,与以龙胆泻肝汤服之,及敷前末不应。竟此湿气炽甚,先以槐花酒一碗,仍投前药,少愈。更以托里加滋阴药,月余而乎。设以前药不应,加之峻利,未有不损中气,以致败者也。聘士陈时用、沈汝和患此,悉以前药而愈。

窦材治一人,忽遍身拘急,来日阴囊连茎大肿如斗,六脉沉紧,此阴疽也。幸未服解毒凉药,若服之,则茎与睾丸必皆烂去而死。急令服救生汤五钱,又一服全安。

《古今医彻·卷之三·杂症·痛症·囊痛》

一老人素好饮近色,一日囊中肿痛,疡科医作疝治,用茴香、荔枝等温药,以火济火,遂叫号不绝,身发大热。余以山栀、丹皮、龙胆草等挽之,后兼滋阴寻愈。

《临证一得方·卷三上下身内痈部·囊痈》

1)囊痈溃后,肿胀未消。炒柴胡、赤苓、生四芪、新会皮、焦楂核、大腹皮、炙升麻、草薢、焦白芍、炒橘核、湖丹皮。

2)寒湿下陷,肾囊肿痛,寒热,舌白脉数,腐烂脱壳,是重。川楝子、粉草薢、焦楂核、香青蒿、黄芩、泽泻、炒青皮、炒抚芎、软柴胡、炙鳖甲、滑石。

复筋大稍减,偏坠未松,从平肝法。炒金铃子、炒白芍、炒川柏、酸枣仁、荔子核、炒软柴胡、炒秦艽、焦远志、煅牡蛎、生草梢、炙玄武板,加湘莲肉、芡实。

3)肝肾内亏,寒湿外袭,囊痈延久成漏,脉形虚软,治从顾本为宜。制首乌、金石斛、赤茯苓、焦米仁、厚杜仲、煅牡蛎、料豆衣、建泽泻、炒白芍、白莲肉。复加潞党参。

4)囊痈红肿作痛,殊难消散。羚羊角、软柴胡、焦楂核、江枳壳、赤苓、草薢、金铃子、炒青皮、嫩钩藤、干橘叶、新会。

第三节

水 疝

水疝是阴囊肿大如水晶，以不红不热，按之软而即起为特征的一种疾病。往往因水湿下聚，停滞囊中而成。相当于西医学之睾丸或精索鞘膜积液。

【辨病名】

《大方脉·杂病心法集解卷四·疝症门·总括》："水疝则尿闭不通，胞疝即膀胱气。"

《医经小学·卷之四·病机第四·病机略一首》："《经》云：厥阴脉滑为狐疝，少阳脉滑为肺风疝，太阴脉滑为脾风疝，阳明脉滑为心风疝，太阳脉滑为肾风疝，少阴脉滑为肝风疝。虽他脉中皆言风疝者，本足肝经之气也。亦有疝瘕、厥疝、癞疝、寒疝、水疝、筋疝、血疝、气疝之类，皆厥阴发病。所谓本一标诸也。"

《奇效良方·卷之四十七·疝门》："至于张子和论七疝，曰寒疝、水疝、筋疝、血疝、狐疝、气疝、癞疝，名与诸论不同。"

《冯氏锦囊秘录·杂症大小合参卷十四·方脉肿胀合参·禹功散》："治寒湿水疝，阴囊肿胀，大小便不利，囊如水晶，阴汗不绝，谓之水疝。盖得之醉后而使内湿热乘肾虚而流入也。大小便不通，湿郁为热而胀秘也。"

《杂病心法要诀·卷四·疝证同名异辨》："血疝便毒溃鱼口，气坠筋即痔，水疝胞痹皆癞疝，冲似小肠腰痛连。注：有谓血疝者，其证即便毒鱼口也。癞疝者，其证即癞疝也。气疝者，即偏坠也。筋疝者，即下痔也。水疝小便不通，胞痹即膀胱气，皆癞疝也。冲疝证似小肠气，而更连腰痛也。"

《医学三字经·卷之二·疝气第十九》："寒筋水气血寻寒疝、水疝、筋疝、气疝、血疝。"

《医学举要·卷三·杂症合论》："疝症之因，不外乎寒，故仲景独以寒疝立名。其所制当归生姜羊肉汤（三味以名其方亦为产后下虚要药）等方，惟以祛散寒邪，调养补虚为事，并不杂入气分之药。又子和历详筋疝、水疝、狐疝、癞疝、气疝、血疝、寒疝七者之名，总以辛香流气为主。"

【辨病因病机】

本病的发生与肝、脾、肾三脏有关。因脾、肾为制水之脏，而其功能须赖肝之疏泄。故肝寒不疏，脾虚不运，肾虚失司，或先天禀赋不足，则水液排泄输布失常，水湿下聚，或因虚而感水湿，停滞囊中而为水疝。此外，外伤络阻，导致水液不行也可引起。

一、肝脉受邪，湿热下注

《黄帝素问直解·卷之四·大奇篇第四十八篇》："肾脉大急沉，肝脉大急沉，皆为疝。心脉搏滑急，为心疝。肺脉沉搏，为肺疝。肾脉大急沉，肾气受邪而下入也。肝脉大急沉，肝气受邪而下入也。邪气下入，故皆为疝，或为肾之水疝，或为肝之筋疝也。心脉搏滑急，则心气受邪，故为心疝。'脉要精微论'曰：诊得心脉而急，病名心疝，少腹当有形也。肺脉沉搏，则肺气受邪，故为肺疝。肺疝，气疝也。"

《普济方·卷二百四十七·疝门·总论》："《儒门事亲》书云：寒疝名水疝。'论'云：厥阴脉滑则病狐疝，少阴脉滑则病肺风疝，太阴脉滑则病脾风疝，阳明脉滑则病心风疝，太阳脉滑则病肾风疝，少阳脉滑则病肝风疝。《灵枢经》云：心脉微滑为心疝，引脐，少腹鸣。肝脉滑甚为癞疝。"

《心印绀珠经·卷下·演治法第七》："夫疝，乃厥阴肝之经，肾与膀胱之部分也。水疝者，因冬月涉水，其状囊肿痛痒，搔之则黄水出，治法宜禹攻散或三花神祐丸下之。寒疝者，因触冒风雪，坐卧砖石，其囊肿坚硬如石，大痛，治法宜禹攻散或三花神祐丸下之。血疝者，因肝肾积热，其状脐之两傍肿痛，俗云便毒，治法当以当归玉烛散下之。筋疝者，因淫欲太过，其状阴茎溃痛，或血或脓，俗云下疳疮，治法先以泻心汤下之，后以黄连、轻粉为末傅之。惟有狐疝之病，俗云奔豚气；癞疝之病，俗云下部病；气疝之病，俗云偏坠，最难治也。"

《冯氏锦囊秘录·杂症大小合参卷十四·疝症大小总论合参》："水疝者，囊肿痛而状如水晶，阴汗时出，痒搔而出黄水，小腹按之而作水声，此必得之于醉酒房劳，汗出遇风，湿热乘虚，流结囊中，二便胀秘不通也。"

《吴氏医方汇编·第五册·囊痈》："此症属胆

肾二经湿热下注,甚至脓溃皮开,睾丸悬露。不可专用克伐之剂,宜活命饮随症加减用治之。如肿痛发热者,小柴胡汤加黄连、青皮;未溃之际,壮盛者,龙胆泻肝汤亦可用之。如睾丸悬露,用生姜捣烂取汁,加香油调匀,以棉纸包之,自愈。如酒后入房,汗出作肿,时痛时痒,按小腹内有水声,名曰水疝。又有囊肿痛,以热手熨之稍缓,乃虚寒所袭而然,名曰阴疝。二者之患,不可作痈症论。"

二、寒湿凝聚,肾虚水积

《脉因证治·卷四·四十七疝》:"水疝因醉过内,汗出遇风湿之气,聚于囊中。其状肾囊肿痛如水晶,或痒搔出黄水,小腹或按之作水声,阴汗,治宜逐水。"

《医学正传·卷之四·疝气》:"水疝者,其状肾囊肿痛,阴汗时出,或囊肿状如水晶,或囊痒而搔出黄水,或少腹按之作水声,得之于饮水醉酒,使内过多,汗出而遇风寒湿之气,聚于囊中,故水冷令人为卒疝,宜以逐水之剂下之(外有漏针法,恐误不录)。"

《证治准绳·杂病 第六册·大小腑门·疝》:"由是于阴疝中亦立七疝之名,曰寒疝、水疝、筋疝、血疝、气疝、狐疝、癫疝也……水疝,其状肾囊肿痛,阴汗时出,或囊肿状如水晶,或囊痒搔出黄水,或小腹按之作水声。得之饮水醉酒,使内过劳,汗出而遇风,寒湿之气聚于囊中,故水多令人为卒疝,宜以逐水之剂下之。"

《医方集宜·卷之四·诸疝门·形证》:"水疝者,其状肾囊肿痛,阴汗而出,或囊肿如水晶,或囊痒而搔出黄水,或水腹按之作水声,得之于饮水醉酒,使内过劳,汗出而遇风寒之气,聚于囊中,故水冷令人卒疝。"

《明医指掌·卷六·疝证八》:"水疝者,囊肿如水晶,阴汗,痒搔出黄水,或小腹按之作水声。得于醉酒行房,汗出遇风,寒湿结于囊中,以逐水之剂下之。"

《景岳全书·卷之三十三贯集·杂证谟·疝气·述古》:"水疝其状肾囊肿痛,阴汗时出,或囊肿而状如水晶,或囊痒而搔出黄水,或少腹中按之作水声。得于饮水、醉酒,使内过劳,汗出而遇风寒湿之气,聚于囊中,故水多,令人为卒疝,宜以逐水之剂下之。有漏针去水者,人多不得其法。"

《疝症积聚编·序·诸疝》:"水疝囊肿如水晶,或囊痒而流黄水,阴汗自出,小腹按之作水声。"

《针灸逢源·卷六·论治补遗·疝气》:"水疝,肾囊肿痛,阴汗时出,或肿如水晶,或痒而搔出黄水,或小腹按之作水声。此醉酒行房,或过劳汗出。"

《证治针经·卷三·疝》:"水因气阻,即为水疝。疝发即吐清水,胁脘皆痛。"

《增订通俗伤寒论·证治各论·伤寒夹证·夹疝伤寒》:"水疝者,即《经》之癫疝。得之酒醉使内,过劳汗出而遇风,寒湿之气,聚于囊中。其证囊肿而痛,阴汗时出,或囊肿如水晶,或囊痒搔之出黄水,或小腹按之有水声。由寒湿乘虚下注,故内宜逐水之剂下之,如禹功散(黑丑、茴香为末),加肉桂末,或加生姜汁、木香汁调服一二钱,或用胃苓汤。外宜用漏针去水法。"

【辨病证】

《医学原理·卷之九·疝门·论》:"水疝肾囊肿痛,时出阴汗,或囊肿如水晶,或囊痒而出黄水,或小腹按之作水声。其由或得醉酒饮水,或房劳汗出,而为风寒湿气乘之,聚于腹中而作,治法宜以驱风散寒之剂为主治之。"

《推求师意·卷之下·疝》:"由是于阴疝中亦立七名,曰寒疝、水疝、筋疝、血疝、气疝、狐疝、癫疝也……水疝,肾囊肿痛,阴汗时出,囊肿如水品,或囊痒搔出黄水,或小腹按之作水声,得之饮水醉酒,使内过劳,汗出而遇水寒湿气聚于囊中,故水多令人为卒疝,宜以逐水之剂下之。"

《金匮翼·卷八·疝症统论》:"水疝,其状肾囊肿痛,阴汗时出,或囊肿状如水晶,或囊痒搔出黄水,或小腹之作水声,得之饮水,或醉酒使内过劳,汗出而遇风寒湿之气聚于囊中,故水多令人为卒疝,宜以逐水之剂下之。"

《金匮翼·卷八·疝症统论·除湿之剂》:"水湿同气也。然水汪洋而湿淹濡,故水可逐而湿宜渗,水成形而湿化气,故水无阳而湿有热。子和水疝、癫疝所由分也。学者辨诸。"

《杂病源流犀烛·卷十一奇经八脉门·七疝源流》:"其曰水疝,则囊肿痛,或肿如水晶,或湿痒出黄水,或按小腹有水声,此盖得之于饮水醉酒入内,适遇风寒之气,聚于囊中也,宜腰子散、秘传茱萸内消散……《纲目》曰:疝名虽七,寒疝即疝之总名也,水疝即癫疝之属,气疝即狐疝之属,血疝即痈疖之属,惟筋疝罕见之,亦下恶疮之属也。"

《医学说约·杂症分目·湿门·疝》:"疝者,厥阴肝病,湿热在经,寒气外束,其症有七,各属一脏。寒疝,囊冷结硬,宜温;水疝,囊肿发痒,宜逐水;筋疝,茎肿筋缩,宜降心火;血疝,如瓜在小腹旁,宜和血;气疝,连肾及阴,宜散风;狐疝,卧则入腹,行立则出,宜逐气流经;癫疝囊大,无疼痒,宜去湿。又气闭为肺痹,气逆为息贲,痛则为肺疝,宜清散;心郁肢冷为心疝,宜温散;气冲胀呕为脾疝,宜化湿热理痰;囊肿赤痛为肝疝,宜清散分利之;里急受寒,痛连腰肾为肾疝,宜温补兼分消。大祇寒则多痛,热则多纵,湿则肿,虚则坠。在血分则不移,在气分则多动,去其湿热,和其气血,以寒因热用之法治之,则邪去矣。其脉牢急者生,弱急者死。又睾丸一大一小者,偏坠也,宜去其湿;上冲肝肺,控引睾丸上而不下者,小肠气也,宜逐其寒;小腹肿痛,囊大溺难者,膀胱气也,宜利其水。若妇人小腹内痛结如鹅卵者,阴疝也,亦宜去寒。若小儿偏坠者,食积也,宜消食行气。此属脾,不属肝。[按]睾丸有二,左属水,故寒收则血泣而下注左丸;右属火,故气郁则湿聚而下注右丸。患左者,属寒,痛多肿少;患右者,痛少肿多,属湿。不可不知也。"

【论治法】

治疗当辨寒热虚实,寒则温散,热则清化。临床总以疏肝、健脾、益肾、除湿为主。兼瘀者化瘀,兼热者泄热。

一、散寒逐水

《脉因证治·卷四·疝》:"水疝因醉过内,汗出遇风湿之气,聚于囊中。其状肾囊肿痛如水晶,或痒搔出黄水,小腹或按之作水声,阴汗,治宜逐水。"

《济阳纲目·卷七十六·疝气·论》:"久而无子,水疝,其状肾囊肿痛,阴汗时出,或囊肿而状如水晶,或囊痒而搔出黄水,或少腹中按之作水声,得于饮水醉酒,使内过劳,汗出而遇风寒湿之气,聚于囊中,故水多,令人为卒疝,宜以逐水之剂下

之……水疝加猪苓、泽泻以逐水。"

《玉机微义·卷二十四·诸疝门·七疝名状》:"水疝,其状肾囊肿痛,阴汗时出,或囊肿,而状如水晶,或囊痒而操其黄水,或少腹中按之作水声,得于饮水醉酒,使内过劳,汗出而遇风寒湿之气聚于囊中,故水多,令人为卒疝,宜以逐水之剂下之。有漏针去水者,人多不得其法。"

《苍生司命·卷六(利集)·疝气证·七疝见症》:"水疝者,肾囊肿痛,阴汗时出,或囊肿如水晶,或囊痒而搔出黄水,或小腹按之作水声。得之于饮水醉酒使内,劳汗出而遇风寒湿之气聚囊中,故水冷,令人为水疝,宜当逐水。"

《推求师意·卷之下·疝》:"水疝,肾囊肿痛,阴汗时出,囊肿如水品,或囊痒搔出黄水,或小腹按之作水声,得之饮水醉酒,使内过劳,汗出而遇水寒,湿气聚于囊中,故水多令人为卒疝,宜以逐水之剂下之。"

《心印绀珠经·卷下·演治法第七》:"夫疝,乃厥阴肝之经,肾与膀胱之部分也。水疝者,因冬月涉水,其状囊肿痛痒,搔之则黄水出,治法宜禹功散或三花神祐丸下之。寒疝者,因触冒风雪,坐卧砖石,其囊肿坚硬如石,大痛,治法宜禹功散或三花神祐丸下之。血疝者,因肝肾积热,其状脐之两傍肿痛,俗云便毒,治法当以当归玉烛散下之。筋疝者,因淫欲太过,其状阴茎溃痛,或血或脓,俗云下疳疮,治法先以泻心汤下之,后以黄连轻粉为末傅之。惟有狐疝之病,俗云奔豚气;癫疝之病,俗云下部病;气疝之病,俗云偏坠,最难治也。"

《保命歌括·卷之十六·疝气》:"水疝者,其状肾囊肿痛,阴汗时出,或囊肿状如水晶,或囊痒而搔出黄水,或小腹按之作水声。得于饮水醉酒,使内过劳,汗出而遇风寒湿之气,聚于囊中,故水冷,令人为卒疝。宜以逐水之剂下之。[按]水疝初得之,宜辨疑加味五苓散,或五苓散煎汤吞四神丸主之。病久者,实则泻之,宜茴香楝实丸;虚则补之,宜安肾丸、夺命丹主之。"

《古今医鉴·卷之十·疝》:"水疝者,肾囊肿痛,阴汗时出,囊或肿如水晶,或痒而搔出黄水,或小腹按之作水声,得于饮食醉饱,使内过劳也,汗出而遇风寒湿气聚于囊中,故多水也,宜禹功散、三花神佑丸、导水丸逐水之剂下之。"

《赤水玄珠·第十五卷·疝气门》:"水疝,其

状肾囊肿痛,阴汗时出,或囊肿而状如水晶,或囊痒而燥出黄水,或小腹中按之作水声。得于饮水酒醉,使内过劳,汗出而遇风寒湿之气,聚于囊中,故水多,令人为卒疝,宜以逐水之剂下之,有漏针去水者,人多不得其法。"

《医学原理·卷之九·疝门·论》:"水疝肾囊肿痛,时出阴汗,或囊肿如水晶,或囊痒而出黄水,或小腹按之作水声。其由或得醉酒饮水,或房劳汗出,而为风寒湿气乘之,聚于腹中而作,治法宜以驱风散寒之剂为主治之。"

《明医指掌·卷六·疝证八》:"水疝者,囊肿如水晶,阴汗痒,搔出黄水,或小腹按之作水声。得于醉酒行房,汗出遇风,寒湿结于囊中,以逐水之剂下之。"

《医灯续焰·卷九·疝气脉证第六十四·张子和七疝状》:"水疝,其状肾囊肿痛,阴汗时出,或囊肿而状如水晶,或囊痒而搔出黄水,或少腹中按之作水声。得于饮水、醉酒,使内过劳,汗出而遇风寒湿之气,聚于囊中,故水多,令人为卒疝。宜以逐水之剂下之。有漏针去水者,人多不得其法。宜腰子散、五苓散、仲景牡蛎泽泻散之类。"

《病机沙篆·卷下·疝》:"二曰水疝,肾囊肿痛,阴汗如流,囊如水晶,或出黄水,或小腹之内,按之如水,得之醉而使内,汗出当风,湿邪注于囊中,宜逐水之剂下之。"

《冯氏锦囊秘录·杂症大小合参卷十四·方脉肿胀合参·禹功散》:"治寒湿水疝,阴囊肿胀,大小便不利,囊如水晶,阴汗不绝,谓之水疝。盖得之醉后而使内湿热乘肾虚而流入也。大小便不通,湿郁为热而胀秘也。"

《顾松园医镜·卷十三·书集·疝》:"谓囊冷坚硬,阴茎不举,或连睾丸而痛,曰寒疝,治宜温散。囊肿光亮,阴汗时出,或按少腹作水声,曰水疝,治宜除湿。"

《奉时旨要·卷三木属·疝》:"水疝者,囊肿阴汗,或状如水晶,痒而出水,风湿也,宜逐水。"

《杂病广要·内因类·附病》:"水疝,其状肾囊肿痛,阴汗时出,或囊肿而状如水晶,或囊痒而搔出黄水,或少腹中按之作水声。得于饮水醉酒,使内过劳,汗出而遇风,寒湿之气聚于囊中,故水多,令人为卒疝。宜以逐水之剂下之,有漏针去水者,人多不得其法……水疝即疝之属……一种水

疝,皮色光亮,无热。无红肿痛,有时内有聚水,宜用针从便处,引去水气则安。"

二、清热利湿

《外科正宗·卷之三·下部痈毒门·囊痈论第三十三》:"又一种水疝,皮色光亮,无热无红,肿痛有时,内有聚水,宜用针从便处引去水气则安。如肿痛日久,内脓已成胀痛者,可即针之;内服十全大补汤加山茱萸、牡丹皮、泽泻治之,间以六味地黄丸服之亦愈。"

《吴氏医方汇编·第五册·囊痈》:"如酒后入房,汗出作肿,时痛时痒,按小腹内有水声,名曰水疝。又有囊肿痛,以热手熨之稍缓,乃虚寒所袭而然,名曰阴疝。二者之患,不可作疡症论。"

《一见能医·卷之六·病因赋中·七般疝气病在厥阴》:"水疝,肾囊肿大,阴汗不绝者,外用伏龙肝(即灶心泥)掺之,内服升阳除湿汤。筋疝,茎筋掣痛,挺胀不堪,此因眷女(御女也)之故也,用黑豆甘草汤,水煎服。"

【论用方】

一、常用治水疝方论

1. 论五苓散

《医方集宜·卷之四·诸疝门·治法》:"水疝宜逐水,宜用加味五苓散、牵牛汤。"

《保命歌括·卷之十六·疝气》:"水疝者,其状肾囊肿痛,阴汗时出,或囊肿状如水晶,或囊痒而搔出黄水,或小腹按之作水声。得于饮水醉酒,使内过劳,汗出而遇风寒湿之气,聚于囊中,故水冷,令人为卒疝。宜以逐水之剂下之。按水疝初得之,宜辨疑加味五苓散,或五苓散煎汤吞四神丸主之。病久者,实则泻之,宜茴香楝实丸;虚则补之,宜安肾丸、夺命丹主之。"

《医灯续焰·卷九·疝气脉证第六十四·张子和七疝状》:"水疝,其状肾囊肿痛,阴汗时出。或囊肿而状如水晶,或囊痒而搔出黄水,或少腹中按之作水声。得于饮水、醉酒,使内过劳,汗出而遇风寒湿之气,聚于囊中,故水多,令人为卒疝。宜以逐水之剂下之。有漏针去水者,人多不得其法。宜腰子散、五苓散、仲景牡蛎泽泻散之类。"

《医方集解·利湿之剂第十二·五苓散》:"周

扬俊曰：五苓为渴而小便不利者设，若不渴则茯苓甘草汤足矣，若但渴则四苓足矣……本方加川楝子，治水疝。"

《医学传灯·卷下·疝气·七疝症治》："水疝者皮色光亮，状如水晶，脉来弦数者，病为阳水。宜用龙胆泻肝汤，恐其肿痛不消，必致作脓。脉沉细缓者，又为阴水，宜用五苓散。"

《疡科心得集·卷中·辨囊痈悬痈论》："又有一种水疝，肿痛而皮色光亮，无热无红，内有聚水，宜用针针之，引去水气则安，内服五苓等利湿之药。"

2. 论禹功散

《心印绀珠经·卷下·演治法第七》："夫疝，乃厥阴肝之经，肾与膀胱之部分也。水疝者，因冬月涉水，其状囊肿痛痒，搔之则黄水出，治法宜禹功散或三花神祐丸下之。"

《金匮翼·卷八·疝症统论·逐水之剂》："醉后饮水过多，脾气不化，则流入下焦，或房劳汗出入水，肾气不治，则渗入胅囊，此水疝之源也。子和以导水、禹功，治蔡参军疝痛，泻水三十余行，肿痛立消，盖必决去其水而疝乃愈。若杂进姜、附，水湿为燥热所壅，则三焦闭塞，水道不行，而肿痛益甚矣。"

3. 论活命饮

《吴氏医方汇编·第五册·囊痈》："此症属胆肾二经湿热下注，甚至脓溃皮开，睾丸悬露。不可专用克伐之剂，宜活命饮随症加减用治之。"

4. 论龙胆泻肝汤

《证治准绳·疡医卷之四·下部·囊痈》："一人年逾三十，阴囊湿痒，茎出白物如脓，举则急痛，此肝疝也。用龙胆泻肝汤而愈。阴茎或肿，或缩，或挺，或痒，皆宜此药治之。"

《类证治裁·卷之七·疝气论治》："水疝囊如水晶，湿痒出水，加味五苓散去术，或肾气丸。筋疝茎痛筋急，或挺纵不收，龙胆泻肝汤。"

5. 论茴楝五苓散

《大方脉·杂病心法集解卷四·疝症门·治法》："治膀胱气及水疝，尿闭不通，用茴楝五苓散、交加汤。"

二、治水疝常用方

1. 茴楝五苓散（《大方脉·伤寒杂病医方

卷六·医方祛寒门》）

治膀胱水疝，小水不利。

酒炒小茴 川楝 土炒白术 茯苓 猪苓 泽泻（各一钱） 桂心（五分） 葱白（五寸）

临服调盐少许。

2. 治疝通用方《苍生司命·卷六利集·疝气证·疝气方》

治疝。

川楝子（一钱） 青皮 玄胡 橘子（各八分） 陈皮 小茴 柴胡（各七分） 胆草 黄柏 山楂 神曲（各五分） 荔核（二个，打碎） 姜（一片）

寒疝，加吴萸一钱，乌头八分，去黄柏；水疝，加猪苓、泽泻、苍术、荔枝核；筋疝，加大茴、黄连、连翘各七分泻心火；血疝，加桃仁、红花、没药各八分；气疝，加乌药、香附各八分，去茴香；狐疝，加乌药八分、草蔻五分，与气疝同治；癫疝加苍术、白芷、川芎各七分。

3. 升阳除湿汤（《医方考·卷五·七疝门第五十九》）

治水疝肾囊肿大，阴汗不绝。

柴胡 羌活 苍术 黄芪（各一钱五分） 防风 升麻 藁本 炙甘草（各一钱） 蔓荆子（七分） 当归 独活（各五分）

4. 牵牛汤（《医方集宜·卷之四·诸疝门·治方》）

治水疝。

黑牵牛 青皮 茴香 泽泻 木香 槟榔

白水煎服。

5. 茴香楝实丸《保命歌括·卷之十六·疝气·治疝诸方》

治水疝，痛不可忍及小肠气痛。

川楝子（炒） 茴香（炒） 山茱萸（去核） 食茱萸（炒） 青皮 吴茱萸（炒） 陈皮 芫花（醋炒，减半） 马兰花（各等分）

上药为末，醋糊丸如梧桐子大。每服三十丸，空心温酒下。

6. 夺命丹（《保命歌括·卷之十六·疝气·治疝诸方》）

治水疝，肾肿硬，日渐长，阴间湿痒，抓成疮者。

吴茱萸（四制用酒、醋、盐汤、童便各浸一宿，

一斤）　泽泻（焙干,二两）

上为细末,酒糊为丸如梧桐子大。每服五十丸,空心盐汤下。

7. 安肾丸〔《保命歌括·卷之十六·疝气（附小肠气）·治疝诸方》〕

治肾虚不足,膀胱虚冷,致成水疝。

川乌（炒）　辣桂（各二两）　茯苓　石斛（酒炒）　白术　白蒺藜（炒,去刺）　巴戟肉　苁蓉（酒洗,焙）　萆薢　山药　破故纸（炒）　桃仁（炒,去皮尖,各六两）

上为细末,炼蜜丸如梧桐子大。每服五七十丸,空心盐汤下。

8. 四神丸（《保命歌括·卷之十六·疝气·治疝诸方》）

治肾冷,水疝胀痛。

吴茱萸（用酒醋浸,同上制）　大香附（杵净,各一两）　荜澄茄　木香（各半两）

上药为末,粳糊丸梧桐大。每服七十丸,用五苓散,入连根葱白一寸,灯芯七茎,煎汤下。

9. 伏龙肝掺法（《医方考·卷五·七疝门第五十九》）

灶心土

以此物细末,掺之肾囊。

10. 禹功散（《冯氏锦囊秘录·杂症大小合参卷十四·方脉肿胀合参》）

治寒湿水疝,阴囊肿胀,大小便不利,囊如水晶,阴汗不绝。

黑牵牛（四两）　茴香（一两,炒）

上药为末。每一钱,姜汁调下;或加木香一两。此足少阴、太阳药也。牵牛辛烈能达右肾命门,走精隧行水泄湿,兼通大肠风秘气秘;茴香辛热温散,能暖丹田,祛小肠冷气,同入下焦以泄阴邪也。

11. 大黄皂刺汤（《杂病心法要诀·卷四·诸疝治法》）

治膀胱水疝尿不利。

大黄　皂刺（各三钱）

酒煎服。

12. 导气汤（《成方切用·卷六下·祛寒门》）

治寒疝疼痛。此治疝之通剂也。

川楝子（四钱）　木香（三钱）　茴香（二钱）　吴茱萸（一钱,汤泡）

长流水煎。

13. 桃仁当归汤（《金匮翼·卷八·疝症统论·和血之剂》）

治疝因瘀血作痛。

桃仁（去皮,二钱）　当归梢（酒洗）　延胡索（各一钱半）　川芎　生地黄　赤芍药　吴茱萸　青皮（醋炒,各一钱）　牡丹皮（八分）

水二盅,姜三片,煎八分,食前服。

14. 宣胞丸（《金匮翼·卷八·疝症统论·逐水之剂》）

治外肾肿痛。

黑牵牛（半生半热,取头末,一两）　川木通（炒,一两）　青木香（一两,用盐鳖七枚同炒香）

上为细末,酒糊为丸如梧子大。每服三十丸,温酒下。

15. 腰子散（《杂病源流犀烛·卷十一奇经八脉门·七疝源流·治七疝方三十七》）

治水疝。

黑丑　白丑

并炒,等分,取头末,猪腰子批开,入药末三钱,川椒五十粒,小茴香百粒,以牵牛末遍掺之,湿纸包扎好,煨令香熟。空心,温酒嚼下,取下恶物便愈。

16. 鸡屎白散（《金匮要略浅注·卷八·跌蹶手指臂肿转筋狐疝蛔虫病脉证治第十九》）

治转筋入腹者。

鸡屎白

为末,取方寸匕,以水六合和,温服。

17. 加味五苓散（《类证治裁·卷之七·疝气论治·附方》）

治水疝。

猪苓　茯苓　白术（各一两）　泽泻（八钱）　茴香（四钱）　肉桂（钱半）

上药为末。每服四钱,加盐八分,水煎,日三服。

18. 五苓散（《杂病广要·内因类·寒疝》）

治摄聚疝气。

连根葱白（二寸）　灯心（十茎）　盐炒茴香（一撮）　川楝子（三个,去核）

煎汤调下,大效。

19. 加减柴苓汤（《杂病广要·内因类·寒疝》）

治诸疝,此和肝肾顺气消疝治湿之剂。

柴胡 半夏 茯苓 甘草 白术 泽泻 猪苓 山楂 山栀(炒) 荔枝核(各等分)

上哎咀。水二盅,姜三片,煎至八分,空心服。

20. 夺命丹(《杂病广要·内因类·寒疝》)

治远年近日小肠疝气,偏坠搐疼,脐下撮痛,以致闷乱及外肾肿硬,日渐滋长,阴间湿痒,抓成疮。

吴茱萸(一斤,去枝梗,四两酒浸,四两酢浸,四两汤浸,四两童子小便浸,各一宿,同焙干) 泽泻(二两,去灰土)

上为细末,酒煮面糊丸如梧桐子大。每服五十丸,空心食前盐汤或酒下,神妙不可具述。

21. 青木香散(《增订通俗伤寒论·证治各论·伤寒夹证·夹疝伤寒》)

治疝气初病在气分之间,聚则塞痛,高突攻冲;散则鸣响,上嗳气,下泄气而休。

青木香 槟榔(各二钱) 川楝子三钱 淡吴萸 炮川乌 小茴香(各一钱)乌药 橘核 木通(各钱半) 降香八分 公丁香四分 食盐少许

生研为末,以酒水各半,葱白五枚,煎汤调送之。

22. 七制金铃子丸(《增订通俗伤寒论·证治各论·伤寒夹证·夹疝伤寒》)

治癫疝、水疝。

大川楝子(四十九个,分七处,每处七个,各以酒浸胀取起,俟干秤) 小茴香(五钱) 阿魏(三钱) 破故纸(三钱) 黑丑(三钱) 槟榔(三钱) 巴豆肉(十四粒,去衣) 斑蝥(十四个,去头足)

各以炒川楝子七个,炒至焦黑为度;惟巴豆、斑蝥,炒后拣去不用,余药与川楝子共研末,再加肉桂、广木香、香附各三钱。上药合为细末,酒面糊为丸梧子大。空心,每服三十丸,青盐汤送下,日一服。

23. 治水疝验方

1)《文堂集验方·卷二·疝气》

治水疝。

苍术(八两,米泔水浸一宿,晒干,用生姜八两、葱白四两,捣炒苍术干,去葱姜不用) 茴香(八两,用生姜汁四两浸一二宿后,用盐炒燥) 吴茱萸(汤泡三五次,焙燥,二两)

共为细末,捣葱白成膏为丸桐子大。每服五十丸,空心温酒下。

治湿疝阴丸作痛。

艾叶 紫苏叶 川椒

上药同炒热拌匀,乘热用绢袋盛夹囊下,勿令走气,冷即易之。

2)《华佗神方·卷四·华佗统治诸疝神方》

华佗统治诸疝神方。

蜀椒(四分) 桔梗 芍药 干姜 厚朴(炙) 细辛 附子(炮,各二分) 乌头(炮,一分)

上末之,蜜和丸如大豆。服三丸至七八丸,日三。

【论用药】

1. 地肤子

《本草述钩元·卷九·隰草部·地肤子》:"地肤子气味苦甘寒,入足太阳经。治膀胱热,利小便,补中益精气。强阴,疗阴卵癫疾,散疝瘕,去热风、头目风热、皮肤中热气。与阳起石同服,主丈夫阴痿不起。诸病虚而多热者,加地黄、牡蛎、地肤、甘草。地肤子味苦寒,得太阳寒水气化,盖太阳之气,上及九天,下彻九泉,外弥肤腠。地肤上治头目,下利水疝,外去皮肤热气。服之病去,必小水通长,为外征也。(不远)能使人身生气,敷布在表,有宜义,有开义。当入太阳,太阳为开故也。"

2. 茯苓

《医碥·卷之四·杂症·疝》:"水疝有一丸渐小,竟消尽成独丸者,沉沉牵小腹作痛,水疝汤:白茯苓、萆薢、泽泻、石斛、车前各二钱,临卧及五更各一服。外用带须葱一大把,煎汤洗睾丸,频添热汤,以手挪之,即在汤内撒尿,其病易去。若囊破水流,灶心土糁之。"

《医学刍言·疝证》:"一曰水疝,囊肿出水,宜萆薢、茯苓、半夏、橘皮、苡仁等。"

3. 猪苓

《医学入门·外集卷四·杂病分类·外感》:"水疝,囊肿如水晶,或囊痒而流黄水,阴汗自出,小腹按之作水声,得于醉酒行房,遇外邪结于囊中。筋疝,阴茎肿胀,或挺长不收,或痛痒至极,得于房劳……水疝,加猪苓、泽泻以逐水。"

《万氏家抄济世良方·卷三·疝》："水疝肾囊肿痛，阴汗时出，囊或肿如水晶得于饮水，醉酒者加泽泻、猪苓、茯苓。"

4. 商陆

《本草汇言·卷之五·草部·商陆》："商陆，疏利脏腑，行决水气之药也。（《别录》）故前人主治水肿、水疝，十种水病，喉闭不通，小便胀急；赤者敷痈疽疔毒，拔根出头。此药寒而沉降，疏泄峻利，急如奔裂，与大戟、甘遂，盖异种同功。如胃虚阳弱人，服之立毙，非气结水壅，急胀不通者，不可轻用。"

【医论医案】

一、医论

《疡医大全·卷二十四前阴部·疝气偏坠门主论》

水疝者，囊肿痛而状如水晶，阴汗时出，痒瘙而出黄水，小腹按之而作水声，此必得之于醉酒房劳，汗出遇风，湿热乘虚流结囊中，二便胀秘不通也……陈实功曰：水疝，肾囊皮色光亮，无热无红，肿痛有时，内有聚水，宜用针从便处引出水气自安。如肿痛日久，内脓已成，胀痛者可即针之，内服十全大补汤加山萸肉、丹皮、泽泻。

《叶选医衡·卷下·七疝解》

水疝者，肾囊肿大，阴汗不绝，得之饮水，醉后劳于使内。盖饮水醉酒，则湿气胜。劳于使内，则肾气虚，肾虚则湿胜而流攻者，势也，故令阴囊肿大如水晶，阴汗不绝，如罅漏也。《经》云：下者举之。又云：风能胜湿，宜升阳除湿汤主之。

《诊余举隅录·卷上·疝痛新久虚实证》

《内经》云：任脉为病，男子内结七疝，冲疝、狐疝、癫疝、瘕疝、㿉疝、水疝、厥疝是也。又有偏坠、膀胱气、小肠气，其病亦与疝等。或因寒积，或因湿热，或为气，或为血，或为虚。或为实，治之者，明辨无讹，可矣。

《儿科萃精·卷二·初生门·初生阴囊过大》

小儿新生，阴囊甚大，名曰胎疝，日后长成，恐变水疝。古法俟儿过满月后，遇端午日午时，以脚盆盛热水，安于中堂，随抱小儿将阴囊放水内一浸，再将小儿在于中门槛上中间一搁，其阴囊上之

水，印痕于槛，将艾火在槛上湿印处烧三次，其囊逐渐收小，其效如神。

二、医案

《普济方·卷二百四十七·疝门·总论》

律科王敏之病寒疝，脐下结聚如黄瓜，每发绕腰间，痛急不能忍。戴人先以舟车及猪肾散下四五行，觉药绕脐三五次而下，其泻皆水也。猪肾、甘遂皆苦寒。《经》言以寒治寒，万举万全。但下后忌饮冷水及寒物，宜食干物，以寒疝本是水故也。即日病减八分，食进一倍。又数日以舟车丸百余粒，通经散四五钱服之，利下。候三四日，又服舟车丸七八十粒，猪腰散三钱，乃行步如常矣。

一僧疝病发作，冷气上贯齿，下贯肾，紧若绳挽两睾，时肿时冷。戴人诊两手脉细而弱，断之曰：秋脉也。此因金气上下伐肝木，木畏金未伸，故病如是。肝气磅礴而能下荣于睾丸，故其寒实非寒，木受金制，传之胃土，胃为阳明，故上实齿病，非齿之自病。肝木，心火之母也。母既不伸，子亦屈伏，故下冷而水化。《经》曰：木郁则达之，土郁则夺之。令涌四次，果觉气和，睾丸痒而暖。戴人曰：气已入睾中矣。以茴香术术之药接连服，首尾一月而愈。《澹疗方》治疝气发作，痛不可忍：真科五苓散一帖，连根葱白一寸，灯心七茎，煎汤吞下青木香丸五十粒即效。又法，青木香丸二百粒，斑蝥七枚（去首翼），为粗末，用瓦铫于文武火上，同炒令木香微香，却以瓷碟盖药铫，放冷处，少时去斑蝥，取木香丸二服，空心茴香酒吞下。屡试之，有验也。

《立斋外科发挥·卷七·囊痈》

一男子阴囊肿，状如水晶，时痛时痒，出水，小腹按之作水声，小便频数，脉迟缓，此醉后饮水，入房汗出，遇风寒湿毒，乘聚于囊为患，名水疝也。先以导水丸二服，腹水已去，小便如常，再饮胃苓散，倍用白术、茯苓，更用气针引去积水而瘳。

《证治准绳·疡医卷之四·下部·囊痈》

一人年逾四十，阴囊肿痛，以热手熨之少缓，服五苓散不应，尺脉迟软，此下虚寒邪所袭而然，名曰阴疝，非疮毒也。治以蟠葱散少可，更服葫芦巴丸而平。

一人年逾三十,阴囊湿痒,茎出白物如脓,举则急痛,此肝疝也。用龙胆泻肝汤而愈。阴茎或肿,或缩,或挺,或痒,皆宜此药治之。

《诊余举隅录·卷上·疝痛新久虚实证》

宁波孙某,患疝症,据述腰以下,牵引作痛,丸囊皆肿,午前轻,午后重。病经四年,屡治不效。余切其脉,虚数细弱,知是下焦湿浊,未能早除,留恋四年,真元受损已极,非大为补正,更佐温化不可。用十全大补汤加川楝子、橘核、吴萸为方,数十服而愈。丙申春,王君舒仲患左丸偏坠,有筋作痛,牵连及腰,脉来沉数,尺较有力,知是湿热蕴伏下焦,非急为清化不可。余用大力军汤加川黄柏、制僵蚕为方,十数服而愈。

《也是山人医案·疝》

宗,十一岁,稚年阴囊肿大,小溲通利。此属水疝,开太阳以驱邪。川桂木五分,桑白皮一钱五分,姜皮四分,汉防己一钱五分,苡仁二钱,茯苓皮三钱,厚朴一钱。

《陈莲舫医案·卷中·十六水疝》

左。水疝胀大出水,脉见濡细,治以疏和。白术、香附、鹿角霜、带皮苓、半夏(姜炒)、吴萸、官桂、煨木香、建曲、白芍、甘杞、新会、青荷梗、枣。

左,二十九。据述疝胀溃头,流水郁郁,大致水疝之象。治以疏和,兼顾寒热。茅术皮、米仁、橘核、香附、枳壳、茯苓、荔核、小朴、萆薢、川楝、青皮、豆卷、荷叶。

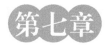

皮肤病

皮肤病是发生于皮肤和皮肤附属器官疾病的总称，是中医外科学的重要组成部分。常于邪气相搏于皮肤之间，血脉之内，聚而不散而变生，因其皮损形态和发病部位不同而名称各异。最常见的症状是瘙痒，其次是疼痛，此外尚有灼热、麻木、蚁行感等自觉症状。就临床表现而言，有急性和慢性之分。一般急性皮肤病的多由外风所致，故有症状游移不定、泛发而起病迅速的特点，可有风寒、风热、风湿的不同。慢性皮肤病则多因病情日久，迁延难愈，进而使气血失和、脏腑失调、邪毒结聚而致生风、生湿、化燥、致虚、致瘀、化热、伤阴等。临床急性者大多为实证，慢性者以虚证为主。

皮肤病病证繁多，病因病机复杂。临床常见多种外感病因兼夹致病，或内伤与外感兼夹在一起。然归纳起来不外乎内因、外因两类。外因主要是六淫；内因主要是七情内伤、饮食劳倦和肝肾亏损等。故而临床病证或为实证，或为虚证，或虚实夹杂。

依据皮肤病的病因病机、皮损特点、患者体质、病情轻重，多采用辨证论治、内外合治的原则进行治疗，以期达到早日康复的目的。因皮肤病多是全身性疾病在皮肤上的外在表现，亦可由皮肤上的局部刺激而引起全身性病变。

中医治疗皮肤病主张"治外必本诸内"，局部与整体并重。治疗方法分内治和外治两大类，在临床应用时必须根据患者的体质情况及不同的致病因素和皮损形态，然后拟定内治和外治的法则。

本章仅介绍部分临床常见病及代表性疾病，如热疮、蛇串疮、疣、癣、湿疮、瘾疹、疥疮，供临床及科研工作者参考。

第一节

热 疮

热疮是热盛于肌肤引起的疮疹，初起赤根白头瘭汁出，甚者腐为脓血，或痛或痒。又称"热气疮"，俗称"火燎疮"。西医指发热后或高热过程中在皮肤黏膜交界处所发生的急性疱疹性皮肤病。其临床特点是皮损为成群的水疱，有的互相融合，自觉灼热瘙痒，多在一周后痊愈。

【辨病名】

中医文献中，本病尚有"热气疮""肥疮""火烧疮"之谓。

《肘后备急方·卷五·治卒阴肿痛㿉卵方第四十二》："又阴疮有二种：一者作白脓出，曰阴蚀疮，二者但亦作疮，名为热疮。"

《诸病源候论·疮病诸候·热疮候》："夫诸阳气在表，阳气盛则表热。因运动劳役，腠理则虚而开，为风邪所客，风热相搏，留于皮肤则生疮。初作瘭浆黄汁出，风多则痒，热多则痛。血气乘之则多脓血，故名热疮也。"

《备急千金要方·卷二十二·痈肿毒方·瘭疽第六》："凡热疮起，便生白脓黄烂，疮起即浅，但出黄汁名肥疮。"

《普济方·卷二百七十二·诸疮肿门·诸疮》："神心郁躁，遍身发疮，多出脓血，赤烂如火，曰热疮。"

《普济方·卷二百七十四·诸疮肿门·热疮》："凡热疮起，便生白脓，黄烂疮起即浅，但出黄汁，名肥疮。"

《疡医大全·卷三十五诸疮部（下）·热疮门主论》："李东垣曰：热疮遍身发疮，脓血赤烂如丹,儼如火烧疮。"

【辨病因】

本病主要由感受外邪、情志内伤、热毒内蕴,或饮食不洁、素体劳倦等因素引起。除此之外,小儿遍身热疮者多由胎毒引起。

《验方新编·卷十·小儿科杂治·胎毒》:"初生数月或一二岁内,头面忽生热疮,甚至延及遍身,此胎毒也。"

《疑难急症简方·卷四·外科·诸疮毒类分》:"小儿头面,或遍身生热疮者是胎毒。"

【辨病机】

本病多由素体热蕴,复感风热邪毒,阻于肺胃二经,肺胃热盛,蕴蒸皮肤,循经而发;或因情志内伤,肝气郁结,久而化火,肝经火毒蕴积,或恣食辛辣刺激之品,脾胃功能失调,湿热内生下注,阻于阴部而成疮;又因热邪侵扰机体日久,正虚邪恋,反复发作,耗伤津液,遇发热、受凉、经期或过劳等情况,正气愈损,伏邪循经而发所致。

一、素体热蕴,风热上扰

《圣济总录·卷第一百三十三·热疮》:"论曰:热疮本于热盛,风气因而乘之,故特谓之热疮。盖阳盛者表热,形劳则腠疏,表热腠疏,风邪得入,相搏于皮肤之间,血脉之内,聚而不散,故蕴结为疮。"

《黄帝素问宣明论方·卷三·风门·诸风总论》:"又曰:风寒热,诸疾之始生也。人之腑腑,皆风之起。谓火热,阳之本也。谓曲直动摇,风之用也……或大人小儿风热疮疥,及久不愈者。"

二、气郁化火,热毒蕴结

《小品方·卷第十·治风热毒肿(热疮)诸方》:"有风热毒相薄为肿,其状先肿,焮热,上生瘭浆如火烁者,名风热毒也。治之如治丹毒法也。热疮者,起疮便生白脓是也。"

《普济方·卷三百八十一·婴孩诸疳门·疳疮》:"人自孩提以至弱冠,潮热发疮,皆是疳气使然。盖疳虫耗其精体,蚀其皮肤,体虚肤空,疳热流注,遂致遍身热疮,发歇无已。"

《仲景伤寒补亡论·卷二十·斑疮瘾疹一条》:"温毒斑即成疮,古人谓毒热疮也。舍是又安得别有热毒一疮。"

三、风热相搏,湿热下注

《重订广温热论·第一卷·热病热疮候》:"表有风湿与热气相搏,则身体生疮痒痛而脓汁出,甚者一瘥一剧。"

【辨病证】

热疮初发为赤根白头,轻者瘭浆汁出,重者疮口遍出脓血。不外乎风热与风毒,热少于风则痒,热盛于风则痛而肿,毒盛者赤烂如火。

《仁斋直指方论·卷之二十四·诸疮·诸疮方论》:"诸疮虽不能害人,然浸淫无已,亦有多年不获愈者,此皆心肾不济,饮食不节,肠胃停留,以致风毒与血气搏,凝滞于肌肉之间而发露也,其名目疗治有异焉……或心神郁躁,遍身发疮,多出脓血,赤烂如火,曰热疮。"

《医经小学·卷之四·病机第四》:"热疮初发,赤根白头瘭汁出,甚者腐为脓血,或痛或痒。"

《普济方·卷二百七十四·诸疮肿门·热疮》:"赤根白头,轻者瘭浆汁出,甚者腐为脓血。热少于风则痒,热盛于风则痛而肿。"

《医便·医便提纲》:"热疮遍身发出脓血赤烂,或火丹如火烧。"

【论治法】

《太平惠民和剂局方·附:指南总论·卷中·论中风证候》:"论诸风热上攻面生热疮者,可与驱风丸、龙虎丹、排风汤、胡麻散、何首乌散、羌活丸、川芎丸、白龙丸、芎犀丸。或如虫行,可与追风散。"

《太平惠民和剂局方·卷下·论痈疽诸证》:"论恶疮、疥癣。一切无名恶疮,漏疮、臁疮、冷疮,久年不愈者,可与桃仁散、麒麟散、保安膏贴之;风毒热疮,一名肾脏风,疮汁脓胞湿烂浸淫者,可与何首乌散、四生丸、胡麻散、四顺饮;大便秘者,与皂荚煎丸、桃仁散,以滑肌散敷之;遍身生疮瘙痒,或生瘾疹者,先服通大便药,可与皂荚煎丸、神功丸、麻仁丸、何首乌散、四顺饮、四生丸、消风散、胡麻散、滑肌散、黄芪丸、白龙丸。疮干痛者,与玉龙摩风膏;汤火烧成疮者,与佛手散。疥痘顽癣,与

809

摩风膏、白龙丸、滑肌散、清心丸。"

《幼科折衷·下卷·诸疮》:"有遍身糜烂成片,甚至烦躁衣不可着,盖风火内郁于阳明,流毒于外,名曰风热疮,用百解散加五和汤,入何首乌、荆芥、白芷煎服,及牛蒡汤。疏涤肠胃,解散风热,其疮自愈,不致再生。外敷以四黄散及连麻散。"

《外治寿世方·卷四·儿科·五色丹游》:"婴孺风疹,在皮肤不出,及热疮丹毒。慎火苗叶(五两)、和盐(三两)同绞汁。以热手磨涂,日再。"

【论用方】

1. 升麻膏

1)《肘后备急方·卷五·治痈疽妒乳诸毒肿方第三十六》

疗丹毒肿热疮。

升麻　白蔹　漏芦　芒硝(各二两)　黄芩　枳实　连翘　蛇衔(各三两)　栀子(二十枚)　蒴藋根(四两)

十物切,舂令细,纳器中,以水三升,渍半日,以猪脂五升煎令水竭,去滓,敷之,日五度,若急合,即水煎,极验方。

2)《小品方·卷第十·治丹疹毒肿诸方》

治丹疹诸毒肿热疮。

升麻(二两)　黄芩(二两)　栀子(二十枚)　白蔹(二两)　漏芦(二两)　枳实(三两,炙)　连翘(二两)　朔藋根(四两)　芒硝(二两)　蛇衔(三两)

凡十物切,舂碎细细,以水三升,渍半日,以猪脂五升煎令水气竭,去滓,敷诸丹毒肿热疮上,日三。若急须之,但合水即煎之。

2. 甘家松脂膏(《肘后备急方·卷五·治瘑癣疥漆疮诸恶疮方第三十九》)

治热疮,尤𡉋脓,不痂无瘢方。

松脂　白胶香　薰陆香(各一两)　当归　蜡(各一两半)　甘草(一两)

并切猪脂、羊肾脂各半合许,生地黄汁亦半合,以松脂等末,纳脂膏、地黄汁中,微火煎令黄,下腊绞去滓。涂布,贴疮极有验。甘家秘不能传,此是半剂。

3. 天麻汤(《备急千金要方·卷二十三·痔漏方·肠痈第二》)

用天麻草切五升,以水一斗半煮取一斗,随寒

热分洗乳,以杀痒也。此草叶如麻,冬生夏着花,赤如鼠尾花也。亦洗浸淫黄烂热疮,痒疽湿阴蚀,小儿头疮,洗竟敷膏散。

4. 苦参汤(《千金翼方·卷第十一·小儿·小儿杂治法第二》)

治小儿头面热疮。

苦参(八两)　大黄(三两)　蛇床子(一升)　芍药(三两)　黄芩(二两)　黄柏(五两)　黄连(三两)　菝葜(一斤)

上八味切,以水三斗煮取一斗半,洗之。日三度,大良。《千金》治上下偏身生疮。

5. 硝石膏方(《外台秘要·卷第三十·恶肿一切毒疮肿方一十八首》)

治一切热疮肿。

硝石(一斤)　生麻油(三升)

上二味,先煎油令黑臭,下硝石,缓火煎,令如稠饧,膏成,以好瓷器中收贮,以涂贴疮肿,或热发服少许妙,用好酥煎更良。忌生血物。

6. 钩藤汤

1)《外台秘要·卷第三十五·小儿惊悸方二首》

治小儿壮热,时气惊悸,并热疮出方。

钩藤　人参　蚱蝉(炙)　子芩(各一分)　蛇蜕皮(三寸,炙)　龙齿(四分)　防风　泽泻(各二分)　石膏(一两,碎)　竹沥(三合)

上十味切,以水二升并竹沥,煎取七合,细细服之,以瘥为度。

2)《圣济总录·卷第一百七十·小儿惊悸》

治小儿壮热,时气惊悸,并热疮出。

钩藤(一两)　人参(一两)　蚱蝉(微炙,去翅足,一两)　黄芩(去黑心,一两)　蛇蜕皮(微炙令黄色,三寸)　龙齿(研如粉,一两)　防风(去叉,半两)　泽泻(半两)

上八味,粗捣筛。一二岁儿,每服一钱匕,水半盏,入竹沥半合,石蜜少许,同煎至四分,去滓,分温二服,空心午后各一。更量儿大小,以意加减。

7. 千金漏芦汤(《外台秘要·卷第三十六·小儿痈肿方二首》)

治小儿热毒、痈疽,赤白诸丹毒、热疮、疖。

漏芦(用叶,一分)　升麻(一分半)　连翘(一分)　白蔹(一分)　甘草(炙,一分)　芒硝

（一升）　枳实（炙，一分半）　麻黄（去节，一分半）　黄芩（一分半）　大黄（四分）

上十味，以水一升煮取五合。儿生一日以上至七日，取一合分三服；生八日至十五日，取一合半分三服；生十六日至二十日，取二合分三服；生二十余日至三十日，取三合分三服。

8. 白藓皮散（《太平圣惠方·卷第六十四·治热疮诸方》）

治遍身热毒疮，及皮肤瘙痒，烦躁。

白藓皮（半两）　子芩（半两）　川升麻（半两）　玄参（半两）　白蒺藜（半两，微炒，去刺）　桔梗（半两，去芦头）　防风（半两，去芦头）　前胡（半两，去芦头）　百合（半两）　甘草（半两，炙微赤，锉）　栀子仁（半两）　马牙硝（一两）　麦门冬（一两半，去心，焙）　茯神（半两）

上药捣细罗为散。每于食后，以薄荷汤调下二钱。

9. 黄连散（《太平圣惠方·卷第九十·治小儿头面身体生疮诸方》）

治小儿头面、身体生热疮。

漏芦（一分）　当归（一分，锉，微炒）　黄柏（一分，锉）　黄连（一分，去须）　五倍子（一两，烧令烟尽）　麝香（一分，细研）　腻粉（二分，研入）

上药捣细罗为散，入研了药，更研令匀。每用时，先暖盐浆水洗疮令净，拭干，以生油调稀稠得所，涂于疮上；如已干处，即不再涂；余湿赤处，即更涂之，以干瘥为度。涂药后，未得洗之。

10. 黄芩散（《太平圣惠方·卷第九十·治小儿热疮诸方》）

治小儿热疮，生于身体。

黄芩（三分）　川升麻（一两）　石膏（一两）　甘草（半两，炙微赤，锉）　玄参（半两）　柴胡（一两，去苗）　川大黄（一两，锉碎，微炒）

上药捣粗罗为散。每服一钱，以水一小盏煎至五分，去滓，放温。量儿大小，分减服之。

11. 枳壳散（《太平圣惠方·卷第九十·治小儿热疮诸方》）

治小儿身上生热疮，心躁，皮肤焮痛。

枳壳（半两，麸炒微黄去瓤）　甘草（半两，炙微赤，锉）　黄连（半两，去须）

上药捣细罗为散。每服以蜜水调下半钱。量

儿大小，加减服之。

12. 黄芩膏（《太平圣惠方·卷第九十·治小儿热疮诸方》）

治小儿热疮，黄脓出。

栀子仁（一两）　川升麻（一两）　犀角屑（三分）　蛇衔（一两）　蓝叶（五合，切）　生地黄（二两）　黄芩（一两）

上药细锉，以猪脂一斤半，同入铛内，于微火上，煎十余沸，滤去滓，膏成，于瓷盒中盛。涂于故帛上，贴之。

13. 黄柏散（《太平圣惠方·卷第九十一·治小儿疥诸方》）

治小儿疥，及身上热疮并治之。

黄柏（一两，锉）　黄连（一两，去须）　赤小豆（一两）　臭黄（一两）　水银（半两）　硫黄（一两，与水银结为砂子）

上药捣罗为末，与臭黄水、银砂子同研令细，用生油调，日三涂之。

14. 葛粉散（《太平圣惠方·卷第九十一·治小儿夏月痱疮诸方》）

治小儿夏月痱疮及热疮。

葛粉（三两）　甘草（一两，生，锉）　石灰（一两，炒）

上药捣罗为末。以绵揾扑于疮上，以瘥为度。

15. 牛蒡叶羹方（《太平圣惠方·卷第九十六·食治中风诸方》）

治中风，心烦口干，手足不遂，及皮肤热疮。

牛蒡叶（一斤，肥嫩者）　酥（一两）

上药以汤煮牛蒡叶三五沸，令熟，滤出，于五味中重煮作羹，入酥食之。

16. 麦门冬汤（《圣济总录·卷第一百三十三·热疮》）

治体卒生热疮。

麦门冬（去心，焙，二两）　豉（炒，一分）　人参（三分）　桑根白皮（锉，一两半）　桂（去粗皮，半两）　甘草（炙，锉，一两）

上六味，粗捣筛。每服五钱匕，用水一盏半，葱白三寸切，同煎至一盏，去滓，空心服，晚再服。

17. 二参丸（《圣济总录·卷第一百三十三·热疮》）

治热疮。

玄参　乌头（裂炮，去皮脐）　何首乌（各二

两） 苦参（二两） 丁香（一分）

上五味，捣罗为末，面糊丸如梧桐子大。每服二十丸至三十丸，空心盐汤下，日三。

18. 木兰皮膏（《圣济总录·卷第一百三十三·热疮》）

治热疮。

木兰皮 芍药 射干 蛇床子（各一两） 白芷 黄连（去须，各一两半） 黄柏（去粗皮） 黄芩（去黑心） 狼牙 山栀子（各一两） 猪脂（二斤）

上十一味，除脂外，细锉如麻豆大。先熬脂令沸，下药煎候白芷黄赤色，以绵滤去滓，瓷合盛。涂疮上，日三五度即瘥。

19. 黄连汤洗方（《圣济总录·卷第一百三十三·热疮》）

治热不散，体生细疮，并热不已。

黄连（去须，四两） 芒硝（四两）

上二味，先将黄连以水一斗煎取七升，去滓下芒硝，乘温洗疮上，冷即再暖洗，日三五遍，以瘥为度。

20. 蛇床子散涂敷方（《圣济总录·卷第一百三十三·热疮》）

治热疮。

蛇床子 干地黄（各半两） 苦参（洗） 大黄（生） 木通（锉） 白芷（洗） 黄连（去须，各一两） 狼牙（半两）

上八味，捣罗为散。旋取腊月猪脂调，涂敷疮上，日三五度。

21. 大黄散涂敷方（《圣济总录·卷第一百三十三·热疮》）

治热疮。

大黄（生为末） 硝石（研，各半两） 黑胶（一分）

上三味，先捣大黄、硝石为末，用醋半合，熔胶烊，调散子如糊，涂敷患上，日三五度即瘥。

22. 硝石水渍方（《圣济总录·卷第一百三十三·热疮》）

治热疮，疼痛不可忍。

硝石（研末）

上以纸拈作绳，如指大，累起团肿上，取硝石填令满，以匙抄新汲冷水，浇令湿，候觉寒冷不痛即止。日三四遍，瘥为度。

23. 生地榆根汤洗方（《圣济总录·卷第一百三十三·热疮》）

治热疮。

生地榆根（二斤，洗切）

上一味，细锉。以水一斗煎取五升，去滓温洗疮上，冷即温，日二度即瘥。

24. 内塞散方（《圣济总录·卷第一百三十三·热疮》）

治大疮热退，脓血不止，疮中肉虚疼痛，排脓。

防风（去叉） 白茯苓（去黑皮） 白芷 桔梗（锉，炒） 远志（去心） 甘草（炙，锉） 人参 芎䓖 当归（切，焙） 黄芪（锉，炒，各一两） 桂（去粗皮，半两） 附子（二个，炮裂，去皮脐） 厚朴（去粗皮） 生姜（炙，三分） 赤小豆（五合，酒浸熬之）

上一十四味，捣罗为散。调下二钱匕，日三夜一。

25. 人参汤（《圣济总录·卷第一百七十·小儿惊悸》）

治小儿壮热惊悸，并热疮出。

人参（三分） 茯神（去木，半两） 龙齿（研如粉，一两） 钩藤（一分） 蚱蝉（去足头翅，微炙，二枚） 麦门冬（去心，焙，一两） 杏仁（去双仁、皮尖，麸炒令熟，一两半） 蛇蜕皮（微炙令黄，二寸）

上八味，粗捣筛。一二岁儿，每服一钱匕，水半盏煎至三分，去滓，入牛黄一豆许大，分温二服，空心午后各一。量儿大小，以意加减。

26. 飞乌膏散（《妇人大全良方·卷之二十三·产后妒乳方论第十四》）

用烧朱砂作水银上黑烟（名细粉者，三两，熬令焦燥） 矾石（三两，烧粉）

上二味，以绢筛了，以甲煎和之，令如脂，以敷乳疮，日三。作散者不须和，有汁自着可用散。亦敷诸热疮、黄烂浸淫汁疮、蜜疮、丈夫阴蚀痒湿、诸小儿头疮、疳蚀、口边肥疮、蜗疮等，并以此敷之。

27. 蛾黄散（《严氏济生方·口齿门·口论治》）

治赤白疮疼唇破，兼治热疮。

黄柏（去皮） 寒水石（烧）

上各等分。为细末，干贴口疮上，涂唇上。兼治诸疮较迟者。

28. 竹茹膏(《严氏济生方·疥癣门·疮疥论治》)

治黄疮热疮。

真麻油(二两) 青木香(半两) 青竹茹(一小团) 杏仁(二十粒,去皮尖)

上用药入麻油内,慢火煎令杏仁色黄,去滓,入松脂末半两,熬成膏子。每用少许擦疮上。

29. 紫草膏(《仁斋直指方论·卷之二十四·诸疮·诸疮证治》)

治热疮。

紫草茸 黄连 黄柏 漏芦(各半两) 赤小豆 绿豆粉(各一合)

上捣细,入麻油为膏。日三敷。

30. 惺惺散(《太平惠民和剂局方·卷之十·治小儿诸疾》)

治小儿风热疮疹,伤寒时气,头痛壮热,目涩多睡,咳嗽喘粗,鼻塞清涕。

瓜栝根 人参 细辛(去叶) 茯苓(去皮) 白术 甘草(炙) 桔梗(各一两半)

上件同杵罗为末。每服一钱,水一小盏,入薄荷三叶,同煎至四分,温服。如要和气,即入生姜煎服,不计时候。

31. 黄连散(《普济方·卷四百八·婴孩诸疮肿毒门·头面身体生疮》)

治小儿头面、身体生热疮。

黄连(一两,去须) 蛇床子(二两,微炒) 黄蘗(一两,锉) 胡粉(半两,炒令黄色)

上罗为散。若头上身上生疮,以生油调如泥涂之;若面上生疮,以猪脂涂之。

32. 缘云散(一名平肺缘云散,《肘后方》)(《普济方·卷二十八·肺脏门·肺脏风毒生疮》)

治肺脏风毒疮,热疮大风疾。

天麻(一两) 蝉壳(一两) 皂荚(去皮,酥炙令黄焦去子,三两)

上为末,用精羊肉研烂和捣,丸如梧桐子大。每服二十丸,荆芥汤下。

33. 补元散(《普济方·卷三十二·肾脏门·肾脏风毒流注腰脚》)

治肾脏风下注,多生热疮,或头目虚肿,日渐瘦黄。

威灵仙(去芦) 防风(去芦) 巴戟 何首乌(去黑皮) 黄芪(锉) 白附子 蒺藜(炒,去角) 白花蛇(去皮骨,酒炙) 白僵蚕(炒) 晚蚕沙(炒,各半两)

上为散。每服一钱,温酒调下,早晨、日午临卧服。

34. 四黄散(《普济方·卷二百七十七·诸疮肿门·汤火疮》)

治汤泼火烧,热疮疼痛。

大黄 黄连 黄柏 黄芩 白芨(各等分)

上为末,水调成膏,以鸡翎时刷。

35. 防风当归散(《普济方·卷二百九十·痈疽门·疖》)

治诸般疮疖等毒热疮。

防风(半两) 甘草节(半两) 赤芍药(半两) 绵黄芪(半两) 当归(半两) 白芷(半两) 左缠藤(半两) 皂角刺(半两) 肉桂(阴证用一两,阳证用半两) 大黄(阳证用半两,阴证用一钱)

上㕮咀。水四碗,砂瓶内煎至两碗,入好酒一碗,再煎一碗,放温作数起服,内皂角刺、左缠藤,加众药五倍。

36. 软青膏(《普济方·卷三百十四·膏药门》)

治一切风热疮,又治小儿头疮。

沥青 黄蜡(各十两) 巴豆(十四个) 芝麻油(十两)

上先将沥青、黄蜡熬成汁,入巴豆不住手搅,候巴豆焦黑,去巴豆不用;次入腻粉二钱,再搅极匀,候冷,敷疮上。

37. 柳枝当归膏(《普济方·卷三百十四·膏药门》)

治一切热疮。

当归尾(去细梢,水浸去土,一两) 杏仁(汤去皮尖,一百个) 黄丹(细研水飞,六两) 肥嫩柳枝(二两半,切如一寸,水洗净令干) 肥嫩桃枝(一两半,洗净令干) 芝麻油(一斤)

上件先令油热,下柳桃枝熬令半焦,以绵裹当归、杏仁,同熬至桃柳枝黑焦为度;去药滓,滤油澄清,净抹去铫子中滓秽令净;再上火令沸,旋入黄丹,熬滴水中不散为度。或只于纸上摊,令不透纸为度。

38. 木香膏(《普济方·卷三百十五·膏药

门·颠扑伤折方》)

治一切打扑伤损，瘼肿疼痛，滞血不散。并远年近月疮肿，遍身热疮。并可贴神效。

木香(碎切) 槟榔(捶切) 当归(薄切，各一分)

上使清油四两，煎上件药，令焦黄色，漉出；以新绵滤过，不使滓，却将油入黄丹一两在内，入铛中；文武火重炼，以柳枝箸不住手搅，候烟白，滴一二滴在水碗内，以手取丸之不泥手，膏得成丸，即倾出也。

39. 四生散(《寿世保元·卷九·外科诸症》)

治遍体热疮。

白附子 黄芪 羌活 沙苑蒺藜

上各等分，为末。每服三钱，用猪腰子破开入药，湿纸包裹煨熟，细辛煎汤下。风癣，酒下。

40. 白附子散(《医灯续焰·卷十八·面·附方》)

治面上热疮似癣，或生赤黑斑点。

白附子 密陀僧 白茯苓 白芷 定粉(等分)

上为末。先用萝卜煎汤洗面净，后用羊乳调，至夜敷患处，次早洗去，效。

41. 凉血消风散(《外科大成·卷四不分部位小疵·无名肿毒·痱》)

治热疮，痱子，疮疥，瘾疹，赤斑。

当归 生地 知母 石膏 苦参 牛蒡子 蝉蜕 胡麻 防风 荆芥 苍术(各一钱) 木通 甘草(各五分)

水二钟煎八分，服。

42. 龙胆丸(《三指禅·卷三·小儿疳脉论》)

治疳脑热疮。

龙胆草 升麻 苦楝根皮 赤茯苓 防风 芦荟 油发灰 青黛 黄连

炼蜜为丸。

【论用药】

1. 飞廉

《本草经集注·草木下品·蜚廉》："味苦，平，无毒。主治骨节热，胫重酸疼；头眩顶重，皮间邪风如蜂螫针刺，鱼子细起，热疮、痈疽、痔、湿痹；止风邪咳嗽，下乳汁。"

《名医别录·下品·卷第三·飞廉》："味甘、

酸，无毒。止脓血，诸瘘，恶疮，热疮，消酒，除消渴，补绝伤，产后内塞。可作金疮膏。生桐柏及腕胸，二月、八月采根，曝干。"

2. 山豆根

《景岳全书·卷之四十八大集·本草正(上)·蔓部》："研汁，涂诸热毒、热疮肿痛，及诸虫热毒所伤。"

3. 井中苔及萍

《本草经集注·草木中品·井中苔及萍》："大寒。主治漆疮，热疮，水肿。井中蓝，杀野葛、巴豆诸毒。"

4. 田螺肉

《本草纲目·介部第四十六卷·介之二·田螺》："生浸取汁饮之，止消渴。捣肉，敷热疮。(藏器)"

5. 地榆

《本草经集注·草木下品》："味苦、甘、酸，微寒，无毒。主治妇人乳痓痛，七伤，带下十二病，止痛，除恶肉，止汗，治金疮。止脓血，诸瘘恶疮，热疮，消酒，除消渴，补绝伤，产后内塞，可作金疮膏。生桐柏及宛胸山谷。二月、八月采根，曝干。"

《本草详节·卷之三·草部·地榆》："主吐血、鼻血、尿血、痢血、肠风，月经不止、血崩及诸热疮。"

《要药分剂·卷九·涩剂·地榆》："主妇人带下、五漏、止痛、止汗、除恶肉、疗金疮。《本经》：止脓血、诸瘘、恶疮热疮，消酒除渴。"

6. 刘寄奴

《本草蒙筌·卷之三·草部下·刘寄奴草》："味苦，气温，无毒。下气止心腹急痛，下血却产后余疾。消焮肿痈毒，灭汤火热疮。"

《本草新编·卷之三(角集)·刘寄奴》："刘寄奴味苦，气温，无毒。入心、脾、膀胱之经。下气，止心腹痛，下血消肿，解痈毒，灭汤火热疮，并治金疮。"

7. 芜荑

《证类本草·卷第十三·芜荑》："主五脏、皮肤、肢节邪气。又热疮，捣和猪脂涂，瘥。"

《本草述钩元·卷二十三·芜荑》："气味苦辛温平。主皮肤肢节，中风毒淫淫如虫行，杀虫止痛。治积冷气心腹症痛，妇人子宫风虚，小儿疳泻冷痢，得诃子豆蔻良，和猪胆脂。涂热疮，和蜜。"

8. 芦荟

《景岳全书·卷之四十九大集·芦荟》："味大苦,性大寒。气味俱厚,能升能降。除风热烦闷,清肺胃郁火,凉血清肝明目,治小儿风热急惊癫痫,五疳热毒,杀三虫,及痔漏、热疮。"

9. 青黛

《证类本草·卷第九·青黛》："味咸,寒,无毒。主解诸药毒,小儿诸热,惊痫发热,天行头痛寒热,并水研服之。亦摩敷热疮恶肿,金疮,下血,蛇、犬等毒。"

《景岳全书·卷之四十八大集(上)·隰草部》："味微咸而寒,性与靛青大同。解诸热毒虫毒,金疮热疮,或干掺,或以水调敷。"

10. 青鱼胆

《本草纲目·鳞部第四十四卷·鳞之三·青鱼》："点暗目,涂热疮。(《开宝》)"

《本草易读·卷八·青鱼胆》："苦,寒,无毒。点目消赤肿障翳,咽津吐喉痹痰涎。涂火热疮,疗鱼骨鲠。"

11. 茺蔚

《本草纲目·草部第十五卷·草之四·茺蔚》："主一切痈疮:妇人妒乳乳痈,小儿头疮,及浸淫黄烂热疮,疥疽阴蚀。"

12. 柏木

《证类本草·卷第十二·柏木》："柏皮,主热疮疱起,虫疮,痢下血,杀蛀虫,煎服主消渴。"

13. 麸

《证类本草·卷第二十五·小麦》："《日华子》云:麸,凉。治时疾,热疮,汤火疮烂,扑损伤折瘀血,醋炒贴罨。"

14. 梓白皮

《名医别录·下品·卷第三·梓白皮》："无毒。主治目中患。生河内。又,皮,主吐逆胃反,去三虫,小儿热疮,身头热烦,蚀疮。汤浴之,并封薄散敷。嫩叶,主烂疮也。"

15. 葛根

《证类本草·卷第八·葛粉》："味甘,大寒,无毒。主压丹石,去烦热,利大小便,止渴。小儿热痞,以葛根浸捣汁饮之良。陈藏器《拾遗》云:用于小儿热疮妙。"

《要药分剂·卷八·轻剂·葛根》："主消渴。身大热……敷小儿热疮。"

16. 滑石

《本草易读·卷八·滑石》："热疮遍身出黄水,风毒也。为末敷之。"

17. 酪

《新修本草·卷第十五·(兽上)·酪》："味甘、酸,寒,无毒。主热毒,止渴,解散发利,除胸中虚热,身面上热疮、肌疮。"

18. 蓝实

《证类本草·卷第七·蓝实》："陈藏器云:苏云菘蓝造淀,按淀多是槐蓝、蓼蓝作者,入药胜槐蓝。淀寒,敷热疮,解诸毒。滓,敷小儿秃疮。热肿初作,上沫堪染如青黛解毒。小儿丹热,和水服之。"

【医论医案】

《本草图经·兽禽部卷第十三·诸鸡》

刘禹锡《传信方》云:乱发鸡子膏,主孩子热疮。鸡子五枚,去白,取黄,乱发如鸡子许大,二味相和,于铁铫子中,炭火熬,初甚干,少顷即发焦,遂有液出,旋取,置一瓷碗中,以液尽为度,取涂热疮上,即以苦参末粉之。顷在武陵生子,蓐内便有热疮发于臀腿间,初涂以诸药及他药无益,日加剧,蔓延半身,状候至重,昼夜啼号,不乳不睡,因阅本草至发髲,《本经》云:合鸡子黄煎之,消为水,疗小儿惊热下痢。〔注〕云俗中妪母为小儿作鸡子煎,用发杂熬,良久得汁,与小儿服,去痰热,主百病。用发,皆取父梳头乱者。又检鸡子,《本经》云:疗火疮,因是用之,果如神,立效。其壳亦主伤寒劳复,见深师方。取鸡子空壳碎之,熬令黄黑,捣筛,热汤和一合,服之,温卧,取汗出愈。

《证类本草·卷第三·硝石》

《陈藏器拾遗序》:头疼欲死,鼻内吹消末愈。兵部手集服丹石人有热疮,疼不可忍方;用纸环围肿处,中心填硝石令满,匙抄水淋之。觉甚不热疼,即止。

《泗溪医案·畏寒》

洞庭卜夫人,患寒疾,有名医进以参、附,日以为常,十年以来,服附子数十斤,而寒愈剧,初冬即四面环火,绵衣几重,寒栗如故。余曰:此热邪并于内,逼阴于外。《内经》云:热深厥亦深。又云:热极生寒。当散其热,使达于外,用芦根数两,煎清凉疏散之药饮之,三剂而去火,十剂而减衣,常服养阴之品而身温。逾年,附毒积中者尽发,周身如火烧,服寒凉得少减,既又遍体及头、面、口、鼻俱生热疮,下体俱腐烂,脓血淋漓。余以外科治热毒之法治之,一年乃复。以后年弥高而反恶热,与前相反。如不知其理,而更进以热药,则热并于内,寒并于外,阴阳离绝而死,死之后,人亦终以为阳虚而死也。

第二节

蛇串疮

蛇串疮好发于胸胁腰背,有干湿不同、红黄之异,皆如累累珠形。干者色红赤,形如云片,上起风粟,作痒发热;湿者色黄白,水疱大小不等,作烂流水,多有疼痛。相当于西医学的带状疱疹,是一种皮肤上出现成簇水疱,多沿一侧周围神经呈带状分布,痛如火燎的急性疱疹性皮肤病。

【辨病名】

本病首见于《诸病源候论·疮病诸候·甄带疮候》:"甄带疮者,绕腰生。此亦风湿搏血气所生,状如甄带,因以为名。"因其好发于腰部,又名缠腰火丹,亦称为火带疮、蛇缠疮、蛇窠疮。

《证治准绳·疡医卷之四·腰部·缠腰火丹》:"或问:绕腰生疮,累累如珠何如?曰:是名火带疮,亦名缠腰火丹。"

《外科大成·卷二分治部上(痈疽)·腰部》:"缠腰火,一名火带疮,俗名蛇串疮。初生于腰,紫赤如疹,或起水泡,痛如火燎。"

《疡医大全·卷三十幼科诸疮部·白蛇串门主论》:"申斗垣曰:白蛇串即白蛇缠,生于腰间,两头如蛇形,两头相合则必不能救矣(《启玄》)……窦汉卿曰:白蛇串即白蛇缠,又名蛇窠疮。(《全书》)"

《杂病源流犀烛·卷二十七·腰脐病源流》:"蛇缠疮亦往往生腰间,如蛇盘之状。"

《文堂集验方·卷四·外科》:"(蛇窠疮)即缠腰火丹,小疮如麦大,千百缠腰如蛇形。"

《外科证治全书·卷一·痈疽部位名记》:"于腰为肾俞发,为蛇串、缠腰火丹。"

《验方新编·卷十一·痈毒诸症·游风丹毒》:"又有腰间红肿一道,名缠腰丹,又名缠蛇疮。"

《外科备要·卷一》:"缠腰火丹,俗名蛇串疮,有干湿不同,红黄之异,皆如累累珠形。"

【辨病因病机】

本病多由情志内伤,肝气郁结,久而化火,肝经火毒蕴结,挟风邪上窜于头面而发;或挟湿邪下注于阴部及下肢;火毒炽盛者多发于躯干。年老体弱者常因血虚肝旺,湿热毒蕴,导致气血凝滞,脉络阻塞不通,以致疼痛剧烈,病程迁延。本病初期以湿热火毒为主,后期是正虚血瘀兼夹湿邪为患。

《外科心法要诀·卷四·腰部·缠腰火丹》:"缠腰火丹蛇串名,干湿红黄似珠形,肝心脾肺风热湿,缠腰已遍不能生。"

《杂病源流犀烛·卷二十七·腰脐病源流》:"缠腰火丹者,即火带疮,由心肾不交,肝火内炽,流入膀胱,缠于带脉,故腰间生疮,累累如珠,如束带者然。"

《幼科概论·论小儿之游风丹毒》:"又有腰间红肿一圈,名缠腰,甚毒火甚更,是心包及内肾有毒热感风邪而成,其发甚速,顷刻伤生,无法救治也。"

【辨病证】

蛇串疮之证型,主要有心肝风火证,脾肺湿热证,肝火妄动证,还有毒火攻心之危急证型。

《验方新编·卷十九·腰部·缠腰火丹》:"俗名蛇串疮,有干、温不同,红、黄之异,如累累珠形;干者,色红形如云片上起风粟,作痒发热,此心肝二经风火,治宜龙胆泻肝汤,外敷如意金黄散;湿者,色黄白,串起小泡,大小不等,溃流黄水,较干者多疼,此脾肺二经湿热,治宜除湿胃苓汤。若单生腰胁,系肝火妄动,宜服柴胡清肝汤。其丹上小泡,用针穿破,外用柏叶散敷之。若不急治,缠腰已遍,毒气入脐,令人膨闷,毒气入心,令人呕哕,急服清心散、护心丸救解。"

【论治法】

治疗蛇串疮有内治法和外治法,内治主要运用疏风泻热、解毒除湿之法,外治多用药粉涂敷,也有烧灼之法。

《仁术便览·卷四·疥癣疮》:"治蛇窠疮,走动疼痛,内服雄黄、靛花水调各一钱;外用雄黄、靛花各一钱,蜈蚣一条,共研细末,水调敷效。"

《外科正宗·卷之四·杂疮毒门·火丹第七十九》:"腰胁生之,肝火妄动,名曰缠腰丹,柴胡清肝汤;外以柏叶散、如意金黄散敷之。"

《痘疹心法要诀·卷二·痘形并证治门·缠腰》:"[注]腰为肾候,痘宜稀疏。若连珠环绕,名曰缠腰,此毒伏于肾也。治以攻毒为主,宜用归宗汤治之。"

《杂病源流犀烛·卷二十七·腰脐病源流》:"缠腰火丹者……急宜服药以解之(宜仙方活命饮),壮实者下之(宜内疏黄连汤),外用清热解毒药敷之。不早治,毒由脐入,亦膨胀死也。蛇缠疮亦往往生腰间,如蛇盘之状(宜醋调雄黄末涂之,仍酒调服)。"

《验方新编·卷十九·腰部·缠腰火丹》:"蛇串丹救急方:此症起在腰间,生小红点,成片发痒,甚者身中发热,若不早治,渐渐生开,两头相接,毒即攻心,不治。急用灯火周围打数焦,止其生开。内服:云苓、甘草、柴胡、牛蒡子、黄柏、银花各钱半,羌活、枳壳、桔梗、川芎各一钱,薄荷五分,水煎服。外用:侧柏叶炒黄五钱,蚯蚓粪不拘多少,黄柏、大黄五钱,赤小豆三钱,共研细末,用猪胆汁调搽即愈。"

【论用方】

一、蛇串疮外用方

1. 柏叶散(《验方新编·卷二十四·外科敷贴汇方》)

治蛇串缠腰。

炒焦柏叶 干蚯蚓粪 大黄 黄柏 赤小豆(各五钱) 雄黄 轻粉(各三钱)

共研细末,麻油调搽。

2. 蛇串疮外用验方

1)《普济方·卷二百七十九·诸疮肿门·丹毒》:"用黄柏、朴硝为末,水调涂之。治火焰丹、缠腰丹。"

2)《仁术便览·卷四·疥癣疮》:"一方治蛇窠疮:先用雄黄末搽,如有白泡再用海金沙末搽好。"

3)《外科启玄·卷之十二·疠风部》:"治蛇窠疮方:用蜈蚣不拘多少,入真香油内瓷瓶收贮搽之,不二次即愈。亦治诸恶疮。"

4)《验方新编·卷十九·腰部·缠腰火丹》:"缠腰火丹,如带围住发红,用龙胆草研末,柿漆调敷。又,缠腰疮,腰生红瘤,两边生红筋,围至脐不救,用陈京墨,水磨浓,和雄黄末涂之。"

5)《鲟溪秘传简验方·溪外治方选卷上·腰门》:"蛇缠疮:糯米嚼烂,和盐敷。"

二、蛇串疮内治方

1. 化斑解毒汤(《外科正宗·卷之四·杂疮毒门》)

治三焦风热上攻,致生火丹,延及遍身痒痛者。

玄参 知母 石膏 人中黄 黄连 升麻 连翘 牛蒡子(各等分) 甘草(五分)

水二钟,淡竹叶二十片,煎八分,不拘时服。

2. 除湿胃苓汤(《外科正宗·卷之四·杂疮毒门》)

治脾、肺二经湿热壅遏,致生火丹作烂疼痛者。

防风 苍术 白术 赤茯苓 陈皮 厚朴 猪苓 山栀 木通 泽泻 滑石(各一钱) 甘草 薄桂(各三分)

水二钟,灯心二十根,煎八分,食前服。

3. 解毒泻心汤(《疡科捷径·卷上·腰部·缠腰火丹》)

缠腰火丹,干燥疼痛者用。

防风 川连 牛蒡 黑栀 元参 荆芥 淡芩 石膏 滑石 生草 通草 知母 水煎服。

4. 除湿逐丹汤(《外科证治全书·卷三·腰部证治》)

治蛇串白泡。

防风(五钱) 苍术(三钱) 赤苓(五钱) 陈皮(一钱) 厚朴(一钱) 山栀(三钱) 甘草(三分) 白术(三钱) 薄桂(三钱)

水煎服,连服数剂,丹退而愈。

5. 蛇串疮内治验方(《普济方·卷二百七十二·诸疮肿门》)

治蜂窠、缠腰等疮。

当归(二钱)　没药(一钱半)　乳香(半钱)　白芍药(三钱)

上为细末。每服一钱,水一中盏煎至七分,去滓温服,日二;妇人酒煎。疮既发不须用;疮痨者加人参、木香;妇人加赤芍药。

【论用药】

1. 芸薹子

《证治准绳·幼科集之三·心脏部一·疮疡》:"治小儿诸丹,遍身如火,缠腰,即杀人。芸薹子(不以多少)研细,酒调饮,兼涂丹上。一方,以酒研细,温服,无时。"

2. 原蚕砂

《本草备要·鳞介鱼虫部·原蚕砂》:"(原蚕砂)燥湿,去风。又新瓦炙为末,少加雄黄,麻油调敷,治蛇串疮。"

3. 蚯蚓

《本草单方·卷十七·外科》:"恶疮蛇缠疮毒。水缸底蚯蚓一条,连泥捣敷即愈。"

4. 雄黄

《世医得效方·卷第十九疮肿科·诸疮·肾脏风痒疮十方》:"蛇缠疮,用雄黄为末,醋调涂;仍用酒服。凡为蛇伤及蜂虿、蜈蚣、毒虫、颠犬所伤皆可用。"

【医案】

《本草纲目拾遗·卷四·草部中·翠羽草》

嘉庆癸亥,予寓西溪吴氏家,次子年十五,忽腹背患起红瘰,蔓延及腰如带,或云蛇缠疮,或云丹毒,乃风火所结,血凝滞而成。予疑其入山樵采染虫毒,乃以蟾酥犀黄锭涂之,不效,二三日瘰愈,大作脓,复与以如意金黄散敷之,亦不效。次日,疮旁复起红晕,更为阔大,有老妪教以用开屏凤毛,即翠云草也,捣汁涂上,一夕立消。此草解火毒如此,又不特治血神效也。

《陈莘田外科方案·卷五·缠腰火丹》

陈,幼。暑湿热袭郁三焦,左缠腰火丹毒起泡,作痛蔓延无定,蒸热胸闷,大便阻闭,小溲难短少,舌浊,脉左濡右弦,邪郁未达。拟疏泄法。

《临证一得方·卷三上下身内痛部·缠腰火丹》

缠腰火丹已经泡溃,延漫未止,加之忍痛,气滞脉络不舒,清蕴兼理气。淡黄芩、元参、草郁金、制香附、全蒌皮、桑白皮、白芷、金银花、六一散、左秦艽。

疣

疣是一种发生于肌表的良性赘生物,常于风邪博于肌肤而变生,或肝虚风燥,筋气不荣所致。初起小如粟米,渐大如黄豆,突出皮面,色灰白或污黄,蓬松枯槁,状如蕊,数目多少不一,少则一个,多则数十个,挤压时则有疼痛,碰撞或摩擦时易出血。又名疣疮、瘊子、千日疮。

【辨病名】

本病因其皮损形态和发病部位不同而名称各异,如发于手背、手指、头皮等处者,称"疣目""千日疮""枯筋箭""瘊子""疣疮"或"悔气疮";发于胸背部有脐窝的赘疣,称"鼠乳"。

一、疣目

《诸病源候论·瘿瘤等病诸候·疣目候》:"疣目者,人手足边忽生如豆,或如结筋,或五个,或十个,相连肌里,粗强于肉,谓之疣目。"

《诸病源候论·小儿杂病诸候六·疣目候》:"人有附皮肉生、与肉色无异,如麦豆大,谓之疣子,即疣目也。"

《太平圣惠方·卷第四十·治疣目诸方》:"夫疣目者,是人手足边忽生如豆,或如结筋,或五个,或十个,相连而生,在肌上粗强于肉,谓之疣目也。"

《太平圣惠方·卷第九十一·治小儿疣目诸方》:"夫小儿疣目者,由附着肉生,如麦豆大,与肉色无异,俗谓之疣子,即疣目也。亦有三数个相聚而生者。"

《圣济总录·卷第一百一·面齄·面体疣目》:"或在头面,或在手足,或布于四体。其状如豆如结,筋缀连数十,与鼠乳相类,故谓之疣目。"

《洞天奥旨·卷九·千日疮》:"千日疮生于人之手足上,一名疣疮,一名瘊子,一名悔气疮。"

《灵枢悬解·卷三·经络·经别》:"疣,赘瘤也。小者如指痂疥,如指上所生之疥粒也。”

二、千日疮、疣疮、瘊子、悔气疮

《外科启玄·卷之七·千日疮》:“一名疣疮,又名悔气疮。此疮如鱼鳞,生于人手足上,又名瘊子,生一千日自落,故名之。”

《洞天奥旨·卷九·千日疮》:“千日疮:生于人之手足上,一名疣疮,一名瘊子,一名悔气疮。状如鱼鳞排集,层叠不已,不痛不痒,生千日自落,故又以千日疮名之。”

三、枯筋箭

《外科正宗·卷之四·杂疮毒门·枯筋箭第九十七》:“枯筋箭,乃忧郁伤肝,肝无荣养,以致筋气外发。初起如赤豆大,枯点微高,日久破裂,趱出筋头,鬖松枯槁,多生胸乳间。”

四、鼠乳

《诸病源候论·瘿瘤等病诸候·鼠乳候》:“鼠乳者,身面忽生肉如鼠乳之状,谓之鼠乳。此亦是风邪搏于肌肉而变生也。”

【辨病因】

本病病因可有外伤、内伤之分,外伤多为风邪侵袭,内伤多因服用乳石致病。

一、风邪外袭

《诸病源候论·瘿瘤等病诸候·疣目候》:“谓之疣目,此亦是风邪搏于肌肉而变生也。”

《诸病源候论·小儿杂病诸候六·疣目候》:“此多由风邪客于皮肤,血气变化所成。”

《圣济总录·卷第一百一·面齇·面体疣目》:“论曰:风邪入于经络,气血凝滞,肌肉弗泽,发为疣目。”

二、服石致病

《普济方·卷二百八十二·痈疽门·总论》:“凡服乳石之人,常须小劳,怡悦神思。夫乳石之气,随开而行,遇闭而止,止则血脉凝涩,疮疣生焉。”

【辨病机】

本病病机,有风热血燥证、气虚血瘀证、湿热血瘀证三种。

一、风热血燥

《景岳全书·卷之四十七贤集·外科钤(下)》:“疣属肝胆经,风热血燥,或怒动肝火,或肝客淫气所致。”

二、气虚血瘀

《太平圣惠方·卷第六十一·痈疽论》:“随开而行,遇闭而止。止则血脉凝涩,疮疣生焉。”

《圣济总录·卷第一百九十一·针灸门·手太阳小肠经》:“手太阳之别,名曰支正。上腕五寸,内注少阴,其别者上走肘络肩髃,实则节弛肘废,虚则生疣,小者如指痂疥,取之所别也。”

《古今医统大全·卷之六十一眼科·原机启微论·血气不分混而遂结之病》:“《难经》曰:血为荣,气为卫,荣行脉中,气行脉外。此血气分而不混,行而不阻也明矣,故如云腾水流之不相杂也,大抵血气如此,不欲相混,混则为阻,阻则成结,结则无所去还,故隐起于皮肤之中,遂为疣病,然各随经络而见。”

《黄帝内经灵枢集注·卷二·经脉第十》:“《三因》曰:气虚不行则生疣。”

三、湿热血瘀

《针灸逢源·续刻·素问经文·风论》:“脾风之状,多汗,恶风,身体怠堕(惰同),四肢不欲动,色薄微黄,不嗜食;诊在鼻上,其色黄肾风之状;多汗恶风,面疣然浮肿,脊痛不能正立(骨衰),其色焰(音壹),隐曲不利。诊在肌上,其色黑。”

【论治法】

疣的治疗以外治为主,分为外敷和灸法两种。尚可依据病症,辅以清热解毒散结之剂,内外合治。

一、外敷法

《本草纲目·草部第十七卷·草之六·虎掌》:“身面疣子,醋调南星末涂之。(《简易方》)”

《本草纲目·草部第十七卷·草之六·续随子》:“黑子疣赘,续随子熟时涂之,自落。(《普济方》)”

《本经逢原·卷二·毒草部·天南星》:"《易简》治面生疣子:醋调南星末涂之,其新生之芽日由跋。"

《本经逢原·卷三·香木部·柏叶》:"柏脂治身面疣,同松脂研匀涂之,数日自落。"

二、灸法

《圣济总录·卷第一百九十四·治癣灸法》:"疣目,着艾炷疣目上,灸之,三壮即除。"

《针灸资生经·针灸资生经第七·癣疥疮》:"疣目:著艾炷疣目上灸之,三壮即除。支正,治生疣目。(《铜》)"

《普济方·针灸·卷十针灸门·伤寒》:"治热病,先腰胫酸,喜渴数饮食,身热项强痛,振寒,寒热,颈项肿。实则肘挛、头眩痛,虚则生疣,小者如疥。穴支正、少海。"

《普济方·针灸·卷十五针灸门·疣目》:"治手足勿生疣目(《资生经》):作艾炷如疣目大,灸三壮即除。"

《针灸聚英·卷二·玉机微义针灸证治·疮》:"身面疣瘤,《宝鉴》云:艾炷灸十壮。即用醋摩雄黄涂纸上,剪如螺蛳靥大,贴灸处,用膏药重贴,二日一易。候痒折出,纸如豆粉愈。"

《本草纲目·草部第十五卷·草之四·艾》:"身面疣目,艾火灸三壮即除。"

《本草求真·上编卷三·散剂·温散·大蒜》:"疣赘之类灸之,亦便成痂自脱,其效如神。"

《针灸集成·卷二·肉》:"灸法:疣目,支正灸之,即瘥。(《纲目》)凡赘疣、诸痣,当其上灸,三五壮即瘥。(《纲目》)"

《勉学堂针灸集成·卷二·外形篇针灸》:"疣目,支正灸之即差。凡赘疣、诸痣,当其上灸三五壮即瘥。"

【论用方】

一、治疣常用方

1. 涂敷乌头膏(《圣济总录·卷第一百三十二·疮肿门·诸恶疮》)

治二十种恶疮,及风疮、痔瘘等疮,疣子、黑痣疮肿、鹊面黯黵痤疖。

乌头(二十枚) 巴豆(三十枚) 藜芦(二

两) 大黄(三两)

上四味,同烧,捣研为末细罗。石灰一升,以染青汁和成膏,看病大小敷之,日二三易。

2. 疣目疮方(《世医得效方·卷第十二小方科·滞颐·疮毒》)

治遍身如鱼目,无脓,又名征房疮。

川长麻锉散,煎百一沸,入蜜一二匙,以瓷器盛。鹅翎蘸,拭疮上。

3. 防风散结汤(《原机启微·卷之下·附方》)

治目上下睑隐起肉疣,用手法除病后服之。

防风 羌活 白芍药 归尾(各五分) 红花 苏木(各少许) 茯苓 苍术 独活 前胡 黄芩(各五分) 炙草 防己(各六分)

作一服,水二盏煎至一盏,热服,渣再煎。

上方,以防风、羌活,升发阳气为君;白芍药、当归尾、红花、苏木,破凝行血为臣;茯苓泻邪气,苍术去上湿,前胡利五脏,独活除风邪,黄芩疗热滋化为佐;甘草和诸药,防己行十二经为使。病在上睑者,加黄连、柴胡,以其手少阴足厥阴受邪也;病在下睑者,加藁本、蔓荆子,以其手太阳受邪也。

4. 助阳活血汤(《眼科阐微·卷之四贞集·小儿眼症》)

大人眼睑无力,常欲睡闭,无疼痛而癍涩难开。此服寒凉太多,而真气不能通九窍也。宜用此方。小儿目上下睑癍起内疣,用手法除后,服。

炙甘草 黄芪 当归 防风(各一钱) 蔓荆子 白芷(各五分) 柴胡 升麻(各七分)

水二钟煎一钟,稍热服。

5. 防风散结汤〔《金匮启钥(眼科)·卷二·明经通治十八章》〕

治目上下睑隐起肉疣,用手法除病后服之。

防风 羌活 归尾 白芍(各六分) 红花 苏木 苍术 白茯苓 独活 前胡 黄芩(各五分) 甘草 防己(各四分)

上锉细,水煎热服。

6. 柏香丸新方(《银海指南·卷三·汤丸备要》)

专治胬肉板睛,或眼生血疣,神效异常。数服之后,胬肉即退。若血疣则不摘而自落,屡试屡验,用者珍之。

侧柏叶(同大黄拌蒸数次) 香附(制)

水法丸,每服二钱。

二、治疣验方

1)《备急千金要方·卷二十三·痔漏方·疥癣第四》

去疣目方:松柏脂合和涂之,一宿失矣。

又方,以石硫黄揩六七遍。

又方,以杏仁烧令黑,研膏涂上。

又方,以猪脂痒处揩之,令少许血出,即瘥。

又方,苦酒渍石灰六七日,滴取汁点疣上小作,疣即落。

又方,取牛口中涎,数涂自落。

又方,着艾炷疣目上,灸之三壮即除。

2)《外台秘要·卷第二十九·疣目方一十九首》

《肘后》疗疣目方:月晦日夜,于厕前取故草二七茎,茎研二七过,粉疣目上讫,咒曰,今日月晦疣惊,或明日朝乃弃,勿反顾之。

又方,取亡人枕若席物,以二七拭之,亡人近,弥易去也。

《集验》疗去疣目方:七月七日以大豆一合,拭疣目上三过讫,使病疣目人种豆,着南向屋东头第二雷中,豆生四叶,以热汤沃杀,疣目便去矣。(《千金》《肘后》《范汪同》)

《千金》去疣目方:取月十五日月正中时望月,以秃笤帚扫疣目上三七遍,瘥止。

又方,以蜘蛛网丝绕缠之,自落良。

张文仲疗手足忽生疣目方:莴藋赤子挼使坏,疣目上涂之,即去。(《范汪》同)

又方,以盐涂疣上,令牛舐之,不过三度。

《近效》疗疣子法:以墨涂之,不过五度即瘥。

又方,以屋溜下水涂疣上。

3)《外台秘要·卷第二十九·疣赘疵黑子杂疗方六首》

又疗疣赘方:取续随子熟时坏破之,以涂其上便落。

《千金》疗皮中紫赤疵黡秽方。

干漆(熬) 雌黄 矾石(各三两,熬) 巴豆(五十枚) 炭皮(一斤) 雄黄(五两)

上六味为散,以鸡子白和,涂故绵贴病上,日二易之即除。《深师》加莽草三两,余同。

又疗疣赘疵黡方。

雄黄 硫黄 真珠 矾石(熬) 简茹 巴豆(去皮心) 藜芦(各一两)

上七味为散,以漆和令如泥,以涂贴病上,顷成疮及去面上黑子,点之即去。《深师同》。

《古今录验》疗黑子去疣等,五灰煎方。

石灰 蒴藋灰 桑灰 炭灰 藋灰(各一升)

上五味以水溲,蒸令气匝,仍取釜中汤淋,取清汁五升许,于铜器中东向灶煎之,不得令鸡犬小儿女人秽者见之,膏成好凝强如细沙糖,即堪用,量以点封之。

《广济》疗疣赘、赤黑疵痣、靥秽疮疽、息肉强结瘤等,神效灰煎方。

炭灰三升,汤拌令湿彻,以热汤渍,令半日后,还以汤淋之,稍稍点汤,不得太速下,即灰汁不验,候汁下得三二升,即纳一小铛中煎,令一两沸,即别取一两石灰风化者为佳。恐中湿者,须熬令极热,纳灰汁中和煎,以杖篦搅之勿住手,候如煎饼面,少许细细取成膏,急泻着一瓷器中,搅令冷,不然,须臾干燥不堪用,常候此煎十分有一分堪久停,但有伤损,肉色须臾变赤黑色,痛如火烧状,若灸瘢发痋,经二十余日病自然脱落,无瘢痕,欲冲风冷远行,贴乌膏亦神效,痂亦易落,疮未瘥间,忌小豆、姜外,纵有瘢亦不凸出,乌膏。

4)《医心方·卷第四·治黑子方第二十一》

《集验方》去黑子及赘方。

生梨灰(五升) 石灰(二升半) 生姜灰(五升)

凡三物,合令调和,蒸令气溜下甑,取下汤一升从上淋之,尽其汁于铁器中,煎减半,更闲火煎,以鸡羽插中即焦断,药成。欲去黑子若疣赘,先小伤其上皮,涂之。

《千金方》治疣赘疵痣。

雄黄 硫黄 真珠 矾石 简茹 巴豆 藜芦(各一两)

七味为散,和合如泥,涂上,贴病上,须成疮,及去面点、皮中紫赤疵痣、靥秽。

5)《医心方·卷第四·治疣目方第二十二》

《苏敬本草注》:捣马苋揩之。([今按]倍用赤苋,良)

又方:以桑薪灰洗之。

《集验方》:七月七日,以大豆一合,拭疣目上,三过讫。使病疣目人种豆,着南向屋东头第三流中。豆生四叶,以热汤洗,杀疣目,便去矣。

6)《医心方·卷第二十五·治小儿疣目方第百二十》

《产经》:以松脂涂疣上一宿,即落。良。

7)《太平圣惠方·卷第四十·治黑痣诸方》

治面上黑痣及疣子方:夜以暖浆水洗面了,用生布揩痣,令赤痛。水磨白檀香浓汁,涂痣上。且以暖浆水洗之,仍以鹰粪白粉其上良。

8)《太平圣惠方·卷第四十·治疣目诸方》

治一切疣赘、瘢靥方。

风化石灰(一升) 粉炉炭灰(一升) 桑柴灰(一升)

以上三味,以水五升,淋取汁,重汤煎如膏。

治疣目及痣等方。

桑叶灰(四升,以汤一斗淋取汁,银锅中慢火煎如饧) 附子(一两颗,去皮脐,生用) 硼砂(一分) 糯米(五十粒)

上件药,捣罗为末,入煎内,调令匀。每取少许点疣目上,即自落。兼破一切肿毒要作头者,当上用此药,肿毒即破也。

桑皮灰 艾灰(各三斤)

上件药,以水五升淋之,又重淋三遍,以五色帛纳汁中合煎,令可丸,以敷疣上则烂脱,乃以灭瘢药涂之。

糯米(五十粒)

上于湿石灰裹埋之,以米烂为度,用针拨破疣目,敷之,经宿自落。

硫黄(一两,细研)

上以醋调涂疣目上,六七度即瘥。

治手足忽生疣目方:上用蒴藋赤子,挼令坏,敷疣目上瘥。

9)《太平圣惠方·卷第九十一·治小儿疣目诸方》

治小儿疣目方。

桑柴灰〔四斤(升),以汤淋取汁入砂盆内煎如饧〕附子(二枚,去皮脐,生用) 硇砂(一分,研入) 糯米(五十粒)

上件药,捣罗为末,入煎内调令匀,每取少许点疣目上,即自落,兼治黑痣。

桑皮灰 艾灰(各三升)

上件药,以水五升,淋之,又重淋三遍,以五色帛纳汁中合煎令消,点少许于疣目上。则烂脱矣。

糯米(五十粒)

上于温石灰里埋之,以烂为度,用针拨破疣目敷之,经宿自落。

又方,上硫黄细研,调涂疣目上,六七度。

又方,上松脂柏脂捣末,以石灰汁,调点少许于疣上,自落。

又方,上七月七日,以大豆一合,拭疣上三遍,即令病人,自种豆于南屋东头第二流中,豆生四叶,以热汤沃之瘥。

10)《幼幼新书·卷第三十三·疣目第九》

《千金》治小儿疣目方:上以针及小刀子决目四面,令似血出。取患疮人疮中黄脓敷之,莫近水,三日即脓溃,根动自脱落。

11)《本草单方·卷十五 幼科·诸疾》

小儿疣目:用鸡肫黄皮擦之,自落。(《集要方》)

12)《本草单方·卷十六·外科·诸肿》

蚀烂痈肿,及疣赘瘤痣:柞栎木灰四斗,桑柴灰四斗,石灰一斗五升,以沸汤调湿,甑中蒸一日。取釜中沸汤七斗,合甑一淋之取汁,再熬至一升,投乱头发一鸡子大,消尽;又剪五色采投入,消尽,瓶盛密收。每以少许点破之。煎时勿令鸡犬、妇人小儿见之。(《普济方》)

13)《本草单方·卷十七·外科·疣痣》

面靥疣痣:水调矿灰一盏,好糯米全者半插灰中,半在灰外,经宿,米色变如水精。先以针微拨动,点少许于上,经半日汁出,剔去药,不得着水,二日而愈也。(《集玄方》)

疣痣黑子。

巴豆(一钱) 石灰(炒过) 人言(一钱) 糯米(五分炒)

研,点之。(《怪症方》)

斑蝥(三个) 人言(少许)

以糯米五钱炒黄,去米,入蒜一个,捣烂,研,点之。

血痣溃血。有人旧生一痣,偶抓破血出一线,七日不止,欲死:用五灵脂末掺上,即止也。(杨洪《医方选要》)

14)《名家方选·疮肿病·杂疮》

治疣痔方。

胆矾 枯矾(各等分) 莽草(五十枚)

上三味,水煎洗痔,日三次,疣自消。

15)《名家方选·续名家方选 上病部·眼目》

治疣目方。

百草霜 盐(各等分)

上二味,合研入脐中,纸盖其上。

16)《证治摘要·卷下·瘰疬》

治疣方。

川谷 甘草(少)

上水煎,多服而妙也。

17)《外治寿世方·卷三·瘤痣·疣瘊》

治瘊子,拔之丝长三四寸:姜汁和好醋,时时搽之。

又,地肤子、白矾,煎汤,洗数次即消。

又,以墨涂之,不过五度,瘥。

18)《溪秘传简验方·溪外治方选卷上·目门》

疣目:鸡内金,擦之自落。

【论用药】

1. 马齿苋

《证类本草·卷第二十九·马齿苋》:"[臣禹锡等谨按]《蜀本》云:马苋,味酸,寒,无毒。主诸肿瘘疣目,尸脚,阴肿,胃反,诸淋,金疮内流,破血癖,癥痕。"

2. 巴豆

《太平圣惠方·卷第四十·治疣目诸方》:"腻粉一两,巴豆一枚(去皮)。二味相和,细研,以针轻拨破,疣目上点之,成疮自落。用黄连末敷之便干。"

《长沙药解·卷一》:"巴豆,辛苦大热……排脓血而去腐秽,荡积滞而断疟痢,消死肌胬肉,点疣痣疥癣,种种奇功,神异非常。"

3. 冬灰

《神农本草经·卷三·下经·冬灰》:"味辛,微温。主黑子,去疣、息肉、疽蚀、疥瘙。一名藜灰,生川泽。"

4. 石灰

《太平圣惠方·卷第四十·治疣目诸方》:"以醋渍石灰六七日,取汁点疣目上,作小疮子即瘥。"

《本草图经·玉石下品卷第三·石灰》:"古方以诸灰杂石灰熬煎,以点疣、痣、黑子等,丹灶亦用之。"

《证类本草·卷第五·石灰》:"疗冷气,妇人粉刺,痔瘘疽疮,瘿赘疣子。"

5. 白头翁

《本草从新·卷一·草部·白头翁》:"明目消疣。血分无热者忌。"

6. 百部

《雷公炮制药性解·卷三·草部中·百部》:"味甘苦,性微寒,有小毒,入肺经。主肺热咳逆,传尸骨蒸,杀疳疣、寸白诸虫及虱。"

7. 地肤子

《本草纲目·草部第十六卷·草之五·地肤》:"肢体疣目:地肤子、白矾等分,煎汤频洗。(《寿域神方》)"

《本草易读·本卷四·地肤子》:"疣目,同白矾煎洗。"

8. 狗尾草

《本草纲目·草部第十六卷·草之五·狗尾草》:"茎主治疣目,贯发穿之,即干灭也。"

9. 南星

《本草纲目·草部第十七卷·草之六·虎掌》:"身面疣子:醋调南星末涂之。"

《本经逢原·卷二·毒草部·天南星》:"《易简》治面生疣子:醋调南星末涂之,其新生之芽曰由跋。"

10. 柏脂

《本经逢原·卷三·香木部·柏叶》:"柏脂治身面疣,同松脂研匀涂之,数日自落。"

11. 桑皮灰

《太平圣惠方·卷第四十·治疣目诸方》:"桑皮灰、艾灰各三斤,以水五升淋之,又重淋三遍,以五色帛纳汁中合煎,令可丸,以敷疣上则烂脱,乃以灭瘢药涂之。"

12. 都管草

《证类本草·卷第三十·都管草》:"味苦、辣,性寒。主风痛肿毒,赤疣,以醋摩其根涂之。"

13. 续随子

《本草纲目·草部第十七卷·草之六·续随子》:"黑子疣赘,续随子熟时涂之,自落。"

14. 硇砂

《本草正·金石部·硇砂》:"味咸、苦、大辛,性大热。有毒。善消恶肉、腐肉,生肌,敷金疮,生肉,去目翳胬肉,除痣黡疣赘,亦善杀虫毒。"

《本经逢原·卷一·卤石部·硇砂》:"外用治恶肉,除疣赘,去鼻中息肉最捷。"

《玉楸药解·卷三·金石部》:"硇砂辛烈消克,治气块血症,老翳胬肉,停食宿胧,疣痣赘瘤之属。"

15. 硫黄

《太平圣惠方·卷第四十·治疣目诸方》:"硫黄一两,细研,以醋调,涂疣目上,六七度即瘥。"

16. 糯米

《太平圣惠方·卷第四十·治疣目诸方》:"糯米五十粒,上于湿石灰裹埋之,以米烂为度。用针拨破疣目,敷之,经宿自落。"

【医案】

《外科枢要·卷三·论疣子》

府庠朱宏仁,年二十,右手背近中指患五疣,中一大者如黄豆,余皆如聚黍,拔之如丝,长三四寸许。此血燥筋缩,用清肝益荣汤,五十余剂而愈。

府庠沈妪文,幼啮指甲,及长不能自禁。余曰:此肝火血燥也。又颈侧常生小疣子,屡散屡发。又臂生一块,如绿豆大,若触碎,如断束缕,扯之则长,缩之则缩,后两鬓发白点,求治。余曰:子素肝病,此病亦属肝胆经也。夫爪为筋之余,胆行人生之侧,正与啮爪生撙等症相应。须滋补肾水,以生肝胆,则诸病自愈矣。乃与六味地黄丸,服之二年,白点自退,疣亦不生。

一男子脸患疣,初如赤椹,杂用敷贴之药,翻张如菌。又用腐蚀,敫大如瘤。此足三阴经虚证悉具,治以补脾肺生肝肾等剂而寻愈。

一男子因劳役过度,面色青黑,发热咳嗽,面生疣子,腹内一块,攻上攻下作痛,小便秘涩,服消克之药愈甚。察其脉左右关俱弦洪,元气弱甚,此肝脾受病而筋挛也。投以加味逍遥散合地黄丸料,元气遂复。若误以为血鳖之类消之,必致不起。

一男子素膏粱醇酒,先便血便结,惊悸少寐,后肛门周生小颗如疣子,如鼠乳大小不一。用清热消毒等药,半载之间,腿内股亦然。又用化痰之药,寒热吐痰,颈间俱作,肝肾脉浮数,按之而弱。余以为足三阴经血虚火炽,法当滋化源。彼不信,别服四物、黄柏、知母之类,诸症蜂起,此胃气复伤,各经俱病也。可先用补中益气汤三十余剂,诸

症渐愈。乃朝用前汤,夕用八珍汤,又各五十余剂,诸症寻愈。于是夕改用六味丸加五味子,又半载,诸症悉愈。

《景岳全书·卷之四十七贤集·外科钤(下)》

一妇人,左手背,并次指,患五六枚,如熟椹,内热晡热,月经素不及期。余曰:此因肝脾血虚而有热也,当调补二经,使阴血生而诸证自愈。不信,乃用艾灸手,即肿胀发热,手指皆挛,两胁项及胸乳间皆患疣,经行无期。余用加味逍遥散少加炒黑黄连,数剂渐愈。乃去黄连,更佐以归脾汤,各患渐愈。又百余剂,经行如期,再用地黄丸三料而痊。

第四节

癣

癣是由于风湿毒气与血气相搏,凝滞于肌肤、咽喉而成生的皮肤损伤,瘾疹如钱,渐渐滋蔓,或痒或痛,或圆或斜,搔之有汁或无汁起屑。相当于西医发生在表皮、毛发、指(趾)甲、咽喉等部位的浅部真菌性皮肤病,具有传染性、长期性、广泛性的特征。

【辨病名】

中医古代文献对癣的命名通常根据发病部位、发病特点或病因病机对癣病进行命名,发于头部的白秃疮、肥疮;发于手部的鹅掌风;发于足部的脚湿气;发于面、颈、躯干、四肢的圆癣、紫白癜风等。

《太平圣惠方·卷第六十五·治久癣诸方》:"癣病之状,皮肉瘾疹如钱文,渐渐增长,或圆或斜,痒痛有棱廓,搔之有汁。又有干癣,枯索痒,搔之无汁。又有风癣,搔之顽痹,不知痛痒。又有牛癣,因饮牛余水得之,其状皮厚硬强。又有圆癣,作圆文隐起,四面赤,又有狗癣,因以狗食余水,洗手面得之,其状微白,点缀相连,亦微痒。又有雀眼癣,作细文似雀眼,搔之亦痒痛。又有刀癣,因以磨刀水,洗手面得之,其状无棱廓,从斜无定。如此之癣,初得或因风湿客于肌肤折于血气所生,至其病成,皆有虫侵蚀,转深连滞不瘥,故成久

癣也。"

《圣济总录·卷第一百三十七·诸癣》："论曰：癣之字，从鲜。言始发于微鲜，纵而弗治，则浸淫滋蔓。其病得之风湿客于腠理，搏于气血，气血痞涩，久则因风湿而变化生虫。故风多于湿，则为干癣，但有周郭，皮枯瘙痒，搔之白屑起者是也。湿多于风，则为湿癣，周郭中如虫行，浸淫赤湿，搔痒汁出是也。风折于气血，则为风癣，㿔痹不知痛痒是也。如钱形则为圆癣，如雀目然则为雀目癣，亦皆赤痛而瘙痒。又或牛犬所饮，刀刃磨淬之余水，取以盥灌，毒气传人，亦能生癣。故得于牛毒者，状似牛皮，于诸癣中，最为㿔厚邪毒之甚者，俗谓之牛皮癣。狗癣白点而连缀，刀癣纵斜无定形。凡此八者，皆风湿毒气折于肌中，故痛痒不已，久而不瘥，又俱谓之久癣。"

《严氏济生方·疥癣门·癣论治》："夫癣之为病，种状不同。古方所谓干癣、湿癣、风癣、苔癣之类。瘾疹如钱，渐渐滋蔓，或痒或痛，或圆或斜，其中生虫，搔之有汁，此由风湿毒气与血气相搏，凝滞而为此疾也。"

《仁斋直指方论·卷之二十四·疥癣·疥癣方论》："疥与癣，风毒客于肌肤所致也。风毒之浮浅者为疥，风毒之沉深者为癣。疥则多因风毒挟热得之，癣则多因风毒挟湿得之。疥发于手足，或至于遍身，癣则肌肉瘾疹，或圆或斜，或如苔莓走散，内藏汁而外有筐，二者莫不均有虫也，亦莫不易为之染触。㷀赤痒痛，作疮有脓，曰大疥；隐起带根，搔不知痛，曰马疥；痦瘟含浆，摘破出水，曰水疥；痒而搔之，皮起干痂，曰干疥；薄皮小疮，常常淫汁，曰湿疥，此疥之名自然也。干癣则搔出白屑，索然凋枯；湿癣则淫如虫行，搔之多汁；风癣则爪擦㿔顽，不知痛痒；牛癣则状如牛领，皮厚而坚；其若时作微痒，白点相连，是之谓狗癣；轮廓全无，纵横不定，是之谓刀癣，此癣之种类然也。疥癣治法，驱风杀虫固也。然杀虫于其外，亦须以硫黄、轻粉、蜡矾丸辈，服饵而内济之，庶绝其根矣。若夫肿而湿者有热，槁而干者无热，用药加减，又当权衡。"

一、根据发病部位命名

1. 面癣

《验方新编·卷十七·面部·面癣如钱》："面上生癣如钱大，抓之有白屑者。"

2. 喉癣

《诸病源候论·疮病诸候·十七雀眼癣候》："雀眼癣，亦是风湿所生，其文细似雀眼，故谓之雀眼癣。搔之亦痒，中亦生虫。"

《疡医大全·卷十七咽喉部·喉癣门主论》："陈远公曰：人有生喉癣于咽门之内，以至喉痛。其证必先作痒，面红耳热而不可忍，则咽唾随觉干燥，必再加咽唾而后快，久则成形作疼，变为杨梅红瘰，或疼或痒，而为癣矣。"

《文堂集验方·卷三·咽喉》："喉癣症，凡阴虚劳损之人多有此病。"

《杂病源流犀烛·卷二十四·咽喉音声病源流》："一曰喉癣，肺热也，喉间生红丝如哥窑纹，又如秋海棠叶背纹，干燥而痒，阻碍饮食，是虚火上炎，痰壅肺燥所致。"

《临证一得方·卷二·咽喉颈项部·喉癣》："癣生于喉，阴亏火升所致，骨蒸，脉如有积重难返之势。"

3. 眉癣

《疡医大全·卷十正面头面部·眉风癣门主论》："澄曰：眉风癣乃肝血枯燥，风湿外袭，初起作痒，搔之累累流脂，延蔓额上眼胞者是也。"

4. 鹅掌风

《验方新编·卷十八·手部·手足酸痛微肿》："手掌及指层皮剥落，血肉外露，痛痒不堪，即鹅掌风。"

二、根据发病特点命名

1. 白癣

《诸病源候论·疮病诸候·白癣候》："白癣之状，白色，硿硿然而痒。此亦是腠理虚受风，风与气并，血涩而不能荣肌肉故也。"

2. 圆癣

《诸病源候论·疮病诸候·圆癣候》："圆癣之状，作圆文隐起，四畔赤，亦痒痛是也。其里亦生虫。"

3. 牛癣

《诸病源候论·疮病诸候·牛癣候》："俗云：以盆器盛水饮牛，用其余水洗手、面，即生癣，名牛癣。其状皮厚，抓之硬强而痒是也。其里亦生虫。"

4. 狗癣

《诸病源候论·疮病诸候·狗癣候》:"俗云:狗舐之水用洗手、面,即生癣。其状微白,点缀相连,亦微痒是也。其里亦生虫。"

5. 刀癣

《诸病源候论·疮病诸候·刀癣候》:"俗云:以磨刀水用洗手、面,而生癣,名为刀癣。其形无匡郭,纵斜无定是也。中亦生虫。"

6. 干癣

《华佗神方·卷十四·华佗治干癣神方》:"干癣积年生痂,搔之黄水出,每逢阴雨即痒。"

《诸病源候论·疮病诸候·干癣候》:"干癣,但有匡郭,皮枯索,痒,搔之白屑出是也。皆是风湿邪气,客于腠理,复值寒湿,与血气相搏所生。若其风毒气多,湿气少,故风沉入深,故无汁,为干癣也。其中亦生虫。"

《太平圣惠方·卷第六十五·治干癣诸方》:"夫干癣,但有棱廓,皮枯痒,搔之白屑出是也。皆是风湿邪气,客于腠理,复值寒湿与血气相搏所生。若其风毒气多,湿气少,故风入深,故无汁,为干癣也。其中亦生虫。"

7. 湿癣

《诸病源候论·疮病诸候·湿癣候》:"湿癣者,亦有匡郭,如虫行,浸淫赤湿痒,搔之多汁成疮,是其风毒气浅,湿多风少,故为湿癣也。其里亦有虫。"

《太平圣惠方·卷第六十五·治湿癣诸方》:"夫湿癣者,亦有棱,如虫行,浸淫赤湿痒,搔之多汁成疮。是其风毒气攻注,故为湿癣也。其里亦有虫生。"

8. 风癣

《诸病源候论·疮病诸候·风癣候》:"风癣,是恶风冷气客于皮,折于血气所生。亦作圆文匡郭,但抓搔顽痹,不知痛痒。其里亦有虫。"

《太平圣惠方·卷第六十五·治风癣诸方》:"夫风癣者,是恶风冷气,客于血气所生。亦作圆文棱廓,但把搔顽痹,不知痛痒。其里亦有虫生也。"

9. 久癣

《诸病源候论·疮病诸候·久癣候》:"久癣,是诸癣有虫,而经久不瘥者也。"

10. 疥癣

《圣济总录·卷第一百三十四·㾦疮》:

"《论》曰:㾦疮者,疥癣之类,由风热湿毒,客搏皮肤,变化生虫,其状生于皮肉之间,手足尤甚。"

《仁斋直指方论·卷之二十五·诸虫·诸虫方论》:"蛲虫细如菜虫,能为痔瘘、疮癫、疥癣、痈疽等患。"

《吴氏医方汇编·第二册·疥癣》:"夫疥癣者,脾之湿热及肺之风毒客于肌肤所致也。"

11. 杨梅癣

《外科启玄·卷之八·杨梅癣疮》:"此癣因生梅疮时食了牛肉,或又洗浴当风抓痒,或行房事致令浑身腥臭,或干而起白屑,或腥水淋漓。"

12. 奶癣

《诸病源候论·小儿杂病诸候六·癣候》:"小儿面上癣,皮如甲错起,干燥,谓之乳癣。言儿饮乳,乳汁渍污儿面,变生此。仍以乳汁洗之便瘥。"

《太平圣惠方·卷第九十一·治小儿癣诸方》:"夫小儿癣者,由风邪与血气,相搏于皮肤之间不散,变生瘾疹上如粟粒大,作匡廓,或斜或圆,侵淫长大,痒痛,搔之有汁,名之为癣。小儿面上生癣,皮如甲错起,干燥,谓之乳癣。言儿饮乳,乳汁渍污儿面,变生此。仍以乳汁洗之便瘥也。"

《圣济总录·卷第一百八十二·小儿》:"论曰:小儿体有风热,脾肺不利,或湿邪搏于皮肤,壅滞血气,皮肤顽厚,则变诸癣。或斜或圆,渐渐长大,得寒则稍减,暖则痒闷,搔之即黄汁出,又或在面上,皮如甲错干燥,谓之奶癣。此由饮乳,乳汁渍着乃生,复以乳汁洗之即瘥。"

《外科证治全书·卷四·发无定处证·癣》:"胎癣,俗名奶癣,生婴儿头面,或生眉端,搔痒流脂成片,久则延及遍身。"

《奇方类编·卷下·小儿门·小儿乳癣》:"小儿初生症类疥癣起于手足,次遍腹背,缠绵不已。"

《吴氏医方汇编·第二册·奶癣》:"奶癣,乃小儿在胎中,母食五辛,父飡炙煿,遗热于胎。生后颈面遍身发为奶癣,流脂成片,睡卧不安,瘙痒不绝。"

13. 雀眼癣

《诸病源候论·疮病诸候·雀眼癣候》:"雀眼癣,亦是风湿所生,其文细似雀眼,故谓之雀眼癣。搔之亦痒,中亦生虫。"

14. 吹花癣

《外科证治全书·卷四·发无定处证·癣》："吹花癣,生面上如钱,搔痒抓之如白屑,发于春月,故俗名桃花癣,妇女多有之。"

【辨病因】

本病多因生活起居不慎,复因风、湿、热邪气组织肌肤所致;也可因病久耗伤阴液,营血不足,血虚生风生燥,皮肤失去濡养而成;除此,虫毒和饮食不洁也可致病。

一、风湿邪扰

《诸病源候论·疮病诸候·九癣候》："癣病之状,皮肉隐疹,如钱文,渐渐增长,或圆或斜,痒痛,有匡郭,里生虫,搔之有汁。此由风湿邪气,客于腠理,复值寒湿,与血气相搏,则血气痞涩发此疾。"

《太平圣惠方·卷第六十五·治一切癣诸方》："夫癣病之状者,为皮肉瘾疹,如钱文,渐渐增长,或痒或痛,或圆或斜,有棱廓,里则生虫,搔之有汁。此由风湿邪气,客于腠理,复值寒湿与血气相搏,则血气痞涩而发此疾也。"

《幼幼新书·卷第三十七·风热疮第三》："头面风气攻注,如虫行攻掣,眼目眴动,种种疮癣。"

《秘方集验·卷之上·诸症歌诀》："癣疮原是因风起、湿热相煎,聚一处。"

《外科证治全书·卷一·论痒》："他如皮肤搔痒,由血燥而风生,疥癣延绵,属风淫而虫蚀。"

《太医院秘藏膏丹丸散方剂·卷二·癣药方》："夫癣之生也,因风毒邪热客于皮肤之间,以致遍身走散,痛痒不止,或疾如瘾疹,或形如圆钱。"

二、虫毒所扰

《诸病源候论·九虫病诸候·蛲虫候》："蛲虫,犹是九虫内之一虫也。形甚细小,如今之蜗虫状。亦因腑脏虚弱,而致发动,甚者则能成痔、瘘、疥、癣、癞、痢、疽、蜃诸疮。"

《诸病源候论·毛发病诸候·白秃候》："凡人皆有九虫在腹内,值血气虚则能侵食。而蛲虫发动,最能生疮,乃成疽、癣、蜃、疥之属,无所不为。"

《诸病源候论·疮病诸候·九癣候》："按《九虫论》云:蛲虫在人肠内,变化多端,发动亦能为癣,而癣内实有虫也。"

《太平圣惠方·卷第四十一·治头疮白秃诸方》："凡人皆有九虫在腹内,值血气虚则能侵蚀。而蛲虫发动,最能生疮,乃成疽癣蜃疥之属,无所不为。言白秃者,皆由此虫所作,谓头上生疮,有白痂甚痒,其上发并不生,故谓之白秃也。"

《儒门事亲·卷三·虫蜃之生湿热为主诀二十八》："蛲虫,至微,形如菜虫,居肚肠中,多则为痔,极则为癞,因人疮处,以生痛、疽、癣、瘘、疬、蜃、疥。"

《神仙济世良方·下卷·治脓窠疮顽癣粉刺方》："董大仙择人生肌肤之病,从腠理而出,较皮毛略深,如人生脓窠疮、粉刺、顽癣之类是也。然皆气血不和,故虫得而生焉,活其气则病自愈。"

《验方新编·卷十一·痈毒诸症·癣疮》："凡癣内有虫,治好复发,非药不灵,虫未尽也。"

三、秽乳渍污

《诸病源候论·小儿杂病诸候六·癣候》："小儿面上癣,皮如甲错起,干燥,谓之乳癣。言儿饮乳,乳汁渍污儿面,变生此。"

《普济方·卷四百七·婴孩诸疮肿毒门·癣》："又或在面上皮如甲错干燥,谓之奶癣。此由饮乳乳汁渍着乃生,复以乳汁洗之,即瘥。"

四、饮食不洁

《普济方·卷三百五十九·婴孩门·审小儿得病之源》："《宝鉴》云:小儿癣是母于风中浴后拭之未干,和水饮乳,及夏月汗出而不粉,生疮细星星是也。"

《医灯续焰·卷八·心腹痛脉证第六十三·附方》："脏毒酒痢,累蕴积热,上攻头目,下生疮癣。"

《医灯续焰·卷十五·胎产脉证第七十七·胎产杂述》："谨节饮食,若食兔缺唇,食犬无声,食杂鱼而致疮癣。"

【辨病机】

本病病机,或风湿热毒侵袭致病,或内外伤促血气壅滞致病,或肾虚火旺、脾肺风热,致病。小儿得癣者,或由胎毒淫火使然也。

一、风湿热毒侵袭论

《诸病源候论·疮病诸候·癣候》:"癣病之状,皮肉隐胗如钱文,渐渐增长,或圆或斜,痒痛,有匡郭,里生虫,搔之有汁。此由风湿邪气,客于腠理,复值寒湿,与血气相搏,则血气痞涩,发此疾。"

《古今医统大全·卷之九十幼幼汇集(下)·诸疮癣疥候》:"小儿脏腑,本是火多,况有失调,外受风寒,郁而为热,内袭母乳,五味、七情之火。发于内者,则为内惊,发于皮肤之间,则为疮癣疖毒。"

《种杏仙方·卷三·癣疮》:"癣疮原是因风毒、湿热相煎聚一处。"

《简明医彀·卷之八·癣疮》:"癣有五种:曰湿、顽、风、马、牛是也。皆因血分燥热,以致风毒克于皮肤,浮浅于疥,多挟风湿热毒而成,亦有日久生虫,致多年不愈者。"

《慈幼新书·卷二·杂症·咽喉》:"喉癣者,风火郁滞喉间,蒸湿生虫,或疼或痒,干燥枯涸,甚至面红耳热而不可忍,百部汤治之,苡仁汤调之。"

《医学心悟·卷六·外科症治方药·顽癣》:"顽癣乃湿热凝聚,虫行皮中,有顽厚坚硬者,俗称牛皮癣,是宜用百部膏搽之。"

《吴氏医方汇编·第二册·疥癣》:"夫疥癣者,脾之湿热及肺之风毒客于肌肤所致也。癣发于肺,而疥又兼乎脾。"

二、血气壅滞论

《诸病源候论·小儿杂病诸候六·癣候》:"癣病,由风邪与血气相搏于皮肤之间不散,变生隐疹。"

《类证普济本事方释义·卷第三·风寒湿痹白虎历节走注诸病》:"血分中热气阻痹,脉络不主流行,必成癣疥,久则延为厉风。"

《小儿卫生总微论方·卷十九·疥癣论》:"小儿血气热,为风所干,搏于血气,散于皮肤之间,而发生疥癣。"

《普济方·卷四百七·婴孩诸疮肿毒门·癣》:"夫小儿体有风热,脾肺不利,或湿邪搏于皮肤,壅滞血气,皮肤顽厚,则变诸癣。或长或圆,渐渐长大,得寒则稍减,暖则痒闷,搔之即黄汁出。"

三、肾虚火旺论

《不居集·上集卷之十五·各种咳嗽·虚火咳嗽》:"虚火者,非火不足也,因人元气亏损,三焦之火乘虚上炎,肺为火灼,则气逆而嗽,痰涎清薄,嗽时面红气喘,咽干喉癣喉痒,口臭烦渴,饮食减少,其脉虚弱,或浮弦而无力,或微数而不清。是为虚火咳嗽,法宜滋补。"

《不居集·上集卷之十六·五脏发热·足心热》:"肾主唾,肾损又见失血,肾气上奔,故作喘,善恐。观其挟舌本,循喉咙,故见咽痛口干,舌疮喉癣。"

《吴氏医方汇编·第五册·肾脏风疮》:"肾脏风,属肾虚,风邪乘虚入于臁胫,以致皮肤如癣,或渐延上腿,久则延及遍身。"

《文堂集验方·卷三·咽喉》:"喉癣症,凡阴虚劳损之人,多有此病。其状满喉生疮,红痛,久不能愈,乃水亏火上炎也。"

《疡科心得集·卷下·辨湿毒疮肾脏风疮论》:"脏风者,属肾虚,风邪乘于臁胫,以致皮肤如癣,或渐延上腿,久则延久遍身。"

《验方新编·咽喉秘集上·咽喉门二》:"喉癣,此症因肾虚火旺。"

四、肺脾邪客论

《世医得效方·卷第十九·疮肿科·总说》:"其有疥癣等疮,各自不同,浸淫不已,皆由脾肺风热,或心肾久虚所致。"

《外科集验方·卷下·疥癣论》:"夫疥癣者,皆由脾经湿热及肺气风毒,客于肌肤所故也。"

《古今医统大全·卷之八十八·幼幼汇集(上)·小儿诸病状》:"胎癣是肺积风,潮热因惊而得。或悲或歌,是邪入脾。"

五、胎毒致癣论

《吴氏医方汇编·第二册·奶癣》:"奶癣,乃小儿在胎中,母食五辛,父飧炙煿,遗热于胎。生后颈面遍身发为奶癣,流脂成片,睡卧不安,瘙痒不绝。内服、外敷,俱以解毒为主,方能奏功。"

《幼幼集成·卷二·疮痈》:"《经》曰:诸痛痒疮疡,皆属心火。[按]疮疖疥癣,小儿独多。由胎毒淫火使然也。"

【辨病证】

《诸病源候论·疮病诸候·癣候》:"癣病之状,皮肉隐胗如钱文,渐渐增长,或圆或斜,痒痛,有匡郭,里生虫,搔之有汁。此由风湿邪气,客于腠理,复值寒湿,与血气相搏,则血气痞涩,发此疾。"

《诸病源候论·疮病诸候·久癣候》:"久癣,是诸癣有虫,而经久不瘥者也。癣病之状,皮肉隐胗如钱文,渐渐增长,或圆或斜,痒痛,有匡郭,搔之有汁。又有干癣,皮枯索,痒,搔之白屑出。又有湿癣,如虫行,浸淫赤,湿痒,搔之多汁。又有风癣,搔抓顽痹,不知痛痒。又有牛癣,因饮牛余水洗手面得之,其状皮厚,抓之硬强。又有圆癣,作圆文隐起,四面赤。又有狗癣,因以狗舐余水洗手面得之,其状微白,点缀相连,亦微痒。又有雀眼癣,作细文似雀眼,搔之亦痒痛。又有刀癣,因以磨刀水洗手面得之,其状无匡郭,纵邪无定。如此之癣,初得或因风湿客于肌肤,折于血气所生,或因用牛、狗所饮余水洗手面得之;至其病成,皆有虫侵食,转深,连滞不瘥,故成久癣。"

《普济方·卷二百七十九·诸疮肿门·疥癣》:"夫疥与癣,风毒客于肌肤所致也。风毒之浮浅者为疥,风毒之沉深者为癣。疥则多因风毒挟热得之,癣多因风毒挟湿热得之。疥发于手足,或至于遍身。癣则肌肉隐胗,或圆或斜,或如苔莓走散,内藏汁而外有框。二者莫不均有虫也,亦莫不易为之染触也。焮赤痒痛,作疮有脓,曰大疮。隐起带根,搔不知痛,曰马疥。瘖癗含浆,抓破出水,曰水疥。痒而搔之,皮起干痂,曰干疥。薄皮小疮,常常淫汁,曰湿疥。此疥之名目然也。干癣则搔出白屑,索然凋枯。湿癣则淫如虫行,搔之多汁。风癣则爪擦痹头,不知痛痒。牛癣则状如牛领,皮厚而坚。其有时则微痒,白点相连,是之谓狗癣。轮郭全无,纵横不定,是之谓刀癣。此癣之种类然也。"

《普济方·卷二百八十一·诸疮肿门·诸癣》:"夫癣之字从鲜,言发于微鲜,纵而弗治,则浸淫滋蔓。其病得之风湿客于腠理,搏于气血,气否涩久,则因风湿而变化生虫,故风多于湿则为干癣。但有周郭皮枯瘙痒,搔之白屑起者是也。湿多于风则为湿癣,郭中如虫行,浸淫赤色,搔痒汁出者是也。风折于气血,则为风癣,麻痹不知痛痒者是也。如钱形然,则为圆癣。如雀目然,则为雀目癣,亦皆痛而瘙痒之。或牛犬所饮,刀刃磨淬之余水,取以盥濯,毒气传人,亦能生癣。故得于牛毒者状似牛皮,于诸癣中最为痛厚。邪毒之甚者,俗谓之牛皮癣。狗癣白点而连缀,刀癣纵斜无定形。凡此八者,皆风湿毒气折于肌中,故痛痒不已,久而不瘥,俱谓之癣。又云露下勿卧,夏间着人面,令皮厚及喜生癣。"

《普济方·卷二百八十一·诸疮肿门·久癣》:"夫久癣者,为诸癣有虫。而经久不瘥者也。癣病之状,皮肉瘾疹如钱文,渐渐增长,或圆或斜,痒痛有棱廓,搔之有汁。又有干癣,皮枯瘙痒,搔之无汁。又有风癣,搔之顽痹,不知痛痒。又有牛皮癣,因饮牛饮余水得之,其状皮厚硬强。又有圆癣,作圆又隐起四面赤。又有狗癣,因饮狗食余水,或用洗手面得之,其状微白,点缀相连,亦微痒。又有雀眼癣,作细文似雀眼,搔之亦痒痛。又有刀癣,因以磨刀水洗面得之,其状无棱廓,纵斜无定。如此知癣初得,或因风湿客于肌肤,折于气血所生,至其病成,皆有虫侵蚀转深,连滞不瘥,故成久癣也。"

《吴氏医方汇编·第二册·疥癣》:"癣之状,初起瘾疹,渐渐胤生,有如钱形,有如热非痱者,浸淫若虫行者;有如牛领之厚皮而且坚,干湿虽异,而生赤小虫则同。"

《外科证治全书·卷四·发无定处证·癣》:"初起如钱,渐渐增长,或圆或歪,有匡廓,痒痛不一。其证有六:一曰干癣,搔痒则起白屑,索然凋枯;二曰湿癣,搔痒则出粘汁,浸淫如虫行;三曰风癣,即痒久不愈之顽癣,搔之痹顽,不知痛痒;四曰牛皮癣,状如牛领之皮,厚而且坚;五曰松皮癣,状如苍松,红白斑点相连;六曰刀癣,轮廓全无,纵横不定。总由风邪湿热浸袭皮肤,郁久而化虫,是以搔痒无休矣。"

【论治法】

本病治法,概之有解表法、杀虫法、针灸法三种。

一、解表法

《儒门事亲·卷一·七方十剂绳墨订一》:

"疥癣痤痱,宜解表,汗以泄之,毒以熏之,皆轻剂也。"

《世医得效方·卷第十九·疮肿科·总说》:"癞疹为病,风热在表,天时炎暄,而燥气乘之,则为赤疹;天时寒凉,冷气折之,则为白疹。治之须疏风行气,气行则消矣。其有疥癣等疮,各自不同,浸淫不已,皆由脾肺风热,或心肾久虚所致。热则平血解毒,冷则清心温肾,又何患其不瘳矣。"

二、杀虫法

《普济方·卷二百七十九·诸疮肿门·疥癣》:"疥癣治法,驱风杀虫固已。然杀虫于其外,亦须以硫黄、轻粉、蜡矾圆辈,服饵而内济之。庶绝其根矣。若夫肿而湿者有热,槁而干者无热,用药加减,又当权冲。"

三、针灸法

《针灸资生经·针灸资生经第七·癣疥疮》:"日中时灸病处影上三壮,咒曰:癣中虫,毛戎戎,若欲治,待日中。"

《神应经·疮毒部》:"疥癣疮:曲池、支沟、阳溪、阳谷、大陵、合谷、后溪、委中、三里、阳辅、昆仑、行间、三阴交、百虫窠(即膝眼)。"

《类经图翼·卷八经络·督脉穴》:"龈交(龈音银,齿根肉):在唇内上齿缝中。任督二经之会。刺三分,逆刺之,灸三壮。主治面赤心烦痛,鼻生瘜肉不消,头额中痛,颈项强,目泪多眵赤痛,牙疳肿痛。小儿面疮,久癣不除,点烙亦佳。"

《类经图翼·卷十一针灸要览·诸证灸法要穴·头面七窍病》:"喉痹喉癣:天柱、廉泉、天突、阳谷、合谷(刺五分,立愈)、后溪(乳蛾)、三间、少商、关冲、足三里、丰隆、三阴交、行间。"

《经穴汇解·卷之七·奇穴部第十一·背腰部第二》:"肩头,灸癣法:八月八日,日出时,令病人,正当东向户长跪,平举,两手持户两边,取肩头小垂际,骨解宛宛中,灸之两火俱下,各三壮,若七壮,十日愈。(《千金》)"

《经穴汇解·卷之七·奇穴部第十一·胸腹部第三》:"乳下,小儿癣:灸两乳下一寸,各三壮。(《千金》)"

【论用方】

一、治癣通用方

1. 乌蛇丸(《太平圣惠方·卷第六·治肺脏风毒皮肤生疮瘙痒诸方》)

治肺脏风毒,皮肤疮癣,心神烦躁,体热。

乌蛇(二两,酒浸去皮骨,炙微黄) 秦艽(三分,去苗) 犀角屑(一两) 川升麻(三分) 子芩(三分) 牛蒡子(三分,微炒) 枳壳(一两,麸炒微黄,去瓤) 防风(三分,去皮、去芦头) 川大黄(一两,锉碎,微炒) 苦参(三分,锉)

上件药,捣罗为末,炼蜜和捣三二百杵,丸如梧桐子大。不计时候,以温浆水下二十丸。

2. 白蒺藜散(《太平圣惠方·卷第六十五·治一切癣诸方》)

治一切癣及疥,风痒锌疮等。

白蒺藜(二两,微炒去刺) 玄参(一两) 沙参(一两,去芦头) 丹参(一两) 苦参(一两,锉) 人参(一两,去芦头) 秦艽(二两,去苗) 栀子仁(一两) 甘菊花(一两) 枳壳(一两,麸炒微黄去瓤) 黄芩(一两) 乌蛇(四两,酒浸去皮骨,炙微黄) 独活(二两) 茯神(一两) 薯蓣(一两) 细辛(一两) 防风(二两,去芦头) 麻黄(一两,去根节)

上件药,捣细罗为散。每于食前,以温酒调下二钱。

3. 苦参丸(《太平圣惠方·卷第六十五·治一切癣诸方》)

治一切癣,皮肤瘙痒。

苦参(一斤半,水浸一宿,细切,煨干) 菖蒲(四两) 乌蛇(八两,酒浸,去皮骨,炙微黄)

上件药,捣罗为末,炼蜜和捣三五百杵,丸如梧桐子大。每服不计时候,以熟水下三十丸。

4. 鲫鱼膏(《太平圣惠方·卷第六十五·治一切癣诸方》)

治诸癣疮,或干或湿,痛痒不可忍。

鲫鱼(一头中者) 乱发(如鸡子大,二枚) 雄黄(一两半,细研) 硫黄(一两,细研) 猪脂(半斤)

上件药,先煎猪脂令沸,即下鱼煎烟尽,次下发令销,滤去滓,下雄黄硫黄末,搅令匀,盛于瓷器中。不计时候涂之,以瘥为度。

5. 神妙方(《太平圣惠方·卷第六十五·治一切癣诸方》)

治一切癣。

斑蝥(三十枚,生用细研) 腻粉(二钱) 藜芦末(一分) 硫黄(一分,细研)

上件药,同研令匀,以清油调如糊。候癣痒发时,先以生布子揩,令伤后便涂之。

6. 白龙丸(《太平惠民和剂局方·卷之一·绍兴续添方》)

治男子、妇人一切风,遍身疮癣,手足顽麻,偏正头疼,鼻塞脑闷,大解伤寒,治头风。

藁本(去土) 细辛 白芷 川芎 甘草

上为细末,各等分。用药四两,入石膏末一斤,系煅了者,水搜为丸。每两八粒,薄荷茶嚼下。每服一粒,食后服。风蛀牙,一粒分作三服,干揩后用盐汤漱之,更用葱茶嚼下。

7. 何首乌散(《太平惠民和剂局方·卷之八·治疮肿伤折》)

治脾肺风毒攻冲,遍身癣疥瘙痒,或生瘾疹,搔之成疮,肩背拘倦,肌肉顽痹,手足皴裂,风气上攻,头面生疮及治紫癜、白癜、顽麻等风。

荆芥穗 蔓荆子(去白皮) 苛蚾草(去土) 威灵仙(净洗) 何首乌 防风(去芦叉) 甘草(炙)

上件各五斤,捣罗为末。每服一钱,食后,温酒调下,沸汤亦得。

8. 何首乌丸(《圣济总录·卷第一十八·大风眉须堕落》)

治风气留滞,皮肤不仁,须眉堕落,多生疮癣,身体瘙痒等。

何首乌(刮去黑皮,十二两) 白牵牛(拣) 干薄荷(各三两) 肥皂荚(三斤,一斤去皮子,椎碎,用法酒三升,浸两宿,揉浓汁,去滓,银石器中熬成膏;一斤炭火烧令烟尽收,放湿纸上,盆覆之,候冷用;一斤去皮,酥炙令焦,捣罗为末)

上四味,捣罗三味为末,用皂荚膏和剂,使膏尽为度,熟捣,丸如梧桐子大。每服十五丸,加至二十丸,不计时候,温酒下,日三服。

9. 鹅梨煎丸(《圣济总录·卷第五十·肺脏风毒生疮》)

治肺风攻皮肤,疮癣瘙痒,化痰涎,解壅热。

鹅梨(大者十个,去皮核) 薄荷叶(一斤) 不蚛(皂荚肥大者十挺,与上二味浆水内,同揉取自然汁,滤去滓) 杏仁(去皮尖、双仁,四两,烂研于银石器内,同前汁慢火熬成膏后,入别药) 蒺藜子(炒,去角) 防风(去叉) 天麻(炙令黄,各二两) 甘草(炙) 威灵仙(去土,各一两)

上九味,捣罗五味为末,入前膏搜和丸梧桐子大。每服温浆水,下十五丸至二十丸,食后临卧。

10. 槐芽丸(《圣济总录·卷第一百三十七·诸癣》)

治一切癣。

槐芽(曝干) 皂荚芽(曝干,各一斤) 苦参(三两) 使君子 防风(去叉) 羌活(去芦头,各一两半) 乌蛇(一条,酒浸去皮骨炙)

上七味,捣罗为末,炼蜜丸如梧桐子大。每服二十丸,空心温酒下,至晚再服。

11. 三味乌蛇散(《圣济总录·卷第一百三十七·诸癣》)

治一切干湿癣。

乌蛇(酒浸去皮骨炙,一两) 干荷叶(半两) 枳壳(去瓤麸炒,三分)

上三味,捣罗为散。每服一钱匕,空心、蜜酒调下,日晚再服。

12. 三神丸(《圣济总录·卷第一百三十七·诸癣》)

治一切癣。

蒺藜子(炒) 海桐皮(锉) 草乌头(盐炒熟,去盐不用,各一两)

上三味,同捣为细末,面糊和丸如绿豆大。每服十丸至十五丸,温水盐汤任下。

13. 防风散(《圣济总录·卷第一百三十七·诸癣》)

治一切癣。

防风(去叉) 母猪肉(各二两)

上二味,同煮数沸,去猪肉取防风焙干,捣罗为散。每服一钱匕,白汤点服,不拘时。

14. 苦参丸(《圣济总录·卷第一百三十七·诸癣》)

治一切癣。

苦参(用皂荚十挺椎碎,同以水煮皂荚,烂为度,拣出苦参切,曝干,将皂荚汁滤去,滓再熬成膏) 威灵仙(洗泽曝干,各三两)

上二味,捣罗为末,以皂荚膏和丸如梧桐子大。每服二十丸,空心温酒下,至三十丸。

15. 菖蒲酒(《圣济总录·卷第一百三十七·诸癣》)

治一切癣。

菖蒲(细切,五斗)

上一味,以水一石五斗煮取三斗,去滓,入米二斗,酝如酒法候熟,旋取饮令极醉,即愈。

16. 蛇床子汤(《圣济总录·卷第一百三十七·诸癣》)

治一切干湿诸癣,岁久不瘥。

蛇床子 白土 羊蹄根 葛根 苦参 菖蒲 莽草(各三分) 黄连(去须,半两)

上八味,细锉,以水五斗煎至三斗,滤去滓,温暖淋洗癣上。三日后,重暖药汤更洗之,不过三五度瘥。

17. 漏芦膏(《圣济总录·卷第一百三十七·诸癣》)

治一切癣。

漏芦 地榆 附子(去皮脐) 杏仁(汤浸去皮尖、双仁,各一两) 藜芦(去芦头) 木通 莽草 白芷 吴茱萸 细辛(去苗叶,各半两) 蜀椒(去目并合口) 蜡(各二两) 清油(一斤)

上一十三味,细锉十一味,先熬油令沸,下诸药,煎候白芷赤黑色,停冷绵绞去滓,拭铛令净,再下油并蜡同煎,候蜡熔尽,瓷合盛收。旋涂患处,仍用后丁香散粉之,日三五上瘥。

18. 抵圣散(《圣济总录·卷第一百三十七·诸癣》)

治一切癣。

草决明(焙,捣末,半两) 腻粉(一分)

上二味,合和为散。先以布揩癣令赤,次以醋调药涂之,当汁出痛解即瘥。

19. 定粉膏(《圣济总录·卷第一百三十七·诸癣》)

治干湿癣风癣,不拘年月。

淀粉 水银 白芜荑 胭脂(各一分)

上四味,同研令匀,用陈猪脂一两,同研成膏。先用汤洗,后以膏子临卧涂之,一上便瘥。本法猪脂,须用十年以上者,今若无,但陈者亦得,仍用后方淋洗。

20. 楝实洗方(《圣济总录·卷第一百三十七·诸癣》)

治一切新久干湿癣。

楝实(半升,无实用根皮代) 楝叶及嫩枝(锉) 凌霄叶及藤(锉,各一升) 丹参 枳壳(去瓤) 蛇床子 地榆 皂荚(各三两,并细锉) 苦参(三两,细锉)

上九味,同煎浓汁,热洗患处。

21. 僵蚕散(《圣济总录·卷第一百三十七·诸癣》)

治一切新久干湿癣。

白僵蚕(炒去丝,四十枚) 斑蝥(二十枚,全者生用) 腻粉(一钱)

上三味,捣研为细末。干癣用生油调涂,湿癣只干揩贴之,并候黄水出及数数痒痛。永除根本,亦无瘢痕。

22. 圣散方(《圣济总录·卷第一百三十七·诸癣》)

治一切干湿癣。

风化石灰(半两) 铅丹(二钱) 腻粉(一钱) 石硫黄(半钱)

上四味,同研如粉,用生油调,先以布揩破癣涂之,末涂药间,煎葱白甘草汤淋洗,如换时亦依此。

23. 沉香沥(《圣济总录·卷第一百三十七·诸癣》)

治一切干湿癣。

沉香 柏节 杉节 松节(各半斤)

上四味,锉如指面大,以布囊盛,置于沤麻水中,浸一食久,漉出沥干。取一枚白垍,穿底下作一孔,如鸡子大,以松叶一枚,安孔上,以药囊坐垍内,以盐一升盖上,以黄泥固济垍,令厚三五分,以炭火于垍口烧之,垍下安碗一口,滴药汁于碗中。候烟尽,即取碗中药汁,涂敷疮癣上,日三五次,以瘥为度。白秃、疽疥、恶疮并治之。

24. 梅实膏(《圣济总录·卷第一百三十七·诸癣》)

治一切干湿癣。

乌梅(十四枚,取肉) 大蒜(十四头,去皮,切) 屋尘(细筛) 盐(各三合)

上四味,先研乌梅,次下大蒜屋尘盐等,和研令细,以醋调成膏,取涂癣上,日三五度即瘥。

25. 龙脑膏(《圣济总录·卷第一百三十七·

诸癣》）

治一切干湿癣,痒痛不可忍。

龙脑　石硫黄　斑蝥(去翅足)　腻粉(各半两)

上四味,细研为末,用面油调成膏。发痒痛时,抓破涂之,日三五度即瘥。

26. 胡粉膏(《圣济总录·卷第一百三十七·诸癣》)

治一切干湿癣。

胡粉(二两)　水银(一分)

上二味,和研令匀。以醋调成膏涂之,仍以纸贴,日三五上。

27. 水银膏(《圣济总录·卷第一百三十七·诸癣》)

1)治一切癣不瘥。

水银(半斤)　腊月猪脂(二斤半)

上二味,先熬脂令熔,次下水银,以马通火熬七日七夜,候冷取出去水银,只取猪脂。每日三五度摩涂癣上,令热即瘥。其水银不妨他用。

2)治一切癣。

水银(一分)　芜荑仁(研末)　姜黄(捣末,各半两)　酥(二两)

上四味,先煎酥和水银,以柳椎研搅,候水银散,即下芜荑、姜黄末搅匀,瓷合盛。旋取涂癣上,日三两次。

28. 狼牙膏(《圣济总录·卷第一百三十七·诸癣》)

治一切癣。

狼牙(捣)　雄黄(研)　丹砂(研)　硫黄(研)　雷丸(捣)　白矾(熬令汁枯,研)　藜芦(去芦头,捣,各一分)

上七味,细罗为散,蜜调成膏。涂癣上,日三遍,取瘥为度。

29. 雄黄膏(《圣济总录·卷第一百三十七·诸癣》)

治一切癣。

雄黄(研末)　石硫黄(研末)　羊蹄根(湿者)　沙糖(色白者)　荷叶(新者,各一两)

上五味,先以羊蹄根、白糖、荷叶于乳钵内细研如泥,次入雄黄、硫黄末,同研成膏,瓷合盛。取涂癣上,日三度,如药干,旋添少许蜜调之。

30. 附子散(《圣济总录·卷第一百三十七·

诸癣》)

治一切癣。

附子(炮裂,去皮脐,半两)　皂荚(一挺,去皮子,炙)　吴茱萸(汤洗,焙炒,一两)

上三味,捣罗为散。用新布揩癣令湿,然后涂药,日三两上,如干癣以醋调涂。

31. 独活散(《圣济总录·卷第一百三十七·诸癣》)

治一切癣。

独活(半两)、附子(炮裂,去皮脐,一两)

上二味,捣罗为散。以酒调和如糊,先用皂荚水洗癣上,然后涂之,日二度。

32. 大黄散(《圣济总录·卷第一百三十七·诸癣》)

治一切癣。

大黄(如枣大一块)　斑蝥(全者七枚)

上二味,捣研为细散,以酽醋调如糊。先揩破癣疮,然后涂药,候干洗之。

33. 七星散(《圣济总录·卷第一百三十七·诸癣》)

治诸癣。

干蝎(七节者)

上二味,捣罗为散。每服三字,用好酒一盏,入羊蹄根汁并蜜少许调服,晡时一浴,仍用羊蹄根淬揩浴。

34. 白矾涂方(《圣济总录·卷第一百三十七·诸癣》)

治一切干湿癣。

白矾(一两,研为末)

上一味,用醋调如糊,涂摩癣上,日三五度即瘥。

35. 炙鱼涂方(《圣济总录·卷第一百三十七·诸癣》)

治一切干湿癣。

鱼(不问色目)

上一味,火上炙皮微焦,乘热去皮骨,取肉研涂癣上,日三五度即瘥。

36. 半夏散(《圣济总录·卷第一百三十七·诸癣》)

治一切癣。

半夏(二两)

上一味,捣罗为散。以陈酱汁调和如糊,涂摩癣上,日两三度即瘥。

37. 艾汁涂方(《圣济总录·卷第一百三十七·诸癣》)

治一切癣。

艾(一两,细锉)

上一味,以酽醋半升,煎取浓汁,去滓涂摩癣上,日三五度即瘥。

38. 蒿穗敷方(《圣济总录·卷第一百三十七·诸癣》)

治一切癣。

蒿穗(二两,黄燥者)

上一味,捣罗为散。以醋调和,涂摩癣上,日三两度即瘥。

39. 楮汁涂方(《圣济总录·卷第一百三十七·诸癣》)

治一切癣。

楮木白汁(不拘多少)

上一味,先以新布揩癣微破,然后涂药,日二上即瘥。

40. 桃叶汁涂方(《圣济总录·卷第一百三十七·诸癣》)

治一切癣。

桃叶(一两,日中时采)

上一味,研绞取汁,涂摩癣上,日三度即差。

41. 四圣散(《黄帝素问宣明论方·卷二·诸证门·心疝证》)

治肾脏风并一切癣。

白附子 白蒺藜 黄芪 羌活(各等分)

上件,为细末。每服二钱,汤调下,空心,一日三服。久癣不瘥,十日大愈。

42. 治癣妙方(《传信适用方·卷下·治疮疥丹毒一切杂疮》)

治一切癣。

川乌 香白芷 蝉蜕(各半两) 全蝎(一分)

上四味为细末,用羊蹄根自然汁炼蜜为圆如梧桐子大。每服二十圆,先安排熟酒一盏,去浴堂内解卸衣服了,以羊蹄根一枝,取自然汁滴在盏内,咽下药,便用热汤澡洗,却用羊蹄根代皂角擦之,出浴令汗干,便不见癣。

43. 治癣如圣丸(《儒门事亲·卷十五·疡痈肿第一》)

黄柏 黄芩 黄连 防风(各半两) 白僵蚕(一两) 全蝎(三分) 轻粉(半钱)

上为细末,羊蹄根汁浸,蒸饼为丸如梧桐子大。每服二三十丸,嚼羊蹄根汁送下。随病人上下,分食前后。又羊蹄汁涂癣。

44. 胡粉散(《严氏济生方·疥癣门·癣论治》)

治一切癣,神效。

胡粉(一分) 砒(半分) 大草乌(一个,生用) 蝎梢(七枚) 雄黄(别研,一分) 硫黄(别研,一分) 斑蝥(一枚) 麝香(少许)

上八味,为细末。先用羊蹄根蘸醋擦动,次用药少许擦患处。

45. 碧玉散(《仁斋直指方论·卷之二十四·疥癣·附诸方》)

治癣。

铜绿 硼砂 白矾(各等分)

上为细末,香油调搽。

46. 夺命丹(《奇效良方·卷之四十七·疝门·疝气通治方》)

治远年近日小肠疝气,偏坠搐痛,脐下胀痛,以致闷乱,及外肾肿硬,日渐滋长,阴间湿痒,抓之成癣疮,皆治之。

吴茱萸(一斤,去枝梗净,四两酒浸,四两盐汤浸,四两醋浸,四两童子小便浸,各浸一宿,焙干,研) 泽泻(二两,去灰土,切作片,去粗皮,酒浸一宿)

上为细末,酒糊为丸如梧桐子大。每服五十丸,食前盐酒或盐汤送下。

47. 丁香散(《奇效良方·卷之五十四·疮疡门·疮科通治方》)

治一切癣。

丁香(研) 蟆灰(各一两) 麝香(一分,研) 白矾(熬令汁枯,研) 五倍子(研) 腻粉(研,各半两)

上研匀,干敷癣上,以瘥为度。

48. 三神丸(《奇效良方·卷之五十四·疮疡门·疮科通治方》)

治一切癣。

蒺藜(炒) 海桐皮(锉) 草乌头(盐炒,取去盐不用,各一两)

上为细末,面糊和丸如绿豆大。每服十丸至

十五丸,温酒盐汤任下。

49. 治癣神效方(《奇效良方·卷之五十四·疮疡门·疮科通治方》)

治一切癣。

藜芦根(半两) 轻粉(二钱半)

上为细末,凉水调搽癣上。

50. 九熏丹(《串雅内外编·串雅内编·卷二·截药外治门》)

治癣。

好铜青二三两研细,好烧酒拌之,候至不干不湿,涂于粗碗底内,翻转合地上,以砖垫好,露一线,下以蕲艾熏之,再抄再熏,如此九次,至少亦要七次,约以青色带黑为度,然后研细,将烧酒拌成锭子。用时以醋磨擦。每日三五次,五日后,若嫌干裂,以菜油少许润之,七日即愈。

51. 金黄如意散(《奇方类编·卷下·疮毒门》)

治一切疮毒,跌仆损伤,火丹天疱,肌肤赤肿,乳痈,丹毒,癣疮。

花粉(一斤) 川黄柏(八两) 川大黄(八两) 僵蚕(八两) 白芷(八两) 厚朴(三两二钱) 陈皮(三两二钱) 生甘草(三两二钱) 苍术(三两二钱) 大南星(三两二钱)

共为细末,收贮,勿令泄气。凡用以清茶同蜜少许,敷之。

二、治干癣方

1. 黄连散(《太平圣惠方·卷第六十五·治干癣诸方》)

治干癣,搔之白屑起。

黄连(一两,去须) 藜芦(半两,去芦头) 川大黄(一两) 干姜(半两,生,锉) 蔺茹(一两) 莽草(一两)

上件药,捣细罗为散,入猪脂一斤,以慢火煎成膏,滤去滓,收于瓷器中。先以新布揩拭疮上令伤,然后涂药,无不瘥者。

2. 胡粉散(《太平圣惠方·卷第六十五·治干癣诸方》)

治干癣,痒不止。

胡粉 黄连(去须) 蛇床子 白蔹(以上各半两)

上件药捣罗为末,面脂调涂,湿即干,贴之。

3. 一抹散(《奇效良方·卷之五十四·疮疡门·疮科通治方》)

治干癣不瘥。

天南星 草乌头(生用,各一枚)

上为细末。用牛蹄根捣绞,取汁调涂,不过三上瘥。

4. 神效方(《惠直堂经验方·卷三·疮癣门·治癣方》)

治干癣,无问年月。

水银(半两) 芜荑(半两末) 胡粉(半两) 花胭脂(半两)

上件药都研,入炼了腊月猪脂四两,研令水银星。先以泔清洗疮上,拭干,然后涂之。

三、治湿癣方

1. 硫黄散(《太平圣惠方·卷第六十五·治湿癣诸方》)

治湿癣痒痛不可忍。

硫黄(半两) 斑蝥(半两,去翅足) 龙脑〔一两(钱)〕 腻粉(一分)

上件药都细研如粉,用面脂调如泥。痒痛时,抓破后,以药揩之。

2. 黄连散(《太平圣惠方·卷第六十五·治湿癣诸方》)

治癣,湿痒不可忍。

黄连(一两,去须) 胡粉(一两,细研) 黄柏(一两,锉) 雄黄(半两,细研)

上件药,捣细罗为散,都研令匀。先以温浆水洗疮,然后取药敷之,不过三四度瘥。

3. 芦荟散(《太平圣惠方·卷第六十五·治湿癣诸方》)

治湿癣,搔之有黄汁者。

芦荟(半两) 甘草(半两)

上件药,捣罗为末。先用浆水洗癣上讫,用帛拭干,便以药敷之,日三五上瘥。

4. 小膏子(《博济方·卷三·耳病》)

治冻耳,兼疗湿癣。

丹参(一两) 黄蜡(半两) 豉(一合) 葱白(五茎) 清油(三两)

上先将油煎三两沸,次入参豉,煎令焦即滤出,然后入蜡,匀搅,入瓷合子内盛。每患即涂之,三两上即瘥。

5. 一抹散(《奇效良方·卷之五十四·疮疡门·疮科通治方》)

治湿癣方。

黄连 明矾(煅,各半两) 胡粉 黄丹 水银(各二钱)

上为细末,用猪脂油一两,夹研,令水银星尽败,瓷盒收用。

6. 螺壳散(《奇效良方·卷之五十四·疮疡门·疮科通治方》)

治湿癣,痒不可忍。

螺壳(一两) 乱发灰 龙脑 胡粉(研,各半两)

上为细末,研匀。以油淀和,涂之。

7. 荆芥散(《奇效良方·卷之五十四·疮疡门·疮科通治方》)

治多年湿癣。

荆芥穗(不拘多少,以瓦罐子盛,盐泥固济,只留一窍,用炭火烧,候出清烟,便拨去火,用湿纸塞了窍子,放冷取出,研为细末,半两) 麝香(一钱) 腻粉(五钱)

上研匀。先以口含盐浆水,抓洗疮令破,帛子揾干了,以生油调药敷之。

四、治风癣方

1. 躑躅摩风膏(《太平圣惠方·卷第二十五·治一切风通用摩风膏药诸方》)

治风,肢节多疼,肌肉顽痹,或遍体疮癣,或瘾胗风瘙。

躑躅花 羌活 防风(去芦头) 芎䓖 杏仁(汤浸去皮) 细辛 当归(以上各一两) 白蔹 白芨 白芷 丹参 苦参 玄参 桂心 附子(去皮脐) 川乌头(去皮脐) 皂荚(去黑皮) 汉椒(去目) 莽草 川大黄(以上各半两)

上件药细锉,以米醋一升,拌令匀湿,经三宿后,以慢火炒令干;用腊月猪脂二斤,以慢火同煎一日,候药味出尽,以新布绞去滓,更以绵滤过,再入锅中煎,以柳木篦不住手搅成膏,候凝,收于瓷合中。每取一弹子大,摩于痛上。如腊月煎之,经久不坏也。

2. 白花蛇丸(《太平圣惠方·卷第六十五·治风癣诸方》)

治风癣疮,皮肤疮痒久不瘥。

白花蛇(三两,酒浸去皮骨,炙令微黄) 黄芩(一两) 防风(一两,去芦头) 白藓皮(一两) 甘草(一两,炙微赤,锉) 枳壳(一两,麸炒微黄去瓤) 栀子仁(一两) 赤芍药(一两) 川大黄(一两,锉碎,微炒) 苍耳子(一两) 麦门冬(一两半,去心,焙) 黄芪(一两,锉) 白蒺藜(一两,微炒,去刺) 羌活〔二(一)两〕 苦参(二两,锉)

上件药捣罗为末,炼蜜和捣三五百杵,丸如梧桐子大。每于食后,以薄荷酒下三十丸。

3. 独活丸(《太平圣惠方·卷第六十五·治风癣诸方》)

治风毒攻皮肤生疮癣,顽麻不知痛痒。

独活(二两) 苍耳子(二两) 羌活(一两) 五味子(一两) 菟丝子(一两,酒浸三日,曝干,别捣) 山茱萸(一两) 防风(一两,去芦头) 白花蛇肉(一两,酥炒令黄) 黄芪(一两,锉) 白蒺藜(二两,微炒,去刺)

上件药捣罗为末,入白粱米饭,和捣三五百杵,丸如梧桐子大。每日空心及晚卧时,以温酒下三十丸,枣汤下亦得。

4. 乳香膏(《太平圣惠方·卷第六十五·治风癣诸方》)

治风癣,皮肤瘙痒。

乳香(一分,细研) 腻粉(一分) 硫黄(一分,细研) 杏仁(半两,汤浸去皮尖,研) 吴茱萸(半两,捣末) 地龙粪(半两,细研) 巴豆(半两,去皮心)

上件药,先以猪脂一斤,煎巴豆十余沸,去巴豆,纳诸药末和搅令匀,更煎十沸以来,倾于瓷器内。候冷涂之。

5. 硫黄散(《太平圣惠方·卷第六十五·治风癣诸方》)

治风毒癣,遍身皆生瘙痒。

硫黄(一分,细研) 雄黄(一分,细研) 朱砂(一分,细研) 麝香(一分,细研) 巴豆(一分,去皮心,研) 川椒(一分,去目) 吴茱萸(一分) 附子(一分,去皮脐,生用)

上件药捣细罗为散,都研令匀。先用新布揩癣令水出,便以醋调涂之,不过三两上瘥。

6. 丹参汤(《太平圣惠方·卷第六十五·治风癣诸方》)

治风癣瘙痒。

丹参（三两） 苦参（五两，锉） 蛇床子〔二（三）两〕 白矾（二两，细研）

上件药，除白矾外，捣筛为散。以水三斗煎取二斗，滤去滓，入白矾搅令匀，乘热于避风处洗浴，以水冷为度，拭干了，以藜芦末粉之，相次用之，以瘥为度。

7. 茯苓汤（《圣济总录·卷第九十三·骨蒸传尸门·虚劳五蒸》）

治心蒸苦，心惊悸栗。男子因读书损心气，伤思虑，过损心，吐血，心烦多忘，失精神，或身体痒瘙风癣，或胸中气满。

白茯苓（去黑皮） 麦门冬（去心，焙） 款冬花 独活（去芦头） 槟榔（锉，各六两） 桂（去粗皮） 防风（去叉） 防己（各五两） 甘草（炙） 枳壳（去瓤麸炒，各四两） 地骨皮（去土，十两）

上一十一味，锉如麻豆大。每服五钱匕，以水二盏，先煎山泽银，取水一盏半，入药并生姜半分切，大枣三枚劈破，同煎取一盏，去滓温服，每早晨、日晚各一。

8. 乌头丸（《普济本事方·卷第三·风寒湿痹白虎历节走注诸病》）

治宿患风癣，遍身黑色，肌体如木，皮肤粗涩及四肢麻痹。

草乌头一斤，入竹箩子内以水浸，用瓦子于箩内，就水中淘洗，如打菱角法，直候淘洗去大皮及尖，控起令干；用麻油四两，盐四两，入铫内炒令深黄色，倾出油，只留盐并乌头，再炒令黑色，烟出为度；取一枚劈破，心内如米一点白恰好也，如白多再炒，趁热杵罗为末，用醋糊丸如梧子大，干之。每服三十丸，空心晚食前，温酒下。

9. 连粉散（《仁斋直指方论·卷之二十四·疥癣·附诸方》）

风癣湿疮并皆治之。

黄连 腻粉 黄柏 黄丹 枯白矾（各一钱） 轻粉 龙骨 炉甘石（各五分）

上为细末。每用少许，湿则干搽，干则香油调搽。

10. 当归饮子

1）《奇效良方·卷之五十四·疮疡门·疮科通治方》

治疮疥风癣，湿毒燥痒。

当归 川芎 白芍药 生地黄 防风 白蒺藜 荆芥（各一钱半） 何首乌 黄芪 甘草（各一钱）

上作一服，水二盅煎至一盅，食远服。或为末亦可。

2）《医灯续焰·卷三·数脉主病第十九·附方》

治疮疥风癣，湿毒燥痒疮。

当归 白芍药 川芎 生地黄 白蒺藜 防风 荆芥（各一两） 何首乌 黄芪 甘草（各五钱）

上咬咀。每服一两，水煎；或为末，每服一二钱亦得。

11. 吕祖苦参散（《鲁府禁方·卷四宁集·疥疮》）

治风癣疥疮。

石菖蒲（一两，九节者） 威灵仙（一两） 胡麻（炒，一两） 川芎（一两） 苦参（四两） 荆芥 甘草（各一两）

上七味，共为细末。每服三钱，好黄酒调服，三次愈。

12. 祛风白芷散（《医灯续焰·卷十八·面·附方》）

治面上风癣疮。

白芷（三钱） 黄连 黄柏 黄丹（各二钱） 茯苓（一钱五分） 轻粉（一钱）

上为细末，用油调搽癣疮上。或加孩儿茶二钱，麝香二分，亦可。

13. 虎在膏（《蒹竹堂集验方·卷五·罗浮山人集·肿毒门》）

治无名肿毒，恶疮风癣。

嫩松香（一两） 樟脑（一两，研） 轻粉（二钱，研） 乳香（五分，研） 没药（五分，研） 龙骨（五分，研） 川蜡（一两）

上各研细末，另包。用新瓶一个，先投黄蜡化开，次入松香搅匀，提起入樟脑在内搅匀，再将余药投入搅成膏即止，不可硬了。油纸摊贴，更不见火。

14. 千里光膏（《串雅内外编·串雅内编·卷二·截药外治门》）

贴疮疖风癣、杨梅疮毒、鹅掌风等症，极效。

防风　荆芥　黄柏　金银花　当归　生地（各二两）　川椒　白芷　大黄　红花（各一两）　苦参（四两）　千里光（采茎叶捣汁，砂锅内熬成膏）

上药用麻油浸三日，熬枯黑色，去滓，每油二碗，配千里光膏一碗再熬，滴水成珠，飞丹收成膏，入乳香、没药各一两，轻粉三钱，槐枝搅匀，收用。

15. 香肌散（《医方拾锦·九周身方》）

治风癣。

当归　川芎　羌活　独活　白芷　防风　荆芥　翻白草　藿香　细辛　甘松　藁本　红花　皂角（去皮弦）

煮水沐浴。

五、治疥癣方

1. 澡浴方（《太平圣惠方·卷第六十四·治身体风毒疮诸方》）

治遍身热毒风疮及疥癣瘙痒。

防风（一两，去芦头）　白芷（一两）　细辛（一两）　苦参（一两）　吴茱萸（一两）　苦楝子（一两）　藜芦（一两，去芦头）　莽草（一两）　麻黄根（一两）　川椒（半两，去目）　盐（二两）

上件药细锉，以水五斗煎取三斗，去滓，乘热洗浴，以水冷为度。余滓重煎，如前法用。

2. 附子膏（《太平圣惠方·卷第六十五·治一切疥诸方》）

治一切疥癣、恶疮不瘥。

附子（一枚，别捣为末）　鲫鱼（一枚，长五寸）　乱发（如鸡子大）　猪脂（四两）

上件药，先以猪脂煎鱼乱发令消，滤去滓，入附子末，熟搅膏成。旋取涂之。

3. 漏芦丸（《圣济总录·卷第八十三·干湿脚气》）

治脚气肿满生疮，积年不瘥，或饮酒壅滞，散在腠理，及风痒疥癣，毒气下注。轻腰脚，通肠胃，去肺中热毒。

漏芦　葳蕤（切，焙）　乌蛇（酒浸去皮骨，炙，各三两）　苦参（四两）　枳壳（去瓤，麸炒，二两）　秦艽（去苗、土）　麦门冬（去心，焙，各一两半）　防己（一两）　玄参（三两）　白术　黄芪（锉，各一两半）　大黄（锉，炒，三两）　黄芩（去黑心，一两）

上一十三味，捣罗为末，炼蜜为丸如梧桐子大。每服三十九至四十丸，以后恶实根酒下。

4. 苦参丸（《圣济总录·卷第一百三十七·诸癣》）

治疥癣。

苦参（四两）　玄参　山栀子仁　独活（去芦头，各二两）　黄连（去须，一两半）　黄芩（去黑心）　枳壳（去瓤麸炒）　大黄（锉，炒）　防风（去叉）　菊花（各一两）

上一十味，捣罗为末，炼蜜为丸如梧桐子大。每服三十丸，暖酒下。

5. 五参散（《圣济总录·卷第一百三十七·诸癣》）

治疥癣。

乌蛇（去皮骨，酒炙焦）　麻黄（去节）　大黄（各二两）　白附子（炮，半两）　漏芦（去芦头，一两半）　沙参　玄参　五加皮　干蝎（去土，炒）　丹参　白僵蚕（炒）　羌活（去芦头）　甘草（炙，各一两）

上一十三味，捣罗为散。每服二钱匕，用薄荷汤调下。

6. 防风散（《圣济总录·卷第一百三十七·诸癣》）

治诸疮癣疥。

防风（去叉）　天麻　陈橘皮（汤浸去白，焙，一两）

上三味，捣罗为细散。每服三钱匕，空心酒调服。

7. 徐长卿散（《圣济总录·卷第一百三十七·诸癣》）

治诸疥癣久不瘥者。

徐长卿　苦参　附子（生，去皮脐）　吴茱萸（洗，焙干炒）　旱莲子　细辛（去苗叶）　硫黄　石菖蒲　半夏（生用）

上九味，等分，捣罗为细散。先以油煎葱白色黄，将油和药末涂，仍先以汤浴了手腿，并用被覆，更将火桶子安被内，盖令热，两上瘥。

8. 参角丸（《鸡峰普济方·卷第七·肺》）

治肺风，皮肤瘙痒生瘾疹或疥癣等。

苦参　肥皂角（去皮并子，各二斤）

肥皂角捶碎，以水一斗浸揉，取浓汁滤去滓，熬成膏。上将苦参杵为细末，以皂角膏和丸，如梧桐子大。每服二十丸,荆芥汤下。

9. 宣连丸(《洪氏集验方·卷第四·治癣疥》)

治癣疥。

宣连(去须,酒浸一宿)

上焙干为末,蜜丸如梧桐子大。空心、日午、临卧,酒吞二十粒。

10. 如意散(《黄帝素问宣明论方·卷十五·杂病门·疮疹总论》)

治疥癣无时痛痒,愈发有时,不问久新者。

吴茱萸 牛蒡子 荆芥(各一分) 牡蛎(半两) 轻粉(半钱) 信砒(二钱)

上为细末,研匀。每临卧,抄一钱油调,遍身搓摩上一半。如后有痒不止,更少许涂之股髀之间,闻香悉愈。

11. 三黄膏(《杨氏家藏方·卷第十二·疮肿方七十二道》)

治疮癣疥痨,紫白癜风。

雄黄(别研) 雌黄(别研) 砒(别研,三味各半钱) 白矾(别研) 黄丹 蛇床子(取末)茼茹(四味,各一两) 白胶香(一钱,别研) 轻粉(一钱)

上件用麻油四两,入巴豆四枚,煎黄色,去巴豆入众药,又入黄蜡少许,熬作膏了。先用荆芥汤洗,后用药擦之。

12. 三神散(《杨氏家藏方·卷第十二·疮肿方七十二道》)

治一切疥癣。

白僵蚕(二十四枚,炒,去丝嘴) 蝎梢(五枚,去毒,微炒) 地龙(三条)

上件研令极细。分作二服,小儿作五服,温酒调下。服药了,然后澡浴。

13. 浣肌散(《杨氏家藏方·卷第十二·疮肿方七十二道》)

治风热客搏皮肤,瘙痒、瘾疹、痦瘟、疮疡、疥癣抓之水出,侵淫不止;或风气游走暴肿。

枫香(别研) 荆芥穗(二味各三两) 大黄 苦参 当归 升麻 白蒺藜 枳壳(去瓤炒,以上六味各二两) 射干(一两半)

上同焙干,碾为细末,入枫香和匀。每用五钱,水三升同煎三五沸,通手淋洗。

14. 灵砂丹(《御药院方·卷一·治风药门》)

治风热郁结或肾水阴虚,心火炽甚及偏正头疼,发落齿痛,遍身麻木,疥癣疮疡,一切风热并皆治之。

天麻 独活 羌活 细辛 石膏 防风 连翘 薄荷叶(各二两) 川芎 山栀子(去皮)芍药 荆芥穗 当归 黄芩 大黄(生用) 全蝎(微炒) 菊花 人参 白术(以上各半两) 朱砂(为衣) 寒水石(生用) 桔梗(各二两) 滑石(四两) 缩砂仁(一分) 甘草(三两,生用)

上件同为细末,炼蜜为丸,每两作一十丸,朱砂为衣。每服一丸,细嚼茶清下,食后。

15. 陈元膏(《御药院方·卷十·治疮肿折伤门》)

摩治诸风拘挛疼痛,麻痹不仁,风瘙痒疥癣,腹中疼痛积聚,并可治之。

当归(切,三两) 朱砂(研,飞) 细辛(去土) 川芎(各二两) 附子(一十二铢,锉如指面大) 桂(去粗皮,一两二铢) 天雄(二两三铢) 干姜(三两一十七铢) 雄黄(三两二铢,研) 松脂(半斤) 大醋(二升,即米醋也) 生地黄(二斤,研取汁) 白芷(以上并锉细,二两) 猪肪脂(十斤,去筋膜,切作指大)

上以地黄汁、大醋渍九物一宿,并脂合煎之十五沸膏成,新绵滤去滓,入雄朱和令凝。不令小儿、妇人、六畜见之,切须忌也。每用少许,摩擦患处,热彻为度。

16. 八仙散(《奇效良方·卷之五十四·疮疡门·疮科通治方》)

治游风肿痒,疥癣疮,或因洗头游风,瘙痒生疮。

细辛 荆芥 白芷 川芎 黄芩 防风 地骨皮 甘草(各等分)

上为粗末。每用药二两,水二碗,煎十沸,去滓,热溻患处。

17. 一扫散(《奇效良方·卷之五十四·疮疡门·疮科通治方》)

治疥癣。

防风 荆芥 苦参 地骨皮 薄荷 甘草(各等分)

上为细末,炼蜜为丸如梧桐子大。每服五七十丸,空心用茶清送下。或为散,凉蜜水调下,不过三五服即痊可。大人用,每服三钱。

18. 一上散(《奇效良方·卷之五十四·疮疡门·疮科通治方》)

治诸般疥癣必效。

雄黄(通明手可碎) 熟硫黄 黑狗脊 蛇床子(炒,各半两) 寒水石(六钱) 斑蝥(三个,去翅足,研碎)

上另研雄黄、硫黄、寒水石如粉,次入斑蝥和匀,蛇床、黑狗脊另为细末,同研匀。洗疥癣,令汤透去痂,油调手中擦热,鼻中嗅三两次,擦上可,一上即愈。如痛甚肿满高起者,加寒水石一倍。如不苦痒,只加狗脊。如微痒,只加蛇床子。如疮孔中有虫,加雄黄。如喜火炙汤烫者,加硫黄,只嗅不止,亦可愈。

19. 五龙膏(《奇效良方·卷之五十四·疮疡门·疮科通治方》)

治疥癣。

硫黄 白矾 白芷 吴茱萸 川椒(各等分)

上为细末,煎油调涂之。

20. 天棚散(《鲁府禁方·卷四宁集·疥疮》)

治疥癣诸疮神效。

干瓦松经霜者,烧灰研末,不拘多少。用鸡蛋黄煎取自然油,调搽患处。

21. 神仙太乙膏(《鲁府禁方·卷四宁集·膏药》)

专贴打扑伤损,遍身疼痛,一切痈疽,恶疮疥癣及筋骨疼痛,如神。

黄柏 防风 玄参 赤芍 白芷 生地黄 大黄(以上各五钱) 血竭(三钱) 当归(八钱) 肉桂(三钱) 槐枝(三十寸) 柳枝(三十寸) 桃枝(三十寸)

共合一处,用真麻油四斤浸药,春五夏三,秋七冬十日。用桑柴火熬,令油褐色,滤去渣再熬,油滴水,或朱下淘,炒过黄丹二斤,搅千余遍,待冷入地埋三日,去火毒,摊贴。

六、治久癣方

1. 水银膏(《太平圣惠方·卷第六十五·治久癣诸方》)

治疥癣疮,经年不瘥。

水银(一两) 白矾(一两) 蛇床子(一两) 雄黄(一两) 蔄茹末(一两)

上件药,入炼了猪脂半斤,都研,候水银星尽,

便用敷之,日三两上。兼治小儿头疮甚良。

2. 硫黄散(《太平圣惠方·卷第六十五·治久癣诸方》)

治风癣久不瘥,皮肤痒痛。

硫黄(一分) 硝石(半两) 腻粉(半两) 白矾(半两,烧灰)

上件药,细研如粉。以生麻油调如膏,涂之。

3. 五倍子散(《太平圣惠方·卷第六十五·治久癣诸方》)

治癣久不瘥。

五倍子(一两,烧令烟尽) 黄柏(一分,锉) 当归(一分,锉,微炒) 腻粉(一分) 白矾(一分,烧灰) 漏芦(一分)

上件药,捣细罗为散。先用盐浆水洗,拭干了,以散敷之。

4. 砒霜散(《太平圣惠方·卷第六十五·治久癣诸方》)

治癣不问干湿,积年不瘥。

砒霜(一分) 硫黄(三分) 密陀僧(三分) 腻粉(二分)

上件药,细研为末。癣干,即以生油调涂。若癣湿,即用药末掺之。

5. 臭黄膏(《太平圣惠方·卷第六十五·治久癣诸方》)

治风疮疥癣,久不瘥。

臭黄(半两,研) 乱发(半两,烧灰) 芜荑(半两) 硫黄(一分,细研) 杏仁(半两,汤浸去皮尖、双仁,研) 吴茱萸(半两) 粉脚(半两,细研)

上件药,捣细罗为散。以生麻油调,涂于两手心,合手于股内,夹药一宿。如未瘥者,次夜更涂。兼吃蜜酒使醉神效。

6. 乌蛇丸(《圣济总录·卷第一百三十七·诸癣》)

治多年诸癣,医治不效者。

乌蛇(酒浸去皮骨,炙) 天麻(各二两) 槐子(半斤) 附子(生,去皮脐,小便浸一宿) 白附子(炮,各一两) 干蝎(炒) 白僵蚕(炒) 羌活(去芦头) 乳香(研,各一两半) 苦参(十两)

上一十味,捣罗为细末,用生姜自然汁和蜜各一斤,熬成膏,入前药和捣,丸如梧桐子大。每服二十丸,空心温酒下,夜卧荆芥汤下。

7. 黄连膏(《圣济总录·卷第一百三十七·诸癣》)

治一切久癣,积年不瘥。四畔潜浸,复变成疮,疮色赤黑,痒不可忍,搔之血出。

黄连(去须,为末) 黄柏(去粗皮,为末) 豉(研细) 蔓荆子(为末) 杏仁(汤浸去皮尖、双仁,细研,各半两) 水银(一钱)

上六味,先以水银于掌中唾研如泥,次入乳钵内,下生油一合和匀,次入药末,同研成膏,瓷合盛。日三五度,取涂癣上即瘥。

8. 剪草散(《瑞竹堂经验方·十三疮肿门》)

治顽癣久不好者。

梗树皮(八两,杭州壳) 剪草(四两) 白芨(四两) 巴豆(十四个,连壳碾)

上为细末。新汲水调如糊,厚厚敷于癣上,干去之,再敷立效,不须抓破。

9. 羌活散(《奇效良方·卷之五十四·疮疡门·疮科通治方》)

治顽癣疥癞,风疮成片,流黄水,久不瘥者。

羌活 独活 明矾 白藓皮 硫黄 狼毒(各一两) 轻粉(二钱半) 白附子 黄丹 蛇床子(各半两)

上为细末,油调成膏,搽之。

10. 乌蛇丸(《奇效良方·卷之五十四·疮疡门·疮科通治方》)

治一切风癣,多年不瘥者。

乌蛇(酒浸去骨) 白附子(炮) 附子(小便浸一宿) 天麻(各二两) 全蝎(炒) 羌活 乳香 僵蚕(炒,各一两半) 苦参(十两) 槐花(半斤)

上为细末,用生姜汁一斤,蜜一斤,二味同熬成膏,入药和丸如梧桐子大。每服三四十丸,空心用温酒送下,夜晚荆芥汤送下。

11. 银粉散(《奇效良方·卷之五十四·疮疡门·疮科通治方》)

治一切顽癣。

轻粉 黄丹 沥青 白胶香(各等分)

上为细末。麻油调,拭净或抓破,竹篦挑搽,二次便干,数次剥去壳也。治牛皮癣如神。

12. 食鱼方(《良朋汇集经验神方·卷之五外科·癣疮门》)

治遍身风疮,远年顽癣,久治不愈者。

黑鱼(一尾,去肠)

用苍耳子填入腹中,又铺在锅底些,少用水慢火煮熟,去苍耳子不用,自食鱼肉,不用盐酱,三四次大效。若患大风症者,如法常食,久而自愈。

13. 烟胶散(《良朋汇集经验神方·卷之五外科·瘰瘤门》)

治燕窝疮生于项上者,兼治牛皮血癣及四弯疮痛痒,久不愈者神效。

烟胶 小槟榔(各等分)

上为细末,用柏油调搽即愈。

14. 必效散(《验方新编·卷二十四·外科敷贴汇方》)

治类癣不愈。

川槿皮(四两) 大黄 海桐皮(各二两) 百药煎(一两半) 巴豆肉(一钱半) 雄黄 轻粉(各四钱) 斑蝥(一只)

共研极细。先将癣抓破,温水调药,频频搽之,干则再搽,勿入口中。

15. 治顽癣方(《益世经验良方·杂症·治顽癣门》)

雄黄(一钱) 白倍(煅,五分) 枯矾(一钱) 火硝(一钱) 轻粉(一钱) 粉霜(五分)

以上六味,共为细末,以食酱调糊。先用老姜擦癣上,后用酱涂,渐愈。

七、治面癣方

1. 消风玉容散(《验方新编·卷二十四·外科敷贴汇方》)

治桃花癣,春月始发者。

绿豆粉(三两) 白菊花 白附子 白芷梢(各一两) 炒盐(五钱) 冰片(五分)

共研细,水调搽之,良久,洗去再搽。

2. 疏风清热饮(《验方新编·卷二十四·外科主治汇方》)

治妇女面生桃花癣。

苦参(酒蒸晒,二钱) 全蝎(土炒) 皂角刺 芥穗 防风 蝉蜕 银花 白芷 桔梗(各一钱)

葱白三寸,酒引。

八、治眼癣方

飞鱼膏(《疑难急症简方·卷一·眼科》)

治湿毒烂沿,眼癣脓窠,睫毛脱落等症。

腰黄(一钱)　晚蚕沙(炒灰,一钱)

蕤仁油调搽。

九、治喉癣方

1. 吹药方(《惠直堂经验方·卷二·咽喉门》)

治喉癣、喉痹。

鹅管石　蒲黄(各二钱)　青黛(三钱)　儿茶(五钱)　冰片　麝香(各一钱)　熊胆(一钱)　牛黄(五分)　乳香　没药(各一钱)

上为细末,吹入即愈。

2. 青灵膏(《杂病源流犀烛·卷二十四·咽喉音声病源流·治咽喉病方四十一》)

治喉癣。

薄荷(三钱)　贝母(一钱)　百草霜　甘草(各六分)　冰片(三分)　玉丹(二钱)　元丹(八分)

共研细,蜜丸噙化。

3. 治口疳方(《春脚集·卷之一·口部》)

治口疳,兼治喉癣、喉痹。

橄榄核(三钱,烧存性)　凤凰退(即小鸡壳,三钱,烧存性)　儿茶(三钱)　冰片(二钱七分,另研)

涂患处或吹入,甚效。

十、治鹅掌癣方

1. 三油膏(《验方新编·卷二十四·外科敷贴汇方》)

治鹅掌风,及诸疮燥裂。

牛肚油　柏子仁油　麻油(各一两)

小锅煎滚,下黄蜡一两,化尽,滤去渣。预研银朱一两,水粉三钱,麝香三分,筛入膏内搅匀,频搽患上。对火烘,令油干为度。

2. 祛风地黄丸(《验方新编·卷二十四·外科主治汇方》)

治鹅掌风,及诸疮燥裂。

干地黄(四两,酒浸透,捣如泥)　沙蒺藜(去刺)　酒炒川柏　知母(焙)　枸杞　牛膝(各一两)　酒炒菟丝　独活(各六钱)

上药研极细,拌匀,地黄加蜜为小丸。盐汤、酒水每下三钱,日三服。

十一、治小儿癣方

1. 白矾膏(《太平圣惠方·卷第九十一·治小儿癣诸方》)

治小儿癣,痒痛不止。

白矾灰(一分)　硫黄(一钱)　铁粉(一钱)　绿矾(半两)　川大黄(一分,末)

上件药,同研为末。以米醋一升,熬如黑饧,收于瓷器中,旋取涂之。

2. 附子散(《太平圣惠方·卷第九十一·治小儿癣诸方》)

治小儿湿癣。

附子(半两,去皮)　雄黄(一分,细研)　白矾(一分)　吴茱萸(半分)　米粉(半合)

上件药,捣细为散。每日三度,以绵揾扑。

3. 雌黄膏(《太平圣惠方·卷第九十一·治小儿癣诸方》)

治小儿癣,不计干湿,瘙痒不结。

雌黄(半两,细研)　黄连(半两,去须)　蛇床子(半两)　黄柏(半两,锉)　芜荑(半两)　藜芦(半两,去芦头)　硝石(半两)　莽草(半两)　苦参(半两,锉)　松脂(三两)　杏仁(一两,汤浸去皮,别研如膏)

上件药,捣细罗为散,以腊月猪脂半斤,和松脂煎令熔,先下杏仁,次下诸药。搅令匀,煎成膏,收于不津器中。用时,先以泔清净洗疮,拭干,涂于故帛上贴。日二换之。

4. 麻子涂方(《圣济总录·卷第一百八十二·小儿疥》)

治小儿头面疮疥癣。

大麻子(五升)

上一味,捣末水和,绞汁,涂疮上。

5. 玉屑无忧散(《医方集解·泻火之剂第十四》)

治缠喉风痹,咽喉肿痛,咽物有碍;或风涎壅滞,口舌生疮,大人酒症,小儿奶癣,及骨屑哽塞。

元参　黄连　荆芥　贯众　山豆根　茯苓　甘草　砂仁　滑石(五钱)　硼砂　寒水石(三钱)

为末。每一钱,先挑入口,徐以清水咽下。能除三尸,去八邪,辟瘟疗渴。

十二、治癣验方

1)《肘后备急方·卷五·治病癣疥漆疮诸恶疮方第三十九》

王氏《博济》治疥癣满身作疮,不可治者。

何首乌　艾(等分)

以水煎令浓,于盆内洗之,甚能解痛,生肌肉。

2)《太平圣惠方·卷第六十五·治湿癣诸方》

乌梅(十四枚,用肉)　大蒜(十四枚,去皮)　梁上尘(三合)　盐(三合)

上件药相和熟捣,以酽醋一升浸一宿,涂于癣上即瘥。

3)《太平圣惠方·卷第六十五·治一切癣诸方》

治一切癣疥方。

取巴豆四五粒,细研,以油一合半,用慢火熬一食久。

先吃山栀子汤一碗,后涂此药,一两上。疮痂干剥,神妙。

4)《太平圣惠方·卷第六十六·治冷瘘诸方》

治冷瘘及骨疽疮,一切癣数年不瘥者,宜用此方。

附子(一两,生用,末)　硫黄(半分,细研)腻粉(一分)

上件药,都研令匀,以生油调涂之甚效。

5)《太平圣惠方·卷第九十一·治小儿癣诸方》

治小儿干癣方。

水银(半两)　胡粉(一分)

上件药,点少水同研令星尽,以鸡冠血和涂之。

治小儿干湿癣方。

雄黄(一分)　麝香(一钱)

上件药,细研,用甲煎油调涂之。

6)《圣济总录·卷第一百三十七·诸癣》

治一切癣,涂漏芦膏后,宜敷此方。

丁香(捣末)　虾蟆灰(各一两)　麝香(研,一分)　五倍子(捣)末　白矾(熬令汁枯冷)　腻粉(各半两)

上六味,合和为散,敷于癣上,以为度。

7)《集验方·卷第十一·治小儿癣及恶疮方》

治小儿癣方:以蛇床子末,以白膏和敷之。

8)《儒门事亲·卷十五·疮疡痈肿第一》

治小儿癣杂疮。

白胶香　黄柏　轻粉

上为细末,羊骨髓调涂癣上。

9)《奇效良方·卷之五十四·疮疡门·疮科通治方》

治一切男子女人浑身疥癣,一家染易,经年瘙痒不效者。

百部(半两,碎切)　乱发　木香(碎切)　槟榔(捶碎)　苦参(碎切,各一分)　川椒(三铢)鲫鱼(一个,不要见水,切成片)

上以油五两,煎前药得所,去药,却用麝香一分、腻粉一钱、硫黄、雄黄各半两,同研令匀,入在油内,更煎搅五七沸,泻出,瓷器盛之,非时使也。

10)《箓竹堂集验方·卷三·罗浮山人集·咽喉门》

治喉癣、喉痈,难进饮食。

凤凰衣(即哺鸡子壳内衣,微火焙黄,研细末)　橄榄核(放瓦上火煅灰存性,为末)　孩儿茶(研末)

上各等分。以一钱为则,加冰片半分,用竹筒装药,吹入喉内,即能进饮食。

11)《经验丹方汇编·诸般癣疮》引《医方秘录》

治鹅掌风癣。

川乌　草乌　何首乌　花粉　赤芍　防风　荆芥　苍术　地丁(各一两)　艾叶(四两)

煎,先熏后洗,层层起皮,痛痒愈。

12)《良朋汇集经验神方·卷之五外科·癣疮门》

治疥癣方。

用苍术、皮硝等分,煎水洗之效。

治杨梅癣方。

轻粉(二钱)　杏仁(四十二个,去皮)

洗疮拭干,研烂搽之,不过三次即愈。干则下鹅胆汁调敷。

治疥癣方。

生半夏(一个)　斑蝥(七个,去头足翅)

13)《灵验良方汇编·卷之二·外科·治

面疮》

治牛皮癣,极痒抓烂:用牛脚爪烧灰存性为末,麻油调涂,立效。

又方,用五倍子一两、醋一斤,慢火煮干为末。临用,醋调上。

14)《惠直堂经验方·卷三疮癣门·治癣方》

土槿皮(五钱) 白芨(二钱五分) 白芷(二钱五分) 萆薢(二钱五分) 白藓皮(五钱) 明雄黄(一钱五分) 斑蝥(八分) 百部(二钱五分)

上药为末,用好烧酒一斤浸药透。刮破癣,用土槿皮一块,蘸药擦之,每日两三次。

治干癣痒痛不止。

草乌头(一分) 狼牙(一分) 斑蝥(七枚)

上件药生用,捣细罗为散。以口脂调,用竹篦子刮破涂药,熟揾入肉,候出黄水,三两日瘥。

治干癣积年生痂,搔之黄水出,每逢阴雨即痒方。

巴豆(十枚,肥者)

于炭火先烧之,令油出尽,即于乳钵内。以少许酥和研如膏,薄涂之。不过一两度愈。

15)《疡医大全·卷十正面头面部·眉风癣门主方》

治眉风癣。

黄连三钱,研末,以麻油调涂碗内,用蕲艾烧烟熏黑,入皂矾豆大一块、轻粉少许,研匀涂之。

16)《疡医大全·卷三十四诸疮部(上)·杨梅癣门主方》

治杨梅疮后遗癣毒,一层又一层,顽皮痒不可当。

牛油 柏油 香油 黄蜡(各一两)

共熔化,待冷入银朱一钱五分、官粉二钱、麝香五分,入油搅匀,俟癣痒抓破擦之。

治杨梅疮愈后,发癣疮及鹅掌风。

牛油 猪油(各二两) 香油 黄蜡(各一两)

共熔化,加铅粉二钱、银朱一钱五分、麝香五分,研细搅匀成膏,抹癣上火烤,再擦再烤,如扫。

秘方治梅癣并多年顽癣:真阿胶三钱,入桐油四两,熬数沸,去阿胶,即下研细密陀僧二两,收成膏药,再入乳香、没药、血竭、儿茶、轻粉各净末二钱,离火和匀摊贴。每张加红升丹一二分,掺上贴

之。百发百中。

17)《文堂集验方·卷四·外科》

治风癣时好时发者。

巴豆壳(二钱) 明矾(一钱)

同研细,生姜擦之。

18)《名家方选·疮肿病·疥癣》

巴豆 大黄 大枫子 黑胡麻(各五分)

上四味为末,酒和敷患处,三日后盐汤洗去之。

19)《益世经验良方·杂症·治顽癣门》

治年久顽癣方:用王不留行、五倍子各等分,米醋调擦,渐愈。

治顽癣方:用石榴皮蘸明矾末擦之,切勿用醋,常擦渐效。

用近地土大黄擦癣甚妙。

20)《潜斋简效方·癣》

牛皮癣:桃树根白皮同胆矾杵烂,敷。

21)《外治寿世方·卷三·诸疮·热毒丹疮》

疥癣满身不可治者:何首乌、艾叶等分煎浓汤洗浴,甚能解痛生肌。

22)《奇效简便良方·卷二·杂症·颈面花癣》

治一切癣:核桃叶或腊梅花擦之;或嬉子白窝烧灰,油搽。

23)《疑难急症简方·卷一·眼科》

治风热赤肿,痒甚难开,眼癣沿烂等症。

鲜覆盆子叶(一两,如无干者减半) 铜青(一钱) 胆矾(一钱) 川连(五分) 乌梅(一个) 杏仁(三钱) 荆芥(三钱)

煎洗。

24)《济世神验良方·外科附录》

治面上风癣:先用苦参汤洗。白芷三钱、黄连、黄丹各二钱,白茯苓一钱五分,轻粉五分,香油调搽。

25)《济世神验良方·外科补遗》

治鹅掌风。

黄丹(二钱) 生桐油(一钱) 姜汁(五分)

调匀擦手,以火烘之,清晨洗去。

【论用药】

1. 人参

《汤液本草·卷之四·草部·人参》:"《日华

子》云：治恶疮疥癣及身痒，排脓，消肿毒。"

2. 大小蓟

《证类本草·卷第九·大小蓟根》："肠痈，腹脏瘀血，血晕，扑损，可生研，酒并小便任服。恶疮疥癣，盐研罯敷。"

《本草易读·卷四·大小蓟》："甘，平，无毒。大蓟根治吐衄崩漏，兼治女子赤白之沃；叶疗肠痈扑损，兼疗恶疮疥癣之疴。"

3. 天南星

《证类本草·卷第十一·天南星》："罯扑损瘀血，主蛇虫咬，疗癣恶疮。"

《雷公炮制药性解·卷三·草部中·南星》："味苦辛，性平有毒，入脾肺二经。主中风牙关紧闭，痰盛麻痹，下气破坚积，消痈肿，利胸膈，散气坠胎；捣敷疥癣疮毒，并蛇虫咬伤。"

4. 五倍子

《证类本草·卷第十三·五倍子》："味苦、酸，平，无毒。疗齿宣疳，肺脏风毒流溢皮肤，作风湿癣疮，瘙痒脓水，五痔下血不止，小儿面鼻疳疮。"

《本草求真·上编卷二·收涩·寒涩·五倍子》："又言主于风湿。凡风癣痒瘙，眼目赤痛，用之亦能有效。"

5. 丹参

《证类本草·卷第七·丹参》："《日华子》云：养神定志……调妇人经脉不匀，血邪心烦，恶疮疥癣，瘿赘肿毒，丹毒，头痛赤眼，热温狂闷。又名山参。"

6. 丹砂

《雷公炮制药性解·卷一·金石部·丹砂》："味甘，生者微寒无毒，炼者大热有毒，入心经，主镇心安神，益气明目，通血脉，除烦满，止消渴，疗百病，杀精祟鬼邪，祛疥疮癣虫。"

7. 艾叶

《证类本草·卷第九·艾叶》："陶隐居云：捣叶以灸百病，亦止伤血，汁又杀蛔虫。苦酒煎叶，疗癣甚良。"

《惠直堂经验方·卷三·疮癣门·风癣方》："艾叶不拘多少，醋煎如膏。先以穿山甲片刮破癣，后擦之。"

《溪秘传简验方·卷下·手门》："鹅掌风：艾汤热洗。"

8. 生铁

《证类本草·卷第四·生铁》："［臣禹锡等谨按］《日华子》云：生铁锈煅后，飞，淘去粗赤汁，烘干用。治痫疾，镇心，安五脏，能黑鬓发。治癣及恶疮疥、蜘蛛咬，蒜摩，生油敷并得。"

9. 白芨

《本草经集注·草木下品·白芨》："味苦、辛，平、微寒，无毒。主治痈肿，恶疮，败疽，伤阴，死肌，胃中邪气，贼风鬼击，痱缓不收，除白癣疥虫。"

10. 白芷

《证类本草·卷第八·白芷》："《日华子》云：治目赤胬肉，及补胎漏滑落，破宿血，补新血，乳痈发背，瘰疬，肠风，痔瘘，排脓，疮痍疥癣，止痛，生肌，去面皯疵瘢。"

11. 白附子

《海药本草·草部卷第二·白附子》："主治疥癣风疮，头面痕，阴囊下湿，腿无力，诸风冷气，入面脂皆好也。"

《本草易读·卷五·白附子》："辛、甘，大温，有小毒，阳明经药也。除头面游风，瘢痕皯黯悉疗，解阴下湿痒，疥癣风疮亦医。"

12. 白果

《本草易读·卷六·白果》："甘、苦、辛、涩，无毒。熟食益人，温肺益气，定喘止嗽，缩小便而止白浊。生食引疳，降痰解酒，消毒杀虫，涂皱黯而敷癣疳。"

《文堂集验方·卷三·面病》："（头面癣疮）生白果仁切断，频擦即效。日久者，用黄柏末、黄丹、烟胶各等分，同研细，香油调涂。"

13. 白鲜皮

《雷公炮制药性解·卷四·草部下·白藓皮》："味苦咸，性寒无毒，入肺小肠二经。主头风黄疸，咳逆淋沥，湿痹死肌，一切疥癞恶风疥癣杨梅诸疮，热毒天行时疾，头痛眼疼，女子阴痛，小儿惊痫，和血脉，通九窍，利小肠。"

14. 白僵蚕

《验方新编·卷二十四·疔疮部》："遍身癣疥疼痛：用白僵蚕一两二钱，炒黄色研末，分作四服，用酒调服。"

15. 白蒺藜

《本草正·隰草部·白蒺藜》："味苦、微辛、微甘,微凉。能破癥瘕结聚,止遗溺泄精,疗肺痿、肺痈、翳膜目赤,除喉痹、癣疥、痔、瘘、癞风,通身湿烂、恶疮、乳岩、带下俱宜。"

16. 皮纸

《叶氏录验方·下卷·小儿方》:"治小儿眉癣:上用好皮纸于奶汁内浸,晒干,复浸,如是三次,烧作灰,生油、腻粉调涂之,妙不可言。"

17. 戎盐

《证类本草·卷第五·戎盐》:"《日华子》云:戎盐,平。助水脏,益精气,除五脏癥结,心腹积聚,痛疮疥癣等。"

18. 地肤子

《临证一得方·卷四·手足发无定处部·癣》:"湿癣时发,延蔓津脂,躁痒,未许脱然无累。地肤子、嫩苦参、白藓皮、桑皮、苍耳子、海桐皮、香白芷、炒川柏、滑石、青防风。"

19. 芋艿

《溪秘传简验方·卷上·咽喉门》:"喉癣:真香梗芋艿十斤,去皮,勿烘切片,晒极干,磨末,开水法丸。每服三钱,甜酒下或米汤下效。"

20. 百部

《本草简要方·卷之四·草部三·百部》:"主治寒咳,肺热疳积,遍身黄肿,疗癣疥,杀蛔虫、寸白蛲虫。"

21. 血竭

《雷公炮制药性解·卷五·木部·血竭》:"味甘、微咸,性平,有小毒,入诸阴经。主五脏邪气,心腹卒痛,除带下,破积血,疗疥癣恶疮及金疮,生肌止痛,得密陀僧良。"

22. 决明子

《苏沈良方·卷第九·治癣方》:"久患用之即瘥:决明子不以多少,上为末,加少水银粉,同为散。先以物擦破癣上,以散敷之。"

《是斋百一选方·卷之十六·第二十四门》:"治癣久不瘥者:决明子为细末,入少轻粉,拌匀,先以物擦癣令微破,以药敷之。"

23. 羊蹄根

《肘后备急方·卷五·治病癣疥漆疮诸恶疮方第三十九》:"漏瘤疮湿癣痒浸淫,日瘙痒不可忍,搔之。黄水出,瘥后复发。取羊蹄根去土,细切,捣以大醋和,净洗敷上。一时间以冷水洗之,日一敷,瘥。若为末,敷之妙。"

24. 防己

《本草经集注·草木下品·防己》:"味辛、苦,平、温,无毒。治水肿,风肿,去膀胱热,伤寒,寒热邪气,中风手脚挛急,止泄,散痈肿,恶结,诸蜗疥癣,虫疮。通腠理,利九窍。"

25. 苍耳子

《雷公炮制药性解·卷四·草部下·苍耳子》:"味甘,性温,有小毒,入肺经。主风寒湿痹,头风脑漏,疔肿困重,疥癣搔痒,血崩,大风癫痫,善能发汗。炒令香,杵去刺用。反猪肉,解狗毒。"

26. 吴茱萸

《证类本草·卷第十三·吴茱萸》:"根杀三虫。根白皮杀蛲虫,治喉痹,咳逆,止泄注,食不消,女子经产余血,疗白癣。"

27. 皂角子

《本草易读·卷七·皂角·皂角子》:"辛温,无毒。和血润肠,祛风退热。瘰疬、肿毒、疮癣。"

28. 皂荚刺

《药鉴·新刻药鉴卷之二·皂荚刺》:"气温,味辛,有小毒。主治诸般肿毒恶疮,能引诸品直至溃处,外科之圣药也。凡痈疽未破者,能引之以开窍,已破者,能引之以排脓。又诸恶疮癣痘毒,及属风中之必用也。"

29. 沙参

《证类本草·卷第七·沙参》:"《日华子》云:补虚,止惊烦,益心肺,并一切恶疮疥癣及身痒,排脓,消肿毒。"

《本草易读·卷三·沙参第四》:"皮肤风痒,疥癣恶疮,内服外洗。"

30. 苦参

《本草汇言·卷之一·草部·苦参》:"又治厉风癞疾,遍身疙瘩,甚则眉发堕落,并一切风癣、风疮、瘙痒、风屑,及时疮破烂,脓水浸淫,或肠风下血,肠澼痔血诸证,统属湿热血瘀之病也。"

31. 松胶香

《肘后备急方·卷五·治病癣疥漆疮诸恶疮方第三十九》:"《鬼遗方》治疥癣:松胶香,研细,约酌入少轻粉,滚令匀。凡疥癣上,先用油涂了,擦末,一日便干。顽者三两度。"

32. 矾石

《太平圣惠方·卷第六十五·治久癣诸方》:"白矾半两,捣为末,乱发两鸡子大。上件药,用清麻油一盏煎如稀饧,抓动炙涂,一两上立效。"

《太平圣惠方·卷第九十一·治小儿癣诸方》:"治小儿癣久不瘥方:黄矾一两烧灰,上细研。每用,先以水净洗,拭干涂之。"

《证类本草·卷第三·矾石》:"《日华子》云:白矾,性凉。除风去劳,消痰止渴,暖水脏,治中风失音,疗癣。"

33. 败酱草

《证类本草·卷第八·败酱》:"《日华子》云:味酸。治赤眼障膜,胬肉,聤耳,血气心腹痛,破癥结,产前后诸疾,催生落胞,血晕,排脓,补瘘,鼻洪,吐血,赤白带下,疮痍疥癣,丹毒。"

34. 金银花

《本草易读·卷五·金银花》:"辛、甘、微苦,无毒。退热解毒,养血止渴,疗风除湿,补虚袪胀。治热毒血痢肠癣,疗肿毒痈疽疥癣。"

35. 荜茇

《证类本草·卷第九·荜茇》:"[按]荜茇温中下气,补腰脚,煞腥气,消食,除胃冷,阴疝痃癖。"

36. 柏子仁

《本草易读·卷六·柏子仁》:"甘,平,无毒。养心神而润肾,安魂魄而益智。疗惊痫而除风湿,息头风而暖腰冷。益血止汗,聪耳明目,兴阳补虚,驱邪润肝。最润肌发,亦治痒癣。"

37. 砒石

《本草简要方·卷之一·石部·砒石》:"主治杀一切虫癣疥,梅毒,美皮肤。内服及一钱杀人。盖砒力催血急行,服过量则血脉偾张暴裂,故中砒毒死者,七窍流血。以酒下者,必死不救。"

38. 轻粉

《雷公炮制药性解·卷一·金石部·轻粉》:"味辛,性寒有毒,不载经络。主通大肠转胞,诸疮虫癣,小儿疳积,轻明可爱,烧火上走者真。"

《本草易读·卷八·轻粉》:"温燥,有毒。杀虫治疮,劫痰消积。除水肿鼓胀,治瘰疬疥癣。"

39. 姜黄

《本草易读·卷四·姜黄》:"癣疮初起,为末掺之。"

40. 荷叶心

《类编朱氏集验医方·卷之十五·拾遗门》:"治风癣,癣有数种。荷叶疮者,开生如圈,多在头面;柯皮癣者,皮厚痒痛。轻者用荷叶心、左缠藤叶同为末,麻油调涂,厚者加砒少许和匀,水调涂。"

41. 积雪草

《证类本草·卷第九·积雪草》:"《日华子》云:味苦、辛。以盐挪贴,消肿毒并风疹疥癣。"

42. 浮萍

《良朋汇集经验神方·卷之五外科·癣疮门》:"浮萍煎浓汁,浸浴半日,浴二三次效。"

《奇效简便良方·卷一·身体·遍身风痒》:"浮萍煎浓汁洗,或苍耳子煎洗。或成风癣,皂角煎汁频洗。"

43. 菖蒲

《雷公炮制药性解·卷三·草部中·菖蒲》:"味辛,性温,无毒,入心脾膀胱三经。主风寒湿痹,咳逆上气,鬼疰邪气,通九窍明耳目,坚牙齿,清声音,益心志,除健忘,止霍乱,开烦闷,温心腹,杀诸虫,疗恶疮疥癣。"

44. 蛇床子

《证类本草·卷第七·蛇床子》:"《日华子》云:治暴冷,暖丈夫阳气,助女人阴气,扑损瘀血,腰胯疼,阴汗,湿癣,四肢顽痹,赤白带下,缩小便。"

《本草易读·卷三·蛇床子》:"洗疥癣痂癞之毒,熏痔漏顽恶之疮。"

45. 银朱

《本草易读·卷八·银朱》:"辛,温,有毒。破积滞,劫痰涎,散结胸,杀虫虱。疗疥癣恶疮。"

46. 银杏

《本草简要方·卷之五·果部·银杏》:"仁主治温肺。益气定喘咳,缩小便,止白浊。生者降痰,消毒,杀虫及癣疥痈,阴虱。"

47. 银杏叶

《潜斋简效方·耳目病》:"眼癣:用银杏叶泡汤,少加枯矾末,温洗渐愈,奇效。"

48. 续随子

《本草易读·卷五·续随子》:"辛,温,有毒。行水气而破血结,消癥结而除肿满,化痰饮而袪冷气,利二便而下恶物。疮癣疥瘤之疾,蛊虫鬼疰之疴。"

49. 绿豆

《奇方类编·卷下·疮毒门·又治癣方》:"癣

生脸上,如钱大,抓之有白屑者:用绿豆捶碎,以纸蒙碗口,针刺多孔,以碎豆铺纸上,炭一块烧豆。豆灼尽,纸将焦,去豆揭纸。碗中有水,取搽三五次即愈。"

50. 斑蝥

《本草经集注·虫兽三品·下品·斑蝥》:"味辛,寒,有毒。主治寒热,鬼疰,蛊毒,鼠瘘,疥癣,恶疮,疽蚀,死肌,破石癃,血积,伤人肌,堕胎。"

《华佗神方·卷十四·华佗治干癣神方》:"干癣积年生痂,搔之黄水出,每逢阴雨即痒。治用斑蝥半两,微炒为末,调敷之。"

51. 雄黄

《证类本草·卷第四·雄黄》:"《日华子》云:雄黄,微毒。治疥癣,风邪,癫痫,岚瘴,一切蛇虫犬兽伤咬。"

52. 紫草

《本草易读·卷三·紫草》:"甘、苦、咸,寒,无毒。足厥阴药也。凉血活血,发痘提疹,利小便,通大肠。治恶疮锢癣,除心腹邪气。"

53. 槐花

《证类本草·卷第十二·槐花》:"味苦,平,无毒。治五痔,心痛,眼赤,杀脏藏虫及热,治皮肤风并肠风泻血,赤白痢,并炒服。叶,平,无毒。煎汤治小儿惊痫,壮热,疥癣及疔肿。皮、茎同用。"

54. 榆白皮

《本草易读·卷七·榆白皮》:"甘,平,滑利,无毒。通二便而利水道,滑胎孕而解胸喘,治头疮而敷癣疮,消乳肿而退痈肿。通经利窍,渗湿除热;最行津液,善治淋沥。"

55. 榆皮

《证类本草·卷第十二·榆皮》:"《日华子》云:榆白皮,通经脉,涩敷癣。"

56. 楮叶

《证类本草·卷第十二·楮实》:"《圣惠方》治癣湿痒:用楮叶半斤,细切捣烂,敷癣上。"

57. 碧石青

《名医别录·上品·卷第一·碧石青》:"味甘,无毒。主明目,益精,去白肤癣,延年。"

58. 樟脑

《本草简要方·卷之五·木部一·樟》:"樟脑,主治通窍利气,杀虫辟蠹,中恶疥癣,风痒强心。煎汤浴杀皮肤虫,置履中除脚气。"

59. 藁本

《本草易读·卷三·藁本》:"辛、苦,微温,无毒。疗妇人疝瘕,兼疗阴寒痛肿;除太阳风寒,并除巅顶牵痛。诸般恶风,一切风湿。粉刺酒皶之疾,痈疽疥癣之毒。"

60. 藜芦

《肘后备急方·卷五·治病癣疥漆疮诸恶疮方第三十九》:"《斗门方》治疥癣:用藜芦,细捣为末,以生油调,敷之。"

《证类本草·卷第十·藜芦》:"能主上气,去积年脓血,泄痢,治恶风疮疥癣头秃,杀虫。"

《本草易读·卷五·藜芦》:"辛、苦,微寒,有毒。吐风痫痰涎,疗疥癣恶疮。"

【医论医案】

一、医论

《推求师意·卷之上·杂病门·疮疡瘾疹疥癣》

《内经》有谓汗之则疮已者,谓温胜皮肤为疥癣者也。治当饮以凉肌、和血、散湿热怫郁在皮肤之药;外以杀虫、润燥、解痰涎凝结腠理之药敷之。仲景谓:疮不可汗,汗之则作痉。此热郁肌肉,血腐为疮,宜解郁热也。或饮食之积所致,皆不宜汗,热有浅深故也。疡即头疮,乃火热上炎,当治火于上,内使之降,外令其散,亦敷以杀虫,退热之剂。世方皆得以治,不足深论。

二、医案

《本草图经·草部中品之下卷第七·芦荟》

刘禹锡著其方云:余少年曾患癣,初在颈项间,后延上左耳,遂成湿疮,用斑猫、狗胆、桃根等诸药,徒令蜇蠚,其疮转盛。偶于楚州,卖药人教用芦荟一两研,炙甘草半两末,相和令匀,先以温浆水洗癣,乃用旧干帛子拭干,便以二味合和敷之,立干便瘥,神奇。

《普济本事方·卷第三·风寒湿痹白虎历节走注诸病·乌头丸》

真州资福文雅白老,元祐间有此疾,服数年,肌体黑点顿除,脚力强健,视听不衰。有一宗人,遍身紫癜风,身如墨,服逾年,体悦泽,教予服之,亦得一年许，诸风疹疮皆除。然性差热，虽制去毒，要之五七日作乌豆粥啜之为佳。

《是斋百一选方·卷之十六·第二十四门·治癣久不瘥者》

澧州王教授执中，少患疥凡十五年，遇冬则为疮，人教用羊蹄菜根、蛇床子根片切如钱，米泔浸三二宿，漉出，入生姜、矾同研细，裹以生布，遇浴先擦洗良久，以水浇三四次用，即除根。后数年再生，用前法亦愈！

《先醒斋医学广笔记·卷之三·肿毒·秘传治痛疽诀》

倪仲昭患喉癣，邑中治喉者遍矣。喉渐渐腐去，饮食用粉面之烂者，必仰口而咽，每咽泣数行下。马铭鞠曰：此非风火毒也，若少年曾患霉疮乎？曰：未也。父母曾患霉疮乎？曰：然。愈三年而得我。铭鞠以为此必误服升药之故。凡患此疮者，中寒凉轻粉之毒，毒发于身。升药之毒，毒发于愈后所生子女，毒深者且延及于孙若甥。倘不以治结毒之法治之，必死。以甘桔汤为君，少入山豆根、草龙胆、射干，每剂用土茯苓半斤，浓煎，送下牛黄二分。半月而瘥，竟不用吹药。既而询之，云：父母病时果服丸药而瘥，瘥后曾口碎，非升药而何？今医家恬然用之，不晓其中毒之深，故特明其说。

《景岳全书·卷之二十八必集·杂证谟·咽喉·虚损喉癣新按》

一来宅女人，年近三旬，因患虚损，更兼喉癣疼痛，多医罔效。余诊其脉，则数而无力。察其证，则大便溏泄。问其治，则皆退热清火之剂。然愈清火而喉愈痛。察之既确，知其本非实火，而且多用寒凉，以致肚腹不实，总亦格阳之类也。遂专用理阴煎及大补元煎之类出入间用，不半月而喉痛减，不半年而病全愈。

《痧胀玉衡·后卷·咽喉诸症兼痧》

陆思湖，犯喉癣危急，医治不应。余诊之，脉弦而紧，右寸脉伏。阅有痧筋，刺十余针，紫黑毒血，流如涌泉。吹冰硼散，用清凉至宝饮减细辛加山豆根、连翘、菊叶饮之而瘥。

《续名医类案·卷三十五外科·癣》

张子和治一女子，年十五，两股间湿癣，长三四寸，下至膝。发痒时，爬搔、汤火俱不解；痒定，黄赤水出，又痛不可耐。灸焫、熏渫、硫黄、蔺茹、僵蚕、羊蹄根之药，皆不效，其父母来求疗。张曰：能从予言则瘥，父母诺之。以排针磨尖快，当其痒处，于癣上各刺百余针，其血出尽，煎盐汤洗之。如此四次，大病方除。此方不尽以告后人，恐为癣药所误。湿淫于血，不可不砭者矣。

薛立斋治一人，生风癞似癣，三年不愈，五心烦热，脉洪，按之则涩。此血虚之症，当以生血为主，风药佐之。若专攻风毒，则血愈虚而热愈炽。血被煎熬，则发瘰疬，或为怯症。遂以逍遥散数剂，及人参荆芥散，二十余剂而愈。

立斋治一男子，面青，腿内臁患癣，色赤作痒。或为砭刺出血，发热焮痛。服消风散而益甚，服遇仙丹，愈加发热作渴。仍服之，脓水淋漓，其脉洪数，左关为甚。此肝经血虚，火内动，复伤其血而疮甚。先用柴胡清肝散数剂，又用四物、山栀治之，诸症渐退。用八珍汤、地黄丸，两月余而瘥。

张子和治一童子病，满胸腹湿癣，每爬搔则黄水出，已年余。先以末作丸上涌，次以舟车丸、浚川散，下三五行。次服凉膈加朴硝，药成，时时呷之，不数日而愈。

《周慎斋遗书·卷九·二便不通》

一人大便十日一解，小便短少，面上发癣。此阳气下陷，下焦化燥火也。用补中益气汤倍归身，加红花、丹皮、黑栀子，升阳润燥，清下焦之热而愈。张东扶曰：前后分通，亦是一法，世医杂施妄治，当以此为法。

《周慎斋遗书·卷十·外科杂证》

一人遍体风癣，寒热往来。用归身三钱，赤芍三钱五分，甘草、白芷、苡仁、神曲各一，服三十帖愈。

《回春录·五官科·阴虚喉癣》

孙位申室人，平昔阴虚肝滞，痛胀少餐，暮热形消，咽痛喉癣，不孕育者，九年矣。往岁汛愆，人皆谓将不起，而孟英切其脉，尚不细，而肌犹卓泽，许筹带病延年之策，果月事仍行，而诸恙皆缓。且能作劳，唯饮食日不过合米。今秋，延孟英往诊，（自）云：经自三月至今未转，一切旧恙，弥见其增，君术虽仁，恐难再延其算矣。及举脉，弦滑左甚。遽曰：岂仅可延其寿算哉，有熊罴入梦矣。其家闻之骇异，迨季冬，果得一子，颇快而健。

《陈莘田外科方案·卷四·乳癣》

李，右。肝火挟湿交蒸，双乳癣作痒流水，痰中带红，阴分内亏。治以清泄。化肝煎去青皮，加细生地、石决明、桑白皮、地骨皮。

姜，右。肝火挟湿交蒸，左右乳癣作痒流水，易于滋蔓，最淹缠也，拟清泄法。小川连、赤芍、黑栀、土贝、细生地、丹皮、陈皮、茯苓、泽泻。

《陈莘田外科方案·卷五·风癣》

马。身半以下，湿热主之，下体风癣作痒色赤，且有滋水。绵延四载，营热风淫，病道深远，勿视速功。细生地、荆芥炭、泽泻、赤苓皮、滑石、归身炭、牛蒡子、蝉衣、通草、小胡麻。

孙左。湿热下注，两胯阴癣，兼有湿毒疮，滋水作痒，易于滋蔓，最淹缠也。细生地、丹皮、淡芩、车前、小川连、黑栀、木通、泽泻、生草。

盛左。脾虚生湿，湿生热，热生风，风淫于外，四肢癣风游走巅顶，作痒异常。已经廿载，四肢痹痛，手指黑斑，脉来濡数，舌苔薄白。渐成风痹延损，非旦夕所能奏效者。拟和营泄风，运湿宣络法。羚羊角、秦艽、细生地、桑枝、白蒺藜、归身、知母、赤芍、花粉、防己、茯苓。

杜左。疮后成风，湿热风淫，所由土旺春来，异萌渐转，势难即退。古人云治风先治血，宗此论治。细生地、归身、淡芩、白蒺藜、块滑石、巨胜子、炒丹皮、黑栀、知母、黄甘菊、茯苓皮、草梢、绿豆衣、侧柏炭。

李左。肝火挟湿交蒸，毛际烂皮阴癣，流水作痒，滋蔓不已，最淹缠也，拟清泄法。小川连、淡芩、赤苓皮、车前子、细生地、黑栀、木通、泽泻、生甘草。

《陈莘田外科方案·卷五·癣毒》

罗左。左腿外侧癣毒，腐溃流脓，结肿不化，按之板硬，其毒留恋，治以清托。细生地、生芪皮、川芎、赤芍、当归、土贝母、陈皮、甘中黄、赤苓。

张右。营热风淫，挟湿交蒸，遍体紫癣风，肤肿作痛，易于滋蔓，最淹缠也。生地、赤芍、炒牛蒡、荆芥、防风、丹皮、大胡麻、苦参、知母、蝉衣、天花粉、木通。

张左。右肘癣风结毒，腐溃流脓，红肿而痛，毒郁不化，虑其滋蔓，拟清化法。羚羊角、细生地、霜桑叶、丹皮、赤芍、连翘、天花粉、土贝、忍冬藤、生草。

第五节

白　疕

白疕生于皮肤，形如疹疥，色白不痛而痒，搔之则起白皮，由血虚风燥所致。又称之为“蛇风虱”“蛇虱”。相当于西医的以红斑、丘疹、鳞屑损害为主要表现的慢性复发性炎症性皮肤病。

【辨病名】

《证治准绳·疡医卷之五·诸肿》：“遍身起如风疹、疥、丹之状，其色白不痛，但搔痒，抓之起白疕，名曰蛇虱。”

《外科大成·卷四分部位小疵·无名肿毒·白疕》：“白疕肤如疹疥，色白而痒，搔起白疕，俗呼蛇风。”

《外科心法要诀·卷十四发无定处(下)·白疕》：“白疕之形如疹疥，色白而痒多不快。”

《疡医大全·卷二十九癞癣部·蛇虱门主论》：“王肯堂曰：蛇虱遍身起如风疹疥丹之状，其色白不痛但痒，搔抓之起白疕。”

《急救广生集·卷七疡科·诸疮》：“白疕疮，遍身形如疹疥，色白而痒，或搔起白皮。”

【辨病因病机】

本病外因多是风邪侵袭，内因多是血虚血燥。风邪客于肌肤，血热内蕴，化燥生风，血燥不能荣养所致。

《外科大成·卷四不分部位小疵·无名肿毒》：“白疕，由风邪客于皮肤，血燥不能荣养所致。”

《外科心法要诀·卷十四发无定处(下)·白疕》：“固由风邪客皮肤，亦由血燥难荣外。”

【论治法】

《疡医大全·卷二十九癞癣部·蛇虱门主论》：“王肯堂曰：蛇虱遍身起如风疹疥丹之状，其色白不痛但痒，搔抓之起白疕。柏叶一味煎水洗，内服蜡矾丸、金银皂角丸(《准绳》)。《心法》曰：白疕俗名蛇虱。生于皮肤，形如疹疥，色白而痒，搔起白皮，由风邪客于皮肤，血燥不能荣养所致。

用猪油、苦杏仁等分捣匀,绢包擦。"

《彤园医书(外科)·卷之四发无定处·杂证门·瘿瘤总括》:"白疕疮:生遍身皮肤之上,形如疥疹,色白而痒,抓起白皮。由风邪客于皮肤,血燥不能荣养而成。初起服防风通圣散两解之,汗下后常服搜风顺气丸。外用猪油、杏仁等分,捣膏,绢包擦之。重者洗以海艾汤,常擦一扫光。"

【论用方】

1. 搜风顺气丸(《验方新编·卷二十四·外科主治汇方》)

治白疕疮,抓起白屑者。

大黄二两(酒蒸晒) 山药(炒) 枣皮 牛膝 菟丝 麻仁 枳壳 郁李仁(泡去皮) 羌活 防风 独活 车前子 槟榔(各一两)

晒研细末,蜜为小丸。茶酒任下,每服二钱,日二服。

2. 治白疕验方

1)《证治准绳·疡医·卷之五·诸肿》

遍身起如风疹、疥、丹之状,其色白不痛,但搔痒,抓之起白疕,名曰蛇虱。

用油秽田肥株、山樟子叶、樟树叶、柏叶煎水,入些醋洗之。

2)《急救广生集·卷七·疡科·诸疮》

白疕疮,遍身形如疹疥,色白而痒,或搔起白皮。

用猪脂、苦杏仁等分共捣,绢包擦之,其效。(《百一方》)

第六节
湿 疮

湿疮是由风热湿邪或虫毒、胎毒浸淫肌肤所致,疮初出甚小,后有脓汁,浸淫渐大,脓血淋漓成片,痛痒不休。因皮肤总有湿烂、渗液、结痂而得名,又有"浸淫疮"之称。其临床特点是皮损对称分布,多形损害,剧烈瘙痒,有渗出倾向,反复发作,易成慢性等。

【辨病名】

《太平圣惠方·卷第九十一·治小儿浸淫疮诸方》:"夫小儿五脏有热,熏发皮肤,为风湿所折,湿热相搏。身体发初出甚小,后有脓汁,浸淫渐大,故谓之浸淫疮也。"

《外科精义·卷上·论阴疮》:"盖湿疮者,由肾经虚弱,风湿相搏,邪气乘之,搔痒成疮,浸淫汗出,状如疥疮者是也。"

《外治寿世方·卷三·乳·勒乳成痈》:"男女乳上湿疮,脓血淋漓成片,痛痒不休。"

【辨病因病机】

本病多由于外邪侵袭,风热湿邪浸淫肌肤所致。也有虫毒侵袭机体或胎毒所致。

《金匮启钥(幼科)·卷二·胎病论·证治歌》:"火发于肾因淫纵,五欲脏胞毒结团。毒发虫疥流丹病,痈疖生来与湿疮。"

一、风热内蕴

《太平圣惠方·卷第六十五·治浸淫疮诸方》:"夫浸淫疮者,是心家有风热。"

《圣济总录·卷第一百三十三·浸淫疮》:"论曰:心恶热,风热蕴于心经,则神志躁郁,气血鼓作,发于肌肤而为浸淫疮也。"

《黄帝素问直解·卷之六·气交变大论第七十一篇》:"骨痛火浮于外,不温于内也,而为浸淫,言身热久则留注皮络而成浸淫疮也。"

《〈内经〉运气病释·气交变大论篇》:"身热骨痛而为浸淫,此火气浮越于外,热伤皮络而为浸淫疮也。"

二、湿浊内蕴

《普济方·卷四百八·婴孩诸疮肿毒门·诸疮(附论)》:"夫小儿伤湿。血气壅滞。则生疮。"

《洞天奥旨·卷十三·水渍手足丫烂疮》:"湿以加湿,此湿疮之所以生也。"

《幼科概论·论脾湿》:"如四肢身体面部等处,生有癣及湿疮,是脾湿外出,湿气散化象。"

三、风湿相搏

《太平圣惠方·卷第九十一·治小儿浸淫疮诸方》:"夫小儿五脏有热,熏发皮肤,为风湿所折,湿热相搏。身体发初出甚小,后有脓汁,浸淫渐大,故谓之浸淫疮也。"

《外科精义·卷上·论·阴疮》："盖湿疮者，由肾经虚弱，风湿相搏，邪气乘之，搔痒成疮，浸淫汗出，状如疥疮者是也。"

四、虫毒

《杂病源流犀烛·卷二十九·腿股膝腨踝足病源流》："脚气湿疮极痒，有虫。"

《金匮启钥（幼科）·卷二·胎病论·证治歌》："毒发虫疥流丹病，痈疖生来与湿疮。"

五、胎毒

《幼科发挥·卷之一·胎疾》："有胎毒所生者，如虫疥流丹，浸淫湿疮，痈疖结核，重舌木舌，鹅口口疮，与夫胎热、胎寒、胎黄、胎惊之类。"

《幼科概论·观形象以辨寿夭论》："如小儿在胎元中即遗传其父母之淋毒或梅毒及其他温热等病毒，虽不即时发现于外，然胎毒必不能久蕴藏于稚体中，终至呈现于外，头面肢体发为湿疮，身体形象亦不能完美矣。"

【论用方】

一、治湿疮通用方

1. 飞乌膏（《备急千金要方·卷二十三·痔漏方·肠痈第二》）

其诸热疮、黄烂疮、浸淫汁痒、丈夫阴蚀痒、湿疮、小儿头疮、月蚀、口边肥疮、病疮等，并皆主之。

倾粉（是烧朱砂作水银上黑烟是也，一作湘粉）　矾石（各三两）

上二味，为末。以甲煎和如脂，敷乳疮，日三敷之。作散者，不须和。汁自着者，可用散。

2. 黄连胡粉散（《备急千金要方·卷二十三·痔漏方·肠痈第二》）

敷乳疮，诸湿疮，黄烂肥疮等。

黄连（二两）　胡粉（二两半）　水银（一两）

上三味，为末相和，软皮果熟搜之，自能和合，纵不得成一家，亦得水银细散入粉中也。若干，着甲煎为膏。

3. 蛇床子散（《圣济总录·卷第一百三十七·诸癣》）

治久患湿疮不瘥。

蛇床子　黄连　腻粉

上三味等分，为散，用小油调涂之，腻粉多入不妨。

4. 连粉散（《仁斋直指方论·卷之二十四·疥癣·附诸方》）

风癣湿疮并皆治之。

黄连　腻粉　黄柏　黄丹　枯白矾（各一钱）　轻粉　龙骨　炉甘石（各五分）

上为细末。每用少许，湿则干搽，干则香油调搽。

5. 羊蹄散（《普济方·卷二百七十六·诸疮肿门》）

治久疥湿疮，浸淫日广，痒不可堪，搔之黄水出，瘥后复发。

用羊蹄根去土，细切热熬，以醋和，熟捣，净洗疮，敷之一时间，以冷水洗之，日一度。又阴干作末，痒时搔则汁出，以粉之，又以生葱根揩之。一方取根，勿令妇人、小儿、鸡犬见。去土，用白蜜相和捣，敷疮上。

6. 金华散（《鸡鸣录·儿科第二》）

治湿疮疳癣。

黄连　黄柏（各五钱）　黄丹（水飞，一两）轻粉（一钱）　麝香（二分半）

研匀，洗净患处，掺之。

7. 松香散（《经验奇方·卷上》）

治小儿胎毒，蜡梨头疮。并男妇一切湿疮。

老松香（炒）　枯矾（各二两）　黄丹（微炒）　青黛（各一两）　铅粉（炒净，勿留铅气，五钱）

上药各研细末，和匀再研，储瓷瓶。湿则干掺，干则麻油调搽。每日一换，切忌水洗，忌食发气诸物。

8. 川槿皮散（《太医院秘藏膏丹丸散方剂·卷二》）

治一切风湿疮疡肿，干湿疥疮，风湿热毒蕴结，皮肤诸般顽癣，痒痛难当等症。

川槿皮（二钱）　轻粉（五钱）　斑蝥（七个）　大枫子（七个）

上为细末。用河井水一盅煎半盅，露一宿，笔蘸涂之。

9. 蛤粉散（《太医院秘藏膏丹丸散方剂·卷四》）

专治一切湿疮，初起如粟米，时时作痒，破时作痛,外因风邪,内因湿热,黄水浸淫等症。

黄柏(五钱,炒) 寒水石(三钱,煅) 蛤粉(二钱) 轻粉(一钱)

上为细末,凉水调搽患处,一日二次。

10. 白膏药(《临证一得方·外科应用经验要方·膏药类》)

治无名肿毒,胎毒,黄水疮及湿疮无皮。功能拔毒生肌。

炉甘石(四两,能浮水者佳,炭火内煅五炷香)

久研细,摊地上,拔去火毒。用生猪油和匀,捣熔,摊贴。

11. 治湿疮验方

1)《本草纲目·木部第三十四卷·木之一·松》

疥癣湿疮:松胶香研细,稍入轻粉。先以油涂疮,掺末在上,一日便干。顽者三二度愈。

2)《本草纲目·虫部第四十二卷·虫之四·蟾蜍》

一切湿疮:蟾蜍烧灰,猪脂和敷。(《千金方》)

3)《本草汇言·卷之一·草部·白头翁》

用白头翁根捣烂敷一宿,作湿疮半月后愈。

4)《保幼新编·中风》

如湿疮多发,加荆芥穗、葛根、苍术、泽泻各七分。

5)《本草经解·卷一·草部上·菖蒲》

治湿痿及湿疮:同人参、麦冬、枣仁、茯神、远志、生地。

治心虚气郁,专为水,搽湿疮。

二、治天疱湿疮验方

1)《本草纲目·草部第十六卷·草之五·龙葵》

天泡湿疮。

龙葵苗叶捣敷之。

2)《本草纲目·草部第十八卷·草之七·栝蒌》

天泡湿疮:天花粉、滑石等分,为末,水调搽之。(《普济方》)

3)《本草纲目·菜部第二十七卷·菜之二·百合》

小儿天泡湿疮:百合曝干研末,菜籽油涂,良。(时珍)

4)《本草纲目·菜部二十八卷·菜之三·丝瓜》

天泡湿疮:丝瓜汁调辰粉,频搽之。

5)《本草纲目·果部第三十三卷·果之六·莲藕》

天疱湿疮:荷花贴之。(《简便方》)

天疱湿疮:莲蓬壳烧存性,研末,井泥调涂,神效。(《海上方》)

6)《本草汇言·卷之十五·果部·荷叶》

《圣惠方》治天泡湿疮:用莲蓬壳,切细炒焦为末,猪胆汁调涂。

7)《本草汇言·卷之十六·菜部·百合》

李氏《集简方》治天泡湿疮:用新鲜百合捣烂涂之,一二日即安。

三、治小儿湿疮方

1. 铅丹膏(《圣济总录·卷第一百八十二·小儿恶疮》)

治小儿恶疮。

铅丹(十两) 风化石灰 猪脂(各一斤)

上三味,将二味同研细,以猪脂搜作饼,火烧通赤,如此五度,药成捣罗为末。湿疮干贴;如干疮,即作膏,用猪脂调纸上贴。

2. 钱氏金华散(《幼科释谜·卷六·诸病应用方》)

治小儿一切湿疮、癣、疳。

黄柏 黄连(各半两) 黄丹(一两,水飞) 轻粉(一钱) 麝香(一字)

先研匀,水洗,贴之。

3. 治小儿湿疮验方(《千金宝要·卷之一·小儿第二》)

小儿湿疮:浓煮地榆汁洗浴,日两度。

四、治下部湿疮方

1. 青黛散(《奇效良方·卷之五十四·疮疡门·疮科通治方》)

治下部生湿疮,热痒而痛,寒热,大小便涩,食亦减,身面微肿。因多食鱼虾、发风热物得之。

马齿苋(四两,研烂) 青黛(一两)

研匀,涂上,立有神效。仍服八正散,日三服。

2. 木香行气散(《普济方·卷二百四十一·

脚气门》）

治脚气，风气走注，风寒湿气，及脚生细黄泡疮，一切湿疮。止痛去湿，除风行气。

黄芪　桑白皮　木通　白术（各半两）　木香（二钱半）　黑牵牛（一两，生）

上锉为末。每服一大钱，初更时酒调服，一服可效。作丸子服亦可。

3. 马齿苋膏（《济阳纲目·卷八十三·疠风·治血风疮方》）

治两足血风疮，并两脚背风湿疮疼痒。

马齿苋（切碎，焙干，五钱）　黄丹（飞）　黄柏　枯白矾　孩儿茶（各三钱）　轻粉（一钱）

上为细末，和匀，后入轻粉，用生桐油调，摊于厚桐油纸上，用葱椒汤洗净患处，贴之。

4. 治下部湿疮验方

1)《急救良方·卷之二·诸疮第三十六》

治下部生湿疮热痒而痛，寒热，大小便涩，食亦减，身面微肿。

用马齿苋四两，研烂，入青黛一两再研匀，敷上。

2)《本草纲目·草部第十五卷·草之四·麻黄》引《千金方》

阴囊湿疮，肾有劳热。

麻黄根　石硫黄（各一两）　米粉（一合）

为末，敷之。

3)《本草纲目·虫部第三十九卷·虫之一·五倍子》引《太平圣惠方》

阴囊湿疮出水不瘥。

五倍子　腊茶（各五钱）　腻粉（少许，研末）

先以葱椒汤洗过，香油调搽，以瘥为度。

4)《本草纲目·木部第三十五卷·木之二·乌桕木》引《摘玄方》

脚气湿疮，极痒有虫：乌桕根，为末敷之，少时有涎出良。

5)《成方切用·卷十一下·痈疡门·螺蛸散》

治湿热破烂，毒水淋漓等疮，或下部肾囊足股肿痛，下部诸疮，无不神效。

海螺蛸（不必浸淡）　人中白（或人中黄，硇砂亦可，等分）

为细末，先以百草煎浓汤，乘热熏洗，后以此药掺之。如干者，以麻油或熬熟猪油或蜜水调涂

之。若肿而痛甚者，加冰片少许更妙。若湿疮脓水甚者，加密陀僧等分，或煅过官粉亦可。

6)《食鉴本草·湿》

治诸般风湿疮，脚气下重：用苍术三十斤洗净打碎，以东流水三担，浸二十日，去茎，以汁浸面。

7)《本草述钩元·卷七·山草部·秦艽》

秦艽为风药中润剂，散药中补剂，故养血有功，而中风恒用之……同薏仁、木瓜、苍术、黄柏、五加皮、牛膝，治下部湿热作疼，或生湿疮。

8)《本草述钩元·卷七·山草部·白藓皮》

白藓皮得苍术、黄柏、牛膝、石斛、薏苡，疗足弱顽痹。去下部湿热，多加金银花。佐以汉防己，治下部一切湿疮。

9)《本草述钩元·卷二十四·枳·五加皮》

五加皮同苍术、黄柏、黄芪、连翘、石菖蒲、薏仁、银花、鳖虱、胡麻、木瓜、土茯苓，治下部湿疮不愈。

【论用药】

一、治湿疮通用药

1. 马勃

《本草正义·卷之七·苔类·马勃》："《别录》：虽止有治恶疮、马疥一说，盖既能散毒，又能燥湿，以疗湿疮，固得其宜，故弘景亦谓傅诸疮甚良。"

2. 牛膝

《滇南本草·第二卷·牛膝》："走经络，止筋骨疼痛，强筋舒筋，止腰膝酸麻，破瘀，坠胎，散结核，攻瘰疬，散痈疽、疥癞、血风疮、牛皮癣、脓窠疮、鼻渊、脑漏等症。"

3. 车前子

《雷公炮制药性解·卷三·草部中·车前子》："味甘，性寒，无毒，入肝膀胱小肠三经。主淋沥癃闭，阴茎肿痛，湿疮泄泻。"

4. 防风

《本草正·山草部·防风》："味甘、辛，气温。升也，阳也。用此者，用其气平散风，风能胜湿，故亦去湿，除遍体湿疮。"

《得配本草·卷二·草部·防风》："去湿，除四肢瘫痪，遍体湿疮。"

5. 芦荟

《本草汇言·卷之八·木部·卢会》："治湿疮

浸淫,延蔓成癣,或在颈项,或在手足,或在腰腹。"

6. 松叶

《证类本草·卷第十二·松脂》："松叶,味苦,温。主风湿疮,生毛发,安五脏,守中,不饥延年。"

7. 柏实

《神农本草经疏·卷十二·木部上品·柏实》："陆氏《积德堂方》治黄水湿疮:真柏油二两,熬稠搽之,如神。"

8. 银朱

《本草品汇精要·续集卷之一·玉石部·银朱》："《集元方》治黄水湿疮:银朱、盐梅和捣,敷之。"

9. 铜青

《本草便读·金石部·铜青》："治湿疮虫蚀无忧。"

10. 蓝淀

《本草正义·卷之三·草部·蓝淀》："凡外疡热毒,疔疮痈肿,及湿疮奇痒者,用作敷药,皆佳。"

11. 豨莶

《本草图经·草部下品之下卷第九·豨莶》："惟文州高邮军云:性热无毒,服之补虚,安五脏,生毛发,兼主风湿疮,肌肉顽痹,妇人久冷尤宜服用之。"

《本草品汇精要·卷之十四·草部下品之中·豨莶》："去肝肾风气,四肢麻痹,骨间疼,腰膝无力;亦能行大肠气及风湿疮,肌肉顽痹,妇人久冷。"

二、治下部湿疮药

1. 木鳖子

《本草纲目·草部第十八卷·草之七·木鳖子》："湿疮脚肿,行履难者:木鳖子四两(去皮),甘遂半两,为末。(杨拱《医方摘要》)"

2. 五加皮

《本草汇言·卷之十·木部·五加皮》："治下部湿疮久不愈,兼治周身脓窠疮。"

3. 茵陈蒿

《本草正义·卷之三·草部·茵陈蒿》："《发明》:茵陈,味淡利水,乃治脾胃二家湿热之专药……盖行水最捷,故凡下焦湿热痒搔,及足胫跗肿,湿疮流水,并皆治之。"

4. 菖蒲

《神农本草经疏·卷六·草部上品之上·菖蒲》："兼治下部脓窠湿疮如神。"

《本草纲目·主治第四卷·百病主治药·诸疮上》："菖蒲:湿疮遍身,为末粉之。"

5. 蛇床子

《本草乘雅半偈·第三帙·蛇床子》："主男子阴痿湿疮,妇人阴中肿痛,除痹气,利关节,癫痫,恶疮。"

6. 蜀椒

《本草撮要·卷二·木部·蜀椒》："味辛,入足太阴阳明经……杀虫,煎汤洗脚气及湿疮。"

三、治小儿湿疮药

1. 地榆

《本草纲目·草部第十二卷·草之一·地榆》："小儿湿疮:地榆煮浓汁,日洗二次。(《千金方》)"

2. 芜荑

《本草简要方·卷之六·木部二·芜荑》："主治:杀三虫,化食,止痛,风湿冷气,喘息,骨节中风淫淫如虫行,心腹积冷,鳖瘕,肠风,五痔,妇人子宫风虚,小儿疳泻,冷痢疔疥癣,恶疮,湿疮。"

3. 露蜂房

《神农本草经疏·卷二十一·虫鱼部中品·露蜂房》："《子母秘录》,脐风湿疮久不瘥者:蜂房烧末,傅之效。"

【医案】

《本草图经·草部中品之下卷第七·芦荟》

刘禹锡著其方云:余少年曾患癣,初在颈项间,后延上左耳,遂成湿疮,用斑猫、狗胆、桃根等诸药,徒令蜇蠚,其疮转盛。偶于楚州,卖药人教用芦荟一两,研,炙甘草半两,末,相和令匀,先以温浆水洗癣,乃用旧干帛子拭干,便以二味合和傅之,立干,便瘥,神奇。

《本草衍义·卷十·青黛》

青黛,乃蓝为之。有一妇人患脐下腹上,下连二阴,遍满生湿疮,状如马瓜疮。他处并无,热痒而痛,大小便涩,出黄汁,食亦减,身面微肿。医作恶疮治,用鳗鲡鱼、松脂、黄丹之类。药涂上,疮愈热,痛愈甚。治不对,故如此。问之,此人嗜酒,贪淡,喜鱼蟹发风等物。急令用温水洗,拭去膏药。寻以马齿苋四两烂研细,入青黛一两再研匀,涂疮上，即时热减，痛痒皆去。仍服八正散，日三服，分败客热。每涂药，得一时久，药已干燥，又再涂新湿药。凡如此二日，减三分之一，五日减三分之二，自此二十日愈。既愈而问曰：此疮何缘至此？曰：中、下焦蓄风热毒气，若不出，当作肠痈内痔，仍常须禁酒及发风物。然不能禁酒，后果然患内痔。

《续名医类案·卷三十六·杖伤》

小渠袁三，因强寇入家，伤其两胻外廉，作疮，数年不已，脓汁常涓涓然。但饮冷则疮间冷，水浸淫而出，延为湿疮，求治。张曰：尔牛焦常有绿水二三升，涎数掬。袁曰：何也？张曰：当被盗时，惊气入腹，惊则伤胆，病在少阳经也。兼两外廉皆少阳之部，此胆之甲木受邪。甲木色青，当有绿水，少阳在中焦如沤，既伏惊涎在中焦。饮冷水，咽为惊涎所阻，水随经而旁入疮，故饮水则疮中水出。乃上涌寒痰，汗如流水，次下绿水，果二三升，一夕而痂干，真可怪也。

《外科心法·卷五·湿热》

北京刘鸿，腿生湿疮，数年不愈，尺脉轻诊似大，重诊无力。此肾气虚，风邪袭之而然，名曰肾脏风疮。以四生散治之。彼不信，自服芩、连等药，遂致气血日弱，脓水愈多，形证愈惫。迨二年，复邀治，仍以前药治之而愈。夫肢体有上下，脏腑有虚实。世之患者，但知苦寒之药能消疮毒，殊不知肾脏风因肾气不足所致。当以蒺藜为君，黄芪为臣，白附子、独活为佐使。若再服败毒等药，则愈耗元气，速其死矣。

《读医随笔·卷四·证治类》

何子詹之孙，三岁，先于七月患湿疮，渐愈矣，微见溏泄，忽半夜发热，日出始退，次日依时而至。医遂以为疟，忽又大声惊喊，目瞪昏厥，旋复如常，医又以为惊风，更以危言吓之。越数日，乃邀诊。至则见其精神萎顿，面色惨黯，目胞下垂，四肢胕肿，而左尤甚，头面亦右温左凉，舌苔薄白在后半部，脉息沉紧。审思良久，曰：异哉！此寒湿深入骨髓也。疏方用桂枝、良姜、乌药、香附、陈皮、菖蒲。服四剂，病无增损，而萎顿弥甚，然脉息浮弦矣。因思邪从下上犯，此药仅温理中焦，宜无益也。于是用细辛、川芎各五分，羌活、藁本、威灵仙、生附子、牛膝、巴戟、苍术、桃仁、杏仁各二钱。决以三剂病已，至期果面色清亮，言笑有神，饮食

倍进，胕肿全消，脉息畅大矣。惟肢体尚见微倦，舌尖有小红累，是虚热也，用桃仁、杏仁、蛤粉、蒲黄，略清结痰，继用香附、青皮、白术、鸡内金、川芎、郁金、党参、山药，调理脾胃，发水痘而复元。是病也，其初见发热者，是寒湿从阴分上蒸，与卫阳交战也；惊喊昏厥，声发于心，寒湿内逼心阳，乍掩热痰，乍涌于包络，所谓积冷在下，状如厥癫也。若作疮后惊风治之，即败矣。若以子后发热，天明即止，为伤食所致，而概用消导，亦危矣。诸医以为久病正虚，须用气血两补，其识更陋。夫患湿疮月余而渐愈矣。谁复议其寒湿内伏耶？无怪血虚不能养心，不能荣筋之说纷纷也。水痘即豌豆疮，伤寒病后多有，见陶节庵书中。痘发于骨，益征寒湿在骨之非臆说耳！

第七节

瘾 疹

　　瘾疹是一种皮肤出现风团，时隐时现的瘙痒性、过敏性的皮肤病，即西医学中的"荨麻疹"。其临床特点是皮肤上出现大小形态不一的风团，色红或白，自觉瘙痒，发无定处，骤起骤退，退后不留痕迹。

【辨病名】

　　瘾疹，在古籍中又名隐轸、风瘾疹、风疹、肺风、风瘩癗、瘩瘤、鬼饭疙瘩、麸疹等。因瘾疹与风邪密切相关，故而其名多以病因命名，如风瘾疹、肺风、风疹、风瘩癗、风尸者。

一、瘾疹

　　《明医指掌·卷六·斑疹证十一》："疹者，小红靥，有头粒，随出随收，收而复出，或在皮肤中不出者，名曰瘾疹，属少阴君火。"

　　《一见能医·卷之七·病因赋下·发斑瘾疹风热所乘》："瘾疹者，皮肤之间，有红点，如蚤螫之状也。"

　　《杂病源流犀烛·卷二·疹子源流》："疹初出隐隐，淹在肌肉内，以出即没者，乃瘾疹也。"

　　《医学指要·卷六·麻疹证治总要》："瘾疹者，乃心火灼于肺金，又兼外受风湿而成也，发必

多痒,色则红赤,隐隐于皮肤中,故名瘾疹。"

二、隐轸

《类经·十七卷·疾病类·六经痹疝》:"少阴有余,病皮痹、隐轸。(少阴者,君火之气也,火盛则克金;皮者,肺之合,故为皮痹。隐轸,即瘾疹也)"

《素问识·卷八·四时刺逆从论篇第六十四》:"隐轸,马云:当作瘾疹。吴云:隐轸,即瘾疹,张同。[简按]释名:胗,展也。痒搔之捷展起也。乃知胗借而作轸,后世从广作疹也。"

三、风疹

《普济方·卷三百八十六·婴孩诸热疮肿门·诸肿》:"陶隐居云:风肿紫色而痒,进退不定,忽即有发,牵牛散主之。或有如痛瘤,有成片肿者,搔之随手而起,风疹也。"

四、风瘾疹

《圣济总录·卷第一百九十二·治五脏中风并一切风疾灸刺法》:"风瘾疹,举体痒如虫行,搔之成疮。"

五、风瘙瘾疹

《圣济总录·卷第一百八十二·小儿风瘙瘾疹》:"论曰:小儿风瘙瘾疹者,由风邪客于腠理,搏于营卫,传而为热,熏散肌肉,溢于皮肤,变生瘾疹,状如痞瘤,乍瘥乍发,痒瘙不时,搔之血出,其痒不已,故名风瘙瘾疹。"

六、风痞瘤

《圣济总录·卷第十一·风瘤》:"论曰:风痞瘤者,由腠理不密,阳气外泄,发而为汗,汗出未已,为风邪所搏,风热相并,不得流行,故结为痞瘤。状如麻豆,甚者渐长,搔之成疮。"

七、风尸

《仲景伤寒补亡论·卷二十·斑疮瘾疹一条》:"温毒疮数种,豌豆疮则其毒之最者,其次水泡麻子是也,又其次麸疮子是也。如麸片,不成疮,但退皮耳。以其不成疮,故俗谓之麸疮。又与瘾疹不同,瘾疹者,皮肤发痒,搔之则瘾疹垄起,相连而出,终不成疮,不结脓水,亦不退皮,忽尔而生,复忽尔而消,亦名风尸也。世人呼麸疮,或曰麸疹即是。"

八、肺风

《黄帝素问宣明论方·卷三·风门·诸风总论》:"或头生屑,遍身黑黣,紫白斑驳,或面鼻生紫赤风刺瘾疹,俗呼为肺风者。"

九、鬼饭疙瘩

《外科心法要诀·卷十四·发无定处(下)·瘤》:"瘤汗出中邪风,状类豆瓣扁瘤形,日痒秦艽汤宜服,夜重当归饮服宁。[注]此证俗名鬼饭疙瘩。由汗出受风,或露卧乘凉,风邪多中表虚之人,初起皮肤作痒,次发扁疙瘩,形如豆瓣,堆累成片。"

【辨病因】

本病多因外感邪气所致,多由外感风、热、寒、湿,诸邪气客于肌肤,致使营卫失调而发。与本病病因与风邪关系最为密切,且常由多种病邪相兼致病。

一、概论

《太平惠民和剂局方·卷中·论中风证候》:"论诸风瘙痒瘾疹,皆因血气不顺,面如虫行蠕动。"

《痘疹精详·卷九·麻后治法·痧疹瘾疹》:"痧瘾非疹亦名疹,内因火灼外风湿,本非胎毒病常轻,清热疏风即安辑。释:痧、瘾二疹,不在正疹之列,亦不由于胎毒而致,乃心火灼于肺经,又外受风湿而成也。"

二、外感邪气

1. 风邪

《脉经·卷八·平中风历节脉证第五》:"邪气中经,则身痒而瘾疹。"

《外台秘要·卷第十五·风瘙瘾疹生疮方六首》:"《病源》:人皮肤虚,为风邪所折,则起瘾疹。寒多则色赤,风多则色白,甚者痒痛,搔之成疮。"

《千金翼方·卷第十五·补益·叙虚损论第

一》："风入肌肤,则身体瘾疹筋急。"

《普济方·卷八十七·诸风门·总论》："夫风之为病,有瘙痒者,有瘾疹者,有疼痛者。"

2. 湿邪

《仁术便览·卷二·瘾疹》："瘾疹多属脾,隐隐然在皮肤之间,故言瘾疹也。发则多痒,或不仁者,是兼风兼湿之殊。色红者,兼火化也。"

《华佗神方·卷一·论风中有五生五死》："瘾疹者,自痹湿而得之。"

3. 热邪

《普济方·卷三百五十九·婴孩门·病源歌》："热盛生风疹,俄然发遍身。"

【辨病机】

本病多以风邪犯于卫气,客于肌肤而发。其中,风邪所犯又多夹寒热,同犯体表。又有人体正气不足之血虚而生风生燥,或者血虚而内热外湿所乘等病机。

一、风气相搏

《太平圣惠方·卷第二十四·治风瘾疹诸方》："风气相搏则成瘾疹,致身体为痒也。"

《太平圣惠方·卷第九十一·治小儿风瘙瘾疹诸方》："夫小儿风瘙瘾疹者,由汗出解脱衣裳,风入腠理,与血气相搏,结聚相连,遂成瘾疹。风气止在腠理浮浅,其势微,故不肿不痛,但成瘾疹瘙痒也。"

《圣济总录·卷第一百八十二·小儿风瘙瘾疹》："论曰:小儿风瘙瘾疹者,由风邪客于腠理,搏于营卫,传而为热,熏散肌肉,溢于皮肤,变生瘾疹。"

《幼幼新书·卷第三十七·风瘙瘾疹第六》："《巢氏病源》小儿风疹瘾疹候:小儿因汗解脱衣裳,风入腠理,与血气相搏,结聚起,相连成瘾疹。风气止在腠理,浮浅,其热微,故不肿不痛,但成瘾疹瘙痒耳。"

《医灯续焰·卷十一·水病脉证第七十》："风气相搏,风强则为瘾疹,身体为痒。"

《辨脉平脉章句·卷下平脉法篇第二·第十九章》："风邪与卫气相搏,其即发者,必成瘾疹。"

二、风寒相搏

《外台秘要·卷第十五·瘾疹风疹一十三首》："《黄帝素问》曰:风邪客于肌中,肌虚真气致散,又被寒搏皮肤,外发腠理,淫气行之则痒也,所以瘾疹瘙疾皆由于此。有赤疹忽起,如蚊蚋啄烦痒,重沓垄起,搔之逐手起也。"

《太平圣惠方·卷第二十四·治风瘾疹诸方》："夫风瘾疹者,由邪气客于皮肤,复遇风寒相搏,则为瘾疹。"

三、风热相搏

《圣济总录·卷第一十一·风瘙瘾疹》："论曰:风瘙瘾疹,其状有二,皆缘肌中有热。"

《圣济总录·卷第五十·肺脏风毒生疮》："肺脏有热,风邪乘之,风热相搏,毒气熏发皮肤之间,微则生瘾疹,甚则痒痛,搔之成疮。"

《仁斋直指方论·卷之二十四·瘾疹风论》："风气挟热,起于腠理,皮肤不肿不疼,发为瘙痒,谓之瘾疹,此风热之浮浅者也。"

《普济方·卷三百八十四·婴孩诸热疸肿门·诸热》："瘾疹热乃是肺经有风在表,肺主皮毛,故生瘾疹。"

《保幼新编·小儿病源总论》："《经》曰:热生风。又曰:热生痰。盖胎热挟风上升则为头疮、聤耳、齿疳、雀目之证;外散则为丹毒、瘾疹、遍身胎肿之证。"

《古今医统大全·卷之五十五·风痹瘾疹门》："风气挟热,郁于腠理,无从发散,起于皮肤,不红不肿,惟有颗粒高起而作痒者,痹也。略有形迹见于皮肤者,瘾疹也。要皆风热之所为,郁不散而成也。或因浴有凑风,汗出脱解而得之者,为挟暑温,久而不退,必亦为疮疹丹毒,自微至著,不可不知。"

《寿世保元·卷四·斑疹》："一论瘾疹,因风热客于肌腠,气血积阻而成也。"

《郑氏家传女科万金方·杂症门》："妇女时发遍身瘙痒,赤肿瘾疹,是风热蕴于肌肤,血不荣于腠理也。"

《一见能医·卷之五·病因赋上》："发斑瘾疹,风热所乘。"

四、风热寒折

《太平圣惠方·卷第二十四·治风瘙瘾疹生疮诸方》："夫风邪客热在皮肤,遇风寒所折,则起瘾疹。"

五、血虚风乘

《太平惠民和剂局方·卷下·论妇人诸疾》："血风攻注，五心烦热，遍身瘙痒，或生瘾疹，或发赤肿。"

《疡医大全·卷二十八诸风部·痛风门主论》："邪中周身，搏于血脉，积年不已，则成瘾疹风疮，搔之不痛，头发脱落，治宜疏风凉血。总由荣卫舍虚，外邪留居，血气凝结而成也。"

六、血虚湿热

《重订诊家直诀·卷下·脉有变易无定》："一种血虚内燥之体，火灼于内，湿闭于外，阴阳升降失度，腠理开合不时，心常懊侬，身常瘾疹，上下往来，游移无定，其脉或寸大尺小，或寸小尺大，或左盛右弱，或右盛左弱，长短浮沉，逐日变易，连日诊之，无一同象。"

七、心火入皮

《素问病机气宜保命集·卷下·小儿斑疹论第三十一》："若气入肺，变脓胞。入肝为水胞，自病为斑。心乃君火，入于皮作瘾疹。为肺主皮毛，心不害肺金，此乃君之德也。"

【辨病证】

《备急千金要方·卷二十二·痈肿毒方·瘾疹第五》："论曰，《素问》云：风邪客于肌中则肌虚，真气发散又被寒搏，皮肤外发腠理开毫毛，淫气妄行之则为痒也。所以有风疹瘙痒，皆由于此。又有赤疹者，忽起如蚊蚋啄，烦痒极者，重沓垄起，搔之逐手起。又有白疹者，亦如此。赤疹热时即发，冷即止。白疹天阴冷即发。"

《外台秘要·卷第十五·风搔身体瘾疹方五首》："《病源》：邪气客于皮肤，复逢风寒相折，则起风搔瘾疹。若赤胗者，由凉湿搏于肌中之热，热结成赤疹也，得天热则剧，取冷则灭也。白疹者，由风气搏于肌中之热，热与风相搏为白疹也。得天阴雨冷则剧，出风中亦剧，得晴暖则灭，厚衣身暖亦瘥也。脉浮而大，浮为风虚，大为气强，风气相搏，即成瘾疹，身体为痒。《养生方》云：汗出不可露卧及浴，使人身振寒热，风疹也。"

《太平圣惠方·卷第二十四·治风瘾疹诸方》："若赤疹者，由冷湿搏于肌中，风热结成赤疹也，遇热则极。若冷则瘥也。白疹者，由风气搏于肌中，风冷结为白疹也，遇冷则极，或风中亦极。得晴明则瘥，著厚暖衣亦瘥也。其脉浮而洪，浮即为风，洪则为气，风气相搏则成瘾疹，致身体为痒也。"

《太平圣惠方·卷第六十九·治妇人风瘙身体瘾疹诸方》："夫妇人体虚，为风邪气客于皮肤，复逢风寒热折，则起风瘙瘾疹。若赤疹者，犹凉湿折于肌中之极热，热结成赤疹也。得天热则剧，取冷则瘥也。白疹者，由风气折于肌，肌中热，热与风相搏，所为白疹也。得天阴雨冷则剧，出风中亦剧，得晴暖则减，着衣暖亦瘥也。脉浮而洪，浮即为风，洪则为气，风气相搏，则生瘾疹。身体为痒，凡人汗出，不可露卧及浴，使人身振寒热生风疹也。"

《小儿卫生总微论方·卷十九·风疾瘾疹论》："风疾瘾疹论：小儿风疾瘾疹者，小儿肌肤嫩，血气微弱，或因暖衣而腠理疏开，或天暄而汗津润出。忽为风邪所干，搏于血气，藏流于皮肤之间，不能消散，而成砣成狀，相连而生。其状如生姜片，轻者名曰风斑，不至改色。重者名曰瘾疹，改赤紫色，发瘙痒，搔之不解，甚者使人心神闷乱。"

《黄帝素问宣明论方·卷十五·杂病门·疮疹总论》："疹浮而小，瘾疹也。"

《仁斋直指方论·卷之二十四·瘾疹风论》："风气挟热，起于腠理，皮肤不肿不疼，发为瘙痒，谓之瘾疹，此风热之浮浅者也。其亦有寒、暑、湿之气行焉。风热在表，天时炎暄而燥气乘之，则为赤疹；风热在表，天时寒凉而冷气折之，则为白疹。赤者遇凉清而后消；白者遇温暖而后灭，然则用药加减，可无权度于此哉？其有浴而凑风，与夫汗出解脱而得之者，隐隐微黄，似赤似白，凝滞于肌肉之间，而四体为之重着，此风热之挟湿外证，又可推矣。如其不知寒、暑、湿之所由生，概以疗风热等辈索之按图，殆恐痰嗽、呕渴杂证交攻，由瘾疹而变为疮疹。"

《玉机微义·卷四十四·瘢疹门·论瘾疹》："陈无择云：世医论瘾疹，无不谓是皮肤间风然，既分冷热，冷热即寒暑之证，又有因浴出凑风冷而得之者，岂非温也？则知四气备矣。经分诸疮实热则痛，虚寒则痒，又阳明主肌肉属胃与大肠，亦有冷热分痛痒，不可不审。世人呼白者为婆膜，赤者为血风，名义混淆，当以理晓察，内外随证治之。[谨按]瘾疹多属脾，隐隐然在皮肤之间，故言瘾疹也。发则多痒，或不仁者，是兼风兼湿之殊色；红者兼火化也。"

《证治汇补·卷之三·外体门·斑疹》："疹有豆粒，或如粟米，或如蚊迹，或随出随没，或没而又出，红靥隐密皮肤，不透出者为瘾疹。"

【论治法】

本病治法以药物治疗、针灸治疗为主。药物治疗以祛风、活血、清热、凉血、散湿等为主要治法。且治法灵活，不可拘泥。如《三因极一病证方论》："内则察其脏腑虚实，外则分其寒暑风湿，随证调之。"治法亦须考虑气候影响，如《儒门事亲》："遇亢阳炎热之时，以辛凉解之；遇久寒凝冽之时，以辛温解之。"针法以环跳、合谷、曲池、涌泉等穴位为主；灸法以合谷、曲池、天窗等为主。

一、概论

《三因极一病证方论·卷之十六·瘾疹证治》："世医论瘾疹，无不谓是皮肤间风，然既分冷热，冷热即寒暑之证。又有因浴出凑风冷而得之者，岂非湿也。则知四气备矣。《经》云：诸痛痒疮皆属于心。心实热则痛，虚寒则痒。又阳明主肌肉，属胃与大肠，亦有冷热分痛痒，不可不审。世人呼白者为婆膜，赤者为血风，名义混淆，当以理晓。内则察其脏腑虚实，外则分其寒暑风湿，随证调之，无不愈。"

《儒门事亲·卷一·小儿疮疱丹瘭瘾疹旧蔽记五》："儿之在母腹也，胞养十月，蕴蓄浊恶热毒之气，非一日，及长年而后发，虽至贵与至贱，莫不皆然。轻者稀少，重者稠密，皆因胞胎时所感。浊恶热毒之气有轻重，非独人有此疾。凡胎生血气之属，皆有蕴蓄浊恶热毒之气。有一二岁而发者，有三五岁至七八岁而作者，有年老而发丹瘭、瘾疹者，亦有伤寒中温毒而发斑者，亦有阳毒发斑者。斑有大小，色有轻重。大者为阴，小者为阳，均是热也。但色重赤者热深，色轻红者热浅。

凡治者，轻者，因而扬之；重者，因而减之。

《内经》曰：少阳客胜则丹疹外发，及为丹瘭。手少阳者，三焦少阳相火也。启玄子云：是五寅五申之岁，即少阳相火司天故也，他岁亦有之。但《内经》独明疮疹者，少阳相火之所为也。俗呼曰斑疹伤寒，此言却有理。为此证时，与伤寒相兼而行，必先发热恶寒，头项痛，腰脊强，从太阳传至四五日。瘭疹始发，先从两胁下有之，出于胁肋，次及身表，渐及四肢，故凡小儿疮疱、丹瘭、瘾疹，皆少阳相火客气胜也。《内经》曰：诸痛痒疮疡，皆属心火。岂有寒乎？故治疮疱，与治伤寒时气同法。初觉头痛，身热恶寒，此小儿初发疮疱之候也。其脉息皆浮大而有力，亦与伤寒、时气、冒风、惊风、宿乳，一概难辨。

宜先解之。有二法：遇亢阳炎热之时，以辛凉解之；遇久寒凝冽之时，以辛温解之。辛凉之剂者，凉膈、通圣之类是也；辛温之剂者，升麻、葛根之类是也。此二法慎勿互用之。既用此二法之后，次以白虎汤加人参、冷服之，勿辍。盖防疮疹发喘。喘者，必死，人参止喘故也。或云：立秋之后，不宜服白虎汤者，非也。假如秋深发疟，疟者，中暑而得之，白虎大解暑毒，既有白虎汤证，岂可间以秋冬乎？疮疱、瘾疹、丹瘭，皆是火之用也，是肺金之不及也。故曰：白虎汤加人参，一日不可阙也。"

《儒门事亲·卷五·疮疱瘾疹一百》："夫小儿疮疱瘾疹，跌疮丹瘭等疾，如遇火运胜时，不可便用升麻汤解之。升麻汤者，是辛温之剂，止可用辛凉之剂解之。太平之时，可用辛温之剂发散；后便可用凉膈加当归、白虎汤、化斑汤、玉露散煎服之；甚者，解毒汤、调胃承气汤投之。古人云：疮疡者，首尾俱不可下。此言误人久矣。岂不闻扬汤止沸，釜底抽薪。《内经》曰：五寅五申岁，多发此病。此言少阳相火之岁也。少阳客气胜，丹瘭、疮疱、瘾疹之疾生矣。又《内经》曰：诸痛痒疮疡，皆属于心火。由是言之，皆明心生，不可用辛温之剂发散，以致热势转增，渐成脏毒下血，咬牙搐搦，为大热之证明矣。如白虎汤加人参、凉膈加桔梗当归，不论秋冬，但有疮疱之证，便可用之。亦且疮疱、瘾疹丹瘭、跌疮者，是天之一气以伤人也。且如疮疱瘾疹以少为吉，以稠为凶。稀少者，不服药而自愈；稠密者，以寒凉药舍死而治之，十全其一二。敝家亲眷相知，信服此药，获效多矣。"

《普济方·卷一百八·诸风门·风瘙瘾疹》："《素问》言：风邪客于肌中，则肌虚真气发散，又被寒搏皮肤，外发腠理，开毫毛，淫气妄行则为痒也，所以有风疹瘙痒皆由于此。又有赤疹者，忽起如蚊蚋啄，烦痒极者，沓沓垄起，搔之随手起。又有白疹者亦如此。赤疹热时即发，冷即止；白疹天阴即发。白疹宜煮矾石汁拭之，或煮蒴藋和少酒浴之良，或煮石楠汁拭之良，或水煮鸡粪汁，或煮枳实汁拭之，余一切如治丹方法。

俗呼为风屎，亦名风尸。风气挟热起于腠理，皮肤不肿不疼，发为瘙痒，谓之瘾疹。此风热之浮浅者也。其亦有寒暑湿之气行焉。热在表，天时炎暄而燥气乘之，则为赤疹；风热在表，天时寒凉而冷气折之，则为白疹。赤者，遇凉清而后消；白者，遇温暖而后灭。然则用药加减，可无权度于此哉。其有浴后腠理风与夫汗出解脱而得之者，隐隐微黄，似赤似白，凝滞于肌肉之间，而四体为之重着，此风热之挟湿外证，又可推矣。如其不知寒暑湿之所由生，概以疗风热等辈之法治，殆恐痰嗽呕渴杂证变交攻，由瘾疹而变为疮疹。

世医瘾疹无不谓是皮肤间风热，既分冷热，冷热则寒暑之证。《经》曰：诸痒痛疮皆属于心。心实热则痛，虚寒则痒。又阳明主肌肉，属胃与大肠，亦有冷热分，痛痒不可不审。世人呼白者为婆膜，赤者为血风，名义混淆，当以理晓。内则察其脏腑虚实，外则分其寒暑风湿，随证调之无不愈。脉浮而大，浮为风虚，大为气强，风气相搏即成瘾疹，身体为痒。《养生方》云：汗出不可露卧及浴，使人身体振寒热，风疹也。白疹，天阴雨冷则剧，遇风亦剧，得晴暖，及着衣服即瘥。"

《奇效良方·疮诊论卷之六十五·论疮痘初出证第一》："冬温发斑，瘾疹如锦纹。《活人书》云：冬月暄暖，而温毒发斑，瘾疹如锦纹者，以冬月触冒寒毒，至春始发。病初在表，或已发汗，或未发汗，表证未罢，毒不散故发斑，以黑膏主之。又有冬月温暖非节，乖戾之气外来即病，至春或被积寒所折，毒气不得泄，至天气暄暖，温毒始发，则肌肤斑烂，瘾疹如锦纹，咳而心闷，但呕清汁者，葛根橘皮汤主之。小儿常有此证，令儿心闷咳嗽，呕吐清水，医者不辨，作冒寒治之，转如闷乱，状若惊痫，遂生他疾。但咳嗽而吐汁者，知其心闷矣，预宜服葛根橘皮汤则立愈。"

《校注妇人良方·卷四·妇人血风瘾疹瘙痒方论第三》："妇人瘙痒瘾疹，五心烦热，乃血风攻疰，用人参荆芥散、消风散、逍遥散。大抵因体虚风寒相搏，赤属血分，白属气分也。《经》云：汗出见湿，乃生痤疿。凡人汗出不可露卧沐浴，使人身振寒热，致生风疹也。

〔愚按〕前症有身发疙瘩，或如丹毒，痒痛不常，或脓水淋漓，发热烦渴，或头目昏眩，日晡益甚，或寒热发热，月经不调，皆肝经风热血燥，用加味逍遥散为主，佐以四君、芎、归。若忿怒身发疙瘩，痛疼寒热，乃肝火血燥，用加味小柴胡汤。气血俱虚，八珍加柴胡、丹皮。若夜间发热，作渴谵语，乃热入血室，用小柴胡加生地；血虚，四物合小柴胡，后用加味逍遥散调理。若郁结食少体倦，内热晡热，乃脾经血燥，用加味归脾汤，寒热加山栀、熟地。若游走瘙痒，乃血风走注，用何首乌散；血虚，逍遥散；风热，消风散。若专用风药，复伤阴血，必致筋挛等症。"

《证治准绳·女科卷之二·杂症门上·瘾疹瘙痒》："夫妇人体虚，为风邪气客于皮肤，复伤风寒，所以则发风瘙瘾疹。若赤疹者，由寒湿客于肌中极热，热结则成赤疹也。得大热则发，取冷则瘥也。白疹者，由风气客于肌中热，热与风相搏则成白疹也。得天阴雨寒则发出，风伤亦发，得晴暖则减，著衣暖亦瘥。脉浮而洪，浮即为风，洪则为气，风气相搏，则生瘾疹，身体瘙痒。凡人汗出不可当风露卧，及浴后出早，使人身振寒热，以生风疹也。

药隐老人云：治妇人遍身时发瘙痒，或赤肿瘾疹，五心烦热，血风攻疰，与人参荆芥散（虚劳血风）、消风散（杂病头痛）、四物汤（通治），加荆芥或人参，当归散或逍遥散兼服导赤丸。如不通者，食后服皂角丸，气虚老人不可久服。如服皂角丸不退者，此凝滞热甚者，宜先服青木香丸三两服，以开气道，服蒺藜散立效。"

《外科大成·卷四不分部位小疵·无名肿毒·瘾疹》："瘾疹者，生小粒瘖于皮肤之中，憎寒发热，遍身瘙痒。《经》云：劳汗当风，薄为郁，乃疿痤。热微色赤，热甚色黑，由痰热在肺。治宜清肺降痰解表，如消毒饮子；有可下者，大柴胡汤；虚者，补中益气汤；或总以加味羌活散治之。疹属少阴君火，斑则无头焮肿于外，属少阳相火。自吐自利，身温身凉者吉。忌敷凉药，首尾慎下。若便闭者,微利之。故凡瘾疹瘙痒、疙瘩丹毒等症,皆宜凉血润燥。如加味逍遥散、加味小柴胡汤。慎用风药,复伤元气,反致筋挛。若愈后肌生白屑,搔之如帛所隔者,气血虚也。十全大补汤,或灸曲池穴"

《医学传灯·卷上·瘾疹》:"瘾疹者,遍身小颗,红白不一,有若痱子之状,或如黄豆样者,重者身发寒,脉来洪数,状类伤寒,宜用芩连败毒散。三四日不解,即为夹疹感寒,柴胡化滞汤。实为主剂,不过用凉药,壅遏其毒。轻者,微寒微热,脉细微数,愈而复发。此因湿中生热,热极生风,宜用疏风养荣汤。常服六味地黄丸,滋肾水以荣肝木,则虚风自息矣。又有身发疙瘩,有如丹毒,痛痒不常,脓水淋沥者,宜用解热柴陈汤。"

二、辨证治疗

1. 祛风活血

《妇人大全良方·卷之四·妇人血风瘾疹瘙痒方论第三》:"《局方》治妇人时发遍身瘙痒,或赤肿瘾疹,五心烦热,血风攻疰,与人参荆芥散、消风散、四物汤加荆芥煎;或人参当归散;或逍遥散兼服导赤丸。如不通者,食后服皂角丸(气虚、老人不可久服)。如服皂角丸不退者,此凝滞热甚者,宜先服青木香丸三两服,以开气道;却服前药,即效。"

《外科证治全书·卷四·发无定处证》:"瘾疹:红色小点,有窠粒隐行于皮肤之中而不出者是也。属心火伤血,血不散传于皮肤,四物消风饮去柴胡加连翘、木通主之。"

2. 疏风清热凉血

《冯氏锦囊秘录·痘疹全集卷三十一·瘾疹紫点风》:"痘后有余毒不散,发为瘾疹者,瘾者,隐隐而成疙瘩,抓搔瘙痒更多,其治宜内服解毒防风汤,外用活蚬水以洗之。若色红而痒甚,抓破出血而犹痒者,此紫点风也,宜用荆防、草胡麻、生地、牛蒡、赤芍、丹皮、连翘之类。胡麻,三十六风皆治之,而搔痒者非此不除也。其疹者,皮间点点状如蚊蚤所咬之迹,或如小疥子者是也,宜内服升麻葛根汤,不过随其轻重疏解而已。"

《麻科活人全书·卷之二·发热而发斑屑是成瘾疹第四十八》:"发热蒸蒸便已硬,皮红似锦是名斑。莫将麻毒雷同看,笑杀庸医一样观……若

发热之时,皮肤上有觉似斑屑者,此实非斑,乃风寒协热在表而成瘾疹。此等症候。只宜疏散之剂,内加清解之药。俟麻一透,瘾疹自退。慎勿认作真斑,而施苦寒之品,遂用紫草、红花、石膏等化斑之药,以致大便水泄不止。元气日衰,致麻内陷而难救也,如葛根解肌汤去赤芍、甘草,可以施治。若麻已出而夹斑者,以犀角红花饮主之。

朱曰:中指冷者为麻候,发斑忌用发散,瘾疹之异于发斑,如此。"

《疡医大全·卷二十八诸风部·痛风门主论》:"邪中周身,搏于血脉,积年不已,则成瘾疹风疮,搔之不痛,头发脱落,治宜疏风凉血,总由荣卫舍虚,外邪留居,血气凝结而成也。"

3. 疏风散湿清热

《彤园医书(小儿科)·卷后篇·杂证门·瘾疹症治》:"因心火灼肺,又复外受风湿,发时红赤多痒,隐隐于皮肤之中。先宜疏风散湿,服加味羌活散;次当清热解毒,服前加味消毒散。"

《麻疹阐注·卷二·瘾疹》:"瘾疹者,乃心火灼于肺金,又兼外受风湿而成也。发必多痒,色则红赤,隐隐于皮肤之中,故名曰瘾疹。先用加味羌活散,疏风散湿。继以加味消毒饮清热解毒,表里清而疹愈矣。"

三、针灸治疗

《针灸资生经·针灸资生经第四·偏风》:"环跳,治冷风湿痹风疹,偏风半身不遂,腰胯痛不得转。"

《针灸资生经·针灸资生经第七·风疹(瘾疹)》:"曲泽,治风疹,臂肘腕善动摇。(《铜》)肩髃,治热风瘾疹。(《明》云:刺风风虚)曲池,治刺风瘾疹。涌泉(《明》同)、环跳(见膝),治风疹。下昆仑,疗刺风疹风热风冷痹。(《明》)曲池,疗刺风疹疼痛(见偏风)。伏兔(见风劳),疗瘾疹。合谷、曲池,疗大小人遍身风疹。(下)《千金方》云:人有风疹多必眼暗,先攻其风,其暗自瘥。然则人之目暗,亦有因风疹多而得者,风疹可不先治乎。《千金翼》:灸风热赤肿痒,搔之逐手作疮法,以一条艾蒿长者,以两手极意寻之,著壁立,两手并蒿竿拓著壁,伸十指,当中指头以大艾炷灸蒿竿上,令蒿竿断即止。灸十瘥,瘥后重发,更依法灸,永瘥。瘾疹,曲池灸,随年壮。头痛瘾疹,天窗

七壮。"

《黄帝明堂灸经·卷中·侧人形第二》:"曲池二穴,在肘外辅屈肘曲骨之中,纹头陷者是穴也。灸七壮。主肘中痛,屈伸难,手不得举,偏风,半身不遂,捉物不得,挽弓不开,肘臂偏细。秦承祖《明堂》云:主大人小儿遍身风疹,皮肤痂疥也。"

《黄帝明堂灸经·卷中·背人形第八》:"合谷二穴,一名虎口,在手大指两骨罅间宛宛中。灸三壮,主痎疟寒热,热病汗不出,目不明,生白翳,皮肤痂疥,遍身风疹。"

《普济方·针灸·卷九针灸门·风疹》:"治风疹臂肘腕善动摇,穴曲泽。治热风瘾疹,及刺风风虚,穴肩髃。治风瘾疹,举体痒如虫行,搔之成疮,穴曲池,随年壮灸。治风疹,穴涌泉、环跳。治刺风疹、热风冷痹,穴下昆仑。治刺风疹疼痛,穴曲池。治瘾疹,穴伏兔。治大小人遍身风疹,穴合谷、曲池。治风热赤疹,痒搔之,逐手作疮,以一条艾蒿长者,以两手极意寻之,着壁立,两手并蒿竿拓着壁,伸十指当中指头,以大艾炷灸蒿竿上,令蒿竿断即止灸,十壮,瘥,瘥后重发,更依法灸,永瘥。治瘾疹,穴曲池,灸随年壮。治头痛瘾疹,穴天窗,灸七壮。治大风癞病,穴曲池二穴,各灸随年壮,发即灸之,神良;又两手中指约文中左右,及手足指两虎口中,各灸随年壮,一云各灸三壮。"

【论用方】

一、治瘾疹通用方

1. 枫香汤(《千金翼方·卷第十七·中风下·瘾疹第三》)

主瘾疹方。

枫香(一斤) 芎䓖 大黄 黄芩 当归 人参 射干 甘草(炙,各三两) 升麻(四两) 蛇床仁(二两)

上一十味,切,以水二斗煮取七升,适冷暖分以洗病上,日三夜二。

2. 石楠汤(《千金翼方·卷第十七·中风下·瘾疹第三》)

主瘾疹方。

石楠 干姜 黄芩 细辛 人参(各一两)桂心 当归 芎䓖(各一两半) 甘草(二两)干地黄(三分) 食茱萸(五分) 麻黄(一两半,去节)

上一十二味,㕮咀。以酒三升,水六升煮取三升,分三服,取大汗,慎风冷,佳。

3. 芜蔚浴汤(《外台秘要·卷第十五·风搔身体瘾疹方五首》)

主身痒风搔或生瘾疹方。

芜蔚 蒺藜 羊桃 蒴藋根(苗亦得) 漏芦蒿(各一斤) 盐(三斤)

上六味切。以水三石煮取二石五斗,去滓,纳盐令消。适寒温,先饱食,即入浴,能良久浸最好,每至夜即浴,浴讫即卧,慎风如法。

4. 粉散方(《外台秘要·卷第十五·风搔身体瘾疹方五首》)

疗风搔身体瘾疹。

乌头(炮) 桔梗 细辛 白术(各一两)

上四味捣筛。以铅朱为色粉四升和令调,以粉身。

5. 羚羊角散(《太平圣惠方·卷第二十四·治风瘾疹诸方》)

治风瘾疹,遍身痒痛,心胸满闷。

羚羊角屑(一两) 白藓皮(一两) 黄芩(三分) 防风(一两,去芦头) 人参(三分,去芦头) 杏仁(三分,汤浸去皮尖、双仁,麸炒微黄) 麻黄(一两,去根节) 羌活(一两) 白蒺藜(一两,微炒去刺) 甘草(一两,炙微赤,锉) 生干地黄(三分) 枳壳(半两,麸炒微黄去瓤)

上件药,捣粗罗为散。每服四钱,以水一中盏煎至五分,去滓,入酒一合,更煎一两沸,不计时候温服。

6. 犀角散(《太平圣惠方·卷第二十四·治风瘾疹诸方》)

治风瘾疹,心闷。

犀角屑(一两) 川升麻(一两) 玄参(一两) 防风(一两,去芦头) 白藓皮(一两) 景天花(一两) 白蒺藜(一两,微炒去刺) 人参(一两,去芦头) 沙参(一两,去芦头) 甘草(半两,炙微赤,锉) 马牙硝 牛黄(一分,细研)

上件药,捣细罗为散,研入牛黄令匀。每服不计时候,以竹叶汤调下二钱。

7. 枫香洗汤(《太平圣惠方·卷第二十四·治风瘾疹诸方》)

治风瘾疹。

枫香（半斤） 芎䓖（二两） 川大黄（二两） 黄芩（二两） 苦参（三两） 当归（二两）川升麻（二两） 甘草（二两） 射干（二两） 蛇床子（一两）

上件药，并生用，捣粗罗为散。每用五两，以水一斗煮取五升，去滓，看冷热洗病上，日二度用之。

8. 鬼箭羽散（《太平圣惠方·卷第二十四·治风瘾疹诸方》）

治风瘾疹，累医不效。

鬼箭羽（一两） 白蔹（一两） 白蒺藜（一两，微炒去刺） 白矾（一两，烧令汁尽） 防风（二两，去芦头） 甘草（一两，炙微赤，锉）

上件药，捣细罗为散。以粟米粉五合，拭身了，不计时候，以温水调下二钱。

9. 枫香丸（《太平圣惠方·卷第二十四·治风瘾疹诸方》）

治风瘾疹不可忍。

枫香（一两） 川乌头（半两，炮裂，去皮脐） 藁本（半两） 白蒺藜（一两，微炒去刺）仙灵脾（半两） 小荆子（半两） 茺草（半两，微炙） 赤箭（半两） 白藓皮（一两） 景天花（半两） 蛇床子（一两） 羚羊角屑（一两）

上件药，捣罗为末，炼蜜和捣三二百杵，丸如梧桐子大。每于食后，以温浆水下三十丸。

10. 乌蛇膏（《太平圣惠方·卷第二十四·治风瘾疹诸方》）

治风瘾疹结肿，攻冲遍身，发热痒痛，及治筋脉挛急。

乌蛇（一两） 天麻（半两） 附子（半两）白附子（僵蚕）（半两） 乌喙（半两） 天南星（半两） 桂心（半两） 细辛（半两） 吴茱萸（半两） 羌活（半两） 当归〔半（一）两〕 苍术（半两） 防风（半两） 牛膝（半两） 汉椒（半两）干蝎（半两） 木鳖子（一两） 枳壳（一两） 大黄（一两） 白芷（半两）

上件药，并生用，细锉，以头醋半升，拌浸一宿，用腊月炼成猪脂二升（斤）于铛中入药，以慢火煎，看白芷变黄紫色，下火，滤去滓，令净，入于瓷合中盛之。用摩涂于所患处立效。

11. 蒴膏（《太平圣惠方·卷第二十四·治风瘾疹诸方》）

治风瘙瘾疹，皮肤中苦痒，搔之血出。

蒴根（二两） 白蒺藜（一两） 附子（一两，去皮脐） 独活（一两） 犀角屑（一两） 蔷薇根（二两） 白芷（一两） 防风（一两） 苦参（一两） 川升麻（一两） 漏芦（一两） 汉防己（一两） 川椒（一两） 木香（一两） 蛇衔草（一两） 茺蔚（一两） 枳壳（一两） 莽草（一两）

上件药，并生用，细锉，以头醋浸令淹一宿，明旦用铜石银锅器中盛，于慢火上，用腊月炼成猪脂二升（斤）半，与药同煎，令白芷赤色，膏成，滤去滓，盛于瓷合中。每取涂摩所患处，累用即瘥。

12. 野葛膏

1)（《太平圣惠方·卷第二十四·治风瘾疹诸方》）

治风瘾疹，如茧粟。

野葛（一两） 附子（三两，去皮脐） 牛李子并根（五两）

上件药，并生用，锉如大豆许，醋浸淹一宿，用腊月炼成猪脂一斤，下药同于银石锅中，慢火煎，待附子色黄赤，下火滤去滓，入瓷合中收。每用摩于所患处，频用之效。

2)（《圣济总录·卷第一十一·风瘙》）

治风瘙瘾疹、肿痒，状如痦瘟，或如茧粟。

野葛（三两） 牛李子并根（共一斤） 附子（去皮脐，留半枚，不锉验膏）

上三味，并生用锉，以醋拌浸泡一宿，用炼成猪脂三斤半，同药慢火煎，待不锉附子黄赤色，去火滤去滓，倾入瓷合中收贮。频用摩所患处，每洗宜用黑豆洗之。

13. 蒴根汤（《太平圣惠方·卷第二十四·治风瘾疹诸方》）

治风身体生瘾疹。

蒴根（五两） 蒺藜苗（五两） 景天〔半（五）两〕 蛇床子（二两） 玉屑（三两）

上件药，都以水一斗五升煮取一斗，去滓，看冷热，洗所患处，日再用，药水冷即暖用之。

14. 地骨白皮汤（《太平圣惠方·卷第二十四·治风瘾疹诸方》）

治风瘾疹。

地骨白皮（半斤） 白杨皮〔半（四）两〕 盐（一两） 白矾末（一两）

上件药，细锉，捣筛和匀。每用药五两，以水九升煎取二升,去滓,更煎至一升,收瓷器中。用绵蘸拭所患处,五七度瘥。

15. 杏叶煎(《太平圣惠方·卷第二十四·治风瘾疹诸方》)

治风瘾疹,顽痒。

杏叶(切,五升) 蒴根〔切,一斤(升)〕

上件药,以水一斗半煮取二升,去滓。用绵浸药汁揩拭所患处,日三两度效。

16. 柳蚰屑浴汤(《太平圣惠方·卷第二十四·治风瘾疹诸方》)

治风瘾疹。

柳蚰屑(一斤) 蒴根(一斤) 黄栌木(一斤,锉) 盐(二合)

上件药,都以水五斗煎至三斗,去滓,暖室中看冷热,洗浴后,宜避风。

17. 虫行浴方(《太平圣惠方·卷第二十四·治风身体如虫行诸方》)

治身体痒,瘙之或生瘾疹。

茺蔚子(五两) 白蒺藜(五两) 羊桃根(五两) 苦参(五两) 蒴藋(一斤) 漏芦(五两) 盐〔三分(合)〕 苍耳茎叶(一斤) 柳蚰末(半斤)

上件药,锉,以水一硕煎取七斗,去滓。饱食,看冷暖,浴浸之,当汗出,水稍冷便出,宜避风,不过三上效。

18. 丹参散(《太平圣惠方·卷第二十四·治风瘙瘾疹生疮诸方》)

治风瘙,皮肤瘾疹,赤䐴瘙痒,随搔生疮。

丹参(一两半) 人参(一两,去芦头) 苦参(一两,锉) 雷丸(一两) 牛膝(一两,去苗) 防风(一两,去芦头) 白附子(一两,炮裂) 白花蛇(二两,酒浸去皮骨,炙微黄)

上件药,捣细罗为散。每于食前,煎甘草酒放温,调服二钱。

19. 荞草膏(《太平圣惠方·卷第六十四·治丹疹诸方》)

治赤丹,瘾疹而痒,搔之随手肿起。

荞草(半两) 当归(一两) 芎䓖(一两) 羊踯躅(一两) 大戟(一两) 细辛(一两) 赤芍药(一两) 芫花(一两) 附子(一两,去皮脐,生用)

上件药,细锉,用猪脂三斤,煎之,候附子色

黄,膏成,滤去滓,放瓷盒内贮之。每日四五度,取少许敷于疹上。

20. 醉仙散(《博济方·卷五·疮科》)

治大风痰,遍身瘾疹瘙痒。

胡麻子 牛蒡子 枸杞子 蔓荆子(四味药,拣净洗,各半两,一处同炒,令烟出为度) 苦参(半两) 栝蒌根 防风(去芦,各半两) 白蒺藜(半两)

上八味,同杵为末,每十五钱药末,入轻粉二钱,一处拌匀,每服一钱,生末调茶下,空心日午临卧各一服,服药后五七日间,先于齿牙缝内,出臭黄涎,浑身疼痛,次后,便利下脓血,此是病根,其疾永瘥。

21. 独活丸(《圣济总录·卷第一十一·风瘙》)

治风瘾疹瘩瘤肿起,时痒时痛。

独活(去芦头) 天门冬(去心,焙) 防风(去叉) 蒺藜子(炒,去角) 桔梗(去芦头,炒,各一两一分) 薏苡仁(炒) 黄连(去须,各一两) 桂(去粗皮,半两) 枳实(去瓤麸炒,一两半)

上九味,捣罗为细末,炼蜜和丸如梧桐子大。每服二十丸,空心临卧菊花汤下。

22. 枳壳浸酒方(《圣济总录·卷第一十一·风瘙》)

治风瘙瘾疹,皮肤生瘩瘤,或如虫行。

枳壳(去瓤麸炒,三两) 秦艽(去苗、土) 独活(去芦头) 肉苁蓉(各四两) 丹参 蒴藋(各五两) 松叶(细切,二斗)

上七味,锉如麻豆。用生绢袋贮,以清酒二斗,浸六宿。每服半盏,日三夜一,渐加至一盏。

23. 麻黄汤(《圣济总录·卷第一十一·风瘙瘾疹》)

1)治风瘙瘾疹,搔之随手起,痒痛烦闷。

麻黄(去根节,三两) 防风(去叉,二两) 芎䓖 乌喙(炮裂,去皮脐) 独活(去芦头) 芍药 当归(切,焙) 蒺藜子(炒) 甘草(炙) 人参(各一两)

上一十味,锉如麻豆。每服五钱匕,水一盏半,入生姜三片,煎至八分,去滓温服,日再。

2)治风瘙痒瘾疹,时时发动。

麻黄(去根节,煎,掠去沫,焙) 桂(去粗

皮）　黄连（去须）　当归（切，焙）　羌活（去芦头）　白芷（各一两）　王不留行　甘草（炙）　防风（去叉）　芎䓖　白蒺藜　天雄（炮裂，去皮脐，各一两半）　桑根白皮　石膏（各二两）　红蓝花（炒，半两）

上一十五味，锉如麻豆。每服三钱匕，水一盏，入生姜三片，煎至七分，去滓温服。

24. 防风汤（《圣济总录·卷第一十一·风瘙瘾疹》）

治风瘙瘾疹，皮肤痒痛，心神烦闷。

防风（去叉）　黄芪（锉）　犀角（镑）　升麻　漏芦（去芦头）　秦艽（去土，各一两半）　乌蛇（酒炙去皮骨）　芒硝（研）　枳壳（去瓤麸炒，各二两）

上九味，粗捣筛。每服五钱匕，水一盏半煎至一盏，去滓温服，日再。

25. 苦参丸（《圣济总录·卷第一十一·风瘙瘾疹》）

治风瘙瘾疹，兼皮肤痛痒。

苦参（三两）　防风（去叉）　枳壳（麸炒去瓤）　乌蛇（酒浸去皮骨，炙，各二两）　漏芦（去芦头，一两半）　大黄（锉，炒，二两半）

上六味，捣罗为末，炼蜜和丸如梧桐子大。每服二十丸，食后温浆水下，日再。

26. 乌蛇丸（《圣济总录·卷第一十一·风瘙瘾疹》）

治风瘙瘾疹，遍身肿起，或赤或白，痒痛虽任。

乌蛇（酒浸去皮骨，炙焦）　干蝎（炒，去土）　白附子（炮）　天麻　防风（去叉）　麻黄（去根节，先煎，掠去沫，焙，各二两）　五灵脂（炒）　白茯苓（去黑皮）　人参　槟榔（生用，各一两）　肉豆蔻（去皮，五枚）　牛黄（别研，一分）　白僵蚕（炒）　阿胶（炙燥）　天南星（炮）　桂（去粗皮，各一两半）

上一十六味，将一十五味捣罗为末，入牛黄研匀，炼蜜和丸如赤小豆大。每服十五丸，食前温酒下，临卧再服。

27. 秦艽丸（《圣济总录·卷第一十一·风瘙瘾疹》）

治风瘙瘾疹，搔之愈甚。

秦艽（去苗、土）　防己　松脂（炼成者，各一两半）　枳壳（去瓤麸炒）　蒺藜子（炒去角，各二

两半）　苦参　白术　芎䓖　防风（去叉）　附子（炮裂，去皮脐）　蒴藋　干姜（炮，各一两）

上一十二味，捣罗为末，炼蜜和丸如梧桐子大。每用二十丸，温酒下，渐加至三十丸，早晚、食前各一服。

28. 枳实丸（《圣济总录·卷第一十一·风瘙瘾疹》）

治风瘙瘾疹，头面肿痒。

枳实（去瓤麸炒，一两半）　天门冬（去心，焙）　独活（去芦头）　蒺藜子（炒）　人参　防风（去叉）　桔梗（炒，各一两一分）　黄连（去须）　薏苡仁（炒，各一两）　桂（去粗皮，半两）

上一十味，捣罗为末，炼蜜和丸如梧桐子大。每服十五丸，粟米饮或温酒下，日再，不拘时。

29. 雷丸散（《圣济总录·卷第一十一·风瘙瘾疹》）

治风瘙皮肤瘾疹疼痛。

雷丸　人参　苦参　牛膝（酒浸切，焙）　白附子（炮）　防风（去叉）　白花蛇（酒浸去皮骨，炙）　甘草（炙，锉，各二两）　丹参（一两半）

上九味，捣罗为散。每服二钱匕，食前温酒调下。

30. 蔓荆实散（《圣济总录·卷第一十一·风瘙瘾疹》）

治风瘙瘾疹，手足麻木。

蔓荆实　何首乌（各二两）　羌活（去芦头）　威灵仙（去土）　荆芥穗　防风（去叉，各一两）　苦参（一分）

上七味，捣罗为散。每服二钱匕，温酒调下，日三不拘时。

31. 紫葳散（《圣济总录·卷第一十一·风瘙瘾疹》）

治风瘙瘾疹。

紫葳（去心，瓦上焙，一两，凌霄花是也）　附子（炮裂，去皮脐，半两）

上二味，捣罗为散。每服一钱匕，蜜酒调下，日二。

32. 茵陈蒿散（《圣济总录·卷第一十一·风瘙瘾疹》）

治风瘙瘾疹，皮肤肿痒。

茵陈蒿（一两）　荷叶（半两）

上二味，捣罗为散。每服一钱匕，冷蜜水调

下,食后服。

33. 醉仙散(《圣济总录·卷第一十一·风瘙瘾疹》)

治风遍身瘾疹,搔痒麻木。

胡麻　恶实(炒)　枸杞子　蔓荆实(四味同炒烟出)　蒺藜子(炒)　苦参　栝蒌根　防风(去叉,各半两)

上八味,捣罗为细散,入轻粉一分和匀。每服一钱匕,食前茶清调下,日二夜一。

34. 蒺藜子散(《圣济总录·卷第一十一·风瘙瘾疹》)

治风瘙皮肤瘾疹痒痛,或有细疮。

蒺藜子(炒去角,二两)　枳壳(去瓤麸炒)荆芥穗　羌活(去芦头)　防风(去叉,各一两)苍术(米泔浸一宿,刮皮,锉,炒,四两)

上六味,捣罗为散。每服一钱匕,温酒或腊茶调下,不拘时。

35. 石南酒(《圣济总录·卷第一十一·风瘙瘾疹》)

治风瘾疹,经旬不解。

石南叶(去粗茎,生用,三两)

上一味,捣罗为末。每服半钱至一钱匕,用酒三合,煎一沸,空心温服。

36. 松叶酒(《圣济总录·卷第一十一·风瘙瘾疹》)

治风瘙瘾疹,三十年不瘥。

松叶(一斤)

上一味细切,以酒一斗煮取三升,日夜服尽,处温室中,衣复出汗即瘥。

37. 白蜜酒(《圣济总录·卷第一十一·风瘙瘾疹》)

治风瘾疹搔痒不止。

白蜜(一合)　酒(二合)

上二味,相和煎暖,食前服。

38. 石南汤(《圣济总录·卷第一十一·风瘙瘾疹》)

治皮肤中如虫行,口噤语涩,腰脊强直,手足拘挛,及身体瘾疹,抓之作疮。

石南　干姜(炮)　黄芩(去黑心)　细辛(去苗、土)　人参(各一两)　桂(去粗皮)　麻黄(去根节)　当归(切,焙)　芎䓖　食茱萸(各一两半)　生干地黄(三两,焙)　甘草(炙,锉,二两)

上一十二味,粗捣筛。每服五钱匕,水一盏,酒一盏,同煎至一盏,去滓,空心热服,日二。

39. 天雄丸(《圣济总录·卷第一十一·风瘙瘾疹》)

治风瘙瘾疹,心中烦闷。

天雄(炮裂,去皮脐,一两)　防风(去叉,一两半)　牛膝(酒浸切,焙)　桂(去粗皮)　干姜(炮)　细辛(去苗叶)　人参(各三分)　栝蒌根(五分)　白术(二两)

上九味,捣罗为末,炼蜜和丸如梧桐子大。每服二十丸,空腹米饮下,日二。

40. 莤藘汤(《圣济总录·卷第一十一·风瘙瘾疹》)

治风瘾疹。

莤藘(一两,切)

上一味,以水三碗,煎五七沸,冷暖得所,洗患处。

41. 莤藘膏(《圣济总录·卷第一十一·风瘙瘾疹》)

治风瘙瘾疹,皮肤苦痒,搔之血出。

莤藘根(切)　蒺藜子(白者)　芫蔚草(切,各一升)　附子(去皮脐)　独活(去苗)　犀角(镑)　蔷薇根(锉)　白芷　防风(去叉)　苦参(锉)　升麻　漏芦　防己(锉,各三两)　木香(二两)　蛇衔(草二两)　枳壳(去瓤,五枚)　茵芋(去粗茎,一两半)　蜀椒(去目并合口者,一两)

上一十八味,并生用,粗捣筛,以头醋浸令浥浥一宿,先用铜石或银器,于炭火上,煎猪膏五斤,去滓膜,入药煎令小沸,约自辰至申,待白芷色黄,膏成停温去滓,内不津器中,取摩病处。

42. 蛇衔草方(《圣济总录·卷第一十一·风瘙瘾疹》)

治风瘾疹色赤。

蛇衔草(不拘多少)

上一味,取新者烂捣,敷之。

43. 芒硝汤(《圣济总录·卷第一十一·风瘙瘾疹》)

治风瘾疹。

芒硝(研)

上一味,以热汤和,拭病上。

44. 芎䓖粉摩方(《圣济总录·卷第一十一·

风瘙瘾疹》）

治风瘾疹，痒痛难任。

芎䓖　白芷　麻黄根（各二两）　藿香（一两）　米粉（二升）

上五味，捣罗为粉，摩病上。

45. 矾石涂方（《圣济总录·卷第一十一·风瘙瘾疹》）

治风赤白瘾疹，积年不愈，每发遍身肿，久恐入腹伤人。

矾石（生，捣末，三两）　清酒（三升）

上二味，先煮酒令沸，次入矾石末同煮如稀糊，涂之。

46. 乌头粉（《圣济总录·卷第一十一·风瘙瘾疹》）

治风瘙瘾疹。

乌头（炮裂，去皮脐）　桔梗（炒）　细辛（去苗叶）　白术（各一两）　铅丹（研，一两半）

上五味，捣研极细和匀。时用少许，粉身体瘙痒处。

47. 天麻煎（《圣济总录·卷第一十二·风气》）

治风气不顺，骨痛或生瘾疹，不治则加，冷痹筋骨缓弱。

天麻　干蝎（炒）　羌活（去芦头）　防风（去叉，各一分）　五灵脂　附子（炮）　白术　赤小豆（各一两）

上八味，为末，先以沉香二两，酒一升，瓷器煎为膏，入药捣千杵，和丸如梧桐子大。每服二十丸，空腹，荆芥汤或荆芥茶酒下，过五日加至三十丸。秋夏宜荆芥汤，春冬宜荆芥酒。春末夏初，喜生赤根白头疮，服之大佳。

48. 摩风膏（《圣济总录·卷第一十八·大风癞病》）

治风疾瘥后，肌肉瘭痹，遍体疮癣，或瘾疹瘙痒。

防风（去叉）　羌活（去芦头）　芎䓖　白蔹　细辛（去苗叶）　蜀椒（去目并合口者，炒出汗）　当归（切，焙）　踯躅花（各三分）　白芨　丹参　苦参　玄参　桂（去粗皮）　附子（去皮脐）　乌头（去皮脐）　杏仁（去皮尖、双仁）　皂荚（去黑皮）　莽草（各一分）

上一十八味，细锉，以米醋一升拌匀，三宿后，

以火微炒令干，用腊月猪脂二斤，再以文武火煎一日，常小沸，莫令火急，以绵滤去滓，于瓷瓶内盛，忽令水污，如腊月煎可留十年。每用以少许点于手上，于患处摩令热透。

49. 防风丸（《圣济总录·卷第一百三十六·诸疥》）

治一切风疮疥癣，皮肤瘙痒，搔成瘾疹。

防风（去叉）　蝉壳　猪牙皂荚（酥炙，去皮子，各一两半）　天麻（二两）

上四味，捣为细末，用精羊肉煮熟捣烂，以酒熬为膏，丸如绿豆大。每服三十丸，荆芥酒或茶汤下。

50. 参角丸（《鸡峰普济方·卷第七·肺》）

治肺风，皮肤瘙痒，生瘾疹或疥癣等。

苦参　肥皂角（各二斤，去皮并子，捶碎，以水一斗浸揉，取浓汁滤去滓，熬成膏）

上将苦参杵为细末，以皂角膏和丸如梧桐子大。每服二十丸，荆芥汤下。

51. 皂角丸（《太平惠民和剂局方·卷之一·治诸风》）

妇人血风攻注，遍身疼痛，心怔烦躁，瘾疹瘙痒，并宜服之。

皂角（捶碎，以水一十八两六钱揉汁，用蜜一斤，同熬成膏）　干薄荷叶　槐角（熁，各五两）　青橘皮（去瓤）　知母　贝母（去心，炒黄）　半夏（汤洗七次）　威灵仙（洗）　白矾（枯过）　甘菊（去枝，各一两）　牵牛子（熁，二两）

上为末，以皂角膏搜和为丸如梧桐子大。每服二十丸，食后，生姜汤下。痰实咳嗽，用蛤粉齑汁下；手足麻痹，用生姜薄荷汤下。语涩涎盛，用荆芥汤下。偏正头疼、夹脑风，用薄荷汤下。

52. 薄荷煎丸（《太平惠民和剂局方·卷之一·治诸风》）

治遍身麻痹，百节酸痛，头昏目眩，鼻塞脑痛，语言声重，项背拘急，皮肤瘙痒，或生瘾疹。

龙脑薄荷（取叶，十斤）　防风（去苗）　川芎（各三十两）　缩砂仁（五两）　桔梗（五十两）　甘草（炙，四十两）

上为末，炼蜜为丸，每两作三十丸。每服一丸，细嚼，茶、酒任下。

53. 消风散（《太平惠民和剂局方·卷之一·治诸风》）

治诸风上攻,头目昏痛,项背拘急,肢体烦疼,肌肉蠕动,目眩旋晕,耳啸蝉鸣,眼涩好睡,鼻塞多嚏,皮肤顽麻,瘙痒瘾疹。

荆芥穗 甘草(炒) 芎䓖 羌活 白僵蚕(炒) 防风(去芦) 茯苓(去皮用白底) 蝉壳(去土,微炒) 藿香叶(去梗) 人参(去芦,各二两) 厚朴(去粗皮,姜汁涂炙熟) 陈皮(去瓤洗,焙,各半两)

上为细末。每服二钱,茶清调下。如久病偏风,每日三服,便觉轻减。如脱着沐浴,暴感风寒,头痛身重,寒热倦疼,用荆芥茶清调下,温酒调下亦得,可并服之。小儿虚风,目涩昏困,及急、慢惊风,用乳香荆芥汤调下半钱,并不计时候。

54. 大通丸(《杨氏家藏方·卷第一·诸风上·中风方四十一道》)

治卒中不语,口眼㖞斜,左瘫右痪;伤风头疼,夹脑风,四肢头面虚肿,风热肿痛,胸膈痰实,眩运昏闷,浑身瘙痒,皮肤瘾疹,下脏风攻,耳内蝉鸣,腰脚疼痛,风毒攻眼,冷泪昏暗。

甘草(八两,微炙) 川乌头(八两,炮,去皮脐、尖) 寒水石(二斤,用瓷合盛,以炭火十斤煅过,火尽为度) 肉桂(去粗皮) 荆芥穗 藿香叶(去土) 薄荷叶(去土) 天南星(炮) 甘松(去土) 薰本(洗去土,切,焙干) 香白芷 麻黄(去根不去节) 乌药 没药(别研) 天麻(去苗) 川芎 牛膝(水洗,细切,焙,以上一十四味各三两) 乳香(二两,别研)

上件为细末,合和匀,糯米糊和成剂,每一两作一十五丸。

55. 加味羌活散

1)《仁斋直指方论·卷之二十四·瘾疹风论·瘾疹证治》

瘾疹通用。

羌活 前胡(各半两) 人参 北梗 川芎 茯苓 天麻 枳壳(制) 甘草(炙,各二钱半) 蝉蜕(去头、足,二钱) 脑荷(一钱半)

上末。每挑二大钱匕,姜钱三片,煎服。

2)《世医得效方·卷第十九·疮肿科·瘾疹》

治风寒暑湿外搏肌肤,发为瘾疹。憎寒壮热,遍体搔痒,随脏气虚实,或赤或白,心神闷乱,口苦咽干。

羌活 前胡(各一两) 人参 桔梗 甘草(炙) 枳壳(麸炒) 川芎 天麻 茯苓(各半两) 蝉蜕(去头足) 薄荷(各三分)

上锉散。每服二大钱,水一盏半,生姜三片煎,不以时服。

56. 僵蚕散(《仁斋直指方论·卷之二十四·瘾疹风论·瘾疹证治》)

治瘾疹。

白僵蚕(直者,去嘴,焙尽丝令黄)

上末,好茶清入些姜汁调下。

57. 苍耳丸(《仁斋直指方论·卷之二十四·癞风·附诸方》)

治诸风,及诸风瘾疹、白紫癜风。

五月五日割取苍耳草叶,洗净,晒干为末,炼蜜丸如梧桐子大。每服十丸,日三服。若身体有风处或如麻豆粒,此为风毒出也,可以针刺,黄汁出尽乃止。

58. 灵草丹(《仁斋直指方论·卷之二十四·癞风·附诸方》)

治一切风疾及瘾疹、紫白癜风痛痒顽麻。

采紫背浮萍草,摊于竹筛内,下着水,晒干为细末,炼蜜丸如弹子大。每服一丸,用黑豆淋酒化下。及治脚气、打扑伤损、浑身麻痹。

59. 解毒防风汤(《仁斋直指方论·卷之二十四·瘾疹风论·附诸方》)

治癜及瘾疹痒痛。

防风(一两) 地骨皮 黄芪 芍药 荆芥 枳壳 牛蒡子(各半两)

上为粗末。每四五钱,水煎服。

60. 大辰砂丸(《御药院方·卷一·治风药门》)

清头目,化痰涎,利咽膈。手足麻木,肢节疼痛,鼻塞声重,头昏目眩,项背拘急,皮肤瘙痒,卒生瘾疹,冒触风寒,并服之。

天麻(去苗,一两) 防风(去芦头,二两) 细辛(去苗叶、土,半两) 薄荷叶(半两) 川芎(一两) 甘草(炙,一两) 吴白芷(一两) 朱砂(一两,为末)

上件七味为细末,炼蜜丸如弹子大,朱砂为衣。每服一丸,细嚼,食后生姜汤下,茶清亦得。

61. 透肌散(《杂病源流犀烛·卷二·疹子源流》)

治疹初出隐隐淹在肌肉内,以出即没者,乃瘾疹也。

炒牛蒡(二钱半) 葛根(二钱) 荆芥(钱二分) 蝉蜕(三十个)

酒一小杯,水一大杯,半煎六分温服。一次本方加羌活五分,二次本方加紫苏、枳壳六分,三次本方加牛膝五分。

二、治风毒瘾疹方

1. 白花蛇丸(《太平圣惠方·卷第六·治肺脏风毒皮肤生疮瘙痒诸方》)

治肺脏风毒,皮肤瘙痒、疮疥、瘾疹。

白花蛇(二两,酒浸去皮骨,炙微黄) 人参(一两,去芦头) 玄参(一两) 沙参(一两,去芦头) 丹参(一两) 苦参(一两,锉) 枳壳(半两,麸炒微黄去瓤) 黄芩(半两) 防风(半两,去芦头) 白蒺藜〔一(半)两,微(麸)炒去刺〕 漏芦(半两) 川大黄(半两,锉碎,微炒) 秦艽(半两,去苗) 白藓皮(半两) 甘草(半两,炙微赤,锉)

上件药,捣罗为末。炼蜜和捣三二百杵,丸如梧桐子大。每服不计时候,以温酒下三十丸。

2. 蒺藜治汤(《圣济总录·卷第一十一·风瘙》)

治风毒瘙痒瘾疹,渐成痦癗。

蒺藜子(炒) 芜蔚子 羊桃(锉) 蒴藋根苗(切) 漏芦(去芦头) 苦参(锉,各半斤) 盐(四两)

上七味,粗捣筛。每全料以水三石煮取二石五斗,去滓,于温室中淋浴,仍先饱食即入浴,久浸最良,可隔夜一浴,浴讫衣复取汗,慎外风。

3. 羌活散(《圣济总录·卷第一百三·目热磣痛赤肿》)

治风毒气攻注,头目昏眩,磣涩疼痛,及治皮肤瘙痒,瘾疹赤肿。

羌活(去芦头) 独活(去芦头) 前胡(去芦头,并锉) 人参(去芦头) 桔梗(去芦头) 芎䓖 细辛(去苗) 防风(去芦头) 荆芥穗 甘菊花 土蒺藜 茯苓(去皮) 枳壳(麸炒去瓤) 石膏(细捣研水飞) 甘草(炙,各一两)

上十五味,除石膏外,同杵为散,再入石膏,和令匀。每服二钱匕,不计时候,茶酒调下。

4. 磁石丸(《太平惠民和剂局方·卷之一》)

治肾脏风毒上攻,头面浮肿,耳鸣眼暗,头皮肿痒,太阳穴痛,鼻塞脑闷,牙齿摇动,项背拘急,浑身瘙痒,瘾疹生疮,百节疼痛,皮肤麻痹,下注脚膝,筋脉拘挛,不能屈伸,脚下隐痛,步履艰难,并宜服之。常服能补益,去风明目,活血驻颜。

磁石(烧,醋淬二十遍,捣罗如粉,一十两) 牛膝(酒浸焙,六两) 黄踯躅(炒,八两) 川芎 肉桂(去粗皮) 赤芍药 黑牵牛(炒,各四两) 草乌(炮,去皮脐,十四两)

上为细末,酒糊为丸。每服三十丸,煨葱盐酒吞下,煨葱茶下亦得;偏正头疼,生葱茶下;妇人血风,浑身疼痛,头目眩晕,面浮体瘦,淡醋汤下,日进三服,大有神效。

5. 胡麻散(《太平惠民和剂局方·卷之一》)

治脾、肺风毒攻冲,遍身皮肤瘙痒,或生疮疥,或生瘾疹,用手搔时,浸淫成疮,久而不瘥,愈而复作;面上游风,或如虫行;紫癜、白癜、顽麻等风;或肾脏风攻注,脚膝生疮,并宜服之。

胡麻(十二两) 荆芥 苦参(各八两) 何首乌(洗,焙,十两) 甘草(炙) 威灵仙(各六两)

上为细末。每服二钱,薄荷茶点,食后服,或酒调蜜汤点亦得。服此药后,频频洗浴,贵得汗出而立效。

6. 首乌散(《太平惠民和剂局方·卷之八·治疮肿伤折》)

治脾肺风毒攻冲,遍身癣疥瘙痒,或生瘾疹,搔之成疮,肩背拘倦,肌肉顽痹,手足皲裂,风气上攻,头面生疮,及治紫癜、白癜、顽麻等风。

荆芥穗 蔓荆子(去白皮) 蚵蚾草(去土) 威灵仙(净洗) 何首乌 防风(去芦叉) 甘草(炙)

上件各五斤,捣罗为末。每服一钱,食后温酒调下,沸汤亦得。

7. 桦皮散(《太平惠民和剂局方·卷之八·治疮肿伤折》)

治肺脏风毒,遍身疮疥,及瘾疹瘙痒,搔之成疮,又治面上风刺,及妇人粉刺。

杏仁(去皮尖,用水一碗,于银铫子内熬,候水减一半以来,取出放令干) 荆芥穗(各二两) 枳

壳(去瓤,用炭火烧存性,取出于湿纸上令冷) 桦皮(烧成灰,各四两) 甘草(炙,半两)

上件药除杏仁外,余药都捣,罗为末,却将杏仁别研令极细,次用诸药末旋旋入研令匀。每服二钱,食后,温酒调下,日进三服。疮疥甚者,每日频服。

三、治风热瘾疹方

1. 卷柏散(《太平圣惠方·卷第二十四·治风瘙瘾疹生疮诸方》)

治风皮肤瘾疹,及风热生毒疮。

卷柏(一两) 犀角屑(半两) 天竹黄(半两) 枳壳(一两,麸炒微黄,去瓤) 赤箭(半两) 藁本〔五(半)两〕 羌活(一两) 防风(半两,去芦头) 芎劳(半两) 乌蛇(二两,酒浸去皮骨,炙令黄) 五加皮(一两) 麻黄(一两,去根节) 黄芪(半两,锉) 桑耳(半两)

上件药,捣细罗为散。每服食前,以薄荷汤调下二钱。忌热面、鸡猪、鱼、蒜等。

2. 枳实丸(《圣济总录·卷第一十一·风瘙瘾疹》)

治风热,头面身体,瘙痒瘾疹。

枳实(去瓤麸炒,一两半) 天门冬(去心,焙) 独活(去芦头) 黄连(去须) 防风(去叉) 蒺藜子(炒,去角) 桔梗(炒,各一两一分) 薏苡仁(一两) 桂(去粗皮,一分)

上九味捣罗为末,炼蜜和丸如梧桐子大。每服二十丸,空腹米饮下,日二。

3. 天门冬丸(《圣济总录·卷第一十一·风瘙痒》)

治风热皮肤瘙痒,瘾疹生疮,如水疥,或如粟粒。

天门冬(去心,焙,二两) 枳壳(去瓤麸炒,三两) 白术(锉) 人参(各一两半) 独活(去芦头) 苦参(各一两一分)

上六味,捣罗为末,炼蜜丸如梧桐子大。每食后米饮下三十丸,日二服。

4. 胡麻散(《仁斋直指方论·卷之二十四·瘾疹风论·瘾疹证治》)

治风气挟热,瘾疹瘙痒。

胡麻子(十二两) 苦参 荆芥穗 何首乌(各八两) 威灵仙 防风 石菖蒲 牛蒡子(炒) 菊花 蔓荆子 蒺藜(炒,去刺) 甘草(炙,各六两)

上末。每服二钱,食后薄荷汤点服,或好茶清亦得。丹疹,并不得吃醋。

5. 天麻散(《仁斋直指方论·卷之二十四·瘾疹风论·瘾疹证治》)

治风热瘾疹。

天麻 川芎 川升麻 半夏(制,各三钱) 防风 细辛 羌活 荆芥穗 蝉蜕(去嘴、足) 甘草(焙,各二钱)

上细锉。每服二钱,姜三片,井水煎服。挟寒者加官桂;挟暑者加柴胡、黄芩;挟湿者加茯苓、苍术。

6. 铅红散(《仁术便览·卷一·鼻病》)

治风热上攻,而鼻生紫赤疮刺瘾疹,俗呼肺风。

舶上硫黄 枯白矾(各五钱)

上为末,黄丹少许,染与病人面色同。每半唾津调涂,临卧再涂,兼服升麻汤。

四、治风寒瘾疹方

1. 曲术散(《世医得效方·卷第十九·疮肿科·瘾疹》)

治因浴出腠风冷,遍身瘾疹,搔之随手肿突,及眩晕呕哕。

白术(一两) 神曲(二两,炒) 甘草(一分)

上为末。每服二钱,米饮调下。一方,以土朱研炒,冷酒调下二钱。不饮,以茶调下。

2. 苍耳丸(《万氏家抄济世良方·卷一·历风》)

治诸风,并诸风疮、瘾疹、白紫癜风。

五月五日取苍耳草叶,洗净晒干,为末,炼蜜丸桐子大。每服四五十丸,日三服。若身体有风处或如麻豆粒,此为风毒出也。可以针刺,黄汁出尽乃止。

五、治热毒瘾疹方

1. 葛根橘皮汤(《小品方·卷第六·治春夏温热病诸方》)

治冬温未即病,至春被积寒所折,不得发,至夏得热,其春寒解,冬温毒始发出,肌中斑烂瘾疹如锦纹而咳,心闷呕,但吐清汁,宜服此汤则静方。

葛根(二两) 橘皮(二两) 杏仁(二两,去尖皮及两仁) 麻黄(二两,去节) 知母(二两) 黄芩(二两) 甘草(二两,炙)

上七味,切,以水七升煮取三升,分温三服,呕闷吐当先定,便且消息。忌海藻、菘菜。

2. 漏芦散(《太平圣惠方·卷第十·治伤寒发斑疮诸方》)

治伤寒,斑出瘾疹如锦纹,而咳嗽,心神烦闷,呕吐不止。

漏芦 陈橘皮(汤浸去白瓤,焙) 前胡(去芦头) 麻黄(去根节) 黄芩 杏仁(汤浸去皮尖、双仁,麸炒微黄,以上各一两)

上件药,捣筛为散。每服四钱,以水一中盏煎至六分,去滓,不计时候温服。

3. 天麻散(《圣济总录·卷第一十一·风瘙痒》)

治热毒风攻,遍体瘙痒瘾疹,皮肤痛痹,肢节疼痛,大肠不利。

天麻 防风(去叉) 羌活(去芦头) 甘菊花 杏仁(去皮尖、双仁,炒令黄,各二两) 甘草(炙,锉,一两)

上六味,捣罗为散。每服三钱匕,空心蜜酒调下,日再服。

4. 麦煎散(《太平惠民和剂局方·卷之十》)

治小儿夹惊伤寒,吐逆壮热,表里不解,气粗喘急,面赤自汗,或狂言惊叫,或不语无汗,及瘾疹遍身,赤痒往来,潮热时行,麻豆疹子余毒未尽,浑身浮肿,痰涎咳嗽,或变急慢惊风,手足搐搦,眼目上视,及伤风涎喘头疼,并皆治之。

知母 地骨皮(拣净) 赤芍药 甘草(炙) 石膏 葶苈子 白茯苓(去皮) 杏仁(去皮尖,麸炒) 人参 滑石(各半两) 麻黄(去根、节,一两半)

上为细末。每服一钱,麦子煎汤调下。如初生孩儿感冒风冷,鼻塞身热,喷嚏多嚏,并用麦子煎汤下。

5. 龙脑丸(《黄帝素问宣明论方·卷四·热门·诸病总论》)

治大小人一切蕴积热,毒气不散,及失暗、瘾疹。

龙脑 朱砂 鹏砂 牛黄(各等分)

上为末,熔黄蜡为丸如米粒大,每服三五丸,炙甘草、人参汤下,不计时候。

六、治诸湿瘾疹方

1. 追风应痛丸(《太平惠民和剂局方·卷之一》)

妇人血风攻注,身体疼痛,面浮肌瘦,口苦舌干,头旋目眩,昏困多睡;或皮肤瘙痒,瘾疹生疮;暗风夹脑,偏正头疼,并治之。

威灵仙 狗脊(去毛,各四两) 何首乌 川乌(炮,去皮脐,各六两) 乳香(研,一两) 五灵脂(酒浸,淘去沙石,五两半)

上为末,酒糊为丸。每服十五丸,加至二十丸,麝香温酒吞下,只温酒亦得,食稍空服。常服轻身体,壮筋骨,通经活络,除湿去风。孕妇不可服。

2. 除湿丹(《黄帝素问宣明论方·卷七·积聚门·积聚总论》)

治诸湿客持,腰膝重痛,足胫浮肿,筋脉紧急,津液凝涩,便溺不利,及瘾疹,痈疽发背,疥癣走注,脚气无首尾,疮疖。功效不可尽述。

槟榔 甘遂 威灵仙 赤芍药 泽泻 葶苈(以上各二两) 乳香 没药(各一两,别研) 黑牵牛(半两) 大戟(二两,炒) 陈皮(四两,去白)

上为末,面糊为丸如桐子大。每服五十丸至七八十丸,温水下,后食。如服药前后忌酒一日,药后忌湿面,食温粥补暖。

七、治寒痹瘾疹方

沉香天麻煎丸(《杨氏家藏方·卷第一·诸风上·中风方四十一道》)

治风气不顺,流入骨节,疼痛无力。或生瘾疹,久而不治,渐加冷痹,节骨缓弱。

五灵脂(炒) 附子(生,去皮脐) 白术 赤小豆(以上四味,各一两) 天麻(去苗,半两) 全蝎(去毒,炒) 羌活(去芦头) 防风(去芦头,以上三味,各一分)

上件为细末,先以沉香二两为末,以酒一升煎沉香为膏,勿犯铁器;次入药末,和匀,再入木臼内杵千下,丸如梧桐子大。每服三十丸,煎荆芥汤或温酒送下,食前。

八、治虚寒瘾疹方

1. 牛膝煎丸（一名**牛膝附子煎**）（《博济方·卷二·下焦证》）

治男子下元虚冷伤惫，筋骨衰弱，遍身瘾疹，及风气上攻下疰，疼痛不可忍者。

牛膝（五两，去苗，切作细段，用好酒浸三日，取出细研如面糊，用酒于铜银瓷器内，慢火熬成膏，为度） 附子（炮，去皮脐） 川芎 虎骨（酥炙黄色，各三两） 破故纸 葫芦巴 苁蓉（酒浸三日，细切，焙，各四两） 巴戟（去心，生用） 仙灵脾（去茎干，生用，各一两）

上八味，各修事净，一处杵为细末，用牛膝膏和，合入臼，杵令软硬得所，丸如小弹子，如是难丸，更入少多熟蜜同丸。每日早晨及夜卧，温酒化下一丸，嚼下亦得志意服一月，永无风气攻疰及瘾疹，自然肢体安畅。

2. 青龙丹（《杨氏家藏方·卷第一·诸风上·中风方四十一道》）

治男子、妇人左瘫右痪，手足蜷缩，口面眼㖞斜；遍身瘾疹及伤风鼻塞、脑痛，四肢顽麻，牙关紧急，并皆治之。

草乌头（四两，生，去皮尖） 香附子（炒，二两） 半夏（汤洗七次） 麻黄（去根节） 香白芷 白附子（生用） 血竭（别研） 天南星（生用） 川乌头（生，去皮脐、尖） 赤芍药 薄荷叶（去土） 山药 螺青（以上一十一味各一两） 白僵蚕（炒去丝嘴） 藿香叶（去土） 甘松（去土，焙） 零陵香 细松烟墨（烧，醋淬，以上五味各半两）

上件为细末，醋煮面糊为丸，每一两作二十丸。每服一丸，生姜、薄荷同嚼，热酒送下，不拘时候。

九、治瘾疹生疮方

1. 风痹散（《千金翼方·卷第十六·中风上·风眩第六》）

主三十年恶风湿痹，发秃落，瘾疹生疮，气脉不通，抓搔不觉痛痒方。

附子（炮，去皮） 干姜 白术（各四两） 石斛（半两） 蜀椒（一分，汗，去目及闭口者） 天雄（炮，去皮） 细辛 蹢躅 白蔹 乌头（炮，去皮） 石楠 桂心（各三分）

上一十二味，捣筛为散。酒服五分匕，以少羊脯下药，日再。勿大饱食，饥即更服，常令有酒热，先服吐下药，后乃服之。以韦袋贮药勿泄。忌冷水、房室百日。

2. 地榆汤（《千金翼方·卷第十七·中风下·瘾疹第三》）

主瘾疹发疮方。

地榆（三两） 苦参（八两） 大黄 黄芩（各四两） 黄连 芎藭（各二两） 甘草（六两，炙）

上七味切，以水六斗煮取三斗，洗浴之，良。

3. 苦参丸（《太平圣惠方·卷第二十四·治大风癞诸方》）

治大风癞，遍身瘾疹，如半覆，烂如桃杏大作疮，连年转甚者。

苦参（半斤，细锉，捣罗为末） 生干地黄（五两） 朱砂（二两，细研，水飞过） 薰陆香（二两）

上件药，捣罗为末，炼蜜和丸如梧桐子大。每日空心及晚食前，以温水下三十丸。

4. 细辛散（《太平圣惠方·卷第五十六·治风疰诸方》）

治风疰，走入皮肤中如虫行，腰痛强直，五缓六急，手足拘挛，瘾疹搔之作疮，风尸身痒，卒风面目肿起，手不出头，口噤不能语。

细辛〔二两半（一两）〕 人参（一两，去芦头） 干姜〔二（一）两，炮裂，锉〕 黄芩（一两） 桂心〔二（一）两半〕 麻黄（一两半，去根节） 当归（一两半，锉，微炒） 芎藭（一两半） 石南（一两） 甘草（一两，炙微赤，锉） 生干地黄（三分） 食茱萸（三分）

上件药，捣粗罗为散。每服三钱，以水一中盏煎至六分，去滓，不计时候温服。

5. 防己散（《圣济总录·卷第一十八·大风眉须堕落》）

治大风癞，眉须堕落，及身面瘙痒，腹中烦热，身上瘾疹，起如枣核，疼痛生疮。

防己（锉，一两半） 乌蛇（酒浸去皮骨，炙，三两） 独活（去芦头） 秦艽（去苗、土） 黄芪（锉，炙） 丹参（去苗、土，微炙） 乌头（炮裂，去皮脐） 松脂（炼过放冷，研） 人参 苦参（锉） 白术（炒） 桂（去粗皮） 芍药（各一两一分） 芎藭 黄连（去须） 蒺藜子（炒去角） 白茯苓(去黑皮) 天门冬(去心,焙) 葛根(锉,各一两半) 干姜(炮) 蜀椒(炒出汗,去闭口者并子,各一两) 玄参(二两)

上二十二味,捣罗为散。每空心食前夜卧,温酒调下二钱匕,渐加至三钱匕。

6. 龙脑天麻煎(《太平惠民和剂局方·卷之一·治诸风》)

治妇人血风攻注,身体疼痛,面浮肌瘦,口苦舌干,头旋目眩,昏困多睡;或皮肤瘙痒,瘾疹生疮。

甜瓜子(汤洗令净) 浮萍草(拣,洗净) 川乌(炮,去皮脐) 地榆(去苗,刮削令净) 黑参(洗净,焙,各五十两) 天麻(去苗,一百两)

以上六味,为细末,用雪水、白沙蜜各一十五斤零一十两同化开,用绢袋子滤过,银、石器内慢火熬成稠膏。

生龙脑(研,八两) 麝香(研,四两)

上为细末,除龙、麝外,用天麻乌头膏和搜令匀,放冷,入龙、麝再搜令匀。入臼内捣千百杵,搓为挺子。每服一皂荚子大,与薄荷同嚼,茶酒任下,不计时候。治瘫缓风,并见效。如破伤风,黑豆淋酒下。要发汗,用煨葱、热酒并服三服,常服亦得。

7. 地骨皮散(《杨氏家藏方·卷第三·积热方一十六道》)

治风热客于皮肤,血脉凝滞,身体头面瘾疹生疮。

地骨皮(三两半) 生干地黄(二两)

上件为细末。每服二钱,温酒调下,食后。

8. 加味乌荆丸(《世医得效方·卷第十九·疮肿科·瘾疹》)

治瘾疹,上攻头面,赤肿瘙痒,搔之皮便脱落,作疮作痒而痛,淫液走注,有如虫行。

川乌(汤洗三五次,去皮尖,焙干称) 荆芥穗(各半斤) 薄荷(五两) 杜当归(洗浸三日,焙干称,一斤)

上为末,好醋煮米粉糊丸梧桐子大。每五十丸,温酒下。

9. 八风散(《医方选要·卷之一·诸风门》)

治风气上攻,头昏眩,肢体拘急,皮肤瘙痒,瘾疹成疮,及治寒壅不调,鼻塞声重。

藿香(半斤) 白芷 前胡(各一斤) 黄芪 甘草 人参(各二斤) 羌活 防风(去芦,各三斤)

上吹咀。每服一两,水两盅煎至八分,食后温服;或为末,每服二钱,薄荷汤调下。

十、治妇人瘾疹方

1. 蒺藜散(《太平圣惠方·卷第六十九·治妇人风瘙身体瘾疹诸方》)

治妇人风瘙,皮肤中如虫行,及生瘾疹,搔之作疮,面肿心烦。

白蒺藜(三分,微炒去刺) 羚羊角屑(三分) 黄芩(半两) 细辛(半两) 人参(半两,去芦头) 苦参(半两,锉) 蛇床子(半两) 秦艽(半两,去苗) 防风(半两,去芦头) 麻黄(半两,去根节) 当归(半两,锉,微炒) 甘草(半两,炙微赤,锉) 莽草(三分,微炙) 枳壳(半两,麸炒微黄去瓤)

上件药,捣筛为散。每服三钱,以水一中盏煎至六分,去滓,不计时候温服。

2. 莽草散(《太平圣惠方·卷第六十九·治妇人风瘙身体瘾疹诸方》)

治妇人风瘙,瘾疹遍身,搔痒,状若虫行,或发或歇。

莽草(一两) 麻黄(三分,去根节) 沙参(三分,去芦头) 独活(半两) 黄芪(半两,锉) 白蒺藜(三分,微炒去刺) 防风(半两,去芦头) 芎䓖(半两) 犀角屑(半两) 天门冬(三分,去心) 凌霄花(半两) 甘草(半两,炙微赤,锉)

上件药,捣筛为散。每服三钱,以水一中盏煎至六分,去滓,不计时候温服。

3. 乌蛇丸(《太平圣惠方·卷第六十九·治妇人风瘙身体瘾疹诸方》)

治妇人风瘙,发则至头面皮肤生瘾疹,搔之成疮。

乌蛇肉(一两半,酒拌炒令黄) 白蒺藜(一两半,微炒去刺) 苦参(一两半,锉) 沙参(一两,去芦头) 秦艽(一两,去芦头) 独活(一两) 天门冬(一两半,去心,焙) 莽草(一两) 蛇床子(一两) 白藓皮(一两) 川大黄(一两,锉碎,微炒) 枳实(一两,麸炒微黄)

上件药,捣罗为末,炼蜜和捣三二百杵,丸如梧桐子大。每服不计时候,以荆芥汤下三十丸。

4. 苍耳丸(《太平圣惠方·卷第六十九·治妇人风瘙身体瘾疹诸方》)

治妇人风瘙,皮肤生瘾疹,痒痛,或有细疮。

苍耳子(二两) 苦参(二两) 白蒺藜(二两,微炒去刺) 蝉壳(一两,微炒)

上件药,捣细罗为末,炼蜜和丸如梧桐子大。每服不计时候,以温酒下二十丸。

5. 萹蓄膏(《太平圣惠方·卷第六十九·治妇人风瘙身体瘾疹诸方》)

治妇人风瘙身痒,主瘾疹,久不瘥。

萹蓄根(二两,锉) 白蒺藜(一两) 独活(一两) 附子(一两,生,去皮脐) 川椒(半两) 防风(一两) 犀角屑(一两) 漏芦(一两) 白芷〔二(一)两〕 苦参(一两) 川升麻(一两) 白蔹(一两) 汉防己(一两) 木香(半两) 枳实(一两) 芜蔚子(一两) 荠苨(一两) 蛇衔草(一两)

上件药,细锉,以醋浸一宿,明旦用铛中,入炼成猪膏三斤,纳药于炭火上,慢熬,候白芷色黄赤,膏成去滓,入瓷器中盛。取涂摩之,日可三五上瘥。

6. 荠苨膏(《太平圣惠方·卷第六十九·治妇人风瘙身体瘾疹诸方》)

治妇人风瘙,遍身生瘾疹,痒搔之,随手肿起。

荠苨(三分) 当归(一两) 芎藭(一两) 大戟(一两) 细辛(一两) 苦参(二两) 芫花(一两) 川椒(一两) 附子(一两) 踯躅花(一两) 景天(一两) 萹蓄根(一两)

上件药,细锉,用炼成猪膏二斤,入药煎,候附子黄赤色,膏成,去滓,倾入瓷器中盛。涂于病上,日三用之。

7. 当归散

1)《博济方·卷四·经气杂证》

治妇人血风攻疰,百骨节酸疼,皮虚肿,筋脉拘急,或生瘾疹,寒热不时,饮食无味。

延胡索 当归 蒲黄(炒) 京芎 滑石(炒,先研细) 干地黄 天麻 地榆(醋炒,焙干) 肉桂(去皮) 泽兰 蓬莪术(炮) 赤芍药

上一十一味皆等分,唯地榆减诸药之半,各依法修制了,杵罗为细末。每服一钱半,温酒调下,或薄荷茶清调下亦可。如手脚冷,卒患血气奔心

撮痛,炒生姜酒调下二钱。

2)《圣济总录·卷第一百五十·妇人血风门·妇人血风走注》

治妇人血风走注,攻头目昏眩,四肢疼痛,皮肤瘾疹。

当归(切,焙) 乌头(炮裂,去皮脐) 芍药 延胡索 京三棱(煨,锉) 蓬莪术(煨,锉) 芎藭(各一两)

上七味,捣罗为散。每服二钱匕,温酒调下,空心、日午、临睡服。

8. 防风丸(《圣济总录·卷第一百五十·妇人血风门·妇人血风走注》)

治妇人血风,皮肤瘾疹痒痛,或有细疮。

防风(去叉) 苍耳(炒) 苦参 蒺藜子(炒,各二两) 枳壳(去瓤麸炒,一两)

上五味,捣罗为末,炼蜜丸如梧桐子大。每服二十丸,温酒下,荆芥茶下亦得,不拘时候。

9. 琥珀丸(《圣济总录·卷第一百五十一·妇人血气门·妇人月水不断》)

治妇人虚冷,月水凝涩不利,腹内疼痛,四肢烦热,皮肤瘾疹,饮食减少。

琥珀(别研) 木香 禹余粮(煅,醋淬) 白术 芍药 鳖甲(去裙襕,酒浸炙令香) 桂(去粗皮) 附子(炮裂,去皮脐) 羌活(去芦头) 蓬莪术(炮,锉) 细辛(去苗叶) 牡丹(去心) 肉豆蔻(去壳) 人参 京三棱(炮,锉) 黄芪(锉,各一两) 当归(微焙) 槟榔(锉) 枳壳(去瓤麸炒,各一两半) 柴胡(去苗) 芎藭 桃仁(汤去皮尖、双仁,炒黄色,各二两) 安息香(半两,研)

上二十三味,捣罗为末,以生地黄自然汁一碗,与药末同拌,次用酒煮面糊为丸如梧桐子大。每服二十丸,空心温酒下。

10. 防风散(《类编朱氏集验医方·卷之十妇人门·调经》)

治女人经脉不匀,气血壅滞,肺有风热,遂令遍身瘾疹,红紫成片,肌肉顽痹,皮肤粗涩,或时瘙痒。

北防风 川当归 赤芍药 牛蒡子(各一两,炒) 荆芥穗(一两二钱) 蝉蜕(七钱半,去土) 生地黄 香白芷 甘草 白附子 白僵蚕(去丝) 何首乌 乌蛇肉(酒浸去皮骨,焙干,秤,

以上各半两）　紫参（七钱半）

上件为细末。每服三大钱，加至四五钱，温酒调下。如不饮，以蜜汤调服，终不若酒之有功。

十一、治小儿瘾疹方

1. 麻黄散（《太平圣惠方·卷第九十一·治小儿风瘙瘾疹诸方》）

治小儿风瘙瘾疹。

麻黄（一两，去根节）　川升麻（一两）　葛根（一两，锉）　射干（半两）　鸡舌香（半两）　甘草（半两，炙微赤，锉）　石膏（三分）

上件药，捣粗罗为散。每服一钱，以水一小盏煎至五分，去滓放温，量儿大小，分减服之。

2. 犀角散（《太平圣惠方·卷第九十一·治小儿风瘙瘾疹诸方》）

治小儿风瘙瘾疹，壮热心躁。

犀角屑（三分）　川升麻（三分）　麦门冬（三分，去心）　白蒺藜（三分，微炒去刺）　甘草（三分，炙微赤，锉）

上件药，捣粗罗为散。每服一钱，以水一小盏煎至五分，去滓放温，量儿大小，分减服之。

3. 黄芪散（《太平圣惠方·卷第九十一·治小儿风瘙瘾疹诸方》）

治小儿风瘙瘾疹。

黄芪（三分，锉）　白藓皮（半两）　防风〔二（一）分，去芦头〕　黄芩（三分）　枳壳（一分，麸炒微黄去瓤）　甘草（半两，炙微赤，锉）

上件药，捣粗罗为散。每服一钱，以水一小盏煎至五分，去滓放温，量儿大小，分减服之。

4. 枳实丸（《太平圣惠方·卷第九十一·治小儿风瘙瘾疹诸方》）

治小儿风瘙瘾疹，痒痛不止。

枳实（三分，麸炒微黄）　甘菊花（半两）　蛇床子（一分）　防风（半两，去芦头）　天雄（一分，炮裂，去皮脐）　麻黄（半两，去根节）　漏芦（一分）　白薇（一分）　白蒺藜（半两，微炒去刺）　浮萍（半两，干者）

上件药，捣罗为末，炼蜜和丸如绿豆大。每服以温水下七丸，量儿大小加减服。

5. 蒴藋汤（《太平圣惠方·卷第九十一·治小儿风瘙瘾疹诸方》）

治小儿风瘙瘾疹。

蒴藋（二两）　防风　羊桃根　石楠　秦艽　川升麻　苦参　茵芋　芫花　蒺藜子　蛇床子　黄矾　枳壳（以上各一两）

上件药，细锉和匀。每用三两，以水一斗煎至五升，去滓，看冷暖洗浴，避风。

6. 茵芋汤（《太平圣惠方·卷第九十一·治小儿风瘙瘾疹诸方》）

治小儿风瘙瘾疹，心膈烦闷。

茵芋　防风　附子　牡蛎　莽草（各半两）

上件药，细锉和匀，以水一斗煮取六升，去滓，看冷暖洗浴，避风。

7. 五参散（《圣济总录·卷第一百八十二·小儿风瘙瘾疹》）

治小儿肺风瘙痒，瘾疹疥癣。

人参　紫参　白附子（炮裂，各二分）　栝蒌根（锉）　天麻（各半两）　玄参（锉）　沙麻（锉，各一两）　丹参（三分）

上八味，同捣为散。五十日至百日儿，每服一字；二百日至一岁儿，每服一字半，奶汁调下；二岁至三岁，每服半钱匕，煎薄荷金银汤，或枣汤调下，空心午后各一服；如乳母服，每服一钱匕，温酒调下。

8. 防风汤（《圣济总录·卷第一百八十二·小儿风瘙瘾疹》）

治小儿瘾疹风痒。

防风（去叉）　白茯苓（去黑皮）　升麻　贝母（去心）　蒺藜子（炒去角）　大黄（锉，炒）　甘草（炙，锉，各一分）

上七味，粗捣筛。每服一钱匕，水七分煎至四分，去滓温服，食后，日二。

9. 莽草汤（《圣济总录·卷第一百八十二·小儿风瘙瘾疹》）

治小儿瘾疹。

莽草　防风（去叉）　附子（炮裂，去皮脐）　牡蛎（煅过，各一两）

上四味，粗捣筛。以水一斗煮取七升，去滓，适寒温浴，避风。

十二、治瘾疹验方

1)《备急千金要方·卷二十二·痈肿毒方·瘾疹第五》

治瘾疹痒痛方。

大黄　升麻　黄柏　当归　防风　芍药　黄芩　青木香　甘草(各二两)　枫香(五两)　芒硝(一两)　地黄汁(一升)

上十二味㕮咀。以水一斗煮取三升半，去滓，下芒硝令消，帛染拓病上，一炊久，日四五度。

治身体赤瘾疹而痒，搔之随手肿起方。

茱草(半两)　当归　芎䓖　大戟　细辛　芍药　芫花　川椒　附子　踯躅(各一两)　猪膏(二升半)

上十一味㕮咀。酒渍一宿，猪膏煎之，候附子色黄膏成，去滓，敷病上，日三。

治小儿患瘾疹入腹，体肿强而舌干方：芜菁子为末，酒服方寸匕，日三。

治风瘙瘾疹，心迷闷乱方。

天雄　牛膝　桂心　知母(各四分)　栝蒌根　白术(各五分)　防风(六分)　人参　干姜　细辛(各三分)

上十味为末，酒服半钱匕，加至一匕为度。

治风瘙瘾疹方。

白术(三两)　戎盐　矾石(各半两)　黄连　黄芩　细辛　芎䓖　茵芋(各一两)

上八味㕮咀。以水一斗煮取三升，洗之，日三，良。

治瘾疹，百疗不瘥者方。

黄连(切)　芒硝(各五两)

上二味以水六升，煮取半，去滓洗之，日四五度。

2)《千金翼方·卷第十七·中风下·瘾疹第三》

治瘾疹痛痒，搔之逐手肿方。

当归　芎䓖　大戟　细辛　芍药　附子(去皮)　芫花　踯躅　椒(各一两)　茱草(半两)

上一十味切，以苦酒浸药一宿，以猪膏二升半煎，三上三下，膏成，去滓，敷病上，日三夜一。

3)《外台秘要·卷第十五·风搔身体瘾疹方五首》

《深师》疗风搔瘾疹如漆疮，连心中闷方。

天雄(炮)　蝭母(知母也)　牛膝(各四分)　防风(六分)　桂心　干蓝　细辛　人参(各三分)　栝蒌(五分)　白术(八分)

上十味捣筛，先食服半钱匕，日再，不知稍增之，忌猪肉、生葱、生菜、桃李、雀肉等。

4)《外台秘要·卷第十五·风搔瘾疹生疮方六首》

《深师》疗风瘾疹或发疮，甚则胸急满，短气欲吐方。

茵芋(七分，泰山者，炙)　芎䓖　乌头(炮)　防风　白蔹　干姜(各三分)　桂心(二分)

上七味捣下筛为散，服半钱匕，日再。忌猪肉、生葱。

5)《太平圣惠方·卷第二十四·治风瘾疹诸方》

治风瘾疹，淋洗方。

马兰子(二两)　蒴藋(二两)　芜蔚子(二两)　白蒺藜(二两)　羊桃根(二两)　萹竹(二两)　茵芋(三两)　白矾(二两，研后入)

上件药，锉，以醋浆水一斗煮取五升，去滓，内白矾洗之。

治风肿及瘾疹方。

白矾(一两)　石灰(一两)

上件药，合和研令匀，以生姜自然汁调如稀糊，薄涂患处，日二上效。

治风瘾疹，百计不瘥，神效方。

白矾(五两)

上件药，捣为末，以酒五合，小便一升，煎如稀膏，以绵蘸药于上，轻手揩之，令热彻入皮肤，其风疹须臾消散。

6)《太平圣惠方·卷第二十四·治风瘙瘾疹生疮诸方》

治风毒热气，上冲头面，及皮肤生瘾疹，搔痒成疮，心神烦躁，不思饮食方。

枳实(一两，麸炒微黄)　白蒺藜(三分，微炒去刺)　苦参(一两，锉)　人参(三分，去芦头)　独活(三分)　天门冬(一两，去心，焙)　桂心(半两)　白术(半两)

上件药，捣罗为末，炼蜜和捣三二百杵，丸如梧桐子大。每于食后，以温酒下三十丸。

治风瘙瘾疹，遍身皆痒，搔之成疮方。

茵陈(五两，生用)　苦参(五两)

上细锉，用水一斗煮取二升，温热得所，蘸绵拭之，日五七度差。

治妇人风瘙，瘾疹身痒不止，宜用淋蘸方。

马兰(二两)　蒴藋根(一两)　芜蔚子(二

两）　白矾(二两)　　白蒺藜〔一(二)两〕　茵芋
(二两)　羊桃根(二两)　蓖麻叶(一两)　凌霄
花(二两)

上件药,细锉,以水二斗煮取一斗,去滓,于避
风处洗之。

7)《太平圣惠方·卷第九十一·治小儿风瘙
瘾疹诸方》

治小儿风瘙瘾疹,皮肤搔痒,宜用此方。

石楠叶(二两)　川椒(半两)

上件药,以水一大盏煎至五分,去滓,入硝石
末半两,白矾末半两,搅令匀,以绵浸涂肿处,干即
更涂之。

消小儿风瘙瘾疹,心中闷乱方。

川芒硝(二两)

上以清酒三大盏煎至二盏,放温,洗儿痒处,
候燥复洗之,痒瘥乃止,避风。

治小儿风瘙瘾疹方。

牛膝(三两,去苗,微炙)

上捣细罗为散。每服以温水调下半钱,量儿
大小,以意加减,日三服。若患瘰疮多年不瘥,以
散敷之;兼治骨疽瘰疬疮,甚妙。

【论用药】

1. 大戟

《本草品汇精要·卷之十三·草部下品之
上·草之草大戟》:"有小毒,丛生。《图经》曰:治
瘾疹,风及风毒,脚肿,并煮水热淋之,日再三
便愈。"

2. 山慈姑

《本草蒙筌·卷之三·草部下·山茨菇根》:
"消痈疽无名疔肿,散瘾疹有毒恶疮。蛇虺啮伤,
并服神效。"

3. 牛蒡子

《雷公炮制药性解·卷四·草部下·牛蒡
子》:"味辛,性温,无毒,入十二经。主风湿瘾疹盈
肌,咽喉风热不利,诸肿疮疡之证,腰膝凝滞之气。
润肺止嗽,散气消痰。"

《本草易读·卷四·牛蒡子》:"辛、苦,无毒,
性降。除瘾疹之风湿,解咽喉之风热,平疮疡之肿
毒,开腰膝之凝滞。"

4. 乌蛇

《证类本草·卷第二十二·下品·乌蛇》:"无

毒。主诸风瘙瘾疹,疥癣,皮肤不仁,顽痹诸风。"

《雷公炮制药性解·卷六·虫鱼部·蕲州乌
蛇》:"味甘性平,有小毒,入脾肺二经。主诸风皮
肤不仁,散瘾疹身体瘙痒,热毒风淫眉髭脱落,塞
耳治聋。"

5. 白花蛇

《证类本草·卷第二十二·下品·白花蛇》:
"[臣禹锡等谨按]《药性论》云:白花蛇,君。主治
肺风鼻塞,身生白癜风,疬疡斑点及浮风瘾疹。"

《雷公炮制药性解·卷六·虫鱼部·白花
蛇》:"味甘咸,性温,有大毒,入肺肝二经。主肺风
鼻塞,去瘾疹浮风,四肢不仁,骨节疼痛,口眼㖞
斜,半身不遂。"

6. 充蔚子

《神农本草经·卷一·上经·充蔚子》:"味
辛,微温。主明目益精,除水气。久服轻身,茎主
瘾疹痒,可作浴汤。"

7. 枫香脂

《新修本草·卷第十二·枫香脂》:"一名白胶
香,味辛、苦,平,无毒。主瘾疹风痒、浮肿、齿痛。"

《雷公炮制药性解·卷五·木部·枫香》:"味
辛、苦,性平,无毒,入脾肝二经。主辟恶气,治疡
毒,止齿痛,消风气,除下痢,止霍乱,退瘾疹
最捷。"

8. 乳香

《证类本草·卷第十二·乳香》:"微温。疗风
水毒肿,去恶气,疗风瘾疹痒毒。"

《雷公炮制药性解·卷五·木部·乳香》:"味
辛、苦,性温,无毒,入十二经。主祛邪下气,补肾
益精,治霍乱,催产难,定心腹急疼,疗瘾疹风痒,
诸般恶疮,风水肿毒,中风聋喋。亦入敷膏,止痛
生肌。"

9. 益母草

《雷公炮制药性解·卷三·草部中·益母
草》:"味辛、甘,性微寒,无毒,入诸阴经。主行血
养血,安胎利产,消浮肿恶毒疔疮,治头风血虚目
疾,瘾疹发痒,堪作浴汤。"

10. 浮萍

《本草易读·卷五·浮萍》:"辛、酸,无毒。入
手太阴经。除肤热而解表,消瘾疹而祛风,下水气
而利小便,止瘙痒而解消渴,麻痹瘫痪之疾,打扑
吐血之疴。"

11. 楮实

《本草经集注·草木上品·楮实》："茎,主瘾疹痒,单煮洗浴。其皮间白汁治癣。"

12. 槐实

《证类本草·卷第十二·槐实》："春初嫩叶亦可食。主瘾疹,牙齿,诸风疼。"

13. 漏芦

《证类本草·卷第七·漏芦》："《药性论》云:漏芦,君。能治身上热毒风,生恶疮,皮肌瘙痒,瘾疹。"

14. 蝎

《证类本草·卷第二十二·下品·蝎》："味甘、辛,有毒。疗诸风瘾疹及中风,半身不遂,口眼㖞斜,语涩,手足抽掣。形紧小者良。"

《雷公炮制药性解·卷六·虫鱼部·蝎》："味甘、辛,性平,有毒,入肝经。主小儿风痫,手足抽掣,大人中风,口眼㖞斜,风痰耳聋,风毒瘾疹,出青州紧小者良。去盐土,炙黄用。"

《本草正·虫鱼部·全蝎》："味甘、辛,有毒。生东方,色青,属木,足厥阴肝经药也。故治中风、诸风,开风痰,口眼㖞斜、半身不遂、语蹇涩、痎疟、耳聋、疝气、风疮、瘾疹、小儿风痰惊痫,是亦治风之要药。"

15. 薄荷

《本草正·芳草部·薄荷》："清六阳会首,散一切毒风……引诸药入营卫,开小儿之风涎,亦治瘰疬、痈肿、疮疥、风瘙瘾疹。"

《神农本草经疏·卷九·草部中品之下·薄荷》："东垣用以清头目,除风热,故可疗风瘙瘾疹,及涂蜂螫。"

【医论医案】

一、医论

《疠疡机要·上卷·疠疡类症》

一妇人肢体瘾疹疙瘩,搔破成疮,脓水淋漓,热渴眩晕,日晡益甚者,用四物汤加柴胡、山栀、丹皮,清肝火补肝血。若烦热体倦,头目不清,用八珍散加丹皮、山栀,补脾气生阴血。若自汗盗汗,月水不调,肚腹作痛,用八珍汤、六味丸。若食少体倦,心忪盗汗,经闭寒热,用八珍汤,佐以加味逍遥散。若病久元气怯弱,用十全大补汤,佐以归脾汤。

《徐批叶天士晚年方案真本·卷上》

顾(嘉善,四十八岁)。五六月间,气候温热,地泛潮湿,六气之邪,其时湿热为盛。凡湿伤气,热亦伤气,邪入气分,未及入血,瘾疹搔痒,其色仍白,气分郁痹之湿邪也(气分血分辨析分明,示后学看病良法)。病人说汗出,或进食后疹即旋发,邪留阳明,阳明主肌肉,医称曰风,愈以散药,不分气血,邪混入血分,疹色变赤,此邪较初感又深一层矣。

二、医案

1. 治风寒瘾疹

《续名医类案·卷二十七·夹疹》

一儿身热咳嗽,疹出隐隐,以药发之,而不见不没。此风寒郁而不散,此瘾疹也,非正疹论,芎苏散治愈。

2. 治风热瘾疹

《外科心法·卷六·小儿》

一小儿,瘾疹瘙痒,发热不安,以消风散治之;又一小儿亦患此,咳嗽时呕,以葛根橘皮汤,并愈。

《证治准绳·疡医卷之五·瘾疹》

朱院君三十余,久患瘾疹,身痹而紫色,可与防风通圣散加牛蒡子为极细末,每二钱,水盏半,入姜汁令辣,煎;食前、热饮之。

初虞世治皮肤风热,遍身生瘾疹。牛蒡子、浮萍等分,以薄荷汤调下二钱,日二服。

3. 治血热瘾疹

《证治准绳·女科卷之二·杂症门上·瘾疹瘙痒》

一妇人患前症发热,夜间谵语,此血分有热,以小柴胡汤加生地黄治之而安。后用四物加柴胡、山栀、丹皮而热退,又用逍遥散全愈。

《徐批叶天士晚年方案真本·卷上》

陆(陕西,三十八岁)。血脉有热,外冷袭腠,气血不和,凝涩肌隧,遂见瘾疹。凡痛多属冷闭,痒由热熏,渺小之恙久发,欲除根不易。平时调理,忌食腥浊,发时用凉膈散,二日愈时,用和血熄风。

4. 治血虚火热瘾疹

《证治准绳·女科卷之二·杂症门上·瘾疹瘙痒》

一妇人身发疙瘩,或如丹毒,痒痛不常,搔碎成疮,脓水淋漓,发热烦渴,头目眩晕,日晡益甚。此血虚内热之证也,以当归饮加柴胡、山栀仁治之而愈。

一妇人患前证,肢体疼痛,头目不清,自汗盗汗,月水不调,肚腹作痛,食少倦怠,先用人参荆芥散,后用逍遥散治之而痊。

《续名医类案·卷二十三·经水》

范氏女,年及笄矣。忽病,夜卧小便自遗,晨起昏昏如醉,神气与人了不相当,晡后渐清爽,皮肤瘾疹,胸膈迷闷,食亦少,初起觉咽痛头晕,已十余日矣。诊之,脉弦小而数,此属血虚火盛。询其天癸云何,则自前月大行,去血甚多,至七日乃已。谓为肝木过盛,克脾侮胃乘肺而然。克脾则脾不摄血,故经水去多;侮胃则胃之络溢,故胀闷食减;乘肺则肺热,故瘾疹咽痛。又肝藏魂,肺藏魄,二脏不和,是以小便自遗而神气昏昧也。与生地、杞子、羚羊角、黑山栀、麦冬、蒌仁、黄连、丹皮、沙参、牛蒡之属,出入加减,六帖而安。后经水数月不行,则以前者去血过多也。仍用生地、杞子、当归、白芍、丹皮、麦冬,少加红花,八剂而月事下。

5. 治肝胆火炽瘾疹

《疡疡机要·中卷·续治诸症》

一女子常患瘾疹作痒,因怒发热,变为疙瘩,臀肿痒甚。余用栀子清肝散治之而愈。后又怒,患痕起赤晕,游走不定,自砭出紫血甚痒彻骨,其热如炙,如大麻风,欲用风药。余绐之曰:然乃以当归补血汤四剂,其热悉止,又用圣愈汤、加味逍遥散而愈。

一女子赤晕如霞,作痒发热,用小柴胡汤加生地、连翘、丹皮而愈。后时常发热,遍身如虫行,因恼怒起赤晕作痒。用柴胡清肝散,热痒顿止,用加味逍遥散,热痒全止,但见风起赤晕,或发瘾疹,或患疙瘩,用胡麻散随愈。

《证治准绳·女科卷之二·杂症门上·瘾疹瘙痒》

一妇人因忿怒,身发疙瘩,憎寒发热。余谓肝火,用小柴胡汤加山栀、黄连治之而愈。后口苦胁痛,小便淋漓,复用前药全愈。

一室女年十四岁,天癸未至,身发赤斑痒痛,左关脉弦数。此因肝火血热,以小柴胡汤加山栀、生地黄、牡丹皮治之而愈。若因怒而致者,又当治以前药。

《续名医类案·卷十七·耳》

魏玉横曰:朱余二女,中表姊妹也,年十六七。朱则耳痛,常发瘾疹,因感冒痛暴甚,耳门连顶皆肿,以养青汤加黄芩、羚羊、蒌仁,二剂而愈。余则耳痛常流脓水,因患痞,医与荆防发之,遂出血不止,膈间嘈辣,前方去羚羊加知母、赤芍,二剂血止,数剂脓水干。二人脉皆关弦寸鼓,乃肾与肝胆之火也。

第八节

粉 刺

粉刺多因肺经风热或血热郁滞肌肤所致,皮上有髓,形如米,或如针,色赤肿痛,挤破流出白粉汁。西医是指一种发生于颜面、胸、背等处,丘疹顶端如刺状,可挤出白色碎米样粉汁为主的毛囊、皮脂腺的慢性炎症,常伴有皮脂溢出。多见于青春期男女。

【辨病名】

粉刺,中医文献中又称"肺风粉刺""面疮""酒刺""皶",俗称"青春疙瘩""青春痘"。

《太平圣惠方·卷第四十·治粉刺诸方》:"夫粉刺者,是面皮上有髓,如米粒也。"

《圣济总录·卷第一百一·面髓》:"论曰:面髓者,是粉刺也。"

《读素问钞·卷上之四·病能》:"皶刺长于皮中,形如米,或如针,久者上黑长分余,色黄白而瘪于玄府中,俗曰粉刺。"

《内经知要·卷下·病能》:"郁乃痤(形劳汗出,坐卧当风,寒气薄之,液凝为皶,即粉刺也。若郁而稍重,乃若小疖,其名曰痤)。"

《素问经注节解·内篇·卷之一·生气通天论》:"皶,俗名粉刺是也。若不解散,郁积之久,不止于皶而且为痤矣。"

《古今医统大全·卷之二内经要旨(上)·病能篇第三》:"此阳为阴遏,而不通畅,故迫为皶,粉刺也。轻为痱痤。"

《素问灵枢类纂约注·卷中·病机第三》:"劳汗当风,寒薄为皶(粉刺)。"

《杂病源流犀烛·卷二十三·鼻病源流》:"有

粉刺者,与皶鼻、肺风三名同种。粉刺属肺,皶鼻属脾,二者初起俱色红。"

《望诊遵经·卷下·诊鼻望法提纲》:"鼻生粉刺,谓之齇。"

【辨病因】

本病多受六淫侵袭而成。

《太平圣惠方·卷第四十·治粉刺诸方》:"此由肤腠受于风邪,搏于津液之气,因虚作之也。"

《万病回春·卷四·治粉刺诸方》:"劳汗当风,面出粉刺。"

《神仙济世良方·下卷·治脓窠疮顽癣粉刺方》:"粉刺之症,乃肺热而风吹之,多成此症。"

【辨病机】

本病多由肺经风热和湿热内蕴所致。

一、肺经风热

《本草汇言·卷之二·草部(芳草类)·薄荷》:"面生粉刺者,肺经郁火也。"

《医学心悟·卷六·外科症治方药·粉刺雀斑》:"粉刺雀斑,风热也。"

二、湿热内蕴

《洞天奥旨·卷九·粉花疮·裙边疮》:"此疮妇女居多,盖绞面感冒寒风,以致血热不活,遂生粉刺,湿热两停也。"

《疡科捷径·卷上·鼻部·肺风粉刺》:"肺风粉刺太阴经,酒湿熏蒸出此形。"

【辨病证】

粉刺有风热袭肺证,湿热内蕴证。

《外科心法要诀·卷五·鼻部·肺风粉刺》:"此证由肺经血热而成。每发于面鼻,起碎疙瘩,形如黍屑,色赤肿痛,破出白粉汁。"

《彤园医书·卷六·头部摘要·粉刺》:"鼻起碎疙瘩,形如黍屑,色赤肿痛,破出粉汁,日久成白屑,或成黍粒,皆由肺经血热而成。"

【论治法】

《外科心法要诀·卷五·鼻部·肺风粉刺》:"宜内服枇杷清肺饮,外敷颠倒散,缓缓自收功也。"

【论用方】

1. 桦皮散(《素问病机气宜保命集·卷中·疠风论第十一》)

治肺脏风毒,遍身疮疥,及瘾疹瘙痒,搔之成疮。又治面风刺,及妇人粉刺。

桦皮(四两,烧灰) 荆芥穗(二两) 甘草(半两,炙) 杏仁(二两,去皮尖,用水一碗于银器内,熬去水,一半放令干) 枳壳(四两,去芦,用炭火烧欲灰,于湿纸上令冷)

上件除杏子外,余药为末;将杏子别研令细,次同诸药令匀,瓷盒内放之。每服三钱,食后温酒调下。

2. 消风散(《仁术便览·卷一·鼻病·消风散》)

治面鼻生疮、粉刺,去肺风毒。

桔梗 甘草 柴胡 黄连 栀子 黄芩 防风 川芎 薄荷 葛根 黄柏 枳壳 天花粉 枇杷叶

水一钟,酒半钟煎,食远热服。忌猪肉。

3. 硫黄膏(《证治准绳·类方第八册·面》)

治面部生疮,或鼻脸赤、风刺、粉刺,百药不效者,惟此药可治,妙不可言。每临卧时洗面令净,以少许如面油用之,近眼处勿涂,数日间疮肿处自平,赤亦消。风刺、粉刺一夕见效。

生硫黄 香白芷 栝蒌根 腻粉(各半钱) 芫青(七个,去翅足) 全蝎(一个) 蝉蜕(五个,洗去泥)

上为末,麻油、黄蜡约度如合面油多少,熬熔,取下离火,入诸药在内,如法涂之。一方,加雄黄、蛇床子各少许。

4. 玉容散〔《外科大成·卷三分治部下(小疵)·面部·雀斑》〕

洗鼆黑斑、雀斑、粉刺,功能白面嫩肌。

白芷 白术 白芨 白茯苓 白扁豆 白细辛 白僵蚕 白莲蕊 白牵牛 白蔹 白鸽粪 甘松 团粉 白丁香 白附子 鹰条(等分) 防风 荆芥穗 羌活 独活(减半)

上药共末,罐收。日洗三次。

5. 颠倒散(《疡科捷径·卷上鼻部·肺风粉刺》)

治粉刺。

大黄　硫黄

研为细末,凉水调敷。

6. 治粉刺验方

1)《肘后备急方·卷六·治面疱发秃身臭心惛鄙丑方第五十二》

疗面上粉刺方。

捣生菟丝绞取汁,涂之,不过三五上。

2)《肘后备急方·卷五·治瘑癣疥漆疮诸恶疮方第三十九》

疗疮方,最去面上粉刺。

黄连(八分)　糯米　赤小豆(各五分)　吴茱萸(一分)　胡粉　水银各(六分)

捣黄连等,下筛,先于掌中,研水银,使极细,和药使相入,以生麻油总稀稠得所,洗疮拭干,敷之。但是疮即疗,神验不传。

3)《太平圣惠方·卷第四十·治面𪒟疱诸方》

治白𪒟、粉刺,及面皮皱定。

白蔹(二两半)　白术(五两)　白芷(二两)　细辛(二两)　白附子(二两,生用)　防风(二两,去芦头)　白矾(一两半)　当归(一两)　藁本(一两半)　芎䓖(一两半)　白茯苓(三两)　白石脂(二两)　土瓜根(二两)　蕤仁(二两)　葳蕤(二两)　白玉屑(半两,细研)　琥珀末(半两)　真珠末(半两)　钟乳粉(半两)

上件药,捣罗细研为末。取鸡子白并蜜等分和,捻作挺子,入布袋盛,悬挂门上,阴干,六十日后如铁即堪用,再捣研为末。每夜用浆水洗面,即以面脂调药涂之。经六十日,面如新剥鸡子。

4)《世医得效方·卷第十·大方脉杂医科·头痛·面病》

治面部生疮或鼻脸赤风刺方,粉刺,百药不效者,惟此药可治,妙不可言。每临卧时洗面令净,以少许如面油用之,近眼处勿涂,数日间疮肿处自平,赤亦消。风刺、粉刺,一夕见效。

生硫黄　香白芷　栝蒌根　腻粉(各半钱)　芫青(七个,去翅、足)　全蝎(一个)　蝉蜕(五个,洗去泥)

上为末,麻油、黄蜡约度如合面油多少,熬熔,取下离火,入诸药在内,如法涂之。一方,加雄黄、蛇床子各少许。

5)《香奁润色·治面》

治美人面上粉刺方。

益母草(烧灰,一两)　肥皂(一两)

共捣为丸。日洗三次,十日后粉刺自然不生。须忌酒、姜,免再发也。

治粉刺黑斑方:五月五日,收带根天麻自花者、益母紫花者。天麻晒干烧灰,却用商陆根捣自然汁加酸醋作一处,绢绞净,搜天麻作饼,炭火煅过,收之半年方用,入面药尤能润肌。

治面上酒渣粉刺方。

硫黄　白矾　白附子　密陀僧(各一钱)　白蔹

上为细末。用猪爪一只,水三枡,熬成稠膏,去渣,以布滤过,入药末。每夜取一指于掌心,呵融搽之,不过六七日见效。

6)《证治准绳·类方·第八册·面》

洗面药方,治面有黑点或生疮及粉刺之类,并去皮肤瘙痒垢腻,润泽肌肤。

皂角(三斤,去皮弦子,另捣)　糯米(一升二合)　绿豆(八合,拣净另捣)　楮实子(五两)　山柰子　缩砂(连皮,半两)　白蔹(二两,肥者,锉)　甘松(七钱)　升麻(半两)　白丁香(五钱,腊月收,拣净)

上七味,同为细末讫,和绿豆、糯米粉及皂角末一处搅匀,用之效。

7)《本草纲目拾遗·卷六·木部·川槿皮》

粉刺孙台石方。

川槿皮(一两)　硫黄(二两)　杏仁(二两,去皮尖)　轻粉(二钱)　樟脑(五钱)　麝香(少许)

上药为末,鸡子清调,早洗晚搽。

8)《经验良方全集·卷三·杂治》

治粉刺、雀斑、黑点神效方。

白丁香(一钱,麻雀粪也)　山柰(二钱)　甘松(二钱)　白附子(二钱,竹节者佳)　密陀僧(一钱)　杏仁(一钱)　猪胰子(五钱)　干桂花(二钱)　玫瑰屑(二钱)

共为细末,再用肥皂去核边,净肉半斤,和捣,加绿豆粉、白蜜为丸。日用洗面,神验。

【论用药】

1. 木鳖子

《神农本草经疏·卷十四·木部下品·木鳖子》:"味甘,温,无毒。主折伤,消结肿恶疮,生肌,止腰痛,除粉刺。"

《玉楸药解·卷一·草部》:"木鳖子:味苦,微温,入足厥阴肝经。软坚化结,消肿破瘀。治恶疮乳痈,痔瘘瘿瘤,瘰疬粉刺,黯斑癣块,疝气之证。"

2. 石灰

《证类本草·卷第五·石灰》:"味甘,无毒。生肌长肉,止血,并主白癜,疬疡,瘢疵等。疗冷气,妇人粉刺,痔瘘疽疮,瘿赘疣子。"

《本草纲目·石部第九卷·金石之三·石灰》:"妇人粉刺,产后阴不能合。"

3. 白蔹

《长沙药解·卷二·白蔹》:"白蔹,苦寒疏利,入肝胆之经,散结滞而清郁热。其诸主治,消瘰疬,平痔漏,清赤目,止血痢,除酒齄,灭粉刺,理痈肿,收带浊,解女子阴中肿痛。"

4. 枇杷叶

《疡科捷径·卷上鼻部·肺风粉刺》:"能治肺风粉刺症,服之敢教病离身。枇杷丸内枇杷君,花粉黄芩甘草臣。"

5. 茺蔚

《本草纲目·草部第十五卷·草之四·茺蔚》:"入面药,令人光泽,治粉刺。"

6. 桦木皮

《神农本草经疏·卷十四·木部下品·桦木皮》:"肺风毒疮,遍身疮疥如疬,及瘾疹瘙痒,面上风刺,妇人粉刺,并用桦皮散主之。"

7. 紫葳花(凌霄花)

《本草汇言·卷之六·草部·紫葳花》:"《魏氏家藏》:治鼻上酒齄及风热粉刺。用凌霄花五钱,硫黄一两,胡桃肉四个,腻粉一钱,研膏生绢包揩。"

8. 紫茉莉

《本草纲目拾遗·卷七·花部·紫茉莉》:"取其粉,可去面上癍痣、粉刺。"

9. 僵蚕

《玉楸药解·卷六·鳞介鱼虫部》:"僵蚕驱逐风邪,治中风不语,头痛胸痹,口噤牙痛,瘾疹风瘙,瘰疬疔毒,黯斑粉刺,痔痔金疮,崩中便血;治男子阴痒,小儿惊风诸证。"

10. 藁本

《本草纲目·草部第十四卷·草之三·藁本》:"治皮肤疵皯,酒齄粉刺,痫疾。"

《本草易读·卷三·藁本》:"除太阳风寒,并除巅顶牵痛,诸般恶风,一切风湿,粉刺酒齄之疾,痈疽疥癣之毒。"

【医案】

《疬疡机要·中卷·续治诸症》

一男面生粉刺,或生小痛,服消风散疮益甚。服遇仙丹,加遍身赤痒,仍服前药,发热焮肿,又服旬余,溃而出水,形体骨立。先用四君、当归、桔梗数剂,饮食稍进,又用八珍汤数剂而痊。

《续名医类案·卷十六·面》

治面部生疮,或鼻脸赤风粉刺,用尽药不效者,惟有此药可治,神妙不可言。每以小许,临卧时洗面令净,如面油用之,近眼处勿涂,数日间疮处自平,赤亦消。如风刺粉刺,一夕见效敏捷。点方用生硫黄五分,香白芷五分,芫青七个去翅足,全蝎一个洗炒,栝蒌五分,腻粉五分,蝉蜕五个,洗去泥。上为细末,麻油、黄蜡约度,如合面油,多少熬熔,取下离火,入诸药在内,每用少许涂面上。(《医说续编》)

第九节

疥疮

疥疮,多生手足指间,染渐生至于身体,痒有脓汁,搔痒彻骨,挠不知痛。本病多由与胎毒或疥虫寄生所致。西医学指由疥虫(疥螨)寄生在人体皮肤所引起的一种接触传染性皮肤病,夜间剧痒,在皮损处有灰白色、浅黑色或普通皮色的隧道,可找到疥虫。

【辨病名】

疥疮在历代文献中,又被称为"虫疥""癞疥""干疤疥"。

《诸病源候论·小儿杂病诸候六·疥候》:"疥疮,多生手足指间,染渐生至于身体,痒有脓汁。按《九虫论》云:蛲虫多所变化,亦变作疥。其疮里有细虫,甚难见。小儿多因乳养之人病疥,而染著小儿也。"

《医方考·卷六·虫门第六十五·疥疮门第

六十七》："疥疮虽曰小疾,然流连其痒,弗息其搔,则亦非可观之度矣。"

《外科证治全书·卷四·发无定处证·疥疮》："若蕴毒风湿化生则生虫疥,搔痒彻骨,挠不知痛。"

【辨病因病机】

本病多由与胎毒或疥虫寄生所致。

一、胎毒所生

《幼科发挥·卷之一·胎疾》："有胎毒所生者,如虫疥流丹,浸淫湿疮。"

《推拿抉微·第四集·治疗法·诸疮》："小儿初生,遍身虫疥,与夫流水风疮一般,皆胎毒也。"

二、虫毒侵袭

《圣济总录·卷第一百三十六·诸疥》："故皆有虫,或以谓蛲虫内出,理或然也。"

【论治法】

疥疮的治疗方法颇多,不仅有汤药内服法,还有针灸疗法、艾薰疗法、膏药外搽法。

《医方考·卷六·虫门第六十五·防风通圣散》："治表有疥疮,内有实热。诸痛疡疮痒,皆属心火,故表有疥疮,必里有实热。是方也,用防风、麻黄,泄热于皮毛。用石膏、黄芩、连翘、桔梗,泄热于肺胃。用荆芥、薄荷、川芎,泄热于七窍。用大黄、芒硝、滑石、栀子,泄热于二阴。"

《本草易读·卷五·何首乌》："疥疮满身,不可治者,(何首乌)同艾叶煎熏之。"

《针灸集成·卷二·诸药灸痈疽法》："遍身疥疮,肺俞、神门、曲池、大陵。"

《针灸逢源·卷五·证治参详·瘾疹疥癣》："疥疮(针)曲池、合谷、间使、太陵、足三里、委中、百虫窠、行间。"

《本草述钩元·卷九·隰草部·艾》："熏疥疮法:熟艾一两,木鳖子三钱,雄黄二钱,硫黄一钱。为末,揉入艾中,分作四条,每以一条安阴阳瓦中,置被里烘熏,后服通圣散。"

《经脉图考·卷二·取穴分寸》："合谷,在手大指、次指歧骨间陷中,手阳明所过为原。《神农经》云:治鼻衄,目痛不明,牙疼喉痹,疥疮,可灸三壮至七壮,并治小儿乳蛾。"

【论用方】

一、疥疮内治方

1. 黄芪丸(《太平圣惠方·卷第六十五·治干疥疮诸方》)

治干疥瘙痒久不瘥。

黄芪(二两,锉) 乌蛇(四两,酒浸去皮骨,炙令黄) 川乌头(二两,炮裂,去皮脐) 附子(二两,炮裂,去皮脐) 茵芋(二两) 石楠(一两) 秦艽(一两,去苗)

上件药,捣罗为末,炼蜜和捣三二百杵,丸如梧桐子大。每于食后,以荆芥汤下三十丸。

2. 秦艽丸(《太平圣惠方·卷第六十五·治干疥疮诸方》)

治遍身生疥,干痒,搔之皮起。

秦艽(二两,去苗) 黄芪(二两,锉) 漏芦(一两半) 乌蛇(四两,酒浸去皮骨,炙令微黄) 防风(一两半,去芦头) 黄连(一两半,去须) 苦参(二两,锉) 川大黄(二两,锉碎,微炒)

上件药,捣罗为末,炼蜜和捣三二百杵,丸如梧桐子大。每于食后,以温酒下三十丸。

3. 升麻和气饮(《医方集宜·卷之十外科·治方·疥疮》)

治疥疮初起作寒热。

升麻 桔梗 苍术 干葛 甘草 大黄 陈皮 当归 半夏 茯苓 白芷 干姜 枳壳 芍药 生姜

白水煎服。

4. 当归饮子(《医方集宜·卷之十外科·治方·疥疮》)

治疥疮、风癣、湿毒燥痒。

当归 川芎 芍药 生地黄 防风 北蒺藜 荆芥 何首乌 黄芪 甘草

白水煎服。

5. 消风散(《医方集宜·卷之十外科·治方·疥疮》)

治疥疮癣燥。

黄芩 荆芥 防风 白芷 川芎 胡麻 蒺藜 归尾 苦参 白藓皮 甘草

白水煎服。

6. 妙功散(《普济方·卷二百八十·诸疮肿门·诸疥》引《千金方》)

治疥疮,腰胯手足皆生疕疥者。

干姜 熟枳壳(各半两) 熟苍术 桔梗 升麻(各一两) 当归 干葛 茯苓 白芷(各二钱) 陈皮 甘草(各一两半) 熟半夏 芍药(各七钱半) 大黄(蒸,半两)

上锉散。每服四钱,水一盏半,姜三片,灯心十五茎,煎至七分,去滓。

7. 妙功散(《普济方·卷二百八十·诸疮肿门·诸疥》引《瑞竹堂方》)

治疥疮。

苦参 白花蛇(酒浸去皮骨,炙,各二两) 黄连(去须) 当归(切,焙,各三分) 人参 玄参 丹参 沙参 芍药 蒺藜子(炒去角) 防风(去叉,各半两)

上为细散。每日不拘早晚,温酒调服二钱,日一夜二。

二、疥疮外治方

1. 皂荚膏(《太平圣惠方·卷第六十五·治干疥疮诸方》)

治皮肤风热生疥,干痒。

猪牙皂荚 腻粉 硫黄(细研) 臭黄(细研) 白矾灰 黄蜡 巴豆(去皮) 乌头(生用) 吴茱萸

上件药各一分,捣罗为末,都研令匀。先以麻油三二合,以慢火消蜡了,搅和令匀。日二涂之。

2. 水银膏(《太平圣惠方·卷第六十五·治一切疥诸方》)

治一切疥疮不瘥。

水银〔二(一)分〕 胡粉(一两,并水银点少水研令星尽) 蛇床子(半两,末) 黄连(三分半,末) 硫黄(一分,细研)

上件药相和,以麻油和如稀面糊。每用先以盐浆水洗疮令净,以药涂之,干即更换。不过三两度瘥。

3. 巴豆膏(《太平圣惠方·卷第六十五·治一切疥诸方》)

治一切疥疮有虫,时作瘙痒。

巴豆(七粒,去皮,研) 硫黄(半两,细研)

白矾(半两,烧灰) 芫荑(半两) 猪脂(三两)

上件药,捣罗为末,炼猪脂成油,入前药末调和令匀。每用莲子大,于手掌内搓涂之。

4. 槐枝膏(《杨氏家藏方·卷第十二·疮肿方七十二道》)

治疥疮瘙痒。

槐枝 黄连(去须) 黄柏(三味各二两)巴豆(半两,去壳)

上用好麻油一斤,入诸药渫令黄色,绵子滤去滓,次入黄蜡四两,熬作膏子。取出更入腻粉半两,搅匀擦之。

5. 黄连散(《类编朱氏集验医方·卷之十二痈疽门·疮疥》)

治疥疮,万不失一。

大椒 黄柏皮 黄连(各半两) 槟榔(一两)

上为细末。用巴豆二十粒,煎麻油涂之,巴豆煎至黑为度。

6. 妙功散(《瑞竹堂经验方·十三·疮肿门》)

治疥疮。

黄柏 蛇床子 白矾(各等分)

上为细末,用后药煎油调搽。

7. 神仙太乙膏(《医灯续焰·卷十三·痈疽脉证第七十四》)

治疥疮。

玄参 白芷 当归 赤芍 肉桂 大黄 生地(各一两)

麻油二斤,入铜锅内,煎至黑,滤去滓,入黄丹十二两再煎,滴水抢软硬得中,即成膏矣。

8. 疥疮外治验方

1)《太平圣惠方·卷第六十五·治干疥疮诸方》

治疥疮。

白矾(一两,烧灰) 硫黄(一两,细研) 黄连(一两半,去须末) 雌黄(一两,细研) 蛇床子(三分,末)

上件药,都研令匀,以炼了猪脂和如饧。每用先以盐浆水洗令净,拭干涂之。

治疥疮生干痂,瘙痒不止。

皂荚(一两) 臭黄(一两)

上件药,捣罗为末,醋二升熬成膏,涂之。

治疥疮。

猪脂（一斤）　巴豆（半两，去皮，研烂）　蜡（半两）　硫黄（一分末）

上件药，先煎猪脂令沸，入巴豆煎候黄，次下蜡令熔，又下硫黄末，搅令匀，盛于瓷盒内。日三五度涂之。

治干疥久不瘥，皮肤瘙痒。

水银（一分，并胡粉点少水研令星尽）　胡粉（一两）　蛇床子（半两，捣为末）　黄连（三分，去须，捣为末）

上件药，都以生麻油和如稀膏。每用药时，先以盐浆水洗疮令净，后以药涂之，干即更换，不过三五度瘥。

2)《证类本草·卷第二十八·蘸》

《葛氏方》治疥疮：煮蘸叶洗亦佳，捣如泥敷之亦得。

3)《仁斋直指方论·卷之二十四·诸疮·附诸方》

治一切疥疮。

雄黄（五钱）　樟脑（五分）　大枫子（取肉）　斑蝥（去足翅，炒，各十只）　狗脊　蛇床子　寒水石　硫黄（各五钱）

上为极细末，疥疮用柏油调搽，癣疮用柏油调搽。

治疥疮神效。

大枫子肉　樟脑（各一两）　水银　皂矾（各一钱）　油核桃肉　柏烛油

先将大枫子捣烂，次加樟脑、水银、皂矾、核桃，碾和为末，再将柏油熬化入药和匀，抓破疮搽之效。

4)《本草纲目·石部第九卷·金石之三·石灰》

疥疮有虫：石灰淋汁，洗之数次（孙真人方）。

5)《傅青主男科重编考释·杂方·疥疮》

治疥疮、黄水疮、痱疮。

大枫子（三钱）　人言（一钱）　核桃仁（三钱）　水银（一钱）

研为细末，捣为六丸。晚间于心窝上，用一丸以手旋转之，一夜一丸。病轻者用三四丸即愈，病重者再配一料可愈。

【论用药】

1. 川楝实

《本经逢原·卷三·乔木部·川楝实》：“《本经》：主温病伤寒大热烦狂，杀三虫疥疮，利小便水道。”

2. 升麻

《本草蒙筌·卷之一·草部上·升麻》：“止头痛、喉痛、齿痛，并中恶腹痛；理口疮、疥疮、斑疮及豌豆烂疮。”

3. 丹砂

《雷公炮制药性解·卷一·金石部·丹砂》：“味甘，生者微寒无毒，炼者大热有毒，入心经。主镇心安神，益气明目，通血脉，除烦满，止消渴，疗百病，杀精祟鬼邪，祛疥疮癣虫。”

4. 木莲蓬

《本草汇言·卷之六·草部·木莲蓬》：“其藤汁又治风癣疥疮，并疬疡、恶风、血毒等证。”

5. 水银

《神农本草经疏·卷四·玉石部中品·水银》：“陈藏器曰……人患疥疮，多以水银涂之。”

《本草求真·上编卷六·杂剂·水银》：“以之杀诸虫疥疮也。”

6. 巴戟天

《名医别录·下品·卷第三·巴戟》：“味苦，有毒。主治恶疥疮，出虫。”

7. 石菖蒲

《本草蒙筌·卷之一·草部上·石菖蒲》：“下气除烦闷，杀虫愈疥疮，消目翳，去头风。”

8. 石硫黄

《本草图经·玉石中品卷第二·石硫黄》：“其味辛性热，腥臭，主治疥疮，杀虫毒。”

《证类本草·卷第四·石硫黄》：“主治疥疮，杀虫毒。”

9. 芫花

《本草经集注·草木下品·芫花》：“芫花，其根名蜀桑根，治疥疮。”

10. 青盐

《雷公炮制药性解·卷一·金石部·青盐》：“味咸，性寒无毒，入肾经。主明目，止痛益气，坚筋骨，助水脏，除心腹痛，破聚癖疥疮。一名戎盐，一名胡盐。"

11. 青蒿

《本草正义·卷之五·草部·青蒿》："青蒿苦寒,故《本经》列于下品,止以为治疥疮外疡杀虫之用。"

12. 萹蓄

《本草从新·卷三·草部·萹蓄》："苦平。利小便,治黄疸热淋,杀诸虫。治蛔咬腹痛,女子阴蚀,疥疮诸疾。"

【医案】

《广嗣纪要·卷之十六·幼科医案·虫疥》

长孙乃邦孝之子,生下遍身生虫疥。予制一方,用乌梢蛇(酒浸去皮骨,取净肉,焙干)一钱,苦参(酒浸切,晒干,取末)一钱半,白蒺藜(炒去刺)一钱半,三味为末,酒糊丸,如粟米大。每服十五丸,竹叶煎汤下,虫疥灭迹不复发矣。

邑中有一小儿,身生虫疥,医用药搽之,疮尽没,腹胀而喘,求药于予。曰:幸未发搐,尚可治也。乃与雄黄解毒丸,竹叶、灯心煎汤下,利黄涎,疮出而安。或问予曰:虫疥不可搽乎? 予曰:虫疥者,胎毒也,宜用解毒之药,使毒散于外,不可妄用搽药逼之,使反于内也。搽疮之药必用砒硫水银,以杀其虫,药毒之气乘虚入里,误儿性命,切宜慎之。

《医门补要·卷下·医案》

一人用人言、水银搽疥疮,致周身皮燥开拆,白屑脱落不绝,以当归、杏仁、生地、桃仁、火麻仁、柏子仁、丹皮、阿胶、紫草、山栀、郁李仁、麦冬,甘帖稍好,原方为丸收功。

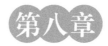

外科其他疾病

中医外科疾病包含颇多,除前文所述,亦有破伤风、脱疽等疾病在中医古籍中详细记述。

第一节

破伤风

破伤风是指皮肉破伤,风毒之邪乘虚侵入所引起的,以牙关紧闭、强直性痉挛和阵发性抽搐为特征的急性疾病。破伤风潜伏期通常为7~8天,可短至24小时或长达数月、数年。

【辨病名】

破伤风病名首见于《仙授理伤续断秘方》,又名伤痉、金疮痉。发病时颜面肌肉痉挛,呈苦笑面容,牙关紧闭,舌强口噤,流涎,角弓反张,呼吸困难,甚则死亡。

《诸病源候论·金疮病诸候·金疮中风痉候》:"夫金疮痉者,此由血脉虚竭,饮食未复,未满月日,荣卫伤穿,风气得入,五脏受寒,则痉。其状,口急背直,摇头马鸣,腰为反折,须臾十发,气息如绝,汗出如雨。不及时救者,皆死。凡金疮卒无汗者,中风也;边自出黄汁者,中水也。并欲作痉,急治之。又痛不在疮处者,伤经络,亦死。"

《仙授理伤续断秘方·医治整理补接次第口诀》:"若破,用风流散填疮口,绢片包之,不可见风着水,恐成破伤风。若水与风入脑,成破伤风,则必发头痛,不复可治。"

【辨病因】

破伤风一证病因多由刀箭所伤后,毒气风邪由疮侵入,伤于血脉,传于经络,继而发病,此外因;又有疮口不合,因汤淋火灸,以致湿热乘之,此不内外因;疮结白痂,怫热内郁,热极生风,此内因。

《太平圣惠方·卷第二十一·治破伤风诸方》:"夫刀箭所伤,针疮灸烙,蹉折筋骨,痈肿疮瘘。或新有损伤,或久患疮口未合,不能畏慎。触冒风寒,毒气风邪从外所中。始则伤于血脉,又则攻于脏腑,致身体强直,口噤不开,筋脉拘挛,四肢颤掉,骨髓疼痛,面目㖞斜。如此之间,便致难救。此皆损伤之处,中于风邪,故名破伤风也。"

《圣济总录·卷第六·破伤风》:"论曰:破伤风因卒暴伤损,风邪袭之,传播经络,使寒热更作,身体反强,口噤不开。甚者邪气入脏,则不可治。诸疮久不瘥,荣卫虚弱,肌肉不生,疮眼不合者,风邪亦能外入,为破伤风之候。"

《古今医鉴·卷之十六·破伤风》:"若夫破伤风证,因事击破皮肉,往往视为寻常,殊不知风邪乘虚而客袭之。渐而变为恶候。又诸疮久不合口,风邪亦能内袭,或用汤淋洗,或着艾焚灸,其汤火之毒气,亦与破伤风邪无异,其为证也。皆能传播经络,烧烁真气,是以寒热间作,甚则口噤目斜,身体强直,如角弓反张之状,死在旦夕,诚可哀悯。"

《医学原理·卷之十·破伤风门·治破伤风大法》:"破伤风之症,乃血分受伤,其症甚恶,于中亦有三因,学者在于分别而治可也。

如因不谨摄养,以致风邪入袭,乃外因,属太阳,法当汗之。如因疮口不合,因汤淋火灸,以致湿热乘之,此属不内外因,系少阳,法当和解。如因疮结白痂,怫热内郁,热极生风,属内因,系阳明,法当下之。此皆邪凑三阳,仍有可疗之理,如入于阴,此症极危,百无一活,不可治矣。

刘河间论此症,又分三阳受邪,而弗论三阴受病,学者宜自斟酌焉。"

【辨病机】

破伤风病机多由风毒之邪袭入经络,随气直

陷入里,通于表里,分别阴阳,邪气急入脏故发则难治。

《素问病机气宜保命集·卷中·破伤风论第十二》:"《论》曰:夫风者,百病之始也。清净则腠理闭拒,虽有大风苛毒,而弗能为害也。故破伤风者,通于表里,分别阴阳。同伤寒证治,间阎往往有不知者,只知有发表者,不知有攻里者和解者,此汗下和三法也。亦同伤寒证,有在表者,有在里者,有半在表半在里者。在里宜下,在表宜发汗,在表里之间宜和解。然汗下亦不可过其法也,又不可妄意处治,各通其脏腑,免汗泄之非宜也。故破伤风者,从外至内甚于内者,则病也。因此卒暴伤损风袭之间,传播经络,至使寒热更作,身体反强,口噤不开,甚者邪气入脏,则分汗下之治。诸疮不瘥,荣卫虚,肌肉不生,疮眼不合者,风邪亦能外入于疮,为破伤风之候。故诸疮不瘥时,举世皆言着灸为上,是谓熟疮,而不知火热客毒逐经诸变,不可胜数,微则发热,甚则生风而搐,或角弓反张,口噤目邪,皆因疮郁结于荣卫,不得宣通而生。亦有破伤不灸而病此者,疮着白痂,疮口闭塞,气难通泄。故阳热易为郁结,而热甚则生风也。故表脉浮而无力,太阳也。脉长而有力者,阳明也。脉浮而弦小者,少阳也。太阳宜汗,阳明宜下,少阳宜和。若明此二法,而治不中病者,未之有也。"

《外科心法要诀·卷十五·杂证部·破伤风》:"此证由破伤皮肉,风邪袭入经络。初起先发寒热,牙关噤急,甚则身如角弓反张之状,口吐涎沫,四肢抽搐,无有宁时,不省人事,伤口锈涩。然伤风有四:因动受、静受、惊受、疮溃后受,皆可伤风。动而受者,怒则气上,其人跳跃,皮肉触破,虽被风伤,风入在表,因气血鼓旺,不致深入,属轻。静受者,起作和平之时,气不充鼓,偶被破伤,风邪易于入里,属重。惊受者,惊则气陷,偶被伤破,风邪随气直陷入里,多致不救属逆。若风邪传入阴经者,则身凉自汗,伤处反觉平塌陷缩,其则神昏不语,嘬口舌短。"

【辨病证】

破伤风有顺逆之辨,头面青黑,风毒之邪深入经络者,难治。

《古今医鉴·卷之十六·破伤风》:"表脉浮而无力,太阳也。脉长有力,阳明也。脉浮而弦小者,少阳也。河间曰:太阳宜汗,阳明宜下,少阳宜和解。"

《外科心法要诀·卷十五·杂证部·破伤风》:"刘完素只论三阳汗、下、和三法,而不论三阴者,盖风邪传入阴经,其证已危,如腹满自利、口燥咽干、舌卷囊缩等类,皆无可生之证,故置而不论也。"

《望诊遵经·卷上·黑色主病条目》:"破伤风,头面青黑,眼小目瞪,身汗如油者,邪入于脏,难治之证也。"

【论治法】

破伤风病势急,死亡率高,治疗应辨其经络,查其表里,对证施治,不可妄治。

《本草纲目·序例第二卷·序例·张子和汗吐下三法》:"凡破伤风、小儿惊风、飧泄不止、酒病火病,皆宜汗之,所谓火郁则发之也。"

《古今医鉴·卷之十六·破伤风》:"法当同伤寒处治,因其有在表、在里、半表半里三者之不同,故不离乎汗、下、和三法也。是故在表者汗之,在里者下之,在半表半里之间者宜和解之,又不可过其法也。"

《医学原理·卷之十·破伤风门·丹溪治破伤活套》:"破伤风同伤寒坏症,治法看在何经,而用是经之剂驱逐之。切不可妄治,误则杀人。河间有法有方,宜选而用之。大抵此症非全蝎、防风不开,故当以全蝎、防风为主。如血凝,以鹅翎烧灰存性,酒调一钱服,极效。"

《外科心法要诀·卷十五·杂证部·破伤风》:"其证贵乎早治,当分风邪在表、在里,或半表半里,以施汗、下、和三法。如邪在表者,寒热拘急,口噤咬牙,宜服千里奔散,或雄鼠散汗之;次以蜈蚣星风散频服,追尽臭汗。如邪在里者,则惊而抽搐,脏腑秘涩,宜江鳔丸下之。如邪在半表半里无汗者,宜羌麻汤主之。若头汗多出,而身无汗者,不可发汗,宜榆丁散和之;若自汗不止,二便秘赤者,宜大芎黄汤主之。又有发表太过,脏腑虽和,自汗不止者,宜防风当归散服之。发表之后,表热不止者,宜小芎黄汤服之。攻里之后,里热不止,宜栝石汤服之。若伤时血出过多,不可再汗,宜当归地黄汤主之。至于生疮溃后受风者,因生疮,溃而未合,失于调护,风邪乘虚侵入疮口,先从疮围起粟作痒,重则牙紧,项软,下视,不宜发汗,误汗令人成痉,当以参归养荣汤加僵蚕主之,先固根本,风邪自定。若手足战掉不已者,宜朱砂指甲散主之;若痰盛抽搐身凉者,宜黑花蛇散主之。外治之法,遇初破之时,一二日间,当用灸法,令汗出其风邪方解。若日数已多,即禁用灸法,宜羊尾油煮微熟,绢包乘热熨破处,数换,拔尽风邪,未尽者,次日再熨,兼用漱口水洗之,日敷玉真散,至破口不锈生脓时,换贴生肌玉红膏,缓缓收敛。"

【论用方】

破伤风在临床上多起病凶险,治疗时多选用搜风通络、清热解毒、芳香醒窍之品,以应用救逆之方药为要。

1. 至真散(一名**夺命散**)(《仙授理伤续断秘方·医治整理补接次第口诀》)

治打破伤损,破脑伤风头疼,角弓反张。

天南星(炮七次)　防风(去芦叉)

上等分为末,凡破伤风病,以药敷贴疮口,即以温酒调一钱服之。如牙关紧急,以童便调二钱服。垂死心头微温,童便调二钱,并进三服。

2. 朱砂散(《太平圣惠方·卷第二十一·治破伤风诸方》)

治一切破伤风急,口噤,四肢抽掣。

朱砂(一两,细研)　麝香(半两,细研)　雄黄(一两,细研)　天南星(一两,炮裂)　白附子(一两,炮裂)　母丁香(一两)　藿香(一两)　白花蛇(二两,酒浸去皮骨,炙令微黄)　桂心(一两)　防风(一两,去芦头)　蝉壳(一两)　芎䓖(一两)　蔓荆子(一两)　天麻(一两)　白僵蚕(一两,微炒)　麻黄(一两,去根节)　川乌头(一两,炮裂,去皮脐)

上件药,捣细罗为散,入研了药令匀。每服不计时候,以温酒调下一钱。

3. 羌活散(《太平圣惠方·卷第二十一·治破伤风诸方》)

治破伤风,身体拘急,手足搐搦,牙关急强。

羌活(一两)　乌蛇肉(二两,酒浸去皮骨,炙令微黄)　天麻(一两)　防风(一两,去芦头)　白附子(一两,炮裂)　藁本(一两)　麻黄(一两,去根节)　白芷(一两)　白僵蚕(一两,微炒)　天南星(一两,炮裂)　芎䓖(一两)　细辛(一

两)　附子(一两,炮裂,去皮脐)　桂心(一两)　当归(一两,锉,微炒)　桑螵蛸(半两,微炒)　干蝎(一两,微炒)　晚蚕蛾(半两)

上件药,捣细罗为散。每服不计时候,以温酒调下一钱。

4. 赤箭散(《太平圣惠方·卷第二十一·治破伤风诸方》)

治中破伤风,身体反强,牙关拘急,眼目翻张。

赤箭(一两)　蝉壳(半两,微炒)　干蝎(半两,微炒)　天南星(一两,炮裂)　当归(一两)　白僵蚕(一两,微炒)　芎䓖(一两)　白附子(一两,炮裂)　麻黄(一两,去根节)　羌活(一两)　桂心(一两)　川乌头(一两,炮裂,去皮脐)　朱砂(三分,细研)　麝香(一分,细研)　腻粉(三钱)

上件药,捣细罗为散,入后朱砂等三味,都研令匀。每服不计时候,以温酒调下一钱。

5. 槐胶散(《太平圣惠方·卷第二十一·治破伤风诸方》)

治破伤风,口眼偏斜,四肢拘急,腰背强硬。

槐胶(二两)　白花蛇(二两,酒浸去皮骨,炙令微黄)　独活(一两)　白附子(一两,炮裂)　防风(一两,去芦头)　干蝎(半两,微炒)　干姜(半两,炮裂)　天南星(半两,炮裂)　天麻(一两)　麝香(一分,细研)

上件药,捣细罗为散,入麝香研令匀。每服,研薄荷汁半合,入酒三合,暖令温,调下一钱,不计时候服。

6. 附子散(《太平圣惠方·卷第二十一·治破伤风诸方》)

治破伤风,身体强直,筋脉拘急,口眼偏斜。

附子(一两,炮裂,去皮脐)　川乌头(一两,炮裂,去皮脐)　乌蛇肉(二两,酒浸去皮骨,炙微黄)　干蝎(一两,微炒)　天麻(一两)　天南星(一两,炮裂)　白附子(一两,炮裂)　防风(一两,去芦头)　白僵蚕(一两,微炒)　蝉壳(一两)　麻黄(一两,去根节)　藿香(一两)

上件药,捣细罗为散。每服,不计时候,以温酒调下一钱。

7. 防风散(《太平圣惠方·卷第二十一·治破伤风诸方》)

治破伤风,伤刀中箭,筋脉拘急,疼痛。

防风(一两,去芦头) 麻黄(一两,去根节) 川乌头(一两,炮裂,去皮脐) 干姜(半两,炮裂,锉) 肉桂(一两,去皱皮) 羌活(一两) 细辛(一两) 当归(一两) 干蝎(半两,微炒)

上件药,捣细罗为散。每服,不计时候,温酒调下一钱。

8. 独活散(《太平圣惠方·卷第二十一·治破伤风诸方》)

治破伤风,四肢不收,口中沫出,及中贼风,并治之。

独活(一两) 白僵蚕(三分,微炒) 干蝎(半两,微炒) 附子(一两,炮裂,去皮脐) 防风(三分,去芦头) 芎䓖(一两) 当归(三分) 麻黄(一两,去根节) 桂心(一两) 赤芍药(三分) 天麻(一两) 细辛(三分)

上件药,捣细罗为散。不计时候,以温酒调下一钱。

9. 天麻散(《太平圣惠方·卷第二十一·治破伤风诸方》)

治破伤风,牙关急硬,腰背强直,四肢拘急。

天麻(半两) 腻粉(半两) 干蝎(半两,微炒) 硇砂(半两) 防风(半两,去芦头) 细辛(半两) 川乌头(半两,生用,去皮脐) 羌活(半两) 蝉壳(一分,微炒)

上件药,捣细罗为散,入腻粉都研令匀。每服,不计时候,以豆淋酒调下半钱。

10. 追风散(《太平圣惠方·卷第二十一·治破伤风诸方》)

以有破伤处,用此封闭疮口,其风自出。

天雄(半两,去皮脐) 桂心(半两) 半夏(半两) 川乌头(半两,去皮脐) 天南星(半两) 密陀僧(半两)

上件药,生用捣,细罗为散。每取三钱,封疮口,其中如风雨声便瘥。

11. 天南星散(《太平圣惠方·卷第二十一·治破伤风诸方》)

治破伤风及急风。

天南星(半两,炮裂) 附子(一分,炮裂,去皮脐) 干姜(半两,炮裂) 半夏〔半分(两),汤洗七遍去滑〕 汉防己(半两) 天麻(一分) 甜葶苈(半分,隔纸炒令紫色) 麝香(一分,细研)

上件药,捣细罗为散。每服不计时候,以温酒调下一钱。

12. 阿胶散(《太平圣惠方·卷第二十一·治破伤风诸方》)

治破伤风,角弓反张者。

阿胶(三分,捣碎,炒令黄燥) 白附子(三分,炮裂) 桂心(三分) 羌活(三分) 当归(一两) 天麻(一两)

上件药,捣细罗为散。每服不计时候,以温酒调下二钱,频服,以出汗为效。

13. 牛黄丸(《太平圣惠方·卷第二十一·治破伤风诸方》)

治破伤风及诸风,角弓反张,牙关急硬,言语不得。

牛黄(半两,细研) 龙脑(一分,细研) 麝香(一分,细研) 水银(半两,以少煮枣肉,同研令星尽) 朱砂(半两,细研) 硫黄(半两,细研) 硇砂(半两,细研) 腻粉(半分) 白龙骨(三分) 天麻(三分) 牛膝(三分,去苗) 藁本(三分) 桔梗(三分,去芦头) 白附子(三分,炮裂) 木香(三分) 白僵蚕(三分,微炒) 肉桂(三分,去皱皮) 当归(三分,锉,微炒) 防风(三分,去芦头) 附子(三分,炮裂,去皮脐) 天南星(三分,炮裂) 独活(三分) 麻黄(一两,去根节) 干蝎(三分,微炒) 芎䓖(三分) 蔓荆子(三分) 乌蛇肉(二两,酒浸去皮骨,炙令微黄) 犀角屑(三分) 蝉壳(三分) 羚羊角屑(三分) 天竹黄(三分,细研) 槟榔(三分)

上件药,捣罗为末,入研了药令匀,炼蜜和捣三五百杵,丸如梧桐子大。每服,不计时候,以热酒下五丸,并吃三两服,当有汗出为效。

14. 羌活丸(《太平圣惠方·卷第二十一·治破伤风诸方》)

治破伤风,筋脉拘急疼痛。

羌活(一两) 芎䓖(一两) 藁本(一两) 茵芋(三分) 麻黄(一两去,根节) 白附子(三分,炮裂) 牛膝(三分,去苗) 麝香(一分,细研) 白龙骨(三分) 木香(三分) 防风(三分,去芦头) 桂心(三分) 天麻(一两) 羚羊角屑(一两) 干蝎(半两,微炒) 当归(一两,锉,微炒) 苍耳喉头(一两)

上件药,捣罗为末,入研了药令匀,煮枣肉,和捣五七百杵,丸如梧桐子大。每服不计时候,以温酒下十丸,甚者日四五服,以汗出为效。

15. 追风丸(《太平圣惠方·卷第二十一·治破伤风诸方》)

治破伤风,筋脉拘急,腰背强直,牙关急硬。

雀瓮内虫(七枚)　桑螵蛸(七枚)　干蝎尾(一分)　半夏(一分)　芦荟(一分)　天南星(一分)　川乌头(一分,去皮脐)　大蜘蛛(二枚,干者)　乌蛇肉(一分)

上件药,并生用,捣罗为末,以熟枣瓤和丸如大豆大。每服以豆淋酒下五丸,更纳一丸于疮口中,上用薄纸盖之,当追风出,如吹动纸为验也。

16. 辟宫子丸(《太平圣惠方·卷第二十一·治破伤风诸方》)

治破伤风,身体拘急,口噤,眼亦不开。

辟宫子(一条,亦名守宫,酒浸三日曝干,捣罗为末)　腻粉(半分)

上件药,同研令匀,以煮槐胶和丸如绿豆大。不计时候,拗口开,以温酒灌下七丸,逡巡汗出瘥,未汗再服。

17. 天南星丸(《太平圣惠方·卷第二十一·治破伤风诸方》)

治破伤中急风。

天南星(半两,生用)　白附子(三分,生用)　腻粉(半分)　龙脑(一分,细研)　乌蛇肉(一两,生用)　干蝎(半两,生用)　麻黄(三分去根节)　附子(一两去皮脐生用)　牛黄(一分细研)　麝香(半两细研)　朱砂(三分细研)

上件药,捣罗为末,都研令匀,以酒煮面糊和丸如绿豆大。不计时候,以豆淋酒下七丸。

18. 鹿角霜丸(《太平圣惠方·卷第二十一·治破伤风诸方》)

治一切破伤风,角弓反张,及诸风。

鹿角(一斤,以桑柴火及炭火烧,捣罗为末,又以浆水和作团再烧,如此九遍成霜)　蛤粉(五两)　川乌头(半两,炮裂,去皮脐)　麝香(一两,细研)　瓷药(七两,捣罗为末,研令极细)

上件药,捣罗为末,更研令极细,煮糯米饭,和捣二三百杵,丸如弹子大。一丸分作两服,不计时候,以温酒磨下。

19. 乌头丸(《太平圣惠方·卷第二十一·治破伤风诸方》)

治破伤风。

川乌头(一两,炮裂,去皮脐)　盐(半两)　桑根白皮(一两,锉)　灶突内煤(一两)　面(半两)

上件药,捣罗为末,以浓醋和拌,捣一二百杵,丸如梧桐子大。于破处,用醋研破一两丸封之。如无风,三五日其疮便可。如有风,即出却黄水便瘥。

20. 雄黄丸(《圣济总录·卷第六·破伤风》)

治破伤风身体强直,口喎战掉。

雄黄(研)　羌活(去芦头)　独活(去芦头,各一分)　腻粉(研,一钱)　人参　芦荟(研)　乌犀角(镑)　牛黄(研,各半两)　乌蛇(酒浸去皮骨,炙)　白僵蚕(炒)　白附子(炮)　天南星(炮)　干蝎(酒炒)　槐胶(研)　天麻(各一两)

上一十五味,将十味捣罗为末,入五味研者和匀,以酒煮和根葱二茎,熟后去葱,别入槐胶末一两,煎如稠膏,和药为丸如绿豆大。每服二丸,空心、午时、临卧温酒下,渐加至四五丸。

21. 附子丸(《圣济总录·卷第六·破伤风》)

治破伤中风。

附子(炮裂,去皮脐)　乌头(炮裂,去皮脐)　天麻　天南星(炮,各一两)

以上四味,粗捣筛,入绢袋子,以好酒三升浸之。冬二七日,夏一七日,不得透气;日满将袋子绞干,去滓取汁,于瓷石器中,慢火熬成膏,入后诸药:

雄黄(研)　丹砂(研)　铅霜(研)　白僵蚕(炒,捣,各一分)　蝎梢(炒,捣)　鹿角霜(研)　鹿胎皮(炙焦,捣,各半两)　墨(捣,一两)

以上八味,将四味同捣,四味同研,令极细:

龙脑(研)　麝香(研)　生金(锉为末,各一钱)　水银(一分,入坩埚内同金末结沙子)

上三项,共一十六味,各捣研同和令匀,炼蜜丸如绿豆大。每服一丸至二丸,空心、午时、夜卧温酒下,渐加至三五丸。

22. 走马散(《圣济总录·卷第六·破伤风》)

治破伤中风,牙关紧急,口面喎斜,身体或硬或软,小儿惊风,并治之。

天麻　天南星(炮)　半夏(汤洗七遍,与生姜半两同捣,焙干)　白附子(炮)　附子(炮裂,去皮脐,各半两)　丹砂(研)　雄黄(研)　牛黄(研)　麝香(研)　犀角(镑,各一分)　腻粉(研,

三分)

上一十一味,将六味捣罗为末,入五味研者和匀。每服半钱匕,豆淋酒调下,汗出取瘥,未汗再服一字,良久用热生姜稀粥投。若小儿患每服一字,荆芥汤或熟水调下。要丸即用新炊饼丸如大麻粒大,每服三丸至五丸,吐逆用生姜汤下,出汗用生姜酒下,热粥饮投之。

23. 牛黄散(《圣济总录·卷第六·破伤风》)

治破伤中风,牛黄散方

牛黄(研) 干蝎(酒炒) 麝香(研) 雄黄(研,各三分) 白附子(炮,三两半) 天南星(炮,一两) 白僵蚕(炒) 天麻 半夏(汤洗七遍,与生姜一两同捣,焙干,各一两半) 丁香 丹砂(研) 犀角(镑) 羌活(去芦头) 羚羊角(镑) 槟榔(生,各半两) 麻黄(去根节,先煎掠去沫,焙干) 附子(炮裂,去皮脐,各一两一分) 乌蛇(酒浸去皮骨,炙) 蔓荆实(去皮) 防风(去叉) 当归(切,焙,各一两)

上二十一味,将十七味,捣罗为散,与研者四味和匀。每服半钱匕,温酒调下。角弓反张,牙关紧急,以豆淋热酒调下一钱匕,衣盖良久,汗出即瘥。

24. 羚羊角散(《圣济总录·卷第六·破伤风》)

治打击破疮,或洗头、挑齿、灸疮、狗咬等中风。

羚羊角(镑) 石斛(去根) 芎䓖 知母(焙) 山茱萸 薏苡仁 白芷 曲棘针(生用) 甘草(炙) 芍药 紫菀(去土) 天雄(炮裂,去皮脐) 防风(去叉) 牛膝(酒浸切,焙) 枳壳(去瓤麸炒) 蔓荆实(去皮) 石南叶(酒醋微炒) 杏仁(汤浸去皮尖、双仁,炒) 麻黄(去根节,煎掠去沫,焙) 龙骨(去土) 黄芩(去黑心) 防己 白术 草薢 干蔓菁花(炒) 赤茯苓(去黑皮) 葛根 羌活(去芦头) 苍耳心(炒) 车前子 桑白皮(锉) 菊花(未开者) 酸枣仁(炒) 当归(切,焙) 薰本(去苗、土) 秦艽(去苗、土) 细辛(去苗叶) 丹参 乌蛇(酒浸去皮骨,炙,各三分) 陈橘皮(汤浸去白,焙,半两)

上四十味,捣罗为散。每服一钱半至二钱匕,空心午时夜卧,温酒调下。要丸即炼蜜丸如梧桐子大,每服十丸,豆淋酒下。

25. 莽草散(《圣济总录·卷第六·破伤风》)

莽草(浸洗过,二两半) 石斛(去根,二两) 草薢 柏子仁(生用) 石龙芮 泽泻 牛膝(酒浸切,焙) 芍药 防风(去叉) 山茱萸 菟丝子(酒浸别捣) 白术 细辛(去苗叶) 芎䓖(各三分) 牛黄(研) 松脂(各半两) 附子(炮裂,去皮脐) 杜仲(去粗皮,炙) 羌活(去芦头) 乌蛇(酒浸去皮骨,炙,各一两) 桂(去粗皮,一两半) 天麻 麻黄(去根节,先煎掠去沫,焙,各二两)

上二十三味,将二十一味,捣为细末,与牛黄、菟丝末拌匀。每服一钱匕,温酒调下,日二夜一。若中风脚手甲青者,酒调二钱至二钱半匕顿服,盖复良久,以生姜稀粥投之,汗出即瘥。

26. 大乌犀散(《圣济总录·卷第六·破伤风》)

治破伤中风。

犀角(镑) 羚羊角(镑) 龙脑(研) 麝香(研) 雄黄(研) 熊胆(研) 牛黄(研) 乳香(研) 阿魏(研) 丹砂(研) 水银(与丹砂同研,慢火搅匀结砂子研) 干蝎(酒炒) 猪牙皂荚(酥炙去皮子) 乌头(炮裂,去皮脐) 附子(炮裂,去皮脐) 白附子(炮) 干姜(炮,各一分) 天麻 升麻 独活(去芦头) 狗脊(去土) 细辛(去苗叶) 秦艽(去苗、土) 芎䓖 杜仲(去粗皮切,炒) 当归(切,焙) 厚朴(去粗皮,生姜汁炙) 黄芪(锉,炙) 薰本(去土) 葒䓖子(淘去浮者,炒) 麻黄(去根节,先煎掠去沫,焙) 蜀椒(去目并闭口,炒出汗) 白藓皮(锉) 防风(去叉) 天南星(炮,各一两)

上三十五味,将二十六味,捣罗为散,与九味研者拌匀,再罗一遍。每服一钱半匕,加至二钱匕,豆淋酒调下,生姜酒投,甚者用米醋与水同煎服之。

27. 金乌散(《圣济总录·卷第六·破伤风》)

治破伤中风,牙关紧急,四肢强硬,不下饮食。

乌鸦(一只,去嘴足并毛翅) 狐肝(一具,同乌鸦入罐子内,用蚯蚓泥固济,烧烟尽,用三两捣为末,入后药) 天麻 白附子 天南星(炮) 白僵蚕(炒) 乌蛇(酒浸去皮骨,炙) 藿香叶 桑螵蛸(炙,各一两)

上九味,同捣罗为散。每服一钱匕,温酒调下,昼夜五服。

28. 乳香散(《圣济总录·卷第六·破伤风》)

治破伤中风。

乳香(炒软,候冷研) 乌蛇(酒浸去皮骨,炙) 干蝎(酒炒) 天麻 赤茯苓(去黑皮) 蛇黄(煅醋淬) 白附子(炮) 白芥子(炒) 白僵蚕(炒) 白芨 半夏(汤洗七遍,与生姜半两同捣,焙干) 白蔹(各半两)

上一十二味,捣罗为散。每服一钱匕,生姜温酒调下,日二夜一。小儿只一字,用薄荷汤调下。

29. 熊胆丸(《圣济总录·卷第六·破伤风》)

治破伤中风。

熊胆(研) 天麻 紫菀(去土) 防风(去叉) 丹砂(研) 牛黄(研) 麝香(研) 龙骨(各半两)

上八味,将四味捣罗为末,与别研四味和匀,炼蜜丸如梧桐子大。每服二十丸,桑槐根汤下,不拘时。

30. 白僵蚕丸(《圣济总录·卷第六·破伤风》)

治破伤中风。

白僵蚕(炒) 麝香(研) 乌蛇(酒浸去皮骨,炙) 牛黄(研) 干蝎(酒炒) 木香 龙骨(去土,研) 蝉蜕(炒,去土) 杜仲(去粗皮,炙) 天麻 原蚕蛾(炒) 雄黄(研,各半两)

上一十二味,将八味捣罗为末,与别研四味和匀,炼蜜丸如绿豆大。每服二丸,温酒下。甚者三丸并两服,豆淋酒下。汗出如珠颗、眼黄、饮得水者,可治。若汗出如油,直视吐涎水,心烦热闷,头发乱,身不转者,难治。

31. 白丸子(《圣济总录·卷第六·破伤风》)

治破伤风。

安息香 胡桃仁(与安息香同研,各一两) 白胶香(研) 牛黄(研) 麝香 丹砂(研) 芎䓖(各一分) 当归(切,炒,半两) 干蝎(七枚全者,酒炒) 巴豆(三粒,去皮心膜,研如膏,压去油)

上一十味,将三味捣为细末,与别研七味和匀,炼蜜丸如梧桐子大。每服一丸至二丸,温酒下,量力饮之,但令醺醺,勿至大醉。兼理中风手脚挛缩,及半身不遂,日二夜一,不可过多。

32. 麝香丸(《圣济总录·卷第六·破伤风》)

治破伤风。

麝香(研) 牛黄(研,各一分) 防风(去叉) 乌蛇(酒浸去皮骨,炙) 干姜(炮,切) 桂(去粗皮) 乌头(炮裂,去皮脐) 丹砂(研,各半两) 天南星(炮,一两)

上一十味,将七味捣罗为末,与别研三味和匀,炼蜜丸如梧桐子大。每服七丸,温酒下,日二夜一。甚者豆淋酒下并二服,良久用热生姜稀粥投,汗出仍避外风。

33. 乌蛇丸(《圣济总录·卷第六·破伤风》)

治一切破伤风。

乌蛇(酒浸去皮骨,炙) 山栀子(去皮,各半两) 防风(去叉) 独活(去芦头) 枳壳(去瓤麸炒) 白藓皮(锉) 人参 丹参 芎䓖 沙参(各一两) 苦参 玄参(各三分)

上一十二味,捣罗为末,炼蜜丸如梧桐子大。每服七丸,温酒下加至二十丸。

34. 干蝎丸(《圣济总录·卷第六·破伤风》)

治破伤风。

干蝎(酒炒) 天麻(各半两) 蟾酥(二钱,汤浸化如稀糊)

上三味,将二味捣罗为末,用蟾酥糊丸如绿豆大。每服一丸至二丸,豆淋酒下,甚者加三丸至五丸。

35. 急风散(《太平惠民和剂局方·卷之八·吴直阁增诸家名方》)

治久新诸疮,破伤中风,项强背直,腰为反折,口噤不语,手足抽掣,眼目上视,喉中沸声。

丹砂(一两) 草乌头(三两,一半生用,一半以火烧存性,于米醋内淬令冷) 麝香(研) 生乌豆(同草乌一处为末,各一分)

上为细末和匀。破伤风,以酒一小盏调半钱,神效。如出箭头,先用酒一盏,调服半钱,却以药贴箭疮上。

36. 救命丹(《杨氏家藏方·卷第十四·伤折方四十一道》)

治破伤风身体沉重,或角弓反张,搐搦不省人事。

草乌头(生,去皮尖,三两) 半夏(二两,生) 巴豆(去皮不去油,一两,生)

上件为细末,用枣肉为丸如樱桃大。每服半

丸,甚者一丸,温酒磨下,食后。

37. 太白散(《杨氏家藏方·卷第十四·伤折方四十一道》)

治破伤风垂死不救。虽患人口已噤,但心腹间暖者,灌药入口,下咽即苏。

附子(炮,去皮脐)　草乌头(炮,去皮尖)天南星(炮)　藿香叶(去土)　人参(去芦头)当归(洗焙,以上六味各二两)　水银(一钱,用锡一钱半,结作沙子)　麝香(一钱,别研)

上件为细末。每服半钱,温酒调下,不拘时候。惟忌冷水,如饮冷水,再发不可疗。

38. 天南星散(《杨氏家藏方·卷第十四·伤折方四十一道》)

治破伤风游入四肢,口不能语及四肢强硬。

蜈蚣(一条全者,去头、足,炙黄)　天南星(生用)　防风(去芦头,生用)　草乌头(生,去皮尖,三味各二钱半)

上件为细末。每服一钱,热酒调下,不拘时候。

39. 海神散(《杨氏家藏方·卷第十四·伤折方四十一道》)

治破伤风兼治打扑伤损。

鳔胶(木匠用者,不以多少)

上于瓦上用炭火烧成灰,研细。每服三钱,温酒调下,食前。

40. 白散子(《杨氏家藏方·卷第十四·伤折方四十一道》)

治破伤风,止疼痛,生肌肉,灭瘢痕。

牡蛎(三两,煅过研)　寒水石(一两半,煅过研)　天南星(炮)　白僵蚕(炒去丝嘴)　龙骨(以上三味各一分)

上件细研掺疮上。避风将息,勿令着水。

41. 追风散(《杨氏家藏方·卷第十四·伤折方四十一道》)

治破伤风。

蝉蜕(去土,不以多少)

上件为细末。掺在疮口上,毒气自散。

42. 灵砂丹(《黄帝素问宣明论方·卷三·风门·诸风总论》)

治破伤风,一切诸风等。

威灵仙　黑牵牛　何首乌　苍术(各半两)香附子(六两)　川乌头(去皮)　朱砂　没药

乳香(各三钱)　陈皂角(四钱,炙黄,去皮)

上为末,把皂角打破,用酒二升半,春夏三日,秋冬七日,取汁,打面糊为丸如桐子大。每服五丸,如破伤风,煎鳔酒下;如牙疼赤眼,捶碎,研三五丸,鼻嗅之。

43. 来苏膏(《瑞竹堂经验方·痰饮门》)

治远年日近,风痫心恙,风狂中风,涎沫潮闭,牙关不开,破伤风搐,并皆治之。

皂角(一斤,用好肥者,无虫蛀,去皮弦)

上将皂角去皮弦切碎,用酸浆水一大碗,春秋三四日,冬浸七日,夏浸一二日,揉取净浆水浸透皂角,汁入银器或砂锅,以文武慢火熬,用新柳条槐枝,搅熬似膏药,取出,摊于夹纸上阴干收顿。如遇病人,取手掌大一片,用温浆水化在盏内,用竹筒儿盛药水,将病人扶坐定,头微抬起,将药吹入左右鼻孔内,良久扶起,涎出为验。欲要涎止,将温盐汤令病人服一二口便止。忌鸡、鱼、生硬、湿面等物。

44. 香胶散(《世医得效方·卷第十八·正骨兼金镞科·破伤风》)

治破伤风,口噤强直。

鱼胶(烧,七分,留性)　麝香(少许)

上研匀。每服二钱,酒调服,或米饮下。一方,苏木煎酒下。

【论用药】

破伤风的用药以祛风活血为主,治疗破伤风的药物多有毒性。

1. 山牛膝

《本草纲目拾遗·卷三·草部上·山牛膝》:"一名苏木红,今人呼荔支红,又名透血红。产富阳竹园内,善能理疮并刀箭入肉。活血、化瘀、宽筋,理跌打损伤,治破伤风、七十二般恶疾,非此不除,功胜川产。(汪氏方)"

2. 马齿苋

《本草述钩元·卷十五·菜部·马齿苋》:"叶大者,不堪入药。小者,节叶间有水银,然用之亦须去茎,茎固无效也。以其难燥,又名长命菜。味酸,气寒,性更寒滑。主治散血消肿,利肠解毒,疗破伤风。"

3. 天南星

《本草正·毒草部·南星》:"味苦、辛,气温。

可升可降,阳中阴也。性烈,有毒。姜汁制用,善行脾、肺,坠中风实痰,利胸膈下气,攻坚积,治惊痫,散血堕胎;水磨,敷蛇虫咬毒;醋调,散肿;破伤风、金疮、折伤瘀血宜傅之。功同半夏,酌用可也。"

《本草征要·第一卷通治部分·治痰药·南星》:"味苦,辛,性温,有毒。入肝、脾二经。畏附子、干姜、生姜。冬月研末,入牛胆中,悬风处。风痰阻络之麻痹以及上扰之眩晕,均堪医治。痰浊凝聚之坚积,破伤风、湿之噤强。亦可酌施。"

《本草备要·草部·天南星》:"南星、防风等分为末,治破伤风、刀伤、扑伤如神,名玉真散。破伤风者,药敷疮口,温酒调下二钱。"

4. 白花蛇

《本草纲目·鳞部第四十三卷·鳞之二·白花蛇》:"甘,咸,温,有毒。通治诸风,破伤风,小儿风热,急慢惊风搐搦,瘰疬漏疾,杨梅疮,痘疮倒陷。(时珍)"

《本草正·虫鱼部·白花蛇》:"味甘、咸,性温。有毒。诸蛇鼻俱向下,惟此蛇鼻向上,而龙头虎口、黑质白花,胁有方胜纹二十四个,口有四长牙,尾上有一拂指甲者,是。用宜去头尾各三寸,以防其毒;春秋酒浸三宿,夏一宿,冬五宿;火炙,去尽皮骨,取肉焙干,密封藏之,久亦不坏。诸蛇之性皆窜,而此蛇尤速,故善于治风,能透骨髓,走脏腑,彻肌肤,无所不到。疗中风湿痹、骨节疼痛、手足拘挛、不能行立、暴风瘙痒、破伤风、大风癞癣及小儿惊风搐搦、瘰疬、杨梅、风毒恶疮,俱为要药。凡服蛇酒药者,切忌见风。"

5. 白鸽

《要药分剂·卷二·宣剂下·白鸽》:"味咸,性平,无毒。禀水金之气以生,消瘰疬诸疮。治破伤风及阴毒垂死者,杀虫。(时珍)"

6. 当归

《神农本草经疏·卷八·草部中品之上·当归》:"诸恶疮疡,其已溃者温补内塞,则补血而生肌肉也。金疮以活血补血为要,破伤风亦然。并煮饮之。"

7. 苏木

《本草正·竹木部·苏木》:"味微甘、微辛,性温,平。可升可降,乃三阴经血分药也。少用则和血活血,多用则行血破血。主妇人月经不调、心腹作痛、血癥气壅。凡产后血瘀胀闷势危

者,宜用五两,水煮浓汁,服之;亦消痈肿死血,排脓止痛及打扑瘀血,可敷;若治破伤风,宜为末,酒服,立效。"

8. 虎掌

《本草纲目·草部第十七卷·草之六·虎掌》:"苦,温,有大毒。主破伤风,口噤身强。(李杲)"

9. 槐胶

《证类本草·卷第十二·槐胶》:"主一切风,化涎,治肝脏风,筋脉抽掣,及急风口噤,或四肢不收,顽痹或毒风,周身如虫行,或破伤风,口眼㖞斜,腰脊强硬。任作汤散丸煎,杂诸药用之,亦可水煮和诸药为丸及作下药。(新定)"

10. 豨莶

《本草正·隰草部·豨莶》:"味苦,气微寒,有小毒。此物气味颇峻,善逐风湿诸毒。用蜜酒层层和洒,九蒸九曝,蜜丸,空心酒吞,多寡随宜。善治中风口眼歪斜,除湿痹腰脚痿痛、麻木。生者酒煎,逐破伤风危急如神;散撒麻疗恶毒、恶疮浮肿、虎伤狗咬、蜘蛛虫毒。"

11. 蝉蜕

《本草纲目·虫部第四十一卷·虫之三·蝉蜕》:"咸、甘,寒,无毒。治头风眩晕,皮肤风热,痘疹作痒,破伤风及疔肿毒疮,大人失音,小儿噤风天吊,惊哭夜啼,阴肿。(时珍)"

《本草正·虫鱼部·蝉蜕》:"味微甘、微咸,性微凉。此物饮风吸露,气极清虚,故能疗风热之证;亦善脱化,故可疗痘疮壅滞、起发不快。凡小儿惊痫、壮热烦渴、天吊口噤、惊哭夜啼及风热目昏翳障、疔肿疮毒、风疹痒痛、破伤风之类,俱宜以水煎服;或为末,以井花水调服一钱,可治暗哑之病。"

12. 鹭头

《本草纲目·禽部第四十七卷·禽之一·鹭》:"治破伤风,肢强口紧,连尾烧研,以腊猪脂调敷疮口。(《救急方》)"

13. 蟾蜍

《本草纲目·虫部第四十二卷·虫之四·蟾蜍》:"辛,凉,微毒。治一切五疳八痢,肿毒,破伤风病,脱肛。(时珍)"

14. 鳔胶

《本草纲目·鳞部第四十四卷·鳞之四·鳔

鳢》："甘、咸、平，无毒。烧存性，治妇人产难，产后风搐，破伤风痉，止呕血，散瘀血，消肿毒。伏硇砂。（时珍）"

【医论医案】

一、医论

《续名医类案·卷三十六·破伤风》

薛立斋治一妇人，臀痈将愈，患破伤风，发热搐搦，脉浮数，以当归地黄汤治之。不信，乃服发散败毒药，果甚。始信，服数剂而痊。是症须分表里，别虚实，不可概治。《原病式》云：破伤风，因疮热甚，郁结荣卫，不得宣通，怫热遍身，故多白痂。是时疮口闭塞，气难通泄，热甚则生风也。不已，则表传于里，但有风热微甚兼化，故殊异矣。大法，风热躁甚，怫屈在表，而里气尚平者，善伸数欠，筋脉拘急，时或恶寒，或筋惕而搐，脉浮数而弦者，宜以辛热治风之药，开卫结滞，是与怫屈而以麻黄汤辛热发者同也。凡用辛热，宜以寒药佐之，免至药中病，而风热转甚也。如治伤寒，发热用麻黄、桂枝，加黄芩、石膏、知母之类是也；或以甘草、滑石、葱、豉寒药，发散之妙。若表不已，渐入里，里又未甚，而脉在肌内者，宜以退风热，开结滞之寒药调之，或微加治风，辛热亦得，犹风寒半表半里，以小柴胡和解之意也。若里热已甚，舌强口噤，项背反张，惊惕搐搦，涎唾稠黏，胸腹满塞，或便溺闭结，或时汗出，脉洪数而弦，此由风热屈甚于里，而表热稍罢，则腠理疏泄，而心火热甚，故汗出也，法宜除风散结，寒药下之；后以退风热，开屈滞之寒药调之。热除结散，则风自愈矣。凡治此，宜按摩导引，及以药斡开牙关，勿令口噤，使粥药不得下也。

治破伤风及金刃伤，打扑伤损，方名玉真散，《本事》《必用》两方皆有，但人不知。张叔潜知府云：此方极奇，居官不可阙，是斋宰清流日，以授直厅医，救欲死者数人，奇甚。用天南星、防风，二味等分为末。破伤风以药敷贴疮口，然后以温酒调下一钱。如牙关紧急，角弓反张，用药二钱，童子小便调下。或因斗殴相打，内有伤损，以药二钱，温酒下。打伤至死，但心头微温，以童小便灌下二钱，并进三服。天南星为防风所制，服下不麻。（《是斋方》）

[按]《卫生宝鉴》以此方兼治狂犬所伤，并诸

犬咬，神效。

《愿体医话·愿体医话良方·破伤风》

凡疮疖溃烂，并刀枪所伤，最忌冒风染湿。冒风者，即角弓反张、痰涎涌盛，人事昏愦，则为破伤风，然伤有不同，初则在表，次则半表半里，再则竟入里矣。证候不一，方难预定。而染湿者，遍身肿痛，昏不知人，则为破伤湿，可用白术一两，酒二碗，煎一碗，热服之。如万不能饮酒者，以水煎亦可。无论伤风伤湿，二者最称难治。惟先用蜗牛捣烂，涂其伤处，内服之药，须明眼随证施方。

被殴伤风致死，在保辜限内者拟抵，有一方可全二命，以荆芥、黄蜡、鱼鳔炒黄，各五钱，艾叶三片，入无灰酒一碗，重汤煮一炷香，热饮之，汗出即愈。惟百日内不可食鸡。（以下俞增）

黑鱼头，阴阳瓦上煨焦，研末，每三钱，砂糖热酒调服。

病人耳垢，并刮其爪甲末，唾调敷之。

新宰猪肉，乘热割片，贴患处，三易必愈。

蝉蜕研末，葱涎调敷破处，即出恶水而平。

何首乌末敷之，血止肿平。

白面烧盐各一撮，研，新汲水调涂。

盐藏杨梅，连核捣如呢，捏成锭子，以竹筒收之，凡遇破伤，研末敷之，止血生肌，无瘢，甚效。

玉真散最为妙剂，可敷可服，不但去风，亦能去湿，屡试屡效。[按]南星，真妙品也，痈毒瘰疬，眼疮痰核，均研末醋调，磕伤打伤，臁疮烂足之肿，合黄丹、石膏皆可参用。（蒋附）

二、医案

《素圃医案·卷三·男病治效》

贡姓武弁，年二十余，取耳时为同辈所戏，竟以铜签刺通耳底，流血不止。延外科治耳，初不以为楚，仍行走街衢如常。旬日间即头痛，又延内科治之益甚。迎余往治，则头痛如破，身体僵直，烦躁面赤，脉弦而紧，仰卧于床，口流脓血。余沉思良久，以为此必破伤风也。检前所服之药，皆石膏、栀子、芩连，作火头痛治。病人云：口吐脓血，不是喉出，不知从何而来。予曰：此的系破伤风矣。脑中脓血，流入鼻内窍，而渗于口中，非由咯吐而出也。破脑伤风项强，已属不治，此幸未柔汗厥冷。用小续命汤重加桂枝、附子、干姜，去黄芩，一剂微汗，头痛减半，两剂颈柔。十数剂后，耳内

结痂,脑涎亦不流,但其耳褭然无闻矣。

《续名医类案·卷三十六·破伤风》

官使明光祖,向任统制官,被重伤,患破伤风,牙关紧急,口噤不开,口面㖞斜,肢体弛缓。用土虺蛇一条,去头、尾、肠、皮、骨,醋炙;地龙五条,去泥醋炙;天南星八钱重一枚,炮。上为末,醋炙,面糊为丸绿豆大。每服三丸、五七丸,生姜酒下,仍食稀葱白粥取汗,即瘥。(《普济方》《本草纲目》)

万密斋治一妇人,年四十余,形黑而瘠,性躁急,先患左腿发内痈,溃后起坐。万曰:疮口未合当禁风。其妇自恃强健,不听。忽一日眩仆,目贬口㖞,身反张,手足挛曲,亟求治。曰:此破伤风,痉病也。用桂枝汤加熟附子、黄芪、防风,一剂而病减。再服十全大补汤,三剂而安。

胡念庵曰:一人因拔髭一茎,忽然肿起不食。有友人询余,余曰:此破伤风也,速灸为妙。医乃认作髭疔,治以寒凉,不数日发痉而死。(《医林指月》)

有男子年六十一,脚肿生疮,忽食猪肉不安。医以药利之,稍愈。时出外,中风汗出,头面暴肿起紫黑色,多唾,耳轮上有浮泡小疮,黄汁出,乃与小续命汤加羌、活一倍,服之遂愈。(《医说续篇》)

薛立斋云:一男子背疮未敛,以膏药剪孔贴之,患破伤风症而殁。此先失于内补,外邪集其虚耳。余见此症,贴膏药剪孔,欲其通气,而反患破伤风;搽敛药生肌,欲其收口而助其余毒,以致殁者多矣。可不慎哉?

一男子风袭疮口,牙关紧急,腰背反张,以玉真散,一服而愈。仍以托里药而敛。

第二节

脱　疽

脱疽是指发于四肢末端,严重时趾(指)节坏疽脱落,又称"脱骨疽"。好发于四肢末端,以下肢多见。初起患肢末端发凉、怕冷、苍白、麻木,可伴间接性跛行,继则疼痛剧烈,日久患趾(指)坏死变黑,甚至趾(指)节脱落。脱疽涵盖了西医学的血栓闭塞性脉管炎、动脉硬化性闭塞症、糖尿病足及急性动脉栓塞等疾病。

【辨病名】

在中医文献中,与"脱疽"相关的病名还有"脉痹"及"筋疽"。其中,脉痹一名,始见于《黄帝内经素问·痹论》,指出痹"在于脉则血凝而不流",故脉痹实际涵盖了以"血脉瘀阻"为病机的一类疾病,而不单单是周围血管疾病。而筋疽病名最早出现于《刘涓子鬼遗方》,特指发于椎旁或踝关节等处的痈疽。

《黄帝内经灵枢·痈疽》:"痈疽发于足指,名脱痈,其状赤黑,死不治;不赤黑,不死。不衰,急斩之,不则死矣。"

《立斋外科发挥·卷四·脱疽》:"谓疔生于足趾,或足溃而自脱,故名脱疽。亦有发于手指者,名曰蛀节疔,重者腐去本节,轻者筋挛。"

《外科枢要·卷三·论脱疽》:"脱疽谓疔患于足或足趾,重者溃脱,故名之。亦有患于手,患于指者。"

《外科启玄·卷之六·脱疽》:"(脱疽)是足之大指、次指或足溃而脱,故名脱疽。是脾经积毒下注而然。"

《外科正宗·卷之一·痈疽门·痈疽原委论第一》:"脱疽之发,脱者,落也;疽者,黑腐也。此毒皆多生手足。发在骨筋,初生如粟,色似枣形,渐开渐大,筋骨伶仃,乌乌黑黑,痛割伤心,残残败败,污气吞人,延至踝骨,性命将倾,此非天命,自丧其身,古人有法,截割可生,今人谁肯,割截为名,治法虽有,详在后文。"

《外科大成·卷二·分治部上(痈疽)·足部》:"(脱疽)生于足大指,亦生手大指。初起黄泡,次如煮熟红枣,久则黑气浸漫,相传五指。"

《洞天奥旨·卷七·手足指疮(附脱疽)》:"有一种黑过节者,生在手足之指上,名曰脱疽,言必须去其指也。"

【辨病因】

本病的发生多与饮食不节嗜食膏粱厚味、房劳过度耗伤精气、服用丹石热药消烁阴液有关。

《外科枢要·卷三·论脱疽》:"(脱疽)因醇酒炙爆,膏粱伤脾,或房劳损肾,故有先渴而后患者;有先患而后渴者……亦有因修手足口咬等伤而致者。"

《外科正宗·卷之二·上部疽毒门·脱疽论第十八》："夫脱疽者,外腐而内坏也。此因平昔厚味膏粱熏蒸脏腑,丹石补药消烁肾水,房劳过度,气竭精伤,多致阳精煽惑,淫火猖狂,其蕴蓄于脏腑者,终成燥热火症,其毒积于骨髓者,终为疽毒阴疮。"

《外科大成·卷二分治部上(痈疽)·足部》："(脱疽)由膏粱之变及丹石热药之所致。"

《洞天奥旨·卷七·手足指疮(附脱疽)》："此症(脱疽)多得之膏粱之客,而又用丹石房术之药,或嚼舌下,或纳脐中,或涂阴户,或擦阳器,淫火猖狂,烁干骨髓,日积月累,乃发为此疽。"

《外科心法要诀·卷十一·足部·脱疽》："由膏粱药酒,及房术丹石热药,以致阳精煽惑,淫火猖狂,蕴蓄于脏腑,消烁阴液而成。"

【辨病机】

本病的发生以脾肾亏虚为本,寒湿外伤为标,气血凝滞、经脉瘀阻为其主要病机。脾肾阳气不足,不能温养四肢,复受寒湿之邪,则气血凝滞,经络阻塞;脾虚生湿酿痰,痰湿重浊黏腻,最易损伤阳气,阻遏气机,致血运失其畅达,久则湿邪化热,湿痰热互结,亦可瘀阻经脉,使血脉滞而不通;肝肾亏虚,阴虚热盛津伤可致血脉涩滞;气血不足则血行无力致血脉瘀阻。血脉瘀阻,四肢气血不充,失于濡养则皮肉枯槁,坏死脱落。

《外科枢要·卷三·论脱疽》："(脱疽)色赤作痛者,元气虚而湿毒壅盛也……色黯不痛者,肾气败而虚火盛也……若元气虚弱,或犯房事,外涂寒凉,内服克伐,损伤脾胃,患处不溃,若黑黯上延,亦多致死。"

《外科正宗·卷之二·上部疽毒门·脱疽论第十八》："夫脱疽者,外腐而内坏也。此因平昔厚味膏粱熏蒸脏腑,丹石补药消烁肾水,房劳过度,气竭精伤,多致阳精煽惑,淫火猖狂,其蕴蓄于脏腑者,终成燥热火症,其毒积于骨髓者,终为疽毒阴疮……凡患此者,多生于手足,故手足乃五脏枝干,疮之初生,形如粟米,头便一点黄泡,其皮犹如煮熟红枣,黑气侵漫,相传五指,传遍上至脚面,其疼如汤泼火燃,其形则骨枯筋练,其秽异香难解,其命仙方难治。故谓血死心败,筋死肝败,肉死脾败,皮死肺败,骨死肾败。此五败者,虽有灵丹竟

丧命而已。"

《洞天奥旨·卷七·手足指疮(附脱疽)》："夫脚乃四余之末,宜毒之所不至,谁知毒所不到之处,而毒聚不散,出于指甲之间,其毒更凶,较寻常之处尤甚十倍也。"

《外科心法要诀·卷十一·足部·脱疽》："此证多生足指之间,手指生者间或有之,盖手足十指乃脏腑枝干。未发疽之先,烦躁发热,颇类消渴,日久始发此患。初生如粟,黄疱一点,皮色紫暗,犹如煮熟红枣,黑气侵漫,腐烂延开,五指相传,甚则攻于脚面,痛如汤泼火燃,其臭气虽异香难解。由膏粱药酒及房术、丹石热药,以致阳精煽惑,淫火猖狂,蕴蓄于脏腑,消烁阴液而成。斯时血死心败,皮死肺败,筋死肝败,肉死脾败,骨死肾败,此五败证,虽遇灵丹亦难获效。"

【论治法】

临证以辨证论治为主,然活血化瘀之法贯穿始终。应根据病情缓急,选择合适的治疗方法,如外治、内治或内外合治之法。初起多以清热解毒、活血化瘀、通络止痛为主,后期则以补益气血、养阴活血为重。伤口未溃时重在保护,避免刺激,防止坏死;已溃时应及时手术,清除坏死组织,预防继发感染。

一、外治法

《立斋外科发挥·卷四·脱疽》："焮痛者,除湿攻毒,更以隔蒜灸至不痛。焮痛或不痛者,隔蒜灸之,更用解毒药。若色黑,急割去,速服补剂,庶可救。黑延上,亦不治。色赤焮痛者,托里消毒,更兼灸。作渴者,滋阴降火,色黑者不治。"

《外科枢要·卷三·论脱疽》："重者须当以脚刀转解周弯,轻拽去之,则筋随骨出,而毒则泄亦不痛,否则毒筋内断,虽去而仍溃。且偏僻之处,气血罕到,药虽导达,况攻毒之剂,先伤脾胃,不若灸法为良,重者须解去为善。故孙真人云:在肉则割,在指则截。盖亲之遗体,虽不忍伤,而遂至夭殁,则尤伤矣。况解法无痛,患者知之。"

《外科正宗·卷之二·上部疽毒门·脱疽论第十八》："孙真人曰:在肉则割,在指则切,即此病也。治之得早,乘其未及延散时,用头发十余根缠患指本节尽处,绕扎十余转,渐渐紧之,毋得毒

气攻延良肉。随用蟾酥饼,放原起粟米头上,加艾灸至肉枯疮死为度。次日本指尽黑,方用利刀寻至本节缝中,将患指徐顺取下,血流不住,用金刀如圣散止之,余肿以妙贴散敷之。次日倘有黑气未尽,单用蟾酥锭研末掺之膏盖,黑气自退。患上生脓,照常法用玉红膏等药生肉护骨完口,此为吉兆;内服滋肾水、养气血、健脾安神之剂。若内无变症,外无混杂,此十中可保其三四矣。若割取之后,黑色仍漫,痛肿尤甚,败恶无脓,口干舌硬,精神不爽,食不知味者终死。凡治此,不可一己医治,必与高明众议,听患者愿情割取,况此症首尾吉凶,变驳难定,故不可轻易用之;又有形似而来非,穴真而受异,详注在后,宜参观之。"

《外科正宗·卷之二上部疽毒门·脱疽论第十八·脱疽治法》:"脱疽多生足指,少生手指,初起水窠黄泡者,即灸之。初生如粟,里可容谷,皮色紫赤,不作焮肿,发扎仍灸。已灸之后,疮受火气,发泡作脓,外药箍之,内兼补托。毒势已成,疮形稍陷,但紫色未攻脚面者,评议割取。既割取之后,血水淋漓,疼痛不减,和气血,补脾胃。已成饮食减少,身体倦怠,便数口干,滋津液、壮肾水。破后气血受伤,脾胃虚弱,自汗盗汗,恶心干呕,睡卧不宁,日晡发热,疼痛苦楚,烦闷谵妄,俱宜大补气血。富贵及膏粱,素饕色欲,每淤房术,纵恣日久,禁止割法。"

《外科大成·卷二·分治部上(痈疽)·足部》:"在肉则割之,在指则截之。欲其筋随骨出,以泄其毒,亦无痛苦。若待毒筋内断,骨虽去而仍溃者,亦不治也。有为遗体不忍伤之而至夭者,则尤伤矣。然又不可一己医治,必与众议,更听患者情意方可,盖为首尾变驳不定也。"

二、内治法

《洞天奥旨·卷七·手足指疮(附脱疽)》:"然则治之法,必以割去其指为上乎?而亦不尽然也。人身气血,周流于上下,则毒气断不聚结于一处,火毒聚于一处者,亦乘气血之亏也。脱疽之生,正四余之末气血不能周到也,非虚而何?大补气血,益之泻毒之品,往往奏功如响,何必割指始能存活乎!诸方既无痛楚之伤,而又获生全之妙,愿人信心用之耳。"

三、内外并治法

《外科枢要·卷三·论脱疽》:"若色赤作痛自溃者,可治。色黑不溃者,不治。色赤作痛者,元气虚而湿毒壅盛也。先用隔蒜灸、活命饮、托里散,再用十全大补汤、加减八味丸。色黯不痛者,肾气败而虚火盛也,隔蒜灸、桑枝灸,亦用十全大补汤、加减八味丸,则毒气不致上侵,元气不致亏损,庶可保生。"

《外科启玄·卷之六·脱疽》:"赤色,先肿痛及不痛,俱以蒜灸之,人参败毒托里之剂治之。若色紫黑者急斩去之,如黑上至踝骨不治。"

《景岳全书·卷之四十七贤集·外科钤(下)·脱疽》:"又《治法》曰:色赤作痛者,元气虚而湿毒壅盛也,先用隔蒜灸,更用解毒药,如活命饮、托里散之属。仍速用补剂,如十全大补汤、加减八味丸,则毒气不致上侵,元气不致亏损,庶可保生。作渴者,宜滋阴降火。色黑者,不治。"

《外科心法要诀·卷十一·足部·脱疽》:"初起宜服解毒济生汤,外用大麦米煮饭,拌芙蓉叶、菊花叶各五钱,贴之止痛。消之不应者,必施割法,须患者情愿,将死生付于度外,遵古法毒在肉则割,毒在骨则切。然割切之法,须宜早施,乘其未及延散时,用头发十余根,紧缠患指本节尽处,绕扎十余转,毋令毒气攻延好肉,随用蟾酥饼放于初起黄疱顶上,加艾灸之,至肉枯疮死为度;次日病指尽黑,方用利刀,寻至本节缝中,将患指徐顺取下。血流不止者用如圣金刀散止之,余肿以离宫锭涂之。次日倘有黑气未尽,单用蟾酥饼研末撒之,用陀僧膏盖贴,黑气自退;患上生脓,兼贴生肌玉红膏及生肌等药,肌生护骨敛口,此为吉兆。内宜滋肾水、养气血、健脾、安神之剂,如阴阳二气丹、清神散、金液戊土丹俱可服。若内、外始终无变证,十中可保三四;若割切之后,复生黑气过节,侵漫好肉,疼痛尤甚者,属逆。此证初起不痛者,宜雌雄霹雳火灸之,其余滋补、烫洗等法,俱按痈疽肿疡、溃疡门。"

【论用方】

本病在临证治疗用方中,多以活血养血,清热解毒之品为主,在久病伤阴的患者中,亦有用养阴清心之方剂,治疗证见烦躁谵语者。外治则用辛温气散,可温通活血之剂。

1. 解毒济生汤(《外科正宗·卷之二上部疽毒门·脱疽论第十八·脱疽主治方》)

治脱疽初起,恶寒体倦,发热作渴,或肿或紫,或麻或痛,四肢倦怠,心志恍惚不宁者,并宜服之。

川芎 当归 黄柏 知母 天花粉 金银花 麦门冬 远志 柴胡 黄芩 犀角 茯神(各一钱) 甘草 红花 升麻(手指加) 牛膝(足趾加,各五分)

水二钟煎八分,临服入童便一杯,随病上下服。

2. 阴阳二气丹(《外科正宗·卷之二上部疽毒门·脱疽论第十八·脱疽主治方》)

治脱疽久服丹石补药,致亏肾水,多成口燥咽干,至饮冰雪不知其冷,此孤阳独旺,宜服此解。

天门冬(捣膏) 麦门冬(捣膏) 五味子(砂,研) 黄柏 人中白(小儿溺者,生用,研) 玄参(汤泡去粗皮,捣膏,各一两) 青黛(色娇嫩者) 甘草 枯矾 辰砂(为衣) 泽泻(各三钱) 冰片(一钱)

各为细末,同玄参、二冬膏子加炼蜜少许,再捣千余下,软硬得中,丸如桐子大。每服六十丸,童便、乳汁各一钟,空心送下,安睡一时,其功如神。

3. 清神散(《外科正宗·卷之二上部疽毒门·脱疽论第十八·脱疽主治方》)

治脱疽、疔疮、发背毒积甚者,腠理发越不尽,多致烦躁闷乱,睡则谵言,呕吐不食者,并宜服之。

甘草节(五钱) 真豆粉(一两) 大朱砂(三钱) 梅花片(五分) 牛黄(三分)

上为细末。每服一钱,淡竹叶、灯心汤调服。

4. 雌雄霹雳火(《外科正宗·卷之二·上部疽毒门·脱疽论第十八·脱疽主治方》)

治脱疽及一切发背,初起不疼痛者,并宜灸之。

艾茸(二钱) 丁香 雌黄 雄黄(各二分) 麝香(一钱)

上下四味,共研极细,搓入艾中,作安豆大丸放于患上灸之,毋论痛痒,以肉焦为度。如毒已经走散,就红晕尽处排炷灸之;痛则至痒、痒则至痛为妙。灸后仍用提疔麦子贴上膏盖,次服蟾酥丸及解毒济生汤兼治,转回活色有脓为妙。

5. 金液戊土丹(《外科正宗·卷之二上部疽毒门·脱疽论第十八·脱疽主治方》)

治脱疽及疔疮、发背,纵食膏粱厚味法酒,又或丹石补药,勉力房劳,多致积毒脏腑,久则胃汁中干,肾水枯竭,不能上制心火,以致消渴、消中、消肾,饶饮多干,能食多瘦,九窍不通,惊悸健忘,此症若出后必发疽,多难治疗。宜预服此,亦可转重就轻,移深就浅,又解五金八石之毒药也。

人中黄(法在末卷) 乌梅肉 茯神 胡黄连 五味子(各一两) 石菖蒲 辰砂 雄黄 远志 硝石(各三钱) 牛黄 冰片(各一钱) 金箔(二十张,为衣)

各为净末,配准前数,共入乳钵内再研小转,于端午、七夕,或二至、二分吉辰,在净室中先将乌梅、地黄二膏捣极烂,和药渐加炼蜜少许,徐徐添捣,软硬得中,每药一两,分作十丸,金箔为衣。每服一丸,用人乳、童便共一大杯化药,随病上下,食前后服之。此药最解膏粱、金石药毒,杀三尸,除劳热,极有奇功。又治烦颠,主安神志、辟瘴、辟瘟及诸邪魅,谵语妄情,失心丧志者俱效……此药用蜡封固收藏,不泄药味,愈久愈效。

6. 如圣金刀散(《外科心法要诀·卷十一·足部·脱疽》)

治脱疽。

松香(七两) 生白矾 枯白矾(各一两五钱)

共研极细末,瓷罐收贮。临用时,撒于患处。

【医案】

《外科枢要·卷三·论脱疽》

一男子足趾患之,肿焮痛赤,此三阳经虚,而外邪所乘也。用隔蒜灸,人参败毒散加银花、白芷、大黄,二剂而痛甚,又二剂而痛止。又与十宣散加天花粉、金银花,去桂,数剂而愈。

又有足趾患之者,色紫不痛,此三阳经热毒壅滞,隔蒜灸五十余壮,又明灸百壮,始痛,投活命饮四剂,更以托里药,溃脱而愈。

一男子患前症,赤痛作渴,此足三阴虚,而火内动。用隔蒜灸、活命饮,三剂而溃;更服托里药,及加减八味丸,溃脱而愈。若早用前法,不至于此。

一男子肿痛,色赤发热作渴,大小便秘结,其脉浮数,按之沉实,此足三阳经积热,内外俱受患也。先用隔蒜灸,及人参败毒散加银花、白芷、大黄而溃,更以活命饮而痊。

一膏粱之人,先作渴足热,后足大趾赤痛,六脉洪数而无力,左尺为甚。余以为此足三阴虚,当滋化源为主。因服除湿败毒等剂,元气益虚,色黯延足。余乃朝用补中益气汤,夕用补阴八珍汤,各三十余剂,及桑枝灸,溃而脓清,作渴不止。遂朝以前汤,送加减八味丸,夕用十余大补汤,三十余剂而痊。是时同患此症,服败毒之药者,俱不救。

《外科正宗·卷之二上部疽毒门·脱疽论第十八·脱疽治验》

一男子年近五旬,右足小指初生如粟米,渐成白泡,三日始痛,请治。头已腐烂,一指紫肿,此脱疽也。随用艾火明灸十三壮,始大痛乃止。又用针刺灸顶,以蟾酥饼贴灸上,膏盖本指,肿上用披针击刺七八处,发泄毒血,用蟾酥锭磨浓涂之;肿外以真君妙贴散敷护良肉,庶不外侵。其时患者脉数,身发寒热,恶心体倦,先用人参败毒散解其表症,次用黄连内疏汤通其大便,而恶心烦热亦止;又用托里消毒散加金银花、牛膝数服,早以八味丸、晚用蜡矾丸相兼服之,喜其火疏毒气,随又针刺并泄其毒,故不变作,解毒为脓,肿方才散。后用十全大补汤加山萸、五味、麦冬等药,调理月余而愈。此疽若不针灸发泄毒气,专假药力敷围,再加峻药攻利,必致伤其元气,岂能保固毒不侵犯得安之理。

一客商右足次指生一紫泡,痒痛异常。次日,指甲俱紫欲黑,视之乃肝、肾二经之毒,彼曰:何别也?予曰:甲乃肝之余气,甲紫则肝受毒也;骨乃肾之余,肾伤则骨黑,此理甚明。彼又曰:何以致之?予曰:凡人劳疲筋力伤于肝,误服热药伤于肾。傍者曰:情实有此,因彼久居客旅,交结私妓,情怀最密,极力承奉,且夜并服兴阳细丸,期许常至,立交戏谑,有此二年矣。前言正中其病,此劳力、热药伤肾、伤筋之实也。其病尤险,欲辞不治,彼哀告客途欲得生返,再三求治。予又斟酌,先取妓者顶发十余根,拈线缠扎患指尽处,随将艾炷安于所扎上面紫色处,排匀三处,每灸七壮,各放蟾酥饼膏盖。次后胀痛不忍不舍,解去扎发,过夜一指皆黑,相量筋骨皮肉俱死,仍用利刀顺节取脱患指,乃冰冷恶物;预煎甘草汤浸洗良久,候瘀血稍

尽,以止血散掺之,次日灸上紫色不退,恐其上延,又以神灯照法照之,候血散皮绉,旋合蟾酥丸料多加海羊研烂敷之,早晚二次,肿不复作,紫色变红,红色溃脓;外用生肌止痛、活血收敛之药。又熬参术地黄膏朝服接补真元,午服健脾药以回胃气,晚用金液丹以解药毒,如此调理三月而愈。

一妇人中年肥胖,生渴三载,右手食指麻痒月余,后节间生一小泡,随后本指渐肿,疼胀不堪,视之原泡处已生黑斑,半指已变紫黑;此亢阳之极,乃成脱疽。诊之脉洪大、数而有力,此与肥人相反,如再黑色上延,坏人迅速。询问此妇先居富室无嗣,每纵膏粱,架烘炉炭,又兼多服种子热药,中年丧夫,家业尽被嗣人侵费,致久怀忧郁,后与寡母同栖,身耽寂寞,此先富后贫,所愿不得,又为失荣症也。辞不可治。彼妇母子再三哀恳,予亦无之奈何,乃遵孙真人治法,在肉则割,在指则切。此外无他,彼愿从之。先用人参养荣汤,随用软绢条尺许缠裹黑色尽处好肉节上,以渐收紧扎之,庶不通行血络,次用利刀放准,依节切下,将手随浸甘草温汤中片时,其血不大多,其疼亦不大甚。患者曰:惟心之惧不知而下以神力之佑也。予曰:所嫌者切而不痛,此为气血筋骨俱死;此物虽脱,其症未可得愈。每以八味丸料加人参、麦冬大剂煎服,先救肾水,次扶脾胃,间用金液戊土丹以解药毒。后三日,所扎指上渐渐放松,以通血脉,搽贴红、黑二膏生肉止痛,次后手背手掌日渐发肿,势恶之甚,惟不黑色,此内毒已出之故,仍用神灯照法,兼以猪蹄汤淋洗。后又肿上皆出数头,流出脓血,不许其许,两月外方得原肿稍退,脓秽稍减,又以参术膏人参养荣汤兼服,半年外方妥,此妇虽活,五指失矣。

一男仆,冬月严寒,主使赤脚,履地不敢移,随后血冰麻木,次日十指俱紫;又数日,全变黑色,麻木不痛。请视之,强用辛热散寒、活血熏洗等药,终至不应,后必十指齐脱,又延黑脚面,骨节一段甚作疼痛,彼主恐脱疽也。予曰:似是而来非,后必不妨。令患者常用桑木火灸之,取其温暖活血,又能解散郁毒,其患渐腐渐脱,自不走散。内服健脾养血之药调理,外用生肌红、黑二膏培长肌肉,百日外愈矣。

一侍女年十二岁,容貌颇通,新主嫌其脚大,用脚布任意缠紧,以线密缝其脚,胀痛不堪,诉主

不听;至半月后流出臭水方解视之,其双足前半段尽皆黑腐,请视之,骨肉已死。予曰:此已坏者不能复活,只救将来未坏者可也。先煮参粥食之,次煎葱汤,令彼家侍妇将患足浸入汤内淋洗,再换汤浸,但腐肉不痛者,逐一剪割;连续知痛者又以花蕊石散搽之。保将患者复其生,已坏者得其脱,内服补中益气汤接其劳,外搽生肌玉红膏长其肉。后虽得愈,但二者俱致疲疾终身,此为穴真而受异也。

一男人,右足小指缝中初生一点黄粟泡,皮肉随变紫色,阴疼不肿,常如刀刺,视其形色,真脱疽也。诊其脉又得细数无力,此肾经伤败症也。但患者生平大饮,内有正副三人,此必精力已竭,纵治无功。予强辞之,后必延至脚面、足底皆穿,痛彻不已,又饮食日少,气血日衰,形体日削,两月后百苦而终。

《续名医类案·卷三十三外科·脱疽》

杨太仆年逾四十,左足大趾赤肿焮痛,此脾经积毒下注而然,乃脱疽也。喜色赤而痛,以人参败毒散去人参、桔梗,加银花、白芷、大黄,二剂;更以栝蒌、银花、甘草节,四剂顿退。再以十宣散去桔梗,加银花、防己,数剂而愈。

病名索引

（按中文笔画排序）

七画

方剂索引

（按中文笔画排序）

六画

七画

八画

十一画

十五画

十六画